HANDBUCH DER SPEZIELLEN PATHOLOGISCHEN ANATOMIE UND HISTOLOGIE

BEARBEITET VON

G. ABELSDORFF-BERLIN · A. v. ALBERTINI-ZÜRICH · H. J. ARNDT †-MARBURG · M. ASKANAZY-GENF · G. AXHAUSEN-BERLIN · H. BEITZKE-GRAZ · C. BENDA †-BERLIN · W. BERBLINGER-JENA · M. BIELSCHOWSKY-BERLIN · H. E. BOCK-HAMBURG · G. BODECHTEL-ERLANGEN · C. BÖHNE-HAMBURG · H. BORCHARDT-BERLIN · R. BORRMANN-BREMEN · A. v. BRAUNMÜHL-EGLFING · W. CEELEN-BONN · H. CHIARI-WIEN · E. CHRISTELLER †-BERLIN · ST. COBB-BOSTON (U.S.A.) · F. DANISCH-JENA · A. DIETRICH · TÜBINGEN · R. DOERR · BASEL · H. DÜRCK · MÜNCHEN · A. ECKERT-MÖBIUS-HALLE · A. ELSCHNIG-PRAG · TH. FAHR-HAMBURG · WALTHER FISCHER-ROSTOCK · E. FRAENKEL †-HAMBURG · O. FRANKL-WIEN · O. GAGEL-BRESLAU · W. GERLACH-BASEL · E. v. GIERKE-KARLSRUHE · S. GINSBERG-BERLIN · J. H. GLOBUS-NEW YORK · R. GREEFF-BERLIN · W. GROSS-MÜNSTER I.W. · GEORG B. GRUBER-GÖTTINGEN · J. HALLERVORDEN-LANDSBERG/WARTHE · R. HANSER-LUDWIGSHAFEN · C. HART †-BERLIN · L. HASLHOFER-INNSBRUCK · G. HAUSER-ERLANGEN · K. HELLY-ST. GALLEN · F. HENKE-BRESLAU · E. HERTEL-LEIPZIG · G. HERXHEIMER-WIESBADEN · E. HERZOG-CONCEPCION (CHILE) · G. HERZOG-GIESSEN · E. v. HIPPEL-GÖTTINGEN · P. HUEBSCHMANN-DÜSSELDORF · R. HÜCKEL-GÖTTINGEN · E. JACOBSTHAL-HAMBURG · F. JAHNEL-MÜNCHEN · L. JORES-KIEL · C. KAISERLING-KÖNIGSBERG · K. KAUFMANN-BERLIN · B. KIHN-ERLANGEN · F. KLINGE-LEIPZIG · MAX KOCH †-BERLIN · WALTER KOCH-BERLIN · G. E. KONJETZNY-DORTMUND · TH. KONSCHEGG-GRAZ · E. J. KRAUS-PRAG · R. KÜMMELL-HAMBURG · F. J. LANG-INNSBRUCK · W. LANGE-LEIPZIG · A. LAUCHE-NÜRNBERG · F. H. LEWY-BERLIN · W. LÖHLEIN-JENA · H. LOESCHCKE-GREIFS-WALD · O. LUBARSCH †-BERLIN · R. MARESCH-WIEN · H. MARX-WÜRZBURG · E. MAYER-BERLIN · H. MERKEL-MÜNCHEN · H. v. MEYENBURG-ZÜRICH · A. MEYER-BONN · ROBERT MEYER-BERLIN · J. MILLER-BARMEN · J. G. MÖNCKEBERG †-BONN · H. MÜLLER-MAINZ · E. G. NAUCK-HAMBURG · K. NEUBÜRGER-EGLFING · H. O. NEUMANN-MARBURG · M. NORD-MANN-TÜBINGEN · S. OBERNDORFER-MÜNCHEN · W. PAGEL-HEIDELBERG · A. PETERS-ROSTOCK · ELSE PETRI-BERLIN · L. PICK-BERLIN · K. PLENGE-BERLIN · A. PRIESEL-WIEN · W. PUTSCHAR-GÖTTINGEN · H. RIBBERT †-BONN · O. RÖMER-LEIPZIG · R. RÖSSLE-BERLIN · E. ROESNER-BRESLAU · H. G. RUNGE-HAMBURG · F. SCHIECK-WÜRZBURG · M. B. SCHMIDT-WÜRZBURG · MARTHA SCHMIDTMANN-CANNSTATT · A. SCHMINCKE-HEIDELBERG · F. SCHOB-DRESDEN · W. SCHOLZ-MÜNCHEN · A. SCHULTZ-KIEL · O. SCHULTZE-BRAUNS-BONN · PH. SCHWARTZ-FRANKFURT A.M. · E. SEIDEL-HEIDELBERG · O. SEIFRIED-MÜNCHEN · C. SEY-FARTH-LEIPZIG · H. SIEGMUND-STUTTGART · M. SILBERBERG-BRESLAU · H. SPATZ-MÜNCHEN · W. SPIELMEYER-MÜNCHEN · G. STEINER-HEIDELBERG · C. STERNBERG-WIEN · O. STEURER-TÜBINGEN · O. STOERK †-WIEN · E. STRÄUSSLER-WIEN · A. v. SZILY-MÜNSTER · M. THÖLLDTE-KÖLN · M. VERSÉ-MARBURG · K. WALCHER-HALLE · J. WÄTJEN-HALLE · C. WEGELIN-BERN · A. WEICHSELBAUM †-WIEN · W. WEIMANN-BEUTHEN O./S. · K. WESSELY-MÜNCHEN · K. WINKLER-BRESLAU · K. WITTMAACK-HAMBURG · F. WOHLWILL-HAMBURG · E. WOLFF-BERLIN

HERAUSGEGEBEN VON

O. LUBARSCH † UND F. HENKE
BERLIN · BRESLAU

SIEBENTER BAND
WEIBLICHE GESCHLECHTSORGANE

ZWEITER TEIL
KRANKHEITEN DER BRUSTDRÜSEN UND DER GEBÄRMUTTERBÄNDER

BERLIN

VERLAG VON JULIUS SPRINGER

1933

WEIBLICHE GESCHLECHTSORGANE

BEARBEITET VON

O. FRANKL · K. KAUFMANN · R. MEYER
J. MILLER · H. O. NEUMANN · A. SCHULTZ
O. SCHULTZ=BRAUNS

ZWEITER TEIL

KRANKHEITEN DER BRUSTDRÜSEN UND DER GEBÄRMUTTERBÄNDER

MIT 298 ZUM GROSSEN TEIL
FARBIGEN ABBILDUNGEN

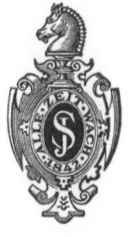

BERLIN
VERLAG VON JULIUS SPRINGER
1933

ISBN 978-3-7091-5224-9   ISBN 978-3-7091-5372-7 (eBook)
DOI 10.1007/978-3-7091-5372-7

Inhaltsverzeichnis.

Berichtigung zu Band VII/1.

Die pathologische Anatomie der Gebärmutter.

Von Professor Dr. ROBERT MEYER-Berlin.

Zu Seite 91.

DRIESSEN hat 1908 (Arch. Gynäk. 82) den Glykogengehalt der graviden Uterusschleimhaut beschrieben und zugleich den Glykogengehalt in den „korkzieherförmigen Drüsen" der nicht graviden Schleimhaut, die er jedoch nach früherer Anschauung der „glandulären Hypertrophie" zurechnete. Erst 1911 hat er den Zusammenhang der Glykogenproduktion mit der zyklischen Funktion des Endometriums erkannt. WEGELIN und ASCHHEIM sind ihm darin zuvorgekommen (1911) (ASCHHEIM: Z. Geburtsh. 68).

1. Pathologische Anatomie der Brustdrüse.

Von

A. Schultz-Kiel.

Mit 143 Abbildungen.

I. Entwicklungsgeschichte.

Die Milchdrüsen der Säugetiere sind phylogenetisch von den Drüsen des „Seitenlinienorgans" herzuleiten und als modifizierte Schweißdrüsen anzusehen (BENDA, UNGER, V. EGGELING u. a.).

Als erste Anlage findet sich bei menschlichen Embryonen von 9—10 mm Länge (mitunter schon früher) der „Milchstreifen" (SCHWALBE), bestehend in einer diffusen Epithelverdickung, die sich seitlich am Rumpf zwischen vorderer und hinterer Extremität ausdehnt. In ihrem Bereich bildet sich später die „Milchlinie" oder „Milchleiste" (O. SCHULTZE)

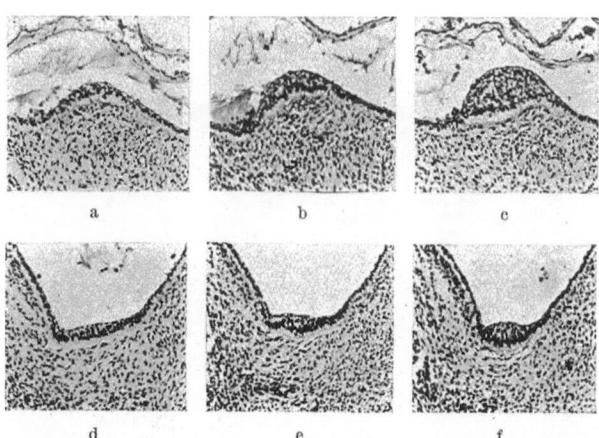

Abb. 1. Mehrschichtige Erhebung der Epidermis (Milchleiste) bis zur vollen Ausbildung des Milchhügels (Abb. 1a, b, c). Fetus 10 mm gr. L. Beim gleichen Fetus ein Milchhügel in der Achselhöhle (Abb. 1d, e, f). (Nach H. O. NEUMANN u. M. OING: Arch. Gynäk. **138**.)

aus, die, zunächst noch seitlich unmittelbar hinter dem Ansatz der Vordergliedmaße gelegen, allmählich mit der Parietalzone mehr gegen die Rumpfmitte hin wandert (KOLLMANN). Sie stellt mikroskopisch auf Querschnitten eine bikonvexe Epithelverdickung des Ektoderms dar und steht an Ausdehnung hinter dem Milchstreifen zurück. Nach V. EGGELING entwickelt sich aus der Milchleiste offenbar nur die regelrechte pektorale Milchdrüse als „Milchpunkt" bzw. „Milchhügel" (vgl. Abb. 1a—c), während der Milchstreifen den Ausgangspunkt für die in verschiedenen Graden zur Ausbildung kommenden überzähligen Milchdrüsen bilden soll. BROMAN u. a. halten es hingegen für wahrscheinlich, daß auch beim menschlichen Embryo aus jeder Milchleiste mehrere Drüsenanlagen hervorgehen, die mit Ausnahme der pektoralen im weiteren Verlauf der Entwicklung sich in der Regel wieder zurückbilden[1] (vgl. Abb. 1d—f). Die bleibende Milchdrüsenanlage

---

[1] Weitere Ausführungen hierzu vgl. unter Abschnitt IX, b.

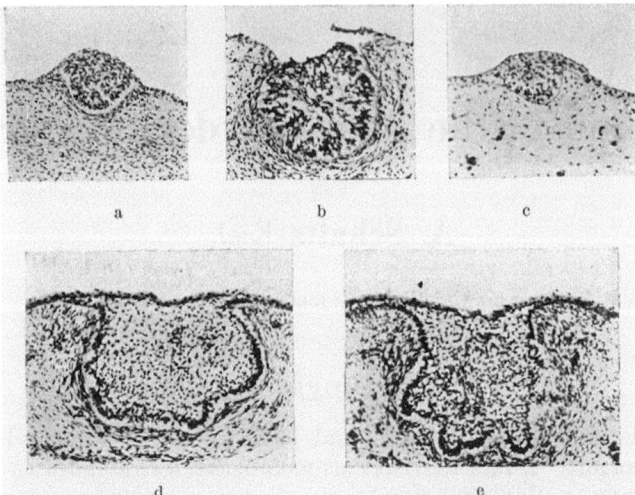

Abb. 2. Bei a beginnende Einsenkung des Milchhügels (Fetus 15 mm gr. L.). Bei b Milchbügel vollkommen eingesenkt (Fetus 40 mm gr. L.). Beim gleichen Fetus eine akzessorische Milchhügelanlage,
die aber bereits nicht weiter entwickelt ist, bei c Entwicklungsstadium entspricht etwa dem Milchhügel des Fetus von 15 mm gr. L. Bei d Milchdrüsenanlage einer 140 mm großen weiblichen Frucht.
Beginnende Aussprossung. Bei e Fetus 170 mm gr. L. Aussprossung weiter fortgeschritten.
(Nach H. O. Neumann u. M. Oing: Arch Gynäk. 138.)

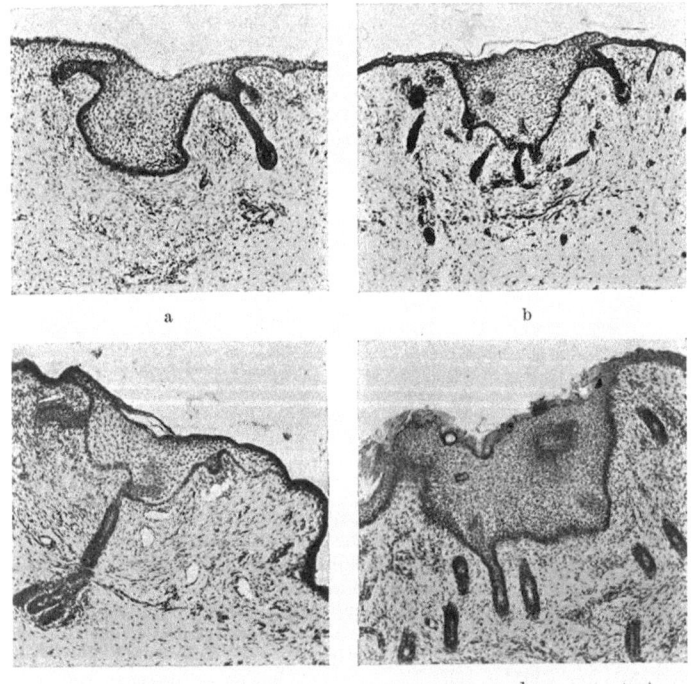

Abb. 3. Bei a Brustdrüsenanlage einer 260 mm großen weiblichen Frucht. An der Peripherie des
eingesenkten Epidermiszellhaufens Aussprossungen mit Endkolben. — Haarbalganlagen. Bei b
Brustdrüsenanlge einer 300 mm großen weiblichen Frucht. Neben den Aussprossungen an der
Peripherie des Epidermiszellhaufens mit deutlichen Endkolben auch Milchdrüsenaussprossungen.
Bei c Brustdrüsenanlage einer 320 mm großen weiblichen Frucht. Milchdrüsenaussprossungen mit
sekundären Sprossen. Aufhellung der zentralen Partien der soliden Stränge. Bei d Brustdrüsen-
anlage einer 390 mm großen weiblichen Frucht. Die zahlreichen Aussprossungen weisen bereits
Lichtungen auf: Milchgänge. (Nach H. O. Neumann u. M. Oing: Arch. Gynäk. 138.)

wird allmählich kolbenförmig und ist von einer deutlich sich abhebenden Bindegewebskapsel umgeben (vgl. Abb. 2). Nach BENEKE besteht diese aus konzentrisch sich anordnenden Zellen, vermehrten Gefäßen und glatten Muskelfasern. REIN bezeichnet diese Mesodermverdichtung als Warzenzone. Im 5. Embryonalmonat wird der Epithelkolben wiederum flacher, indem jedoch gleichzeitig in seiner Peripherie zapfenartige Fortsätze in die Kutis hineinwuchern (vgl. Abb. 2 und 3). Die 20—25 anfangs soliden Epithelsprossen erhalten im 8. Embryonalmonat (BROMAN) ein Lumen und werden somit zu Drüsengängen (vgl. Abb. 3d), die teils von einem mehrschichtigen, teils von einem einschichtigen Epithel ausgekleidet sind (BENDA, BROUHA). Durch Aussprossen hohler Follikel von den kolbenartig verdickten Enden der primären Drüsenschläuche nimmt das Wachstum seinen weiteren Fortgang (BROUHA). Ein Teil der Sprossen bildet sich zu Talgdrüsen aus (v. EGGELING, BROUHA, LUSTIG). Durch lockeres Bindegewebe werden nach BROUHA schon in früher Zeit zusammengehörige Endverzweigungen als Läppchen eingefaßt, diese wiederum durch derbere Faserzüge von einander getrennt. Die an der Oberfläche mündenden Kanäle werden durch wucherndes Bindegewebe zur Mamille emporgehoben. Der Zeitpunkt, zu dem dies geschieht, schwankt nach CORNING außerordentlich. Zumeist erscheint bei der Geburt das von einem Kutiswall umgebene „Drüsenfeld" noch eingesunken (Rest der sog. Mammartasche).

Der die Zitze umgebende Warzenhof ist nach BROMAN schon bei Embryonen von 15—20 cm Länge als Areolarzone angelegt. Dieser Bezirk zeichnet sich später durch bräunliche Pigmentierung aus und bleibt von der Lanugobehaarung zunächst frei. Haare und Drüsen bilden sich erst im 5.—6. Embryonalmonat aus (BROUHA, BROMAN) und entwickeln sich stärker als in der umgebenden Haut. Nach BROUHA sind die an der Peripherie des Warzenhofes gelegenen Drüsen als hypertrophische Schweißdrüsen, die mehr zentral angeordneten als akzessorische Milchdrüsen (Glandulae areolares Montgomery) anzusehen.

II. Die Milchdrüse beim Neugeborenen.

Beim ausgetragenen Neugeborenen erlebt die Milchdrüse einen ersten Höhepunkt ihrer morphologischen Entwicklung und ihrer Funktion.

Bei Frühgeburten aus der Zeit vor dem 8.—9. Fetalmonat scheinen nach E. F. DIETRICH die von der Mutter ausgehenden wachstumsfördernden und sekretionsauslösenden Reize auf die Brustdrüse nur in geringem Maße wirksam zu sein bzw. ganz zu fehlen, da die Größenentwicklung weit hinter der von ausgetragenen Kindern zurückbleibt. Auch das histologische Bild ist insofern abweichend, als es dem Typ entspricht, den man sonst nach Ablauf der Sekretionsperiode, also vom 2.—3. Lebensmonat an zu sehen gewohnt ist.

Die Größe des Organs schwankt nach CZERNY und G. B. GRUBER zwischen der eines Hanfkornes und eines Haselnußkernes. Nach FABRIS tritt bei 60% aller Neugeborenen in der Zeit zwischen dem 1. und 20. Lebenstage eine deutlich wahrnehmbare Schwellung der Brustdrüse auf, die mitunter erhebliche Grade erreichen kann. So war im Falle von REUSS der Drüsenkörper walnußgroß, im Falle WIECZOREKS nach 14 Tagen über faustgroß. HALBAN beschreibt andererseits „Milchdrüsenmangel". Die Form der Drüse auf der Schnittfläche ist nach CZERNY plump birnenförmig bis kugelig oder entspricht einer breitbasigen niedrigen Pyramide (vgl. Abb. 4). GRUBER sah besonders große Drüsen mehr flach scheibenförmig ($1\frac{1}{2}$—2 cm Durchmesser, 5—7 mm Höhe) und behauptet im Gegensatz zu CZERNY, einen Unterschied der Form bei den beiden Geschlechtern nicht bemerkt zu haben.

Die Drüsenschläuche münden mit einer trichterförmigen Erweiterung in einer flachen Vertiefung der Haut. Eine eigentliche Mamille ist in der Regel nicht vorhanden. Das Mündungsstück setzt sich nach abwärts in den Ausführungsgang (Ductus excretorius) fort, der im Bereich der Warzenzone nach v. EGGELING von einem dichten kollagenen, von elastischen Fasern und glatten Muskelzellen durchsetzten Bindegewebe umgeben ist. Ein Teil dieser Gewebszüge hat offensichtlich die Funktion von Sphinkteren der Ausführungsgänge. Diese erweitern sich unterhalb der Warzenzone zu den Milchsinus (Sinus lactei), aus denen durch fortgesetzte Teilung Milchgänge (Ductus lactiferi) verschiedener Ordnung mit Drüsenendbläschen hervorgehen. Das Epithel der

Ausführungsgänge und Milchsinus ist mehrschichtig; dasjenige der Drüsen-schläuche erscheint nach Czerny und Gruber je nach der Phase der Drüsen-tätigkeit mehrschichtig, zweischichtig oder einschichtig. Verfasser beobachtete in einem Falle maximaler Erweiterung der Endverzweigungen fast durchweg Zweischichtigkeit des Epithels. Die innere Lage bildeten kubische, von Vakuolen durchsetzte Zellen mit blassen Kernen, während die äußere Lage aus platten dunkelkernigen Zellen mit einem ausgesprochen eosinophilen Protoplasma bestand. Es handelt sich augenscheinlich um die gleichen Zellen, die Czerny als außerhalb der Membrana propria liegend ansieht, während sie Rauber als „Unterepithelialzellen" beschreibt.

Von besonderem Interesse ist das Verhalten des Bindegewebes im Bereich des Drüsenkörpers. Schon in früheren Entwicklungsstadien ist, wie bereits

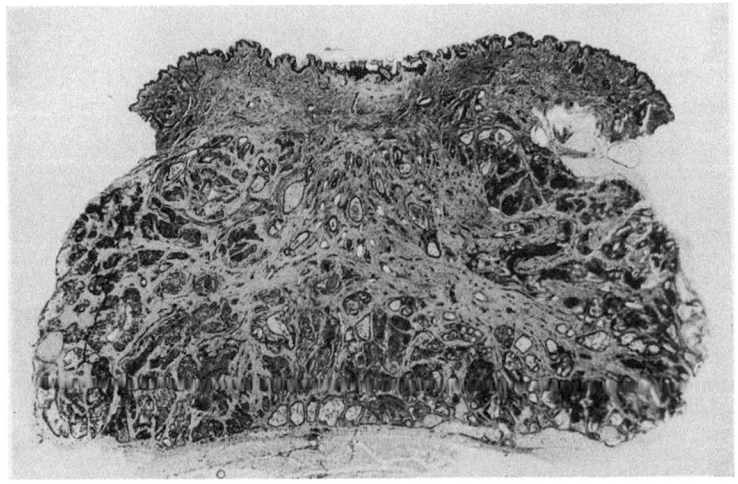

Abb. 4. Brustdrüse eines 2 Tage alten männlichen Neugeborenen.

erwähnt, zu unterscheiden zwischen einem lockeren Gewebe, das die Drüsen-gänge und Endbläschen unmittelbar umgibt, und gröberen Faserzügen, die die einzelnen Läppchen voneinander trennen (Berka u. a.). Schon makroskopisch fällt bei fast allen Neugeborenen die starke Blutfülle der Milchdrüse auf. Sie beruht auf einer Erweiterung der zahlreich vorhandenen kapillaren und präkapillaren Gefäße, die Beneke veranlaßte, von einem „schwellkörperähnlichen Gewebe" zu sprechen. Neben anderen Autoren beschreibt Gruber außer Hyper-ämie Blutaustritte ins interstitielle Gewebe (in etwa der Hälfte seiner Fälle) und weist entgegen Barfurth überzeugend nach, daß diese mit Stauungshyper-ämie und asphyktischen Blutungen, wie sie in anderen Organen als Geburtsfolge vorkommen, im allgemeinen nichts zu tun haben. Vielmehr ist die Gefäß-erweiterung der Ausdruck einer erhöhten Funktion und besonders reger Stoffwechsel-vorgänge, wobei es infolge der Zartheit und Durchlässigkeit der Gefäße kleiner Kinder (Lubarsch) zu Diapedesis-, vielleicht auch Rhexisblutungen kommt.

Zahlreichen Untersuchern wie de Sinéty, Winkler, Rauber, Barfurth, Talma, Czerny, Beneke, Halban, Raubitschek, Schlachta und Berka ist aufgefallen, daß das lockere Bindegewebe des Drüsenkörpers von Zell-anhäufungen durchsetzt ist. In neuerer Zeit hat Gruber hierüber eingehende Untersuchungen angestellt. Es handelt sich um mehr oder weniger dichte, umschriebene Zellansammlungen, die vorwiegend in dem die Drüsenbläschen

umgebenden lockeren Bindegewebe perivaskulär angeordnet vorkommen (vgl.
Abb. 5). Sie finden sich auch innerhalb der zwischen den Läppchen ver-
streuten Fettgewebsinseln (BENEKE), seltener am Rande des dem Drüsenkörper
außen angrenzenden Fettgewebes. Die sie zusammensetzenden Zellen sind von
sehr verschiedenartigem Aussehen. GRUBER beschreibt: kleine lymphozyten-
ähnliche Elemente, dunkelkernige Zellen mit teils basophilem, teils deutlich
hämoglobinhaltigem Protoplasma, also Erythroblasten, größere rundkernige

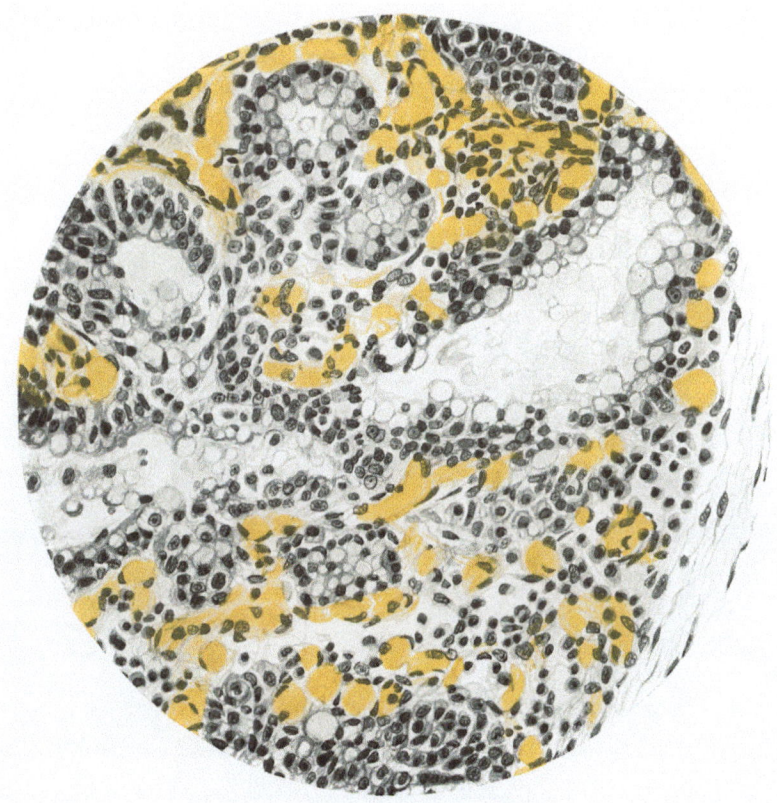

Abb. 5. Milchdrüse eines 52 cm langen Neugeborenen (totgeboren). Hochgradige Hyperämie.
Blutbildungsherde (rechts unten).

Zellen, die eine positive Oxydasereaktion geben und zumeist eosinophile, selten
nur neutrophile Granula enthalten (Myelozyten). Die niemals fehlenden, oft
größere Haufen bildenden eosinophilen Myelozyten zeigen gelegentlich Übergänge zu Leukozyten mit gebuchteten Kernen. Polymorphkernige Leukozyten werden jedoch im allgemeinen vermißt und sind insbesondere niemals
auf der Durchwanderung durch das Epithel angetroffen worden. Ferner sah
GRUBER in mehr gleichmäßiger Verteilung über das ganze Bindegewebe Mastzellen und Histiozyten, unter diesen auch Blutpigment und fettspeichernde
Zellen, die gelegentlich das Epithel durchwandern und vollkommen an Kolostrumkörperchen erinnern. In 25% seiner Fälle wurden, wie früher bereits
von HALBAN und SCHLACHTA, Riesenzellen festgestellt, die Ähnlichkeit mit
Knochenmarksriesenzellen besitzen.

Die beschriebenen Zellanhäufungen sind mit GRUBER als extramedulläre
Blutbildungsherde aufzufassen, wie sie auch an zahlreichen anderen Stellen

im Organismus des Fetus und des Neugeborenen vorkommen (z. B. in der Leber, in den Nebennieren, Nieren, in der Prostata und der Haut der Fußsohle). Für eine autochthone Entstehung der Blutbildungszellen spricht nach Gruber das nicht seltene Vorkommen von Mitosen. Abzulehnen ist die Auffassung Halbans, der von einer dezidualen Reaktion spricht. Desgleichen geht Kuru fehl, wenn er die von ihm in der Peripherie der Drüse beobachteten Anhäufungen epithelähnlicher Zellen mit Neubildung von Kapillaren in Beziehung bringt.

3—4 Tage nach der Geburt beginnt unter zunehmender Schwellung nach Fabris in 65%, nach Hoeland in 75%, nach den Angaben anderer Autoren sogar in 95% aller Fälle die Milchdrüse des Neugeborenen ein kolostrumähnliches Sekret abzusondern, das als Hexenmilch bezeichnet wird. Diese

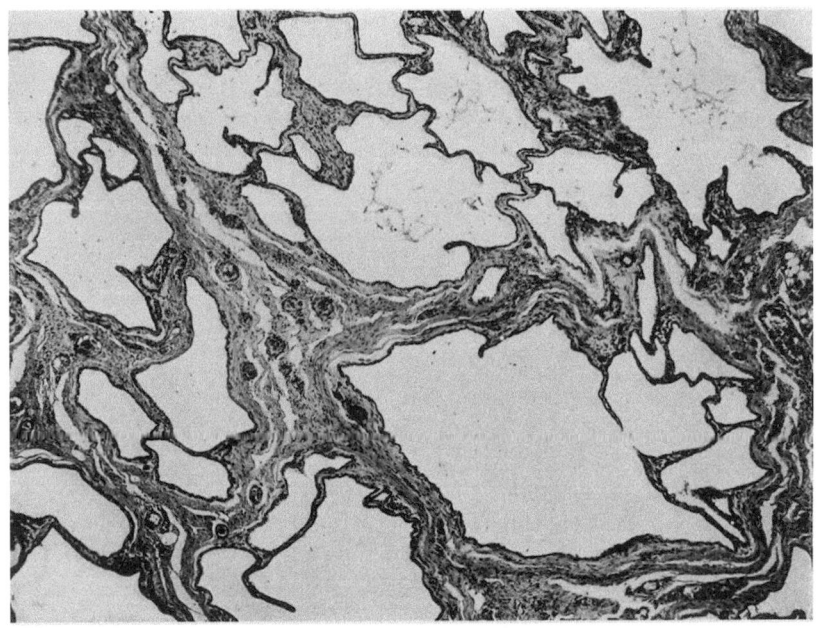

Abb. 6. Starke Erweiterung der Drüsenräume in der Brustdrüse eines 4 Tage alten Neugeborenen.

Sekretion dauert 1—3 Wochen an, selten bis zu einem Monat nach der Geburt und darüber hinaus. Fabris und Hoeland beobachteten Schwellung und Sekretion vorwiegend bei Knaben, während andere Autoren einen Unterschied bezüglich der beiden Geschlechter in Abrede stellen. Wird jedoch, wie bei den Untersuchungen Jaroschkas, des öfteren zu Untersuchungszwecken Sekret ausgepreßt, oder gar mit der Bierschen Saugglocke abgesogen, so kann sich der Zeitpunkt des Versiegens wesentlich hinausschieben (bis zu 100 Tagen und darüber) und auch die Schwellung der Brust, wie im Falle Wieczoreks (vgl. oben) außerordentliche Grade erreichen. In seltenen Fällen liefert die Milchdrüse des Neugeborenen ein Sekret, das, wie Lorenz durch genaue Analyse zeigen konnte, in jeder Hinsicht einer reifen Frauenmilch gleicht.

Bei mikroskopischer Untersuchung fand Czerny in der Hexenmilch folgende Bestandteile: 1. Milchkügelchen, 2. Leukozyten mit und ohne Fettkügelchen, 3. sog. kappentragende Milchkörperchen mit Kernen, 4. „maulbeerförmig zusammengeballte Milchkügelchengruppen" mit Kernen und als Einschluß in einer Zelle, 5. typische Kolostrumkörperchen.

Entgegen älteren Auffassungen, nach denen die Hexenmilch das Produkt eines fettigen Zerfalls der zentral gelegenen Zellen in den Milchdrüsengängen darstellen sollte, wird von allen neueren Untersuchern angenommen, daß ein echter Sekretionsvorgang vorliegt. Dies beweisen eindeutig die histologischen Bilder, die von BARFURTH, CZERNY, BENDA, BROUHA, SCHLACHTA, BERKA u. a., eingehend beschrieben worden sind. Schon in den letzten Monaten der intrauterinen Entwicklung machen sich die ersten Anfänge einer Sekretion bemerkbar (BROUHA). Wenige Tage nach der Geburt erfahren die Milchgänge eine so starke Erweiterung und sind die bindegewebigen Septen so verdünnt, daß bei mikroskopischer Betrachtung, wie v. EGGELING bemerkt, das Schnittbild dem einer Lunge nicht unähnlich ist (vgl. Abb. 6). Das Protoplasma der anfänglich zylindrischen inneren Epithelzellen enthält in seinem binnenwärts gerichteten, kuppelförmig sich vorwölbenden Abschnitt einzelne Fetttropfen, die durch Kontraktion des Zytoplasmas unter Verlust der Kutikula ausgestoßen werden. Im weiteren Verlauf der Drüsentätigkeit werden die Epithelien mehr kubisch und platten sich schließlich ganz ab; sie enthalten nunmehr große Fetttropfen und Vakuolen. Wird das Sekret durch Auspressen nicht fortgesetzt entleert, so setzt in diesem Stadium alsbald Resorption ein, wobei die Drüsenräume sich wiederum verkleinern und der Epithelbelag wie vorher die Form des zweischichtigen Zylinderepithels annimmt.

Neben isotropen Fetten sah KOYAMA bereits in den späteren Stadien des Fetallebens im Drüsenepithel und in Rundzellen im Drüsenlumen doppeltbrechende Fette auftreten. Einen Monat nach der Geburt während der lebhaftesten Entwicklung des Drüsengewebes scheint die Beimengung von Cholesterinestern zu den Fettsubstanzen der Hexenmilch ihren Höhepunkt zu erreichen, um allmählich wieder abzusinken und etwa im 5. Lebensmonat zu verschwinden.

Im Lumen der Milchgänge finden sich zu Beginn der Sekretion in einer geronnenen, von Fetttröpfchen durchsetzten Sekretmasse neben spärlichen Leukozyten reichlich Epithelkerne mit und ohne Zytoplasmaresten. Soweit solche zelligen Bestandteile des Sekretes Fetttröpfchen enthalten, werden sie als Kolostrumkörperchen bezeichnet. Nach SCHLACHTA nimmt die Zahl der Zellen später mehr und mehr ab, besonders die der Leukozyten. Jedoch weichen die Angaben der einzelnen Autoren voneinander ab. In der Tat kommen wohl wesentliche Schwankungen bezüglich des Zellgehaltes der Hexenmilch vor. Das geht namentlich aus den Untersuchungen JAROSCHKAS hervor, der die Zahl der Kolostrumkörperchen in den verschiedenen Sekretionsphasen bestimmte. Es zeigte sich, daß in 28% der Fälle im Endstadium eine deutliche Abnahme, in den übrigen 72% ein bis zum Verlöschen der Sekretion zunehmendes Ansteigen erfolgte. Bei 4 Kindern wurden überhaupt niemals Kolostrumkörperchen gefunden.

Der Ursprung der Kolostrumkörperchen soll an späterer Stelle ausführlicher besprochen werden. Es sei hier nur hervorgehoben, daß die Ergebnisse der histologischen Untersuchung der Neugeborenenmilchdrüse die Auffassung CZERNYS wenig stützen, daß die Kolostrumkörperchen aus Leukozyten hervorgehen.

Als Zeitpunkt für den erreichten Abschluß der Rückbildungsvorgänge in der Brustdrüse der Säuglinge wird von RAUBITSCHEK der 4. Lebensmonat, von E. F. DIETRICH der 6.—8. Lebensmonat angegeben. Von großem Interesse, besonders in Hinsicht auf die Genese im späteren Lebensalter beobachteter Zysten, ist die Feststellung E. F. DIETRICHS, daß bei Kindern, die eine längere schwere Krankheit durchgemacht haben, Störungen bei der Rückbildung auftreten können. Sie bestehen in Zystenbildungen, als deren Ursache Abschnürungen der Ausführungs- bzw. Verbindungsgänge der Tubuli mit nachfolgender Obliteration infolge starker Bindegewebsneubildung anzusprechen sind. Neben zystischen Gebilden sieht man enge verzerrte Gänge und wird somit an Bilder erinnert, wie sie bei der sog. diffusen Fibromatose (Morbus Reclus) vorkommen.

Über die hormonale Bedingtheit der Milchsekretion des Neugeborenen bestehen seit den Untersuchungen von Basch, Halban, Knöpfelmacher u. a. keine Zweifel. Sie verdankt ihr Auftreten den gleichen Reizstoffen, die auch die mütterliche Brust zur Sekretion anregen. Nach Halban bewirkt ein von der Plazenta gebildetes Hormon das Wachstum der Brustdrüse; sein Fortfall löst nach der Geburt die Sekretion aus. Basch macht ein Ovarialhormon dafür verantwortlich. Da die Milchdrüse erst nach dem dritten Tage den Höhepunkt ihres Wachstums erreicht, ist anzunehmen, daß die Hormone noch kurze Zeit nach der Geburt im Blute vorhanden sind.

Neben der Milchdrüse wurden auch an anderen Drüsen, besonders an der Prostata der Neugeborenen Anzeichen lebhafter Tätigkeit beobachtet ("natale Sekretion" Schlachtas). Bekannt ist die relative Vergrößerung des Uterus. Es handelt sich hier um Erscheinungen, die von Jaquet und Rondeau unter dem Begriff einer "Miniaturpubertät", von Kohn als "Synkainogenese" zusammengefaßt werden.

Nach Lustig sind nicht von der Mutter stammende Hormone, sondern durch physiologischen Eiweißzerfall in den ersten Lebenstagen gebildete Reizstoffe die Ursache der Hexenmilchbildung.

III. Die Entwicklung der Milchdrüse im Kindesalter und in der Reifezeit.

In den ersten Lebensmonaten ändert sich der Bau der Milchdrüse nicht wesentlich (Czerny). Erst allmählich bilden sich nach Stillstand der Sekretion die weiten Drüsenräume zurück (vgl. oben).

In der weiteren Entwicklung verhalten sich die beiden Geschlechter zunächst gleich. Das Wachstum der Drüse geht nach Langer in der Weise vor sich, daß aus den Hauptstämmen der Milchgänge sich weitere Seitenäste entwickeln und zwar vorzugsweise in der Richtung der Basis des Drüsenkörpers. Erst zur Zeit der Pubertät macht sich bei Mädchen eine schneller fortschreitende dichotomische Verzweigung des Gangsystems bemerkbar und besonders eine reiche Verästelung an den Enden der Gänge. Mit diesem Stadium wird der kindliche Typus des Drüsenbaues, dessen Wesen in der Ausbildung nur größerer Äste besteht, aufgegeben. Bemerkenswert ist, daß dieser Typ jedoch nach den Untersuchungen Dieckmanns bis über die Pubertätszeit hinaus erhalten bleiben kann (bis ins 19. Lebensjahr hinein), ja die Milchdrüse vielleicht niemals über dieses Entwicklungsstadium hinausgelangt. Im allgemeinen jedoch beginnt mit dem Auftreten der Menstruation die Ausbildung feinkalibriger tubulöser Endstücke mit kolbigen Ausweitungen, die kugelförmig angeordnet an den Enden der Milchgänge gelegen sind. Erst jetzt kann von einer Läppchenbildung gesprochen werden, deren Fehlen also für die kindliche Brustdrüse der Präpubertät charakteristisch ist (Berka, Dieckmann u. a.). Dem "strukturellen Wachstumstyp" des Kindesalter stellt Dieckmann den "funktionellen Wachstumstyp" der Reifezeit gegenüber und betont, daß der Übergang zwischen beiden in sehr verschiedenen Lebensaltern beginnen, die volle Ausreifung der Läppchen vielleicht Jahre beanspruchen kann. Dieckmann unterscheidet demnach "reife" und "unreife" Läppchen (Lobuli tubulares maturi und immaturi).

Am Ende der Reifezeit finden wir also folgenden Aufbau der Milchdrüse. Auf der Höhe der Mamilla finden sich 8—15 Pori lactiferi (Bauer), trichterförmig erweiterte mit mehrschichtigem Pflasterepithel ausgekleidete Mündungsstücke der Ausführungsgänge, deren Zahl etwas größer ist (15—20), da mehrere von ihnen sich kurz vor der Mündung vereinigen. Die Angaben über die Epithelauskleidung der Ausführungsgänge sind nicht übereinstimmend. Nach

BENDA handelt es sich um einschichtiges Zylinderepithel, dem außen eine Lage platter Muskelzellen anliegt; Mehrschichtigkeit werde nur vorgetäuscht. Demgegenüber schildert v. EGGELING das Epithel als zweischichtig kubisch-zylindrisch. In den Sinus laetiferi findet sich hohes Zylinderepithel, außen anschließend langgestreckte kontraktile Elemente. Das Epithel der Milchgänge ist in allen Verzweigungen einheitlich gebaut und wird von fast allen Autoren als zweischichtig bezeichnet. Nach BERKA besteht die innere Schicht aus regelmäßigen palisadenartig nebeneinander liegenden zylindrischen Zellen, während die basale Schicht unregelmäßige, platte Formen aufweist mit chromatinreichen Kernen. Eine Membrana propria grenzt sie gegen das Bindegewebe scharf ab. Die gleiche Auskleidung zeigen auch die tubulären Endstücke. Meinungsverschiedenheiten bestehen hinsichtlich der Auffassungen über die äußere Zellage. Während BENDA, BERTKAU, KURU, KROMPECHER u. a. diese Zellen als kontraktile Faserzellen (Korbzellen, epitheliale Muskelzellen, myoepitheliale Zellen) ansehen, werden sie von anderen Autoren, so auch neuerdings von DIECKMANN, als „Basalzellen" gedeutet.

Die spärlichen Sekretmassen im Lumen der Milchgänge enthalten auch geringe Beimengungen von Fett, die nach BERKA teilweise Reste der Kolostrumsekretion in den ersten Lebenswochen darstellen, teilweise jedoch auch einer echten Sekretion der Epithelien der Milchgänge ihre Entstehung verdanken.

Wesentliche Veränderungen erfährt im Laufe der Entwicklung auch der Bindegewebsapparat der Milchdrüse. Zunächst handelt es sich um eine erhebliche, absolute und relative Massenzunahme, so daß die ruhende Mamma einer reifenden Jungfrau hauptsächlich aus Bindegewebe besteht. Sehr deutlich sind zwei verschiedene Arten von Bindegewebe zu unterscheiden: 1. lockeres Fasergewebe, das die Drüsengänge unmittelbar umscheidet, und 2. derbfaseriges kernarmes, von Fettgewebe mehr oder weniger reichlich durchsetztes Bindegewebe, das eigentliche Stromagewebe und Stützgerüst der Milchdrüse. Ersteres ist von BERKA als „Mantelbindegewebe" bezeichnet worden; es nimmt an allen Veränderungen des epithelialen Drüsenapparates lebhaften Anteil (BERKA, GRUBER, DIECKMANN u. a.). Zur Zeit der Reifung bildet es inselartige Felder, durch die die tubulären Endverzweigungen der Milchgänge zu einem Lobulus zusammengefaßt werden („Drüsenfelder" BERKAs). Es ist weit lockerer und gefäßreicher als das Stromabindegewebe und enthält in wechselnder Menge kleine und große Lymphozyten, Plasmazellen und Mastzellen (BERKA). GRUBER hebt in Übereinstimmung mit BERKA besonders das Fehlen von polymorphkernigen und eosinophilen Leukozyten hervor. Elastische Fasern finden sich im Mantel- und Stromabindegewebe der ruhenden Mamma nur in spärlicher Zahl (BERKA).

Die Form des Milchdrüsenkörpers ist nach neueren Untersuchungen KOLBMANNs sehr wechselnd. Man kann eine nach außen konvexe und eine nach außen konkave Form, eine Diskus-, Kegel- und Stempelform unterscheiden. Auch Lappenbildungen können auftreten: Hauptlappen und Randlappen; aus letzteren wiederum entstehen sog. Achsellappen, die sich bis zum Rande der Achselhöhle erstrecken können. Solche Lappenbildungen lassen sich entwicklungsgeschichtlich aus der Milchleistenanlage erklären. Sie sind nicht zu verwechseln mit vollständig abgeschnürten Teilen des Drüsenkörpers (Mammae aberratae). (Näheres s. unter Mißbildungen.)

Der arteriellen Blutversorgung der Brustdrüse dienen Äste der Arteria mammaria interna, besonders der 2. und 3. Ramus perforans. Die äußeren Drüsenabschnitte erhalten Blutzufuhr aus Ästen der Arteria thoracalis lateralis, die unter dem Rand des Musculus pectoralis hervortreten. Ferner geben Äste zur Brustdrüse hin ab die Arteriae intercostales III. bis VII. Während der Gravidität erfahren alle diese Arterien eine erhebliche Dickenzunahme. Der venöse Abfluß erfolgt nach den Venae intercostales und durch subkutane

Venen nach der Vena axillaris. Das subkutane Venennetz besitzt auch Verbindungen zur Vena jugularis hin; es bildet in der Gegend der Brustwarze
einen besonderen Plexus venosus areolae.

Das Lymphgefäßsystem der Brustdrüse (vgl. Abb. 7) entwickelt sich
aus sinusartigen, die Endbläschen umgebenden Räumen (SORGIUS), die ein

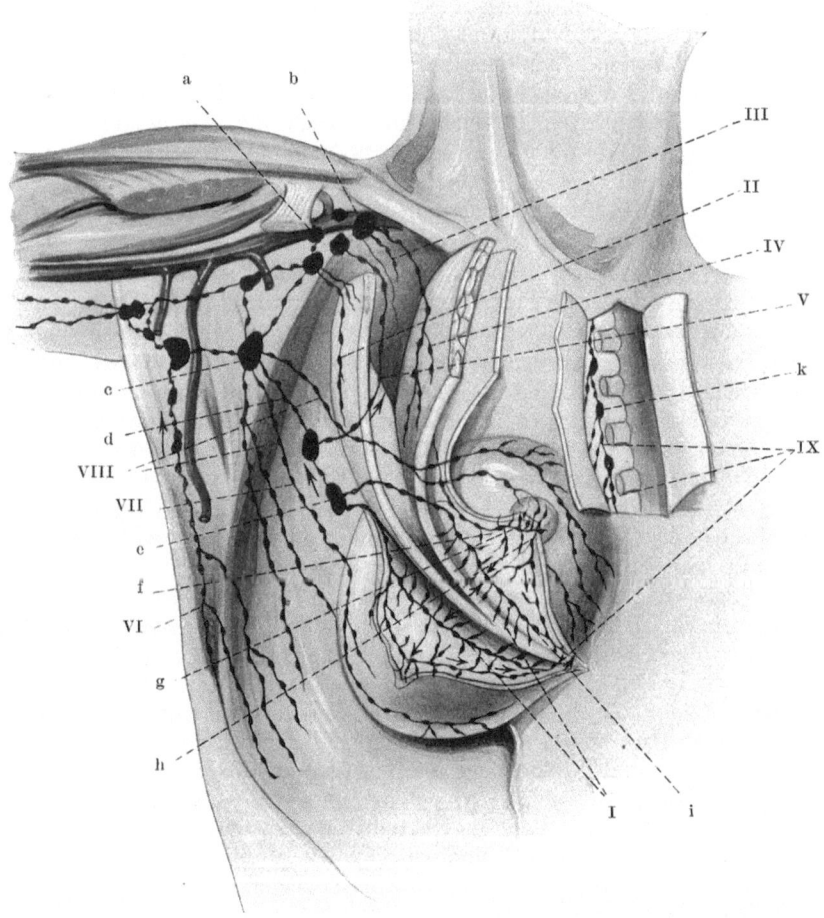

Abb. 7. Lymphdrüsen und Lymphgefäße der Achselhöhle und der Mamma. (Nach LEAF.) I—VII
Lymphgefäße der Brustmuskeln. VIII Lymphgefäße aus der Haut der Mamma. IX Tiefe Lymphgefäße der Mamma in den interkostalen Lymphdrüsen endigend. a Lymphoglandulae axillares.
b Lymphoglandulae infraclaviculares. c u. e Lymphoglandulae thoracales. d Hauptlymphstrang.
f Plexus subareolaris. g u. h Lymphgefäße des Warzenhofs und der Warze. i Retromammärer
Plexus. k Lymphoglandulae intercostales anterior. (Aus DIETRICH u. FRANGENHEIM: Erkrankungen
der Brustdrüse.)

weitverzweigtes Netzwerk im Läppchenbindegewebe bilden. Dieses geht über
in ein aus größeren Gefäßen bestehendes, die ganze Drüse in engeren und
weiteren Maschen umspinnendes Geflecht, das mit dem unter der Haut gelegenen Plexus subareolaris (SAPPEY) in Verbindung steht.

Die abführenden Lymphbahnen verteilen sich in der Hauptsache auf
zwei Gebiete. Das wichtigere von ihnen hat seine Wurzeln im oberen und seitlichen Abschnitt der Drüse. Die hier entspringenden Lymphgefäße vereinigen

sich zu 2—3 subkutan verlaufenden größeren Stämmen, die nach der Achselhöhle hinstreben und nach Durchbrechung der Fascia axillaris in die Lymphoglandulae axillares oder in die großen Lymphstämme der oberen Extremitäten einmünden. Für gewöhnlich handelt es sich um diejenigen axillaren
Lymphdrüsen, die in der Höhe des Abganges der Arteria subscapularis aus der
Arteria axillaris liegen. Aus den median gelegenen Teilen der Brustdrüse und
ihren tiefstliegenden Abschnitten strömt die Lymphe nach Gefäßen ab, die in
der Tiefe des Musc. pectoralis gelegen sind und medianwärts verlaufend mit
den retrosternal gelegenen Lymphoglandulae intercostales anteriores
in Verbindung stehen. Außer diesen typischen Lymphabflußwegen finden sich als
Varietäten gelegentlich auch Lymphbahnen, die unmittelbar in die längs der
Arteria und Vena axillaris angeordneten Lymphdrüsen einmünden (CORNING),
die zum Teil dicht unter der Klavikula gelegen sind. Die Lymphgefäße beider
Brustdrüsen stehen durch Anastomosen untereinander in Verbindung,
so daß eine Fortleitung krankhafter Vorgänge von einer Brustdrüse zur anderen
ermöglicht wird. Die genannten Lymphbahnen sind nicht allein durch künstliche Injektion festgestellt worden; wichtige Aufschlüsse hat auch die Ausfüllung
der Lymphwege mit Krebsmassen ergeben (HEIDENHAIN, ROTTER u. a.). BARTELS
schlägt folgende Einteilung der abführenden Lymphwege vor: 1. axillare,
2. paramammäre (zu einer Lymphdrüse des IV. Interkostalraumes führende),
3. interkostale, 4. intermuskuläre Bahnen (zwischen den Brustmuskeln
zu den Lymphoglandulae interpectorales und infraclaviculares führend).

Die Nerven der Brustdrüse entstammen den IV. bis VI. Interkostalnerven.
Ihnen sind sympathische Fasern aus dem Brustteil des Grenzstranges beigemengt.

IV. Zyklische (menstruell bedingte) Veränderungen der Brustdrüse.

Seit langem ist bekannt, daß bei vielen Frauen und Mädchen in der Zeit
kurz vor Beginn der Menstruation Spannungsgefühl und objektiv nachweisbare
Anschwellung der Brüste auftreten. Gelegentlich kommt es zur Sekretion einer
milchähnlichen wässerigen Flüssigkeit (GAUTHIER, HALBAN, SCANZONI u. a.).
Es ist das Verdienst ROSENBURGs, erstmalig den Versuch unternommen zu
haben, die anatomischen Grundlagen dieser mensuellen Mammaveränderungen aufzudecken.

ROSENBURG vergleicht die Umwandlung der Drüsenläppchen im Prämenstruum mit derjenigen im Beginn der Schwangerschaft. Nach seiner
Schilderung entwickeln sich aus den kleinen und kleinsten Milchgängen
„Sprossen" (ROB. MEYER), die anfangs solide Epithelmassen darstellen, später
durch Lumenbildung zu Endbläschen mit einschichtigem Epithel werden.
Das lockere zellige Bindegewebe der Drüsenfelder ist gegen das übrige Stroma
scharf abgesetzt. Dieser Zustand hält bis gegen das Ende der Menstruation
an. Zu dieser Zeit setzen alsdann Rückbildungserscheinungen am Drüsenepithel ein. Das Lumen der Alveolen ist weit, mit Sekretmassen gefüllt; die
einschichtigen Epithelien zeigen Anzeichen von Sekretion, ihre Kerne sind an
die Basis gerückt, klein, chromatinreich. Die Abgrenzung der Drüsenfelder
beginnt unscharf zu werden. Im Postmenstruum nimmt die Rückbildung
weiteren Fortgang; es sind nur noch Reste von Sprossungen an den Milchgängen
erkennbar. Die Drüsenfelder sind zellarm und gehen ohne scharfe Grenze in
das Stützgewebe über. Die Basalmembran verbreitert sich und wandelt
sich ebenso wie die Reste des Mantelgewebes hyalin um. So kommt es im
Intervall schließlich zu einer vollständigen Aufhebung der Drüsen-

felder, indem nur noch die großen und mittleren, selten auch kleineren Milchgänge übrig bleiben, Sprossungsfiguren angeblich niemals zu sehen sind. Mit dieser Rückbildung des Drüsenepithels schwindet auch das Hyalin des Mantelgewebes. Es bildet sich ein Zustand der Mamma aus, der demjenigen der Vorreifezeit entspricht. Ausdrücklich hebt Rosenburg hervor, daß die zyklischen Veränderungen der Mamma stets in derselben Weise ablaufen, gleichviel ob es sich um Mädchen oder Frauen, die geboren haben, handelt.

Die Untersuchungen Rosenburgs wurden am Leichenmaterial angestellt; die Phase des Sexualzyklus ließ sich teils aus der Anamnese, teils aus den Befunden an den Ovarien und am Uterus ermitteln. Im Vergleich mit diesen konnte Rosenburg in das Schrödersche Schema die in Abb. 8 dargestellte „Mammakurve" eintragen.

Alsbald nach ihrer Veröffentlichung (1922) haben die Untersuchungen Rosenburgs von verschiedenen Seiten eine sehr eingehende Nachprüfung

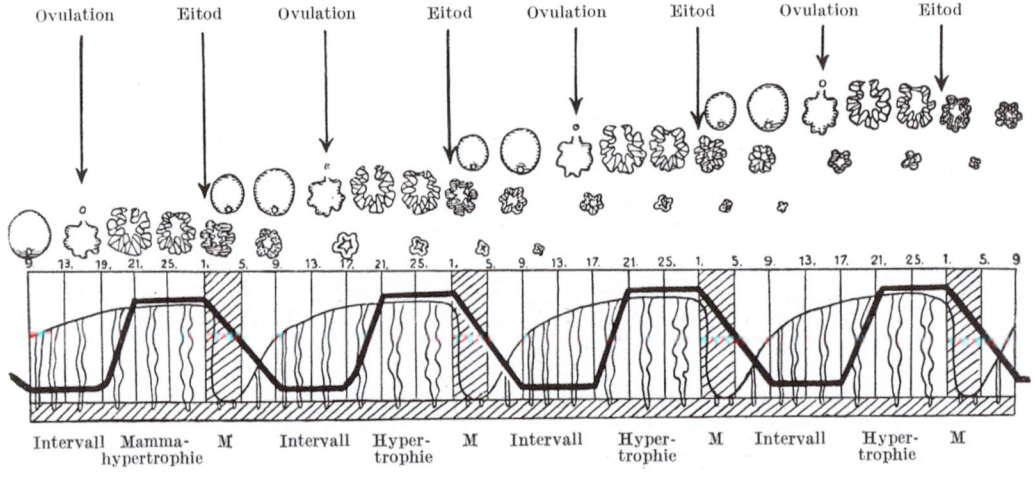

Abb. 8.   ———— Uteruskurve nach R. Schröder; ▬▬▬ Mammakurve nach Rosenburg.
[Nach Rosenburg: Virchows Arch. **262** (1926).]

erfahren. Die Ergebnisse der Nachuntersuchungen weichen in vielen Einzelheiten voneinander ab. Verschiedenheiten des Materials und der Methodik mögen teilweise diese Unstimmigkeiten erklären. Im folgenden seien die Ergebnisse der bisher erschienenen Arbeiten einzeln besprochen:

Polano (1924) ging von der Erwägung aus, daß nur Untersuchungen an der Lebenden, möglichst in verschiedenen Phasen des Zyklus wiederholt, weitere Klarheit schaffen könnten. Sein Material bestand in Probeexzisionen bei gynäkologisch erkrankten, aber brustgesunden Frauen, die in einigen Fällen mehrfach vorgenommen werden konnten. Polano bestätigt die „prämenstruelle Mammaanschoppung", betont jedoch, daß ihre Stärke individuell außerordentlich schwankt und so hochgradige Rückbildungserscheinungen, wie sie Rosenburg beschreibt, von ihm nicht beobachtet wurden. In mehreren Fällen fanden sich zur Zeit des Postmenstruums und des Intervalls überhaupt keine Anzeichen der Rückbildung. Die Aufstellung von normalen typischen Bildern des mensuellen Zyklus stößt somit nach Polano bei der Mamma im Gegensatz zum Uterus auf große Schwierigkeiten.

Weit schärfere Kritik ist von Dietrich auf Grund der Untersuchungen Dieckmanns (1925) an den Rosenburgschen Behauptungen geübt worden. Dieckmann sah auch im Prämenstruum das Epithel der Endstücke zweischichtig; faßt aber — im Gegensatz zu fast allen übrigen Untersuchern — die äußere Zellschicht nicht als aus Myoepithelien bestehend auf, sondern als Basalzellenschicht. Den Hauptwert legt Dieckmann auf Veränderungen des Stromas. Dieses ist im Prämenstruum locker, weitmaschig, nicht sehr zellreich. DIECKMANN spricht von einem „Läppchenödem" und bringt in der basalen Zellschicht auftretende Vakuolen mit diesem in Zusammenhang. Zur Zeit der Menstruation ändert sich das Bild: Lumina sind nur noch selten. Die Epithelien drängen sich zu ungeordneten Häufchen zusammen. Die Basalmembran ist verbreitert und homogen. Das Läppchenstroma ähnelt mehr dem Stützgewebe, indem seine Fasern sich in derbe kollagene Massen umwandeln und der Zellgehalt stark zurückgeht. Im Postmenstruum macht die Verdichtung des Läppchenstromas weitere Fortschritte. Die Zellverarmung nimmt bis ins frühe Intervall weiter zu. Im Spätintervall setzt eine Entquellung der Stromafasern ein, womit für die erhalten gebliebenen Parenchymreste die Möglichkeit zu neuer Entfaltung gegeben ist. So sieht DIECKMANN in einem ständigen Wechsel von Quellung und Entquellung des Läppchenstromas das Wesen des menstruellen Zyklus der Brustdrüse.

In ähnlichem Sinne äußert sich KÜCKENS (1929).

MAX ERNST (1925) bestätigt (ebenso wie LOESCHCKE) im allgemeinen ROSENBURGs Befunde, betont jedoch, daß er ein völliges Schwinden der Drüsenfelder im Intervall nur selten beobachtet habe. Diese sind vielmehr in ihrer Bindegewebsanordnung deutlich zu erkennen und enthalten sich verästelnde größere und kleinere Milchgänge. Im Menstruum beginnt eine Infiltration des Läppchenstromas mit Lymphoid- und Plasmazellen, die im Postmenstruum ihren Höhepunkt erreicht, im Intervall wiederum schwindet.

An 12 Fällen von Fibroadenom der Mamma, bei denen außer der Geschwulst auch von anderen Quadranten Material gewonnen wurde, hat SEBENING (1925) den Zyklus der Mamma untersucht und ebenfalls die von ROSENBURG gefundene hochgradige Rückbildung im Intervall nicht bestätigen können.

Völlige Übereinstimmung des histologischen Bildes der Mamma mit der Zyklusphase nach dem ROSENBURGschen Schema konnte LITTEN (1926) in 16 kontrollierbaren Fällen nur dreimal feststellen. Bei Verzicht auf feinere Differenzen ergaben sich immer noch 8 Fehldiagnosen. In 5 Fällen beobachtete LITTEN im Stadium der Menstruation bzw. des Prämenstruums deutliche Sekretionserscheinungen, bestehend in Fetttropfen und Kolostrumkörperchen. Die in den Epithelien kurz vor Beginn der Menstruation auftretenden Fetttröpfchen will er ebenfalls als Ausdruck sekretorischer Tätigkeit ansehen im Gegensatz zu ROSENBURG, der sie als Zeichen der Degeneration deutet. Mehr oder weniger starke Infiltration des Läppchenstromas wurde in allen Fällen unabhängig von der Menstruationsphase gefunden.

MOSZKOWICZ weist mit Recht darauf hin, daß bei der vergleichenden Beurteilung mikroskopischer Präparate genau zu berücksichtigen ist, daß die zur Untersuchung gelangenden Teile gleichen Stellen des Drüsenkörpers entnommen wurden. Sein Material besteht größtenteils aus Brustdrüsen, die wegen Karzinoms exstirpiert wurden. MOSZKOWICZ bestätigt die ödematöse Durchtränkung des Mantelgewebes im Prämenstruum. Eine aus Lymph- und Plasmazellen bestehende Zelleinstreuung beginnt bereits zu dieser Zeit und erreicht später während der Menstruation ihren Höhepunkt, indem gleichzeitig starke Hyperämie auftritt. Die Zellinfiltration des Mantelgewebes im Menstruum ist besonders hochgradig in der Umgebung der großen Milchgänge. Die Lumina der Drüsensprossen sind auffallend verengt. Die Drüsengänge enthalten Sekret, das aus einem feinen Fibrinnetz, feinsten Fetttröpfchen, Kernfragmenten und ganzen Zellen (Epithelien und Wanderzellen) besteht. Eine Beimengung roter Blutkörperchen in den großen Milchgängen verleiht dem Sekret den Charakter eines Transsudats, dem jedoch echtes Drüsensekret beigemengt ist. MOSZKOWICZ spricht geradezu von einer Menstruation der Mamma und sucht den Einwand zu widerlegen, daß Blutung und zellige Infiltration auf den gleichzeitig vorhandenen Krebs zurückzuführen seien. Im Postmenstruum rücken die nahezu vollständig kollabierten Drüsensprossen dicht aneinander. Die Membrana propria ist stark verbreitert, homogen; die Fasern des Läppchenstromas erscheinen ebenfalls verdickt. Die Zelleinstreuung ist teilweise geschwunden. Die Sklerosierung des Mantelgewebes nimmt im Intervall deutlich zu. Durch Einstrahlung kollagener Faserzüge aus dem Stützgewebe in das Läppchenstroma wird die Abgrenzung des nunmehr zellarmen Drüsenfeldes unscharf.

Schließlich hat LUCHSINGER Y CENTENO (1927) nochmals am · Leichenmaterial die zyklischen Veränderungen der Mamma eingehend untersucht, um die Unstimmigkeiten zwischen den Befunden ROSENBURGs einerseits, DIECKMANNs und MOSZKOWICZs andererseits aufzuklären. LUCHSINGER bestätigt das Vorkommen von Sprossen und Alveolen im Prämenstruum, betont aber im Gegensatz zu ROSENBURG die Zweischichtigkeit ihres Epithels, dessen äußere Schicht er als „Korbzellen" (Myoepithelien) deutet. Am Verhalten dieser Zellen kann man nach LUCHSINGER Milchgänge, Sprossen und Alveolen voneinander unterscheiden. Im Laufe des Prämenstruums weitet sich das Lumen der Alveolen mehr und mehr, bis es nahezu als zystisch zu bezeichnen ist. Das Läppchenstroma ist in dieser Phase locker, zellreich, feinfaserig und kapillarreich, ödematös durchtränkt, wie es auch

Dieckmann beschreibt. Luchsinger glaubt jedoch, daß die von Dieckmann beobachteten
Zellvakuolen nichts mit diesem Ödem zu tun haben, sondern vielmehr als Fäulniserscheinung
zu deuten sind. Im Menstruum fallen die Drüsenschläuche zu Zellhäufchen zusammen,
jedoch nicht in allen Drüsenabschnitten gleichzeitig. Die Basalmembran bleibt dünn und
feinfaserig; das intralobuläre Bindegewebe ist jedoch nicht so locker wie im Prämenstruum
und erscheint weniger stark durchblutet. Gegen Ende des Menstruums nimmt die Rückbildung weiter zu, die Basalmembran beginnt hyalin zu werden, um sich im Postmenstruum
in ein breites hyalines Band umzuwandeln, das sich eng an die zurückgebildeten Epithelien
anlegt. Auch die Fasern des Mantelgewebes werden hyalin, jedoch, wie Luchsinger glaubt,
nicht im Sinne einer Quellung (Dieckmann). Im Intervall sah Luchsinger wie Rosenburg nur mehr oder weniger verzweigte Drüsengänge, also Bilder, wie sie als typisch sich

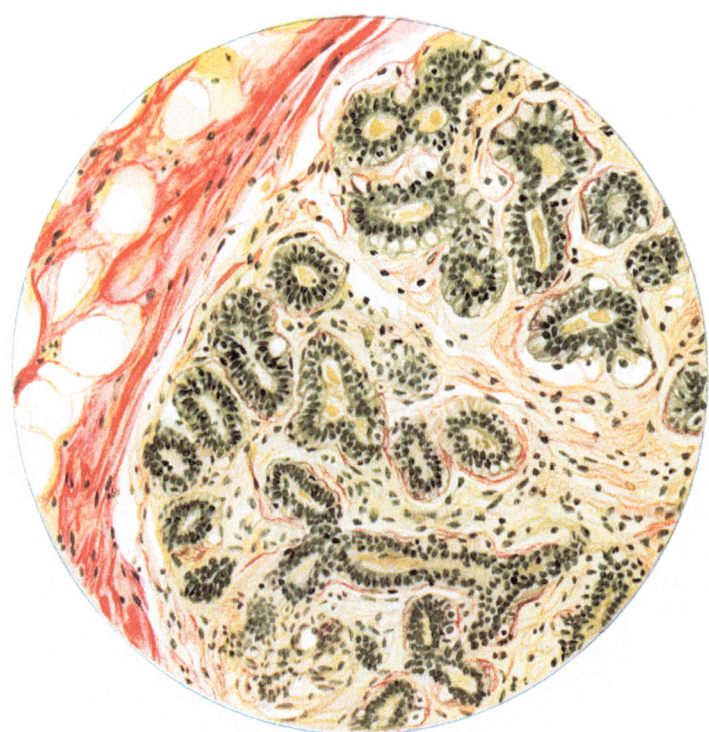

Abb. 9. Prämenstruelle Hypertrophie der Brustdrüse. Drüsenlichtungen weit, mit Sekret angefüllt.
Läppchenstroma locker. van Gieson-Färbung.

in der Vorreifezeit finden. Überzeugend weist Luchsinger nach, daß derartige Zustände
nicht wie Dieckmann meint, als Ausdruck unvollkommener Reife aufgefaßt werden dürfen.
Drüsen von „kindlichem Typus" fanden sich bei Frauen von mehr als 40 Jahren. Andererseits ließ sich zeigen, daß „ausgereifte Drüsen" bis herab zu 15 Jahren vorkommen.

Beziehungen zum mensuellen Zyklus soll nach Szüle auch der Glykogengehalt
der Brustdrüse besitzen.

Faßt man die Ergebnisse der verschiedenen Untersuchungen zusammen, so
zeigt sich, trotz mancher Widersprüche in Einzelheiten, doch in wesentlichen
Punkten Übereinstimmung. Daß es menstruell bedingte zyklische Veränderungen überhaupt gibt, steht außer allem Zweifel. Drüsengewebe und intra-
lobuläres Bindegewebe sind daran beteiligt. Von sämtlichen Untersuchern wird
hervorgehoben, daß im Prämenstruum die Drüsenläppchen groß und
die Lumina weit sind, das Läppchenstroma lockeres Gefüge besitzt
(vgl. Abb. 9). Im Laufe des Menstruums rücken die Epithelien eng
zusammen, die Basalmembranen werden breit und homogen; das
intralobuläre Bindegewebe unterscheidet sich nur wenig von dem zarten Stütz-

gerüst. Diese Rückbildungsvorgänge erreichen im Intervall ihren höchsten Grad (vgl. Abb. 10), um am Ende desselben allmählich wieder in die prämenstruelle Entfaltung überzugehen. Fast übereinstimmend wird entgegen ROSENBURG von den späteren Untersuchern (so auch von TAMAGAWA, KÜCKENS und BERBERICH und JAFFÉ) betont, daß sie völligen Schwund der Läppchen im Intervall nicht beobachteten.

Ebenso wie die Schwangerschaftsveränderung der Brustdrüse sind auch die zyklischen Umwandlungen als hormonal bedingt anzusehen. Der die prämenstruelle Mammaschwellung auslösende Reiz soll nach ROSENBURG vom

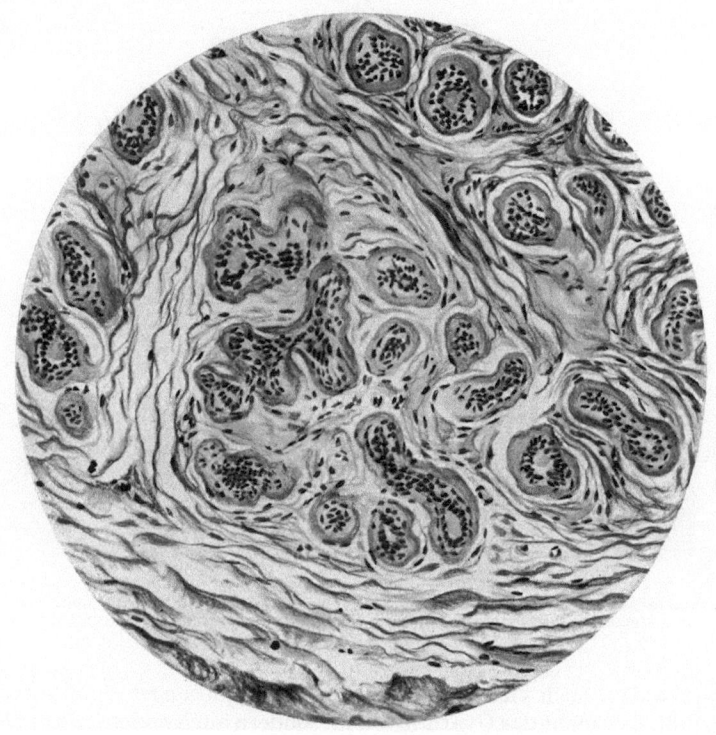

Abb. 10. Brustdrüse im Intervall. Sehr enge Drüsenlichtungen. Epithelien niedrig. Basalmembranen mächtig verdickt und hyalin verändert.

Corpus luteum menstruationis ausgehen. MOSZKOWICZ ist geneigt, auch dem auf der Wanderung vom Ovarium zum Uterus befindlichen Ei einen wesentlichen Einfluß zuzuschreiben, da nach erfolgtem Eitod alsbald die Rückbildung einsetzt.

Nach den Ergebnissen neuerer experimenteller Untersuchungen scheint kein Zweifel zu bestehen, daß wir im reinen Follikelhormon den spezifischen Wachstumsstoff für die Brustdrüse erblicken müssen (ZONDEK, FELLNER, CORNER u. a.). Unter dem protektiven Einfluß des Follikelanteils des Ovariums wächst nach A. W. BAUER [1] die Mamma heran, bis mit der ersten Reifung des Corpus luteum zyklische Veränderungen in der Brustdrüse sich bemerkbar machen. Das Luteohormon hemmt die Brunst (entgegen der Anschauung von ROSENBURG) und leitet die Rückbildung ein.

[1] Auf das umfangreiche Schrifttum über die Beeinflussung der Mammafunktion durch hormonale Reize kann hier nicht näher eingegangen werden. Es sei verwiesen auf die zusammenfassende Darstellung von A. W. BAUER: Med. Klin. 1931, Nr 37/38.

Ohne weiteres erhellt, daß bei gestörter Ovulation auch Störungen im Ablauf der mensuellen Veränderungen der Brustdrüse zu erwarten sind. So beobachtete Rosenburg in Fällen langdauernder Amenorrhöe bei Lungentuberkulose ständiges Fortbestehen des Intervallstadiums. Allerdings setzen die zyklischen Umwandlungen nicht schlagartig, sondern erst allmählich aus. Nach Luchsinger y Centeno macht die Brustdrüse auch

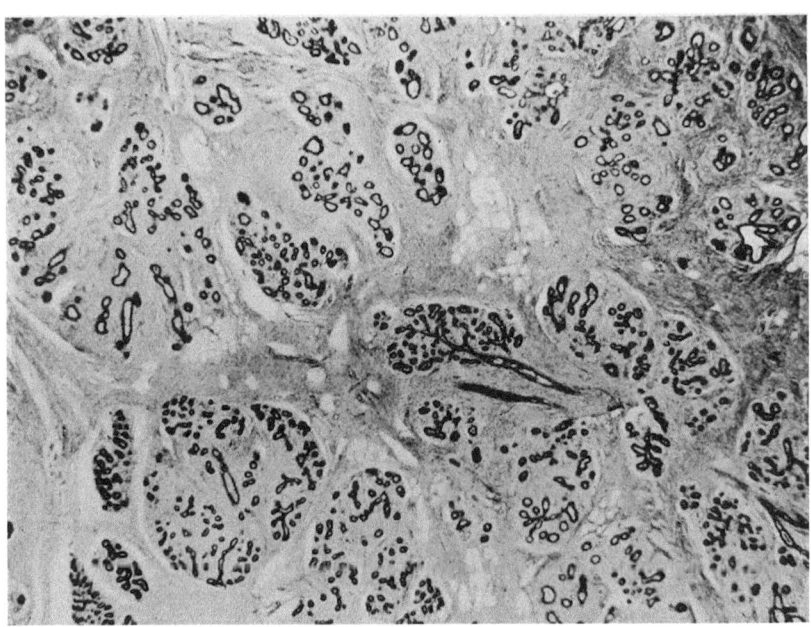

Abb. 11. Schmerzhafter Knoten aus der Brust einer 25jährigen Frau. Mikroskopisch lediglich das Bild der prämenstruellen Mammahypertrophie. Beobachtung der chirurgischen Universitätsklinik Kiel.

nach Kastration noch viele Jahre zyklische Veränderungen durch, was darauf schließen läßt, daß nicht das Ovarium allein, sondern auch andere inkretorische Drüsen einen Einfluß auf die Mamma ausüben. Es handelt sich hier um Korrelationen zwischen Keimdrüsen und anderen endokrinen Organen (vor allem Hypophyse und Schilddrüse), die in ihren Einzelheiten noch keineswegs klargelegt sind, es aber allein verständlich machen, daß dem Ovarium protektive Einwirkungen einerseits, hemmende Einflüsse andererseits zukommen (Halban, Moszkowicz). So können Amenorrhöe und Klimakterium an der Brustdrüse auch abnorme Wachstums- und Sekretionszustände hervorrufen. Die Mammahypertrophie in der Pubertät und Gravidität läßt sich nach Moszkowicz auf diese Weise erklären (vgl. später). Ferner sei in diesem Zusammenhange kurz auf die Gynäkomastie und die sog. Mastitis pubecentium hingewiesen (vgl. später).

In Analogie zum Begriff der „Metropathie" (Aschoff), unter den alle durch Störung des ovariellen Zyklus bedingten Erkrankungen des Uterus fallen, kann von einer „Mastopathie" gesprochen werden (Moszkowicz). Unter diesen Sammelbegriff fallen eine Reihe von Krankheitsbildern, deren Entstehung mit den mensuellen morphologischen Umwandlungen in Zusammenhang gebracht werden muß. Hierher gehört zunächst die schmerzhafte menstruelle Mamma, von Moszkowicz als „Menomastopathie" bezeichnet, ferner die monatliche Galaktorrhöe, wahrscheinlich auch die monatliche Blutabsonderung.

Nach MOENCH soll auch eine bestimmte äußere Mammaformation, nämlich die Mamma areolata, eine verminderte Ovarialtätigkeit anzeigen.

Verschiedentlich, so von KÜCKENS u. a., ist darauf hingewiesen worden, daß die Ausbildung der Drüsenläppchen an verschiedenen Stellen der Mamma nicht einheitlich ist. SEBENING beschreibt schmerzhafte, stets in den äußeren Quadranten der Mamma gelegene Knotenbildungen bei Mädchen und Frauen im Alter von 20—49 Jahren, die histologisch das Bild der prämenstruellen Hyperplasie zeigten, bei denen jedoch eine Rückbildung im Intervall nicht eintrat. Jedoch wechselten ja nach der Menstruationsphase Größe und Empfindlichkeit der bis walnußgroßen Knoten, die bei der Herausnahme keine scharfe Abgrenzung gegen das übrige Drüsengewebe erkennen ließen. Ähnliche Verhältnisse lagen in dem Falle vor, von dem das in Abb. 11 wiedergegebene Präparat gewonnen wurde.

MOSZKOWICZ spricht von adenomartigen Bildungen und sah in einem Falle deutlichen Übergang zum Fibroadenom. Dieses, ebenso wie seine sarkomähnlichen Abarten, auch das sog. Cystosarcoma phyllodes, ferner das Zystadenom und die als Mastitis chronica cystica (Morbus Reclus) bezeichneten Zustände ist MOSZKOWICZ geneigt auf hormonale Störungen zurückzuführen, indem er auf analoge Veränderungen am Uterus hinweist (Uterindrüsenhyperplasie, Adenomyosis, Myom, Fibromatose). Unter der Bezeichnung „Mazoplasia" beschreiben CHEATLE und CUTLER eine Veränderung der Mamma, die ähnlich wie die Knotenbildungen SEBENINGs an der Grenze des Physiologischen liegen. Es handelt sich um Neubildung von Gängen und Läppchen, in denen Epitheldesquamation wahrzunehmen ist. Gelegentlich kommt es auch zu einer leichten Vermehrung des periazinösen Bindegewebes, in seltenen Fällen wohl auch zur Bildung von Fibroadenomen. Die Mazoplasie findet sich häufig, namentlich bei Frauen, die geboren haben, und bildet oft die einzig nachweisbare Grundlage für Schmerzen in der Brust. In der Menopause bilden sich die Knoten spontan zurück.

V. Schwangerschaftsveränderungen der Mamma.

Die beträchtliche Hypertrophie, die die Brustdrüse während der Gravidität erfährt, beginnt mit dem Augenblick der Konzeption und erreicht bereits im dritten Schwangerschaftsmonat nahezu den Höhepunkt ihrer Entwicklung (HALBAN). Tritt zu diesem Zeitpunkt ein Abort ein, so kann die Milchsekretion bei Anlegen eines Säuglings vollkommen für dessen Ernährung ausreichend sein (CRAMER).

Der Wachstumsantrieb erfolgt durch Hormone, die aus der Plazenta stammen (HALBAN). Daß lediglich der humorale Weg unter Ausschaltung aller Nervenverbindungen in Frage kommt, beweisen unter anderem die Parabioseversuche von M. ERNST. — Nach A. W. BAUER ist zwischen der Präparation und der Funktion der Mamma streng zu unterscheiden. Hyperplasie der Drüsensubstanz und eigentliche Milchsekretion sind genetisch entgegengesetzte Vorgänge, von denen nach HALBANs Ansicht der eine auf die Einwirkung der Plazenta, der andere auf ihren Ausfall zurückzuführen ist (näheres s. bei A. W. BAUER).

Gleichzeitig mit der Vergrößerung der Drüse geht ein Wachstum der Mamille und eine Verbreiterung des Warzenhofes einher. Dieser zeigt zudem eine stärkere Pigmentierung und kleine Höcker, die durch eine verstärkte Ausbildung der Glandulae areolares (MONTGOMERY) zustande kommen. Sie gleichen in ihrem feineren Bau sehr den Milchdrüsen und lassen an ihren Ausführungsgängen ebenfalls eine dem Sinus lactiferus entsprechende sackförmige Erweiterung erkennen. Mehrere Ausführungsgänge sind zu einer gemeinsamen trichterförmigen Mündung an der Oberfläche der Haut vereinigt, die von großen Talgdrüsen umgeben und häufig einem Haarbalg oder dem Rest eines solchen angelagert ist. Nach STÖHR sind die MONTGOMERYschen Drüsen als Bindeglieder zwischen Knäuel- und Milchdrüsen zu betrachten. Da sie diesen jedenfalls sehr nahe stehen, werden sie auch als akzessorische Milchdrüsen bezeichnet.

Makroskopisch zeigt die Schnittfläche der Brustdrüse einer Schwangeren ein gekörntes Aussehen ähnlich dem einer Speicheldrüse. Das in der ruhenden Drüse weit überwiegende Bindegewebe tritt jetzt an Masse im Vergleich zum Parenchym erheblich zurück und umgibt in Form schmaler Septen die Drüsenkörner. Deutlich ausgeprägte Drüsenläppchen und -lappen finden sich nach Langer nur an der Peripherie des Drüsenkörpers, nicht im Zentrum, wenigstens bei der ersten Schwangerschaft.

Die histologischen Veränderungen gleichen im Anfang ganz denen im Prämenstruum, d. h. es kommt zur Bildung von „Drüsenfeldern" im Sinne Berkas. Die von den Endstücken der Milchgänge ausgehenden „Sprossen" (R. Meyer) stellen zunächst solide Knospen dar, die von einer Membrana propria umgeben sind. Die Zellen dieser Knospen haben noch wenig Epithelähnlichkeit, ihre Kerne sind klein, chromatinreich und gleichen Lymphozytenkernen. Da auch das Mantelgewebe eine beträchtliche Zellvermehrung aufweist und in ihm neben Bindegewebszellen namentlich zahlreiche Lymphozyten und Plasmazellen auftreten, so erweckt das gesamte Drüsenfeld den Eindruck eines kleinzelligen entzündlichen Infiltrates (Berka). Gruber sah außerdem histiogene Wanderzellen (teilweise mit wabigem Zytoplasma) verstreute Mastzellen, spärliche Eosinophile. Auch in dem sonst zellarmen Stützbindegewebe ist eine erhebliche Zellvermehrung festzustellen. Insbesondere fallen längs den Gefäßen angehäufte Lymphozyten auf, denen die Aufgabe zufallen dürfte, das feste Stroma aufzulockern (Bizzozero und Ottolenghi). Weiterhin sind Mastzellen überall im Bindegewebe in vermehrtem Maße festzustellen; am reichlichsten finden sie sich in der Umgebung der größeren Milchgänge. Die Ausdifferenzierung der Azinusknospe zum Endbläschen geht so vor sich, daß allmählich ein Lumen auftritt, welches von einem einschichtigen, kubischen Epithel umsäumt ist. Die Kerne der Epithelzellen sind jetzt größer, bläschenförmig geworden und rücken peripheriewärts an die Basalmembran heran.

Die äußere Zellreihe des in der ruhenden Mamma deutlich zweischichtigen Epithels ist weit auseinander gerückt, nicht mehr kontinuierlich. Es handelt sich um die bereits erwähnten Myoepithelien, deren feinere Struktur gerade an der laktierenden Brustdrüse ergründet wurde (Langhans, Lacroix, Unger, Benda, Bertkau). Sie liegen der Innenfläche der Basalmembran an und umfassen mit sternförmig verästelten Ausläufern korbartig die Drüsenzellen (Korbzellen).

Während an der Deutung als kontraktile Faserzellen Zweifel kaum mehr zu bestehen scheinen, ist der Ursprung dieser Zellen durchaus umstritten. Entgegen der Auffassung, daß sie Abkömmlinge des Epithels sind, haben Bizzozero und Ottolenghi sie aus den umgebenden Bindegewebsbündeln hergeleitet, Kuru aus den benachbarten Kapillaren (weitere Ausführung hierzu im Abschnitt „Zystenmamma").

Ein von Maziarski angefertigtes Plattenmodell zeigt deutlich, daß die sackförmigen Drüsenbläschen den sich dichotomisch verzweigenden Milchgängen mit kurzen Schaltstücken aufsitzen. Ihre Größe beträgt nach Rauber-Kopsch im Durchschnitt 0,12 mm. Aus dem „Drüsenfeld" ist nunmehr ein „Drüsenläppchen" geworden (vgl. Abb. 12). Unter zunehmender Vermehrung des Epithels nimmt das Mantelbindegewebe mehr und mehr ab. Bis etwa um die Mitte der Schwangerschaft kann man alle Stadien der Entwicklung nebeneinander beobachten.

Anzeichen von Sekretion finden sich bereits im Beginn der Schwangerschaft in Form feiner Fetttröpfchen im lumenwärts gerichteten, mitunter kuppelartig vorgewölbten Zellabschnitt (Steinhaus). Ältere Anschauungen, nach denen die Milchabsonderung ein nekrobiotischer Vorgang (fettige Entartung und Abstoßung der Epithelzellen) zugrunde liegt, können heute als endgültig widerlegt angesehen werden. Hingegen bestehen Meinungsverschiedenheiten darüber, ob bei Absonderung des Sekretes mit diesem zugleich Zellbestandteile abgestoßen werden und auch vereinzelte Zellen verloren gehen

(PARTSCH, HEIDENHAIN, NISSEN, STEINHAUS, MICHAELIS, BROUHA) oder die Epithelien völlig intakt bleiben (LANGER, SCHMID, BENDA, UNGER, BERTKAU). Einen vermittelnden Standpunkt nehmen OTTOLENGHI und ARNOLD insofern ein, als sie dem Sekretionsvorgang zwar die Hauptrolle bei der Milchabsonderung zuschreiben, daneben jedoch einen ausgedehnten Untergang ganzer Zellen anerkennen. Form und Höhe der Drüsenepithelien sind nach der Darstellung v. EGGELINGS teils von der Füllung mit Sekret, teils von der Dehnung des Azinus und dem Kontraktionszustand seiner Wand abhängig. Neben hohen zylindrischen Zellen, die kuppelartig die Nachbarzellen überragen, finden sich ganz flache Elemente, die unscharf gegeneinander abgegrenzt sind. Größe und Aussehen der Kerne wechseln; bestimmte Beziehungen zur Sekretionsphase, die

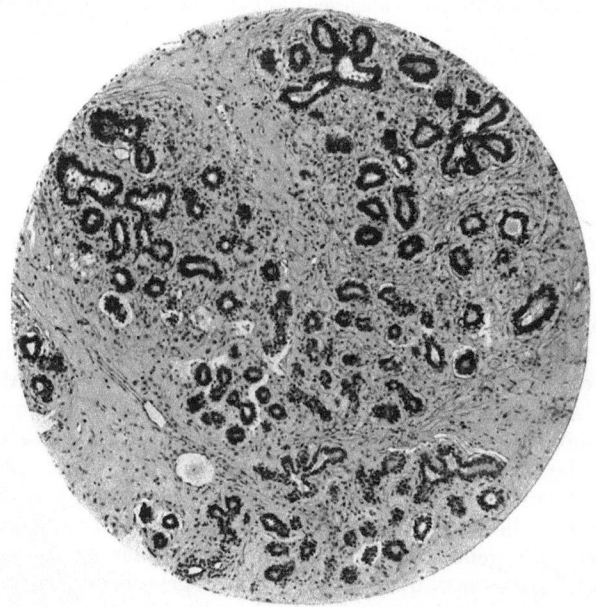

Abb. 12. Brustdrüse im zweiten Schwangerschaftsmonat. Deutliche Ausbildung von Drüsenläppchen.

von einigen Autoren angenommen werden, lassen sich nach ARNOLD nicht nachweisen. Gelegentlich können die hohen Epithelien mehrere Kerne enthalten. Durchaus widersprechend sind die Angaben über Untergang und Ausstoßung von Kernen. Bruchstücke und Umwandlungsprodukte von ihnen stellen die sog. NISSENSCHEN Körper dar. BENDA ist geneigt, sie als Kunstprodukte anzusehen. Auch bezüglich des Auftretens und der Häufigkeit mitotischer und amitotischer Kernteilungen besteht keine Übereinstimmung.

Über die feineren morphologischen Vorgänge bei der Sekretbildung sind zahlreiche Untersuchungen angestellt worden, unter denen die von STEINHAUS, BENDA, UNGER, LIMON, BROUHA und ARNOLD besonders hervorgehoben seien. Als Vorstufen des Sekrets sind anscheinend körnige und fädige ergastoplastische Bildungen an der Zellbasis zu beiden Seiten des Kernes anzusprechen, die sich mit basischen Farbstoffen anfärben (LIMON), ebenso nach der ALTMANNschen Methode darstellbare Granula und Stäbchen (ARNOLD), an welche die zuerst auftretenden Fetttröpfchen gebunden sind. Erst nach und nach füllt sich die ganze Zelle mit großen Sekretkugeln an, die auf der Höhe der Absonderung vorwiegend den inneren Zellabschnitt ausfüllen.

Im Lumen finden sich neben den ausgestoßenen Sekrettropfen auch zellige Bestandteile wie Leukozyten, Lymphozyten, abgestoßene Epithelien und

2*

Kolostrumkörperchen (vgl. unten), selten freie oder von einem Plasmasaum umgebene Kerne (Arnold).

Die mit der Milch abgesonderten Fettstoffe entstehen nach einer älteren, heute als widerlegt geltenden Auffassung intrazellulär durch Umbildung des Zellplasmas. Demgegenüber wird von neueren Autoren angenommen (Brouha, Arnold u. a.), daß die Fette in Form von Lösungen auf dem Blutwege den Drüsenzellen zugeführt und hier durch granuläre Fettsynthese die Sekretkugeln gebildet werden. Es handelt sich um isotrope Fettstoffe. Cholesterinfette lassen sich auch mit Hilfe der Eisessig-Schwefelsäurereaktion nach Schultz nicht nachweisen.

Koyama allerdings gibt an, daß vom 8. Schwangerschaftsmonat an den einfachbrechenden Fettsubstanzen im Drüsenepithel und im Drüsenlumen doppeltbrechende Fette (Cholesterinester) beigemengt seien. Während der Laktation sind diese morphologisch nicht nachweisbar; sie treten hingegen nach der Entwöhnung wiederum in großen Mengen auf.

Eine eigentliche Milchsekretion nach außen erfolgt vor der Geburt nicht. Jedoch entleert sich auf Druck aus der Mamilla eine milchähnliche Flüssigkeit, die als Kolostrum bezeichnet wird. Sie zeigt große Ähnlichkeit mit der sog. Hexenmilch der Neugeborenen.

Da bis zum 5. Monat nur in 50% der Fälle (bei Erstgebärenden sogar nur in 38%) Kolostrumsekretion auftritt, hat diese nach Ballin als Frühdiagnostikum nur bedingten Wert, zumal bei Frauen, die geboren haben bis zu 64% der Fälle jahrelange Kolostrumsekretion fortbestehen kann, besonders wenn entzündliche Genitalprozesse und regressive Veränderungen der Ovarien die Laktation anregen.

Die im Kolostrum enthaltenen Formelemente sind, wie erwähnt, freie Fetttropfen, Leukozyten, Lymphozyten, Epithelien und sog. Kolostrumkörperchen (Donné, Henle). Diese stellen große zellige Gebilde dar, deren Protoplasma dicht mit Fetttröpfchen angefüllt ist. Ihre Gestalt ist kugelig oder oval, ihr Aussehen glänzend, oft gelblich. Auf dem heizbaren Objekttisch lassen sich amöboide Eigenbewegungen beobachten. Zu unterscheiden sind kleinere gelbliche Körperchen mit sehr feinen Fetttröpfchen und größere ungefärbte mit großen Tropfen. Die einen werden vorwiegend in der Zeit vor der Geburt des Kindes, die anderen in den ersten Tagen nach der Geburt angetroffen. Über ihre Herkunft gehen die Meinungen auseinander. Langer, Kölliker, Popper, Coën, Heidenhain u. a. halten sie für abgestoßene Epithelien, Czerny, Arnold, Michaelis und Rauber für Leukozyten, Thomas für mononukleäre Zellen; Unger läßt sie aus Mast-, Berka aus Lymphozyten hervorgehen. Berka begründet seine Auffassung damit, daß sich im „Schwangerschaftsinfiltrat" des Drüsenläppchens niemals Leukozyten, wohl aber Lymphozyten und plasmazellähnliche Elemente in großer Menge finden. Mit Pyronin färbt sich das Protoplasma der Kolostrumkörperchen lebhaft rot. Die Kernformen variieren außerordentlich. Neben rundlichen und länglichen Kernen kommen solche mit Einkerbungen und tiefen Einschnürungen vor, ferner doppelte und karyorrhektisch zerfallene Kerne. So erklärt es sich, daß die Kolostrumzellen von einigen Autoren von polymorphkernigen Leukozyten abgeleitet werden.

Neuerdings haben Gruber, Hayashi und Murakami sehr wahrscheinlich gemacht, daß die Kolostrumkörperchen histiogene Wanderzellen darstellen, die aus der Adventitia der Gefäße stammen, nachdem bereits Bab sich für die histiogene Herkunft und Makrophagennatur eines Teiles der Kolostrumkörperchen ausgesprochen hatte.

In seltenen Fällen wurde Sekretion von sogen. „schwarzem Kolostrum" beobachtet. Es entleerte sich auf Druck eine schleimige, schwarzgrüne bis tiefschwarze Flüssigkeit. Mikroskopisch fanden sich Kolostrumzellen mit dunklen Pigmentschollen, deren Natur bisher nicht geklärt werden konnte (Walkow). In einigen Fällen lag die letzte Geburt viele Jahre zurück (Walkow). Auffallend ist, daß in den Fällen von Simons, Semon und Hagemann Lues vorlag.

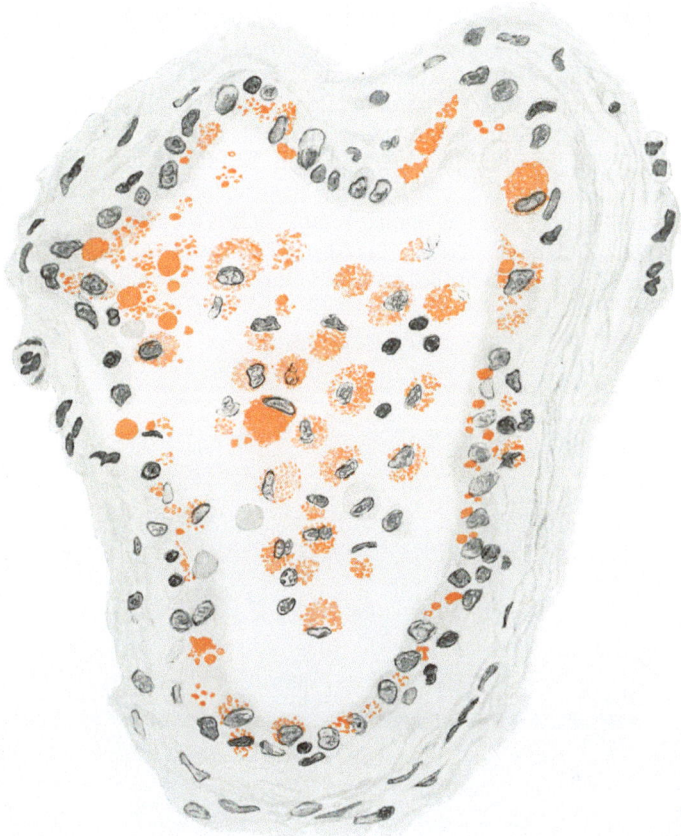

Abb. 13. Kolostrumkörperchen im Drüsenlumen. Rechts oben ein Kolostrumkörperchen in Auswanderung begriffen. (Nach einem Präparat von Dr. DABELOW, Anatomisches Institut Kiel.)

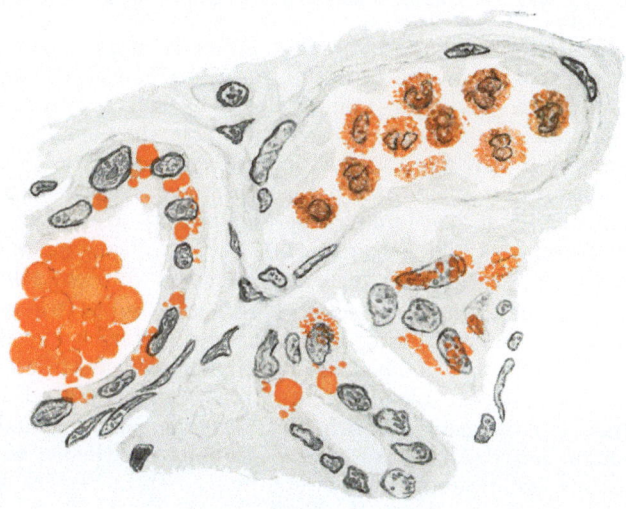

Abb. 14. Kolostrumkörperchen in einer postkapillären Vene. (Nach einem Präparat von Dr. DABELOW, Anatomisches Institut Kiel.)

Hinsichtlich der Bedeutung der Kolostrumkörperchen haben Bizzozero und Vassale als erste erkannt, daß ihnen die Aufgabe zufällt, stagnierende Sekretmassen zu resorbieren. Czerny und nahezu alle späteren Untersucher vertreten die gleiche Anschauung. Auch die das Stützgewebe der laktierenden Mamma infiltrierenden Zellen haben nach Gruber resorptive Leistungen zu bewerkstelligen und sind keineswegs, wie Bab auch bezüglich der Kolostrumzellen meint, als Analogon von Entzündungserscheinungen aufzufassen. Allerdings gibt Gruber zu, daß das morphologische Bild der „chronischen Mastitis" dem der physiologischen Zellinfiltration bei abklingender Laktation ungemein ähneln kann (vgl. Abb. 17). Von zahlreichen Beobachtern wurden Leukozyten und Lymphozyten auf der Durchwanderung durch das

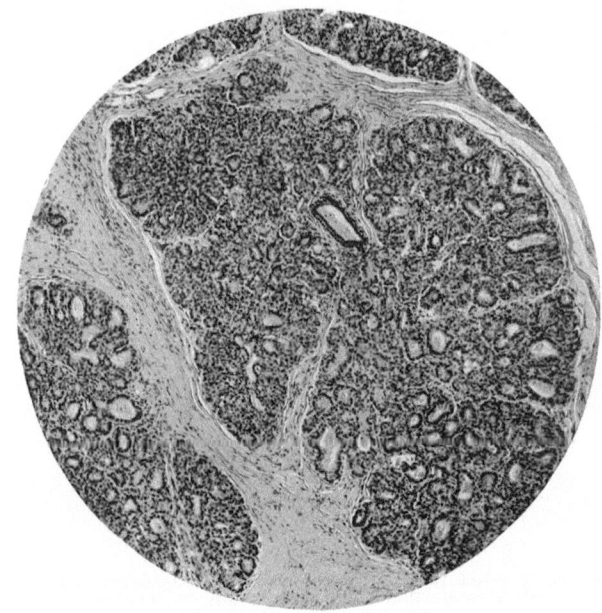

Abb. 15. Milchdrüse am Ende der Schwangerschaft.

Epithel angetroffen (Ottolenghi, v. Eggeling, Brouha, Berka, Arnold). Diese findet offenbar nach beiden Richtungen hin statt. Daß auch die Kolostrumkörperchen aus dem Lumen der Alveolen auswandern, konnten Gruber und Dabelow einwandfrei zeigen, indem sie ihr reichliches Vorhandensein im Innern von Kapillaren und kleinen Venen nachwiesen (vgl. Abb. 13 u. 14). Der Abtransport nicht nach außen sezernierter Milchstoffe erfolgt also offenbar nicht allein auf dem Lymphwege (vgl. unten). Hierzu ist allerdings zu bemerken, daß ebenso wie der Antransport auch die Aufsaugung unverwendeten Materials sich im allgemeinen in unsichtbarer Form vollzieht (Berka).

Das Bild, das die Brustdrüse gegen Ende der Schwangerschaft und nach der Geburt in der Stillzeit im ganzen zeigt, unterscheidet sich von dem geschilderten dadurch, daß man nunmehr lediglich voll ausdifferenzierte Azini antrifft (vgl. Abb. 15) und der Zellreichtum des Bindegewebes, das Schwangerschaftsinfiltrat, im Rückgange begriffen ist. Das intraazinöse Bindegewebe beschränkt sich auf sehr schmale Septen, die im wesentlichen nur Kapillaren enthalten. Etwas reichlicheres Stützgewebe findet sich in Begleitung der Milchgänge und der Gefäße mittleren Kalibers; letzteres enthält stets noch mehr oder weniger zahlreiche Lymphozyten.

In etwa 3—4 Tagen nach der Geburt des Kindes tritt an Stelle der Kolostrumsekretion die Milchsekretion. Morphologisch stellt die Milch eine Emulsion größerer und kleinerer Fetttropfen in einer serösen Flüssigkeit dar. Vereinzelte Kolostrumkörperchen finden sich auch noch in der Milch im Beginn der Sekretion. Nach etwa 8 Tagen sind sie in der Regel verschwunden; mitunter kann man sie jedoch auch nach Monaten noch antreffen (UNGER). Insbesondere treten nach CZERNY stets dann wieder Kolostrumkörperchen auf, wenn während der Stillzeit die Sekretentleerung unterbleibt.

Die durchschnittliche chemische Zusammensetzung wird von HEUBNER-HOFMANN wie folgt angegeben:

Eiweiß	Fett	Zucker	Asche
1,03	4,07	7,03	0,21%

Jedoch kommen individuelle Schwankungen vor, namentlich den Fettgehalt betreffend. Letzterer schwankt auch während ein- und derselben Entleerung der Drüse, indem die letzten Portionen 2—4mal so fettreich sind als die ersten (FINKELSTEIN).

Unter den Eiweißbestandteilen nimmt das Kasein die erste Stelle ein, Albumin und Globulin sind in annähernd gleicher Menge vorhanden. Gegenüber der „Dauermilch" zeichnet sich das Kolostrum durch seinen beträchtlich höheren Eiweißgehalt aus (9% und darüber), an dem weniger das Kasein als die koagulablen Proteine (Albumin, Globulin) beteiligt sind (FINKELSTEIN).

Wir kommen nunmehr auf die Veränderungen der Milchdrüse zu sprechen, die die Rückbildung nach der Laktation kennzeichnen. Wird das Stillgeschäft nach der Geburt des Kindes nicht aufgenommen oder der Säugling abgesetzt, so treten alsbald Involutionserscheinungen am Drüsengewebe auf, allerdings in sehr ungleichmäßiger Weise (ERNST). Bereits LANGER beobachtete, daß die Rückkehr zum Ruhezustand in der Peripherie des Drüsenkörpers beginnt und allmählich nach dem Zentrum hin fortschreitet. Nach BERKA kann der Schwund des Drüsengewebes innerhalb der Läppchen auch segmentweise erfolgen. Als erste Folge unterbleibender Milchentleerung kann bei Sekretstauung eine beträchtliche Ausweitung der Azini eintreten, die zum Einreißen der trennenden Scheidewände führt (BERKA) (vgl. Abb. 16). Sehr rasch kommt es jedoch zu einem Versiegen der Sekretion; bereits wenige Tage nach der Geburt sah ERNST nur noch wenige Sekretvakuolen. Das Lumen der Alveolen verkleinert sich nunmehr; die Kerne rücken von der Basalmembran lumenwärts ab, wobei nach ERNST die Kernachse in Radiärstellung übergeht. Die Konturen der Endbläschen werden allmählich undeutlich, da die regelmäßige Kapillarumrandung, später auch die Membrana propria schwinden (BERKA). Schließlich geht das Lumen vollständig verloren und bleibt von dem Azinus nur mehr ein formloser Haufen wenig ausgeprägter Drüsenepithelien übrig, gelegentlich einen Fetttropfen einschließend (vgl. Abb. 17).

Hand in Hand mit dem Schwund der Drüsen gehen Veränderungen am interstitiellen Bindegewebe vor sich. Es nimmt an Menge zu und zeigt erneut eine Einstreuung von Zellen in ähnlicher Weise wie bei Beginn der Schwangerschaft (BERKA, ERNST, GRUBER). Während BERKA die Zellinfiltration als weniger stark schildert, sah GRUBER ebenso wie COËNS gerade im Stadium der Rückbildung beträchtliche Ansammlungen von Lymphozyten, Plasmazellen, Mastzellen und Wanderzellen. Das feinwabige Zytoplasma dieser letzteren zeigte sich häufig mit feinen Fetttröpfchen angefüllt. Solche Zellen wurden bisweilen in größerer Menge innerhalb von Lymphgefäßen, gelegentlich auch in kapillaren Blutgefäßen (vgl. oben) angetroffen. Polymorphkernige Leukozyten und Eosinophile vermißte GRUBER auch in der sich rückbildenden Mamma. Dieser Befund erscheint deswegen wichtig, weil er die Unterscheidung gegenüber wieder aufflackernden entzündlichen Prozessen erleichtert. Auf die von GRUBER betonten Schwierigkeiten, die hinsichtlich der Abgrenzung der chronischen Mastitis von den Zellinfiltrationen nach beendeter Laktation bestehen, wurde bereits hingewiesen. Wichtig ist die Feststellung Berkas, daß die Zelleinstreuung den Untergang des Drüsengewebes überdauert.

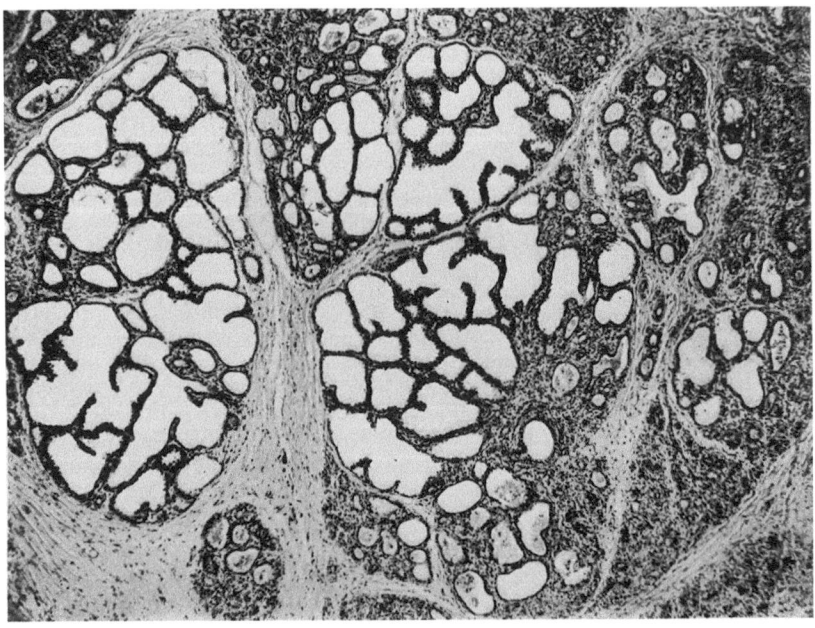

Abb. 16. Laktierende Brustdrüse bei Milchstauung. Starke Erweiterung der Drüsenräume und Einreißen der Septen.

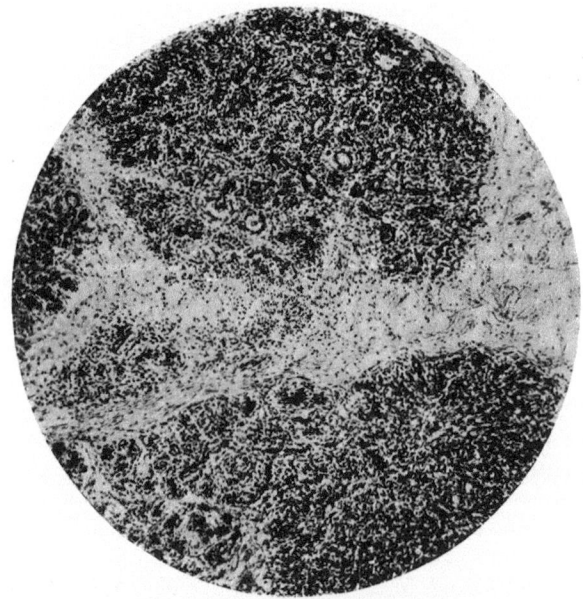

Abb. 17. Milchende Brustdrüse in Rückbildung. Reichliche Zelleinstreuung im interstitiellen Bindegewebe.

In günstigen Fällen läßt sich der Fetttransport bis zu den axillaren Lymphknoten hin verfolgen. So konnte Gruber innerhalb der Lymphsinus freie

Fetttropfen und mit kleineren und größeren sudanophilen Tröpfchen angefüllte Zellen beobachten.

DABELOW sah nukleäre und mehrkernige fettbeladene Zellen in großer Zahl auch in postkapillären Venen eines axillaren Lymphknotens einer intra partum verstorbenen Erstgebärenden. Enorme Fettspeicherung in den regionären Lymphdrüsen der Mammae konnte DABELOW bei Meerschweinchen und besonders Kaninchen dadurch herbeiführen, daß säugenden Tieren die Jungen fortgenommen wurden.

Das zellarme Stützbindegewebe, das während der Vorbereitung zur Laktation in starkem Maße geschwunden war, erfährt nunmehr wieder eine erhebliche Volumenzunahme. An ihrem gesonderten Faserverlauf sind Bindegewebsbündel in der Umgebung von Drüsenläppchen als neugebildet kenntlich (BERKA). Diese Bündel enthalten auch dichte Netze feinster neugebildeter elastischer Fasern. Nach KUDJI und LUCHSINGER y CENTENO erfährt die Brustdrüse nach jeder Schwangerschaft eine weitere Zunahme des elastischen Gewebes, so daß dessen Reichtum weniger vom Alter (BERKA) als von der Zahl der durchgemachten Schwangerschaften abhängig ist (Näheres hierüber im Kapitel: Senile Involution).

Die Rückbildung des Drüsengewebes nach der Laktation geht normalerweise so weit, daß wiederum der Zustand der jungfräulichen Mamma erreicht wird. Nach BERKA soll allerdings die mangelhafte Involution sehr häufig sein und namentlich nach mehrfachen rasch aufeinander folgenden Geburten vorkommen. In solchen Brüsten finden sich neben vollkommen zurückgebildeten Drüsenläppchen auch solche mit Azinis. Nach dem, was oben über die zyklischen Veränderungen der Brustdrüse auseinandergesetzt wurde, wird man die Angaben BERKAs sehr vorsichtig bewerten müssen (weitere Ausführungen hierzu siehe unter „Zystenmamma").

Gewohnheitsmäßiges Nichtstillen der Frauen durch Generationen hindurch führt nach ALTMANN bei ganzen Bevölkerungsgruppen zu einer Inaktivitätsatrophie der Brustdrüse. Das zeigten Vergleiche der Brüste der meist nicht stillenden und stillunfähigen oberbayrischen und fränkischen Frauen mit denen der meist stillenden Schlesierinnen. Unter diesen fand sich besser ausgebildetes Drüsengewebe auch bei Frauen, die nicht geboren hatten.

Anhang: Die pathologische Sekretion der Brustdrüse.

Unter pathologischer Sekretion versteht man alle Absonderungen der Brustdrüse, die nicht durch den physiologischen Schwangerschaftsreiz hervorgerufen werden. Als nicht pathologisch ist die Sekretion der „Hexenmilch" beim Neugeborenen anzusehen (vgl. oben). Auch die gelegentlich bei der Menstruation auftretende Absonderung einer wässerigen, milchähnlichen Flüssigkeit kann nicht als pathologisch bezeichnet werden, da Anzeichen von Sekretbildung bei mikroskopischer Untersuchung häufig festzustellen sind (MOSZKOWICZ, LITTEN). Die Grenze des Physiologischen wird jedoch überschritten, wenn unter den genannten Umständen zur Sekretion eine Blutung hinzutritt. Fälle blutiger Absonderung beim Neugeborenen sind mehrfach beschrieben worden (CZERNY, BARFURTH, SCHLACHTA). Die hochgradige Hyperämie läßt eine gewisse Neigung zu Diapedesisblutungen verständlich erscheinen. Zum Teil handelte es sich um asphyktische Neugeborene.

Auch bei der menstruellen Sekretion sind mikroskopisch Beimengungen roter Blutkörperchen beobachtet worden (MOSZKOWICZ). Die Stärke der Blutung, kann bei der Menstruation solche Grade erreichen, daß nunmehr auch aus der Mamille ein Blutaustritt erfolgt (HIRSCHBERG, LAMBINON, ZIEGENSPECK, POLLITZER). Bleibt hierbei die uterine Regelblutung aus, so kann man von vikariierender Menstruationsblutung sprechen. Als komplementäre oder supplementäre hingegen ist die Blutung aus der Brustdrüse zu bezeichnen, wenn nebenher auch eine Blutung aus dem Uterus stattfindet.

Blutige Sekretion der Brustdrüse kommt weiterhin vor bei der Zystenmamma, beim Karzinom und besonders beim intrakanalikulären Zystadenom (Papillom) (Näheres hierüber s. unter Zystenmamma). Gelegentlich wurden auch traumatisch bedingte Blutergüsse, Angiome und Arteriosklerose als Ursache einer Blutung aus der Mamille festgestellt.

Erdheim weist darauf hin, daß die Bezeichnung „blutende Mamma" oft zu Unrecht angewandt wird, da die rötlichen oder bräunlichen Sekretmassen mitunter weder rote Blutkörperchen noch Blutfarbstoff enthalten. Die sehr wechselnden Farbtöne pathologischer Brustdrüsensekrete werden zum Teil auf Einwirkung von Bakterien zurückgeführt. So soll nach Gellhorn (angef. nach Lindig) Pyozyaneus Blaufärbung, Prodigiosus Rotfärbung bedingen. Auch für Grünfärbung des Sekretes, die Lindig relativ häufig beobachtete, wird ein durch Bakterien erzeugter aromatischer Körper verantwortlich gemacht (Sheild).

Die Milchsekretion nach der Geburt des Kindes kann gelegentlich weit über die Stillzeit hinaus andauern. Nussbaum sah in 2 Fällen 1—2 Jahre lang nach Absetzen des Kindes anhaltend so starken Milchfluß (Galaktorrhöe), daß der Allgemeinzustand der betreffenden Frauen erheblich litt. Aber auch nach oft langer Unterbrechung kann ohne erneute Schwangerschaft und selbst bei alten Frauen die Milchabsonderung wieder einsetzen, wie Reiss es bei javanischen und Bartls bei Kaffernfrauen beobachtete. Hervorgerufen wird eine solche „Spätlaktation" durch das Anlegen von Säuglingen, wobei das mechanische Moment des Saugens die Drüse nicht nur unmittelbar zur Sekretion anregt, sondern auch die durch den Saugakt herbeigeführte Hyperämie wirksam ist.

Geringfügige Sekretion einer milchähnlichen, wässerigen Flüssigkeit außerhalb der Schwangerschaft ist bei Frauen und Mädchen der verschiedensten Lebensalter weit häufiger als gemeinhin angenommen wird. So konnte Gårdlund (angef. nach Litten) an einem Material von fast 400 Frauen folgende Feststellungen machen. Es fand sich Sekretion bei nichtgraviden Nulliparen in 15% (darunter in 6% von typisch-milchigem Aussehen), bei nichtgraviden Primi- oder Multiparen, die mindestens ein volles Jahr nicht mehr gestillt hatten, in etwa 46%, bei Frauen in der Menopause in 20% der Fälle. Unter 209 geschlechtsreifen, nichtgraviden Frauen fand sich bei 70, d. h. etwa 33% Sekret in der Brustdrüse. Aus diesem Ergebnis muß man schließen, daß der Milchsekretion für die Diagnose der Schwangerschaft jedenfalls im Beginn derselben keine große Bedeutung zukommt (Landau, Gårdlund, Lindig). Weisshaupt spricht von „anachronistischer", d. h. unzeitgemäßer Sekretion.

In einer Reihe von Fällen lassen sich für die Sekretbildung bestimmte krankhafte Ursachen ermitteln. In Anbetracht der engen Beziehungen zwischen Brustdrüse und Ovarien ist es nicht verwunderlich, daß bei Erkrankung der letzteren Milchsekretion und sogar Verfärbungen des Warzenhofes vorkommen. Dies ist z. B. bei Ovarialkystomen, besonders bei jungen Mädchen des öfteren beobachtet worden (Braun-Fernwald, A. Martin, Polano, Behrend). Eine Sonderstellung nehmen mit genitaler Frühreife verbundene Teratome der Ovarien ein (Askanazy). Hallauer sah Galaktorrhöe in einem Falle von Ovarialabszeß bei einer 28jährigen Frau. Saenger und Schmincke beschrieben mikroskopisch festgestellte Schwangerschaftshypertrophie der Brustdrüse bei metastatischen Karzinomen der Ovarien. Man wird zur Erklärung dieser Fälle nicht allein den Ausfall der Ovarien, sondern auch die Einwirkung unreifer Geschwulstzellen mit embryonalen Qualitäten heranziehen müssen.

Verfasser sah starke Vermehrung des Drüsengewebes in einem Falle von Gebärmutterkrebs mit Metastasen in den Eierstöcken bei einer 40jährigen Frau.

Beim Einschneiden des Drüsenkörpers quoll in reichlichen Mengen milchiger Saft aus der Schnittfläche. Das mikroskopische Bild entsprach dem Aussehen einer Brustdrüse etwa im 3.—4. Schwangerschaftsmonat (vgl. Abb. 18). Die letzte Geburt lag 19 Jahre zurück[1].

Auch nach Kastration pflegt häufig Sekretion der Mamma einzusetzen. GRÜNBAUM beobachtete unter 21 Fällen, in denen beide Ovarien entfernt worden waren, 14mal Milchabsonderung. Hierunter befanden sich 6 Nulliparae. In einigen Fällen entleerte sich das Sekret auf leichten Druck sogar spritzend und in solcher Menge, daß innerhalb weniger Minuten bis zu 20 ccm aufgefangen

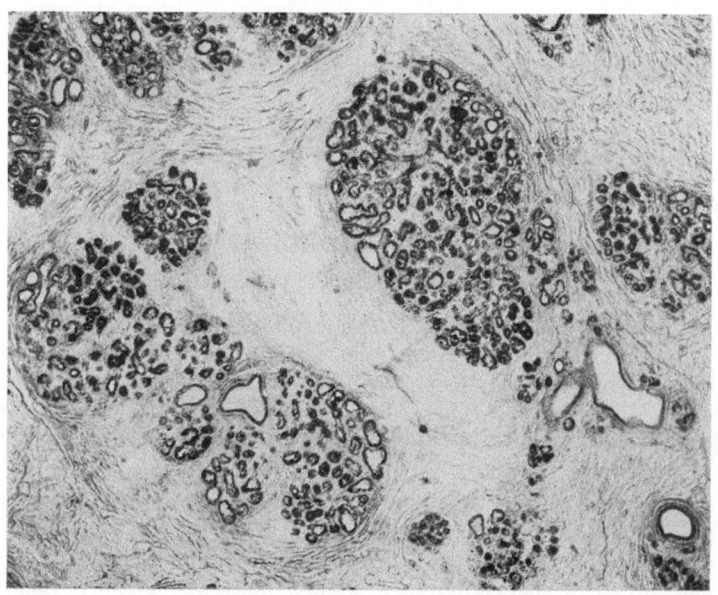

Abb. 18. Milchende Brustdrüse in einem Falle von Gebärmutterkrebs mit Metastasen in den Eierstöcken (letzte Geburt vor 19 Jahren).

werden konnten. Mikroskopisch enthielt die abgesonderte Flüssigkeit Fett-tropfen, Kolostrumkörperchen, Leukozyten und Epithelien. Ähnliche Beob-achtungen teilen DUFOURT und ALSBERG mit. Die Sekretion setzt 10 Tage bis 6 Wochen, im Durchschnitt etwa 3 Wochen nach der Kastration ein.

Aber auch bei Erkrankungen, an denen die Ovarien nicht beteiligt sind, findet sich pathologische Milchsekretion. Eine solche beobachtete LINDIG auf-fallend häufig bei an Tuberkulose verschiedener Organe erkrankten Virgines, wobei nur in wenigen Fällen das Genitale selbst beteiligt war. Als Ursache ist wahrscheinlich die Einschwemmung von Eiweißzerfallsprodukten in die Blut-bahn anzusehen. Das gleiche gilt auch für solche Fälle, in denen ein Karzinom vorlag. Dieses brauchte keineswegs das Genitale selbst in Mitleidenschaft zu

---

[1] Nach Mitteilung der Universitäts-Frauenklinik Kiel hatte die Hormonbestim-mung aus dem Harn folgendes Ergebnis:

1000 ccm enthielten mehr als 1 Hahnenkamm-Einheit Androkinin. (1 HE ist die Hormonmenge, die ausreicht, den Kamm des Kapauns in 4 Tagen um mehr als 15% zu vergrößern.)

1000 ccm enthielten mehr als 17 Mäuse-Einheiten Thelykinin. (1 ME ist die Hormonmenge, die ausreicht, bei der kastrierten Maus Schollen im Scheidenabstrich [Brunst = Oestrus] hervorzurufen.)

ziehen. Zum Teil handelte es sich um Krebserkrankungen nach längst ein-
getretener Menopause. Auch Fälle von Myomoperationen befinden sich in
dem Beobachtungsmaterial von Lindig. Eine Stütze seiner Auffassung, daß
Eiweißabbauprodukte die Sekretion anregen, scheint auch ein von Vogt beschriebener Fall von Galaktorrhöe nach Verbrennung der Haut dar-
zustellen.

Ebeler sah die Brustdrüse bei allen möglichen gynäkologischen Leiden sezernieren,
außerdem aber auch bei Appendizitis und nach Herniotomien. Er ist geneigt, chemische
bzw. toxische Einflüsse als sekretionsauslösendes Moment anzusehen, zieht aber auch
nervöse reflektorische Vorgänge, die auf dem Wege über die Ovarien auf die Brustdrüse
einwirken, in Betracht.

Daß in der Tat nervöse Einflüsse die Mammafunktion anregen, beweisen
einige Fälle von Tabes (Schmidtpott, Siding, S. Fraenkel, Biberstein).
Krisenartig auftretende lanzinierende Schmerzen können die mitunter erhebliche
Sekretion der Brustdrüse begleiten.

Einen Fall von Galaktorrhoe bei Hysterie teilt Glorieux mit.
(Über Milchsekretion beim Manne s. unter Gynäkomastie.)

VI. Die Galaktozele.

(Milch-, Butter-, Käse- und Seifenzysten der Brustdrüse.)

Mit dem Stillgeschäft in engem Zusammenhang stehen Zystenbildungen der
Brustdrüse, deren Inhalt von Milch oder Milchderivaten (Butter, Käse, Fettseifen) gebildet wird. Sie entstehen, wenn bei lebhafter Absonderung ein Abfluß-
hindernis zur Milchretention führt. Je nach dem Inhalt unterscheidet man die
Galaktozele (Milchbruch) und die aus ihr hervorgehenden Butter-, Käse-
und Seifenzysten.

Die Galaktozele — die Bezeichnung wurde erstmalig von Forget (1844)
angewandt — muß als äußerst selten bezeichnet werden, was z. B. aus der
Tatsache hervorgeht, daß Billroth trotz seiner großen Erfahrungen auf dem
Gebiet der Brustdrüsenerkrankungen keinen Fall aus eigener Beobachtung
kannte. Nordmann (1897), der in sorgfältiger Weise alle bekannt gewordenen
Fälle gesammelt und kritisch gesichtet hat, zählt knapp 50 Beobachtungen
im Laufe des vergangenen Jahrhunderts. Seitdem sind ebenfalls nur wenige
Fälle (fast sämtlich im ausländischen Schrifttum) mitgeteilt worden (Bindi,
Tabakiau, Rubesch, Grynfeltt und Tzélépoglou, Ssirotkin, di Bernardo).

In weitaus den meisten Fällen ist die Abhängigkeit von einer Schwangerschaftsveränderung der Brustdrüse offensichtlich; fast immer entsteht die
Galaktozele einige Wochen bis einige Monate nach der Niederkunft. Ausnahmsweise machen sich die Anfänge bereits in der Schwangerschaft geltend (Schreger,
Barrier, Waldenström).

Der mit physiologischer Milchabsonderung zusammenhängenden „puerperalen
Form" der Galaktozele stellt Nordmann eine „nicht puerperale" gegenüber. Hierher
gehört der Fall Bouchacourts, bei dem 10—12 Jahre nach der letzten Geburt eine Milchzyste sich zu entwickeln begann. Zur Erklärung wird man hier auf eine pathologische Milchsekretion zurückgreifen müssen. Velpeau beschreibt bei einem 75jährigen Manne eine
9 Jahre lang bestehende Zyste der einen Brust, die „2 Glas voll" einer Flüssigkeit enthielt,
die sich als Milch erwies. Daß auch gelegentlich die Milchsekretion des Neugeborenen
zur Bildung einer Galaktozele führen kann, zeigt eine Beobachtung Cattanis an einem
14 Monate alten Kinde.

Klinisch macht sich die Galaktozele dadurch bemerkbar, daß umschriebene
fluktuierende Anschwellungen entstehen, die im Gegensatz zu Abszessen
nicht schmerzhaft sind. Ihre Größe wechselt zwischen Haselnußgröße (und
kleiner) und mehr als Faustgröße. Im Falle Scarpas (1801) entleerte sich bei

der Punktion eine Milchmenge von „10 Pfund", im Falle Schregers (1810) eine solche von „3 Maß". Die Zysten stellen ein- oder mehrkammerige Säcke dar, wobei die einzelnen Höhlen nicht immer miteinander in Verbindung stehen. Schon mit bloßem Auge kann man gelegentlich feststellen, daß Milchgänge in die Zystenwand einmünden (Forget).

Der Zysteninhalt kann aus flüssiger unveränderter Milch oder festgewordenen Umwandlungsprodukten bestehen. Velpeau unterscheidet hiernach „flüssige" und „feste Galaktozelen", zwischen denen Übergänge bestehen.

Die Milch wird als rein weiß oder gelblich rahmartig geschildert; sie kann Gerinnsel (Cooper) oder Fettkörner (Gillette) enthalten. Die festen Massen (vgl. Abb. 19) sind butter-, käse-, quark- oder leichenwachsähnlich; sie lassen sich leicht zwischen den Fingern zerdrücken. Nach Velpeau und Klotz entstehen die Butter- und Käsezysten aus der Galaktozele in der Weise, daß die Milch gerinnt, das Serum resorbiert wird und Kasein und Fett zurückbleiben. Auch

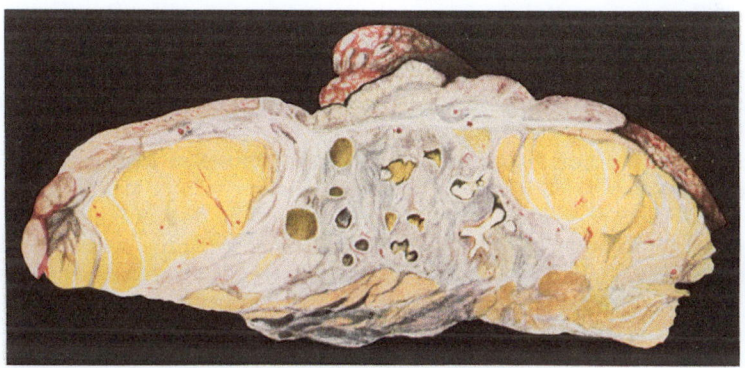

Abb. 19. Sog. Butter- und Käsezysten der Brustdrüse. (Beobachtung von Prof. G. E. Konjetzny, Chirurgische Klinik Kiel.)

Förster, Virchow, Kehrer halten entgegen Billroth die Umwandlung der flüssigen Galaktozele in die feste für wahrscheinlich.

Mit Labbé und Coyne u. a. wird man allerdings zugeben müssen, daß ein Teil der „Butterzysten" primär als solche entstehen, indem fettige Detritusmassen, hervorgegangen aus zugrundegegangenen Epithelien und abgestoßenen Epithelien sich in den Milchgängen anhäufen und diese ausweiten. Zysten dieser Art kommen in Geschwülsten (Rogowitsch, Velpeau) und bei der sog. Mastitis chronica cystica (Zystenmamma) vor. Der „Zystenmamma" ist höchstwahrscheinlich auch der von Lina Samelson-Kliwansky beschriebene Fall zuzurechnen. Es handelte sich hier um eine geschwulstartige Veränderung der Brustdrüse, bei der makroskopisch zahlreiche rundliche und längliche Hohlräume angefüllt mit fettig-schmierigem Inhalt auffielen. Mikroskopisch fand sich in zahlreichen erweiterten Drüsenbläschen Wucherung des Epithels. Dieses war vielfach abgestoßen und zu großen protoplasmareichen Zellen umgewandelt, die zu einem fettigen Brei zerfielen. Die Fettmassen wurden bis in die größeren Ausführungsgänge vorgeschoben, wo sie sich infolge von Gangverschlüssen (Obliteration durch Bindegewebswucherung) anstauten. Durch Druck und Dehnung war die Wand der Milchgänge vielfach zugrundegegangen; in ihrer Umgebung bestand ausgedehnte Lymphozyteninfiltration sowie Bildung von Granulationsgewebe mit Fremdkörperriesenzellen. Über die Vorgeschichte des Falles, insbesondere eine etwa vorangegangene Schwangerschaft ist nichts bekannt.

Durch Spaltung der Neutralfette und Verseifung der freiwerdenden Fettsäuren entstehen aus den Butterzysten die Seifenzysten. Ob auch infolge nachträglicher Umwandlung von Kalkseifen in Phosphat-Karbonatverkalkungen Milchsteine (Dupuytren) sich bilden können, ist als nicht sicher erwiesen anzusehen. Die Tatsache, daß gewisse Milchbestandteile im Zysteninhalt fehlen, darf nicht dazu verleiten, seine Herkunft aus Milch in Abrede zu stellen. Sie können infolge Resorption geschwunden sein, wie im Falle Nordmanns das Kasein und der Milchzucker. Meist überwiegt das Fett die anderen Bestandteile.

Mikroskopisch finden sich im Inhalt der Galaktozele neben Milchkügelchen und Kolostrumkörperchen meist zahlreiche Margarinkristalle. Matlakowski sah außerdem reichlich Kokken und Diplokokken.

Zuverlässige mikroskopische Untersuchungen über den Bau der Galaktozelenwand und das Verhalten des übrigen Drüsengewebes liegen nur in sehr geringem Umfange vor, weil selten eine Exstirpation vorgenommen wurde und ein großer Teil der Beobachtungen in eine Zeit fällt, in der histologische Untersuchungen noch nicht ausgeführt werden konnten. Nach Nordmann sind an der Zystenwand drei Schichten zu unterscheiden: 1. eine innerste nekrotische Schicht, 2. eine nach außen sich anschließende Rundzellenzone, 3. eine Lage parallel geordneter Bindegewebsfasern. Aus Vergleichen mit weniger stark erweiterten und weniger veränderten Milchgängen ergibt sich, daß auch die größeren Zysten aus Milchgängen hervorgegangen sind. Das Epithel geht hierbei stets zugrunde. Die Lymphozyteneinstreuung will Nordmann als „Demarkationszone" aufgefaßt wissen. Sie bringt jedenfalls lebhafte Aufsaugungsvorgänge zum Ausdruck. Die nekrotischen Gewebsmassen sind stellenweise völlig abgestoßen. Durch zunehmende Druckatrophie des dazwischenliegenden Gewebes kommt es zu einem Zusammenfließen benachbarter Zysten. Es entstehen aber auch an umschriebenen Stellen infolge des starken Innendruckes geschwürige Defekte der Zystenwand, so daß nunmehr Milch langsam in das umgebende Gewebe unter Auseinanderdrängung seiner Bestandteile einsickert. Es bilden sich auf diese Weise „Milchinfiltrate" aus, die schon bei Betrachtung mit bloßem Auge als grauweiße Herde in der Umgebung der Zysten auffallen. Velpeau spricht von „infiltrierter Galaktozele". Seine, auch von Scanzoni, Gillette, Gould und Kehrer vertretene Auffassung, daß sie durch Ruptur von Milchgängen zustande komme, hat durch anatomische Untersuchungen keine Stütze gefunden. Virchow erklärt das Austreten der Milch aus den erweiterten Milchgängen durch eine „Erweichung" der Säcke. In der Umgebung des „Mischinfiltrates" entsteht wie beim Eindringen anderer Fremdstoffe eine Zellansammlung, vorwiegend aus Lymphozyten bestehend. Rogowitsch beschreibt aus epitheloiden Zellen und Riesenzellen zusammengesetzte Knötchen (Fremdkörpertuberkel), ferner mit Fettmassen angefüllte Lymphgefäße, deren Endothelien gewuchert und teilweise in Fetttropfen enthaltende mehrkernige Riesenzellen umgewandelt sind.

Die Entstehung der Galaktozele ist nicht einheitlich zu erklären. Man muß zwei Gruppen trennen, nämlich erstens Galaktozelen, die sich in einer normalen milchenden Brustdrüse, zweitens solche, die innerhalb einer geschwulstartigen Neubildung — meist ebenfalls in der Stillzeit — zur Entwicklung gelangen. Wie bereits erwähnt, handelt es sich in fast allen Fällen um Retentionszysten, die infolge behinderten Sekretabflusses entstehen. Verschiedene Umstände können die Entleerung der abgesonderten Milch erschweren oder unmöglich machen. Unter ihnen ist der Brustdrüsenentzündung wohl die wichtigste Rolle zuzuschreiben, die in der Vorgeschichte einer ganzen Reihe von Fällen ausdrücklich erwähnt wird (Cooper, Forget, Kehrer, Salzmann u. a.). Die Entzündung braucht durchaus nicht in der gleichen Stillperiode sich abgespielt zu haben, in der die Galaktozele entstand, sondern kann mitunter jahrelang zurückliegen. So hatte die Patientin Forgets eine Mastitis nach der ersten Geburt durchgemacht, während erst nach der vierten sich eine Galaktozele entwickelte. Auch Virchow bemerkt, daß nach

Ablauf einer akuten Entzündung vielleicht erst nach Jahren die narbige Zu-
sammenziehung des Gewebes zu einer Verengerung der in ihm eingebetteten
Milchgänge führt. Vorwiegend sollen nach FÖRSTER, BEIGEL, BILLROTH die
Erweiterungen der Milchgänge von den Milchsinu ausgehen; es muß also
das Hindernis in der Nähe der Warze gelegen sein. Ebenso gut denkbar freilich
ist ein Verschluß mehr in der Tiefe gelegener Milchgänge (NORDMANN). Die
Erweiterung schreitet nach rückwärts fort, erstreckt sich jedoch allem Anschein
nach nicht auf die Drüsenbläschen (vgl. Abb. 20).

Ein Zusammenhang mit Mastitis wird von KEHRER auch in der Weise für möglich
gehalten, daß in eine Abszeßhöhle hinein sich Milch ergießt.

Weiterhin kommen als Ursache behinderter Milchentleerung Geschwülste
in Frage. Meist handelt es sich hierbei um Fibroadenome, die zwar schon

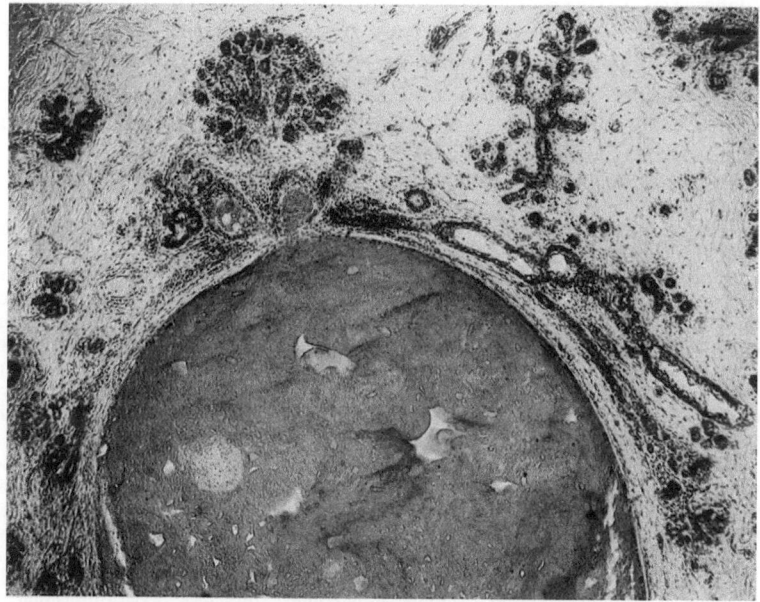

Abb. 20. Zystische Erweiterung und Ansammlung butterähnlicher Massen in einem Milchgang bei
Mastitis obliterans.

vor der Schwangerschaft bestanden, während dieser jedoch eine Vergrößerung
erfuhren und dadurch zum mechanischen Hindernis für den Sekretabfluß wurden,
wie z. B. im Falle NORDMANNs.

Eine durchaus zweifelhafte Bedeutung kommt dem Trauma bei der Entstehung der Galakatozele zu, obwohl ein solches mehrfach von den Patientinnen
angegeben worden ist (VELPEAU, BOUCHACOURT, PUECH, GILLETTE, PEARCE
GOULD); es ist stets leichter Art gewesen. Die Frage hängt eng mit den Erklärungsversuchen der sog. infiltrierenden Galaktozele zusammen. Wie
bereits erwähnt, ist bisher eine Zerreißung von Milchgängen anatomisch in
keinem Falle mit Sicherheit nachzuweisen gewesen. Einige rein klinische, als
infiltrierende Galaktozele aufgefaßte Beobachtungen (z. B. ein Fall VELPEAUs)
sind nach NORDMANN wahrscheinlich mit Unrecht ihr zugerechnet worden,
sondern als einfache „Milchanschoppung" (engorgement laiteux) zu deuten,
wie sie im Wochenbett nicht selten vorkommt, wenn mangelhafte Entleerung
der Brust stattfindet.

Schwer zu entscheiden ist die Frage, ob bei der Ausbildung einer Galaktozele Anomalien der Milchabsonderung oder der Milchresorption voraus-zusetzen sind; denn Tierversuch und Erfahrung am Menschen lehren, daß milchende Brustdrüsen, bei denen eine Entleerung verhindert wird bzw. unter-bleibt, zwar Anzeichen der Milchstauung zeigen, aber keineswegs zur Ent-wicklung größerer Milchzysten neigen. Eine Erschwerung der Milchresorption könnte, wie Schönstedt ausführt, möglicherweise dadurch bedingt sein, daß infolge narbiger Prozesse eine größere Anzahl von Lymphbahnen verödet ist. Reichliche Sekretion, wie sie durch regelmäßiges Anlegen des Säuglings bewirkt wird, ist auf die Stärke der Galaktozelenbildung nicht ohne Einfluß (Nordmann), wie ja auch die Absetzung des Kindes Vorbedingung der Heilung darstellt.

Bei der zweiten Gruppe von Galaktozelen handelt es sich um die Bildung von Milchzysten innerhalb geschwulstartiger Neubildungen. Hierher gehören die Fälle von Smita, John Birkett, Le Gros Clark, Delbet, Rogo-witsch und Freund. Nur die beiden letzteren sind auch histologisch eingehend untersucht worden. Beide Male bestand ein umfangreiches Fibroadenom der Mamma, das während der Schwangerschaft eine Vergrößerung erfahren und sekretorische Tätigkeit entfaltet hatte.

Die 22jährige Frau im Falle Rogowitschs hatte 4 Monate zuvor geboren, ehe sie in Behandlung kam. Die etwa hühnereigroße operativ entfernte Geschwulst war von steck-nadelkopf- bis bohnengroßen Höhlungen durchsetzt, die quark- und butterartige Massen enthielten. Bei chemischer Untersuchung erwiesen sie sich aus Kasein, Fett und geringen Mengen von Kalkseifen zusammengesetzt. Die Zysten sind nach dem Ergebnis der mikro-skopischen Untersuchung nicht aus erweiterten Milchgängen hervorgegangen, sondern aus den Drüsenbläschen, die nach Schwund der Zwischenwände miteinander ver-schmolzen. Rogowitsch nimmt an, daß die Geschwulstzellen unter dem Schwangerschafts-reiz eine milchartige Flüssigkeit absonderten und durch fettige Metamorphose schließlich selbst zur Bildung des Zysteninhalts beitrugen. Die Anfüllung von Lymph-gefäßen mit Fettmassen und die Bildung von Fremdkörpergranulomen wurden oben bereits erwähnt. Auch in kleinen Venen ließen sich Fetttröpfchen nachweisen.

Im Falle Freunds handelte es sich um eine 36jährige Frau, die seit ihrem 16. Lebens-jahre in der rechten Brust einen nußgroßen Knoten bemerkte. Dieser wuchs rasch während einer vor 1½ Jahren durchgemachten Schwangerschaft. Am Ende derselben und während des Wochenbetts sonderte die kranke Brust reichliche Milch ab. Da nicht gestillt wurde, verkleinerte sich alsbald wieder die Geschwulst, hielt sich jedoch dauernd auf etwa Zweifaust-größe. Auf dem Durchschnitt des Präparates zeigten sich drei große kreisrunde Herde, die aus einer seidig glänzenden, schlagsahneartigen, teilweise kristallinischen Masse bestanden. Diese lag in Hohlräumen mit sehr unregelmäßig gestalteter, fetziger Wandung. Chemisch fanden sich in der Hauptsache Kalkseifen, in geringer Menge auch Magnesia-seifen, außerdem Fett, freie Fettsäuren und in Spuren Cholesterin. Es handelte sich also um Seifenzysten. Die Entstehung denkt sich Freund auf Grund des mikroskopischen Befundes so, daß das Drüsengewebe in dem Fibroadenom während der Schwangerschaft und des Wochenbetts eine starke Hyperplasie erfuhr und zu sezernieren begann. Nach Aufhören des Reizes kam es alsdann infolge mangelhafter Ernährung zu ausgedehnten Nekrosen im Drüsen- und Bindegewebsanteil der Geschwulst, die später eine fettige Um-wandlung erfuhren. Es sollen also die Fettseifen nicht einem retinierten milchartigen Sekretionsprodukt der Drüsen ihre Entstehung verdanken, sondern aus Nekroseherden hervorgegangen sein. Freund zieht diesen Schluß, weil die Fettseifenmassen scheinbar nicht in präformierten Hohlräumen lagen und bei der chemischen Untersuchung Milchzucker vermißt wurde. Die Richtigkeit dieser Deutung des Befundes erscheint durchaus zweifel-haft; man wird vielmehr annehmen müssen, daß hier ebenso wie in den anderen Fällen von Galaktozele zunächst eine Stauung im Milchgangsystem stattfand und erst später nach Schwund der Wandung ein Übertritt der Fettmassen ins Gewebe erfolgte.

In einem Falle Velpeaus hatte sich eine Butterzyste in einer bösartigen Geschwulst entwickelt.

Über den Verlauf der Galaktozele — abgesehen von ihrer Umwandlung zu Butter-, Käse- und Seifenzysten — sei noch erwähnt, daß bei sehr großer Spannung des Sackes spontane Durchbrüche durch die äußere Haut statt-finden können (Cooper). Es entsteht auf diese Weise eine Milchfistel. Kleine

Milchzysten sollen sich nach DELBET von selbst zurückbilden, wenn bald nach ihrer Entstehung die Milchabsonderung aufhört.

Nach FÖRSTER, KEHRER, DELBET, KORTEWEG kommen Vereiterungen der Galaktozele vor, mitunter erst nach Jahren (RECLUS). NORDMANN weist in diesem Zusammenhang auf den häufigen Befund von Mikroorganismen in der normalen Milch hin und glaubt, daß diese bei der Stagnation der Milch in den Zysten in Wirksamkeit treten können.

VII. Senile Involution der Brustdrüse.

Im Klimakterium treten ebenso wie am übrigen Genitalapparat weitgehende Rückbildungserscheinungen an der Brustdrüse auf, die sowohl am Drüsenparenchym wie am Stützgewebe zum Ausdruck kommen. Wenn auch die Brüste

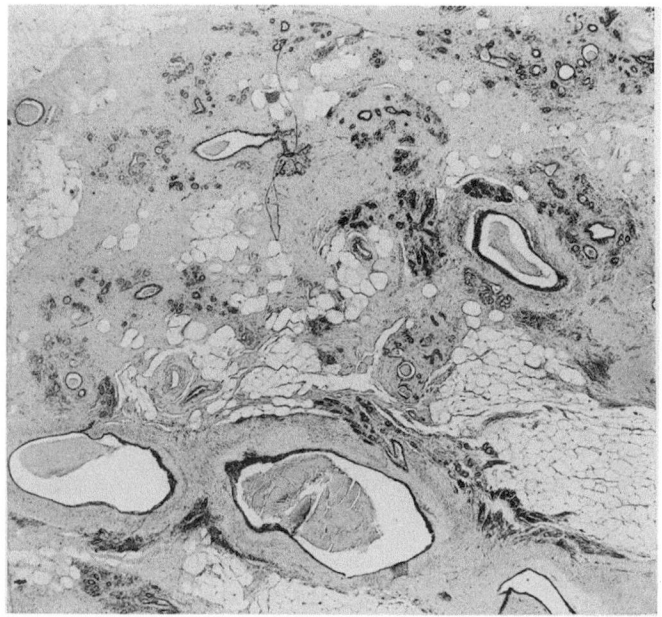

Abb. 21. Atrophie der Brustdrüse mit zystischer Erweiterung der Ausführungsgänge. 66jährige Frau.

gelegentlich durch reichliche Entwicklung von Fettgewebe scheinbar an Größe zunehmen, so erfährt der eigentliche Drüsenkörper doch eine wesentliche Verkleinerung. Vorherrschend finden sich Milchgänge; nur selten begegnet man nach BERKA Gruppen von Endbläschen, die Fetttropfen im Lumen oder im Zytoplasma der Epithelien enthalten können. Neben kollabierten Azinis mit wenig charakteristischen Epithelzellen kommen auch solche mit weitem Lumen und platten Zellen mit bläschenförmigem Kern vor. Von besonderer Bedeutung sind Proliferationserscheinungen des Epithels. Diese bestehen einmal darin, daß zystische Erweiterungen der Milchgänge auftreten (Involutionszysten) (vgl. Abb. 21). Der gesamte Drüsenkörper kann sich aus solchen unregelmäßig gestalteten Zysten mit niedrigem Epithel zusammensetzen. Ferner treten Wucherungen des im allgemeinen zweischichtigen Milchgangsepithels auf, so daß drei- und mehrfache Zellreihen übereinander liegen. Diese

Wucherungen können so hohe Grade erreichen, daß das ursprünglich einfache Lumen in zwei oder mehrere geteilt wird (Berka). Es entstehen so epitheliale Inseln mit zahlreichen rundlichen Lichtungen. Auch völlige Ausfüllung der Milchgänge mit Epithelmassen kann eintreten. Nach den Untersuchungen Tietzes treten epitheliale Wucherungen in den Brustdrüsen über 40 Jahre alter Personen in 25% aller Fälle auf, vorwiegend in der Peripherie des Drüsenkörpers.

Proliferationserscheinungen zeigen gelegentlich auch die Epithelien der Azini. Es kommt hier ebenfalls zu zystischen Erweiterungen mit ein- oder mehrschichtiger Epithelauskleidung. Von besonderer Bedeutung aber sind

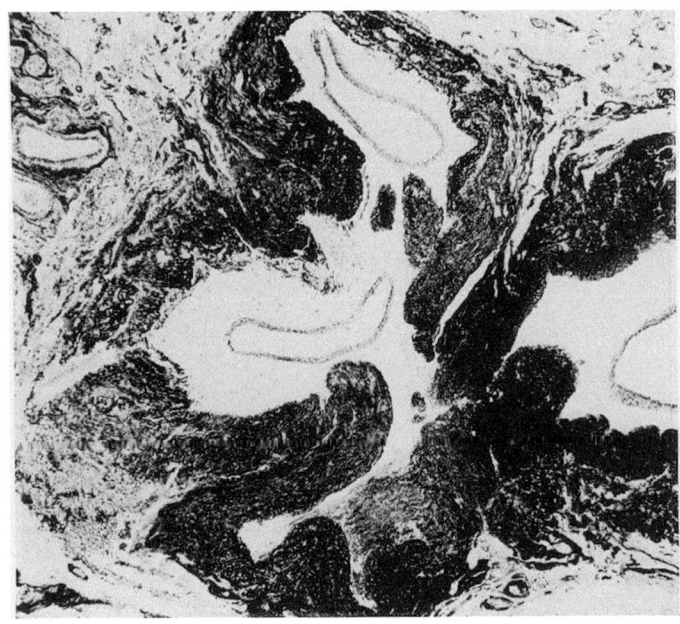

Abb. 22. Enorme Wucherung des elastischen Gewebes in der Umgebung größerer Milchgänge. Gleicher Fall wie Abb. 21. Elastikafärbung.

Epithelmetaplasien in dem Sinne, daß die gewöhnlichen kubischen Milchdrüsenepithelien sich in hochzylindrische schwach mit Eosin färbbare Zellen umwandeln, die eine unverkennbare Ähnlichkeit mit den Epithelien der Achselhöhlenschweißdrüsen besitzen; v. Saar hat sie als „blasse Epithelien" bezeichnet. Alle diese mit aktiven Epithelwucherungen verbundenen Zystenbildungen stehen in enger Beziehung zu dem als „Mastitis chronica cystica" (Maladie cystique Reclus) bekannten Krankheitsbilde und sollen an anderer Stelle eingehend besprochen werden.

Auch am Stützgewebe der Brustdrüse spielen sich deutliche Altersveränderungen ab. Das kollagene Bindegewebe verhält sich wie auch sonst in der ruhenden Mamma, d. h. man kann deutlich ein lockeres, die Milchgänge umscheidendes Mantelgewebe und ein zellarmes derbfaseriges Stroma unterscheiden. Dieses enthält reichliche Gefäße mit verdickter Wand. McFarland sah nach der Menopause häufig hyaline Entartung und Verkalkung der Media kleiner Arterien. Sehr auffällig sind Veränderungen des elastischen Gewebes. Bereits bei Besprechung der Rückbildungsvorgänge nach Gravidität wurde erwähnt, daß in der Umgebung der Drüsenläppchen vermehrte Faserbildung auftritt. In der senilen Mamma findet sich nach BERKA eine Massenzunahme der Elastika am reichlichsten in der Umgebung der größeren, einzeln gelegenen Milchgänge. Man findet hier oft mehrfach gefaltete, enorm breite Umhüllungen aus einem dicht verfilzten Fasernetz, die jedoch nach BRACK in der Umgebung des Epithels eine mehr oder weniger breite kernarme, oft hyaline Schicht frei lassen (vgl. Abb. 22). Das elastische Gewebe stellt mitunter den Hauptanteil des Stromas überhaupt dar. Die einzelnen Fasern sind dick, oft mangelhaft färbbar, mit plumpen Enden versehen. BERKA bezweifelt, ob es sich hierbei

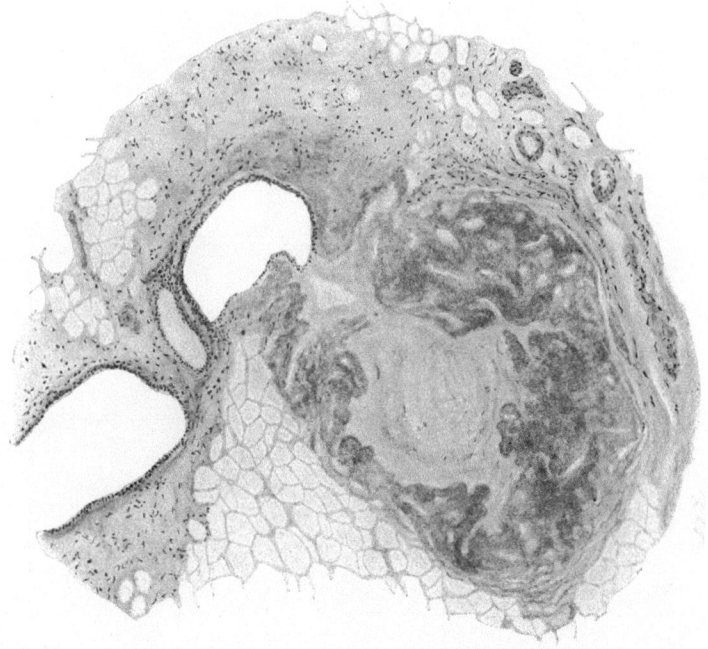

Abb. 23. Senile Atrophie der Brustdrüse. Obliteration eines Milchganges. Hämatoxylin-Eosinfärbung.

— im Gegensatz zu dem Verhalten im geschlechtsreifen Alter — tatsächlich um Neubildung handelt, glaubt vielmehr, daß lediglich eine Volumzunahme durch Quellung im Sinne der UNNASchen Kollastinbildung vorliegt. Gelegentlich kann das Lumen solcher Milchgänge vollständig bindegewebig veröden (vgl. Abb. 23). Auch in der Umgebung der verdickten Gefäße tritt elastisches Gewebe in vermehrter Menge auf. Es lassen sich hier Parallelen ziehen mit den von PANKOW beschriebenen Veränderungen der Uteringefäße, wie sie nach wiederholten Schwangerschaften (Graviditätssklerose) regelmäßig zu beobachten sind. Man könnte von einer „Laktationssklerose" sprechen. Ebenso wie am Genitale haben sicherlich außer den Schwangerschaften auch die zyklischen Veränderungen Anteil an den elastischen Gewebsneubildungen der Mamma und ihren postklimakterischen Umwandlungen (RIEDEL).

Als einzigen pathologischen Befund bei jahrelang bestehenden heftigen Schmerzen fand HEDINGER bei Frauen im Alter von 35—44 Jahren charakteristische Altersveränderungen bestehend in hochgradiger Atrophie des Drüsengewebes. Er ist daher geneigt, ein Krankheitsbild der „präsenilen Involution" aufzustellen, das eine der Ursachen der Mastodynie darstellt.

VIII. Die apokrinen Schweißdrüsen (Achselhöhlenorgan).

Unter den Schweißdrüsen des Menschen sind nach anatomischem Bau und Sekretionsart zwei Typen zu unterscheiden: die ekkrinen (e-Drüsen) und die apokrinen (a-Drüsen). Die Zellen der ersteren liefern ein seröses Sekret, dessen Absonderung ohne morphologisch nachweisbare Zellveränderungen vor sich geht, während die a-Drüsen deutliche Funktionsstadien erkennen lassen. Die Sekretbildung verläuft in der Weise, daß die im Ruhezustand befindlichen flachen Zellen zunächst kubisch (Abb. 24), später hochzylindrisch (Abb. 25)

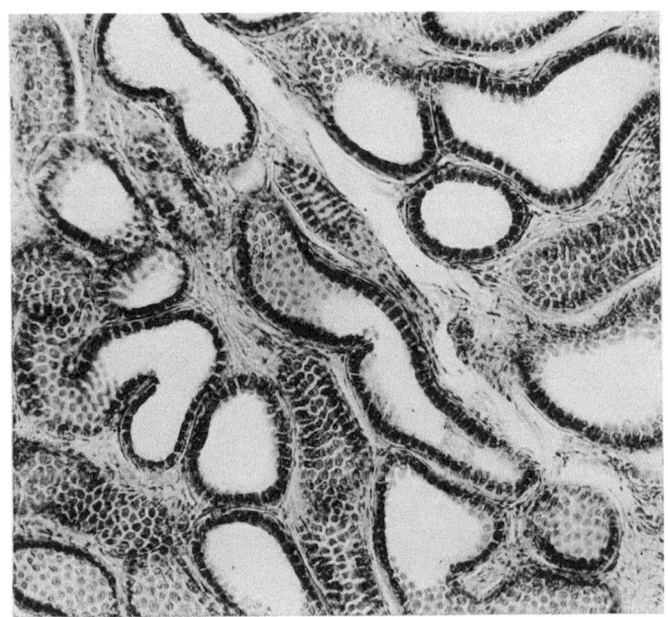

Abb. 24. Achselschweißdrüsen im Ruhezustand.

werden, im Zytoplasma stark lichtbrechende bräunlich gefärbte Tröpfchen auftreten, der Kern an die Zellbasis rückt und schließlich die halbkugelig ins Lumen sich vorwölbende Zellkuppe abgestoßen wird, ein Vorgang, den Heiden-hain als Dekapitation bezeichnet hat. Hierin, d. h. in der Abschnürung von Teilen des Zelleibs besteht das Wesen der apokrinen Sekretion. Nach Holmgren kommt gelegentlich auch holokrine Sekretion vor.

Die a-Drüsen (großen Schweißdrüsen) finden sich beim Menschen vorwiegend in der Achselhöhle. Ihre Ausdehnung entspricht hier etwa dem behaarten Hautbezirk. Außerdem werden sie vereinzelt angetroffen in der Zirkumanal-gegend, am Skrotum und im Bereich der Schamhaare (besonders an den großen Labien)[1]. In der Achselhöhle stellen die a-Drüsen ein schon makro-skopisch an der Grenze von Kutis und subkutanem Fettgewebe gelegenes, an seiner bräunlichen Farbe kenntliches Drüsenlager dar. Mikroskopisch zeigt sich, daß die meist nur schwach gewundenen Drüsenschläuche in scharf

---

[1] Apokrine Drüsen fanden wir ferner in der Haut der Nasenflügel. Auch von Alverdes sind an dieser Stelle a-Drüsen beobachtet worden, allerdings ausschließlich im Bereich des Naseneingangs (Glandulae vestibulares), während in unseren Fällen die Drüsen in reichlicherer Menge an der äußeren Seite der Nasenflügel angetroffen wurden.

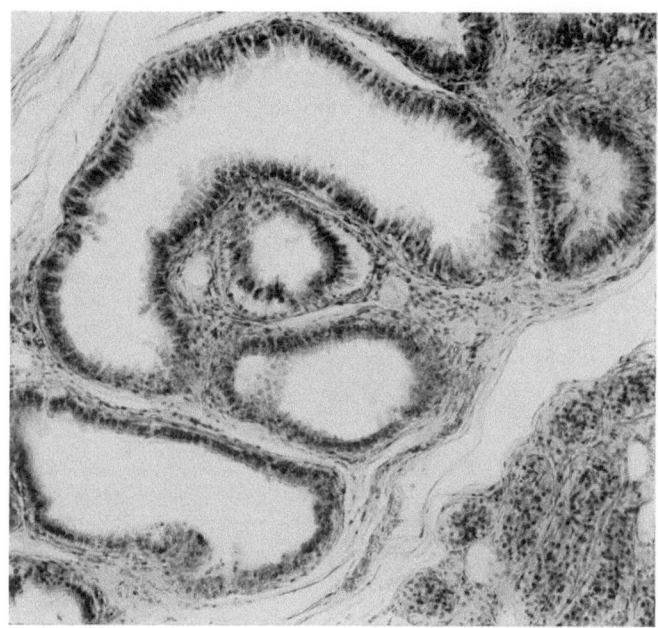

Abb. 25. Achselschweißdrüsen mit deutlicher apokriner Sekretion.

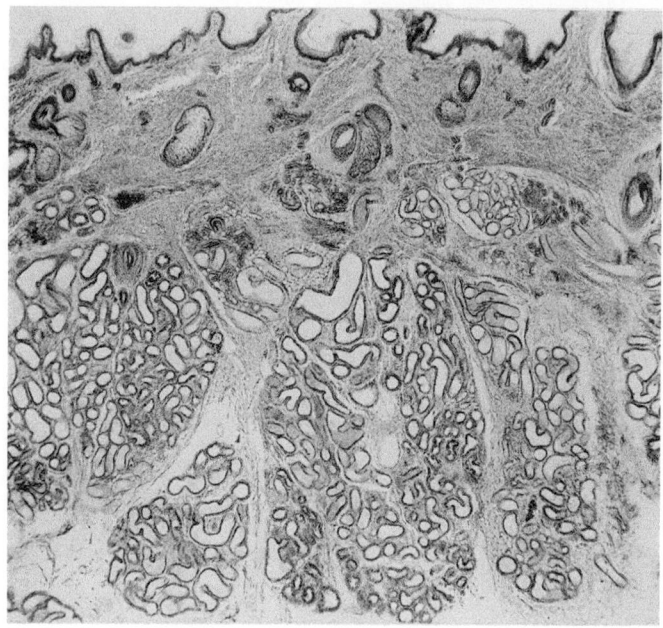

Abb. 26. Mächtig entwickeltes Drüsenlager bei einer 27jährigen Frau mit starker Achselbehaarung.

begrenzten Läppchen angeordnet sind, eng vergesellschaftet mit den gewöhnlichen ekkrinen Schweißdrüsen (Knäueldrüsen). Größe der Drüsenlager, Weite der Schläuche, Art ihrer Epithelauskleidung wechseln außerordentlich. Unverkennbar besteht nach Richter[1] ein Parallelismus zwischen der Menge des Drüsengewebes und der Stärke der Achselbehaarung (vgl. Abb. 26).

Als besonderes Merkmal der a-Drüsen ist hervorzuheben, daß den sezernierenden Epithelien außen eine Lage langer spindelförmiger Muskelzellen (Myoepithelien) anliegen, die korbartig in spiraligen Windungen die Drüsen umfassen (vgl. Abb. 27). Die Muskelspindeln treten dann besonders deutlich hervor, wenn nach dem Tode die sehr hinfälligen sezernierenden Epithelien sich abgelöst haben und durch Autolyse zugrunde gegangen sind.

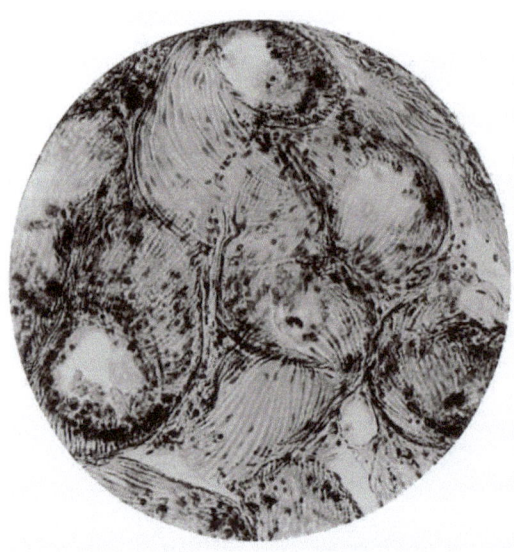

Abb. 27. Glatte Muskelzellen (Myoepithelien) apokriner Schweißdrüsen. Die sezernierenden Epithelien sind abgeschilfert und durch Autolyse zugrunde gegangen.

Die Kenntnis dieser von Koelliker, Veil, Klaar und Richter hervorgehobenen, rasch einsetzenden postmortalen Veränderungen ist wichtig, da sonst leicht irrtümliche Deutungen zustande kommen können. Die e-Drüsen zeigen nach Richter nicht diese Neigung zu autolytischen Veränderungen.

Die Ausführungsgänge der großen Schweißdrüsen sind stets bedeutend enger als die sekretorischen Drüsenteile. Ihre Einmündung in einen Haarbalg läßt sich oft deutlich verfolgen.

Homma fand mit großer Regelmäßigkeit in den Epithelien der a-Drüsen der Achselhöhle lediglich mittels der Turnbull-Reaktion darstellbare eisenhaltige Körnchen und Schollen (vgl. Abb. 28), die er in den e-Drüsen stets vermißte. Die Berliner-Blaureaktion nach Perls soll stets negativ ausgefallen sein. Bei den eisenhaltigen Zelleinschlüssen handelt es sich nach Homma zum Teil um die schon von Kölliker beschriebenen braunen und gelblichen Pigmentkörnchen. Klaar und Richter konnten die Befunde Hommas voll bestätigen und erzielten auch mit der Perls-Reaktion positive Resultate. Eine Herkunft des eisenhaltigen Pigmentes aus dem Blutfarbstoff hat sich nach Homma bisher nicht nachweisen lassen.

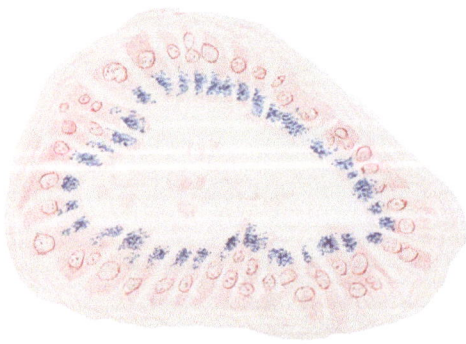

Abb. 28. Eisenhaltige Zelleinschlüsse in den Epithelien einer Achselhöhlenschweißdrüse (Turnbull-Blaureaktion).

Sehr eingehend hat sich Richter mit den bisher wenig beachteten Eisenbefunden beschäftigt. Nach seinen Untersuchungen treten Eisengranula erstmalig im Pubertätsalter auf. Bei einem 14jährigen, bisher nicht menstruierten Mädchen waren sie in den noch nicht vollentwickelten Drüsen bereits deutlich vorhanden. In den späteren Lebensabschnitten

---

[1] Die vom Verfasser angeregten, an einem umfangreichen Material angestellten Untersuchungen Richters werden demnächst als Inauguraldissertation veröffentlicht werden [inzwischen erschienen in Virchows Arch. **287** (1933)].

ließ sich stets — bis ins hohe Greisenalter hinein — Eisen nachweisen und zwar in gleicher Weise bei beiden Geschlechtern (wie überhaupt hinsichtlich des Geschlechts sichere Unterschiede im gesamten Verhalten der Achselhöhlenschweißdrüsen nicht festzustellen waren).

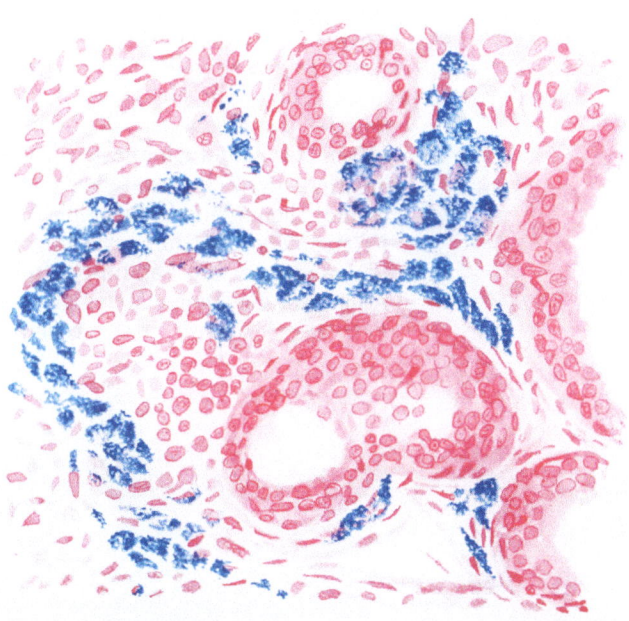

Abb. 29. Reichliche Eisenspeicherung im Interstitium bei Altersatrophie der Achselhöhlenschweißdrüsen.

Die reichlichsten Eisenmengen fanden sich in den mittleren Lebensaltern (20.—50. Lebensjahr). Die Anordnung der meist sehr feinen Eisengranula im Zytoplasma wechselt je nach dem Funktionsstadium. Solange die Epithelien flach sind, sind die Granula um den Kern herum gelagert unter Freilassung der der Basis zugekehrten Seite. Werden die Zellen hingegen kubisch, so rücken sie lumenwärts, um in den zylindrischen Epithelien auf der Höhe der Sekretion ausschließlich den dem Lumen zugewandten Zellabschnitt anzufüllen (vgl. Abb. 28). Beachtenswert ist jedoch, daß stets die äußerste Zellkuppe freibleibt. Gelegentlich wurde an den in Abschnürung begriffenen Plasmateilen eine diffuse Blaufärbung bemerkt, was dafür spricht, daß tatsächlich Eisen in das Sekret übergeht. Ein Teil der Drüsen wird eisenfrei gefunden. Offenbar handelt es sich hier um solche Drüsenabschnitte, die ihre Sekretion beendet haben und nunmehr in das Ruhestadium zurückkehren. Von besonderem Interesse ist nun, daß in diesen Drüsenteilen im interstitiellen Gewebe nicht selten Eisenspeicherung im Bindegewebe vorkommt. Der Gedanke liegt nahe, daß es hier zu einer Resorption vorher in den Drüsenepithelien vorhandenen

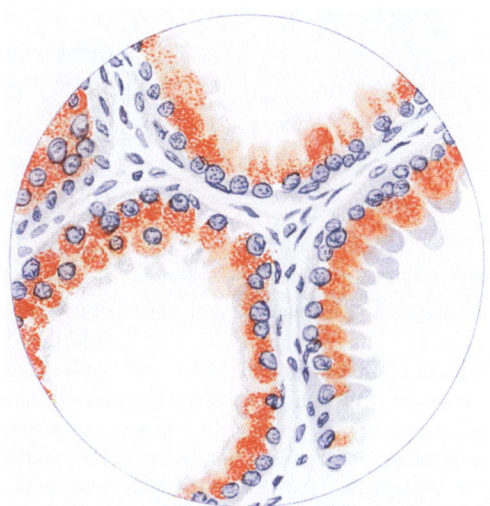

Abb. 30. Fetttröpfchen in den Epithelien der Achselschweißdrüsen und apokrine Sekretion. Scharlachrotfärbung.

oder vielleicht auch bereits sezernierten Eisens gekommen ist. Für resorptive Vorgänge spricht das gleichzeitige Auftreten von Lymphozyten. Besonders massige interstitielle Eisenablagerungen finden sich bei Altersatrophie (vgl. Abb. 29). Hervorgehoben zu werden verdient eine Beobachtung bei einer 72jährigen Frau, bei der die stark atrophischen Schweißdrüsen nahezu frei von Eisen waren, das Drüsenbindegewebe jedoch sehr reichliche Mengen enthielt und darüber hinaus sogar im angrenzenden Fettgewebe eine sehr ausgedehnte feinkörnige Eisenspeicherung in histiozytären Elementen bestand. Nicht selten ließen sich feinste Eisengranula auch im Protoplasma der Myoepithelien nachweisen.

Wichtig ist ferner das Vorkommen von Fettstoffen in Zellen und Sekret der a-Drüsen. Bei Scharlachrotfärbung zeigen sich die meisten Epithelien mehr oder weniger stark mit Fetttropfen angefüllt. Die Menge des Fettes geht etwa mit der des Eisens parallel. Ein gleiches Verhalten läßt sich auch hinsichtlich der Lagerung innerhalb der Zelle feststellen. Die in Sekretion befindlichen zylindrischen Epithelien enthalten Fetttröpfchen nur lumenwärts vom Kern, wobei wiederum die Zellkuppe frei bleibt (vgl. Abb. 30). Bei Doppelfärbungen auf Eisen und Fett zeigt sich oft, daß größere Fetttropfen

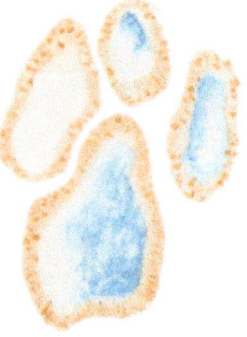

Abb. 32. Cholesteringehalt des Sekrets der Achselschweißdrüsen. Cholesterinreaktion nach A. Schultz.

dicht von feinsten Eisengranula umringt sind. Diese intrazellulären Fette sind einfach brechend. Die im Lumen befindlichen homogenen Sekretmassen zeigen mitunter eine diffuse Rotfärbung und geben teilweise Doppelbrechung im polarisierten Licht. Cholesterin läßt sich in fast allen Fällen sehr deutlich mit der Eisessig-Schwefelsäurereaktion nach Schultz nachweisen. Die hierbei auftretende Blaufärbung erstreckt sich meist auf den gesamten Drüseninhalt oder es zeigen sich die Epithelien mit

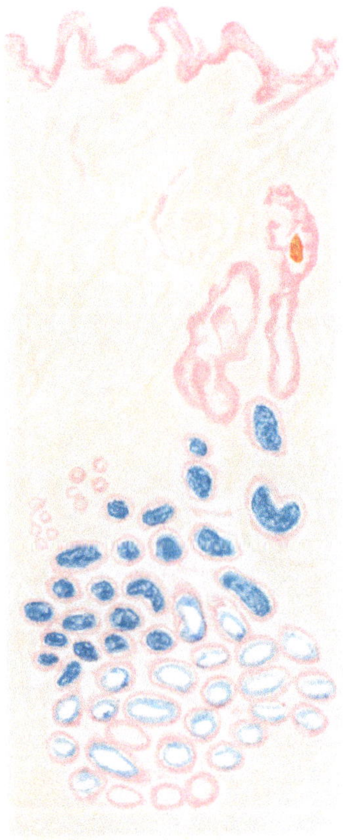

Abb. 31. Cholesterinhaltiges Sekret im Lumen der Achselschweißdrüsen. Cholesterinreaktion nach A. Schultz.

einem blauen Saum bedeckt (vgl. Abb. 31 u. 32). Die in der Abb. 32 kenntlichen braunen Tröpfchen in den Drüsenzellen sind ebenfalls Fetttropfen, die das Cholesterin in maskierter Form enthalten. Erst im Verlaufe der apokrinen Sekretion wird dieses der Darstellung zugänglich. Mit dem Verhalten des Eisens besteht auch darin Übereinstimmung, daß sudanophile Tröpfchen sich im Protoplasma der Myoepithelien finden und mitunter Fett (Cholesterinester) in Zellhaufen des interstitiellen Bindegewebes auftritt.

Zusammenfassend läßt sich also sagen, daß die apokrinen Schweißdrüsen durch ihren morphologischen Bau und die Besonderheit des Sekretes, das Eisen und Cholesterin enthält, den ekkrinen Schweißdrüsen und der Milchdrüse gegenüber scharf gekennzeichnet sind.

Stammesgeschichtlich stellen nach den grundlegenden Untersuchungen SCHIEFFER-
DECKERs die a-Drüsen den älteren Typus dar. Erst bei den katarrhinen Affen konnte KLAAR
neben a-Drüsen in etwa gleicher Menge e-Drüsen nachweisen. Bei den Anthropoiden
(Gorilla und Schimpanse) bilden die apokrinen Drüsen in der Haut der Achselhöhle an
der Grenze von Kutis und Subkutis ein zusammenhängendes Lager (Axillarorgan BRINK-
MANNs), das auch beim Menschen regelmäßig anzutreffen ist (Achselhöhlenorgan SCHIEFFER-
DECKERs). Bei den einzelnen Menschenrassen finden sich nach SCHIEFFERDECKER insofern
Unterschiede, als die Rückbildung der a-Drüsen beim Europäer am stärksten, weniger stark
beim Kamerunneger und Chinesen, am geringsten beim Australneger hervortritt. Ob tatsächlich wie WAELSCH, SCHIEFFERDECKER und LOESCHCKE behaupten, das weibliche Geschlecht
a-Drüsen in reichlicherer Menge und stärkerer Ausbildung besitzt als das männliche besitzt,
erscheint Verfasser auf Grund eigener Untersuchungen zweifelhaft. Auch H. HERZENBERG
kommt zu dem Ergebnis, daß ein Unterschied in der Drüsenausbildung bei den beiden
Geschlechtern nicht besteht.

Offensichtlich sind Beziehungen der a-Drüsen zum Geschlechtsleben
vorhanden (SCHIEFFERDECKER, WAELSCH, HAGEN). Nach LÜNEBURG, SCHIEFFER-
DECKER, H. HERZENBERG beginnen die Axillardrüsen zwar vor der Pubertät
sich zu entwickeln — bei Mädchen früher als bei Knaben — erreichen aber
erst nach Eintritt der Geschlechtsreife die volle Ausbildung ihres Sekretions-
typus. Nach SCHIEFFERDECKER dient das Sekret der a-Drüsen der sexuellen
Anlockung und stellen die in ihrer Nachbarschaft befindlichen Haare (Achselhaare, Schamhaare) Duftpinsel dar; denn bekanntlich besitzen Haare in
ausgesprochenem Maße die Fähigkeit, Gerüche anzunehmen und festzuhalten.
Die Ausführungsgänge der großen Schweißdrüsen münden in den Haar-
balgtrichter oder in seiner nächsten Umgebung, was sich leicht daraus erklärt, daß die a-Drüsen entwicklungsgeschichtlich aus der Haaranlage entstehen. Im Gegensatz zu ihnen münden die e-Drüsen frei in der Haut.

Von besonderem Interesse sind Veränderungen der axillaren Schweißdrüsen, die während der Schwangerschaft und nach der Geburt auftreten (CHAMPNEY, KAYSER, SEITZ, REBAUDI, WAELSCH, KROMPECHER, FRIEDRICH
und SCHOSSBERGER, LOESCHCKE, H. HERZENBERG, KLAAR). Die Mehrzahl der
genannten Autoren beobachtete eine Hypertrophie des Achselhöhlenorgans, die
nicht selten in einer palpablen Schwellung der Haut zum Ausdruck kommt.
Treten solche Schwellungen im Bereich der Achselhöhle bei Schwangeren auf, so
ist allerdings zunächst die Frage zu entscheiden, ob nicht eine echte aberrierte
Milchdrüse vorliegt. Meist ist eine sog. „Achselhöhlenmilchdrüse" leicht
daran kenntlich, daß sie eine Warze oder wenigstens andeutungsweise eine solche
besitzt: jedoch kann Warzenbildung vollständig fehlen und können die einzelnen
Milchdrüsen, jede für sich, mit einem besonderen Ausführungsgang in die Haut
münden, aus dem sich bei Druck echte Milch entleert (Näheres hierzu s. unter
„Mißbildungen"). Diese aberrierten Mammae sind nach WAELSCH als umschriebene, entweder isolierte oder für gewöhnlich strangförmig mit der eigentlichen Brustdrüse zusammenhängende Knoten in der Tiefe der Achselhaut
tastbar. Im Gegensatz hierzu stellt sich die Hypertrophie der großen Schweißdrüsen als weniger deutlich abgrenzbare Verdickung des Unterhautzellgewebes,
als mäßig derbe Infiltration dar, die sich gegen die seitliche Brustwand und gegen
die Innenfläche des Oberarmes spindelig verschmälert (WAELSCH). Schneidet
man die Haut ein, so ist das Drüsenlager mit bloßem Auge deutlich auf der
Schnittfläche als eine „graurötliche, markartige, stellenweise eigentümlich wabige
Masse" zu erkennen, die eine Dicke von mehr als 10 mm erreicht und sich vom
Unterhautbindegewebe aus bis weit in das Korium hinein erstreckt (WAELSCH).

Schon makroskopisch sehr ausgesprochene Vergrößerung des Achselhöhlenorgans bei
Gravidität sah KROMPECHER in zwei Fällen von Status thymico-lymphaticus und
einem Falle von Eklampsie.

Je weiter vorgeschritten die Schwangerschaft ist, um so hochgradiger sind
nach KROMPECHER die hypertrophischen Vorgänge an den großen Schweiß-

drüsen. Nach der Geburt bzw. nach Abort treten Rückbildungserscheinungen auf, die nach Waelsch am 10. Tage beginnen und 5 Wochen post
partum ihren Abschluß erreichen, während Krompecher zu diesem Zeitpunkt
erst die Anfänge der Involution beobachtete.

Histologisch sind die Schwangerschaftsveränderungen des Axillarorgans dadurch gekennzeichnet, daß die Tubuli eine beträchtliche Erweiterung
zeigen. Infolge der Ausweitung des Lumens verschmälern sich die normalerweise breiten Bindegewebsbänder zwischen den Drüsenquerschnitten zu dünnen
Septen. Viel seltener begegnet man nach Waelsch auch außerhalb der
Schwangerschaft oder des Puerperiums zystisch erweiterten Drüsen. Das
einschichtige Epithel verhält sich wechselnd; es ist entweder ganz flach, kubisch
oder zylindrisch. In anderen Tubulis wiederum kommt es zur Proliferationsvorgängen am Epithel, indem sich große synzytiumähnliche vielkernige Proto-
plasmamassen bilden (Waelsch, Krompecher). Der freie Rand der Epithelien
erscheint häufig wie ausgefranst oder ist vakuolisiert als Ausdruck lebhafter
apokriner Sekretion. Auch reichliche Fetttröpfchen treten im Zytoplasma auf
(Rebaudi, H. Herzenberg). Krompecher unterscheidet einen hyperplastischen
und einen zystischen Typ der Schwangerschaftsveränderung und hebt ferner
hervor, daß auch bei letzterem hypertrophische Epithelien vorkommen können.
Die platten Epithelzellen sieht er mit Rebaudi, Schossberger und Friedrich
als in Ruhe befindlich an. Erhöhter Sekretionsdruck soll zur zystischen Erweiterung der Tubuli und Atrophie ihrer Epithelien führen; Seitz glaubt Ver-
engerungen und Obliterationen der Ausführungsgänge nachgewiesen zu haben.
An den hyperplastischen Vorgängen nimmt auch die den sezernierenden Zellen
außen anliegende Schicht der Muskelzellen (Myoepithelien) teil. Waelsch
hält dieses Verhalten für eine Anpassung an den gesteigerten Innendruck der
Drüsenräume. Die Myoepithelien sind auffallend hoch und ragen fingerförmig
in das Lumen hinein.

Seitz beobachtete in 3 Fällen bei Wöchnerinnen umschriebene schmerzhafte Anschwellungen in der Achselhöhle, aus denen sich auf Druck aus feinen
Poren der Haut ein milchartiges Sekret entleerte. Aus der histologischen Untersuchung eines exzidierten Knotens schließt Seitz, daß in seltenen Fällen die
Tubuli der großen Schweißdrüsen sich verästeln, alveoläre Ausbuchtungen
erhalten und sich in echte Milchdrüsen umwandeln können. Talke,
Waelsch und Krompecher bestreiten entschieden, daß jemals Übergänge der
einen Drüsenart in die andere vorkommen. Das in den Seitzschen Fällen eine
Mamille fehlte, spricht nicht dagegen, daß es sich um echtes (aberriertes) Milchdrüsengewebe handelt (vgl. oben).

Im Gegensatz zu Krompecher und Waelsch stellte Loeschcke fest, daß
in der Schwangerschaft eine relative Hemmung im Wachstum des Achselorgans und eine fast vollständige Hemmung in seiner sekretorischen Reifung
auftritt. Die Dicke des Drüsenlagers blieb nach seiner Beobachtung weit hinter
den Höchstwerten zurück; fast ausnahmslos fanden sich bei mikroskopischer
Untersuchung ruhende Drüsen. Klaar hat diese Befunde teilweise bestätigen
können; auch er vermißte stets hypertrophische Bildungen am Epithel, fand
aber einen Teil der Drüsen in lebhafter sekretorischer Tätigkeit und sah wie
Waelsch und Krompecher in der Gravidität das histologische Bild beherrscht
von Zystenbildungen, die jedoch im Puerperium stets fehlten.

Somit sind also die bis jetzt vorliegenden Untersuchungsergebnisse noch
voller Widersprüche. Bestimmte Gesetzmäßigkeiten im Verhalten des
Achselorgans während der Schwangerschaft, die allgemeine Gültigkeit haben,
lassen sich aus ihnen nicht ableiten; vielmehr scheinen große individuelle
Unterschiede zu bestehen. Das gleiche gilt für bestimmte Fälle patho-

logischer Störungen der Schwangerschaft. REBAUDI fand bei Eklampsie ausgesprochene Degenerationserscheinungen an den Epithelien der besonders stark hypertrophischen Achseldrüsen wie Kernzerfall und fettige Entartung des Protoplasmas, und spricht geradezu von „eklamptischen Schweißdrüsen". KROMPECHER und WAELSCH bestreiten mit Recht die Spezifität dieser Veränderungen. LOESCHCKE sah in mehreren Eklampsiefällen häufiger eher geringe als starke Ausbildung des Drüsenlagers.

Sowohl für die Hypertrophie des Achselhöhlenorgans in der Schwangerschaft als seine Wachstums- und Sekretionshemmung hat man nach funktionellen Deutungen gesucht. Allgemein bekannt ist, daß gravide Frauen zu starkem Schwitzen neigen und besonders im Puerperium profuse Schweiße (Wochenschweiße) auftreten. Insbesondere hat REBAUDI, fußend auf experimentellen Untersuchungen NOTOS, den Schweißdrüsen eine entgiftende Tätigkeit ähnlich der der Niere zugesprochen und die Entartungserscheinungen bei Eklampsie als Ermüdungsphänomen infolge übermäßiger Inanspruchnahme gedeutet. WAELSCH, der den Erklärungsversuchen REBAUDIs skeptisch gegenübersteht, ist geneigt, in der Hypertrophie des Axillarorgans eine Parallelerscheinung zu den gleichen Vorgängen in der Mamma zu erblicken und beruft sich dabei auf entwicklungsgeschichtliche Tatsachen. Es stellt ja bekanntlich, besonders nach den Untersuchungen BENDAs, die Milchdrüse das Endglied einer Formenreihe dar, die über die großen Achselschweißdrüsen zu der Milchdrüse führt. WAELSCH glaubt, sich auf HIRSCHLAND stützend, daß bei der Rückbildung der leistenförmigen Milchdrüsenanlage aus den in der Axilla gelegenen Resten die Achselhöhlenschweißdrüsen entstehen. Auch GEYL, LÜNEBURG und TULKA teilen diese Auffassung. Ebenso wie die Mamma soll nach WAELSCH auch das Achselhöhlenorgan durch von der Plazenta ausgehende Hormone einen Wachstumsantrieb in der Gravidität erhalten.

LOESCHCKE sieht seine Befunde einer Wachstums- und Sekretionshemmung als gut übereinstimmend mit der Theorie SCHIEFFERDECKERs an, daß den Achselhöhlendrüsen die Aufgabe zufällt, Sexualgerüche zu verbreiten. In Zeiten fehlender Brunst entfällt die Notwendigkeit sexueller Anlockung.

Ebenso umstritten wie die Schwangerschaftsveränderungen des Axillarorgans sind Schwankungen des makroskopischen wie mikroskopischen Aussehens, die von LOESCHCKE als mensuell zyklisch bedingt aufgefaßt worden sind. An Hand einer großen Untersuchungsreihe meint LOESCHCKE eindeutig zeigen zu können, daß das Achselorgan im Intermenstruum nur sehr kleine ruhende Drüsen enthält, die bis zum Menstruum sich in große Drüsenlager umwandeln und Anzeichen lebhaftester Sekretion erkennen lassen. Die Dicke der Drüsenplatte schwankte zwischen 0,5 und 6,5 mm. Auch H. HERZENBERG beobachtete Verdickung des Drüsenlagers im Prämenstruum und Menstruum. Fälle, in denen trotz prämenstrueller Phase die Drüsenentwicklung gering war, werden damit erklärt, daß mit Kachexie einhergehende Krankheiten ein volles Aussprossen der Achseldrüsen verhindert haben. In der Tatsache, daß eine Abhängigkeit vom Sexualzyklus besteht, sieht LOESCHCKE ebenso wie in der Rückbildung zur Zeit der Schwangerschaft eine Bestätigung der SCHIEFFERDECKERschen Anschauung, daß die Achselhöhlendrüsen als Duftorgan aufzufassen sind.

KLAAR glaubt im Gegensatz zu LOESCHCKE auf Grund eigener in 75 Fällen an exzidierten Hautstücken angestellter Untersuchungen, daß der Zustand der Axillardrüsen unabhängig von den zyklischen Vorgängen am Genitale ist. Für keine Phase ließen sich charakteristische Veränderungen finden, auch vermißte er einen Parallelismus zwischen Funktionszustand und Masse des Achselhöhlenorgans. Da sein Material von der Lebenden stammte, war es KLAAR möglich, in einer Reihe von Fällen am selben Individuum die a-Drüsen während verschiedener Menstruationsphasen zu untersuchen und festzustellen, daß auch im entgegengesetzten Stadium das Aussehen der Drüsen sich nicht ändert.

Bei kastrierten, amenorrhoischen und klimakterischen Frauen beobachtete Loeschcke eine sehr starke Rückbildung der a-Drüsen, die in

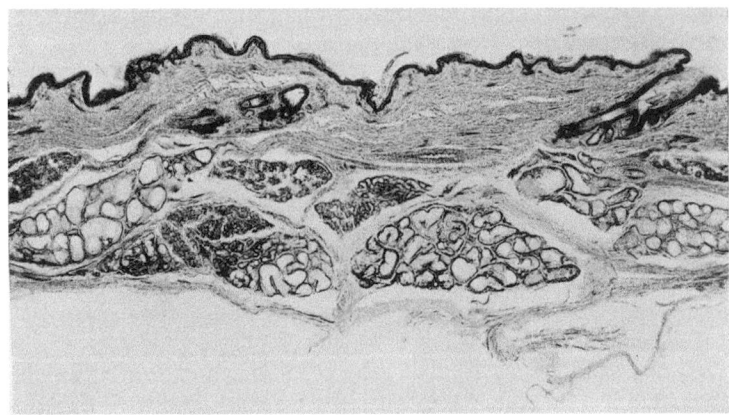

Abb. 33. Senile Atrophie der Achselschweißdrüsen. 73jährige Frau.

auffallender Kleinheit der meist ruhenden Drüsen und weiten Abständen zum Ausdruck kommt (vgl. Abb. 33 u. 34). Richter sah in mehreren Fällen eine starke Verbreiterung und hyaline Umwandlung der Basalmembranen atrophischer Drüsenschläuche, die an ähnliche Verhältnisse in der Brustdrüse erinnert.

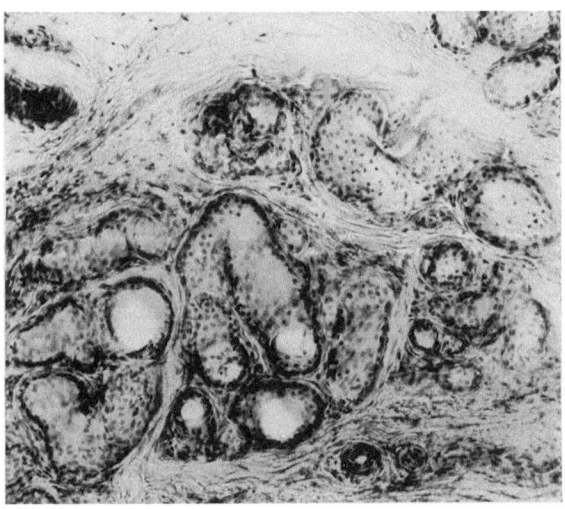

Abb. 34. Senil-atrophische Achselschweißdrüsen.

Auch hinsichtlich des Verhaltens des elastischen Gewebes besteht mit der Mamma Übereinstimmung, indem gelegentlich eigenartige Vermehrung und Verquellung elastischer Fasern, besonders in der Umgebung der Ausführungsgänge, vorkommt (vgl. Abb. 35). Solche Fasern fallen im van Gieson-Präparat durch ihre Anfärbbarkeit mit Eisenhämatoxylin auf.

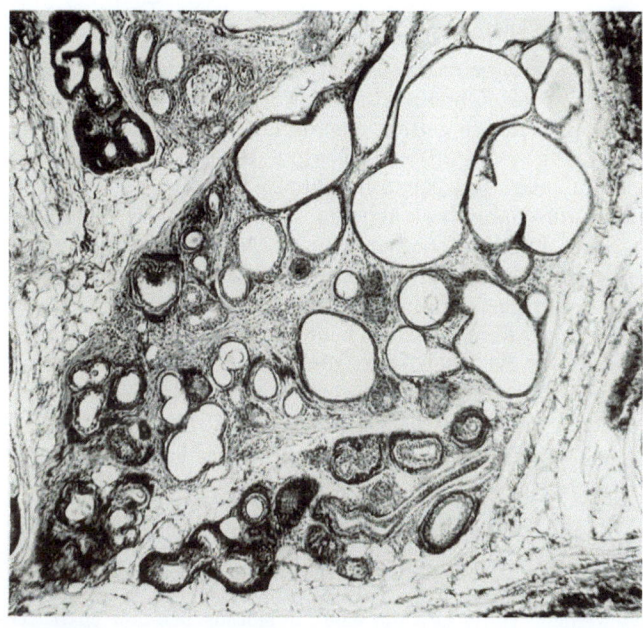

Abb. 35. Senile Atrophie der Achselschweißdrüsen. Teils sehr kleine, teils zystisch erweiterte Drüsenräume. Wucherung der elastischen Fasern. Elastikafärbung.

In Fällen allgemeiner Amyloidosis findet sich auch eine Beteiligung der apokrinen Schweißdrüsen der Achselhöhle. Diese sind in weit stärkerem Grade betroffen als die Knäueldrüsen. Die Ablagerung des Amyloids erfolgt in der Basalmembran der Schweißdrüsenkanälchen, so daß diese mantelförmig umscheidet erscheinen (vgl. Abb. 36). Nach SCHILDER beginnt die Ablagerung zwischen den Myoepithelien und der das Kanälchen umspinnenden Elastikalage; später wird diese aufgesplittert und auseinander gedrängt. Die Amyloidmassen greifen alsdann über die elastische Hülle hinaus, um gegebenenfalls mit dem Amyloid benachbarter Kapillaren und Amyloidklumpen des Zwischengewebes zu verschmelzen. Amyloidablagerungen finden sich auch in der Umgebung der Talgdrüsen der Achselhöhle.

Am geringsten war die Involution bei Röntgenkastrierten. In einigen Fällen fanden sich Drüsen im Zustand der Sekretion, was sich nach LOESCHCKE daraus er-

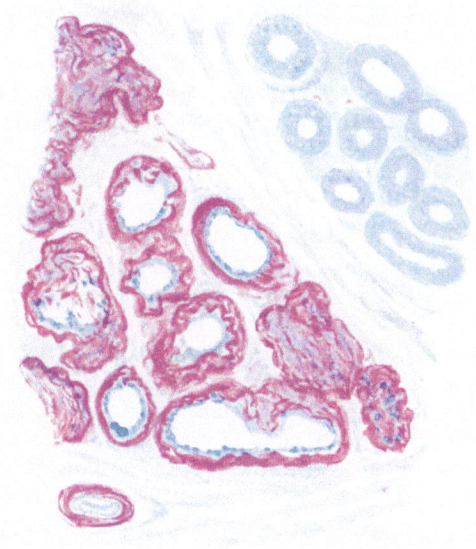

Abb. 36. Amyloidablagerung in der Umgebung der apokrinen Achselschweißdrüsen. Die ekkrinen Schweißdrüsen (rechts oben) nahezu frei davon. Färbung mit Gentianaviolett.

klärt, daß nach der Kastration bzw. der Menopause noch jahrelang die zyklischen Wellen fortbestehen können. Auch bei dieser Gruppe von Frauen konnte Klaar abweichende Befunde erheben. Die Dicke des Drüsenlagers schwankte innerhalb weiter Grenzen; unabhängig von ihr zeigte sich der Sekretionszustand, was Verfasser nach eigenen Untersuchungen bestätigen kann. Als charakteristisch für das Klimakterium hat nach Klaar das Auftreten großer zystischer Hohlräume zu gelten, die von einem endothelartig flachen Epithel ausgekleidet sind (vgl. Abb. 35). Doch sind diese Veränderungen herdförmig; neben ihnen sieht man fast überall lebhaft funktionierendes Drüsengewebe, selbst nach 15 Jahre lang bestehendem Klimakterium. Richter stellte fest, daß die Menge der Fetttröpfchen in den Drüsenepithelien im Alter etwas zunimmt. Eisengranula sind stellenweise stets reichlich vorhanden, soweit die Drüsen sich im Sekretionsstadium befinden. In atrophischen Läppchen finden sich mitunter wie erwähnt beträchtliche Eisenablagerungen im Interstitium (Abb. 29). Die Gruppe der Kastrierten nimmt nach Klaar insofern eine Sonderstellung ein, als bei ihr die Rückbildungserscheinungen in wesentlich beschleunigtem Tempo und größerer Gleichmäßigkeit auftreten.

Sehr auffällige Veränderungen der Achselschweißdrüsen beobachtete Verfasser in einem Falle von Basedowscher Krankheit bei einer 31jährigen Frau. Es bestand hochgradiger allgemeiner Marasmus; seit längerer Zeit waren die Menses unregelmäßig. Das Drüsenlager war gut entwickelt; jedoch fanden sich lediglich Drüsen mit platten oder kubischen Epithelien, die einen ungewöhnlich starken Gehalt an Eisengranula aufwiesen. Hingegen ließ sich in den Drüsenlichtungen kein Cholesterin nachweisen. Im Interstitium waren die Eisenablagerungen nur gering. In keinem anderen Falle konnte ein gleichartiges Bild beobachtet werden. Ob es sich um eine für Morbus Basedow charakteristische Veränderung handelt, müssen weitere Untersuchungen zeigen.

IX. Die Mammahypertrophie (Makromastie).

Als diffuse wahre Mammahypertrophie (Billroth) werden im Gegensatz zu abnormen Vergrößerungen durch reichlichen Fettansatz, akute oder chronische Entzündung, Entwicklung einer Galaktozele oder eines Tumors solche Wachstumsexzesse der Brustdrüse bezeichnet, bei denen eine gleichmäßige Zunahme des Organs in allen seinen Bestandteilen mit Beibehaltung der normalen Form und Struktur erfolgt (Schüssler). Bei hochgradiger Hypertrophie treten allerdings Veränderungen der äußeren Form insofern auf, als die Mammae mit verhältnismäßig schmaler Basis dem Brustkorb aufsitzen und somit Birnenform annehmen. Fast immer sind beide Brüste betroffen; jedoch besteht meist ein merklicher Größenunterschied (Durston, Rottmann, Schüssler, Juhle). Auch Fälle von einseitiger Hypertrophie sind mitgeteilt worden. Die Mammahypertrophie ist ein seltenes Leiden. Die Zahl der insgesamt im Schrifttum niedergelegten Fälle beträgt mehr als 100 (Bartlett: 125 Fälle, Albert: 70 Fälle, Kirchheim: 42 Fälle). Die Vergrößerung der Brüste kann enorme Grade erreichen, so daß sie gelegentlich bis auf die Oberschenkel herabhängen (Rottmann, Herczel). Als Beispiele für besonders hohe Ausmaße der Hypertrophie seien folgende Fälle angeführt: Benoît und Monteils: Länge rechts 105 cm, links 94 cm; Foges: Gewicht rechts 6 kg, links 6,5 kg; Grasmück: Länge rechts 73 cm, links 69 cm; Durston: Länge rechts 77 cm, links 93 cm, Gewicht rechts 18 kg, links 30 kg; Esterle: Länge 108 cm, Gewicht 15 kg. Im Durchschnitt bewegen sich die Gewichtsangaben um 5—6 kg für beide Mammae zusammen, wobei der Umfang jederseits etwa 65—75 cm beträgt. Infolge ihres hohen Gewichtes hängen die vergrößerten Brüste an verhältnismäßig dünnem Stiel pendelnd nach abwärts. Der kugelig angeschwollene untere Abschnitt enthält den Drüsenkörper; an der tiefsten Stelle sitzt die meist verstrichene, selten eingezogene Warze (Skuhersky). Schüssler und Delfis sahen auch die Warze vergrößert. Durch die stark gedehnte und verdünnte Haut schimmern stark gefüllte und geschlängelte Venen hindurch. Als Folge der Zirkulationsstörung tritt chronisches Ödem auf. An den Stellen, an denen die herabhängende Brust den Körper berührt, können infolge Mazeration Geschwüre mit anschließender Gangrän, Abszeß- und Fistelbildung entstehen (HUSTON, GRÄSS), die schließlich wie im Falle BARTONs durch Pyämie zum Tode führen. Häufig besteht allgemeine starke Abmagerung des übrigen Körpers, dem gleichsam wie durch einen schmarotzenden Parasiten die Nahrung entzogen wird. Infolge der abnormen Belastung kommt es zur Kyphose der Wirbelsäule (GRÄSS, HEY). Die Konsistenz der hypertrophischen Brüste ist derb; der lappige Bau des Drüsenkörpers ist in Form von Knoten von außen tastbar. In späteren Stadien jedoch fühlen sich die Brüste weich und schwammig, ja fluktuierend an infolge starker ödematöser Durchtränkung.

Nach den Beziehungen zum Geschlechtsleben des Weibes lassen sich zwei Formen der Mammahypertrophie unterscheiden: die Pubertätshypertrophie und die Graviditätshypertrophie.

Die Pubertätshypertrophie tritt bei Mädchen um die Zeit der Menarche in Erscheinung; ihr Beginn fällt also etwa in das Alter von 12—16 Jahren, in seltenen Fällen jedoch bereits in die Zeit der Präpubertät (BARTEL, ERDHEIM u. a.). Andererseits betreffen die Fälle von DAHL und FRAENKEL zwei Virgines von 25 bzw. 28 Jahren, bei denen also das erstmalige Auftreten der Menses 10 und mehr Jahre zurücklag. Die Bezeichnung Pubertätshypertrophie ist daher von einigen Autoren als unzutreffend abgelehnt worden; man sollte besser von einer ,,Hypertrophie in nichtgravidem Zustand" sprechen (KÖHLER). BLOND schließt sich dieser Auffassung an und schlägt folgende Einteilung für Hypertrophien (echte und unechte) außerhalb der Gravidität vor:

1. Vergrößerung im Kindesalter.

a) Ohne sonstige Erscheinungen der Frühreife. Die Hypertrophie ist relativ zum Alter, verdient aber nicht den Namen einer Hypertrophie, sondern den einer vorzeitigen Entwicklung (z. B. RAMON DE LA SAGRA, WILSON, BITTNER).

b) Bei Frühreife verdient die Vergrößerung durchaus nicht die Bezeichnung ,,Hypertrophie", sondern ist als ein integrierendes Glied in der Kette der Reifeerscheinungen zu betrachten (LEBEAU).

2. Hypertrophie im Vorpubertätsalter (Schulalter) vor der Menarche (BARTEL, ERDHEIM u. a.).

3. Hypertrophie im Pubertätsalter beginnend (BILLROTH, LE DOUBLE, SCHÜSSLER u. a.).

4. Hypertrophie im Alter der erreichten Geschlechtsreife.

a) Ohne vorangegangene Gravidität (z. B. DAHL, FRAENKEL).

b) Nach vorangegangener Gravidität ist kein Fall berichtet.

5. Hypertrophie, welche im Pubertätsalter zum Stillstand kam und im Verlaufe einer Gravidität sich weiter entwickelt.

Die Entwicklung der Brüste zu exzessiver Größe geht bei der Pubertätshypertrophie langsamer vor sich als bei der Graviditätshypertrophie (KÖHLER); sie nimmt oft Jahre in Anspruch. In mehreren Fällen trat nach $1^{1}/_{2}$ Jahren Wachstumsstillstand ein (ERDHEIM, BENOÎT und MONTEILS). KEYSSER gibt bei Individuen unter 21 Jahren 20 Monate, bei älteren im Durchschnitt 5 Jahre als Entstehungszeit an. In anderen Fällen wiederum entwickelte sich die Hypertrophie so rasch, daß man geradezu von akuten bzw. subakuten Formen sprechen kann (KIRCHHEIM). Hierher gehören die Beobachtungen von LABARRAQUE, LE DOUBLE, GRÄSS und BOUYER. Ebenso wie die Größe der Brüste meist ungleich ist, kann auch das Wachstum zu verschiedenen Zeiten einsetzen (in SCHMINCKEs Fall: Beginn links im 10., rechts im 14. Lebensjahr).

Über die Ursachen der Pubertätshypertrophie ist sehr wenig bekannt. Die wechselnden Beziehungen zur Menarche wurden bereits erwähnt. Bemerkenswert ist die Angabe, daß in einigen Fällen zeitweilig Amenorrhöe bestand. So entwickelte sich im Falle von Gräss eine gewaltige Mammahypertrophie während einer 2 Jahre dauernden Amenorrhöe, die alsbald nach der Menarche einsetzte. Heyn berichtet, daß in seinem Falle (vgl. Abb. 37) erstmalig mit Menstruationsbeginn im Alter von 14 Jahren die Mammae anfingen, sich zu vergrößern und ein zweiter Schub 3 Jahre später erfolgte, nachdem mehrere Monate hindurch die Menses ausgeblieben waren. MacSwiney und Cooper beobachteten bei bestehender Menstruation Abnahme der Brüste, in der Zeit der Amenorrhöe Zunahme. Auch in Blonds Falle waren die Menses sehr unregelmäßig. In den Fällen von Desenne, Malgaigne, Marjolin und Kirchheim entwickelte sich die Hypertrophie vor der Menarche, die bei dem Alter der betreffenden Mädchen längst zu erwarten gewesen wäre. Aus diesen und zahlreichen anderen Beobachtungen gewinnt man den Eindruck, daß mangelhafte Ovarialfunktion einen Wachstumsantrieb für die Brustdrüse darstellt (Blond u. a.).

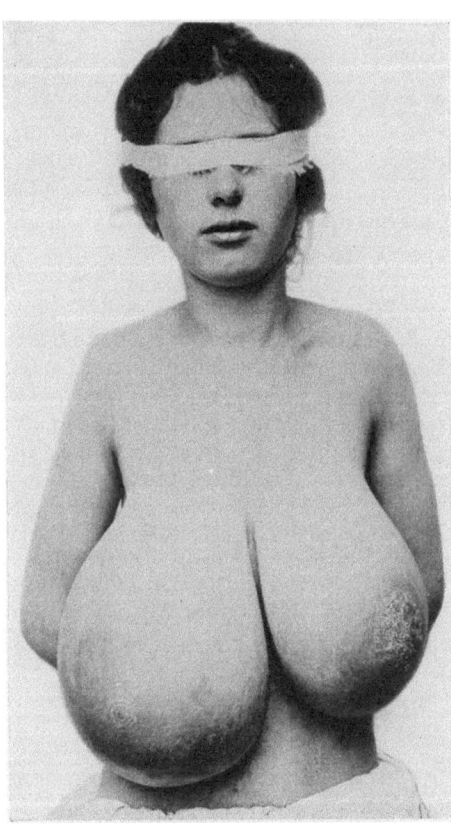

Abb. 37. Mammahypertrophie bei einem 17jährigen Mädchen (Fall Heyn).

Nach Moszkowicz hemmt oder verzögert das normale Ovarium das Wachstum der Mamma von dem Augenblick an, in dem es die volle Reife und Vorherrschaft erlangt hat. Erreicht das Ovarium seine volle Funktionsfähigkeit nicht, so überwiegt der von Schilddrüse und Hypophyse ausgehende Wachstumsantrieb und es kann zur Mammahypertrophie kommen. Untersuchungen über die letztgenannten inkretorischen Drüsen fehlen bisher. Das Vorkommen einseitiger Hypertrophie (vgl. unten) würde nach Blond, der auf das Beispiel der Akromegalie und der Basedowschen Krankheit verweist, nicht gegen die Annahme innersekretorischer Störungen sprechen. Eine besondere Reaktionsfähigkeit der Brüste, auf die gegebenen Reize mit übermäßigem Wachstum zu antworten, muß naturgemäß vorausgesetzt werden.

Was das makroskopische Aussehen hypertrophischer Mammae anlangt, so ist auf der Schnittfläche das Drüsengewebe als fast homogene weißliche Masse erkennbar, die in das umgebende meist sehr spärliche Fettgewebe ausstrahlt. Dieses gelangt nur unter der Haut zu etwas stärkerer Entwicklung.

Dis bisherigen in mehreren Fällen angestellten mikroskopischen Untersuchungen sind als meist sehr unvollkommen zu bezeichnen und weisen nach Dietrich vor allem den Mangel auf, daß sie die verschiedenen Reifungsstadien des Läppchenaufbaues zu wenig berücksichtigen. Legt man den Läppchenbau einer Einteilung der verschiedenen Formen der Mammahypertrophie zugrunde, so ließe sich nach DIETRICH folgendes Schema aufstellen:

1. Hypertrophie mit kindlichem Läppchenbau;
2. Hypertrophie mit unreifen Läppchen im Pubertätsstadium;
3. Hypertrophie mit reifen, nicht funktionierenden Läppchen;
4. Hypertrophie mit reifen, funktionierenden (laktierenden) Läppchen.

SCHÜSSLER gibt von seinem zweiten Falle (16jähriges Mädchen; doppelseitige Hypertrophie mit Einsetzen der Menses) folgende mikroskopische Beschreibung.

Drüsenreiche wechseln mit drüsenarmen Partien ab. Reichverzweigte Drüsengänge mit deutlich ausgeprägten Endbläschen. Das Bindegewebe zeigt stark aufgelockerte ungeordnete Fasern mit reichlichen Fibroblasten und zahlreichen Kapillaren. In der Umgebung

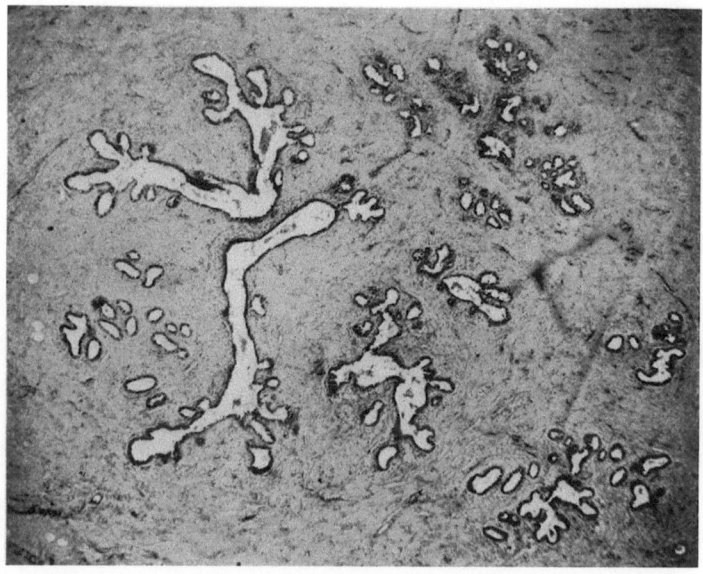

Abb. 38. Mammahypertrophie (Fall HEYN).

der Azini ist deutliches „Mantelgewebe" erkennbar. Manche Läppchen sind jedoch von kernarmem Bindegewebe umgeben. Im Verhältnis zu einer normalen virginellen Mamma, wie sie dem Alter entsprechen würde, ist das Drüsengewebe ungewöhnlich stark entwickelt. DIETRICH bemerkt daher zu diesem Falle, daß man von einer Hypertrophie mit Frühreife sprechen könne.

In KIRCHHEIMs Falle (15jährige virgo, noch nicht menstruiert) findet sich derbfaseriges, straffes, ziemlich zellreiches Bindegewebe in überwiegender Menge. Die Drüsengänge enden in kleinen knospenartigen Auftreibungen oder Zysten. Ausgesprochene Azini fehlen. Das Epithel ist meist hochzylindrisch. Stellenweise sieht man feinste Fetttröpfchen. Wir haben es hier also mit dem Typus der unausgereiften Brustdrüse zu tun. Das gleiche gilt auch für den Fall von BLOND (17jähriges Mädchen; einseitige Hypertrophie drei Jahre nach Menstruationsbeginn). Der von JAFFÉ erhobene histologische Befund besagt, daß das ödematöse zellarme Bindegewebe an Masse gegenüber dem Drüsenparenchym überwiegt. Die Milchgänge sind an vielen Stellen erweitert, von einem zweischichtigen Epithel ausgekleidet, mit papillären Vorsprüngen versehen. Sie verzweigen sich vielfach und enden in soliden Knospen, entsprechen also dem Aufbau der virginellen, noch nicht ausgereiften Brustdrüse.

Abb. 38 zeigt das mikroskopische Bild des von A. HEYN mitgeteilten Falles (vgl. oben). Die mit einem zweischichtigen Epithel ausgekleideten Milchgänge sind weit, mit zahlreichen Ausbuchtungen versehen. Kleine Gruppen von Endbläschen sind stellenweise vorhanden; die Drüsenfelder lassen jedoch die sonstige Geschlossenheit vermissen. Das Bindegewebe ist derbfaserig, kernarm, enthält nur spärliche kleine Inseln von Fettgewebe. In der Umgebung der Azini zellreicheres „Mantelgewebe". Wir haben also auch hier den Typus einer unentwickelten, wenig ausgereiften Brustdrüse vor uns.

Dietrich bemerkt zu der häufig wiederkehrenden Angabe über besonders starke Vermehrung des Bindegewebsanteils, das bei einer unentwickelten Brustdrüse normalerweise der Drüsenanteil gering entwickelt ist. Bei der Mammahypertrophie von einem „diffusen Fibrom" zu sprechen, wie Kirchheim es tut, hält Dietrich für nicht berechtigt, ebensowenig angebracht ist die Benennung Fibrosis oder Fibromatose, da sie zu Verwechslungen mit der als diffuse Fibromatose bekannten Rückbildungsveränderung führt.

Die sog. Graviditätshypertrophie tritt für gewöhnlich in den ersten Schwangerschaftswochen auf und entwickelt sich, wie erwähnt, meist in kurzer Zeit, etwa innerhalb von 1—2 Monaten. Ein eindrucksvolles Beispiel für die ungeheure Wachstumstendenz der Brüste stellt der Fall Herczel dar. Bei einer 29jährigen I-para begann die Hypertrophie im 2. Schwangerschaftsmonat. Nach 6 Wochen hingen die Brüste bis auf die Symphyse und die Oberschenkel herab.

Im Falle Köhlers erfolgte die Vergrößerung in rapider Weise innerhalb von 2 Wochen. Während im allgemeinen nach dem 6. Schwangerschaftsmonat ein weiteres Wachstum nicht mehr stattfindet, setzte die Hypertrophie im Falle Freunds erst im 7. Monat der 5. Gravidität ein. Es können also Schwangerschaften vorangegangen sein, ohne daß die Brüste abnorm vergrößert waren (hierher gehört auch Fall 1 von Zarukow). Die Regel ist jedoch, daß es bei der ersten und jeder folgenden Gravidität zur Mammahypertrophie kommt (periodische oder rezidivierende Form der Mammahypertrophie). Vielfach findet sich die Angabe, daß vor Beginn der Schwangerschaft die Mammae durchaus normal groß erschienen, ja daß sie sogar mitunter auffallend klein gewesen sind (Köhler). Jedoch sind Fälle bekannt, in denen eine seit der Pubertät bestehende Mammahypertrophie durch die Schwangerschaft zu weiterem Wachstum angeregt wurde (Billroth, Erdheim). In der Regel ist zu beobachten, daß bereits kurz nach der Geburt die Mammae sich weitgehend zurückbilden, um sehr bald wieder ihre gewöhnliche Größe zu erreichen. Auch nach Einleitung der künstlichen Frühgeburt erfolgt meist sehr rasch Verkleinerung (Donati, Erdheim u. a.). Blond bemerkt, daß sich in diesem Verhalten ein wesentlicher Unterschied gegenüber der Pubertätshypertrophie geltend macht.

Bei der Beurteilung abnormer Vergrößerungen der Mammae in der Schwangerschaft sind nach Blond folgende Möglichkeiten zu beachten:

1. Eine vorher normale Brust (bzw. beide Brüste) werden in der Gravidität übermäßig groß.

a) Nach der Geburt (Abortus) geht die Vergrößerung zurück; das wäre keine echte Hypertrophie, sondern ein Exzeß des physiologischen Wachstums in der Gravidität.

b) Nach der Geburt geht die Vergrößerung nicht zurück, es liegt eine echte Hypertrophie vor. Solche Fälle sind nicht bekannt, vielleicht weil frühzeitig Amputation beider Brüste vorgenommen wurde (Foges, Wisshaupt, Freund, Lentz).

2. Die Brust (bzw. beide Brüste) waren schon vor der Gravidität übermäßig groß.

a) Sie ist während der Gravidität noch mehr gewachsen und nach derselben auf das frühere Maß zurückgegangen. Solche Fälle sind nicht bekannt.

b) Sie ist nach der Gravidität relativ größer geblieben (Fries, Juhle, Schlesinger).

Blond ist der Meinung, daß die Bezeichnung Graviditätshypertrophie nach den bisher vorliegenden Erfahrungen keine eigentliche Berechtigung hat und eine scharfe Trennung von der Pubertätshypertrophie nicht möglich ist, seitdem durch ERDHEIM der Übergang der einen Form in andere nachgewiesen wurde.

Im Falle ERDHEIMs begann das übermäßige Wachstum der Brüste mit 12 Jahren. Bei der 1. Gravidität mit 19 Jahren erfolgte rapide Vergrößerung. Nach künstlichem Abort im 3. Monat verkleinerten sich die Mammae auffallend schnell. Im Verlaufe der 2. Gravidität mit 22 Jahren wiederum sehr rasches Wachstum.

KIRCHHEIM hebt als Unterschied zwischen physiologischem Wachstum und Hypertrophie die ungleichmäßige Größenzunahme der Brüste hervor. Es kann wie in den Fällen von BLOND und VAN SWIETEN überhaupt nur eine Mamma betroffen sein. Bei doppelseitiger Hypertrophie können, wie erwähnt, die Brüste verschieden groß sein oder sich zeitlich ungleichmäßig entwickeln.

Mikroskopisch zeigt sich bei der Graviditätshypertrophie ein von der gewöhnlichen Schwangerschaftsveränderung nur wenig abweichendes Bild (ENGLÄNDER, ERDHEIM, DIETEL). Nur aus KÖHLERS Beschreibung geht hervor, daß trotz vorgeschrittener Gravidität (7. Monat) voll ausgebildete Azini fehlten, die Brustdrüse also die Anzeichen funktioneller Minderwertigkeit erkennen ließ.

Dem letztgenannten mikroskopischen Befund entspricht durchaus die vielfältige klinische Erfahrung, daß die sekretorischen Leistungen der Mamma bei der Graviditätshypertrophie sehr mangelhafte sind. KÖHLER vermerkt, daß erst nach der Geburt etwas Kolostrum sich ausdrücken ließ. In den Fällen von GRASMÜCK und SCHÜSSLER war die Milchsekretion so spärlich, daß Stillunfähigkeit bestand; ebenso betont HALTER die Hypogalaktie. Ausnahmsweise wurde in einigen Fällen lange Zeit andauernde Galaktorrhöe beobachtet (DELBET, MONOD).

Über die Ursachen der Graviditätshypertrophie ist ebensowenig bekannt, wie über die der Pubertätshypertrophie. Nur so viel ist sicher, daß es sich um abnormes Ansprechen der Brustdrüse auf einen physiologischen hormonalen Reiz handelt. Für eine familiäre Disposition spricht die Feststellung von ROUSSEAU, daß die Schwestern seiner Patientin und die Geschwisterkinder sehr stark entwickelte Brüste hatten und bei einer Schwester ebenfalls ausgesprochene Hypertrophie während der Schwangerschaft auftrat.

Von besonderem Interesse sind die seltenen Fälle von einseitiger Mammahypertrophie (VAN SWIETEN, LOTZBECK, SHEEN, ENGLÄNDER, ROUTIER, GROSCH, BLOND, KÜTTNER, HALTER u. a.). Etwa 15 Fälle dürften im ganzen bekannt sein. Es handelt sich meist um Pubertätshypertrophie, die mitunter schon in auffallend jugendlichem Alter sich bemerkbar machte, im Falle SHEENs seit dem 8. Lebensjahr bestand. VAN SWIETEN sah eine Schwangerschaftshypertrophie der rechten Brust sich rapide entwickeln, so daß sie im 8. Monat bis auf den Oberschenkel herabreichte. Nach vollkommener Rückbildung trat bei einer zweiten Gravidität die Hypertrophie in der gleichen Weise auf.

Verständlich erscheint uns die einseitige Hypertrophie, wenn wir bedenken, daß auch bei der doppelseitigen Hypertrophie, wie erwähnt, fast stets deutliche, mitunter sogar erhebliche Größenunterschiede zwischen links und rechts bestehen. Man könnte somit von „Übergangsfällen" sprechen. Weiter ist zu beachten, daß zeitliche Unterschiede im Wachstum der beiden Brüste bestehen (vgl. oben). BLOND meint daher, man solle die Diagnose auf „derzeit einseitige" Hypertrophie stellen, da man niemals mit Sicherheit sagen könne, ob sie einseitig bleiben wird.

Im Falle LOTZBECKs bestand neben diffuser Hypertrophie Galaktozelenbildung; KIRCHHEIM bezweifelt seine Zugehörigkeit zur echten Mammahypertrophie.

Klinisch nicht immer leicht von der einseitigen Hypertrophie zu trennen sind Fälle, in denen Geschwulstbildung eine Hypertrophie vortäuscht

(Kirchheim). So hatte im Falle Coopers ein den Drüsenkörper durchsetzendes Lipom zu einer beträchtlichen Vergrößerung der einen Mamma geführt. In den Fällen von Richel und Demarquai lag diffuse Fibrombildung, in Marcés Falle Adenombildung vor. Image und Hake beschreiben ein „traumatisches Angiom" als Ursache der Mammaschwellung.

Sind akzessorische Mammae vorhanden, so nehmen auch diese an der Hypertrophie meist teil. Herczel sah bei seinem Fall (vgl. oben) in der linken Achselhöhle einen anderthalbfaustgroßen Knoten sich entwickeln. Im Falle von Foges erreichten die Nebenbrustdrüsen in der rechten Achselhöhle ein Gewicht von 300 g, in der linken von 350 g. Köhler beschreibt einen walnußgroßen Knoten in der linken Axilla ohne Warzenbildung. Jedoch entleerte sich Sekret aus einer ganz feinen Öffnung der Haut. Im Falle Erdheims grenzte an die linke Mamma am oberen äußeren Quadranten eine kindskopfgroße Geschwulst; rechts oberhalb der rechten Mamma nach der Achselhöhle hin fand sich ein walnußgroßer Knoten.

Anhang: Die Hängebrust (Mastoptose, Mamma pendula).

Unter den im Laufe des Lebens auftretenden pathologischen Formänderungen spielt die Hängebrust die wichtigste Rolle. Sehr reichlicher Fettansatz, Abmagerung, Hypertrophie wie Atrophie des Drüsengewebes bilden die Ursachen, zu denen stets eine Erschlaffung bzw. Überdehnung des Aufhängeapparates hinzutreten muß. Zum vorübergehenden Hängen der Brüste kommt es häufig während der Schwangerschaft und Laktation (funktionelle Hängebrust); die Deformierung kann danach dauernd bestehen bleiben. Meist stellt sich die Mastoptose erst im vorgeschrittenen Lebensalter ein, doch sind nicht selten bereits Mädchen im jugendlichen Alter befallen, wobei ver- erbte Konstitution häufig beobachtet wird. Vielfach stellt die Hängebrust eine Rasseneigentümlichkeit dar.

Nach Dietrich und Frangenheim neigen breit anliegende Brüste bei kräftigem Thorax weniger zur Ptose als Brüste mit kleiner Basis bei schmalem Thorax, die zu Stielbildung und birnenförmiger Deformierung disponiert sind.

Wichtig für das Verständnis der Mastoptose ist die Art der anatomischen Verbindung der Brust mit der Thoraxwand (Glaesmer und Amers- bach). Die Mamma liegt leicht verschieblich der Aponeurose des Musc. pectoralis auf infolge Einschiebung einer lockeren retromammären Bindegewebs- schicht. Diese ist mit der Mamma durch eine feine Faszie verbunden, die nach oben bis zur Klavikula reicht, so daß man nach Giraldès geradezu von einem „Ligamentum suspensorium mammae" sprechen kann. Auch die Haut trägt, sofern sie noch nicht überdehnt ist, zur Stütze der Brust wesentlich bei, dadurch, daß bandartige Verbindungen zwischen Drüsenkörper und subkutanem Fettgewebe (Ligamenta suspensoria [Cooperi]) bestehen.

X. Mißbildungen.

a) Defekt der Brustdrüse (Amastie).

Mangelhafte Bildung oder vollständiger Defekt der Brustdrüse kommt niemals für sich allein vor, sondern stets in Verbindung mit anderen Defektbildungen der Thoraxbedeckungen, insbesondere teilweisem oder vollständigem Mangel des Musc. pectoralis major. Hierzu kommen weiter- hin trophische Störungen der Brusthaut (Stintzing), so daß von einer regelmäßig vorhandenen Trias der Erscheinungen gesprochen werden kann, die offensichtlich nicht von allen Autoren hinreichend beachtet worden ist (Walther).

Es gilt dies vor allem für die zahlreichen Mitteilungen über Fälle von Pektoralis-defekt, aus deren Beschreibung mit aller Deutlichkeit hervorgeht — z. B. aus der häufigen Angabe, daß der Panniculus adiposus vollständig fehlt, und daß die Haut unmittelbar den Rippen aufliegt —, daß eine Aplasie der Brustdrüse vorgelegen haben muß. Wenn eine Warze vorhanden und wenn es sich zudem noch um männliche Individuen gehandelt hat, ist der Brustdrüse vielfach überhaupt keine Beachtung geschenkt worden.

WALTHER hat in seiner grundlegenden Arbeit dargelegt, daß in den Fällen von sog. Amastie [1] scharf zu unterscheiden ist, ob eine „Agenesie" oder eine „Aplasie" vorliegt. Geht man nämlich von der entwicklungsgeschichtlichen Tatsache aus, daß die erste Anlage des Mammarorgans in der Ausbildung einer streifenförmigen Epithelverdickung, der „Milchleiste" besteht, so erhellt daraus, daß man nicht von einem Fehlen der Mamma sprechen kann, wenn eine Warze vorhanden ist. Hier handelt es sich also nur um mangelhafte Entwick-lung eines in der Anlage vorhandenen Organs (Aplasie). Die Agenesie, die im strengsten Sinne des Wortes die eigentliche „Amastie" darstellt, liegt dann vor, wenn auch nicht die An-deutung einer Warze zu erkennen ist, zu dem Fehlen des Drüsenkörpers also Fehlen der Warzen (Athelie) hin-zukommt. Während „Aplasien" relativ häufig sind, gehören „Agenesien" zu den größten Seltenheiten. WALTHER stellt (einschließlich seines eigenen Falles) 24 Fälle zusammen, von denen 8 allerdings dem älteren Schrifttum an-gehören und nur unvollkommen be-schrieben sind (LOUZIER: 3 Fälle, GEOFFROY SAINT HILAIRE: 2 Fälle, MAR-ANDEL: 1 Fall, SKANZONI: 2 Fälle). Die übrigen Fälle von Agenesie, bei denen einwandfrei feststeht, daß Drüse und

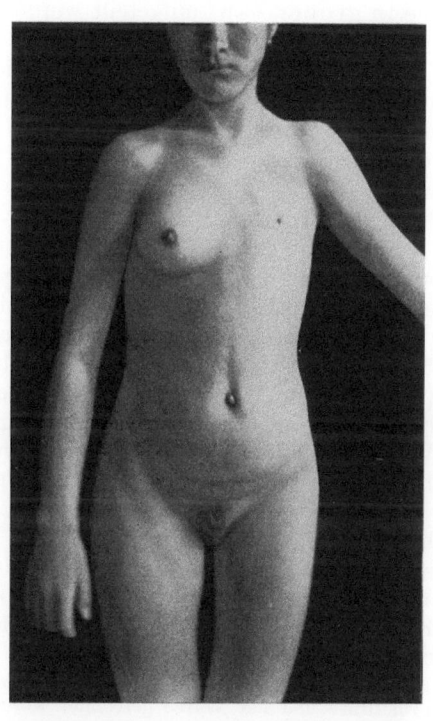

Abb. 39. Aplasie der linken Mamma. M. pecto-ralis major und minor mangelhaft entwickelt (Beobachtung der medizinischen Klinik Augusta-hospital Köln). (Nach DIETRICH-FRANGENHEIM: Erkrankungen der Brustdrüse. Stuttgart 1926.)

Warze fehlten, sind mitgeteilt von BITTDORF, FRORIEP, FÖRSTER, GREIF, HUBERT, HUTCHINSON, JEFFERIS, KING, LOENING, PEIPER, REČEK, SCHLÖTZER, SEITZ, TOMPSON, WALTHER, WIDMER, WHYTE (2 Fälle; Vater und Sohn). Sie betreffen lediglich einseitige Defekte teils bei Männern, teils bei Frauen.

Als typisches Beispiel einer Agenesie sei der Fall WALTHER kurz beschrieben: Die vordere Achselfalte wird gebildet von der kräftig entwickelten Portio clavicularis des Pectoralis major. Brustdrüse und Brustwarze fehlen vollkommen. Die Haut liegt den Rippen scheinbar unmittelbar an, läßt sich nicht abheben und zeigt mangelhafte Behaarung. Der übrige Teil des Musc. pectoralis fehlt.

Weitere Defektbildungen der Thoraxwand können hinzutreten, so z. B. Fehlen der 2.—5. Rippe (JEFFERIS, RITTER und EPPINGER u. a.) für gewöhnlich verbunden mit Lungenhernie, ferner Defekte anderer Muskeln (Deltoideus, Serratus anterior, Latissimus dorsi u. a.) und Dextrokardie.

---

[1] Im älteren Schrifttum begegnet man auch der Bezeichnung „Amazie" (ὁ μαζός Zitze).

Auch Entwicklungsstörungen des gleichseitigen Armes wie Verkürzung und Atrophie mit Mißbildungen der Hand (Schoedel, Gilly, Ritter und Eppinger) kommen vor. Nach Walther findet sich jedoch in über 80% der Fälle der isolierte Brustmuskeldefekt, der stets mit Entwicklungsstörungen der Haut und der Brustdrüse verbunden ist.

Letzteres gilt auch für die Aplasie der Brustdrüse, die, wie erwähnt, charakterisiert ist durch Vorhandensein einer Warze (bzw. die Andeutung einer solchen), aber vollständiges Fehlen des Drüsenkörpers (vgl. Abb. 39). Sieht man von den seltenen Fällen von Agenesie ab, so entspricht die Häufigkeit der Aplasie nach Walther dem Vorkommen von Brustmuskeldefekten (vgl. oben), die in großer Zahl mitgeteilt worden sind. Walther hat aus dem gesamten Schrifttum 224 Fälle zusammenstellen können.

In den meisten Fällen handelt es sich um einseitigen Mangel der Brustdrüse, wobei die rechte Seite häufiger befallen ist als die linke. Die Warze ist mehr oder weniger verkümmert, gelegentlich nur als pigmentierter Fleck andeutungsweise erkennbar (Stiglbauer) und für gewöhnlich nach innen und oben verlagert (Dietrich und Frangenheim u. a.). Bei vorhandener Warze kann der Warzenhof klein sein oder vollständig fehlen.

Die von Gilly, Wylie und Batchelor mitgeteilten Fälle von angeblich vollständigem doppelseitigem Mangel der Brustdrüse halten nach Walther einer strengen Kritik nicht stand und sind ebenfalls der Aplasie zuzuzählen, da an der Stelle der Warze wenigstens Pigmentflecke gelegen waren. Weitere Fälle von doppelseitiger Aplasie sind beschrieben worden von Wendel, Prinz (2 Fälle), Rehone und von Noorden; es handelt sich um männliche Individuen, bei denen der gleichzeitig vorhandene doppelseitige Brustmuskeldefekt im Vordergrund des Interesses stand. Ferner hat Stiglbauer einen Fall mitgeteilt, bei dem es sich um eine 32jährige Frau handelt, die dreimal geboren hatte.

Die Erklärung der Amastie durch intrauterine Druckwirkung dürfte heute allgemein abgelehnt werden. Walther folgert aus der Tatsache, daß in den meisten Fällen von Amastie die Warze angelegt ist, die Entwicklungsstörung müsse weniger das Ektoderm betreffen, als das Nachbarkeimblatt, das Korium. Ebenso wie der Pektoralisdefekt ist der Brustdrüsendefekt als Hemmungsmißbildung aufzufassen.

Mit Unrecht zur Amastie sind eine Anzahl Fälle von auffallender Kleinheit der Brustdrüse und der Warze gerechnet worden, bei denen es sich um infantilistische Frauen oder Mädchen mit stark unterentwickeltem Genitale handelt. Hierher gehören die Fälle von Greenhow und Remfry, zwei Fälle von Cramer, sowie ein Fall Sellheims. Ein Beweis, daß keine Drüsenaplasie vorlag, ist in dem einen Falle Cramers darin zu erblicken, daß nach Transplantation von Ovarien die bisher amenorrhoische Patientin bereits nach Ablauf eines Jahres 7mal menstruiert hatte und die Brüste deutlich prominierten. Es liegt klar auf der Hand, daß in den genannten Fällen lediglich eine Hypoplasie der Brustdrüse vorlag, die einer Wachstumshemmung infolge Fehlens der von den Ovarien ausgehenden hormonalen Reize ihre Entstehung verdankte.

Unter Anisomastie versteht man ungleiche Größe der Brüste. Sie findet sich, wie erwähnt, fast regelmäßig bei der Mammahypertrophie. In anderen Fällen handelt es sich um angeborene abnorme Kleinheit einer Brustdrüse (Hypoplasie), wobei die zweite Brust kompensatorisch hypertrophisch sein kann (Reček). Ferner kommt Ungleichheit der Mammae zustande, wenn nach eingreifenden Operationen am Thorax die „Parenchymnerven" zerstört wurden (M. Ernst).

Auch in Versuchen an Hunden und Kaninchen konnte Ernst zeigen, daß hochgradige Rückbildung der Milchdrüsen erfolgte, wenn der Grenzstrang des Sympathikus und die Interkostalnerven reseziert wurden.

Angelis und Altschul beobachteten Anisomastie als Folge von Schädigungen des Zentralnervensystems (Thalamusläsion nach Schädel-

trauma, Poliomyelitis acuta anterior); sie halten es für möglich, daß eine Ent-
hemmung des Sympathikus bei dem Zustandekommen der ungleichmäßigen
Entwicklung eine Rolle spielt. Durch den Sympathikus vermittelte trophische
Störungen nimmt auch KOKALJ-KOWALEWSKA als Ursache für einseitige Atrophie
der Brustdrüse an, die in 75% bei Frauen mit einseitiger Lungentuberkulose festgestellt wurde.

b) Überzahl der Brustwarzen und Brustdrüsen.

Weit häufiger als Fehlen der Brustdrüse kommt Überzahl derselben vor.
Zu unterscheiden ist zwischen Überzahl der Brustwarzen (Polythelie, Hyperthelie) und Brustdrüsen (Polymastie, Pleiomazie, Hypermastie, Mammae
accessoriae). Drei Formen der Überzahlbildungen sind nach JOHN ausein-
anderzuhalten:

1. Hypermastien, bei denen es sich um Milchdrüsen handelt, die in ihrem
Bau ganz einer normalen Mamma gleichen, d. h. Drüsengewebe, Ausführungs-
gang, Areola und Warze aufweisen, jedoch eine geringere Größe besitzen (sog.
Mikromammae).

2. Pseudomammae, die aus typischen Brustwarzen mit oder ohne
Areola bestehen, aber kein Drüsengewebe erkennen lassen (Hyperthelie).

3. Eine Form der Hypermastie, bei der ein unter der Haut gelegener Drüsenkörper ohne Warzenbildung vorhanden ist. Die Ausführungsgänge münden
in feinen Hauptporen nach außen. Diese Form kommt besonders in der Achselhöhle zur Beobachtung.

Eine weitere Einteilung dieser drei Hauptformen gibt KAJAVA in folgendem
Schema:

1. Hypermastia completa (vollkommen ausgebildete Mikromammae).
2. Hypermastia mamillaris (es fehlt nur die Areola).
3. Hypermastia areolaris (Drüsensubstanz und Areola sind vorhanden, Warze fehlt).
4. Hypermastia glandularis (wird von den Achselmammae gebildet).
5. Hyperthelia completa (Pseudomamma, bestehend aus Warze und Areola ohne
Drüsensubstanz).
6. Hyperthelia mamillaris (als alleiniger Bestandteil ist eine Mamille vorhanden).
7. Hyperthelia areolaris (es ist nur eine Areola vorhanden).
8. Hyperthelia pilosa (alle Merkmale eines Milchdrüsenrudimentes fehlen; statt dessen
findet sich eine Haarinsel).

Beide Geschlechter sind mit etwa gleicher Häufigkeit befallen;
jedoch weichen die Angaben über die Prozentsätze bei Massenuntersuchungen
nicht unerheblich voneinander ab. Der Grund hierfür dürfte weniger auf rassen-
mäßige Unterschiede der Bevölkerung zurückzuführen sein, als vielmehr auf
Schwierigkeiten der Beurteilung von Fällen rudimentärer Polythelie,
besonders bei Männern. Solche verkümmerten Warzen mit Sicherheit von einem
Pigmentnävus oder einem Molluscum contagiosum zu unterscheiden ist oft
schwierig (LEICHTENSTERN, BOENHEIM u. a.).

Daß die regelrechten Mikromammae im Puerperium Milch sezernieren,
ist durch zahlreiche Beispiele sichergestellt. Ihr Anschwellen in der Schwangerschaft, mitunter erhebliche Beschwerden beim Einschießen der Milch, führen
dazu, daß überzählige Brüste bei Frauen weit mehr Beachtung finden als bei
Männern.

NEUMANN und OING stellten durch mikroskopische Untersuchung fest, daß
es Mikromammae ohne Ausführungsgänge gibt. Diese schwellen bei der
Schwangerschaft an, ohne daß sich naturgemäß Sekret nach außen entleeren kann.

Schon im Altertum ist die Polymastie bekannt gewesen, wie aus bildlichen Darstellungen hervorgeht (Göttin der Fruchtbarkeit, Isis- und Dianastatuen). Die römische
Kaiserin Julia führte wegen ihrer Vielbrüstigkeit den Beinamen Mammaea.

Die älteste kasuistische Zusammenstellung ist in der heute noch grundlegenden Arbeit von Leichtenstern (1878) enthalten; sie umfaßt 105 Fälle.
Das hier angegebene Häufigkeitsverhältnis von 1:500 ist nach neueren
Statistiken als bei weitem zu niedrig anzusehen. Bruce (1879), der 65 Fälle
in 3 Jahren beobachtete, gibt für Männer 9,11%, für Frauen 4,7% an; Hof-
stätter (1910) berechnet die Häufigkeit an Hand von 49 eigenen Fällen auf
rund 10%; Boenheim (1919) schätzt das Vorkommen auf etwa 1% (43 Fälle);
Neumann und Oing (1929) geben 5,3% bei 1000 untersuchten Frauen an. Nach
Iwais umfangreichen Untersuchungen beträgt die Häufigkeit der Polymastie bzw.
Polythelie bei Japanern insgesamt 2,44% (5,19% bei Frauen, 1,68% bei Männern)
Bock sah bei Javanen Hyperthelie in 1,77% bei 7192 untersuchten Männern,
in 1,33% bei 2324 Frauen. Auffallend hohe Prozentsätze ergaben sich bei

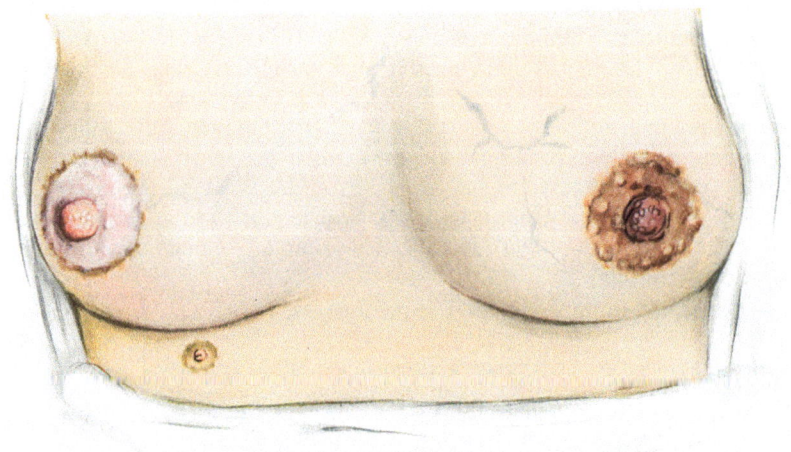

Abb. 40. Eine überzählige Warze mit Areola unterhalb der rechten pigmentlosen Hauptmamma.
(Nach H. O. Neumann u. M. Oing: Arch. Gynäk. 138.)

statistischen Feststellungen, die auf Veranlassung v. Bardelebens bei Rekru-
tierungen erhoben wurden. Die Zahlen bewegen sich zwischen 6,21 und 14%.
Bei mecklenburgischen Rekruten wurden je nach verschiedenen Gegenden 15,7
bis 45% errechnet, was nach v. Bardeleben auf die Durchmischung mit
slavischen Elementen zurückzuführen sei. Im Gegensatz zu diesen Ziffern
stehen die Erfahrungen Boenheims an der mecklenburgischen Bevölkerung
(vgl. oben). v. Bardeleben schätzt die Häufigkeit der Polymastie nach eigenen
Beobachtungen am Material der Jenenser Anatomie auf 10% [1].
   Den niedrigsten Prozentsatz (0,5% bei Männern) gibt Friedberg an.
   Der Sitz überzähliger Warzen bzw. Mammae kann sehr verschieden
sein. Es kommen zunächst innerhalb des normalen Warzenhofes multiple
Mamillen vor (2—5), ein Zustand, für den Leichtenstern die Bezeichnung
„intraareoläre Polythelie" gewählt hat. Handsyde sah bei einem Manne
im Bereich des rechten Warzenhofes sieben, des linken zwei Papillen. Hierher
gehören als Vorstufen (Hofstätter) auch die Fälle, in denen die normale
Warze gegen die Spitze zu sich in zwei oder drei Zweige spaltet (Mamilla
bifurcata, bi—s. trifida, bi—s. tripartita, Leichtenstern).

   [1] Haenel beobachtete bei Musterungen während des Krieges überzählige Mamillen
in 16—17%.

Weitaus am häufigsten (in mehr als 90%) finden sich überzählige Warzen
an der Vorderseite des Thorax (Mamillae s. Mammae accessoriae

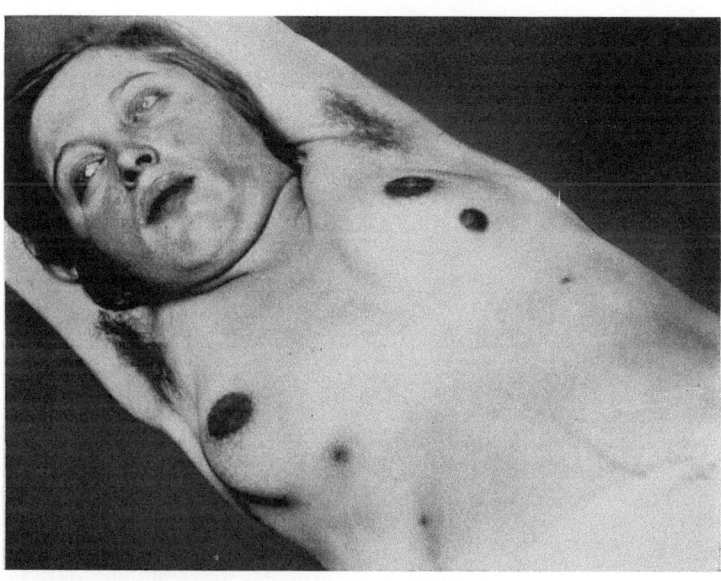

Abb. 41. 26jährige Erstschwangere mit 6 überzähligen Brustdrüsen bzw. -warzen. (Die Warzen
in den Achselhöhlen sind schwer erkennbar.) (Nach H. O. NEUMANN u. M. OING: Arch. Gynäk. **138.**)

pectorales) und zwar vorwiegend unterhalb und einwärts der normalen
Mamille (vgl. Abb. 40 u. 41), wie alle statistischen Zusammenstellungen übereinstimmend zeigen. Die linke Kör-
perseite scheint vorzugsweise betroffen zu sein (v. BARDELEBEN,
JELLINEK, BOENHEIM); im Gegensatz hierzu stehen die Angaben von BOCK. In der Regel
ist nur eine überzählige Mamille
vorhanden; Mehrzahl kommt jedoch vor. Die selteneren oberhalb und nach außen von den
normalen Brüsten liegenden
überzähligen Mammae hingegen
sollen nach LEICHTENSTERN stets
doppelseitig sein, was von späteren Untersuchern allerdings
nicht bestätigt werden konnte.

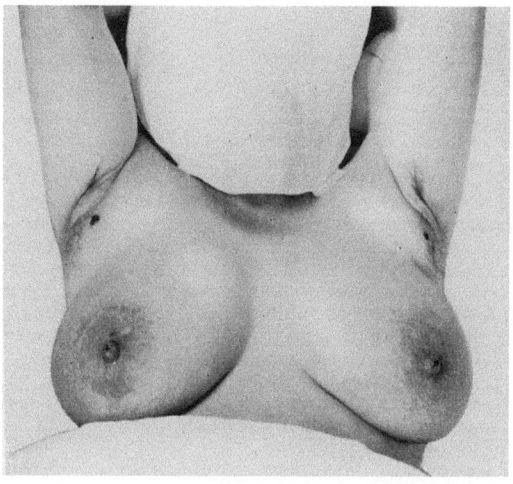

Abweichend von den Erfahrungen aller anderen Autoren gibt IWAI
an, daß er bei Japanern die akzessorischen Milchdrüsen meist oberhalb der normalen Mamma gesehen
habe. Auch WATANABE fand bei
japanischen Soldaten in 95% der

Abb. 42. Wöchnerin mit doppelseitigen Achselmikro-
mammae. Warzen stark prominent und stark pigmentiert.
(Nach H. O. NEUMANN u. M. OING: Arch. Gynäk. **138.**)

Fälle die überzählige Warze oberhalb, in nur 3,7% unterhalb der normalen Brustwarze.

Mehrfach sind überzählige Warzen bzw. Brüste gleichzeitig ober- und unterhalb der Hauptmamma angetroffen worden. Einzig dastehend ist der Fall

Neugebauers, eine 23jährige Frau mit 8 akzessorischen Mamillen betreffend. Sehr selten sitzt die überzählige Mamille in gleicher Höhe mit der normalen und zwar nach außen von dieser.

Ferner kommen relativ häufig überzählige Brüste in der Achselhöhle vor (vgl. unten), weit seltener in der vorderen Achselfalte (vgl. Abb. 42) am Abdomen in der Leistengegend (Bauer und Kömm, Schlefko [zit. nach Theodor], ferner Muraltus und Jussien [zit. nach Hartung], Hennig), an den großen Schamlippen (E. Kaufmann, Hartung, Purves und Hadley, Bell, de Blasio [zit. nach Neumann und Oing], Gomoin und Deaver, M. Farland, Jonescu, Barteky, Eisenreich [1]) und an der Innenseite der

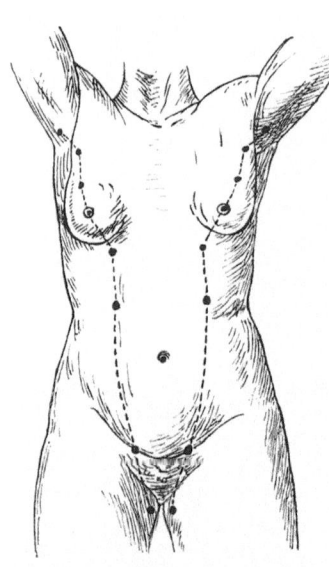

Abb. 43. Bezeichnung der Orte, an denen überzählige Brustdrüsen vorkommen. Der Verlauf der Linie entspricht dem der embryonalen Milchleiste. (Nach Merkel.)

Oberschenkel (Dietschy, Schmoeger, Forster). Auf sehr seltene anderweitige Lokalisation soll später eingegangen werden. Die bisher genannten entsprechen dem Verlauf einer Linie, deren Übereinstimmung mit der embryonalen Milchleiste unschwer zu erkennen ist (vgl. Abb. 43).

Geoffroy-Saint-Hilaire und Darwin hatten bereits die richtige Erkenntnis, daß es sich bei der Hypermastie des Menschen um atavistische Rückschläge handelt. Den endgültigen Beweis für die Richtigkeit dieser Auffassung lieferte die Feststellung, daß in einem bestimmten Stadium der ontogenetischen Entwicklung eine vielbrüstige Milchdrüsenanlage normalerweise vorhanden ist. Sie kommt in der von O. Schultze entdeckten Milchlinie zum Ausdruck, in deren Verlauf hypertheliale Bildungen (vgl. Abb. 2) bei menschlichen Embryonen wiederholt gefunden worden sind (Hugo Schmidt, Berk, Heinrich Schmitt, Kallius, Neumann und Oing u. a.). Ein großer Teil dieser embryonalen Hyperthelien bildet sich wiederum zurück, ein Teil entwickelt sich zu regelrechten Milchdrüsen (Mikromammae) bzw. rudimentären Warzen.

Auch bei Affen, Rindern und anderen Tieren ist sowohl im Embryonalstadium wie später Hypermastie und Hyperthelie festgestellt worden (Burkhard, Bland, Sutton).

Auf Grund von Untersuchungen an Eichhörnchenembryonen kommt Bresslau zu der Ansicht, daß durch Abspaltung und Verlagerung von Teilen einer normalen Mammaranlage gewisse Hyperthelien und Hypermastien zu erklären sind. Die intraareoläre Hyperthelie und überzählige Warzen, die in gleicher Höhe mit der normalen liegen, dürften so ihre Erklärung finden. Auch Hansemann glaubt, daß Teilung einfacher embryonaler Drüsenanlagen zur Überzahlbildung führen kann.

Bresslau macht ferner darauf aufmerksam, daß nicht alle embryonalen Hyperthelien auf Mammarorganrudimente zu beziehen sind, sondern daß es sich auch um Anfänge neuer Bildungen handeln kann, wie z. B. beim Eichhörnchen um Entfaltung von Hyperthelien zu Sinushaaren.

Eigenartige divergierende Haarwirbel sind auch beim Menschen im Bereich der Milchlinie am Thorax beobachtet und als Äquivalente für überzählige Warzen gedeutet worden (Ammon, A. Mayer). Kajava beschreibt auffallende Haarbildungen an der Spitze überzähliger Mamillen.

Erhebliche Schwierigkeiten bereitet die Erklärung solcher Lokalisationen überzähliger Brüste, die außerhalb der Milchlinie in seltenen Fällen angetroffen

---

[1] In den beiden letztgenannten Fällen bestand in dem akzessorischen Drüsengewebe Fibroadenombildung.

wurden. So sah KLOB (zit. nach LEICHTENSTERN) über dem Akromion eines Mannes eine pigmentlose Warze, die zu einem walnußgroßen mikroskopisch

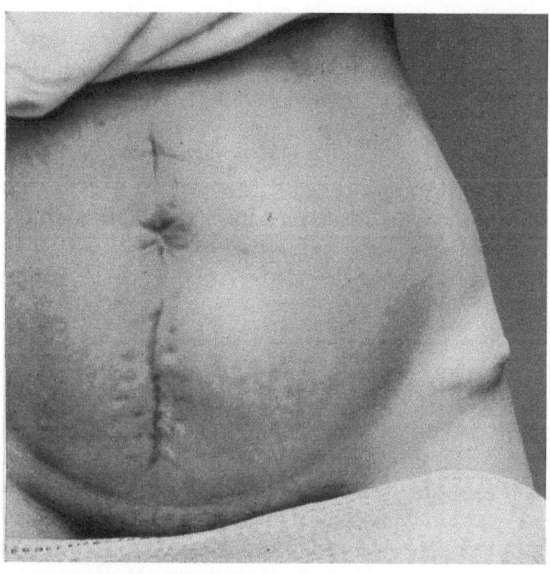

Abb. 44. Überzählige Brustdrüse an der Außenseite des linken Oberschenkels. (Beobachtung der Chirurgischen Universitätsklinik Kiel.)

sichergestellten Milchdrüsenkörper gehörte. SCHMOEGER beobachtete eine reichlich sezernierende Brustdrüse gleicher Lokalisation bei einer Frau. Mehrfach sind akzessorische Mammae am Rücken beschrieben worden (PAULINUS, HELBIG, BARTHOLIN, zit. nach LEICHTENSTERN und HARTUNG). ED. KAUFMANN sah eine gut ausgebildete Milchdrüse in der Lendengegend dicht neben der Mittellinie, PERKIUS am Gesäß, BOENHEIM zwischen Wirbelsäule und rechtem Schulterblatt bei einem Manne. Auch an der Außenseite des Oberschenkels kommen überzählige Brustdrüsen vor (vgl. Abb. 44). Anna von Boleyn, die Gemahlin Heinrichs VIII. soll mit einer solchen behaftet gewesen sein. Besondere Berühmtheit hat der Fall ROBERTS (zit. nach THEODOR) erlangt, der eine Frau betrifft, die 30 Monate lang aus einer 4 cm unterhalb des Trochanter major gelegenen Brustdrüse ihr Kind gestillt hat. FUCHS und GROSS beobachteten bei einem Manne eine Mamilla mit Drüsenkörper am rechten Trochanter. SCHROONER fand bei

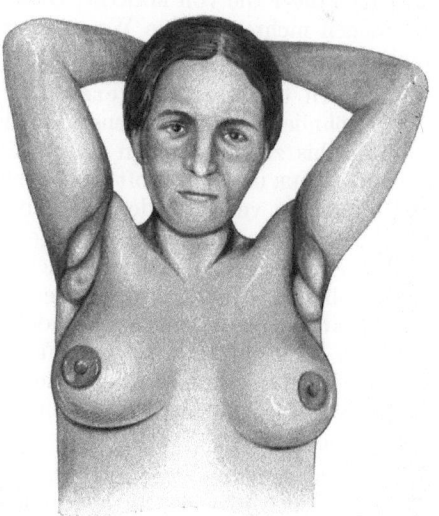

Abb. 45. Doppelseitige Achselhöhlenbrüste zum Teil ohne jede Andeutung von Warze. (Nach F. KAYSER.)

einem 30jährigen Manne an der linken Darmbeinleiste eine rudimentäre Mamma. Ein Unikum stellt der Fall BARTHS dar (zit. nach THEODOR): Milchdrüse an der Wange in der Nähe der Ohrmuschel, die während der Menses deutlich anschwoll. Derartige Lokalisationen, die völlig außerhalb des Bereiches der Milchleiste liegen, glauben manche Autoren (wie Boenheim, Theodor u. a.) nicht anders erklären zu können als mit der Annahme einer embryonalen Keimverschleppung. Eine befriedigendere Erklärung liegt in dem Hinweis Schiefferdeckers, daß bei menschlichen Embryonen auch an anderen Stellen als in den Achselhöhlen, in der Schamgegend usw. a - Drüsenanlagen gefunden wurden, die sich später wieder zurückbilden, gelegentlich aber zu Milchdrüsen weiterentwickeln könnten. Solche Anlagen zeigten sich bei Embryonen von 4—7 Monaten in der Parotisgegend, in der Schiefferdecker auch bei erwachsenen Australierinnen a-Drüsen nachweisen konnte. Durch diesen Befund könnte z. B. der Fall Barths seine Erklärung finden. Berk beschreibt bei einem Embryo von 18 mm Länge milchleistenähnliche Bildungen außerhalb der eigentlichen Milchleiste.

Eine Sonderstellung nehmen die meist doppelseitig vorhandenen „Achselhöhlenbrüste" ein (vgl. Abb. 45). Ein Teil von ihnen — sie sind häufig beschrieben worden — ist nicht anders zu bewerten, als die übrigen akzessorischen Milchdrüsen und Warzen, soweit nämlich eine Mamillenbildung vorhanden ist. Auffällig ist nun, daß in anderen Fällen von Achselhöhlenbrüsten Warzenbildung oder auch nur die Andeutung einer solchen fehlt und die Milch aus mehr oder weniger zahlreichen feinen Poren der Haut meist nur auf Druck sich entleert (Champneys, Goldberger, Kehrer, Hintze, Kayser, Geyl, Seitz, Knaebel, M. Fischer, Reček, Batzdorf, McFarland u. a.).

Auch Achselhöhlenmilchdrüsen ohne jeden Ausführungsgang kommen vor (Kayser). Andererseits beschreibt v. Siebold eine Achselhöhlenbrust, über der die Haut pigmentiert war und sich auf Druck Milch aus vielen kleinen papillären Erhabenheiten entleerte. Es gibt also nach John „Übergangsformen" zwischen der Hypermastia completa und der Hypermastia glandularis, wie auch die Fälle von Martin, Hofstätter, Knaebel, Gillikuddy beweisen, bei denen mehrere kleine Warzen, warzenähnliche Poren, trichterförmige Einziehungen, Pigmentflecke vorhanden waren.

Erst in der Schwangerschaft oder sogar im Wochenbett macht sich für gewöhnlich das Vorhandensein solcher „subkutanen Achselmammae" bemerkbar, die bis zu faustgroßen Geschwülsten sich entwickeln können, um später (nach Kayser und Seitz oft schon in der zweiten Woche post partum) wiederum vollständig zu verschwinden. Batzdorf allerdings gibt an, daß seine Patientin schon als Mädchen Schwellungen in den Achselhöhlen bemerkt habe und daß nach mehreren Geburten auch nach dem Abstillen faustgroße Tumoren zurückblieben. Auch in dem einen Falle Kaysers und in McFarlands Falle waren ständig Knoten vorhanden, die während der Menses anschwollen (Ziehen beobachtete in solchen Fällen durch Druck auf den Nervus brachialis hervorgerufene heftige neuralgische Schmerzen während der Menses). Templeton fand noch 8 Monate nach der Geburt eine Achselhöhlenbrust angeschwollen und schmerzhaft.

Abweichend von dem gewöhnlichen Sitz in der Achselhöhle saß im Falle Goldbergers links die akzessorische Mamma 10 cm unterhalb der Axilla zwischen vorderer und mittlerer Axillarlinie. Kehrer beobachtete in jeder Achselhöhle zwei voneinander getrennte Milchdrüsen ohne Areolen und Mamillen. Auch im Falle Knaebels waren links zwei getrennte warzenlose Schwellungen zu fühlen, während die rechte Achselhöhlenbrust eine schwach pigmentierte Warze besaß. Meist sind die axillaren Brustdrüsen doppelseitig vorhanden und in annähernd gleicher Weise entwickelt. Die oft plötzliche starke

Anschwellung beim Einschießen der Milch verursacht erhebliche Beschwerden, zumal die Entleerung der Drüsen durch die feinen Hautporen eine nur unvollkommene ist (SEITZ).

Mehrfach vorgenommene histologische Untersuchungen an Probeexzisionen haben ergeben, daß es sich um echtes Milchdrüsengewebe handelt (KAYSER, SEITZ, HINTZE u. a.).

SEITZ glaubt, aus seinen Untersuchungen an Serienschnitten schließen zu müssen, daß Übergänge großer verästelter Achselhöhlenschweißdrüsen in Milchdrüsen vorkommen und die subkutanen Achselmammae somit als hochdifferenzierte Schweißdrüsen aufzufassen sind, die sich erst durch den Reiz der Schwangerschaft bilden und mit akzessorischen Milchdrüsen gar nichts zu tun haben. Wie bereits an anderer Stelle erwähnt (vgl. unter apokrinen Drüsen), konnten TALKE, WAELSCH und KROMPECHER die Befunde von SEITZ nicht bestätigen. Auch KAYSER hält entschieden daran fest, daß die Achselhöhlenbrüste ohne Mamillen echte aberrierte Milchdrüsen darstellen; GEYL sieht sie als „Zwischenformen" zwischen Schweiß- und Milchdrüsen an.

Fälle von akzessorischer Achselhöhlenbrust bzw. -warze beim männlichen Geschlecht sind von GLADSTONE, GRIFFITH und WINIWARTER beschrieben worden.

Als Konstitutionsmerkmal hat die Polymastie eine sehr verschiedene Bewertung erfahren. J. BAUER sieht das Vorhandensein überzähliger Brüste oder Warzen sowohl bei Männern als bei Frauen als ein „höherwertiges Stigma degenerativer Konstitution" an. Auch nach BOENHEIM kommen überzählige Brustdrüsen nicht selten vergesellschaftet mit gewissen Anzeichen von Degeneration vor. So fanden sich fast stets Mißbildungen an den Ohren (Asymmetrie, angewachsene Ohrläppchen, DARWINsche Höckerchen, sog. Satyrohren), ferner des öfteren hoher und spitzer Gaumen, Anomalien des Unterkiefers und der Zähne, Hernia epigastrica, gespaltener Schwertfortsatz des Brustbeins. Auch ließ sich häufig ein Zusammenvorkommen mit heredofamiliären und konstitutionellen Abweichungen feststellen, wie Achylia gastrica, Neurasthenie, Hysterie, Vagotonie, Neurose, familiärer BASEDOWscher Krankheit, STILLERschem Habitus usw. NEUMANN und OING zeigten, daß ein Zusammenhang mit genitaler Hypoplasie nicht besteht. Sie fanden Polymastie bzw. Polythelie vorwiegend bei kräftigen, gesund aussehenden, wohlproportionierten Frauen, bei denen anderweitige Mißbildungen fehlten. Unter den KRETSCHMERschen Körperbautypen herrschten die pyknischen vor (66%). In 69,8% der Fälle ließen sich keinerlei besondere dysplastische unterwertige Merkmale am Gesamtkörper auffinden.

Durchaus nicht regelmäßig ist Überzahl der Brüste ein Anzeichen besonderer Fruchtbarkeit. Nach älteren Anschauungen sollten Frauen mit Polymastie besonders für Mehrlingsschwangerschaften disponiert sein, was von neueren Autoren fast durchweg in Abrede gestellt wird. Immerhin fanden NEUMANN und OING, daß unter 53 mehrbrüstigen Frauen 4 aus Zwillingsfamilien stammten. Von 70 Frauen aus LEICHTENSTERNs Material hatten 3 Zwillinge. IWAI stellte fest, daß Frauen (Japanerinnen) mit Hypermastie leichter konzipieren als andere.

Erblichkeit der Polymastie ist wiederholt, jedoch nur in einem geringen Prozentsatz (z. B. etwa 6% bei den Fällen von NEUMANN und OING) nachgewiesen worden. Nach IWAI wird die Anomalie durch die Mutter vererbt; KLINKERFUSS beobachtete sie in vier Generationen. Altersunterschiede der Eltern, Verwandtenehen, Keimschädigungen spielen bei der Entstehung der Polymastie offensichtlich keine Rolle (NEUMANN und OING).

Ein von HUG und IWAI angenommener Zusammenhang von Polymastie mit Tuberkulose ist entschieden abzulehnen.

c) Bildungsanomalien der Brustwarze.

Wichtig für das Verständnis der Formabweichungen ist der normale Bau der Warze, insbesondere ihrer Muskulatur, die die äußere Konfiguration bestimmt. Nach Bauer zeigen die Muskelfasern der normalen Mamille im Ruhezustand drei Verlaufsrichtungen: 1. strahlen von einem in der Tiefe der Warze gelegenen „Wurzelgebiet" Fasern aus, die teils parallel in der Längsrichtung, teils garbenartig divergierend nach der Basis und der Areola hin verlaufen. 2. Finden sich von der Kuppe gegen die Basis an Dicke zunehmende Ringfasern. 3. Verlaufen häufig in mannigfacher Richtung parallel der Oberfläche besonders dicke, zirkulär angeordnete Bündel unter dem Warzenhof. Hierdurch findet auch der Erektionsmechanismus seine Erklärung. Nach Basch wird durch Kontraktion der ringförmigen Muskelbündel in der Areola und der Mamilla die Warze länger und dünner. Sellheim vergleicht den Vorgang mit dem Hervorstrecken der Zunge. Jedenfalls scheint der Gefäßapparat bei der Erektion der Warze nur eine untergeordnete Rolle zu spielen. Keinesfalls kann von einer schwellkörperartigen Beschaffenheit der Gefäße gesprochen werden (Bauer). Durch einseitige Ausbreitung der Muskelfasern kommt es nach Bauer zur Schiefstellung bei der Erektion.

Kehrer gibt folgende Einteilung der Formfehler der Brustwarze an:

1. Kleinheit der Warzen (Mikrothelia).

2. Die gespaltene Warze (Mamilla fissa), bei welcher ein Querspalt über die Warzenspitze verläuft und dieselbe in eine obere und untere Lippe teilt.

3. Die höckerige Warze (Papilla verrucosa).

4. Die Hohl- oder Schlupfwarze (Papilla circumvallata), wo die Warze tiefer als der angrenzende Teil des Hofes liegt.

Bei ihr lassen sich zwei Formen unterscheiden:

a) Die Papilla circumvallata aperta (die Areola umgibt die im übrigen gut entwickelte Warze als weiter Ring).

b) Die Papilla circumvallata obtecta. Diese hat die Form eines abgeflachten Kegels mit einer Grube an der Spitze. Der Kegelmantel wird von dem verdickten Warzenhof gebildet; am Grunde der Grube liegt eine kleine Warze verborgen.

Basch glaubt, daß es genüge, für die angeborenen Difformitäten drei Formen aufzustellen: die Papilla plana, die Papilla fissa und die Papilla invertita, als welche nur die Papilla circumvallata obtecta Kehrers zu gelten hätte. Sie sind genetisch als Hemmungsmißbildungen aufzufassen.

Die Hohlwarze (Papilla invertita) entspricht dem Zustand, wie er beim Neugeborenen sich findet. Hier sieht man an Stelle der Warze eine spaltförmige Grube, die von einem aus dem Warzenhof gebildeten Wall umgeben ist. Auch bei der Hohlwarze des erwachsenen Weibes wird eine eigentliche Papille vermißt, bzw. ist sie stark verkümmert. Man kann mit Pfaundler von einer Mammartaschenpersistenz sprechen. Tiefgreifende Hornmetamorphose der ursprünglichen Drüsenanlage soll nach Basch die Wachstumshemmung der Warze zur Zeit ihrer Entwicklung bedingen. Bauer erklärt das Zustandekommen der Hohlwarze als eine Störung im Verhältnis zwischen papillarer und areolarer Muskulatur. Letztere ist weit stärker entwickelt und erfährt in der Schwangerschaft eine weitere Hypertrophie, wodurch sich das Mißverhältnis steigert und infolge ringförmiger Striktur das typische Bild der Schlupfwarze entsteht (Basch). Durch segmentär ungleichförmige Hypertrophie der Warzenhofmuskulatur kommt es zur Ausbildung der asymmetrischen Hohlwarze, bei der nur eine Hälfte der Warze in eine Grube hinabgezogen erscheint (Basch). Daß die Hohlwarze eine vererbbare Bildungsanomalie darstellt, beweist die Beobachtung PROCHOWNIKs, der sie in drei Familien durch drei Generationen hindurch nachweisen konnte.

Als „unechte Hohlwarze" bezeichnet SELLHEIM eine „Schlupfwarze", die nur temporär wie in einer Art Präputium zurückgehalten wird. Die Warze ist in solchen Fällen gut ausgebildet und rückt nach PFAUNDLER sekundär in die Tiefe des umgebenden Gewebes. v. WILD glaubt, daß eng anliegende Kleidungsstücke das Hervortreten der Warze über die Fläche der Drüse verhindern können.

Hohlwarzen sehen JASCHKE und WALCHER nicht als Grund anatomischer Stillunfähigkeit an.

Die Spaltwarze (Mamilla fissa) stellt nach BASCH ein Stehenbleiben der Entwicklung auf der LANGERschen „Rosettenbildung" dar. Außer der gewöhnlichen Spaltung in zwei Lippen beobachtete BASCH, daß es — wahrscheinlich durch nachträgliche Wucherung der mittleren Partie des Drüsenfeldes — gelegentlich zur Ausbildung einer dritten, etwas tiefer gelegenen Lippe komme (über andere Formen der „Spaltwarze" [Mamilla bifida usw.] vgl. Kapitel X, b).

Einem noch weiter vorgerückten Stadium der Entwicklung — etwa bei Kindern von 56 cm Länge — entspricht die Mamilla plana. Als eine Variante von ihr bezeichnet BASCH mit dem Namen Papilla spuria eine Difformität, bei der die scheinbare Warze von einer breiten und hohen Erhebung der innersten Teile des Warzenhofes gebildet wird, der die eigentliche, ganz niedrige Warze kappenartig aufsitzt.

Vollständiges Fehlen der Brustwarze und des Warzenhofes bei gut entwickelter Brust beschreibt SCHMOEGER bei einem sonst vollkommen normal gebildeten Mädchen. Diese Bildungsanomalie scheint außerordentlich selten zu sein.

Anhang: Die Mamma aberrata.

Streng zu trennen von den überzähligen Brustdrüsen sind abgeschnürte und versprengte Brustdrüsenteile (Mammae aberratae). Ihre Entstehung ist so zu denken, daß vom Drüsenkörper der Hauptmamma in einem vorgeschrittenen Stadium der Entwicklung Teile abgetrennt werden. Diese bleiben naturgemäß ohne Ausführungsgang. Die aberrierten Mammae kommen an verschiedenen Stellen in der Umgebung der Brustdrüse vor, sind aber stets vollständig isoliert und wohl zu unterscheiden von den sog. Achselhöhlenlappen und anderen abnormen Lappenbildungen (vgl. oben). Sie liegen meist dicht neben der Hauptbrustdrüse, in weiterer Entfernung nur in der Richtung auf die Achselhöhle hin. Ihre Bedeutung liegt vor allem darin, daß sie nicht selten Sitz von Geschwulstbildungen sind, besonders von Karzinomen und Fibroadenomen (Näheres s. unter Geschwülste der Brustdrüse. Zusammenfassende Darstellung bei SONNTAG). Die versprengten Brustdrüsen verursachen nach KÖNIG ihren Trägerinnen gelegentlich dadurch Beschwerden, daß sie während der Periode schmerzhaft anschwellen.

SCHMIDT-TANNENWALD beschreibt als „überzählige Brustdrüsen" bei einer 27jährigen Frau erstmalig im dritten Wochenbett aufgetretene handtellergroße Schwellungen über beiden Mammae, die oben von den Schlüsselbeinen, seitlich vom medialen Rand des Musc. deltoideus begrenzt wurden. Es liegt nahe, auch hier an Mammae aberratae zu denken.

XI. Die Gynäkomastie
(einschließlich der sog. Mastitis adolescentium).

Unter Gynäkomastie versteht man dauernde Vergrößerungen der Brustdrüse bei Männern, deren Brüste in ihrer äußeren Erscheinungsform und häufig auch im feineren Bau Weiberbrüsten gleichen.

Das Krankheitsbild findet bereits in den Schriften des Altertums Erwähnung (Aristoteles); die Bezeichnung Gynäkomastie stammt von Galen, der allerdings lediglich eine Vermehrung des Fettgewebes als Ursache der Vergrößerung ansah. Später haben Paulus von Ägina, Fabricius ab Aquapendente und Paracelsus Beobachtungen über Gynäkomasten mitgeteilt.

Um zu einem Verständnis der Gynäkomastie zu gelangen ist es unerläßlich, auf die Entwicklung der männlichen Brustdrüse in der Kindheit und in den Pubertätsjahren bis zur Erlangung der vollen Geschlechtsreife näher einzugehen. Grundlegende Untersuchungen sind bereits von Langer, Luschka und Kölliker angestellt worden. Hiernach geht das Wachstum der männlichen Brustdrüse in den Kinderjahren in der Weise vor sich, daß eine Vervielfältigung der Milchgänge erfolgt, indem die Hauptstämme seitliche Äste treiben (Langer), oder sich dichotomisch teilen (Kölliker). Mit Beginn der Pubertät vollzieht sich die weitere Entwicklung bei Knaben langsamer als bei Mädchen. Jedoch betont Langer, daß bei Knaben gleichen Alters starke individuelle Schwankungen bezüglich Umfang der Drüse und Ausbildung der Drüsengänge vorkommen. Langer bestreitet das Vorhandensein echter Azini, mit denen die kolbigen Auftreibungen der seitlichen Aussprossungen nicht verwechselt werden dürfen. Luschka, Kölliker und Israel hingegen sahen an den Enden der Drüsengänge gelegentlich kleine Gruppen von Endbläschen, ohne daß es zu typischer Läppchenbildung kam. Die Auskleidung der Endstücke besteht aus platten oder zylindrischen Zellen. Einzelne hirsekorngroße, bläschenförmige Gebilde entsprechen erweiterten Milchgängen, die in die Ausführungsgänge der Warze einmünden. Bereits im ersten Dezennium geht die scharfe Begrenzung des Drüsenkörpers, die die Brustdrüse des Neugeborenen besitzt (vgl. Abb. 4) verloren. Die drüsigen Anteile liegen in langen Bindegewebsfortsätzen, die, allmählich sich verjüngend, weit in das umgebende Fettgewebe einstrahlen (Erdheim, Dietrich). Vom Beginn des zweiten Jahrzehnts an ist die Form des Organs sehr wechselnd. Neben strangförmiger Anordnung des bindegewebigen Stromas beobachtete S. Erdheim mehr plattenförmige Drüsenkörper, die sich parallel zur Hautoberfläche ausbreiten. Stärker entwickelte Mammae erreichen einen Durchmesser bis zu 2 cm und eine Höhe von $1-1\frac{1}{2}$ cm. Von der reichen Verzweigung des Gangsystems in der männlichen Brustdrüse zur Zeit der Pubertät zeugen die Wachsplattenmodelle von Andrews und Kampmeier. Die Drüsengänge sind nach S. Erdheim, Moszkowicz u. a. mit einem zweireihigen Epithel ausgekleidet, dessen äußere Schicht aus myoepithelialen Elementen (Korbzellen) besteht. Fast immer fand Moszkowicz an den inneren Epithelzellen Anzeichen apokriner Sekretion und zwar nicht nur an den äußersten Ausläufern der Tubuli, sondern auch in den größeren Gängen bis nahe an die Ausmündung in der Mamilla. Gelegentlich ist auch in der Umgebung der Milchgänge einer Art „Mantelgewebe" zu erkennen, d. h. ein lockeres Bindegewebe mit geringer Zelleinstreuung. Erst im Laufe des dritten Jahrzehnts erreicht nach Kölliker die männliche Brustdrüse den Höhepunkt ihrer Entwicklung. Nach dem 30. Lebensjahr setzt allmählich die Rückbildung ein, die sich durch Schwinden der Endbläschen (Thiess), Obliteration der Milchgänge in ihren tieferen Abschnitten, Erweiterung und Schlängelung derselben in der Nähe der Papille kenntlich macht. Keineswegs jedoch regelmäßig lassen sich diese regressiven Veränderungen feststellen. So sah S. Erdheim ein gut ausgebildetes Drüsenläppchen in der Brustdrüse eines 68jährigen Mannes.

Von der eigentlichen Gynäkomastie zu trennen sind Schwellungen der männlichen Brustdrüse im Jünglingsalter, die fälschlicherweise häufig als Mastitis adolescentium (Mastitis pubescentium virilis [Albers]) bezeichnet werden. Nach Zappert tritt die Erkrankung bei Knaben im Alter von 14—16 Jahren oder darüber auf, während analoge Erscheinungen bei Mädchen im Alter von 8—12 Jahren zur Beobachtung kommen. In seltenen Fällen ist auch bei Knaben die Brustdrüsenschwellung bereits im Kindesalter beobachtet worden, so von INGLEBY im 7. bzw. 9. Lebensjahr. In PENDLs Fall trat sie bereits im 3. Lebensjahr auf. Es handelt sich jedoch meist um die Zeit vor Erreichung der vollen Geschlechtsreife. Die Brustdrüsenschwellung entwickelt sich innerhalb weniger Tage in der Form, daß auf einer Seite unter der oft etwas stärker pigmentierten Mamille eine kugelige oder mehr scheibenförmige Verhärtung auftritt, die Kleinapfelgröße erreichen kann, meist jedoch die Größe einer Kirsche nicht überschreitet. Die Haut darüber fühlt sich warm an; Berührung ist schmerzhaft. Die Beschwerden können mitunter neuralgiformen Charakter annehmen und bei jungen Männern zur Amputation der Mamma Veranlassung geben. Die äußere Form solcher Brüste gleicht der einer weiblichen „Brustknospe" in Sinne von STRATZ. Meist ist nur eine Brust angeschwollen; die linke Seite ist in auffallender Weise bevorzugt (STIEVE und A. STIEDA u. a.). Die zweite Brust kann etwas später sich in gleicher Weise verändern. Gelegentlich wird Sekretion einer milchartigen Flüssigkeit beobachtet (VASSAL, S. ERDHEIM). Die Schwellung der Brustdrüse bildet sich meist spontan zurück (oft allerdings erst nach vielen Wochen); kann aber auch bestehen bleiben.

ZAPPERT gibt an, daß bei Mädchen ein Übergehen der Brustdrüsenschwellung in die normale „Knospenbildung" in der Regel nicht stattfindet, vielmehr zunächst ein völliges Zurückgehen auf die kindliche Mammaform erfolgt. Erst geraume Zeit später beginnt das Sprossen der Brust.

ALBERS, LEISRINK, STÜMCKE, VASSAL u. a. hielten die Brustdrüsenschwellung der Adoleszenten für ein entzündliches Leiden. Die gleiche Auffassung vertreten neuerdings auch ANDREWS und KAMPMEIER, sowie WORMSER. Anatomische Untersuchungen haben indessen gezeigt, daß es sich im allgemeinen lediglich um hypertrophische Zustände verbunden mit Hyperämie handelt. Infolge sekundärer Infektion erst kommt es gelegentlich zu wirklicher Entzündung, die also eine Komplikation der sog. Mastitis pubescentium darstellt (ZAPPERT). Bereits COOPER, LANGER und CRUVEILHIERS kamen zu einer Ablehnung des entzündlichen Charakters in unkomplizierten Fällen. ZAPPERT schlägt daher die Bezeichnung: „akute schmerzhafte Brustdrüsenschwellung größerer Kinder" vor. MOSZKOWICZ spricht von „Mastopathia adolescentium".

Sicherlich zu Unrecht sind Druck der Kleidung (SIEBERT) und andere mechanische Reize als Ursache der Brustdrüsenschwellung Jugendlicher angeschuldigt worden, wie das namentlich von seiten französischer Autoren (BROCA, VASSAL, LAURENT, CONTAGNE u. a.) geschehen ist (Mastite oder Mammite des adolescents traumatique). Wir müssen vielmehr annehmen, daß ein Zusammenhang der Brustdrüsenveränderung mit den Reifungsvorgängen am Genitale besteht (ZAPPERT, MOSZKOWICZ). Nach HALBAN muß den Keimdrüsen eine protektive Einwirkung auch auf die heterologen Geschlechtsmerkmale zugesprochen werden. Die Entwicklung der Brustdrüse wird also sowohl durch das Ovarium wie durch den Hoden beeinflußt. Wesentlich ist dabei, daß die Keimdrüsen sich im Zustand der noch nicht vollendeten Reifung befinden („Mastitis präpubertalis"). MOSZKOWICZ glaubt, daß zu dieser Zeit andere Wachstumsdrüsen wie Hypophysenvorderlappen und Thyreoidea eine bestimmende inkretorische Einwirkung auf die Entwicklung der Brustdrüse ausüben und von ihnen ausgehende besonders starke Impulse die Mastopathie hervorrufen könnten. Das von der Norm abweichende Verhalten wäre dann darin zu erblicken, daß die Keimdrüsen im Verhältnis zu anderen endokrinen Drüsen in ihrer Entwicklung zurückgeblieben sind und die anderen hierdurch ein Übergewicht erlangt haben. Den Einwand, daß die Brustdrüsenschwellung meist einseitig auftrete und daher nicht hormonal bedingt sein könne, sieht Moszkowicz als nicht stichhaltig an. Es wird hierdurch nur bewiesen, daß auch lokale Momente eine Rolle spielen. So beobachtete Zappert bei einem 13jährigen Mädchen eine Brustdrüsenschwellung auf der gleichen Seite, auf der ein Herpes zoster bestand. Auffallend bleibt freilich, daß die Vergrößerung der Mammae nicht regelmäßig auftritt, sondern einen pathologischen Zustand darstellt (Zappert). Man hat daher geglaubt, daß das Leiden sich auf dem Boden einer besonderen Konstitutionsanomalie entwickelt. So teilt Stern 5 Fälle (Knaben und Mädchen im Alter von 10—13 Jahren betreffend) mit, bei denen eine ausgesprochene familiäre neuropathische Konstitution sich nachweisen ließ. Stern meint, daß erst diese übergeordnete nervöse Komponente die bisher in den Vordergrund geschobene endokrine Stoffwechselanomalie in Erscheinung treten läßt. Auch B. Müller sah die Brustdrüsenschwellung bei schwächlichen nervösen Kindern.

Die Bezeichnung Mastitis chronica scrofulosa dürfte keine Berechtigung haben (Siebert, Stümcke, Albers, Scholz). Ebensowenig erscheint es angängig, die Erfahrungen Francks zu verallgemeinern, daß die Brustdrüsenschwellung eine Folge übermäßiger Onanie darstellt.

Histologische Untersuchungen vergrößerter Brustdrüsen im Adoleszentenalter sind nur in geringer Zahl vorgenommen worden, da nur selten eine Indikation für die Entfernung der Brustdrüse gegeben ist. H. Stieve und A. Stieda berichten eingehend über Befunde an den Mammae eines 15jährigen und eines 17jährigen Jünglings, bei denen seit vielen Monaten schmerzhafte Brustdrüsenschwellungen bestanden.

Im Falle 1 besaß der exstirpierte Drüsenkörper einen Durchmesser von 4 cm und eine Dicke von 1,5 cm. Mikroskopisch erkennt man in der Hauptsache zellarmes, derbes, verfilztes Bindegewebe, das von zahlreichen Drüsenschläuchen durchzogen wird. In den tieferen Partien findet sich reichliche Durchsetzung mit Fettgewebe. Die Drüsenschläuche sind von einem lockeren Mantelgewebe umgeben, das weit zellreicher ist, auch Wanderzellen und Leukozyten enthält, keineswegs jedoch als entzündlich verändert angesehen werden darf. Die Milchgänge sind unterhalb der Warze ziemlich weit und von einem mehrschichtigen Epithel ausgekleidet, das stellenweise in den Hohlraum hinein vorspringt. Nach der Peripherie hin werden die Milchgänge etwas enger; sie verästeln sich stark und treiben an den Enden halbkugelförmige Ausbuchtungen. Auch hier besteht Mehrschichtigkeit des Epithels; an einzelnen Stellen sind deutliche Myoepithelien erkennbar.

Kurz nach Entfernung der linken Brustdrüse bildete sich innerhalb weniger Wochen eine Schwellung der rechten Brust aus. An dem histologischen Befund dieser Mamma erscheint bemerkenswert, daß die die Drüsenschläuche auskleidende Epithellage nicht geradlinig begrenzt ist, sondern in ihrer Dicke außerordentlich wechselt und zahlreiche Mitosen aufweist. Die Drüse zeigt also Anzeichen lebhaften Wachstums, das auch darin zum Ausdruck kommt, daß in den Drüsenschläuchen hohlraumlose Epithelknospen zapfenartig in das umgebende Bindegewebe und Fettgewebe vordringen. Ausgestoßene Sekrettropfen und kugelförmige Hohlräume im Protoplasma der Epithelzellen lassen an ihrem färberischen Verhalten erkennen, daß eine Schleimabsonderung stattfindet.

Im zweiten Falle war die Drüse 1:1,3 cm groß. Auch sie enthält sehr reichlich grobfaseriges Bindegewebe. Das Netzwerk feiner Fibrillen, das die Drüsenschläuche umgibt, ist von einzelnen Lymphozyten und ganz wenigen Mast- und Wanderzellen durchsetzt, so daß auch hier von Entzündung nicht gesprochen werden kann. Das Drüsengewebe besteht aus etwa 20 einzelnen, ziemlich engen Schläuchen, die sich in der Tiefe stark verästeln. Das Epithel besteht aus einer 5—6fachen Lage sehr kleiner, dunkel tingierter Zellen. An zahlreichen Stellen ist es unregelmäßig, zerrissen und aufgelockert, mitunter so hoch, daß die Lichtung vollkommen ausgefüllt ist. Auch hier gewinnt man den Eindruck, daß die zahlreichen kleinen Seitensprossen und Ausbuchtungen der Milchgänge aus ursprünglich soliden Zapfen hervorgegangen sind.

Fast die gleichen Befunde konnten von S. Erdheim an den operativ entfernten Brustdrüsen eines 13jährigen und eines 16jährigen Knaben erhoben

werden. Im ersten Falle waren an zwei Stellen einige Gruppen kleiner Drüsenbläschen zu sehen, die durch lockeres Bindegewebe mit dem dazugehörigen
kleinen Milchgang zu Drüsenläppchen vereinigt wurden. ADLER, der die
etwa walnußgroße Brustdrüse eines 16jährigen Knaben untersuchte, stellte
nur reichliche Verzweigung der Milchgänge fest und bestätigt das Fehlen entzündlicher Veränderungen.

SCHOLZ, ADLER. MOSZKOWICZ u. a. betonen, daß die sog. Mastitis pubescentium stationär werden und in die eigentliche Gynäkomastie
übergehen kann.

Die Gynäkomastie kommt in allen Lebensaltern vor, und entwickelt
sich häufig ganz unabhängig von der Adoleszentenmastopathie. Sie kann
einseitig oder doppelseitig auftreten.
Die Vergrößerung der Brüste kann
erheblich höhere Grade erreichen als
bei dieser. Im Falle KAMMLERs besaß die erkrankte Brust Mannsfaust-
größe (Gewicht 143,5 g). Von ungewöhnlicher Größe waren ferner
beide Brüste bei den Patienten von
BITNY-SCHLIACHTO (vgl. Abb. 46) und
VIOLIN (Umfang 38 bzw. 31,5 cm,
Länge 17 bzw. 15 cm).

Nach HEIDRICH, FELS und MA-
THIAS sind drei Formen der Gynäkomastie zu unterscheiden, die ineinander übergehen können:

1. Gynäkomastie lediglich durch
Entwicklung eines mammären Fett-
polsters.

2. Gynäkomastie mit Entwicklung des Drüsenkörpers, wobei die
anatomischen Verhältnisse dem Drü-
senaufbau des jungfräulichen Weibes
entsprechen.

3. Gynäkomastie mit einem Kolostrum bzw. Milch absondernden

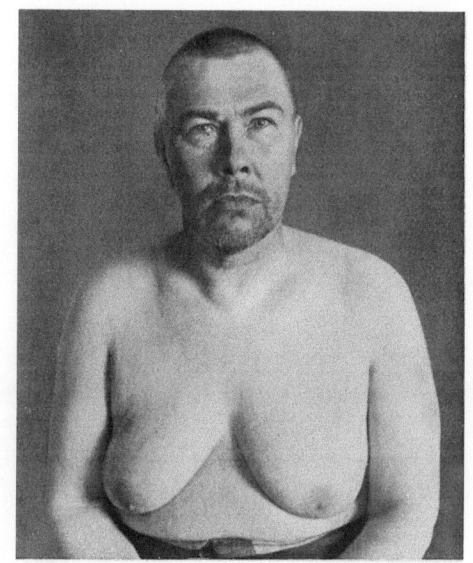

Abb. 46. 50jähriger Mann mit Gynäkomastie, die
seit dem 15. Lebensjahre besteht. Fall BITNY-
SCHLIACHTO [Virchows Arch. 269 (1928)].

Drüsenkörper. Auch bei den Formen 2 und 3 ist das örtliche Fettpolster gewuchert und an der Formgebung der Brust beteiligt.

Eine Anzahl von Autoren (W. GRUBER, TANDLER und GROSS, O. SCHMIDT u. a.) halten
es nicht für angängig, die unter 1. angeführte Form zur echten Gynäkomastie hinzuzurechnen,
sondern verstehen hierunter nur solche Vergrößerungen der männlichen Brustdrüse, bei
denen alle Gewebsbestandteile des Organs (Fett-, Binde- und Drüsengewebe) in
Wucherung geraten sind (ISRAEL, H. STIEDA).

Das Leiden ist selten. Ältere Zusammenstellungen finden sich bei
W. GRUBER (1866) und SCHUCHARDT (1885). O. SCHMIDT (1929) findet im
gesamten Schrifttum 179 Fälle mitgeteilt, KRISS (1930) sogar 269.

Mitunter sind die Brüste so stark entwickelt, daß sie an Größe hinter voll
ausgereiften Weiberbrüsten nicht zurückstehen. Warze und Warzenhof zeigen
die entsprechende Ausbildung. Spontane Schmerzhaftigkeit besteht meist
nur in geringem Grade oder gar nicht; oft hingegen sind die Brüste bei Druck
schmerzhaft. In zahlreichen Fällen wurde Sekretion einer milchartigen
Flüssigkeit festgestellt (unter SCHUCHARDS Material 13mal).

Anatomische Untersuchungen von Gynäkomastenbrüsten liegen nur in
relativ geringer Zahl vor. Die Befunde sind nicht einheitlich. Insbesondere

bestehen Meinungsverschiedenheiten darüber, ob tatsächlich auch im histologischen Bau Übereinstimmung mit der weiblichen Brustdrüse vorliegt.
H. Stieda bestreitet eine solche, da er ebensowenig wie Schaumann, Bürgi,
Ingleby, Monaschkin und Tobler wirkliche Drüsenläppchen nachweisen
konnte, und meint, der Name Gynäkomastie habe nur insoweit Berechtigung,
als er sich auf die äußere Form und die Volumzunahme der männlichen Brust
bezieht. Dieser Auffassung sind unter anderem namentlich H. Stieve und
A. Stieda entgegengetreten, die betonen, daß sich die vergrößerte männliche Milchdrüse in ihrem Bau nicht irgendwie grundlegend von
der weiblichen Milchdrüse unterscheidet.

Die von Schreiber, O. Risel, Israel, H. Stieda, Stieve und A. Stieda,
S. Erdheim Herzenberg, Heidrich, Fels und Mathias, Kammler u. a.

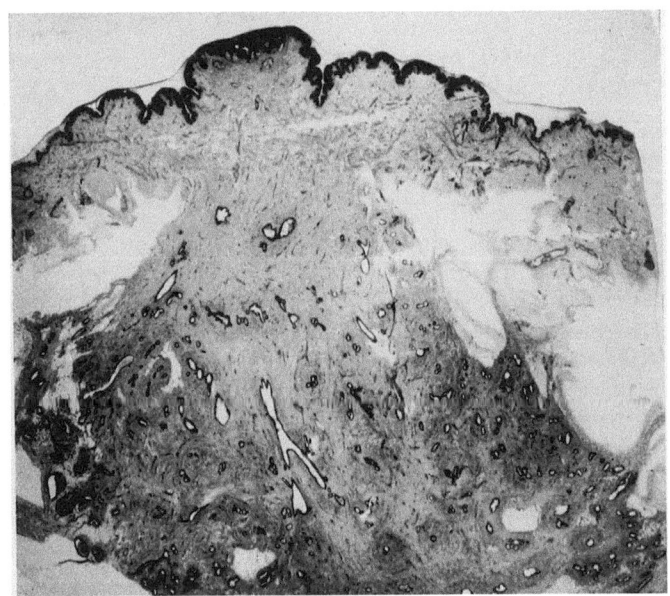

Abb. 47. Einseitige Gynäkomastie bei einem 24jährigen Manne. Hoden vollkommen intakt.
Übersichtsbild der Brustdrüse bei Lupenvergrößerung.

an Gynäkomastenbrüsten erhobenen Befunde zeigen übereinstimmend, daß
die Hauptmasse des Organs durch derbes kernarmes Bindegewebe
gebildet wird, wie es dem Stroma der virginellen Brustdrüse entspricht. Dieses
ist gegen das umgebende Fettgewebe meist scharf abgegrenzt und stellt entweder einen spitzen Kegel dar oder ein mehr flaches kuchenförmiges Gebilde
(S. Erdheim) (vgl. Abb. 47). Im Drüsenkörper selbst ist das Fettgewebe meist
spärlich; nur H. Stieda beschreibt größere Fettgewebszüge, die das Bindegewebe
nach allen Richtungen hin durchsetzen und besonders in der Peripherie reichlich
vorhanden sind. Der Durchmesser des Drüsenkörpers beträgt meist 3—4 cm,
kann aber 12 cm und mehr erreichen; die Dicke beträgt für gewöhnlich 2—3 cm.
Die Milchgänge (an Zahl etwa 20) ziehen von der Warze aus zunächst mehr
oder weniger geradlinig steil in die Tiefe, um sich in der Peripherie des Drüsenkörpers meist stark zu verästeln und einen mehr horizontalen Verlauf zu nehmen.
Die tiefergelegenen Drüsenschläuche lassen besonders in ihren Endabschnitten
oft zahlreiche kugel- oder blindsackförmige Ausstülpungen erkennen.
Sie sind fast stets von einem lockeren „Mantelgewebe" mit geringer Zell-

einstreuung (vgl. Abb. 50 u. 51) umgeben. Nur bei älteren Gynäkomasten fand S. ERDHEIM dieses lockere Bindegewebe minimal ausgebildet, stellenweise fast fehlend. Er schließt hieraus, daß es sich um zur Ruhe gekommene Fälle von Gynäkomastie handelt, während bei jüngeren Kranken und bei frischen Fällen ein reichliches Mantelgewebe als Zeichen gesteigerter Wachstumsvorgänge am Epithel aufzufassen ist.

Von besonderer Wichtigkeit ist die Tatsache, daß in der Gynäkomastenbrust unzweifelhaft Bildung echter Azini vorkommt (ISRAEL, STIEVE und A. STIEDA, GUSNAR, HERZENBERG, MOSZKOWICZ, S. ERDHEIM). Hiermit ist der Nachweis erbracht, daß auch im histologischen Bild grundsätzliche Übereinstimmung mit einer voll ausgereiften weiblichen Milchdrüse bestehen kann (vgl. Abb. 48). Allerdings ist, wie S. ERDHEIM hervorhebt, die Zahl der Drüsenläppchen und auch die Zahl der sie zusammensetzenden Bläschen geringer als in der weiblichen Brust.

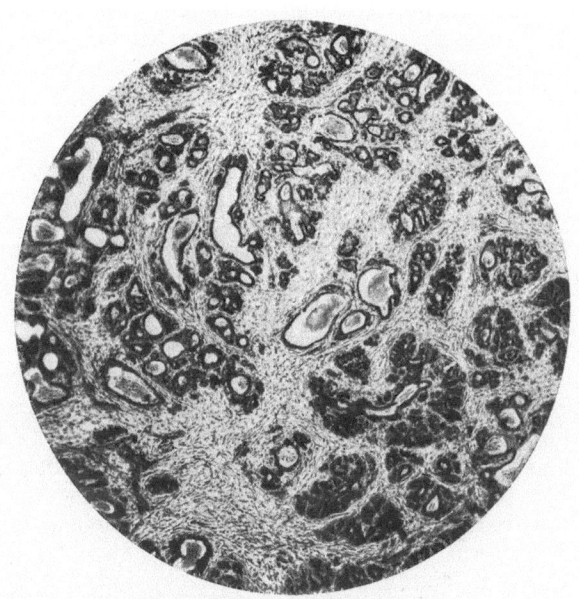

Abb. 48. Starke Hypertrophie des Drüsengewebes mit deutlicher Ausbildung von Azinis bei Gynäkomastie.
[Fall von W. H. SCHULTZE: Beitr. path. Anat. 84 (1930).]

Das die Milchgänge und Drüsenbläschen auskleidende Epithel zeigt unterschiedliches Verhalten. Die größeren Milchgänge lassen zumeist ein- oder zweischichtiges hohes Zylinderepithel erkennen; doch kommt auch gelegentlich deutlich einschichtiges Epithel mit vereinzelten Basalzellen auf längeren Strecken vor (H. STIEVE und A. STIEDA). Das Lumen der größeren Milchgänge ist oft sehr weit. Ganz anders verhalten sich die Drüsenbläschen. Ihr Epithel zeigt meist deutliche Proliferationserscheinungen, ist unregelmäßig, zerklüftet, gegen das Lumen nicht scharf abgesetzt. Zapfenartig vorspringende Epithelknospen können durch Konfluenz Girlanden bilden und die Lichtung stark einengen (S. ERDHEIM, MOSZKOWICZ). H. STIEVE und A. STIEDA fanden in den Endabschnitten der Drüsen vereinzelte ektodermale Muskelzellen. In den Fällen, in denen Sekretion bestand, finden sich im Lumen große und kleine Fetttröpfchen und Kolostrumkörperchen (HEIDRICH, FELS und MATHIAS). Die Epithelzellen enthalten ebenfalls wie in einer laktierenden weiblichen Brust Fetttropfen (vgl. Abb. 51).

Die Sekretion erreicht mitunter erhebliche Grade, wie z. B. im Falle HAENELS. Sie bestand bei dem 43jährigen Manne seit dem 21. Lebensjahr. Mikroskopisch erwies sich das Sekret als echte Milch. Seit 4 Jahren war die Geschlechtsfunktion erloschen. Es bestand Fistelstimme. Der Patient machte einen etwas femininen Eindruck, war aber verheiratet und hatte zwei Kinder. Bei der Sektion fand sich ein Angiosarkom der Hypophyse. Die Brustdrüse ließ Andeutungen von Azinis erkennen.

HUMBOLD sah im südamerikanischen Urwald, HÄCKEL auf Ceylon einen Eingeborenen an einem Säugling Ammendienste verrichten. Ob es sich hier um Gynäkomasten gehandelt hat, ist schwer zu entscheiden.

Bei männlichen Tieren, besonders bei Ziegenböcken ist nach Klimmer Laktation des öfteren beobachtet worden, seltener bei Ochsen, Schafböcken, Maultieren.

Die Ursachen der Gynäkomastie sind auch heute noch als keineswegs geklärt anzusehen und aller Wahrscheinlichkeit nach nicht einheitlich.

Ebenso wie für die Entstehung der sog. Mastitis pubescentium hat man auch für die Entwicklung der Gynäkomastie mechanische Einflüsse verantwortlich gemacht, sicherlich in gleicher Weise zu Unrecht. So gab in einem der Fälle von H. Stieve und A. Stieda der Patient an, daß das Wachstum der linken Brust eingesetzt habe, nachdem ihm ein 100 kg schwerer Sack gegen die linke Thoraxseite gefallen war. In anderen Fällen sind dauernde mechanische Insulte angeschuldigt worden, wie Druck der gestärkten Wäsche, der Hosenträger, Tornisterriemen, des Ziehseils (Wagner). Im Falle Kammlers, der einen 23jährigen Schuhmacher betrifft, wurde beim Arbeiten ständig der Schuh gegen die linke Brust gepreßt. Alle die genannten Faktoren sind wohl geeignet gewesen Beschwerden hervorzurufen; als eigentliche Entstehungsursache ist ihnen jedoch keine Bedeutung beizumessen.

Von jeher ist dem Verhalten der Genitalien und der übrigen Geschlechtsmerkmale bei Gynäkomasten besondere Aufmerksamkeit zugewandt worden. Bereits W. Gruber hat hierauf seine Einteilung der Gynäkomastie gegründet. Er unterscheidet:

  I. Gynäkomasten mit gutgebildeten Geschlechtsteilen
      1. ohne Absonderung der Brüste,
      2. mit Absonderung der Brüste.
 II. Gynäkomasten mit mißgebildeten Geschlechtsteilen.

Wenn es sich auch meist um rein klinische Beobachtungen oder solche mit unvollständigem Sektionsbefund handelt, so läßt sich doch für eine ganze Anzahl von Fällen mit Sicherheit sagen, daß die betreffenden Gynäkomasten, abgesehen von ihrer Brustanomalie körperlich und psychisch durchaus männlichen Habitus zeigten und irgendwelche angeborenen oder erworbenen Veränderungen der Hoden nicht vorhanden waren (Erdheim, Laurent, Prange, Wagner, Pendl, H. Stieve und A. Stieda u. a.). Die Gynäkomastie war bei einem Teil dieser Fälle einseitig, beim anderen Teil doppelseitig.

Bei der Mehrzahl der Fälle finden sich jedoch Angaben, daß die Hoden verändert und daß außer der Weiberbrust auch andere sekundäre Geschlechtsmerkmale feminin gebildet waren bzw. der Typ des Körperbaues oder die Struktur der Psyche mehr nach der weiblichen Seite hinneigte.

Kriss hat in übersichtlicher tabellarischer Anordnung eine große Anzahl von Gynäkomastiefällen in folgende Gruppen eingeteilt:

  I. Gruppe: Doppelseitige Gynäkomastie bei doppelseitigem Hodendefekt.
 II. Gruppe: Doppelseitige Gynäkomastie bei einseitigem Hodendefekt.
III. Gruppe: Einseitige Gynäkomastie bei doppelseitigem Hodendefekt.
 IV. Gruppe: Einseitige Gynäkomastie bei einseitigem Hodendefekt und zwar
      a) der homolateralen Seite,
      b) der kontralateralen Seite.
  V. Gruppe: Normaler Hoden und
      a) doppelseitige Gynäkomastie,
      b) einseitige Gynäkomastie.

Bei den in der Gruppe I zusammengestellten Gynäkomasten handelt es sich in einem Teil der Fälle um Individuen in einem Lebensalter zwischen 20 und 30 Jahren. Die Hoden werden als klein oder hypoplastisch bezeichnet, ebenso in vielen Fällen der Penis. Hinweise, daß in bezug auf die Fettverteilung, Behaarung, Stimme, Bau des Beckens, Psyche und Gesamthabitus eine deutliche heterosexuelle Umstimmung bestand, veranlassen KRISS anzunehmen, daß bei dieser Untergruppe ein zweifelsfreier Hermaphroditismus vorliegt. Hierher gehören die Fälle von BECHTEREFF, FANEAU DE LACOUR, KURELLA, KASANSKY, LAURENT, LEVINGER, MEIGE, MOSZKOWICZ, PRANGE, PAULICKY, ROBELIN, SAWITZKY, SCHAUMANN, STIEDA, MAGNAN, VARIOT, VIOLIN, WEBER, WASILEWSKI, ZILOCCHI (nach KRISS).

Bei einer weiteren Untergruppe ist die Minderwertigkeit der Hoden offensichtlich erworben; ihr gehören auch eine Anzahl älterer Individuen an (bis zu 61 Jahren). Als Ursache der Hodenschädigung werden angeführt Traumen (BECHTEREFF, BOUCHERAU, CONDOMINE), Orchitis (BECHTEREFF, CHARVOT, COFFIN, RYBAKOWSKI, LEREBOUILLET), Atrophie unbekannter Ätiologie (RUFANOFF, TETTONI, MANAI, PISTOCCHI, TOBLER, HERZENBERG). Im Falle GORHAMS trat die Atrophie der Hoden nach Wirbelsäulenverletzung auf.

Die Fälle der Gruppe II weisen einen normalen Hoden auf, während der zweite entweder durch Trauma (GOUILLOUD, GRUBER, LACASSAGNE) verloren ging oder aus anderen Gründen Hemikastration notwendig war (GAILLET, RUFANOFF). In anderen Fällen wird Atrophie nur eines Hodens angegeben (BITNY-SCHLIACHTO, S. ERDHEIM, JAGOT). Libido, Sexualfunktion, Typ der Behaarung und Fettverteilung werden in den meisten Fällen ausdrücklich als männlich bezeichnet.

Bei der III. Gruppe handelt es sich um einseitige Gynäkomastie bei doppelseitigem Hodendefekt, der teils auf angeborener Hypoplasie beruht, teils nach Mumps, Tuberkulose, Trauma erworben wurde (BONHOFF, CARAYANOPOULOS, LE GOFF, MOSCICKY, MOSZKOWICZ, RUFANOFF, SCHAUMANN, ZANALDA).

Die Fälle der IV. Gruppe betreffen einseitige Gynäkomastien, bei denen entweder der Hoden der homolateralen oder der kontralateralen Seite als unterwertig anzusehen ist. In einigen Fällen war die Schädigung erst im Laufe des späteren Lebens aufgetreten, z. B. durch Unfall (BAUMGARTNER, COCKAYNE, TELLGMANN) oder nach gonorrhoischer Orchitis (OLPHAU) bzw. tuberkulöser Orchitis (2 Fälle von RUFANOFF). In anderen Fällen bestand einseitiger Kryptorchismus (MOSZKOWICZ) oder Ektopia testis (DENTU), in anderen wiederum Atrophie bzw. Hypoplasie (MOSZKOWICZ, CARAYANOPOULOS)

Die V. Gruppe umfaßt nach der Zusammenstellung von KRISS 32 Fälle. Daß es sich hierbei zum Teil um Individuen handelt, bei denen die ein- oder doppelseitige Gynäkomastie die einzige Abweichung vom normalen männlichen Körperbau darstellt, wurde bereits erwähnt.

In anderen Fällen finden sich jedoch bei intakten Hoden körperliche und seelische Merkmale, die als feminine anzusehen sind. Sie beziehen sich auf den Typ der Körperbaues, auf die Behaarung und Fettverteilung, Stimme und Psyche (GUILLOT, HAENEL, LEVINGER, NOWAK, PRANGE, RUGGI, SCHERESCHEWSKY u. a.).

Wie lassen sich auf Grund dieses recht verschiedenen Verhaltens die Beziehungen zwischen Gynäkomastie und Beschaffenheit der Genitalien einheitlich erklären? Zunächst wäre die Frage zu erörtern, in welcher Abhängigkeit physiologischerweise die sekundären Geschlechtsmerkmale von den Keimdrüsen stehen. Zwei Theorien stehen hier einander gegenüber.

Von HERBST begründet, später auf Grund experimenteller Ergebnisse von STEINACH weiter ausgebaut wurde die Lehre von der geschlechtsspezifischen Wirkung der Sexualhormone, die gleichzeitig annimmt, daß ein Antagonismus der Geschlechtsdrüsen besteht (LIPSCHÜTZ). Nach dieser Lehre sind die Geschlechtscharaktere bisexuell angelegt und werden die primären und sekundären Merkmale erst durch das spezifische Hormon der Keimzelle männlich bzw. weiblich bestimmt, und zur Entwicklung gebracht, während die Ausbildung der heterosexuellen Merkmale gehemmt wird.

Im Gegensatz zu der Theorie von Herbst-Steinach besagt die Lehre Halbans, daß von Anfang an sowohl die Keimdrüsen, wie die primären und sekundären Geschlechtsmerkmale unisexuell festgelegt sind, die Gonade also keinen formativen Einfluß besitzt. Erst am Abschluß ihrer Entwicklung, also zur Zeit der Pubertät entfaltet sie eine „protektive Wirkung" auf die endgültige Ausgestaltung der Geschlechtsmerkmale, die aber nicht spezifisch ist; Hoden und Eierstöcke können in gleicher Weise diesen Einfluß ausüben und hemmen einander nicht.

Die Tatsache, daß bei einer großen Anzahl von Gynäkomasten Hodenveränderungen nachweisbar sind, wird von den Anhängern der Herbst-Steinachschen Theorie in dem Sinne verwertet, daß vom Hoden ausgehende Hemmungen in Wegfall kommen und hierdurch das Wachstum der Brustdrüse angeregt wird. Von neueren Autoren ist neben Rufanoff und Carayanopoulos besonders Moszkowicz geneigt, die Gynäkomastie als „ein Zeichen stärkerer Minderwertigkeit der inneren Sekretion des Hodens" aufzufassen.

Der „Mastopathia adolescentium", die auf verspätete Keimdrüsenreife und unvollkommene Inkretwirkung eines abnormen Hodens zurückzuführen ist, stellt Moszkowicz die „Mastopathia senescentium" gegenüber, der eine Abnahme der inneren Sekretion des Hodens im Alter zugrunde liegt. Sie wird etwa vom 47. Lebensjahre an bis ins späte Greisenalter hinein angetroffen. In einem Teil der Fälle handelt es sich um Kryptorchen; andere zeigen Atrophie eines oder beider Hoden oder Zeichen vorzeitigen Alterns. Der Unterschied zwischen Mastopathie und Gynäkomastie ist nach Moszkowicz nur ein gradueller.

Dem Einwand, daß bei einer nicht unerheblichen Zahl von Gynäkomasten die Hoden scheinbar unversehrt waren, wird entgegengehalten, daß gewisse „Symptome schwächerer männlicher Determination" wie übermäßige Körperlänge, schütterer Bartwuchs, spärliche Behaarung der Achselhöhle, fehlende Libido, hohe Stimme, mehr weibliche Psyche sich vereinzelt oder kombiniert bei aufmerksamer Beobachtung stets nachweisen lassen und auf eine Unterfunktion der Keimdrüse hindeuten. Ein weiterer Einwand besteht darin, daß einseitige Gynäkomastie sich schwer mit der Annahme einer hormonalen Entstehung vereinen läßt (Kriss, S. Erdheim, Tobler, O. Schmidt). Demgegenüber weist Moszkowicz auf das Vorkommen einseitiger Veränderungen bei Akromegalie und Morbus Basedow hin und vor allem auf die bekannte Tatsache, daß auch bei normalen Frauen die Brüste ungleich ausgebildet sind.

Ausgehend von der oben erörterten Theorie Halbans nimmt Kriss einen ganz anderen Standpunkt in der Gynäkomastiefrage ein. Er stellt fest, daß wir „unter gar keinen Umständen berechtigt sind, das Auftreten von Gynäkomastie beim Manne auf den Ausfall der hemmenden Wirkung des Hodens auf die Brustdrüse zurückzuführen". Kriss begründet seine Ansicht damit, daß alle Kombinationen von doppelseitiger und einseitiger Gynäkomastie mit doppelseitiger und einseitiger Hodenschädigung und Vorhandensein völlig intakter Hoden vorkommen. Hieraus kann nur der Schluß gezogen werden, daß der Defekt der Hodenfunktion die Ursache der Gynäkomastie nicht sein kann, sondern daß diese auf einer primären Anlage beruhen muß. Es handelt sich somit nach Kriss um pseudohermaphroditisch angelegte Individuen, bei denen Hypoplasie eines oder beider Hoden häufig zu beobachten ist. Schwierigkeiten für die Erklärung bereiten allein jene ganz vereinzelten Fälle (Küttner, Martin), in denen nach Entfernung beider Hoden Gynäkomastie auftrat. Ihnen entgegenzuhalten ist die unendlich oft erwiesene Tatsache, daß doppelseitige Kastration nicht von echter Gynäkomastie (nicht bloßen Fettansatzes in den Brüsten) gefolgt ist. KRISS weist in diesem Zusammenhange auf die Kastratensekte der Skopzen in Rußland und Rumänien hin, ferner auf die Erfahrungen der Tierzüchter.

Nur ein von GURLT beschriebener Fall ist bekannt, in dem es nach Totalkastration eines Stieres zur Entwicklung einer Gynäkomastie mit Milchsekretion kam. Versuche, durch Kastration bei männlichen Meerschweinchen das Wachstum der Brüste anzuregen, blieben erfolglos; es war auch histologisch ebensowenig wie bei kastrierten Rindern oder Pferden eine Veränderung in dem Sinne wahrzunehmen, daß eine Annäherung an den weiblichen Drüsentypus auftrat (KRISS).

Die scheinbar stärkere Entwicklung der Zitzen und Milchdrüsen bei jungkastrierten Ochsen, auf die SELLHEIM und LINGEL hingewiesen haben, beruht lediglich auf einer sehr lockeren Anordnung des Bindegewebes, wodurch die Milchgänge auseinandergedrängt werden. Azini werden stets vermißt (KRISS).

Mit Recht hält S. ERDHEIM den Anhängern der STEINACHschen Theorie entgegen, daß mit ihr die Gynäkomastie nur dann zu erklären wäre, wenn die betreffenden Individuen über ein funktionierendes Ovarium verfügten, das ein Übergewicht über den funktionsuntüchtigen Hoden gewänne.

In dieser Hinsicht würde man zu eher befriedigenden Erklärungsmöglichkeiten gelangen, wenn man von den Vorstellungen ausgeht, die TANDLER und GROSS über die biologischen Grundlagen der sekundären Geschlechtscharaktere entwickelt haben. Hiernach sind die meisten Geschlechtsmerkmale ursprünglich bloße Gattungsmerkmale. Auch die Mamma stellt in der phylogenetischen Entwicklung ein ehedem beiden Geschlechtern zukommendes „Systemmerkmal" dar, das erst später Funktionen übernahm, die der Fortpflanzung dienten, und damit zum Geschlechtsmerkmal wurde. Nimmt man nun an, daß Hoden die volle Entwicklung des Systemmerkmals verhindern, so kann man sich nach ERDHEIM vorstellen, daß bei Wegfall dieser Hemmung infolge Unterfunktion des Hodens das ursprüngliche Systemmerkmal, die gut entwickelte Mamma entsteht.

Ein Teil der Autoren sieht sich zu einer vermittelnden Stellungnahme genötigt, da die rein hormonale Erklärung der Gynäkomastie ihnen nicht ausreichend erscheint. So setzen NOVAK, BONHOFF, PRANGE eine angeborene Anomalie der primären Anlage der Milchdrüse voraus; NOVAK glaubt, daß eine solche in manchen Fällen allein genügt, um eine Gynäkomastie entstehen zu lassen. Auch O. SCHMIDT möchte zwar „innere Abhängigkeitsbeziehungen zwischen der Gynäkomastie und der inkretorischen Keimdrüsenfunktion" nicht in Abrede stellen, gibt aber zu, daß einseitige Gynäkomastie mit der Annahme einer endokrinen Bedingtheit schwer in Einklang zu bringen ist. Es kann somit die Gynäkomastie nicht allein durch innersekretorische Einflüsse hervorgerufen sein, vielmehr muß, wie auch J. BAUER meint, „eine gewisse autochthon-chromosomale Anlage" für die Doppelgeschlechtlichkeit vorausgesetzt werden, die aber unter Umständen bei mangelhafter inkretorischer Hodenfunktion erst in Erscheinung tritt. O. SCHMIDT definiert in Anlehnung an Vorstellungen BERBLINGERs die Gynäkomastie als „eine Form nichtgerminalen oder akzidentellen Zwittertums", und kommt somit, da er das Zusammenvorkommen mit degenerativen und atrophischen Veränderungen der Hoden als ein möglicherweise nur zufälliges bezeichnet, der Auffassung von KRISS nahe.

Man wird nicht umhinkönnen, auch anderweitigen als den vom Hoden ausgehenden inkretorischen Einwirkungen eine Rolle bei der Entstehung der Gynäkomastie zuzubilligen. Zunächst sind hier solche Fälle zu berücksichtigen, bei denen anderweitige Drüsen mit innerer Sekretion bei Gynäkomasten in auffallender Weise verändert waren. Allerdings muß die Möglichkeit zuzugeben werden, daß letzten Endes auch bei diesen Fällen die sekundären

Veränderungen des Hodens ausschlaggebend gewesen sind (O. Schmidt, Moszkowicz).

In 3 Fällen handelt es sich um Tumoren der Hypophyse. Nur in dem bereits erwähnten Falle Haenels liegt ein autoptischer Befund vor; es konnte ein Angiosarkom der Hypophyse festgestellt werden. Die Keimdrüsen zeigten mangelhafte Spermiogenese. Bei den klinischen Beobachtungen von Roth und Stojanoff handelt es sich um Fälle von Akromegalie.

Zwei Fälle sind bekannt, bei denen Gynäkomastie sich im Anschluß an das Auftreten eines Hypernephroms entwickelte. In Bittorfs Falle handelt es sich um einen 26jährigen Mann mit sehr großen Brüsten beiderseits, mikroskopisch viel Drüsengewebe enthaltend. Beide Hoden waren kaum erbsengroß, weich. Bittorf hält es für möglich, daß eine primäre Entwicklungsstörung einerseits zur Bildung des Nebennierentumors, andererseits zur Atrophie der Hoden führte. Auch im Falle von zum Busch (eingehend beschrieben von Parkes-Weber) ging bei dem 27jährigen Manne das Hypernephrom von einer Nebenniere aus. Die schmerzhaft geschwollenen Brüste sezernierten milchige Flüssigkeit. Der Autor nimmt an, daß vom Tumor gebildete Hormone die Gynäkomastie zur Entwicklung brachten.

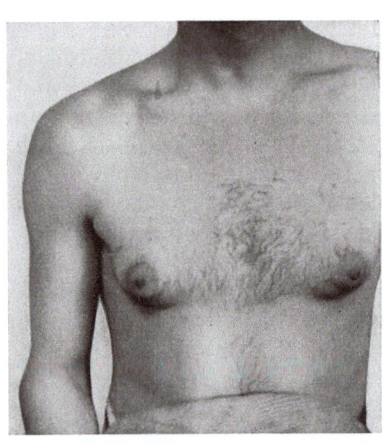

Abb. 49. Gynäkomastie bei einem 28jähr. Manne, verursacht durch ein teratoides Chorionepitheliom des rechten Hodens (Fall Storjohann).

Einen als Paraganglioma gedeuteten, aus nebennierenmarkähnlichen Zellen bestehenden Hodentumor beobachtete Botteselle bei einem 35jährigen Manne mit Gynäkomastie.

Über das Zusammenvorkommen von Hyperthyreoidismus und Gynäkomastie berichtet Freemann, während Müller einen Gynäkomasten mit Hypoplasie der Schilddrüse beobachtete. Der Mann zeigte übermäßige Körperlänge, spärlichen Bartwuchs, mangelhafte Entwicklung der Scham- und Achselhaare und stark verkümmerte Genitalien.

Von besonderem Interesse sind jene Fälle, bei denen Gynäkomastie im Gefolge eines Chorionepithelioms auftrat. Nach der Zusammenstellung von Heidrich, Fels und Mathias sind sieben einschlägige Beobachtungen bekannt, denen ein achter Fall hinzugefügt wird. Es handelt sich um die Fälle von Garbarini, Wharthin, Cooke, Helene Herzenberg, Mallock, Siegmund, W. H. Schultze, Heidrich, Fels und Mathias. Hinzu kommen fernerhin die Fälle von Prym und Storjohann. Die Gynäkomastie trat in den Spätstadien der Erkrankung auf, nachdem zahlreiche Metastasen entstanden waren. Die Mammahypertrophie wird von mehreren Beobachtern als eine ganze erhebliche geschildert (Cooke, Siegmund); mehrfach sezernierten die Brüste. Von der gewaltigen Drüsenproliferation gibt Abb. 48 eine Vorstellung.

H. Herzenberg beschreibt als sehr auffälligen Befund eine deziduaähnliche Umwandlung des bindegewebigen Stromas der Brustdrüse. Die Richtigkeit dieser Deutung wird mit Recht von W. H. Schultze und Mathias bestritten.

Im Falle von W. H. Schultze hatte sich das Chorionepitheliom in einem retroperitonealen Teratom entwickelt, war also extragenital.

Eine Beobachtung des Kieler Pathologischen Instituts betrifft einen 28jährigen Mann, bei dem ein teratoides Chorionepitheliom des rechten Hodens etwa 2 Jahre lang bestanden hatte (Fall Storjohann). Abb. 49 zeigt den Zustand der Brüste vor Entfernung

des erkrankten Hodens. Zwei Monate später, als der Patient infolge Gehirn- und Lungenmetastasen starb, hatte sich die Brustdrüsenschwellung weitgehend zurückgebildet.

Mikroskopisch waren noch reichliche Sprossungen der Milchgänge mit Ausbildung von Mantelgewebe (Abb. 50), stellenweise Kolostrumzellen nachweisbar.

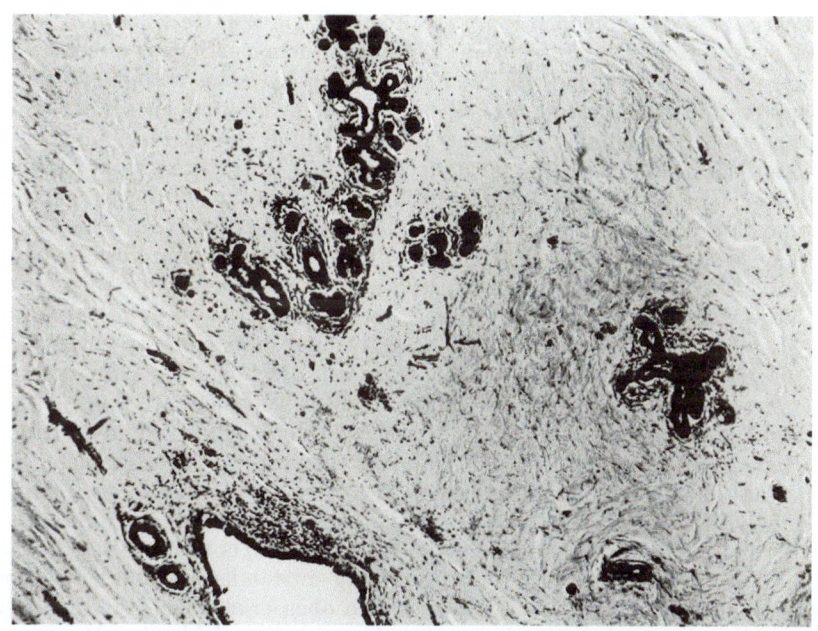

Abb. 50. Gynäkomastie bei Chorionepitheliom des Hodens (Fall STORJOHANN). Sprossung von
Milchgängen und Andeutung von Azinusbildung.

Fast gleichliegend waren die Verhältnisse im Falle PRYMS, der einen 24jährigen Mann
betraf (vgl. Abb. 51). Die Exstirpation des Hodentumors lag 5 Monate zurück. Die Metastasenbildung war eine sehr ausgedehnte. Auf Druck entleerte sich aus den Mammae
eine kolostrumartige Flüssigkeit.

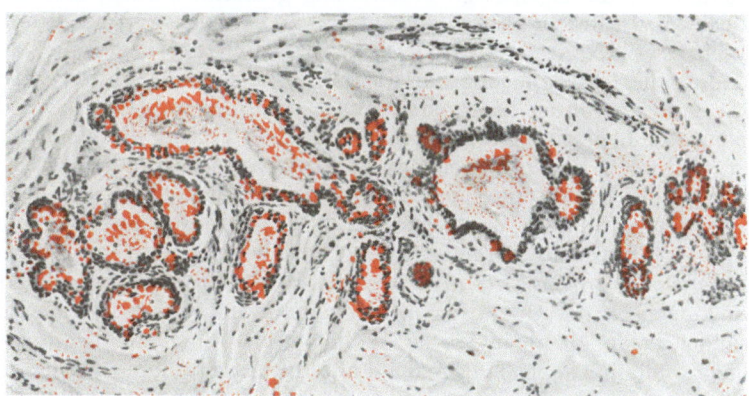

Abb. 51. Reichliche Kolostrumbildung in einer Gynäkomastenbrust (Fall PRYM). Nach einem
Präparat des Bonner Pathologischen Instituts.

Ein Teil der Autoren (HARTMANN und PEYRON, HERZENBERG, HEIDRICH,
FELS und MATHIAS) deutet das Auftreten der Mammahypertrophie als Zeichen
der Schwangerschaft bedingt durch hormonale Einflüsse des Chorion-

epithelioms. Demgegenüber betonen W. H. Schultze und Prym in Anlehnung an Rufanoff, Moszkowicz u. a., daß ausschlaggebend für die Entwicklung der Gynäkomastie die Unterfunktion der Hoden sei, wodurch die das Wachstum der Brustdrüse hemmenden Hormone in Wegfall kommen. Als zweite Bedingung wird das Vorhandensein eines wachstumsfördernden Reizes angesehen, wie er von den zerfallenden Tumorzellen ausgeht. Nach W. H. Schultze ist keinesfalls dem Chorionepitheliom allein eine solche Einwirkung zuzuschreiben und die Mammahypertrophie etwa als eine spezifische Plazentarwirkung zu bezeichnen. In diesem Falle müßten auch anderweitige Schwangerschaftsreaktionen vorhanden sein. Durch die Untersuchungen von Heidrich, Fels und Mathias ist diese Forderung W. H. Schultzes als erfüllt anzusehen. Die genannten Autoren beobachteten nämlich in ihrem Falle eine typische Schwangerschaftsveränderung der Hypophyse, etwa dem 7. bis 8. Monat entsprechend. Ferner konnten im biologischen Verfahren nach Aschheim-Zondek Hypophysenvorderlappenhormon im Urin, ebenso auch weibliches Sexualhormon, nachgewiesen werden und zwar in deutlich vor dem Tode ansteigenden Mengen. Auch Prostata und Samenblasen zeigten Veränderungen (adenomatöse Hypertrophie), wie sie als Folge der Einwirkung des Hypophysenvorderlappenhormons bei männlichen Neugeborenen von Schleuhter und Fels beschrieben worden sind. Der im vorliegenden Falle vorhandene eine Hoden zeigte zur Zeit des Todes zwar Nachlassen der Spermiogenese, besaß aber doch „wenigstens die Qualitäten der Keimdrüse eines alten Mannes". Heidrich, Fels und Mathias behaupten daher im Gegensatz zu W. H. Schultze, daß in ihrem Falle die Gynäkomastie durch spezifische, vom Chorionepitheliom ausgehende Hormonwirkung entstanden ist, und lehnen somit für die doppelseitige Gynäkomastie auch den oben erörterten Standpunkt von Kriss ab, da hiernach 5,7% der an Chorionepitheliom leidenden Männer eine latente hermaphroditische Anlage haben müßten.

Abgesehen von den erwähnten Geschwulstbildungen, deren Sonderstellung dadurch gegeben ist, daß innersekretorische Einflüsse von ihnen selbst bzw. den von ihnen betroffenen Organen ausgehen könnten, sind auch anderweitige Tumoren bei Fällen von Gynäkomastie beobachtet worden (Nierenkrebs, Melanosarkom der Haut) (Herzenberg). Allerdings wird hier der Hauptwert auf die gleichzeitige Atrophie der Hoden gelegt. Hodenkrebs lag in den Fällen von Gaillet, Rufanoff und Cairns vor.

Wiederholt ist die eigenartige Feststellung gemacht worden, daß Gynäkomastie bei an Leberzirrhose erkrankten Individuen auftrat (Pistocchi, Manai, Tettoni, Zanalda, Levi, Paula). Der Gedanke liegt nahe, auch in diesen Fällen die Gynäkomastie auf die gleichzeitig bestehende Hodenatrophie zurückzuführen (Zanalda, Menai, Paula), wobei diese als Folgeerscheinung der Leberzirrhose anzusehen ist. Paula zieht die Möglichkeit in Betracht, daß auch Einwirkungen des Leberprozesses auf andere Drüsen mit innerer Sekretion eine Rolle spielen. In einigen Fällen fand sich femininer Behaarungstypus. Im Falle Zanaldas war die Brustdrüsenschwellung einseitig.

Völlig ungeklärt sind vereinzelte Beobachtungen von Vergrößerung der Brustdrüse nach Prostatektomie. So sah Kondoléon bei zwei 70jährigen Männern kurz nach der Operation in einem Falle nur die rechte, im anderen nacheinander beide Mammae bis zu Walnußgröße schmerzhaft anschwellen. Nach einem Jahr hatte sich im ersten Falle die Anschwellung wieder zurückgebildet. Mann beobachtete Anschwellung beider Brüste erst 10 Monate nach Entfernung der Prostata. In den Fällen von Oppenheimer handelte es sich um einen 64jährigen und einen 48jährigen Patienten. Es wird ausdrücklich hervorgehoben, daß die Genitalien sonst normal waren. Während Kondoléon meint, daß von der Prostata vielleicht Hemmungsstoffe geliefert werden, deren Wegfall die Mammahypertrophie bedingt, denkt Oppenheimer an die

Möglichkeit, daß innersekretorische wachstumsfördernde Einflüsse von der nach der Operation sich erholenden Prostata ausgehen.

In einer Reihe von Fällen ist Erblichkeit der Gynäkomastie beobachtet worden. So berichtet HANDSYDE, daß von 5 Kindern eines Gynäkomasten 3 die gleiche Anomalie aufwiesen. Über eine ähnliche Beobachtung verfügt BÜRGI. Auch GANJITANO, FETSCHER, LAURENT, BÉDOR, S. ERDHEIM, STIEVE und A. STIEDA sahen gehäuftes Auftreten von Gynäkomastie in der gleichen Familie. Im Falle BONHOFFs konnte einseitige Gynäkomastie auch bei einem Vetter festgestellt werden.

XII. Die Zystenmamma
(RECLUSsche Krankheit, Mastitis chronica cystica, diffuse Fibromatose mit Zystenbildung).

Unter den mit Zystenbildung einhergehenden Erkrankungen der Brustdrüse nimmt die sog. Mastitis chronica cystica (KÖNIG) eine Sonderstellung ein, indem sie ein selbständiges, wohl charakterisiertes Krankheitsbild darstellt, das wie keine andere Mammaveränderung bis in die jüngste Zeit hinein das Interesse der Kliniker und Pathologen erweckt hat. Schon aus der großen Zahl der mit ihr sich beschäftigenden Arbeiten und der Vielheit der Bezeichnungen geht hervor, daß es sich um ein jetzt noch in vielen Punkten ungeklärtes Leiden handelt. In den folgenden Ausführungen wird der nichts präjudizierende Name „Zystenmamma" (v. BERGMANN) bevorzugt Anwendung finden.

Die Zystenmamma ist eine überaus häufige Erkrankung der Brustdrüse. Die klinischen Erscheinungen sind wechselnd und nicht immer eindeutig.

Eine oder beide Mammae können befallen sein. Häufig ergibt die äußerlich meist nicht veränderte Brust einen charakteristischen Palpationsbefund. Der tastende Finger hat das Gefühl, als ob er über einen mit Schroten oder größeren Bleikugeln gefüllten Beutel hinweg-glitte, wobei die einzelnen kugelförmigen Verhärtungen gegeneinander verschieblich erscheinen. Der Drüsenkörper ist entweder nur unwesentlich vergrößert oder meistens mehr oder weniger stark geschrumpft. Die Haut ist für gewöhnlich gut verschieblich, kann jedoch in seltenen Ausnahmefällen nach v. SAAR durch Übergreifen des Prozesses auf die Haut mit dem Drüsenkörper fest verwachsen und verdünnt sein. Die Mamille erscheint gelegentlich etwas eingezogen, wodurch der Verdacht auf Karzinom erweckt wird. Die Erkrankung betrifft — jedenfalls in ihrer voll ausgeprägten Form — in der Regel Frauen zwischen dem 40. und 50. Lebensjahre. In den seltenen Fällen, in denen Männer befallen waren, handelte es sich meist um Individuen zwischen 20 und 30 Jahren.

Beim Einschneiden des Drüsenkörpers fällt dessen „lederartige" Härte auf. Das makroskopische Bild der Schnittfläche kann sehr verschieden sein. Gelegentlich unterscheidet es sich nur wenig von dem der gewöhnlichen Alters-involution, d. h. der geschrumpfte Drüsenkörper besteht aus einem weißlichen, sehnigen Gewebe, in dem Zystenbildungen mit bloßem Auge überhaupt nicht oder in nur spärlichem Maße wahrnehmbar sind. Für gewöhnlich jedoch sind deutliche Hohlraumbildungen vorhanden, die in wechselnder Zahl und Größe entweder die ganze Drüse durchsetzen oder in Gruppen zusammenliegen (vgl. Abb. 52 u. 53). Die Form der Zysten ist meist kugelig, jedoch kommen auch läng-liche und unregelmäßig verzweigte Hohlräume vor. Ihre Ausmaße übersteigen in der Regel Erbsen- oder Bohnengröße nicht. Gelegentlich begegnet man jedoch walnuß- bis hühnereigroßen Zysten, die alsdann meist in der Einzahl vorhanden sind (vgl. Abb. 54). Liegt die Wand größerer uneröffneter Zysten in der Nähe der Schnittfläche, so sieht man die Zysten bläulich durch das Gewebe hindurch-schimmern (BLOODGOODs „blue domed cysts"). Der Inhalt der Zysten besteht in einer meist klaren, gelegentlich milchig trüben, bräunlichen, manchmal grünlichen, fadenziehenden Flüssigkeit. Kleine dunkel aussehende Bläschen von Stecknadelkopfgröße liegen mitunter in großer Zahl traubenartig zusammen.

Nicht selten findet man die unterhalb der Mamille gelegenen großen Milchgänge erweitert (vgl. Abb. 55). In manchen Fällen sind einzelne Zysten mit der Wand gestielt aufsitzenden papillären Gewebswucherungen mehr oder weniger

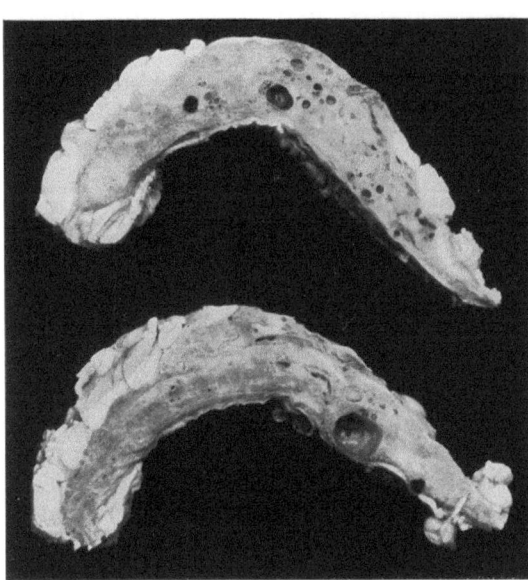

ausgefüllt (Abb. 56). Gerade solche Zysten enthalten häufig hämorrhagische Flüssigkeit; sie erreichen gelegentlich beträchtliche Größe (Abb. 57). Konjetzny hebt hervor, daß außer der diffusen Veränderung des ganzen Drüsenkörpers auch eine umschriebene Form der Erkrankung vorkommt, die ihren Sitz vorzugsweise im äußeren oberen Quadranten der Mamma hat und sich von hier aus zapfen- oder knotenförmig in der Richtung der Achselhöhle fortsetzt, also den sog. axillaren Brustdrüsenlappen betrifft. Diese besondere Lokalisation ist nach Konjetzny so zu erklären, daß infolge einer gewissen Abgrenzung dieser Drüsenteile der Sekretabfluß erschwert wird.

Abb. 52. Schnittfläche einer Zystenmamma. Operationspräparat von Prof. G. E. Konjetzny.

Historisches. Ein Fall von Zystenmamma ist schon von Astley Cooper (1828) eingehend beschrieben und in seinen „Illustrations of the diseases of the breast" vortrefflich abgebildet worden. In den folgenden Jahrzehnten sind es ebenfalls englische (Brodie, Birkett, Collis), aber auch französische Autoren (Bérard, Sacaza, Cruveilhier,

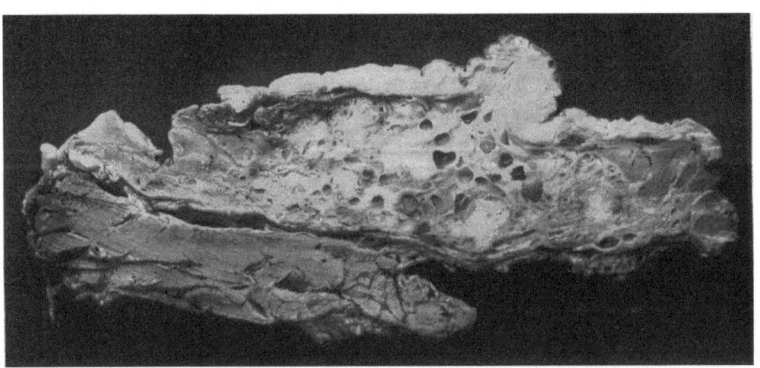

Abb. 53. Zystenmamma. Präparat von Prof. G. E. Konjetzny.

Velpeau, Azam), die das Krankheitsbild erwähnen. Gab Brodie (1846) bereits eine klassische Schilderung des klinischen und grobanatomischen Befundes, so war es doch Reclus (1865) vorbehalten, erstmalig auch über das histologische Bild der Fachwelt grundlegende Erkenntnisse zu vermitteln. In Anerkennung seiner Verdienste wird das in Frage stehende Leiden auch heute noch vielfach entsprechend seinem Vorschlag als „Maladie cystique des mamelles" oder kurzweg als „Reclussche Krankheit" bezeichnet. In mehreren Mitteilungen, deren letzte aus dem Jahre 1888 stammt, ist Reclus, unterstützt von seinem Schüler

Brissaud, für seine Auffassung der Zystenmamma als eines selbständigen Krankheitsbildes eingetreten. Als wesentliche Merkmale werden von ihm angegeben: 1. das Fehlen
eines umschriebenen echten Tumors, aber das Vorhandensein diffus verstreuter größerer

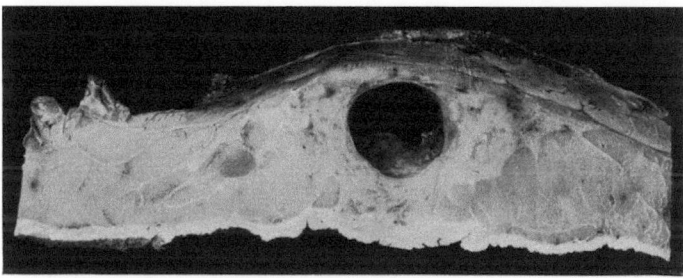

Abb. 54. Solitäre große Zyste der Mamma. Präparat von Prof. G. E. Konjetzny.

und kleinerer Knoten; 2. die Doppelseitigkeit der Affektion; 3. die holzartige Härte der
geschwulstartigen Knoten, die sich als Zysten erweisen. Diese entstehen durch Wucherung
des Epithels der Azini (Epithéliome intraacineux cystique). Reclus und Brissaud betonen,
daß der Prozeß Verwandtschaft mit dem Karzinom besitze und die Neigung zeige, in ein

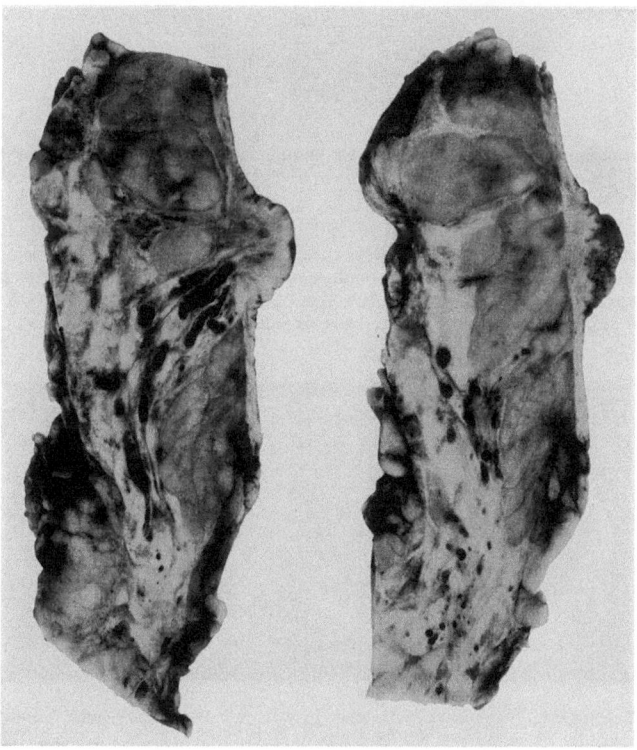

Abb. 55. Zystenmamma. Starke Erweiterung mehrerer großer Milchgänge. Präparat von Prof.
G. E. Konjetzny.

solches überzugehen. Jedenfalls sehen sie die Vorgänge am Epithel als das Primäre
und Wesentliche an, als unabhängig von der Wucherung des Bindegewebes. Brissaud
bezeichnet die Zystenbildung als „un travail épithélial". Zu der gleichen Auffassung bekennt
sich Sicre (1890), während Trélat und Tillaux (1888) die Veränderungen als Folge einer
chronischen Mastitis ansehen.

Im deutschen Schrifttum begegnen wir der ersten ausführlichen Beschreibung der Zystenmamma bei BILLROTH (1880). Er führt die Zystenbildung auf eine Erweiterung der kleinen Ausführungsgänge zurück, gibt allerdings die Möglichkeit zu, daß gelegentlich auch einmal einzelne Drüsenbläschen sich zu Zysten entwickeln können. Über die Ursachen

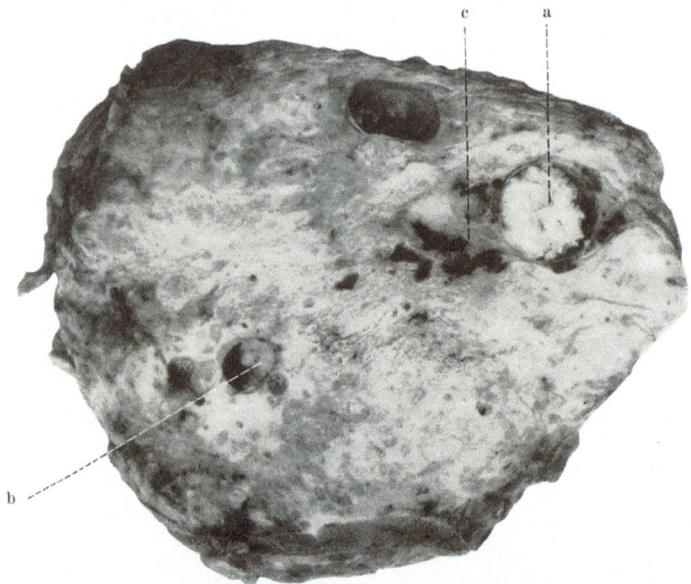

Abb. 56. Zystenmamma mit intrakanalikulären papillomatösen Wucherungen (bei a und b) und blutigem Inhalt der Milchgänge (c). Präparat von Prof. G. E. KONJETZNY.

stellt er nur unbestimmte Vermutungen an, indem er einen Teil der Zysten als Retentionszysten ansieht, entstanden durch Sekretstauung bei zufälliger Verlegung eines Ausführungsganges. In anderen Fällen handele es sich um Involutionszysten, die der ungleichmäßigen Schrumpfung des Bindegewebes ihre Entstehung verdanken, wobei die Ausführungsgänge teils zusammengedrückt, teils auseinandergezogen werden.

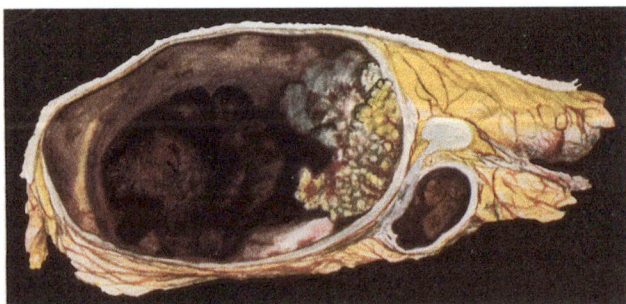

Abb. 57. Papillöse Wucherungen in einer großen mit Blutmassen angefüllten Zyste. Präparat von Prof. G. E. KONJETZNY.

Weiterhin hat KLOTZ (1880) Zystenbildungen in der Mamma mitgeteilt, die er in gleicher Weise wie BRISSAUD als von den Azinis ausgehend auffaßt. Später beschrieb LESER (1888) das charakteristische Bild der Zystenmamma in allen Einzelheiten. Er hält die entzündlichen Erscheinungen nicht für wesentlich, faßt die Erkrankung vielmehr als Geschwulstbildung auf (Adenocystoma papilliferum epitheliale).

In der Folgezeit mehren sich die Veröffentlichungen im deutschen und ausländischen Schrifttum und es entbrennt ein lebhafter Kampf um die Anerkennung zweier entgegengesetzter Anschauungen, die sich in der Hauptsache an die Namen SCHIMMELBUSCH und KÖNIG knüpfen. SCHIMMELBUSCH berichtete erstmalig auf dem 19. Chirurgenkongreß 1890 über mehrere Fälle RECLUSscher Krankheit, für die er die Bezeichnung „Zystadenom der Mamma" vorschlägt. Er schließt sich also dem Standpunkt der eben erwähnten französischen Autoren an, indem er von einer geschwulstartigen Neubildung spricht. Auch in der Schilderung und Deutung des mikroskopischen Verhaltens schließt sich SCHIMMELBUSCH eng an BRISSAUD an. Er sieht als wesentlichen Vorgang die Wucherung des Drüsenepithels an. Im Anfang findet eine Vermehrung der Azini in den einzelnen Läppchen statt, die eine große Ähnlichkeit mit den Wachstumsvorgängen bei der Umwandlung der ruhenden zur laktierenden Mamma haben soll. Unter Ausweitung der Drüsenbläschen wird deren Epithel vielschichtig. Später zerfallen die zentralen Schichten, wodurch die Zystenräume sich vergrößern; noch größere Zysten entstehen durch Einreißen der bindegewebigen Zwischenwände. Das interazinöse Bindegewebe soll sich nach SCHIMMELBUSCH nur insoweit an dem Aufbau der vergößerten Drüse beteiligen, als es zur Stütze der epithelien Elemente nötig ist, und eher Anzeichen der Degeneration als der Proliferation zeigen. In keinem seiner Fälle bestand eine nennenswerte Einstreuung von Leukozyten oder anderen Zellen, die auf einen entzündlichen Vorgang schließen ließen. Die Bezeichnung „chronische Mastitis mit Zystenbildung" wird demzufolge von SCHIMMELBUSCH abgelehnt.

Im Gegensatz hierzu betont KÖNIG (1893), daß das Wesen der Erkrankung in einem entzündlichen Prozeß bestehe. Die alte VIRCHOWsche Benennung „Mastitis interstitialis" ist zweckmäßig umzuwandeln in „Mastitis chronica cystica", da nicht das Stützgewebe, sondern das Kanalsystem primär von dem „infizierenden Agens" betroffen werde. Was die formale Genese der Zysten anlangt, besteht mit SCHIMMELBUSCHs Auffassung insofern Übereinstimmung, als auch KÖNIG sie auf Wucherung und Zerfall der Azinus- und Ausführgangsepithelien zurückführt. Infolge von Sekretstauung können die Zysten sich vergrößern, andererseits durch Resorption des Inhalts und Schrumpfung des umgebenden Bindegewebes aber auch zum Schwund gebracht werden. In den frisch erkrankten Gebieten besteht nach KÖNIG stets zellige Infiltration des interstitiellen Gewebes, das infolge des entzündlichen Reizes auch zu wuchern beginnt. Das Auftreten mehrfacher, zum Teil schmerzhafter Knoten, wird erstmalig oft nach dem Wochenbett beobachtet. Später treten neue Schübe mit Vorliebe zur Zeit der Menses auf. KÖNIG gibt zu, daß echtes Geschwulstwachstum sich auf dem Boden der entzündlichen Veränderungen entwickeln kann und zwar in drei verschiedenen Formen:

1. Wucherung kleiner Geschwülstchen in den typischen mastitischen Zysten.

2. Einwachsen von Epithelsprossen solcher Zysten ins Bindegewebe mit Durchbrechung der Membrana propria, also Karzinomentwicklung.

3. Wirkliche Adenombildung mit Entstehung von Zysten (Zystadenom) und Einwuchern von epithelialem Gewebe in die Zysten hinein.

BRÜHL (1892) sieht die entzündlichen Veränderungen des interstiellen Gewebes lediglich als „Begleiterscheinungen" der epithelialen Wucherungsvorgänge an. Eine vermittelnde Stellungnahme zwischen den Anschauungen von SCHIMMELBUSCH und KÖNIG finden wir bei SASSE (1897), der verschiedene Entstehungsmöglichkeiten der Zystenmamma anerkennt. Nach ihm können sich Zysten bilden auf dem Boden chronisch-entzündlicher Vorgänge, indem die Schrumpfung des Bindegewebes teils zur Abschnürung, teils zur Erweiterung der Ausführungsgänge führt (Mastitis chronica cystica [KÖNIG]). In anderen Fällen, die der Maladie kystique (RECLUS) bzw. dem Zystadenom SCHIMMELBUSCH entsprechen, handelt es sich um rein epitheliale Wucherungen.

Für diese Form der Zystenmamma wird von Sasse die Bezeichnung ,,Poly-kystoma mammae" vorgeschlagen. H. Haeckel (1894) hingegen will allein die Deutung als Geschwulstbildung gelten lassen, ebenso wie Morris Wolf (1899).

Zu der Königschen Auffassung der Zystenmamma bekennen sich Maly (1898) und Roloff (1900). Dieser verwirft die Trennung der Fälle, die Sasse vornimmt, unter dem Hinweis, daß auch an anderen Organen (z. B. Kehlkopf und Magen) bei chronischer Entzündung epitheliale Wucherungen wie Papillen-bildung und Neubildung drüsiger Elemente vorkommen. Gegen die Deutung als echte Geschwulst spreche vor allem die diffuse Ausbreitung der Veränderung, die das ganze Organ durchsetzt. Roloff stellt auch hypothetische Mutmaßungen über die Ätiologie der Zystenmamma an, indem er es für möglich hält, daß durch Reibung der Kleidung vielfach Stoffe in sehr geringen Mengen, aber dauernder Zufuhr in das Lumen der Ausführungsgänge und die sie begleitenden Lymphbahnen hineingelangen. Ob es sich hierbei nur um Bakterien handelt, sei fraglich.

Im Schrifttum des Auslands überwiegen in dem zuletzt berührten Zeit-abschnitt Arbeiten der Franzosen, bei denen die ,,Maladie kystique des mamelles" nach wie vor besonderes Interesse in Anspruch nimmt. Daneben finden sich auch Mitteilungen von englischen, amerikanischen und italienischen Autoren. Überall sehen wir auch hier im Mittelpunkt des Interesses die Frage stehen, ob es sich bei der Zystenmamma um geschwulstartige Neubildung oder im wesentlichen um einen entzündlichen Vorgang handelt. Als Anhänger der entzündlichen Genese sind insbesondere zu nennen Betagh, Cornil und Petit, Conotein, Delbet, Franco, Pilliet, Phoca, Quénu, Toupet und Glantenay. Unter den Verfechtern der neoplastischen Theorie seien hervorgehoben Aievoli, Bowlby, Dennée, Mencière, Reynier, Velpeau. Mannigfache neue Be-nennungen des Krankheitsbildes tauchen auf, wie z. B. ,,Cirrhose épithéliale de la mamelle" (Delbet und Quénu), ,,Maladie noueuse" (Phocas), ,,Adéno-fibrome cystique" (Reynier), ,,Tumeurs hypertrophiques ou fibrocystiques" (Velpeau). Um von der Reichhaltigkeit der wissenschaftlichen Veröffent-lichungen auf dem Gebiet der Zystenmamma zur Zeit der Jahrhundertwende eine Vorstellung zu vermitteln, seien folgende Autoren lediglich mit Namen angeführt: Bryant, Berger, Bompart und Milian, Brissé, Saint Macary, Courtis und Wood, Coyne und Labbé, Carles, Collomb, Cheyne, Dor, de Fontguyon, Gautier, Manoury, Mermet und Faitout, Paget, Ravanier, Rovsing, Renon, Robinson Rochard, Savary, Snow, Sourice, Stiles, Walther.

Hervorgehoben zu werden verdient der Standpunkt von Bard und Lemoine (1890), die den Krankheitsbegriff einer ,,Maladie cystique essentielle" aufstellten, deren Wesen weder in einer Entzündung noch in einer Neubildung zu suchen ist. Vielmehr handele es sich um eine Art Mißbildung, die in einer angeborenen Wandschwäche der Drüsenräume zum Ausdruck kommt. Diese erweitern sich lediglich unter dem Druck sezernierter Flüssig-keit und bilden hierdurch Zysten.

Von besonderer Bedeutung für die Weiterentwicklung der Lehre von der Zystenmamma sind die Untersuchungen Tietzes (1904) gewesen, der darauf hinweist, daß in 25% aller senilen Brustdrüsen sich mikroskopisch Epithel-veränderungen nachweisen lassen, die denen beim sog. Zystadenom gleichen. Diese Angaben beziehen sich auf Epithelwucherungen in erweiterten Hohl-räumen, die nicht selten zu papillären zapfenartigen Vorsprüngen führen. Die Veränderungen sind beschränkt auf kleine Bezirke, die immer in der Peripherie der Brustdrüse liegen. Es wird hiermit erstmalig zum Ausdruck gebracht, daß die für die Zystenmamma bezeichnenden Veränderungen zu physiologischen Alterserscheinungen in naher Beziehung stehen. Bloodgood (1906) hat diesen Gedanken weiter verfolgt; er spricht unter Hinweis auf ähnliche Verhältnisse in der Prostata von einer „senilen parenchymatösen Hypertrophie", bei der 3 Stadien zu unterscheiden sind: 1. das adenomatöse Stadium, 2. das Stadium der Ektasie, 3. das adenozystische Stadium. Ähnlich äußert sich v. SAAR (1907), wenn er die Zystenmamma als eine „Abnutzungskrankheit" bezeichnet. Brachliegen der Funktion wie übermäßige Inanspruchnahme führen nach ihm zu einer früh- bzw. vorzeitigen Involution. Auch SPEESE (1910) und WARREN deuten die Veränderung als abnorme Involution. Das Nebeneinander von senilen Rückbildungs- und Wucherungsprozessen sieht PRIBRAM (1919) als den Ausdruck ungleichmäßigen Alterns[1] an. Hierdurch kommt es zu einer völligen Störung der Einheitlichkeit des Organs. Nach jedem

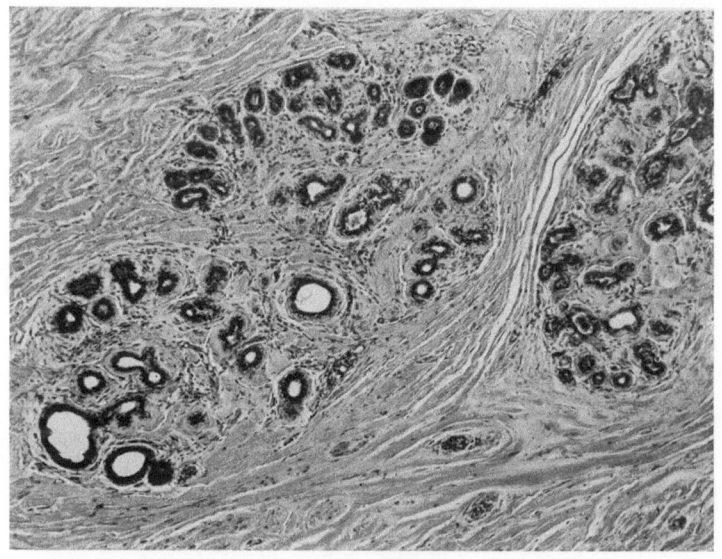

Abb. 58. Atrophische Drüsenläppchen. Hyaline Entartung des interstitiellen Bindegewebes.
Beginnende Zystenbildung.

Involutionsprozeß bleiben funktionsfähige Zellen zurück, deren „Kontrastjugend" im Gegensatz zu den gealterten Zellen besteht. Jene reagieren auf die von den Ovarien ausgehenden Wachstumsimpulse mit Wucherung. In diesen Gedankengängen wird zum Ausdruck gebracht, daß nicht nur die im Klimakterium einsetzenden Veränderungen, sondern jede Rückbildung nach einer Laktationsperiode von ursächlicher Bedeutung sein kann. Auch BERKA und BERTELS stellen fest, daß man bei jeder im Involutionsstadium befindlichen Brustdrüse Bilder beobachten kann, die den Anfangsstadien der „Mastitis chronica cystica" entsprechen.

Das Problem der Zystenmamma hat in neuester Zeit weitere Klärung erfahren durch die Fortschritte unserer Kenntnis von den hormonalen Beeinflussungen der Brustdrüse. Hierdurch sind nicht nur Altersrückbildung und Laktation, sondern auch die zyklischen menstruellen Veränderungen und ihre pathologischen Störungen in den Kreis derjenigen Vorgänge einbezogen worden, die bei der zystischen Entartung eine Rolle spielen. KONJETZNY, MOSZKOWICZ, SEBENING, DIETRICH u. a. haben sich diese Gedankengänge zu eigen gemacht. Hierauf wird an anderer Stelle näher einzugehen sein.

---

[1] In ähnlichem Sinne äußert sich neuerdings WALCHSHOFER [Dtsch. Z. Chir. **224**, 137 (1930)].

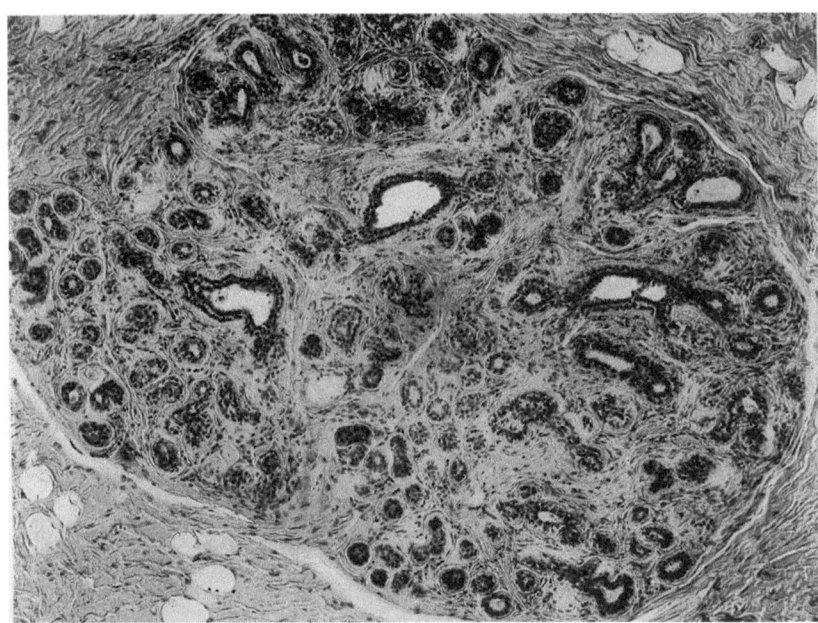

Abb. 59. Drüsenfeld mit starker Vermehrung des interstitiellen Bindegewebes.
Proliferationserscheinungen am Epithel („doppelte Konturierung") und beginnende Zystenbildung.

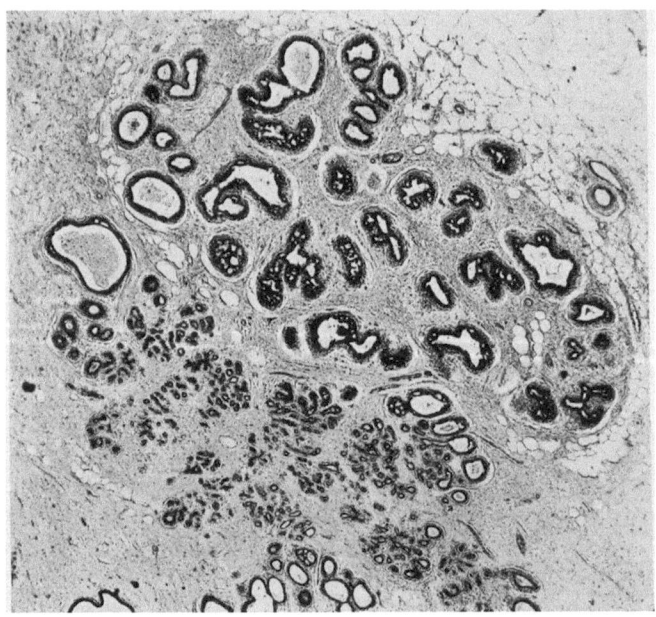

Abb. 60. Durch interstitielle Bindegewebswucherung auseinander gesprengtes und kleinzystisch
umgewandeltes Drüsenläppchen.

Die mikroskopischen Veränderungen der Zystenmamma sind so
außerordentlich mannigfache, daß die Vielfältigkeit der Deutungen, die das
Krankheitsbild erfahren hat, nicht verwunderlich erscheint. Wir müssen

unterscheiden zwischen Veränderungen am Drüsenepithel und am Stützgewebe. Beide stehen miteinander in enger wechselseitiger Beziehung. Ausgehend von den Umwandlungen, die an den sezernierenden Drüsenabschnitten und an den Ausführungsgängen wahrnehmbar sind, erscheint es angebracht, folgende das Gesamtbild der Zystenmamma zusammensetzenden Einzelvorgänge gesondert für sich zu betrachten:

1. Involutionserscheinungen.
2. Umbildungsvorgänge (Metaplasien).
3. Proliferative Prozesse (ohne und mit Übergang in echte Geschwulstbildung).

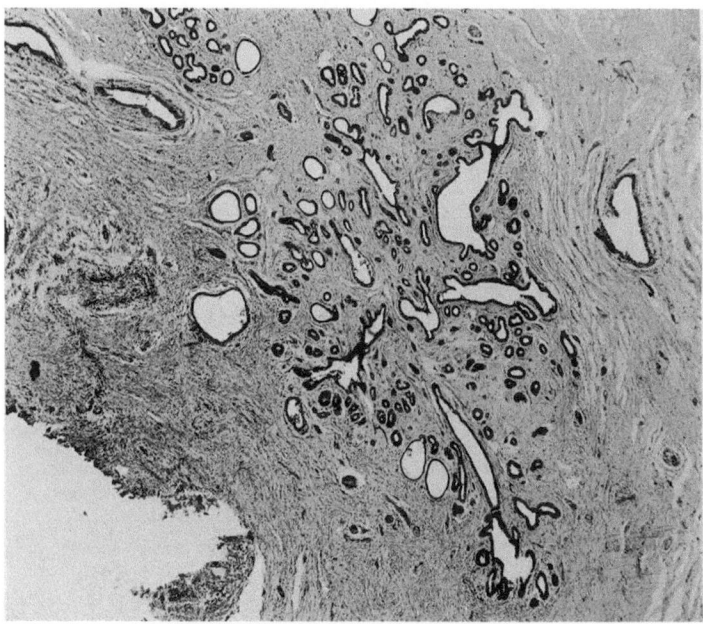

Abb. 61. Zystisch verändertes und durch Bindegewebswucherung in seinem ganzen Aufbau stark gestörtes Drüsenfeld. Links unten ein eitriger Einschmelzungsherd.

Es liegt auf der Hand, daß diese 3 Arten von Veränderungen unter sich in naher Beziehung stehen und eine scharfe Grenze nicht zu ziehen ist.

Unter Bezugnahme auf das früher über die Rückbildungsvorgänge nach der Menstruation, Laktation und im Klimakterium Gesagte, sei hervorgehoben, daß auch in jeder Zystenmamma stellenweise Veränderungen sich finden, die Involutionserscheinungen darstellen. Diese kennzeichnen sich an einzelnen Drüsenfeldern vor allem durch eine deutliche Zunahme des Bindegewebes. Die Drüsengänge sind großenteils ohne Lichtung, ihre Epithelien hochgradig atrophisch, von breiten hyalinen Ringen umgeben (vgl. Abb. 58). Die Drüsenfelder erscheinen durch die Bindegewebsvermehrung wie auseinandergesprengt. Einzelne Drüsenlumina jedoch sind zystisch erweitert, von einem Epithel ausgekleidet, das oft deutliche Proliferationserscheinungen erkennen läßt. Die Epithelzellen sind kubisch oder zylindrisch, mitunter ausgesprochen zweireihig, „doppelt konturiert" (vgl. Abb. 59), oder auch mehrschichtig, ins Lumen zapfenartig vorspringend, Girlanden und Brücken bildend. Abb. 60 zeigt, daß gelegentlich nur einzelne Drüsenläppchen diese kleinzystische Umwandlung erfahren, während in anderen Fällen das ganze Drüsenfeld beteiligt

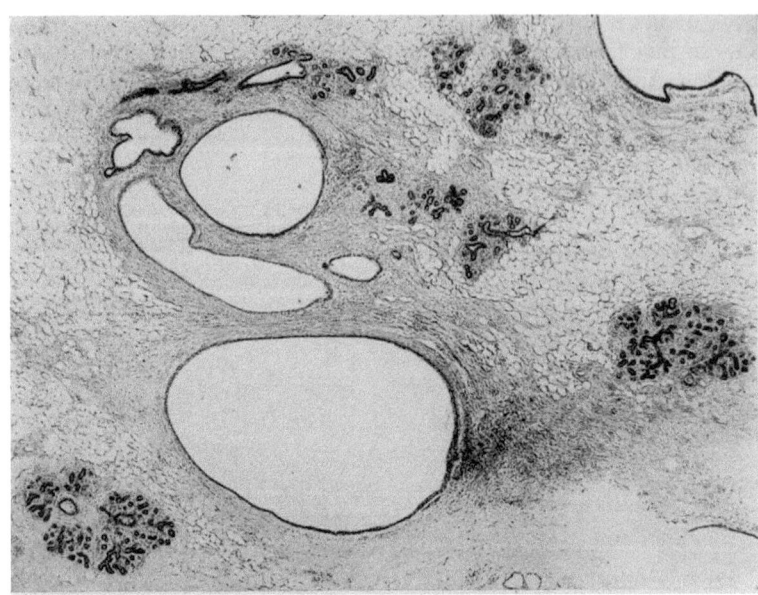

Abb. 62. Sog. „einfache Gangektasien" in einer Zystenmamma.

ist und die Einheitlichkeit seines Aufbaues hierdruch stark gestört wird (Abb. 61).
Stets bleiben jedoch ganze Drüsenfelder oder einzelne Läppchen von den Umwandlungen unberührt.

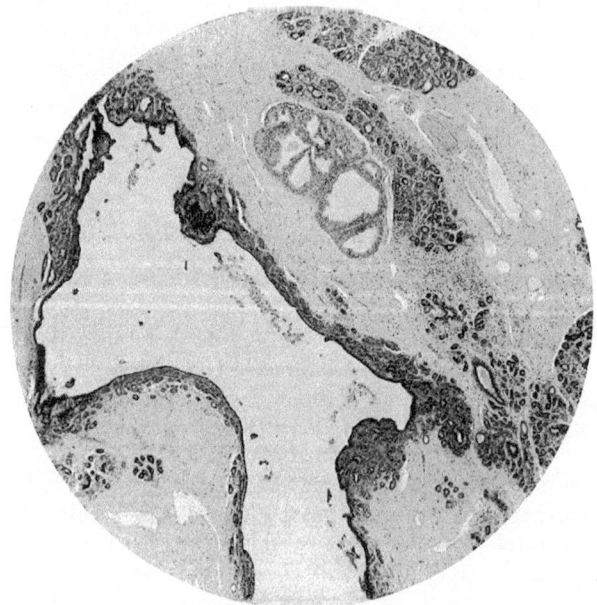

Abb. 63. Hochgradige Gangektasie weit in die Drüsenfelder hineinreichend.   Oberhalb der Mitte
eine Gruppe „blasser Epithelzysten".

Eine weitere hierher gehörige Veränderung stellen Erweiterungen der
Milchgänge dar. Es soll zunächst nur von den sog. „einfachen Gangektasien"

(LOESCHCKE) die Rede sein. Sie finden sich häufig in der alternden Mamma und werden auch in der Zystenmamma selten vermißt, spielen jedoch in ihrem Bilde nach LOESCHCKE keine entscheidende Rolle. Sie lassen sich bis in die kleineren Gänge und somit bis in die Drüsenfelder hinein verfolgen. Ihre Auskleidung besteht in einem niedrigen einschichtigen Epithel (vgl. Abb. 62 u. 63). Auch in der Umgebung der Ausführungsgänge ist das Bindegewebe gewuchert und sind wie bei der senilen Mamma die elastischen Fasern vermehrt („peritubuläre Höfe", v. SAARS).

Die niemals fehlende und die Härte der Zystenmamma bedingende **Bindegewebsvermehrung** ist dadurch ausgezeichnet, daß die gewucherten Fasern breit, dicht liegend, kernarm, und häufig hyalin entartet sind, während das

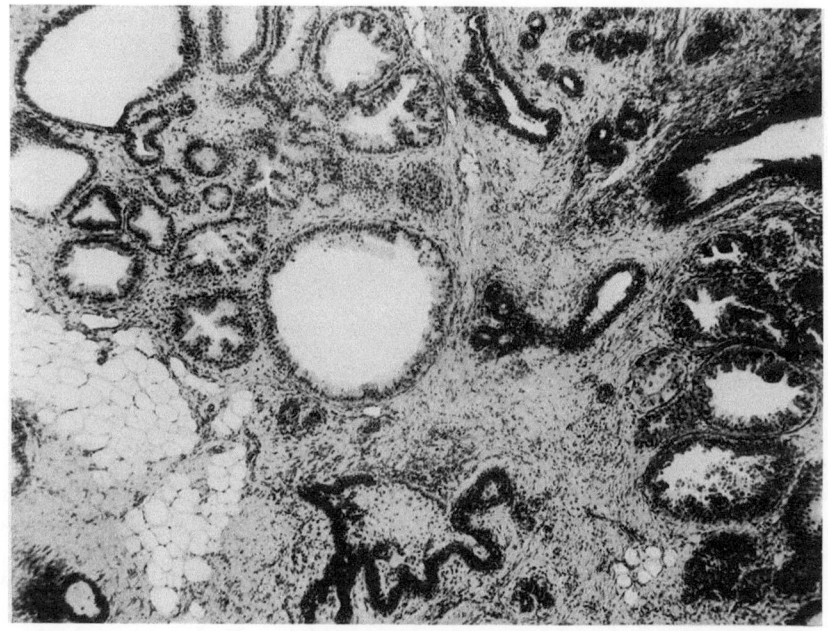

Abb. 64. Gruppen „blasser Epithelzysten" in einer Zystenmamma.

Bindegewebe bei der gewöhnlichen Altersinvolution mehr feinfaserig, locker und zellreich ist (LUKOWSKY, KÜCKENS). Gegenüber echten geschwulstartigen Bindegewebshyperplasien muß die **diffuse Ausbreitung** der „Fibromatose" hervorgehoben werden. Jedenfalls zeigen auch knotenartig sich anfühlende Verhärtungen niemals wie bei Fibroadenomen eine scharfe Abgrenzung. Das sonst reichlich vorhandene Fettgewebe tritt an Masse zurück, die Drüsenfelder werden auseinandergedrängt; das die Milchgänge mantelartig umgebende Bindegewebe kann, wie TODYO zeigte, zu einer vollständigen **Abschnürung** der Gänge führen. Eine solche Kompression durch wucherndes Bindegewebe erfahren nach BERTELS und KEYNES auch die Ductus lactiferi, wodurch die so häufig zu beobachtenden ampullenartigen Ausweitungen unterhalb der Mamille zustande kommen (vgl. Abb. 55). Nach KÜCKENS finden sich im Bereich der Warze außerdem noch reichliche Mengen von Horn- und Talgmassen sowie abgestoßenen Epithelien, die die Mündungen der Gänge schließlich ganz verlegen. SASSE, TIETZE, MORRIS WOLF und v. SAAR haben Fälle beschrieben, in denen die Fibromatose vorwiegend in unmittelbarer Nähe der Brustwarze lokalisiert war und hierdurch eine starke Ausweitung der großen Milchgänge bedingt wurde.

In Hiebaums Fall erfolgte die Verlegung der Ausführungsgänge durch ein Fibromyom.

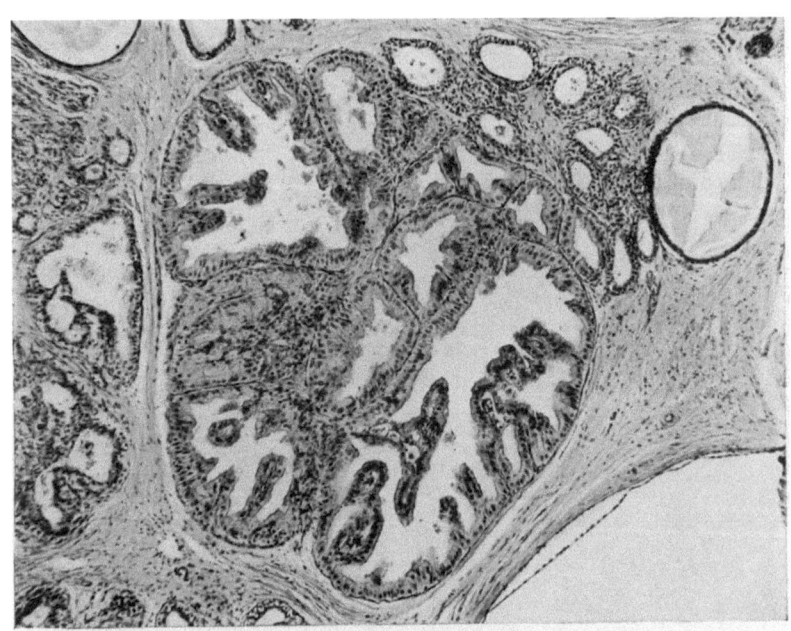

Abb. 65. „Blasse Epithelzysten" mit starker Epithelproliferation.

Das Verhalten der Brustwarze selbst ist in solchen Fällen wechselnd; sie kann erigiert oder eingezogen erscheinen, was klinisch den Verdacht auf Karzinom naturgemäß verstärkt. Eine solche Einziehung der Mamille ist nur durch narbige Schrumpfung des gewucherten Bindegewebes zu erklären. Narbenzug wird gelegentlich auch für die Dilatation von Drüsengängen verantwortlich zu machen sein (Kückens).

Neben den bisher beschriebenen, durch Ausweitung von Azinis und Milchgängen unter Beibehaltung des gewöhnlichen Epithels entstandenen Zysten kommen nun Drüsenbildungen mit zystischen Erweiterungen vor, die durch ihren völlig abweichenden Epithelcharakter auffallen. Die Drüsenzellen sind hochzylindrisch, färben sich nach van Gieson gelb, mit Eosin rötlich und wirken hierdurch heller als die für gewöhnlich in der Brustwarze vorkommenden Epithelzellen. v. Saar hat sie als „blasse Epithelien" bezeichnet (ein Name, der von allen späteren Autoren übernommen worden ist) und bereits

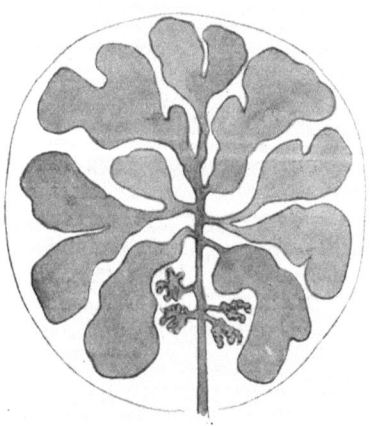

Abb. 66. Beziehungen der „blassen Epithelzysten" zum Drüsenfeld. Rekonstruktion mit Hilfe des Plattenmodellverfahrens. (Nach Loeschcke: Verh. dtsch. path. Ges. 1930.)

darauf hingewiesen, daß solche Drüsen und Zysten eine unverkennbare Ähnlichkeit mit gewissen Schweißdrüsen besitzen. Sie kommen nach Loeschcke fast nie

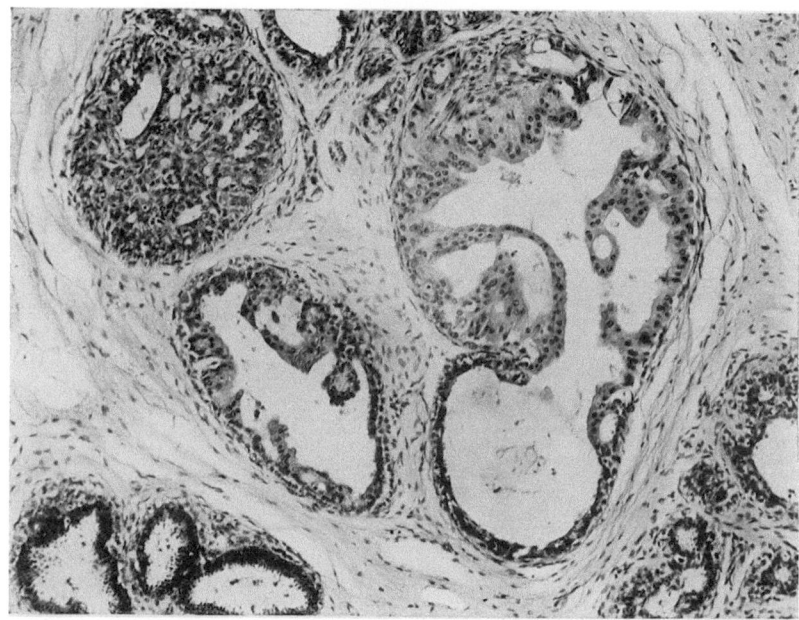

Abb. 67. „Blasse Epithelzysten" mit arkadenförmigen Epithelwucherungen. Übergang niedriger dunkler in hohe blasse Epithelien.

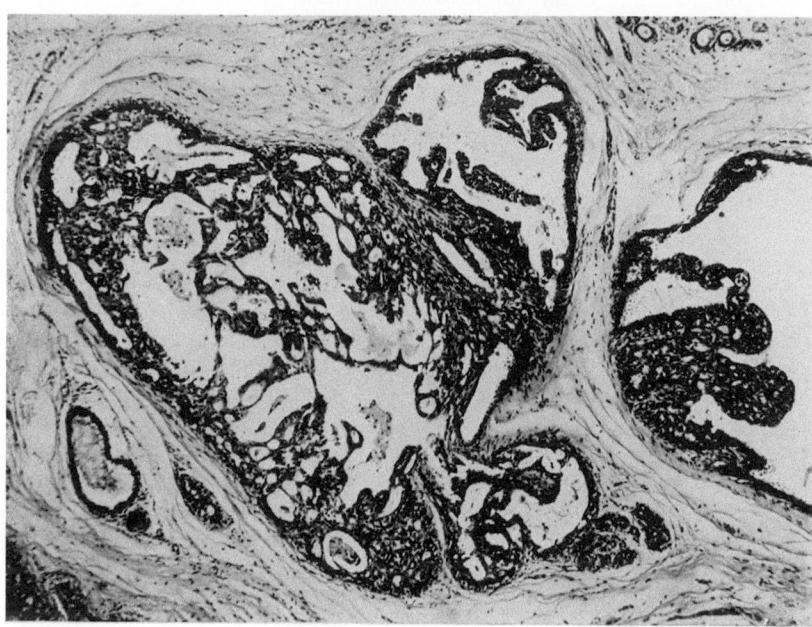

Abb. 68. Das ganze Lumen durchziehende Zellbänder in einer „blassen Epithelzyste".

in der Einzahl, sondern regelmäßig in Gruppen vor mit rosettenartiger Anordnung (vgl. Abb. 63, 64 u. 65). Mit Hilfe des Plattenmodellverfahrens konnte LOESCHCKE den Nachweis erbringen, daß die „eosinophilen" Zysten sich mit nahe beieinander liegenden, engen, aber niemals versperrten Gängen auf einen zentralen

Ausführungsgang aufsetzen. Nur die weiten Schläuche zeigen das blasse Epithel. Außer ihnen schließen sich an den gleichen zentralen Gang des Drüsenfeldes einige kleinste normale Drüsenläppchen an, die von den Zysten häufig umfaßt werden, so daß der Eindruck entsteht, als schöben sie sich zwischen diese hinein (vgl. Abb. 66). Es ist also durch Loeschckes Untersuchungen als bewiesen anzusehen, daß die „blassen Epithelzytsen" aus dem sekretorischen Endapparat der Milchläppchen entstehen.

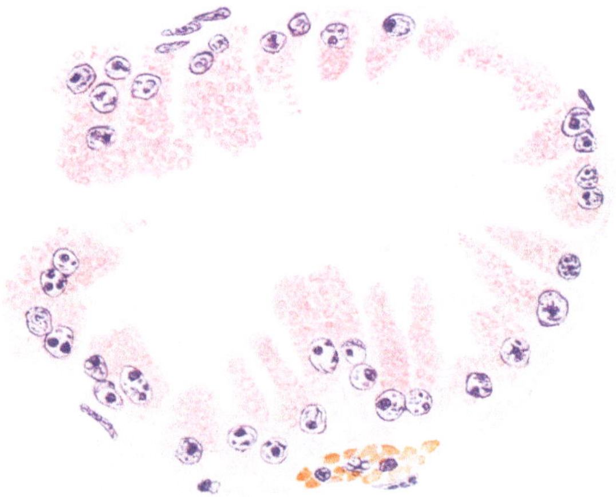

Die Weite dieser Zysten schwankt und mit ihr das Verhalten der Epithelzellen. Große Zellen sind in der Regel mit einem einschichtigen, etwas niedrigeren Zellsaum ausgekleidet als kleinere Zysten, in denen die Epithelien hochzylindrisch sind, sich dicht aneinander-

Abb. 69. „Blasse Epithelzyste". Eosinophile Granulierung des Protoplasma. Apokrine Sekretion. Hämatoxylin-Eosin.

legen und oft mehrschichtig zu knospenartigen Vorsprüngen auftürmen (vgl. Abb. 65 u. 67), ja mitunter arkaden- und girlandenartige, weit ins Lumen hineinragende Zellbänder bilden (vgl. Abb. 67 u. 68). Nicht selten lassen die papillenartigen Bildungen ein deutliches bindegewebiges Stroma mit Gefäßen erkennen. Namentlich in größeren Zysten ist die Epithelauskleidung mitunter nicht einheitlich, indem niedrige dunkle Zellen in hohe blasse allmählich übergehen (vgl. Abb. 67).

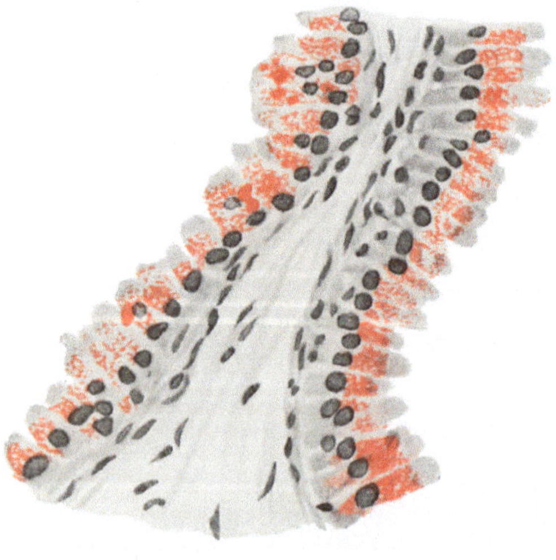

Die typischen „blassen Epithelien" sind hohe Zellen mit relativ kleinen runden, 1 bis 3 Kernkörperchen enthaltenden Kernen und einem Zelleib, der nach dem Lumen hin oft unregelmäßig begrenzt ist. Als Merkmal apokriner Sekretion sieht man, daß die freien Zellenden kolbig angeschwollen sind,

Abb. 70. Fetttröpfchen in den Epithelien „blasser Epithelzysten". Scharlachrotfärbung.

kleine Plasmakügelchen sich vom Zelleib abschnüren und frei im Lumen liegen, während im übrigen die Zystenräume meist keinen besonderen Inhalt aufweisen. Die Struktur des Protoplasmas ist für gewöhnlich dicht, fast homogen, seltener finden sich eosinophile Körnchen (vgl. Abb. 69) oder feine Vakuolen. Entgegen den Angaben von Lukowsky u. a. muß auf Grund eigener Untersuchungen hervorgehoben werden, daß so gut wie regelmäßig Fettsubstanzen in feintropfiger Form mit Hilfe der Scharlachrotfärbung nachzuweisen sind.

Mitunter ist sogar der Zelleib lumenwärts vom Kern aufs dichteste mit Fetttröpfchen angefüllt (vgl. Abb. 70). Diese Fettstoffe sind doppelbrechend und
geben eine positive Cholesterinreaktion nach SCHULTZ (Eisessig-Schwefelsäurereaktion). Sehr deutlich zeigt sich bei Anstellung der Reaktion insbesondere
ein feiner blauer Saum, der den Zellkuppen anliegt und an die gleichliegenden
Verhältnisse bei den Achselhöhlendrüsen erinnert (vgl. Abb. 31 u. 32). Weiterhin
ist von Wichtigkeit, daß, wie Verfasser feststellen konnte, sehr häufig neben
Fetttröpfchen auch Eisengranula im Protoplasma der „blassen Epithelien"
vorhanden sind, die sich mit Hilfe der TURNBULL-Blaureaktion darstellen lassen
(vgl. Abb. 71). Eine leichte Braunfärbung des Proto-
plasmas deutet auf solche eisenhaltige Zelleinschlüsse
hin. Auch ASKANAZY erwähnt ein „gelegentlich sicht-
bares" braunes Pigment, das seiner Meinung nach
Hämosiderin darstellt, aber auch eisenfrei sein kann.

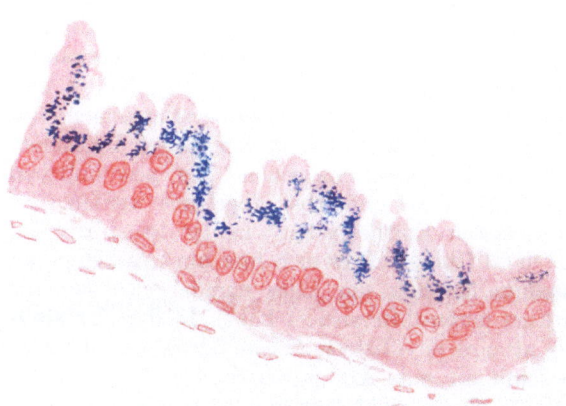

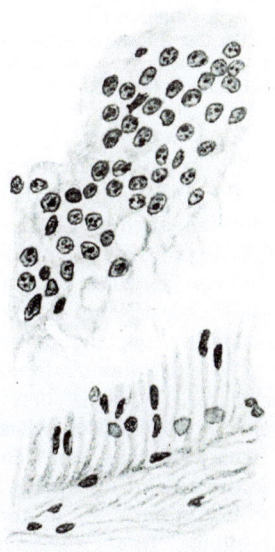

Abb. 71. Eisenhaltige Granula in den Epithelien einer „blassen
Epithelzyste". TURNBULL-Blaureaktion.

Abb. 72. Myoepithelien in einer
„blassen Epithelzyste".
Tangentialschnitt.

Es handelt sich um sehr feine Körnchen, die stets lumenwärts vom Kern
liegen, die in Abschnürung begriffenen Zellkuppen jedoch meist frei lassen.
Ein Vergleich mit Abb. 28 lehrt, daß auch im Verhalten der eisenhaltigen
Granula völlige Übereinstimmung mit den apokrinen Schweißdrüsen besteht.
Die morphologische Gleichheit beider Drüsenarten erstreckt sich noch auf
einen weiteren Punkt, nämlich das Vorkommen muskulärer Elemente,
die sich zwischen Epithel und Basalmembran einschieben. Diese „Myoepithelien" oder „Korbzellen" der apokrinen Schweißdrüsen, die wie Faß-
reifen die Epithelzellen umfassen, wurden in einem vorangehenden Kapitel
näher beschrieben (vgl. Abb. 27). Auf das Vorkommen von Myoepithelien
auch in der normalen Brustdrüse (besonders zur Zeit der Laktation) ist von
BENDA u. a. hingewiesen worden (vgl. oben). Allerdings erreichen diese subepithelialen Muskelzellen niemals die Ausmaße wie in den Schweißdrüsen.
In den „blassen Epithelzysten" jedoch stellen sie mitunter recht auffällige
Gebilde dar, besonders an Tangentialschnitten, und wenn, wie Abb. 72 zeigt,
sich die sezernierenden Epithelien von ihrer Unterlage abgelöst haben. KROM-
PECHER sah die Muskelspindeln in 57% der mit blassem Epithel ausgekleideten
Zysten, jedoch in nur 14% so auffällig, daß sie ohne weiteres als solche zu
erkennen waren.

Vor längerer Zeit bereits hatten Moullin (1881), Jüngst (1884) und besonders Drey-fuss (1888) den subepithelialen Muskelzellen besondere Aufmerksamkeit gewidmet, ohne allerdings die Beziehungen zu den apokrinen Schweißdrüsen zu erkennen. Dreyfuss mißt der Hypertrophie der in der Membrana propria liegenden muskulären Spindelzellen eine grundlegende Bedeutung bei der Entstehung des „Polykystoms" der Mamma bei. Spätere Autoren haben sie wenig beachtet. Erst Krompecher (1913, 1916, 1924) hat auf Grund sehr eingehender Studien ihre Bedeutung erkannt und das Vorkommen epithelialer Muskelzellen als Beweis dafür angesehen, daß die „blassen Epithelzysten" den Schweiß-drüsen analoge Bildungen darstellen. Nach Krompecher kommen in der normalen und zystischen Mamma dreierlei als glatte Muskelzellen gedeutete Spindelzellen vor: 1. Die als Korbzellen bezeichneten, verhältnismäßig kurzen Spindelzellen der Endbläschen und der Ausführungsgänge. Sie färben sich nach van Gieson nicht gelb; auf ihre Muskelzellen-natur wird aus den nahen Beziehungen zu den kleinen Gefäßen gefolgert. 2. Glatte Muskel-zellen, die sich nach van Gieson gelb färben und subepithelial in 1—3 Lagen angeordnet in den kleineren Gängen und Zysten anzutreffen sind. 3. Die den langgestreckten Spindel-zellen der Achselschweißdrüsen entsprechenden Zellen, die gelegentlich die blassen Epithel-zysten nach Art von Reifen umspannen und sich mit Pikrinsäure nicht anfärben lassen. Schließlich fand Krompecher in drei Fällen von Zystenmamma spindelige Myoepithelien als einzige Auskleidung größerer Ausführungsgänge.

Aus dem oben Gesagten ergibt sich also, daß die „blassen Epithelzysten" als den apokrinen Schweißdrüsen wesensgleiche Bildungen anzusehen sind. Die völlige Übereinstimmung im ganzen morphologischen Verhalten, die sich auch auf spezifische Sekretionsprodukte, nämlich Eisen und Cholesterin bezieht, läßt eine andere Deutung nicht zu. Auffassungen, wie die von Theile, Silveira, Corzy, Junge u. a., die in den blassen Epithelien keine spezifische Zellart, sondern „Degenerationsformen" der gewöhnlichen Milchdrüsenepithelien erblicken, müssen als unhaltbar abgelehnt werden.

Wie ist das Auftreten der „blassen Epithelzysten" in der Brustdrüse zu erklären? v. Saar bereits wies darauf hin, daß es sich hier um „Anklänge an ein phylogenetisch älteres Stadium handelt, um jenes nämlich, wo sich die Brustdrüse aus den Schweißdrüsen herausdifferenziert hat". In der Tat stellt ja die Milchdrüse nichts anderes als eine modifizierte Schweißdrüse dar (Benda, v. Eggeling). Es könnte sich somit um eine Art „atavistischen Rückschlags" handeln. Diese Auffassung kann deswegen nicht befriedigen, weil der Schweiß-drüsentypus, den die apokrinen Drüsen der Achselhöhle und die „blassen Epithelzysten" verkörpern, ja sicherlich nicht als „Stammform" der Milch-drüse anzusehen ist. Vielmehr stellen große Schweißdrüse und Milchdrüse hochdifferenzierte Endglieder parallel laufender Entwicklungsreihen dar. Eine weitere Erklärungsmöglichkeit bildet die Annahme, daß die „blassen Epithel-zysten" einer fehlerhaften Anlage bzw. einer Keimversprengung ihre Entstehung verdanken. Wäre dies der Fall, so ist nicht recht verständlich, warum fast immer erst im vorgeschrittenen Lebensalter die Zystenbildung zutage tritt. Daß in seltenen Ausnahmefällen einmal Zysten mit eosino-philem Epithel angeboren sein können, zeigt eine Beobachtung Herzenbergs. Die Tatsache jedoch, daß gelegentlich ein allmählicher Übergang normaler kubischer Drüsenzellen in hochzylindrische Schweißdrüsenepithelien zu beob-achten ist (Krompecher, Kückens, Junge u. a.), legt den Gedanken nahe, daß es sich hier um Umwandlungsvorgänge handelt. Krompecher spricht von einer „infolge von Entwicklungsstörung entstandenen Mißbildung", in einer späteren Arbeit von einem „Umwandlungsprodukt des normalen Epithels im Sinne einer Fehlbildung", und schlägt den Namen „Hidro-kystoma mammae" vor. Askanazy und seine Schüler hingegen bezeichnen den Vorgang als Metaplasie und berufen sich dabei auf die erwähnten Übergänge der einen Epithelform in die andere. Loeschcke, Hellwig, Prym, Joel, Gold-zieher und Kaldor stimmen dieser Auffassung zu.

Sicherlich ist gegen die Kennzeichnung der Epithelumwandlung in der Brustdrüse als Metaplasie nichts einzuwenden. Sie ist, wie noch gezeigt werden soll, zustande gekommen durch „Veränderung der Bedingungen, unter denen die Zellen leben" (BORST). Auch in die von LUBARSCH gegebene Definition des Metaplasiebegriffs würde sich die Erscheinung gut einfügen, indem es sich um ein Zutagetreten schlummernder Entwicklungsmöglichkeiten unter ungewöhnlichen Umständen handelt. Aber die Dinge liegen bei der Mamma im Gegensatz zu anderen Organen doch insofern besonders, als die „ruhende Milchdrüse" ein noch nicht ausdifferenziertes Organ darstellt. Erst unter dem Einfluß hormonaler Reize erhält sie in der Schwangerschaft — gelegentlich auch unter anderen Umständen — Wachstumsimpulse, die sie zum funktionstüchtigen, vollentwickelten Organ ausreifen lassen. Man kann sich vorstellen, daß unter der Einwirkung andersartiger — wahrscheinlich

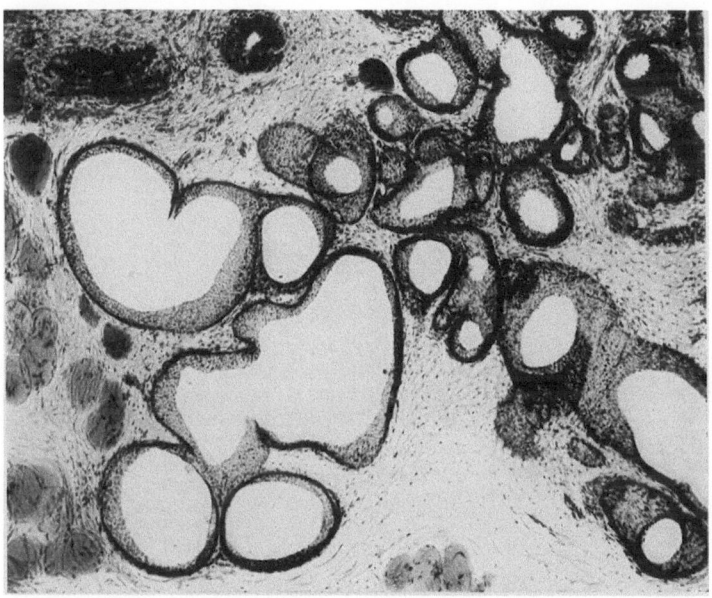

Abb. 73. „Mosaikepithelzysten" in einer Zystenmamma.

ebenfalls hormonaler — Reize die Entwicklung des undifferenzierten, ruhenden Organs in anderer Richtung vor sich geht, nämlich im Sinne der apokrinen Schweißdrüsen. Man sollte also von „fehlerhafter Differenzierung" sprechen, nicht von „Umdifferenzierung". Mit „fehlerhafter Anlage" oder „Fehlbildung" im gewöhnlichen Sinne hat das Auftreten der schweißdrüsenartigen Zysten nichts zu tun.

Die „blassen Epithelzysten" sind unbedingt als charakteristisch für das Krankheitsbild der Zystenmamma anzusehen; denn sie finden sich nach KROMPECHER — wie Verfasser durchaus bestätigen kann — ausnahmslos in jedem Falle. Auch LOESCHCKE teilt diese Auffassung, wenn er geradezu von „eosinophiler oder azidophiler Zystenmamma" spricht. Für ihn sind Fibrose und Gangektasien nur „Beiwerk der senilen Mamma".

Eine weitere Zystenform mit Umbildung des Epithels stellen die sog. „Mosaikepithelzysten" dar. KROMPECHER hat sie deswegen so genannt, weil die sie auskleidenden platten Epithelien in Flachschnitt eine mosaikartige Anordnung zeigen (vgl. Abb. 73, 74 u. 75). Auch diese Zysten zeigen auffallende Ähnlichkeit mit den apokrinen Schweißdrüsen (vgl. Abb. 24), nämlich mit den Ruhestadien. Muskelspindeln lassen sich an ihnen nicht nachweisen.

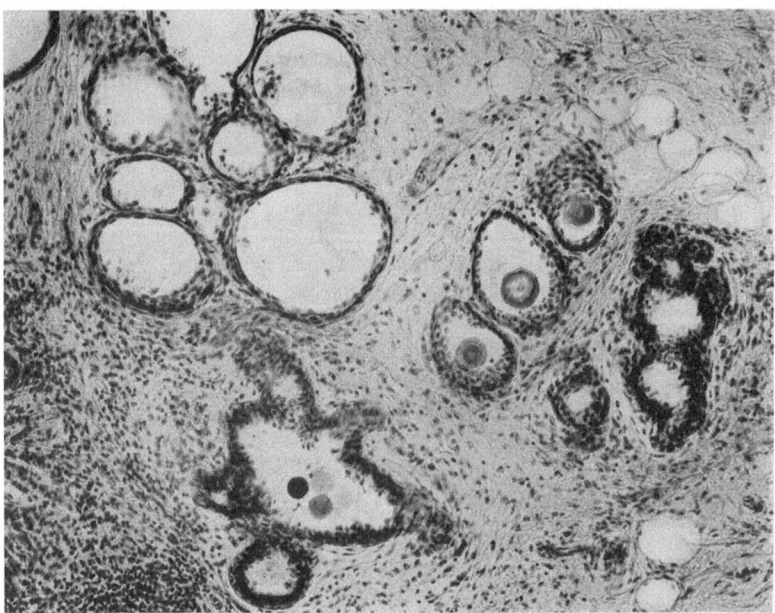

Abb. 74. „Mosaikepithelzysten" mit geschichteten Konkrementbildungen.

Beziehungen zu den „blassen Epithelzysten" sind insofern erkennbar, als gelegentlich innerhalb einer Zyste die hohen blassen in kubische und platte

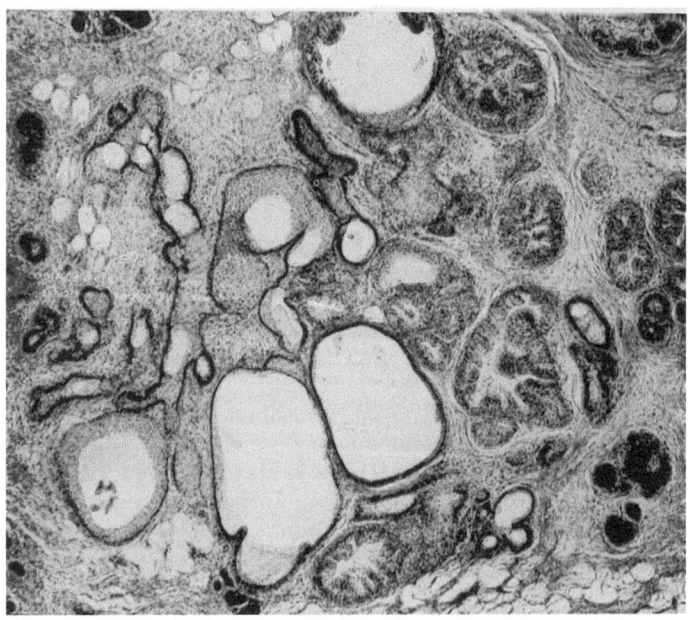

Abb. 75. „Mosaikepithelzysten" und „blasse Epithelzysten" in enger Nachbarschaft.

Epithelien übergehen (Krompecher). Mitunter sieht man im Bereich des gleichen Läppchens nebeneinander zystisch erweiterte Drüsenräume, von denen ein

Teil mit typischen „blassen" Epithelien, ein Teil mit „Mosaikepithel" ausgekleidet ist. Feine Fetttröpfchen im Protoplasma lassen sich oft nachweisen;
hingegen konnte Verfasser nur ausnahmsweise auch Eisengranula feststellen.

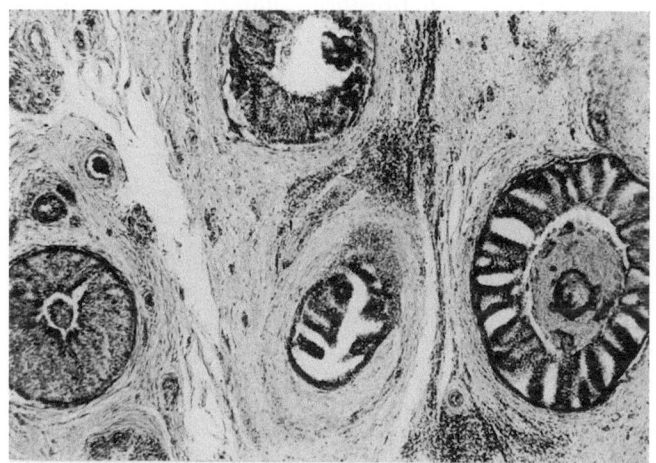

Abb. 76. Intrakanalikuläre Epithelwucherung in den Milchgängen bei Zystenmamma. Verkalkung
stagnierender Sekretmassen. Nirgends infiltrierendes Wachstum. Der gesamte Drüsenkörper wurde
entfernt. 3 Jahre später entwickelte sich ein Krebs, anscheinend in einem zurückgebliebenen axillaren
Lappen.

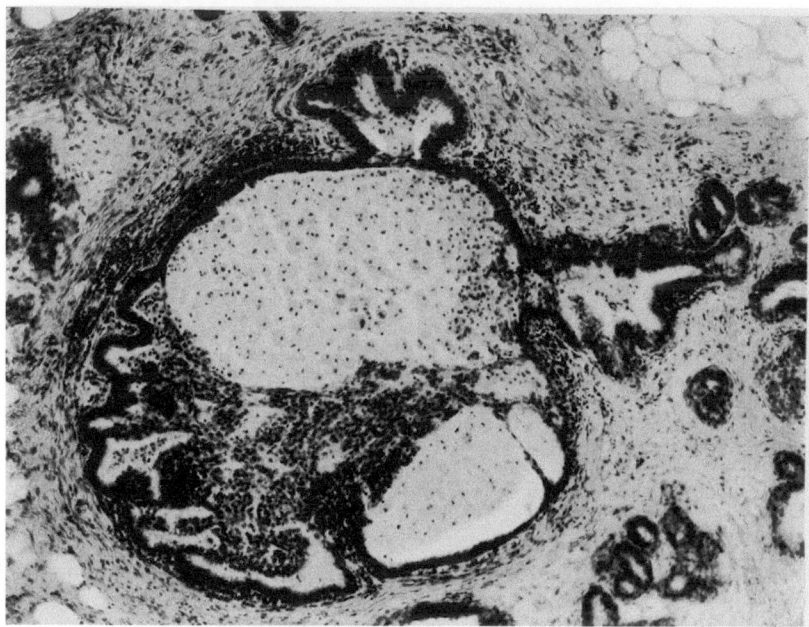

Abb, 77. Zystisch erweiterter Milchgang mit wuchernden und zum Teil desquamierten Epithelien.

KROMPECHER, der sich früher für die Schweißdrüsennatur auch der „Mosaikepithelzysten" im Sinne einer Fehlbildung ausgesprochen hatte (1916), hat
in einer späteren Arbeit (1924) seinen Standpunkt dahin geändert, daß er die

Plattenepithelzysten aus den normalen Anteilen der Brustdrüse hervorgehen läßt. Nach Meinung des Verfassers (ebenso H. Herzenbergs) kommt ihnen die gleiche Bedeutung zu wie den „blassen Epithelzysten", d. h. es handelt sich um Umwandlungen im Sinne der apokrinen Schweißdrüsen. Sie entstehen aus der ruhenden Brustdrüse unter der Einwirkung eines pathologischen Reizes.

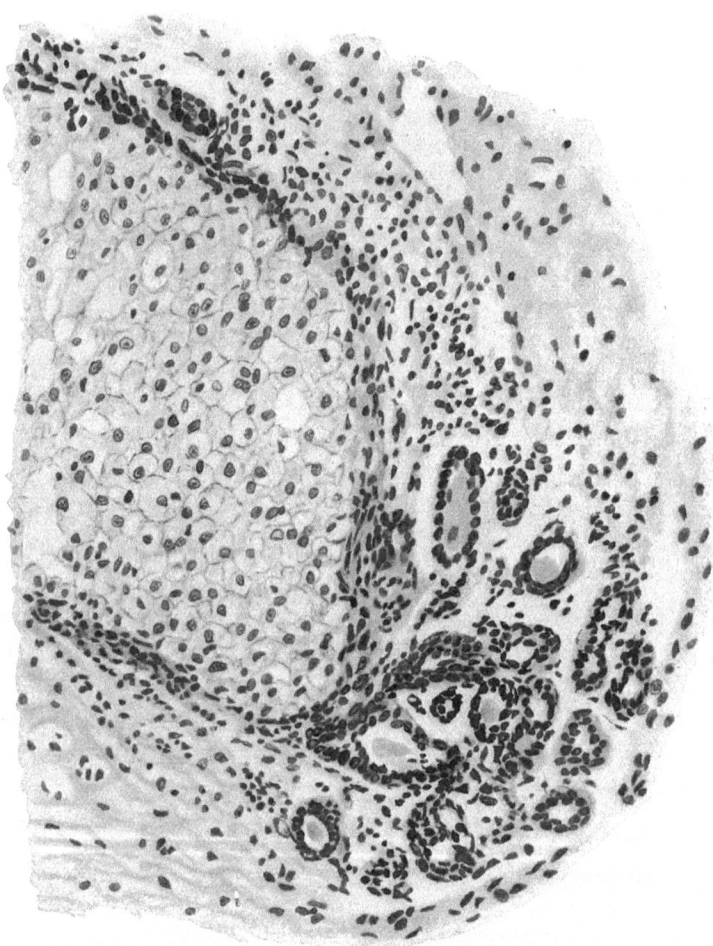

Abb. 78. Starke Epithelwucherung eines präterminalen Milchganges unter Umwandlung in „Schaumzellen". Beginnende Auflösung der Wandung.

Krompecher fand vereinzelte Mosaikepithelzysten in einem erheblichen Teil — etwa einem Drittel — aller Brüste jenseits des Pubertätsalters. Sie sind sehr viel häufiger als die „blassen Epithelzysten".

Bereits bei Besprechung der Involutionserscheinungen wurde erwähnt, daß Wucherungsvorgänge am Epithel in engem Zusammenhange mit ihnen stehen; das gleiche gilt, wie wir sahen, von den mit Änderung des Epithelcharakters einhergehenden Zystenbildungen. Diese Proliferationsvorgänge können erhebliche Grade erreichen und sind für die Entstehung größerer zystischer Hohlräume von wesentlicher Bedeutung. Hinzu kommen anderweitige vom Drüsen- und Milchgangsepithel ausgehende Wucherungen, von denen im folgenden die Rede sein soll.

Die Epithelwucherung der Milchgänge kann gelegentlich dazu führen,

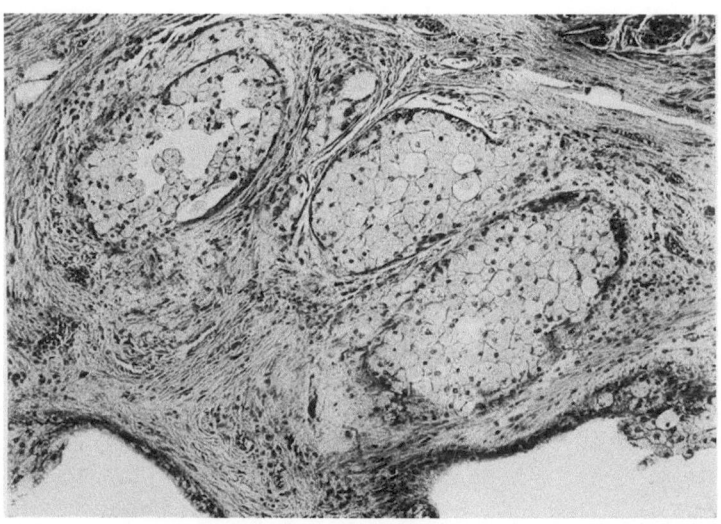

Abb. 79. Durchbruch gewucherter Epithelien durch die Wand der Milchgänge.

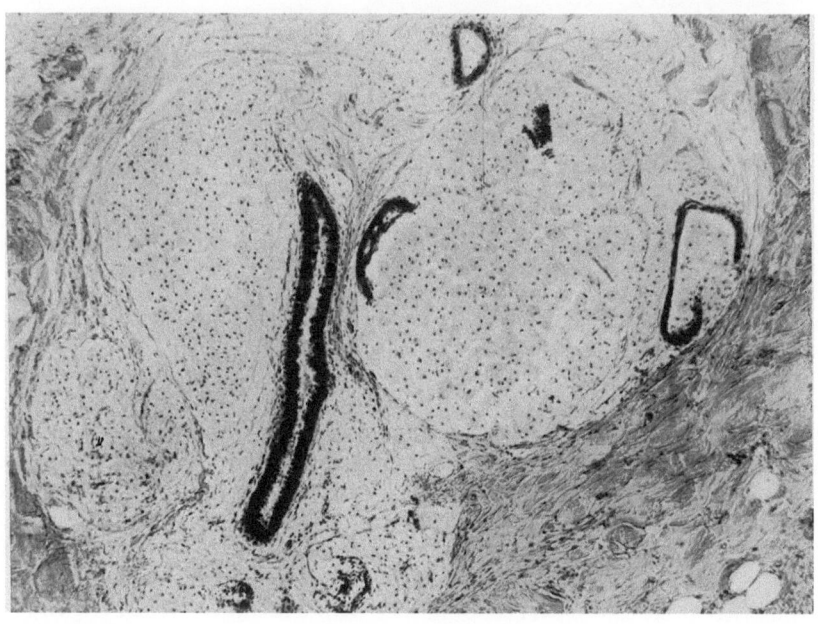

Abb. 80. Vollständige Zerstörung der Wand von Milchgängen durch den Druck gewucherter und gequollener Epithelien.

daß die Lichtung derselben nahezu vollständig verlegt wird. Das Aussehen der wuchernden Epithelzellen ist dabei sehr verschieden. Wir sehen einmal auffallend kleine Zellen entweder in soliden Massen oder „radspeichenartig"

in Reihen angeordnet ins Lumen vorwachsen (vgl. Abb. 76). Sie zeigen wenig
Neigung zu regressiven Veränderungen. In anderen Fällen wandeln sich die
gewucherten und desquamierten Epithelien in große wabige Zellen mit relativ
kleinen Kernen um (vgl. Abb. 77, 78, 79 u. 80). Sie erinnern an die sog. „Schaumzellen“ oder Xanthomzellen des Bindegewebes und stimmen mit diesen auch
insofern überein, als sie meist mit reichlichen Fetttröpfchen beladen
sind, die Doppelbrechung und Cholesterinreaktion ergeben. Sie können
gelegentlich zu einem fettigen Detritus zerfallen. Für gewöhnlich jedoch
bleiben sie lange Zeit erhalten und gehen auch dann noch nicht zugrunde, wenn
sich allmählich das gesamte Epithel des Milchganges in „Schaumzellen“

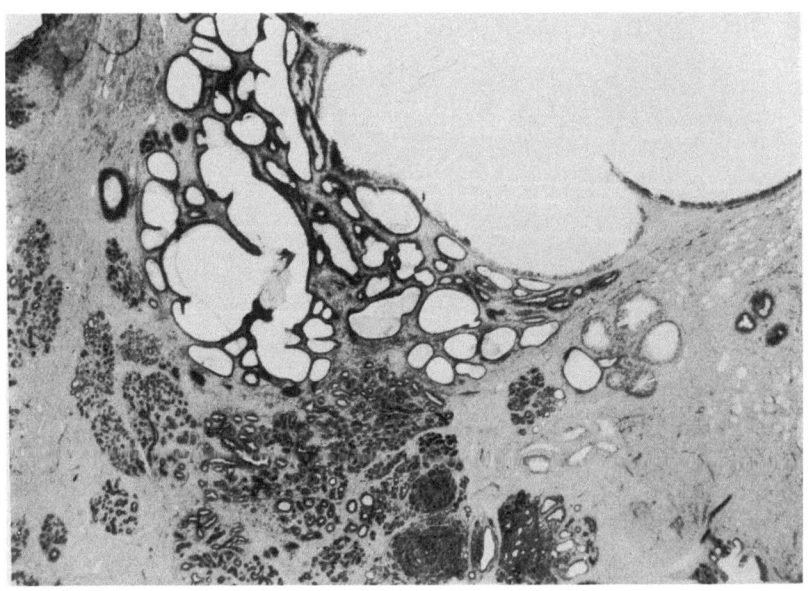

Abb. 81. Durch Einreißen der Septen entstandene spornartige Gebilde in der Wand größerer Zysten.
In der Mitte des unteren Bildrandes adenomartiger Knoten fast ohne Lichtungen (vgl. Abb. 89).
In der oberen Bildhälfte sog. Cystadenoma multiloculare.

umgewandelt hat. Hierbei geht die Basalmembran oft verloren; die gequollenen
Epithelien dringen nunmehr in das Bindegewebe ein (Brissaud,
v. Saar, Maly, Lichtenhahn). Alle Phasen dieses Vorganges lassen sich,
wie die Abb. 77—80 zeigen, deutlich verfolgen. Die Behauptung Loeschckes,
daß es sich um präterminale Ausführungsgänge handelt, ist sehr wahrscheinlich zutreffend; jedenfalls sprechen die Abb. 77 und 78 durchaus in diesem
Sinne. Krompecher, der ebenso wie Maly den epithelialen Ursprung der Hauptmasse der im Lumen befindlichen wabigen Zellen für erwiesen hält, gibt die
Möglichkeit zu, daß gelegentlich auch von außen her sich später mit Fett
beladende Zellen in das Ganginnere eindringen können.

Umstritten ist die Frage, ob in der Zystenmamma Neubildung von
Azinis vorkommt. Schimmelbusch und Sasse bejahen sie, während Bertels
wohl mit Recht bestreitet, daß die Zahl der Azini größer ist als in normalen
Brustdrüsen. Das gilt jedenfalls für die bereits vorhandenen Läppchen. An
den größeren Milchgängen läßt sich jedoch gelegentlich eine lebhafte
Aussprossung des Epithels beobachten, die anfänglich nur zur Bildung rundlicher Buchten, später durch weitere Verzweigung zur Bildung ganzer Gruppen

neugebildeter Endstücke führt, die allerdings häufig nur kümmerlich entwickelt sind (JUNGE). Verfasser sah nicht selten stark erweiterte Milchgänge in großer Ausdehnung von einem fortlaufenden Saum solcher kleiner Drüsenbläschen umgeben (vgl. Abb. 63). Die zystische Erweiterung der Azini kann sowohl durch aktive Epithelwucherung wie durch passive Dehnung zustande kommen. Da insbesondere größere Zysten von einem stark abgeplatteten Epithel ausgekleidet sind, andererseits feststeht, daß eine Kommunikation mit dem Gangsystem häufig nicht besteht, wird man nicht umhin können, die Erweiterung auf eine Erhöhung des Binnendruckes infolge pathologischer Sekretion zurückzuführen (Dilatationszysten). Sicherlich können auch große Zysten aus Azinis hervorgehen (BERTELS), nicht nur aus Milchgängen. Bei zunehmendem Wachstum benachbarter Zysten verdünnen sich die trennenden bindegewebigen Scheidewände mehr und mehr, bis sie schließlich einreißen und bis auf spornartig ins Lumen vorragende Reste vollkommen verschwinden (vgl. Abb. 81). Diese sind nicht zu verwechseln mit echten Papillenbildungen.

Die Vorstellungen, die SCHIMMELBUSCH und SASSE über den Entstehungsmechanismus der Zysten entwickelt haben, nämlich, daß durch zentralen Zerfall der gewucherten, das ganze Lumen ausfüllenden Epithelien die Zystenbildung zustande kommt, werden von fast allen Autoren als unzutreffend bezeichnet.

Mit den Proliferationsvorgängen in Zusammenhang steht oft die Beschaffenheit des Zysteninhalts. Dieser kann, wie erwähnt, schon für das bloße Auge ein sehr verschiedenes Aussehen besitzen. Soweit es sich um trübe, dickbreiige, salbenartige Massen handelt, die nach SASSE besonders in den kleinen Zysten entstehen, werden mikroskopisch reichlich zugrundegehende Epithelien gefunden, die sich in einen fetthaltigen Detritus umwandeln. Er enthält doppelbrechende Tropfen (KAUFMANN) und gibt in ganzer Ausdehnung oft eine positive Cholesterinreaktion. Auch büschelförmige Fettsäurenadeln (KROMPECHER) und spießförmige Cholesterinkristalle oder -tafeln sind in den breiartigen Massen nachweisbar (BERTELS, KÜCKENS, SEMB). Dünnflüssiger oder kolloidähnlicher Zysteninhalt ist als Sekretionsprodukt anzusehen (vgl. oben). Gelegentlich bilden sich geschichtete Konkremente, die an die in der Prostata, Lunge usw. vorkommenden Corpora amylacea erinnern (vgl. Abb. 74).

Auch Verkalkungen stagnierender Sekret- und Detritusmassen in Milchgängen und Zysten kommen vor (ROLOFF, LESER, SCHIMMELBUSCH). KROMPECHER vergleicht sie mit Konkrementbildungen in papillären Ovarialkystomen.

Auf Proliferationsvorgänge, die bereits nahe Beziehungen zu echtem Geschwulstwachstum erkennen lassen, soll später eingegangen werden.

Auf die Bedeutung, die den in der Zystenmamma häufig zu beobachtenden entzündlichen Vorgängen von älteren Autoren beigemessen worden ist, wurde bereits hingewiesen. Sie können auf verschiedene Weise zustande kommen. Gelegentlich finden sich akute eitrige Entzündungsherde, besonders im Bereich der großen Milchgänge in der Nähe der Warze. SEMB beobachtete sie bei einem Material von 144 Fällen 9mal. Auch die Wand größerer oberflächlich gelegener Zysten kann akut entzündliche Leukozyteneinstreuung aufweisen (SEMB, BERTELS). Die Entstehung solcher Entzündungen liegt klar auf der Hand. Es handelt sich um das sekundäre Eindringen von Eiterkokken auf dem Wege der Ausführungsgänge bei Sekretstauung. SEMB konnte in seinen Fällen stets grampositive Kokken feststellen. Daß auch gröbere Fremdkörper einzudringen vermögen, zeigen die Abb. 82 u. 83. Hier hatte sich ein Haar in die Wand eines größeren Milchganges eingespießt. Kleine Bruchstücke von Haaren fanden sich mehrfach auch in tiefer gelegenen kleinen Milchgängen, umgeben von Fremdkörperriesenzellen (Abb. 83). In der gleichen Brustdrüse waren überall auffallend starke Entzündungserscheinungen wahrzunehmen (vgl.

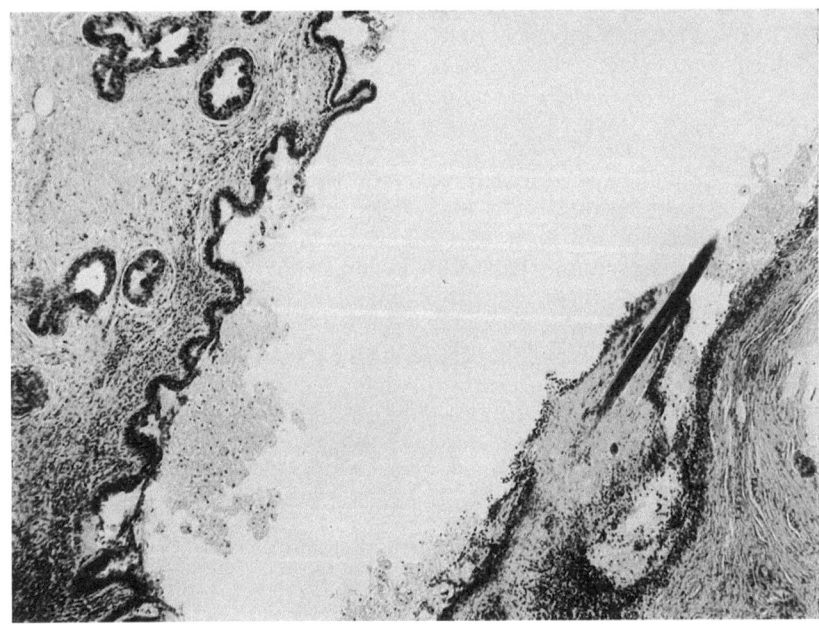

Abb. 82. Eingespießtes Haar und starke entzündliche Erscheinungen in der Wand eines größeren Milchganges.

Abb. 84). Die Anhänger der entzündlichen Genese der Zystenmamma haben zur Stütze ihrer Auffassung gerade auf solche Fälle hingewiesen. So meint Roloff, wie bereits erwähnt, daß durch Reiben der Kleidung Stoffe auf dem Wege der Milchgänge in die Drüse eindringen und durch eine solche „Inunktion" von Entzündungserregern die „Mastitis chronica cystica" zustande komme.

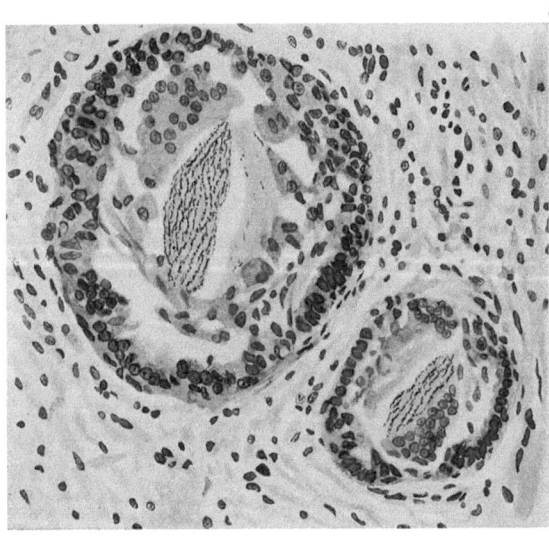

Abb. 83. Bruchstücke von Haaren umgeben von Fremdkörperriesenzellen in kleineren Milchgängen.

Das Vorkommen infektiösentzündlicher Prozesse in der Zystenmamma erklärt leicht, daß gelegentlich Schwellungen der axillaren Lymphknoten beobachtet werden.

Weit häufiger als die offensichtlich durch Sekundärinfektion von außen her entstandenen umfangreichen Entzündungsherde finden sich kleine verstreute, vorwiegend lymphozytäre Infiltrate, besonders in der Umgebung zystisch erweiterter Milchgänge. Es handelt sich hier großenteils um solche Zysten, in deren Innern sich deutlicher Zellzerfall bemerkbar macht. Sasse ist geneigt, den chronischen inter-

stitiellen Entzündungsprozeß in diesen Fällen als primär anzusehen, die Zystenbildung als sekundär, nachdem durch Schrumpfung des Bindegewebes Abschnürungen der Milchgänge entstanden waren („entzündliche Zysten"). Diese
Auffassung ist von KROMPECHER, KÜCKENS u. a. mit Recht abgelehnt worden;
denn zweifellos sind die entzündlichen Infiltrate, die KROMPECHER nur in
einem Fünftel seiner Fälle beobachtete, lediglich der Ausdruck resorptiver
Vorgänge. Neben Lymphozyten, Plasmazellen und Histiozyten begegnet
man auch mit Fett beladenen Zellen. Es handelt sich um große läng-
liche oder rundliche Zellen mit wabigem Protoplasma, das vollkommen mit
sudanophilen Tropfen angefüllt ist. Diese Zellen sind nicht zu verwechseln

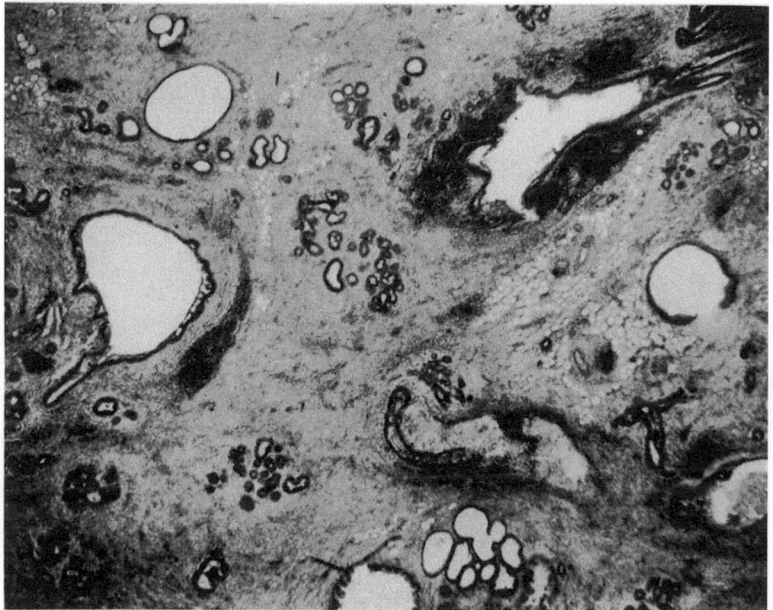

Abb. 84. Zystenmamma mit stark ausgesprochenen entzündlichen Veränderungen.

mit den das Lumen oft vollständig ausfüllenden vom Epithel abstammenden
fetthaltigen Zellen, die nach Untergang der Zystenwandung in das umgebende
Bindegewebe eindringen können (vgl. oben). Wenn freilich, wie Abb. 85 zeigt,
gelegentlich „Schaumzellen" zwischen noch erhaltenen Epithelien auftreten,
kann die Entscheidung schwer fallen, ob es sich um verfettete Epithelzellen
oder vom Bindegewebe her eingewanderte Zellen handelt. Auch die in den
kleinzelligen Infiltraten gelegenen „Pseudoxanthomzellen" geben im Polarisationsmikroskop Doppelbrechung (KOWALZIG [1], KÜCKENS, LUKOWSKY u. a.) und
eine positive Cholesterinreaktion nach SCHULTZ. Es handelt sich um auffallend schwer lösliche Fettgemische; Verfasser konnte selbst an Zelloidin-
schnitten noch deutliche Anfärbung mit Scharlachrot erzielen. Aus dem positiven
Ausfall der Färbungen nach LORRAIN SMITH-DIETRICH und FISCHLER schließt
KOWALZIG, daß neben Cholesterin auch Lipoide im engeren Sinne und
Fettsäuren vorhanden sind.

In seinen drei untersuchten Fällen von Zystenmamma mit xanthomatösen Infiltraten
fand KOWALZIG den Gesamtcholesteringehalt des Blutes um die Hälfte und mehr

---

[1] Die nicht im Druck erschienene Inaug.-Dissertation KOWALZIGs wurde auf Anregung
von KONJETZNY angefertigt.

gegenüber der Norm vermehrt. Er ist daher geneigt, diesem Umstand im Verein mit der lokalen Lymphstauung in der Mamma eine ursächliche Bedeutung für das Auftreten der Xanthomzellen beizumessen. Auch Lobeck fand stets Cholesterinwerte über 200 mg-% im Blute, wenn eine anisotrope Verfettung im Bindegewebe bestand, während bei Verfettung der Epithelien auch niedrige Werte vorkamen. Er bezeichnet daher die verfetteten Bindegewebszellen als „echte Xanthomzellen", die Epithelien als „Pseudoxanthomzellen".

Auffallend ist die bräunliche Färbung der Schaumzellen, die Kowalzig auf die Anwesenheit von Lipochromen zurückführt, da er die Schwefelsäure-Jodkalireaktion positiv, die Berliner Blaureaktion hingegen negativ fand. Verfasser konnte bei Anwendung der Turnbull-Blaureaktion stets deutliche Blaufärbung sehen. Es ist also neben Lutein auch ein eisenhaltiges Pigment

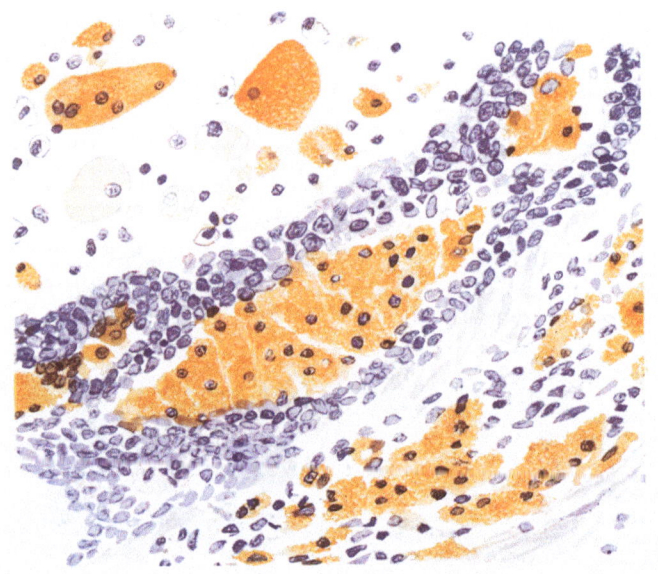

Abb. 85. An der Außenseite der Zystenwand (rechts unten) lymphozytäres Infiltrat mit Pseudo-xanthomzellen. Letztere finden sich auch zwischen den Epithelien (Mitte) und im Lumen (links oben). Scharlachrotfärbung an einem Zelloidinschnitt.

vorhanden. Über den Ursprung desselben lassen sich nur Vermutungen anstellen. Daß es sich um Hämosiderin handelt, ist wenig wahrscheinlich, da die Braunfärbung der Zellen diffus ist und Anzeichen von Blutungen in der Regel fehlen. Hingegen ist zu bedenken, daß in den blassen Epithelien offensichtlich Eisen zur Ausscheidung gelangt (vgl. oben). Es wäre denkbar, daß dieses Eisen bei der Resorption des Zysteninhalts in den „Schaumzellen" gleich den Fettstoffen wiedererscheint. Man erinnere sich daran, daß auch das in den Schweißdrüsenepithelien vorkommende Eisen von den Zellen des interstitellen Bindegewebes aufgenommen werden kann (vgl. oben).

Ältere und frische Blutungen in der Umgebung der chronisch-entzündlichen Zellansammlungen werden in einzelnen Fällen von Sasse und Lukowsky beschrieben. Semb erwähnt entzündliche Infiltrate mit nadelfömigen Cholesterinkristallen, die von Fremdkörperriesenzellen umgeben sind. Abb. 86 zeigt einen solchen Herd, der in reichlichen Mengen rote Blutkörperchen enthält. Offensichtlich ist dieser ganze Herd aus einer Blutung hervorgegangen.

Aus den zellig infiltrierten Herden können Narbenbildungen hervorgehen, ebenso natürlich aus den Abszessen. Dabei kommt es zur Obliteration und schließlich zu völligem Schwund von Milchgängen (vgl. Abb. 87). So begegnet

man gelegentlich größeren schwieligen Herden mit Resten kleinzelliger Infiltration; sie können reichliche Kalkmassen enthalten (ROLOFF).

Abschließend sei nochmals betont, daß in vielen Fällen entzündliche
Veränderungen vollkommen fehlen. Es kann somit die Entzündung nicht
die Ursache der Zystenmamma sein; sie stellt vielmehr eine sekundäre oder
zufällige Begleiterscheinung dar. Hierin sind sich alle neueren Autoren einig.

Wichtig für das Verständnis der Pathogenese der Zystenmamma sind
Befunde, die an scheinbar normalen Brustdrüsen von Frauen verschiedener
Lebensalter erhoben wurden. Die Beziehungen zu den Altersveränderungen
wurden bereits ausführlich besprochen. Von nicht geringerem Interesse sind

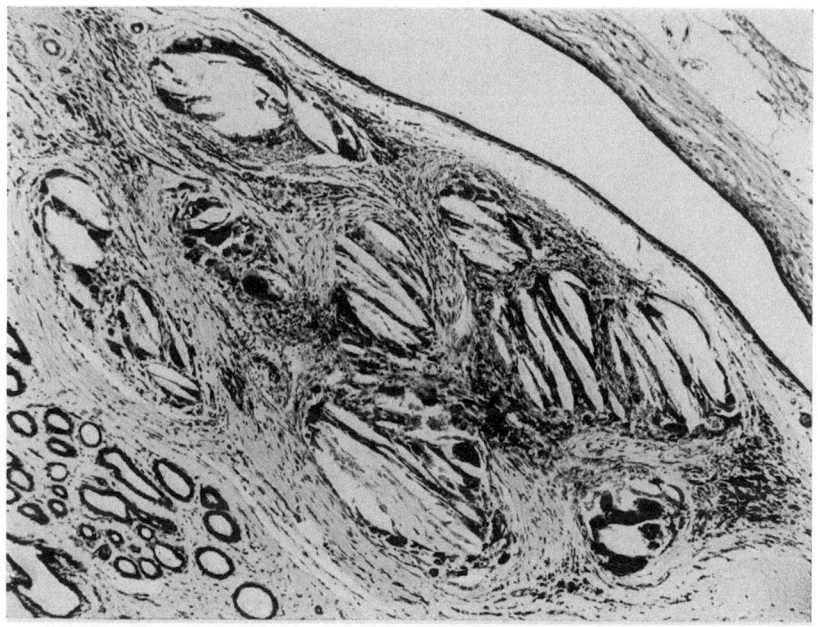

Abb. 86. Älterer Blutungsherd neben einem Milchgang. In den spaltförmigen Lücken haben
Cholesterinkristalle gelegen, umgeben von Fremdkörperriesenzellen.

Beobachtungen an Mammae von Frauen unter 40 Jahren, wie sie E. HAHN
an größerem Material durchgeführt hat. In 11 von insgesamt 48 untersuchten
Fällen zeigten sich Veränderungen, die ohne scharfe Grenze in das Krankheits-
bild der sog. Mastitis cystica übergehen; in 5 Fällen war es bereits zu Zystenbildung gekommen. Unter diesen fand sich als jüngste eine Frau von 22 Jahren.
E. HAHN fand die für die Zystenmamma charakteristischen Epithelwucherungen, wie Mehrschichtigkeit, Leistenbildungen, papillenartige Sprossen, auch
Umwandlung des kubischen in hohes eosinophiles Epithel; vermißte jedoch
Bindegewebsvermehrung und entzündliche Infiltration. Auch KROM-
PECHER beobachtete vielfach kleine Zysten bei jungen Mädchen und Frauen in
den 20er Jahren, meist vom Typus der Mosaikepithelzysten. „Blasse Epithelzysten" sahen HAHN und KROMPECHER nur selten. Nach HAHN kommt die
Umwandlung des niedrigen dunklen in hohes „blasses" Epithel erst im Laufe
der Wucherungsvorgänge zustande. Vorzugsweise sollen die Epithelproliferationen in solchen Brustdrüsen vorkommen, in denen atrophische und besser
erhaltene Läppchen miteinander abwechseln; diese stellen nach HAHN den
Ausgangspunkt der Wucherungen dar.

Jenseits des 40. Lebensjahres nehmen Zystenbildung und Epithelwucherungen erheblich zu, insbesondere solche atypischer Natur. Goens fand sie
in 60 untersuchten Fällen bei scheinbar brustgesunden Frauen 20mal. 7 Fälle
zeigten Zysten mit hohem Epithel, in anderen Fällen bestand Brücken- oder
Papillenbildung [1]. Ähnliche Befunde sind, wie erwähnt, von Tietze u. a. beschrieben worden.

Es steht somit fest, daß Anfangsstadien oder angedeutete Formen der
sog. Mastitis cystica keineswegs selten sind und namentlich im vorgeschritteneren Lebensalter häufig vorkommen. Hinsichtlich der Entstehungsweise des
Leidens erscheint die Tatsache von großer Bedeutung, daß im Beginn der

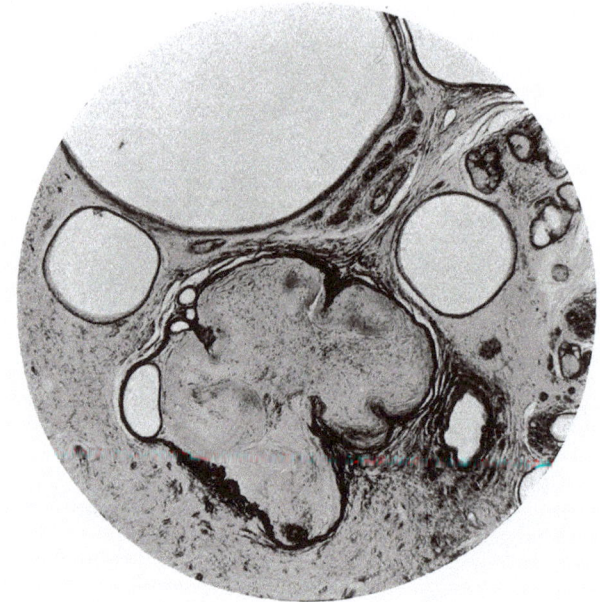

Abb. 87. Obliteration eines größeren Milchganges in einer Zystenmamma. Elastikafärbung.

aktiven Epithelwucherung, wie sie besonders in den „blassen Epithelzysten"
zum Ausdruck kommt, eine Vermehrung des Bindegewebes nicht stattfindet (M. Wolf, Hahn). Erst später tritt der „erregende" Einfluß des Epithels
auf das Bindegewebe im Sinne Benekes in Erscheinung und entsteht die „diffuse
Fibromatose". Es wäre somit verfehlt, diese als das Primäre anzusehen und in
den Vordergrund des Krankheitsbildes zu stellen, wie das von seiten zahlreicher
Autoren geschehen ist (Bertels, Todyo, Marchand, Dietrich, Lukowsky,
Kückens).

Von den Vorstellungen über die Pathogenese der Zystenmamma unmittelbar abhängig ist die Deutung des krankhaften Geschehens, die wiederum in
der Namengebung ihren Ausdruck findet. Der alte Streit, ob Entzündung
oder Geschwulstbildung vorliegt (vgl. oben), kann heute als erledigt gelten,

---

[1] Anmerkung bei der Korrektur: M. Borchardt u. R. Jaffé [Zbl. f. Chir. **1932**, 673
und Bruns' Beitr. **155**, 481 (1932)] fanden bei 100 Frauen über 40 Jahren, welche klinisch
keinen erkennbaren pathologischen Befund an den Brüsten aufwiesen, nur in 7 Fällen
keinerlei Zystenbildung und epitheliale Wucherungen. 70 Fälle zeigten die Veränderungen
beiderseitig. „Hochepitheliale" Zysten fanden sich in 65 Fällen 30mal doppelseitig.
Alle überhaupt vorkommenden Wucherungsformen ließen sich (und zwar doppelseitig) in
25% der Fälle nachweisen.

indem beide Auffassungen von allen neueren Autoren abgelehnt werden. Wir hatten gesehen, daß die häufig vorhandene — aber gelegentlich auch vollkommen fehlende — Entzündung einen sekundären Vorgang darstellt. Die Bezeichnung „Mastitis cystica" (KÖNIG) ist somit als nicht gerechtfertigt anzusehen. Eigentliche Geschwulstbildung kommt schon deswegen nicht in Frage, weil der Prozeß die Brustdrüse in diffuser Weise ergreift. Daher sind alle Benennungen unangebracht, die auf einen echt blastomatösen Wachstumsvorgang hindeuten, wie: Zystadenom (SCHIMMELBUSCH), Polykystom (SASSE, KROMPECHER). Um zum Ausdruck zu bringen, daß Bindegewebe und Epithel wuchern, hat SEMB den Namen „Fibroadenomatosis cystica" vorgeschlagen. Allein deswegen, weil unter Fibroadenomen der Mamma wohl charakterisierte, von der Zystenmamma zu unterscheidende Geschwülste verstanden werden, dürfte diese Bezeichnung wenig geeignet erscheinen. THEILE sieht die „blassen Epithelien" — sicherlich zu Unrecht — als Degenerationsform der normalen Drüsenepithelien an und möchte daher den ganzen Krankheitsprozeß als „fibroepitheliale Degeneration" auffassen. Die Auffassung, daß die Veränderungen der Zystenmamma nichts anderes als eine pathologische Altersrückbildung darstellen, kommt besonders in den Benennungen einiger amerikanischer Autoren zum Ausdruck wie „Abnormal Involution" (WARREN), „Cystic disturbance of the breast" (McFARLAND), „Senile parenchymatöse Hypertrophie" (BLOODGOOD).

Aus Gründen, die soeben dargelegt wurden, sind Bedenken zu erheben gegen alle Bezeichnungen, die einseitig die Bindegewebsvermehrung in den Vordergrund stellen, wie „Fibrosis mammae" (BERTELS, KROMPECHER) oder „diffuse bzw. knotige Fibromatose" (DIETRICH, LUKOWSKY, KÜCKENS u. a.), selbst wenn die Zystenbildung durch einen besonderen Zusatz betont wird.

KROMPECHER sieht sich genötigt, bei der Benennung zwei Entwicklungsstufen zu berücksichtigen, nämlich:

1. Anfangsstufe: Fibrosis mammae (mikrocystica, hidrocystica).
2. Endstufe: Polycystoma mammae (simplex, hidrocysticum).

Auch KONJETZNY unterscheidet „Fibromatose" und „zystische Entartung", hebt aber hervor, daß es sich um Extreme eines gleichen Formenkreises von Veränderungen handelt, zwischen denen alle möglichen Zwischenstufen vorkommen.

Da die Wucherung des Epithels der des Bindegewebes an Bedeutung mindestens gleichkommt, sieht sich ASKANAZY veranlaßt, von „Epitheliofibrosis" zu sprechen. Zu einseitig die Epithelproliferation wiederum betont die von CHEATLE und CUTLER vorgeschlagene Bezeichnung „Cystiphorous desquamative epithelial hyperplasia". Andere Benennungen befriedigen deswegen nicht, weil sie nur ein Merkmal, nämlich die Zystenbildung, hervorheben, die zwar für das voll ausgebildete Leiden durchaus bezeichnend ist, aber in den Anfangsstadien — zum mindesten makroskopisch — nicht in Erscheinung zu treten braucht. Dies gilt für die Namen „Zystenmamma" (E. v. BERGMANN) und „Mastopathia cystica" (ASCHOFF, MOSZKOWICZ, KONJETZNY u. a.). Immerhin haben diese beiden Namen den Vorzug, daß sie sich auf keinen besonderen Standpunkt festlegen, und jedenfalls ein sehr wichtiges Merkmal hervorheben, weshalb sie auch weit verbreitete Anwendung finden.

Es wurde bisher im wesentlichen nur die formale Genese der „Zystenmamma" besprochen. Wir kommen nunmehr zu der Frage der Ätiologie. Welche Schlüsse lassen sich aus den klinischen und pathologisch-anatomischen Erfahrungstatsachen auf die Ursachen des Leidens ziehen? Vorweggenommen sei die negative Feststellung, daß belebte Krankheitserreger oder sonstige Entzündung verursachende Einflüsse als wesentliche Ursache aus mehrfach erörterten Gründen nicht in Frage kommen.

Einen wichtigen Hinweis gibt uns die Tatsache, daß die Zystenerkrankung der Mamma vorzugsweise Frauen zwischen dem 40. und 50. Lebensjahre, also im präklimakterischen Alter, befällt und daß, wie wir sahen, eine Reihe von Veränderungen als typische Anzeichen der Altersinvolution zu deuten sind. Dies spricht dafür, daß Zusammenhänge mit den das Klimakterium einleitenden Veränderungen der Genitalsphäre bestehen. Jedenfalls gilt das für die voll ausgebildeten Formen des Krankheitsbildes, die am häufigsten im 5. Lebensjahrzehnt beobachtet werden. So errechnen Bertels, Semb, W. Fischer ein Durchschnittsalter von 44 Jahren, Kückens von 42 Jahren, Kudji von 47 Jahren. Daß die Zystenmamma indessen nicht schlechthin als eine pathologische Form der Altersrückbildung aufgefaßt werden kann, beweist das Vorkommen in verhältnismäßig jugendlichen Jahren. Die Altersgrenzen sind bei dem Material von Bertels: 33 und 62 Jahre, Semb: 15 und 65 Jahre, W. Fischer: 28 und 60 Jahre, Kückens: 16 und 76 Jahre, Kudji: 31 und 74 Jahre. Askanazys jüngste Fälle betreffen ein 10- und ein 13jähriges Mädchen. Es kommen also nicht allzu selten Erkrankungen auch vor Erreichung des 40. Lebensjahres vor. Das gilt insbesondere für jene Formen, die als „mikrozystische" oder auch „latente" bezeichnet werden. Unter 44 derartigen „Zystenmammae" betrafen nach der Zusammenstellung von Semb Frauen im Alter von 20 bis 24 Jahren: 7, 25—29 Jahren: 3, 30—34 Jahren: 13, 35—39 Jahren: 7, 40 bis 44 Jahren: 11 Fälle. Als Durchschnittsalter ergibt sich 33 Jahre. Bei dem Material Sembs handelt es sich um Fälle, die bereits klinische Erscheinungen hervorgerufen hatten. Berücksichtigt man weiterhin die Ergebnisse der Untersuchungen Hahns, der bei fast einem Viertel aller Frauen unter 40 Jahren „latente Stadien" der Zystenmamma beobachtete, so muß man Askanazy und Semb zustimmen, wenn sie die „senile Involution" nicht als wesentliche Grundlage der Erkrankung ansehen.

In den vorangehenden Abschnitten wurde gezeigt, daß in allen Stadien der normalen Entwicklung und bei zahlreichen krankhaften Störungen wie der Mammahypertrophie, der sog. Mastitis pubescentium, der Gynäkomastie innersekretorische Einflüsse unverkennbar im Spiele sind. Erinnert sei auch an die Veränderungen der Brustdrüse während des monatlichen Sexualzyklus.

Moszkowicz weist darauf hin, daß erhöhte Reaktion der Brustdrüse zur Zeit der Menses in Form schmerzhafter Knotenbildungen dann zu beobachten ist, wenn eine Periode der Amenorrhöe vorangegangen war; diese sind also nicht als Zeichen einer Hyperfunktion, sondern einer Dysfunktion der Ovarien anzusehen. Auch bei der Mammahypertrophie sind Zusammenhänge mit amenorrhoischen Zuständen unverkennbar. Mangelhafte Ovarialtätigkeit kann also unter bestimmten Umständen einen Wachstumsimpuls für die Brustdrüse darstellen.

Für die Entwicklung der Zystenmamma scheinen allerdings Menstruationsstörungen keine besonders hervortretende Rolle zu spielen. Semb fand unter 98 Fällen normale Menstruationsverhältnisse 73mal, klimakterisches Ausbleiben der Regel 15mal, unregelmäßige Blutungen 10mal. Immerhin fanden sich gerade in einigen der ausgesprochendsten Fälle Störungen der Menses.

Hier sei eine Beobachtung mitgeteilt, die ein 18jähriges Mädchen betrifft. Patientin suchte die chirurgische Universitätsklinik auf, da sich vor 16 Tagen eine rasch fortschreitende, mit Rötung der Haut verbundene Schwellung im äußeren untern Quadranten der rechten Brust eingestellt hatte. Die linke Brust ist dem Alter entsprechend groß, ohne krankhafte Veränderungen. Kein Fieber. Die Menses waren 3 Monate ausgeblieben, hatten aber im Beginn der Brustschwellung wieder schwach eingesetzt. Am Genitale kein abnormer Tastbefund. Aus der rechten Mamma wird ein unscharf begrenzter, etwa hühnereigroßer derber Knoten operativ entfernt, der mikroskopisch das Bild einer nicht ausgereiften, von Zysten durchsetzten Milchdrüse zeigt. Es finden sich reich verzweigte, mit seitlichen Sprossen versehene Milchgänge ohne Bildung von Azinis, umgeben von einem zellreichen „Mantelgewebe". Das Epithel befindet sich in lebhafter Wucherung, ragt zapfen- und guirlandenartig ins Lumen hinein. Außerdem sieht man zahlreiche kleinere und größere

Zysten mit typischen hochzylindrischen „blassen Epithelien" (vgl. Abb. 88). Es handelt sich somit um einen epithelialen Wucherungsvorgang, der unverkennbare Merkmale der RECLUSschen Krankheit zeigt.

In dem soeben geschilderten Falle hatte sich also das Krankheitsbild der „Zystenmamma" in akuter Weise im Anschluß an eine drei Monate dauernde Amenorrhöe entwickelt.

SEMB hat an einem großen Material alle Faktoren berücksichtigt, die in Beziehung zum Geschlechtsleben der an Zystenmamma erkrankten Frauen stehen. 46% von ihnen waren unverheiratet. In 16% lag sterile Ehe vor. 59% aller Frauen hatten nicht geboren. Bei den Frauen, die geboren hatten, war die Kinderzahl niedrig, im Durchschnitt nur halb so groß als

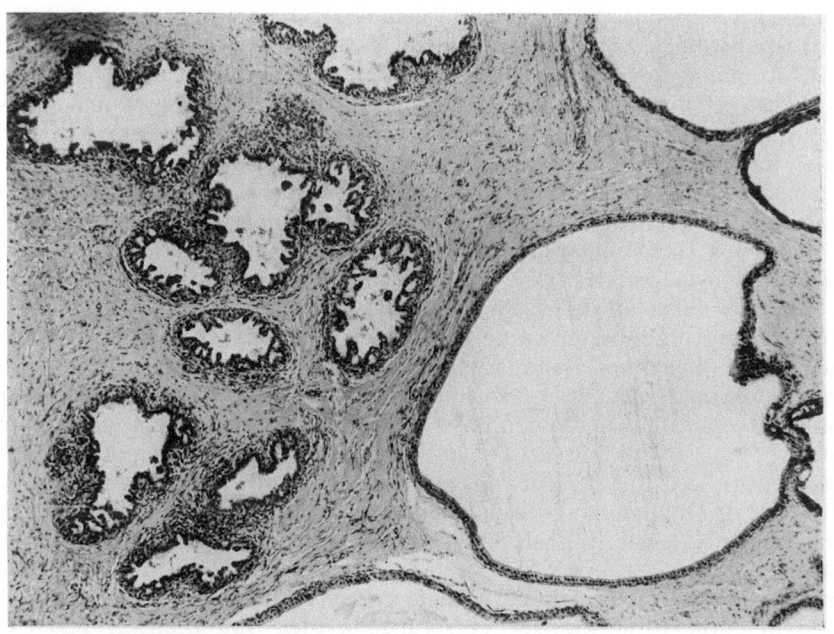

Abb. 88. Epithelwucherung und Zystenbildung in der Brustdrüse eines 18jährigen Mädchens. Beobachtung der Chirurgischen Universitätsklinik Kiel.

„normal". Beim gesamten Material beträgt die „Fruchtbarkeit" nur $^2/_5 - ^1/_3$ der „normalen". SEMB zieht hieraus den Schluß, daß bei der Ätiologie der Zystenmamma „konstitutionelle" Einflüsse, möglicherweise in Verbindung mit der inneren Sekretion der Ovarien eine Rolle spielen.

Im Sinne gestörter inkretorischer Einwirkungen ist sicherlich auch die Tatsache zu verwerten, daß bei Schwangerschaft niemals die für Zystenmamma bezeichnenden Epithelveränderungen beobachtet wurden (HAHN). Der physiologische Schwangerschaftsreiz führt also allein zur Entwicklung der laktierenden Mamma.

Nicht auszuschließen ist, daß nebenher auch innerhalb des Kanalsystems, möglicherweise von außen eindringende Reizstoffe das Epithel beeinflussen (ROLOFF). LOESCHCKE denkt auf Grund des diskontinuierlichen multiplen Auftretens der Krankheitsherde und des progredienten Verlaufs der Erkrankung an die intrakanalikuläre Metastasierung eines möglicherweise belebten Agens in ähnlicher Weise, wie es bei der Kokzidienerkrankung der Leber der Fall ist.

Auch chemisch wirkende stagnierende Sekretstoffe und zersetzte Zellprodukte, besonders Lipoide (Beneke) sind in Betracht zu ziehen. Askanazy weist darauf hin, daß die Mamma nicht nur Sekretions-, sondern auch Exkretionsorgan ist, daß sie in der Laktationszeit die verschiedensten Arzneistoffe, bei Infektionen Bakterien ausscheidet und in einem Falle von perniziöser Anämie die sezernierenden Epithelien starke Hämosiderinspeicherung zeigten. Wünschenswert erscheinen bisher noch ausstehende genaue chemische Untersuchungen der aus der Mamilla sich entleerenden pathologischen Sekrete (Askanazy). Wie erwähnt, ist auf Grund histochemischer Befunde des Verfassers als sicher anzunehmen, daß das Sekret der „blassen Epithelzysten" weitgehend dem der Achselhöhlenschweißdrüsen ähnelt (Vorkommen von Cholesterin und Eisen).

Mit diesen wenigen Hinweisen dürfte alles Wesentliche gesagt sein, was bisher über die Ätiologie der Zystenmamma bekannt ist. Im Zusammenhang mit dieser Frage ist allerdings noch die Tatsache von Bedeutung, daß die Erkrankung auch bei Männern vorkommt. Doch sehen wir uns genötigt die von manchen Autoren als hierher gehörig angesehenen Fälle einer kritischen Sichtung zu unterwerfen. Denn aus den Beschreibungen geht hervor, daß die als „diffuse Fibromatose" (Consten, v. Gusnar) aufgefaßten und ausdrücklich den der Zystenmamma beim Weibe gleichgestellten Veränderungen sich in keiner Weise von denjenigen bei Gynäkomastie bzw. der sog. Mastitis adolescentium unterscheiden, wie auch von Semb zugegeben wird. Eine ausführliche Wiedergabe der von Consten, v. Gusnar, Bertels, Moszkowicz, Semb u. a. erhobenen Befunde erübrigt sich daher an dieser Stelle. Zystische Erweiterungen der Milchgänge sind nur ausnahmsweise beobachtet worden, so von Bertels, der in einem Falle (39jähriger Mann) eine Gruppe von 14 kreisrunden bzw. ovalen, bis zu 1 mm im Durchmesser haltenden Hohlräumen sah. Zysten mit „blassem Epithel" beobachtete Morpurgo unter sieben Fällen zweimal, Krompecher nur einmal. Man wird in solchen Fällen sehr genau darauf zu achten haben, ob diese Zystenbildungen nicht von den im Warzenhof gelegenen a-Drüsen ausgehen. v. Gusnar und Semb stellten in mehreren Fällen adenomartige, durchaus den „blassen Epithelzysten" ähnelnde Bildungen im Drüsenkörper der Mamma fest, die jedoch mit Sicherheit in Zusammenhang mit den der Mamille benachbarten a-Drüsen standen. Wucherungsvorgänge am Epithel der Milchgänge in Form papillenartiger Vorsprünge werden von Bertels und Semb erwähnt. v. Gusnar beschreibt nur ganz geringe Epitheldesquamation, die er für sekundär hält. Das Alter der Patienten ist sehr wechselnd und schwankt zwischen 14 und 82 Jahren. Auffallend ist allerdings eine Häufung im Beginn des 3. Lebensjahrzents. Man hat diese Tatsache damit in Zusammenhang gebracht, daß die Rückbildungsvorgänge in der männlichen Brustdrüse viel früher einsetzen als beim Weibe.

Aus den spärlichen Mitteilungen über „diffuse Fibromatose" der Brustdrüse beim Manne geht unzweifelhaft hervor, daß eine scharfe Abgrenzung gegenüber der „Gynäkomastie" nicht möglich ist. Es ist nicht angängig, wie v. Gusnar will, einen Unterschied in der Weise zu konstruieren, daß zum Krankheitsbild der Gynäkomastie eine Veränderung der Hoden gehöre; für die Mammafibrose die primäre und im Vordergrund stehende Bindegewebsvermehrung, für die Gynäkomastie hingegen in erster Linie die Epithelproliferation kennzeichnend sei. Als eigentliches Analogon zur Zystenmamma der Frau wird man nur solche Veränderungen der männlichen Brustdrüse auffassen dürfen, bei denen nicht nur eine Vermehrung des Bindegewebes, sondern auch die charakteristischen Epithelwucherungen, d. h. Zystenbildung mit Epithelmetaplasie erkennbar sind. Es wäre auch der sichere Nachweis zu erbringen, daß solche „blassen Epithelzysten" in der Tat vom Parenchym der Milchdrüse und nicht

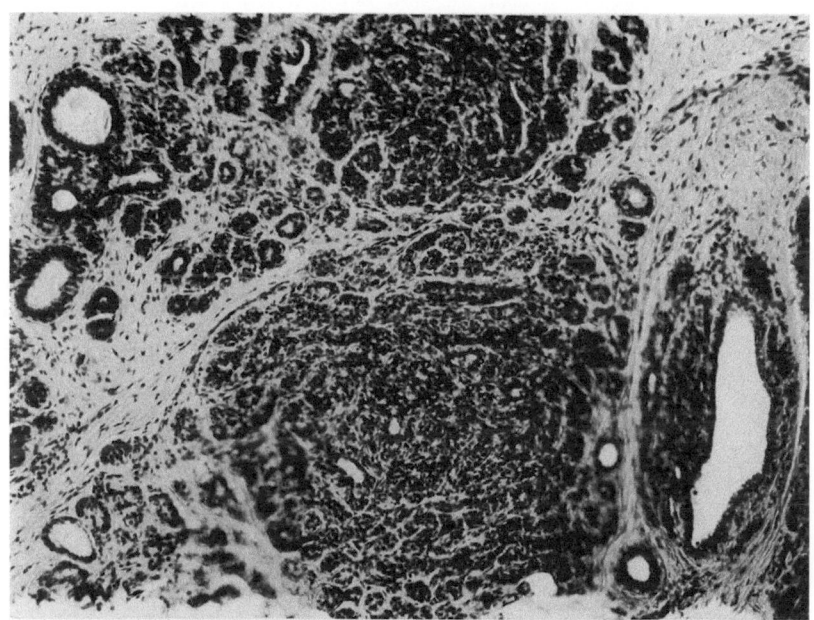

Abb. 89. Adenomartiger Knoten (Mikroadenom) in einer Zystenmamma.

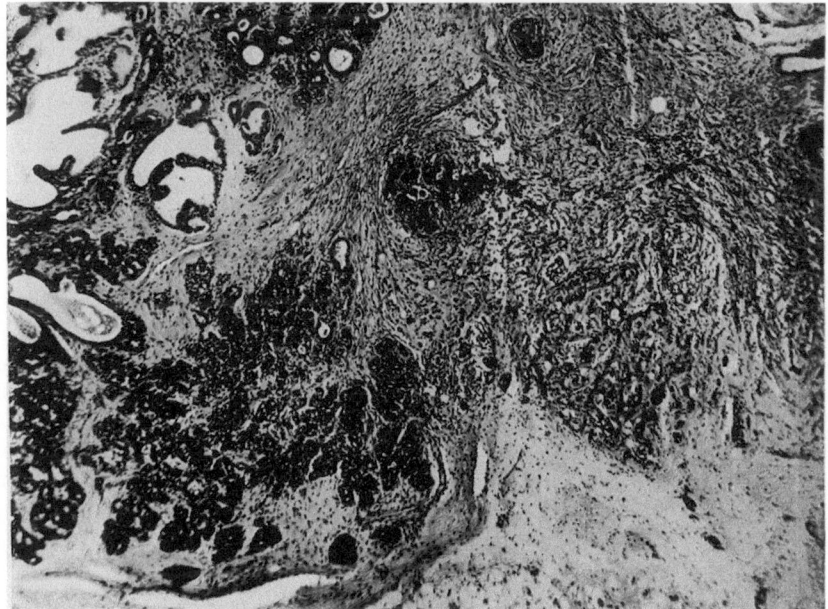

Abb. 90. Scirrhöser Krebs der Brustdrüse in engem Zusammenhang mit adenomartigen Knoten bei Zystenmamma (Präparat von Prof. G. E. KONJETZNY).

von a-Drüsen des Warzenhofes ausgehen. Ob „Zystenmammae" in diesem Sinne bisher wirklich einwandsfrei beim Manne zur Beobachtung gekommen sind, geht aus den vorhandenen Beschreibungen nicht mit Sicherheit hervor.

Eine andere Frage ist die, ob man, wie SEMB es tut, bewußt einen großen Teil der Fälle von Gynäkomastie der „Fibroadenomatose" der weiblichen Brustdrüse — so bezeichnet SEMB die „Zystenmamma" — gleichstellen soll. Hiergegen bestehen mancherlei Bedenken. Vor allem ist einzuwenden, daß bei der Gynäkomastie gelegentlich Umwandlungen der männlichen Brustdrüse vorkommen, die eine weitgehende Übereinstimmung mit der laktierenden weiblichen Brustdrüse zeigen. Alle diese Fälle jedenfalls stehen der „Zystenmamma" durchaus fern, von der gewissermaßen gesagt werden kann, daß sie einen „konträren" Zustand zur Mamma lactans darstellt.

Wenn auch die Zystenmamma an sich kein eigentliches Blastom darstellt, so ist doch seit langem allgemein anerkannt worden, daß enge Beziehungen zu echter Geschwulstbildung vorhanden sind. Und zwar können sich gutartige und bösartige Geschwülste auf dem Boden der Zystenmamma entwickeln.

Unter den gutartigen Gewächsen sind zunächst reine Adenome anzuführen. Sie können nach ASKANAZY aus einem oder mehreren vergrößerten Drüsen-

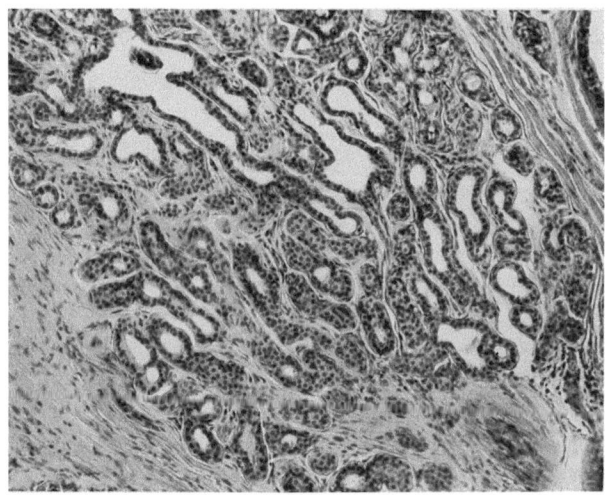

Abb. 91. Adenomknoten in einer Zystenmamma mit Drüsenbildungen, die an laktierende Mamma
erinnern.

feldern hervorgehen und stellen meist kleine rundliche Knoten dar (Mikroadenome), in denen die dicht nebeneinander liegenden Drüsenschläuche oft so enge Lichtungen haben, daß man geneigt ist, sie auf den ersten Blick für solide Krebsnester zu halten (vgl. Abb. 81 u. 89). Zweifellos können sich aus solchen Adenomherden auch Karzinome entwickeln (vgl. Abb. 90). Noch deutlicher offenbart sich gelegentlich der autonome Geschwulstcharakter dadurch, daß eine deutliche Abkapselung durch derbes Bindegewebe erfolgt, wie KÜCKENS es beschreibt und abbildet. Neben sehr engen Lichtungen kommen auch erweiterte, mehrfach verzweigte Lumina vor. Mitunter wird nach KÜCKENS und BLOODGOOD das Bild der Mamma lactans vorgetäuscht (vgl. Abb. 91). Der homogene Inhalt der Drüsen verhält sich Fettfärbungen gegenüber negativ.

Als eine besondere Form des Adenoms unterscheidet KÜCKENS noch das Cystadenoma multiloculare. Es kommt hierbei in einem umschriebenen Bezirk zu einer starken Drüsenwucherung mit zystischen Erweiterungen der Lichtung (vgl. Abb. 81). Die unregelmäßig gestalteten Drüsenräume zeigen teils kubisches, teils hochzylindrisches „blasses" Epithel. Die verdünnten Septen reißen häufig ein und bilden pseudopapilläre Vorsprünge. JUNGE, der in 28% seiner Fälle von Mammacarcinom multilokuläre Zystadenome sah, bezweifelt mit Recht, daß es sich hier um echte Blastome handelt.

Mit der RECLUSschen Krankheit steht im engsten Zusammenhange das nicht seltene und praktisch bedeutungsvolle intrakanalikuläre Zystadenom (SASSE).

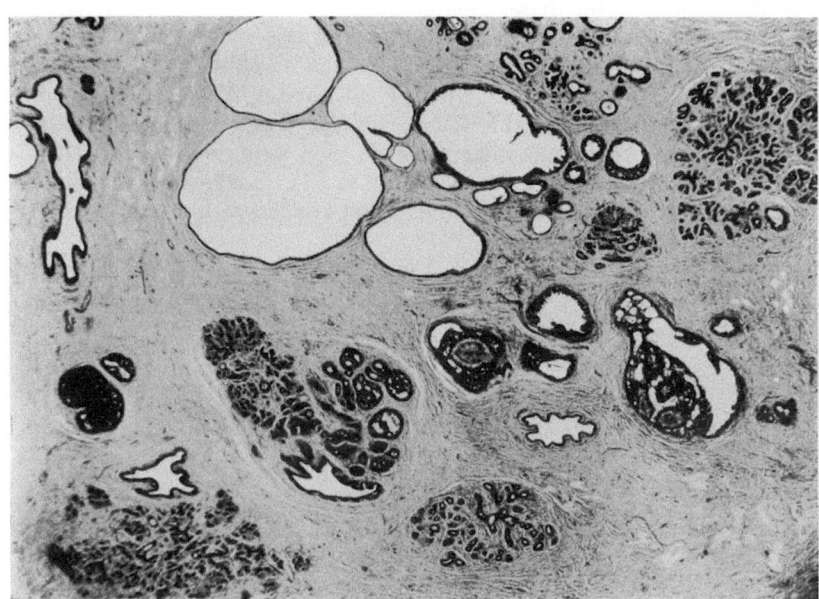

Abb. 92. Multiple kleine intrakanalikuläre Zystadenome in einer Zystenmamma.

Ältere, wenig oder gar nicht zutreffende Bezeichnungen sind: „enzystiertes Carcinoma medullare" (NEUMANN), „Zystofibrom" (PULS), „Carcinome villeux" (CORNIL und RANVIER),

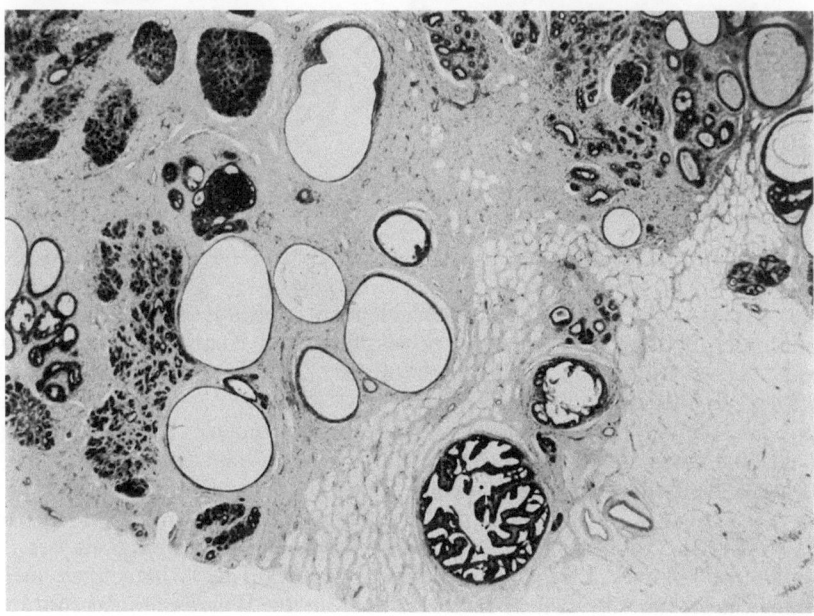

Abb. 93. Papilläres intrakanalikuläres Zystadenom (in der Mitte unten) in einer Zystenmamma.

„duct cancers" (BOWLBY und MASTERMANN); im französischen Schrifttum findet sich die Benennung „Epithéliome dendritique".

Der Blastomcharakter dieser Neubildungen tritt weit deutlicher hervor, als
dies bei den oben genannten Adenomen der Fall ist. Meist handelt es sich um
papillär gebaute Geschwülste (Cystadenoma papilliferum), die innerhalb
erweiterter Ausführungsgänge oft in der Nähe der Mamille gelegen sind.
Sie hängen teils gestielt, teils breitbasig mit der Wand zusammen, füllen den
Hohlraum entweder ganz aus oder ragen in eine weit größere, mit blutigen
Massen gefüllte Zyste hinein (vgl. Abb. 56 u. 57). Solche Zysten können bis
Hühnereigröße erreichen; an ihrer Innenwand können sich mitunter mehrere
zottige Knoten erheben.

Die Pathogenese der intrakanalikulären Zystadenome wird in verschiedener
Weise erklärt. Nach Krompecher bilden sich zunächst infolge primärer

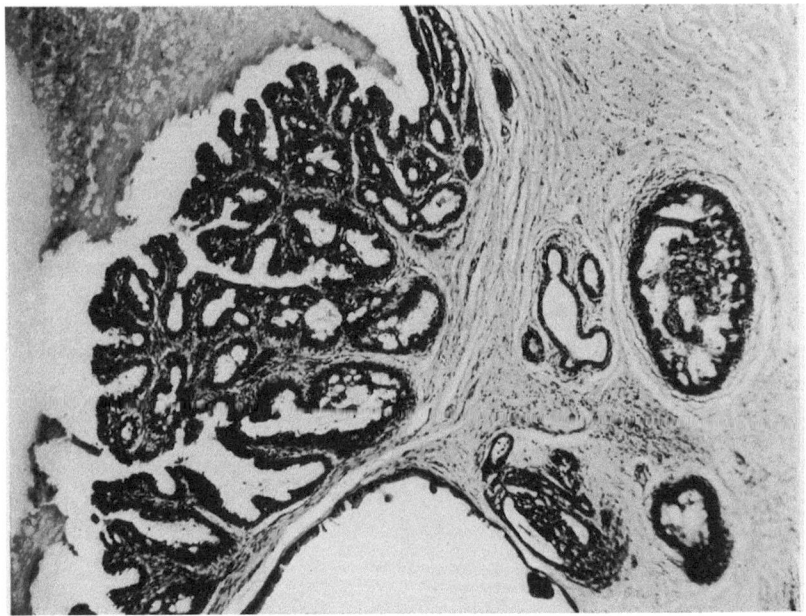

Abb. 94. Papilläres Zystadenom ausgehend von der Wand eines Milchganges.

Wucherung des die Milchgänge auskleidenden Epithels breitbasige zottige
Erhebungen, in deren Bindegewebe es sekundär zur Neubildung von Drüsen
kommt. Sasse denkt sich die Entstehung der Zystadenome so, daß von der
Wand der Ausführungsgänge sich längere oder kürzere Wucherungen erheben,
die in das Lumen hineinwachsen und es so ausdehnen. Die Wucherungen
bestehen aus einen dichten Netzwerk zahlreicher, verschieden weiter, unregelmäßig ausgebuchteter Drüsenschläuche. Derartige Bildungen finden sich nicht
selten in kleinem Maßstab an mehreren Stellen innerhalb einer
Zystenmamma (vgl. Abb. 92, 93 u. 104). Semb, der die Häufigkeit der Papillombildung bei der „Fibroadenomatosis cystica" auf 27% berechnet, meint,
daß eine Anhäufung von kleinen Drüsenräumen in der Wand eines Ausführungsganges in der Weise zu wuchern beginnt, daß sie sich mehr und mehr ins Lumen
hinein vorschiebt, um schließlich nur noch mit einem dünnen Stiel mit der
Wand in Verbindung zu stehen. Für die Richtigkeit dieser Auffassung spricht
das in Abb. 94 wiedergegebene kleine Papillom. Das die Drüsenräume auskleidende Epithel ist nach Semb, Krompecher und Askanazy teilweise

eosinophil. Nicht immer ist, wie Abb. 95 zeigt, die Oberflächenbeschaffenheit der intrakanalikulären Neubildung zottig; sie kann auch glatt sein. Meist jedoch handelt es sich um ausgesprochene Papillome mit einem vielfach verzweigten, sehr zierlichen Bindegewebsgerüst (vgl. Abb. 96). Das Zottenstroma ist von erweiterten Blutgefäßen bis zur Spitze durchzogen und oft so spärlich, daß es den Anschein hat, als säßen die Epithelien unmittelbar der Gefäßwand auf (PRIBRAM). Wie bei allen Papillomen, z. B. auch beim Papillom der Harnblase, kommt es leicht zu Zirkulationsstörungen, die sich in Blutungen, Ödem und oberflächlicher oder tiefer gehender Nekrose geltend machen.

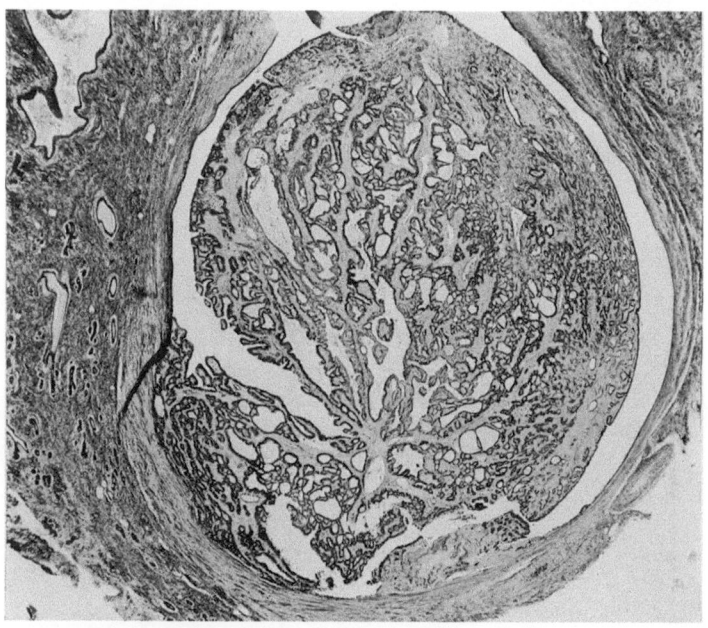

Abb. 95. Intrakanalikuläres Zystadenom mit glatter Oberfläche. Nach einem Präparat von Prof. M. STAEMMLER, Chemnitz.

MORALLER, PRIBRAM, ERDHEIM sahen rote Blutkörperchen in allen Stadien der Degeneration teils frei, teils phagozytiert im Bindegewebe. Von besonderer Bedeutung aber sind Blutungen in den Zystenraum hinein, die naturgemäß auch zu einer blutigen Sekretion nach außen führen. Es kommt so zum Krankheitsbild der „blutenden Mamma" oder „blutenden Mamille". PRIBRAM schlägt daher vor, von „Cystepithelioma haemorrhagicum" zu sprechen. Schon makroskopisch fallen beim Einschneiden der blutige Inhalt der Zysten und die braunrote Verfärbung der Zystenwand auf, die auf einer blutigen Imbibiton des Gewebes beruht (vgl. Abb. 57). Bei mikroskopischer Untersuchung findet sich in den innersten Schichten Hämosiderin in großen Mengen abgelagert (UNGER). Das die Zyste auskleidende Epithel ist häufig stellenweise verloren gegangen.

Das klinische Symptom der „blutenden Mamma" hat bei den Chirurgen große Beachtung gefunden und Anregung zu zahlreichen Untersuchungen gegeben (PRIBRAM, S. ERDHEIM, KLOSE, RISAK, KAISER, GRONWALD, MARTIN, KUTHE, KNOFLACH und URBAN, HAYWARD u. a.). Übereinstimmend wird angegeben, daß bei ausgesprochen blutiger Sekretion ursächlich ein intrakanalikuläres papilläres Zystadenom in weitaus den meisten Fällen zugrundeliegt. Vereinzelt fanden sich mikroskopisch das Bild des zystischen Fibroadenoms oder die für die Reclussche Krankheit charakteristischen Veränderungen, ohne daß Papillombildung nachzuweisen war. In diesen letztgenannten Fällen allerdings handelt es sich meist nur um geringe Beimengungen von Blut in einem mehr kolostralen, mißfarbigen Sekret. Knoflach und Urban halten es allerdings für zweifelhaft, ob die Mastopathia cystica für sich allein als Ursache der Blutung in Betracht zu ziehen ist. Sicherlich hingegen kommen Blutungen aus der Mamille beim Karzinom vor, wobei es sich zum Teil um karzinomatös gewordene papilläre Zystadenome, zum Teil aber auch um andere Karzinome handelt. Aus dieser Tatsache erklärt sich die verschieden-artige Stellungnahme der Chirurgen hinsichtlich des mehr oder weniger radikalen operativen Vorgehens.

Anatomische Untersuchung und klinische Erfahrung lehren, daß in den meisten Fällen das intrakanalikuläre Zystadenom eine gutartige Neubildung darstellt. Nach Pribram wächst die Geschwulst langsam. Es sind jedoch

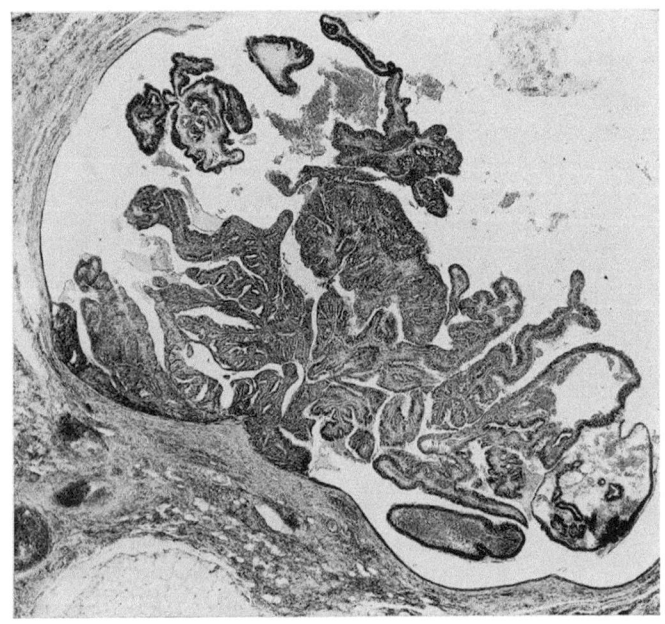

Abb. 96. Intrakanalikuläres Papillom. Nach einem Präparat von Prof. M. Staemmler, Chemnitz.

Fälle bekannt, in denen nach langer gutartiger Periode eine bösartige mit raschem Verlauf folgte. In diesen Fällen zeigt sich nach Askanazy meist eine Umwandlung des eosinophilen in ein indifferentes Epithel, das in die Binde-gewebswand und die benachbarte Brustdrüse vorwächst. Kückens spricht von ,,Zystocarcinoma papilliferum". Askanazy weist darauf hin, daß in solchen Fällen mit der Krebsbildung die Zystenmamma in ein viertes Stadium tritt, nachdem sie die latente, die makrozystische und die makropapilläre Phase durchlaufen hat.

Pribram führt eine Reihe von Fällen an, in denen es nach der operativen Entfernung der Geschwulst zu einem lokalen Rezidiv und papillomatös gebauten Lymphdrüsen-metastasen kam, die er aber trotzdem nicht als echte Karzinome gelten läßt.

Sicherlich entsteht die Mehrzahl der intrakanalikulären Zystadenome auf dem Boden der Reclusschen Krankheit. Pribram hebt jedoch hervor, daß in einigen Fällen die gesamte übrige Mamma normal befunden wurde und der Tumor eine streng lokalisierte selbständige Erkrankung darstellt. Erdheim beschreibt ein solches isoliertes Papillom von Walnußgröße bei einem 19jährigen Mädchen.

Um isolierte selbständige Geschwülste scheint es sich auch in jenen seltenen Fällen zu handeln, in denen intrakanalikuläre Papillome beim Manne gefunden wurden. So beschreibt UNGER bei einem 51jährigen Manne eine etwa walnußgroße, mit blutigem Inhalt gefüllte Zyste, deren Wand ein flacher zehnpfennigstückgroßer papillärer Tumor aufsaß. Im Falle ERDHEIMs (70jähriger Mann) war die unter der Mamille gelegene Zyste nur 7 mm im Durchmesser groß. Sie enthielt eine zottig gebaute hämorrhagische Geschwulst mit beginnendem infiltrierendem Epithelwachstum. Hier bestand ebenfalls das klinische Symptom der „blutenden Mamma".

Nach SEMB tritt die (stets multiple) Papillombildung bei der „Fibroadenomatosis cystica", wie erwähnt, in 27% der Fälle auf. Das Durchschnittsalter dieser Fälle ist $45^1/_2$ Jahre, also höher als dasjenige der Fälle ohne

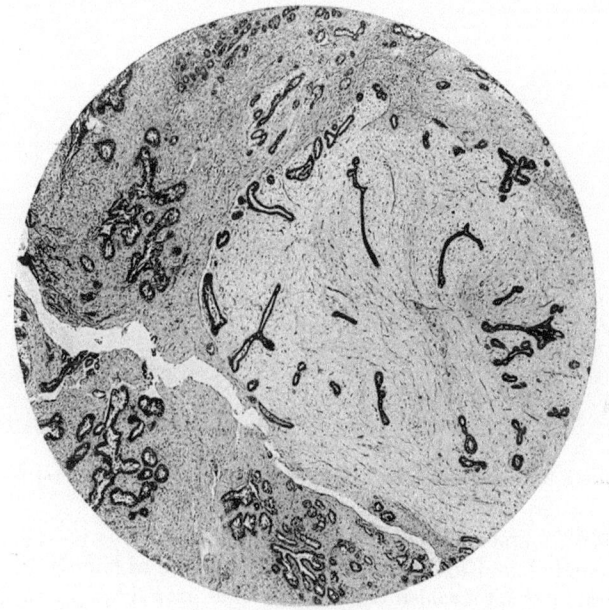

Abb. 97. Scharf abgegrenzter Fibroadenomknoten in einer Zystenmamma.

Papillome. Das scheint in dem Sinne zu sprechen, daß die papillomatösen Formen vorgeschrittene Stadien der Zystenmamma darstellen.

Klar und eindeutig treten die Beziehungen der Zystenmamma zum Fibroadenom hervor. KONJETZNY, ASKANAZY, KÜCKENS, DIETRICH und FRANGENHEIM, SEMB, JUNGE u. a. betonen die Häufigkeit dieser Geschwulstbildung, die nicht selten schon makroskopisch erkennbar ist. Für gewöhnlich handelt es sich um multiple, erst bei mikroskopischer Untersuchung hervortretende Knoten, die meist deutliche Abgrenzung zeigen (vgl. Abb. 97). Nach KÜCKENS machen sich die ersten Anzeichen der Entwicklung von Fibroadenomen an solchen Stellen bemerkbar, wo das Drüsengewebe sich in einem stärkeren Untergang befindet. KONJETZNY, SEMB, KÜCKENS sahen auch Fälle, in denen die Fibroadenombildung in diffuser Weise auftrat. Nach SEMB scheint die gewöhnliche solitäre Form des Fibroadenoms bei relativ jungen Frauen keine engeren Beziehungen zur Zystenmamma zu besitzen im Gegensatz zu den eben erwähnten multiplen Fibroadenomen, die vorzugsweise Frauen von etwa 40 Jahren betreffen.

Reine Fibrome konnte Junge in Fällen von Reclusscher Krankheit zweimal beobachten.

Von größtem praktischem und theoretischem Interesse sind die Beziehungen der Zystenmamma zum Karzinom. Von jeher waren alle Untersucher davon überzeugt, daß auf dem Boden der Zystenmamma echte Krebse entstehen können, jene also eine präkanzeröse Erkrankung der Brustdrüse darstellt (vgl. Abb. 98). Über die Häufigkeit, mit der die krebsige Umwandlung auftritt, finden sich indessen sehr verschiedene Angaben. Der Prozentsatz schwankt zwischen 8% bei Schimmelbusch und 50% bei Bloodgood[1]. Greenaugh. Simon, Theile geben 15%, Morris Wolf 45% an. Die auffallende Unstimmigkeit der Zahlenangaben ist nur so zu erklären, daß es kein absolut sicheres

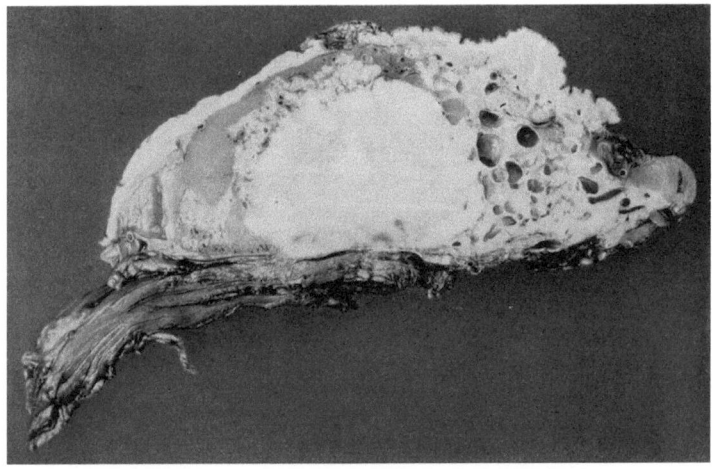

Abb. 98. Großer Krebsknoten in einer Zystenmamma. Präparat von Prof. G. E. Konjetzny.

Kriterium für die ersten Anfänge der Krebsbildung gibt und daher die Diagnose von der persönlichen Einstellung des Untersuchers abhängig ist.

Abweichende Verhältniszahlen ergeben sich, wenn man die verschiedenen Formen der Zystenmamma für sich berücksichtigt. Das zeigen die Untersuchungsergebnisse Sembs, der bei „Fibroadenomatosis simplex (mikrocystica)" unter 44 Fällen 42 ohne infiltrierendes Epithelwachstum sah, während bei den übrigen Formen mit stärker ausgeprägter Zysten- und Papillombildung der Prozentsatz erheblich anstieg. Es fanden sich unter den Fällen von „Fibroadenomatosis cystica (simplex und papillomatosa)" ohne Zeichen bösartigen Wachstums 52%, verdächtige Fälle 24%, mit beginnender Krebsbildung 14%, mit vorgeschrittenem Karzinom 10%. Insbesondere sind es nach Semb die mit Papillombildung einhergehenden Fälle, die zur krebsigen Entartung neigen.

Greift man andererseits die sicheren Fälle von Krebs heraus und sucht festzustellen, ob sich nebenher auch Veränderungen im Sinne der Zystenmamma finden, so ergeben sich weit höhere Prozentsätze als umgekehrt. Auch hier schwanken die Zahlen, da keine Einstimmigkeit darüber besteht, was als „Zystenmamma" zu bezeichnen ist. So behauptet MacCarty, daß er bei 1000 Fällen von Mammakrebs stets Veränderungen im Sinne der sog. Mastitis chronica cystica gefunden habe, während Keynes etwa 80%, Thompson nur 33% angibt. W. Fischer errechnet aus seinem eigenen Material sogar nur 14%, wenn er allein die voll ausgebildeten Fälle mit multipler Zysten-

---

[1] Bloodgood hat neuerdings seinen Standpunkt hinsichtlich der Krebsverdächtigkeit der Zystenmamma auf Grund langjähriger Erfahrungen offensichtlich geändert. Er gibt an, daß er in einer Reihe von 500 Fällen nur fünf krebsig veränderte fand.

bildung gelten läßt, gelangt aber zu ähnlichen Zahlen wie MacCarty, wenn er auch geringfügige Veränderungen im Sinne der Zystenmamma mitrechnet. Bei 67 Fällen von Mammakrebs innerhalb eines Jahres stellte Junge in 76% eine Entstehung aus der Zystenmamma fest. Morpurgo sah von 196 Krebsfällen 47 (= 24%) auf „fibröszystischem Boden" sich entwickeln.

Bei der großen praktischen Bedeutung der Frage, wie oft aus der Zystenmamma ein Karzinom hervorgeht, ist es zunächst wichtig, möglichst sichere morphologische Merkmale der bösartigen Epithelwucherung zu kennen. Hierzu ist zu sagen, daß einzig und allein der Nachweis infiltrierenden Wachstums für die Diagnose Krebs ausschlaggebend ist. Nicht selten bedarf es sehr eingehender Durchmusterung zahlreicher Gewebsstücke, um kleine

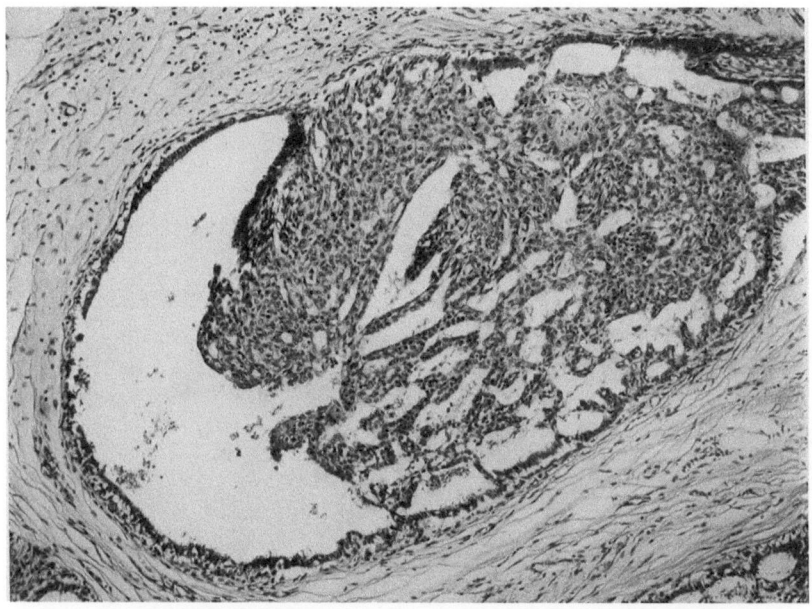

Abb. 99. Intrakanalikuläre Epithelwucherung mit Unterminierung und Abhebung des ursprünglich den Milchgang auskleidenden Zylinderepithels (oberer Bildrand Mitte).

umschriebene Stellen zu finden, an denen das Epithel seinen ihm zukommenden Ort verlassen hat und ins Bindegewebe eingedrungen ist. Auf diese Weise ist es Lukowsky, Kückens, Junge u. a. gelungen, den ersten Beginn der Krebsbildung in der Mamma festzustellen, von dem Ribbert sagt, daß ihn noch niemand gesehen habe.

Die Entstehung des Krebses innerhalb der zystisch entarteten Brustdrüse kann sowohl von den Ausführungsgängen wie von den Drüsenläppchen aus auf direktem Wege erfolgen, sie kann aber auch den indirekten Weg über zunächst gutartige Geschwulstbildungen nehmen. Geht die bösartige Wucherung vom Epithel der Milchgänge aus, so kann sie in Richtung des geringsten Widerstandes zuerst in die Lichtung hinein erfolgen und sich gegebenenfalls über eine längere Strecke ausdehnen. Solchen intrakanalikulären Epithelausfüllungen begegnet man, wie erwähnt, in der Zystenmamma nicht selten.

Ihr wirklich bösartiger Charakter verrät sich erst dann, wenn ein Einbruch ins Stroma erfolgt oder überhaupt Epithelzellen außerhalb der Kanälchen angetroffen werden. Die Tatsache, daß gelegentlich Unterminierung und

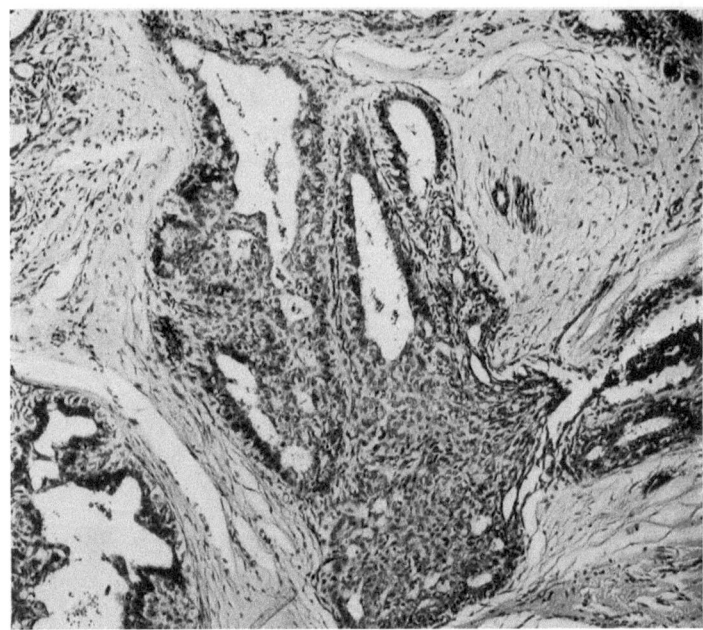

Abb. 100. Epithelwucherung im Bindegewebe zwischen benachbarten Drüsengängen. Aus dem gleichen Präparat wie Abb. 99.

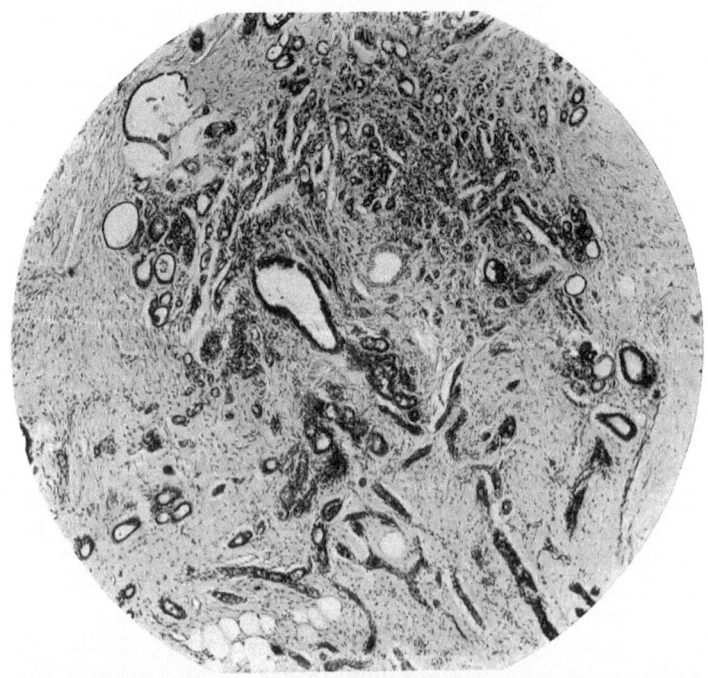

Abb. 101. Krebsverdächtige Stelle aus einer Zystenmamma. In der unteren Bildhälfte verzweigte solide Epithelstränge anscheinend in Lymphgefäßen. Exstirpierter Geschwulstknoten. Patientin ist 5 Jahre später völlig gesund. Fall 2 der Mitteilung von Reinecke (Zbl. Gynäk. 1931, Nr 4). Nach einem Präparat von Prof. R. Meyer.

Abhebung des Milchgangepithels durch die intrakanalikuläre Epithelwucherung erfolgt (LUKOWSKY, KÜCKENS), darf an sich nicht als Anzeichen
bösartigen Wachstums angesehen werden (vgl. Abb. 99). Es sei hier an ähnliche
Bildungen in der Schleimhaut des Uterus erinnert, wie sie insbesondere von
ROBERT MEYER eingehend beschrieben wurden (vgl. dieses Handbuch, Bd. 7, 1,
S. 178). Es kommen in den Drüsen der hyperplastischen Korpusschleimhaut
sog. „Plattenepithelknötchen" oder vielmehr zusammenhängende „Epithel-
bäumchen" vor, die auf Grund klinischer Erfahrungen sich stets als gutartig
erwiesen. Die Möglichkeit einer karzinomatösen Umwandlung wird von
R. MEYER nicht bestritten. Einen Krebs anzunehmen ist man freilich auch

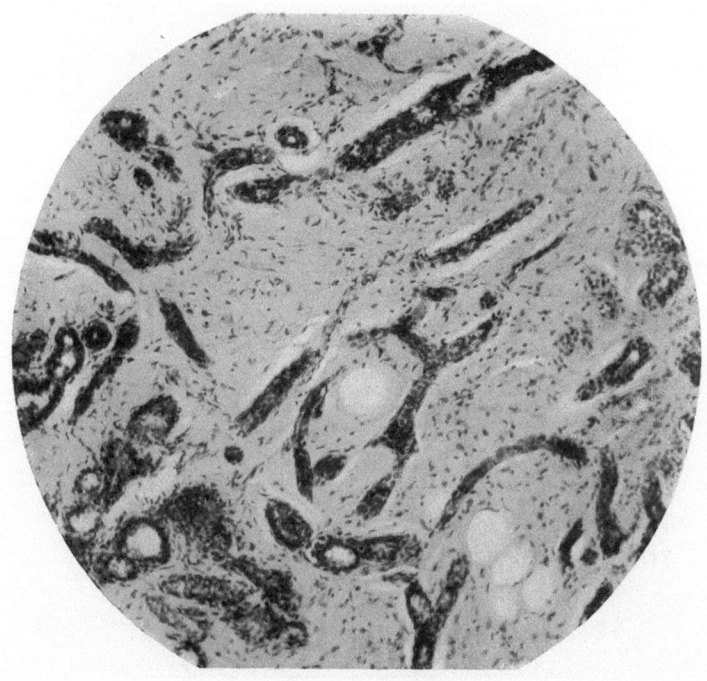

Abb. 102. Ausschnitt aus dem Präparat Abb. 100 (untere Bildhälfte) bei stärkerer Vergrößerung.

dann noch nicht genötigt, wenn die intrakanalikulären Epithelwucherungen
gelegentlich über die ursprüngliche Grenze des Drüsenganges hinaus ins Bindegewebe vordringen (vgl. Abb. 100), vorausgesetzt, daß die Epithelzellen Polymorphie und Atypie vermissen lassen und die kleinzellige Infiltration des Bindegewebes fehlt. Auch hiermit übereinstimmende Wachstumsvorgänge kommen
in der Uterusschleimhaut in den eben erwähnten Fällen vor. Es können durch
solide Epithelstränge mehrere benachbarte Drüsenräume miteinander verbunden werden (vgl. Abb. 76 bei R. MEYER). Es handelt sich hier nicht um
destruierendes, sondern verdrängendes Wachstum. R. MEYER hat die Gutartigkeit auch dieser Epithelwucherungen nachgewiesen, die er mit den „Karzi-
noiden" des Darmes in Parallele setzt.

Das Eindringen ins Bindegewebe geht nach KÜCKENS mitunter erst dann
vor sich, wenn die fortschreitende intrakanalikuläre Wucherung die Drüsen-
alveolen erreicht hat. Durch gleichzeitiges Vordringen in zwei verschiedene
Läppchen kann nach LUKOWSKY multizentrische Entstehung des Karzinoms
vorgetäuscht werden.

Es kann aber sicherlich der Krebs auch von den Drüsenazini ausgehen, indem drüsige Formationen oder solide atypische Epithelmassen in das

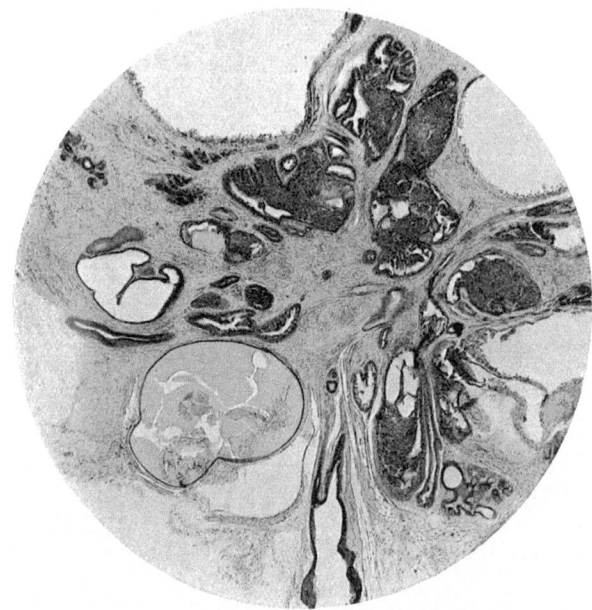

Abb. 103. Sog. „Proliferationszentrum" in einer Zystenmamma.

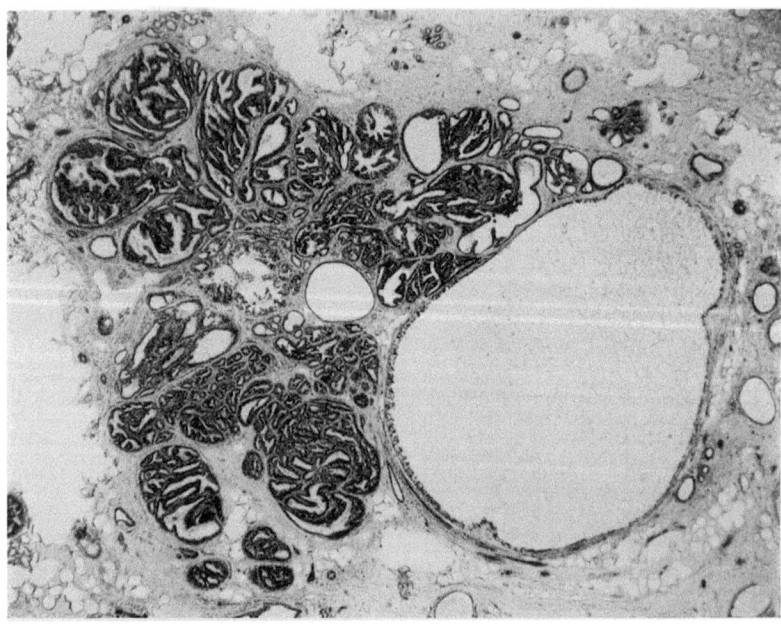

Abb. 104. „Proliferationszentrum" mit papillomatösen Wucherungen.

Bindegewebe einbrechen. In anderen Fällen füllen solide Epithelwucherungen
die Azini aus und dringen nach Durchbrechung der Basalmembran ins Stroma

und dessen Lymphbahnen ein (LUKOWSKY, KÜCKENS). Bei genauer Durchsicht vieler Schnitte findet man gelegentlich solche beginnenden Karzinome, die zunächst auf ein einziges Drüsenläppchen beschränkt sind (vgl. Abb. 101 u. 102). KÜCKENS hebt hervor, daß mitunter eine allgemeine Proliferationstendenz des Epithels wahrzunehmen ist, die „neben anderen, noch gutartigen Epithelwucherungen und echten Geschwulstbildungen auch zu einer bereits ausgesprochenen Karzinomentwicklung geführt hat". Erwähnt wurde bereits, daß auch die im Gefolge der Zystenmamma auftretenden intrakanalikulären papillären Zystadenome Ausgangspunkt bösartiger Wucherungen werden können. Sie sind somit, wie besonders KLOSE betont, als ausgesprochene präkanzeröse Erscheinung aufzufassen.

Eine Mittelstellung zwischen „Fibrosis cystica" und Karzinom nehmen nach JUNGE eigenartige Bildungen ein, die SEMB als „Proliferationszentren" bezeichnet hat. Es handelt sich um schmale narbenartig eingezogene, mehr oder weniger hyalin entartete Bindegewebsstränge, die im Zentrum meist solide Zellhaufen enthalten, während strahlenförmig nach verschiedenen Richtungen hin sich drüsige Wucherungen entwickeln, die in der Peripherie in zystische Bildungen übergehen (vgl. Abb. 103). In den Zysten wiederum kann es zu ausgesprochener Papillenbildung kommen, so daß geschwulstartige Papillome entstehen (vgl. Abb. 104). Vor allem aber zeigt sich, daß die im Zentrum, oft aber auch in der Peripherie gelegenen soliden Zellmassen infiltrierend in das umgebende Bindegewebe einwachsen, also Karzinome aus den Proliferationszentren hervorgehen. Im Sinne der bösartigen Wucherung spricht auch die oft gleichzeitig vorhandene kleinzellige Infiltration.

TIETZE, BERTELS, LUKOWSKY, KÜCKENS, JUNGE führen Fälle an, in denen eine multizentrische Entstehung von Karzinom zu beobachten war. Der einwandfreie Nachweis hierfür konnte in einigen Fällen dadurch erbracht werden, daß die an mehreren Stellen vorhandene krebsige Wucherung verschiedenen geweblichen Aufbau zeigte.

Nach dem bisher Gesagten läßt sich über die Histogenese des Krebses auf dem Boden der Zystenmamma folgendes von KÜCKENS in Anlehnung an DIETRICH und LUKOWSKY angegebenes Schema aufstellen:

Karzinom kann entstehen:

A. unizentrisch

  I. auf direktem Wege aus den verschiedenartigen Epithelproliferationen,

    1. von den Ausführungsgängen aus,

      a) mit baldigem Einbruch der Wucherungen in das Stroma,

      b) mit vorwiegend intrakanalikulärer Ausbreitung der Wucherungen und spätem Einbruch in das Stroma;

        aa) die Epithelwucherungen können soliden

        bb) papillären Bau zeigen oder auch

        cc) in der unterminierenden Form wachsen;

    2. aus den Drüsenläppchen heraus,

      a) von adenomatösem oder

      b) von vorwiegend solidem Bau;

  II. auf indirektem Wege über die gutartigen fibroepithelialen Geschwülste,

    1. aus dem Adenom,

    2. aus dem Fibroadenom,

    3. aus dem Zystadenom;

B. multizentrisch

  1. mit gleichartiger Entstehungsweise und gleichem Aufbau der Krebswucherungen,

  2. mit verschiedenartiger Entwicklung und von verschiedenem Typus.

Besonderer Erörterung bedarf noch die Frage, ob die sog. „blassen Epithelien" als präkanzeröse oder krebsverdächtige Zellwucherungen anzusehen sind. Keinesfalls darf man in den „blassen Epithelzysten" schlechthin Anfänge oder Vorstufen der Krebsbildung erblicken, wie von Kuru, Berka, Bertels u. a. behauptet worden ist. Auch kann man Theile nicht zustimmen, wenn er Polymorphismus der Kerne bei sonst normaler Anordnung der Zellen und erhaltener Basalmembran als Zeichen „beginnender Malignität" deutet. Lukowsky und Kückens betonen ausdrücklich, daß sie niemals Krebs aus den hellen Epithelien entstehen sahen. Im Gegensatz hierzu beschreibt Krompecher mehrere Fälle, in denen papillär-zystische Karzinome aus „blassen

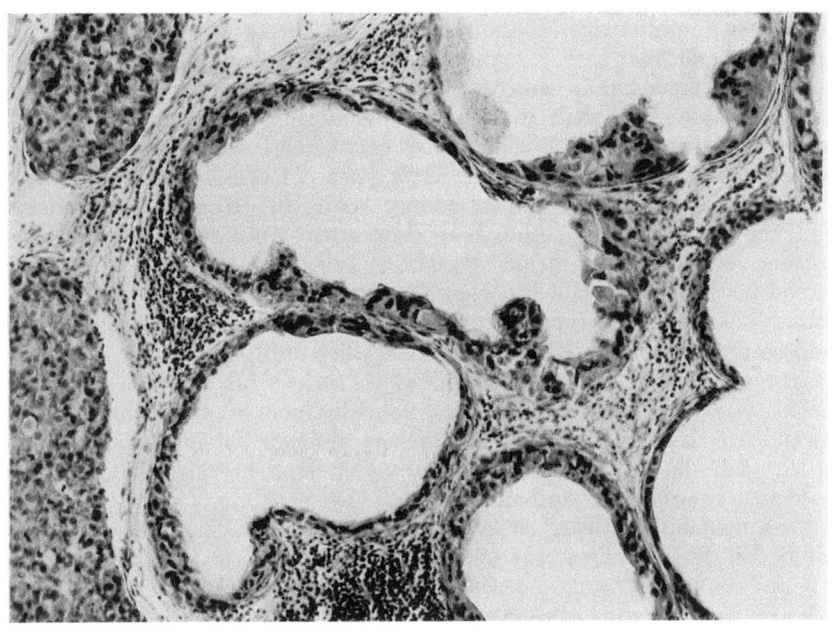

Abb. 105. Krebs der Brustdrüse. Drüsige Bildungen, die an „blasse Epithelzysten" erinnern; das auskleidende Epithel zeigt jedoch starke Atypie und Polymorphie. Links im Bild mit Krebszellen angefüllte Lymphbahnen.

Epithelzysten" hervorgingen. Er hebt jedoch ausdrücklich hervor, daß diese im allgemeinen gutartige Bildungen darstellen, selbst wenn die Epithelien mehrfach geschichtet und arkadenförmig getürmt sind. Jedenfalls kann man solange nicht von Krebs sprechen, als die Kerne der blassen Zellen nur Größenunterschiede aufweisen, sonst aber ihre ursprüngliche Struktur beibehalten. Erst ausgesprochene Polymorphie der papillär geschichteten Zellen läßt auf eine krebsige Umwandlung schließen (vgl. Abb. 105). Auch Askanazy und Junge sahen Karzinome, die „blasse Epithelien" enthielten; jedoch scheinen in den meisten Fällen der eosinophile Zelltypus zu verschwinden und andere indifferente Zellformen in den Vordergrund zu treten.

Man kann nicht sagen, daß bestimmte Krebsformen auf dem Boden der Zystenmamma entstehen; vielmehr können aus ihr alle überhaupt in der Mamma vorkommenden Typen hervorgehen: szirrhöse und medulläre, solide und Adenokarzinome, Plattenepithelkrebs, Gallertkrebs und Psammokarzinom (Kückens, Askanazy). Auch ein Fall von Karzinosarkom mit sicher nachgewiesener Beziehung zu einer zystischen Umwandlung der Mamma ist von Askanazy beobachtet worden.

Daß auch beim Manne auf dem Boden einer „Fibrosis cystica" ein Karzinom entstehen kann, beweist eine vereinzelt dastehende Beobachtung von Kückens. In der Mamma eines 30jährigen Mannes fanden sich mehrere zystisch erweiterte, mit platten Epithelien ausgekleidete Milchgänge; einige weitere Hohlräume waren ganz angefüllt mit helleren größeren Zellen. Die diese Hohlräume auskleidenden schmalen Zellen gingen stellenweise unmittelbar in solide Krebsnester über. Reichliche Metastasenbildung fand sich in den axillaren Lymphknoten.

Aus allem, was über die Beziehungen der Zystenmamma zum Krebs der Brustdrüse gesagt wurde, geht hervor, wie ungemein schwer die Frage zu entscheiden ist, welche praktischen Folgerungen aus der Diagnose „Zystenmamma" zu ziehen sind. Vom Standpunkt des Pathologen wird dem Kliniker gegenüber immer wieder betont werden müssen, daß in zahlreichen Fällen die Entstehung eines Krebses aus der Zystenmamma sicher nachgewiesen werden konnte. Völlig außerstande jedoch sind wir, auch nur annähernd die Wahrscheinlichkeit zu veranschlagen, mit der aus einer Zystenmamma ein Karzinom hervorgeht. Selbst eine möglichst große Sammelforschung würde, wie Lubarsch bemerkt, kaum zu verwertbaren Ergebnissen führen, da die Diagnose „Krebs" zu sehr von der persönlichen Stellungnahme des Untersuchers abhängt. Würde man nur die ganz sicheren Fälle herausgreifen, so erhielte man zwar eine Mindestzahl der untersuchten Fälle, die aber für die Gesamtheit aller Fälle zu hoch gegriffen wäre, weil die überhaupt nicht operierten Zystenmammae nicht mitgerechnet wurden. Auf wie unsicherem Boden sich hier die statistische Berechnung bewegt, beweisen zur Genüge die oben angegebenen stark voneinander abweichenden Prozentzahlen der einzelnen Autoren[1].

Besonders hervorgehoben sei — und das sollte für jeden Untersucher eine ernste Mahnung bedeuten — daß eine strenge Kritik nur solche Fälle als statistisch verwertbar ansehen kann, in denen die histologische Kontrolle in peinlich genauer Weise durchgeführt wurde. Das zeigen die Untersuchungen Lukowskys, Kückens u. a. Mit Recht haben neuerdings Konjetzny und Teutschländer wieder darauf hingewiesen, daß die Häufigkeit der Diagnose „Krebs" nicht allein von der Strenge abhängt, mit der bei der Deutung der Befunde verfahren wird, sondern in erster Linie von der Gründlichkeit der Untersuchung. Diese erfordert, daß das gesamte eingeschickte Material in kleine Würfel zerlegt und zunächst mit der Lupe auf krebsverdächtige Stellen untersucht wird. An Hand von Stufenschnitten wird alsdann zu prüfen sein, ob Krebs vorliegt oder nicht.

Noch schwieriger als die Diagnose „Karzinom" ist oft die Entscheidung, ob eine Epithelwucherung als „präkanzerös" bezeichnet werden soll. Zweifellos ist die bloße Tatsache der „Atypie" des Epithels bei der Zystenmamma anders zu bewerten als etwa bei den Schleimhäuten des Verdauungskanals, wo ihnen eine weit ernstere Bedeutung zukommt (Askanazy). Auch intrakanalikuläre Epithelwucherungen im Sinne von papillenartigen Vorsprüngen, netzartigen Strängen und Brückenbildungen sind nicht ohne weiteres als Vorstadien des Karzinoms anzusehen. Ebenso müssen ausgesprochene Papillombildungen in den meisten Fällen an sich als gutartig angesehen werden. Erst wenn zahlreiche ausgeweitete Kanäle mit hochgeschichtetem Epithel ausgefüllt sind, ausgesprochene Polymorphie besteht, Riesenkerne und zahlreiche Mitosen eine starke Aktivität des Epithelwachstums

---

[1] Anmerkung bei der Korrektur: Vgl. hierzu auch die auf Seite 104 zitierten Ausführungen von M. Borchardt und R. Jaffé.

bekunden, wird man von präkanzerösen Veränderungen sprechen müssen (ASKANAZY). Die Untersuchungen SEMBS zeigen, daß am häufigsten Krebs bei den papillomatösen Formen der Zystenmamma gefunden wurde, d. h. bei den Formen, deren Durchschnittsalter verhältnismäßig hoch liegt. Daraus ergibt sich, daß man bei älteren Frauen mehr als bei jüngeren erwarten kann, Anfänge der Krebsentwicklung zu finden.

Wenn auch zweifellos von mancher Seite die Gefahren hinsichtlich einer krebsigen Entartung überschätzt worden sind, so geht es nicht an, die Zystenmamma schlechthin als harmloses Leiden aufzufassen. Aufgabe des Pathologen ist es, in jedem Einzelfalle unter Berücksichtigung des Alters und der besonderen Form der Zystenmamma aufs genaueste zu prüfen, ob infolge präkanzeröser oder bereits vollendeter karzinomatöser Veränderungen Gefahren für den Patienten im Verzuge sind, die durch geeignetes chirurgisches Eingreifen rechtzeitig abgewendet werden können.

XIII. Zusammenhangstrennungen und Verletzungen der Brustdrüse.   Fremdkörper.

Zusammenhangstrennungen der Brustdrüse durch Einwirkung scharfer Gewalt (Stich-, Schnitt- und Schußwunden) unterscheiden sich hinsichtlich des Heilverlaufes und der durch Infektion bedingten Komplikationen im allgemeinen nicht von anderen Weichteilverletzungen.

Gewisse Besonderheiten jedoch ergeben sich bei stumpfer Gewalteinwirkung und überhaupt bei solchen Traumen, die zu einer Quetschung des in der Mamma reichlich vorhandenen Fettgewebes führen. Es kann nämlich hierbei zur Fettnekrose kommen (LEE und ADAIR, COHEN, STUTZ und FONTAINE, KÜTTNER, SÉNÈQUE, HADFIELD, MOIR, GOTTESMAN und ZEMANSKY). Die Folgeerscheinungen einer mit Gewebstod verbundenen Schädigung des Fettgewebes sind verschieden. SASSE sah auf diese Weise traumatische Zysten entstehen, so z. B. bei einem 18jährigen Mädchen, das 4 Monate vorher von einem Pferde in die Brust gebissen worden war. Es hatte sich anfangs ein schmerzhafter, harter, etwa walnußgroßer Knoten, später eine ziemlich glattwandige, mit ölartiger Flüssigkeit gefüllte Zyste entwickelt. Solche traumatischen „Zysten" können nach SASSE auch im Anschluß an Operationen, besonders wenn Blutergüsse im Fettgewebe vorhanden waren, entstehen.

Für gewöhnlich ist das Schicksal der Fettnekrosen jedoch ein anderes. Es bilden sich an der Stelle der Nekrose geschwulstartige Verhärtungen mit Einziehungen der Haut, die klinisch mitunter ganz den Eindruck eines Krebses der Brustdrüse erwecken können. Auf der Schnittfläche zeigen die im subkutanen oder tieferen Fettgewebe liegenden harten Knoten einen lappigen Bau, indem weißliche Bindegewebszüge das Fettgewebe durchziehen. Einzelne Fettläppchen sehen trübe aus, mattgelb. In anderen Fällen erscheint die Neubildung mehr homogen, jedoch durchsetzt von zahlreichen stecknadelkopfgroßen grauweißlichen oder mehr gelblichen Knötchen. Mikroskopisch findet sich eine entzündliche Gewebsneubildung, die alle Merkmale der sog. „Fettgranulome" (ABRIKOSSOFF) oder „lipophagen Granulome" (MASSON) zeigt. In den zugrundegehenden Fettzellen finden sich als Ausdruck der Spaltung des Neutralfettes rosettenartig angeordnete Fettsäurekristalle. Diese liegen auch in dem neu sich bildenden Bindegewebe umgeben von mehrkernigen Fremdkörperriesenzellen. Häufig entstehen zahlreiche kleine aus Epitheloidzellen, Lymphozyten und Riesenzellen sich zusammensetzende Granulome, die eine große Ähnlichkeit mit Tuberkeln besitzen, jedoch niemals nekrotisch werden (vgl. Abb. 106). In der Umgebung der Knötchen sieht man wuchernde junge Fettzellen und mit Hämosiderin beladene Zellen.

Am häufigsten befallen sind fettleibige Frauen mit fettreichen Brüsten. In mehreren Fällen scheint die traumatische Ursache sichergestellt zu sein (LEE und ADAIR, STUTZ und FONTAINE, GOTTESMAN und ZEMANSKY u. a.). Neben Stoß oder Fall spielen auch subkutane Injektionen eine Rolle (LEE und ADAIR), ebenso thermische Schädlichkeiten wie heiße oder kalte Umschläge (GOTTESMAN und ZEMANSKY, COHEN). In anderen Fällen sind jedoch äußere Einwirkungen mit Sicherheit auszuschließen, so in den beiden Fällen GOHRBANDTS, in denen vermutungsweise eine rasch einsetzende Abmagerung von ursächlicher Bedeutung ist. Unter den 14 Fällen von GOTTESMAN und ZEMANSKY ließ sich ein Trauma nur dreimal nachweisen. In mehreren Fällen

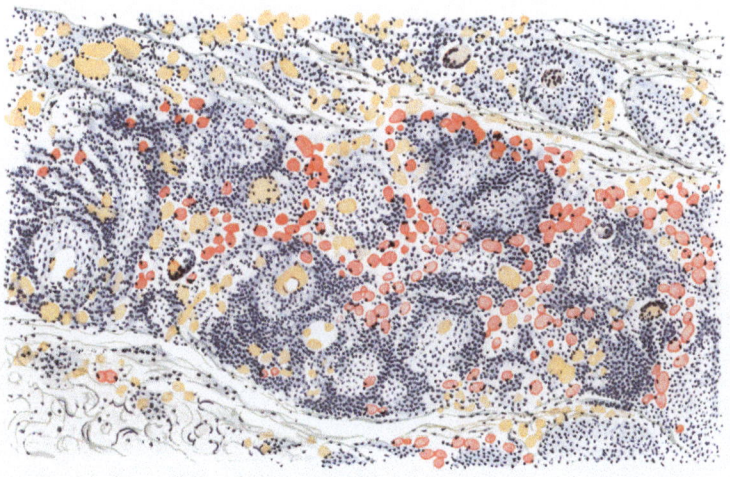

Abb. 106. „Lipophages Granulom" der Brustdrüse. [Nach GOHRBANDT: Arch. klin. Chir. 148 (1927).]

fanden sich vielfache punktförmige Fettnekrosen bei Zystenmamma. Die Untersucher glauben, daß hier die in der Umgebung fetterfüllter Milchgänge sich entwickelnde Entzündung einen Reiz auf das angrenzende Fettgewebe ausübt. Nach den Untersuchungen ABRIKOSSOFFs können an den verschiedensten Körperstellen sog. „spontane Fettgranulome" durch Gefäßverstopfung oder endogene toxische Schädlichkeiten (z. B. bei Infektionskrankheiten) hervorgerufen werden. GOTTESMAN und ZEMANSKY beobachteten Fettnekrose auch in einem Lipom der Brustdrüse.

Der für die Fettnekrose bezeichnende klinische und anatomische Befund entwickelt sich innerhalb weniger Wochen, kann aber hernach Monate und Jahre hindurch fortbestehen. Nach ABRIKOSSOFF wandeln sich die Fettgranulome später fibrös um; auch treten Verkalkungen auf. In seltenen Fällen kann es durch sekundäre Infektion zu einem gangränösen Zerfall des nekrotischen Fettgewebes kommen (DUPONT und PERROT).

FARR gelang es, durch Quetschung des Fettgewebes im Tierversuch lipophage Granulome zu erzeugen.

Fremdkörper können nicht allein durch äußere Gewalt in die Brustdrüse hineingelangen, sondern auch auf dem Wege der Ausführungsgänge bis tief ins Innere des Drüsenkörpers eindringen. Das gilt namentlich von Haaren, die Verfasser wiederholt teils eingespießt in der Wand eines Milchganges oder frei in der Lichtung, umgeben von Fremdkörperriesenzellen, antraf (vgl. Abb. 82, 83 u. 107).

Herzberg und Maximowa berichten über eine Patientin (Friseurin), die sich zum Zwecke sexueller Lusterregung gewohnheitsmäßig abgeschnittene Haare in die Mamille einrieb und hierdurch chronische Entzündung der Ausführungsgänge hervorrief.

L. Merk fand bei der Untersuchung krebsiger Brustdrüsen im Innern des Drüsenkörpers pflanzliche Gebilde, auch Stärkekörner, die nach der Meinung Grubers wahrscheinlich von Samen- oder Kräuterumschlägen herrührten.

Von besonderem Interesse sind durch Injektion von Paraffin hervorgerufene Veränderungen der Brustdrüse, das zu kosmetischen Zwecken eingespritzt wurde. Das Paraffin stellt ein Gemenge höherer Kohlenwasserstoffe dar von der allgemeinen Formel $C_nH_{2n} + 2$, das chemisch schwer angreifbar ist und daher

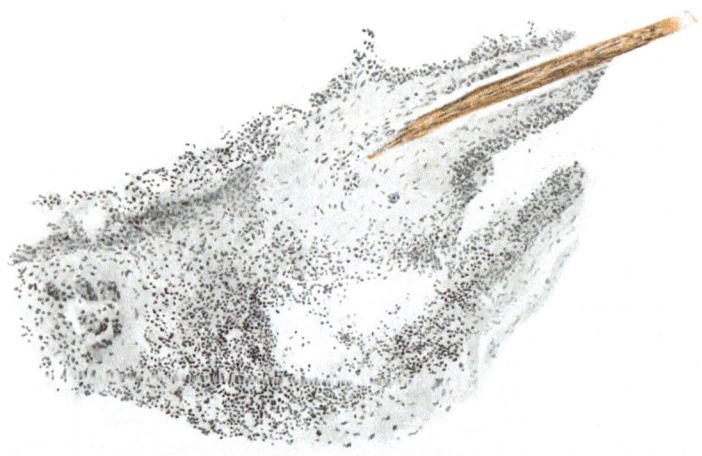

Abb. 107. Eingespießtes Haar in der Wand eines Milchganges (vgl. Abb. 82).

auf die Gewebe im wesentlichen nur einen physikalischen Fremdkörperreiz ausübt. Allerdings hält Meyer es für möglich, daß infolge allmählicher Oxydation die Paraffinlager zum Schwinden gebracht werden; Hüper glaubt an eine Abspaltung von CH_2-Gruppen durch fermentative Einwirkungen, wodurch hartes Paraffin in weiches übergeführt und damit in eine für den Abtransport geeignetere Form umgewandelt wird (Stein, Eckstein). Größere Massen von Hartparaffin vermögen freilich viele Jahre lang allen Aufsaugungsbestrebungen des Körpers zu trotzen. Toxische Wirkungen werden von Rose auf Verunreinigungen des Paraffins zurückgeführt.

Der Reiz, den besonders das Weichparaffin auf das Gewebe ausübt, hat zunächst eine entzündliche Reaktion zur Folge, an die sich Entwicklung eines Granulationsgewebes und später Narbenbildung anschließen. Die Paraffingranulome (Paraffinome) sind histologisch gekennzeichnet durch ein netzartig angeordnetes Bindegewebe (vgl. Abb. 108), das von Lymphozyten, Plasmazellen, Histiozyten und Riesenzellen durchsetzt ist (Hüper, Kirschner, van Gelderen, Fischer). Leukozyten finden sich nur spärlich, am zahlreichsten in den ersten Stadien der Entzündung. Die Maschen des Bindegewebsnetzes, die das eingespritzte Paraffin enthalten, sind nach Hüper mit epithelähnlichen, mitunter ein Synzytium bildenden Zellen ausgekleidet, die Fortsätze in das Innere der Hohlräume entsenden (vgl. Abb. 109). Hierdurch wird die Füllmasse

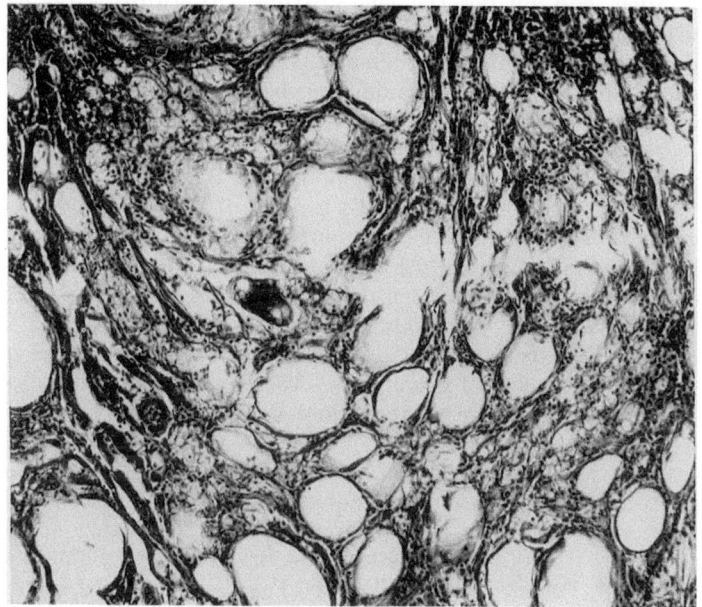

Abb. 108. Paraffingranulom der Brustdrüse (Fall KROHN). Nach einem Präparat von
Dr. E. EMMERICH, Kiel.

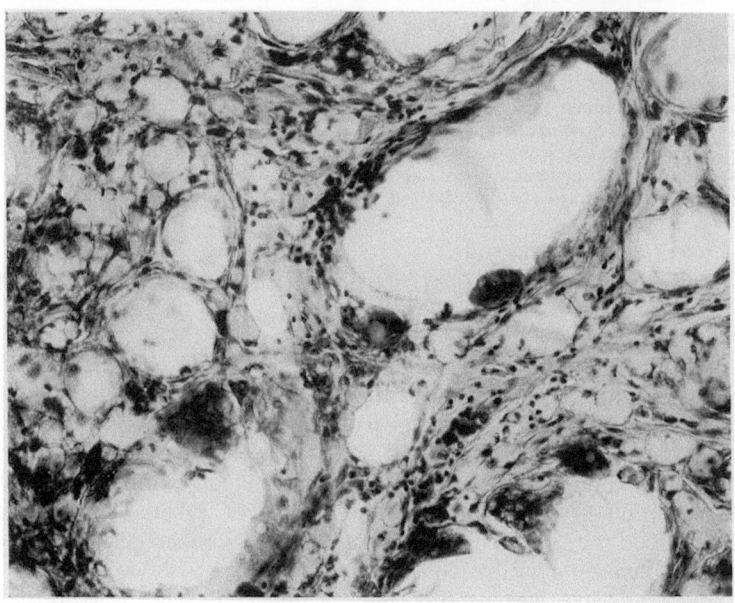

Abb. 109. Paraffingranulom der Brustdrüse (gleicher Fall wie bei Abb. 108).

in gitterartige Fächer aufgeteilt. Vakuolen in den Riesenzellen, gelegentlich auch
in Drüsen angeordnete Kristalle (SEHRT) deuten darauf hin, daß das Paraffin
tatsächlich durch Freßtätigkeit der Zellen abgebaut wird. Durch KIRSCHNER ist

erwiesen worden, daß mit der Zeit eine völlige Aufsaugung des Paraffins und Ersatz durch fibröses Narbengewebe erfolgen kann. Die hierbei eintretende Schrumpfung macht einerseits den beabsichtigten kosmetischen Erfolg zunichte und ist andererseits dadurch bedeutsam, daß klinisch nunmehr eine Veränderung entsteht, die täuschend einem Krebs der Brustdrüse ähnlich ist: knotige Verhärtung mit Einziehung der Warze und der umgebenden Haut (Körbler, Krohn u. a.). Das Bild wird weiterhin dadurch vervollständigt, daß auch Schwellungen der Lymphknoten in der Achselhöhle auftreten können. Diese zeigen nach Schmorl und Krohn zum Teil hochgradige Verödung des lymphatischen Gewebes. Das an seine Stelle tretende Bindegewebe ist von paraffinhaltigen Hohlräumen durchsetzt. In anderen besser erhaltenen Lymphdrüsen finden sich Paraffintropfen in den Lymphsinus und im Mark, eingeschlossen in Riesenzellen. Schmorl sah auch zuführende Lymphgefäße mit Paraffin gefüllt, ihr Endothel gewuchert. Aber nicht allein klinischer Krebsverdacht wird durch die Folgezustände einer Paraffineinspritzung erweckt; mit größter Wahrscheinlichkeit kann in der Tat gelegentlich ein Krebs sich auf ihrem Boden entwickeln. So teilt Schmorl einen Fall mit, in dem 10 Jahre nach der Einspritzung sich schmerzhafte Knoten bildeten, die nach Ausschneidung zwar sich als gutartige Paraffinome herausstellten. $1\frac{1}{2}$ Jahre später jedoch zeigte sich bei der Obduktion die betreffende Brustdrüse im Sinne der Zystenmamma verändert. Außer intrakanalikulären Papillomen wurden auch atypische Epithelwucherungen, an einigen Stellen scirrhöser Krebs und in einem axillaren Lymphknoten eine Metastase gefunden. Läßt sich in Anbetracht der Häufigkeit der Zystenmamma und des in ihr sich entwickelnden Krebses in diesem Falle ein Zusammenhang mit der Paraffineinspritzung nur vermutungsweise annehmen, so ist einer Beobachtung von Rose deswegen größeres Gewicht beizumessen, weil hier der Krebs genau am Orte der vor 20 Jahren erfolgten Einspritzung entstand.

Bemerkenswert ist ferner, daß selbst nach Jahren noch bakterielle Infektionen zur Auswirkung kommen. So wurde in mehreren Fällen beobachtet, daß ein fieberhafter Gelenkrheumatismus zum Schwinden kam, nachdem viele Jahre lang bestehende Paraffingranulome operativ entfernt wurden (Kach, Rose). Auch eitrige Einschmelzung mit Fistelbildung ist mehrfach beobachtet worden (Tuffier, Morestin, Holländer). Im Falle Krohns kam es zur Vereiterung axillarer Lymphknoten.

XIV. Zirkulationsstörungen und sog. Degenerationen der Brustdrüse.

Je nach dem Funktionszustande ist die Blutfülle der Brustdrüse eine wechselnde. Nicht nur in der Schwangerschaft, sondern auch bei jeder Menstruation tritt Hyperämie auf, die sich durch Schwellung des Organs und Zunahme der Temperatur häufig geltend macht. Dank der reichlichen Ausbildung des Gefäßnetzes kommen eigentliche Kreislaufstörungen während dieser Zustände erhöhter funktioneller Inanspruchnahme nicht vor (über Blutungen aus der Mamille während der Menstruation s. unter pathologischer Sekretion). Infarktbildungen infolge embolischer Gefäßverschlüsse sind nicht bekannt.

Ein von Bamberger beschriebener Fall von totaler Gangrän einer Brustdrüse bei puerperaler Sepsis ist wohl mit Unrecht als durch Embolie der Arteria mammaria entstanden aufgefaßt worden. Die Diagnose Embolie wurde gestellt, weil bei der Abtragung der Brustdrüse die Arterien nicht bluteten. Wahrscheinlicher ist, daß die Gefäßverschlüsse sekundär entstanden sind. Tonnelé sah bei Puerperalsepsis neben Gangrän anderer Hautstellen eine solche beider Brustwarzen.

Offensichtlich auf Gefäßspasmen zurückzuführen war eine symmetrische Nekrose beider Warzen, die Katz bei einer 22jährigen Wöchnerin am dritten

Tage nach der Geburt auftreten sah. Am 11. Wochenbettstage stießen sich die Warzen von selbst ab. Die Patientin hatte wegen starker Blutung ein Sekale-präparat und Adrenalin erhalten und zeigte eine besondere Ansprechbarkeit der Vasomotoren. Ebenfalls durch spastische Gefäßsperre zu erklären ist eine Gangrän beider Mamillen nach Orthoformpinselung in einem von WALLART mitgeteilten Falle.

Beginnende multiple Infarktbildungen infolge venöser Stauung beobachtete GRUBER bei einer 42jährigen Frau mit Herzfehler. Die Stauung war bedingt durch eine ausgedehnte Thrombose im Gebiet der rechten Vena jugularis und subclavia, die sich auf die Venae mammariae externae fortsetzte. Hierdurch war es zu Blutungen in der Umgebung der Drüsenläppchen gekommen, gleichzeitig zu einer sehr starken Leukozyteneinstreuung. Auch die erweiterten Lymphspalten waren mit Leukozyten angefüllt. Am Epithel der Drüsenazini zeigte sich beginnende Nekrose. Der infarzierte Bezirk der Brustdrüse fiel klinisch als harter, schlecht verschieblicher Knoten auf und erweckte Verdacht auf ein Karzinom, zumal auch die axillaren Lymphknoten stark geschwollen waren.

Bei einer an Hypertonie leidenden 55jährigen Frau beschreibt CUTLER eine von ihm als Apoplexie bezeichnete und auf Gefäßruptur zurückgeführte Blutung von etwa Taubeneigröße, die das Drüsengewebe durchsetzte und an einer blauroten Verfärbung der Haut kenntlich war.

Größere Blutungen entstehen im allgemeinen nur durch äußere Gewalt-einwirkungen, insbesondere Quetschungen. Im Anschluß an sie können sich „Zysten" bilden (traumatische Zysten [SASSE]). Die Wandung einer solchen Blutzyste besteht nach DIETRICH und FRANGENHEIM aus Granulationsgewebe mit Ablagerungen von Blutpigment und Fettstoffen, weiter nach außen aus schwieligem Bindegewebe. Der bräunlich verfärbte Zysteninhalt enthält Häma-toidinkristalle. Derartige traumatische Zysten dürfen nicht verwechselt werden mit epithelausgekleideten bluthaltigen Hohlräumen, die bei der Zystenmamma gelegentlich vorkommen, insbesondere im Zusammenhang mit intrakanaliku-lären Papillomen (s. unter Zystenmamma).

Regressive Ernährungsstörungen (sog. Degenerationen) spielen in der Brustdrüse keine nennenswerte Rolle. Im Zusammenhang mit Geschwulst-bildungen kommen schleimige und fettige Entartungen vor (näheres s. unter Geschwülsten). Die fettige Degeneration spielt ferner eine bedeutsame Rolle bei den Veränderungen der Zystenmamma (vgl. den betreffenden Ab-schnitt).

Besonderer Erwähnung bedarf die Amyloidentartung der Brustdrüse, die von ASKANAZY eingehend untersucht wurde. Die amyloide Substanz lagert sich in erster Linie in der Basalmembran der Milchgänge ab, also zwischen dem Epithel und der elastischen Hülle, soweit eine solche vorhanden ist. Wir sehen somit ein übereinstimmendes Verhalten mit den apokrinen Schweißdrüsen der Achselhöhle (vgl. Abb. 36). Weit spärlicher und seltener finden sich Amyloidablagerungen in der Umgebung der Drüsenazini. Manchmal ist die Muskulatur der Warze und des Warzenhofes von der amyloiden Entartung betroffen, mitunter sogar für sich allein. Ferner sind beteiligt das Fettgewebe der Brustdrüse und die Haargefäße in der Umgebung der Milchgänge, in geringerem Maße die kleinen Arterien. Beziehungen zwischen Stärke der Amyloidose und funktioneller Leistung der Brustdrüse konnte ASKANAZY nicht feststellen, was schon daraus hervorgeht, daß bei einigen Männern besonders reichliche Ablagerungen angetroffen wurden.

XV. Die Entzündungen der Brustdrüse.

1. Entzündungen der Brustwarze (Thelitis).

Im Anschluß an Verletzungen der zarten Hautbedeckung der Warze kommt es leicht zu Entzündungen derselben. Fast immer besteht ein Zusammenhang mit dem Stillgeschäft, indem entweder durch unzweckmäßige Maßnahmen zur Abhärtung und Reinhaltung der Warze (häufig schon vor der Geburt des Kindes) oder vor allem beim Säugen selbst die Haut verletzt wird. Hierbei spielen nach PLATZER drei Umstände eine wichtige Rolle: 1. der Biß beim Erfassen der Warze, 2. Zug an der Warze, 3. Mazeration durch Milch und Mundspeichel. Es ist leicht einzusehen, daß schlecht entwickelte Warzen infolge größerer Kraftentfaltung des Säuglings den genannten Schädigungen in besonderem Maße ausgesetzt sind. Die entstehenden Hautverletzungen sind zum Teil Exkoriationen, d. h. geschwürige Substanzverluste, die nach PLATZER dadurch hervorgerufen werden, daß es durch Quetschung der Haut zwischen den Kieferrändern des Säuglings zunächst zu Blutungen, dann zu Nekrosen an der Warzenspitze kommt. Geschwürige Veränderungen können jedoch auch durch Mazeration zustande kommen. Zusammenhangstrennungen in Form von Fissuren und Rhagaden entstehen vor allem durch Zugwirkung beim Saugen. Diese kann mitunter so stark sein, daß, wie KALTENBACH mehrfach beobachtete, die Warze nahezu vollständig abgerissen wird und nur noch durch die großen Milchgänge ein Zusammenhang mit der Brustdrüse gewahrt wird. Auch durch Anwendung von Sauggläsern können Einrisse der Warzenhaut erzeugt werden.

Kleinere Schrunden sind außerordentlich häufig. Sie finden sich nach v. WINCKEL, KEHRER, FEHLING, RUBESKA bei 40—50% aller Stillenden, wobei Frauen der sozialen Oberschicht infolge größerer Verweichlichung der Haut nach CAZEAUX weit häufiger befallen sind als Frauen der niederen Stände. Die Bedeutung der Hautverletzungen der Warze liegt vor allem darin, daß sie infolge Eindringens von Bakterien zum Ausgangspunkt anderweitiger Entzündungen werden können, wie z. B. eines Erysipels und vor allem der Mastitis (KALTENBACH u. a.). Unter 200 Fällen von Mastitis puerperalis fand SCHÖNFELD 135mal Schrunden.

Eine Mastitis kann vorgetäuscht werden, wenn von einer Rhagade ausgehend sich sektorförmig über der Brust eine auf die Haut beschränkt bleibende Lymphangitis ausbildet (MATHES, GUTZEIT). Nicht so selten kommt es auch im Bereich des Warzenhofes zu einer umschriebenen Phlegmone mit rasch einsetzender Abszedierung (Phlegmone subareolaris). Auch die MONTGOMERY-schen Drüsen können vereitern (Furunculosis areolae).

Über angiospastisch bedingte Nekrosen der Warze s. unter Kreislaufsstörungen.

2. Entzündungen der Brustdrüse (Mastitis).

a) Akute Entzündungen.

α) Brustdrüsenentzündungen bei Neugeborenen und in der Reifezeit.

Eine Sonderstellung nehmen die sog. Mastitis neonatorum und die Mastitis adolescentium ein, insofern als es sich bei den so bezeichneten Zuständen für gewöhnlich überhaupt nicht um eine Entzündung handelt, sondern vielmehr um besondere hormonal bedingte Wachstumsvorgänge (Näheres s. unter den vorangehenden Abschnitten). Wie bereits früher erwähnt, kann es jedoch sekundär durch Eindringen von Infektionserregern zur Entzündung kommen, namentlich dann, wenn Sekret sich anstaut. Die so entstehende Mastitis ist nicht

selten eitriger Natur. So teilt GOTTSCHALK einen Fall mit, in dem sich in der
2. Lebenswoche als Folge des Ausdrückens von Hexenmilch ein Abszeß entwickelte, der bis zur Unterschlüsselbeingrube reichte und massenhaft Staphylokokken enthielt. PESTALOZZA sah in einem ähnlichen Falle Pyämie mit tödlichem
Ausgang sich entwickeln. Als seltene Folgeerscheinung größerer Abszeßbildung
beim Neugeborenen sind nach DIETRICH und FRANGENHEIM Einziehungen der
Warze und mangelhafte Entwicklung der Brustdrüse in der Reifezeit
beobachtet worden.

β) Die traumatische (professionelle) Mastitis.

Als traumatische oder auch professionelle Mastitis sind (meist nur
auf klinischer Beobachtung beruhende) Fälle von Brustdrüsenerkrankung mitgeteilt worden, die verschieden zu beurteilen sind. Soweit es sich um männliche Individuen handelt, liegt für gewöhnlich eine sog. Mastitis adolescentium vor, deren traumatische Entstehung, wie früher erwähnt, insbesondere
von seiten französischer Untersucher betont worden ist. Ein Teil der Fälle
jedoch ist der Gynäkomastie zuzurechnen, die ja mitunter aus der sog.
Mastitis adolescentium hervorgeht (näheres s. unter Gynäkomastie). Unter den
von den Patienten angegebenen Traumen und beruflichen Schädigungen seien
besonders im Militärdienst zugezogene (Druck des Tornisterriemens, Bajonett-
stoß), ferner Druck des Ziehseils und gestärkter Wäsche, Anstemmen des Schuhes
beim Schusterhandwerk usw. erwähnt. Allen diesen Einflüssen wird man eine
ursächliche Rolle bei der Entstehung des Grundleidens absprechen müssen;
wohl aber können sie eine sekundäre Entzündung hervorrufen oder zum
mindestens begünstigen.

Bei der professionellen Mastitis der Frauen (D'ANNA) handelt es sich häufig um
fettreiche Hängebrüste, die (namentlich bei Landarbeiterinnen) durch heftige Bewegungen der Arme gegen den oberen Korsettrand gepreßt und hin- und hergeschoben
werden. Es kommt auf diese Weise im unteren äußeren Quadranten wie bei anderen
Quetschungen vermutlich zu Blutungen, vielleicht auch Fettnekrosen und anschließend
zur Bildung harter Knoten.

Anders zu bewerten sind umschriebene, oft mehrfache schmerzhafte Knotenbildungen, meist in beiden Mammae, bei Frauen und Mädchen im 2. und 3. Lebensjahrzehnt, die ebenfalls besonders bei Hängebrüsten beobachtet werden. GLASS schließt
daraus, daß die Knoten nach geeigneter Behandlung schwinden und Schwellungen der
Lymphknoten am Pektoralisrande auftreten, auf entzündliche Veränderungen durch
Druck- und Zugwirkung und spricht von interkurrierender subakuter Mastitis.
In einem Falle konnte bei einer Probeausschneidung eine teilweise vorhandene Hypertrophie der Drüsenläppchen festgestellt werden. Dieser Befund erinnert an die früher
bereits besprochenen schmerzhaften Knotenbildungen SEBENINGS, die allerdings mit Entzündung nichts zu tun haben.

γ) Die Brustdrüsenentzündung der Wöchnerinnen
(Mastitis puerperalis).

Die Mastitis puerperalis stellt die weitaus häufigste Form aller Brustdrüsenentzündungen dar. Infolge verbesserter Pflege während des Stillgeschäftes
und zweckmäßiger Abhärtung vor Beginn desselben ist im Laufe der letzten
Jahrzehnte ein beträchtlicher Rückgang der Erkrankungsziffer festzustellen.
Während gegen Ende des vorigen Jahrhunderts z. B. in Dresden (v. WINCKEL)
5,9%, in Basel (KOHLER) sogar 13% der Wöchnerinnen an Brustdrüsenentzündung erkrankten, zeigen neuere Statistiken eine Abnahme bis auf 0,54%,
in Prag (RUBESKA) 1,81%, in Basel (MURY), 0,64% in München (WEBER);
ähnliche Prozentzahlen weisen eine Reihe anderer Entbindungsanstalten auf.
Allerdings geben diese Zahlen insofern kein richtiges Bild über die Häufigkeit der
tatsächlich vorkommenden Erkrankungen, weil die puerperale Mastitis oft erst
zu einer Zeit auftritt, in der die Wöchnerinnen die Klinik bereits verlassen

haben. Die Höchstzahl der Erkrankungen fällt nämlich in die 3. bis
4. Woche nach der Entbindung. Weiterhin bleibt zu berücksichtigen, daß
die Verhältnisse ungünstiger liegen bei den Frauen, die außerhalb der Klinik
entbunden wurden (Weber). Eine Zunahme der Mastitiden in den ersten Jahren
nach Beendigung des Weltkrieges stellten Dietrich und Frangenheim, ebenso
Feilchenfeld fest.

Sehr viel seltener als bei Wöchnerinnen tritt die Mastitis bei Schwangeren
auf. Nach den Zusammenstellungen von Nunn, Bryant, Billroth und
Velpeau betreffen nur 5,8% aller Mastitisfälle Frauen vor der Geburt des
Kindes. Die im Wochenbett erkrankenden sind ganz überwiegend solche Frauen,
die ihr Kind stillen. E. Martin, v. Winckel, Fleck geben für die Mastitis
bei nichtstillenden Wöchnerinnen eine Häufigkeitsziffer von 5% aller Fälle
an. Eine besondere Neigung zu Brustdrüsenentzündung zeigen Erstgebärende,
auf die die Hälfte bis zwei Drittel aller Brustdrüsenentzündungen entfallen.

Als Ursachen der Mastitis puerperalis kommen allein bakterielle Infektionen in Betracht.

Die sog. „Stauungstheorie", nach der lediglich Milchstauung das
„Milchfieber" und die Brustdrüsenentzündung hervorrufen sollte (Velpeau,
Siebold, Scanzoni u. a.), ist heute allgemein zugunsten der „Infektionstheorie"
verlassen worden, nachdem erstmalig Spiegelberg (1878) später Kaltenbach
(1883) ihre alleinige Gültigkeit bestritten hatten. Gegen die ursächliche Bedeutung der Stauung spricht vor allem die eben erwähnte Tatsache, daß nicht-
stillende Wöchnerinnen, bei denen die Milchstauung besonders hochgradig ist,
nur ausnahmsweise an Mastitis erkranken. Allerdings muß der Stauung unter
den Faktoren, die die Entstehung einer Brustdrüsenentzündung begünstigen,
eine nicht unbedeutende Rolle zuerkannt werden (v. Jaschke, Meyerhoff u. a.).
Schmorl weist darauf hin, daß in dieser Hinsicht für die Mamma das gleiche
gilt, wie für andere Drüsen (Nieren, Speicheldrüsen usw.), bei denen Sekretstauung das Eindringen und Aufwandern von Keimen in den Ausführungsgängen zur Folge hat.

Die Möglichkeit der bakteriellen Infektion ist bei der Brustdrüse in
mannigfacher Weise gegeben. Wie an anderen Stellen der Haut finden sich auch an
der Warze Keime verschiedener Art, die hier an der rauhen Oberfläche besonders
günstige Bedingungen zur Ansiedelung finden. Sie dringen auch regelmäßig
in die großen Milchgänge der Warze ein, wodurch zu erklären ist, daß die Milch
so gut wie niemals keimfrei befunden wird. Nach den Untersuchungen von
Cohn und Neumann, Honigmann, Halleur, Koestlin u. a. enthält die Milch
der gesunden Brust keineswegs nur bei septischen Wochenbetterkrankungen
(Escherich), sondern nahezu regelmäßig Eiterkokken und zwar besonders den
Staphylococcus pyogenes albus, der also im allgemeinen als harmloser
Saprophyt aufzufassen ist. Nevermann fand daneben auch Streptokokken
und zwar nicht nur in der Milch, sondern bereits in der Kolostrumabsonderung
während der Schwangerschaft. Nach stattgehabter Geburt stellt der Wochen-
fluß der Scheide eine bedeutsame Quelle der Infektion dar. Auch durch den
Mund des Säuglings können zweifellos Übertragungen krankmachender
Keime erfolgen (H. W. Freund, Kneise).

Daß auch im Blute kreisende Keime gelegentlich mit der Milch zur Ausscheidung
gelangen, beweist eine Beobachtung H. Löhrs bei einer 19jährigen Erstgebärenden, die
5 Tage vor der Niederkunft an Paratyphus B erkrankte. Einige Tage später als im Blute
ließen sich in der Milch Paratyphusbazillen nachweisen.

Über Ausscheidung von Tuberkelbazillen s. später.

Als Erreger der Mastitis puerperalis kommen nach den Untersuchungen von
Bumm, Döderlein, Cohn, Ahlfeld, Köstlin u. a. in erster Linie der Staphylo-

coccus pyogenes aureus und albus in Betracht. Bei japanischen Frauen konnte KON in 79% der Fälle den Staphylococcus pyogenes aureus in Reinkultur züchten. Streptokokken sind seltener gefunden worden. KON beobachtete den Streptococcus haemolyticus in je etwa 4% für sich allein und in Mischinfektion mit Staphylokokken. Von anderen Bakterien wurden gelegentlich als Mastitiserreger angetroffen Micrococcus tetragenes, Pneumokokkus, Pyozyaneus und in wenigen Fällen auch der Gonokokkus (SARFERT, OXLEY und DUNDAS, HEINSIUS und LISSAUER). Vereinzelt dastehend ist der Befund von diphtheroiden Bazillen, den CLAIRMONT mitteilt.

Möglicherweise spielt bei der gonorrhoischen Infektion der Mamma die Blennorrhöe der Neugeborenen eine Rolle (LEGRY). Daß die infolge Einträufelns von Argentumlösung

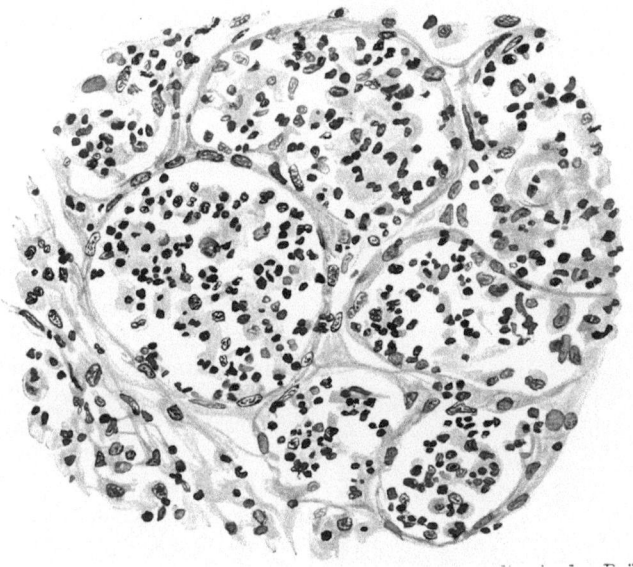

Abb. 110. Akute eitrige Mastitis. Leukozyten und abgestoßene Epithelien in den Drüsenlichtungen. Basalmembranen gut erhalten.

(CREDÉscher Tropfen) entstehende Konjunktivitis für eine neuerliche Zunahme der puerperalen Mastitis verantwortlich zu machen sei (FEILCHENFELD), wird von LANG in Abrede gestellt.

Umstritten ist die Frage, auf welche Weise die Entzündung erregenden Bakterien in das Innere der Brustdrüse hineingelangen. Drei Infektionswege müssen als möglich hingestellt werden: 1. Die Milchgänge, 2. die Lymphbahnen, 3. der Blutweg. Über die Bedeutung der beiden erstgenannten Möglichkeiten gehen die Meinungen auseinander. Außer einer Reihe französischer Autoren sind insbesondere OLSHAUSEN, VEIT, BUMM, BLANK, v. JASCHKE und MEYERHOFF für eine vorwiegend galaktogene Entstehung der Mastitis eingetreten, indem sie sich auf den Nachweis pathogener Keime in den Milchwegen und bestimmte mikroskopische Bilder berufen, die eine fast ausschließliche Exsudatbildung innerhalb der Alveolen und Milchgänge erkennen lassen. v. JASCHKE weist außerdem, wie erwähnt, auf den Einfluß der Stauung hin. Auch dieser Umstand spricht für ein Eindringen der Erreger auf dem Milchwege.

Die Anhänger der vorwiegend oder ausschließlich lymphogenen Entstehung (v. WINCKEL, KÜSTER, FEHLING, AHLFELD, SCHAUTA, AUVARD, ZWEIFEL, RUNGE, ZIEGLER, KOESTLIN u. a.) führen als Stütze ihrer Auffassung besonders die Tatsache an, daß in einem erheblichen Hundertsatz aller Mastitisfälle

Schrunden und Rhagaden der Brustwarze vorhanden sind. Bei Ab-
impfungen aus ihnen konnte Bumm mit großer Regelmäßigkeit den Haupt-
erreger der eitrigen Mastitis, nämlich den Staphylococcus pyogenes aureus züchten.
Sicherlich ist die Möglichkeit gegeben, daß von den Schrunden aus eine Verbreitung der Kokken auf dem Lymphwege stattfindet. Ebensogut freilich können
auf dem Umwege über den Mund des Säuglings oder durch anderweitige Verschleppung die pathogenen Keime in die Mündungen der Milchgänge hineingelangen. Aus naheliegenden Gründen fehlt es an anatomischen Untersuchungen über
die Anfangsstadien der Mastitis, die geeignet wären, den Infektionsweg klarzu-
stellen.

Auf bloße Vermutungen hin ist auch eine Keimverschleppung auf dem Blut-
wege für manche Fälle von Mastitis bei gleichzeitig bestehender puerperaler
Sepsis angenommen worden (Martin, v. Winckel, Osterloh, Feinen, Krull,
Bamberger u. a.). Man wird Weber darin zustimmen müssen, daß ein sicherer
Beweis für die metastatische Entstehung der Brustdrüsenentzündung im Wochen-
bett bisher nicht erbracht ist.

Das pathologisch - anatomische Bild der puerperalen Mastitis ist nicht
sehr abwechslungsreich. Als hauptsäch-lich vorkommende Formen lassen sich
eine eitrige und eine nekrotisierende unterscheiden. Die zu Vereiterung nei-
genden Mastitiden werden nach dem Vorschlag von Dietrich und Frangenheim unter Zugrundelegung des Sitzes und der Art der Ausbreitung der Entzündung zweckmäßig in drei Untergrup-pen getrennt: 1. die intrakanalikuläre, 2. die infiltrierende und phleg-monöse, 3. die abszedierende Mastitis.

Die intrakanalikuläre Form der Mastitis entspricht der parenchymatösen Mastitis der älteren Untersucher.

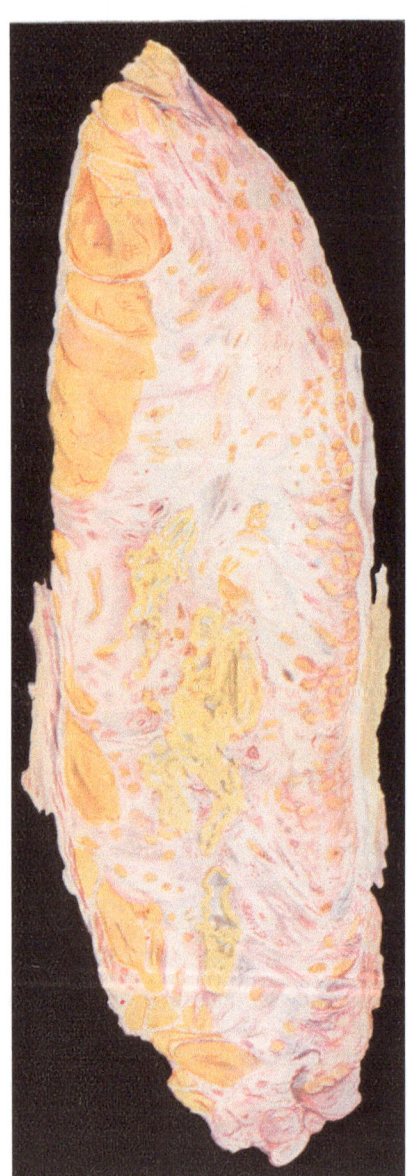

Abb. 111. Eitrige Entzündung der Wandung
größerer Milchgänge (Galactophoritis purulenta). Nach einer von Prof. Konjetzny zur
Verfügung gestellten Zeichnung.

Die weitere Ausbreitung der Erreger
innerhalb der Brustdrüse erfolgt in diesen
Fällen offensichtlich auf dem Wege der
Milchgänge (vgl. oben). In der Regel werden zunächst nur einzelne Läppchen-
gruppen befallen, wobei in auffallender Weise die unteren äußeren Quadranten bevorzugt sind. Die hier entstehenden etwa walnußgroßen, verhärteten
und schmerzhaften Knoten können sich gelegentlich von selbst zurückbilden,

gehen aber für gewöhnlich in eitrige Einschmelzung über. Mikroskopisch zeigt sich Exsudatbildung fast nur im Lumen der Drüsenbläschen und Milchgänge. Diese sind angefüllt mit polymorphkernigen Leukozyten; ihr Epithel ist teilweise abgeschilfert, die Basalmembran bleibt jedoch erhalten (vgl. Abb. 110). KALTENBACH spricht von „Galactophoritis purulenta". Das interstitielle Bindegewebe zeigt nur geringfügige Zelleinstreuung, kann aber stärker ergriffen werden, wenn es nach Zerstörung der Basalmembran zu einem Übergreifen der eitrigen Einschmelzung auf das Stützgewebe kommt (vgl. Abb. 111).

Die alte Bezeichnung „parenchymatöse" Mastitis ist, wie DIETRICH und FRANGENHEIM bemerken, deswegen fallen zu lassen, weil der Begriff „Parenchym" nicht eindeutig ist und bei der Mastitis jedenfalls nicht in dem Sinne Anwendung finden kann, daß lediglich

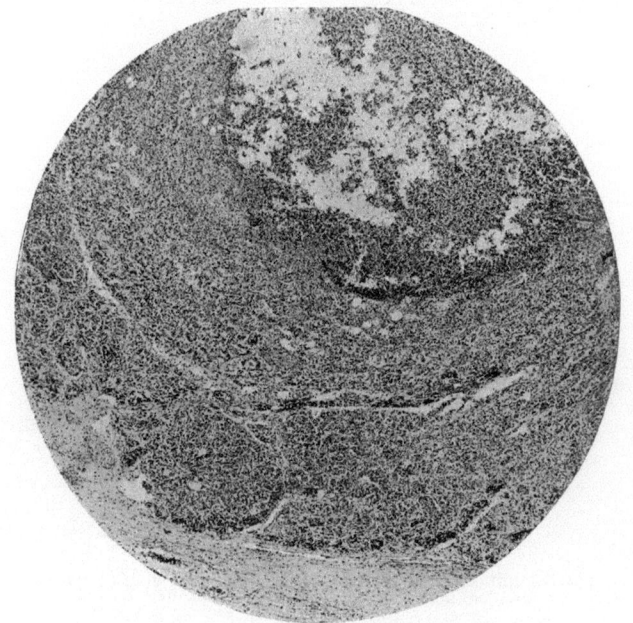

Abb. 112. Eitrige Mastitis mit Abszeßbildung.

das Epithel darunter verstanden wird. Träger der entzündlichen Reaktion ist im wesentlichen stets das Mesenchym, d. h. der Gefäß-Bindegewebsapparat, auch wenn die entzündliche Ausschwitzung in die Lichtung der Drüsenbläschen und -gänge erfolgt.

Über die „Stauungsmastitis" der älteren Autoren wurde bereits gesagt, daß sie als durch reine Milchstauung bedingt heute nicht mehr anerkannt werden kann. Die zellulären Vorgänge, die sich bei der Resorption nicht zur Entleerung kommenden Sekrets in den Drüsenläppchen abspielen, wurden in einem der vorangehenden Kapitel eingehend besprochen (vgl. unter Schwangerschaftsveränderungen); sie sind nicht als „Entzündung" aufzufassen, obwohl sie, wie GRUBER bemerkt, leicht eine solche vortäuschen können. MEYERHOFF bezeichnet unter Bezugnahme auf v. JASCHKE als „Stauungsmastitis" eine Entzündung, bei der die Infektion lediglich auf den Drüseninhalt, die einen guten Nährboden für Bakterien abgebende Milch, beschränkt ist. Nur ein kleiner gradueller Unterschied trennt sie von der „parenchymatösen" Mastitis.

Die infiltrierende Mastitis entspricht der Mastitis infectiosa interstitialis der älteren Namengebung. Ihre Entstehung ist so zu erklären, daß krankmachende Keime von Schrunden der Warze aus auf dem Wege der die Milchgänge begleitenden Lymphbahnen ins Innere der Brustdrüse hineingelangen und hier eine vorwiegend im Bindegewebe sich abspielende Entzündung hervorrufen. Im Gegensatz zur erstbesprochenen Form ist diese meist von diffuser Ausbreitung. In den Anfangsstadien besteht ein entzündliches Ödem und Leukozyteneinstreuung, besonders in dem lockeren Bindegewebe der Milchläppchen. Erfolgt in diesem Zustand keine Aufsaugung des Exsudats, so kommt es zur streifenförmigen eitrigen Gewebseinschmelzung, in die naturgemäß auch das Drüsenparenchym mit einbezogen wird (phlegmonöse Mastitis). Durch Einbruch in größere Milchgänge kann es zur weiteren intrakanalikulären Ausbreitung der Entzündung kommen. Es liegt klar auf der Hand, daß in vorgeschritteneren Fällen oft schwer zu entscheiden ist, welcher der beiden Formen die Mastitis zuzusprechen ist.

Als verfehlt haben sich alle Versuche erwiesen, die anatomische Einteilung der Mastitiden mit der ätiologischen in Übereinstimmung zu bringen in dem Sinne, daß die parenchymatösen Formen durch Staphylokokken, die phlegmonösen durch Streptokokken hervorgerufen sein sollen (Bumm, Jakobs, Zweifel, Halleur).

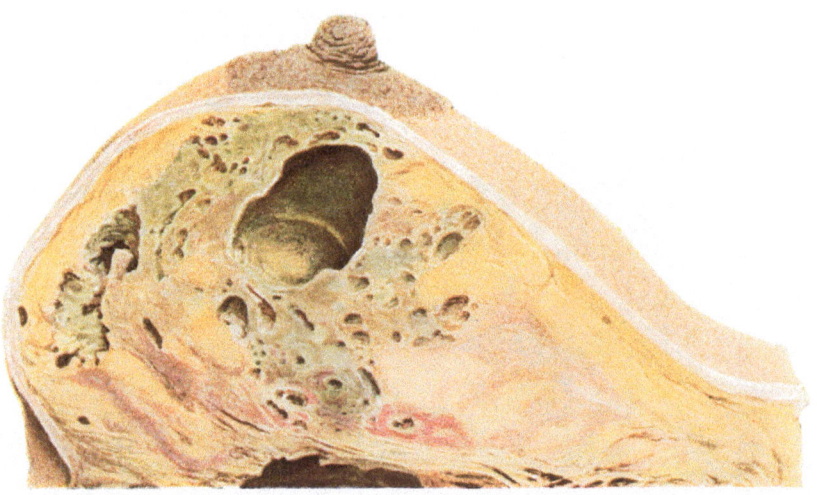

Abb. 113. Eitrige Mastitis mit Bildung großer Abszeßhöhlen, die durch Einschmelzung der Wand größerer Milchgänge entstanden sind. Nach einem Präparat des Pathologischen Instituts der Universität Wien.

Sowohl aus der intrakanalikulären wie aus der infiltrierenden Entzündung kann sich die abszedierende Mastitis entwickeln, indem kleine eitrige Einschmelzungsherde zu größeren Abszessen zusammenfließen (vgl. Abb. 112). Diese erreichen mitunter Faustgröße; der gesamte Drüsenkörper kann vereitern. Die Abszesse sind infolge ihrer Entstehung aus mehreren Einzelherden und Einschmelzung der Wandung größerer Milchgänge meist nicht glattwandig, sondern buchtig ausgehöhlt (vgl. Abb. 113); sie enthalten fetzige abgestorbene Gewebsmassen. Je nach dem Sitz unterscheidet man antemammäre (subareoläre), intramammäre oder retromammäre Abszesse. Diese sind für gewöhnlich epifaszial gelegen; indessen kann die Faszie durchbrochen werden und ein Übergreifen auf die Thoraxwand stattfinden. So entstehen unter den Pleura costalis gelegene Eiterherde; auch die Pleura selbst wird gelegentlich in Mitleidenschaft gezogen.

Wird dem Abszeßeiter hinreichend Abfluß verschafft, so tritt in der Regel rasche Abheilung unter Entwicklung von Granulationsgewebe und Narbenbildung ein. Unterbleibt der operative Einschnitt, so kann spontaner Durchbruch durch die Haut nach außen erfolgen, seltener Einbruch in einen größeren Ausführungsgang. Nur selten entstehen — namentlich bei spontanen Durch-

brüchen — längere Zeit hindurch eiternde Fisteln oder, wenn größere Milchgänge mit der Abszeßhöhle in Verbindung stehen, Milchfisteln (CHOLMO-
GOROFF). Kann sich der Eiter nicht nach außen entleeren, so dickt er allmählich
ein und verkalkt. So entstehen von Narbengewebe eingeschlossene Kalkherde.
Findet allmählich doch eine Aufsaugung der verflüssigten Detritusmassen statt,
so kann die Ausfüllung des Hohlraumes mit Granulationsgewebe unterbleiben,
wenn seine Wand sich mit Epithel überkleidet, das von einem arrodierten
Milchgang aus einwächst und sich gelegentlich in Plattenepithel umwandelt.
DIETRICH vergleicht diesen Vorgang mit der Entstehung entzündlicher Zahn-
wurzelzysten. Ebenso wie bei diesen findet man auch in der Wand solcher
Zysten der Mamma als Zeichen ihrer entzündlichen Entstehung Ablagerungen

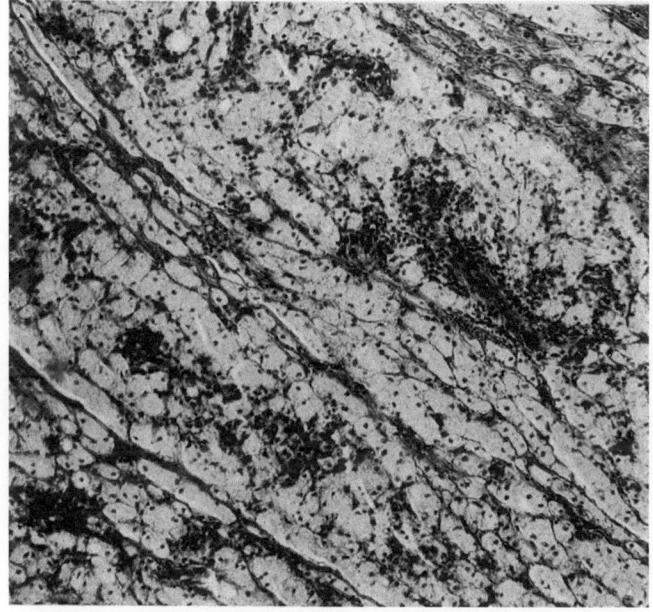

Abb. 114. Ansammlung von „Pseudoxanthomzellen" an der Stelle eines in Abheilung begriffenen
eitrigen Entzündungsherdes.

von Blutpigment und Lipoiden. Sie sind wohl zu unterscheiden von den durch
Ausweitung der Milchgänge entstehenden Galaktozelen, die an anderer
Stelle bereits besprochen wurden (s. unter Galaktozele).

Für gewöhnlich sieht man an solchen Stellen, wo eitrig eingeschmolzenes
Gewebe einer allmählichen Aufsaugung unterliegt, ein netzartig verzweigtes
Bindegewebe entstehen, in dessen Maschen große Mengen sog. Pseudo-
xanthomzellen (Schaumzellen) liegen (vgl. Abb. 114). Diese Zellen ent-
halten doppelbrechende Fette; zwischen ihnen eingestreut sind Haufen von
Rundzellen.

Die zur Brustdrüse gehörigen Lymphknoten sind bei der Mastitis regelmäßig geschwollen. In Ausnahmefällen kommt es zur Vereiterung der
axillaren Lymphdrüsen.

Selten geht von einer puerperalen Mastitis eine septische Allgemein-
infektion aus (AUVARD, BENSINGER, EHRLICH, BLANC). Zum Teil handelt
es sich hierbei nicht um die eitrige, sondern um die nekrotisierende Form der
Brustdrüsenentzündung (BENSINGER); auch Verfasser beobachtete einen solchen

Fall. Ehrlich sah eine phlegmonöse Mastitis mit Gangrän und Gasbildung innerhalb von 10 Tagen durch Sepsis zum Tode führen. Aus der Brustdrüse konnten Eiterkokken und Bacterium coli gezüchtet werden. In den Fällen von Blanc und Nürnberger kam es trotz pyämischer Metastasen zur Heilung. Nürnberger konnte aus einem Abszeß am Oberarm Staphylokokken züchten.

Der Säugling ist durch eine Mastitis der Mutter im allgemeinen nicht gefährdet. Vereinzelt sind jedoch schwere Schädigungen, ja tödliche Erkrankungen beobachtet worden (Damourette, H. Runge). In einem von drei durch Peritonitis zum Tode führenden Fällen konnte Runge im Baucheiter,

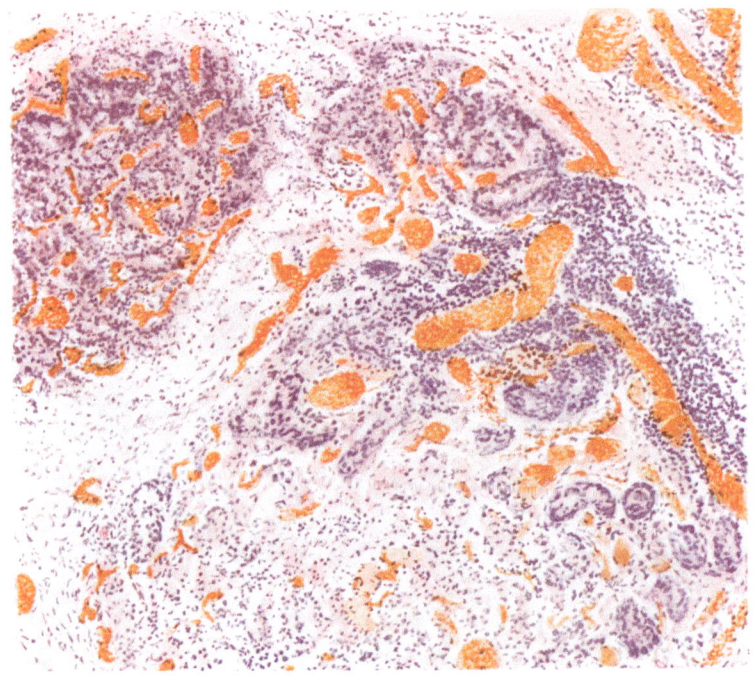

Abb. 115. Nekrotisierende Mastitis.

dem Brustdrüsenabszeß und in der Milch den Streptococcus mucosus haemolyticus feststellen. Die Durchwanderung der Kokken durch die Darmwand war beim Säugling histologisch deutlich nachweisbar.

Besonderer Erwähnung bedarf das seltene puerperale Mammaerysipel. Die Übertragung der Streptokokken erfolgt entweder unmittelbar von einem Erysipel oder mittelbar durch den Mund des Säuglings. Gelegentlich stammen die Erreger bei Puerperalfieber aus dem infizierten Uterus oder von einer anderen Streptokokkeninfektion her. Schrunden der Warze stellen die Eintrittspforte der Keime dar. Nach Rating ist der Verlauf in der Hälfte der Fälle der eines Erysipelas migrans mit großer Ausdehnung, während es in der anderen Hälfte auf die Mamma beschränkt bleibt oder höchstens bis zur Achselhöhle reicht. Das Drüsengewebe kann in verschiedener Weise an der Entzündung beteiligt sein. Verfasser beobachtete in einem Falle Totalnekrose der einen, eitrige Entzündung der andern Mamma, in einem weiteren Falle sulziges Ödem mit zahlreichen Nekroseherden. Fleck sah eitrige durch Streptokokken verursachte Mastitis bei einer Wöchnerin sich entwickeln, die kurz vor der Geburt ein Gesichtserysipel überstanden hatte. In einem der Fälle RATINGs entstand das Erysipel der Mamma erst nach Abklingen einer Mastitis.

Die von SCHRÖDER als phlegmonöses Erysipel der Mamma bezeichneten, von Schrunden der Warze ausgehenden Entzündungen des subkutanen Gewebes sind nicht dem echten Erysipel zuzurechnen. Es kommt zu einer Rötung und Schwellung der Haut der ganzen Brustdrüse und zur Bildung von tiefgelegenen Abszessen, die bis ins interstitielle Gewebe der Brustdrüse hineinreichen.

Die nekrotisierende Mastitis ist meist durch Streptokokkeninfektionen bedingt. Durch Mitwirkung anaerob wachsender Keime kann es zur Gangrän, gelegentlich mit Gasbildung kommen. Für gewöhnlich werden große Teile der Brüste ergriffen. So waren in zwei Fällen FEINENs die unteren Hälften beider Mammae gangränös. Auch Totalnekrose kommt vor. Die Infektion kann auf dem Blutwege erfolgen (FEINEN, BAMBERGER). ROGER und GARNIER sahen bei einer Wöchnerin im Anschluß an Scharlach Gangrän auftreten, die ebenfalls kaum anders als hämatogen entstanden zu erklären ist. Mikroskopisch finden sich herdförmige Nekrosen oft in solchen Fällen, in denen makroskopisch lediglich ein sulziges Ödem und starke Rötung auffallen. Es handelt sich hier offensichtlich um Erreger von großer Giftigkeit, die eine schwere Gefäßschädigung hervorrufen. Die Blutgefäße sind auffallend weit, prall gefüllt mit roten Blutkörperchen, vereinzelt thrombosiert; ihre Wand ist teilweise nekrotisch. Die Epithelkerne der Drüsenläppchen zeigen alle Erscheinungen des Zerfalls und der Auflösung. Nur stellenweise findet sich stärkere Zelleinstreuung (vgl. Abb. 115). Auch DIETRICH hebt die Merkmale schwerer infektiös-toxischer Einwirkung und mangelnder Widerstandsfähigkeit des Gewebes hervor.

δ) Brustdrüsenentzündungen außerhalb der Schwangerschaft, insbesondere bei Allgemeinerkrankungen.

Die ruhende Brustdrüse zeigt im allgemeinen eine sehr geringe Neigung zu Entzündungen. Ein Eindringen krankmachender Keime von außen ist nur unter besonderen Umständen möglich. Krankheitserreger, die auf dem Blutwege in die Brustdrüse hineingelangen, siedeln sich nur ausnahmsweise hier an; insbesondere ist die Mamma — im Gegensatz zu anderen Drüsen, wie etwa den Speicheldrüsen — höchst selten Sitz pyämischer Metastasen. Hingegen sehen wir gelegentlich Entzündungen der Brustdrüse bei sonstigen Allgemeinerkrankungen auftreten, z. B. beim Typhus abdominalis (s. unten).

Nicht selten sind eitrige Mastitiden außerhalb, gelegentlich auch während der Laktationszeit bei Krätze (Mastitis scabiosa) beobachtet worden (KARST, GAUSS u. a.). DIETRICH und FRANGENHEIM sahen mehrfach große Mammaabszesse entstehen; sie erklären die Infektion durch Kratzwunden der Warze. In einem Falle KARSTs handelt es sich um ein 14jähriges Mädchen.

Vereinzelt steht der Fall DOMANIGs da, bei dem es sich um eine 54jährige Frau mit schwerer abszedierender Mastitis hervorgerufen durch Pneumococcus mucosus (FRIEDLÄNDER) handelt. Die Brüste waren beide nahezu vollständig zerstört. Der Tod erfolgte an metastatischen Lungenabszessen und einem Hirnabszeß. Eine Eintrittspforte für die wahrscheinlich hämatogen erfolgte Infektion der Brustdrüse ließ sich nicht nachweisen.

Ein seltenes Ereignis stellt der Durchbruch eines Pleuraempyems nach der Brustdrüse hin dar (TRANCU-RAINER).

Unter den Allgemeinerkrankungen, in deren Gefolge gelegentlich Mastitis auftritt, ist in erster Linie der Typhus abdominalis zu nennen. Eine zusammenfassende Darstellung gibt MADELUNG, nach der einige 30 Fälle von Mastitis typhosa bekannt geworden sind. Die Seltenheit der Erkrankung erhellt daraus, daß sie nach der Statistik von M. SCHULTZE unter 2580 Typhus-

fällen der Jahre 1875—1886 nur zweimal zur Beobachtung kam. Bei Berücksichtigung nur der weiblichen Patienten ergibt sich ein Prozentsatz von 0,18% ;
Berg gibt 0,2%, McCrae 0,3%, Goth 2,2% an. Nur 3 Fälle im ganzen sind
bei Männern bekannt; alle übrigen betreffen Frauen und Mädchen, zwischen
dem 15. und 43. Lebensjahre, unter denen sich wenige Schwangere und Stillende
befinden. Bemerkenswert ist, daß gerade in diesen Fällen die Brustdrüsenentzündung in einem früheren Stadium des Typhus auftrat. Meist stellt sie
sich erst später ein, etwa zwischen der 3.—5. Woche. Bei einem kleinen Teil
der Patienten erkrankt die Brustdrüse in der Rekonvaleszenz. Die Entzündung
macht sich klinisch durch eine schmerzhafte Verhärtung von größerer
oder geringerer Ausdehnung bemerkbar, die in 11 Fällen doppelseitig auftrat.
Innerhalb von 10—14 Tagen bilden sich die Knoten für gewöhnlich zurück;
Schwellungen der Achseldrüse werden fast immer vermißt. In 9 Fällen kam es
zur Bildung größerer Abszesse, die von selbst durch die Haut durchbrachen
oder operativ eröffnet werden mußten. In seltenen Fällen tritt die Abszedierung
erst auffallend spät in Erscheinung, so in einem Falle McConkeys 7 Monate
nach Überstehen des Typhus, im Falle Gerlachs sogar erst 8 Jahre später.
Die Krankengeschichte ergab, daß während der Rekonvaleszenz vorübergehend
eine schmerzhafte Schwellung aufgetreten war. Aus dem Abszeß entleerte
sich reichlich dünner grünlicher Eiter, der in Reinkultur Typhusbazillen
enthielt. Da solche Abszesse mitunter schlecht heilen und lange Zeit hindurch
Fisteln bestehen können, stellen die Patienten als Bazillenträger eine erhebliche Gefahr für ihre Umgebung dar. Keineswegs sind es besonders schwere
Typhusfälle, bei denen eine Brustdrüsenentzündung zur Entwicklung kommt;
nicht selten jedoch wurden auch an anderen Körperstellen örtliche Entzündungs-
prozesse eitriger und nichteitriger Art beobachtet. Die Tatsache, daß fast
sämtliche Fälle zur Heilung kamen, erklärt es, daß pathologisch-anatomische
Untersuchungen nicht vorliegen.

Kathe sah bei einer 35jährigen Frau nach Paratyphus eine chronische
Mastitis sich entwickeln und konnte in dem Erkrankungsherd den betreffenden
Erreger nachweisen. H. Löhr beobachtete Ausscheidung von Paratyphus-
bazillen mit der Milch (s. oben).

Auch bei Grippe sind in vereinzelten Fällen eitrige und nichteitrige Mastitiden
beobachtet worden (Nothnagel, Prader, Ide, Pari, Guleke), die in eine Reihe
mit anderen Drüsenentzündungen bei Grippe (Parotitis, Orchitis usw.) zu
stellen sind. Hier handelt es sich ebenfalls um Erkrankungen außerhalb der
Stillzeit. Im Falle Ides (50jährige Frau) wurde die doppelseitige Mastitis
bereits am zweiten Tage eitrig, während Nothnagel spontane Rückbildung
kurz nach dem Fieberabfall beobachtete.

Einseitige Mastitis bei Mumps erwähnen Jochmann und Citron bei Mädchen
zwischen 12 und 20 Jahren.

Sick sah bei Männern neben Schwellung der Speicheldrüsen, Tränendrüsen
und Hoden in zwei Fällen Schwellung und Schmerzhaftigkeit der Brustdrüse
nach Ruhr auftreten, ohne daß es zur Vereiterung kam. In gleicher Weise
verlaufen nach Hesse bei Männern und Frauen vorkommende Entzündungen
der Mamma bei Fleckfieber und Rückfallfieber. Umberto beschreibt
chronisch-eitrige Mastitis bei Maltafieber. Bei Pest konnte Bykow nur in
den Blutgefäßen der Brustbrüste Pestbazillen nachweisen, ohne daß eine Entzündung zustande kam.

Über Beteiligung der Brustdrüse bei Periarteriitis nodosa ist anscheinend
bisher nichts bekannt gewesen. Verfasser sezierte eine 27jährige Frau mit
klinischen Symptomen einer sekundären Schrumpfniere, bei der Knötchen-
bildungen in der Subkutis der Brust- und Bauchhaut und ebenso innerhalb

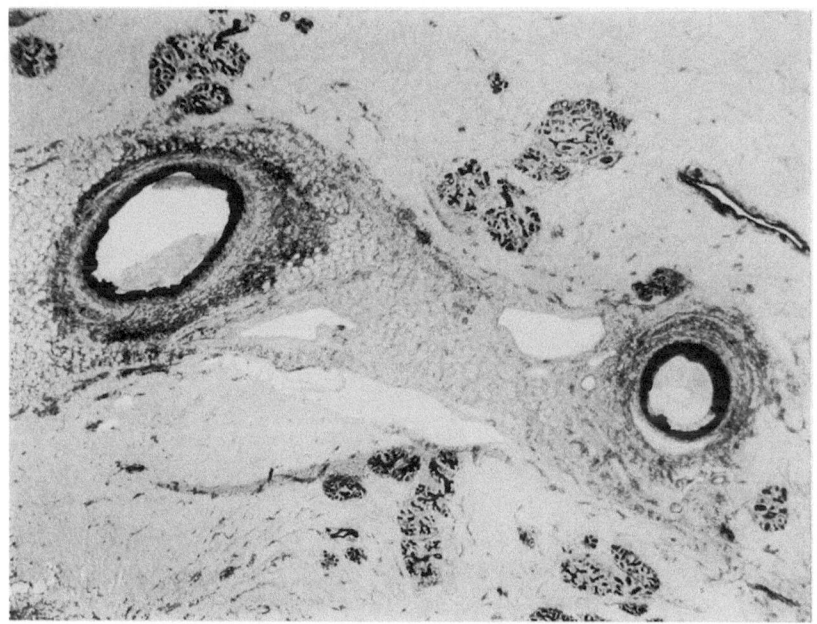

Abb. 116. Periarteriitis nodosa der Brustdrüse.

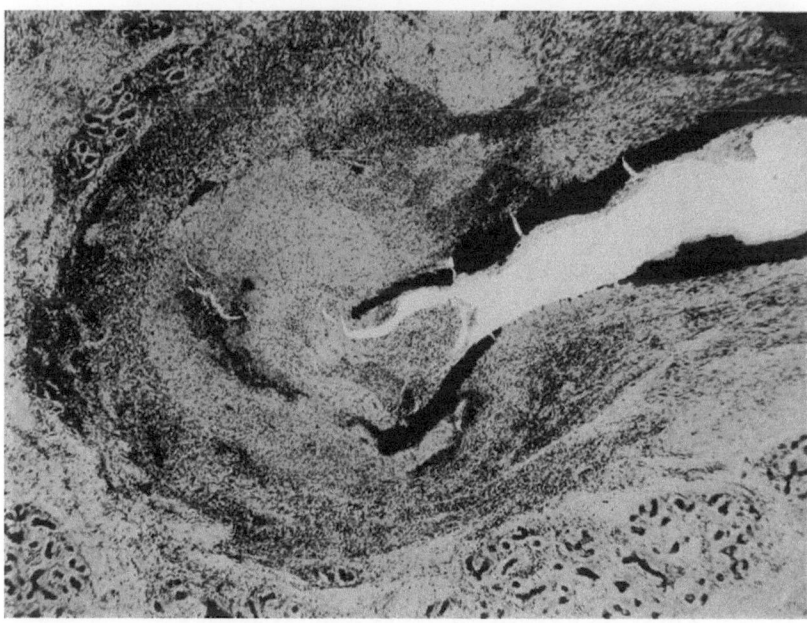

Abb. 117. Periarteriitis nodosa der Brustdrüse. Aneurysmenbildung und Übergreifen der Entzündung auf die benachbarten Drüsenläppchen.

beider Brustdrüsen auffielen. Mikroskopisch fanden sich hier an zahlreichen Stellen schwere Veränderungen mittelgroßer Arterien bestehend in Verkalkung der inneren Wandschichten, Nekrose der Media und ausgedehnter Entzündung in der Umgebung der Gefäße, die sich auch auf die benachbarten Drüsenläppchen erstreckt (vgl. Abb. 116 u. 117). Die entzündliche Zelleinstreuung besteht vorwiegend aus polymorphkernigen Leukozyten. Infolge Zerstörung aller Wandschichten der Arterien ist es an mehreren Stellen zur Bildung von Aneurysmen gekommen (vgl. Abb. 117). Von anderen Organen waren die Nieren und in besonders hervortretender Weise die Leber befallen [1].

b) Chronische Entzündungen.

Akute Entzündungen können unmittelbar in chronische übergehen, wenn der entzündungserregende Reiz fortbesteht. Aus naheliegenden Gründen ist

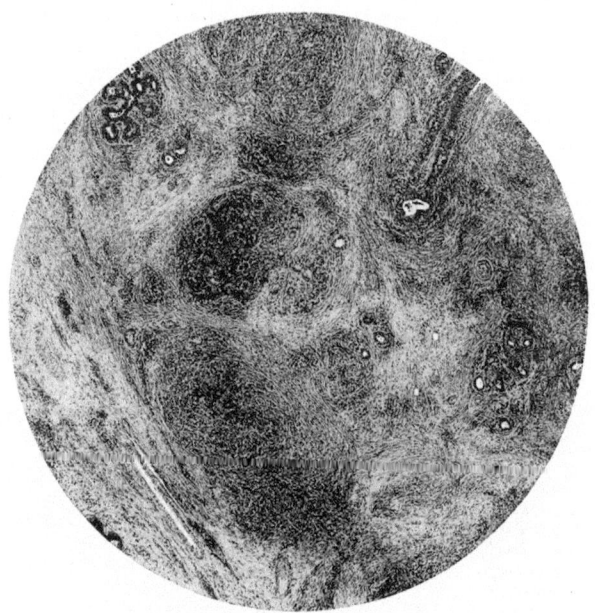

Abb. 118. Chronische Mastitis. Drüsengewebe vielfach nur noch andeutungsweise zu erkennen. An den Milchgängen kolbenartige Aussprossungen (links oben).

es oft unmöglich, lediglich auf Grund des morphologischen Bildes Reparationsstadien akuter Entzündungen von chronischen Entzündungen zu trennen. In beiden Fällen ändert sich der Charakter des entzündlichen Exsudats in dem Sinne, daß an Stelle der neutrophilen polymorphkernigen Leukozyten vorwiegend Lymphozyten, Plasmazellen und eosinophile Leukozyten treten. Gleichzeitig setzt eine Neubildung von Bindegewebe ein. Auf diese Weise entwickeln sich diffuse oder häufiger umschriebene knotenförmige schmerzhafte Schwellungen und Verhärtungen, die klinisch Verdacht auf Karzinom erwecken können. Der Zusammenhang mit einer Stillperiode tritt in vielen Fällen deutlich hervor. Die Auffassung als chronische Entzündung wird besonders in solchen Fällen berechtigt sein, bei denen Erscheinungen einer akuten Entzündung nicht vorangegangen waren. Handelt es sich um eine milchende Brustdrüse, so kommt es infolge Kompression der Milchgänge stellenweise zur Milchstauung, die sich in starker Ausweitung der Drüsenbläschen

---

[1] Näheres über den Fall enthält die demnächst erscheinende Inaug.-Diss. von M. Mennenga, Periarteriitis nodosa mit besonderer Berücksichtigung der Leberveränderungen. Kiel 1933.

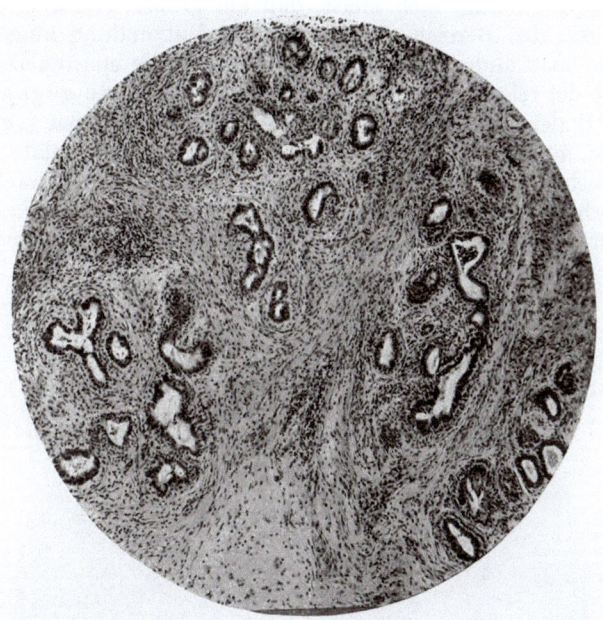

Abb. 119. Chronische Mastitis. Bindegewebsneubildung im interlobulären Stroma.

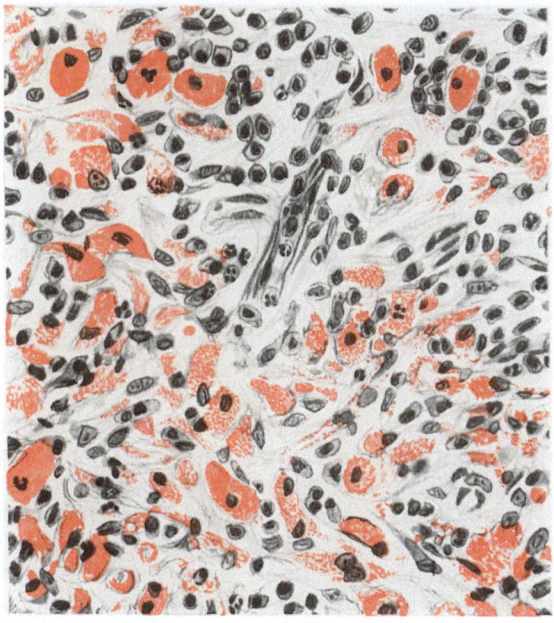

Abb. 120. Chronische Mastitis. Neben lipoidspeichernden Zellen reichlich Plasmazellen. Scharlachrotfärbung.

und Einreißen der Scheidewände zu erkennen gibt (vgl. Abb. 16). In anderen Fällen zeigt die Vorgeschichte, daß eine akute Mastitis vor kürzerer oder längerer Zeit vorangegangen war; in einem Falle GRUBERS betrug der Zeitraum 14 Jahre.

Mikroskopisch zeigt sich meist, daß ein großer Teil der Milchläppchen unverändert ist. Im Bereich der chronischen Entzündung hingegen sind die Läppchen nur noch andeutungsweise zu erkennen; die meisten Drüsenbläschen sind innerhalb der reichlichen Zellansammlungen zugrunde gegangen. An den Milchgängen finden sich häufig kolbenartige Aussprossungen (vgl. Abb. 118); ihr Epithel ist meist deutlich zweireihig. Auch das interlobuläre Stroma zeigt starke Zelleinstreuung, die sich nicht selten auf das Fettgewebe ausdehnt. Reichlich vorhandene Fibroblasten deuten darauf hin, daß Faserneubildung im Gange ist (vgl. Abb. 119). Ging eine akute eitrige Entzündung voraus,

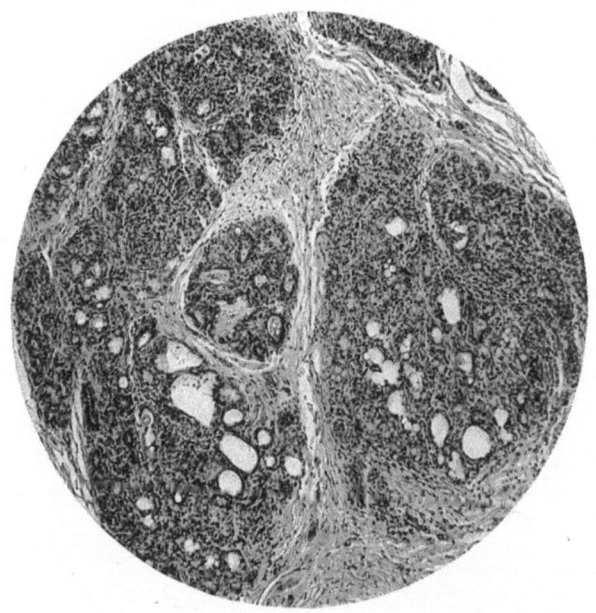

Abb. 121. Chronische Mastitis. Lymphozyteneinstreuung innerhalb der Milchläppchen. Die Drüsenazini zum Teil atrophisch, zum Teil infolge Milchstauung zystisch erweitert. An anderen Stellen des Präparates auch chronisch-entzündliche Veränderungen im Stützbindegewebe.

so wird man häufig, wie bereits erwähnt, mehr oder weniger ausgedehnte Herde antreffen, die neben Lymphozyten und Plasmazellen reichliche mit Lipoiden angefüllte Schaumzellen (Pseudoxanthomzellen) enthalten (vgl. Abb. 114 u. 120).

Schwierig ist die Diagnose „chronische Entzündung" mitunter dann, wenn bei sich rückbildenden Brustdrüsen, wie die Abb. 17 u. 121 zeigen, eine im wesentlichen auf die Milchläppchen beschränkte Ansammlung von Lymph- und Plasmazellen besteht. Gruber sieht in solchen Fällen das Vorkommen polymorphkerniger Leukozyten für ausschlaggebend an. Aber nicht allein bei der Rückbildung nach beendeter Stillzeit, sondern auch im Ablauf der menstruell-zyklischen Veränderungen treten Zelleinstreuungen im Mantelgewebe der Läppchen auf, die einen entzündlichen Zustand vortäuschen können. Diese Zellansammlungen gehen nach Gruber in solchen Brustdrüsen, die einmal eine Mastitis überstanden haben, möglicherweise über die Grenzen des Gewöhnlichen hinaus, ebenso wie auch in solchen Fällen, in denen eine Schädigung durch Druck, Stoß oder sonstige mechanische Einflüsse erfolgt war. In diesem Zusammenhange sei nochmals auf die bereits erwähnte Mastitis professionalis hingewiesen.

Von besonderem Interesse sind bei chronischer Mastitis gelegentlich vorkommende bindegewebige Wucherungsvorgänge an den Milchgängen, die zu Verschlüssen derselben führen. Unter der Bezeichnung „obliterierende Mastitis" hat ALEXANDRA INGIER ein Krankheitsbild geschildert, dessen entzündliche Entstehung außer Zweifel steht.

Es handelte sich in dem betreffenden Falle um eine 43jährige Frau, bei der seit Wochen in der mittleren Hälfte der rechten Brust eine wenig schmerzhafte Anschwellung bestand. Beim Einschneiden stieß man auf eine größere Eiterhöhle. Kurz darauf bildete sich unter der Warze eine neue Verhärtung, die operativ entfernt wurde. Bei mikroskopischer Untersuchung fand sich eine ausgedehnte chronische Entzündung im Bereich der Milchläppchen und in der Wand der Milchgänge. Die Läppchen sind aufs dichteste durchsetzt von Lymphozyten, so daß die Azini förmlich erdrückt werden und keine offenen

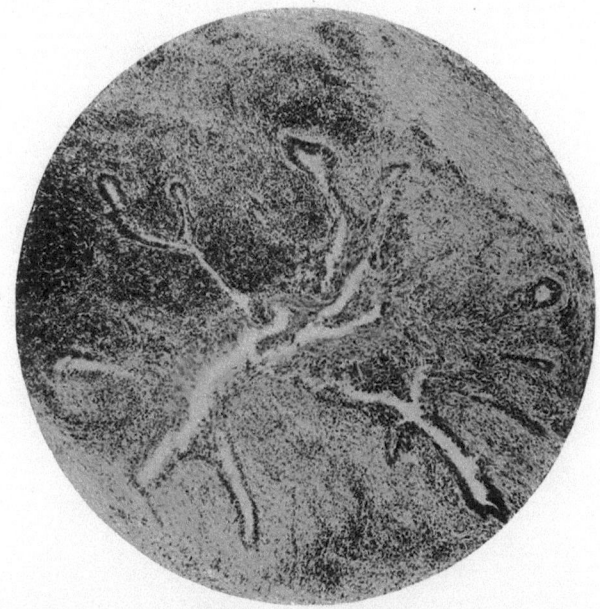

Abb. 122. Mastitis obliterans. Starke kleinzellige Infiltration in der Umgebung eines mit zahlreichen seitlichen Sprossen versehenen Milchganges. Stellenweise beginnende Bildung von Granulationsgewebe mit Einwuchern in das Lumen der Milchgänge.

Lichtungen mehr erkennen lassen. Ein Teil der Epithelien ist zugrunde gegangen; zwischen ihren Überresten sieht man mehrkernige Riesenzellen. In sehr eigenartiger Weise sind die Ausführungsgänge verändert. In den äußeren Wandschichten besteht eine sehr reichliche Einstreuung von Lymphozyten; die elastischen Fasern in der Adventitia sind vermehrt. Nach innen folgt eine Zone bestehend aus einem an Fibroblasten reichen Granulationsgewebe, das stellenweise zu einer erheblichen Einengung der Lichtung führt. Das Epithel ist mehr oder weniger stark gewuchert entsprechend dem Grade, in dem sich das Granulationsgewebe entwickelt hat. Ein Teil der Epithelien ist in die Lichtung abgestoßen, so daß diese mitunter ganz ausgefüllt ist. An solchen Stellen finden sich auch teils frei im Lumen, teils noch der Wand aufsitzend mehrkernige Riesenzellen. Es entsteht auf diese Weise eine gewisse Ähnlichkeit mit Tuberkeln. An anderen Stellen hat die Wucherung des Granulationsgewebes zu einer so starken Kompression der Lichtung geführt, daß diese bis auf kleine Spalte verloren gegangen ist, neben der solide Epithelstränge liegen. Auch völliger Schwund des Epithels wird beobachtet; doch bleibt stets das Granulationsgewebe zellreich und wandelt sich nicht in Narbengewebe um.

Ähnliche Verhältnisse liegen in einem von HÖRZ mitgeteilten Falle vor, der eine 44jährige Frau betrifft.

1½ Jahre nach der letzten Geburt hatten sich nach einem Stoß gegen die Brust Erscheinungen einer akuten Mastitis eingestellt. In der Nähe der Warze fand sich eine kirschgroße

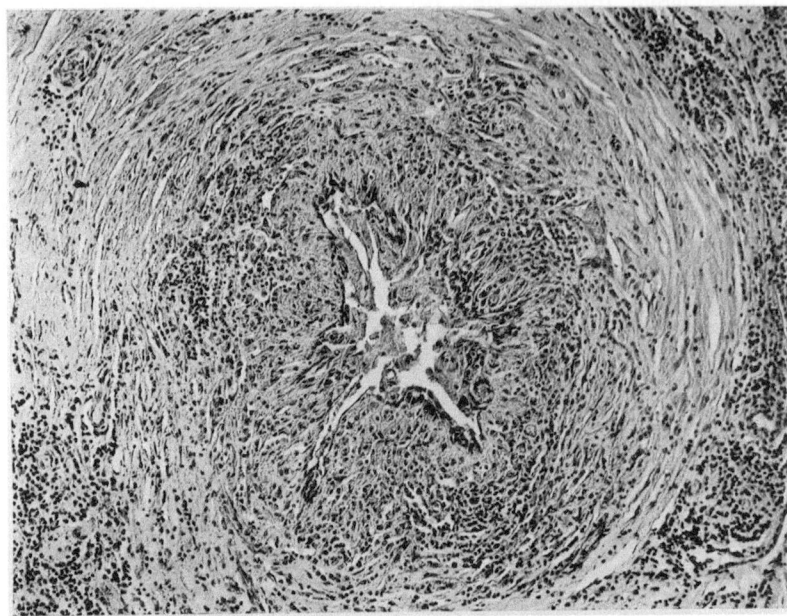

Abb. 123. Mastitis obliterans. Entzündliche Zelleinstreuung und Bindegewebsneubildung in der Wand eines Milchganges. Lumen durch Einwachsen von Granulationsgewebe stark eingeengt.

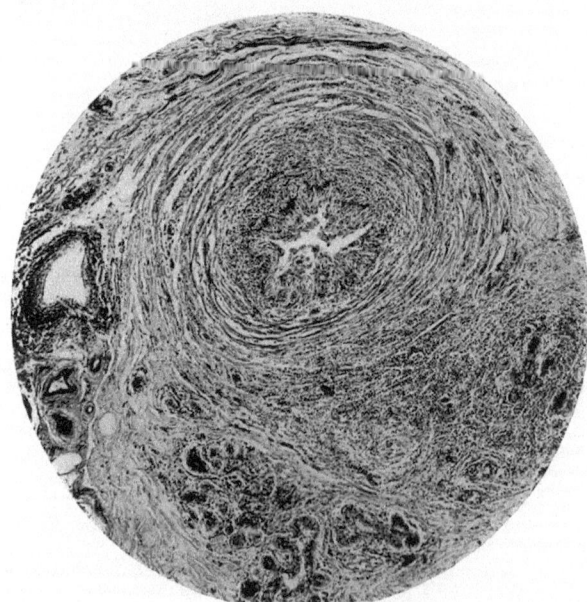

Abb. 124. Mastitis obliterans. Reichliche Bindegewebsneubildung auch in der weiteren Umgebung eines Milchganges.

mit Eiter gefüllte und von Granulationsgewebe ausgekleidete Höhle, die leuchtend gelbe radiär gestreifte Körnchen (Fettsäurekristalle!) enthielt. Dieselben an Aktinomyzespilze erinnernden Körnchen fanden sich auch in den Milchgängen umgeben von Epitheloidzellen und Riesenzellen, so daß auch hier zunächst eine Tuberkulose vorgetäuscht wurde. Wie im Falle Ingiers wird die Wand der Milchgänge von einem zellreichen Granulations-

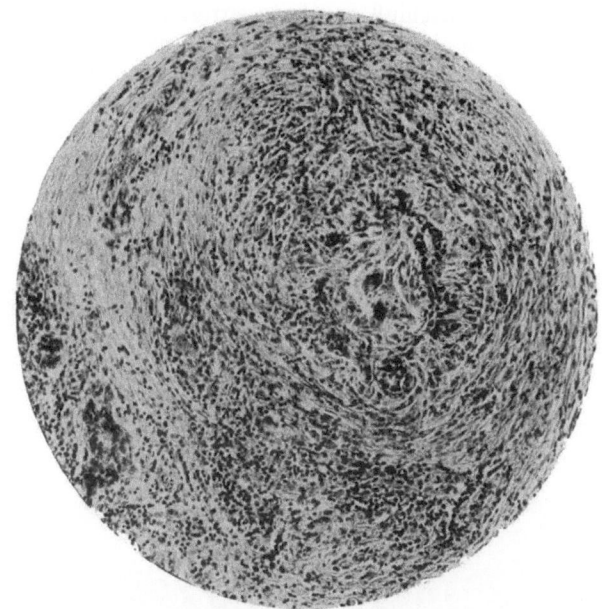

Abb. 125. Mastitis obliterans. Bildung von Granulationsgewebe in der Wand eines Milchganges mit Einwuchern in das Lumen. Auftreten mehrkerniger Riesenzellen.

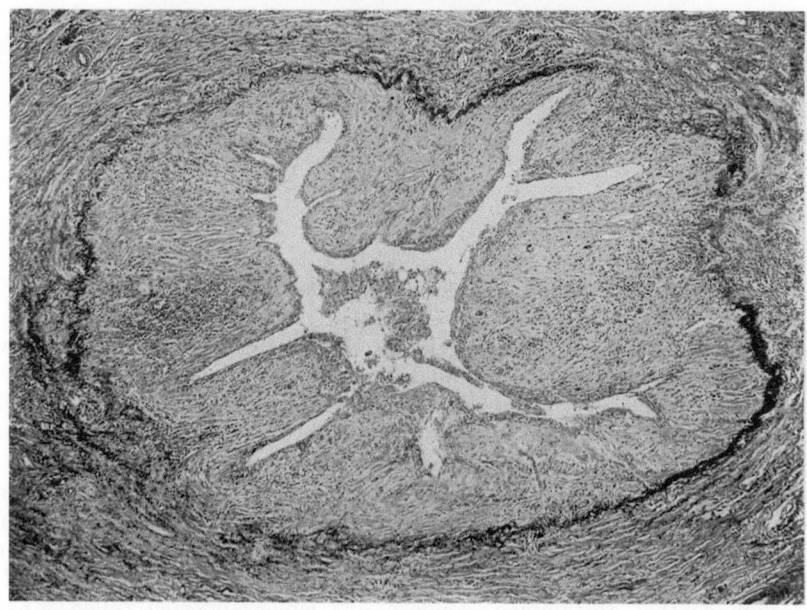

Abb. 126. Mastitis obliterans. Neubildung von Bindegewebe in der Wand eines Milchganges. Die elastische Membran weit nach außen abgedrängt.

gewebe gebildet, das stellenweise eine vollständige Obliteration der Lichtung herbeiführt. In der Umgebung der Milchgänge und im Bereich der Milchläppchen findet sich reichliche Einstreuung von Lymphozyten.

Eindringen von Granulationsgewebe ins Innere der Milchgänge mit Bildung von Riesenzellen um drüsenartige Fettsäurekristalle beschreibt v. SAAR in einem Falle von Zystenmamma.

Es kommen also im Anschluß an akute eitrige Mastitiden chronische Ent-
zündungen vor, die neben einer Beteiligung der Läppchen sich vor allem durch
Wandveränderungen der Milchgänge auszeichnen. Es entwickelt sich in
der Umgebung des Epithels ein Granulationsgewebe, das die Lichtung mehr
oder weniger, gelegentlich bis zum vollständigen Verschluß, einengt (vgl.
Abb. 122—126). Gleichzeitig wuchert das Epithel und wird teilweise in die
Lichtung abgestoßen (vgl. Abb. 127), wo es zu einem fettigen Detritus zerfällt.
Mehrkernige Riesenzellen, angeblich aus Epithelzellen hervorgehend, können zu
Verwechslung mit Tuberkeln Veranlassung geben. Vollständige Obliterationen
der Milchgänge, wie sie INGIER und HÖRZ beschreiben, gehören offenbar zu den
Seltenheiten. Grundsätzlich gleichartige Veränderungen kommen jedoch bei

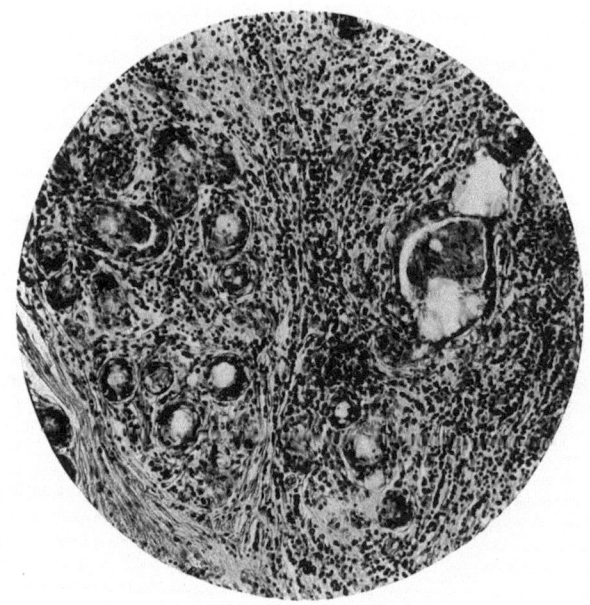

Abb. 127. Mastitis obliterans. Abstoßung von Epithelzellen in kleinen Milchgängen.

chronischer Mastitis nach Erfahrungen des Verfassers des öfteren vor. Hervorgehoben sei noch, daß in dem die Milchgänge umgebenden Granulationsgewebe
mitunter auch zahlreiche lipoidhaltige Zellen zu sehen sind. Die gleichen
Zellen finden sich auch innerhalb der verdickten Epithellage; sie liegen hier in
Lücken der netzartig auseinandergedrängten Epithelzellen, die mitunter ein
plattenepithelähnliches Aussehen gewinnen (vgl. Abb. 128). Sicherlich handelt
es sich um histiozytäre Zellen, die zusammen mit Lymphozyten auf der Durchwanderung begriffen sind. Es ist als sehr wahrscheinlich zu bezeichnen, daß
auch die von INGIER und HÖRZ beobachteten mehrkernigen Riesenzellen
nicht vom Epithel abstammen, sondern aus eingewanderten Zellen mesenchymalen Ursprungs hervorgehen. Verfasser sah wie INGIER in einem Falle
obliterierender Mastitis dieselben mehrkernigen Riesenzellen, wie sie in der Umgebung und innerhalb der Milchgänge zwischen den Epithelien sich fanden, im
Läppchenbindegewebe neben epitheloiden einkernigen Zellen, Lympho- und
auffallend zahlreichen eosinophilen Leukozyten. Ihre Deutung als Histiozyten
bzw. Makrophagen und Fremdkörperriesenzellen kann hier keinem Zweifel
unterliegen. Sie werden an solchen Stellen angetroffen, wo Drüsenbläschen

zugrunde gegangen sind. Da sie mitunter in großen Haufen zusammenliegen, ist man versucht, wie auch PEIL hervorhebt, zunächst an Tuberkulose zu denken

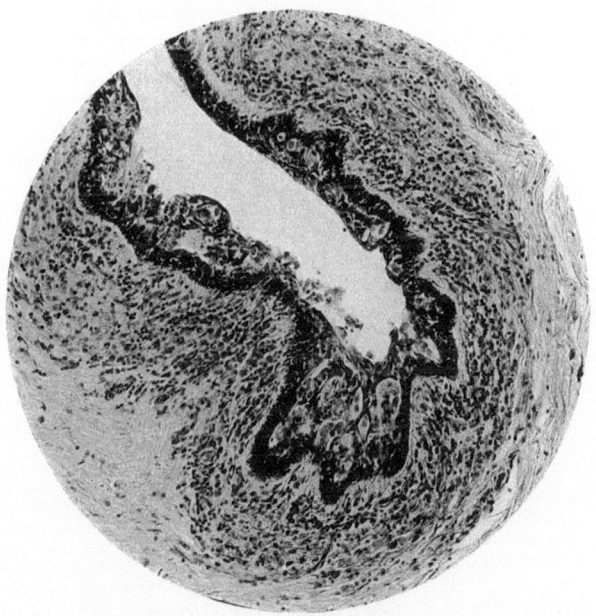

Abb. 128. Mastitis obliterans. Entzündliche Zelleinstreuung in der Wand eines Milchganges. Die Epithelien durch einwandernde Histiozyten auseinandergedrängt.

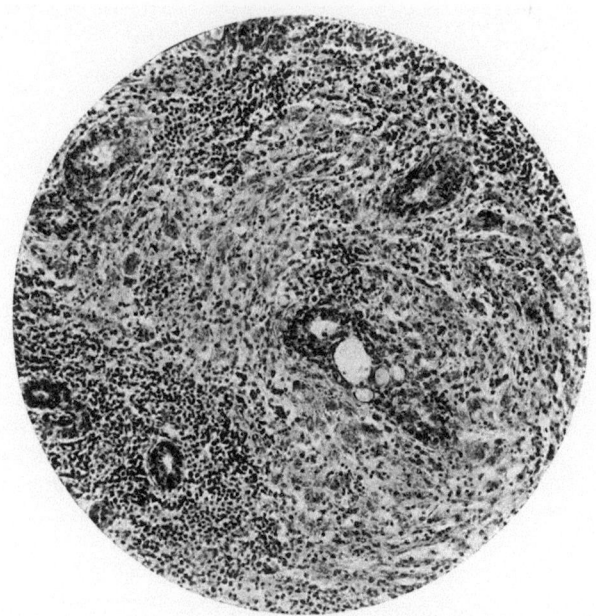

Abb. 129. Mastitis obliterans. Auftreten plasmareicher, oft mehrkerniger Zellen (Histiozyten) im Läppchenbindegewebe, wodurch tuberkelähnliche Bildungen entstehen.

(vgl. Abb. 129). Ganz übereinstimmende Befunde hat auch NAGASHIMA bei unspezifischer chronischer Mastitis mitgeteilt.

Durch Stauung von Sekret und Ansammlung abgestoßener und fettig zer-
fallender Epithelien können die rückwärtigen Abschnitte verengter oder oblite-
rierter Ausführungsgänge sich in Zysten mit leuchtend gelbem, butter-
artigem Inhalt umwandeln (vgl. Abb. 20). (Über Butterzysten s. unter
Galaktozele[1].)

Bei einer 67jährigen Frau mit hochgradigen senilen Rückbildungsver-
änderungen der Brustdrüse sah Verfasser in einem der stark erweiterten,
mit Detritusmassen angefüllten Ausführungsgänge polypenartig von der
Wand aus gefäßreiches Granulationsgewebe eindringen, das zahlreiche
spießförmige Cholesterinkristalle umgeben von Fremdkörperriesenzellen enthielt (vgl. Abb. 130).

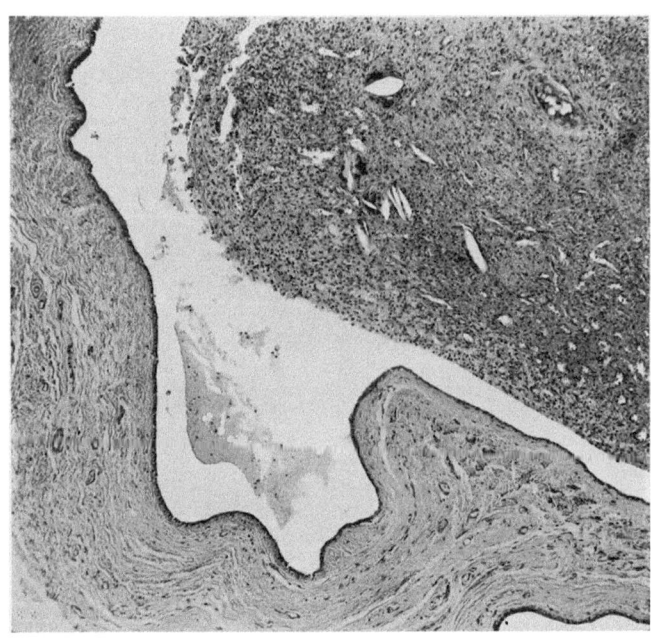

Abb. 130. Einwachsen von Granulationsgewebe in einen stark erweiterten großen Milchgang. In
den spaltförmigen Lücken befanden sich Cholesterinkristalle umgeben von Fremdkörperriesenzellen.

Bei älteren Personen kommen chronisch verlaufende eitrige Brustdrüsenentzündungen vor, die sich durch das Fehlen von Fieber und nur
geringe Schmerzhaftigkeit klinisch von der akuten eitrigen Mastitis unterscheiden. Es bilden sich derbe, ein Karzinom vortäuschende Anschwellungen aus, die beim Einschneiden im Zentrum einen Abszeß erkennen lassen.
In der Umgebung besteht eine reichliche entzündliche Bindegewebsneubildung. TOBECK hat drei derartige Fälle beschrieben, unter denen einer
einen 60jährigen Mann betrifft. In zwei Fällen bestand eine Furunkulose,
in einem Falle ein Ekzem in der Umgebung der Warze.

Über die sog. „Mastitis chronica cystica" (KÖNIG) vgl. Abschnitt
„Zystenmamma".

[1] Nachtrag bei der Korrektur: W. SCHOLZ [Frankf. Z. Path. **43**, 102 (1932)] beobachtete
Erscheinungen der „Mastitis obliterans" auffallend häufig bei Brustdrüsenkrebs
(in 38,3 % der Fälle). Er schließt hieraus, daß die zur Obliteration führenden entzündlichen Vorgänge „für die örtliche Disposition und damit für die Krebsbildung überhaupt
mitbestimmend" gewesen sind.

XVI. Spezifische Entzündungen der Brustdrüse.

1. Die Tuberkulose der Brustdrüse.

Im Verhältnis zu anderen Erkrankungen der Brustdrüse ist die Tuberkulose als selten zu bezeichnen. Bei einer großen Zahl histologischer Untersuchungen von Brustdrüsen betrug der Anteil der Tuberkulose nach SCOTT 1,4%, nach DEAVER 0,83%, nach BLOODGOOD sogar nur 0,6%. Den gleichen Hundertsatz fand MALLORY unter 2297 Mammaerkrankungen.

Noch vor etwa 50 Jahren war über das Vorkommen von Mammatuberkulose so gut wie nichts Sicheres bekannt. BILLROTH erwähnt in seinem 1880 erschienenen Werk „Die Krankheiten der Brustdrüse" einen Fall von verkäsender chronischer Mastitis, den er in seiner Assistentenzeit selbst beobachtet hatte, und führt den Sektionsbefund eines weiteren Falles an, „bei welchem aus der anatomischen Beschreibung hervorzugehen scheine, daß es sich um eine wahre Tuberkulose der Brustdrüse handelte, während die mikroskopischen Präparate nicht hinlänglich deutlich seien, um darauf Schlüsse bauen zu können". Ältere Beobachtungen über angeblich tuberkulöse oder „skrophulöse" Erkrankungen der Brustdrüse von ASTLEY COOPER, VELPEAU, NÉLATON, BÉRARD, HORTELOUP u. a. sind so unsicher in ihrer Deutung, daß CORNIL und RANVIER in der ersten Auflage ihres Handbuches der pathologischen Histologie und ebenso VIRCHOW in seinem Geschwulstwerk (1864) noch den Satz aufstellen konnten, daß Beispiele von Tuberkulose der Brustdrüse nicht bekannt seien. Die ersten histologisch einwandfrei sichergestellten Fälle von Mammatuberkulose hat DUBAR (1881) mitgeteilt. In den folgenden Jahren wurden durch die Arbeiten von OHNACKER, ORTHMANN, DURET, POIRIER, HABERMAAS weitere Fälle bekannt. ORTHMANN gelang erstmalig auch der Nachweis von Tuberkelbazillen in Gewebsschnitten der erkrankten Brustdrüse. In neuerer Zeit ist die Zahl der bekannt gewordenen Fälle von Brustdrüsentuberkulose gewaltig angestiegen, so daß ELKIN im Jahre 1924 etwa 200 Fälle zählen konnte.

Die Mammatuberkulose kommt beim weiblichen Geschlecht weit häufiger vor als beim männlichen. Unter den 200 Fällen ELKINS finden sich 11 Männer. Etwa das gleiche Zahlenverhältnis (2:37) stellen FOX und ROBLEE fest. Die weitaus meisten Erkrankungen fallen in die Zeit vom Beginn der Reifezeit bis zum Erlöschen der Geschlechtstätigkeit. Jenseits des 50. Lebensjahres gehört die Brustdrüsentuberkulose zu den Seltenheiten (LEVINGS). DIETRICH und FRANGENHEIM beobachteten sie bei einer 74jährigen, OSTROWSKI bei einer 70jährigen Frau. Die Höchstzahl von Erkrankungen betrifft Frauen im dritten Lebensjahrzehnt. 39 Fälle von FOX und ROBLEE verteilen sich folgendermaßen: im Alter von 10—20 Jahren standen 2, 20—30 Jahren 18, 30—40 Jahren 10, 40—50 Jahren 8 Fälle.

Unverkennbar ist der Einfluß von Schwangerschaft und Stillgeschäft (MANDRY, SPEDIACCI, SCOTT, PLUYETTE, BRAENDLE u. a.). In etwa einem Drittel der Fälle MANDRYS trat die Krankheit innerhalb der ersten 2 Jahre nach einer Entbindung in Erscheinung, während in 5 Fällen 10—16 Jahre dazwischen lagen. Nur in zwei Fällen erkrankten die Frauen unmittelbar im Anschluß an die Stillzeit. Auch PLUYETTE und STRAUSS sahen die Tuberkulose sich in der milchenden Brustdrüse entwickeln. FISCHLS Patientin befand sich im 3. Schwangerschaftsmonat.

Ebenso wie bei der Brustdrüsenschwellung des Neugeborenen Infektionen mit Eitererregern vorkommen, sind auch solche mit dem Tuberkelbazillus möglich. So berichtet DEMME über einen Fall, bei dem die eitrig entzündete Brust eines neugeborenen Knaben mit tuberkulös infizierten Taschentüchern bedeckt wurde. Nach 6 Monaten entwickelte sich ein etwa zweimarkstückgroßes Geschwür mit unterminierten Rändern.

Die ursächliche Bedeutung des Traumas für die Entstehung der Brustdrüsentuberkulose ist wohl häufig überschätzt worden. Von mehreren Autoren wird ein solches als auslösende Ursache erwähnt (ROUX, SCOTT, HAMILTON, OSTROWSKI, PEIL).

LOTHEISSEN glaubt, daß in einem Fall (20jährige Nonne) starker Druck des Korsetts einen Reiz auf die Brustdrüse ausgeübt und hierdurch Entstehung einer Tuberkulose begünstigt habe.

Pathologisch-anatomisch lassen sich folgende Formen der Brustdrüsentuberkulose aufstellen:

a) Die akute Miliartuberkulose.

In Fällen von allgemeiner Miliartuberkulose kann auch die Brustdrüse Sitz der Knötchenaussaat sein. Makroskopisch tritt dies nicht immer in Erscheinung; in manchen Fällen jedoch erkennt man deutlich verstreute miliare Knötchen auf der Schnittfläche (vgl. Abb. 131). Bei mikroskopischer Untersuchung finden sich kleinste nicht verkäsende Knötchen aus Epitheloidzellen und Riesenzellen bestehend vorwiegend im Läppchenbindegewebe, nach Michailow auch in der Umgebung der Milchgänge. Dietrich und Frangenheim betonen, daß miliare Knötchen sich vorzugsweise in der Brustdrüse solcher Frauen finden, die schwanger waren oder stillten, als die Erkrankung ausbrach. Verfasser möchte nach eigenen Untersuchungen annehmen, daß auch außerhalb der Schwangerschaft und Stillzeit vereinzelte submiliare Knötchen keineswegs zu den Seltenheiten gehören. An den Stellen, wo sich im lockeren Mantelgewebe der Milchläppchen die Knötchen entwickeln, sah Verfasser die Drüsenbläschen zugrunde gehen. Systematische Untersuchungen über die Häufigkeit der Beteiligung der Brustdrüse bei allgemeiner Miliartuberkulose liegen nicht vor. Unter den 34 Tuberkulosefällen, die Nagashima untersuchte, fand sich kein typischer Fall von Miliartuberkulose.

b) Die großknotige (konfluierende) Tuberkulose.

Dieser Form gehören nach Mandry mehr als zwei Drittel aller Fälle von Brustdrüsentuberkulose an. Es kommt nach Ohnacker, Habermaas u. a.

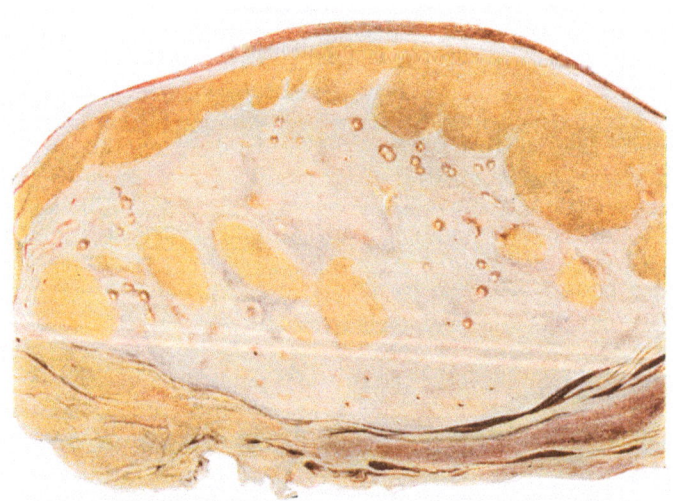

Abb. 131. Miliare Tuberkel in der Brustdrüse bei einem Fall von allgemeiner Miliartuberkulose. 25jährige Frau. Nach einem Präparat des Pathologischen Instituts der Universität Wien.

zunächst zur Bildung eines oder mehrerer umschriebener Herde, von denen ausgehend eine weitere Aussaat von Knötchen erfolgt. Diese geht allem Anschein nach auf dem Lymphwege vor sich. Die sich innerhalb des intralobulären und die Milchgänge umgebenden lockeren Bindegewebes entwickelnden Tuberkel (Ohnacker) zeigen große Neigung zusammenzufließen und zu verkäsen, so daß größere Knoten mit verkästem Zentrum entstehen, die durch

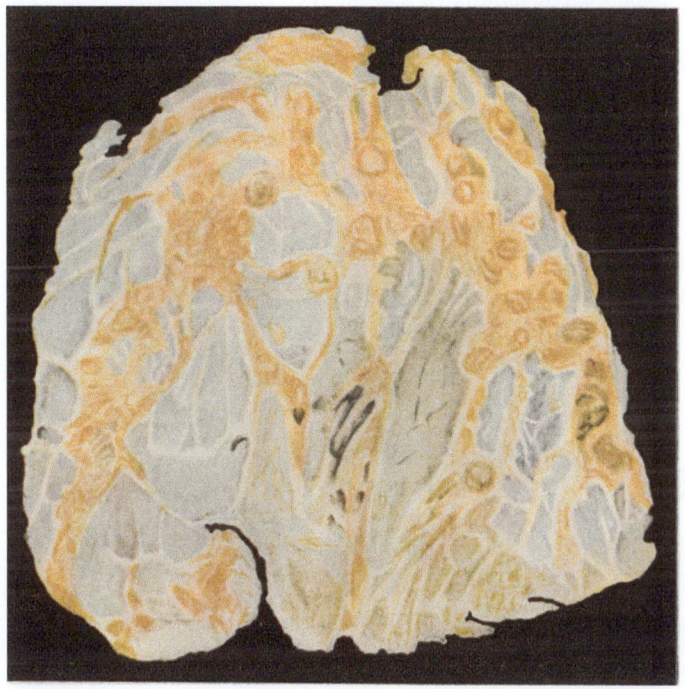

Abb. 132. Großknotige konfluierende Tuberkulose der Brustdrüse, die sich im Anschluß an eine Geburt entwickelt hatte. Schnittfläche in natürlicher Größe. Nach einem Präparat von Prof. G. E. KONJETZNY, Dortmund.

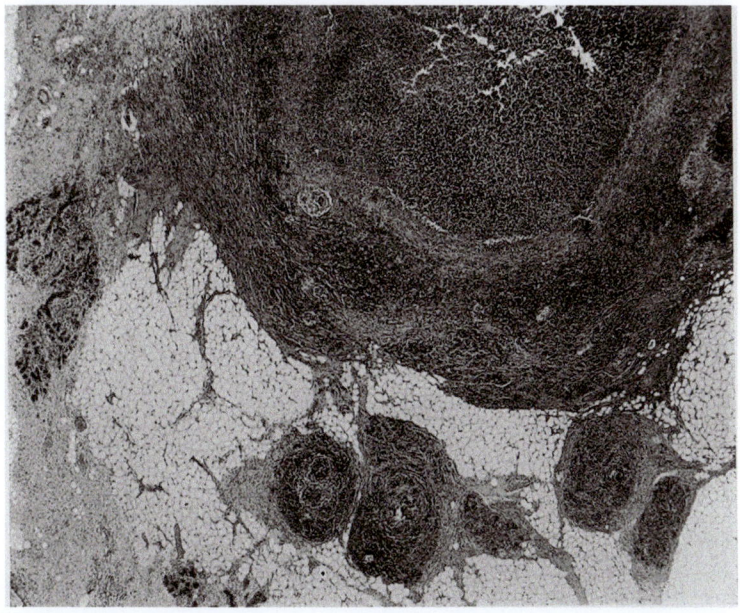

Abb. 133. Großknotige Mammatuberkulose. Aus dem in Abb. 132 wiedergegebenen Präparat.

ununterbrochene Züge ebenfalls verkäsenden Granulationsgewebes in Verbindung stehen (vgl. Abb. 132). Kommt es zur Verflüssigung der verkäsenden Massen, so entsteht das Bild der „zerfallenden Tuberkulose" (Dietrich und

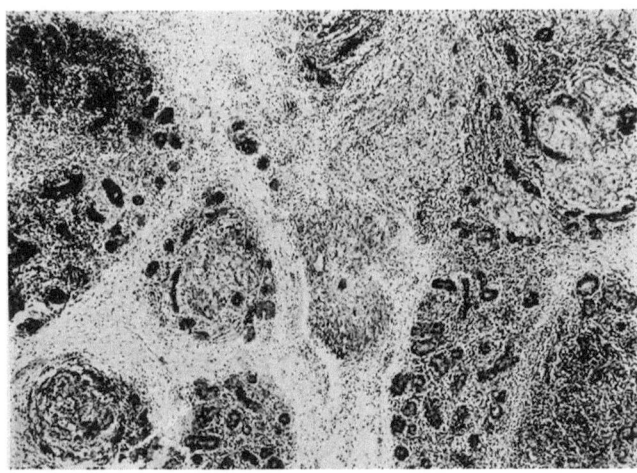

Abb. 134. Tuberkulose der Brustdrüse. Die Knötchen liegen vorwiegend im Bereich der Drüsenläppchen.

Frangenheim), die also lediglich ein vorgeschrittenes Stadium der großknotigen (konfluierenden) Form darstellt. Es bilden sich auf diese Weise spaltenartige Gänge, die das Brustdrüsengewebe in verschiedenen Richtungen durchsetzen

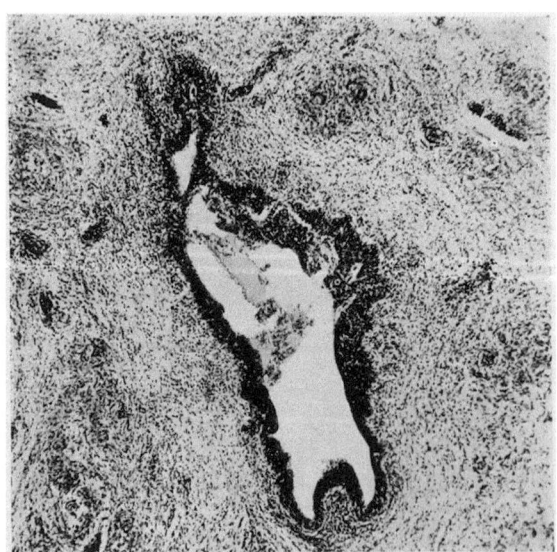

Abb. 135. Tuberkel in der Umgebung eines größeren Milchganges.

und als Fistelgänge auch die Haut durchbrechen können. Auch größere, unregelmäßig begrenzte Höhlen mit strahlenförmigen Ausläufern kommen vor. Sie sind ebenso wie die Spalten mit krümeligen Massen und eiterähnlicher

Flüssigkeit angefüllt und einem graugelben, weichen, zottigen Gewebe ausgekleidet. Mikroskopisch besteht die Wand der Gänge aus einer nekrotischen
innersten Zone, an die sich ein aus
Epitheloid- und Riesenzellen zusam-
mengesetztes Granulationsgewebe anschließt (vgl. Abb. 133). In der äußeren Zone finden sich eine reichliche
Durchsetzung mit Rundzellen, häufig
auch neugebildete Bindegewebszüge.
Einzelne Milchläppchen in der Umgebung der Knoten und Gänge bleiben stets unberührt (MANDRY); in
anderen jedoch entwickeln sich neue
Knötchen mit deutlichem Lympho-
zytenwall, die wiederum zusammenfließen und verkäsen können. Hierbei gehen die Drüsenbläschen rasch
zugrunde. ORTHMANN, BENDER u. a.
glauben nachgewiesen zu haben, daß
die Epithelien der schwindenden
Azini sich an der Bildung von LANG-
HANSschen Riesenzellen beteiligen.

Bezeichnend ist, daß die Ausbreitung der Tuberkulose im wesentlichen dem Drüsenparenchym folgt
und erst sekundär auf das grobe

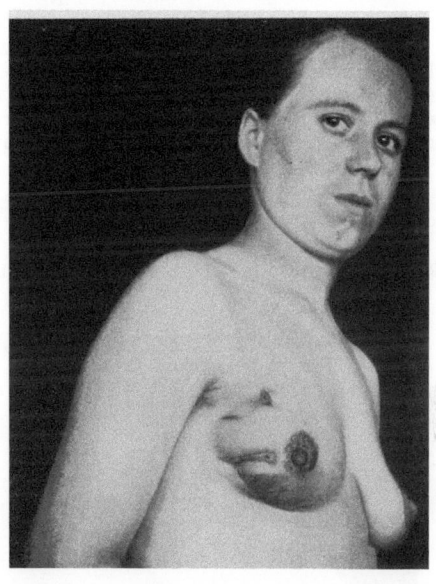

Abb. 136. Fistelnde Tuberkulose der Brustdrüse
(offene Lungentuberkulose). (Nach DIETRICH-
FRANGENHEIM: Erkrankungen der Brustdrüse.
Stuttgart 1926.)

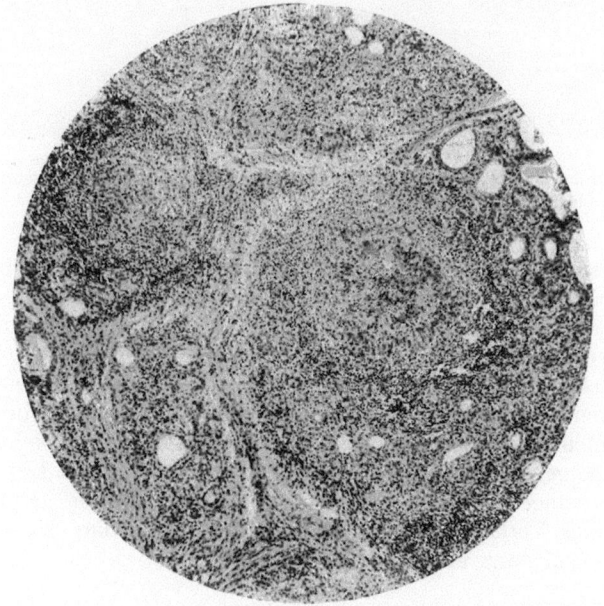

Abb. 137. Kleine Epitheloidzellentuberkel in den Drüsenläppchen einer laktierenden Mamma.

Stützgewebe übergreift (vgl. Abb. 134 u. 135). Insbesondere bei milchenden
Brustdrüsen kommt wie bei der gewöhnlichen eitrigen Mastitis auch eine Keimverschleppung auf dem Wege der Milchgänge in Betracht.

Die nach außen die Haut durchbrechenden Fistelgänge sind gelegentlich in der Mehrzahl vorhanden. An der Stelle ihrer Einmündung in die Haut ist diese unterminiert, in der Umgebung blaurot verfärbt. Durch Bildung von Narbengewebe erscheinen ältere Fistelöffnungen etwas eingezogen (vgl. Abb. 136).

Als Abart der knotig-konfluierenden bezeichnen DEAVER und McFARLAND eine Form der Mammatuberkulose, die durch das Auftreten disseminierter Knoten charakterisiert ist und vorzugsweise sich in milchenden Brüsten finden soll (vgl. Abb. 137). Ob ihr wirklich eine Sonderstellung zukommt, oder es sich vielleicht nur um Anfangsstadien der konfluierenden Tuberkulose handelt, ist schwer zu entscheiden.

c) Der umschriebene intramammäre kalte Abszeß.

Mit Recht hat MANDRY diesen als besondere Form der Brustdrüsentuberkulose hingestellt. Die Mamma erscheint in solchen Fällen vergrößert. In

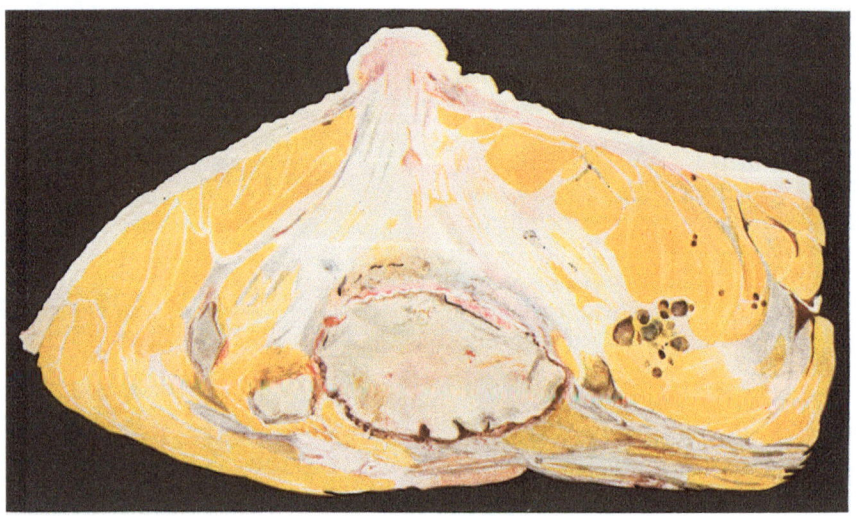

Abb. 138. Intramammärer kalter Abszeß. 41jährige Frau. Die tuberkulöse Einschmelzung setzte sich durch die Muskulatur hindurch bis auf das Periost der 6. Rippe fort. Nach einem Präparat von Prof. G. E. KONJETZNY.

der Tiefe läßt sich eine prallelastische, fluktuierende Geschwulst durchtasten. Die Haut bleibt im Gegensatz zur vorigen Form unversehrt. Auf dem Durchschnitt zeigen sich meist an der Basis des Drüsenkörpers ein oder mehrere größere Hohlräume, die mit einem dünnflüssigen, von Bröckeln und Krümeln durchsetzten Eiter angefüllt sind oder noch nicht erweichte käsige Massen enthalten (vgl. Abb. 138). Die Höhlen sind mit einer von Knötchen durchsetzten Membran ausgekleidet. Eine schmale bindegewebige Kapsel grenzt die Herde gegen das übrige Drüsengewebe ab, das meist frei von tuberkulösen Veränderungen bleibt. MANDRY beschreibt auch eine „Mischform", die sich durch das Vorhandensein einiger Knoten in der die Abszeßhöhle umgebenden Drüsensubstanz auszeichnet.

d) Die sklerosierende (indurierende) Mammatuberkulose.

Brüste, die unter dieser Form erkranken, erscheinen geschrumpft, verhärtet; die Warze ist eingezogen, so daß klinisch mitunter ganz das Bild des szirrhösen Krebses entsteht (SCOTT). Wie in anderen Organen (z. B. in der Lunge) kann auch in der Brustdrüse unter dem Einfluß gesteigerter Abwehrkräfte die Tuberkulose eine Verlaufsform annehmen, die dadurch gekennzeichnet ist, daß das tuberkulöse Granulationsgewebe keine Neigung zum käsigen Zerfall, sondern vielmehr zur Umwandlung in schwieliges Bindegewebe zeigt. Nur ausnahmsweise begegnet man innerhalb der schwieligen Narbenzüge auch käsigen Herden bzw. Einschmelzungshöhlen (kalten Abszessen). Meist zeigt die Schnittfläche ein gleichmäßiges weißliches Aussehen. Mikroskopisch finden sich kleinste, aus epitheloiden und zahlreichen Riesenzellen bestehende Tuberkel oft in großer Menge. Sie liegen vorzugsweise in den Drüsenläppchen und in der Umgebung der Milchgänge, verkäsen jedoch in der Regel nicht, sondern wandeln sich bindegewebig um, ohne miteinander zu verschmelzen. Die befallenen Milchläppchen zeigen gleichzeitig eine sehr ausgedehnte Durchsetzung mit Lymphozyten. Auch die das derbe Stützgewebe durchziehenden Gefäße sind von reichlich Lymphozyten umgeben; indessen werden Tuberkel hier fast stets vermißt. Sie finden sich vereinzelt im Fettgewebe.

Die in der Wand der Milchgänge sich entwickelnden Knötchen führen nicht selten eine vollständige Zerstörung derselben herbei. Solange die Wandung noch erhalten ist, beobachtet man fast regelmäßig eine mehr oder weniger starke Wucherung der Epithelien entweder in Form plattenartiger Verdickungen oder papillenartiger Vorsprünge oder mitunter auch netzartiger Stränge. In den Maschen dieses Netzes sieht man große einkernige aus dem Bindegewebe stammende Zellen, die auch mehrkernig sein können. Auch Bildung kleinster Epitheloidzellentuberkel innerhalb des verdickten Epithels hat Verfasser wiederholt beobachtet. Wie bereits von ORTHMANN, REERINK u. a. hervorgehoben wurde, kommen auch Tuberkel im Lumen der Ausführungsgänge vor. Eine vielumstrittene Frage ist, ob die LANGHANS-schen Riesenzellen aus Epithelien hervorgehen können. DUBAR, ORTHMANN, BENDER u. a. sind für diese Möglichkeit eingetreten, während OHNACKER, MANDRY u. a. dieses Vorkommnis für durchaus zweifelhaft erklären, eine Auffassung, der auch Verfasser sich anschließen möchte in Anbetracht der eben erwähnten Tatsache, daß wie in anderen Fällen chronischer Entzündung (s. dort) auch bei der Tuberkulose ein Eindringen mesenchymaler Zellen in das Epithel und in die Lichtung leicht festzustellen ist.

DIETRICH und FRANGENHEIM erwähnen, daß gelegentlich neben Tuberkulose auch Veränderungen im Sinne der diffusen Fibromatose (Zystenmamma) beobachtet werden und stellen die Frage zur Erörterung, ob ein Abhängigkeitsverhältnis zwischen beiden Erkrankungen besteht in der Weise, daß die langsam fortschreitende Tuberkulose die fibromatöse Umwandlung der Brustdrüse auslöst. In Anbetracht der großen Häufigkeit der Zystenmamma wird man nach Ansicht des Verfassers jedenfalls dann, wenn es sich um Frauen jenseits des 40. Lebensjahres handelt, es für viel wahrscheinlicher halten müssen, daß ein zufälliges Nebeneinander vorliegt, zumal es überhaupt zweifelhaft erscheint, ob bei der Entstehung der Zystenmamma chronische entzündliche Reizzustände eine Rolle spielen.

Unter der Bezeichnung „Mastitis tuberculosa obliterans" sind von INGIER zwei Fälle mitgeteilt worden, die sich durch eigenartige Veränderungen der Milchgänge auszeichnen. Durch Entwicklung von Granulationsgewebe in der Wand der Ausführungsgänge kommt es in ähnlicher Weise wie bei der oben erwähnten unspezifischen Mastitis obliterans (INGIER) zu einer starken Einengung oder vollständigem Verschluß der Lichtung.

Der erste Fall INGIERs betrifft eine 64jährige Frau, bei der sich in der einen Mamma ein hühnereigroßer derber Knoten entwickelt hatte. An der Stelle der Warze bestand ein ziemlich großes kraterförmiges Geschwür. Mikroskopisch finden sich neben größeren verkästen Herden einzelne Knötchen und starke Lymphozyteneinstreuung in den Milchläppchen. Die Wand der Ausführungsgänge ist in der Weise verändert, daß ein tuberkulöses Granulationsgewebe ringsherum gleichmäßig alle Schichten durchsetzt, wobei eine Vermehrung und Aufsplitterung der elastischen Fasern in der Adventitia zu beobachten ist. Das Epithel zeigt keine Neigung zur Wucherung; es wird schließlich abgestoßen, worauf es zur

Verschmelzung der gegenüberliegenden Ränder der Lichtung kommt. In einem zweiten
Falle von Tuberkulose einer noch laktierenden Brustdrüse beobachtete Ingier die gleichen
Veränderungen.

Deaver und McFarland stellen die Mastitis tuberculosa obliterans als
besondere Form der Brustdrüsentuberkulose neben die oben genannten, wozu
eine Berechtigung kaum vorliegen dürfte; denn grundsätzlich gleichartige Veränderungen, wie sie von Ingier beschrieben worden sind — wenn auch selten
in so ausgesprochener Weise — kommen bei verschiedenen Formen der Mammatuberkulose gelegentlich vor. Geissler sah bei einer 60jährigen Frau Obliterationen der Milchgänge dadurch zustandekommen, daß die tuberkulösen Granulationen sich in Narbengewebe umwandelten.

Über die Entstehungsweise der Brustdrüsentuberkulose herrscht in
vielen Punkten noch Unklarheit. Verschiedene Möglichkeiten der Infektion
sind denkbar und kommen auch sicherlich vor. Vorausgeschickt sei, daß die
im Schrifttum durchgeführten Unterscheidungen von primärer und sekundärer Tuberkulose der Brustdrüse sich fast stets nur auf die klinische Feststellung bezieht, ob die Mammatuberkulose für sich allein vorlag oder mit Tuberkulose anderer Organe vergesellschaftet war.

Ob eine primäre Tuberkulose der Brustdrüse im Sinne Rankes
d. h. als Erstinfektion eines bis dahin nicht mit Tuberkelbazillen infizierten
Organismus überhaupt vorkommt, muß als zweifelhaft hingestellt werden
(v. Schrötter). Als Eintrittspforten für die Erreger kämen in Frage die Ausführungsgänge und die äußere Haut, insbesondere Schrunden der Warze, also
die gleichen Wege wie sie für das Zustandekommen der puerperalen Mastitis
eine Rolle spielen. Die Anerkennung einer tuberkulösen Brustdrüsenerkrankung
als primäre müßte zur Voraussetzung haben, daß ein typischer Primärinfekt
vorliegt, d. h. ein umschriebener zu Verkäsung neigender Herd, der unter
Bildung einer bindegewebigen Kapsel örtlich begrenzt bleibt und von einer
verkäsenden, später verkalkenden Tuberkulose der regionären Lymphknoten
begleitet wird. Fälle dieser Art sind pathologisch-anatomisch bisher nicht mit
Sicherheit nachgewiesen worden. Um den Beweis einwandfrei zu gestalten,
müßte ein vollständiger Sektionsbefund gefordert werden, der das Vorhandensein einer anderweitigen primären Tuberkulose ausschließt.

Als möglicherweise hierher gehörig anzusehen ist die bereits erwähnte Beobachtung
Demmes bei einem Neugeborenen (s. oben). Ein Fall Pluyettes, ein 23jähriges Mädchen
betreffend, bei dem im Anschluß an eine Hautverletzung sich eine Anschwellung und
Vereiterung der Brustdrüse entwickelte und bei dem unter der Haut des Warzenhofes
Tuberkelbazillen gefunden wurden, ist nur mit Vorbehalt hier anzuführen.

Die Mehrzahl aller Fälle von Brustdrüsentuberkulose sind als sekundäre
Tuberkulosen aufzufassen. Hierher gehören insbesondere die knotige und
konfluierende, zum käsigen Zerfall neigende Form, ferner die akute Miliartuberkulose. Die indurierende Form rechnen Dietrich und Frangenheim der tertiären Tuberkulose zu.

Da in den meisten Fällen von Brustdrüsentuberkulose, die im Schrifttum
bekannt geworden sind, Sektionsbefunde nicht vorliegen, sind die Angaben
über anderweitige tuberkulöse Organerkrankungen mehr oder weniger unsicher.
Lungentuberkulose, jedenfalls schwerere Grade, konnten nur in verhältnismäßig wenigen Fällen festgestellt werden. Häufig wird ausdrücklich angegeben,
daß die Lungen ohne krankhaften Befund sind, der Ernährungszustand ein
guter ist. Bemerkenswert erscheint, daß unter den Fällen von Habermaas
zwei Frauen 18 bzw. 7 Jahre nach der Operation an Lungenschwindsucht
starben, obwohl seiner Zeit die Lungen gesund befunden wurden. Braendle
fand bei 9 eigenen Beobachtungen keine Anzeichen für Lungentuberkulose;
auch Scott sah an seinem umfangreichen Material jedenfalls keine floride

Lungenerkrankung. Umgekehrt zeigen die Untersuchungen NAGASHIMAs, daß bei schwerer, zum Tode führender Lungenschwindsucht oder anderen tuberkulösen Erkrankungen der inneren Organe die Brustdrüse — auch mikroskopisch — in der Regel frei von Tuberkulose gefunden wird.

Bei einer Reihe von Fällen findet sich die Angabe, daß in der Jugend eine Lymphdrüsentuberkulose bestand (DUBAR, DURET, PISKAČEK u. a.). Bei einer Patientin HERINGs fand sich außer einer Lungenspitzenaffektion eine tuberkulöse Peritonitis. Nach MANDRY läßt sich etwa in der Hälfte aller Fälle eine anderweitige Tuberkulose nachweisen.

Wenn auch klinisch der Nachweis einer außerhalb der Brustdrüse lokalisierten Tuberkulose nicht immer erbracht werden konnte, so ist nach dem oben Gesagten doch in weitaus den meisten Fällen zweifellos eine solche vorhanden gewesen. Zum mindesten wird man erwarten dürfen, Reste eines tuberkulösen Primärkomplexes — meist in der Lunge — bei genauer anatomischer Untersuchung (gegebenenfalls auch im Röntgenbilde) aufzufinden. Da die Mehrzahl der im Schrifttum niedergelegten Fälle aus einer Zeit stammt, in der die Röntgendiagnostik dem klinischen Untersucher noch nicht zur Verfügung stand, wird man der Angabe, daß die Lungen frei von tuberkulösen Veränderungen seien, nur insoweit Wert beimessen können, als klinische Erscheinungen einer chronischen Lungentuberkulose fehlten.

Wie bei der Entstehung anderer Organtuberkulosen, etwa derjenigen des Knochens oder der Niere, kommt auch für die Brustdrüsentuberkulose als Infektionsweg in erster Linie der Blutweg in Frage. Daß mit stärkerer Durchblutung einhergehende Zustände vermehrter Leistung, wie sie in der Schwangerschaft und Stillzeit vorliegen, ebenso Zustände gesteigerten Wachstums in der Reifezeit, ein Haften der Keime begünstigen, ist leicht zu verstehen.

Die ausgesprochene Neigung der milchenden Brustdrüse bei hämatogener Zuführung von Tuberkelbazillen zu erkranken, geht eindeutig aus den Tierversuchen hervor, die GRANZOW an Meerschweinchen anstellte. Den Tieren wurden intrakardial menschliche Tuberkelpilze eingespritzt. In der Brustdrüse entwickelte sich eine Tuberkulose bei nichtträchtigen Tieren in 19%, bei trächtigen in 37%, bei säugenden in 88%.

Daß in der Tat der Brustdrüse auf dem Blutwege Tuberkelbazillen zugeführt werden, beweist ihr Vorhandensein in der Milch tuberkulosekranker Frauen, wie KURASHIGE in 85% der untersuchten Fälle zeigen konnte. NOEGGERATH steht allerdings dieser Deutung der Befunde zweifelnd gegenüber, indem er Eindringen von Bazillen von außen her in die Ausführungsgänge für möglich hält.

Eine hämatogene Infektion kommt auch für solche Fälle in Frage, in denen die Tuberkulose nach Einwirkung eines stumpfen Traumas sich entwickelte. PEIL ist geneigt, auch dann die Mitwirkung eines Traumas anzunehmen, wenn die Tuberkulose im Anschluß an die Stillzeit entstand. Als Begründung führt er an, daß die rechte Brust fast doppelt so oft erkrankt als die linke.

Zu den Umständen, die eine Ansiedlung auf dem Blutwege zugeführter Tuberkelbazillen begünstigen, gehören auch geschwulstartige Neubildungen, besonders der Krebs. Über das Zusammenverkommen von Krebs und Tuberkulose in der Brustdrüse liegen allerdings nur wenige Beobachtungen (im ganzen etwa 20) vor (Schrifttum bis 1908 s. bei FRANCO; seitdem Mitteilungen von KLOSE, BAUER, W. FISCHER, BUNDSCHUH, GOTTSTEIN, DUPONT und LEROUX). In einem Teil der Fälle ist als sehr wahrscheinlich anzunehmen, daß die Tuberkulose sich in der bereits krebsigen Brustdrüse entwickelte, die offenbar einen günstigen Boden für die Ansiedlung der Bazillen bot. In den Fällen von W. FISCHER und BUNDSCHUH lagen die Verhältnisse so, daß durch Metastasenbildung in den axillaren Lymphknoten eine hier vorhandene alte Tuberkulose von neuem angefacht wurde und nunmehr auf dem Blutwege die Brustdrüse infiziert wurde. Nach LUBARSCH vermag der Krebs eine ältere Tuberkulose neu zu beleben und erhöht die Krebskachexie die Bereitschaft

der Organe tuberkulös zu erkranken. Auch in Warthins zweitem Falle stellt
das Karzinom die primäre Veränderung dar, in dessen Peripherie sich
sekundär die Tuberkulose entwickelte. Ebenso nimmt Scheidegger an, daß
in seinem Falle der zuerst vorhandene Krebs kurz nach seinem Entstehen mit
Tuberkelbazillen von den Ausführungsgängen her oder auf dem Blutwege
infiziert wurde. Umgekehrt ist anzunehmen, daß in Warthins erstem Falle
und ebenso in demjenigen Kallenbergers der Krebs in der bereits vorher
tuberkulös erkrankten Brustdrüse entstand (über die ursächlichen Beziehungen
der Tuberkulose zum Krebs s. Abschnitt Geschwülste). Fricke nimmt an,
daß in seinem Falle die karzinomatöse Brustdrüse durch den an Lungenschwindsucht leidenden Ehemann unmittelbar durch Verimpfung von Tuberkel-
pilzen bei Einreibungen infiziert wurde. In anderen Fällen (z. B. denen von
Franco, Klose u. a.) ist es nicht möglich, aus dem anatomischen Befund
bestimmte Schlüsse bezüglich des gegenseitigen Verhältnisses von Krebs und
Tuberkulose zu ziehen.

Über tuberkulöse Infektionen der Brustdrüse auf dem Lymphwege ist
Sicheres nicht bekannt. Es liegt nahe anzunehmen, daß ebenso wie bei der
akuten Mastitis der Wöchnerinnen ein Eindringen von Tuberkelbazillen durch
Schrunden und Rhagaden der Warze vorkommt (Ebbinghaus). Insbesondere wäre denkbar, daß auf diese Weise primäre Mammatuberkulose
zustande käme. Daß Fälle letzterer Art bisher nicht mit Sicherheit festgestellt
worden sind, wurde an anderer Stelle bereits erwähnt. Gegen eine exogene
Reinfektion auf dem Lymphwege von der Warze her spricht der Umstand,
daß tuberkulöse Geschwüre an den Stellen der Rhagaden nicht bekannt sind,
vielmehr die Tuberkel innerhalb der Läppchen oder in der Umgebung der kleinen
Milchgänge, also entfernt von der Warze sich entwickeln.

Ältere Autoren, insbesonders König, sind der Meinung gewesen, daß die
Mammatuberkulose in erster Linie durch retrograde Keimverschleppung
von den axillaren Lymphknoten her entstehe. Veranlassung zu dieser
Annahme gab die Tatsache, daß in einem erheblichen Teil aller Fälle (nach
Braendle in 85%, Mandry in 68%, Scott in 66%) die regionären Lymphknoten
der Brustdrüse tuberkulös erkrankt sind. Sie sind mehr oder weniger stark
geschwollen. Auf der Schnittfläche zeigen sich mitunter größere verkäste Herde.
In anderen Fällen sind die Tuberkel klein oder nur mikroskopisch erkennbar
ohne Neigung zu Verkäsung. Keinesfalls darf der Zusammenhang mit der
Brustdrüsentuberkulose in dem oben dargelegten Sinne gedeutet werden, da
alle Erfahrungen dafür sprechen, daß Keimwanderungen von den regionären
Drüsen aus zu dem betreffenden Organ hin gegen den Lymphstrom nicht statt-
finden. Vielmehr wird in der Mehrzahl der Fälle das Verhältnis ein umgekehrtes
sein: die Tuberkulose der Achseldrüsen entsteht in Abhängigkeit
von der Mammatuberkulose. Dietrich und Frangenheim betonen,
daß auch andere Entstehungsmöglichkeiten der Achseldrüsentuberkulose zu
bedenken sind. Die axillaren Lymphknoten können nämlich auf dem Lymphwege von den tracheobronchialen aus infiziert werden, ebenso aber auch
durch Keimverschleppung auf dem Blutwege in derselben Weise wie andere
Lymphdrüsen und sonstige Organe erkranken. Es ist somit in gewissen Fällen
die Tuberkulose der Brustdrüse und diejenige der Achseldrüsen als neben-
geordnet anzusehen. Andererseits kann selbstverständlich auch die Achseldrüsentuberkulose für sich allein auftreten, wie Ebbinghaus gezeigt hat.

Allgemein abgelehnt oder als höchst unwahrscheinlich bezeichnet wird eine
unmittelbar von außen her erfolgende tuberkulöse Infektion der Brustdrüse
auf dem Wege der Ausführungsgänge.

Eine weitere Möglichkeit, tuberkulös zu erkranken, besteht für die Brustdrüse darin, daß tuberkulöse Prozesse in der Nachbarschaft auf sie
übergreifen. In Betracht kommt namentlich die tuberkulöse Pleuritis
(König und Halstedt, Johannet, Durante und MacCarty). Bei der Obduktion des Falles von Johannet fanden sich subpleural gelegene Knoten, die
durch den dritten Zwischenrippenraum hindurch bis in die Brustdrüse hinein
eingebrochen waren. Im Falle von Durante und MacCarty bestand ein
tuberkulöses Empyem der Pleurahöhle. Man wird in solchen Fällen nicht aus-
schließen können, daß auch einmal umgekehrt von der Brustdrüse aus durch
Keimwanderung auf dem Lymphwege die Pleura sekundär erkrankt ist.

Bei gleichzeitigem Vorhandensein einer tuberkulösen Rippenkaries
wird man, wie im Falle Elkins, nicht fehlgehen in der Annahme, daß die Brustdrüsentuberkulose als von ihr fortgeleitet anzusehen ist. Wie eine Beobachtung
der Kieler Chirurgischen Klinik zeigt, können auf diese Weise große intramammäre Abszesse entstehen (vgl. Abb. 138). Im Falle Malys (55jährige
Frau) hatte sich ein tuberkulöser Prozeß vom Schultergelenk aus über die Bursa
synovialis subscapularis zwischen Mamma pectoralis major und minor bis in
die Gegend der Brustdrüse vorgeschoben.

2. Die Syphilis der Brustdrüse.

In allen drei Stadien der Syphilis kommen Erkrankungen der Brustdrüse
vor. Am häufigsten ist der Primäraffekt. Er tritt vornehmlich bei stillenden
Frauen auf, bei denen Schrunden und Rhagaden der Warze eine geeignete
Eintrittspforte für die Spirochäten darstellen. Andere Übertragungsmöglich-
keiten sind durch sexuelle Handlungen (Kuß, Biß) gegeben; auf diese Weise
können auch Männer eine primäre Infektion erwerben (nach le Guet waren
15 Fälle bei Männern bis 1926 bekannt). Insgesamt beträgt die Häufigkeit
des Brustwarzenschankers unter allen extragenitalen Primäraffekten nach
Stiebel 9,7%, Bagnoli 8,8%, Rille 6,4%, Fournier 5,2%, Hahn 5%, nach
Herczeg nur 3,4%. Für das weibliche Geschlecht beträgt der Hundertsatz
nach Diney 19%, nach Münchheimer 12%. Wesentlich höhere Ziffern geben
russische Autoren an (Pospelow, Levin). Nächst denen der Lippen sind nach
Krefting die an der Brustdrüse vorkommenden die häufigsten aller extragenitalen Primäraffekte. Nicht selten sind beide Brustdrüsen befallen.

Nach Fournier sind drei Formen des Warzenschankers zu unterscheiden:
die indurierte Fissur, die ekthymatöse Form und die oberflächliche
Erosion. Entsprechend der Ausdehnung der Rhagaden bilden sich häufig
sichel- oder ringförmig die Warze umfassende Exkoriationen aus mit verhärteten
Rändern (vgl. Abb. 139). In anderen Fällen handelt es sich um Papeln mit
zentraler Erosion (Pospelow). Die weitaus meisten Primäraffekte der weiblichen Brust sind im Bereich der Warze oder des Warzenhofes gelegen.
Hinsichtlich des feinanatomischen Baues unterscheiden sie sich nicht von
anderwärts lokalisierten Initialsklerosen.

Die axillaren Lymphknoten sind stets geschwollen und verhärtet;
sie können nach Guszman bis Hühnereigröße erreichen.

Weit seltener als der Primäraffekt ist eine Erkrankung der Brustdrüse im
Sekundärstadium der Syphilis.

Als erster hat Ambrosoli (1864) über Schwellung der Brustdrüse im Anschluß an den
Fleckenausschlag der Haut berichtet; eine gleiche Beobachtung machte Lancereaux (1874).
Drei Fälle, unter denen bei einem gleichzeitig eine Parotitis bestand, teilt Lang (1880)
mit; zwei seiner Patienten waren Männer. Weitere Fälle sind von v. Zeissl (1885) und
Rouanet (1895) beobachtet worden; auch sie betreffen zum Teil Männer. Burnier konnte
im Jahre 1921 im ganzen 19 Fälle zusammenstellen (darunter zwei eigene).

Die Brustdrüse erkrankt im Sekundärstadium unter dem Bilde einer meist diffusen Mastitis (Matzenauer). Außerdem kommt jedoch eine umschriebene Form vor. Die Mastitis syphilitica kann eine oder beide Brüste befallen; sie ist bei Männern fast ebenso häufig wie bei Frauen. Nach Stimmel schwankt der Zeitraum zwischen Infektion und Auftreten der Mastitis zwischen 2 und 12 Monaten; in einem Falle lag die Infektion jedoch $2^1/_2$, in einem weiteren 4 Jahre zurück. Man wird in diesen beiden Fällen bezweifeln müssen, ob es sich in der Tat um Erscheinungen des Sekundärstadiums gehandelt hat.

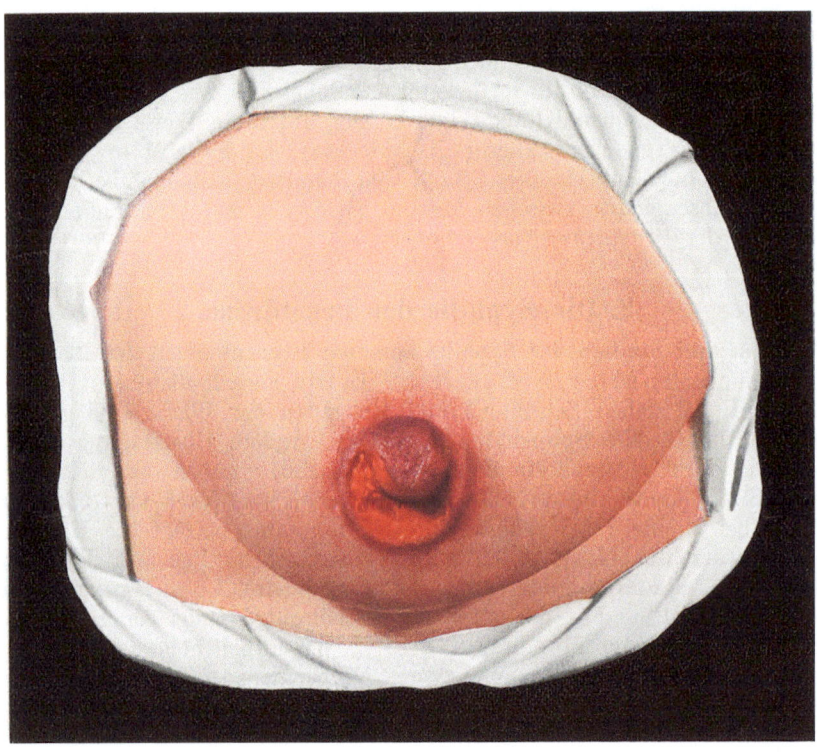

Abb. 139. Primäraffekt der Brustwarze [Moulage der Universitäts-Hautklinik Breslau (Geheimrat Jadassohn).] (Aus Handbuch der Haut- und Geschlechtskrankheiten, Bd. 16, S. 1. Beitrag Kogoj.)

Bei der diffusen Mastitis entwickelt sich in verhältnismäßig kurzer Zeit (nach Matzenauer in wenigen Tagen) eine meist nicht schmerzhafte Schwellung der ganzen Brustdrüse aus, die mitunter erhebliche Grade erreicht. Die Haut kann mehr oder weniger stark gerötet sein. Die Achseldrüsen sind meist vergrößert. Über anatomische Befunde ist nichts bekannt.

Die umschriebene Form der Mastitis syphilitica ist durch die Bildung gut abgrenzbarer, mäßig derber Knoten von Bohnen- bis Walnußgröße gekennzeichnet, die nicht mit der Haut verwachsen (Guszman). Im Gegensatz zum Gumma unterbleibt die Einschmelzung und bilden sich die Knoten unter spezifischer Behandlung weit schneller zurück als im tertiären Stadium, ohne Schwielen zu hinterlassen. Wie in der Haut, in der Mundhöhle und anderen Organen kommen jedoch auch in der Brustdrüse Übergänge von Knotenbildungen des Frühstadiums zu echten Gummen vor. So können die Infiltrate verkäsen und erweichen und die Haut unter Fistelbildung durchbrechen (Rejsek). Die

Knotenbildungen treten gelegentlich multipel und in beiden Brüsten entweder gleichzeitig oder nacheinander auf.

MATZENAUER beobachtete eitrige Einschmelzung eines größeren Knotens bei einem 17jährigen Mädchen, das zwei Monate nach der primären Infektion an doppelseitiger Mastitis erkrankte.

Seit langem bekannt sind syphilitische Erkrankungen der Brustdrüse im Tertiärstadium.

So erwähnen bereits ASTRUC (1740), BOISSIER DE SAUVAGE (1764), BIERCHEN (1775) Geschwülste der Mamma, die als gummöse Neubildungen aufzufassen sind. Später erfolgten Mitteilungen von seiten französischer Untersucher: RICHET (1847), YVAREN (1854), VERNEUIL (1855), VELPEAU (1858), MAISONNEUVE (1864), LANDREAU (1874). In Deutschland hat erstmalig HENNIG (1861) an Hand eines Falles gummöse Veränderungen der Brustdrüse eingehend beschrieben und die Schwierigkeiten der Unterscheidung vom Krebs erörtert.

Im Vergleich zu anderen Erkrankungen der Brustdrüse sind die Veränderungen bei tertiärer Syphilis als sehr selten zu bezeichnen. Unter einem Material von fast 4000 Mammaerkrankungen beobachteten PACK und ADAIR nur 2 Syphilisfälle (= 0,05%). Die Zahl der im Schrifttum bekannt gewordenen Fälle beträgt etwa 40 [Zusammenstellungen bei NEUMANN (1899), bei HELLER (1903) und AKAIWA (1930)].

Die tertiäre Syphilis der Brustdrüse tritt im wesentlichen in zwei verschiedenen Formen in Erscheinung: 1. als diffuse interstitielle Entzündung mit Neigung zur fibrösen Umwandlung, 2. als umschriebene Gummenbildung.

Im Gegensatz zu den syphilitischen Brustdrüsenerkrankungen der Frühzeit betreffen diejenigen des Spätstadiums vorwiegend Frauen. NEUMANN berechnet den Anteil der Männer auf 7%, HELLER auf 21%. Die Länge der seit der Erstinfektion verstrichenen Zeit schwankt außerordentlich. Als kürzeste Frist werden in einem Falle 3 Monate angegeben; in zwei Fällen betrug der Zeitraum 9 Monate. Meist treten die tertiärsyphilitischen Erscheinungen erst nach Ablauf mehrerer Jahre auf. HELLER gibt für drei Fälle 5—6 Jahre, für weitere drei 10—12 Jahre an. Im Falle von WINTERNITZ lag die Infektion 15 Jahre, in einem Falle von DEUTSCH 18 Jahre, in HELLERS eigenem Falle mehr als 30 Jahre zurück. Häufig sind die Veränderungen der Brustdrüse mit anderweitigen luischen Organerkrankungen vergesellschaftet (HELLER, OSTERMAYER, REINECKE u. a.). In mehreren Fällen lag angeborene Syphilis vor (HENNIG, GROMO, GAY, JULLY, BIRCH-HIRSCHFELD, BURNIER).

Infolge narbiger Schrumpfung kommt es nicht selten zu Einziehungen der Warze, wodurch klinisch sehr leicht das Bild eines szirrhösen Krebses vorgetäuscht werden kann. Die axillaren Lymphknoten sind mitunter vergrößert (DEUTSCH, TAYLOR u. a.). Beide Brustdrüsen können befallen sein (HENNIG u. a.).

Die diffuse interstitielle Mastitis des 3. Stadiums stellt gegenüber der gummösen die seltenere Form dar. Ähnlich wie im Sekundärstadium kommt es zu einer meist gleichmäßigen Schwellung der ganzen Brust, mitunter, wie im Falle TAYLORS, bis zum dreifachen ihrer ursprünglichen Größe. Im Gegensatz zu denen der Frühperiode entwickeln sich jedoch die Erscheinungen des 3. Stadiums meist allmählich, um auch langsamer wieder sich zurückzubilden. Die Brust fühlt sich hart an; die Haut ist mitunter gerötet.

Über die histologischen Veränderungen bei der diffusen Mastitis ist nur wenig bekannt, eine ausführliche Beschreibung an Hand eines Sektionsfalles gibt REINECKE.

Bei der 37jährigen Patientin bestand eine allgemeine Amyloidose. In der Leber fanden sich mehrere frische und vernarbte Gummen. Die obere Hälfte der linken Brustdrüse war verhärtet; auf der Schnittfläche zeigten sich zahlreiche rote und gelbrote stecknadelkopf- bis erbengroße derbe Herde. Mikroskopisch erscheint das Bindegewebe zwischen den Läppchen vermehrt, teils sehr kernreich, teils kernarm, und hyalin umgewandelt. Jedoch vermißt man, auch innerhalb der Läppchen, eine entzündliche Zelleinstreuung. Das intralobuläre Bindegewebe ist ebenfalls vermehrt; die Drüsenazini sind mit kleinen atrophischen Epithelien ausgekleidet, von hyalinen Ringen umgeben. Stellenweise sind die Läppchen nur noch andeutungsweise zu erkennen, da weitgehender Zerfall der Kerne besteht. Es handelt sich namentlich um solche Stellen, an denen eine reichliche Vermehrung des Bindegewebes vorhanden ist. Besonders hervorzuheben sind Veränderungen der Gefäße. In der Adventitia finden sich Einstreuungen von Lymphozyten; Media und Intima sind verdickt, erstere außerdem häufig verkalkt. Einige Gefäße sind durch Gerinnsel verschlossen.

Es besteht also im Falle Reineckes das Bild einer chronischen, mit Bindegewebsneubildung und Atrophie des Drüsenparenchyms einhergehenden Entzündung, deren Endergebnis schwielige Narbenbildung darstellt. Offensichtlich handelt es sich um ein vorgeschrittenes Stadium einer diffusen syphilitischen Mastitis, bei der eigentliche Gummata vermißt werden. Deutsch beobachtete bei einer 48jährigen Patientin, die vor 18 Jahren bereits syphilitische Veränderungen in der Nase und am Gaumen zeigte, eine fast den ganzen Drüsenkörper beider Brüste einnehmende diffuse Schwellung und Verhärtung, die sich nach Einleitung einer spezifischen Behandlung zurückbildete, ohne (nach dem klinischen Befund) Narben zu hinterlassen.

Guszman hebt hervor, daß die diffuse Mastitis nur äußerst selten von gumösen Herden begleitet wird. Auf Grund einer eigenen Beobachtung jedoch kann er das Vorkommen von Übergangsformen zur Mastitis gummosa bestätigen.

Es handelte sich um eine 40jährige Patientin, bei der vor 11 Jahren Sekundärerscheinungen aufgetreten waren. Die linke Brust war fast auf das Doppelte ihres Umfanges vergrößert. In dem etwa faustgroßen Infiltrat entstand ein kleiner Einschmelzungsherd, der als erweichtes Gumma gedeutet werden mußte. Auch Winternitz betont das gelegentliche Vorkommen von Gummen bei der diffusen Mastitis.

Die typische Form, in der die Brustdrüse im 3. Stadium der Syphilis erkrankt, ist die umschriebene Gummenbildung (Mastitis gummosa). Fitzwilliams unterscheidet folgende Unterarten der gummösen Brustdrüsenentzündung: 1. mehrfache in der ganzen Brust verteilte kleine Gummen (selten), 2. das gewöhnliche Gumma (relativ häufig), 3. das seltene bis kindskopfgroße massive Gumma (Riesengumma).

Eine Sonderstellung nehmen solche Gummen ein, die oberflächlich unter der Haut des Warzenhofes außerhalb des Drüsenparenchyms gelegen sind, frühzeitig geschwürig zerfallen und nach Fitzwilliams einen Pagetkrebs vortäuschen können. Eine hierher gehörige Beobachtung stellt der Fall von Pack und Adair dar, eine 45jährige Frau betreffend, bei der neben der rechten Brustwarze ein 2,5 : 3 cm großes Geschwür ohne tiefgreifende Verhärtung bestand.

Es bildet sich für gewöhnlich nur in einer Brust ein einzelner, meist in der Mitte des Drüsenkörpers gelegener, harter Knoten, der klinisch leicht mit einer Geschwulst verwechselt werden kann. Seine Größe schwankt zwischen der einer Walnuß und der eines Hühnereies. Im Falle von Alsberg und Leisrink war das Gumma gänseeigroß; in seltenen Fällen erreichen die Knoten sogar Kindskopfgröße (Heller, Sachs, Rosenthal). Neben einem größeren Gumma entstehen mitunter ein oder mehrere kleinere. Rosenthal sah bei einem jungen Mädchen 6—8 kleinere, zum Teil retromammär gelegene Knoten sich entwickeln, die eine Schwellung der Brust auf Zweifaustgröße herbeiführten. Auch können anfangs isolierte Knoten später miteinander verschmelzen. Im weiteren Verlauf stellt sich in den zentralen Partien Verkäsung ein. Die verkästen Massen können weiterhin sich verflüssigen. Nicht selten kommt es zu Verwachsungen mit der Haut und zu Durchbrüchen durch dieselbe. Auf diese Weise bilden sich Geschwüre mit speckigem Grund oder schwer heilende Fisteln (Castex und Bonzat). Infolge sekundärer Infektion kann eitrige

Entzündung hinzutreten, wobei auch Schwellungen und gelegentlich Vereiterungen der Achselhöhlendrüsen auftreten (CORDIER und CHAIX), während im allgemeinen Lymphdrüsenschwellungen vermißt werden.

Mitunter ist der Ausgangspunkt der Gummenbildung außerhalb der Brustdrüse gelegen.

In HELLERs Falle, eine 62jährige Frau betreffend, bestanden zahlreiche Gummata der Haut und des Periosts verschiedener Knochen. Hinter der linken Mamma, von der Fascie des Musc. pectoralis ausgehend, entwickelte sich eine langsam wachsende Geschwulst bis zur oben genannten Größe, die einen halben Liter einer gummiartigen dünnen Flüssigkeit enthielt. Im Falle von WINTERNITZ (45jährige Frau) ging die Bildung des hühnereigroßen

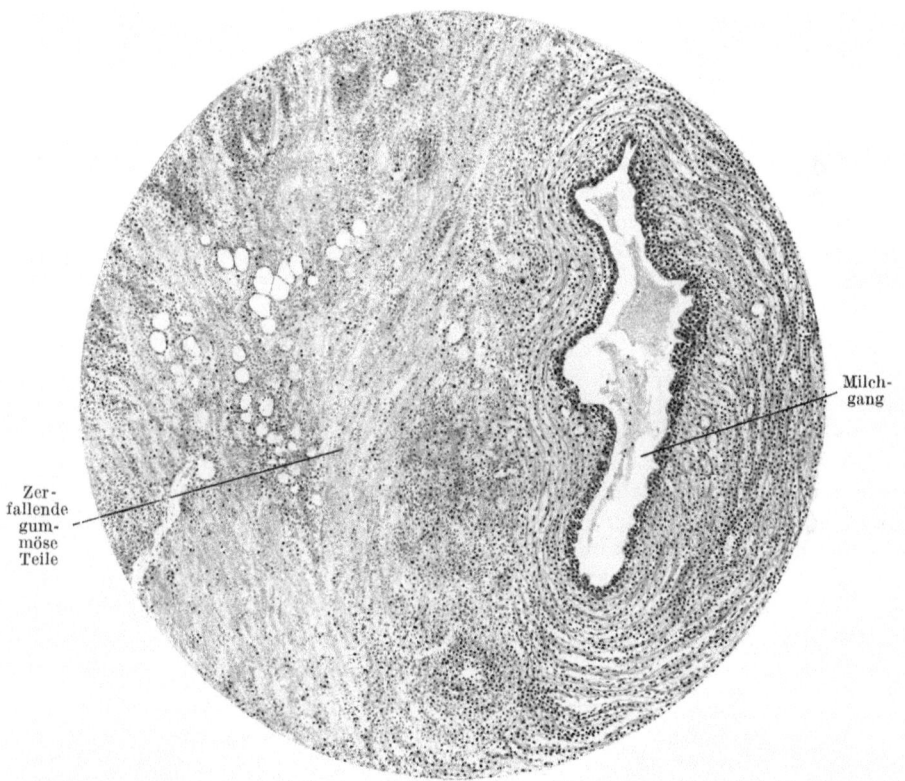

Abb. 140. Gummöse Milchdrüsenentzündung. Nach einem Präparat von Geheimrat LUBARSCH.

erweichten Gummiknotens der rechten Brustdrüse wahrscheinlich vom Periost der Rippe aus. NEUMANN beobachtete neben einem apfelgroßen innerhalb der Brustdrüse gelegenen Knoten, einen zweiten walnußgroßen im Musc. pectoralis major.

Nur selten hat sich Gelegenheit geboten, Gummen der Brustdrüse histologisch zu untersuchen. HELLER und GEISSLER beschreiben ein Präparat von BENDA, an dem sie einen für gummöse Neubildung bezeichnenden Befund erheben. Besonders bemerkenswert erscheint die weitere Ausbreitung der syphilitischen Entzündung entlang den Bindegewebszügen innerhalb der Fettläppchen. AKAIWA beobachtete in der Umgebung größerer Nekroseherde kleinere Rundzellenansammlungen, in deren Mitte regelmäßig eine große vielkernige Riesenzelle, umgeben von spärlichen Epitheloidzellen lag. Das Bindegewebe zwischen diesen Knötchen zeigte verdickte Gefäße mit frischen und alten Thromben. Innerhalb der Milchläppchen bestand eine reichliche

Einstreuung von Lymphzellen und starke Rückbildung der in Sekretion befindlichen Drüsenazini. Akaiwa hebt die Ähnlichkeit des mikroskopischen Bildes
mit der Tuberkulose hervor. Vielkernige Riesenzellen neben Lymphozyten
und Plasmazellen sahen auch Pack und Adair.

3. Die Aktinomykose der Brustdrüse.

Erkrankungen der Brustdrüse an Aktinomykose kommen selten vor.
Drei Entstehungsmöglichkeiten sind denkbar und in der Tat beobachtet worden:
die Aktinomykose ist primär, sie ist fortgeleitet aus der Nachbarschaft,
sie entsteht metastatisch auf dem Blutwege. In allen Fällen kommt es zu
den für die Strahlenpilzkrankheit bezeichnenden Veränderungen, d. h. zur
Bildung von Abszeßhöhlen innerhalb eines schwieligen Gewebes.
Der Abszeßeiter enthält kleinste Körnchen, die sich als Pilzdrusen erweisen;
die Höhlen sind ausgekleidet von einem meist schwefelgelb, manchmal grau-
rötlich aussehenden Granulationsgewebe. Außer größeren eitergefüllten Höhlen
und fistulösen Gängen fallen in dem weißlichen Schwielengewebe meist kleine,
leuchtend gelbe, rundliche und streifige Herde auf. Die Abszesse brechen
gelegentlich durch die Haut nach außen auf, wodurch eiternde, schwer heilende
Fisteln entstehen. Bei stärkerer narbiger Schrumpfung kann es zur Einziehung der Warze kommen. Nicht selten ähnelt das klinische Bild dem
der Tuberkulose.

Eine primäre Infektion ist dann anzunehmen, wenn anderweitige Krankheitsherde nicht nachweisbar sind. Freibleiben des Musc. pectoralis (Verschieblichkeit der tumorartigen Anschwellung über der Brustwand) sprechen dafür,
daß die Erkrankung der Brustdrüse nicht durch Fortleitung vom Knochen
oder der Lunge aus zustande kam. In einigen Fällen ist es als wahrscheinlich
anzusehen, daß der Strahlenpilz unmittelbar auf dem Wege der Ausführungsgänge von der Warze her seinen Eingang in die Milchdrüse
gefunden hat. Allerdings wird man die Möglichkeit zugeben müssen, daß auch
Schrunden oder kleinste Verletzungen der Warze die Eintrittspforte bildeten,
zumal wenn es sich um Landarbeiterinnen handelt, die mit fast entblößten
Brüsten Erntearbeit verrichteten (Ammentorp, Reichel, Risel).

Im Falle Ammentorps handelt es sich um eine 25jährige Landarbeitersfrau, bei der
unter zunehmenden Schmerzen sich innerhalb dreier Wochen eine gut abgegrenzte 7 cm
lange eirunde Geschwulst im oberen äußeren Viertel der rechten Brust entwickelte. An der
Warze fanden sich zwei größere Schorfe. In der rechten Achselhöhle waren 6—8 erbsengroße Lymphdrüsen fühlbar. In der amputierten Brustdrüse sah man im Bereich der
Geschwulst zerstreute Eiterherde in derbem Bindegewebe. Die Basis der Drüse
und der Musc. pectoralis waren frei von Veränderungen.

Risel untersuchte die operativ entfernte Brustdrüse einer 32jährigen Bauersfrau,
bei der im Laufe eines halben Jahres mehrere fast gänseeigroße Knoten entstanden
waren. Aus zwei tiefen Einschnitten entleerte sich dicker gelblicher Eiter mit zahlreichen
Aktinomyzesdrusen. Die Warze war etwas eingezogen. Auf dem Durchschnitt des
Präparates sieht man dicht unterhalb der Warze einen etwa 2 cm weit in die Tiefe reichenden
älteren Abszeßherd, der nach außen in gelblichbräunliches, schwieliges, von intensiv
gelben Flecken und Streifen durchsetztes Gewebe übergeht. Außer mehreren tiefer
gelegenen kleinen Eiterherden findet sich noch ein großer Abszeß etwas nach außen von
der Warze. In seinen Randteilen erkennt man einzelne kleine, anscheinend den Drüsenläppchen entsprechende, verzweigte Eiterherdchen.

In diesem Zusammenhange sei erwähnt, daß auch beim Weidevieh primäre akti-
nomykotische Eutererkrankungen nicht selten vorkommen (Ponfick, Kitt, Bang,
Jensen u. a.). Sie sind offenbar am häufigsten bei Schweinen anzutreffen. So sah Rasmussen am Kopenhagener Schlachthaus innerhalb zweier Monate 52 Fälle von Gesäuge-
aktinomykose beim Schwein; Zanders stellte sie in Leipzig in mehr als 2% bei allen
geschlachteten Schweinen fest. Weniger häufig sind Kühe befallen. Durch Einspritzung
einer Strahlenpilzaufschwemmung in die Milchzysterne gelang es Johne, künstlich Euter-
aktinomykose bei der Kuh zu erzeugen. Nach Kitt lassen sich drei Hauptformen

unterscheiden: 1. die disseminierte Aktinomykose (Auftreten kleiner tuberkelähnlicher Knötchen); 2. die knotige und fibröse Aktinomykose, bei der das ganze Gesäuge vergrößert, schwielig umgewandelt und von größeren und kleineren Herden von graugelblichem Granulationsgewebe durchsetzt ist; 3. die eitrige Aktinomykose, bei der es (vor allem durch Sekundärinfektion) zur Einschmelzung des Granulationsgewebes und somit zur Bildung von Abszessen kommt. Nach dem Aufbrechen der Abszesse quellen mitunter massenhafte Granulationen nach außen hervor (Aktinomycosis fungosa). Schließlich kann das ganze Gesäuge sich narbig umwandeln und schrumpfen.

Eine Übertragung der Aktinomykose vom Tier auf den Menschen konnte bisher in keinem Falle nachgewiesen werden; vielmehr ist nach BOSTROEM anzunehmen, daß Mensch und Tier sich aus der gleichen Quelle infizieren, nämlich durch Verimpfung des Strahlenpilzes mittels Getreidegrannen, Grashalmen oder sonstiger Pflanzenteile. Auf diese Weise erklären sich auch zwei von MÜLLER mitgeteilte Fälle, in denen die Ansteckung wahrscheinlich dadurch erfolgte, daß operative Einschnittwunden mit Flachsmehlumschlägen und anderen pflanzlichen Stoffen behandelt wurden.

Im ersten Falle MÜLLERs handelt es sich um eine 34jährige Frau, bei der sich 7 Monate nach dem Absetzen des zweiten Kindes in Anschluß an einen Stoß gegen die rechte Brust eine schmerzhafte Anschwellung bildete. Diese wurde eingeschnitten, die Wunde mit Flachsmehlumschlägen und Auflegen von zerschnittenen Epheublättern und Kornmehl behandelt. Im Laufe von 2 Monaten heilte die Wunde, um 2 Monate „geheilt" zu bleiben. Dann brach sie von neuem auf. Bei Verfolgung des Fistelganges stieß man auf eine haselnußgroße Einschmelzungshöhle, die reichlich Aktinomyzeskörner enthielt. Stark blutende Granulationsgänge durchsetzten von hier aus nach allen Richtungen das in der Umgebung schwielig veränderte Brustdrüsengewebe.

Ganz ähnlich verhält sich der zweite Fall MÜLLERs. Bei der 25jährigen unverheirateten und kinderlosen Patientin entwickelte sich ebenfalls nach einem stumpfen Trauma eine schmerzhafte Anschwellung, die eingeschnitten wurde. Auch hier wurden Flachsmehlumschläge gemacht, die die Wunde nach wenigen Tagen zur Heilung brachten. Nach 6 Wochen erneuter Aufbruch. Die Fistel führte auf einen kleinen Granulationsherd, von dem aus ein zweiter Gang bis dicht unter die Haut reichte. Die mikroskopische Untersuchung eines Gewebsstückchens ergab Aktinomykose.

Ebenfalls um sekundäre Infektion einer Operationswunde handelt es sich mit größter Wahrscheinlichkeit in dem Falle von PARTSCH, einen 60jährigen Mann betreffend, dem ein Brustdrüsenkrebs operativ entfernt worden war. Die durch Hautverpflanzung überdeckte Wunde brach zwei Monate nach Verheilung erneut auf unter Bildung zweier Fistelgänge, die von einem aktinomykotischen Eiterherd ausgingen. Die Möglichkeit einer Infektion des geschwürig veränderten Krebses schon vor der Operation ist nicht ganz von der Hand zu weisen.

In anderen Fällen herrscht über die Art der Infektion völlige Unklarheit wie z. B. in dem von SEHRT eingehend beschriebenen Falle.

Die 34jährige Patientin hatte vor 9 Jahren eine Geburt durchgemacht und gestillt, ist stets gesund gewesen, bis vor etwa einem Jahre sich in akuter Weise eine schmerzhafte Schwellung in der äußeren Hälfte der linken Brust ausbildete, die mit der Zeit etwas zurückging. Seit einigen Monaten ist die Warze eingezogen, aus ihr entleert sich eitrige Absonderung. In der linken Brustdrüse ist eine geschwulstartige unregelmäßige Verhärtung zu fühlen, von der aus derbe Stränge zur Warze hinführen. Auf dem Durchschnitt durch das Operationspräparat zeigt sich, daß von der Warze aus zu dem verhärteten Drüsenteil ein 3 cm langer fistelähnlicher Gang hinzieht, in dessen Umgebung das Drüsengewebe fibrös umgewandelt und von zahlreichen stecknadelkopfgroßen Lichtungen durchsetzt ist, aus denen eine breiige, senfartige, gelbliche, mit Fetttröpfchen untermischte Masse hervorquillt. Der Fistelgang mündet in einen kleinkirschgroßen eitergefüllten Hohlraum, dessen Wand von einem bröckeligen schwefelgelben Gewebe gebildet wird und mit zahlreichen kleinen sandkornartigen gelblichen Auflagerungen bedeckt ist. In den verhärteten Knoten finden sich zwei weitere Abszeßhöhlen, deren Eiter unzählige sandartige Körnchen (Aktinomyzesdrusen) enthält. Das die Wand auskleidende, zum Teil sehr blutreiche Granulationsgewebe entsendet radiär angeordnete Ausläufer durch das umgebende fibrös veränderte Drüsengewebe bis hinein in die Fettläppchen. Neben den größeren Abszeßhöhlen bestehen kleinere mit gelblichen breiigen Massen angefüllte und von Granulationsgewebe begrenzte Hohlräume.

Eingehende Schilderungen des mikroskopischen Befundes bei Aktinomykose der Brustdrüse geben Sehrt und Risel. Die Veränderungen stimmen durchaus überein mit denjenigen, die in anderen Organen bei Aktinomykose angetroffen werden. Die Leukozyten des Eiters sind meist in Zerfall begriffen. Das die Abszeßhöhlen auskleidende gefäßreiche Granulationsgewebe ist durch das Auftreten zahlreicher auffallend großer, heller, wabig aussehender Zellen ausgezeichnet, die einfach- und doppelbrechende Fette enthalten. Weiter nach außen schließt sich ein faserreiches, kernarmes Bindegewebe an. Neben wohlausgebildeten, von großen epitheloiden Zellen und gelegentlich sogar Riesenzellen umgebenen Aktinomyzesdrusen sah Sehrt auch solche mit hochgradigen Degenerationserscheinungen (Vergallertung). Für die Art der Ausbreitung der Aktinomykose innerhalb der Brustdrüse ist wichtig das Verhalten der Milchgänge. Risel stellte fest, daß inmitten stark eitrig infiltrierter Drüsenteile noch wohlerhaltene Milchgänge mit unversehrtem Epithel liegen, deren Lichtungen nur wenige Leukozyten enthalten. Erst jenseits einer leicht gewellten hyalinen Zone beginnt die starke Zelleinstreuung des perikanalikulären Gewebes, aus ein- und mehrkernigen Zellen bestehend. Auch Sehrt sah Granulationsgewebe und kleinzellige Infiltration in der Umgebung der stark geweiteten Ausführungsgänge, ebenso auch in der Umgebung der Milchläppchen. Sehrt und Risel ziehen aus diesen Befunden den berechtigten Schluß, daß die Weiterverbreitung der Erkrankung — nachdem die Erreger in die großen Milchgänge der Warze und von hier nach Durchbrechung der Wandung ins Bindegewebe eingedrungen sind — auf dem Wege des die Milchgänge und Drüsenläppchen umspinnenden Lymphgefäßnetzes erfolgt. Nimmt die eitrige Entzündung in der Umgebung der Milchgänge weiter an Ausdehnung zu, so kommt es naturgemäß zur Einschmelzung der Wand und Verlust des Epithels, von dem Sehrt jedoch Reste selbst in größeren Abszeßhöhlen noch feststellen konnte. Im Granulationsgewebe und besonders in dem angrenzenden schwieligen Bindegewebe fand Sehrt massenhafte Ansammlungen von Hämosiderinpigment.

Ein Fall von ebenfalls primärer Aktinomykose der Brustdrüse bei einer 43jährigen Frau mit typischem gelbem Granulationsgewebe und Fistelgängen bei Freibleiben der größeren Milchgänge und der Warze wird kurz von Versé erwähnt. Die Erkrankung bestand seit einem halben Jahre. Angaben über die Entstehung fehlen.

Jakobsthal sah Aktinomykose und Krebs in der gleichen Brustdrüse.

Ein von Angerer beschriebener Fall von Brustdrüsenaktinomykose bei einer 24jährigen Frau, die zuletzt vor 4 Monaten geboren, aber nicht gestillt hatte, ist deswegen wahrscheinlich nicht als primäre Erkrankung aufzufassen, weil die Patientin später an Aktinomykose innerer Organe gestorben ist. Alle übrigen Fälle von sicher primärer Mammaaktinomykose sind nach Entfernung des Krankheitsherdes in der Brustdrüse dauernd geheilt geblieben.

Sekundär kann die Brustdrüse dadurch an Aktinomykose erkranken, daß Lungenherde durch die Pleura und die Thoraxwand nach außen durchbrechen. Häufiger als an der Vorderwand kommt dieser Durchbruch allerdings an der hinteren Wand des Brustkorbes vor. Vollzieht er sich in der Gegend der Brustdrüse, so entsteht zunächst ein retromammärer Abszeß im Bereich des Musc. pectoralis und dessen Faszie, der nach Ausbildung schwieligen Narbengewebes alsbald dazu führt, daß die Brustdrüse ihre Verschieblichkeit gegen die Unterlage einbüßt. Besonders wird dies der Fall sein, wenn der Prozeß weiter auf den Drüsenkörper selbst übergreift. Diese feste Verlötung der Brustdrüse mit der Brustwand ist, wie erwähnt, bei der primären Mammaaktinomykose stets vermißt worden und stellt somit ein wichtiges diagnostisches Merkmal dar. Im übrigen bilden sich bei der sekundären Form innerhalb der Brustdrüse die gleichen Veränderungen aus, wie bei der primären; auch hier sehen wir die Neigung der aktinomykotischen Eiterung, sich durch

Fistelgänge einen Ausweg nach der Oberfläche hin zu bahnen. Unter 59 von ILLICH gesammelten Fällen von Lungenaktinomykose fand sich ein Durchbruch nach der Brustdrüse 5mal. Es sind dies die Fälle von WELJAMINOW (retromammärer Abszeß mit Rippenkaries), von HANAU (Achsel- und Mammaabszeß mit Fistelbildung) und von J. ISRAEL, bei dem ein Durchbruch nach außen unterhalb der Warze stattfand. In SOMMERS Falle war die gesamte Brustdrüsen-Pektoralisgegend in eine „fungöse Masse" umgewandelt, die durch eine Fistel mit einem aktinomykotischen Lungenherde in Verbindung stand. Schließlich führt ILLICH einen von POWEL zitierten Fall von „schmerzhaften elastischen Schwellungen unter der rechten Brustwarze" an, bei dem offenbar eine Lungenaktinomykose bestand.

In dem von O. ISRAEL und A. KÖNIG eingehend beschriebenen Falle (31jährige Frau) fanden sich zahlreiche über den ganzen Körper verstreute Abszesse der Haut und periostale Abszesse aller untersuchten Knochen, ferner miliare Abszesse in Milz, Leber und Nieren. Ein dreimarkstückgroßes bis auf den Rippenknorpel führendes Geschwür der einen Brust schien von einem primären Lungensternalherd auszugehen. Außerdem bestanden ein kleiner Abszeß in der rechten, ein größerer in der linken Brustdrüse. SZÉNASY sah bei einer 30jährigen Fleischersfrau innerhalb von 6 Wochen eine hühnereigroße fluktuierende Geschwulst in der unteren Hälfte der rechten Brustdrüse sich entwickeln, die aktinomykotischen Eiter enthielt. Außerdem fanden sich Strahlenpilze im Auswurf, so daß auch hier die Annahme einer primären Lungenaktinomykose berechtigt erscheint. Eine solche lag auch, wie die Sektion ergab, im Falle von SNOW vor.

Bei der 30jährigen Frau hatte sich im Laufe von 7 Monaten eine Schwellung der rechten Brustdrüse entwickelt, die erweichte und nach außen aufbrach. Eine zweite Fistelöffnung führte auf eine kleine Höhle am 6. Sternokostalgelenk. Die Brustdrüse war mit der Brustwand verwachsen. Bei der Sektion zeigte sich, daß ein Lungenherd auf die Brustdrüse übergegriffen hatte.

Ähnlich lagen die Verhältnisse in einem von M. WOLFF erwähnten Falle. RISEL führt einen von LUBARSCH beobachteten Fall an (34jährige Frau), bei dem die Brustdrüse stark geschrumpft, schwielig umgewandelt, die Warze tief eingezogen war. Von mehreren sehr weichen, graubräunlich verfärbten, in eitrigem Zerfall begriffenen Herden aus führten Fistelgänge nach Lungenherden. Auch hier waren Brustdrüse, Faszie, Muskulatur und Brustwand fest miteinander verwachsen.

Weitere Fälle von sekundärer Brustdrüsenaktinomykose wurden von POITEAU und MILEFF mitgeteilt.

Außer durch Fortleitung aus der Nachbarschaft kann Aktinomykose der Brustdrüse auch durch Verschleppung der Erreger auf dem Blutwege entstehen. Indessen scheint dieser Infektionsmodus zu den größten Seltenheiten zu gehören. Mit einiger Sicherheit gehört hierher wohl nur eine Beobachtung von MAJOCCHI, bei der ein primärer Herd in der Gegend des Warzenfortsatzes gelegen war. Bei raschem, hochfieberhaftem Krankheitsverlauf bildeten sich Metastasen in Leber, Nieren und in der linken Brustdrüse, aus deren Warze Absonderung von Eiter stattfand. Möglicherweise sind auch die aktinomykotischen Brustdrüsenerkrankungen in den Fällen von ANGERER und von IRSAEL-KÖNIG als hämatogen entstanden anzusehen, da auch bei ihnen eine weit verbreitete Metastasenbildung in zahlreichen Organen vorlag.

4. Die Lymphogranulomatose der Brustdrüse.

Über Erkrankungen der Brustdrüse an Lymphogranulomatose ist bisher nur sehr wenig bekannt. Zwei Formen müssen unterschieden werden: 1. Das örtliche, geschwulstartige Lymphogranulom, 2. die Beteiligung der Brustdrüse bei allgemeiner ausgebreiteter Lymphogranulomatose.

Zwei der erstgenannten Form zugehörige Fälle sind in letzter Zeit mitgeteilt worden. Kückens (1928) beschreibt ein auf die Brustdrüse und ihre Umgebung beschränktes Lymphogranulom bei einem 16jährigen Mädchen, das sich innerhalb einiger Wochen zu beträchtlicher Größe entwickelt und klinisch eine bösartige Geschwulst vorgetäuscht hatte. Bei der Operation zeigte sich die rechte Brustdrüse und die darunter liegenden Muskelschichten in weiter Ausdehnung diffus durchsetzt von grau-weißlichen Wucherungen, die sich nach außen bis an den Rand der Achselhöhle, nach innen über das Brustbein hinaus bis fast zur linken Brustdrüse hin vorschoben. Ein Zusammenhang mit den Rippen bestand nicht. Die tieferen und hinteren Abschnitte der rechten Achselhöhle waren frei. Nichts sprach nach dem klinischen Befund dafür, daß anderweitige Organe von Lymphogranulomatose befallen waren. Kückens nimmt an, daß die Brustdrüsenerkrankung ihren Ausgang von den vorderen Lymphknotengruppen der rechten Achselhöhle oder den Lymphknoten der rechten Unterschlüsselbeingrube genommen hat. Wie auch E. Kaufmann hervorhebt, sind es gerade die lokalen, von einzelnen Drüsengruppen ausgehenden Granulome, die ganz nach Art bösartiger Geschwülste infiltrierend und destruierend in die Nachbargewebe eindringen. Der mikroskopische Befund im Falle von Kückens spricht dafür, daß ein noch jugendliches Stadium der Erkrankung vorliegt. Es fanden sich neben sehr vielgestaltigen Zellen reichlich eosinophile Leukozyten, Plasmazellen, sowie typische Sternbergsche Riesenzellen. Nekrosen und Neubildung von Bindegewebe waren nur spärlich vorhanden.

Ähnliche Verhältnisse liegen in dem von Risak (1928) mitgeteilten Falle vor, eine 67jährige Frau betreffend. Es hatte sich im Laufe von 3 Monaten eine derbe Geschwulst in der rechten Brustdrüse ausgebildet, von der eine Kette walnußgroßer Knoten bis in die rechte Achselhöhle hinein ausging. Die Warze war eingezogen, so daß ein Krebs angenommen und eine Radikaloperation ausgeführt wurde. Das makroskopische Bild der Schnittfläche glich dem einer Zystenmamma. Mikroskopisch fanden sich jedoch zwischen den Zysten große Lager lymphatischen Gewebes, an anderen Stellen typische Lymphogranulomatose. Auch hier ließen sich anderweitige Erkrankungsherde nicht nachweisen. Kreibig berichtet über die gleiche Patientin, daß 16 Monate später trotz Röntgenbestrahlung ein fast gleicher Befund sich in der linken Brustdrüse entwickelt hat.

Beteiligung der Brustdrüse bei generalisierter Lymphogranulomatose erwähnt nur E. Kaufmann in seinem Lehrbuch, ohne nähere Angaben zu machen. Daß sie nicht allzu selten ist, scheint daraus hervorzugehen, daß Verfasser innerhalb kurzer Zeit in zwei daraufhin untersuchten Fällen erhebliche lymphogranulomatöse Veränderungen in der Brustdrüse feststellen konnte.

Im ersten Falle handelte es sich um eine 27jährige Frau mit ausgedehnter Lymphogranulomatose in zahlreichen Lymphknotengruppen, in Milz, Leber, Lungen, Nebennieren, in den Adnexen des Uterus und im Wurmfortsatz. Die Brustdrüsen waren gering entwickelt, fühlten sich etwas derb an, zeigten makroskopisch jedoch auf der Schnittfläche keine Besonderheiten. Mikroskopisch finden sich herdförmige Veränderungen, darin bestehend, daß kleinere und größere rundliche Bezirke durch stärkeren Zellreichtum auffallen. In ihrem Bereich sind die Milchläppchen nur noch andeutungsweise zu erkennen. Das sonst überall sehr kernarme derbfaserige Bindegewebe ist hier stark aufgelockert, faserarm. Vorwiegend finden sich fibroblastenähnliche Zellen mit länglichen, blassen Kernen. Lymphozyten sind verhältnismäßig spärlich vorhanden, ebenso größere einkernige Zellen mit meist dunklen Kernen. Nur vereinzelt sieht man mehrkernige Zellen und typische Sternbergsche Riesenzellen. Besonders bemerkenswert erscheinen mitunter in größeren Haufen zusammenliegende eosinophile Leukozyten. Innerhalb der aufgelockerten zellreichen Partien finden sich gelegentlich auch noch gut erhaltene Milchläppchen, deren Mantelgewebe reichliche Einstreuung von Lymphozyten und eosinophilen Leukozyten aufweist. Nekrosen fehlen gänzlich. Bildung von Narbengewebe ist an nur wenigen Stellen bemerkbar. Mit ziemlicher Sicherheit läßt sich sagen, daß die zellige Wucherung und Auflockerung des Bindegewebes von den Milchläppchen ihren Ausgang nehmen.

Der zweite Fall betrifft eine 23jährige Frau, die drei Monate vor dem Tode eine Geburt durchgemacht aber nicht gestillt hatte. Auch hier handelt es sich um eine generalisierte Lymphogranulomatose mit Beteiligung zahlreicher Organe. Größere Knoten fanden sich in Milz, Leber, Lungen, Nebennieren und mehreren Knochen. Eine ungewöhnlich hochgradige diffuse Infiltration zeigten beide Nieren. Die Brustdrüsen waren bereits stark zurückgebildet. Mit bloßem Auge sind auf der etwas körnigen weißlichen Schnittfläche keine Besonderheiten wahrzunehmen. Mikroskopisch zeigt sich das Drüsengewebe nur an wenigen Stellen unverändert, abgesehen davon, daß die vorangegangene Schwangerschaft in der Größe der Drüsenbläschen noch deutlich zum Ausdruck kommt. Eine reichliche Einstreuung von Lymphozyten im Läppchenbindegewebe ist

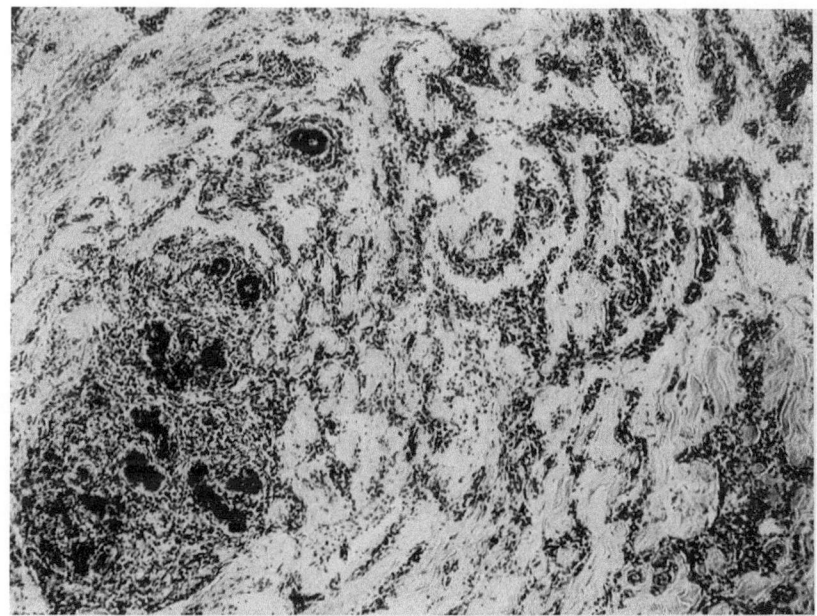

Abb. 141. Lymphogranulomatose der Brustdrüse. Starke Zellvermehrung in der Umgebung der kleinen Blutgefäße des interlobulären Bindegewebes.

durch die Rückbildungsvorgänge nach der Schwangerschaft zu erklären. Das grobe Stützstroma an diesen Stellen ist wie gewöhnlich faserreich und zellarm. Ein sehr auffälliges Bild bietet hingegen das intralobuläre Bindegewebe an zahlreichen anderen Stellen: es ist netzartig durchzogen von schmalen Zellsträngen, die zwischen den Faserbündeln gelegen sind und oft in deutlicher Weise kapillare Gefäße begleiten (vgl. Abb. 141). In der Hauptsache werden die Zellstränge von länglichen fibroblastenartigen Zellen mit großen blassen Kernen gebildet; während Leukozyten, auch eosinophile, gänzlich fehlen, finden sich in geringer Menge Lymphozyten. Die netzartigen Züge strahlen gewissermaßen aus von den Milchläppchen, in deren nächster Umgebung sie besonders stark entwickelt sind. Aber auch das Bindegewebe der Läppchen selbst ist aufs dichteste von den gleichen Zellen durchsetzt, so daß die Drüsenbläschen förmlich erdrückt werden und manchmal nur noch andeutungsweise erkennbar sind. Ebenso sind die Milchgänge von Zellmänteln umgeben. STERNBERGsche Riesenzellen sind nirgends zu sehen; ferner fehlen Nekrosen und Narbenbildung. Bemerkenswert ist, daß auch in den geschwulstartigen Knoten der Leber STERNBERGsche Riesenzellen und eosinophile Leukozyten vermißt werden.

Eine Mittelstellung zwischen der lokalen tumorartigen Lymphogranulomatose der Brustdrüse und ihrer Beteiligung bei der generalisierten Form der Erkrankung nimmt ein Fall ein, der am Wiener Pathologischen Institut 1902 seziert und dem Verfasser freundlichst zur Verfügung gestellt wurde.

Bei der 25jährigen Frau bestanden enorme Drüsenschwellungen am Hals, in der Ober-
und Unterschlüsselbeingrube, der Achselhöhle, im vorderen und hinteren Mediastinum
und an der hinteren Bauchwand. Die Leber war von zahlreichen hanfkorngroßen, die

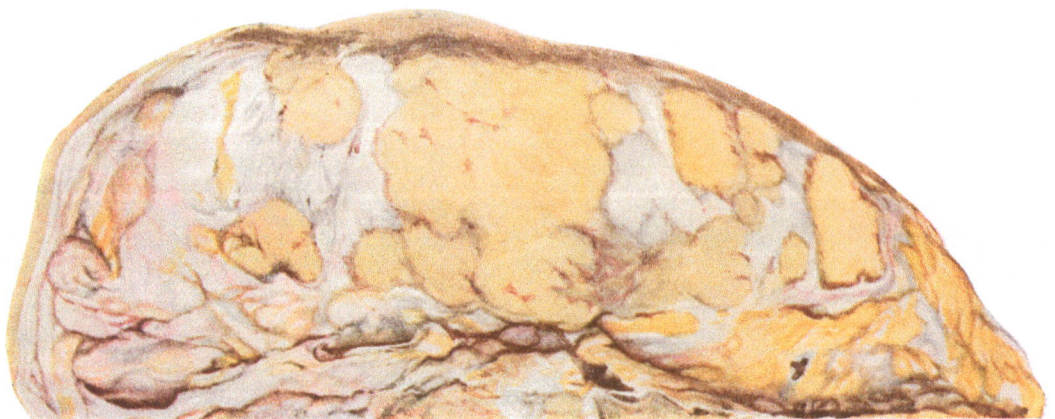

Abb. 142. Lymphogranulomatose der Brustdrüse. Ausbildung großer tumorartiger Knoten. Nach
einem Präparat des Pathologischen Instituts der Universität Wien.

Milz von einzelnen erbsengroßen Knötchen durchsetzt. Die rechte Brustdrüse war stark
vergrößert und enthielt zahlreiche bohnen- bis walnußgroße graugelbliche
Knoten (vgl. Abb. 142). Geschwulstartige Neubildungen fanden sich auch außerhalb der

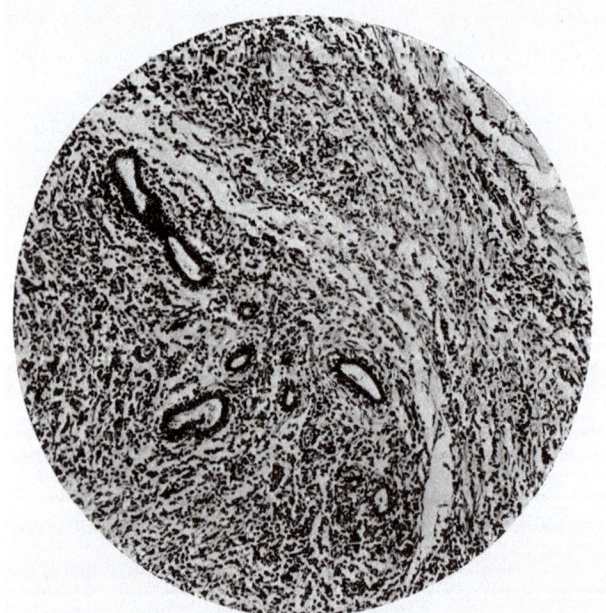

Abb. 143. Lymphogranulomatose der Brustdrüse. Mikroskopisches Bild des in Abb. 142 dargestellten
Präparates.

Brustdrüse im Bindegewebe der vorderen Brustwand, besonders über dem Brustbein, ferner unter dem linken Brustfell. Mikroskopisch treten die für Lymphogranulomatose bezeichnenden Merkmale sehr viel deutlicher hervor, als in den beiden vorangehenden Fällen. Den mit bloßem Auge erkennbaren Knoten entsprechen dichte Zelleinstreuungen, innerhalb deren Milchgänge und -läppchen nur noch vereinzelt zu erkennen

sind (vgl. Abb. 143). Neben zahlreichen Lymphozyten finden sich Zellen mit ovalen blassen Kernen von Typus der Fibrozyten, ferner zahlreiche große Zellen teilweise mit nur einem großen blassen Kern, teilweise mit mehreren, meist dunklen Kernen (STERNBERGsche Riesenzellen). Stellenweise besteht auch Bindegewebsneubildung. Die Knoten sind meist scharf begrenzt; die größeren lassen ihre Entstehung durch Zusammenfließen mehrerer kleiner Knoten oft deutlich erkennen. Sie sind manchmal von einer Art bindegewebiger Kapsel umsäumt. Nur an wenigen Stellen sieht man, daß am Rande der Knoten streifige Zelleinstreuungen zwischen kollagenen Faserbündeln und in Begleitung von Gefäßen in das benachbarte Gewebe einstrahlen.

5. Die Sporotrichose der Brustdrüse.

Durch Sporotrichon Beurmanni hervorgerufene Erkrankungen des Menschen gehören in Deutschland zu den größten Seltenheiten, sind jedoch in Frankreich und gewissen Gebieten Nordamerikas in größerer Zahl beobachtet worden. Meist handelt es sich um mehrfache, subkutan gelegene gummiartige Knoten, die sich langsam entwickeln, im Zentrum zerfallen und geschwürig aufbrechen. Die Verbreitung des Erregers im Organismus erfolgt meist ausgehend von einem „sporotrichotischen Schanker" (Primäraffekt), entweder auf dem Blutwege (disseminierte subkutane Sporotrichose) oder auf dem Lymphwege (lokalisierte Sporotrichose). Bei hämatogener Verschleppung können auch Erkrankungsherde außerhalb der Haut entstehen, so in den Muskeln, Knochen, Gelenken, Hoden, im Auge, in den Lungen, Nieren und im Mediastinum. Fast immer sind gleichzeitig auch Erscheinungen von seiten der Haut vorhanden. In einigen wenigen Fällen ist auch eine Beteiligung der Brustdrüse beobachtet worden.

Die bisher bekannt gewordenen 5 Fälle von Sporotrichose der Brustdrüse sind (einschließlich eines eigenen Falles) von QUÉNU zusammengestellt worden; sie entstammen sämtlich dem französischen Schrifttum (DE BEURMANN und GOUGEROT, LERAT, ROUSLACROIX und WYSE LAUZUN, LANDOUZY). Auch hier sehen wir stets die Erkrankung der Brustdrüse vergesellschaftet mit mehrfachen gummiartigen Herden der Haut, die zum Teil erweicht, fistelnd oder geschwürig zerfallen sind.

Im Falle von BEURMANN und GOUGEROT wird nur kurz erwähnt, daß sich in der einen Brust außer einer szirrhösen Krebsgeschwulst drei große gummöse Knoten fanden.

Die Beobachtung von LERAT betrifft einen 70jährigen Mann. In der rechten Brust war in der Tiefe eine taubeneigroße, unscharf begrenzte, mit der Haut nicht zusammenhängende Schwellung zu fühlen.

ROUSLACROIX und WYSE LAUZUN sahen bei einer 57jährigen Köchin im äußeren unteren Viertel der rechten Mamma eine faustgroße, harte und vollkommen bewegliche Geschwulstbildung, welche unter starker Verkleinerung nach einem Monat in drei einzelne nußgroße Knoten sich aufteilte.

Im Falle von LANDOUZY handelt es sich um eine 66jährige Frau, bei der sich innerhalb zweier Monate etwa 70 über den ganzen Körper verstreute gummöse Knoten der Haut entwickelt hatten. Auch beide Brüste waren beteiligt. Außerdem bestand an der rechten Brustwarze ein pityriasisartiges, impetiginöses Ekzem.

QUÉNU selbst beschreibt eingehend einen Fall, der eine 58jährige Frau betrifft. Bei ihr hatte sich im Laufe von 6 Monaten in der rechten Brust eine hühnereigroße unregelmäßig höckerige, harte Geschwulst ausgebildet, die mit der blaurot verfärbten Haut verwachsen war. Da die Warze eingezogen war, wurde in erster Linie an einen szirrhösen Krebs, dann an Tuberkulose gedacht. Schwellungen der Achseldrüsen fehlten. Auf die richtige Diagnose führten auch hier vorhandene kleine Geschwülste unter der Haut am rechten Ellenbogen, am Rücken und am Gesäß, die sich bemerkenswerterweise jedoch — im Gegensatz zu den übrigen Fällen — erst entwickelt hatten, als der Knoten in der Brust bereits seit 4 Monaten bestand. Dieser stellte also offensichtlich eine primäre Erkrankung an Sporotrichose dar. Die Sicherstellung der Diagnose erfolgte dadurch, daß aus einem kleinen zentralen Einschmelzungsherd des Mammaknotens das Sporotrichon Beurmanni gezüchtet werden konnte. Als Infektionsquelle kam wahrscheinlich ein mit Sporotrichose behafteter Kranker in Frage, den die Patientin gepflegt hatte.

Soweit nach den wenigen bisher bekannt gewordenen Fällen überhaupt eine Darstellung des Krankheitsbildes möglich ist, lassen sich nach Quénu zwei Formen unterscheiden, die zwei aufeinander folgenden Entwicklungsstufen entsprechen: 1. Harte Geschwülste, die mit der Haut verwachsen sind (bei eingezogener Warze) und einen Krebs vortäuschen, 2. glatte, bewegliche Geschwülste, die an eine Mammazyste denken lassen.

Beurmann und Gougerot heben hervor, daß die Sporotrichose für gewöhnlich ein sekundäres Leiden ist, dessen Entstehung jedenfalls durch ein bereits vorhandenes (besonders Tuberkulose) begünstigt wird. Im Falle von Beurmann und Gougerot fand sich in der an Sporotrichose erkrankten Brustdrüse gleichzeitig Krebs. Die übrigen Patienten befanden sich in einem schlechten Allgemeinzustand.

Die histologischen Befunde bei Brustdrüsensporotrichose entsprechen denen bei anderweitiger Lokalisation. An den gummaähnlichen Knoten lassen sich nach Beurmann und Gougerot meist deutlich drei Zonen unterscheiden: 1. Ein zentraler eitriger Einschmelzungsherd mit massenhaften Leukozyten, 2. eine mittlere Zone, bestehend aus azidophilen epitheloiden Zellen, untermischt mit zahlreichen Riesenzellen, Plasmazellen und Makrophagen, 3. eine äußere bindegewebige Zone, die Einstreuungen von Lymphozyten und Plasmazellen enthält. Grütz hebt hervor, daß manchmal weitgehende Übereinstimmung des mikroskopischen Bildes mit Aktinomykose vorhanden ist; diese zeigt jedoch im allgemeinen eine viel größere Neigung zur Bildung fibrösen Narbengewebes als die Sporotrichose. In zweifelhaften Fällen wird eine sichere Entscheidung nur durch den Nachweis des Pilzes im Kulturverfahren zu gewinnen sein (Näheres über Sporotrichose s. bei Grütz).

XVII. Parasiten der Brustdrüse.

1. Echinokokkus.

Die erste sichere Beobachtung über eine Echinokokkenzyste der Brustdrüse stammt von de Haën aus dem Jahre 1770. Eine Reihe anderer Fälle, die gegen Ende des 18. und am Anfang des 19. Jahrhunderts mitgeteilt und von späteren Berichterstattern als Echinokokken angesehen wurden, halten einer ernsthaften Kritik nicht stand. Nach der sorgfältigen Sichtung durch Haussmann (1870) dürfen neben de Haëns Fall aus dem älteren Schrifttum als einwandfrei sichergestellt angesehen werden die Beobachtungen von Fréteau, Roux, Astley, Cooper, White, Bérard, Malgaigne, Montet, Bermond, Mitchell Henry, Bryant, Birkett, Finsen, le Dentu. Bansi stellt 28 Fälle (einschließlich eines eigenen) bis zum Jahre 1893 zusammen. Nach le Conte erhöht sich diese Zahl bis 1901 auf 39, während Righetti 1913 nur 33 Fälle zählt. Dietrich und Frangenheim (1926) berechnen die Gesamtzahl der bekannt gewordenen Mammaechinokokken auf 45 Fälle.

Verglichen mit anderweitigen Lokalisationen ist die Ansiedlung des Echinokokkus in der Brustdrüse als sehr selten zu bezeichnen. Unter 373 Fällen von Echinokokkus fand Davaine nur 7mal die Brustdrüse als Sitz angegeben, Cobbold unter 136 Fällen 1mal. Finsen sah in Island, wo der Parasit bekanntlich besonders häufig anzutreffen ist, unter 181 selbst beobachteten Fällen nur einen Brustdrüsenechinokokkus. Selbst in einem so mit Echinokokkus verseuchten Lande wie Argentinien zählen Vegas und Cranwell unter 952 Fällen nur einen mit Sitz in der Brustdrüse. Unter den überhaupt an der Körperoberfläche lokalisierten sog. „äußeren" Echinokokken sind die der Mamma verhältnismäßig häufig; v. Bergmann fand sie unter 102 derartigen Fällen 15mal.

Nur in einem Falle, dem von WHITE, wird angegeben, daß außer in der Brustdrüse noch eine zweite Blasengeschwulst und zwar am Oberarm der anderen Seite vorhanden war. Es ist indessen mit großer Wahrscheinlichkeit anzunehmen, daß in der Leber, Lunge oder anderen inneren Organen nicht selten noch anderweitige Echinokokken bei genauer anatomischer Untersuchung gefunden würden, die der klinischen Beobachtung entgehen. Handelt es sich doch bei der Erkrankung der Brustdrüse um die Ansiedlung von Embryonen, die bereits zwei Filter (Leber und Lunge) passiert haben, bevor sie in den großen Kreislauf gelangten. Neuere Statistiken zeigen mit zunehmender Deutlichkeit, daß bei sorgfältiger Durchuntersuchung das mehrfache Vorkommen von Echinokokken durchaus häufig ist. LEHMANN ist sogar geneigt, das Vorhandensein mehrfacher Echinokokken auf 50% aller Fälle zu schätzen.

Wir kommen hiermit auf die Frage der Entstehung des Brustdrüsenechinokokkus zu sprechen. Auf Grund zahlreicher Untersuchungen kann als feststehend angesehen werden, daß die Aufnahme des infektiösen Materials bei jeder Echinokokkenerkrankung des Menschen ausnahmslos durch den Verdauungskanal erfolgt (v. SIEBOLD, KÜCHENMEISTER, FINSEN u. a.). Die in den Magen gelangenden „Eier" (Onkosphären) verlieren hier ihre Schale dringen in die Schleimhaut des Magens oder Darmes ein, um von hier aus mit größter Wahrscheinlichkeit allein auf dem Blutwege weiterverschleppt zu werden. So erklärt es sich, daß der Lieblingssitz des Echinokokkus die Leber ist, wohin die Embryonen mit dem Pfortaderblut gelangen. Nur selten ereignet es sich, daß ein Teil von ihnen dieses erste Filter passiert, um in die Lunge weitertransportiert zu werden. Wird auch dieses zweite Filter überwunden, besteht erst die Möglichkeit, daß nunmehr mit dem arteriellen Blut die Eier in das Gebiet des großen Kreislaufs hineingeraten und sich hier an den verschiedensten Orten ansiedeln können. Auf diese Weise allein kann auch die Brustdrüse befallen werden.

Freilich wird man die Möglichkeit zugeben müssen, da unmittelbare Verbindungen zwischen dem Pfortader- und Hohlvenengebiet bestehen, daß gelegentlich auch einmal die Leber umgangen werden kann. Ebenso wäre eine Umgehung des „Lungenfilters" bei Bestehen eines offenen Foramen ovale theoretisch denkbar (LEHMANN).

Mit aller Entschiedenheit muß bestritten werden, daß ein unmittelbares Eindringen von Eiern durch die Ausführungsgänge der Warze mit dem Erfolg einer Ansiedlung in der Brustdrüse und Weiterentwicklung zur Echinokokkenzyste vorkommt. Die Deutung der PSALTOFFschen Beobachtung in diesem Sinne ist also abzulehnen.

PSALTOFF berichtet von einer Frau, die nach einer Entbindung wegen schmerzhafter Schrunden eine Milchentleerung durch Anlegen zweier Hündchen herbeiführte. Einige Monate später trat eine erbsengroße Verhärtung in der einen Brust auf, die sich im Laufe von 15 Jahren zu einer größeren Echinokokkuszyste entwickelte.

Mit einiger Sicherheit scheint auch festzustehen, daß Echinokokken der Lungen oder der Pleura nicht in die Brustdrüse eindringen. Jedenfalls hat FEDERICI dieses Ereignis bei 50 Fällen von Lungenechinokokkus niemals eintreten sehen.

Über die ersten Anfänge der Blasenentwicklung in der Brustdrüse ist nichts bekannt. Aller Wahrscheinlichkeit nach erfolgt die Ansiedlung der Embryonen im lockeren Bindegewebe der Milchläppchen. Ob die Schwangerschaftsveränderung der Brustdrüse hierfür einen besonders günstigen Boden abgibt, muß dahingestellt bleiben. Desgleichen läßt sich nach HAUSSMANN nicht mit Sicherheit sagen, ob das in der Reifezeit einsetzende stärkere Wachstum der Brustdrüse das Eindringen des Parasiten begünstigt. Diese Fragen sind deswegen so schwer zu beurteilen, weil einmal der Echinokokkus mitunter Jahre braucht, um überhaupt für die Trägerin bemerkbar zu werden und ferner die

Schnelligkeit des Wachstums von Fall zu Fall wechselt. Eine Altersüber-
sicht zeigt, daß die Fälle sich annähernd gleichmäßig auf die Zeit vom 20. bis
50. Lebensjahre verteilen. Nicht zu bestreiten ist ein Einfluß der Laktation
auf die weitere Größenzunahme eines bereits vorhandenen Echinokokkus. Nicht allein die vermehrte Blutzufuhr, sondern auch die täglich sich
wiederholenden mechanischen Zerrungen stellen nach Haussmann einen wachstumsfördernden Reiz dar. Ein solcher wird überhaupt durch äußere Gewalt-
einwirkungen nicht selten hervorgerufen, indem schon vorhandene Echinokokken durch Platzen und Aussaat von Tochterblasen zu vervielfältigtem und
damit umfangreicherem, sowie scheinbar schnellerem Wachstum angeregt
werden (Lehmann). In diesem Sinne ist wohl die Rolle des Traumas zu
bewerten, das ebenso wie bei sonstigen Echinokokken auch bei denen der Brustdrüse in zahlreichen Fällen in der Vorgeschichte angeführt wird. Viel weniger
wahrscheinlich ist, daß dem Trauma durch Herbeiführung eines Locus minoris
resistentiae eine ursächliche Bedeutung zukommt.

Des öfteren führen nach Haussmann Verletzungen der äußeren Haut,
Probeeinstiche, äußere Einreibungen usw. zu Entzündungen der Zystenwand,
in deren weiterem Verlauf der sich nicht mehr vergrößernde Parasit abstirbt.
Die Zyste verliert in solchen Fällen ihre Verschieblichkeit gegen die Haut, wird
schmerzempfindlich; es tritt Schwellung der Achseldrüsen auf. Schließlich verdünnt sich die Haut mehr und mehr, bricht an einer oder mehreren
Stellen auf, wodurch die Zyste im ganzen oder nach Vereiterung in Fetzen nach
außen hervortritt. Es kann auf diese Weise zur Selbstheilung kommen
wie z. B. im Falle Coopers.

Das Alter der zur Beobachtung gekommenen Zysten schwankt zwischen
einigen Monaten und mehr als zwanzig Jahren. Wie erwähnt, lassen sich aus
ihrer Größe keine Schlüsse auf das Alter der Zysten ziehen, da die Schnelligkeit des Wachstums sehr verschieden ist. Erbsengroße Knoten haben mitunter
Jahre hindurch unverändert bestanden, während große Zysten sich in verhältnismäßig kurzer Zeit entwickelten. Im allgemeinen wachsen sie außerordentlich langsam. Es sind Zysten bis zu Kokosnußgröße beobachtet worden; indessen wird Hühner- oder Gänseeigröße nur ausnahmsweise überschritten.

Stets haben sich, soweit bekannt, die Zysten von vornherein in der Brustdrüse gebildet, woselbst ihr Sitz bald mehr in der Mitte, bald mehr in den Randpartien gelegen ist. Ein Brustdrüsenechinokokkus kann vorgetäuscht werden,
wenn eine Zyste in der Nachbarschaft zur Entwicklung gelangt. So war
im Falle Landaus (25jähriges Mädchen) ein Echinokokkus vom Zwerchfell
her (möglicherweise auch der Pleura oder der Leber) nach Zerstörung mehrerer
Rippen und der Muskulatur gegen die Brustdrüse hin vorgedrungen, hatte
diese aber lediglich nach oben abgedrängt, ohne in sie hineinzuwachsen. Ähnlich
lagen die Verhältnisse im Falle Melchiors. Verhältnismäßig häufig ist der
Musc. pectoralis Sitz des Parasiten. Es entwickelt sich alsdann eine
retromammäre Geschwulst, die aber wie im Falle Franceschinis deutlich von der Brustdrüse abzugrenzen ist.

Hinsichtlich des Baues der Zystenwand und der Beschaffenheit des
Inhalts unterscheiden sich die Echinokokken der Brustdrüse im allgemeinen
nicht von solchen der Leber oder anderer Organe. In der Regel sind es solitäre
Zysten, bestehend aus einer fibrösen Kapsel (Wirtsbalg) und einer „Hydatide"
(Echinokokkenblase) mit geschichteter Kutikula. Aber auch mehrfach vorhandene Zysten sind in einigen Fällen beschrieben worden. Tochterblasen
wurden manchmal in großer Menge beobachtet (mehr als 70 im Falle Lauensteins,
etwa 80 im Falle Burkhardts). Ein Teil der Zysten erwies sich als steril; in
anderen wurden Köpfchen mit Haken gefunden (Jonassen, le Conte).

Besondere Beachtung verdient der Fall BURKHARDTs. Eine 36jährige Frau bemerkte im 7. Monat der Schwangerschaft eine kirschgroße leicht verschiebliche Verhärtung in der einen Brustdrüse, die nach der Entbindung sehr schnell sich vergrößerte. Patientin stillte 7 Monate hindurch und machte die Beobachtung, daß die etwa faustgroße Anschwellung nach einer reichlichen Mahlzeit des Kindes vorübergehend kleiner wurde. Bei der Operation zeigte sich die Zyste angefüllt mit klebriger rahmiger Flüssigkeit, die Fettkügelchen und Kolostrumkörperchen enthielt. Außerdem fanden sich etwa 80 weißlich-gelbliche prallelastische Kugeln von Hirsekorn- bis Kleinapfelgröße, deren größte wiederum kleinere Kugeln (Enkelblasen) enthielten. Eine wäßrige, leicht milchig getrübte Flüssigkeit in den Kugeln ließ im Mikroskop ebenfalls Fetttröpfchen und Leukozyten, ferner Skolizes und Häkchen erkennen. In der bindegewebigen Kapsel fanden sich Einstreuung von Lymphozyten und schlauchartige Drüsenwucherungen, in den benachbarten Milchläppchen „atypische Epithelwucherungen". Auf dem Wege der milchgangartigen Schläuche erfolgte also einerseits Füllung der Zyste mit Milch, andererseits beim Saugakt auch Entleerung, so daß sie gewissermaßen als Milchreservoir diente. Durch Osmose gelangten schließlich auch Milchbestandteile in die blasigen Kugeln.

Es erhebt sich im Anschluß an den Befund im Falle BURKHARDTs die wichtige Frage, ob durch Beimengung von Skolizes in der Milch eine Infektionsgefahr für den Säugling besteht. Theoretisch wäre eine derartige Übertragung der Krankheit von der Mutter auf das Kind durchaus denkbar. Beobachtet worden ist sie bisher in keinem Falle.

Stets handelte es sich bei den Blasenzysten der Mamma um den Echinococcus cysticus (hydatidosus). Über das Vorkommen des Alveolarechinokokkus in der Brustdrüse scheint nichts bekannt zu sein (POSSELT).

2. Zystizerkus.

Über das Vorkommen von Cysticercus cellulosae in der Brustdrüse liegen nur ganz wenige Mitteilungen vor. ORTH führt eine Beobachtung von GUERMONPREZ an, eine 27jährige Frau betreffend, bei der sich während der Schwangerschaft ein schmerzhafter Knoten in der linken Brustdrüse entwickelte. Dieser vereiterte allmählich, so daß 2 Jahre später eine Operation vorgenommen werden mußte, bei der sich eine Zystizerkusblase von 6 ccm Inhalt mit Skolizes und Hakenkränzen fand. Einen zweiten Fall teilt STUMPF mit. Bei der 36jährigen, sonst völlig gesunden Frau wurde ein seit einem Jahr bestehender auf bösartige Neubildung verdächtiger Knoten mit der ganzen Brustdrüse zusammen entfernt, der sich beim Einschneiden als abszeßähnliche kirschgroße Zyste erwies. Die mikroskopische Untersuchung ergab, daß die Wand des Hohlraumes von einer wohlerhaltenen Zystizerkenmembran ausgekleidet ist, an die sich nach außen eine Schicht zellreichen Granulationsgewebes anschließt. Ihre innerste Lage wird von großen Bindegewebszellen und zahlreichen Riesenzellen gebildet. An sie schließt sich eine an Fibroblasten, Lymphozyten und besonders Plasmazellen reiche Zone an. Die Zyste lag in der Tiefe des Drüsenkörpers und grenzte an den Musc. pectoralis, der nach DANIELSEN einen Lieblingssitz solitärer Zystizerken darstellt. Eine dritte Beobachtung ist von ALESSANDRO mitgeteilt worden; auch hier hatte der Zystizerkus klinisch einen Krebs vorgetäuscht.

Schrifttum.

I—III. Entwicklungsgeschichte. Normale Anatomie.

BROMAN, I.: Normale und abnorme Entwicklung des Menschen. Wiesbaden: J. F. Bergmann 1911.

CZERNY, A.: Über die Brustdrüsensekretion beim Neugeborenen und über das Verhältnis der sog. Kolostrumkörperchen zur Milchsekretion. Pädiatrische Arbeiten. Festschrift für EDUARD HENOCH, S. 194. Berlin 1890.

DIETRICH, E. F.: Untersuchungen über das Verhalten der menschlichen Brustdrüse im ersten Lebensjahr. Virchows Arch. 264, 486 (1927).

Ebner, v.: Von den Milchdrüsen. Köllikers Handbuch der Gewebelehre, 6. Aufl., Bd. 3, S. 590. Leipzig 1902. — Eggeling, H. v.: (a) Über die Stellung der Milchdrüsen zu den übrigen Hautdrüsen I. u. II. Semons zoologische Forschungsreisen, Bd. 4. Jena. Denkschr. 7 (1899 u. 1901). (b) Über die Drüsen des Warzenhofes beim Menschen. Jena. Z. Naturwiss. 39, 423 (1904). (c) Über ein wichtiges Stadium in der Entwicklung der Milchdrüse. Anat. Anz. 24, 595 (1904). (d) Über die Form des Milchdrüsenkörpers beim menschlichen Weibe. Anat. Anz. 45, 33 (1913). (e) Die Milchdrüse. W. v. Möllendorffs Handbuch der mikroskopischen Anatomie des Menschen, Bd. 1. Berlin: Julius Springer 1927.

Fabris, S.: Tumefazione mammaria e secrezione lattea nel neonato. Pediatria 1927. — Finkelstein, H.: Lehrbuch der Säuglingskrankheiten, 3. Aufl., S. 19. Berlin 1924. — Frommel: Histologie der Milchdrüse. Verh. dtsch. Ges. Gynäk. 1892.

Gegenbaur: Lehrbuch der Anatomie des Menschen, Bd. 2, S. 550. Leipzig 1910. — Gruber, G. B.: (a) Über die Brustdrüsenschwellung der Neugeborenen. Mschr. Geburtsh. 56, H. 5/6. (b) Über die Milchdrüsenschwellung bei Neugeborenen. (Zugleich über extramedulläre Blutbildung.) Z. Kinderheilk. 30, 336 (1921).

Halban, J.: Die innere Sekretion von Ovarium und Plazenta und ihre Bedeutung für die Funktion der Milchdrüsen. Arch. Gynäk. 75, 353 (1905). — Hennig: Ein Beitrag zur Morphologie der weiblichen Milchdrüse. Arch. Gynäk. 3 (1871). — Hirschland: Beitrag zur ersten Entwicklung der Mammarorgane beim Menschen. Anatom. H. I 11, 223 (1899). — Hoeland: Über die Hexenmilch und die histologischen Veränderungen in den Brüsten des Neugeborenen. Mschr. Geburtsh. 77 (1927). — Horn, A.: Das Epithel der Ausführungsgänge der weiblichen Milchdrüse. Anat. Anz. 70, 1 (1930). — Huss: (a) Beiträge zur Entwicklungsgeschichte der Milchdrüse. Z. Med. u. Naturwiss. 7, 177 (1873). (b) Über Bau und Entwicklung der Milchdrüse. Jena. Z. Naturwiss. 8.

Jakowski: Über die Milchdrüse des Menschen. Jber. Anat. 1880. — Jaroschka, H.: Ein Beitrag zur Kenntnis der Sekretionsvorgänge der Brustdrüse von Säuglingen. Mschr. Kinderheilk. 42, 523 (1929). — Joseph, S.: Zur Biologie der Brustdrüse beim Neugeborenen. Mschr. Geburtsh. 83, 219 (1929).

Kallius: Ein Fall von Milchleiste bei einem menschlichen Embryo. Anat. H. 8, 153 (1897). — Keibel u. Mall: Handbuch der Entwicklungsgeschichte des Menschen, Bd. 1, S. 282. Leipzig 1910. — Kestner, A.: Über die physiologische Formation der Brustdrüse im frühen Kindesalter. Sitzgen Moskau. Abt. russ. path. Ges. 1927. Ref. Zbl. Path. 42, 559 (1928). — Knöpfelmacher: Über die Auslösung der Milchsekretion bei Mutter und Kind. Jb. Kinderheilk. 56 (1902). — Kolbmann, F.: Lappenbildung des Corpus mammae und ihre Bedeutung. Z. angew. Anat. 7, H. 3/4 (1920). — Kölliker, F. A. v.: (a) Beiträge zur Kenntnis der Brustdrüse. Verh. physik.-med. Ges. Würzburg, N. F. 14, 141 (1880). (b) Handbuch der Gewebelehre des Menschen, Bd. 1. Leipzig 1889. — Kollmann: Handatlas der Entwicklungsgeschichte des Menschen, Teil 2. Jena 1907.

Lange de: Nederl. Tijdschr. Geneesk. 24 (1910). Zit. nach Kaufmann. — Langer, C.: Über den Bau und die Entwicklung der Milchdrüse bei beiden Geschlechtern. Denkschr. Akad. Wiss. Wien, Mathem.-Naturwiss. Kl. II 3, 25 (1851). — Lindig, P.: Die Brustdrüsensekretion beim Neugeborenen. Mschr. Geburtsh. 47, H. 6, 534 (1918). — Lorenz, E.: Über das Brustdrüsensekret des Neugeborenen. Jb. Kinderheilk. 124, 268 (1929). — Lustig, Hilda: Zur Entwicklungsgeschichte der menschlichen Brustdrüse. Arch. mikrosk. Anat. I 87, 38 (1915).

Partsch: Über den feineren Bau der Milchdrüse. Diss. Breslau 1880. — Profé: Beiträge zur Ontogenie und Phylogenie der Mammarorgane. Anat. H. 11, 3 (1899).

Raubitschek, H.: Über die Brustdrüse menschlicher Neugeborener. Z. Heilk., Abt. path. Anat., 25, 16 (1904). — Rein: Untersuchungen über die embryonale Entwicklungsgeschichte der Milchdrüse. Arch. mikrosk. Anat. 20—21 (1882). — Reuss v.: Die Krankheiten des Neugeborenen. Berlin: Julius Springer.

Saefftigen: Bull. Acad. Sci. de St. Petersburg 28. — Savini, E. u. Savini-Castano, Th.: Über das elastische Gewebe in der Mamilla im normalen und pathologischen Zustande. Virchows Arch. 198, 459 (1909). — Schaffer, J.: Lehrbuch der Histologie und Histogenese. Leipzig 1922. — Schlachta, J.: Beiträge zur mikroskopischen Anatomie der Prostata und Mamma des Neugeborenen. Arch. mikrosk. Anat. 64, 405 (1904). — Schmidt, Hugo: Über normale Hyperthelie bei menschlichen Embryonen und über die erste Anlage der menschlichen Milchdrüse überhaupt. Morphologische Arbeiten, herausgeg. von Schwalbe, Bd. 7, H. 1. 1896. — Schultze, O.: Über die erste Anlage der Milchdrüsenapparate. Anat. Anz. 8 (1892). — Sticker, A.: Zur Histologie der Milchdrüse. Arch. mikrosk. Anat. 54, 1 (1899). — Stöhr, Ph.: Lehrbuch der Histologie, herausgeg. von v. Möllendorff, 20. Aufl., 1924. — Strahl: Die erste Entwicklung der Mammarorgane beim Menschen. Verh. anat. Ges. Kiel 1898, 236. — Szymonowicz, L. u. R. Krause: Lehrbuch der Histologie, 5. Aufl. Leipzig 1924.

TALMA: Beitrag zur Histogenese der weiblichen Brustdrüse. Arch. mikrosk. Anat. **20**, 145 (1882). — TEIGELER: Beiträge zur Entwicklungsgeschichte der menschlichen Brustdrüse. Inaug.-Diss. Bonn 1916.

UNGER, E.: Beiträge zur Anatomie und Physiologie der Milchdrüse. Anat. H. **10**, 151 (1898).

WIECZOREK: Fall von außerordentlicher Schwellung und Sekretion der Brustdrüsen beim Neugeborenen. Dtsch. med. Wschr. **1923**.

IV. Zyklische (menstruell bedingte) Veränderungen der Brustdrüse.

BARFURTH: Zur Entwicklung der Milchdrüse. Inaug.-Diss. Bonn 1882. — BASCH, K.: (a) Über experimentelle Auslösung von Milchabsonderung. Mschr. Kinderheilk. **8** (1909). (b) Die Brustdrüsensekretion des Kindes als Maßstab der Stillfähigkeit der Mutter. Münch. med. Wschr. **1911**, Nr 43. — BENDA: Verhalten der Milchdrüsen zu den Hautdrüsen. Dermat. Z. **1** (1893/94). — BENEKE, R.: Zur Histologie der fetalen Mamma und der gutartigen Mammatumoren. Festschrift für ORTH, 1903. — BERBERICH, J. u. R. JAFFÉ: Der Lipoidstoffwechsel der Ovarien mit besonderer Berücksichtigung des Menstruationszyklus nebst Untersuchungen an Nebennieren und Mamma. Z. Konstit.lehre **10**, H. 1 (1924). — BERTKAU: Ein Beitrag zur Anatomie und Physiologie der Milchdrüse. Anat. Anz. **30**, 161 (1907). — BONNET: Die Mammarorgane im Lichte der Ontogenie und Phylogenie. Erg. Anat. **2** (1893); **7** (1898). — BRACK, E.: Über histologische Erscheinungen an der Mamma, speziell an den Mamillen, in den verschiedenen Lebensaltern. Arch. Gynäk. **122**, 711 (1924). — BRESSLAU, E.: (a) Weitere Untersuchungen über Ontogenie und Phylogenie des Mammarapparates der Säugetiere. (Die Bedeutung der Milchlinie.) Anat. Anz. **21** (1902). (b) Anat. Anz. **1904**. (c) Der Mammarapparat. (Entwicklung und Stammesgeschichte.) Erg. Anat. **19**, 275 (1910). — BROMAN, I.: (a) Über rudimentäre Hautorgane beim menschlichen Embryo und über die Phylogenese von Milchdrüsen und Tasthaaren. Verh. anat. Ges. 29. Verslg Jena **1920**, 27. (b) Weitere Argumente für die Abstammung der Milchleiste aus der Seitenlinie. Verh. 30. Verslg anat. Ges. Marburg **1921**, 40. (c) Über ein rätselhaftes Inguinalorgan beim menschlichen Embryo. Z. Anat. **76**, 106 (1925). (d) Über die Phylogenese der Milchdrüsen und der Tasthaare. Anat. Anz. **59**, 132 (1925). — BROUHA: Recherches sur les diverses phases du développement de la mamelle. Archives de Biol. **21** (1905).

COËN, E.: Beiträge zur normalen und pathologischen Histologie der Milchdrüse. Beitr. path. Anat. **2**, 83 (1888). — CORNING, H. K.: (a) Lehrbuch der topographischen Anatomie, S. 250. Wiesbaden 1909. (b) Lehrbuch der Entwicklungsgeschichte des Menschen, 2. Aufl. München: J. F. Bergmann 1925.

DIECKMANN, H.: Über die Histologie der Brustdrüse bei gestörtem und ungestörtem Menstruationsablauf. Virchows Arch. **256**, 322 (1925). — DIETRICH, A.: Bemerkung zur vorstehenden Erwiderung des Herrn Dr. ROSENBURG. Dtsch. Z. Chir. **198**, 132 (1926). — DREYFUSS: Zur pathologischen Anatomie der Brustdrüse. Virchows Arch. **113**.

ERNST, MAX: (a) Rückbildungsvorgänge an der Mamma nach Menstruation und Gravidität. 2. Tagg südwestdtsch. Path. Mannheim, 26. u. 27. April 1924. Ref. Zbl. Path. **34**, 623 (1924). (b) Die physiologischen Rückbildungserscheinungen in der weiblichen Brustdrüse nach Gravidität und Menstruation. Frankf. Z. Path. **31**, 500 (1925). (c) Untersuchungen über hormonale Wachstumsantriebe der Brustdrüse unter Einbeziehung des Parabioseverfahrens. Dtsch. Z. Chir. **202** (1927).

GAUTHIER: Ein Fall von Milchsekretion aus den Brüsten an Stelle der Menstruation bei einem jungen Mädchen. Ref. Zbl. Gynäk. **127** (1904). — GRAF, ELISABETH: Inaug.-Diss. München 1923.

HALBAN, J.: Die innere Sekretion am Ovarium und Plazenta und ihre Bedeutung für die Funktion der Milchdrüse. Arch. Gynäk. **75**, 353 (1905).

KÜCKENS, H.: Zur Frage der zyklischen Veränderungen der Mamma und des menschlichen Scheidenepithels. Z. Geburtsh. **96**, 55 (1929).

LITTEN, L.: Die histologischen Grundlagen der Sekretion nichtgravider Mammae. Virchows Arch. **259**, 126 (1926). — LUCHSINGER y CENTENO, J.: Über die zyklischen Veränderungen der weiblichen Brustdrüse. Beitr. path. Anat. **78**.

MOENCH, G. L.: Mammaformation als Zeichen der Ovarialfunktion. Zbl. Gynäk. **1929**, Nr 20, 1228. — MOSZKOWICZ, L.: (a) Über den monatlichen Zyklus der Brustdrüse. Arch. klin. Chir. **142**, 374 (1926). (b) Die hormonale Beeinflussung des Wachstums der Brustdrüse. Wien. klin. Wschr. **1927**, Nr 4, 117. (c) Sexualzyklus, Mastopathie und Geschwulstwachstum der Mamma. Arch. klin. Chir. **144**, 138 (1927).

POLANO, O.: Untersuchungen über die zyklischen Veränderungen der weiblichen Brust während der Geschlechtsreife. Z. Geburtsh. **87**, 363 (1924).

Rosenburg, A.: (a) Über menstruelle, durch das Corpus luteum bedingte Mamma-veränderungen. Frankf. Z. Path. **27**, 466 (1922). (Ausführliches Schrifttum der Arbeiten betr. Beziehungen zwischen Mamma und Drüsen mit innerer Sekretion.) (b) Die menstruellen Mammaveränderungen. Zbl. Gynäk. **1923**, Nr 3. (c) Jber. Gynäk., Kap. „Brust-drüse", **1920** u. **1923**. Berlin: Julius Springer 1923 u. 1926. (d) Die Bedeutung der menstruellen Mammaveränderungen für die Chirurgie. Zbl. Chir. **1923**, Nr 13. (e) Zu der Arbeit Dieckmanns „Über die Histologie der Brustdrüse bei gestörtem und ungestörtem Menstruationsablauf". Dieses Archiv **256**, 321; Virchows Arch. **262**, 288. Dazu Bemerkungen von A. Dietrich u. H. Dieckmann. Virchows Arch. **262**, 304. (f) Diskussionsbemerkung zu Vortrag Moszkowicz: Über den monatlichen Zyklus der Brustdrüse. Verh. dtsch. Ges. Chir. Arch. klin. Chir. **142**, 83 (1926). (g) Zu der Arbeit von A. Dietrich: Rückbildungs-vorgänge, Fibromatose und Krebs der Brustdrüse. Diese Zeitschrift Bd. 195. Dtsch. Z. Chir. **198**, 130 (1926). (h) Die menstruellen Veränderungen der weiblichen Brustdrüse. Med. Welt **1930**, Nr 4, 112.

Scanzoni: Weibliche Sexualorgane, Bd. 2. — Sebening, W.: Zur Physiologie und Pathologie der Brustdrüse. Arch. klin. Chir. **134**, 464 (1925). — Szüle, D.: Über die Bedeutung des Glykogens in den drüsigen Organen. Magy. orv. Arch. **19**, H. 1, 56 (1928).

Tamagawa, Y: Über die zyklischen Veränderungen der weiblichen Brustdrüsen. Kinki Fujinkwa Gakkwai Zassi (jap.) **1925**, Nr 4. Ref. Zbl. Gynäk. **1926 II**, 3246.

V. Schwangerschaftsveränderungen.

Abraham, G.: Hormone und Brustdrüse. Ein experimenteller Beitrag zur Frage der Sexualinkrete. Med. Klin. **1930**, Nr 5, 164. — Alsberg: Brustdrüse und Eierstock. Zbl. Gynäk. **1907**, Nr 51. — Alterthum: Folgezustände nach Kastration und die sekundären Geschlechtscharaktere. Beitr. Geburtsh. **1899**. — Altmann, R.: Über die Inaktivitäts-atrophie der weiblichen Brustdrüse. Virchows Arch. **111**, 318 — Ancel et Bouin: (a) Sur le rôle du corps jaune dans le déterminisme experimentale de la sécrétion mammaire. Soc. Biol. **67**, 466 (1909). Zbl. Biol. **1914**, 2528. (b) Sur l'existence d'une glande myométriale endocrine chez la lapine gestante. Soc. d'Anat. 1911. Presse méd. **1911**. — Arnheim: Sitzungsbericht des Hamburger Ärztlichen Vereins. Dtsch. med. Wschr. **1907**. — Arnold, J.: (a) Die Bedeutung der Fettsynthese, Fettphagozytose, Fettsekretion und Fettdegene-ration für die Milch- und Kolostrumbildung. Münch. med. Wschr. **1905**. (b) Morphologie der Milch- und Kolostrumsekretion. Beitr. path. Anat. **38**, 421 (1905). (c) Über Plasma-strukturen und ihre funktionelle Bedeutung. Jena 1914. — Aschner: (a) Über brunst-artige Erscheinungen nach subkutaner Injektion von Ovarial- oder Plazentarextrakt. Arch. Gynäk. **99**, 534 (1913); Zbl. Biol. **13**, 688. (b) Die Blutdrüsenerkrankungen des Weibes und ihre Beziehungen zur Gynäkologie und Geburtshilfe. Wiesbaden 1918. — Aschner u. Cristea: Plazenta, Fetus und Keimdrüse in ihrer Wirkung auf die Milchsekretion. Arch. Gynäk. **94**, H. 3. — Aschner u. Grigoriu: (a) Plazenta, Fetus, Keimdrüsen in ihrer Wirkung auf die Milchsekretion. Arch. Gynäk. **46** (1911). (b) Experimentelle Studie über die Milch-sekretion. Zbl. Gynäk. **1913**, 1177. — Athias: (a) L'activé sécrétoire de la glande mammaire hyperplasiée chez le cobaye male châtré consécutivement à la greffe d'ovaire. Soc. Biol. **76**, H. 14, 410 (1915). (b) Étude histologique d'ovaires greffés sur des cobayes males châtrés et enlevés au moment de l'établissement de la sécrétion lactée. C. r. Soc. Biol. Paris **79**, No 12, 553.

Bab: Die Kolostrumbildung. Diss. Berlin: August Hirschwald 1904. — Ballin, L.: Kolostrumsekretion bei Schwangerschaft und gynäkologischen Erkrankungen. Zbl. Gynäk. **50**, 278 (1926). — Bamberg: Zur Physiologie der Laktation mit Berücksichtigung der chemischen Zusammensetzung der Frauenmilch milchreicher Frauen und des Einflusses der Menstruation. Z. Kinderheilk. **6** (1913); Zbl. Gynäk. **1913**, 792. — Basch: (a) Über experimentelle Auslösung der Milchabsonderung. Mschr. Kinderheilk. **8**, 513 (1909). (b) Über experimentelle Auslösung und über das Verhalten der Milchabsonderung bei den zusammengewachsenen Schwestern Blažek. Dtsch. med. Wschr. **1910**, Nr 21. (c) Plazenta, Fetus und Ovarium in ihrer Beziehung zur experimentellen Milchauslösung. Arch. Gynäk. **96** (1912). — Belaffie, Todesco, F. Falta: Weitere Mitteilungen über die Wechselwirkungen der Drüsen mit innerer Sekretion. Wien. klin. Wschr. **1909**, Nr 30. — Berka, F.: (a) Die Brustdrüse verschiedener Altersstufen und während der Schwanger-schaft. Frankf. Z. Path. **8**, 203 (1911). (b) Untersuchungen über menschliches Kolostrum. Virchows Arch. **205**, 59 (1911). — Biedl: Innere Sekretion. Berlin u. Wien 1916. — Biedl u. Königstein: Untersuchungen über das Brustdrüsenhormon der Gravidität. Z. exper. Path. u. Ther. **8**, H. 2. — Bizzozero u. Ottolenghi: Histologie der Milchdrüse. Erg. Anat. **9** (1899). — Bizzozero u. Vassale: Über die Erzeugung und physiologische Degeneration der Drüsenzellen usw. Virchows Arch. **110** (1887). — Bouin et Ancel: (a) Sur la nature lipoidienne d'une substance active sécrétée par le corps jaune de mammiféres. C. r. **151**, 139 (1910). (b) Recherches sur les fonctions du corps jaune gestatif. J. Physiol.

et Path. gén. **20**, 1. (c) Sur l'évolution de la glande mammaire pendant la gestation. Déterminisme de la phase glandulaire gravidique. C. r. Soc. Biol. Paris. **72**, 129. (d) Glande mammaire et corps jaune. Presse méd. **1911**, No 55. (e) Sur le rôle du corps jaune dans le déterminisme experimental de la sécrétion mammaire. C. r. Soc. Biol. Paris **74**, 728 (1913). — BROUHA: Phénomènes histologiques de la sécretion lactée. Anat. Anz. **27**. — BRUGNATELLI: Cellules interstitielles et sécrétion interne de la mammelle. Arch. ital. de Biol. (Pisa) **61**, 337 (1914).

CASPARI: Ein Beitrag zur Frage nach der Quelle des Milchfettes. Arch. Anat. u. Physiol. **1899**, Suppl. — COHN: Über Frauenmilch. Münch. med. Wschr. **1900**, Nr 21, 753. — COHN, FRANZ: Die innersekretorischen Beziehungen von Mamma und Ovarium. Mschr. Geburtsh. **37**, H. 1 (1913). — CRAMER: (a) Einige Beobachtungen über die Funktion der weiblichen Brustdrüse. Mschr. Geburtsh. **26**. (b) Transplantation menschlicher Ovarien. Münch. med. Wschr. **1906**, Nr 39. (c) Zur Physiologie der Milchsekretion. Münch. med.. Wschr. **1909**, Nr 30. — CRISTEA: Beitrag zur Milchsekretion. Gynäk. Rdsch. **1910**, Nr 204. — CZERY, A.: (a) Über das Kolostrum. Prag. med. Wschr. **15**, 401 (1890). (b) Über die Brust-drüsensekretion beim Neugeborenen und über das Verhältnis der sog. Kolostrumkörperchen zur Milchsekretion. Pädiatrische Arbeiten. Festschrift für EDUARD HENOCH, S. 194. Berlin: August Hirschwald 1890. (c) Arch. mikrosk. Anat. **1890**.

DABELOW, A.: Über histologische Veränderungen der peripheren Lymphknoten unter verschiedenartigen Bedingungen im Gebiet des Fettstoffwechsels. Verh. anat. Ges. 40. Tagg Breslau **1931**. — O'DONOGHUE: (a) The growth-changes in the mammaryapparatus of dascyrerus and the relation of the corpora lutea thereto. Quart. J. microsc. Sci. **57**, 187, H. 226 (1911). Ref. Zbl. Biol. **12**, 2956. (b) The relation between the corpus luteum and the growth of the mammary gland. Proc. physiol. Soc., Okt. **1911**; J. of Physiol. **43** (1911). Ref. Zbl. Biol. **33**, 64 (1912). (c) The artifical production of corpora lutea and their relations to the mammary glands. J. of Physiol. **46**, H. 2, Proc., 6 (1913). Ref. Zbl. Biol. **1913**, 1095. — DUVAL:, R. De la sécrétion de la mammaire nonpuerpérale. Thèse de Paris **1881**. — DYROFF, R.: Zur Physiologie der Brustdrüsensekretion. Arch. Gynäk. **129**, 308.

ERNST: Untersuchungen über hormonale Wachstumsantriebe der Brustdrüse unter Einbeziehung des Parabioseverfahrens. Dtsch. Z. Chir. **202**, 231 (1927). — D'ERRICO: Über die Auslösung der funktionellen Tätigkeit der Milchdrüse. Pediatria **18**, 253. Ref. Zbl. Biol. **10**, 3303.

FELLNER, O.: (a) Tierversuche zur inneren Sekretion. Zbl. Grenzgeb. Med. u. Chir. **1904**, H. 7. (b) Experimentelle Untersuchungen über die Wirkung von Gewebsextrakten aus der Plazenta und den weiblichen Sexualorganen auf das Genitale. Arch. Gynäk. **100**, 641. — FIEUX: Beitrag zum Studium des Plazentarsaftes in seinen Beziehungen zur Milch-sekretion. Bull. méd. **1903**, No 66, 725. — FOÀ: Über die Faktoren, die die Funktion der Milchdrüse bestimmen. Arch. f. Physiol. **5**, H. 6 (1905). Ref. Zbl. Biol. **8**, 1588. — FOGES: Beiträge zur Beziehung von Mamma und Genitale. Wien. klin. Wschr. **1907**, Nr 26; Wien. klin. Wschr. **1908**, Nr 5. — FRANK: Zur Frage der experimentellen Milchauslösung. Arch. Gynäk. **97**, H. 1 (1912). — FRANK u. UNGER: An experim. study of the causes which produce the growth of the mammary glands. Arch. int. Med. **1911**, 7. Angef. Arch. Gynäk. **97** (1912). — FRÄNKEL, L.: (a) Die Funktion des Corpus luteum. Arch. Gynäk. **68**. (b) Innere Sekretion des Ovariums. Z. Geburtsh. **64**. (c) Experimentelle Untersuchungen über die Funktion des Corpus luteum. Dtsch. med. Wschr. **1901**, Ver.-Beil., 311. (d) Neue Experimente zur Funktion des Corpus luteum. Arch. Gynäk. **91**, 705 (1910). (e) Die inter-stitielle Eierstocksdrüse. Berl. klin. Wschr. **1911**, Nr 2. (f) Untersuchungen über die sog. Glande endocrine myométrale. Arch. Gynäk. **99**, H. 2 (1913). — FREI, W. u. F. GRÜTER: Experimente am Rind zur Frage der Beziehungen zwischen Eierstock und Milchdrüse. Virchows Arch. **275**, 638 (1930). — FREUND, H. W.: Beziehungen der Schilddrüse und Brustdrüsen zu den schwangeren und erkrankten weiblichen Genitalien. Dtsch. Z. Chir. **31** (1891).

GELLHORN: Abnormal secretion from the mammary glands in non pregnand women. J. amer. med. Assoc. **51**. — GIERKE: Drüsen mit innerer Sekretion. ASCHOFFs Lehrbuch der pathologischen Anatomie. — GLAESMER, E. u. R. AMERSBACH: (a) Die Pathologie der Hängebrust und ihre moderne operative Behandlung. Münch. med. Wschr. **1927**, Nr 28, 1171. (b) Die weibliche Brust. Stuttgart: Ferdinand Enke 1929. — GOENS: Contribution à l'étude de la glande mammaire senile et de ses états précancereux. Thèse de Genève **1919**, No 881. — GOGITIDSE: Übergang des Nahrungsfettes in Milch. Z. Biol. **45** (1904). — GRIGORIN u. M. CRISTEA: Beitrag zur Milchsekretion. Gynäk. Rdsch. **4**, Nr 20, 740. — GRIMMER, W.: Beiträge zur Kenntnis der Milch schilddrüsenloser Ziegen. Biochem. Z. **88**, 43 (1918). — GRUBER, G. B.: Beiträge zur Histologie und Pathologie der Mamma. Virchows Arch. **248**, 397 (1924). — GUILLEBEAU, A.: Die Neubildung von Drüsenzellen in der Milchdrüse ist ein wichtiger Vorgang bei der Sekretionstätigkeit dieses Organes. Virchows Arch. **221**, H. 1, 1 (1916).

Halban: Die innere Sekretion von Ovarium und Plazenta und ihre Bedeutung für die Funktionen der Milchdrüse. Arch. Gynäk. **75**, 353. — Halliday: Über einen Fall von Überpflanzung des Ovariums mit nachfolgender Schwangerschaft und Geburt eines lebenden Kindes. Wer ist die Mutter? Edinburgh obstetr. Soc. **1905**. Ref. Zbl. Gynäk. **1906**. — Hayashi, S.: Über die Kolostrumkörperchen. II. Ein Beitrag zur Kenntnis über ihr Wesen. Jap. J. med. Sci. Abstr. **2**, Nr 34 (1925). — Heape: The menstruation and ovulation of Macacus Rhesus. Philos. trans. roy. Soc. Lond. **1897**, 188. — Hedinger, E.: Zur Bedeutung der präsenilen Involution der Mamma. Berl. klin. Wschr. **1914**, Nr 11, 517. — Heidenhain: Die Milchabsonderung. Hermanns Handbuch der Physiologie, Bd. 5. 1880. — Helbich: Bedarf es des physiologischen Reizes zur Anregung und Erhaltung der Laktation. Mschr. Kinderheilk. **10**, 391 (1911). — Herrmann: (a) Zur Chemie des Ovariums und des Corpus luteums. 15. Kongr. Geburtsh. Ref. Zbl. Gynäk. **1913**, 843. (b) Über eine wirksame Substanz im Eierstock und in der Plazenta. Mschr. Geburtsh. **41**, 1 (1915). — Herrmann u. Neumann: Über die Lipoide der Gravidität und deren Ausscheidung nach vollendeter Schwangerschaft. Wien. klin. Wschr. **1921**, Nr 42. — Herrmann u. Stein: Über die Wirkung eines Hormons des Corpus luteum auf männliche und weibliche Keimdrüsen. Wien. klin. Wschr. **29**, Nr 25, 778. — Hildebrandt: Zur Lehre von der Milchbildung. Beitr. chem. Physiol. u. Path. **5**, 463; Zbl. Biol. **3**, 167. — Hill, L. R. u. Simpson: The effect of pituitary extract on milksecretion in the geat. Quart. J. exper. Physiol. 8, 103 (1914). — Hirata, Y.: Über Wachstum und Involution der Milchdrüse. Trans. jap. path. Soc. **17**, 311 (1927). — Hohlfeld: Über die Bedeutung des Kolostrums. Arch. Kinderheilk. **46**. — Hussy, P. u. J. Wallart: Interstitielle Drüse und Röntgenkastration. Z. Gynäk. **77**, 177 (1915).

Ilroy Mc.: Über die Mammasekretion beeinflussende Faktoren. 17. internat. med. Kongr. London 1913.

Joelsohn, Fanny: Über die Ursachen der Menstruation. Monogr. Bern 1913.

Kehrer: Zur Morphologie des Milchkaseins. Arch. Gynäk. **1871**. — Keiffer: (a) De l'éxistence d'une glande myométriale endocrine chez la famelle gestante de cobaye. Ann. et Bull. Sci. med. et nat. Bruxelles **70**, 541 (1912). (b) Existetil une glande myométriale dans l'uterus humaine. Ann. et Bull. soc. sc. med. et nat. de Bruxelles. Bd. 72. 1914. — Kepler: Über das Geschlechtsleben des Weibes nach der Kastration. Wien. med. Wschr. **1891**, Nr 37. — Koyama, M.: Morphologische Studien über Fette der Haut, der ihr angehörigen Drüsen und der Milch bei Menschen und Tieren. Mitt. path. Inst. med. Fak. Niigata, Okt. **1928**, H. 7. — Kraul, L.: Einfluß der Laktation auf den Organismus. Med. Welt 2, 45 (1928). — Krusen: The present status of corpus luteum organotherapy. Amer. J. Obstetr. **66** (1912). — Kudji, N.: Zur Pathologie der menschlichen Brustdrüse. Stuttgart 1921.

Laqueur, E., de Jongh, S. E. u. M. Tansk: Über weibliches Sexualhormon. Menformon. V. Über den feminisierenden Einfluß des Menformons auf die unentwickelte Brustdrüse. Dtsch. med. Wschr. **1927**, Nr 21, 867. — Limon, M.: Phénomènes histologiques de la sécrétion lactée. J. Anat. et Physiol. **38**, 14 (1902). — Lipschütz: Die Pubertätsdrüse und ihre Wirkungen. Bern 1919. — Lourié, R.-R.: Contribution à l'étude des éléments figurés du colostrum et du lact. Labor. histol. de colleg. de France, 1901. Jber. Anat. **1901**.

Mackenzie: An experimental investigation of the mechanisme of milksecretion with special reference to the action of aminal extrakts. Quart. J. exper. Physiol. 4, Nr 4 (1912). Ref. Zbl. Biol. **13**, 310. — Maziarski, St.: Über den Bau und die Einteilung der Drüsen. Anat. H. **18**, 171 (1902). — Mercier: (a) A propos du déterminisme de la sécrétion mammaire chez la lapine. Soc. Biol. **74**, 646 (1913). (b) Etats de nos connaissances sur le déterminisme de l'apparation du lact chez la lapine gestante. Soc. Biol. **74**, 887 (1913). — Metzner: Die Milch und die Milchabsonderung. Lehrbuch der Physiologie von Zuntz-Loewy, 2. Aufl., S. 582. 1913. — Meyer, Robert: (a) Zur Corpus luteum-Bildung beim Menschen. Zbl. Gynäk. **35**, 1206, 1549 (1911); Arch. Gynäk. **93**, 354 (1911). (b) Beiträge zur Lehre von der normalen und krankhaften Ovulation und der mit ihr in Beziehung gebrachten Vorgänge am Uterus. Arch. Gynäk. **113**, H. 2, 259 (1920). — Meyer, Rob. u. Carl Ruge II: Über Corpus luteum-Bildung und Menstruation in ihrer zeitlichen Zusammengehörigkeit. Zbl. Gynäk. **37**, 50, 1333 (1913). — Michaelis: Beiträge zur Kenntnis der Milchsekretion. Arch. mikrosk. Anat. **51**. — Murakami, K.: Über die vitale Färbung der Milchdrüse, insbesondere über das Wesen sowie die Funktion der Kolostrumkörperchen. Jap. J. med. Sci. Abstr. **2**, Nr 69 (1925).

Nicotti, V. de: Beitrag zum Studium des Einflusses der Organo- (Plazenta-) Therapie auf die Funktion der Mamma. Schweiz. med. Wschr. **1928**, Nr 12, 324. — Niklas: Zur Frage der Plazentarhormone und der Verwendung von Planzentarsubstanzen als Laktagoga. Mschr. Geburtsh. **38**, Erg.-H., 60 (1913). — Nissen, F.: Über das Verhalten der Kerne und der Milchdrüsenzellen bei der Absonderung. Arch. mikrosk. Anat. **26**, 337 (1886). —

NOVAK: Die Rolle der Brustdrüsen in der Lehre von der inneren Sekretion. Zbl. Gynäk. 4, H. 2, 49 (1914).

OTT: Milk and internal secretions. Ther. Gaz., Nov. 1912. — OTT and SCOTT: (a) The action of infundibulum on the mammary secretion. Proc. Soc. exper. Biol. a. Med. 8 (1911). (b) On the inhibitory and synergistic hormons of the secretion of milk. Proc. Soc. exper. Biol. a. Med. 10, H. 1, 19. (c) Note on the action of corpus luteum upon the mammary glands. Proc. Soc. exper. Biol. a. Med. 12, H. 2 (1914); Zbl. Biol. 37 (1916/17). — OTTO- LENGHI: Beitrag zur Histologie der funktionierenden Milchdrüse. Arch. mikrosk. Anat. 58.

PANKOW: Graviditäts-, Menstruations- und Ovulationssklerose der Uterus- und Ovarial- gefäße. Arch. Gynäk. 80. — PFAUNDLER: Physiologie der Laktation. SOMMERFELDs Hand- buch der Milchkunde. — PHILIPP, E.: Ein Beitrag zur hormonalen Wirkung der Plazenta auf die Brustdrüsen. Zbl. Gynäk. 48, H. 46, 2527 (1924). — POPPER, R.: Die Formelemente des Kolostrums, ihre Entstehung und ihre Bedeutung. Pflügers Arch. 105, 573 (1904).

RAUBER, A.: Über die Absonderung der Milch. Sitzgsber. naturforsch. Ges. Leipzig 5, 30 (1878). — RIEDEL, G.: Die Entwicklung und Entartung des elastischen Gewebes in der senilen Mamma. Virchows Arch. 256, 243 (1925).

SCHÄFER u. MAKENZIE: The action of animal extracts on milksecretion. Proc. roy. Soc. Lond. 24, 16 (1911). Ref. Zbl. Biol. 12, 252. — SCHAUTA: Die Pyopagenschwestern Blažek. Gynäk. Rdsch. 1910, 437. — SCHERBAK: Wien. klin. Wschr. 1912, Nr 5. — SCHICKELE: Der Einfluß der Ovarien auf das Wachstum der Brust. (Beitrag zur Lehre der inneren Sekretion). Z. Geburtsh. 74, 332 (1913). — SCHIFFMANN: Mammaextrakte. (Mammaextrakte wirken hemmend auf die Laktation). Arch. Gynäk. 111. — SCHIFFMANN u. VYSTAVEL: Versuche zur Frage einer inneren Sekretion der Mamma. Wien. klin. Wschr. 1913, H. 7. Ref. Zbl. Biol. 1913, 517. — SCOTT: The effect of infundibulum on mammary secretion. N. Y. med. J. 45, 1286 (1912). — SEITZ, WINTZ u. FINGERHUT: Über die bio- logische Funktion des Corpus luteum. Münch. med. Wschr. 1914, Nr 30/31. — SSOLOWLEW: Die Wirkung des Extraktes aus dem Corpus luteum und Ovarium auf die Sekretion der Brustdrüse. Vortr. Ges. wiss. Med. u. Hyg. Univ. Charkow. Ref. Semaine méd. 33, 395 (1912); Zbl. Biol. 1914, 2962. — STEINACH: (a) Willkürliche Umwandlung vom Säugetier- männchen in Tiere mit ausgeprägten weiblichen Geschlechtscharakteren und weiblicher Psyche. Pflügers Arch. 144, H. 3. (b) Ferminierung von Männchen und Maskulierung von Weibchen. Zbl. Physiol. 27, Nr 14 (1913). — STEINHAUS, J.: Die Morphologie der Milchabsonderung. Arch. f. Physiol. 1892, 54. — SZABÓ, J.: Die Milchdrüse im Ruhe- zustande und an Hand ihrer Tätigkeit. Arch. f. Anat. 1896, 352.

THOMAS, E.: Zur Biologie der Kolostralkörperchen. Z. Kinderheilk. 8, 291 (1913).

UNGER, E.: Das Kolostrum. Virchows Arch. 151, 159 (1898).

VILLEMIN: Sur les rapports du corps jaune avec la menstruation et le rut. Soc. Biol. 64, 444 (1908).

WACKER u. BECK: Über Cholesterin und über den Cholesterinstoffwechsel beim Säugling. Berl. klin. Wschr. 1921, Nr 18, 453. — WALLART: (a) Untersuchungen über die interstitielle Eierstocksdrüse beim Menschen. Arch. Gynäk. 81, 271 (1907). (b) Untersuchungen über das Corpus luteum und die interstitielle Eierstocksdrüse während der Schwangerschaft. Z. Geburtsh. 63, 520 (1908). — WEBER: Untersuchungen über die Milchproduktion brünstiger Kühe. Zbl. Gynäk. 7 (1911). — WINTZ: Die physiologisch-chemische Wirkung des Follikel- saftes. Arch. Gynäk. 113, H. 3 (1920). — WULKOW, F.: Schwarzes Kolostrum. Zbl. Gynäk. 1929, Nr 25, 1583.

V. (Anhang.) Die pathologische Sekretion der Brustdrüse.

ALSBERG, P.: Brustdrüse und Eierstock. Zbl. Gynäk. 1907, 1581. — ASKANAZY: Chemi- sche Ursachen und morphologische Wirkungen bei Geschwulstkranken, insbesondere über sexuelle Frühreife. Z. Krebsforsch. 9, H. 3.

BARTELS: Über die Spätlaktation der Kaffernfrauen. Z. Ethnol. 1888. — BIBERSTEIN, H.: Mammasekretion und -krisen bei Tabes. Klin. Wschr. 1922, 68.

COHN, F.: Die innersekretorischen Beziehungen zwischen Mamma und Ovarium. Mschr. Geburtsh. 37, 93 (1903); Dtsch. med. Wschr. 1912, Ver.-Beil., 2245.

DUFOURT: Sekretion aus der Mamma nach totaler Hysterektomie mit doppelseitiger Kastration. Lyon. méd. 1913, No 18.

EBELER, F.: Zur Pathologie der Brustdrüsensekretion. Med. Klin. 1915, Nr 39, 1070.

FRAENKEL, S.: Die Milch einer 62jährigen Frau. Biochem. Z. 18.

GLORIEUX: Hysterische Sekretionsstörungen. Fall von Galaktorrhöe. Policlinique 1894, No 19. Ref. Zbl. Gynäk. 1895. — GRÜNBAUM, D.: Milchsekretion nach Kastration. Dtsch. med. Wschr. 1907, Nr 26, 1038.

HAENEL, H.: Ein Fall von dauernder Milchsekretion beim Manne. Münch. med. Wschr. 1928, Nr 6, 261. — HERFF, v.: Beitrag zur Lehre der Galaktorrhöe. Monogr. 1889. — HESS: Blutabsonderung aus der Mamma während der Laktation. Mschr. Kinderheilk. 23. —

Hirschberg, A.: Über die vikariierende bzw. komplementäre Menstruation. Zbl. Gynäk. 1914, Nr 26, 929.

Jelschansky: Zur Frage der Blutsekretion aus den Brustdrüsen der Frauen. Annal. Univ. Kijew 53 (1913).

Lambinon: J. d'Accouchement 1908. Ref. Zbl. Gynäk. 1908. — Landau, Th.: Über einige Anomalien der Brustdrüsensekretion. Dtsch. med. Wschr. 1890, Nr 16, 33. — Lewis: Bleeding nipples. Surg. etc. 22, Nr 6 (1916, Juni). — Lindig, P.: Zur Pathologie der Brustdrüsensekretion. Z. Geburtsh. 76, H. 3, 726 (1915). — Litten, L.: Die histologischen Grundlagen der Sekretion nichtgravider Mammae. Virchows. Arch. 259, 126 (1926).

Mintz: (a) Le catarrhe de la glande mammaire. Semaine méd. 1911, Nr 7. (b) Über die blutende Milchdrüse. Russ. Wratsch 1912, Nr 5.

Nussbaum: Über lange anhaltende Funktion der Milchdrüse. Münch. med. Wschr. 1903, Nr 21, 905.

Pollitzer: Vikariierende Menstruation aus der linken Mamma. Zbl. Gynäk. 1905, Nr 10, 305. — Preuss u. Jacoby: Mammakrisen bei Tabes. Med. Klin. 1924, Nr 43. — Pribram: Die blutende Mamma. Erg. Chir. 13 (1921).

Reiss: Z. Ethnol. 1888, 82. — Rupprecht: Sekretionsstörungen der Brustdrüse. Zbl. Gynäk. 1892, Nr 12, 239.

Saenger, H.: Über ein primäres und über ein metastatisches Ovarialkarzinom mit Milchbildung in den Brustdrüsen. Mschr. Geburtsh. 36, 436 (1912). — Schmidtpott (angef. nach Biberstein): Inaug.-Diss. Freiburg 1908. — Schmincke: Münch. gynäk. Ges., Sitzg 20. Nov. 1913. Mschr. Geburtsh. 39, 840 (1914). — Schütte-Arnst: Über die blutende Mamma. Inaug.-Diss. Köln 1924. — Siding: Wien. klin. Wschr. 1909, 269. — Simons: Pigmentierte Galaktorrhöe. Zbl. Gynäk. 1908, Nr 19, 637. — Skutsch: Blutabsonderung aus der Brustdrüse. Zbl. Gynäk. 1909, Nr 31, 1094.

Uchigaki, S.: Ein Fall von Milchsekretion bei Nullipara nach der Entfernung der linksseitigen Ovarialzyste und des subserösen Myoms. Kinki Fujinkwa Gakkwai Zassi (jap.) 9, 1.

Vogt: Ein Fall von Galaktorrhoea post combustionem, zugleich ein Beitrag zur Lehre des Antagonismus zwischen Brustdrüsenfunktion und Ovulation. Zbl. Gynäk. 109, Nr 23.

Weishaupt: Über die blutende Mamma. Zbl. Gynäk. 1918, Nr 14, 248. — Wrede: Blutende Brustdrüse. Med. Klin. 1920, 325.

Ziegenspeck, R.: Die Folgen einer Hysteropexie mit Kastration. Münch. med. Wschr. 1909, Nr 34, 1741.

VI. Die Galaktozele.

Barrier: Galaktozele. Gaz. Hôp. 1850. No 23. Ref. Schmidts Jb. 67, 63. — Beigel: Die Krankheiten des weiblichen Geschlechts, 1875, II. S. 763. — Bernardo, Amato di: Voluminoso galattocele. Riv. ital. Ginec. 1, H. 4, 407 (1923). — Billroth: Krankheiten der weiblichen Brustdrüse. Dtsch. Chir. Lief. 41, 39. — Bindi: Contributione alla anatomica pathologica del gallatocele. Sperimentale 1900. — Birkett: (a) The diseases of the breast, p. 198. London 1850. (b) Galaktozele. Guy's Hosp. Rep., III. s. 7, 344. London 1861. — Bouchacourt: Du galactocèle et de son traitement. Gaz. méd. Lyon 1857, No 43. Ref. Cannstadts Jber. 4, 428 (1857).

Cattani: Galaktozele bei einem 14 Monate alten Kinde. Ann. Ostetr. 2, Nr 7/8. Ref. Virchow-Hirschs Jber. 1880 II, 569. — Cooper, Asthley: Krankheiten der Brust, 1829.

Delbet: Maladies de la mamelle. Traité de chirurgie par Duplay et Reclus, Tome 6, p. 195. Paris 1892. — Dupuytrent: Angef. nach Velpeau.

Forget: Considérations pratiques sur le galactocèle mammaire ou tumeur laiteuse du sein et son traitement. Bull. gén. Thér. 1844, 355; 1845, 34. — Förster: Handbuch der speziellen pathologischen Anatomie, 2. Aufl., 1863. S. 475. — Freund, G.: Zur Kenntnis der Seifenzysten der Mamma. Virchows Arch. 156, 151 (1899).

Gillette: Kyste crémeux de la mamelle gauche. Union méd. 1878, No 71, 72, 75. — Gould, Pearce: Galaktozele. Lancet 1880 II, 850. — Gros, Clark le: Med.-chir. Trans. 57, 95 (1874). — Grynfeltt et Tzélépoglou: Les galactocèles. Gynéc. et Obstétr. 5, No 2/3 (1922).

Kehrer: Handbuch der Geburtshilfe, Bd. 3, S. 487. Stuttgart 1889. — Klotz: Über eine seltenere Erkrankung der Brustdrüse. Arch. klin. Chir. 25 49 (1880). — Korteweg: Galaktozele bei Mastitis. Nederl. Tijdschr. Geneesk. 1891, Nr 10.

Labbé et Coyne: Traité des tumeurs benignes du sein, 1876. p. 225.

Marta: Galaktozele. Venedig 1884. — Matlakowski: Butterzyste der Brust. Gaz. lek. 1886, Nr 11.

Nordmann A.: Über die Galaktozele. Virchows Arch. 147 475 (1897) (Schrifttum).

Puech (zit. nach Gillette): Monit. Sci. méd. 1860.

Rogowitsch, N.: Zur Frage über die Käse- und Butterzysten der Brustdrüse. Beitr. path. Anat. 18 487 (1895). — Rubesch: Zur Kenntnis der Galaktozele. Prag. med. Wschr. 1905, Nr 4.

SALZMANN: Ett fall af galactocele. Finska Läk.sällsk. Hdl. **26**, 409. Ref. Virchow-Hirschs Jber. **1885** II, 389. — SAMELSON-KLIWANSKY, L.: Ein Beitrag zur Kenntnis der Mammacysten mit butterähnlichem Inhalt. Virchows Arch. **179**, 76 (1905); Inaug.-Diss. Bern 1905. — SCANZONI: In KIWISCH, Klin. Vortr. **3**, 96 (1855). Lehrbuch der Krankheiten der weiblichen Sexualorgane, S. 531. Wien 1857. — SCARPA: Galaktozele. Beobachtungen d. K. K. med.-chirurg. Josephsakademie zu Wien, Bd. 1. 1801 u. Opusculi di chirurgia, Vol. 2, p. 183. Pavia 1825. — SCHÖNSTEDT: Über die Zysten der weiblichen Brustdrüse. Inaug.-Diss. Rostock 1894. — SCHREGER: Galaktozele. Med.-chir. Wahrnehmungen. Arch. med. Erfahrgn **3**, 217 (1810). — SMITA: Wien. klin. Wschr. **1890**, Nr 29. — SSIROTKIN: Zur Kasuistik der Milchzysten (Galaktozele). Moskov. med. Ž. **2**, Nr 1/2, 34 (1922).

TABAKIAU: Anatomie pathologique du galactocèle. Thèse de Montpellier **1901**.

VELPEAU: Tumeurs laiteuses ou galactocèles. Gaz. hebdom. **1853**, 72, 122. Traité des maladies du sein, 2. Aufl., 374. Paris 1858. — VIRCHOW, R.: Die krankhaften Geschwülste, 1863, I. S. 283.

WALDENSTRÖM: Galaktozele. Uppsala Läk.för. Förh. **10**, 425 (1874/75). Angef. nach Virchows-Hirschs Jber. **2**, 444 (1875).

VII. Senile Involution der Brustdrüse.

(Schrifttum vgl. unter V und XII).

VIII. Die apokrinen Schweißdrüsen (Achselhöhlenorgan).

ALVERDES, K.: Die apokrinen Drüsen im Vestibulum nasi des Menschen. Z. mikrosk.-anat. Forsch. **28**, 609 (1932).

BRINKMANN, A.: (a) Über das Vorkommen von Hautdrüsenorganen bei den anthropoiden Affen. Anat. Anz. **34** (1909). (b) Die Hautdrüsen der Säugetiere. Erg. Anat. **20** (1912). (c) Nachlese zu meinen Hautdrüsenarbeiten, 1924. (Angef. nach KLAAR). (d) Ein paar Bemerkungen zu den neuesten Untersuchungen der Hautdrüsen bei den anthropomorphen Affen. Anat. Anz. **62**, 236 (1926/27).

CHAMPNEYS, F. H. and A. A. BOWLBY: Further Observations on the Development of mammary functions by the skin of lying in women. Med.-chir. Trans. **1895**, 267.

EGGELING v.: Hautdrüsen. Handbuch der vergleichenden Anatomie, Bd. 1, S. 633. Berlin u. Wien: Urban & Schwarzenberg 1931.

FRIEDRICH u. SCHOSSBERGER: Angef. nach KROMPECHER.

GAY, A.: Die Zirkumanaldrüsen des Menschen. Sitzgsber. Akad. Wiss. Wien, Math.-naturwiss. Kl. II **63** (1871).

HADLEY, E. E.: Axillary „menstruation" in a male. Amer. J. Psychiatr. **9**, 2003 (1930). — HAGEN, A.: Die sexuelle Ophresyologie, 2. Aufl. Berlin 1906. — HERZENBERG, HELENE: Neue Beiträge zur Lehre von den apokrinen Schweißdrüsen. Virchows Arch. **266**, 422 (1927). — HOLMGREN, E.: Die Achseldrüsen des Menschen. Anat. Anz. **55**, 553 (1922). — HOMMA, H.: Über positive Eisenbefunde in den Epithelien der apokrinen Schweißdrüsen menschlicher Axillarhaut. Arch. f. Dermat. **148**, 463 (1925).

KAYSER, J.: Achselhöhlenbrüste bei Wöchnerinnen. Arch. Gynäk. **85**, 459 (1908). — KLAAR, J.: (a) Über die axillaren Knäueldrüsen der Affen. Z. Anat. **72** (1924). (b) Zur Kenntnis des weiblichen Axillarorgans beim Menschen. Wien. klin. Wschr. **1926**, Nr 5, 127. — KROMPECHER: Über Geschwülste und Hypertrophie der Schweißdrüsen. Arch. f. Dermat. **126** (1919).

LOESCHCKE, H.: (a) Die Achseldrüsen als Sexualdrüsen. 2. Tagg südwestdtsch. Pathol. Mannheim, 26. u. 27. April 1924. (b) Über zyklische Vorgänge in den Drüsen des Achselhöhlenorgans und ihre Abhängigkeit vom Sexualzyklus des Weibes. Virchows Arch. **255**, 284 (1925). — LÜNEBURG: Beiträge zur Entwicklung und Histologie der Knäueldrüsen in der Achselhöhle des Menschen. Inaug.-Diss. Rostock 1902.

MOSZKOWICZ, L.: Über den monatlichen Zyklus der Brustdrüse. Arch. klin. Chir. **142**, 374 (1926).

NOTO: Angef. nach REBAUDI.

PINKUS: Handbuch der Haut- und Geschlechtskrankheiten von JADASSOHN, Bd. 1. 1927.

REBAUDI, ST.: Der Schweißdrüsenapparat während der normalen und der pathologischen Schwangerschaft. Beitr. Geburtsh. **17** (1912). — RICHTER, W.: Beiträge zur normalen und pathologischen Anatomie der apokrinen Hautdrüsen des Menschen mit besonderer Berücksichtigung des Achselhöhlenorgans. Virchows Arch. **287**, H. 2, 273 (1932).

SCHAFFER, J.: (a) Zur Einteilung der Hautdrüsen. Anat. Anz. **57**, 353 (1924). (b) Zur Kenntnis der Hautdrüsen bei den Säugetieren und bei Myxine. Z. Anat. **76**, 320 (1925). (c) Über die Hautdrüsen. Wien. klin. Wschr. **1926**, Nr 1, 1. (d) Handbuch der mikroskopischen Anatomie von MÖLLENDORFF, Bd. 2, 1. 1927. — SCHIEFFERDECKER: Die

Hautdrüsen des Menschen und der Säugetiere, ihre biologische und rassen-anatomische Bedeutung sowie die Muscularis sexualis (vorläufige Mitteilung). Biolog. Zbl. **37** (1917); Zool. **72** (1922). — Schilder, P.: Über die amyloide Entartung der Haut. Frankf. Z. Path. **3**, 782 (1909). — Seitz, L.: (a) Über eine mit Schwellung einhergehende Hypersekretion der Schweiß- und Talgdrüsen in der Achselhöhle während des Wochenbettes, echte Milchsekretion vortäuschend. Arch. Gynäk. **80**, 517 (1906). (b) Über die sog. Achselhöhlenmilchdrüse und deren Genese (Schwangerschaftsmetamorphose der Schweißdrüsen). Arch. Geburtsh. **88**, 94 (1909).

Talke: Über die großen Drüsen der Achselhöhlenhaut des Menschen. Arch. mikrosk. Anat. **61** (1903).

Veil: Gibt es anatomische Veränderungen der Schweißdrüsen bei inneren Krankheiten? Dtsch. Arch. klin. Med. **103**, 600 (1911).

Waelsch: Über Veränderungen der Achseldrüsen während der Gravidität. Arch. f. Dermat. **114** (1913).

IX. Die Mammahypertrophie (Makromastie).

Albert: Diffuse idiopathic hypertrophy of the mammary glands of the female. J. amer. med. Assoc. **55**. — Alexander, W.: Myxoedema following mammary hypertrophy in childhood. Brit. med. J. **1929**, Nr 3355, 349.

Bartel: Fall von echter doppelseitiger Hypertrophie der weiblichen Brustdrüse. Z. Heilk. **21**, H. 7 (1900). Ref. Zbl. Gynäk. **1900**, Nr 14. — Bartlett: Breast hypertrophy. Non surgical breast-conditions. Surg. etc. **38**, Nr 6, 798 (1924.) — Bartok: Amputation of mammary gland for hypertrophy. Philad. med. Times, 25. Jan. 1887. — Benoît et Monteils: Hypertrophie extracordinaire des mamelles chez une fille de 16 ans. — Résolution spontanée après plusieurs grossesses. Montpellier méd. **38**, Nr 6 (1877); Ann. de Gynéc. **8**, 151. Ref. Zbl. Chir. **1878**, Nr 2. — Bittner: Fall von Hypertrophie beider Mammae bei einem 6 Monate alten Mädchen. Prag. med. Wschr. **1895**, Nr 43. — Blond, K.: Ein Beitrag zur Lehre von der Mammahypertrophie. Med. Klin. **1921**, Nr 17, 497. — Bogoljubow: Elephantiasis der Brustdrüsen. Russk. Wratsch **1907**, Nr 13. — Borst: Die Lehre von den Geschwülsten, S. 551. Wiesbaden 1902. — Bouyer: Arch. gén. Méd., IV. s. **25** (1851). Angef. nach Kirchheim.

Carless: Angef. nach Engländer. Wien. klin. Wschr. **1901**, Nr 3, 65. — Cartauli: Contribution à l'étude de l'hypertrophie mammaire de la puberté. Thèse de Toulouse **1911**, No 973. — Caubet: Hypertrophie mammaire de la puberté. Presse méd. **1911**, No 20. — Combier et Murard: L'hypertrophie mammaire. J. des Pract. **37**, No 11 (1923). — Cooper: Illustrations of the disease of the breast. Illustrat. of the diseases of the breast. Chap. VII.

Dahl: Hosp.tid. (dän.) **7**, Reihe 6, 141, 161. Kopenhagen 1879. Ref. Virchow-Hirschs Jber. **1879** II, 408. — Darquier: A case of hypertrophy of mammary glands. Lancet, Juli **1905**. — Delbet: Traité de chirurgie (Duplay-Réclus), Tome 5. — Delfis: J. de Physiol. de Magendie **1825**. — Demarquay: Gaz. méd. Paris **1859**, 818. — Desenne: Progrès méd. **1886**, No 24. — Dietel: Ein Fall von doppelseitiger echter Mammahypertrophie. Bruns' Beitr. **33**, 535 (1902). — Donati: Über einen Fall von Hypertrophie der weiblichen Brustdrüse. Zbl. Gynäk. **24**, Nr 35 (1900). — Double le: Hypertrophie beider Brüste bei einem 15jährigen Mädchen. Bull. Soc. Anat. Paris **1875**, 185. Ref. Zbl. Gynäk. **1876**, Nr 33. — Durante et Tzélépoglu: Un cas d'hypertrophie mammaire (mastite diffuse hypertrophique). Arch. Méd. expér. **28**, H. 4, 18 (1919). — Durston: Bibl. de Manget **3**, H. 11, 262; Philosophic. Trans. **2**, Nr 32, 1047 (1669).

Engländer, B.: (a) Ein Fall von einseitiger diffuser Brustdrüsenhypertrophie bei einer Frau. Wien. klin. Wschr. **1901**, Nr 3, 65. (b) Noch einige Worte über diffuse Brustdrüsenhypertrophie. Arch. klin. Chir. **73**, 1003 (1904). — Erdheim, Siegmund: Über Graviditätshypertrophie der Mammae und der akzessorischen Brustdrüsen. Wien. klin. Wschr. **1913**, Nr 39, 1571. — Esterle: Ann. universali Med. **162**, 1857; Gaz. méd. Paris 1858.

Ferrus: Gaz. Hôp. 1846, 358. — Firket: Un cas d'hypertrophie atypique des seins. Bull. Acad. roy. Med. Belg. **1902**, No 10. — Fitzwilliams: Parenchymatous hypertrophy of the breast. Lancet **205**, Nr 5 (1923). — Foges, A.: Schwangerschaftshypertrophie der Mammae und Nebenmammae. Wien. klin. Wschr. **1901**, Nr 51, 1255. — Fraenkel, E.: Über diffuse Hypertrophie beider Mammae bei einer Virgo. Dtsch. med. Wschr. **1898**, Nr 26, 393. — Freund, R.: Mammahypertrophie. Ges. Geburtsh. Berlin, 25. Okt. 1912. Ref. Zbl. Gynäk. **1913**, Nr 15, 542.

Glück: 39. Verslg dtsch. Naturforsch. Gießen 1864. S. 219 (amtl. Bericht). — Grasmück, A.: Ein weiterer Fall von Hypertrophie der weiblichen Brustdrüse. Zbl. Gynäk. **25**, Nr 1 (1901). — Gräss, C. H.: Fall von ungewöhnlicher Hypertrophie der Brüste. Hygiea (Stockh.) **23**, 318. Ref. Schmidts Jb. **118**, 44 (1863). — Greig: On puberal mammary hypertrophy. Edinburgh med. J. **28**, Nr 4 (1922). — Grosch: Über einseitige Mammahypertrophie. Inaug.-Diss. München 1920. — Gussow: Ein Fall von Hypertrophie der

Brustdrüse. Gynäk. Rdsch. **1913**, H. 4. — GUTHRIE and ALBERT: Adiposity of the mammary glands. J. amer. med. Assoc. **57**, Nr 20 (1911).

HALTER: Einseitige Mammahypertrophie. Geburtsh.-gynäk. Ges., Wien, 11. März 1930. Wien. klin. Wschr. **1930**, Nr 16, 507. — HERCZEL, E.: Fall von Mammahypertrophie. Zbl. Gynäk. Ref. **1894**, Nr 45, 1150. — HESS: Korresp.bl. Ver. Nassauscher Ärzte **1859**, 17, 19. Ref. Arch. chlin. Chir.; Gurlts Jber. — HEY: Practic. observat. in surg. 2. Edit., p. 500. London 1810. — HEYN, A.: Über die diffuse Mammahypertrophie im Pubertätsalter. Zbl. Gynäk. **1923**, Nr 7. — HIGUIER et M. LORRAIN: Hypertrophie mammaire gravidique. Bull. Soc. Anat. Paris. **6**. — HOLZ: Die Mammahypertrophie in der Schwangerschaft. Inaug.-Diss. Greifswald 1915. — HONAM: Note on a case of gigantism of breasts (diffuse virginal hypertrophy). Dublin J. med. Sci., IV. s. **1920**, Nr 4, 187. — HÜBENER: Zur Kasuistik der echten beiderseitigen Mammahypertrophie. Dtsch. Z. Chir. **181**. — HUMBERT: Gaz. Hôp. **1885**, No 55. — HUSTON: Amer. J. med. Sci. **14**, 374 (1834).

IMAGE u. HAKE: Med.-chir. Trans. **30**, 105 (1847).

JOHNSTON: A case of bilateral diffuse virginal hypertrophie of the breasts. Trans. south. sourg. Assoc. **1903**; Arch. internat. Chir. **2**, H. 2. — JUHLE, A. J.: Ein Beitrag zur Kenntnis der Hypertrophia mammae. Nord. med. Ark. (schwed.) **45**, H. 2 (1912).

KAMMLER, J.: Über die einseitige Hypertrophie der Mamma. Inaug.-Diss. Breslau 1906. — KAUSCH: Die Operation der Mammahypertrophie. Zbl. Chir. **1916**, Nr 35. — KEYSSER: Massive Hypertrophie of the breast. Surg. etc. **1921**, Nr 33, 607. — KIRCH-HEIM, L.: Über sog. diffuse wahre Mammahypertrophie (BILLROTH) und ihr Verhältnis zum Fibrom. Arch. klin. Chir. **68**, 582 (1902). Inaug.-Diss. Leipzig 1902. — KOCHER: Korresp.bl. Schweiz. Ärzte **1909**, Nr 19. — KÖHLER, R.: Hypertrophie der Mamma. Arch. klin. Chir. **111**, 522 (1919). — KOSINSKI: Kolossale beiderseitige Mammahypertrophie während der Schwangerschaft. Warschau. Ärzte Ges. 1896. Med. doświadcz. i społ. (poln.) **1896**, 280. Ref. Mschr. Geburtsh. **4**, 605 (1896). — KÜTTNER: Einseitige Mammahypertrophie. Zbl. Chir. **1924**, 535.

LABARRAQUE: Étude sur l'hypertrophie générale de la glande mammaire chez la femme. Paris 1875. — LABBÉ: Hypertrophie der Mamma. Bull. Acad. Méd. **1891**, 3, No 29. Ref. Zbl. Path. **1892**, 3, 631. — LENTZ: Hypertrophia mammae. Münch. med. Wschr. **1910**, Nr 8. — LOTZBECK: Wien. med. Wschr. **1859**, 148. Ref. Schmidts Jb. **1860**, 51.

MALGAIGNE: Gaz. Hôp. **1844**, 599. — MANEC: Gaz. Hôp. **1859**, No 12, 45. — MARCÉ: Bull. Soc. Anat. Paris **1854**. — MARJOLIN: Gaz. Hôp. **1868**, No 131; Bull. Soc. Chir. Paris, II. s. **9**, 342 (1868). — MARQUES: Doppelseitige Mammahypertrophie. Brazil. méd. **2**, No 10 (1921). — MAYER, A.: Über Behandlung der Mammahypertrophie mit Röntgenstrahlen. Strahlenther. **12**, H. 1; Verh. dtsch. Ges. Gynäk. 16. Verslg Berlin, 26. bis 29. Mai 1920. Ref. Zbl. Gynäk. **1920**, Nr 28, 754. — MONOD: Gaz. Hôp. **1881**, No 55, 741. — MORESTIN: Hypertrophia mammae. Bull. Soc. Anat. Paris 7 (1905). — MÜLLERHEIM, R.: Ovarialtumoren bei Greisinnen mit Hypertrophie der Mamma und des Uterus und mit uterinen Blutungen. Zbl. Gynäk. **1928**, Nr 11, 689.

NEUGEBAUER: Hypertrophia mammae. Mschr. Geburtsh. Ref. **9**, 974 (1899). — NITTER: Hyperplasia mammae. Norsk Mag. Laegevidensk. **83**, Nr 9, 673 (1923).

PARQUIER: A case of hypertrophy of the mammary glands. Lancet, 8. Juli **1905**. — PASQUIER: L'hypertrophie mammaire. Gaz. méd. Nantes **31** (1913). — PATEL: Hypertrophie mammaire traitée par des injections souscutanées de laie de femme. Lyon. méd. **1920**, Nr 8, 361. — PATERSON: Hypertrophie of left breast. Virchow-Hirschs Jber. **2**, 346 (1895). — PFLANZ, E.: Pubertätshypertrophie beider Mammae. Zbl. Gynäk. **1902**, Nr 2. — POUSSON: Fall von Mastopexie. Abeille méd. No 28. 1897. Zbl. Gynäk. Ref. **1898**, Nr 8.

RENNER: Ein Fall von Elephantiasis der Brust. J. Méd. Bruxelles **1899**, No 33. — RICHET: (a) Gillette, Union méd. **1875**, No 63. (b) Gaz. Hôp. **1881**, No 41, 741. — ROSEN-FELD: Über die Fettleibigkeit des Mannes und der Frau. Med. Klin. **1907**, Nr 38. — ROTT-MANN: Fall von Mammahypertrophie. Zbl. Gynäk. **1896**, Nr 26, 704. — ROUSSEAU: Rev. méd.-chir. **1856**, 596. — ROUTIER: Hypertrophie mammaire unilatérale et grossesse. Ann. Gynéc. et Obstétr., Jan. **1904**. Ref. Zbl. Path. **15**. — ROVSING: Ein Fall von echter Mammahypertrophie behandelt mit Röntgenstrahlen. Hosp.tid. (dän.) **1919**, Nr 19.

SACAZA, ROBERTO: Des tumeurs du sein au point de vue du diagnostic differentiel et du traitement. Thèse de Paris **1867**. — SCHLESINGER: Hypertrophia mammarum diffusa. Berl. klin. Wschr. **1913**, 2060. — SCHMINCKE: Hypertrophia vera mammae. Münch. med. Wschr. **1924**, 61. — SCHÜSSLER, F.: Über Hypertrophie der weiblichen Brustdrüse. Arch. klin. Chir. **43**, 403 (1892). — SHEEN: Angef. nach ENGLÄNDER. Wien. klin. Wschr. **1901**, Nr 3, 65. — SIMPSON: Notes on a case of diffuse hypertrophy of the breasts. Edinburgh med. J., XXIV. s. 3, 176 (1920). — SKUHERSKY: Neue Beitr. Chir. **1841**. — SPETH: Berl. klin. Wschr. **1870**. — SWIETEN VAN: Commentaria in H. BOERHAAVE: Aphorism. de cognoscendis et curandis morbis. Lugd. Batav., 1764, A. IV. — SWINEY MAC: Dublin quart. J. med. Sie. **49**, 349 (1870). — SYMENS, P.: Über einen Fall von diffuser beiderseitiger Mammahypertrophie. Inaug.-Diss. Göttingen. Ref. Virchow-Hirschs Jber. **1901**, 391.

Thorek: Possibilities in the reconstruction of the human form. N. Y. med. J. **116**, 10 (15. Nov. 1922).

Velpeau: Traité des maladies du sein, p. 232. Paris 1854. — Verchère: Mastopéxie latérale contre la mastoptose hypertrophique. Méd. moderne **1898**, No 18.

Wisshaupt: Ein Fall von Hypertrophie der Brustdrüse in der Gravidität. Prag. med. Wschr. **1908**, Nr 26.

Zaruckow, H.: Zwei Fälle von Mammahypertrophie bei Schwangeren. Zbl. Gynäk. **1901**, Nr 21, 585. — Zweifel: Über Makromastie. Zbl. Gynäk. **1894**, Nr 52, 1346.

X. Mißbildungen.

a) Defekt der Brustdrüse (Amastie).

Angelis, D. E. u. R. Altschul: Über Anisomastie. Dtsch. Z. Nervenheilk. **112**, 165 (1930). — Axford: Mamillaplasty. Ann. Surg. **9** (1889).

Batchelor: Absence of mammae in a woman. Brit. med. J. **1888** II, 234. — Bing, R.: Über angeborene Muskeldefekte. Virchows Arch. **170**, 175 (1902). — Bittdorf: Über angeborene Brustmuskeldefekte. Dtsch. Z. Nervenheilk. **34** (1908). — Bokay: Ein Fall von einseitigem vollkommenem Fehlen des Musculus pectoralis major und minor. Orv. Hetil. (ung.) **65**, Nr 14, 123 (1921).

Cramer: Zur Physiologie der Milchsekretion. Münch. med. Wschr. **1909**, Nr 30.

Ernst, M.: Experimentelle Untersuchungen und klinische Beobachtungen über Entnervung der weiblichen Brustdrüse. Dtsch. Z. Chir. **215**, 302 (1929).

Froriep: Beobachtung eines Falles von Mangel der Brustdrüse beim Weibe. v. Frorieps Neue Notizen der Natur- und Heilkunde. Weimar 1839.

Geoffroy Saint-Hilaire: Analekten für Frauenkrankheiten, Bd. 4, S. 155. 1840. — Gilly: Absence complète des mamelles chez une femme et atrophie du membre sup. Courier méd. Paris **1882**. — Greenhow: Med.-chir. Trans. Lond. **1864**, 1995. Angef. bei Stiglbauer. — Greif: Drei Fälle von kongenitalem Defekt der Brustmuskeln. Inaug.-Diss. Greifswald 1891. — Gundlach: Über kongenitale Pektoralisdefekte und ihre Entstehung. Inaug.-Diss. Breslau 1910.

Handsyde: Angef. nach Israel. — Heide, v. d.: Zur Genese der Achselhöhlenmilchdrüsen. Z. Geburtsh. **68**, H. 1. — Heidler, H.: (a) Hypoplasie der linken Mamma. Münch. med. Wschr. **1912**, 965. (b) Ein Fall von Thoraxmißbildung. Wien. klin. Wschr. **1921**, Nr 36, 436. — Hinze: Amastia congenita. Polska Gaz. lek. **2**, Nr 19, 331 (1923). — Hubert: Étude sur l'amastie. Thèse de Paris 1907. — Hutchinson: Deficiency of part of the pect. maj. in association with absence of the mammary gland. Arch. Surg. Lond. **8**, 355 (1897).

Israel, E.: 2 Fälle von Hypertrophie der männlichen Brustdrüse. Inaug.-Diss. Berlin U. S. 1893/94, Nr 76.

Jefferis: Case of incomplete developpement of the third and fourth ribs. Lancet, Mai **1900**.

King, Staveley: Med. Tim. a. Gaz. **1858**, Nr 412; Cannstatts Jb. **4**, 15 (1858). — Kokalj-Kowalewska, B.: Über einseitige Mammaatrophie bei lungenkranken Frauen. Wien. klin. Wschr. **1929**, Nr 44, 1410.

Lévai: Die Mikromastie und ihre Behandlung. Ung. med. Presse **1901**, Nr 35. — Loening: Über einen Fall von einseitigem Pektoralisdefekt mit einseitiger Amastie. Mitt. Grenzgeb. Med. u. Chir. **17**, 210 (1907). — Louzier: Diss. anat. et phys. sur la sécrétion lacteé. Thèse de Paris 1810.

Mouchet: Absence congén. de la glande mammaire du côté droit avec existence du mamelon, agénesie du grand pectoral du même côté dans sa portion sternocostale. Arch. Méd. Enf. **17**.

Noorden, C. v.: Zwei Fälle von angeborenem Mangel der Pektoralis-Muskulatur nebst Bemerkungen über die Interkostal-Muskulatur. Dtsch. med. Wschr. **1885**, 607.

Pance, Fred: Vollständiger Mangel einer Mamma. Lancet **1862** I, 648. — Peiper: Mangel des linken Musculus pectoralis major. Dtsch. med. Wschr. **1891**, Nr 7, 256. — Prinz, B.: Über kongenitale Brustmuskeldefekte. Inaug.-Diss. Würzburg 1894.

Ranzi, E.: Über kongenitale Thoraxdefekte. Mitt. Grenzgeb. Med. u. Chir. **16**, 562 (1906). — Reček, V.: Drei Mammaanomalien. Ref. Z.org. Chir. **27**, 411 (1924). — Renfry: Obst. Trans. Lond. **37**, 12 (1896). Angef. bei Stiglbauer. — Ritter u. Eppinger: Österr. Jb. Pädiatr. **7**, 101, 201 (1876). Angef. bei Loening.

Schlötzer: Mangel einer Brustdrüse. Inaug.-Diss. Erlangen 1842. — Schoedel, J.: Einseitige Bildungsfehler der Brustwandung und der entsprechenden oberen Gliedmaße. Jb. Kinderheilk. **56**, 11 (1902). — Seitz: Eine seltene Mißbildung des Thorax. Virchows Arch. **98**, 335 (1884). — Sellheim, H.: Endlich ein echter weiblicher „Kastratoid". Arch. Frauenkde u. Konstit.forsch. **10**, 215 (1924). — Simpson: Case of amastia. Brit. J. Surg. **1**, Nr 2 (1913). — Skanzoni: Krankheiten der weiblichen Brustdrüse. Klinische Vorträge von KIWISCH, RITTER VON ROTHERAU, Bd. 3. Prag 1855. — STECHE, O.: Beiträge zur Kenntnis der kongenitalen Muskeldefekte. Dtsch. Z. Nervenheilk. **28**, 217. — STIGLBAUER, R.: Über angeborenen Mangel der Brustdrüse. Wien. klin. Wschr. **1924**, Nr 14, 340. — STINTZING: (a) Über angeborenen und erworbenen Defekt der Brustmuskeln. Ges. Morph. u. Physiol. München, Sitzg 2. März 1866. Ref. Münch. med. Wschr. **1886**, Nr 21, 381. (b) Der angeborene und erworbene Defekt der Brustmuskeln, zugleich ein klinischer Beitrag zur progressiven Muskelatrophie. Arch. klin. Med. **45**, 205 (1889).

TEINING: Kongenitaler Defekt der Brustmuskeln. Čas. lék. česk. **1905**, 272. — TOMPSON: On a form of congenital thoracic difformity. Teratologia, **25**. Jan. **1895**.

VIANNAY: Absence des muscles pectoraux et atrophie du sein correspondant. Rev. d'Orthop. **1908**, No 5.

WALTHER: Zur formalen und kausalen Genese der Brustmuskel- und Brustdrüsendefekte. Virchows Arch. **212**, 68 (1913) (Schrifttum). — WENDEL, W.: Über angeborene Brustmuskeldefekte. Mitt. Grenzgeb. Med. u. Chir. **14**, 456 (1905) (Schrifttum). — WIDMER: Vollständiges Fehlen der linken Brustdrüse. Korresp.bl. Schweiz. Ärzte **1888**, 472. — WILLIAMS, W. ROGER: Mammary variations per defectum. J. Anat. a. Physiol. **25**, 304 (1891). — WYLIE: Fall von vollständigem Defekt beider Brustdrüsen bei einer Frau. Brit. med. J. **2**, 235 (1888).

b) Überzahl der Brustwarzen und Brustdrüsen.

ABGABEKOFF, G.: Ein seltener Fall von Polymastie und Polythelie. Zbl. Gynäk. **1926**, Nr 29, 1921. — AHLFELD: Ärztl. Vereinsbl. Marburg. Angef. bei HAUSEMANN: Verh. Berl. anthrop. Ges., 18. Mai 1889. — AMMON, O.: (a) Einige Bemerkungen betr. das Vorkommen der überzähligen Brustwarzen usw. in R. WIEDERSHEIM: Der Bau des Menschen als Zeugnis für seine Vergangenheit. Freiburg i. Br. u. Leipzig 1893. (b) Angef. nach HANS FRIEDENTHAL: Beitrag zur Naturgeschichte des Menschen. Lieferung I: Das Wollhaarkleid des Menschen. Jena 1908. — ANDERSON, R. E.: Two cases of axillary breast. Brit. med. J. **1930**, Nr 3606, 283.

BACON: Med. News, 9. Aug. **1902**. Ref. FROMMELs Jber. **1902**, 1015. — BARDELEBEN, K. VON: (a) Die Häufigkeit überzähliger Brustwarzen (Hyperthelie), besonders beim Manne. Verh. anat. Ges. München **1891**, 247; Anat. Anz. **1892**, Nr 3, 87; Verh. anat. Ges. Wien **1892**, Nr 199. (b) Massenuntersuchungen über Hyperthelie beim Manne. Verh. anat. Ges. Göttingen **1896**, 17. — BARTEKY: Über ein Adenofibrom der Vulva. Inaug.-Diss. München 1925. Ref. Zbl. Gynäk. **1927**, Nr 40. — BARTELS, M.: Überzahl der Brustwarzen. Arch. Anat. u. Physiol. **1872**, 304; **1875**, 745. — BATZDORF: Mammaanomalien (Polymastie). Breslau. chir. Ges., 7. Juli 1926. Zbl. Chir. **1926**, Nr 43, 2727. — BELL, J. W.: Supernumerary breast near labium. Amer. J. Obstetr. **11**, 507 (1926). — BJÖRKQUIST, G.: Mitt. gynäk. Klin. ENGSTRÖM **7**, 301. Helsingfors 1908. — BLANCHARD: Polymastie. Soc. d'Anthrop., 19. März 1885. Progrès méd. **1885**, No 14. — BLAND SUTTON: Überzählige Brüste und Brustwarzen bei Menschen, Affen, Kühen usw. Amer. J. med. Sci., März **1889**, 247. — BLOME: Über Karzinomentwicklung in versprengten Brustdrüsenkeimen. Inaug.-Diss. Würzburg 1898. — BOENHEIM, F.: Über das Vorkommen überzähliger Mamillen und Kombination derselben mit anderen Degenerationszeichen. Arb. anat. Inst. **57**, H. 171 bis 173, 583. — BOK, E. J.: Über das Vorkommen überzähliger Brustwarzen bei Javanen. Anat. Anz. **61**, 492 (1926). — BOUFFE DE SAINT BLAISE, G.: Un cas d'imperforation des mamelons. C. r. Soc. Obstétr. Paris **5**, 191 (1903). — BRESSLAU, E.: Über Hyperthelie. Münch. med. Wschr. **1912**, Nr 51, 2793. — BRUCE, J. M.: On supernumerary nipples and mammae; with on account of sixty-five instance observed. J. Anat. a. Physiol. **11** (1879). — BURCKHARD, G.: Über embryonale Hypermastie und Hyperthelie. Arb. anat. Inst. **8**, 527 (1898).

CANTWELL: Supernumerary axillary mamary glands. J. amer. med. Assoc. **58** (1912). — CARRIEU: Polymastie. Zbl. Chir. **1921**, 1799. — CHAMPNEYS: Du développement des fonctions mammaires par la peau chez les femmes en couches. Soc. méd. et chir. Londres. Ref. Arch. de Tocol., 15. Juli **1886**. — CHAMPNEYS, F. H. and A. A. BOWLBY: Further Observations on the Development of mammary functions by the skin of lying in women. Medico-chir. Transact., 1895. p. 267.

DENSKER: Cancer du sein localisé à un lobe accessoire. Bull. Soc. Anat. Paris **1913**. — DIETSCHY: Ein Fall von Oberschenkelmamilla beim Manne. Korresp.bl. Schweiz. Ärzte **1913**. — DOOLIN: Supernumerary breast. Brit. med. J. **1927**, Nr 3494, 1186. — DORAN, A.: Arch. de Tocol. **8**, 608—610, 15. Juli 1886. Soc. méd. et chir. Londres, 27. April 1886. Angef. nach L. NEUGEBAUER.

EISENREICH: Ein Fall von multiplem Fibroadenoma intracaniculare der Mamma und Vulva. Inaug.-Diss. München 1906. — ENGSTRÖM, O.: Ann. Gynéc. et Obstétr. **31**, 81, 280.

FAHR: Adenombildungen in einer versprengten Mamma. Münch. med. Wschr. **1903**, Nr 29, 1276. — FALK: Polymastie. Geburtsh. Ges. Hamburg, Sitzg 5. Nov. 1901. Ref. Zbl. Gynäk. **1902**, Nr 9, 240. — FARLAND, J. Mc.: A case of mammary gland tissue in the axilla. Amer. J. Path. **5**, Nr 1, 23 (1929). — Fawr: Zur Kasuistik der überzähligen Brüste und Warzen (Polymastie und Polythelie). Russ. Wratsch. **1886**, Nr 47. — Fischer, M.: Beitrag zur Kasuistik der sog. akzessorischen Milchdrüsen. Wien. klin. Wschr. **1912**, Nr 32, 1229. — Förster: Die Mißbildungen des Menschen. Jena 1865. — Förster: Ein Fall überzähliger rudimentärer Mammabildung an der Innenseite des Oberschenkels eines Mannes. Anat. Anz. **49** (1917). — Friedberg: Polymastie. Münch. med. Wschr. **1913**. — Fuchs u. Gross: Incontinentia vesicae und Enuresis nocturna bei Soldaten. Wien. klin. Wschr. **1916**, Nr 47.

Geyl: Milchabsonderung in der Achselhöhle bei Wöchnerinnen. Zbl. Gynäk. **1909**, Nr 27, 952, 1562. — Gladstone, R. J.: Axillary mamma in a man. J. of Anat. **64**, 239 (1930). — Gluck (angef. nach Knaebel): Ca. in Mamm. aberrantes. Berl. med. Ges., Sitzg 4. März 1885. Berl. klin. Wschr. **1885**, 173. — Göpel: Diskussionsbemerkungen zu Vortrag Hintze: Polymastia axillaris. Zbl. Gynäk. **1897**, Nr 6. — Goldberger: Ein seltener Fall von Polymastie. Arch. Gynäk. **49**, 272 (1895). — Gomoin u. Jonescu: Mammale supranumerara vulvara. Ref. Anat. Ber. **4** (1925). — Guttmann, E.: Über einen Fall von sezernierenden Achselhöhlenmilchdrüsen. Beitrag zur Kasuistik der akzessorischen Milchdrüsen. Klin. Wschr. **1922**, Nr 31, 1561; Münch. med. Wschr. **1922**, Nr 34, 1262.

Hansemann, D. v.: Polymastie. Verh. Berl. Anthrop. Ges., 18. Mai **1889**, 434. — Hare, Ch.: Milchzyste in der rechten Achselhöhle. Lancet **1860** II, 405. — Hartung: Mamma accessoria. Inaug.-Diss. Erlangen 1875. — Hennig, C.: Über menschliche Polymastie und Uterus bicornis. Arch. f. Anthrop. **19**, H. 3, 185 (1890). — Hintze: Demonstration einer Wöchnerin mit doppelseitiger Polymastia axillaris. Zbl. Gynäk. **1897**, Nr 6, 161, 164 u. 349; Sitzgsber. Ges. Geburtsh. Leipzig. — Hirschboeck: Supernumerary axillary mammary gland. J. amer. med. Assoc. **58**, Nr 19 (1912). — Hofstätter, R.: Über Polythelie und Achselhöhlenmilchdrüsen. Münch. med. Wschr. **1910**, Nr 44, 2295. — Horn: Hypermastia axillaris. Klin. und anatomische Untersuchungen. Acta obstetr. scand. (Stockh.) **3**, H. 3, Suppl., 7—126 (1924). — Hugh, J.: Sitz und Vorkommen überzähliger Brustdrüsen und -warzen beim Weibe. Inaug.-Diss. Straßburg 1908.

Iwai, T.: (a) Relation of polymastia to tuberculosis. Lancet 5. Okt. **1907**. (b) A statistical study of the polymastia of the Japanese. Lancet **173**, 753 (1907). Ref. Münch. med. Wschr. **1908**, Nr 3, 136.

Jaschke v.: Die weibliche Brust. Halban-Seitz' Biologie und Pathologie des Weibes, Bd. 5, Teil 2. 1926. — Jellinek: Hyperthelie. Diskussion zu Demonstration Schwoner. Wien. klin. Wschr. **1917**, Nr 36, 1153. — John, C.: Über akzessorische Milchdrüsen und Warzen, insbesondere über milchdrüsenähnliche Bildungen in der Achselhöhle. Arch. Gynäk. **126**, 691 (1925).

Kajava, Y.: Om förekomsten af har i den öfvertaliga Bröstvartan. Zbl. Chir. **1921**, 26. — Kajava, Schoderus, Wallenius u. S. E. Wichmann: Das Vorkommen überzähliger Milchdrüsen bei der Bevölkerung in Finnland. Acta societatis Medicorum Fennicae „Duodecim" ad memoriam annorum XL praeteritorum celebrandam edita. Helsingfors 1921. — Kallius, E.: Ein Fall von Milchleiste bei einem menschlichen Embryo. Anat. H. **8** (1897). — Kaufmann, E.: Spezielle pathologische Anatomie. Berlin u. Leipzig 1922. — Kayser, F.: (a) Polymastia axillaris. Berl. klin. Wschr. **1904**, Nr 28 u. 34. (b) Achselhöhlenbrüste bei Wöchnerinnen. Arch. Geburtsh. **85**, 459 (1908). — Kehrer: Fall von Polymastia axillaris. Zbl. Gynäk. **1896**, Nr 42, 1061. — Klinkerfuss: Polymastie. J. amer. med. Assoc. **1924**, Nr 16. — Knaebel, A.: Kasuistischer Beitrag zur Frage der Genese der Mammae accessoriae und der sog. Achselhöhlenbrüste ohne Warze und Ausführungsgang bei Wöchnerinnen. Mschr. Geburtsh. **31**, H. 5, 547 (1910). — König: Lehrbuch der speziellen Chirurgie, Bd. 2.

Laloy: Anthropologie, 1892. Angef. nach Björkquist. — Lee, R. and A. Cooper: (a) Lond. med. Gaz. **21**, 666. (b) Medico-chir. Transact., 1838. p. 266. — Leichtenstern: Über das Vorkommen und die Bedeutung supernumerärer (akzessorischer) Brüste und Brustwarzen. Virchows Arch. **73**, 222 (1878). — Leichtenstern u. Hennig: Arch. f. Anthrop. **18** (1890). — Lutochin: Fall von Polymastia bei einer säugenden Frau. Med. Oboz. Nižn. Povolzja (russ.) **1896**, Nr 5.

Martin, E.: Beitrag zur Lehre von der Polymastie und ihrer Beziehung zur Entwicklung von Brustdrüsengeschwülsten. Arch. klin. Chir. **45**, H. 4 (1893). — Martin, M. E.: Abhandlungen über vielbrüstige Frauen. Mémoires de Méd. et de Chir. practiqu. Ann. Ocul. et Gynéc. **1**, H. 8. — Mattison: Supernumerary axillary mammary glands. J. amer. med. Assoc. **49**, Nr 4. — Mayer, August: Hypoplasie und Infantilismus in Geburtshilfe und Gynäkologie. Beitr. Geburtsh. **15**, 377 (1910). — Merkel, F.: Handbuch der topographischen Anatomie, 1907. — Moeller: Karzinomentwicklung in versprengten Brustdrüsenkeimen und akzessorischen Brustdrüsen. Inaug.-Diss. Leipzig 1903/04. — Morestin: Fibro-adenolipome d'aiselle développé aux depens d'une glande mammaire aberrante. Bull. Soc. Anat. Paris **1901**. — Morone: Entzündlicher pseudoneoplastischer Tumor eines akzessorischen Drüsenknotens der Mamma. Morgagni **1909**, No 5.

NEUGEBAUER, FR. L.: Eine bisher einzig dastehende Beobachtung von Polymastie mit 10 Brustwarzen. Zbl. Gynäk. 1886, Nr 45, 729. — NEUMANN, H. O. u. M. OING: Polymastie und Polythelie. Eine klinische Studie mit einem entwicklungsgeschichtlich-histologischen Beitrag. Arch. Gynäk. (Lit.) 138, 494 (1929).

D'OUTREPONT: Polymastie. Neue Z. Geburtskde 1840.

PAGLIASACCHI: Polimastia. Constributo clinico-casistico. Riv. Ostetr. 5, No 1, 21 (1923). — PERKINS, PERCY A.: Supernumerary breasts on buttocks. J. amer. med. Assoc. 76, Nr 12, 792 (1921). — PERRIER, H.: Beobachtung von 3 Fällen von akzessorischen Milchdrüsen. Gynäk. Helvet. 9, 1 (1909). Ref. Zbl. Gynäk. 1910, Nr 14, 490; Gynäk. Rdsch. 1909, 865. — PETGES et BONNIN: Fibro-adénome mammaire aberrant souscutané. J. Méd. Bordeaux 1911. — PUECH: Des mammelles et de leurs anomalies, 1876. — PURVES, R. and J. A. HADLEY: Accessory breasts in the labia majora. Brit. J. Surg. 15, Nr 58, 279 (1927).

REČEK, V.: Drei Mammaanomalien. Ref. Z.org. Chir. 27, 411 (1924). — ROBERT: Mamma accessoria femoralis. J. gén. Méd. 57.

SAVARIAUD: Cancer des glandes mammaires accessoires. Bull. Soc. Anat. Paris 1906. — SCHMIDT, HUGO: Über normale Hyperthelie menschlicher Embryonen und über die erste Anlage der menschlichen Milchdrüse überhaupt. Morpholog. Arb., herausgeg. von G. SCHWALBE, Bd. 7, H. 1; Anat. Anz. 11, 702 (1896). Ref. Zbl. Gynäk. 1897, Nr 34. — SCHMIDT-TANNWALD, W. J.: Ein Fall von ungewöhnlich lokalisierten überzähligen Milchdrüsen, nebst einigen Bemerkungen über die axillaren Milchdrüsen. Zbl. Gynäk. 1927, Nr 15, 917. — SCHMITT, HEINRICH: Über die Entwicklung der Milchdrüsen und der Hyperthelie menschlicher Embryonen. Inaug.-Diss. Freiburg. Morphologische Arbeiten, Bd. 8, S. 236. 1898. — SCHNITKIND: Mamilla accessoria bei einem Manne. Russ. J. Hautkrkh. 25 (1913). — SCHOLFIELD, JOHNSON: Beschreibung einer Frau mit drei Brüsten. Lancet 1862 II, 27. — SCHULTZE, O.: Milchdrüsenentwicklung und Polymastie. Sitzgsber. physik.-med. Ges. Würzburg, 7. Mai 1892. — SCHWONER: Akzessorische Mamma an der linken Darmbeinleiste. 12. Demonstrationsabend im k. u. k. Garnisonsspital Nr. 2 in Wien, 9. Juni 1917. Wien. klin. Wschr. 1917, Nr 36, 1153. — SEITZ: Über die sog. Achselhöhlenmilchdrüse und deren Genese (Schwangerschaftsmetamorphose der Schweißdrüsen). Arch. Gynäk. 88 (1909). — SHANNON, P.: Dublin. Quart. J. 5, 266. Angef. nach LEICHTENSTERN. — SIEBOLD, C. TH. V.: Polymastie. Med. Ztg. Ver. Heilk. in Pr. 1838, Nr 6. — SNEDDON, W.: On numerical anomalies of the breasts with remarks of the causes of deformatics. Glasgow med. J. 10, 69. Angef. nach SEITZ. — SONNTAG: Über Geschwulstbildung in versprengtem Brustdrüsengewebe. Beitr. klin. Chir. 127, H. 3, 627 (1922) (Schrifttum). — STIEFEL: Über die Entstehung von Karzinomen aus akzessorischen Mammadrüsen. Inaug.-Diss. Würzburg 1887.

TEMPLETON: A case of axillary mamma. Brit. med. J., 6. Mai 1899. — THEODOR, LUDWIG: Zur Frage der Polymastie und Polythelie. Zbl. Gynäk. 50, H. 5, 286 (1926). — TIEDEMANN: Untersuchungen über die Natur der Menschen, der Tiere und der Pflanzen. Zeitschrift, herausgeg. von TIEDEMANN u. TREVIRANUS, Bd. 5, S. 110. 1831. (Angef. nach LEICHTENSTERN).

VASILIU, C.: Spital (rum.) 1908, Nr 11. Ref. Zbl. Gynäk. 1909, Nr 18, 647. — VÜLKER: Über Polymastie. Inaug.-Diss. Bonn 1897.

WACHTEL, M.: Akzessorische Brustdrüsen in beiden Achselhöhlen. Zbl. Gynäk. 1930, Nr 16, 985. — WARD: Polymastie. Lancet 1865 II, 637. — WARNECK, A. LUBOSCHIN: Ein Fall von Polymastie bei einer säugenden Frau. Med. Obozr. Nižn. Povolzja (russ.) 1896, Nr 5. — WIEDERSHEIM, R.: Der Bau des Menschen als Zeugnis für seine Vergangenheit, 4. Aufl., S. 31. 1908. — WILLIAMS, W. ROGER: Polymastism, with special reference to mammae erratae and the development of neoplasms from supernumerary mammary structures. J. Anat. a. Physiol. 1891. — WHYTE: Lancet London 1904, Bd. 2, S. 1249.

ZIEHEN: Berl. klin. Wschr. 1904, Nr 28.

c) Bildungsanomalien der Brustwarze.

AXFORD: Mamillaplasty. Ann. Surg. 9 (1889).

BASCH, K.: (a) Beiträge zur Kenntnis des menschlichen Milchapparates. Arch. Gynäk. 44, 15 (1893). (b) Über Ammenwahl und Ammenwechsel vom Standpunkte einer Physiologie und Pathologie des Milchapparates. Prakt. Erg. Geburtsh. 4, 293 (1911). — BAUER, TH.: Zur normalen und pathologischen Anatomie und Histologie der menschlichen Brustwarze. Beitr. path. Anat. 62 (1916).

JASCHKE, R. TH.: Zur Frage der anatomisch begründeten Stillunfähigkeit. Zbl. Gynäk. 1911, Nr 2, 58.

KEHRER, F. A.: (a) Beitrag zur klinischen und experimentellen Geburtskunde und Gynäkologie, Bd. 2, H. 3. Gießen 1887. (b) Wochenbettskrankheiten. MÜLLERs Handbuch der Geburtshilfe, Bd. 2, S. 450.

Pfaundler, M.: Sommerfelds Handbuch der Milchkunde, S. 39. Wiesbaden 1909. — Prochownik: Drei Hohlwarzenfamilien. Zbl. Gynäk. **1909**, Nr 25, 875.

Rissmann: Die Heilung der Hohlwarzen ohne Operation. Dtsch. med. Wschr. **1918**, Nr 25.

Schepelmann: Eine plastische Operation zur Beseitigung eingezogener Brustwarzen. Dtsch. med. Wschr. **1924**, Nr 40. — Schmoeger, K.: Brustwarzenanomalie. Z.org. Chir. **21**, 189. — Schuhmacher: Über den Mechanismus der Erigierbarkeit der weiblichen Mamille. Zbl. Gynäk. **1923**, 465. — Sellheim, H.: Brustwarzenplastik bei Hohlwarzen. Zbl. Gynäk. **1917**, Nr 13, 305.

Wild, v.: Ein einfaches Mittel zur Korrektion eingezogener Brustwarzen. Zbl. Gynäk. **1894**, Nr 45, 1123.

XI. Die Gynäkomastie.

Adler, R.: Mastitis adolescentium. Dtsch. med. Wschr. **1901**, Nr 5, 72. — Albers: Mastitis pubescentium virilis. Med. Korresp.bl. rhein. u. westfäl. Ärzte **1843**, Nr 13. — Andrews u. Kampmeier: Surg. etc. 1, 30 (1927). — Ansiaux: Angef. nach Schuchardt. — Apert-Declety: Bull. Soc. méd. Hôp. Paris **42**, 1091 (1918).

Baliff: Ein Fall von essentieller Gynäkomastie. Bull. Soc. Neur. Jassy **2** (1921). Ref. Endocrinology **7** (1923). — Bauer, J.: Konstitutionelle Disposition zu Krankheiten. Berlin: Julius Springer 1924. — Baumgartner: Angef. nach Apert-Declety. — Bechtereff: Psychiatr.-neur. Umsch. **1906**. Angef. nach Bitny-Schliachto. — Bèdor: Angef. nach Laurent. — Berblinger, W.: Hermaphroditismus germinalis beim Menschen. Zbl. Path. **33**, Sonderh. (Festschrift für M. B. Schmidt) (1923). — Berlatzky: Mil. sanct. (russ.) **1914**. Angef. nach Bitny-Schliachto. — Betherand: Angef. nach Schuchardt. Bitny-Schliachto, F. A.: Zur Frage der Gynäkomastie. Virchows Arch. **269**, 45 (1928) (Russisches Schrifttum). — Bittorf, A.: Nebennierentumor und Geschlechtsdrüsenausfall beim Manne. Berl. klin. Wschr. **1919**, 776. — Boenheim, F.: Über das Vorkommen überzähliger Mamillen und Kombination derselben mit anderen Degenerationszeichen. Arb. anat. Inst. **57**, H. 171/173, 583. — Bogoluboff: (a) Russ. chir. Arch. **1909**, Nr 3. Angef. nach Bitny-Schliachto. (b) Russ. chir. Arch. **22** (1912). Angef. nach Bitny-Schliachto. — Bonhoff, F.: Über Ursache und familiäres Auftreten von Gynäkomastie. Z. Konstit.lehre **12**, 528 (1926). — Bosanoff: Die Gynäkomastie. Russ. anthrop. J. **1900**. Angef. nach Bitny-Schliachto. — Botteselle, R.: Sulle correlazioni esistenti tra un caso di paraganglioma del didimo sinistro e un fibroadenoma della mammella con mastodinia omolaterale e ginecomastia bilaterale. Riv. Chir. **3**, H. 5, 142 (1924). — Boucheran: Angef. bei Martin, Lehrbuch der Anthropologie. Jena 1909. — Broca: Les Mammites dans l'enfance. Rev. prat. Obstétr. et Paediatr. **1905**, 39. — Buch: Russ. chir. Arch. **1905**. Angef. nach Bitny-Schliachto. — Bürgi: Beitrag zur Kenntnis der Gynäkomastie. Inaug.-Diss. Zürich 1902. — Bybakowsky: Med. Ges. (russ.) 1899, Nr. 9. Angef. nach Bitny-Schliachto.

Cairns: Lancet **1926**, 843. — Carayannopulos, G.: Sur trois cas de gynécomastie. Bull. Soc. Anat. Paris **1923**, 590; Zbl. Chir. **1925**, Nr 34, 1922. — Charvot: Angef. nach Laurent. — Cholostoff: Mar.-Arzt (russ.), 1917. Angef. nach Bitny-Schliachto. — Cockayne: Angef. nach Apert-Declety. — Coffin: Angef. nach Laurent. — Condomine: Presse méd. **2**, 850 (1920). — Contagne: Hypertrophie de la mamelle droite d'origine traumatique. Gaz. méd. Lyon 1867, No 5. — Cook, Jean V.: Hopkins Hosp. Bull. **1915**, Nr 26, 215. — Cooper: Angef. nach Langer. — Correia, M.: Sur un cas de hypertrophie des mammelles chez l'homme. Fol. anat. jap. **1**, Nr 11, 1. — Crispin: Lancet **1904**, 1499.

D'Arcy-Prendergast: J. canad. med. Assoc. **1929**, 203. — Dentu: Angef. nach Apert-Declety. — Doron: Zur Kasuistik der Gynäkomastie. Irkutsk. med. Ž., Nr 2. Ref. Z.org. Chir. **27** (1924). — Dragos, A.: Un cas de gynécomastie unilaterale. Bull. Soc. Chir. Paris **22**, No 9, 352 (1930).

Eiber: Sitzg Ärzte Slaviansk (russ.) **1920**. Angef. nach Bitny-Schliachto. — Epstein: Minsksche med. Neuigkeiten (russ.) 1914, H. 3. Angef. nach Bitny-Schliachto. — Erdheim, S.: Über Gynäkomastie. Dtsch. Z. Chir. **208**, H. 2/4, 181 (1928).

Faneau de Latour: Angef. nach Laurent. — Fetscher: Z. Sex.wiss. **13** (1926). Angef. nach Erdheim. — Foges, A.: Beiträge zu den Beziehungen von Mamma und Genitale. Wien. klin. Wschr. **1908**, Nr 5, 137. — Foot: Angef. nach Laurent. — Fowler, E. P.: Neurotic tumors of the breast. N. Y. Rec. 1890. — Franck, E.: Beitrag zur Genese der Mastitis adolescentium. Dtsch. med. Wschr. **1901**, 169. — Freemann: Hyperthyreoid in Gemeinschaft mit Gynäkomastie. Ther. Gaz., 15. Jan. **1916**. Ref. Berl. klin. Wschr. **1916**, 372.

Gaillet: Angef. nach Schuchardt. — Gangitano: Zit. nach Moszkowicz. — Garbarini: Morgagni 1899, 137. — Georgieff: Angef. nach Jber. Chir. **7** (1911) und nach Schneller. — Goldschmidt: Physiologische Theorie der Vererbung. Berlin: Julius Springer 1927. — Gorham: Angef. nach Schuchardt. — Gouilloud: Angef. nach Apert-Declety. — Gruber, W.: Über die männliche Brustdrüse und über die Gynäkomastie.

Mem. Acad. imper. Sci. de St. Petersburg, VII. s. 10, No 10 (1866). Ref. Schmidts Jb. 1867. — GUILLOT: Angef. nach LAURENT. — GUNDOBIN: Die Besonderheiten des Kindesalters, 1912. — GURLT: Angef. nach HELLER. — GUSNAR: Dtsch. Z. Chir. 199, 170 (1926). — GUTHERZ: Arch. Frauenheilk. u. Konstit.lehre 12, 446 (1926).

HAENEL, H.: Ein Fall von dauernder Milchsekretion beim Manne. Münch. med. Wschr. 1928, Nr 6, 261. — HALBAN: (a) Die Entstehung der Geschlechtscharaktere. Arch. Gynäk. 70, 203 (1903); 114, 389 (1920); Z. Konstit.lehre 11, 295 (1925). (b) Zur Frage der Geschlechtscharaktere. Arch. Gynäk. 130, 415 (1927). — HAMMET: Gynaecomastia. Endocrinology 4 (1920). — HANDSYDE: Angef. nach SCHNELLER. — HARTMANN, H. u. A. PEYRON: (a) Néoformations d'origine chorioectodermique dans les tumeurs du testicule. Presse méd. 1919, No 3, 335. (b) Placentomes et choriomes du testicule. Bull. Acad. Méd. Sci. Paris 1919, No 22. — HEILBORN: Angef. nach HELLER. — HELLER, J.: Gynäkomastia bei einem Hunde nach Entwicklung eines linksseitigen Hodentumors. Arch. Frauenkde u. Konstit.forsch. 15, Nr 1, 52 (1929). — HERBST: Formative Reize in der tierischen Ontogenese. Leipzig 1901. — HERMANNS, L.: Auftreten von heterosexualen Merkmalen bei einem 38jährigen Manne. Münch. med. Wschr. 1919, 157. — HERZENBERG, H.: Beiträge zur Lehre von der Gynäkomastie, mit besonderer Berücksichtigung ihrer Beziehung zum Chorionepitheliom beim Manne. Virchows Arch. 263, 781. — HILLER: Angef. nach SCHUCHARDT. — HIRA: Angef. nach HELLER.

INGLEBY: Zwei Fälle von sog. Gynäkomastie bei jungen Männern. Brit. med. J. 1919, Nr 3072, 632. — ISRAEL, E.: Zwei Fälle von Hypertrophie der männlichen Brustdrüse. Inaug.-Diss. Berlin 1894.

JAGOT: Gaz. Sci. méd. Bordeaux 9 (1877).

KAMMLER, J.: Über die einseitige Hypertrophie der Mamma. Inaug.-Diss. Breslau 1906. — KASANSKY: Med. Umsch. (russ.) 1888, Nr 21. Angef. nach BITNY-SCHLIACHTO. — KLIMMER: Angef. nach HAENEL. — KÖLLIKER, TH.: Beiträge zur Kenntnis der Brustdrüse. Verh. med. Ges. Würzburg, N. F. 14. — KONDOLÉON, E.: Vergrößerung der Brustdrüse nach Prostatektomie. Zbl. Chir. 1920, 1098. — KRISS, B.: Über Gynäkomastie. Ein Beitrag zur Kenntnis der Beziehungen zwischen Keimdrüsen und Geschlechtscharakteren. Arch. Gynäk. 141, 503 (1930). — KÜTTNER, H.: Klinische Beiträge zur Kenntnis der Sexualhormone. Bruns' Beitr. 142, 517 (1928). — KUTTNER: Berl. klin. Wschr. 1912, 2496.

LABBÉ: Angef. nach SCHUCHARDT. — LACASSAGNE: Angef. nach LAURENT. — LAEDERICH-LE GOFF: Bull. méd. Hôp. Paris 1922, 764. — LAURENT: (a) De la mammite des adolescents et des adultes. Gaz. méd. Paris 1889. (b) De l'hérédité des gynécomastes. — LAURENT, E.: Les bisexués, hermaphrodites, gynécomastes. Übersetzt von KURELLA. Leipzig 1896. — LEISRINK: Bemerkungen über die Entzündung der Mamma bei jungen Männern. Dtsch. Z. Chir. 4, 19 (1874). — LEPPMANN: Ein Fall von Gynäkomastie. Münch. med. Wschr. 1912, 2763. — LEREBOUILLET: Angef. nach LAURENT. — LÉVÊQUE: La mastitis dans l'armée. Ref. Jber. Chir. 18, 421. — LEVI, M.: Il problema della ginecomastia. Endocrinologia 5, No 6 (1930). Ref. Zbl. Path. 53, Nr 2, 88. — LEVINGER: Z. Psychol. u. Neur. 116, H. 3/4, 559. — LICHTENSTERN: Angef. nach SCHNELLER. — LUSCHKA: Die Anatomie der männlichen Brustdrüse. Arch. f. Anat. 1852.

MAASS: Ein Fall von Gynäkomastie. Berl. klin. Wschr. 1913, 423. — MAGNAN: Angef. nach LAURENT. — MANAI: Beitrag zur Kenntnis der Gynäkomastie beim Manne. Policlinico, sez. prat., 1927, 784. Ref. Zbl. Chir. 1928, Nr 16. — MANEWSKY: Wratsch (russ.) 1900. Angef. nach BITNY-SCHLIACHTO. — MANN, L. T.: Enlargement of the Breasts after Prostatectomy. Amer. J. Surg. 4, 549 (1928). — MARTIN: Angef. nach LAURENT. — MEIGE: Angef. nach LAURENT. — MONASCHKIN: Ein Fall von Gynäkomastie und Hodentumor. Z. Urol. 20, 8 (1926). — MORGAN: Angef. nach LAURENT. — MOSCIČKY: Zur Frage der Gynäkomastie. Ref. Z.org. Chir. 38 (1927). Angef. nach KRISS. — MOSZKOWICZ, L.: (a) Die hormonale Beeinflussung des Wachstums der Brustdrüse. Wien. klin. Wschr. 1927, Nr 4, 117. (b) Mastopathie der männlichen Brustdrüse. Dtsch. chir. Kongr. 1927. Arch. klin. Chir. 148, 553 (1927). (c) Symptomatische Gynäkomastie bei einem 38jährigen infolge Geschwulstwachstum in einem rechtsseitigen Leistenhoden. Ges. Ärzte Wien, 19. Juni 1931. Wien. klin. Wschr. 1931, Nr 28, 926. — MÜLLER: Konstitution und Dienstbrauchbarkeit. Münch. med. Wschr. 1917, Nr 15. — MÜLLER, B.: Über Mastitis chronica scrofulosa bei Kindern. Dtsch. med. Wschr. 1905, Nr 1.

NICLOT u. MASSOULARD: Angef. nach SCHNELLER. — NOVAK, J.: Zur Kenntnis der Gynäkomastie. Zbl. Gynäk. 43, Nr 14, 253 (1919).

OLPHAN: Angef. nach LAURENT. — OPPENHEIMER, R.: Gynäkomastie nach Prostatektomie. Dtsch. med. Wschr. 1927, Nr 21, 883.

PARKES-WEBER: Lancet 1926 I, 1034. — PARRISIUS: Über periodisches Fieber usw. (Intermittierende Anschwellung der Mammae.) Med.-naturwiss. Ver. Tübingen, 17. Dez. 1928. Münch. med. Wschr. 1929, Nr 5, 220. — PAULA, F.: Gynäkomastie und Leberzirrhose. Dtsch. Arch. klin. Med. 169, 83 (1930). — PAULICKY: Angef. nach SCHUCHARDT. — PENDL: Ein Fall von linksseitiger Gynäkomastie. Wien. klin. Wschr. 1898; Sitzgsber.

17. Juni 1898. — Pfaundler: Über virginelle Laktation. Z. Kinderheilk. 3. — Pistocchi: Fibromatose der männlichen Mamma und Gynäkomastie. Z.org. Chir. 31 (1925). — Podsudewsky: Milit. med. J. (russ.) 1909. Angef. nach Bitny-Schliachto. — Prange: Gynäkomastie des Mannes und ihre Beziehungen zur Gesamtkonstitution. Arch. Frauenkde u. Konstit.forsch. 12, 63 (1926). — Prym, P.: Chorionepitheliom beim Manne mit Gynäkomastie. Beitr. path. Anat. 85, 703 (1930).

Raggi: Angef. nach Kriss. — Rassudoff: Wratsch. (russ.) 1915, Nr 39/40. Angef. nach Bitny-Schliachto. — Reger: Angef. nach Schneller. — Ricozzi: Angef. nach Erdheim. — Risel, O.: Angef. nach Schuchardt. Arch. klin. Chir. 32 (1885). — Robelin: Angef. nach Laurent. — Rosanoff: Russ. Anthrop. J. 1900, Nr 4. Angef. nach Bitny-Schliachto. — Roth, O.: Auftreten von Milchsekretion bei einem an Akromegalie leidenden Patienten. Berl. klin. Wschr. 1918, Nr 13, 305. — Rufanoff: Zur Lehre von der Gynäkomastie. Russk. klin. 1 (1924). — Rybakowski: Angef. nach Bitny-Schliachto.

Savitzky: Wratsch. (russ.) 1899. Angef. nach Bitny-Schliachto. — Schaumann: (a) Beitrag zur Kenntnis der Gynäkomastie. Inaug.-Diss. Würzburg 1894. (b) Verh. Würzburg. med. Ges. 28, 1 (1895). — Schereschewsky: Monde med. 1928, Nr 729. — Schmetzer: Angef. nach Stieda. — Schmidt, O.: Zur Kenntnis der Gynäkomastie. Z. Konstit.lehre 14, H. 5, 588 (1929). — Schneller, J.: Erkrankungen der männlichen Brustdrüse. Arch. klin. Chir. 119, 169 (1922). — Schoen: Lymphosarkomatose mit Beteiligung der Brüste bei einem Gynäkomasten. Frankf. Z. Path. 25, 112 (1921). — Scholz, F.: Zur Frage der sog. Mastitis chronica scrofulosa bei Kindern. Dtsch. med. Wschr. 1905, Nr 51, 2063. — Schreiber, S. H.: Angef. nach Schuchardt. Arch. klin. Chir. 31 (1885). — Schuchardt, B.: (a) Über die Vergrößerung der männlichen Brust. Arch. klin. Chir. 31, 59 (1885). (b) Weitere Mitteilungen zur Kasuistik und Statistik der Neubildungen in der männlichen Brust. Arch. klin. Chir. 32, 277 (1885). — Schultze, W. H.: Über ein extragenitales Chorionepitheliom beim Manne mit Gynäkomastie. Beitr. path. Anat. 84, 473 (1930). — Schwarz, Emil: Wien. klin. Wschr. 1927, Nr 7. — Sell: Über Hyperthelie, Hypermastie und Gynäkomastie. Ber. naturforsch. Ges. Freiburg 9 (1895). — Serenin: Ann. chir. Ges. (russ.) 1907. Angef. nach Bitny-Schliachto. — Siebert, A.: Über Mastitis chronica bei Kindern. Dtsch. med. Wschr. 1905, Nr 12, 472. — Siegmund, H.: Gynäkomastie bei Hodenteratom mit chorionepitheliomatösen Metastasen. Zbl. Path. 38, 589 (1926). — Spaethen: Beitrag zur Hypertrophie und Tumorbildung in der männlichen Mamma. Inaug.-Diss. Berlin 1896. — Stein: Arch. theor. u. prakt. Med. (russ.) 1923, Nr 1/2. Angef. nach Bitny-Schliachto. — Steinach, E.: Arch. f. Physiol. 144, 71 (1912). — Steinach, E. u. R. Lichtenstern: Umstimmung der Homosexualität durch Austausch der Pubertätsdrüsen. Münch. med. Wschr. 1918, 145. — Stern, G.: Zur Frage der akuten schmerzhaften Brustdrüsenschwellung größerer Kinder („Mastitis adolescentium"). Z. angew. Anat. 6, 367 (1920). — Stieda, A.: Über einseitige Gynäkomastie. Ver. mitteldtsch. Chir. 11. Tagg. Zbl. Chir. 1927, Nr 45, 2847. — Stieda, H.: Beitrag zur histologischen Kenntnis der sog. Gynäkomastie. Beitr. klin. Chir. 14, 179 (1895). — Stieve, H. u. A. Stieda: Über den Bau der vergrößerten männlichen Brustdrüse. Z. mikrosk.-anat. Forsch. 9, 609 (1927). — Stojanoff: Jber. Chir. 7, 514 (1901). — Storjohann, K. R.: Ein Fall von Chorionepitheliom im Hoden mit Gynäkomastie. Frankf. Z. Path. 43, 80 (1932). — Stümcke: Über zwei Formen von Mastitis bei Kindern. J. Kinderkrankh. 1847. — Suchoff: Protok. Ges. Mar.-Ärzte Kronstadt 1902, Nr 1. Angef. nach Bitny-Schliachto.

Tandler, J. u. S. Gross: Die biologischen Grundlagen der sekundären Geschlechtscharaktere. Berlin: Julius Springer. — Teichmann: Angef. nach Kriss. — Tellgmann: Halbseitige Gynäkomastie mit gleichseitigem Hodenverlust. Dtsch. med. Wschr. 1926, 427. — Tepliaschin: Med. Umsch. (russ.) 1888, Nr 21. Angef. nach Bitny-Schliachto. — Tettoni: Wiederaufleben der männlichen Brustdrüse bei Leberzirrhose. Ref. Zbl. Chir. 1928, Nr 6. — Thiess: Über das Karzinom der männlichen Brustdrüse. Inaug.-Diss. München 1921. — Tobler, T.: Zur Kenntnis der Gynäkomastie. Schweiz. med. Wschr. 1922, H. 17.

Variot: Angef. nach Laurent. — Vassal: Mammite des Adolescents. Thèse de Paris 1893. — Villéon, M. Petit de la: Cancer du sein chez l'homme. Bull. Soc. Chir. Paris 20, No 14, 744 (1928). — Violin: Med. Ztg 1913. Angef. nach Bitny-Schliachto.

Wagner: Ein Fall von Gynäkomastie. Virchows Arch. 101, 385 (1885). — Wassilewski: Gynäkomastie. Ref. Z.org. Chir. 25 (1924). — Webb and Christopherson: Lancet 1904, 1499. — Weber: Angef. nach Schuchardt. Arch. klin. Chir. 31, 78 (1885). — Weber, F. P.: Clausation of gynäkomastia (mammary feminism). Lancet 210, 1034 (1926). — Wharthin: Angef. nach Cooke. — White: Über einen ungewöhnlichen Fall von Lipom der Brustgegend, das eine Gynäkomastie vortäuschte. Ref. Z.org. Chir. 38 (1927). — Wlassow: Ein Fall der sog. Gynäkomastie. Woenno-med. J. (russ.) 227 (1910). — Wormser: Mastitis praepubertalis usw. Gynaec. helvet. 1914.

Zanalda, D.: Sopra un caso di reviviscenza della mammella maschile nella cirrosi epatica. Policlinico, sez. prat., 1927, No 16. Ref. Zbl. Chir. 1928, Nr 16, 1008. — Zappert, J.:

Über die akute schmerzhafte Brustdrüsenschwellung größerer Kinder („Mastitis adolescentium"). Z. Kinderheilk. **4**, 353 (1912). — ZAZKIN: Milit.med. J. (russ.) **1908**. Angef.
nach BITNY-SCHLIACHTO. — ZILOCCHI: Über einen Fall von Gynäkomastie. Ref. Münch.
med. Wschr. **1926**, Nr 47, 2125. — ZUCKER: Abh. Sexualforsch. **4**, H. 4 (1925). — ZUM
BUSCH, J. P.: Gynäkomastie bei Hypernephrom. Dtsch. med. Wschr. **1927**, Nr 8, 323.

XII. Die Zystenmamma.

ABBE: Consideration of mammary cysts in the differentiation of breast tumors. Med.
Rec. **1903**, 15. Aug. 1907. — ACRE: Angef. bei v. SAAR. — AIEVOLI: Contribuzione allo
studio dei neoplasmi mammari di dubbia isto genesi. Morgagni Arch. **1902**, No 3. — D'ARCY
POWERS: Angef. nach KROMPECHER. — ASCHOFF, L.: Zysten. Erg. Path. **2**, 515 (1895). —
ASKANAZY, M.: (a) Die Zysten-Mamma (Morbus Reclus) und ihr latenter Zustand. Schweiz.
med. Wschr. **1925**, Nr 45. (b) Die Beziehungen der gutartigen Erkrankungen der Brustdrüse
zum Mammakarzinom. Beitr. path. Anat. **87**, 396 (1931). — AZAM: Gaz. Hôp. **1867**, No 76.
BARD et LEMOINE: Arch. Méd. Paris **1890**. — BARTLETT, E. J.: The treatment of
blue dome cysts. J. amer. med. Assoc. **83**, 343 (1924). — BEIGEL: Die Krankheiten des
weiblichen Geschlechts. Stuttgart 1875. — BENDA, C.: (a) Diskussionsbemerkung zu
Vortrag KROMPECHER. Verh. dtsch. path. Ges. 14. Tagg Marburg **1913**. (b) Diskussionsbemerkung zu den Vorträgen von MORPURGO und DIETRICH. Verh. dtsch. path. Ges.
Berlin **1930**, 316. — BENDER: Angef. bei v. SAAR. — BENEKE, R.: (a) Zur Histologie der
fetalen Mamma und der gutartigen Mammatumoren. Festschrift für ORTH, 1903. (b) Diskussionsbemerkung zu den Vorträgen von MORPURGO und DIETRICH. Verh. dtsch. path.
Ges. Berlin **1930**, 315. — BÉRARD: Diagnostic différentiel des tumeurs du sein. Paris 1842. —
BERGER: Maladie kystique de la mamella. Presse méd. **1898**, No 101. — BERKA: Zur
histologischen Charakteristik der fibroepithelialen Mammatumoren. Beitr. path. Anat.
53 (1912). — BERTELS, A.: (a) Über die Mastitis chronica (cystica) und ihren Übergang
in Karzinom. Dtsch. Z. Chir. **124**, 9, (1913). (b) Über die Mastitis chronica cystica. Peters-
burger med. Z. **39** (1914). — BERTI: Contributo allo studio della mallattia di Reclus. Ann.
ital. Chir. **1923**, 729. — BETAGH, G.: Contributo alla conoscenza dei tumori maligni della
mamella dell'nomo. Policlinico 7, 25, 26 (1901). — BIELING: Beitrag zur Differentialdiagnose zwischen Mastitis cystica und Zystadenoma der Brustdrüse. Angef. nach HAHN. —
BIERICH: Untersuchungen über das elastische Gewebe der Brustdrüsen in normalen Verhältnissen und bei Geschwülsten. Inaug.-Diss. Königsberg 1900. — BILLROTH: (a) Die
Krankheiten der Brustdrüse. Dtsch. Chir. Stuttgart 1880. (b) Die Krankheiten der weiblichen Brustdrüsen. Handbuch der Frauenkrankheiten von BILLROTH-LÜCKE, Bd. 3. —
BIRKETT: The diseases of the breast and their treatment, 1850. — BLOODGOOD, J. C.:
(a) Importance of early recognition and operative treatment of malignant tumors. J. amer.
med. Assoc., 6. Aug. **1904**, 367; 47, Nr 18, 1470, 3. Nov. 1906. (b) Senile parenchymatous
Hypertrophy of female breast etc. Surg. etc. **3**, Nr 6, 721 (1906, Dez.). (c) Benigne and
maligne cystic tumours in the female breast. Hopkins Hosp. Bull., April **1907**. (d) The
pathology of chronic cystic Mastitis of the female breast. Arch. Surg. **3**, 445 (1921). (e) The
blue-domed cyst in chronic cystic mastitis its relation to the cure of cancer to benign
lesions of the breast and to the educational program. J. amer. med. Assoc. **93**, Nr 14, 1056
(1929). — BOBBIO: Malattia cistica della mamella e carcinoma mammae. Giorn. roy. Accad.
Med. Torino **11** (1905). — BOMPARD et MILIAN: Un cas de maladie cystique de la mamelle.
Bull. Soc. Anat. Paris **1897**, 474. — BORCHARDT, M.: Diskussionsbemerkung zu den Vorträgen
von MORPURGO und DIETRICH. Verh. dtsch. path. Ges. Berlin **1930**, 315. — BORST, M.:
Über atypische Epithelwucherungen und Krebs. Verh. dtsch. path. Ges. **1904**; Beitr.
path. Anat. **15**, Ersatzh., 110. Geschwulstlehre. — BOWLBY: Cases illustrating the clinic
course and structure of duct cancers or villous carcinomas of the breast. St. Barth. Hosp.
Rep. 1888. — BREHM: Die sog. Mastitis chronica und das Mammakarzinom. Petersburg.
med. Wschr. **1910**, Nr 9. — BRISSAUD: Anatomie pathologique de la maladie cystique
des mamelles. Arch. Physiol. norm. et path. **3** (1884). — BRISSÉ-SAINT MACARY: De la
maladie kystique de la mamelle. Thèse de Paris **1883**. — BROCA: Angef. nach SCHIMMEL-
BUSCH. — BRODIE: Lectures illustratives on various subjects of pathology and surgery.
London 1846. — BRÖSE: Zur Exstirpation der Mamma wegen gutartigen Geschwülsten.
Berl. klin. Wschr. **1903**, Nr 4. — BRÜHL: Beitrag zur Anatomie der Mammazysten. Inaug.-
Diss. Bonn 1892. — BRYANT: (a) The diagnosis and treatment of early cancer and cysts
of the breast. Med. Soc. London. Lancet **1895**. (b) On Cysts of the breast, their relative
frequency, diagnosis and treatment. Lancet **1900**, Nr 4000. — BUDAY, K.: Proliferierendes
Adenokystom der Mamma mit Flimmerepithelien. Virchows Arch. **156**, 395 (1899). —
BURCKHARDT: Angef. bei SCHIMMELBUSCH.
CARLES: Sur un cas de maladie kystique de la mamelle. J. Méd. Bordeaux **1905**, No 10,
160. — CHAUVIN: Ref. Z.org. Chir. **23**, 251 (1923). — CHEATLE, SIR G. L.: (a) Hyperplasie
of Epithel and connect. tissue in the breast. Brit. J. Surg. **10** (1923). (b) Chronic Mastitis.

13*

Arch. Surg. 17, 535 (1928). — Cheatle, G. L. and M. Cutler: Tumours of the breast. London: Edward Arnold & Co. 1931. — Cheatle, Sir G. L. and R. S. Wale: Lesion Common to Breast and Prostate Glands. Brit. J. Surg. 17, 619 (1930). — Cheyne: Mammary cyste. Clin. J. Lond. 1901. — Collis: On the diagnosis and treatment of Cancer. London 1864. — Collomb: Maladie kystique de la mamelle (Discussion). Bull. Soc. Chir. etc. Bucarest 1900, No 25. — Conotein: Un cas de mammite subaigué simulant une tumeur maligne du sein. J. Méd. Bordeaux 1899, No 44. — Consten: Über diffuse Fibromatose der Brustdrüse beim Manne. Dtsch. Z. Chir. 167 (1921). — Cooper, Astley: Illustrations of the diseases of the breast. London 1828. — Cornil et Marie: Epithélioma papillare du sein. Bull. Soc. Anat. Paris 1898, No 14. — Cornil et Petit: (a) Maladie kystique de la mamelle. Bull. Soc. Anat. Paris 1905, No 1, 3. (b) Papillo-Epithéliome kystique de la mamelle. Bull. Soc. Anat. Paris 1905, No 2, 128. — Cornil et Ranvier: Manuel d'Histologie pathologique. Paris 1884. — Corzy: Ref. Z.org. Chir. 40, 719. — Courtis and Wood: Chronic mastite and fibroadenome. Med. News, 13. Aug. 1904. — Coyne: Tumeurs kystiques de la mamelle. Soc. Obstétr. etc. J. Méd. Bordeaux 1897, No 8. — Coyne et Labbé: Traité des tumeurs bénignes du sein, p. 106. Paris 1876. — Cruveilhier: Bull. Acad. Méd. 9, 330, Séance 9. Jan. 1844. Angef. bei v. Saar.

Darier: Angef. bei v. Saar. — Deaver and MacFarland: The breast. Philadelphia 1917. — Delbet: Maladie cystique et mastite chronique. Bull. Soc. Anat. Paris 1893. — Dennée: Tumeur polycystique de la mamelle. Bull. Soc. Anat. Paris 1893. — Desenne: Une observation de Polyadenom mammaire double. Hypertrophie générale des mamelles. Progrès méd. 14, 23 (1886). — Dietrich, A.: (a) Rückbildungsvorgänge, Fibromatose und Krebs der Brustdrüse. Dtsch. Z. Chir. 195, 145 (1926). (b) Diskussionsbemerkung zu den Vorträgen Morpurgo und Loeschcke. Verh. dtsch. path. Ges. Berlin 1930, 314. — Dietrich, A. u. P. Frangenheim: Die Erkrankungen der Brustdrüse. Neue dtsch. Chir. 35. Stuttgart 1926. — Dor: Maladie kystique du sein. Rev. de Chir. 1899, 571. — Dreyfuss: Zur pathologischen Anatomie der Brustdrüse. Inaug.-Diss. Straßburg 1888; Virchows Arch. 113.

Ellis, A. G.: Cystic degeneration of the mamma showing transformation into scirrhous carcinoma. Proc. path. Soc. Philad., Juni 1903. Ref. Z. Path. 15. — Erdheim, S.: (a) Über die klinische Bedeutung und die pathologische Grundlage der sog. „blutenden Mamma". [Pathologische Sekretion aus der Brustwarze]. Arch. klin. Chir. 139, H. 2/3, 366 (1926). (b) Wie sollen die mit pathologischer Sekretion aus der Mamilla einhergehenden Brustdrüsenerkrankungen operiert werden? Eine Erwiderung auf den Artikel des Herrn Prof. Klose: Soll die blutende Mamma konservativ oder operativ behandelt werden? Zbl. Chir. 1926, Nr 43; 1927, Nr 3, 131. — Ernst, Max: (a) Rückbildungsvorgänge an der Mamma nach Menstruation und Gravidität. 2. Tagg südwestdtsch. Path. Mannheim, 26. u. 27. April 1924. Ref. Zbl. Path. 34, 623 (1924). (b) Die physiologischen Rückbildungserscheinungen in der weiblichen Brustdrüse nach Gravidität und Menstruation. Frankf. Z. Path. 31, 500 (1925). — Ewing: Neoplastic diseases, 2. Aufl. New York 1922.

McFarland, J.: Residual lactation acini in the female breast. Arch. Surg. 5, 1 (1922). — Fischer, W.: (a) Über die klinische und pathologisch-anatomische Beurteilung von Geschwülsten und zystischen Veränderungen der Brustdrüse. Dtsch. Z. Chir. 192 (1925). (b) Über Zystenmamma und Mammakrebs. Naturforsch. u. med. Ges. Rostock, 24. Nov. 1927. Münch. med. Wschr. 1928, Nr 5, 244. — Fischer-Wasels, B.: Diskussionsbemerkung zu Vortrag Ernst. Zbl. Path. 34, 624 (1923). — de Fontguyon: Maladie kystique de la mamelle. Soc. Anat. et Physiol. Bordeaux. J. Méd. Bordeaux 1897, No 38. — Franco, E. E.: Contribuzione alla conoscenza dei cosidetti adenomi infiammatorii della mamella. Clin. chir. 1906, No 2, 145.

Gautier: Maladie kystique de la mamelle. Semaine méd. 1895, 56. — v. Gierke, E.: Diskussionsbemerkung zu den Vorträgen von Morpurgo und Dietrich. Verh. dtsch. path. Ges. Berlin 1930, 317. — Goens: Contribution à l'étude de la glande mammaire senile et de ses états précancereux. Thèse de Genève 1919, No 881. — Goldzieher and Kaldor: Arch. Surg., März 1930. — Greenough, R. B. and Ch. C. Simmons: Papillary-Cystadenomata of the breast. Ann. Surg. 45, Nr 2, 188 (1907, Febr.). — Grias: Recherches anatomiques sur les kystes simples de la mamelle. Angef. nach Theile. — Gronwald, G.: (a) Zur Frage der blutenden Mamma. 2. Tagg nordostdtsch. Chir. Danzig, 29. Nov. 1927. Zbl. Chir. 1928, Nr 5, 288. (b) Beiträge zur Kenntnis der blutenden Mamma. Bruns' Beitr. 144, 336 (1928). — Gusnar, v. K.: (a) Fibrosis mammae diffusa beim Manne. Dtsch. Z. Chir. 199, 171 (1926). (b) Histologische Untersuchungen an männlichen Brustdrüsen als Grundlage zur Erklärung einiger pathologischer Veränderungen der Mamma. Arch. klin. Chir. 153, 253 (1928).

Haeckel, H.: Beiträge zur Kenntnis der Brustdrüsengeschwülste. Arch. klin. Chir. 47, 274 (1894). — Hahn, E.: Die zystische Mamma und ihre Vorstufen bei jungen Frauen. Virchows Arch. 262 (1926). — Hayward: Über blutende Mamma, insbesondere beim Manne. 12. Tagg Ver. mitteldtsch. Chir. Braunschweig, 4. Dez. 1927. Zbl. Chir. 1928, Nr 17,

1053. — HELLNER: Präsenile Involution der Mamma. Ver. niederrhein.-westfäl. Chir. 75. Tagg Bonn, 13./14. Juli 1929. Zbl. Chir. **1929**, Nr 38, 2394. — HELLWIG, A.: Die chirurgische Indikation bei chronischer zystischer Mastitis. Arch. klin. Chir. **159**, 763 (1930). — HERXHEIMER, G.: Diskussionsbemerkung zu Vortrag ERNST. Zbl. Path. **34**, 623 (1923). — HERZENBERG, HELENE: Beiträge zur Pathogenese der Zysten-Mamma (Morbus Reclus). Zbl. Path. **39**, 229 (1927). — HIEBAUM: Zur Kasuistik der multiplen Zystenbildung in der weiblichen Brustdrüse. Multiple Zysten bei Fibromyom der Mamilla. Prag. med. Wschr. **1895**, Nr 28.

JACOULET, F.: Les épithéliomes cystiques de la glande mammaire. Thèse de Paris **1921**. — JOËL: Mschr. Geburtsh. **95** (1930). — JOHNSON, R.: Angef. bei v. SAAR.

KAISER, F. J.: Soll die „blutende Mamma" konservativ oder radikal operiert werden? Zbl. Chir. **1927**, Nr 15, 905. — KAUSCH, W.: Die Erkrankungen der Brustdrüse. Deutsche Klinik am Ausgang des 19. Jahrhunderts, Bd. 8, S. 897. — KEIBEL, E.: Zwei Fälle von Cystadenoma mammae. Berl. klin. Wschr. **47**, 30 (1904). — KELLY, C. E. M. and D'ESTE EMERY: Duct. papillomata of the breast followed by colloid carcinoma. Path. Soc. London Lancet, April 23. 1898, 1117. — KEYNES, G.: Chronique mastite. Lancet **1923**, Nr 9. — KIRCHHEIM: Über die sog. diffuse wahre Mammahypertrophie und ihr Verhältnis zum Fibrom. Arch. f. Chir. **68** (1902). — KLEBS: Handbuch der pathologischen Anatomie, 1869. — KLOSE, H.: (a) Soll die blutende Mamma konservativ oder operativ behandelt werden? Zbl. Chir. **1926**, Nr 53, 2708. (b) Schlußwort zu der „Erwiderung" ERDHEIMS und RISAKs. Zbl. Chir. **1927**, Nr 3, 136. — KLOSSNER, A. R.: Studien über Zellstrukturen in den epithelialen Mammatumoren und in den Epithelien der Fibromatosis diffusa mammae (DIETRICH). Arb. path. Inst. Helsingfors (Jena) **6** (1930). — KLOTZ: Über einige seltenere Erkrankungen der weiblichen Brustdrüse. Arch. f. Chir. **25** (1880). — KNOFLACH, J. G. u. K. URBAN: Zur Pathologie und Therapie der „blutenden Mamma". Arch. klin. Chir. **150**, 355 (1928). — KÖNIG, F.: (a) Mastitis chronica cystica. Zbl. Chir. **1893**, Nr 3, 49. (b) Lehrbuch der speziellen Chirurgie, 8. Aufl., Bd. 2, S. 90. 1904. — KONJETZNY, G. E.: (a) Zystische Entartung und Fibromatose der Mamma. Med. Klin. **1921**, 180. (b) Berl. klin. Wschr. **1921**, 748. (c) Zystische Entartung und Fibromatose der Mamma mit Berücksichtigung ihrer Beziehung zur Krebsbildung. Zbl. Chir. **1922**, 1760. (d) Die Mastopathien, Fibromatose und zystische Entartung der weiblichen Brustdrüse. Med. Welt **1929**, Nr 12, 405; Nr 13, 444. — KOWALZIG, H.: Über Xanthomzellenbefunde bei Fibromatosis mammae. Inaug.-Diss. Kiel 1923/24. — KROMPECHER, E.: (a) Über Schweißdrüsenzysten der Brustdrüse und deren Krebse. Verh. dtsch. path. Ges. Leipzig **1909**; 16. Tagg Marburg **1913**, 365. (b) Zur Histogenese und Morphologie der Zystenmamma (Maladie kystique Reclus, Cystadenoma Schimmelbusch, Mastitis chronica cystica König) des intrakanalikulären Kystadenoms und der Kystadenokarzinome der Brustdrüse (Hidrokystoma, Hidrokystadenoma, Hidrocystadenocarcinoma mammae). Beitr. path. Anat. **62**, 403 (1916). (c) Weitere Beiträge über das Polycystoma mammae und dessen Beziehungen zu den Geschwülsten. Virchows Arch. **250**, 495 (1924). — KRUKOWSKI: Ein Fall von spontaner Blutung aus der Brustwarze als Symptom der Hämophilie. Med. doświadcz. i spot. (poln.) **1901**, Nr 34. Ref. Jber. Chir. **1901** (VII). — KUDJI, N.: Zur Pathologie der menschlichen Brustdrüse. Stuttgart 1921. — KÜCKENS, H.: (a) Über die Entwicklung fibroepithelialer Geschwülste bei Fibrosis mammae. Ärztl. Ver. Marburg, 20. Juli 1927. Münch. med. Wschr. **1927**, Nr 40, 1734. (b) Über die Fibrosis mammae und die mit ihr zusammenhängenden Geschwulstbildungen. Beitr. path. Anat. **80**, 40 (1928). — KURU: Beitrag zur Pathologie der Mammageschwülste. Dtsch. Z. Chir. **98** (1907). — KUTHE, FR.: Blutende und nässende Mamille. Zbl. Chir. **1930**, Nr 6, 341.

LANDAU, TH.: Über einige Anomalien der Brustdrüsensekretion. Dtsch. med. Wschr. **1890**, Nr 16, 33. — LANGHANS: Zur pathologischen Histologie der weiblichen Brustdrüse. Virchows Arch. **58** (1873). — LA ROY: Les tumeurs kystiques du sein. Arch. internat. Chir. **5** (1912). Ref. Z. Krebsforsch. **13**, 1 (1913). — LESER: Beiträge zur pathologischen Anatomie der Geschwülste der Brustdrüse. Beitr. path. Anat. **2** (1888). — LEXER, K.: Fibromatose der Mamma. Bruns' Beitr. **88**, H. 3 (1914). — LICHTENHAHN, F.: Über Mastitis chronica cystica. Dtsch. Z. Chir. **90**, 507 (1907). — LINHARDT: Ein Fall von sog. totaler Fibroadenomatose der Mamma. Frankf. Z. Path. **30**. — LOBECK: Über Xanthomzellenbildung in pathologisch veränderten Mammae. Arch. klin. Chir. **141**, 540 (1926). — LOESCHCKE, H.: Untersuchungen über die Zystenmamma. Verh. dtsch. path. Ges. **25**. Tagg Berlin **1930**, 310. — LUBARSCH, O.: Diskussionsbemerkung zu den Vorträgen von MORPURGO und DIETRICH. Verh. dtsch. path. Ges. Berlin **1930**. — LUKOWSKY, A.: Über die diffuse Fibromatose der Mamma und ihren Übergang in Karzinom. Dtsch. Z. Chir. **167**, 81 (1921).

MACCARTY: (a) The cytologic diagnosis of neoplasms. J. amer. med. Assoc. **81**, 519 (1923). (b) Diskussionsbemerkung zu BARTLETT. — MALY, G. W.: Zur Histologie der Mammazysten. Z. Heilk. **19** (1898). — MANOURY: Progrès méd., 7. Jan. 1888, 3. — MANSELL MOULLIN: J. Anat. a. Physiol. 1881; Trans. path. Soc. **32**. — MARANGONI:

Über chronisch-zystische Mastitis und Epithelialtumor der Brustdrüse. Gazz. Osp. **1911**, Nr 24. — Marchand, F.: Diffuse Fibromatose der Mamma eines 12jährigen Mädchens. Münch. med. Wschr. **1916**, 396. — Martin: Beiderseitige interstitielle Mastitis behandelt mit Operation. Ref. Zbl. Gynäk. **1901**, Nr 2, 59. — Martin, B.: Zwei kasuistische Beiträge. 1. Blutende Mamma beim Manne. Zbl. Chir. **1930**, Nr 3, 130. — Masson: Le rôle des inflammations dans histogenèse de la maladie cystique. Ann. Gynéc. et Obstétr. **41** (1913). — Mastermann: Some unusual forms of carcinoma of the breast. St. Barth. Hosp. Rep. **1891**. — Mencière: Epithélioma intracanaliculaire du sein. Soc. Anat. et Physiol. Bordeaux. J. Méd. Bordeaux **1896**, No 32. — Mermet et Faitout: Cysto-Epithéliome dendritique de la mamelle. Bull. Soc. Anat. Paris **1897**, No 8. — Meyer, Robert: Die pathologische Anatomie der Gebärmutter. Handbuch von Lubarsch-Henke, Bd. 7, 1. Berlin: Julius Springer 1930. — Mintz: Eine histogenetische neue Form der Mastitis chronica cystica. Berl. klin. Wschr. **1899**, Nr 47, 1029. — Monski: Untersuchungen über nicht karzinomatöse Geschwülste der weiblichen Brustdrüse. Inaug.-Diss. Freiburg 1894. — Moraller, F.: Über blutende Mamma mit besonderer Berücksichtigung des Cystadenoma mammae. Mschr. Geburtsh. **47**, 107 (1918). — Morpurgo, B.: Beziehungen der Fibrosis cystica zu anderen Krankheiten der Brustdrüse. Verh. dtsch. path. Ges. 25. Tagg Berlin **1930**. — Moszkowicz, L.: (a) Neuere Anschauungen über die Erkrankungen der Brustdrüsen. Wien. klin. Wschr. **1927**, Nr 43, 1362. (b) Sexualzyklus, Mastopathie und Geschwulstwachstum der Mamma. Arch. klin. Chir. **144**, 138 (1927). (c) Mastopathie der männlichen Brustdrüse. Arch. klin. Chir. **148**, 553 (1927). — Müller, Rud.: Über einen Fall von atypischer Epithelwucherung in Fibroadenoma mammae und beginnendes multizentrisches Karzinom. Inaug.-Diss. Zürich 1907.

Ogawa: Über Cystadenoma mammae. Mitt. med. Akad. Keijo **1924**, 8. — Orth: Lehrbuch der speziellen pathologischen Anatomie.

Paget: Lectures on surgical pathology, Vol. 2. London 1891. — Pedotti: Über Mammazysten. Inaug.-Diss. Zürich 1897. — Phocas: (a) Contribution à l'étude clinique des rapports entre certaines inflammations et tumeurs du sein. Thèse de Paris **1886**. (b) Mammites chroniques. Gaz. Hôp. **63**, 94 (1890). — Pilliet, A.: Deux cas d'épithéliome kystique du sein. Bull. Soc. Anat. Paris **66**, 3 (1891). — Pribram, B. O.: (a) Die polyzystische Brustdrüsendegeneration und die Entstehung der Karzinome. Dtsch. med. Wschr. **1919**, Nr 39. (b) Die blutende Mamma. Erg. Chir. **13**, 311 (1921). (c) Zur Frage der Ätiologie und Therapie der blutenden Mamma. Zbl, Chir. **1927**, Nr 3, 139. (d) Die pathologische Bedeutung der blutenden Mamma. Med. Klin. **1931**, Nr 51, 1853. — Primrose: Ref. J. amer. med. Assoc. 81, 606 (1923). — Prym: Beitr. Path. Anat. 81 (1928). — Puls, A.: Eine Beobachtung von Zystofibrom der Mamma bei Mutter und Tochter. Virchows Arch. **94**.

Quénu: (a) Soc. de Chir., 22. Febr. 1888. Angef. nach Sasse. (b) Traitement de la maladie kystique du sein etc. Bull. Soc. Chir. Paris **1900**, No 24.

Ravanier: Mammite chronique. Bull. Soc. Anat. Paris 68, 649 (1893). — Reclus: (a) Maladie cystique des mamelles. Rev. de Chir. **1865**, 761. (b) Maladie cystique de la mamelle. Clin. chir. de Pitié **1883**; Gaz. Hôp. **1887**, No 83; Rev. de Chir. **1888**, 248. — Reinecke, H.: Nachuntersuchungen über die klinischen Ergebnisse der in den Jahren 1915 bis 1928 diagnostizierten Mammatumoren. Zbl. Gynäk. **1931**, Nr 4, 213. — Renon: Des Kystes du sein. Gaz. Hôp. **1904**, No 43. — Reynier: Angef. bei v. Saar. — Risak, E.: (a) Zur Frage der sog. „blutenden Mamma". Wien. klin. Wschr. **1926**, Nr 19. (b) Erwiderung zu Kloses Arbeit: Soll die blutende Mamma konservativ oder operativ behandelt werden ? Zbl. Chir. **1927**, Nr 3, 134. — Robinson, R.: Diffuse Cystic disease in both breasts. Lancet, 7. März 1896. — Rochard, E.: (a) De la maladie-kystique de la mamelle. Arch. gén. **2** (1891). (b) De la mastite carcinomateuse. L'Union méd. **1895**, No 27. — Rodman: Angef. bei Ewing. — Roeren: Mastitis chronica cystica und Karzinom. Inaug.-Diss. Bonn 1914. — Rössle: Diskussionsbemerkung zu den Vorträgen von Morpurgo und Dietrich. Verh. dtsch. path. Ges. Berlin **1930**, 317. — Roloff: Über chronische Mastitis und das sog. Zystadenom. Dtsch. Z. Chir. 54, 106 (1900). — Rosenburg, A.: In der Arbeit von A. Dietrich, „Rückbildungsvorgänge, Fibromatose und Krebs der Brustdrüse" im Bd. 195 dieser Zeitschrift. Dtsch. Z. Chir. 198, H. 1/2, 130. Dazu Bemerkung von A. Dietrich, S. 132. — Rovsing, Th.: On multiple Cyster i Mamme. Hosp.tid. (dän.) **1888**, Nr 18.

Saar, G. v.: Über Zystadenoma mammae und Mastitis chronica cystica. Arch. klin. Chir. 84, 223 (1907). — Sacaza, R.: Des tumeurs du sein au point de vue du diagnostic différentiel et du traitement. Thèse de Paris **1867**. — Sasse, F.: Über Zysten und zystische Tumoren der Mamma. Arch. klin. Chir. 54, 1 (1897). — Savary: A case of intracanal fibr. of both mammary glands. Proc. path. Soc. Philad., N. s. I 8, 238 (1898, June). — Schaudig: Über totale Fibroadenomatose der Mamma. Zbl. Chir. **1924**, 2106. — Schimmelbusch, C.: (a) Verh. dtsch. Ges. Chir. **1890**. (b) Das Zystadenom der Mamma. Arch. klin. Chir. 44, 117 (1892). — Schmidt, M. B.: Diskussionsbemerkung zu Vortrag Ernst. Zbl.

Path. **34**, 624 (1923). — Schönstedt: Über die Zysten der weiblichen Brustdrüse. Inaug.-Diss. Rostock 1894. — Sebening, W.: Zur Physiologie und Pathologie der Brustdrüse (die menstruellen Veränderungen der weiblichen Brustdrüse. Das Krankheitsbild der schmerzhaften Knotenbildung. — Mastitis chronica cystica). Arch. klin. Chir. **134**, 464 (1925). — Sejournet et Morisson-Lacombe: Maladie cystique de Reclus. Bull. Soc. Anat. Paris **17** (1920). — Semb, C.: Pathologico-anatomical and clinical investigations of fibroadenomatosis cystica mammae, and its relation to other pathological conditions in the mamma especially cancer. Acta chir. scand. (Stockh.) **64**, Suppl., 10 (1928). — Sicre: De la maladie kystique de la mamelle. Thèse de Paris, 1890. — Siemens, W.: Über Brustdrüsenerkrankungen. Zbl. Chir. **1930**, Nr 2, 89. — Silveira, Diaz: Sur la Pathogenie des cystes de la glande mammaire et de la Maladie de Reclus. Thèse de Genève **1919**, No 882. Snow, H.: (a) Malignant reversion of mammary cystic fibroma. Lancet, 25. Mai **1895**, 1312. (b) A note on cystic degeneration of the mamma with three cases of recurrence on the opposite side. Lancet, 16. Nov. **1895**. (c) Cystic tumours of the mamma; their removal by „forcible massage" without incision. Brit. med. J., 17. Okt. **1903**. — Soloweitschik: Über die malignen und benignen rezidivierenden fibroepithelialen Geschwülste der weiblichen Brustdrüse. Inaug.-Diss. Basel 1911. — Sourice: De la maladie kystique de la mamelle, 1887. — Speese: Malignant degeneration of benigne disease of the breast. Ann. Surg., Aug. **1910**. — Spene, J.: Chronic cystic mastitis. Univ. Pennsylvania med. Bull. **20**, Nr 11 (1908). — Sternberg, C.: Diskussionsbemerkung zu den Vorträgen von Morpurgo und Dietrich. Verh. dtsch. path. Ges. Berlin **1930**, 315. — Stiles: Contribution to the surgical anatomy of the breast. Edinburgh J. 1892. — Syms, Parka: Chronic cystic mastitis or abnormal involution of the breast. Ann. Surg. **64**, Nr 6, 696 (1916).

Taylor: Cystic disease of the breast. Ann. Surg., Aug. **1910**. — Teutschlaender: Diskussionsbemerkung zu den Vorträgen von Morpurgo und Dietrich. Verh. dtsch. path. Ges. Berlin **1930**, 318. — Theile: Zur Kenntnis der fibroepithelialen Veränderungen der Brustdrüse. Arch. klin. Chir. 88, 261 (1908). — Thompson: Ref. J. amer. med. Assoc. **79**, 1958 (1922). — Tietze: (a) Über das Cystadenoma mammae und seine Beziehungen zum Karzinom der Brustdrüse. Dtsch. Z. Chir. **56**, 512 (1900). (b) Über Epithelveränderungen in der senilen weiblichen Mamma. Dtsch. Z. Chir. **75**, 117 (1904). — Tischendorf von: Angef. bei Schimmelbusch. — Todyo: Über die zystische Entartung der Brustdrüse. Arch. klin. Chir. **104** (1914). — Toupet et Glantenay: Observations de maladie kystique des mamelles. Bull. Soc. Anat. Paris; Semaine méd., 8. Okt. **1900**. — Trélat et Tillaux: Rev. de Chir. **1888**, 377. Angef. nach Lichtenhahn.

Unger: Ein Fall von Zystadenom der Mamma beim Manne. Virchows Arch. **164**, 550(1901). — Velpeau: Traité des maladies du sein. Paris 1854. — Verneuil: Angef. nach Sasse. — Villar: Kyste simple de la mamelle. J. Méd. Bordeaux **1903**, No 43.

Walther: Petit Kyste mammaire enchassé dans une mammite chronique. Rev. de Chir. **21**, 390 (1900). — Warren: Angef. nach Pribram. — Wolf, Morris: Beitrag zur Kenntnis der Tumoren der Mamma, im besonderen des Zystadenoms und der mehrfachen Geschwülste in einer Brustdrüse. Inaug.-Diss. Rostock 1899. — Worbs: Fall von Cystadenoma papillomatosum der männlichen Brustdrüse. Inaug.-Diss. Bonn 1902.

XIII. Zusammenhangstrennungen und Verletzungen der Brustdrüse. Fremdkörper.

Abrikossoff, A.: Über das Schicksal der spontan auftretenden Fettgranulome (lipophagen Granulome). Verh. dtsch. path. Ges. 24. Tagg Wien **1929**. — Angerer, v.: Verletzungen und Erkrankungen der Brustdrüse. Handbuch der praktischen Chirurgie, 3. Aufl., Bd. 2, S. 695. 1907.

Cohen: Traumatic fat necrosis of the breast. J. amer. med. Assoc. **80**, Nr 11 (1923). — Desprès: Fremdkörper der Mamma; konsekutiver Abszeß. Gaz. Hôp. **1884**, No 143. — Dupont, R. et M. Perrot: Cyto-stéato-nécrose et gangrène du sein. Ann. d'Anat. path. **4**, No 5 (1927).

Eckstein: (a) Über subkutane und submuköse Hartparaffinprothesen. Dtsch. med. Wschr. **1902**, Nr 32. (b) Über Hartparaffinprothesen. Zbl. Chir. **1902**, Beil., Nr 21. — Eitner: Zur Kasuistik des Paraffinoms. Med. Klin. **1919**, Nr 3.

Farr: Ischaemie fat necrosis. Ann. Surg. **77**, 513 (1923). — Fischer u. Birt: Ein Paraffingranulom des Penis. Beitr. path. Anat. **66**, 495 (1920). — Frangenheim, P.: Die Chirurgie der Brustdrüsen. Handbuch der praktischen Chirurgie, 6. Aufl., Bd. 2, S. 689. Stuttgart 1930.

Gelderen, van: Histologische Veränderungen im subkutanen Bindegewebe nach subkutaner Paraffininjektion. Virchows Arch. **257** (1925). — Gohrbandt, P.: Lipophage Granulome der Mamma. Dtsch. chir. Kongr. 1927. Arch. klin. Chir. **148**, 684 (1927). — Gottesman, J. and A. P. Zemansky: Fat necrosis of the breast. Ann. Surg. **85**, 438 (1927).

Hadfield, G.: (a) Fat necrosis of the breast with an Account of a Case. Brit. J. Surg. **13**, Nr 52, 742. (b) Fat necrosis of the breast. Brit. J. Surg. **17**, Nr 68, 673 (1930). —

Herzberg, B. u. A. Maximowa: Zur Kasuistik der Fremdkörper in der weiblichen Brustdrüse in ihrer Beziehung zum Autoerotismus. Münch. med. Wschr. 1930, Nr. 17, 714. — Holländer: Bericht über Paraffininjektionen in beide Mammae. Berl. Ges. Chir., Sitzg 9. Dez. 1912. Ref. Münch. med. Wschr. 1912, 2842. — Huper: Über die histologischen Veränderungen im menschlichen Gewebe nach Injektion von Paraffin. Frankf. Z. Path. 29, 268 (1923). Kach: Über Gefahren kosmetischer Paraffininjektionen. Münch. med. Wschr. 1919, 966. — Kirschner: Über Paraffininjektionen in menschliches Gewebe. Virchows Arch. 182, H. 3. — Körbler, G.: Ein Beitrag zur Kenntnis des Paraffinoms der Brustdrüse nach kosmetischen Injektionen. Klin. Wschr. 1927, Nr 14, 652. — Krohn, K. H.: Über Paraffinome der Mamma. Zbl. Chir. 1930, Nr 45, 2772 (Lit.). — Küttner, H.: (Fettnekrosen der Mamma.) Angef. nach Gohrbandt.

Lecène u. Moulonguet: (Fettgewebsnekrose der Mamma.) Angef. nach Dupont und Perrot. — Lee and Adair: (a) Traumatic fat necrosis of the female breast. Ann. Surg. 72, 189 (1920). (b) A further Report on traumatic fat necrosis of the female breast and its Differentiation from Carcinoma. Surg. etc. 34, Nr 4; Ann. Surg. 80, Nr 5, 670 (1924).

Merk, L.: Brustkrebs. Demonstration mikroskopischer Präparate, von Diapositiven und Zeichnungen, betreffend geschwulstechte Stärkekörner, eines Karotins und eines grünen Farbstoffes in Präparaten von Brustdrüsenkrebs. 88. Verslg dtsch. Naturforsch. Innsbruck 1924. Ref. Zbl. Path. 35, 255 (1924/25). — Meyer: Über subkutane Paraffininjektionen. Münch. med. Wschr. 1901, 417. — Moir, P. J.: Traumatic fat necrosis of the breast. Brit. med. J. 1929, Nr 3561, 640. — Morestin: Ref. Zbl. Chir. 1909, 202. — Moszkowicz: (a) Über subkutane Injektionen von Unguentum paraffinum. Wien. klin. Wschr. 1901, 193. (b) Über subkutane Paraffinprothesen. Wien. klin. Wschr. 1903, Nr. 2.

Rose: Gefährliche Spätfolgen von Paraffininjektionen. Bruns' Beitr. 134, 244 (1925). Sasse, F.: Über Zysten und zystische Tumoren der Mamma. Arch. klin. Chir. 54, 1 (1897). — Schmorl, G.: Paraffingranulome der Mamma. Münch. med. Wschr. 1922, Nr 6, 215. Ges. Nat. u. Heilk. Dresden. — Sehrt: Die histologischen Veränderungen bei Paraffininjektionen. Bruns' Beitr. 55, 601. — Sénèque: La nécrose du tissu cellulo-adipeux du sein. Presse méd. 33, Nr 51, 865 (1925). — Stein: Über die Erzeugung subkutaner Paraffinprothesen. Dtsch. med. Wschr. 1901, 670, 690. — Stutz et Fontaine: Le granulome lipophagique du sein. Rev. de Chir. 82, No 9 (1923).

Tuffier: Ref. Zbl. Chir. 1903, 773.

XIV. Zirkulationsstörungen und sog. Degenerationen der Brustdrüse.

Askanazy, M.: Über Amyloid in der Mamma und die Abhängigkeit der Amyloidablagerung von der Organfunktion. Beitr. path. Anat. 71, H. 3, 583 (1923).

Bamberger: Totalgangrän der Mamma als Teilerscheinung puerperaler Sepsis. Münch. med. Wschr. 1912, Nr 49, 2680.

Cutler: Apoplexy of the breast. Report of a case. J. amer. med. Assoc. 82, Nr 22, 1763 (1924).

Gruber, G. B.: Infarktbildung in der Mamma. Münch. med. Wschr. 1911, Nr 44, 2328.

Katz, H.: Symmetrische Nekrose beider Brustwarzen im Wochenbett. Zbl. Gynäk. 1924, Nr 5, 175.

Tonnelé: Arch. gén. Méd. 1830, 472.

Wallart: Fall von Gangrän der Mamillen im Puerperium nach Anwendung von Orthoform. Wiener klin. Rundschau 1908, Nr 12.

XV. Die Entzündungen der Brustdrüse.

1. Die Entzündungen der Brustwarze (Thelitis).

Bachelder: Mammilitis. Boston med. J. 1875; Zbl. Chir. 1875, 431.

Gutzeit, R.: Eine typische Form der Brustentzündung im Wochenbett. Münch. med. Wschr. 1921, Nr 5, 144.

Hinderfeld: Die Behandlung von Brustwarzenschrunden im Wochenbett und ihre Prophylaxe. Mschr. Geburtsh. 61 (1923).

Kaltenbach: Erosionen der Brustwarze als puerperale Infektionsstelle. Zbl. Gynäk. 1883, Nr 5, 65.

Mathes, P.: Eine typische Form der Brustentzündung im Wochenbett. Münch. med. Wschr. 1921, Nr 1, 15. — Merrit: Quelques recherches sur le rapport des crevasses du mam. aux abscès du sein. Thèse de Paris 1887.

Opitz: Über Erosionen der Brustwarze und Reizzustände der Brustdrüse. Zbl. Gynäk. 1883, Nr 12, 185.

Platzer, A.: Beobachtungen über die Verletzungen der Brustwarzen bei Wöchnerinnen. Arch. Gynäk. 58, 239 (1899).

Schönfeld: Über Mastitis puerperalis in der Marburger Entbindungsanstalt. Inaug.-Diss. Marburg 1919.

2. Die Entzündungen der Brustdrüse (Mastitis).

a) Akute Entzündungen.

AILLET: Contribution à l'étude des abscès du sein pendant la grossesse. Thèse de Paris 1909. — AUVARD: Septikämie von der Mamma ausgehend. Arch. de Tocol. 1888, No 4, 298. BAER and REIS: Breast infections. Surg. etc. 32, Nr 4, 353 (1921). — BENSINGER, M.: Septische Mastitis. Zbl. Gynäk. 1902, Nr 52, 1437. — BERGER: Ätiologische Daten zur Erkrankung der Warzen und Brüste im Wochenbett. Pest. med.-chir. Presse 1884, Nr 21. — BLANC: Besonders schwere puerperale Mastitis pyämischer Natur. Zbl. Gynäk. 1908, Nr 26, 866. — BLANK: Über Mastitis parenchymatosa. Inaug.-Diss.Tübingen 1890. — BOEDICKER: Die Mastitis in der Marburger Entbindungsanstalt, 1885—1902. Inaug.-Diss. Marburg 1903. — BRONSTEIN, A.: (a) Über puerperale Mastitis. Inaug.-Diss. Berlin 1902. (b) Über puerperale Mastitis. Zbl. Gynäk. 27, Nr 41, 1222 (1903). — BROUHA: Über einen Fall von puerperaler Mastitis. Obstétr. 1900, No 1. — BUDIN: Pathogénie des abscès du sein. Bull. Acad. Méd., No 15 (1889). — BUMM, E.: (a) Zur Ätiologie der puerperalen Mastitis. Arch. Gynäk. 24, 262 (1884); 27, 460 (1886). (b) Über die Entzündungen der weiblichen Brustdrüse. Slg klin. Vortr. 1886, Nr 282. — BYKOW, S. G.: Über den Einfluß der Pest auf die weibliche Genitalsphäre. Mschr. Geburtsh. 78, 121 (1928).

CALMANN, A.: Doppelseitige Mastitis in der Schwangerschaft im Anschluß an ein impetiginöses Ekzem der Brustwarzen. Zbl. Gynäk. 1904, Nr 47, 1436. — CAPELLARI, L.: Ascesso mammario metastatico consecutivo a tifoide in adolescente. Corriere Sanit. Milano. 11, 88 (1900). — CHOLMOGOROFF, S.: Fisteln der Milchgänge. Zbl. Gynäk. 1892, Nr 38, 749. — CITRON: in KRAUS u. BRUGSCH: Spezielle Pathologie und Therapie, Bd. 2, S. 374. — CLAIRMONT, P.: Entzündung der weiblichen Brustdrüse durch diphtheroide Bazillen. Schweiz. med. Wschr. 1926, Nr 28, 685. Verh. dtsch. Ges. Chir. 50. Tagg 1926; Arch. klin. Chir. 142, 30 (1926). — CLEMENT: Un cas d'orchite et un de mastite dans le cours de la fièvre typhoide. Lyon méd. 1907, 716. — COHN: (a) Zur Ätiologie der puerperalen Mastitis. Zbl. Gynäk. 1885, Nr 15, 236. (b) Zur Ätiologie und Prophylaxe der puerperalen Mastitis. Inaug.-Diss. Berlin 1913. — COHN, M. u. H. NEUMANN: Über den Keimgehalt der Frauenmilch. Virchows Arch. 126, 391 (1891) — CONKEY, MAC: (Angef. nach W. GERLACH.) Note on a case of mammary abscess following typhoid fever. Brit. med. J. 1902, 789. — CRAE, TH. MAC: Mastitis in typhoid fever, with the report of three cases. Bull. Hopkins Hosp. 13, 20 (1902).

D'ANNA, E.: La mastite professionale. Clin. chir. 1910. Ref. Zbl. Chir. 1910, 1599. — DAMOURETTE: Erkrankungen des Säuglings, hervorgerufen durch Mastitis. Thèse de Paris 1893. — DAVIS, PATTERSEN and HEWLETT: Mastitis complicating typhoid fever. Amer. J. med. Sci., Dez. 1901. — DEIS: Über Mastitis parenchymatosa. Inaug.-Diss. Heidelberg 1889. — DENTU, LE: Variété peu commune d'engorgement de la mamelle. Séance Soc. Chir. 1874. — DIETERICHS, M. M.: Russ. Arch. Chir. 1904. Ref. Zbl. Chir. 1905, 206. — DIETRICH, A.: Entzündliche Epithelzyste der Mamma. Ver.igg westdtsch. Path. Tagg Köln, 28. Juni 1925. Ref. Zbl. Path. 36, 561 (1925). — DÖDERLEIN: Zur Verhütung der puerperalen Mastitis. Zbl. Gynäk. 1906, Nr 49. — DOMANIG, E.: Eitrige Mastitis durch FRIEDLÄNDER-Bazillen hervorgerufen. Wien. klin. Wschr. 1927, Nr 27, 877. — DORMANN and KOSSMANN: Puerperale Mastitis. J. amer. med. Assoc. 77, Nr 7. — DREKOLIAS, G.: Infektiöse Gangrän beider Brustdrüsen. Z.org. Chir. 16, 524 (1922). — DUPLAY: Des abscès du sein. Progrès méd. 1891, No 46. — DURAND: Puerperale Mastitis von außergewöhnlichem Verlaufe, geheilt durch Amputation der Mamma. Lyon méd., 7. April 1907. — DYKE: A case of abscess of the breast occuring in a typhoid carrier. Lancet 201, Nr 7, 331.

EHRLICH: (a) Über Mastitis lactantium. Wien. med. Wschr. 1904, Nr 18. (b) Mastitis mit tödlichem Ausgang. Zbl. Gynäk. 1906, Nr 51, 1416. — ESCHERICH: Bakteriologische Untersuchungen über Frauenmilch. Fortschr. Med. 1885. — ETIÉVANT: Mastitis chez l'homme. Prov. méd. 1897. — ENZIÈRE et ROGET: Mammite légère au cours d'une fièvre typhoide. Montpellier méd. 37, 123 (1913).

FALTIN: Über puerperale Mastitis. Inaug.-Diss. München 1892. — FEILCHENFELD, L.: Eine Infektionsquelle für stillende Frauen und die Prophylaxe der Mastitis. Berl. klin. Wschr. 1920, Nr 29, 686. — FEINEN: Die verschiedenen Formen der puerperalen Mastitis und ihre Behandlung. Dtsch. Z. Chir. 94, 357 (1908). — FLECK, G.: (a) Ätiologie der Mastitis. Arch. Gynäk. 64, 872 (1901). (b) Zur Ätiologie der Mastitis. Zbl. Gynäk. 1902, Nr 4, 109. — FORNACA, L.: Sulla mastite tifosa. Riforma med. 1900, 266. — FREUND, H. W.: Eine Mastitisepidemie. Z. Geburtsh. 36, H. 3.

GAUSS: Mastitis scabiosa. Med. Klin. 1920, 326. — GERLACH, W.: Ein Fall von Spätabszeß nach Mastitis typhosa. Münch. med. Wschr. 74, Nr 31, 1324 (1927). — GLASS: (a) Zur Frage der entzündlichen Geschwülste der Mamma. Dtsch. med. Wschr. 1921, Nr 52. (b) Weitere Beobachtungen über das Krankheitsbild der subakuten Mastitis mit Knotenbildungen in der Mamma. Dtsch. med. Wschr. 1923, Nr 9. — GOTTSCHALK: Fall von metastasierendem Mammaabszeß bei einem neugeborenen Mädchen, durch Ausdrücken der Brustdrüse entstanden. Zbl. Gynäk. **1896,** Nr 25, 670 — Guiraud: Mammite au cours de la fièvre typhoide. Montpellier méd. **1907,** 114.

Halleur: Über den Keimgehalt der Frauenmilch. Inaug.-Diss. Leipzig 1893. — Hauriot: De la mammite comme complication de la fièvre typhoide. Thèse de Nancy **1904.** — Heinsius u. Lissauer: Erfahrungen über Brustdrüsenentzündungen usw. Dtsch. med. Wschr. **1907,** Nr 51, 2132. — Hesse, E.: Zur Kenntnis der chirurgischen Komplikationen und Nachkrankheiten des Fleckfiebers, Rückfallfiebers usw. Arch. klin. Chir. **128,** 739 (1924). — Hoesch: Über gehäuft auftretendes nekrotisierendes Erysipel mit Bevorzugung der Lokalisation der Nekrose an der Mamma nebst Bemerkungen über die Symmetrie des Erysipels. Münch. med. Wschr. **1923,** Nr 12, 359.

Isserson: Fall von sog. Katarrh der Brustdrüse. Chirurgia **178.**

Jochmann: Infektionskrankheiten, 1914. S. 316.

Karst, A.: Mastitis außerhalb der Laktationszeit infolge Skabies. Berl. klin. Wschr. **1880,** Nr 32, 461. Keyes: Über Mastitis. Surg. etc. **59,** Nr 37. — Klose: Die chirurgischen Komplikationen der Kriegsseuchen. Erg. Chir. **13,** 1 (1921). — Kneise: Die Bakterienflora der Mundhöhle der Neugeborenen vom Momente der Geburt an und ihre Beziehungen zur Ätiologie der Mastitis. Inaug.-Diss. Halle 1901. — Koestlin: Beitrag zur Frage des Keimgehaltes der Frauenmilch und zur Ätiologie der Mastitis. Arch. Gynäk. **53** (1897). — Kohler: Zur Statistik der Mastitis puerperalis. Inaug.-Diss. Genf 1882. — Kon, Y.: Zur Statistik der eitrigen Brustdrüsenentzündung mit besonderer Berücksichtigung ihres Erregers. Mitt. Path. Sendai **6,** 366 (1930). — Krull: Zwei Fälle von Mastitis intracanalicularis. Zbl. Gynäk. **1902,** Nr 17, 448.

Lang, E: Zur Frage des ursächlichen Zusammenhanges zwischen Conjunctivitis neonatorum und Mastitis puerperarum. Zbl. Gynäk. **1921,** Nr 21, 750. — Legry: Ophthalmie et abscès du sein. Progrès méd. 1887, No 35. — Leliévre et Vigues: Abscès du sein développé pendant l'allaitement au contact d'une tumeur bénigne. Bull. Soc. Anat. Paris **18,** No 7, 370 (1921). — Lewinson: Über die Ursachen der puerperalen Mastitis. Inaug.-Diss. Würzburg 1886. — Lombardi: Doppelseitige Mastitis bei einer I para während der Schwangerschaft. Zbl. Gynäk. **1909,** Nr 24, 861.

Madelung, O. W.: (a) Mastitis typhosa. Arch. Gynäk. **107,** 141 (1917) (Schrifttum). (b) Mastitis typhosa. Die Chirurgie des Abdominaltyphus. Neue dtsch. Chir. **30** b, 211 (1923). Maygnier: Die Lymphangitis der Brust und die Galaktophoritis an der Entbindungsanstalt der Charité. Obstétr. 1901, No 4. — Mennenga, M.: Periarteriitis nodosa mit besonderer Berücksichtigung der Leberveränderungen. Inaug.-Diss. Kiel 1932. — Meyerhoff, K.: Therapie und Prophylaxe der puerperalen Mastitis an der Universitätsfrauenklinik in Gießen. Klin. Wschr. **1930,** Nr 33, 1551.

Nevermann, H.: Zur Ätiologie der Mastitis. Zbl. Gynäk. **1922,** Nr 15, 591. — Nothnagel, H.: Doppelseitige Mastitis bei Grippe. Wien. klin. Wschr. **1919,** Nr 23, 612. — Nürnberger: Über Folgezustände der puerperalen Mastitis, ihre Diagnose und ihre Behandlung. Dtsch. med. Wschr. **1922,** Nr 11.

Oxley and Dundas: A case of gon. mastitis. Brit. med. J. **1920,** Nr 3124, 744.

Pari: Mastite nell' influenza. Osservazioni rare di mastite influenzale. Un caso di mastite bilaterale. Gazz. Osp. **41.** — Pestalozza, F.: Pyämie nach eitriger Mastitis beim Neugeborenen. Pediatria, Juli **1894** (angef. nach Gottschalk). — Piante: Sur la génèse et le traitement des abscès du sein. Thèse de Lyon 1885. — Prader, J.: Chirurgische Grippeerkrankungen und kryptogene Pyämie in der Grippezeit. Wien. med. Wschr. **1920,** Nr 5, 233.

Rating, J.: Über 2 Fälle von puerperalem Mammaerysipel. Mschr. Geburtsh. **55,** 129 (1921). — Rennert: Zur Ätiologie der puerperalen Mastitis. Zbl. Gynäk. **1883,** Nr 12, 188. — Riedinger: Erkrankungen des Thorax. Dtsch. Chir. **42.** — Roger, H.: Mammite suppurée post-typhique. Montpellier méd. **25,** 37 (1907); Gaz. Hôp. **1907,** No 58, 687. — Roger et Garnier: Note sur un cas de mammite gangréneuse. Presse méd. **1899,** Nr 58. — Roger et Margarot: Mammite au cours d'une fièvre typhoide chez une femme enceinte. Montpellier méd. **29,** 234 (1909). — Roger et Sappey: Encore un cas de mammite typhique. Montpellier méd. **30,** 235 (1910). — Runge, Hans: (a) Tödliche Infektion des Brustkindes bei Infektion der Mutter. Münch. med. Wschr. **1923,** 1138. (b) Das Vorkommen von Infektionen des Brustkindes bei Mastitis der Mutter. Zbl. Gynäk. **1923,** 1748.

Sarfert: Beitrag zur Ätiologie der eitrigen Mastitis. Dtsch. Z. Chir. **38,** 615 (1894); Zbl. Chir. **1894,** 19. — Sawyer: Affections of the nipple and breast incident to early lactation. Chicago med. J. **35** (1877). — Schalk: Die Ätiologie der Mastitis und ihre Beziehung zur Bakterienflora des kindlichen Mundes und der mütterlichen Scheide. Inaug.-Diss. Straßburg 1910. — Schiller: Zur Pathologie und Therapie der laktierenden Mamma. Mschr. Kinderheilk. **9,** Nr 11. — Schlösser: Zur vergleichenden pathologischen Anatomie und Ätiologie der Mastitis. Dtsch. Z. Tiermed. u. vergl. Path. **9,** 260 (1883). — Schmidt, Otto: Mastitis. Erg. Med. **5.** — Schmorl, G.: Diskussionsbemerkung zu Vortrag Krull. Zbl. Gynäk. **1902,** Nr 17, 448. — Schottmüller, H.: Die typhösen Erkrankungen. Mohr und

STAEHELIN, Handbuch der inneren Medizin. Berlin 1, 468 (1911). — SCHRÖDER, C.: Mastitis in der Schwangerschaft. Inaug.-Diss. Marburg 1896. — SCHULTZE, M. (angef. nach MADELUNG). — SCHWARZ: Epidemische Mastitis. Orv. Hetil. (ung.) 1897, Nr 23. — SICK, L. K.: Nachkrankheiten der Ruhr. Münch. med. Wschr. 1918, Nr 42, 1152. — SNOKE, P. O. and J. L. GOFORTH: Typhoid Abscess of the Breast. With the Report of a Case Simulating a Tumour. Amer. med. Sci. 171, Nr 5, 555. — SNOW, H.: Amer. J. med. Sci., März 1895. Ref. Zbl. Chir. 1895, 1002. — SOULIER, P. J.: De la mammite typhoidique. Thèse de Montpellier 1907. — SPIEGELBERG: Lehrbuch der Geburtshilfe, 1878. — SWIFT: Gangrene of the breast in diabetic patient. Intercolon. med. J. Austral., 20. Febr. 1909.

TRANCU-RAINER: Pyopneumothorax ouvert à travers la mamelle. Bull. Soc. méd. Hôp. Bucarest 3, No 6, 594 (1921). — TRILLAT u. LATORJEL: Puerperale Mastitiden von ungewöhnlich schwerem Verlauf. Lyon méd. 31. März 1907.

UMBERTO: Mastite melitense. Clin. chir. 27, H. 3/4, 382 (1920).

WEBER: Behandlung der Mammaabszesse. Amer. J. Obstetr., Jan. 1893. — WEBER, F.: Die Entzündungen der Brustdrüse. Mastitis. Handbuch der Geburtshilfe von DÖDERLEIN, 2. Aufl., Bd. 3, S. 482. 1925. — WEST, CHARLOTTE, C.: Report of an anusual case of typhoid fever; swelling of both breasts followed by suppuration; thrombophlebitis. Philad. policl. 7, 253 (1898). — WINCKEL, F. v.: Die Pathologie und Therapie des Wochenbetts.

b) Chronische Entzündungen.

CABOT: Chronic lobular mastitis. Boston med. J. 1900. — CASTEX: Des inflammations chroniques du sein. Rev. de Chir. 1887. — CHEATLE: A clinical lecture on chronic traumatic mastitis. Brit. med. J., 4. März 1911, 492.

FITZWILLIAMS: Chronic and rare forms of suppuration in the breast. Practitioner 111, Nr 3, 173 (1923).

GAUDIER et SURMONT: Inflammations chroniques de la mamelle. Bull. Soc. Biol. 1895. — GRUBER, G. B.: Beitrag zur Histologie und Pathologie der Mamma. Virchows Arch. 248 (1924).

HÖRZ: Mastitis obliterans. Beitr. klin. Chir. 70, 682 (1910).

INGIER, ALEXANDRA: Über obliterierende Mastitis. Virchows Arch. 198, 338 (1909).

KEYNES: Chronic mastitis. Lancet 205, Nr 9, 439 (1923); Brit. J. Surg. 11, Nr 41.

LOCKWOOD: Chronic Mastitis and its relation to carcinoma. Lancet 1910, 285.

MAYS, F.: Ein Fall von chronischer Mastitis, Gangrän der Warze und deren Umgebung, und Ausgang in Heilung. Münch. med. Wschr. 1897, Nr 43, 1199. — MICHELI: Contributo allo studio della mastite chroniche. Gazz. Osp. Milano 1898. — MÜLLER, B.: Über einige seltene Fälle von Brustdrüsenerkrankungen. Wien. klin. Rdsch. 1905, Nr 5. — MURRAY: Chronic abscess. Med. Press. 1897.

PAUCHET: Mastitis durch chronisch intestinale Stase. Presse méd. 1922, 2. Ref. Med. Klin. 1922, 513. — PHOCAS: Mammites chroniques. Gaz. Hôp. 1890, No 94.

SCHOLZ, W.: Über das Verhalten der Milchgänge im Mammakarzinom. Frankf. Z. Path. 43, 102 (1932). — STEWART and CAIRUS FORSYTH: On the occurence of massive cholesterin deposits in the breast in cases of longstanding mastitis. Brit. J. Surg. 8, Nr 29 (1920).

TOBECK, A.: Über chronische, einfache Abszesse der Brustdrüse. Bruns' Beitr. klin. Chir. 137, H. 2, 242.

XVI. Spezifische Entzündungen der Brustdrüse.

1. Tuberkulose.

ABRAHAM: Tuberculose primitive du sein. Thèse de Paris 1910. — ANSPACH: Primary Tuberculosis of the breast. Amer. J. med. Sci. 127, 98 (1904). — ARGELLIER: De la tuberculose mammaire. Thèse de Lyon 1898.

BARTELS: Die Tuberkulose der Brustdrüse. Inaug.-Diss. Marburg 1892. — BARTSCH: Die Tuberkulose der Brustdrüse. Inaug.-Diss. Jena 1901. — BAUER: Über Kombination von Karzinom und Tuberkulose in der Mamma. Inaug.-Diss. Göttingen 1912. — BEITZKE: Häufigkeit, Herkunft und Infektionswege der Tuberkulose. Erg. Path. 14 (1910). — BENDER: Einige Fälle von Tuberkulose der Brustdrüse. Beitr. klin. Chir. 8, 205 (1892). — BERCHTOLD: Über Mammatuberkulose. Uster 1890. — BRAENDLE: Über die Tuberkulose der Brustdrüse und die Dauerresultate ihrer operativen Behandlung. Beitr. klin. Chir. 50, 215. — BRANDSBURG: Zur Frage der primären Tuberkulose der Brustdrüse. Charkov. med. J. 1908. — BUNDSCHUH, E.: Über Karzinom und Tuberkulose derselben Mamma. Beitr. path. Anat. 57, 65 (1914).

CAMINITI: Sulla tuberculosi primitiva della mammella. Ann. ital. Chir. 1924, 148. — CARLE: Tuberculose mammaire. Gaz. Méd. et Chir., Sept. 1899. — Lo CASCIO: Sulla tuberculosi primitiva della mammella. Ann. ital. Chir. 1924, 148. — CHAUVIN: Sur le traitement des tuberculoses mammaires. Progrès méd. 1923, No 10, 109. — CHAUVIN: Quelques observations cliniques sur la tuberculose du sein. Arch. franco-belg. Chir. **1923**, No 11, 1000. Coen: Contributo allo studio della tuberculosi primitiv. della mammella. Gazz. Osp. 7, 22 (1902). — Colomb: Tuberculose mammaire. Thèse de Lyon **1899**.

Davis: Primäre Tuberkulose der Brust während der Schwangerschaft entstanden. Med. News, 12. Juni 1897. — Deaver, J. B.: Tuberculosis of the breast. Amer. J. med. Sci. **147**, 157 (1914). — Deaver, J. B. and J. McFarland: The breast: Its Anomalies, its diseases, and their Treatment. Philadelphia 1917. — Demme: Ungewöhnliche Lokalisation der Tuberkulose im Kindesalter. 26. Bericht über die Tätigkeit des Jennerschen Kinderspitals Bern 1889. Ref. Schmidts Jb. **230**. — Le Dentu: Tuberculose de la mamelle. Rev. de Chir. 1881, Nr 1. — Dickinson, A. M.: Mammary tuberculosis. Amer. J. Surg. **3**, 595 (1927). — Dubar: Des tubercules de la mamelle. Thèse de Paris 1881. — Dubreuil: Tuberculose mammaire. Gaz. méd. Paris 1888, No 17. — Dupont et Leroux: Un cas d'association de tuberculose et de cancer du sein. Bull. Assoc. franç. Etude Canc. **10**, No 6 (1921). — Durante: Contributo clinico e anatomico patholog. allo studio della mamella muliebre. Policlinico, sez. Chir., **21**, No 7 (1914). — Durante, L. and W. C. MacCarty: Tuberculosis of the breast. A Report of ten cases. Ann. Surg. **43**, 668 (1916). — Duret: Tuberculose mammaire et adénite axillaire. Progrès méd. 1882, No 9. — Dutillen: Egloal van Brostkliertub. Weekbl. **1902**, Nr 22. — Duvergny: Tuberculose mammaire par voie lymphat. retrograde. J. Méd. Bordeaux **53** (1911).

Ebbinghaus, H.: Isolierte regionäre Achseldrüsentuberkulose bei Tumoren der weiblichen Mamma nebst Bemerkungen über die Genese der Milchdrüsentuberkulose. Virchows Arch. **171**, 472 (1903). — Eberts v.: Solitary tuberculosis of the breast. Amer. J. med. Sci., Juli **1909**. — Elkin: Tuberculosis of the breast. Ann. Surg. **57** (1923).

Fischer, W. (angef. nach Bundschuh): Arb. path.-anat. Inst. Tübingen 8. — Fischl: Tuberkulose der linken Brustdrüse. Med. Klin. **1924**, 98. — Fox, B. and M. A. Roblee: Tuberculosis of the mammary gland. Ann. Surg. **84**, 678 (1926). — Fränkel: Kombination von Tuberkulose und primärem oder Röntgenkarzinom der Mamma. Strahlenther. **12**, 595. — Franco: Über das gemeinsame Vorkommen von Tuberkulose und Tumor an demselben Organ. Virchows Arch. **193** (1908) (Schrifttum). — Fricke: Ein Fall von Karzinom und Tuberkulose der Mamma. Beitr. klin. Tbk. **8** (1907). — Fuller: Primary tuberculosis of the mammary gland. N. Y. med. J., 4. Sept. **1909**.

Gatewood: Tuberculosis of the mammary gland. J. amer. med. Assoc. **67**, 1660 (1916). — Gandier et Pèraire: Contribution à l'étude de la tuberculose mammaire. Rev. de Chir. **1895**, No 9. — Geissler: Über Tuberkulose der Mamma. Dtsch. med. Wschr. **1906**, Nr 44, 1780. — Gottstein: Zwei Fälle von Tuberkulose und Karzinom der Mamma. Zbl. Chir. **1920**, 955. — Granzow: Experimenteller Beitrag zur Frage der Mammatuberkulose. Südostdtsch. Ges. Geburtsh., 20. Nov. 1928. Zbl. Gynäk. **1929**, Nr 8, 499. Mschr. Geburtsh. **82**, 394 (1929).

Habermaas, O.: Über die Tuberkulose der Mamma. Bruns' Beitr. klin. Chir. **2**, 44 (1885/86). — Hamilton: Tuberculosis of the breast. Surg. etc. **30**. — Heinrich: Beitrag zur Kasuistik der Tuberkulose der Mamma. Inaug.-Diss. München 1893. — Heller: Beitrag zur Kasuistik der Mammatuberkulose. Inaug.-Diss. Königsberg 1914. — Hering: Die Tuberkulose der Mamma. Inaug.-Diss. Erlangen 1889.

Ingier, Alexandra: Mastitis tuberculosa obliterans. Virchows Arch. **202**, 217 (1910).

Johannet: Tumeur tuberculose du sein avec tubercules pulmon. Rev. med.-chir. Mal. Foie etc. **13**, 301.

Kallenberger: Über Kombination von Tuberkulose und Karzinom der Mamma. Arb. path.-anat. Inst. Tübingen **4** (1902). — Kaplan: Zur Frage der Tuberkulose der Mamma. Chirurgia **1913**, 33. — Klose, H.: Tuberkulose und Neubildung. I. Tuberkulose und Adenokarzinom der Brustdrüse. Beitr. klin. Chir. **66**, 1 (1910). — Konstaninowitsch: Über die Tuberkulose der Brustdrüse. Bolnitsch. Gas. Backina **1900**, Nr 32. — Koolzer: Die Brustdrüsenschwellung der Neugeborenen und die Verhütung ihrer Eiterung. Fortschr. Med. **1922**, Nr 45/46, 634. — Kurashige, Mayeyama u. Yamada: Über das Vorkommen der Tuberkelbazillen im strömenden Blute der Tuberkulösen. (3. Mitt.: Ausscheidung der Tuberkelbazillen in der Milch tuberkulöser Frauen). Z. Tbk. **18** (1912).

Laue: Tubercular disease of the breast and axillary glands. Brit. med. J. Nr 1550, 630. — Leavitt: Tuberculose of the breast, with the report of 2 cases. Surg. etc. **36**, 13. — Lee, B. J.: Tuberculosis of the breast. N. J. surg. Soc., 8. Dez. 1926. Ann. Surg. **85**, 625 (1927). — Levings: Tuberculosis of the mammary gland. J. amer. med. Assoc., 1. Aug. **1903**. — Lotheissen, G.: Ein Beitrag zur Tuberkulose der Mamma. Wien. klin. Wschr. **1897**, Nr 34, 763. — Lubarsch, O.: (a) Über den primären Krebs des Ileum nebst Bemerkungen über das gleichzeitige Vorkommen von Krebs und Tuberkulose. Virchows Arch. **111**, 280 (1888). (b) Beiträge zur Pathologie der Tuberkulose. Virchows Arch. **213** (1913).

Maly, G. W.: Über eine seltene Lokalisation und Form von Tuberkulose. Beitr. klin. Chir. **38**, 116 (1903). — Mandry, G.: Die Tuberkulose der Brustdrüse. Beitr. klin. Chir. **8**, 179 (1892). — Mantelei: Primäre Tuberkulose der Brustdrüse. Morgagni, März **1910** I,

98. — MICHAILOW: Die miliare Tuberkulose der Brustdrüse. Russ. Arch. Path., klin. Med. u. Bakter. 1901. — MORESTIN: Deux cas de tuberculose mammaire. Gaz. Hôp. 1900, No 25. — MÜLLER: Tuberkulose der Brustdrüse. Inaug.-Diss. Würzburg 1892.

NAGASHIMA, Y.: Über die Beteiligung der Brustdrüse des Weibes bei der Tuberkulose der inneren Organe insbesondere bei der disseminierten Miliartuberkulose. Virchows Arch. 254 (1925). — NOEGGERATH: Das Stillverbot bei Tuberkulose und Tuberkuloseverdacht. Prakt. Erg. Geburtsh. 4 (1912).

OHNACKER: Die Tuberkulose der weiblichen Brustdrüse. Arch. klin. Chir. 28, H. 2, 366 (1882). — ORTHMANN, E. G.: Über Tuberkulose der weiblichen Brustdrüse mit besonderer Berücksichtigung der Riesenzellenbildung. Virchows Arch. 100, 365 (1885). — OSTROWSKI: Tuberkulose der Brustdrüse. Zbl. Gynäk. 1910, Nr 6, 211.

PEIL, H.: Über Mammatuberkulose. Inaug.-Diss. Köln 1920. — PISKAČEK: Über die Tuberkulose der Brustdrüse. Med. Jb. Wien 1887, H. 10. SCHMIDTs Jb. 219. — PLATT: Tubercular disease of the breast. Med. chron., Nov. 1899. — PLUYETTE: Tuberculose mammaire. Gaz. Méd. et Chir. 1900, No 103. — POIRIER, P.: Le tubercule du sein chez la femme et chez l'homme. Arch. Méd., Jan. 1882. Ref. Virchow-Hirsch' Jber. 1, 288 (1882). — POWERS: Tuberculosis of the breast. Ann. Surg. 57, 171 (1913). — PUTZU: Contributo allo studio della tuberculosi della mammella. Arch. internat. Chir. 5, H. 6; 6, H. 2 (1912/13).

RABINSOHN: Beitrag zur Kasuistik der weiblichen Brustdrüsentuberkulose. Inaug.-Diss. Königsberg 1911. — RANKE: Primäraffekt, sekundäre und tertiäre Stadien der Lungentuberkulose. Arch. klin. Med. 119 (1916). — RAW: Tuberculosis of the breast. Brit. med. J. 1924, Nr 3302, 657. — REERINK: Beitrag zur Lehre von der Tuberkulose der weiblichen Brustdrüse. Beitr. klin. Chir. 13, 49 (1895). — RIEDINGER: Erkrankungen des Thorax. Dtsch. Chir. 42. — ROBBERS, F.: Über die Histogenese der Tuberkel, besonders der tuberkulösen Riesenzellen. Virchows Arch. 229, 155 (1921). — ROSENTHAL: Peri- und intrakanalikuläre Mammatuberkulose. Fortschr. Med. 37, Nr 6 (1920). — ROUX, A. W.: De la tuberculose mammaire. Genève 1891.

SABRAZÈS et BINAUD: La tuberculose mammaire. Arch. Méd. expér. 1894, H. 6; Mercredi méd. 1895, No 36. — SALOMON: Tuberculosi e tumori chondromatosi della mammella. Clin. chir. 1901, H. 3/4. — SCHLEY: Primary tuberculosis of the breast. Ann. Surg. 1903, Nr 4, 110 (Schrifttum). — SCHRÖTTER v.: Ätiologie der Tuberkulose. Ber. 14. Hygienekongr. 1 (1907). — SCOTT: Tuberculosis of the female breast. St. Barthol. Hosp. Rep. 40 (1905). — SCOTT-SCHLEY: Tuberculosis of the breast. St. Lukes Hosp. med. and surg. reports. New York 1910. — SCUDDER: A case of tuberculosis of the breast. Amer. J. 1898, 116. SEXTON: Surgical tuberculosis. Med. Rec. 83 (1913). — SHATTOCK: Tubercular Abscess of the breast. Lancet 1889. — SPEDIACCI: (a) Tuberkulose der Brustdrüse. Experimentelle Studie. Inaug.-Diss. Siena 1894. (b) MOLESCHOTTs Untersuchungen 95, Bd. 15, 4, S. 405. — SPENCER: Primary tuberculosis of the breast. Amer. med., 18. März 1905. — STIER: Die Tuberkulose der Mamma und der axillaren Lymphdrüsen. Inaug.-Diss. Würzburg 1902. — STRAUSS: Demonstration von Tuberkulose der Brustdrüse. Münch. med. Wschr. 1909, Nr 40, 2086. — STROMBERG u. KASOGLEDOW: Tuberkulose der Brustdrüse. Russ. Arch. Chir. 1909. — SWA, R. H. J. and J. B. FRY: Tuberculosis of the male breast. Brit. J. Surg. 14, Nr 54, 234 (1926).

VECCHI DE: Su di un caso tuberculosi mammaria. Clin. chir. 1902, Nr 8. — VELPEAU: Traité des maladies du sein, 1854. — VEMOT et LATASTE: Tuberculose primitive du sein. J. méd. Bordeaux 1911, No 9. — VERNEUIL: Tuberculosis mammae und Adenitis axillaris. Abeille méd. 1882, No 18. — VILLARD: Un cas de tuberculose mammaire avec examen histol. et inocul. aux animaux. Montpellier méd. 1894, No 31.

WARDEN: Tuberculosis of the mammary gland. Med. Rec. Okt. 1898, H. 1. — WARTHIN: The coexistence of carcinoma and tuberculosis of the mammary gland. Amer. J. med. Sci., Juni 1899.

ZIRONI: Contributo allo studio della tuberculosi primitiva della mammella. Rif. med. 1907, 426 (Schrifttum).

2. Syphilis.

ADAIR, F. E.: Gumma of the breast; its differential diagnosis from carcinoma. Ann. Surg. 79, 44 (1924). — AKAIWA, H.: Über die gummöse Mastitis. Bruns' Beitr. 150, 18 (1930). — ALSBERG, A. u. H. LEISRINK: Gumma der Brustdrüse. Arch. klin. Chir. 28, 739 (1883). — AMBROSOLI: Über eine Krankheit der Brustdrüse im Gefolge differenter Syphilisformen. Gaz. med. Lombard 1864, No 36. — ASTRUC: De morbis venereis libri novem. Lut. Paris 1740.

BAGNOLI: Angef. nach GUSZMAN. — BEER: Mammary syphilis. Med. News, 28. Okt. 1905. — BIERCHEN: Abhandlungen von den wahren Kennzeichen der Krebsschäden, wie auch der skrophulösen und venerischen Geschwüre und Geschwülste. Aus dem Schwedischen. Göttingen 1775. — BISSELL: Syphilitic tumors of the breast. N. Y. med. Rec. 6. Juli 1907. — BLUMENTHAL, N.: Ein Beitrag zur Syphilis der Brustdrüse. Russk. Klin.

1926, Nr 27. Ref. Dermat. Z. **51**, 437 (1928). — Boissier De Sauvage: Nosologia methodica etc. Venet. 1764. — Burnier, R.: (a) Syphilitische Mastitis. Paris méd. **11**, No 15 (1921). (b) Syphilitic mastitides. The urolog. and cutan. Rev. **25**, Nr 4. Ref. Dermat. Wschr. **73**, Nr 44, 1160 (1921). Castex et Bouzat: Lues der Mamma. Prensa méd. argent. **9**, No 19 (1922). — Cheever: Syphilitic tumor of the breast. Boston med. J. **1879**, 384. — Claude: Étude sur la syphilis du sein. Thèse de Paris 1886. — Cordier et Chaix: Gommes mammaires. Lyon méd. **134**, No 36, 340 (1924). Ref. Zbl. Hautkrkh. **16**, 91 (1924).

Delalande: Mastite syphilitique. Bull. Soc. franç. Dermat. **1926**, No 9, 717. — Deutsch, K.: Zur Kenntnis der Luesspätformen der männlichen und weiblichen Brustdrüse. Wien. klin. Wschr. **1909**, Nr 4, 126. — Dimey: Étude sur la syphilis du sein. Thèse de Paris 1891.

Ehrmann: Gumma der linken Mamma. Wien. dermat. Ges. **1904**. Arch. f. Dermat. **47**, 77 (1905). — Emery: Gomme du sein. Ann. de Dermat. VII. s. **3**, 60 (1896). — Escande: Sur un cas de Syphilis tertiaire du sein. Midi méd. Toulouse **1893** II, 232.

Fernandez, V.: Mastitis sifilitica diffusa. Actas dermo-sifiliogr. **1920**, 231. Ref. Dermat. Wschr. **73**, Nr 28, 765 (1921). — Fitzwilliams: (a) Syphilis of the breast. West London med. J. **29**, Nr 4, 164 (1924). Ref. Zbl. Hautkrkh. **16**, 435 (1924). (b) On the breast. St. Louis: C. V. Mosby Company 1924. — Fournier: Chancres extragénitaux. Paris 1897.

Gay: Syphilitic mammary disease. Med. Rec. New York, **28**. Juli **1893**, 91. — Geissler: Die Tuberkulose der Mamma. Dtsch. med. Wschr. **1906**, Nr 44, 1780. — Genersich: Syphilitische Gummata der Muskeln und der Brustdrüse. Ung. med. Presse **1897** II, 100. — Gromo: Contribution à l'étude des gommes du sein. Paris 1878. — Guet, Le: Le chancre syphilitique de sein chez l'homme. Thèse de Paris. Ref. Ann. Mal. vénér. **21**, 598 (1926). — Guszman, J.: Die Syphilis der weiblichen Geschlechtsorgane. Handbuch der Haut- und Geschlechtskrankheiten von Jadassohn, Bd. 16, 1, S. 487. Berlin 1930.

Hahn, R.: Über extragenitale Primäraffekte. Jb. Hamburg. Staatskrk.anst. **1896**, 504. — Heller, J.: Über gummöse Syphilis der Mamma. Münch. med. Wschr. **1903**, Nr 17, 738. — Hennig: Zur Morphologie der weiblichen Brustdrüse. Arch. Gynäk. **1861** II, 331. — Herczeg: Angef. nach Guszmann. — Hutchinson: Gumma of one mammary gland in a man after syphilis and during treatment. Arch. Surg. **9**, 367 (1898).

Jullien: Traité des maladies venér, 1886.

Königstein: Wien. klin. Wschr. **1913**, Nr 30. — Kogoj, Fr.: Genitale und extragenitale Primaraffekte. Handbuch der Haut- und Geschlechtskrankheiten von Jadassohn, Bd. 16, 1, S. 95. Berlin 1930. — Krefting, R.: Extragenitale Syphilisinfektion. Arch. f. Dermat. **26**, 167 (1894).

Lancereaux: Affections syphilitiques des glandes salivaires, des mamelles et de pancréas. Traité histor. et prat. de la Syphilis, p. 186, 253. Paris 1874. — Landreau: Essai sur les syphilomes mammaires. Thèse de Paris 1874. — Lang, E.: Über Mastitis und Parotitis syphilitica. Wien. med. Wschr. **1880**, 217. — Lapowski: Angef. nach Akaiwa. — Legrain: Mastite syphilitique gommeuse. Ann. de Dermat. III. s. **8**, 500 (1897). — Levin, J.: Über die syphilitische Sklerose der Brustwarze. Venerol. (russ.) **1926**, Nr 6, 899. Ref. Zbl. Hautkrkh. **23**, H. 9/10, 702.

Maisonneuve: Leçons cliniques sur les maladies cancéreuses. Paris 1854. — Matzenauer, R.: Brustdrüsensyphilis im Frühstadium. Wien. klin. Wschr. **1902**, Nr 40, 1029. — Meirowsky u. Pinkus: Die Syphilis. Berlin 1924. — Molfese: Un caso di mastite gummosa. Progr. méd. Napoli **1890** IV, 375. — Mucci: Sifilide mammaria tert. Giorn. ital. Dermat. **67**, H. 2, 644 (1926). — Müller: Wien. dermat. Ges., Sitzg 26. Febr. 1913. Ref. Wien. klin. Wschr. **1913**, Nr 25. — Münchheimer: Über extragenitale Syphilisinfektion. Arch. f. Dermat. **40**, 191 (1897).

Neumann, J.: (a) Über die syphilitischen Erkrankungen der Brustdrüse. Allg. Wien. med. Ztg. **1885**, 73; **1889**. (b) Syphilis. 2. Aufl. Wien 1899.

Ostermayer: Ein Fall von gummöser Erkrankung der weiblichen Brustdrüse. Arch. f. Dermat. **25**, 240 (1893).

Pack, G. T. and F. E. Adair: Tertiary syphilis of the breast. Arch. of Dermat. **20**, 806 (1929). — Pinardi, G.: Sulla sifilide della ghiandola mammari. Policlinico, sez. chir. **34**, 219 (1927). — Pospelow, A.: Über extragenitale Syphilisinfektion. Arch. f. Dermat. **21**, 60 (1889).

Reinecke, G.: Über tertiär-syphilitische Mastitis. Zbl. Path. **10**, 316 (1899). — Rejsek, B.: Deux cas de mastite syphilitique. Bull. Soc. franç. Dermat. **1923**, No 8, 442. — Rille, J. H.: Über extragenitale Syphilisinfektion. Med. Ges. Leipzig, 4. März 1924. Ref. Dermat. Wschr. **1924**, Nr 36, 1069. — Rosenthal: Diskussionsbemerkungen zu Vortrag Heller. Verh. Wien. dermat. Ges., Sitzg 19. Nov. 1902. Arch. f. Dermat. **65**, 113 (1903). — Rouanet: De la mastite syphilitique diffuse chez l'homme. Mercredi méd. Paris **1895** IV, 73.

Sachs, O.: Arch. f. Dermat. **74** (1905). — Scanzoni, v.: Die Krankheiten der weiblichen Brüste und Harnwerkzeuge, Prag 1885. S. 541. — Smet, de: Mastite syphilitique, chancres de l'aréole mammaire, syphilis constitutionelle. Presse méd. Bruxelles 1881, 73. — STIEBEL: Über extragenitale Primäraffekte usw. Inaug.-Diss. Würzburg 1895. — STIMMEL: Über Mastitis luetica im Sekundärstadium. Inaug.-Diss. Leipzig 1907.

TAYLOR, W. N.: Diffuse syphilitic mastitis. Amer. J. Syph. 6, Nr 4, 1693. — THOMPSEN: Gumma of the breast. J. amer. med. Assoc. 74, Nr 12, 791.

VELPEAU: Traité des maladies du sein, p. 534. Paris 1858. — VERNEUIL: Tumeur gommeuse du sein. Bull. Soc. Anat. Paris 30, 96.

WINTERNITZ: Die Syphilis des Urogenitalsystems. Angef. nach AKAIWA.

YVAREN: Des métamorphoses de la Syphilis, 1854.

ZEISSL, M. v.: Über die Erkrankung der Brustdrüse infolge von Syphilis. Allg. Wien. med. Ztg. 1885, 73.

3. Aktinomykose.

AMMENTORP: Om Aktinomykose. Bibl. Mag. Lagevid 4, H. 6. Ref. Zbl. Chir. 1894, Nr 44, 1074. — ANGERER, v.: Erkrankungen und Verletzungen der weiblichen Brustdrüse. Handbuch der praktischen Chirurgie Bd. 2, S. 586. 1902.

BANG: Angef. bei SEHRT.

HANAU: Angef. bei ILLICH.

ILLICH, A.: Beitrag zur Klinik der Aktinomykose. Wien: Joseph Safàr 1892. — ISRAEL, J.: Klinische Beiträge zur Kenntnis der Aktinomykose des Menschen. Berlin: August Hirschwald 1885. — ISRAEL, O.: Fall von Aktinomykose. Berl. klin. Wschr. 1884, 360.

JENSEN: Jber. Vet. med. 13 (1893). — JOHNE: Dtsch. Z. Tiermed. u. vergl. Anat. 7, H. 3 (1881).

KITT: Lehrbuch der pathologisch-anatomischen Diagnostik für Tierärzte, 1. Aufl., Bd. 1, S. 249. Stuttgart 1894. — KÖNIG, A.: Ein Fall von Aktinomykosis hominis. Inaug.-Diss. Berlin 1884.

LUBARSCH, O.: Angef. bei RISEL.

MAJOCCHI: Angef. bei ILLICH S. 153. — MILEFF, S.: L'actinomycose mammaire. Thèse de Lyon 1900. — MÜLLER, W.: Über Aktinomykose der Brustdrüse. Münch. med. Wschr. 1894, Nr 51, 1027.

NÉLATON: Angef. nach RISEL.

PARTSCH: Einige neue Fälle von Aktinomykose des Menschen. Dtsch. Z. Chir. 23, 510. — POITEAU: (a) Étude sur l'actinomycose de la région mammaire et du sein. Thèse de Lille 1904. (b) The pathology of actinomycosis of the breast. Internat. Clin., XXXI. s. 3, 19 (1921). — PONFICK, E.: Die Aktinomykose des Menschen. Berlin 1882. — POWEL: Angef. bei ILLICH.

RASMUSSEN: OSTERTAGS Handbuch der Fleischbeschau, 1892. — REICHEL, O.: Zwei Fälle von Aktinomykose der Mamma. Inaug.-Diss. München 1903. — RISEL: Fall von primärer Aktinomykose der Mamma. Verh. dtsch. path. Ges. 13. Tagg Leipzig 1909, 322.

SEHRT, E.: Die primäre Aktinomykose der Brustdrüse. Beitr. klin. Chir. 55, 589 (1907). — SNOW: Angef. bei GUERMONPREZ et BÉCUE. Biblioth. méd. fondée par M. CHARCOT et DEBOSE, p. 102. Brit. med. J. 1891. — SOMMER: Angef. bei ILLICH. — SZÉNÁSY, A.: Ein Fall von Lungenaktinomykose. Zbl. Chir. 1886, 705.

VERSÉ: Diskussionsbemerkung zu Vortrag RISEL. Verh. dtsch. path. Ges. 13. Tagg Leipzig 1909, 326.

WELJAMINOW: Angef. bei ILLICH. — WOLFF, M.: Über Aktinomykose. Verh. dtsch. Ges. Chir. 1891, 148.

ZANDERS: Angef. bei SEHRT.

4. Lymphogranulomatose.

KREIBIG: Diskussionsbemerkung zu Vortrag PALTAUF. Ver.igg path. Anat. Wien, Sitz. 30. Nov. 1931. Zbl. Path. 54, 109 (1932). — KÜCKENS, H.: Ein lokales Lymphogranulom der Brust in Form eines Mammatumors. Beitr. path. Anat. 80, 135 (1928).

RISAK: Zwei seltene Erkrankungen der weiblichen Brustdrüse. Freie Ver. Chir. Wien, Sitzg 22. Nov. 1928. Zbl. Chir. 1929, Nr 7, 403; Wien. klin. Wschr. 1929, Nr 4, 124. — ROUSLACROIX u. WYSE LANZUN (angef. nach QUÉNU): Soc. franç. Dermat. et syphil., Sitzg 4. Nov. 1909.

5. Sporotrichose.

BEURMANN, DE u. GOUGEROT (angef. nach QUÉNU): Les Sporotrichoses, Paris: F. Alcan, p. 236. Soc. Dermat. et Syph., Sitzg 9. März 1909.

LANDOUZY (angef. nach QUÉNU): Sporotrichose hypodermique gommeuse, ulcéreuse disséminée. Presse méd., 6. Nov. 1909, 985. — LERAT (angef. nach QUÉNU): Presse méd. belge 1909.

QUÉNU, E.: De la sporotrichose mammaire. Rev. de Chir. 49, 585 (1914).

XVII. Parasiten der Brustdrüse.

1. Echinokokkus.

Bansi, F.: Zusammenstellung der bis jetzt bekannten Fälle von Echinokokkus der Brustdrüse. Inaug.-Diss. Greifswald 1893. — Bendini: 2 casi di cisti parasitarie della glandula mammaria. Settimana med. 2 (1898). — Bérard (angef. nach Haussmann): Diagnostic différentiel des Tumeurs du sein. Paris 1842. — Bergmann, v.: Dorpat. med. Z. 1, 73 (1871). — Birkett, J.: The disease of the breast and their treatment. London 1850. Ref. Schmidts Jb. 72, 126. — Bryant (angef. nach Haussmann): Path. Trans. Lond. 17, 276. — Burkhardt, W.: Ein Fall von Echinococcus hydatidosus in einer Mamma lactans. Münch. med. Wschr. 1922, Nr 34, 1255.

Conte, le: Hydatid disease of the breast. Amer. J. med. Sci., Sept. 1901, 122. — Cooper, Astley: Illustrations of the Diseases of the Breast, p. 29. London 1829.

Darbefeuille (angef. nach Haussmann): J. gén. Sedillot. 43, 121. — Dentu, le (angef. nach Haussmann): Gaz. méd. Paris 1873, No 2, 17.

Finsen (angef. nach Haussmann): Arch. gén. Méd. 13, 23. Paris 1869. — Fischer, E.: Dtsch. Z. Chir. 14, 366 (1881). — Franceschi: Due casi di cisti d'echinococco nella mammella. Bull. Sci. med. Bologna, Sept. 1883. — Frangenheim: Die chirurgisch wichtigen Lokalisationen des Echinokokkus. Slg klin. Vortr. Chir. 1906, 116, 117; N. F. 419, 420.

Gargano: Cisti di echinococco della mammella. Ann. ital. Chir. 3, H. 8, 772 (1924). — Goinard et Sergent: Cyste hydatique de la mammelle. Arch. prov. 1897, 11.

Haën, de (angef. nach Haussmann): Ratio medendi. Viennae 1770. Edit. secund. Pars septima, § 3, pag. 127. — Haussmann: Die Parasiten der weiblichen Brustdrüse. Berlin 1874. — Höppner (angef. nach Bansi): Petersburg. med. Wschr. 6, Nr 51 (1881). — Hosemann, Schwarz, Lehmann u. Posselt: Die Echinokokkenkrankheit. Neue dtsch. Chir. 40 (1928).

Jonassen (angef. nach Bansi): Echinokoksydommen. Kopenhagen 1882.

Landau, L.: Zur Kasuistik der Echinokokken an und in der weiblichen Brust. Arch. Gynäk. 8, 350 (1875). — Lannelonque et Vitrae: Cyste hydatique du sein. Soc. obstetr. Journ. Méd. Bordeaux 1897, No 21. — Lauenstein: Inaug.-Diss. Göttingen 1874. — Longo: Un caso di cisti da echinococco della mammella. Riforma med. 1 (1895).

Malgaigne (angef. nach Haussmann): Gaz. Hôp. Paris 1853, 356. — Melchior: Echinokokkus der Mamma. Berl. klin. Wschr. 1917, Nr 42, 1022. — Mitchell Henry: (angef. nach Haussmann): Lancet 1801 II, 497. — Montet: Mém. et observat. de chir. clin. Montpellier 1858. Ref. Schmidts Jb. 102, 265.

Psaltoff: Cyste hydatique du sein. Gaz. Hôp. 1898, 117.

Righetti: Due casi di echinococco a sede rara (mammella). Sperimentale 67 (1913). Boll. clin. 30 (1913). — Roux (angef. nach Haussmann): Frorieps Notizen Natur- u. Heilk. 20, 349 (1828).

Scarrone: Considerazioni intorna ad alcuni casi rari di cisti da echinococco. Gazz. Osp. 1901, No 99. — Schnepp: Über eine unilokuläre Echinokokkengeschwulst. Pest. med. chir. Presse 1875, Nr 33/34. Ref. Zbl. Chir. 1876, 304. — Sidéridis: Cystes hydatiques de la glande mammaire. Thèse de Paris 1898.

Trancu-Rainer: Über einen Fall von Hydatidenzyste der Mamma. Zbl. Gynäk. 1910, Nr 16, 555.

Vegas et Cranwell: Les kystes hydatiques et leur traitement dans la république argentine. Rev. de Chir. 1901, No 4. — Velpeau: Traité des maladies du sein. Paris 1854.

White (angef. nach Haussmann): Lancet 36, 216. London 1838/39.

Zancani: Echinococco della mammella. Arch. ital. Chir. 10, H. 4, 574 (1924).

2. Zystizerkus.

Alessandro: Cisticercus cellulosae della mammella simulante un epitelioma. Bull. Accad. med. Roma 32.

Danielsen: Der Cysticercus cellulosae im Muskel. Beitr. klin. Chir. 44 (1904).

Guermonprez: Bemerkungen über einen Fall von Cysticercus mammae. Lyon méd., 16. Sept. 1883.

Orth: Lehrbuch der speziellen pathologischen Anatomie, Bd. 2, S. 683.

Stumpf: Ungewöhnliche Lokalisation des Cysticercus cellulosae in Brustdrüse und Zunge. Virchows Arch. 217, 462 (1914).

2. Die Geschwülste der Brustdrüse.

Von

O. Schultz-Brauns - Bonn.

Mit 86 Abbildungen.

Einleitung.

Geschichtliches. Die Kenntnis bösartiger Brustdrüsengeschwülste geht bis in das hohe Altertum zurück und es ist gerade der Brust-„Krebs", der die ersten Kenntnisse über das Wesen der bösartigen Geschwülste überhaupt vermittelt hat. Die frühesten Überlieferungen und Beschreibungen des Brust-„Krebses" finden sich nach WOLFF im Papyrus EBERS aus dem 15. Jahrhundert v. Chr. in einer Keil-Inschrift aus Niniveh (800 v. Chr.), sowie bei den großen griechischen und römischen Schriftstellern und Ärzten, z. B. bei HIPPOKRATES, HERODOT, PORCIUS CATO, CELSUS, GALEN ARCHIGENES. Auch die operative Entfernung wurde schon im Altertum ausgeführt; so z. B. von CELSUS (30 v. Chr. bis 38 n. Chr.), GALEN und besonders von LEONIDES VON ALEXANDRIA (180 n. Chr.), der — gestützt auf die Vorstellungen der mechanistisch-anatomischen Richtung der Alexandriner — die Entfernung des Brustkrebses durch Umschneidung im Gesunden und Kauterisation der Wunde ausführte (angeführt nach WOLFF, GURLT, EWING). Auch das Vorkommen beim Mann war bekannt (ARCHIGENES).

Die Auffassungen und Kenntnisse der alexandrinischen Schulen wurden aber in der Folge durch die humoral-pathologischen, bis weit in die Neuzeit hinein herrschenden Lehren der Griechen und Römer von einer „Vergiftung der Säfte" (HIPPOKRATES, GALEN) wieder völlig zurückgedrängt. Die Auffassung, daß der Krebs anfänglich eine rein örtliche Erkrankung ist, wurde erst im Beginn der Neuzeit wieder vereinzelt geäußert (HIERONYMUS, FABRICIUS, PEYRILHE) und die entsprechenden chirurgischen Folgerungen daraus gezogen. So entfernte z. B. SERVINUS (1580—1656), der zuerst die gut- und bösartigen Geschwülste der Brustdrüse voneinander trennte, bei Brustkrebsoperationen auch die veränderten Achsellymphknoten und LE DRAN (1685—1770) erfaßte zuerst, daß die ausgeartete Lymphe in den Lymphknoten angehalten werden kann und daß der erste, die Lymphknoten passierende Tropfen „karzinomatöser Lymphe" zur Beteiligung des übrigen Körpers führt; um eine „Radikaloperation zu erzielen, wurde sogar der Pectoralis major in jener Zeit schon mitentfernt (BARTHÉLEMY CABROL, JEAN LOUIS PETIT, PEYRILHE, HEISTER, angeführt nach WOLFF).

In der Folge führte die zunehmende Ausführung von Operationen und Obduktionen zu zahlreichen neuen Beobachtungen und zur Aufstellung einzelner Geschwulsttypen, wie z. B. der monströsen Zystadenome, die damals als Hydatidengeschwülste, Zystosarkome oder ähnlich bezeichnet wurden. Die eigentliche Erforschung der Brustdrüsengeschwülste setzte jedoch erst mit der Ausbildung der Zellularpathologie VIRCHOWS, sowie mit der Entwicklung des Mikroskops und der mikroskopischen Färbemethoden ein. In den letzten hundert Jahren haben die Geschwülste der Brustdrüse durch die ungewöhnliche Vielfältigkeit der vorkommenden Geschwulstarten und die äußerst große Vielgestaltigkeit ihrer Erscheinungsformen innerhalb der gleichen Geschwulstart sowie durch ihre vielfältigen Beziehungen zum übrigen Körper so großes Interesse gefunden, daß z. B. Rindfleisch die Mamma als die „Amme der Geschwulstlehre" bezeichnete.

Diese Vielfältigkeit hat zu zahllosen einschlägigen Veröffentlichungen geführt. Da aber in der Mehrzahl der Veröffentlichungen nur wenige Fälle behandelt wurden und da es vielfach nur die Vielgestaltigkeit der Wuchsformen und die Besonderheiten in bezug auf das Vorkommen ortsfremder Gewebsarten waren, die das Interesse auf die betreffenden Neubildungen gelenkt hatte, traten allgemeinere Gesichtspunkte vielfach ungebührlich zurück. Dieser Mangel macht sich besonders bemerkbar, weil die auf anderen Gebieten hin und wieder erschienenen zusammenfassenden Darstellungen bei den Geschwülsten der Brustdrüse sowohl in bezug auf das Gesamtgebiet, als auch in bezug auf Teilgebiete oder einzelne Geschwulstarten fast völlig fehlen. Die vorhandenen Zusammenfassungen dienen mehr oder minder weitgehend klinisch-chirurgischen Zwecken und es traten in ihnen — trotz Behandlung der pathologischen Anatomie und Histologie — die theoretisch-pathologischen Gesichtspunkte mehr oder minder beabsichtigt und bewußt zurück und es wurde vielfach ausdrücklich darauf hingewiesen, daß eine Auseinandersetzung mit den vorhandenen grundsätzlichen Schwierigkeiten nicht erfolgen könne (vgl. z. B. Deaver und MacFarland oder Dietrich und Frangenheim, im besonderen l. c., S. 139).

Der Mangel gelegentlicher Sichtung und Kritik bei fast allen Arten der Brustdrüsengeschwülste bringt es mit sich, daß zahlreiche alte, ungenügend untersuchte oder ungenügend beschriebene und heute vielfach gar nicht mehr zu klärende Beobachtungen immer wieder angeführt und unberechtigt verwertet werden. Weiter kommt hinzu, daß zahlreiche früher gebräuchliche Ausdrücke heute in ganz anderem Sinne verwendet werden (z. B. Sarkom, Fibrom, vgl. S. 213 bzw. 252) und daß bestimmte Fachausdrücke noch heute in verschiedenen medizinischen Schulen und Ländern in ganz verschiedenem Sinn gebraucht werden (vgl. z. B. S. 214). Infolgedessen dürfen zahlreiche Beobachtungen nicht nach der gestellten Diagnose eingeordnet werden, sondern es muß versucht werden, aus der Beschreibung und den — leider meist viel zu wenig zahlreichen — Abbildungen eine Einordnung in die hier verwendete Namengebung herbeizuführen.

Der heutige Stand unserer Kenntnisse über die Geschwülste der Brustdrüse muß deshalb dahin charakterisiert werden, daß wir trotz der großen Kasuistik über viele wesentliche Fragen nicht oder nicht genügend unterrichtet sind. So sind im besonderen Entstehungsursache und Gewebsabstammung bei den verschiedenen Arten ausnahmslos unbekannt. Bei einem beträchtlichen Anteil ist fraglich, ob wirklich echte Geschwülste oder nicht vielmehr knotige Hyperplasien bzw. hyperplastische Wucherungen (z. B. bei den fibroepithelialen Neubildungen oder bei den intrakanalikulären Epithelwucherungen) vorliegen. Sogar die Ordnung des Beobachtungsmaterials ist erschwert, weil bei der Deutung histologischer Bilder histologische, embryologische oder histogenetische Gesichtspunkte leicht miteinander vermengt, jedenfalls aber nicht einwandfrei auseinander gehalten werden können (B. Fischer[-Wasels]). Nicht einmal über das Vorkommen der einzelnen Geschwulstarten besitzen wir zuverlässige Unterlagen, weil bei allen Statistiken sich entweder zuverlässige Diagnosen auf ein ausgewähltes Material gründen, das zu der Bevölkerungszahl nicht in zahlenmäßige Beziehung gebracht werden kann (Sektions- und Klinikstatistiken) oder zuverlässige Feststellungen der ergriffenen Bevölkerungsanteile auf mehr oder minder unsicheren und zudem ganz ungenügend spezifizierten Diagnosen ruhen (Landesstatistiken). So werden z. B. in den letzteren Karzinom und Sarkom nicht unterschieden und die gutartigen Neubildungen überhaupt nicht erfaßt. Nur für einzelne Geschwulstarten, wie z. B. für die Karzinome der Brustdrüse, bahnt sich durch die groß angelegten englischen und die in Ausarbeitung befindlichen Völkerbundsstatistiken, sowie durch einige sorgsame Statistiken kleinerer Landesteile (vgl. S. 279 u. 283) eine Besserung an.

Bei dieser Sachlage macht sich der Mangel einer allgemein anerkannten oder einer ohne innere Widersprüche durchführbaren Namengebung sehr nachteilig bemerkbar. Es fehlt das „Natürliche System der Geschwülste". Die in zusammenfassenden Darstellungen über Allgemeine Geschwulstlehre auch heute noch vielfach verwendete histogenetische Gruppierung (vgl. z. B. RIBBERT, BORST) ist für allgemeine Richtlinien und bei Betrachtung der Geschwülste der verschiedenen Organe einigermaßen brauchbar; bei spezieller Betrachtung dagegen versagt sie und wird z. B. auch von BORST bei den Untergruppen durch die histologische Gruppierung, nach dem Charakter und Reifegrad der Zellen, ersetzt. Es soll deshalb in dieser Darstellung als am wenigsten ungünstig der Versuch einer histologischen Charakterisierung und Gruppierung ausgeführt werden.

Allgemeines über die Häufigkeit der verschiedenen Brustdrüsengeschwülste. Geschwulstartige Neubildungen kommen in der Brustdrüse im Verhältnis zum übrigen Körper ungemein häufig vor; hierbei bestehen jedoch in bezug auf die verschiedenen Geschwulstarten und in bezug auf ihr Vorkommen bei Frauen und Männern zum Teil sehr große Unterschiede.

Das Verhältnis zwischen ausgereiften (gutartigen) und unausgereiften bzw. wenig ausgereiften (bösartigen) Geschwülsten wird in den verschiedenen Statistiken sehr verschieden angegeben.

In Operations- und Untersuchungsmaterialstatistiken wechselt z. B. der Anteil der gutartigen Geschwülste zwischen einigen Prozenten (GURLT, GEBELE, l. c. Karzinom) und 30—50% (W. FISCHER, CEELEN, BLOODGOOD, PECK und WHITE, HERRENSCHMIDT, SEMB, l. c. Karzinom). Diese Unterschiede sind nur durch zeitliche Schwankungen in der Einstellung der Operateure und Patienten in bezug auf die operative Entfernung gutartiger Geschwülste zu erklären (vgl. MACCARTY). Da aber auch heute wahrscheinlich nur ein Teil der gutartigen Brustdrüsengeschwülste operativ entfernt und von diesen wiederum nur ein nicht abschätzbarer Teil mikroskopisch untersucht werden wird, dürften sogar die höheren von den oben angegebenen Zahlen eher unter als über dem wirklichen Vorkommen liegen.

Unter den ausgereiften Geschwülsten überwiegen die fibro-epithelialen Neubildungen ganz außerordentlich; so befanden sich unter dem Einsendungsmaterial des Bonner Pathologischen Instituts (s. unten) 28,7% fibro-epitheliale und nur 0,4% mesenchymale ausgereifte Geschwülste (KRUKENBERG).

Unter den unausgereiften (bösartigen) Geschwülsten der Brustdrüse überwiegen gleichfalls epitheliale Neubildungen, die Karzinome sehr stark; im Material unseres Instituts (s. unten) machten in den angegebenen Jahren die Karzinome 67,8 und die Sarkome (ohne Zystosarkome!) 3,1% aus.

Einsendungen von Brustdrüsengewebe an das Pathologische Institut Bonn (1909—1913, 1920—1925) nach KRUKENBERG.

Zahl der Einsendungen: 1096, darunter Geschwülste 797, davon:

ausgereift mesenchymal	0,4%
ausgereift fibro-epithelial	28,7%
unausgereift mesenchymal	3,1%
unausgereift epithelial	67,8%
	100,0%.

Die beobachteten Brustdrüsengeschwülste verteilen sich äußerst ungleichmäßig auf die beiden Geschlechter, der Anteil des männlichen Geschlechts
beträgt nur etwa 1% der Gesamtzahl (nach Török und Wittelshöfer, Peck
und Le Fèvre, Pirquet 0,6—0,8%, nach Jeanney, Yamamoto, Williams,
Daland, Simmons 1,0—1,5%, nach Marsden, Deaver und MacFarland,
Schreiner, Speed, Egenolf 1,6—2% und nach Neal und Simpson, Billroth
etwa 3%). Trotz der geringeren Zahl von Mammatumoren bei Männern, sind
doch alle Geschwulstarten und fast alle Unterformen (offenbar nur mit Ausnahme der Liposarkome) beobachtet worden. Auch die Häufigkeit der verschiedenen Geschwulstarten ist etwa die gleiche wie bei der Frau (s. oben); es überwiegen gleichfalls die Karzinome bei weitem (50—80% aller Brustdrüsengeschwülste beim Mann, Herrenschmidt, Gutierrez und Monserat, Neal
und Simpson, Schuchard), lediglich die Sarkome sind offenbar wesentlich
häufiger (nach Schuchard 3,5%, nach Peck und Le Fèvre 5% gegenüber 1%
bei der Frau).

Über den Anteil der Brustdrüsengeschwülste an der Gesamtzahl der im menschlichen
Körper vorkommenden Karzinome und Sarkome siehe S. 279 und 230.

Diagnostik der Brustdrüsengeschwülste. Die klinische Diagnose der Art
eines vorhandenen Mammatumors ist schwieriger als meist angenommen wird,
und zwar trotz der oberflächlichen Lage der Brustdrüse schwieriger als bei den
Geschwülsten mancher innerer Organe. Der Grund hierfür ist einerseits die
Ähnlichkeit des klinischen Befundes bei der Mehrzahl der verschiedenen Brust-
drüsengeschwülste, andererseits die Erschwerung der Feststellung vorhandener
Eigentümlichkeiten infolge der Derbheit des Drüsenkörpergewebes und der
Menge des mammären Fettgewebes. In bezug auf die äußere Form zeigen
sämtliche gutartigen, die Sarkome lange Zeit und die Karzinome zum größeren
Teil anfänglich (vgl. S. 278) das gleiche Verhalten. Aber auch fortgeschrittene
Sarkome und Karzinome sind oft noch nicht als solche erkennbar, wenn sie
mitten im Drüsengewebe oder an der Unterfläche des Drüsenkörpers liegen
(s. S. 275 und 318). Es ist sogar möglich, daß Metastasen früher Erscheinungen
hervorrufen als der Primärtumor, der in einem Teil derartiger Fälle trotz sorgfältigster Untersuchung erst Wochen oder Monate später festgestellt werden
konnte (vgl. z. B. S. 328 u. 343). Infolgedessen kommt der mikroskopischen
Untersuchung — im besonderen als Schnelluntersuchung während der Operation — eine sehr große Bedeutung zu (vgl. S. 279).

Abgrenzung des Organs. Im Gegensatz zu fast allen anderen Organen des
menschlichen Körpers sind die Brustdrüsen weder von einer Kapsel eingehüllt,
noch überhaupt einigermaßen scharf begrenzt; es ist deshalb nötig, die Begrenzung des Organs „Brustdrüse" zu umreißen und damit festzulegen, welche
Neubildungen als Brustdrüsengeschwülste betrachtet werden und somit hier
behandelt werden sollen.

Jede Brustdrüse besteht bekanntlich aus 16—20 völlig voneinander getrennten Einzeldrüsen, von denen jede einen eigenen Ausführungsgang besitzt; diese Hauptmilchgänge
vereinigen sich nicht, sondern münden getrennt — aber dicht nebeneinander — auf der
Höhe der Brustwarze. Während die Hauptmilchgänge und die Einzeldrüsen zum größeren
Teil durch Bindegewebe zu einem massigen Drüsenkörper zusammengefaßt werden, ragen
die freien Enden der Einzeldrüsen mehr oder minder weit zapfenförmig in das umgebende
Fettgewebe hinein (vgl. auch S. 269, Abb. 31). Infolgedessen können, in Verbindung mit
dem Drüsengewebe entstandene Geschwülste mitten im perimammären Fettgewebe liegen.
Würden — wie es vielfach geschehen ist — nur die im massigen Drüsenbindegewebskörper
(„intramammär") liegenden Geschwülste als Brustdrüsengeschwülste bezeichnet werden,
so würden die Geschwülste der peripheren Abschnitte der Einzeldrüsen unter Umständen
nicht erfaßt werden. Aber auch aus physiologischen Gründen ist eine zu enge Begrenzung
der „Brustdrüse" zu verwerfen: da das umgebende Fettgewebe sich dem jeweiligen Ent-
wicklungs- und Tätigkeitsgrad des Drüsengewebes gesetzmäßig anpaßt, bildet es mit den

Drüsen eine funktionelle Einheit, und somit einen Teil des „Organs Brustdrüse"; in diesem Sinne soll es als mammäres Fettgewebe bezeichnet werden.

Hieraus ergibt sich, daß die Brustdrüsen nur gegen ihre Unterlage, den Musculus pectoralis, scharf begrenzt sind, während die Begrenzungen in Richtung auf die bedeckende Haut und nach den Seiten nicht scharf festgelegt werden können. Doch kann als seitliche Begrenzung im ganzen die äußere Rundung der Brüste angesehen werden, wobei nur in Richtung auf die Achselhöhlen — wegen des häufig vorhandenen Processus axillaris des Drüsengewebes — die Grenze bis an die vordere Achselfalte vorgeschoben werden muß. Endlich kann die Grenze in Richtung zur Haut dicht unter diese unter Ausschluß der subkutanen Fettgewebsschicht in etwa festgelegt werden.

Material. Für die vorliegende Bearbeitung stand in erster Linie das reiche Material des Pathologischen Instituts zur Verfügung. Hierbei handelte es sich um konservierte pathologisch-anatomische Präparate der in über 50 Jahren zusammengetragenen Institutssammlung sowie der aus den Jahren 1908—1928 von dem verstorbenen Prof. PRYM aufbewahrten Präparate seltener oder bemerkenswerter Brustdrüsengeschwülste; seit dem Jahre 1929 stand auch das ganze, dem Institut zur Untersuchung übersandte Untersuchungsmaterial (in zum Teil frischem Zustand) zur Verfügung. Außerdem standen auch die hinterlassenen Sammlungen mikroskopischer Präparate von Geheimrat RIBBERT und Prof. PRYM sowie diejenigen von Herrn Prof. CEELEN, Prof. LAUCHE, Dr. GERSTEL und die von mir selbst in den Jahren 1922—1927 gelegentlich der Bearbeitung des diagnostischen Materials gesammelten mikroskopischen Präparate zur Verfügung. Endlich wurden mir noch von den Herren Prof. JORES-Kiel, SCHULTZ-Kiel, L. PICK-Berlin und R. MEYER-Berlin eine Reihe von bemerkenswerten Präparaten überlassen.

Diese vielseitige Unterstützung, für die ich auch an dieser Stelle meinen Dank zum Ausdruck bringen möchte, ermöglichte es, ein Material von etwa 1200 Brustdrüsengeschwülsten durchzuarbeiten, sowie Schnitte von fast allen Geschwulstarten zu betrachten und dadurch die auf diesem Gebiet besonders notwendige Anschauung zu gewinnen.

I. Die ausgereiften mesenchymalen Geschwülste.

A. Die ausgereiften mesenchymalen Geschwülste mit ortsgehörigen Gewebsbestandteilen.

1. Die Fibrome.

Über die Häufigkeit des Vorkommens von Fibromen in der Brustdrüse liegen stark widersprechende Angaben vor. Nach Meinung einzelner Autoren sollen sie überhaupt nicht (z. B. HAECKEL, DELBET) oder zum mindesten sehr selten (z. B. ORTH, SCHIMMELBUSCH, VON SAAR, DEAVER und MACFARLAND, DIETRICH und FRANGENHEIM, CHEATLE und CUTLER, MACALLUM, JACOBOVICI) vorkommen. Andere Autoren bezeichnen sie im Gegenteil als häufig (VIRCHOW, G. B. SCHMIDT, PECK und WHITE, HAGGARD und DOUGLAS, LETULLE, DE LARABRIE, JUNGE u. a.; Zitate zum Teil unter fibroepithelialen Neubildungen).

Geht man den Begründungen für die gegensätzliche Beurteilung nach, so zeigt sich, daß dieser Widerspruch, worauf DEAVER und MACFARLAND sowie DIETRICH und FRANGENHEIM hinwiesen, durch eine verschiedenartige Anwendung und Abgrenzung des Begriffes Fibrom hervorgerufen wird (vgl. auch S. 210).

So muß das früher als Geschwulst aufgefaßte Fibroma diffusum VIRCHOWS (z. B. auch von KIRCHHEIM) zur sog. Fibrose gerechnet werden (DIETRICH und FRANGENHEIM). In die gleiche Gruppe gehört vielleicht auch das „plexiforme Fibrom" (A. NORDMANN), das BORST sowie KUDJI zu den Hyperplasien rechnen; da es jedoch später nie wieder beobachtet worden ist, beruhen diese Beobachtungen NORDMANNs nach DIETRICH und Frangenheim vielleicht nur auf einer besonderen Art der Präparation bei bestehender Fibrose. Geht man weiter die mikroskopischen Befunde der veröffentlichten Fibrome genau durch, so zeigt sich, daß die allermeisten dieser „Fibrome" nicht ausschließlich aus Bindegewebe sich aufbauen, sondern mehr oder minder reichliche Mengen von Drüsen enthalten. Die Zuteilung solcher drüsig-bindegewebiger Geschwülste zu den Fibromen geht vor allem auf Virchow zurück, der die intrakanalikulären Spaltenadenome als subepitheliale Fibrome der Milchgänge auffaßte und für das Epithel keine aktive Rolle bei der Geschwulstbildung annahm. In diesem Sinne wurde der Begriff Fibrom in allen Arbeiten aus dem Ende des vorigen Jahrhunderts benutzt (Rosenstirn, Monsky, Elsässer, G. B. Schmidt, Sonntag u. a.). Nach der heute in Deutschland überwiegenden Einteilung werden diese Drüsen und Bindegewebe enthaltenden Neubildungen der Brustdrüse aber zu den fibroepithelialen Geschwülsten (Borst, Ribbert) oder zu den Mischtumoren (Wilms, Kaufmann u. a.) gerechnet. Während die Auffassung Virchows in Deutschland fast ganz verlassen worden ist, herrscht sie im z. B. englisch-amerikanischen, französischen und italienischen Schrifttum aber heute noch vor (z. B.: Cheatle und Cutler, Peck und White, Haggard und Douglas, Cornil, Letulle, Hartmann und Souligoux, de Larabrie, Anelli). Auf diese Weise findet Mitteilungen wie „laktierendes Fibrom" (de Larabrie), „Fibrom mit Übergang in Karzinom" (Elsaesser) und ähnliche eine einfache Erklärung. Infolgedessen kann bei dieser Geschwulstgruppe die Verwertung der kasuistischen Beobachtungen nicht nach der gestellten Diagnose, sondern nur unter Verwertung der mikroskopischen Beschreibung erfolgen; fehlt diese, oder ist sie nicht zugänglich, so ist eine Einordnung unmöglich, wie z. B. im viel angeführten Falle von Muchanoff, oder denen von Morpurgo, Neal u. a.

Zur besseren Kennzeichnung der drüsenfreien Bindesubstanzgeschwülste ist deshalb der Begriff des reinen Fibroms eingeführt worden, der eine völlig drüsenfreie, infolge ihres expansiven Wachstums scharf abgegrenzte Neubildung aus fibrillärem Bindegewebe bezeichnen soll (Dietrich und Frangenheim). In diesem Sinne soll in dieser Darstellung der Fibrombegriff angewendet werden, und es sollen die drüsenhaltigen bindegewebigen Geschwülste mit Borst, sowie Ribbert den fibroepithelialen Neubildungen zugeordnet werden, auch wenn das Bindegewebe sehr stark überwiegt. Da dies nicht selten der Fall ist und da die Drüsen in manchen Fibroadenomen infolge Atrophie (Kaufmann) fast völlig oder sogar ganz verschwinden können (vgl. S. 261), weisen Dietrich und Frangenheim besonders darauf hin, daß die Diagnose „Mamma-Fibrom" nie allein aus einer Probeuntersuchung oder aus einem einzelnen Schnitt gestellt werden darf.

Die reinen Fibrome gehören nun nach der übereinstimmenden Meinung zu den allergrößten Seltenheiten (Deaver und MacFarland, Dietrich und Frangenheim), und einige Autoren vertreten sogar die Auffassung, daß diese Geschwülste in der Brustdrüse überhaupt nicht vorkommen (Delbet) und auch nicht vorkommen können, weil reine Fibrome (wie auch reine Lipome, s. dort) innerhalb der Brustdrüse nicht entstehen, ohne Epithel mit fortzureißen oder einzuschließen (Haeckel); wenn diese Auffassung zutrifft, so könnten reine Fibrome nur außerhalb des eigentlichen Brustdrüsengewebes („extramammär") entstehen.

Bei dieser Einengung des Begriffes Fibrom kommt nur noch eine ganz kleine Zahl von Fällen in Frage, die sich sogar noch weiter verringert, wenn man nur die Fälle berücksichtigt, die sich auch bei ausgedehnter mikroskopischer Untersuchung als völlig drüsenfrei erwiesen.

Dies ist nicht einmal in allen, ausdrücklich als reine Fibrome mitgeteilten Beobachtungen der Fall. So schreibt z. B. Cornil, daß die reinen Fibrome wenig Epithel, auf 1 qcm 1 bis 2 Drüsenläppchen oder Milchgänge, enthielten und in den beschriebenen reinen Fibromen von Kon, sowie Bruno, waren gemäß der ausführlichen mikroskopischen Beschreibung stellenweise doch Drüsen vorhanden.

Außerdem kann das Bild des reinen Fibroms auch durch Untergang des Epithels in einem Fibroadenom vorgetäuscht werden. So sind nach Kaufmann in anscheinend reinen Fibromen unter Umständen noch atrophische Drüsenbestandteile nachzuweisen und Borst, Dietrich und Frangenheim, Bruno, Masson, Morpurgo u. a. wiesen darauf hin, daß das Epithel in Fibroadenomen zugrunde gehen und völlig verschwinden kann (s. oben).

Die hierdurch aus Fibro-Adenomen entstehenden bindegewebigen Knoten sind fälschlich als reine Fibrome bezeichnet worden, obwohl die Entstehungsart erkannt worden war; eine Geschwulst, bei der einzelne Bestandteile zugrunde gehen, kann aber dadurch nicht zu einer anderen Blastom-Art werden. Dies trifft z. B. für zwei von den vier von JUNGE als „reine Fibrome" bezeichneten Beobachtungen zu.

Unter den bis zum Jahre 1918 veröffentlichen Mitteilungen über Fibrome der Brustdrüse wird von DEAVER und MACFARLAND nur die von einem Mann stammende Beobachtung BEADLES', von DIETRICH und FRANGENHEIM nur die von KUDJI beschriebene Neubildung anerkannt.

BEADLES beschrieb eine, von einem 34jährigen Mann stammende, am Rande des Drüsengewebes liegende, in vier Monaten entstandene walnußgroße Geschwulst, in der auch mikroskopisch keine Drüsen nachzuweisen gewesen waren. Sie bestand aus dichtem fibrillären Bindegewebe, das im Innern teils hyalinisiert, teils myxomatös und in den Randabschnitten zellreich — „von embryonalem Charakter" — war.

Im Jahre 1921 teilte KUDJI einen ähnlichen Fall (VIII/1) mit. Es handelte sich um einen, bei einer Frau entfernten 7 : 5 : 5 cm großen Tumor, der mikroskopisch aus einem mäßig zellreichen Bindegewebe mit spindelförmigen Kernen und langen Protoplasmaausläufern, sowie teilweise auch aus Fibroblasten mit mehr ovalen Kernen bestand; die Zellen waren ausgedehnt verfettet, hier und da fanden sich myxomatöse Entartung der Grundsubstanz, kleine Blutungsherde und mäßig ausgedehnte Nekrosen.

Endlich enthält die Zusammenstellung von JUNGE zwei, als reine Fibrome angesprochene Bildungen. In dem einen Fall (Nr. 25, Abb. 14) fand sich in der Mitte eines Karzinoms ein kleiner, von einer derben Kapsel umgebener Herd aus einem kernarmen hyalinen Bindegewebe; im 2. Fall (Nr. 52, Abb. 15) lagen in der Nähe einer glattwandigen Zyste 3 kleine Knoten aus stark hyalinisierten Bindegewebsfasern.

Gegenüber diesen 4 Beobachtungen bestehen aber auch einige Bedenken. Am wenigsten ist dies wohl bei denen von BEADLES und KUDJI der Fall, in denen wegen der zentralen myxomatösen und der peripheren zellreichen „embryonalen" Abschnitte bzw. wegen der Blutungen und Nekrosen ein myxomatöses Sarkom nicht mit Sicherheit auszuschließen ist. In den beiden Fällen von JUNGE erscheint dagegen nicht gesichert, ob überhaupt ein geschwulstmäßiges Bindegewebswachstum vorlag, weil in beiden Fällen die beigegebenen Abbildungen viel mehr dafür sprechen, daß es sich um keloidartig umgewandelte Narben handelt, wie sie in der gleichen Art in Karzinomen, sowie besonders häufig in Milchgangspapillomen, dem sog. Cystadenoma papilliferum (s. dort), vorkommen.

Die vorliegenden vergleichend-pathologischen Beobachtungen liefern auch keinen Beitrag zu der Frage des Vorkommens von Mammafibromen; zwar sind auch bei einigen Tieren sog. Fibrome beobachtet worden, doch liegen die Verhältnisse wie beim Menschen: es handelt sich entweder um Fibroadenome (KITT, TROTTER, HENEY und WOOLDRIDGE) oder es liegt kein mikroskopischer Befund vor (LUBARSCH).

Es ergibt sich also, daß zweifelsfreie Fibrome der Brustdrüse bisher nicht bekannt geworden sind; in Frage kommen allein die Fälle von BEADLES, FORSTER, KUDJI, in denen jedoch ein Myxosarkom nicht auszuschließen ist. Der Mangel einwandfreier und die geringe Zahl fraglicher Beobachtungen lassen es deshalb zweifelhaft erscheinen, ob reine, wirklich drüsenfreie Fibrome in der Brustdrüse vorkommen.

Neurofibrome, sog. Neurome, sind in der Brustdrüse im Gegensatz zu den Angaben chirurgischer Lehrbücher (vgl. z. B. TILLMANNS) — nach den vorliegenden Veröffentlichungen von äußerster Seltenheit. Im älteren Schrifttum finden sich lediglich zwei Beobachtungen von TRIPIER, der zwei Fibrome mit marklosen Nervenfasern beschrieb; schon DEAVER und MACFARLAND wiesen jedoch darauf hin, daß es sich bei den angeblichen Nervenfasern um Kunstprodukte gehandelt hat. Über das Vorkommen von markhaltigen Nervenfasern in einer bindegewebigen Geschwulst liegt nur eine Beobachtung von CASTAÑO und LLAMBÍAS vor. In diesem Falle fanden sich bei einer 41 Jahre alten Frau am Rande der Drüse mehrere harte, weiße und etwas transparente Geschwülste von der Größe einer großen Erbse (,Kichererbse'), in denen mikroskopisch gut erhaltene markhaltige Nervenfasern nachgewiesen werden konnten.

Eine 3. Beobachtung erwähnt SONNTAG, der bei einer 30jährigen Frau ein am Rande der Drüse liegendes derbes, rundliches, scharf abgegrenztes „Neurom" entfernte; da der mikroskopische Befund nicht angegeben ist und auch die Angabe fehlt, ob markhaltige oder marklose Nervenfasern nachgewiesen wurden, ist diese Beobachtung nicht ohne weiteres verwertbar.

Die Neurofibrome der über der Brustdrüse liegenden Haut brauchen, wie die entsprechenden Angiome (s. dort), an dieser Stelle nicht behandelt werden, weil keine Beziehungen zum Brustdrüsengewebe bekannt geworden sind und keine besondere Häufung der Recklinghausenschen Neurofibrome über der Brust beobachtet worden ist (Dietrich und Frangenheim); über ein „Neurosarkom" der Brustdrüse bei Neurofibromatose der Brusthaut vgl. S. 236.

Über Angio-Fibrome, Fibro-Myxome und Fibro-Lipome siehe unter Angiom, Myxom bzw. Lipom.

Fibrome der Brustwarze. Als Fibrome der Mamilla finden sich im Schrifttum eine Reihe von Geschwülsten beschrieben, die meist münzenförmige Gestalt aufwiesen und deutlich gestielt an Stelle der Brustwarze saßen bzw. herabhingen: Fibroma pendulum (Creite, Kalischer, Bidder, G. B. Schmidt, MacSwinney angef. nach Lindfors, Kaufmann). In einem großen Teil dieser Fälle liegt kein mikroskopischer Befund vor; wahrscheinlich handelt es sich zum Teil um fibro-epitheliale Neubildungen, zum Teil aber wohl überhaupt nicht um Geschwülste, sondern um tumorartige Hyperplasien der ganzen Mamilla (vgl. z. B. Ehrhardt, Klebs).

2. Die Lipome.

Lipome der Brustdrüse sind nur in mäßiger Zahl beschrieben (Kaufmann); legt man aber einen ähnlich strengen Maßstab an den Begriff Lipom wie beim Fibrom und berücksichtigt man nur die scharf umschriebenen aus reinem Fettgewebe bestehenden Neubildungen, so verringert sich die Zahl der einschlägigen Beobachtungen wiederum wesentlich.

Wie beim Fibrom die Fibromatose (Fibrose), so muß beim Lipom die diffuse Hyperplasie des Fettgewebes, die Lipomatose abgetrennt werden; z. B. also die Fälle von Cornil und Peraire, Fitzwilliams (Fall 2), weil sie atrophische Drüsengänge enthielten und keine Kapsel besaßen. Andere Fälle sind nicht verwertbar — z. B. diejenigen von Ahmad, Paterson, Hoenigsberger — weil eine Operation und mikroskopische Untersuchung fehlen.

Bei den echten Lipomen wird zwischen den Lipomen des Drüsengewebes selbst, den intramammären Lipomen und den außerhalb bzw. keinerlei Beziehung zum Drüsengewebe aufweisenden Fettgewebsgeschwülsten, den paramammären Lipomen unterschieden; bei den letzteren wurde subkutanes, retromammäres, intrapektorales und subpektorales Vorkommen beschrieben.

Zu den paramammären Lipomen gehören die Fälle von Müller, Tessonière (Fall 11), Rouvray (Fall 1), Puyhaubert, Sheild (angef. nach Fitzvilliams), Williams (Fall 1) (angef. nach Rouvray), Bryk (Fälle 1 u. 2), Billroth, Cooper (Fall 1), Velpeau (Fall 3). Im Falle Hoenigsbergers (12jähriges, noch nicht menstruiertes Kaffernmädchen mit beiderseitigen zusammen 35 Pfd. schweren Lipomen) muß wegen der Symmetrie der Erkrankung aber auch an eine Lipomatose gedacht werden, die wegen des Mangels der anatomischen Untersuchung (keine Operation!) nicht ausgeschlossen werden kann. Die intra- und subpektoralen (periostalen) Lipome, die strenggenommen keine Brustdrüsengeschwülste darstellen, können Mammatumoren vortäuschen, wenn sie genau unter der Brustdrüse ihren Sitz haben und bei ihrem Wachstum die Brustdrüse zur Atrophie bringen (Hegetschweiler, Cooper [Fall 1], Tessonière, Kraftschenko).

Auch in der Achselhöhle sind in Verbindung mit Verlagerungen von Brustdrüsengewebe Lipome beschrieben worden. In einigen Fällen konnte dagegen der Ausgangspunkt der Fettgewebsgeschwulst und die Beziehungen zum Drüsengewebe nicht festgestellt werden, weil kein Brustdrüsengewebe mehr zu sehen gewesen war (z. B. Velpeau, Atkins, angef. nach Deaver und MacFarland) oder weil keine näheren Angaben vorliegen (Reclus, Klemm).

Die reinen intramammären Lipome sind noch seltener als die paramammären Lipome. Schon Billroth wies auf die auffällige Seltenheit dieser Geschwulstart in der Brustdrüse hin, die er für besonders merkwürdig hält, weil doch das Mammabindegewebe seine Fähigkeit zur Umwandlung in Fettgewebe bei der Altersrückbildung erweist. HAECKEL erklärt dies wie beim Fibrom (s. dort) durch die Annahme, daß infolge des innigen Zusammenhangs zwischen Epithel und Stroma auch bei lipomatösen Neubildungen Epithel mitgerissen bzw. eingeschlossen würde und deshalb erhalten bliebe. HAECKEL bezweifelt infolgedessen überhaupt das Vorkommen des reinen Lipoms und hält nur die Bildung von Lipo-Adenomen (s. unten) für möglich.

Trotzdem findet sich im Schrifttum eine Reihe von Beobachtungen, in denen es sich nach Sitz, Eigenschaften und nach der mikroskopischen Untersuchung um abgekapselte, intramammäre oder zum mindesten der Drüse unmittelbar anliegende, drüsenfreie Fettgewebsgeschwülste handelt (BAKER und BOWLBY,

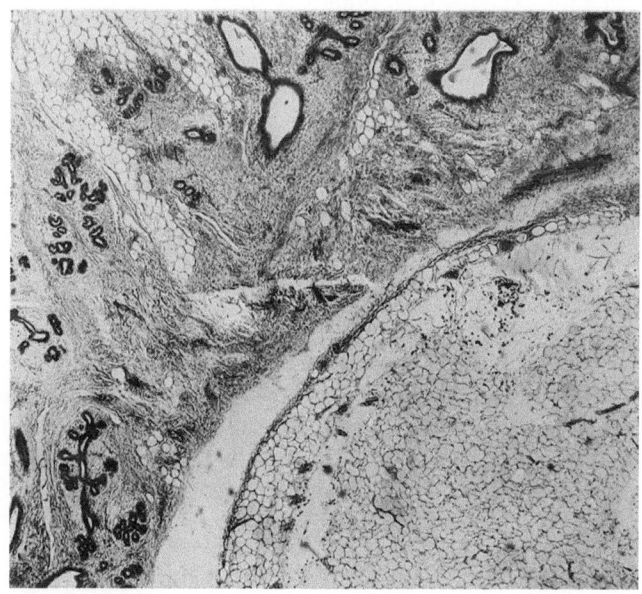

Abb. 1. Intramammäres Lipom der Brustdrüse (Präparat von Geh. Rat RIBBERT).

BEGOUIN, COOPER, [Fall 2] BRYANT, DELAGE und MASSABIAUX, FITZWILLIAMS [Fall 1 und 3] KLEMM, KÖHLER, LEFÈFRE, PAGET [angef. nach ROUVRAY], QUEIREL, VELPEAU [Fall 1 und 2], WILLIAMS [Fall 2 und 3], TESSONIÈRE [Fall 10], sowie eine nicht veröffentlichte Beobachtung RIBBERTs [s. Abb. 1]).

Vorkommen. Die Mehrzahl dieser Beobachtungen fiel zwischen das 40. und 50. Lebensjahr (ROUVRAY); über 50 Jahre und unter 20 Jahre finden sich nur ganz vereinzelte Beobachtungen, so z. B. bei einem 15jährigen Mädchen (KLEMM) oder bei einer 64jährigen (QUEIREL) und einer 70jährigen Frau (FITZWILLIAMS). Nach ROUVRAY soll die linke Seite häufiger als die rechte beteiligt sein, doch ist fraglos die Zahl der Beobachtungen zu klein, um daraus Folgerungen zu ziehen. Einige Male wurden multiple Brustdrüsenlipome beschrieben (RECLUS, TESSONIÈRE, DELAGE und MASSABIAUX, s. jedoch unten!); in einigen Fällen fanden sich auch Lipome an anderen Stellen des Körpers (QUEIREL, BAKER und BOWLBY, BRYK).

Auch beim Mann wurden mehrfach Lipome beobachtet (z. B. QUEIREL, WILLIAMS, BAKER und BOWLBY, PAGET); nach ROUVRAY sind jedoch Frauen etwa 5mal häufiger befallen. Nach NEAL und SIMPSON, die 6 Fälle beobachteten, enthalten sie stets Drüsen oder Reste von Drüsen. Ungesichert ist

die Beobachtung von Rathmann, bei der es sich um eine traumatische Netz-
hernie gehandelt haben dürfte.

Die Entstehung der Lipome wurde einige Male mit schweren Traumen der
Brust in Verbindung gebracht; z. B. im Fall 1 von Fitzwilliams mit einem
schweren Fall mit Rippenbrüchen vor 6 Wochen oder in demjenigen von
Velpeau mit einem Sturz vom Pferd vor 13 Jahren.

Das Wachstum der Lipome erfolgt in der Jugend (Deaver und MacFarland)
und manchmal besonders auch in der Gravidität (Rouvray) schneller. Sie
erreichen selten mehr als Hühnerei- bis Orangengröße; es sind aber auch Fälle
von sehr lange bestehenden Lipomen (Fitzwilliams: bei einer 70jährigen Frau
seit 57 Jahren) und von ungewöhnlicher Größe (Bryk: in 8 Jahren auf 12 Pfund
und Atkins: in $12^1/_2$ Jahren auf 25 Pfund) beobachtet worden. In einigen Fällen
sollen die Geschwülste schmerzhaft gewesen sein (Begouin, Puyhaubert).

Klinisch ist die Diagnose des Lipoms besonders schwer zu stellen. Es besteht manchmal
scheinbare Fluktuation (Velpeau, Cornil) und es wird angegeben, daß bei besonders
schwieriger Differentialdiagnose zwischen Zyste oder Tumor meist ein Lipom besteht
(Nélaton, Reclus). Wird eine Probepunktion ausgeführt, so läßt sich die Nadel, wie in
einer Zyste frei bewegen, doch kann natürlich keine Flüssigkeit angesaugt werden (Reclus).

Pathologische Anatomie. Die reinen Lipome unterscheiden sich nicht von
denen anderer Körpergegenden. Sie sind scharf begrenzt, sie weisen eine deutliche Kapsel und vielfach einen lappigen Bau auf, sie sind meist nuß- bis hühnerei-
oder orangengroß; vereinzelt wurden sehr große Lipome von 12, 25 (s. oben)
und 30 Pfund (Rouvray) beobachtet. Auf dem Schnitt sehen sie wie reines
Fettgewebe aus, das von feinen und mittelfeinen Bindegewebszügen und Septen
durchsetzt ist; die Farbe des Fettgewebes ist manchmal — im Gegensatz zum
übrigen Fettgewebe — dunkelgelb (Fitzwilliams).

Histologie. In der überwiegenden Mehrzahl bestanden die Lipome ausschließlich aus ausgereiften Fettzellen (Abb. 1); manchmal finden sich jedoch
embryonale Fettzellen (Rouvray). Das Bindegewebe und die Gefäße waren
manchmal hyalinisiert (Rouvray). Einige Male wurden sekundäre Veränderungen beobachtet, z. B. ölartige Verflüssigung und Ölzystenbildung (Bryk),
zentraler, käsiger Zerfall (Kraftschenko) und Verkalkung (Fitzwilliams,
Kraftschenko).

Über sog. Pseudolipome s. unter Liposarkom sowie S. 234.

Neben den reinen Lipomen sind mehrfach Lipome beschrieben worden, in
denen neben dem Fettgewebe noch andere Gewebsbestandteile vorhanden
waren. Unter diesen Neubildungen schließen sich die Fibrolipome eng an
die reinen Lipome an; sie wurden sowohl „intramammär" (Klemm, Rouvray
[Fall 1], Smith angef. nach Deaver und MacFarland) wie auch „retroglandulär"
(Bryk, Kraftschenko) beobachtet. Mehrere Myxofibrolipome, die 10 Jahre
nach Entfernung eines angeblichen, mikroskopisch nicht untersuchten Lipoms
aufgetreten waren, beschrieben Delage und Massabiau; Deaver und Mac
Farland halten es in diesem Falle aber für näherliegend, daß es sich nicht
um Lipome, sondern bereits um Sarkome (Myxoliposarkome) gehandelt
hat. Auch im Falle von Neumann hat es sich zweifellos um ein Lipomyxo-
sarkom gehandelt (s. dort). Ein Lipom mit kleinen Knorpelinseln beschrieb
Sick (s. S. 226), ein Lipom mit kleinen zentralen Knochenstückchen Hoper
(angeführt nach Ewing).

Mehrfach wurden in der Brustdrüse und zum Teil auch in der Achselhöhle
Lipome beobachtet, die Milchgänge und Milchdrüsenknospen enthielten (Haeckel,
Begouin, Morestin, Peraire und Lefas, Pavie und Potier, Sudler, Meyer);
in diesen Neubildungen waren die Milchgänge verschiedentlich erweitert (Haeckel,
Begouin) und mit gelblicher kolostrumartiger Flüssigkeit gefüllt (Begouin).

3. Die Angiome.

Von den beiden Formen der Angiome, den Hämangiomen und den Lymph-angiomen sind erstere selten und diese nur ein oder zweimal beschrieben worden.

Die Zahl der im Schrifttum niedergelegten Beobachtungen von Häm-angiomen der Brustdrüse beläuft sich auf etwa 50; doch handelt es sich in zahlreichen von diesen Fällen nicht um eigentliche Brustdrüsen-Angiome, sondern um Hämangiome der Haut sowie des Unterhautzellgewebes über der Brust, des retromammären Gewebes oder um sekundär von dort in das Drüsengewebe eingewachsene Angiome.

Derartige „kutane" oder „subkutane" Angiome, die zum Teil als Brustdrüsen-Angiome bezeichnet wurden, beschrieben BAJARDI, BRYANT, DEAVER, KLEBS, KRAMER (Fall 3), LANNELONGUE, QUÉNU und KÜSS, MATTHIAS, KRENN, SHEILD, SUTTON, TADDEI, WESSEL (Fall 14), WILLIAMS. Da diese kutanen und subkutanen Hämangiome über der Brustdrüse nicht häufiger, sondern im Gegenteil weniger häufig als über anderen Körperteilen vorkom-men, brauchen sie hier nicht besonders behandelt zu werden; so findet sich z. B. unter den 53 von WESSEL zusammengestellten Angiomen der Haut nur eins über der Brustdrüse, während andererseits von 1358 Angiomen der Haut nach HAUENSCHILD (angef. nach MATTHIAS) 1049, also 77%, am Kopf saßen. Subpektoral oder im Pektoralis unter der Brustdrüse liegende Angiome beschrieben ALIBERT, SNOW, WIEDKOPF.

In verschiedenen Fällen ist die Einordnung der Angiome nicht möglich, weil der Ausgangspunkt infolge Durchsetzung der ganzen Brust nicht mehr fest-zustellen war (KAFTAN, WARREN, HOFFMANN, LISFRANC, angeführt nach NÉLATON) oder weil keine Angaben über die Beziehungen zur Drüse vorliegen (z. B. BORR-MAN, BORST, EWING, RIBBERT). In wieder anderen Fällen ist außerdem unsicher, ob es sich um ein echtes Angiom oder nicht vielmehr um Erweiterung der vor-handenen Gefäßen gehandelt hat; so z. B. in den Fällen von IMAGE und HAKE, sowie LANGENBECK infolge von venöser Stauung der Brustdrüsengefäße, in dem von MALY durch Erweiterung von Gefäßen in einem Cystadenoma papillare (DIETRICH und FRANGENHEIM) oder in dem von PARIOT und VILLARD von Gefäßen in naevusartigen Neubildungen (DEAVER und MACFARLAND). Fraglich erscheint auch die Beobachtung von ALTHORP, der bei einem 7jährigen Jungen einen seit Geburt bestehenden zunächst hühnereigroßen, im Anschluß an ein schweres Trauma jedoch innerhalb von 14 Tagen auf Kopfgröße angeschwollenen Tumor entfernte; mikroskopisch fanden sich kavernöse, mit Blut gefüllte Räume, glatte Muskulatur, myxomatöses Gewebe. Infolgedessen ist in diesem Fall nicht auszuschließen, ob es sich nicht um ein, in Verbindung mit dem angegebenen Trauma vollgeblutetes Lymphangiom (vgl. hierüber WEGENER) handelt. Im Falle von WILLIAMS wurde eine bluthaltige Zyste beobachtet und nur an-genommen, daß ein „degeneriertes" Angiom vorläge. In der vielangeführten Beobachtung von FLEISCHL liegt kein Hämangiom vor; der Verfasser glaubt lediglich auf Grund seiner Vorstellungen über die Bildung von kavernösen Hämangiomen, daß aus der beobachteten drüsig-zystischen Bildung sich ein Kavernom entwickelt haben würde.

Bei den Angiomen der Brustdrüse wird gleichfalls zwischen intramammärem und paramammärem Sitz unterschieden. Zu den paramammären Hämangiomen sind die Beobachtungen von ALIBERT, CARL, MALAPERT und MORICHAU-BEAUCHANT, H. O. NEUMANN, ROSSI, ULUHOGIAN, WULLSTEIN zu rechnen. In diesen Fällen lagen die Hämangiome zum Teil den Drüsenläppchen unmittel-bar an (z. B. in den Fällen von H. O. NEUMANN, ROSSI, ULUHOGIAN), doch fanden sich mikroskopisch innerhalb des Angioms keine Drüsen oder Ausführgänge.

In die Gruppe der sicher primären intramammären Hämangiome, den Angiomen der Brustdrüse im engsten Sinne, gehören die Beobachtungen von

Bajardi (Fall 1 und 2), Colzi, Hess, Lubarski, Marangoni, Martini, Piccaluga, Sick, Sussig, Taddei, Klebs, sowie eine eigene Beobachtung (s. Abb. 2).

Vorkommen. Die Mehrzahl der Beobachtungen fällt in die frühe Kindheit
oder in das Pubertätsalter; in den Fällen von Carl, Uluhogian, Martini,
Rossi, Neumann und Piccaluga ist jedoch das Alter mit 22, 26, 32, 34, 57 und
72 Jahren angegeben. Das weibliche Geschlecht ist, wie auch sonst bei den
Angiomen anderer Organe, häufiger befallen; in den Fällen von Hess, Bajardi
(Fall 1), Colzi handelte es sich um Knaben.

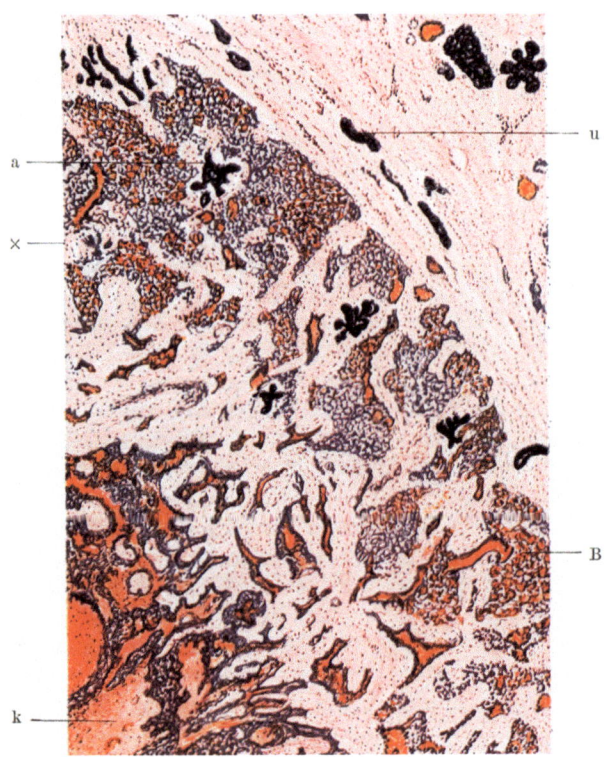

Abb. 2. Kapillar-Angiom mit kavernöser (k) Umwandlung im Innern. Zwischen den zum Teil
reichlich mit Blut gefüllten (B) Haufen neugebildeter Gefäße derbe Bindegewebszüge. Hochgradige
Atrophie der vom Angiom umwachsenen (a) und der in der unmittelbaren Umgebung (u) des Angioms liegenden Drüsenläppchen. (Material aus der Sammlung des Bonner Pathologischen Instituts).

Der klinische Verlauf ist fast ausschließlich gutartig. Rezidive kommen
— wegen der ausgesprochen infiltrierenden Ausbreitung der Angiome (vgl.
Abb. 2) — leicht vor; in 2 Fällen sind jedoch bei histologisch typischem Bau
Metastasen beobachtet worden (Borrman, Ewing). Im Falle Borrmans war
die Brust operativ entfernt (leider ohne nachfolgende histologische Untersuchung); nach einiger Zeit trat ein Rezidiv und später Lungenmetastasen auf.
Im Falle Ewings bestand eine riesige Vergrößerung der linken Brust und metastatische Knoten in der Haut der rechten Achselhöhle, des Ohres und des Nackens,
im rechten Unterkiefer und wahrscheinlich auch in den Lungen. Mikroskopisch
handelt es sich in beiden Fällen um typisch gebaute kapilläre Angiome (im Fall
Ewings mit kavernöser Erweiterung), so daß nicht von einem Angiosarkom
gesprochen werden kann; bei der Beurteilung dieser Beobachtungen ist jedoch
zu berücksichtigen, daß bei „metastasierenden" Angiomen stets an multiple
Angiombildung gedacht werden muß (Borst).

Pathologische Anatomie. Die intra- und paramammären Hämangiome der Brustdrüse sind scharf begrenzte (BAJARDI) oder infiltrierend wachsende (TADDEI), hanfkorn- bis pflaumen- bis mandarinengroße, zum Teil rundliche, zum Teil höckerig-knollige, meist weiche Geschwülste (PICCALUGA, MARANGONI). In einigen Fällen zeigten sie Pulsation (MALAPERT und MORICHAU-BEAUCHANT); durch Druck konnten sie manchmal leicht verkleinert werden (MALAPERT und MORICHAU-BEAUCHANT, BAJARDI, TADDEI); dann nahmen sie beim Nachlassen des Druckes schnell wieder ihre alte Größe an (BAJARDI). In einem Falle trat beim Schreien des Kindes eine Vergrößerung auf (BAJARDI).

Histologie. Dem mikroskopischen Bau nach sind 2 Formen zu unterscheiden: das Angioma capillare (A. simplex, teleangiektatisches Angiom) und das Angioma cavernosum. In der Mehrzahl der Fälle wurde die erste Form beobachtet (HESS, SUSSIG MATTHIAS, CARL), zum Teil mit sekundärer, kavernöser Erweiterung einzelner Teile (LUBARSKI, NEUMANN, ULUHOGIAN [sowie im Fall Abb. 2]). Ein kavernöses Angiom beobachtete ROSSI, doch glauben DIETRICH und FRANGENHEIM, daß das reine kavernöse Angiom nicht intramammär vorkommt. Trotz des infiltrierenden Wachstums erfolgt keine Zerstörung, sondern nur eine Auseinanderdrängung des Drüsengewebes (DIETRICH und FRANGENHEIM) und es wird lediglich von einigen Autoren eine Atrophie des Milchdrüsengewebes beschrieben (BAJARDI, COLZI, TADDEI [s. a. Abb. 2]); da es sich jedoch in diesen Fällen um kleine Kinder gehandelt hat, war das Brustdrüsengewebe aber wohl noch gar nicht entwickelt. In dem eigenen Fall wiesen die im ganzen gut entwickelten Drüsenfelder innerhalb und in der unmittelbaren Umgebung des Angioms eine hochgradige Atrophie auf (s. Abb. 2).

Auch bei Tieren sind Angiome beobachtet worden, und zwar in besonders reinen Formen und besonders gut klar gelegter Beziehung zu den Drüsen (z. B. von STENZEL im Euter der Kuh); einmal handelte es sich um eine hauptsächlich interazinös liegende Teleangiektasie, 3mal um Kavernome des interlobulären Bindegewebes.

Die an der Brustwarze beobachteten Angiome sind in der überwiegenden Zahl der Fälle als kutane, zum Teil aus kleinen Naevi entstandene Neubildungen anzusehen (BL. SUTTON, WILLIAMS); in einer Beobachtung von SENDLER bildete ein kavernöses Angiom einen etwa fünfmarkstückgroßen flachen, an einem dünnen 1 cm langen Stiel hängenden Knoten.

Neben reinen Angiomen wurden auch Fibrome und Lipome beobachtet, in denen die Blutgefäße mehr oder minder stark teleangiektatisch oder kavernös verändert waren (sog. Angio-Fibrome, Angio-Lipome). Da in diesen Fällen ein geschwulstmäßiges Wachstum der Gefäße nicht vorgelegen zu haben scheint, sind sie wohl im Sinne von BORST als angiektatische Fibrome bzw. Lipome aufzufassen. Andererseits handelt es sich z. B. bei einigen von den als Angio-Lipome bezeichneten Fällen gar nicht um zusammengesetzte Geschwülste, sondern um infiltrierend wachsende (s. oben) Angiome, in denen das durchwachsene Fettgewebe noch zum Teil erhalten geblieben war (z. B. im Fall von TADDEI).

Als Beispiel für das reine Lymphangiom kommt der Fall von HEIL in Frage, bei dem ein angeborenes, kindskopfgroßes Lymphangioma cysticum der linken Brustseite bestand. Ob es sich um einen intramammären Tumor handelt, ist nicht zu entscheiden, da keine Angaben über die Beziehungen zu der — noch unentwickelten — Drüse gemacht wurden; eine besondere Beziehung zur Brustdrüse erscheint aber dadurch gegeben, daß die Brustwarze der betreffenden Seite fehlte. Ein Lymphangiom lag vielleicht auch im Fall von ALTHORP vor (s. oben). Außerdem wurden ganz kürzlich von NEAL und SIMPSON einschlägige Beobachtungen mitgeteilt. Auch im Bonner Institut wurde kürzlich ein zystisches Lymphangiom von einem 7jährigen Jungen beobachtet; obwohl das ganze Gebiet unter der Brustwarze ergriffen war, fanden sich — wie in einem Falle von WEGENER — innerhalb des L. keine Drüsen.

Als Mischform ist die Beobachtung von KALLIUS anzusehen, der ein in 20 Jahren entstandenes, am lateralen Rand der Drüse liegendes, teilweise reines Hämangiom, teilweise reines Lymphangiom beschrieb, das den Pektoralis zum Teil durchwachsen hatte. Mikroskopisch fand sich in beiden Teilen der Neubildung glatte Muskulatur; da elastische Fasern aber nur im hämangiomatösen Teil vorhanden waren, wird eine echte Mischform angenommen. Wegen der lockeren Beziehung zur Drüse bei vorhandener Durchwachsung des Pektoralis ist jedoch eine paramammäre Entstehung anzunehmen. Eine sehr ähnliche Beobachtung wurde kürzlich von MOSETTIG mitgeteilt.

4. Die Myome.

Bei den Myomen der Brustdrüse muß im Hinblick auf den histologischen Bau zwischen Leiomyomen (den Myomen bzw. Fibromyomen schlechthin) und Rhabdomyomen, sowie im Hinblick auf den Sitz der Geschwulst zwischen Myomen der Brustdrüse selbst bzw. der unmittelbaren Umgebung (mammäre und paramammäre Myome) und denjenigen der Brustwarze (mamilläre und areoläre Myome) unterschieden werden. Bei dieser Geschwulstart müssen die Myome der Brustwarze in dieser Darstellung besonders berücksichtigt werden, weil sie eine besondere Häufung gegenüber den Myomen der Kutis anderer Körperstellen zeigen, und wahrscheinlich von besonderen Bestandteilen der Brustwarze (s. unten) abzuleiten sind.

a) Myome der Brustwarze.

Vorkommen. Myome der Brustwarze sind 9mal beschrieben worden. Sie kommen überwiegend bei alten Menschen vor (Lebensalter in 7 Fällen zwischen 40 und 62 Jahren, in denen von VIRCHOW und SOKOLOW jedoch 32 bzw. 24 Jahre); im Falle BLAND-SUTTONs war die Geschwulst angeboren. In den Fällen von VIRCHOW sowie DRIAK und STERNBERG handelte es sich um Männer. Nicht verwertet werden konnte der Fall von KEY und SANTESSON, da die Mitteilung an der zitierten Stelle nicht zu finden ist. Das Wachstum erfolgte im allgemeinen langsam, z. B. im Fall von DRIAK und STERNBERG in 1 bzw. $1^1/_2$ Jahren, in dem von VIRCHOW bei den verschiedenen Knoten verschieden lange (bis zu 13 Jahren), in dem von BLAND-SUTTON in 40 Jahren. Im Falle von SOKOLOW zeigte die Geschwulst periodisches Wachstum und Rückbildung im Verlauf von 2 Schwangerschaften (Vergrößerung auf Apfelgröße, Rückbildung auf Pflaumengröße, so daß ein bemerkenswerter Gleichsinn zur Schwangerschaftsvergrößerung des Uterus vorlag).

Pathologische Anatomie. Leio-Myome der Brustwarze kommen als kirschkerngroße (DRIAK und STERNBERG [Fall 1 und 2], KISSMEYER), meist jedoch als kirsch- bis walnußgroße (VIRCHOW, RIBBERT, KAUFMANN, BAUER, NICLAS, HIEBAUM, SOKOLOW) Geschwülste vor; nur im Falle SUTTONs war die Geschwulst orangengroß. Sie bilden harte, höckerige, unscharf begrenzte Knoten, die auf dem Schnitt eine grau-weißliche bis grau-gelbliche Farbe und eine leichte Transparenz aufweisen und meist eine konzentrische Schichtung oder Verflechtung feiner Fasern erkennen lassen. Der Sitz war in einigen Fällen zentral und dann entweder unmittelbar unter der eingezogenen Brustwarze (HIEBAUM) oder gestielt an der Spitze der Mamille (SUTTON, BAUER), in anderen Fällen neben der Warze gleichfalls entweder im Unterhautzellgewebe (DRIAK und STERNBERG Fall 1 und 2) oder mehr oder minder deutlich gestielt (VIRCHOW, NICLAS,

Sokolow, Kissmeyer). Nur selten, in den Fällen von Virchow und im Fall 1 von Driak und Sternberg, lagen die Myome am Rande bzw. unmittelbar außerhalb des Warzenhofs. Im Falle Virchows waren über ein Dutzend derartiger, über einen handgroßen Bezirk verteilter Knoten vorhanden; in allen anderen Fällen handelte es sich um Einzelgeschwülste.

Histologie. Mikroskopisch waren neben den glatten Muskelfasern fast stets mehr oder minder große Mengen von Bindegewebe vorhanden, die kleinere und größere Bündel von glatter Muskulatur umhüllten und diese durch Züge wechselnder Breite voneinander trennten (Driak und Sternberg, Bauer). Es handelte sich also fast stets um Fibromyome; nur im Falle von Sokolow lag ein fast reines Leiomyom vor. Hiebaum beobachtete in seinem Falle zahlreiche große Riesenzellen, die er für Fremdkörperriesenzellen hielt, ohne jedoch die Möglichkeit ihrer Entstehung durch Myoblastenbildung oder Degeneration (s. unten, Schauder) zu erörtern; in diesem Fall befand sich außerdem ein großer Milchgang in der Mitte des Knotens. In der Beobachtung Virchows waren die Blutgefäße, besonders in dem einen durch Abbindung vorher gestauten Knoten, sehr stark erweitert, so daß Virchow die Bildungen in seinem Falle als teleangiektatische Myome bezeichnete.

b) Myome der Brustdrüse.

Vorkommen. Die Myome der Brustdrüse selbst oder ihrer unmittelbaren Umgebung sind noch seltener als die vorhergehenden; im Schrifttum finden sich nur die Fälle von Klob, Strong, Schauder und Abramow. Hierbei müssen jedoch die beiden Fälle von Klob, die, der damaligen Namengebung entsprechend, als Fibroide (vgl. auch Virchow) bezeichnet worden waren, als fraglich angesehen werden; es findet sich nämlich kein genauer mikroskopischer Befund, sondern nur die Bemerkung, daß Muskelfasern ,,in sehr untergeordnetem Maße" vorhanden gewesen seien. In den übrigen drei Beobachtungen handelte es sich um Frauen in mittlerem Lebensalter (34—46 Jahre). Im Falle von Strong war die Geschwulst unter zuletzt schnellerem Wachstum in 4 Jahren, in den Fällen von Abramow und Schauder jedoch in 4 Wochen entstanden. Trotz des schnellen Wachstums nimmt Schauder für seine Beobachtung eine noch gutartige Neubildung an; über einen Übergang in Sarkom siehe Mitterstiller (S. 240).

Pathologische Anatomie. Die beobachteten Myome der Brustdrüse bildeten walnuß-, hühnerei- bzw. kleinapfelgroße scharf begrenzte, feste, zum Teil sogar von einer Kapsel umgebene (Strong, Schauder) Knoten, die sich leicht ausschälen ließen. Im Falle von Strong lag die Geschwulst zwischen dem äußeren Rand der Brustwarze und dem Pektoralis, dessen Faszie einen Teil der Kapsel bildete; es bestand keine Beziehung zur Brustwarze oder zum Brustdrüsengewebe. Im Falle Schauders lag der Knoten im Fettgewebe, in dem von Abramow ist die Beziehung zur Drüse leider nicht angegeben.

Histologie. In den Fällen von Strong und Schauder setzten sich die Geschwulstknoten ausschließlich aus glatten Muskelfasern und mehr oder minder reichlich entwickeltem Bindegewebe zusammen; die Muskelfasern lagen im Falle von Strong zum Teil einzeln, zum Teil in — von dichtem hyalinem Bindegewebe umschlossenen — Bündeln und sie zeigten vielfach eine ausgesprochen perivaskuläre Anordnung. In der Beobachtung von Schauder fanden sich stellenweise Riesenzellen, von denen offen gelassen wird, ob es sich um Myoblasten oder um degenerierte Muskelfasern gehandelt hat. Die von Abramow beschriebene Geschwulst enthielt in einigen Abschnitten reichliche Mengen von regelmäßig gebauten Drüsen.

Bei den Leiomyomen der Brustdrüse selbst handelt es sich also nur in 2 Fällen um reine Myome bzw. Fibromyome. Im Falle Abramows könnte man geneigt sein, von Adenomyom zu sprechen. Es ist jedoch fraglich, ob eine derartige Auffassung berechtigt ist: Vielleicht liegen die Verhältnisse ähnlich wie bei den Fibromen und Lipomen (vgl. die Anschauung Haeckels); reine Myome könnten sich demnach nur in der Umgebung der Drüse — also nur paramammär — entwickeln, in der Drüse müßte es wie bei den Fibromen und Lipomen zur Bildung von Adenomyomen kommen. Tatsächlich handelt es sich ja in den Fällen von Strong und Schauder um paramammäre Myome, während der Sitz des Tumors von Abramow nicht genauer bezeichnet ist.

Als Ausgangsgewebe kommt für die Myome der Brustwarze die glatte, hauptsächlich ringförmig verlaufende Muskulatur der Brustwarze in Frage; daneben könnten sich aber natürlich, wie auch sonst in der Haut, aus der glatten Muskulatur der Haarbalgmuskeln und der Blutgefäße Myome entwickeln, die dann — nur zufällig an der Brustwarze lokalisierte — Hautmyome darstellen würden. Dies trifft vielleicht für den Fall Virchows zu, der sich von allen anderen in verschiedenen Punkten (verhältnismäßig niedriges Lebensalter, Multiplizität, Schmerzhaftigkeit) unterscheidet und gerade in diesen Punkten mit den Kutismyomen übereinstimmt (vgl. die Darstellung über die Kutismyome von Lieber).

Für die Myome der Brustdrüse selbst kommt in erster Linie die glatte Muskulatur der Blutgefäße in Frage (Strong); außerdem aber auch die myoepitheliale Basalschicht der Auskleidung der Milchgänge und Drüsen. Im Falle Schauders liegt, obwohl dieser selbst darüber nichts aussagt, die Annahme der Bildung aus der Gefäßmuskulatur wohl gleichfalls am nächsten. Neubildungen mit besonderer Beteiligung der myoepithelialen Zellen sind aber ebenfalls einige Male beschrieben worden (Peyron, Gaudier, s. auch S. 303).

Quergestreifte Muskulatur wurde bis jetzt nur einmal in einer Geschwulst der Brustdrüse gefunden (Billroth).

Es handelte sich um eine bei einem 16jährigen Mädchen entfernte, kindskopfgroße, scharf begrenzte Geschwulst, die mit der Umgebung nicht verwachsen war und im besonderen keinen Zusammenhang mit dem Pektoralis besessen hatte. Mikroskopisch enthielt sie neben ausgereiften Fettzellen und virginellen Drüsenelementen vor allem kleine Rundzellen und breite, bandartige, deutlich quergestreifte Fasern, die viele Kerne besaßen. Nach kurzer Zeit trat ein — gleichfalls entferntes — Rezidiv auf; das weitere Schicksal der Kranken konnte nicht festgestellt werden. Billroth bezeichnete diesen Tumor als ein „medulläres Granulations- (Rundzellen-) Sarkom mit quergestreiften Muskelfasern kombiniert"; heute würde diese Geschwulst wohl als Rhabdomyom bezeichnet werden. Die Bildung der Muskelfasern glaubt Billroth durch die Annahme einer Pektoraliskeimversprengung erklären zu können, obwohl er ihre Bildung aus der Muskelfaserschicht der größeren Milchgänge gleichfalls für möglich hält.

B. Die ausgereiften mesenchymalen Geschwülste mit ortsfremden Gewebsbestandteilen.

Geschwülste der Brustdrüse mit ortsfremden mesenchymalen Gewebsbildungen sind verschiedentlich beschrieben worden; diese Geschwülste bauen sich entweder aus einem (Chondrome, Osteome, Myxome) oder aus mehreren ortsfremden Bestandteilen (Osteochondrome) auf; Geschwülste der letzteren Art wurden vielfach als Mischtumoren oder mesenchymale Mischtumoren bezeichnet (z. B. Virchow, Ribbert, Dietrich und Frangenheim, Petit, Ewing, Dyke, MacIver). Sämtliche Geschwülste dieser Gruppe sind äußerst selten (Virchow, Kaufmann, Cornil, Petit).

1. Die Chondrome.

Das Vorkommen von Chondromen ist in der Brustdrüse einige Male beschrieben worden. Schon im älteren Schrifttum finden sich — abgesehen von den frühesten, nicht mikroskopisch gesicherten Beobachtungen von BONETI, MORGAGNI, REIL, VELPEAU — eine ganze Reihe derartiger, als Chondrome bzw. Enchondrome bezeichnete Geschwülste (AMANN, COOPER, CRUVEILHIER, NELATON, WAGNER, WARREN). BILLROTH, GROSS u. a. haben bezweifelt, ob es sich in diesen Fällen wirklich um Knorpelgewebe gehandelt hat; VIRCHOW hielt jedoch die Mehrzahl dieser Beobachtungen, in bezug auf das Vorhandensein von Knorpelgewebe, für einwandfrei. Zudem finden sich auch im späteren Schrifttum eine ganze Reihe weiterer Beobachtungen (CAMBRIA, DAVIDSON, DESOIL, v. HACKER, HAPPEL, REY, SALOMONI, SCHNITZLEIN, SPEFANINI, WACKER, MACJVER). Während am Vorkommen von Knorpel nicht gezweifelt werden kann (s. auch unter Sarkom) erscheint dagegen in vielen Fällen sehr fraglich, ob es sich wirklich um reine Chondrome oder nicht vielmehr um Mischgeschwülste oder um Sarkome mit mehr oder minder hervorstechender Knorpelbildung gehandelt hat.

So waren in dem Fall von VON HACKER neben knorpeligen (und knöchernen) Bestandteilen auch Drüsen vorhanden und da erstere nicht die Hauptmasse der Geschwulst ausmachten, glaubt VON HACKER, daß eine Geschwulst von der Art der Mischgeschwülste der Parotis vorlag. Einige sehr ähnliche Fälle beschrieben HAPPEL, DAVIDSON sowie CHEVRIER und DELVAL, die jedoch die von ihnen beobachteten Geschwülste als Chondrome auffaßten.

Die Entscheidung, ob die von Knorpelgewebe umschlossenen Drüsen Bestandteile der Geschwulst oder der Brustdrüse sind, ist bei der Neigung des Chondroms in nebengeordneten Strängen vorzudringen und das Nachbargewebe zu umschließen (BORST), nur nach eingehender Untersuchung zu fällen. Vielleicht sind derartige Geschwülste am einfachsten als knorpelhaltige Fibroadenome (s. dort) mit ganz besonders hochgradiger Knorpelentwicklung anzusehen; im Sinne VIRCHOWs (vgl. S. 214) könnten diese dann gewissermaßen als peri- oder auch intrakanalikuläre Chondrome aufgefaßt werden. Im Hinblick auf diese Auffassungsmöglichkeit ist eins der von STENZEL beim Hunde beobachteten Chondrome besonders bemerkenswert.

Es handelte sich um eine apfelgroße, kleinzystische Geschwulst, bei der im mikroskopischen Präparat zahllose Knorpelinseln zapfenartig und polypös in erweiterte Drüsenräume so weit hineinragten, daß sie bei bestimmter Richtung zur Schnittebene völlig frei in den Lichtungen zu liegen schienen.

Während diese Fälle — vgl. die diesbezüglichen Ausführungen bei den Fibromen — nicht zu den reinen Chondromen gerechnet werden können, ist in anderen Fällen die Möglichkeit des Vorliegens von Chondrosarkomen nicht von der Hand zu weisen.

So ergibt sich aus dem Befundbericht von WAGNER, daß ein bei einer 56jährigen Frau zuerst langsam, später schnell gewachsenes gänseeigroßes „Chondrom" in der Hauptsache aus einem spindelzelligem Stroma sich aufbaute, das zahllose Knorpelinseln enthielt; nach einem Jahr trat ein Rezidiv und vor Ablauf des zweiten Jahres der Tod ein. Es dürfte deshalb wahrscheinlicher sein, daß kein Chondrom, sondern von vornherein ein Spindelzellensarkom mit Knorpelbildung, also ein Chondrosarkom (s. dort) vorgelegen hat.

Ähnliche Beobachtungen veröffentlichten HAPPEL, sowie CHEVRIER und DELVAL, MACIVER. Im Falle HAPPELs bestand eine kindskopfgroße, in der letzten Zeit stark gewachsene, überwiegend aus Knorpel bestehende Geschwulst, die am unteren Pol einen kleinen zellreichen spindelzelligen Knoten aufwies. HAPPEL nimmt wegen des zuletzt schnelleren Wachstums ein Chondrom mit kleinem sekundären Sarkom an. Da HAPPEL jedoch beschreibt, daß die Septen zwischen den Knorpelinseln sehr zellreich gewesen seien, kann der Verdacht nicht unterdrückt werden, daß gleichfalls von vornherein ein Chondrosarkom vorlag; für das zuletzt schnellere Wachstum würde die Vorstellung Borsts vom Wegfall wachstumshemmender Faktoren eine Erklärung ermöglichen. Auch im Falle von Chevrier und Delval war das Stroma zellreich und in demjenigen von MacIver waren viele Mitosen vorhanden.

Zweifellos hat in vielen Fällen das Vorkommen der vorliegenden, für die Brustdrüse sehr ungewöhnlichen Gewebsarten dazu geführt, daß anderen und oft wichtigeren Bestandteilen (wie z. B. dem Grundgewebe) ungenügende Beachtung geschenkt worden ist (Dietrich und Frangenheim). Es erscheint deshalb richtiger, die Mehrzahl der älteren Beobachtungen wegen der ungenügenden Beschreibung und ungenügenden mikroskopischen Untersuchung nur mit Vorbehalt zu verwerten. Für die Zukunft muß gefordert werden, daß auch bei den mesenchymalen Brustdrüsengeschwülsten die Diagnose der Gutartigkeit erst nach äußerst gründlicher Durchuntersuchung gestellt wird, wie es zum Ausschluß des Karzinoms z. B. bei der Zystenmamma (s. dort) in den letzten Jahren eindringlich gefordert wurde.

Ein reines, d. h. völlig drüsenfreies Chondrom lag anscheinend nur in den Fällen von Wacker, Spefanini sowie einer eigenen Beobachtung vor.

Dieser beschrieb eine hühnereigroße, buckelige, fluktuierende Geschwulst, die auf der Schnittfläche ein hellbläuliches Aussehen mit vielen stecknadelkopf- bis linsengroße Kalkeinlagerungen zeigte und die bei mikroskopischer Untersuchung keine Drüsen erkennen ließ. Eine gleiche Geschwulst wurde kürzlich im Bonner Institut beobachtet. Die Kapsel dieser Neubildung war zellarm, zum Teil verkalkt, zum Teil verknöchert und es enthielten die dünnen Knochenspangen nach dem Knorpel hin geöffnete Markräume; die Geschwulst selbst baute sich aus dicht nebeneinander liegenden Knorpelinseln auf, zwischen denen sich wenig lockeres, zellarmes Bindegewebe fand.

Es ergibt sich also, daß reine ausgereifte Chondrome ganz außerordentlich selten sind; bei Hunden sind sie dagegen nicht selten (s. S. 227).

Neben dem selbständigen, überwiegenden — oder zum mindesten ausgedehnten — Vorkommen tritt Knorpelgewebe aber auch in Form von kleinen Einsprengungen auf. So berichten Sick über ein Lipom mit hirsekorngroßen Knorpelstückchen, Cheatle und Cutler sowie Bowlby über Fibroadenome mit einzelnen Knorpelinseln, und Kaufmann erwähnt das „seltene Vorkommen von chondroider und osteoider Metaplasie in Kystadenomen, Sarkomen und Karzinomen".

In Verbindung mit Knorpelgewebe tritt öfter auch Knochengewebe (Cooper, Chevrier und Delval, Cornil und Souligoux, Rey, Desoil, Dyke, v. Hacker-Lange [gleicher Fall!], Leser) oder auch osteoides Gewebe (MacIver, Leser) auf. Dies Zusammentreffen wird durch sekundäre Verknöcherung des Knorpels (Amann?), oder — wie die Knorpelbildung selbst — als Metaplasie (Cornil und Petit, Peyron, Kitt, Chevrier und Delval, Sehrt, Deaver und MacFarland erklärt oder es wird endlich die ganze Geschwulst als Mischgeschwulst mit mehr oder minder einseitiger Ausbildung einzelner Bestandteile (Virchow, Dietrich und Frangenheim, Dyke, Ewing, MacIver, Ribbert P. Nadal, MacJver und — wenn auch nur für manche Fälle — Petit) aufgefaßt.

Auch in diesen Fällen besteht der lebhafte Verdacht, daß es sich meist um Sarkome gehandelt hat. Manche Untersucher nehmen bereits selbst einen „milden Grad von Bösartigkeit" an (Dyke), andere weisen auf eine Sarkomähnlichkeit, wie z. B. Zellreichtum in den Randabschnitten, zahlreiche Mitosen, Myeloplaxen, hin (MacIver, Hartmann und Souligoux). Bei Leser, in dessen Fall die vielfach sehr zellreichen Knorpelinseln sich zum Teil ohne scharfe Grenze vom umgebenden Bindegewebe absetzen, spricht daneben das schnelle Wachstum und wohl auch das Auftreten von osteoider Substanz dafür, daß ein Sarkom vorlag.

2. Die Osteome.

Ein reines Osteom ist beim Menschen nicht beschrieben worden. Bei manchen Tieren, besonders beim Hund, wurde es dagegen einige Male beobachtet. So beobachteten CORNIL und PETIT eine mandarinengroße Geschwulst, die keinen Knorpel und keine Bindegewebssepten enthielt, sondern sich ausschließlich aus radiär verlaufenden Knochenbälkchen aufbaute.

Auch die knorpel- und knochen-, sowie eventuell auch drüsenhaltigen Geschwülste, die beim Menschen doch sehr selten sind, kommen bei manchen Tieren (besonders wiederum beim Hund) ausgesprochen häufig vor. (JOH. MÜLLER, BILLROTH, LEBERT, CORNIL, KITT, PETIT, AULER und WERNICKE, CASPERS)und oft in mehreren Brustdrüsen zugleich (CORNIL). Nach einer von FISCHER erwähnten Statistik TEUTSCHLÄNDERS machen derartige Mischgeschwülste beim Hund 14% aller Geschwülste der Brustdrüse des Hundes aus.

3. Die Myxome.

Myxofibrome bzw. Myxome sind in der Brustdrüse in beträchtlicher Zahl beschrieben worden. Die unklare Stellung der Myxome überhaupt und die verschiedenartige Anwendung des Begriffes Myxom erschwert aber auch hier die Verwertung der einschlägigen Mitteilungen.

Nach RIBBERT treten die Myxome des menschlichen Körpers „vielfach mit Fibrom oder Sarkom gemischt auf und zeigen aus diesem Grunde ein sehr wechselndes Verhalten"; nach BORST würden die Fibromyxome wohl besser als myxomatöse Fibrome bezeichnet. Während MAUTÉ und DANIELS die Myxome der Brustdrüse als meist „gutartig" bezeichnen, glaubt FITZWILLIAMS, daß sie den Sarkomen näher stehen und daß der myxomatösen Umwandlung gewöhnlich das Sarkom folgt.

Weiter handelt es sich bei zahlreichen als Myxome bezeichneten Brustdrüsengeschwülsten aber nicht einmal um reine mesenchymale sondern — wie bei vielen Fibromen — um mesenchymal-epitheliale Neubildungen, um sog. „Adeno-Myxome" (CORNIL), assoziierte Myxome (MAUTÉ und DANIEL) bzw. um myxomatöse Fibroadenome (vgl. S. 255).

Die reinen Myxome sind in der Brustdrüse äußerst selten (DEAVER und MACFARLAND, KAUFMANN, ORTH), und es liegen nur ganz vereinzelte einschlägige Beobachtungen vor (z. B. MOORE, MAUTÉ und DANIELS). Die Myxome werden beschrieben als scharf begrenzte, rundliche, von einer Kapsel umgebene Neubildungen mit grau-weißlicher, glasiger Schnittfläche, von der sich etwas fadenziehender Schleim abstreifen läßt. Mikroskopisch bestehen sie aus einem sehr zartfaserigen fibrillären Bindegewebe, das mehr oder weniger stark von schleimiger oder muzinöser Substanz durchsetzt und auseinandergedrängt wird. Die Ähnlichkeit dieses Gewebes mit der WHARTONschen Sulze ist nur gering (DEAVER und MACFARLAND). Die Entstehung soll von vornherein als Myxom oder aber sekundär durch lokale oder allgemeine myxomatöse Umwandlung eines Fibroms (bzw. Fibroadenoms) erfolgen können.

Die Bezeichnung Myxom wird aber auch noch für Geschwülste ganz anderer Art verwendet. Neben den erwähnten myxomatösen Fibroadenomen werden vielfach auch ödematöse Fibroadenome und besonders Sarkome als Myxome bezeichnet (DEAVER und MACFARLAND). Während die Abtrennung der sog. Adenomyxome bei sorgfältiger Untersuchung auf Drüsenbestandteile leicht ist, ist die mikroskopische Unterscheidung zwischen Myxom und myxomatösem Sarkom schwer, ja manchmal unmöglich. In einem untersuchten Tumor der Bonner Institutsammlung wurden erst bei ausgiebiger Untersuchung Abschnitte mit atypischem Bau (Polymorphie der Zellen, Riesenzellen) nachgewiesen, und somit die Diagnose Myxosarkom (vgl. unter Sarkom, sowie Abb. 6) gestellt. Aber auch wenn deutlich atypische Abschnitte nicht gefunden werden, ist ein Myxosarkom rein morphologisch nicht mit Sicherheit auszuschließen und in manchen Beobachtungen machte erst der weitere Verlauf deutlich, daß nicht ein Myxom (Myxofibrom), sondern ein Myxosarkom vorgelegen hatte, wie z. B. im Fall Bartons (Deaver und MacFarland) oder in demjenigen von Prym.

II. Die nicht (oder wenig) ausgereiften mesenchymalen Geschwülste.

A. Die Sarkome.

Der Begriff „Sarkom" wird bei den Sarkomen des übrigen Körpers im großen und ganzen einheitlich angewendet; nur in verhältnismäßig wenigen Fällen bestehen einige Unklarheiten. Im Gegensatz dazu stellt die Gruppe der sog. „Mamma-Sarkome" eine „erschreckend komplexe Gruppe dar, deren Entwirrung höchst wünschenswert wäre (Ewing)", und es machen sich die geschichtlichen Wandlungen des Sarkombegriffes bei den Sarkomen der Brustdrüse heute in hohem Maße verwirrend bemerkbar. Nach D'Aunoy und Wright (1930) ist heute die Lage in dieser Beziehung noch die gleiche, wie am Ende des vorigen Jahrhunderts, als Williams es als unmöglich bezeichnete, eine vollständige Übersicht oder nur eine Darstellung der leitenden Gesichtspunkte in bezug auf die Sarkome der Brustdrüse zu geben.

Eine Darstellung dieser Geschwulstgruppe kann deshalb unmöglich erfolgen, ohne wenigstens den Versuch einer einfachen Einteilung und einer Abtrennung der nicht zu den Sarkomen im heutigen Sinne gehörenden Neubildungen zu machen.

Für die heute allgemein zu den Sarkomen gerechneten bzw. als Sarkome bezeichneten sog. Zystosarkome (s. S. 252) liegen die Verhältnisse ziemlich einfach. Nach der fast völlig übereinstimmenden Auffassung zeigen diese zusammengesetzt-fibroepithelialen Geschwülste für lange Zeiten gute Begrenzung und langsames Wachstum, oft bis zu ungeheuren Größen und sie bleiben in der Mehrzahl der Fälle auch klinisch gutartig (Billroth, Ribbert, Orth, Gross); gelegentlich treten Rezidive, Metastasen dagegen fast nie auf. So beträgt z. B. in den Zusammenstellungen von Gross die Dauerheilung bei den Sarkomen 13%, bei den sog. Zystosarkomen dagegen 66% (Rezidivfreiheit über 7 Jahre!). Wenn aber die Zysto-Sarkome sich bösartig erwiesen, so blieb nicht der zusammengesetzte fibro-epitheliale Bau erhalten, sondern es trat in der Geschwulst selbst (vgl. Abb. 9), in Rezidiven oder Metastasen ein reines Sarkom von spindel- bzw. polymorphzelligem, oder auch besonders von myxomatösem Charakter auf („Complicating Sarcoma", Deaver und MacFarland). Aus diesen Gründen sahen Billroth und Schimmelbusch das Zystosarkom als eine Form des Fibro-Adenoms an, das nur dann als Sarkom bezeichnet werden dürfe, wenn es wirklichen Sarkomcharakter besäße (Billroth, sowie Batzdorff).

Aus dem gleichen Grunde können auch die sog. Adenosarkome abgetrennt werden, obwohl bei diesen die Verhältnisse wegen ihrer geringen Größe und infolge einer frühzeitigeren Entwicklung eines Sarkoms weniger durchsichtig liegen. Es finden sich aber auch in bezug auf die Adenosarkome genügende Beweise, daß nicht die Geschwulst als ganzes, sondern das sich unter Umständen entwickelnde reine Sarkom — Rezidive von sog. Adenosarkomen sind gleichfalls stets reine Sarkome (Cornil) — der Grund für die Gefährlichkeit dieser Geschwulstgruppe ist.

Es sollen deshalb diese beiden Geschwulstarten den gutartigen fibroepithelialen Geschwülsten zugerechnet und als Fibroadenoma phylloides bzw. zellreiches Fibroadenom bezeichnet werden (s. S. 252 u. 257).

Gegenüber diesen beiden wichtigen Gruppen tritt die Bedeutung von anderen, fälschlich als Sarkome bezeichneten Geschwülsten — sog. Pseudosarkome Ewings: atypische, rundzellige oder polymorphe Karzinome, die infolge Entdifferenzierung ein sarkomähnliches Aussehen zeigen (sog. Meristome Fischer-Wasels) — praktisch weit zurück, weil ihr Vorkommen einmal nicht häufig ist und weil es sich nur um ein Fehlurteil über einen Einzelfall, nicht aber um prinzipielle Fragen handelt (vgl. S. 288). Über Angiosarkome siehe bei Peritheliom (s. S. 240).

Nach Abtrennung dieser Neubildungen lassen sich die Sarkome der Brustdrüse in folgender Weise gliedern:

a) Sarkome niederer Gewebsreife.

1. Spindelzellensarkome.
2. Polymorphzellige Sarkome.
3. Rundzellensarkome.

b) Sarkome mit teilweise höherer Gewebsreife.

1. Fibro-Sarkome.
2. Myxomatöse Sarkome.
3. Lipo-Sarkome.
4. Chondro-Osteo-Osteoidsarkome.
5. Neuro-Sarkome.

Allgemeines über die verschiedenen Brustdrüsen-Sarkome.

Pathologische Anatomie. Die echten Sarkome der Brustdrüse zeigen im Anfang ihrer Entwicklung ein ziemlich einförmiges Äußere. Sie bilden meist gut begrenzte, rundliche, gebuckelte oder auch leicht gelappte, in oder neben

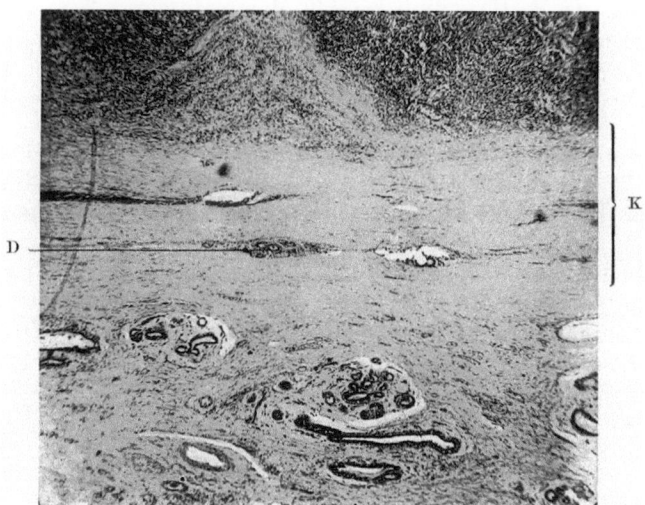

Abb. 3. Spindelzellensarkom mit Druckatrophie des angrenzenden Brustdrüsengewebes. In der hierdurch gebildeten „Kapsel" (K) noch Reste von Drüsenläppchen (D).

der Drüse liegende, gegenüber der Haut und dem Pektoralis verschiebliche Geschwülste (DEAVER und MACFARLAND), die sich vielfach sogar leicht ausschälen lassen. Sie wachsen zunächst meist langsam und erreichen hierbei durchschnittlich in einem halben bis einem Jahr Hühnerei- bis Faustgröße; nur selten erreichen sie bereits innerhalb des ersten Jahres Kopfgröße (SIMON, SEBENING, BIEBL). Sie zeigen somit anfänglich das gleiche klinische Verhalten wie die ausgereiften mesenchymalen oder besonders wie die fibroepithelialen Geschwülste. Mehr oder minder plötzlich tritt dann manchmal — besonders im Anschluß an ein Trauma (FITZWILLIAMS) — ein schnelleres oder ungeheuer schnelles Wachstum auf. Sie können dadurch in verhältnismäßig kurzer Zeit mächtige Größe erreichen (z. B. 17 Pfund in einem Fall von CLARK). Im Gegensatz zum Karzinom (s. S. 273), aber in Übereinstimmung mit den Fibroadenomen und ausgereiften mesenchymalen Geschwülsten vergrößern sie die Brustdrüse; infolgedessen ist die Brustwarze fast nie (bei GEIST und WILENSKI sowie FINSTERER z. B. nur 1mal unter

18 bzw. 22 Fällen) eingezogen, bei größeren Sarkomen dagegen mehr oder minder verstrichen (GEBELE). Sie zeigen oft nur geringe Beziehung zur Drüse, die sie zur Seite schieben und zur Atrophie bringen (GROSS). Auf dem Schnitt zeigen die Formen mit niederer Gewebsreife ein ziemlich gleichmäßiges Aussehen, grau-weiße bis grau-rötliche Farbe, weiche bis mittelfeste Konsistenz; die Formen mit teilweise höherer Gewebsreife zeigen in bezug auf Aussehen und Festigkeit entsprechend den enthaltenen Geweben (Knorpel, Knochen, Schleimgewebe) im ganzen wie auch in den verschiedenen Abschnitten ein sehr wechselndes Verhalten. Sämtliche Formen erscheinen dem bloßen Auge meist scharf begrenzt, ja oft sogar durch eine derbe „Kapsel" umhüllt (vgl. Abb. 3)

Vorkommen. Die Häufigkeit der Sarkome im Verhältnis zu den übrigen Brustdrüsengeschwülsten wird (nach Ausschluß der Zystosarkome und entsprechender Umrechnung der Prozentzahlen des Schrifttums!) zwischen 0,5% (SEMB, PACK und LeFÉVRE), 1,5—2% (HAECKEL, W. FISCHER, DEAVER und MACFARLAND), 3% (FINSTERER, WINSLOW, SMITH und BARTLETT, KRUKENBERG, RODMANN), 3,5% (WILLIAMS) und 5—6% (POULSON, GEBELE, ROSENSTEIN, GEIST und WILENSKI) angegeben. Die großen Schwankungen in den Prozentzahlen dürften durch das vielfach zu kleine Beobachtungsmaterial zu erklären sein (z. B. HAECKEL: bei 149 Mammatumoren 3 Sarkome = 2%) oder es wurden auch nicht geschwulstmäßige Veränderungen, z. B. die sog. Mastopathia cystica (das Zystadenom SCHIMMELBUSCH!) in die Bezugszahl eingeschlossen (z. B. WELLBROCK aus der MAYO-Klinik: 0,4% aller Mammaexzisionen). Die Sarkome sind demnach in der Brustdrüse seltener als dem Körperdurchschnitt (9% WILLIAMS) entspricht. In bezug auf die zahlenmäßige Häufigkeit des Vorkommens von Sarkomen steht die Brustdrüse an dritter Stelle (hinter Lymphknoten und Thyreoidea, D'AUNOY und WRIGHT). Die Häufigkeit in den beiden Brustdrüsen scheint ziemlich gleich zu sein, obwohl in den verschiedenen Statistiken infolge der kleinen Zahl der beobachteten Fälle die eine oder die andere Seite überwiegt (bei GEBELE: rechts zu links wie 15 zu 19, bei FINSTERER: wie 16 zu 23 oder bei GEIST und WILENSKI: wie 57 zu 10). Beiderseitiges Vorkommen wird häufig angegeben (GROSS in 6%, GEIST und WILENSKI in 33%). Der Sitz in der Brustdrüse soll meistens zentral, danach besonders im oberen äußeren Quadranten sein (GROSS). Die Sarkome kommen ganz überwiegend in der Einzahl vor; Multiplizität bzw. wiederholtes Auftreten von Sarkomen wird vielfach angegeben (GROSS, FINSTERER, CATHCART, ELSBERG). Das Durchschnittsalter liegt bei den Sarkomen im ganzen niedriger als bei den Karzinomen (nach FINSTERER, WILLIAMS, DEAVER und MACFARLAND, GEIST und WILENSKI, BIEBL, GROSS), bei der Frau 5—10 Jahre niedriger, doch bestehen hier zwischen den einzelnen Formen der Sarkome große Unterschiede (s. dort). Das Auftreten von Sarkomen vor dem 20. Lebensjahr ist gleichfalls verhältnismäßig häufiger als bei Karzinomen beobachtet worden (z. B. von RODMANN, SHEILD, GROSS, KAREWSKI, PACK und LeFÉVRE). Wie bei den Karzinomen treten Sarkome verhältnismäßig häufiger bei unverheirateten Frauen auf als ihrem Anteil entspricht (z. B. PACK und LeFÉVRE 30% Unverheiratete, oder BIEBL von 8 Sarkome 5 bei Unverheirateten).

Beim Manne kommen die Sarkome der Brustdrüse zahlenmäßig seltener, verhältnismäßig aber häufiger als bei der Frau vor; während sie bei der Frau etwa 2—3% der Brustdrüsengeschwülste ausmachen, beträgt ihr Anteil bei den Männern etwa 8% (FINSTERER 13%, D'AUNOY und WRIGHT 10%, PACK und LE-FÈVRE 5%). Es liegt infolgedessen eine verhältnismäßig große Zahl von Beobachtungen von Sarkomen bei Männern vor (FINSTERER, NEAL und SIMPSON, D'AUNOY und WRIGHT, PACK und LeFÈVRE, CONELL, WINFIELD, HERRENSCHMIDT, SCHNELLER, CHEATLE und CUTLER, FORGUE, WILLIAMS).

In bezug auf die einzelnen Sarkomformen und ihre Häufigkeit finden sich keine Unterschiede gegenüber den Sarkomen der Frau, es überwiegt gleichfalls das Spindelzellen-Sarkom (SCHNELLER). Das Durchschnittsalter liegt beim Manne (wie bei der Frau) gleichfalls bei etwa 45 Jahren (FINSTERER).

Die einzelnen Sarkomformen.

a) Die Sarkome niederer Gewebsreife.

1. Die **Spindelzellensarkome** bilden die Hauptform der Mammasarkome; nach GROSS 68% von 140 Fällen (bei Einrechnung der Fibrosarkome und der Adenosarkome!), nach GEIST und WILENSKI jedoch nur 38% von 355 Fällen des Weltschrifttums (unter Ausschluß der Zystosarkome).

Die Spindelzellensarkome stellen in der Mehrzahl ziemlich gut begrenzte, manchmal von einer Kapsel d.h. von einer Schicht rückgebildeten Brustdrüsengewebes umgebene (Abb. 3) Geschwülste dar, die auf der Schnittfläche meist die Festigkeit eines Fibroms aufweisen (GEIST und WILENSKI). Sie wachsen etwas langsamer als die übrigen Sarkome (GEIST und WILENSKI), z. B. etwa nur halb so schnell wie die Rundzellensarkome (FINSTERER); nach EWING kommt aber auch bei ihnen ein sehr schnelles Wachstum vor und in dem Fall von LENORMANT und MOURE vergrößerte sich ein Spindelzellensarkom in 4 Monaten von Orangen- auf Kopfgröße. Unter den verschiedenen Formen der Mammasarkome kommen sie durchschnittlich am frühesten vor (SIEBERT; Durchschnittsalter nach DEAVER und MACFARLAND 32,6, nach GROSS 36—38, nach FINSTERER jedoch 43,8 Jahre). Sie zeigen eine gewisse Beziehung zu zellreichen Fibroadenomen, den sog. Adenosarkomen (s. oben und bei den fibroepithelialen Tumoren). Sie machen etwas weniger häufig Rezidive als die anderen Sarkomformen, sie metastasieren fast nie.

Mikroskopisch zeigen die Spindelzellen, die meist von mittlerer Größe und oft ziemlich plump sind, eine deutliche Zugrichtung entsprechend dem Verlauf der Gefäße, die sie in Form von sich verflechtenden Bündeln umranken. Bei besonders ausgesprochener mantelartiger perivaskulärer Anordnung wurden derartige Spindelzellen-Sarkome — besonders früher — als Angio-Sarkome oder auch als Peritheliome bezeichnet (vgl. auch S. 237 und 240). Die Kerne sind meist bläschenförmig rundlich-oval; manchmal findet man zahlreiche Mitosen (BIEBL, eigene Beobachtung).

Zu den Spindelzellensarkomen gehören noch eine Reihe von Formen, die vielfach mit besonderem Namen belegt worden sind. Schon die gewöhnlichen Spindelzellensarkome enthalten vielfach mehr oder minder reichliche Mengen von Riesenzellen (NÖCHEL, LEE, DEAVER und MACFARLAND, GEIST und WILENSKI, DESMARET und MASSON, MAROZ. Diese Riesenzellen waren in manchen Fällen so zahlreich, daß von Riesenzellensarkomen gesprochen wurde; nach GROSS kommen reichliche Mengen von Riesenzellen in 5% aller Mammasarkome vor.

Die Riesenzellen sind von sehr verschiedener Größe und Gestalt, doch können im wesentlichen 2 Typen, von denen die erste Form in den Spindelzellensarkomen die letztere in Chondro-Osteo-Sarkomen überwiegt, unterschieden werden: erstens 2—3kernige, zum Teil aber auch einkernige Riesenzellen, in denen die großen, zentral liegenden Kerne die Zellen fast völlig ausfüllen (GEIST und WILENSKI); zweitens 20—80kernige Riesenzellen, mit kleinen, zentral liegenden Kernen (Abb. 4, 5 u. 7), von der Form der Megakariozyten (MALLOIZEL). Die Riesenzellen-enthaltenden Formen der Spindelzellensarkome zeigen oft besondere Neigung zu alveolärer Anordnung und zur Gruppierung um die Gefäße (GEIST und WILENSKI) und sind meist sehr reich an Mitosen; in Metastasen bleibt ihr Bau vielfach erhalten.

2. Die **Rundzellensarkome** stellten nach EWING eine besonders schlecht defi-
nierte Abart dar, weil nicht nur atypische Spindelzellensarkome, sondern häufig
auch kleinzellige Karzinome (vgl. z. B. Abb. 50) Rundzellensarkomen sehr
ähnlich sein können. Nach GROSS machen sie 27%, nach FINSTERER sowie
GEBELE 15%, nach GEIST und WILENSKI 14% aller Sarkome aus. Sie bilden
meist weiche, zum Teil sogar äußerst weiche und fast zerfließliche Knoten von
der Konsistenz des kindlichen Gehirns (GROSS), die auf der Schnittfläche oft
von vielen kleinen Blutungen durchsetzt sind. Sie wachsen ziemlich schnell
(nach ROSENSTIRN, FINSTERER durchschnittlich doppelt so schnell wie die
Spindelzellensarkome) und auch stärker infiltrierend als die Spindelzellensarkome, so daß in kurzer Zeit die ganze Brustdrüse durchwachsen sein kann.
Das durchschnittliche Lebensalter ist beim Rundzellensarkom höher als beim

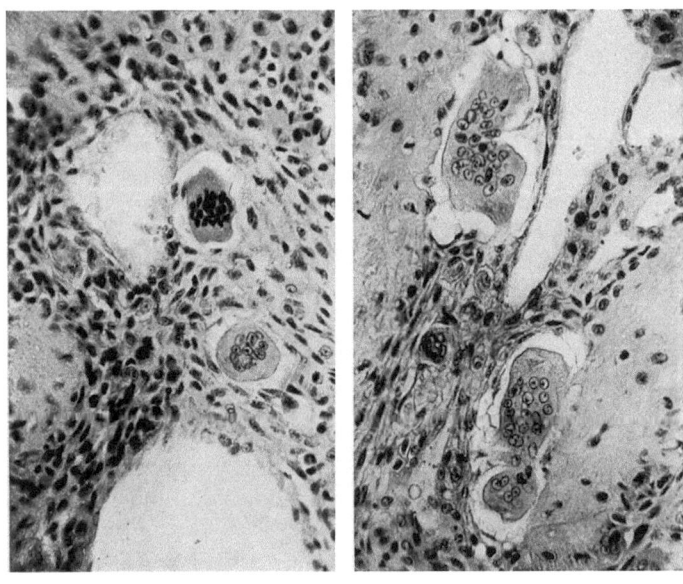

Abb. 4.   Abb. 5.

Abb. 4 und 5. Vielkernige Riesenzellen aus einem Chondrosarkom (vgl. Abb. 7). In jeder Riesenzelle 15—50 Kerne; Chromatingerüst der Kerne meist locker, in einigen Zellen jedoch bei sämtlichen
Kernen verklumpt (Abb. 4, obere Riesenzelle) Vorstadium der Kernteilung?

Spindelzellensarkom (in 7 Fällen von SIEBERT über 50 Jahre, nach GROSS
durchschnittlich 48, nach DEAVER und MACFARLAND sowie FINSTERER 42,4 bzw.
42,7 Jahre). Mehrfach wurde gleichzeitiges Vorkommen mehrerer Rundzellen-
Sarkome beobachtet (GEIST und WILENSKI, ELSBERG). Sie sind von einer
besonders hohen Bösartigkeit: Rezidive treten in fast 90% auf; Metastasen
finden sich häufig in den Achsellymphknoten (DEAVER und MACFARLAND,
PUTZU, MORTON) sowie in den inneren Organen (BANKS sowie DEAVER und
MACFARLAND).

Mikroskopisch finden sich runde bis rundlich-ovale Zellen, die oft eine radiäre
Anordnung zu den Gefäßen zeigen und durch feine Bindegewebszüge gebündelt
erscheinen (GEIST und WILENSKI). In den Randabschnitten dringen die Rundzellen — besonders entlang den Gefäßen — eine kurze Strecke in das umgebende
Gewebe vor, das zum Teil verdrängt, zum Teil zerstört wird (DEAVER und
MACFARLAND). Ein besonders kleinzelliges Sarkom wurde von THÜR als Lymphosarkom bezeichnet; da das Vorkommen echter Lymphosarkome in der Mamma
bezweifelt worden ist, werden solche Formen wegen der Schwierigkeit der

Abgrenzung wohl besser nicht als besondere Geschwulstart, sondern als klein-zellige Rundzellensarkome bezeichnet. Nach BILLROTH sowie CHAMBERS sind derartige kleinzellige Rundzellen-Sarkome sehr häufig. Ein Rundzellen-sarkom mit quergestreiften Muskelfasern beschrieb BILLROTH (vgl. S. 224).

3. Die sog. **polymorphzelligen Sarkome** sind gleichfalls schwer abgrenzbar, da sie mikroskopisch den Rundzellen- oder den Riesenzellensarkomen sehr ähneln (BIEBL, v. MÜLLER); mikroskopisch sind sie gekennzeichnet durch eine besonders starke Vielgestaltigkeit der Zellform und Zellgröße.

In bezug auf die Bösartigkeit stehen die polymorphzelligen Sarkome etwa zwischen den Spindelzell- und den Rundzellensarkomen; Metastasen wurden bei ihnen verschiedentlich beobachtet (BILLROTH, BEATSON, EWING, POWERS, MOURE und JOUNG), und zwar besonders in den Lungen.

b) Die Sarkome mit teilweise höherer Gewebsreife.

Die Sarkome dieser Gruppe bilden mehr oder minder ausgedehnt Binde-, Schleim-, Fett-, Knorpel- oder Knochengewebe. Das Grundgewebe ist hierbei meist, und zwar ganz besonders bei den knorpel- und knochenbildenden Formen, ein ziemlich regelmäßig gebautes Spindelzellensarkom.

1. Die Fibro-Sarkome. Die Bildung von hyalinen Fasern in Brustdrüsen-Sarkomen ist von POULSEN, BIEBL, THÜR, LENORMANT und MOURE, MALLORY, MORPURGO beschrieben worden. Meist handelte es sich um Spindelzellen-Sarkome mit mehr oder weniger stark hervortretender Faserbildung. Die Häufigkeit ihres Vorkommens ist schon zu beurteilen, da die offenbar recht häufige Bildung von hyalinen Fasern in Spindelzellen-Sarkomen vielfach wenig beachtet worden ist; POULSEN beobachtete unter 18 Brustdrüsen-Sarkomen 4, BIEBL unter 8 2 Fibro-Sarkome. Bestehen also auf der einen Seite alle Übergange zu den Spindelzellen-Sarkomen, so ist auf der anderen Seite die Grenze gegen die Fibrome der Brustdrüse schwer zu ziehen (vgl. z. B. den Fall von FORSTER und das anschließende Urteil der Geschwulstkommission der Pathologischen Gesell-schaft von London) und es ist wahrscheinlich, daß ein Teil der als Fibrome be-schriebenen Neubildungen (s. dort) als Fibro-Sarkome aufgefaßt werden müssen.

2. Die Myxosarkome. Neben dem Spindelzellensarkom stellt das Myxo-sarkom die häufigste Form der Sarkome der Brustdrüse (nach GEIST und WILENSKI etwa 30% aller Brustdrüsensarkome) dar. Es ist mit den Spindel-zellen- oder besonders mit den Fibrosarkomen wohl nahe verwandt, mit denen es nicht selten im gleichen Tumor zusammen vorkommt (FINSTERER, BIEBL); es unterscheidet sich von diesen vor allem durch die Bildung reichlicher Mengen von schleimartiger Zwischensubstanz und von besonders langen und sehr zarten hyalinen Fasern. Außerdem wurden einige Male Bildung unreifer Fettzellen und damit Übergang zu den Liposarkomen (s. dort) beschrieben. Die Kerne sind sehr langgestreckt und manchmal wesentlich länger als bei den Fibrozyten, zum Teil sternförmig verästelt.

Das Wachstum der Myxosarkome ist nach GEIST und WILENSKI sehr lang-sam, doch wird diese langsame Entwicklung nach Auffassung mancher Autoren dadurch vorgetäuscht, daß ein gutartiger Tumor vorausgegangen ist. So ent-wickelte sich z. B. im Falle von MONOD aus einem seit 25 Jahren bestehenden kleinapfelgroßen Tumor plötzlich eine über kopfgroße Geschwulst, nach deren Entfernung zahlreiche Rezidive und schließlich der Tod an „Brustfellentzündung" eintrat. Nach LERICHE und DELORE zeigen sie klinisch ein relativ gutartiges Verhalten. Doch ist die Neigung zur Bildung von Rezidiven größer als beim Spindelzellensarkom; auch wurde sehr ausgedehnte Metastasenbildung (z. B. in den Lungen, PRYM) beobachtet.

Auf der Schnittfläche verhalten sie sich im ganzen wie die Sarkome mit niederer Gewebsreife, sie unterscheiden sich jedoch von diesen durch ein gallertiges oder leicht durchscheinendes Aussehen (Abb. 6) und eine verhältnismäßig feste Konsistenz. Ihre Begrenzung ist oft besonders scharf; in der in Abb. 6 dargestellten Beobachtung zeigte sich jedoch mikroskopisch ein infiltrierendes Wachstum in das, die Geschwulst „kapselartig" umhüllende atrophische Brustdrüsengewebe (vgl. auch Abb. 3). Mikroskopisch finden sich in größeren Myxosarkomen ausgedehnte Nekrosen, sowie Ablagerungen von doppelbrechenden Substanzen (Cholesterin) und Fetten. Nach Deaver und MacFarland geben die Myxosarkome die Muzikarminschleimfärbung.

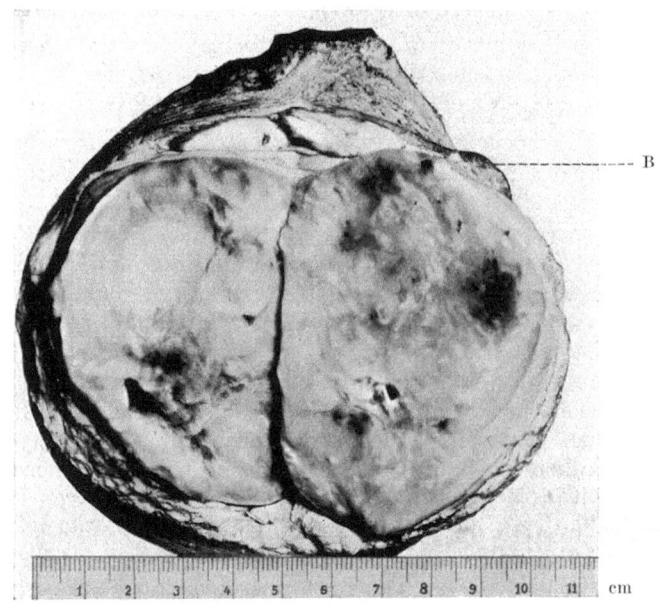

Abb. 6. Myxosarkom der Brustdrüse, unmittelbar unter der Brustwarze (B) gelegen. Material aus der Sammlung des Pathologischen Instituts Bonn.

3. Die Liposarkome. Das Schrifttum enthält nur wenige Beobachtungen, von denen einige zudem von den Untersuchern selbst anders gedeutet worden sind.

Ein kleines Liposarkom bei einer Frau erwähnen Cheatle und Cutler, das mikroskopisch ausschließlich aus unreifem Fettgewebe bestand. Einen ähnlichen Fall beobachtete Merkel, bei dem es sich um einen in einem halben Jahr gewachsenen $9 \times 5^1/_2 \times 3^1/_2$ cm großen, am lateralen Rand der Drüse — also paramammär — liegenden Tumor handelte; mikroskopisch bestand derselbe aus talgdrüsenähnlichen Zellen und er besaß eine deutliche Kapsel. Merkel lehnt ein Liposarkom wegen des histologischen Aufbaus und wegen der auch histologisch erkennbaren Kapsel ab und glaubt den Charakter der Neubildung nicht feststellen zu können; nach Borst, dem die Präparate vorlagen, liegt jedoch ein typisches lipoblastisches Sarkom vor. Zwei ähnliche, als Sarkome aufgefaßte Geschwülste beschrieben Lifendahl sowie Nienhuis; außerdem gehört hierher wahrscheinlich noch die S. 218 erwähnte Beobachtung von Delage und Massabiaux sowie diejenige, als Myxoma lipoides bezeichnete von Neumann (vgl. S. 218 u. 233).

Gegenüber dem sehr seltenen Vorkommen des Liposarkoms beim Menschen überraschen die verhältnismäßig zahlreichen Beobachtungen bei Tieren, z. B. bei der Katze (Peyron,

CORSY und SURMONT), beim Hund (PETIT und PEYRON, CORSY und THOMAS) und beim Meerschweinchen (MURRAY).

4. Die Chondro-Osteo-Osteoidsarkome. Bei dieser an sich seltenen Geschwulstform können einzelne oder auch mehrere der angegebenen höher differenzierten Gewebsbestandteile auftreten; in allen besteht das Grundgewebe jedoch aus einem mehr oder minder reichlich entwickelten (und vielfach sogar überwiegenden) reinem oder leicht polymorphem Spindelzellensarkom (THINNES) oder aus einem Fibrosarkom (DEAVER und MACFARLAND). Die enge Beziehung zwischen den Chondro-Osteosarkomen und den Spindelzellen- bzw. Fibrosarkomen wird weiter durch das nebeneinander und nacheinander beider Formen deutlich gemacht; so beobachtete MURRAY ein Spindelzellensarkom (beim Hund)

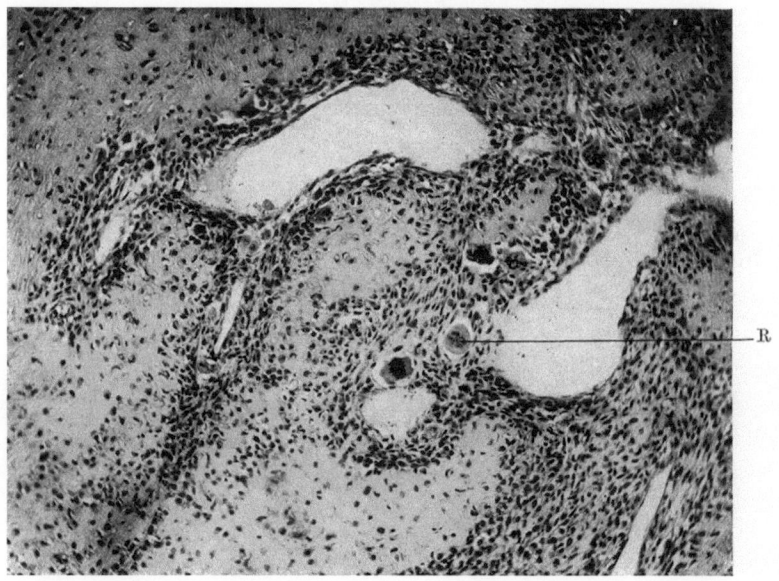

Abb. 7. Chondrosarkom. Um die Knorpelinseln ein zellreiches Keimgewebe mit zahlreichen vielkernigen Riesenzellen (R).

dessen Rezidiv und 1. Transplantat als Chondrosarkom wuchs und in einer eigenen Beobachtung (Abb. 8) fanden sich neben osteoidsarkomatösen auch rein fibrosarkomatöse Knoten.

Chondrosarkome wurden beschrieben von GROSS (7 Fälle mit spindelzelligem Grundgewebe), THINNES, SEHRT, MORTON, ROSENBERG, CORNIL, LECÈNE, SONNTAG, CLARK (mit fibrosarkomatösem Grundgewebe) Im Falle von SEHRT handelte es sich um ein polymorphzelliges Sarkom mit Riesenzellen, sowie myxomatös- und knorpelig umgewandelten Abschnitten, sekundärer Verkalkung und Verknöcherung des Knorpels. In einer eigenen Beobachtung fanden sich in dem, die Knorpelinseln umhüllenden polymorphzelligen Gewebe besonders große, vielkernige Riesenzellen (Abb. 4, 5 und 7); einen ähnlichen Bau wies nur das von LECÈNE beschriebene Chondrosarkom auf.

Osteoidsarkome beschrieben oder erwähnten KAUFMANN, HUETER und KARRENSTEIN, EDELMANN, HEURTEAUX, NADAL, STILLING, LESER und ARNOLD. In einem von den zwei hierher gehörenden Fällen STILLINGs, sowie in einer eigenen Beobachtung (Abb. 8) zeigten die osteoiden, von Riesenzellen umsäumten Bälkchen, in der zentralen Zone Verkalkung, im 2. Falle STILLINGs jedoch nicht; die osteoiden Bälkchen waren von dicht liegenden Spindelzellen umgeben.

Auch stärker gemischte Formen wurden beschrieben, so z. B. Chondro-Osteoidsarkome (STILLING [Fall 2], ARNOLD) und Osteo-Chondrosarkome (DYKE, MACIVER, BUSSER, VIRCHOW, DESOIL, DURHAM [Fall 2] FRY). Im Falle von BUSSER war der Tumor zunächst für gutartig gehalten worden; nach 2 Jahren jedoch trat ein Rezidiv von ähnlichem Bau auf, in dem aber die Spindelzellen stärker überwogen und das zahlreichere Mitosen aufwies. Im Falle von FRY hatte ein polymorphzelliges Sarkom vorgelegen, das stellenweise osteoide Bälkchen mit anliegenden Riesenzellen vom Epulistyp enthielt.

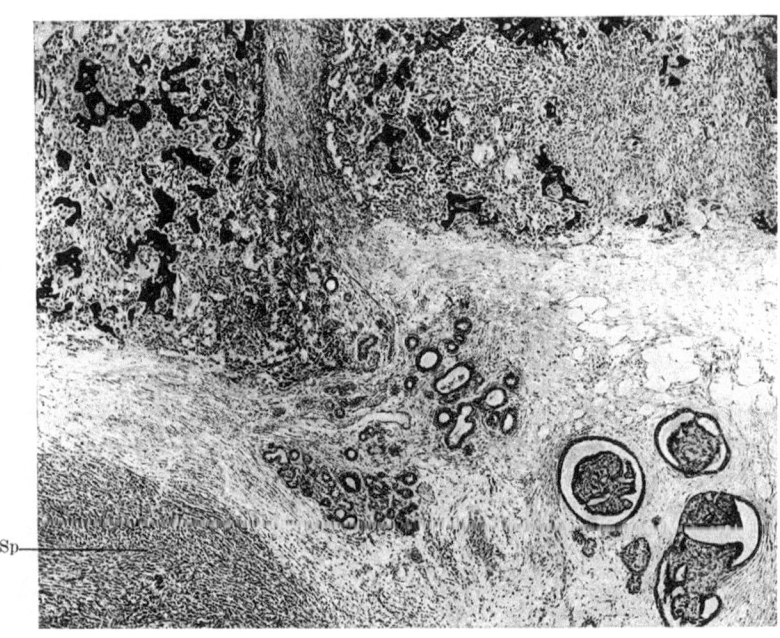

Abb. 8. Osteoidsarkom. In einem polymorphen zellreichen Sarkomgewebe ein Netz osteoider bis auf eine schmale Randzone verkalkter Balken. In einigen Abschnitten der Geschwulst rein spindelzelliger Bau (Sp) ohne osteoide Bälkchen.

5. Das sog. **Neurosarkom.** Auch von dieser Geschwulstart liegen nur 3 Beobachtungen vor (EHRLICH und DERMANN, CUTLER, LEE). Im Falle von DERMANN bestanden zahlreiche harte erbsen- bis haselnußgroße Knoten in der Haut und eine diffuse Durchwachsung der Brustdrüse bis zur Faszie. Histologisch zeigte die Geschwulst ausgesprochene Bandstellung der Kerne und bei GIESON-Färbung eine dichte, hyaline Grundsubstanz. CUTLER beobachtete bei einem 14jährigen Knaben, dessen Schwester eine ähnliche Veränderung der Haut aufwies, eine Neurofibromatose der Brusthaut und einen Tumor in der Brust. Nach Entfernung des Tumors trat bald darauf der Tod infolge von Lungenmetastasen ein; CHEATLE und CUTLER halten den neurogenen Ursprung des Tumors für unzweifelhaft, doch ist nicht angegeben, ob eine mikroskopische Untersuchung und die Obduktion vorgenommen wurden. Im Falle von LEE lag nach der von EWING ausgeführten mikroskopischen Untersuchung ein faszikuläres Spindelzellensarkom vor, das nach EWING „etwa wie ein Neurosarkom" gebaut war.

Die Beweisführung, daß es sich in diesen 3 Fällen um echte Neurosarkome bzw. maligne Neurinome handelt, ist wohl nicht ausreichend. Im Falle von EHRLICH und DERMANN handelt es sich nach dem Ausfall der GIESON-Färbung nicht um Nervengewebe, wie z. B. in einem echten Neurinom. Außerdem ist seither bekannt geworden, daß die Bandstellung der Kerne in Geschwülsten verschiedener Art, z. B. auch in Fibromyomen des Uterus (R. MEYER) oder in gewöhnlichen Sarkomen (LAUCHE, KRUMBEIN) vorkommt (vgl. auch Abb. 21). Im Falle von CUTLER sind die Beziehungen zur Neurofibromatose nicht gesichert und im Falle von LEE bestand nach dem Urteil von EWING nur eine gewisse Ähnlichkeit mit einem Neurosarkom. Es erscheint demnach — ganz abgesehen von allgemeinen Bedenken über das Wesen derartiger Neubildungen —, fraglich, ob sog. Neurosarkome wirklich in der Brustdrüse vorgekommen sind.

Allgemeines über sekundäre Veränderungen in den Sarkomen. Bei allen verschiedenen Formen der Sarkome treten häufig regressive Veränderungen auf. Durch Zerstörung der Blutgefäßwandungen kommt es zu punktförmigen, streifenförmigen und flächenhaften Blutungen; durch Umwandlung des Blutfarbstoffs in gelbliche und braune Pigmente erhält die Schnittfläche oft ein äußerst buntes, geflecktes oder auch marmoriertes Aussehen. Weiter entwickeln sich, besonders im Zentrum, kleinere und größere Verfettungen und Nekrosen, in denen vielfach auch doppelbrechende Substanzen und sogar gut entwickelte Cholesterinkristalle gefunden wurden (CORNIL, BIEBL, BIENERT). In manchen Sarkomen bleiben innerhalb der Nekrosen die in der Nähe der Blutgefäße liegenden Sarkomzellen erhalten, so daß solche Sarkome aus perivaskulären Zellmänteln aufgebaut erscheinen (s. unter sog. Peritheliom, S. 240). Die Nekrosen können verkalken (CLARK), meist erweichen sie jedoch und werden in größere und kleinere, unregelmäßig begrenzte Höhlen mit fetzig zerfallenden Wänden umgewandelt; im Inneren derartiger Höhlen wurden mehrfach aus zerfallenden Tumormassen bestehende Bröckel gefunden (THÜR, HOLLIS, COUSINS) In der Wand einer solchen Höhle fand BIENERT zahllose RUSSELLsche Körperchen, die in einem Fall v. MÜLLERs im ganzen Tumorgewebe vorhanden gewesen waren. Über das Auftreten von Fremdkörperriesenzellen (neben Tumorriesenzellen) berichtete WELLBROCK, allerdings ohne den Nachweis der Fremdkörper selbst zu führen. Über schwere Zell- und Kernveränderungen in einem Rundzellensarkom nach 30 Minuten langer Röntgenbestrahlung durch harte Strahlen bei kurzen Abstand berichtete HEINECKE.

Wachstum und Ausbreitung. Das Wachstum erfolgt meist lange Zeit expansiv. Bei schnellerem Wachstum — besonders in einer kleinen Brust und bei oberflächlichem Sitz (DEAVER und MACFARLAND) — wird die Haut, wie bei den größeren fibroepithelialen Geschwülsten vorgewölbt und unter Umständen so stark gedehnt, daß eine Druckusur (oft an mehreren Stellen zugleich) eintritt, durch die es zu einer nekrotisierenden Entzündung und teilweiser Einschmelzung des Sarkoms kommen kann; bei allerschnellstem Wachstum kann die Haut geradezu einreißen (LENORMANT und MOURE). Aus den entstandenen Hautdefekten (oder auch aus Inzisionen) treten die Geschwulstmassen vielfach polypös oder sogar pilzförmig heraus. Zu einem Übergreifen der Geschwulst auf die Umgebung, zu einem infiltrierenden Wachstum kommt es erst verhältnismäßig spät, und zwar zunächst in die Haut, die in $^1/_3$ der Fälle zur Zeit der Operation mit der Geschwulst verbacken war (SIMON, BIEBL, FINSTERER, GEIST und WILENSKI.

Die Achsellymphknoten sind bei bestehendem Sarkom zwar häufig vergrößert, vor allem bei einem entzündeten Hautdefekt. Mikroskopisch sind sie jedoch nur sehr selten von Metastasen durchsetzt, in 435 Fällen aus dem Weltschrifttum, einschließlich der Zystosarkome nur 13mal = 3% (GEIST und WILENSKI); und zwar handelte es sich dann fast ausschließlich um Rundzellensarkome. Die älteren hohen Zahlen über die Beteiligung der Lymphknoten (z. B. GEBELE: 27%) beziehen sich auf die klinisch festgestellte unspezifische

Vergrößerung ohne mikroskopische Untersuchung (Geist und Wilenski, D'Aunoy und Wright, Flynn, Biebl, Dahl-Iversen).

Die Metastasierung auf dem Blutweg erfolgt demgegenüber wesentlich häufiger, und zwar vor allen Dingen in die Lungen (Gross, Prym, Simon, Biebl, Graves, Ewing, Powers, Moure und Joung, Banks), in zweiter Linie in die Leber, in das Gehirn und in die Knochen (Gross, Copeland, Finsterer, Zalelson, Moure und Joung, Simon), seltener in die Nieren (Gross, Finsterer, Zalelson, Lubarsch), in die Peritoneal- und Mesenteriallymphknoten (Gross, Finsterer), ins Herz (Gross, Finsterer, Stilling), in die Ovarien (Finsterer, Segond und Renaud, Zalelson), in die Dura (Gross, Finsterer, Houzel); nur vereinzelt wurden Metastasen erwähnt im Netz, Uterus, Pankreas, in der Thyreoidea, in den Nebennieren, im Unterhautzellgewebe und in der Gluteal-muskulatur (Gross, Finsterer, Neese, Rosenstein, Zalelson, Morton, Strassman). In einigen Fällen war der Differenzierungsgrad der Metastasen ein anderer als im Primärtumor (z. B. bei Cornil: Fibrochondrosarkom mit Spindel-zellensarkom-Metastasen oder bei Morton mit Rundzellensarkom-Metastasen).

Örtliche Rezidive nach operativer Entfernung von Brustdrüsensarkomen treten häufiger und früher als bei den Karzinomen auf (nach Gross bei 57% der Operierten innerhalb von 6, bzw. bei 72% innerhalb von 12 Monaten); auch die Zahl der operierten Rezidive war oft sehr groß; so operierten Hoffmann sowie Bryant je 12, Riedel, Erichsen, Heath, Gay je 6 Rezidive! Die Häufig-keit der Rezidivbildung ist bei den Sarkomen wohl dadurch zu erklären, daß die für das bloße Auge gute Begrenzung und das nicht seltene Vorhandensein einer „Kapsel" (vgl. S. 234) die Operateure vielfach veranlaßte, die Sarkome nur auszuschälen. Rezidive sind nach Gross besonders häufig bei jüngeren Frauen, obwohl der Verlauf bei diesen — im Gegensatz zum Karzinom — nicht ungünstiger ist; im Alter überwiegt dagegen nach Gross die Metastasenbildung. Beides ist wohl durch das Überwiegen der Spindelzellensarkome in der Jugend und der Rundzellensarkome im Alter (s. S. 231 und 232) zu erklären. — Die indirekten Einwirkungen auf den Körper sind bei den Brustdrüsensarkomen — in Übereinstimmung mit den Sarkomen des übrigen Körpers — geringfügig. Kachexie tritt selten auf (Finsterer, Gross, Ewing); der Durchbruch der Sarkome durch die Haut führte jedoch verschiedentlich durch Infektion und Verjauchung zu hohem Fieber (Ewing) oder auch durch Zerfall zu schweren Blutungen (Battle, Graves).

Entstehung der Brustdrüsensarkome. Im älteren Schrifttum wurde dem Trauma eine sehr große Bedeutung zugemessen, weil ein sehr großer Teil der Patientinnen über ein, vor kürzerer oder längerer Zeit erlittenes Trauma berichtete. Aber schon Gross, sowie neuerdings Geist und Wilenski, Biebl, halten die Bedeutung von Traumen für gering, weil zum mindesten in einem großen Teil der Fälle das Trauma wahrscheinlich erst die Aufmerksamkeit auf die Brustdrüse gelenkt und zur Entdeckung eines vorhandenen, sich entwickelnden Tumors geführt hatte. Diese Möglichkeit kann nur durch die Feststellung ausgeschlossen werden, daß kurz nach dem Trauma kein Tumor vorhanden ist. Ein höherer Grad von Wahrscheinlichkeit einer traumatischen Entwicklung eines Sarkoms — aber kein Beweis — liegt deshalb nur in wenigen Fällen vor, wie z. B. in den Beobachtungen von Lindner oder Coley.

Lindner konnte bei der ersten Untersuchung der 21jährigen Patientin, 8 Tage nach einem schweren Trauma, keinen Tumor feststellen. 3 Wochen später bestand das Bild einer Brustdrüsenentzündung, es wurde deshalb ein Einschnitt gemacht; hierbei wurde in der Tiefe kein Eiter, sondern weichliche Massen vom Aussehen eines schlaffen Granulations-gewebes gefunden. Eine weitere Woche später waren diese Massen aus den Schnittwunden herausgewuchert. Nunmehr, 7 Wochen nach dem Trauma, wurde die operative Ent-fernung der Brust ausgeführt; mikroskopisch: Spindelzellensarkom. Nach kurzer Zeit Rezidiv; Exitus innerhalb eines Jahres.

Neben dem Trauma werden andere örtliche Störungen, wie z. B. Entzündungen (GEIST und WILENSKI), chronische zystische Mastopathie bzw. Fibrose (ASKANAZY, W. FISCHER, PERRIER, BIEBL, SEMB) als mögliche Entstehungsursachen angeführt. Gravidität oder Laktation üben anscheinend keinen Einfluß aus (GROSS, GEIST und WILENSKI).

Ungewöhnlich häufig findet sich dagegen die Angabe, daß seit langer Zeit (BLAND-SUTTON: bis zu 40 Jahre) eine gar nicht oder wenig gewachsene Geschwulst bestanden habe, die sich plötzlich sehr stark vergrößerte. So wuchs z. B. in dem oben erwähnten Falle von LENORMAND und MOURE eine

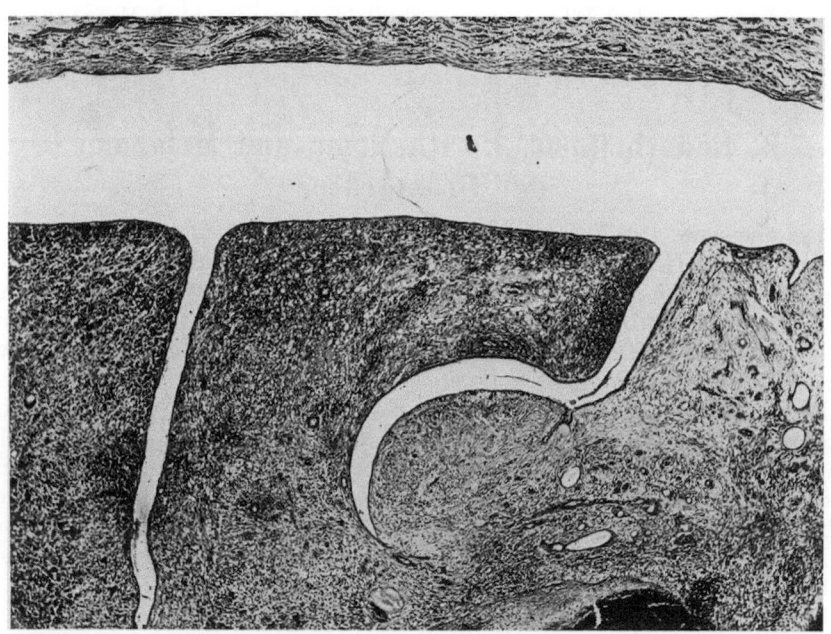

Abb. 9. Fibroadenoma phylloides mit Entwicklung eines polymorphzelligen Sarkoms. Präparat von Dr. GERSTEL-Bonn.

seit 20 Jahren bestehende Geschwulst in 4 Monaten von Orangen- auf Kopfgröße; ähnliche Beobachtungen liegen in großer Zahl vor (GROSS, GEIST und WILENSKI, D'AUNOY und WRIGHT, RIBBERT, CORNIL, BIEBL in 4 von 8 Fällen, EGGERS, ELLIOT, KAESELER, LEE, THÜR, HESSE, BINKERT, HAAS, HAPPEL, SÉJOURNET und MORISSON-LACOMBE, DESMARET und MASSON, MONOD u. v. a.). Berücksichtigt man weiter die Erfahrungen über die sog. Adenosarkome und Zystosarkome, bei denen die Häufigkeit der Entwicklung eines Sarkoms sogar zu der Auffassung geführt hat, daß der primäre Tumor als solcher bereits bösartig sei (s. S. 228), so ist wohl an der Möglichkeit der Entstehung von Sarkomen aus zunächst gutartig erscheinenden Geschwülsten nicht zu zweifeln. Nach DEAVER und MACFARLAND soll ein Trauma hierbei die Entwicklung eines Sarkoms begünstigen und beschleunigen. Auch bei Tieren wurde diese Art der Sarkomentstehung beschrieben (BULLOCK und CURTIS).

Die Art der vorher vorhanden gewesenen Geschwulst ist in einer ganzen Zahl von Beobachtungen angegeben. Meist handelte es sich um das Fibroadenoma phylloides, das sog. Zystosarkom (PRYM, GROHÉ, BIEBL, THÜR, SÉJOURNET und MORISSON-LACOMBE, SIMON, KAESELER u. a., s. Abb. 9) oder auch um sog. Adenosarkome (EWING, KREIBIG, Fall 2); in anderen Fällen bestand vorher ein gewöhnliches Fibroadenom, das nach Kaufmann selten in ein Sarkom übergehen soll, über dessen bösartige Weiterentwicklung jedoch eine ganze Reihe von Beobachtungen vorliegen (Ribbert, Gross, Sophian, Lee, Biebl, Haas, Hesse, Eggert und bei Tieren z. B. Bullock und Curtis). Gelegentlich wird auch eine Entstehung aus anderen mesenchymalen Geschwülsten angegeben, z. B. Entwicklung aus einem Fibro-Lipo-Myxoadenom (Binkert), aus einem Enchondrom (Happel, vgl. jedoch S. 225), aus einem Lipom (Delage und Massabiaux, vgl. S. 218). Die Form des sich bildenden Sarkoms läßt eine gewisse Abhängigkeit von dem vorhergehenden gutartigen Tumor erkennen: aus Adenofibromen und Adenosarkomen entwickelten sich hauptsächlich Spindel-zellensarkome, aus dem Fibroadenoma phylloides hauptsächlich Myxosarkome. Eine Entwicklung aus einem Myom nimmt Mitterstiller für den von ihm beobachteten Fall an.

B. Endotheliome, Peritheliome und Melanome der Brustdrüse.

Endotheliome, Peritheliome. Die Begriffsbestimmung und damit das Vor-kommen dieser Geschwülste ist sehr umstritten. Während sie auf der einen Seite für gar nicht selten (Amorosi, Lazarus-Barlow: 10% der in 7 Jahren beobachteten Brustdrüsengeschwülste, Ciceri, Forni) gehalten werden und sogar für eine Erweiterung des Begriffes eingetreten wird (Lazarus-Barlow), wird auf der anderen Seite ihr Vorkommen, bzw. die Berechtigung ihrer Sonder-stellung bestritten (Fischer[-Wasels], R. Meyer, Delbet und Mendaro). So wies Fischer(-Wasels) darauf hin, daß die Anatomen — da die genetische Umgrenzung des Epithelbegriffs nicht mehr aufrecht gehalten werden kann, sondern Epithel nur noch einen „Situationsbegriff" darstellt — die Endothelien vielfach bereits zu den Epithelien rechnen. Auf der anderen Seite betont R. Meyer, daß alle Kriterien der Endotheliumdiagnose wertlos sind, weil sie auch für zahlreiche Karzinome und Sarkome zutreffen.

Die Durchsicht der im Schrifttum als Endotheliome und Peritheliome der Brustdrüse beschriebenen Geschwülste war nicht geeignet, diese allgemeinen Bedenken zu zerstreuen; es ergab sich vielmehr im Gegenteil, daß jeder der veröffentlichten Fälle ebensogut und vielfach sogar besser als Sarkom oder Karzinom aufgefaßt werden kann. Im besonderen ergab sich, daß die als Endotheliome bezeichneten Geschwülste in der Mehrzahl als intrakanalikulär wachsende Karzinome aufgefaßt werden können (vgl. Haagensen). Meist handelte es sich um kleinzellige solide Formen (z. B. bei Forni [Fall 1], Zimmermann [Fall 1]), manchmal wiesen sie jedoch auch kleine Lichtungen wie beim Carcinoma cri-brosum auf (z. B. bei Lazarus-Barlow); in einzelnen Fällen besaßen sie sogar große drüsen-artige, mit Blut gefüllte Hohlräume (Forni [Fall 2], Nigrisoli, entsprechend dem sog. Carcinoma haemorrhagicum). Die im Schrifttum als Peritheliome beschriebenen Tu-moren zeichnen sich in der Mehrzahl durch eine perivaskuläre Anordnung der Geschwulst-zellen aus. Ob es sich in diesen Fällen um Sarkome oder Karzinome handelt (z. B. bei Forni [Fall 3 u. 4], Ciceri) ist nach den Beschreibungen und Abbildungen nicht zu ent-scheiden, da eine derartige perivaskuläre Anordnung infolge Absterbens der weiter von den Gefäßen entfernten Zellen in Sarkomen sowohl wie in Karzinomen nicht selten beob-achtet werden konnte (vgl. Abb. 50 eines Karzinoms mit perivaskulären Zellmänteln).

Es ergibt sich somit, daß zweifelsfreie Endotheliome und Peritheliome der Brustdrüse nicht beschrieben worden sind und daß die allgemeinen Bedenken gegenüber der Aufstellung dieser besonderen Geschwulstart durch die Mittei-lungen über ihr Vorkommen in der Brustdrüse verstärkt werden.

Melanome. Melanome bzw. Melanosarkome der Brustdrüse sind mehrfach beschrieben worden, und zwar als anscheinend primäre, gut abgegrenzte in oder unmittelbar neben der Brustdrüse gelegene Geschwülste. Ob es sich in diesen Fällen um wirkliche primäre Melanome gehandelt hat, ist jedoch unsicher. So war z. B. in einem kürzlich untersuchten, von Prof. Nussbaum-Bonn operierten

Falle kurze Zeit vorher ein Naevus von der Haut über der Brustdrüse entfernt worden. Der im Anschluß sich entwickelnde, gut taubeneigroße, scharf begrenzte und tief in der Brustdrüse liegende Knoten muß deshalb als Metastase aufgefaßt werden, um so mehr als bald darauf der Tod an inneren Metastasen eintrat. Ähnliche Fälle finden sich auch im Schrifttum (DIETRICH und FRANGENHEIM, WACKER, EWING, CHEATLE und CUTLER, DEAVER und MACFARLAND, NUNN, angef. nach WILLIAMS, BUFF, VELPEAU, FORGUE und CHAUVIER; s. auch unter Metastasen). Demgegenüber tritt die Zahl der Beobachtungen mit unklarem oder nicht angegebenem Ausgangspunkt stark zurück (BILLROTH, HAECKEL, CORNIL und RANVIER, POULSON), so daß das Vorkommen primärer Melanome der Brustdrüse noch nicht gesichert erscheint.

III. Die ausgereiften epithelialen bzw. fibroepithelialen Neubildungen der Brustdrüse.

Die Gruppe der aus ausgereiftem Epithel- und Bindegewebe bestehenden Geschwülste der Brustdrüse umfaßt eine Reihe von pathologisch-anatomisch ziemlich einförmigen Neubildungen mit einer außerordentlichen Mannigfaltigkeit der histologischen Bilder. Dieser Formenreichtum hat zur Bildung vieler Unterabteilungen geführt und die Geschwülste selbst sind mit zahllosen verschiedenen Namen belegt worden. So berichtet z. B. MACFARLAND, daß er 105 fibroepitheliale Neubildungen beobachtet habe, die im Schrifttum unter 33 verschiedenen Namen beschrieben worden seien! Diese Vielfältigkeit der Namengebung ist ein Zeichen der bestehenden Verwirrung (GREENOUGH und SIMMONS), und sie trägt noch zu ihrer Vergrößerung bei. Da nämlich zwischen fast allen Formen fließende Übergänge vorkommen, und da die Eigentümlichkeiten des Baues verschieden benannter Formen häufig nebeneinander in der gleichen Geschwulst vorkommen, erfolgt die Namengebung und die Verteilung auf die einzelnen Gruppen von den verschiedenen Beobachtern in ganz verschiedener Weise, und es finden sich oft gleichartige Geschwülste unter ganz verschiedenen Namen.

Es muß deshalb das Bestreben sein, möglichst wenig künstliche Grenzen zu ziehen, und bei der Namengebung keine lediglich mengenmäßigen Unterschiede im Mischungsverhältnis der Geschwulstbestandteile, sondern nur qualitative Differenzen zu berücksichtigen (BENEKE). Außerdem müssen die besonderen baulichen und funktionellen Verhältnisse der Brustdrüse in stärkerem Maße zur Erklärung der Geschwulsttypen herangezogen werden, als es bisher geschehen ist.

Um eine solche erwünschte Vereinfachung zu erzielen, soll in dieser Darstellung der Versuch gemacht werden, nur einige Grundformen zu kennzeichnen, und alle in nur quantitativer Beziehung, durch den Ausreifungsgrad, oder durch sekundäre Veränderungen von diesen unterschiedene Geschwülste den ersteren als Unter- oder Spielformen anzugliedern.

Einteilung. Die vorliegende Geschwulstgruppe soll im Sinne von RIBBERT und BORST als die der ausgereiften fibroepithelialen Tumoren bezeichnet werden, weil dieser Begriff alle aus ausgereiftem Epithel- und ausgereiftem Bindegewebe aufgebauten Geschwülste umfaßt. Diese Neubildungen bilden zwei Hauptgruppen, diejenigen mit drüsigem und diejenigen mit zottigem Bau, die **Adenome** und die **Papillome.**

Unter den Adenomen kann nach dem Verhältnis zwischen Epithel und Bindegewebe zwischen den bindegewebsarmen, den Bau der laktierenden Brustdrüse nachahmenden Formen, den reinen Adenomen (Adenoma purum

[Beneke], Abb. 11) und den bindegewebsreichen, dem Bau der ruhenden Drüse entsprechenden Formen, den sog. Fibroadenomen (Adenoma fibrosum [Beneke]) unterschieden werden. Bei den Fibroadenomen zeigt die Wucherung des Bindegewebes verschiedene Form und verschiedenes Ausmaß: es umhüllt die Drüsen und Gänge (Fibroadenoma pericanaliculare, Abb. 20) oder es drängt sich gegen und in diese, sie in merkwürdig verlaufende Spalten umwandelnd, vor (Fibroadenoma intracanaliculare, Spaltenadenom, Abb. 13 u. 14). In enger Beziehung zur ersteren dieser beiden Formen stehen die Fibroadenome mit zellreichem, faserarmen Bindegewebe, die sog. Adenosarkome (Abb. 21) und das sog. fetale Fibroadenom Ewings, zu der letzteren dagegen diejenigen mit Vergröberung der Spalten, die sog. Zystosarkome (Abb. 17).

Die Papillome entwickeln sich in den Milchgängen, die zystische Erweiterung erfahren können, so daß der Eindruck eines „Cystadenoma papillare" entsteht. Der Nachweis, daß die das Papillom umhüllende Wand ein Bestandteil der Geschwulst ist, wurde jedoch nie erbracht; deshalb sollen diese Neubildungen wegen der vielfach nachgewiesenen Beziehungen zu den Milchgängen als intrakanalikuläre Papillome aufgefaßt werden. Unter den Papillomen kann gleichfalls zwischen bindegewebsreichen plumpen Formen (Papilloma intracanaliculare polyposum, vgl. Abb. 35), die zu den intrakanalikularen Fibroadenomen überleiten, und den äußerst zierlichen bindegewebsarmen Formen (Papilloma intracanaliculare arborescens, Epithélioma dendritique, vgl. Abb. 28 u. 29), die bereits zum Karzinom hinüberleiten, unterschieden werden.

Es ergibt sich hieraus folgende Gruppierung der fibroepithelialen Neubildungen:

A. Adenome.
1. Vom Bau der sezernierenden Brustdrüse: Adenoma purum (lactans).
2. Vom Bau der ruhenden Brustdrüse: Adenoma fibrosum (Fibroadenoma).
   Typus 1: Bindegewebswucherung intrakanalikulär:
     Fibroadenoma intracanaliculare (sog. intrakanalikuläres Fibroadenom, Fibroma tuberosum Virchows).
     Fibroadenoma intracanaliculare phylloides (sog. Zystosarkom).
   Typus 2: Bindegewebswucherung perikanalikulär:
     Fibroadenoma pericanaliculare (sog. perikanalikuläres Fibroadenom).
     Fibroadenoma fetale (sog. Adenosarkom).
B. Papillome.
1. Papilloma intracanaliculare polyposum.
2. Papilloma intracanaliculare arborescens (sog. Épithélioma dendritique).

Allgemeines über Vorkommen und Entwicklung ausgereifter fibroepithelialer Neubildungen. Die Angaben über die Häufigkeit des Vorkommens fibroepithelialer Neubildungen im Vergleich zu der Gesamtzahl der Geschwülste der Brustdrüse bzw. zu den Karzinomen, weisen große Abweichungen auf. Die Verhältniszahl beträgt (in Prozent, unter Hinzurechnung der sog. Zystosarkome; Zahl der im ganzen beobachteten Brustdrüsengeschwülste in Klammern) z. B. bei Greenought und Simmons 29%, bei Häckel 25% (149), bei W. Fischer 18%, bei Schnitzlein 16% (560), bei Beltinger 9% (131), bei Sonntag 15% (407); dagegen bei Pack und LeFèvre nur 5% (2891!) oder auf der anderen Seite bei Klopp 38—46% und bei Gibbon 20—45%. Diese Unterschiede sind lediglich durch das Material und durch verschiedenartige Begrenzung des Geschwulstbegriffes (siehe Einleitung) bedingt: die Zahlen ruhen auf Operationsmaterial, in dem gerade die gutartigen Geschwülste je nach der zeitlich oder persönlich bedingten Einstellung der Operateure zur Frage der bösartigen Umwandlung gutartiger fibroepithelialer Geschwülste (siehe unten) in sehr wechselnder Menge enthalten sind (MacCarty, Gibbon, Klopp).

Unter den fibroepithelialen Geschwülsten selbst sind die Fibroadenome vom intrakanalikulären Typ und die Milchgangspapillome beim Menschen am häufigsten (Martin), sie kommen sehr oft multipel vor und dabei häufig in verschiedenen Formen (Bloodgood); so z. B. waren unter 27 Fällen 20 mal einzelne und 7 mal multiple fibroepitheliale Tumoren vorhanden (Greenough und Simmons). Innerhalb der Brustdrüse sind die äußeren Teile und besonders der obere äußere Quadrant am häufigsten befallen; nur die solitären Milchgangspapillome liegen — infolge des überwiegenden Vorkommens in den großen Milchgängen — ganz überwiegend zentral. Das Vorkommen in der linken und rechten Brustdrüse ist etwa gleich häufig, bei multiplem Vorkommen sind oft auch beide Drüsen beteiligt (Greenough und Simmons, Häckel, Leser, Biebl); eine abweichende Angabe findet sich dagegen bei Finsterer, der fibroepitheliale Tumoren 42 mal links, 22 mal rechts und 2 mal beiderseits beobachtete. Es ist zu beachten, daß infolge des multiplen Vorkommens ein Rezidiv dadurch vorgetäuscht werden kann, daß ein zweites Fibroadenom sich entwickelt (Finsterer, Schimmelbusch, Aschoff).

Das Lebensalter der Geschwulstträger ist beim Auftreten und auch noch bei der Operation meist verhältnismäßig niedrig; die fibroepithelialen Neubildungen kommen hauptsächlich vom 15. bis zum 40. (Greenough und Simmons) oder bis zum 53. Lebensjahr (Häckel) vor. Das Durchschnittsalter wurde von Finsterer mit 26,3, von Greenough und Simmons mit 29, von Pack und LeFèvre mit 35 Jahren angegeben; lediglich Moskowitz gibt an, daß das Klimakterium bevorzugt sei. Eine Ausnahme machen auch hier die Milchgangspapillome, sowie das Fibroadenoma phylloides, die am häufigsten mit dem Beginn der Menopause auftreten (Smith und Marks, Greenough und Simmons). Neben dem gelegentlichen Auftreten im höheren Lebensalter sind Fibroadenome ganz selten vor dem 15. Lebensjahr beobachtet worden (Finsterer, Rosso und Desprès, Jopson, Speese und White, Haynes); es handelt sich dabei in mehreren Fällen um bereits kindskopfgroße Neubildungen, und bei Finsterer in zwei Fällen um noch nicht menstruierte Patientinnen. Nach der Mehrzahl der Untersucher ist das Vorkommen bei Unverheirateten verhältnismäßig häufiger. Nach Pack und LeFèvre waren 29,5% von 147 Frauen, nach Finsterer, sowie Greenough und Simmons war sogar die Mehrzahl unverheiratet; hierbei ist allerdings zu berücksichtigen, daß bei dem oben erwähnten niedrigen Durchschnittsalter der Prozentsatz der unverheirateten Frauen in den betreffenden Altersklassen überhaupt noch relativ hoch ist.

Das Wachstum der fibroepithelialen Neubildungen ist meist langsam (Greenough und Simmons); sie erreichen durchschnittlich in 1—2 Jahren Kirsch- bis Walnuß- oder höchstens Hühnereigröße. Bei längerem Bestehen zeigen sie meist nur geringes Weiterwachsen und erreichen auf diese Weise nur in seltenen Fällen größere Ausmaße, wie z. B. in einem Fall Finsterers, der ein 4,5 kg schweres Fibroadenom bei einer 45 kg schweren Frau beobachtete. Ein schnelleres Wachstum nach der Menopause soll häufig sein (Prym). Nach jahrelangem Bestehen erfolgt manchmal plötzlich eine schnelle Vergrößerung; so z. B. vergrößerte sich nach Greenough und Simmons ein seit 12 Jahren bestehender kleiner Tumor in 5 Wochen auf Kindskopfgröße oder nach Reverdin ein seit 18 Jahren bestehender Tumor auf über Kopfgröße (siehe hierüber besonders beim Fibroadenoma phylloides). Eine derartige Vergrößerung führt, ähnlich wie bei den Sarkomen, zu starker Spannung und zur Durchbrechung der Haut. Hierbei sind die Hautränder meist glatt und dünn (vgl. Abb. 10), zwischen der freiliegenden Geschwulst und der Haut verläuft vielfach eine $^1/_2$—1 cm tiefe Tasche (FINSTERER). Eine Verdickung der Haut kann bei gutartigen Neubildungen durch eine sekundäre Entzündung der Hautränder hervorgerufen werden. Diese Entzündung kann auf den Tumor übergreifen und unter Umständen zur Ausstoßung und Selbstheilung führen (AZAM, JAHODA). Während ein schnelleres Wachstum vielfach durch Entwicklung eines Sarkoms (siehe dort) bedingt ist, kann es andererseits auch ohne jede Änderung des histologischen

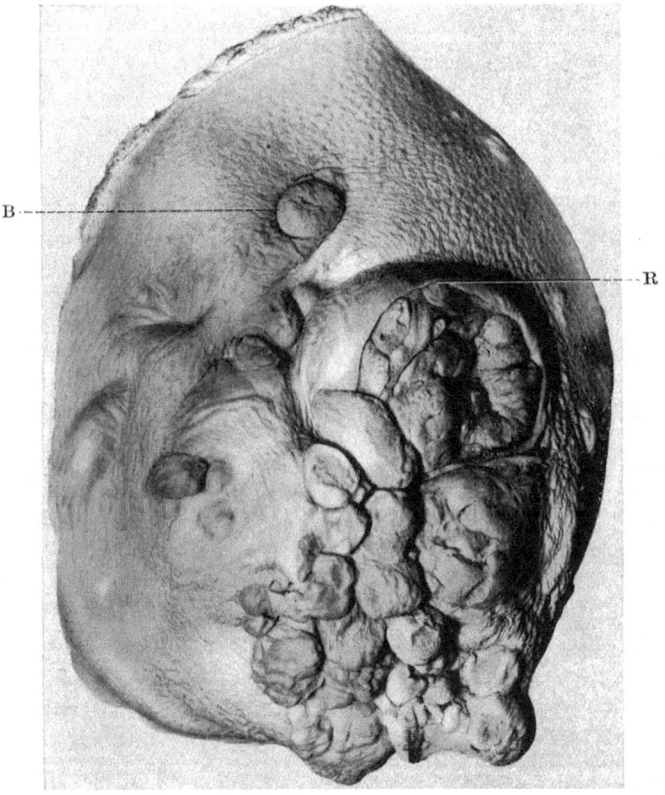

Abb. 10. Fibroadenoma phylloides mit Durchbruch durch die Haut. Hautränder (R) nicht infiltriert; B Brustwarze (Präparat der Bonner Instituts-Sammlung).

Baues erfolgen (BOTT), wobei wohl Quellungsvorgänge (sog. myxomatöse Umwandlung), vermehrte Sekretion (im Fall von QUÉNU nach Ulzeration täglich 700—800 ccm seröse Flüssigkeit!) oder bei den Milchgangspapillomen Verschluß des beteiligten Milchgangsteiles die Ursache der Vergrößerung sind; eine Vergrößerung kann außerdem in Verbindung mit einer Schwangerschaft auftreten (s. S. 259).

A. Adenome.

1. Das Adenom vom Bau der sezernierenden Brustdrüse (Adenoma purum).

Das reine Adenom stellt eine epitheliale Geschwulst dar, die den Bau der laktierenden Brustdrüse genau oder fast genau wiederholt, und die fast stets eine Sekretion (Kolostrum- oder Milchbildung) aufweist. Nach einigen Autoren nimmt es eine Sonderstellung ein (Chalatow, Cheatle), nach anderen steht es den Fibroadenomen sehr nahe (Aschoff, Deaver und MacFarland).

Vorkommen. Es wird im ganzen als sehr selten angesehen, doch ist es häufiger beobachtet worden als vielfach angegeben wird. Es konnten im ganzen über 40 Fälle aufgefunden werden, in denen ausdrücklich darauf hingewiesen ist, daß die weiten Drüsen der Geschwulst genau dem Bau der laktierenden Brustdrüse entsprochen hätten (von Cornil, Deaver und MacFarland je 3 mal, von Cheatle, Bloodgood, Delbet, Kudji, Kilgore, Nötzel je 2 mal, von Häckel, Dietrich und Frangenheim, Dreyfuss, Gross, Kuru, Berka, Bothe, Chevassu, Prym-Hilden-Fuchs, Powers, Jahoda, Kreibig, de La-rabrie, H. O. Neumann, Speese, Bubis und Graham, Pavie, Fitzwilliams, Gussio, Iriarte und Olivera, Birkett je 1 mal).

Es wurde nur selten in der Pubertät (Gross, Cornil, Pavie), dagegen vor allem in der Schwangerschaft und nie beim Mann beobachtet. Das Alter der betroffenen Frauen ist infolgedessen besonders niedrig, meist 18—21 Jahre. Vielfach wurde die Geschwulst in den ersten Monaten der Schwangerschaft entdeckt (H. O. Neumann, Kreibig, Bubis und Graham, Hunter, Cheatle [Fall 3], de Larabrie, Zimmermann); in einigen Fällen hatte bereits vorher eine Geschwulst bestanden, die sich im Verlauf der Schwangerschaft und ganz besonders mit dem Beginn der Laktation vergrößerte (Häckel, Benjamin, Bothe, Jahoda, Cheatle [Fall 4], Power d'Arsy; siehe auch unter Fibro-adenom).

Pathologische Anatomie. Meist handelt es sich um kirsch- bis walnußgroße und nur vereinzelt um hühner- bis gänseeigroße Knoten (Häckel), die von einer Kapsel umgeben sind. Bei der Herausnahme vor der Entbindung stellen sie feste Knoten dar, vom Aussehen der laktierenden Mamma bzw. dem von Speicheldrüsen oder Pankreasgewebe; auf der Schnittfläche zeigen sie grau-gelbliche bis grau-rötliche Farbe, eine leichte Transparenz und feine Körnchen, die durch zarte weiße Stränge zu kleinen Läppchen (H. O. Neumann, Kauf-mann) zusammengefaßt werden. Auf der Schnittfläche sammelte sich in man-chen Fällen eine dicke „cremeartige" Flüssigkeit vom Aussehen von konden-sierter Milch an (Bothe). In anderen Fällen waren kleinere und größere, mit rahmartiger oder wässeriger, käsig riechender Flüssigkeit gefüllte Hohlräume vorhanden (Häckel, Deaver und MacFarland, Birkett, Fitzwilliams, Bryant, Sheild, Hilden); in diesen Fällen war die Herausnahme erst einige Zeit nach der Entbindung vorgenommen worden. Im Falle von Deaver und MacFarland war infolge der angesammelten Flüssigkeit zunächst an eine Galaktozele gedacht worden.

Histologie. Das reine Adenom (Abb. 11) ist nur oder fast nur aus erweiterten Drüsen aufgebaut, zwischen denen nur ganz feine Septen liegen; die erwähnte Kapsel ist auch mikroskopisch deutlich erkennbar (H. O. Neumann). Der Bau ist histologisch meist genau wie der der laktierenden Brustdrüse (daher die Be-zeichnung azinöses Adenom [Herxheimer, Cimorini]). Die Größe der Läppchen und die Größe der Alveolen (100 statt 30 μ) ist jedoch größer als im umgebenden Brustdrüsengewebe (H. O. Neumann). Zwischen den Alveolen finden sich neben den Kapillaren nur ganz feine Bindegewebsfasern, so daß die Alveolen sich unmittelbar berühren. Bei der Pubertätsform sind Schnitte aus der Ge-schwulst nicht von einer laktierenden Mamma zu unterscheiden, wenn man von der Sekretion absieht (Cornil); bei der Schwangerschaftsform entspricht das Sekret genau dem gerade vorliegenden Zeitpunkt der Schwangerschaft: in der Schwangerschaft (H. O. Neumann) oder im Wochenbett (Bubis und Graham) findet sich Kolostrumbildung, in der Laktationsperiode Milchbildung

(Hilden, Häckel). Auch der feinere Bau ist genau wie der der Brustdrüse: die Membrana propria ist erhalten (H. O. Neumann), das Epithel ist wie in den normalen Endbläschen oft zweireihig, die Korbzellen (Kaufmann) bzw. myoepithelialen Zellen (Kudji, Pavie) sind jedoch wenig deutlich. Der Bindegewebsgehalt ist manchmal etwas wechselnd (Kaufmann); einen Übergang zum Fibroadenom (s. dort) beobachteten Deaver und MacFarland, Kudji, Kilgore. Im Bindegewebe finden sich manchmal Mastzellen (Kudji).

Entstehung. Das fast ausschließliche Vorkommen des reinen Adenoms in der Schwangerschaft, auf das verschiedentlich hingewiesen worden ist, wird durch die verhältnismäßig große Zahl der hier zusammengestellten Beobachtungen

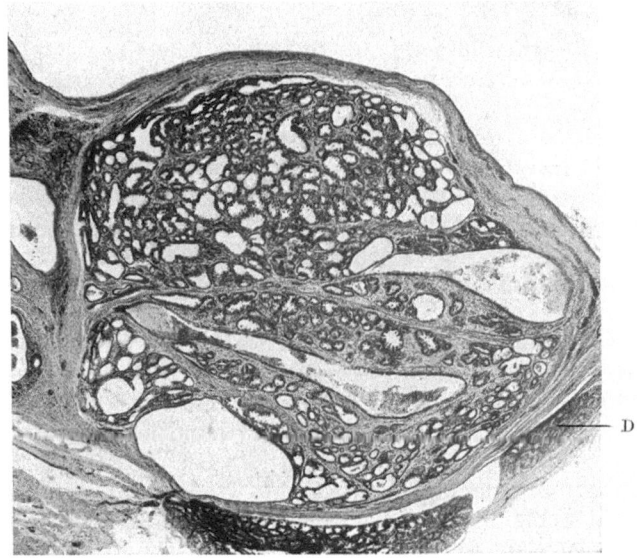

Abb. 11. Reines Adenom mit Milchbildung, 14 Tage post partum exstirpiert (Fall Hilden-Bonn). Drüsen und Gänge durch gestaute Milch ausgeweitet; Drüsenläppchen (D) der umgebenden Brustdrüse zusammengedrückt. (Präparat von Prof. P. Prym).

besonders auffällig. In bezug auf die Entwicklung der Geschwulst lassen sich die angeführten Beobachtungen in zwei Gruppen zusammenstellen:

1. Auftreten der Geschwulst in der Schwangerschaft und

2. starke Vergrößerung einer bereits bestehenden Geschwulst während einer Schwangerschaft.

Bei den hier zusammengestellten Beobachtungen (siehe aber auch unter Fibroadenom) lag in beiden Gruppen letzten Endes die gleiche Geschwulst — das reine Adenom — vor. Es muß deshalb gefolgert werden, daß ein in der Schwangerschaft sich entwickelnder fibroepithelialer Tumor stets und ein vorhandener unter dem Einfluß der Gravidität sich unter Umständen zur Form des reinen Adenoms entwickelt bzw. umbildet. Die vereinzelte Beobachtung eines reinen Adenoms ohne Schwangerschaft (s. oben) fällt demgegenüber nicht ins Gewicht, weil auch an der Brustdrüse eine sog. Hypertrophie ohne Gravidität vorkommt.

Die jetzt vorliegenden Beobachtungen machen es deshalb wahrscheinlich, daß das reine Adenom gar keine besondere Geschwulstart, sondern nur einen besonderen Zustand einer fibroepithelialen Geschwulst, bzw. die für einen bestimmten Zustand der Brustdrüse charakteristische fibroepitheliale Geschwulstform darstellt. DEAVER und MACFARLAND haben deshalb das reine Adenom nicht mehr als besondere Geschwulstform aufgestellt, sondern dem Fibroadenom zugerechnet. Ob dies ohne Vorbehalt berechtigt ist, muß aber doch fraglich erscheinen, weil es unwahrscheinlich ist, daß jedes Fibroadenom von einer der im folgenden geschilderten Formen sich im Verlauf einer Schwangerschaft zu einem reinen Adenom umwandelt. Bei den tubulären und tubulär-azinösen Adenomen mit lockerem zellreichen Bindegewebsstroma, wie z. B. dem fetalen Fibroadenom, erscheint eine Umwandlung zum reinen Adenom gut vorstellbar, weniger bei der Mehrzahl der perikanalikulären Fibroadenome, wegen der meist bestehenden starken Hyalinisierung des Bindegewebes und völlig unmöglich bei den intrakanalikulären Fibroadenomen wegen des Fehlens von Drüsen bzw. Drüsenknospen. Beim Vorhandensein von reichlichen Mengen von derbem Bindegewebe wird sich — das Vorhandensein von Drüsenknospen vorausgesetzt — kein reines Adenom, sondern nur ein laktierendes Fibroadenom bilden (vgl. Abb. 17 u. S. 259).

2. Die Adenome vom Bau der ruhenden Brustdrüse (Adenoma fibrosum, sog. Fibroadenome).

Das Adenoma fibrosum stellt eine Geschwulst dar, in der der Bau der ruhenden Brustdrüse in großen Zügen nachgeahmt erscheint, doch wird bei manchen Formen durch die Art und das Ausmaß der Bindegewebsentwicklung der ursprüngliche Bauplan bis zur Unkenntlichkeit verzerrt.

Pathologische Anatomie. Die Fibroadenome sind in den verschiedenen makroskopisch nur schwer oder gar nicht zu unterscheidenden Formen, wie Adenoma fibrosum, fetales Fibroadenom, Fibroadenoma phylloides, meist kirsch- bis orangengroße Geschwülste und nur die letzteren, die sog. Zysto-sarkome erreichen fast regelmäßig Kopfgröße. Sie liegen meist ganz in der Brustdrüse, sind ihr gegenüber nicht immer beweglich (MORTON), lassen sich aber mit der Drüse zusammen gegenüber der Haut und dem Pektoralis leicht verschieben. Sie sind meist hart oder sehr hart (siehe aber auch unten), scharf umschrieben, von einer lockeren Kapsel umgeben und daher im ganzen leicht ausschälbar; manchmal fehlt die Kapsel jedoch (JUNGE). Kleine Fibroadenome sind meist gleichmäßig rund oder eiförmig; größere dagegen meist unregelmäßig buckelig, knotig oder sogar gelappt (ASCHOFF, GREENOUGH und SIMMONS, CHEATLE). Ein kindskopfgroßes, knolliges, intrakanalikuläres Fibroadenom der ganzen Mamma („Mammon") beschrieben v. LINHARDT, FABIAN, FINSTERER sowie CAJI; doch hält SCHMINCKE es für möglich, daß es sich im Falle von CAJI nur um eine diffuse fibroadenomartige Umwandlung der ganzen Brustdrüse handelte.

Auf der Schnittfläche sehen die Fibroadenome im ganzen grau-weiß bis weiß und meist faserig oder sehnig aus. Sie sind oft von kleineren und größeren Spalten durchzogen, die in kleineren Neubildungen durch Wölbung der Schnittfläche zum Klaffen gebracht und dadurch verdeutlicht werden können (ASCHOFF). Bei den größeren Formen treten die Spalten oft so auffällig hervor, daß der Eindruck entsteht, als ob es sich nicht um solide Geschwülste mit Spalten handelt, sondern um Zysten mit papillären bzw. blattförmigen Vorsprüngen (sog. Zystosarkome oder Cystadenoma papillare bzw. phylloides). Bei diesen ist die Schnittfläche manchmal gleichfalls derb (vgl. die Beschreibung von JOHANNES MÜLLER) oder gallertig ödematös, nie aber wirklich myxomatös (KAUFMANN). Bei den spaltenlosen Formen ist der zusammengesetzte fibroepitheliale Bau vielfach gar nicht zu erkennen; unter ihnen zeigen die zell-

reicheren Formen (fetale Fibroadenome) eine markig weiche, die bindegewebsreichen (Fibroadenoma pericanaliculare) eine derbe Konsistenz, und oft eine so
starke Verflechtung der Bindegewebsfasern, daß eine makroskopische Unterscheidung von einem reinen Fibrom (oder von einem Fibromyom) unmöglich
sein kann. (Allgemeines über Vorkommen und Entwicklung der Fibroadenome
s. S. 242.)

Histologie. Die verschiedenen Formen der Fibroadenome kommen, wie
erwähnt, häufig nebeneinander, und zwar sowohl als zwei verschiedene selbständige Geschwulstknoten als auch im selben Geschwulstknoten gemischt vor (Prym, Deaver und MacFarland);
das letztere ist häufig, ja fast regelmäßig der Fall (Abb. 12).

Es lassen sich nach der Beziehung des Bindegewebes
zum Epithel zwei Haupttypen unterscheiden:

1. Der intrakanaliku-läre Typ. Er zeigt im mikroskopischen Präparat vielfach verzweigte, mehr oder minder
enge, mit Epithel ausgeklei-dete Spalten, die vielfach
bogen-, schlangen- oder auch netzförmig verlaufen, weil sich
das gewucherte subepitheliale Bindegewebe knopfartig und
zapfenförmig (Abb. 13) in die Gänge hinein vorwölbt
(Aschoff). Erfolgt diese Bindegewebszapfenbildung
gleichzeitig von mehreren Seiten und hängen die Zapfen
polypös in die Gänge hinein (intrakanalikuläres Wachstum), so entstehen außer-ordentlich unregelmäßige Bilder und es liegen die von Epithel überkleideten Binde-

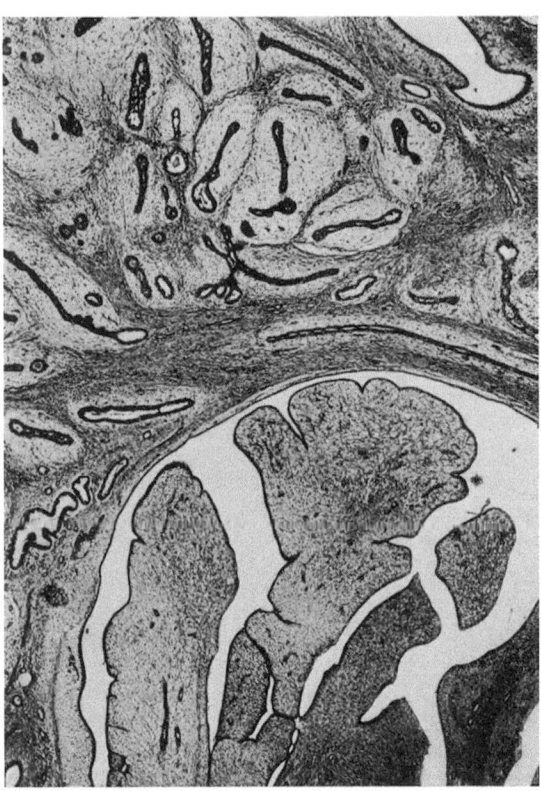

Abb. 12. Hühnereigroßes Fibroadenom mit gemischtem Bau:
oben Fibroadenoma pericanaliculare, unten Fibroadenoma
intracanaliculare phylloides.

gewebszapfen in den Schnitten zum Teil anscheinend frei in den Lichtungen
(Abb. 14). Das intrakanalikulär wuchernde Bindegewebe ist meist locker, fast
ödematös, aber nie wirklich myxomatös, wie vielfach angegeben wird (Kaufmann); im Gegensatz hierzu ist das Bindegewebe der größeren Septen derb und
fest. Die Zugrichtung des Bindegewebes verläuft bei diesem Typ senkrecht
zur Epitheloberfläche, und zwar sowohl im Beginn der Zapfenbildung, wenn
es noch locker, wie ödematös ist, als auch nach Hyalinisierung (Kudji).
Unter den Fibroadenomen überwiegt dieser Typus beim Menschen bei weitem;
er kommt besonders bei verheirateten Frauen vor (Prym) und ist beim Manne
sehr selten (z. B. Spaethen).

2. Der perikanalikuläre Typ. Er zeigt im Mikroskop unregelmäßig
verlaufende Tubuli mit oder ohne Drüsenläppchen, in denen die Drüsen in
wechselndem Ausmaß von zell- oder faserreichem Bindegewebe umschichtet sind

(ASCHOFF). Die Faserung des Bindegewebes verläuft hierbei — soweit vorhanden — ausgesprochen konzentrisch um die Epithellichtungen, also parallel

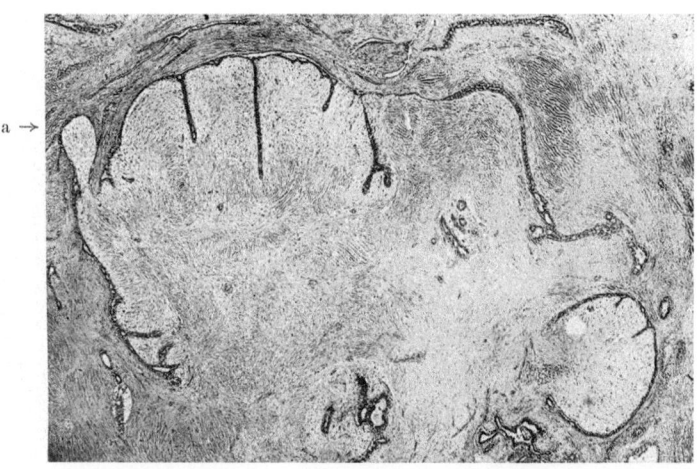

Abb. 13. Einfach gebautes Fibroadenoma intracanaliculare mit von einer Seite ausgehender polypöser und zapfenartiger Bindegewebswucherung in einem mittelgroßen Milchgang; einer der Zapfen (a) setzt sich in einen abzweigenden kleineren Milchgang hinein fort.

zur Epithelgrundfläche. Beim Menschen ist dieser Typus weniger häufig, er kommt besonders bei unverheirateten Frauen (PRYM) und bei Männern vor;

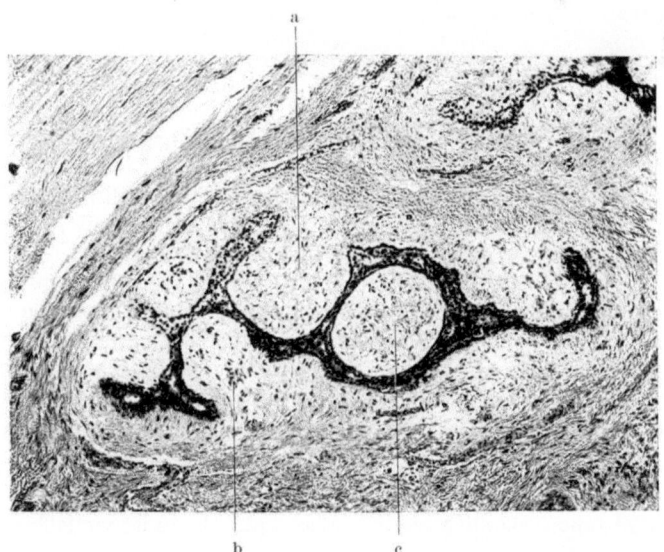

Abb. 14. Aus dem Randabschnitt eines Fibroadenoma intracanaliculare. Verzerrung der Lichtung eines kleinen Milchgangs durch polypöse und zum Teil gestielte Bindegewebszapfen, die im Schnitt zum Teil längs (a, b), zum Teil quer (c) getroffen sind und im letzteren Fall frei in der Milchgangslichtung zu liegen scheinen.

bei manchen Tieren, z. B. bei Ratten überwiegt er jedoch ganz außerordentlich (bei BULLOCK und CURTIS 98,5% von 78 beobachteten Fibroadenomen).

Zu den Fibroadenomen vom intrakanalikulären Typ gehören:

a) das Fibroadenoma intracanaliculare,

b) das Fibro-(cyst-)adenoma phylloides (das sog. Zystosarkom);

zu denen vom perikanalikulärem Typ:

a) das Fibroadenoma pericanaliculare,

b) das fetale Fibroadenom und das sog. Adenosarkom.

Das Fibroadenoma intracanaliculare (sog. Spaltenadenom). Bei dieser Form ist das intrakanalikuläre Wachstum am stärksten entwickelt und es entstehen infolgedessen so starke Verzerrungen der Drüsengänge, daß der ursprüngliche Bauplan meist kaum noch zu erkennen ist, obwohl die Verzweigungen im wesentlichen den Verzweigungen der Milchgänge der normalen Brustdrüse entsprechen (Löhe); doch sollen sich auch neue Anastomosen zwischen den Spalten entwickeln (Löhe). Im Zentrum findet sich bei dieser Form des Fibroadenoms vielfach eine besonders große Spalte, die mit den feineren Spalten verbunden ist, als ob es sich um den Hauptausführgang handele. Bei den einfacher gebauten, wohl erst in der Entwicklung begriffenen Formen, erkennt man an günstigen Stellen, wie ein kurzes mit Epithel ausgekleidetes Ka nälchen vom Bau eines Milchgangs durch Polster aus lockerem Bindegewebe bogen- und schlangenförmig verzerrt wird (Abb. 13). Seltener sieht man, wie an der Wand eines meist leicht erweiterten Ganges kleine

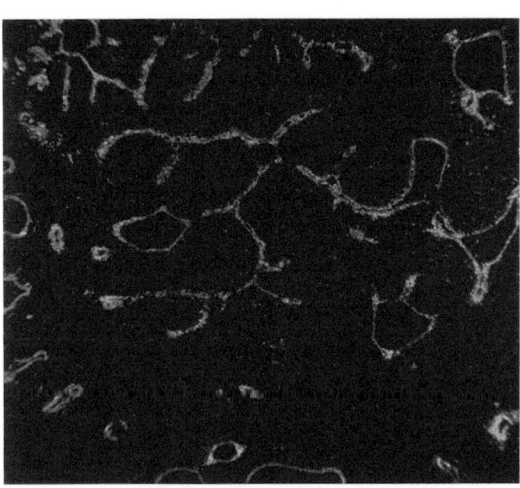

Abb. 15. Intrakanalikuläres Fibroadenom im Aschenbild. Epithel sehr aschereich, Verlauf der Spalten infolgedessen besonders gut zu erkennen.

lockere, breitbasig und zum Teil gestielt aufsitzende Bindegewebszapfen in die Lichtung hinein sich vorwölben. Erfolgt dieses Hinundherdrängen der Gänge und das polypöse Wachstum in die Lichtungen von verschiedenen Seiten, so entsteht beim voll entwickelten intrakanalikulären Fibroadenom ein Gewirr von anscheinend ganz unregelmäßig sich verzweigenden Gängen, Spalten und Netzen. Infolge eines reichlichen Gehalts an anorganischen Substanzen im Epithel und eines äußerst geringen Gehalts im Bindegewebe ist der Bau der Fibroadenome auch in veraschten Schnitten vorzüglich zu erkennen (Abb. 15).

Im feineren Bau dagegen weisen die intrakanalikulären Fibroadenome eine ziemliche Übereinstimmung auf. Das Epithel der Spalten ist meist, wie das der kleineren Milchgänge, ziemlich niedrig, etwa kubisch; es ist vielfach doppelreihig und manchmal sind die myoepithelialen (Ersatz-) Zellen besonders deutlich (Kudji, Kuru, Pavie). Die Chondriome zeigen deutliche funktionelle Polarisation, im apikalen Teil der Epithelien finden sich meist zahlreiche Mitochondrien, im Basisteil wenige Chondriokonten (Doubrow); auch Klossner berichtete, daß Mikrozentrum und Golgiapparat sich wie in normalen Brustdrüsenepithelien verhielten. Das Epithel ruht auf einer, fast regelmäßig gut zu erkennenden Membrana propria (Langhans, Kudji, Lubarsch). Gelegentlich findet sich ein hohes Epithel, dessen

Enden an der freien Oberfläche vielfach kolbige Ausstülpungen (= apokrine Sekretion; vgl. auch MOSKOVICZ) zeigen (ASCHOFF). Das Protoplasma dieser Epithelien ist meist sehr blaß, es färbt sich besonders leuchtend mit Eosin, manchmal leicht mit Scharlachrot (eigene Beobachtung); die Kerne dieser Epithelien besitzen ein sehr lockeres Chromatingerüst. Diese sog. blassen oder eosinophilen Epithelien kleiden in den intrakanalikulären Fibroadenomen einzelne Drüsen völlig aus; gelegentlich sieht man in den Drüsenschläuchen Übergänge vom gewöhnlichen zu diesem sog. eosinophilen Epithel. Die Auskleidung einzelner Drüsen durch eosinophiles Epithel ist äußerst häufig beobachtet worden (ASCHOFF, BENECKE, BERKA, BORST, KUDJI, KURU, KROMPECHER, LETULLE, PRYM, SEMB) und es ist PRYM zuzustimmen, daß es ein regelmäßiger Bestandteil der Spaltenadenome ist. In einer eigenen Beobachtung besaß ein haselnußgroßes Spaltenadenom ausschließlich eosinophiles Epithel. Das Vorkommen von glatter Muskulatur wurde vereinzelt beschrieben (CHEATLE).

Das Bindegewebe der intrakanalikulären Fibroadenome weist fast regelmäßig bemerkenswerte Unterschiede auf: es kommt im gleichen Knoten in einer lockeren und einer derberen Form vor (BILLROTH, BENEKE). Das lockere Bindegewebe liegt unmittelbar den Drüsen an, es enthält mäßig viele fibroblastenähnliche, spindel- und sternförmige

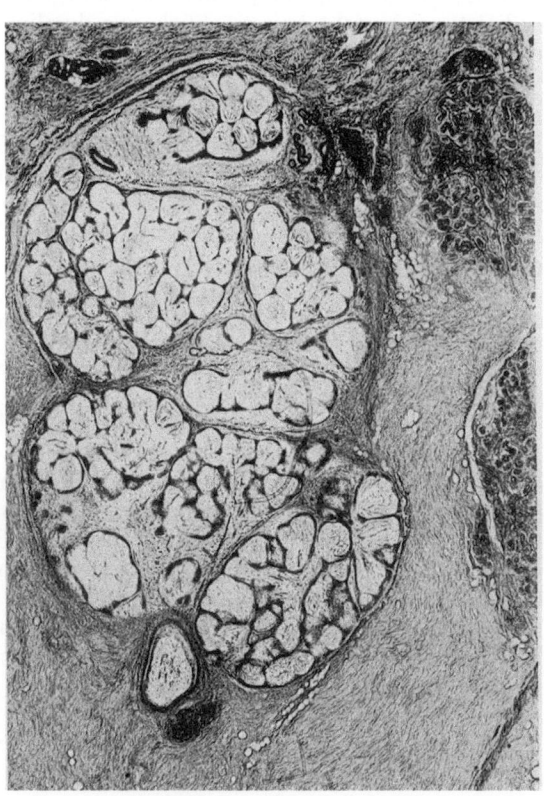

Abb. 16. Fibroadenoma intracanaliculare mit Aufbau aus azinus-artigen fibroepithelialen Einheiten, die durch derbes Bindegewebe zusammengefaßt sind.

Zellen mit mittelgroßen bis großen Kernen. Zwischen diesen Zellen finden sich ganz feine hyaline Fasern, mäßig viele Kapillaren, aber keine elastische Fasern (KURU, CHEATLE). Die Zugrichtung dieses zarten Bindegewebes sowie der enthaltenen Kapillaren verläuft meist senkrecht gegen das Epithel (KUDJI). In manchen Fällen überwiegen die sternförmig verästelten und miteinander anastomosierenden Zellen aber so sehr, daß keine Vorzugsrichtung erkennbar ist; in diesen Fällen weist das lockere Bindegewebe einen Bau auf, der dem des Schleimgewebes weitgehend ähnelt und es ist dann von Myxoadenomen oder Fibromyxoadenomen gesprochen worden (z. B. DURANTE), obwohl es sich anscheinend nicht um ein echtes Schleimgewebe gehandelt hat (vgl. hierzu auch KAUFMANN). Dies lockere Bindegewebe bildet das eingangs erwähnte knopf- und zapfenartig gegen und in die Drüsengänge sich vorbuckelnde Bindegewebe; es umhüllt die Epithelstränge und Spalten also nicht gleichmäßig, sondern bildet z. B. auf der einen Seite einer Spalte mächtige Buckel und Zapfen, während es auf der Gegenseite nur wenig entwickelt ist oder überhaupt fehlt.

Das lockere, gewissermaßen interazinöse Bindegewebe steht also in einer besonders engen Beziehung zu dem Epithel und bildet kleine fibroepitheliale — an Azini erinnernde — Einheiten, die sich zum Teil berühren, zum Teil aber einzeln oder in kleinen Gruppen von einem andersartigen Bindegewebe umhüllt werden (Abb. 16). Das gewissermaßen periazinöse Bindegewebe verhält sich wie das gewöhnliche periazinöse Bindegewebe der Brustdrüse; es ist wenig zellreich, es besteht hauptsächlich aus hyalinen Bindegewebsfasern, zwischen denen elastische Fasern und kleinere und größere Gefäße verlaufen (Kudji).

Die beiden Bindegewebsarten unterscheiden sich nicht nur morphologisch, sondern auch färberisch. Bei gut differenzierten Hämatoxylin-Eosinfärbungen bleibt das lockere Bindegewebe ungefärbt oder es färbt sich zart bläulich, während das übrige Bindegewebe des intrakanalikulären Fibroadenoms sich deutlich rot gefärbt abhebt. Deutlicher wird der Unterschied des färberischen Verhaltens beider Bindegewebsarten bei Methylenblaufärbung, bei der eine Metachromasie auftritt (Kuru).

Im Bindegewebe von intrakanalikulären Fibroadenomen wurde einige Male (kleine) Knorpelinseln beobachtet (Cheatle, Bowlby). In anderen Beobachtungen fanden sich Drüsen und Knorpel sehr innig gemischt, so daß von Chondro-Adenomen gesprochen wurde; über die Deutung derartiger Geschwulstbildungen vgl. S. 225 und im besonderen die Beobachtung Stenzels.

Fibroadenoma intracanaliculare phylloides (sog. Zystosarkom Joh. Müllers, intrakanalikuläres Myxom Virchows). Schon bei gewöhnlichen intrakanalikulären Fibroadenomen können die Spalten stellenweise sehr tiefe Furchen bilden und eine parallele Anordnung zeigen, so daß die Geschwulst durch sie in dicht aneinander liegende Scheiben oder Blätter geteilt wird. Dadurch entsteht der Eindruck (Greenough und Simmons), als ob es sich nicht um einen soliden Knoten mit Spalten, sondern um eine Zyste mit blattähnlichen (oder auch blumenkohlartigen) Vorsprüngen handelte (Abb. 17, sowie untere Hälfte der Abb. 12); da die Vergröberung der Spalten im ganzen mit der Größe der Fibroadenome zunimmt, ist dies Bild bei großen Fibroadenomen oft sehr ausgeprägt und es wurde diese Form nach Johannes Müller (1838) vielfach als sog. Cystosarcoma phylloides bezeichnet.

Diese Bezeichnung steht im Gegensatz zu der allgemeinen Anschauung, daß diese Geschwülste keine Sarkome, sondern — trotz großem Zellreichtum (Herxheimer) — ausgesprochen gutartig sind. Schon Virchow und nach ihm Orth, Ribbert, Herxheimer, Kaufmann, Theile, Bloch, Cornil, Pack und White, sowie viele andere haben hierauf hingewiesen und diesen Tumor als eine besondere Form des „Fibroms" bzw. Fibroadenoms angesehen. Auch das klinische Verhalten ist nicht das eines Sarkoms (Cruveilhier, Billroth, Langenbeck, Schimmelbusch, König, Häckel, Sebening), obwohl sich zweifellos — nach Ribbert jedoch selten — ein gewöhnliches Sarkom aus demselben entwickelt (s. unten).

Liest man die Beschreibung von Joh. Müller nach, so stellt sich heraus, daß Joh. Müller der gleichen Ansicht war: er bezeichnet diese Neubildungen als durchaus gutartig; er erwähnt, daß sie infolge ihrer Größe wohl die Haut durchbrechen könnten, daß aber auch dann die Operationsaussichten noch günstig seien, und er fährt fort: „In Hinsicht auf die Benennung der Krankheit als sarkomatöse oder steatomatöse Entartung der Brustdrüse erlaube ich mir zu bemerken, daß noch mehrere Formen von gutartigen Geschwülsten in diese Bezeichnung involviert sind, wie das eiweißartige Sarkom, die fibröse Geschwulst oder das Desmoid." Die Bezeichnung Sarkom stammt also aus einer

Zeit, in der der Begriff in ganz anderem Sinne gebraucht wurde und VIRCHOW hatte ja bei der Einführung des Begriffes Sarkom für die unreifen mesenchymalen Geschwülste infolge seiner verschiedenartigen Anwendung beträchtliche Bedenken gehabt, diesen alten Namen in einem neuen Sinne zu verwenden (vgl. auch S. 228).

Bei dieser Sachlage ist es zweifellos am richtigsten, die Bezeichnung Zystosarkom aufzugeben und statt dessen diese Form des Fibroadenoms als Cystadenoma phylloides (HERXHEIMER, KAUFMANN, RIBBERT) oder mit KUDJI

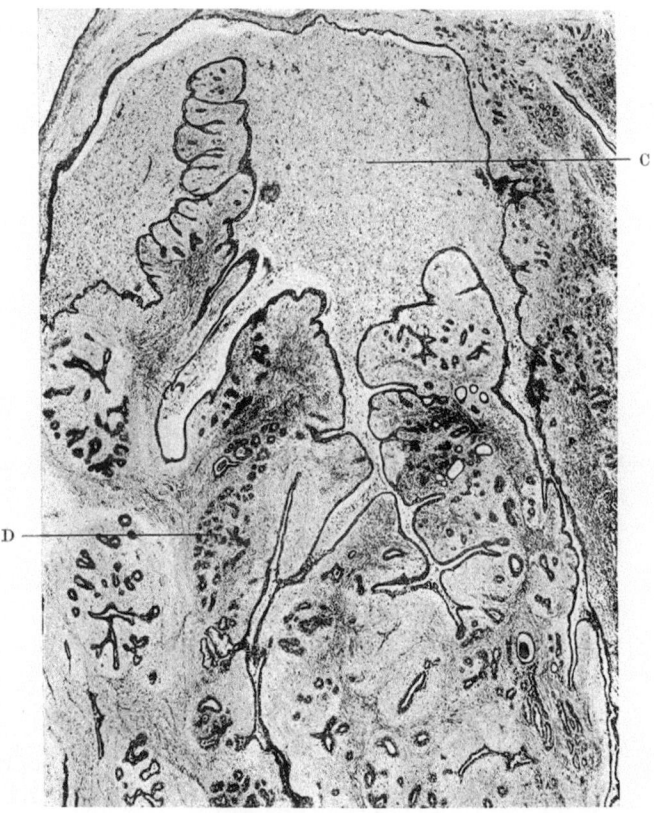

Abb. 17. Fibroadenoma phylloides mit Drüsenläppchen (D) und zystenartiger Erweiterung (C) einzelner Teile der Spalten.

als Fibroadenoma phylloides zu bezeichnen. Die Bezeichnung Fibroadenoma phylloides empfiehlt sich dadurch besonders, daß sie auf die nahe Beziehung zum gewöhnlichen Fibroadenom hinweist, aus dem es sich offenbar entwickelt (REINHARD, BILLROTH, RIBBERT, BENEKE, LEE und PACK).

Während also nach übereinstimmender Auffassung die Grundform dieser Neubildung gutartig ist, wird von vielen Seiten darauf hingewiesen, daß sich aus dieser Abart des Fibro-Adenoms häufiger Sarkome entwickeln sollen, als aus anderen Formen des Fibro-Adenoms. Geht man den genau beobachteten Fällen nach, so zeigt sich, daß das Auftreten eines Sarkoms doch sehr selten ist. Rezidive, die von GROSS noch mit 51% angegeben werden, wurden beschrieben von FINSTERER, ERICHSEN, SOPHIAN, MARTIN und THEILE (Spindelzellen bzw. myxomatöse Sarkome); auch Metastasen, die nach GROSS in 12% vorkommen sollen, wurden genau beobachtet nur von BILLROTH, KAESELER, FINSTERER, THEILE, PRYM, WÜLFING, WATSON, SOPHIAN. Auch LEE und PACK nehmen in ihrer kasuistischen

Zusammenstellung eine maligne Umwandlung nur noch in 3% an. In allen derartigen Fällen war bereits ein Teil des Zystosarkoms oder Gewebe in der Umgebung des „Zystosarkoms" durch ein gewöhnliches reines Spindelzellen- oder Myxosarkom infiltriert. Im Falle von Prym z. B. waren lediglich, infolge nicht genügend ausgedehnter Untersuchung (vgl. S. 226) des Operationspräparates, die sarkomatösen Bezirke nicht festgestellt und deshalb die richtige Diagnose nicht gestellt worden. Es fehlt deshalb eine Unterlage für die Bemerkung Wülfings, daß Metastasen auch bei fehlender sarkomatöser Umwandlung des Haupttumors beobachtet worden seien.

Das Fibroadenoma phylloides erreicht meist beträchtliche Größen. Es wird zweifaust- bis kindskopf- und sogar bis über kopfgroß, und es sind — bei einem

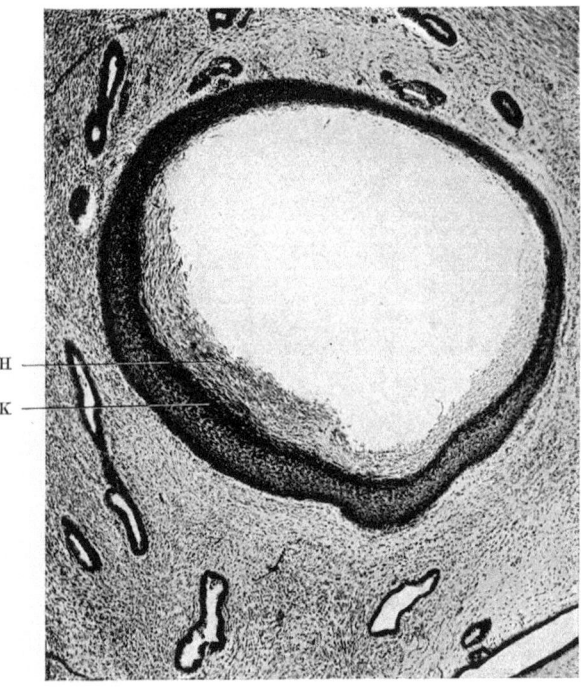

Abb. 18. Fibroadenoma phylloides mit Plattenepithelzyste; Auskleidung durch ein vielschichtiges verhornendes (H) Plattenepithel, in der Übergangsschicht reichlich Keratohyalin (K).

Durchschnittsgewicht von 7,6 Pfund (Lee und Pack) — Gewichte von 5—20 kg (Velpeau, Kaufmann) verschiedentlich angegeben worden. Infolgedessen brechen sie besonders häufig in der geschilderten Weise (s. S. 243) durch die Haut (Lee und Pack). Es ist — wie das gewöhnliche Fibroadenom — gut abgekapselt, aber meist stärker höckerig oder sogar ausgesprochen knollig. Auf dem Schnitt ist die Konsistenz weniger derb, sondern mehr fest-gallertig, wie myxomatös („Myxoma intracanaliculare" Virchow, Labbé und Coyne, Jüngst, Lee und Pack). Die Zwischenräume bilden manchmal enge Spalten, oft aber mehr oder minder weite zystenartige Ausbuchtungen („Cystadenoma phylloides, Ribbert, Herxheimer; vgl. Abb. 17), in denen sich in einzelnen Fällen sehr reichliche Mengen von — unter Umständen Cholesterinkristalle enthaltender (Tanner) — Flüssigkeit angesammelt hatte (z. B. 1 Liter: Labbé und Coyne).

Im mikroskopischen Bilde unterscheidet sich das Fibroadenoma phylloides von den gewöhnlichen intrakanalikulären Fibroadenomen im allgemeinen neben der erwähnten Vergröberung der Spaltsysteme durch die Entwicklung eines etwas ödematösen, sehr langfaserigen, mehr oder minder stark hyalinisierten

Bindegewebes. Neben dieser Grundform zeigt sich in manchen Fällen eine stärkere Auflockerung mit einer myxomähnlichen Umwandlung des Bindegewebes oder auch ein großer Zellreichtum (CORNIL, EWING), durch den mikroskopisch eine Ähnlichkeit mit einem Sarkom hervorgerufen werden kann (BENEKE).

Beim Fibroadenoma phylloides ist noch eine fast ausschließlich bei dieser Form beschriebene Besonderheit zu erwähnen, die sog. Cholesteatomperlen. Es handelt sich hierbei um meist einzeln, zum Teil aber auch in großer Zahl (BENEKE) im Bindegewebe liegende, meist erbsen- bis kirschgroße Einlagerungen, die weißliche, silberig glänzende Kugeln bilden. Mikroskopisch zeigt sich, daß es sich um kleine Zysten handelt, die mit Epithel ausgekleidet und deren

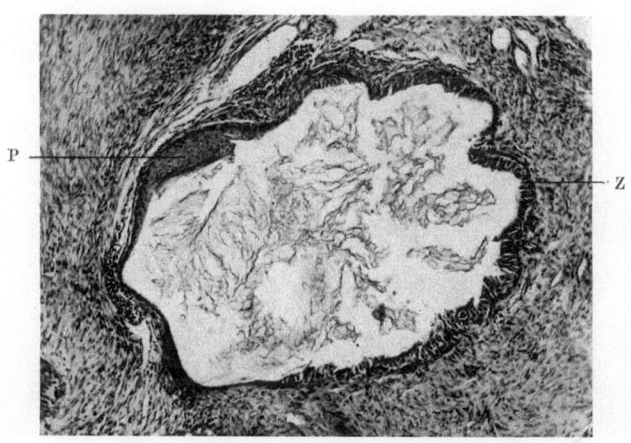

Abb. 19. Fibroadenoma phylloides mit Epithelzyste die größtenteils mit 1—2schichtigem Zylinderepithel (Z), an einer Stelle jedoch mit verhornendem Plattenepithel (P) ausgekleidet ist.

Lichtungen von abgestoßenen, konzentrisch geschichteten Hornmassen ausgefüllt sind.

Das Epithel zeigt den Bau eines geschichteten Plattenepithels, das an der Grundfläche keine Papillen besitzt und zur Lichtung hin unter Abplattung der Zellen und Kernverlust in hornartige, geschichtete Lamellen übergeht, die sich bei VAN GIESON-Färbung leuchtend gelb färben. Im allgemeinen ist bei dieser Hornbildung keine Keratohyalinbildung zu erkennen; das Vorhandensein von Eleidinkörnchen erwähnen nur GROHÉ, WILMS, BENEKE (s. Abb. 18).

Diese Zysten wurden zuerst von COOPER, JOH. MÜLLER, VIRCHOW und in der Folge von E. NEUMANN, G. B. SCHMIDT, KÜRSTEINER, HAECKEL, GROHÉ, NADAL, DELVAL, COYNE und BRANDEIS, WILMS, STOERK und ERDHEIM, BENEKE, BOUCHUT und MARTIN, KURU, PRYM, WALTHER, BIEBL, LAHM, KONJETZNY, GORHAM, EWING, STUMPF beobachtet. Ob es sich wirklich um Zysten oder nicht vielmehr um Teile von den Fibroadenomgängen und Spalten handelt, ist in vielen Fällen nicht untersucht worden; einige Male wurde jedoch ein Übergang vom gewöhnlichen Epithel der Spalten bis zum verhornenden Plattenepithel beobachtet (EWING, KÜRSTEINER, GROHÉ, KURU, G. B. SCHMIDT, STOERK und ERDHEIM, BENEKE); in einem Fall der Bonner Institutssammlung waren gleichfalls Teile der Spalten und Gänge in, zum Teil nur ganz kurzen Abschnitten mit verhornendem Plattenepithel ausgekleidet (s. Abb. 19). BENEKE glaubt, daß die Umwandlung des Epithels zu einer Einsenkung des Plattenepithels und dadurch zur Hornperlenbildung führt. (Weiteres über die Entstehung der Plattenepithelzysten s. S. 265.)

Das perikanalikuläre Fibroadenom ist im Gegensatz zu den vielfältigen Formen und Umwandlungen beim intrakanalikulären Typ relativ einfach gebaut. Die Bindegewebsentwicklung erfolgt nicht gegen und in die Drüsen hinein, sondern um die Drüsen bzw. Gänge herum, (also parallel zur epithelialen Auskleidung; vgl. S. 249), so daß die epithelialen Gebilde unter Erhaltung

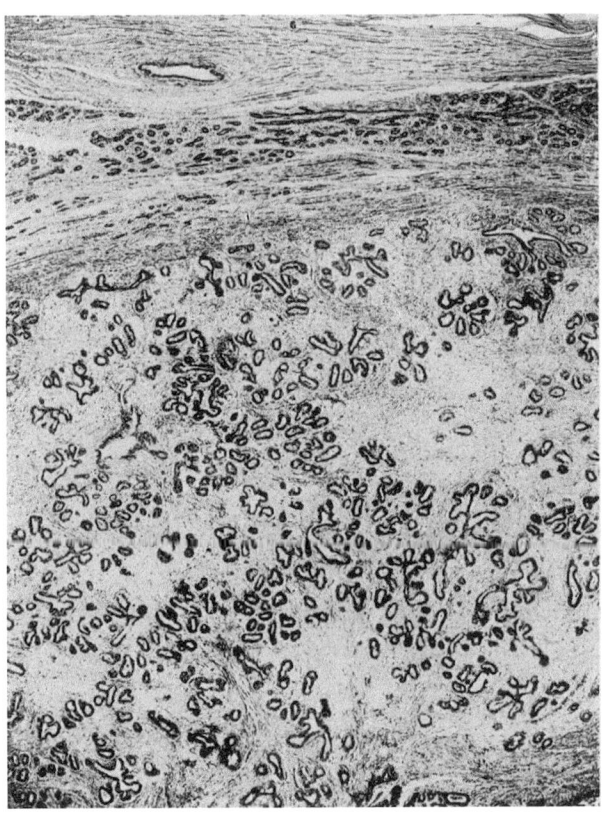

Abb. 20. Fibroadenoma pericanaliculare mit zellarmem Stroma, durch eine Schicht von atrophischem Brustdrüsengewebe „abgekapselt“.

ihrer Form (Aschoff) durch die wechselnd dicke Lage des gebildeten Bindegewebes nur auseinandergedrängt erscheinen (Abb. 20).

Die perikanalikulären Fibroadenome kommen vor allem bei Mädchen (Jopson, Speese und White) und unverheirateten Frauen vor (Prym); beim Manne stellen sie die häufigste Form dar (Patteson, Dehnenholz). Das Epithel zeigt den gleichen Bau wie in den intrakanalikulären Formen (s. dort), eosinophiles Epithel wurde in dieser Form jedoch nicht beobachtet (Prym).

Das Bindegewebe des perikanalikulären Fibroadenoms ist im ganzen Tumor gleichmäßig mäßig zellreich und im allgemeinen ziemlich locker; es zeigt nicht die morphologischen und färberischen Unterschiede in der subepithelialen Zone, wie sie beim intrakanalikulären Fibroadenom beschrieben wurden (Kuru). Elastische Fasern sind vielfach wenig zahlreich; soweit sie nachgewiesen werden konnten, verliefen sie weit vom Epithel entfernt zwischen den perikanalikulären

Bindegewebsmänteln, die selbst völlig oder fast völlig frei von elastischen Fasern waren (CHEATLE).

Das zellreiche Fibroadenom. Unter den Fibroadenomen mit perikanalikulärer Bindegewebsentwicklung ist das Bindegewebe manchmal so zellreich, daß es einem Fibro- bzw. Spindelzellensarkom ähnlich wird; diese Formen sind infolgedessen vielfach als Adenosarkome bezeichnet worden. Es wurden hierbei von EWING zwei Formen unterschieden. Bei der einen — meist bei jungen unverheirateten Frauen auftretenden — ist das Bindegewebe nur mäßig zellreich, sehr locker und das Epithel der Drüsen sehr hoch, von embryonaler Form: fetales Fibroadenom; bei der anderen — erst um das 40. Lebensjahr entstehenden Form — ist das Stroma sehr zellreich, spindelzellig, und die Drüsenepithelien sind weniger hoch und dem normalen Drüsenepithel sehr ähnlich: Adenosarkom (Abb. 21). In diesen Neubildungen, die durch kapselartig angeordnetes Bindegewebe äußerlich gut begrenzt sind, sind aber die Drüsen in allen Teilen gut erhalten, sie lassen sogar meist eine Basalmembran erkennen (LANGHANS), und es finden sich niemals Unregelmäßigkeiten an den Zellen und Kernen. Es muß deshalb fraglich erscheinen, ob es sich bei diesen Formen wirklich schon um Sarkome

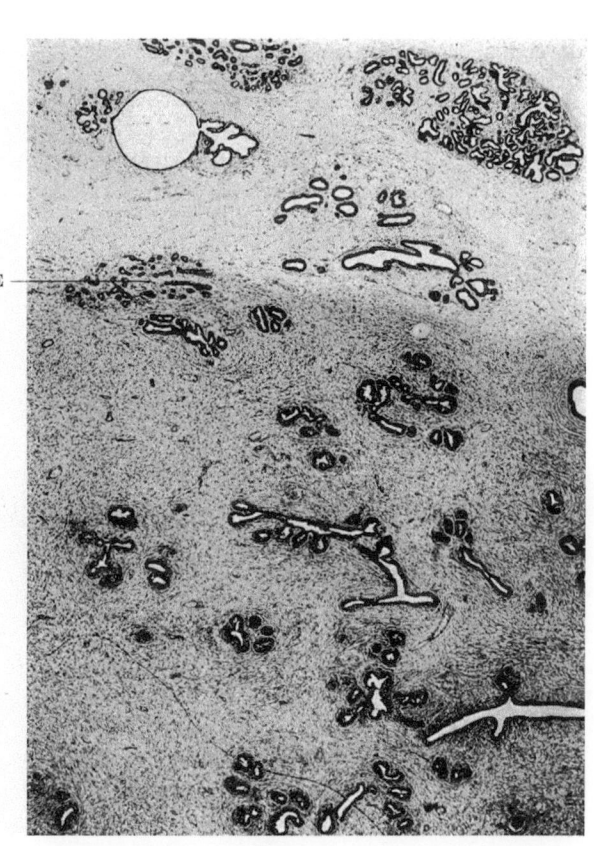

Abb. 21. Fibroadenoma pericanaliculare mit zellreichem Stroma (sog. Adenosarkom, beginnendes Sarkom?). Am Rande der Neubildung zugrunde gehende Endbläschen.

handelt. Bei dem fetalen Fibroadenom EWINGs wäre wegen der sichtlichen Unreife der Bestandteile und auch wegen des schnellen Wachstums wohl noch am ehesten in Analogie mit ähnlichen Geschwülsten der Niere an ein Adenosarkom zu denken; doch zeigen gerade sie nach EWING nie destruierendes Wachstum. Bei der spindelzelligen Form ist dagegen die Annahme eines zusammengesetzten malignen Tumors weniger wahrscheinlich, weil ein etwa auftretendes Rezidiv stets unter dem Bild des reinen spindelzelligen Sarkoms sich entwickelt (FINSTERER). Die Möglichkeit, daß es sich in solchen Fällen um ein Fibroadenom mit einem gerade aus demselben sich entwickelndem Spindelzellensarkom handelt, ist dagegen nicht von der Hand zu weisen (SOPHIAN); so glaubt z. B. DELBET, daß alle reinen Sarkome anfänglich unter dem Bilde eines sog. Adenosarkoms auftreten und auch Ewing hält dies für sehr wahrscheinlich (vgl. Abb. 21).

Von einem wirklichen Sarkom wird man aber erst sprechen können, wenn sich das destruierende Wachstum gegenüber den Drüsen bemerkbar macht, wie z. B. in den fünf von Gross als „Adenoide Spindelzellensarkome" bezeichneten Fällen, oder wie in der Beobachtung von Kreibig. Dieser beschreibt als typisches Adenosarkom eine spindelzellige Geschwulst, bei der die zentralen Teile drüsenfrei waren, während sich nach der Peripherie hin zunächst einzelne, dann mehrere Drüsen und zuletzt ganze Azini fanden. Es liegt bei diesem Befund doch im — Gegensatz zu Kreibig — näher, ein Spindelzellensarkom

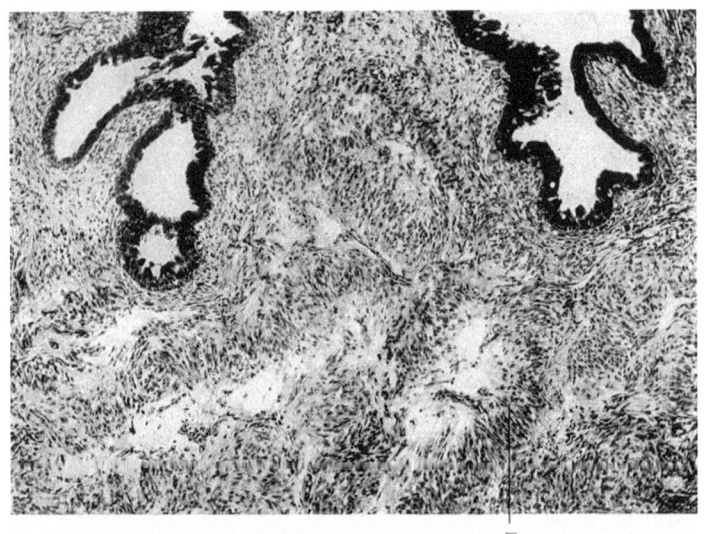

B

Abb. 22. Fibroadenoma fetale mit Bandstellung der Kerne (B) des Bindegewebsstroma.

anzunehmen, das die Drüsen eines Fibroadenoms (oder auch der Brustdrüse) überwuchert. Die Entwicklung eines Rundzellensarkoms auf dem Wege über ein Adenosarkom ist dagegen nicht beobachtet worden (Ewing).

Die sog. Adenosarkome sind relativ klein, etwa hühnerei- bis gänseeigroß. Sie zeigen eine breite kapselartige Umhüllung und sind auf dem Schnitt im Innern weich oder höchstens mittelfest. Histologisch liegen in einem spindelzelligen, meist zellreichen, manchmal aber wie ödematösen Stroma zahlreiche tubuläre oder tubulär-azinöse Drüsen, die zum Teil eine Differenzierung in Gänge und Endstücke erkennen lassen (Adenosarkom im engeren Sinne), oder einen sehr undifferenzierten embryonalen Bau zeigen (fetales Fibroadenom Ewings). In einer eigenen Beobachtung war reichlich hyaline Zwischensubstanz gebildet worden, die zwischen den bandförmig, rhythmisch angeordneten Kernen lag (Abb. 22). Ein Teil der als Adenosarkome bezeichneten Geschwülste (z. B. bei Cornil, Lehrnbacher) fällt nicht unter diesen Typus, sondern unter die sog. Zystosarkome.

Während mikroskopisch die Entscheidung oft schwer ist, ob es sich bereits um ein sich entwickelndes Spindelzellensarkom handelt und wohl vor allem der Zellreichtum dazu geführt hat, diese Form bereits den Sarkomen zuzurechnen, werden sie klinisch ausdrücklich als gutartig bezeichnet (Billroth).

Funktionelle Leistungen des Epithels in Fibroadenomen.

Die morphologischen Befunde am Epithel der Fibroadenome zeigen, daß es sich vom Epithel der Brustdrüse nicht unterscheidet; darüber hinaus liegen aber auch zahlreiche Beobachtungen vor, daß eine Funktion dieses Epithels gleichfalls möglich ist. Während diese früher für unmöglich gehalten bzw. begrifflich gefordert wurde (CHALATOW, ZIEGLER, KAUFMANN, BENEKE) haben doch eine ganze Reihe von Beobachtungen gezeigt, daß in der Gravidität eine Kolostrum- bzw. Milchbildung vorkommt (Abb. 11). So zeigen z. B. nach BLOODGOOD die meisten während einer Gravidität oder in der Laktationsperiode entfernten Fibroadenome — die wegen ihrer schnellen Vergrößerung für Karzinome gehalten waren — deutliche Sekretion; ähnliche Beobachtungen machten RIBBERT, DEAVER und MACFARLAND, HUNTER, KREIBIG, DAHL-IVERSEN und viele andere. Im gleichen Sinne spricht auch die klinische Beobachtung, daß bestehende Fibroadenome sich im Verlauf einer Gravidität langsam, mit dem Einsetzen der Laktation jedoch rapide vergrößern (DEAVER und MACFARLAND, BUBIS und GRAHAM, BENJAMIN, KREIBIG, DAHL-IVERSEN) und danach wieder verkleinern (z. B. DEAVER und MACFARLAND, REVERDIN). Die plötzliche Vergrößerung beim Einsetzen der Laktation ist hierbei lediglich eine Folge der Milchstauung, da diese nicht abfließen kann (KREIBIG, DEAVER und MACFARLAND); es bilden sich mit Milch gefüllte Zysten (s. unten). Das Epithel der Fibroadenome spricht also in manchen Fällen offenbar auf die gleichen Reize an, wie das normale Epithel der Brustdrüse: es bilden sich in der Gravidität Azini (DEAVER und MACFARLAND); außerdem erscheint auch eine Sekretion ohne Bildung von Azini möglich, da auch beim Neugeborenen in den Endstücken Kolostrum gebildet wird (HILDEN). Es ist deshalb festzustellen, daß sich das Epithel der Fibroadenome nicht nur morphologisch, sondern — zum mindesten manchmal — auch physiologisch wie Brustdrüsenepithel verhält (vgl. auch S. 244).

Sekundäre Veränderungen in Adenomen.

Die Fibroadenome zeigen neben diesen, durch proliferative Prozesse hervorgerufene Umwandlungen auch ausgedehnte degenerative Veränderungen, durch die zum Teil gleichfalls andersartige Geschwülste vorgetäuscht werden können.

Das Bindegewebe zeigt, im Fibroadenoma intracanaliculare und im Fibroadenoma pericanaliculare, besonders in den kleineren und bindegewebsreichen Formen, nicht selten eine hochgradige keloidartige Hyalinisierung (LETULLE), die im intrakanalikulären Fibroadenom auch das gewucherte lockere, subepitheliale Bindegewebe umfaßt, so daß die beschriebene Metachromasie verloren geht. Der Grad der Hyalinisierung ist hierbei manchmal innerhalb des gewucherten Bindegewebes zonenweise verschieden, indem das unmittelbar subepitheliale Bindegewebe in allen Teilen der Neubildung weniger hyalinisiert ist als die vom Epithel weiter entfernten Teile des neugebildeten Bindegewebes; man gewinnt in solchen Fällen den Eindruck, als ob das Wachstum des Bindegewebes in zwei zeitlich auseinanderliegenden Schüben erfolgt wäre (eigene Beobachtung). In derartig sklerosierten Fibroadenomen treten nicht selten Verkalkungen auf.

Den Beginn solcher Verkalkungen sieht man im gewöhnlichen histologischen Präparat bei Hämatoxylinfärbung oft schon in Form von kleinsten Kalkstäubchen und -splittern auftreten; in solchen Fällen zeigt das Aschenbild sehr schön, wie hochgradig die Veränderungen zu diesem Zeitpunkt in Wirklichkeit bereits sind (Abb. 23).

Ausgedehnte Verkalkungen sind verschiedentlich beobachtet worden (CRUVEILHIER, FISCHL, JOSEPH, LETULLE, HARTMANN und SOULIGOUX, FABIAN,

Bloodgood); der Kalk bestand hierbei im Falle von Hartmann und Souligoux aus kohlensaurem und phosphorsaurem Kalk. Um ausgedehnte Verkalkungen wurde in einer eigenen Beobachtung eine Bildung von schmalen
Knochenspangen beobachtet.

Verfettungen sind relativ häufig beobachtet worden. Nach eigenen Beobachtungen zeigt das Bindegewebe in den Spaltenadenomen vielfach eine,
in den verschiedenen Läppchen der Geschwulst wechselnde, ganz diffuse Verfettung, die den Eindruck erweckt, als ob das einzelne Läppchen von einer etwa
stärker fetthaltigen (chylösen) Gewebsflüssigkeit durchtränkt sei. In den größeren

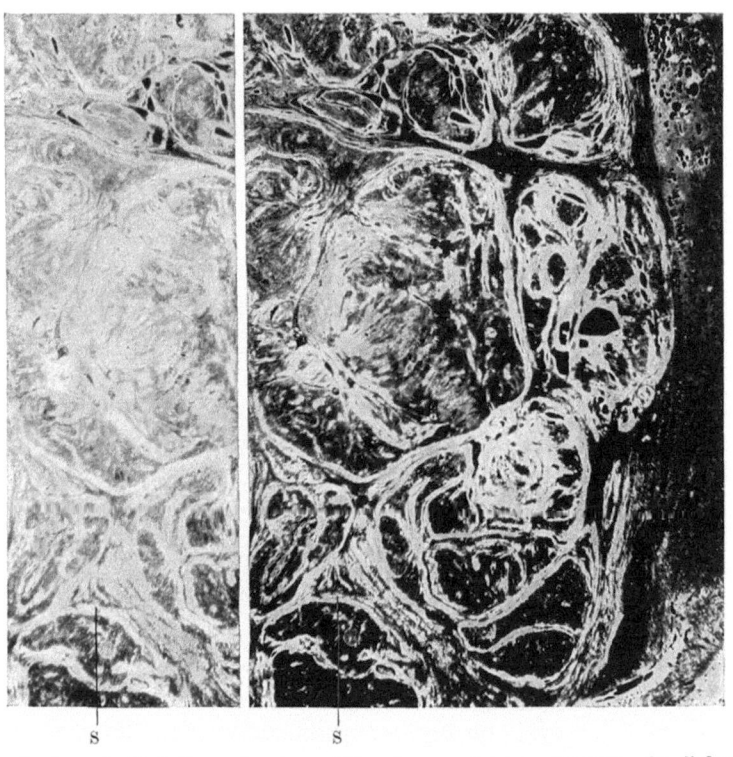

Abb. 23. Beginnende Verkalkung in einem Fibroadenoma intracanaliculare. Im linken Teil der
Abbildung die Aschenmenge im Vergleich zur Abb. 15; im rechten Teil sind nur die schwereren
Ablagerungen dargestellt, so daß der Verlauf der Spalten (S) und die bevorzugte Ablagerung im
zugrunde gehenden Epithel der Spalten deutlich wird.

Formen, besonders im Fibroadenoma phylloides, finden sich dagegen auch umschriebene Verfettungsherde, in denen das Fett in Fettkörnchenkugeln und fibroblastenartigen, sternförmig verzweigten Zellen liegt. Cholesterinkristalle wurden
verschiedentlich beobachtet (Fischl, Kudji), die zur Bildung von kleinen, innerhalb des Geschwulstgewebes liegenden Fremdkörpergranulomen Veranlassung
geben können (Lee und Pack); in einer eigenen Beobachtung hatten sich derartige
Fremdkörpergranulome um zerfallende verhornte Plattenepithelzysten (s. S. 255)
auf den Reiz von Hornschüppchen und Cholesterinkristallen hin gebildet.

Neben Verfettungen treten, wiederum besonders in den größeren Formen,
häufig kleinere und größere Nekrosen auf. In solchen Fällen ist das Bindegewebe vielfach nur in der Umgebung von Blutgefäßen erhalten, so daß es
im Schnitt in Form von kleinen um ein Gefäß angeordneten Inseln und in
Strängen auftritt. In den Zwischenräumen sind die Zellen völlig zugrunde
gegangen; die hyalinen Fasern dagegen sind meist erhalten und durch eine

eiweißhaltige, vielfach chylöse Flüssigkeit auseinandergedrängt. Diese Veränderungen bewirken das geschilderte gallertig-myxomatöse Aussehen des sog. Zystosarkoms. Nur vereinzelt wurde eine völlige Nekrose (FABIAN, AZAM, JAHODA) oder Verflüssigung des Gewebes beobachtet (LETULLE, FABIAN, GREENOUGH und SIMMONS). Außerdem wurden Blutungen, Ablagerung von Hämosiderin und Narbenbildung verschiedentlich beobachtet.

Neben den Veränderungen des Bindegewebes zeigt nicht selten auch das Epithel schwere Veränderungen. In manchen Fibroadenomen erscheint es stellenweise in den Spalten stark verschmälert, die Epithelien der beiden Spaltenwände berühren sich so nahe, daß sie sich nicht mehr voneinander abgrenzen lassen und zum Teil hört das Epithel plötzlich auf, während die Spalte manchmal als feiner Riß noch weiter verfolgt werden kann (Abb. 24 und 25). In

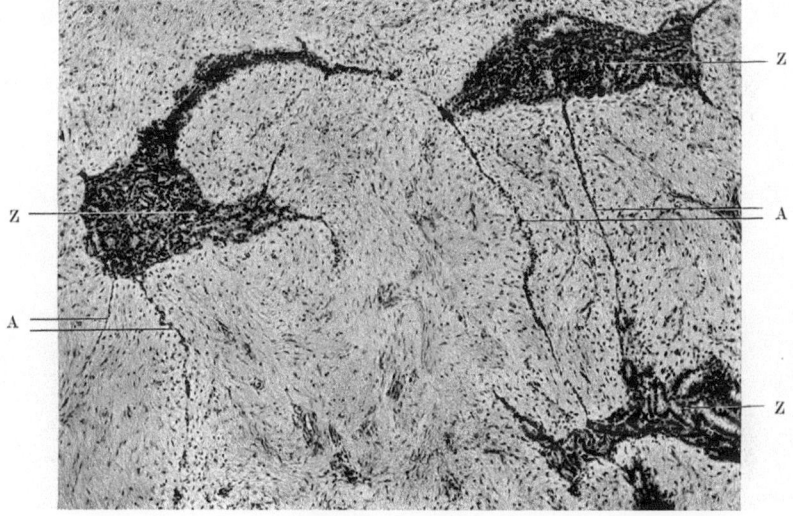

Abb. 24. Fibroadenoma intracanaliculare mit Atrophie (A) und Zusammendrängung (Z) des Epithels an Verzweigungsstellen.

solchen Fällen ist das Epithel oft an manchen Stellen, besonders an den Verzweigungsstellen (vgl. Abb. 24) oder auch an der Stelle des Aufhörens angehäuft bzw. zusammengeschoben (Abb. 25) oder es fehlt ganz (WOHLSECKER, LETULLE). Es handelt sich dabei offenbar um eine fortschreitende Atrophie des Epithels infolge zu starker Druckwirkung des weiter wuchernden, hyalin aufquellenden oder myxomatös werdenden Bindegewebsstromas (beim gewöhnlichen Fibroadenom: WOHLSECKER, LETULLE, BENEKE; beim Fibroadenoma phylloides: LEE und PACK), bei der das Epithel aus den feinen Spalten heraus in zunächst noch weniger dem Druck ausgesetzte Räume gedrängt wird und dann unter Umständen ganz zugrunde geht (MACFEE). Durch die Zusammendrängung des Epithels kann eine Epithelwucherung vorgetäuscht werden (s. Abb. 24—25) und es kann sogar das Bild eines skirrhösen Karzinoms entstehen (BORST. WOHLSECKER); eine hierdurch hervorgerufene irrtümliche Annahme eines beginnenden Karzinoms bzw. Übergang in Karzinom ist verschiedentlich vorgekommen (z. B. von STONE). Auf der anderen Seite kann das Epithel völlig zugrunde gehen, und es kann der völlige Verlust des Epithels dazu führen, daß in solchen Fällen fälschlich (vgl. S. 214) ein reines Fibrom angenommen wird (MOSKOVICZ, MORPURGO, JUNGE). Seltener ist dagegen eine Aufweitung der Gänge und Drüsen in größere und kleinere Zysten; diese Zystenbildung kann

so hochgradig werden, daß ein Bild wie aus einer Zystenmamma vorzuliegen
scheint (Abb. 26). Über die Entstehungsursache derartiger Zysten in Fibroadenomen ist nichts Sicheres bekannt. Nach den Darlegungen über die Funktion
von Fibroadenomen (S. 259) liegt es nahe, anzunehmen, daß in der Laktationsperiode gebildete Milch zur Aufweitung der Spalten und Gänge führt (vgl.
Benjamin, Prym sowie Bullock und Curtis über Beobachtungen bei Ratten).

   Entstehung. In bezug auf die formale Genese der fibroepithelialen Geschwülste werden noch heute grundsätzlich widersprechende Auffassungen vertreten.   Es wird erörtert, ob es sich um bindegewebige Geschwülste mit

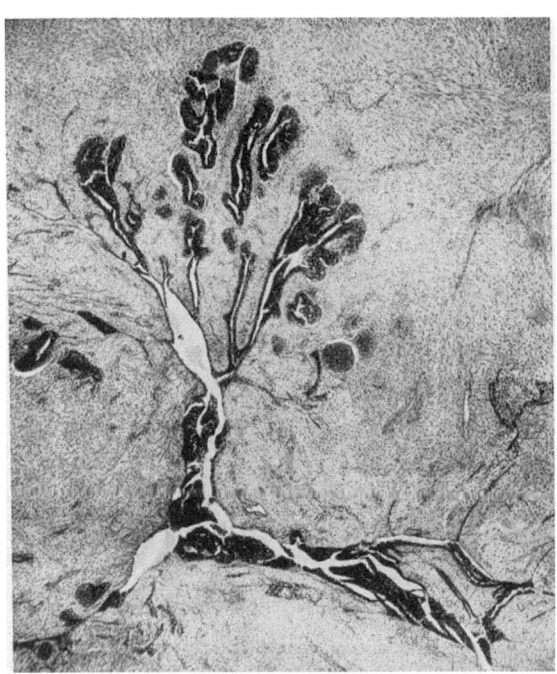

lediglich passivem Epithelwachstum oder um epi-
theliale Geschwülste mit sekundärer, nicht geschwulst-
mäßiger Bindegewebshyper-
plasie oder endlich um echte
zusammengesetzte Ge-
schwülste mit tumorartigem
Wachstum beider Bestand-
teile, um sog. Mischge-
schwülste handelt. Daneben
ist auch die Auffassung vertreten worden, daß es sich
überhaupt nicht um echte
Geschwülste, sondern um
tumorartig veränderte Ab-
schnitte der normalen Brustdrüse, also um knotige
Hyperplasien handelt.

   Die erste Auffassung
wurde von Virchow ver-
treten, der die Fibroadenome
im heutigen Sinne als subepitheliale papilläre Fibrome
der Milchgänge auffaßte. Die
Spalten stellen nach Vir-
chow nichts anderes als die
erweiterten und verlängerten

Abb. 25. Fibroadenoma phylloides mit Atrophie und Zusammendrängung des Epithels am Ende der feineren (oben)
und in den größeren Spalten (unten).

Ausführgänge der Brustdrüse dar; das Wachstum des Epithels erfolgt dabei
passiv (Greenough und Simmons). Dieser Auffassung schloß sich besonders
auch Billroth an, der es für überflüssig und unrichtig hielt, eine Neubildung
von Drüsen anzunehmen, wo Hyperplasie zur Erklärung der Bilder ausreiche.
Ziegler dagegen glaubt, daß die Fibrombildung in einem vorher entwickelten
Adenom erfolge (vgl. unten u. Abb. 27). Die Auffassung Virchows wurde in
den folgenden Jahrzehnten von den meisten Autoren vertreten (Kuru, Rosenstein, Sasse, Berka, Langhans, Klotz) und sie besitzt im Auslande auch
heute noch zahlreiche Anhänger (Warren, Deaver und MacFarland, Lee und
Pack, Pack und White, Cheatle, Elliot, Letulle).

   Im Gegensatz hierzu hat besonders Beneke die Meinung vertreten, daß allein
das Epithel blastomatös wuchere und eine nicht geschwulstmäßige Hyperplasie
des Brustdrüsenbindegewebes hervorrufe. Die Grundlage für diese Auffassung,
die z. B. Langhans, Leser, v. Saar, Schimmelbusch, Delbet, Semb,
und bis zu einem gewissen Grad auch Moskowicz teilen, gewann Beneke
aus vergleichenden Untersuchungen über die embryonale und postembryonale

Entwicklung der Brustdrüse, bei der gleichfalls die vordringende Epithelknospe eine Umwandlung und Neubildung des Bindegewebes hervorruft. Der Annahme einer blastomatösen Epithelwucherung schließt sich KAUFMANN nur für die (reinen) Adenome an.

Ein geschwulstmäßiges Wachstum in bezug auf beide Bestandteile der Fibroadenome, sowohl des Epithels als auch des Bindegewebes, wird vor allem von BORST, RIBBERT und WILMS angenommen. In dieser Beziehung nehmen BORST und RIBBERT an, daß ein fibroepithelialer Brustdrüsenkeim in der embryonalen oder in der frühesten postembryonalen Entwicklung der Brustdrüse isoliert worden sei und in späterer Zeit durch auslösende Ursachen in geschwulst-

mäßiges Wachstum überginge (EWING, LECÈNE). Ähnliche Überlegungen führten ALBRECHT dazu, die Fibroadenome, im besonderen den perikanalikulären Typus, den Hamartomen zuzuzählen. Für die gewöhnlichen Fibroadenome schloß WILMS sich dieser Auffassung an; in bezug auf die größeren Formen, das Fibroadenoma phylloides (sog. Zystosarkom) glaubt er jedoch wegen des Vorkommens von Plattenepithel, daß ein ekto-mesodermaler Keim zu einer noch früheren Entwicklungsperiode abgesprengt sein müsse und dadurch zur Bildung einer Geschwulst aus Bestandteilen der gesamten Haut-Brustdrüsenanlage führe.

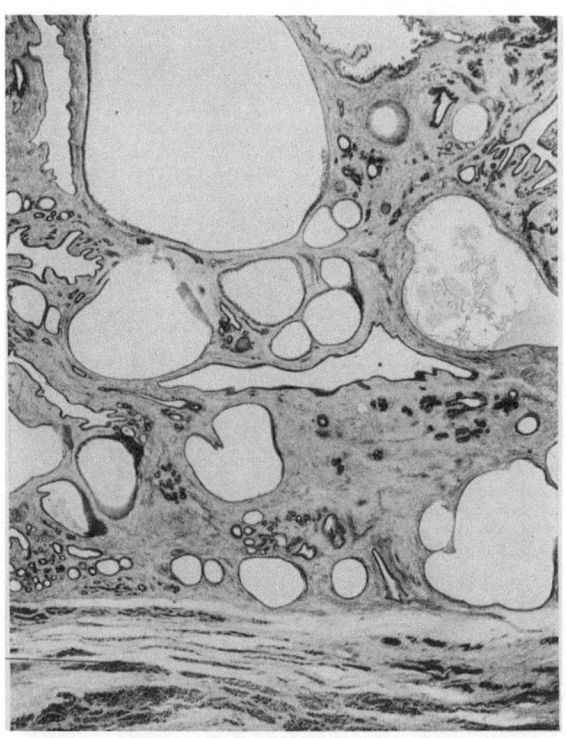

Abb. 26. Fibroadenom mit unregelmäßiger zystischer Erweiterung der Drüsen. Hochgradige Druckatrophie (D) des umgebenden Brustdrüsengewebes (Kapselbildung).

Der kurze Überblick über die heute in bezug auf die Entstehung der Fibroadenome vertretenen Anschauungen zeigt, daß sie sich grundsätzlich widersprechen, und es spricht gerade die Tatsache, daß alle diese Auffassungen vertreten werden, für die Unmöglichkeit einer Klärung dieser Fragen. Eine Entscheidung erscheint heute noch nicht möglich, doch soll das Für und Wider kurz erörtert werden.

Nach der VIRCHOWschen Auffassung entwickeln sich multiple intrakanalikuläre Fibrome, das Epithel nimmt nicht geschwulstmäßig teil. Für diese Auffassung spricht zweifellos der hohe Differenzierungsgrad des Epithels in den sog. Fibroadenomen mit häufig vorhandener apokriner Sekretion, sowie das Vorhandensein einer wohlentwickelten Korb- bzw. Myoepithel-Zellenschicht. Für die führende Rolle des Bindegewebes spricht nach PRYM auch die Tatsache, daß aus Fibroadenomen sich viel häufiger Sarkome als Karzinome entwickeln (vgl. auch RIBBERT, DEAVER und MACFARLAND, CHEATLE). Die Auffassung VIRCHOWs würde weiter verlangen, daß der Nachweis einer Verbindung zwischen

Milchgangssystem und Fibroadenomspalten geführt wird. Eine solche Verbindung ist verschiedentlich nachgewiesen worden (z. B. von Prym, Fabian, Beneke, Kuru). Auf der anderen Seite wurde aber auch betont, daß keine Verbindungen nachzuweisen gewesen seien (Morpurgo); ein Beweis gegen die Virchowsche Auffassung ist dies allerdings nicht, weil die Verbindungen durch die Druckwirkung der Geschwulst auf das umgebende Brustdrüsengewebe (vgl. z. B. Abb. 26) verloren gehen können (Fabian). Nicht oder schwer verein-

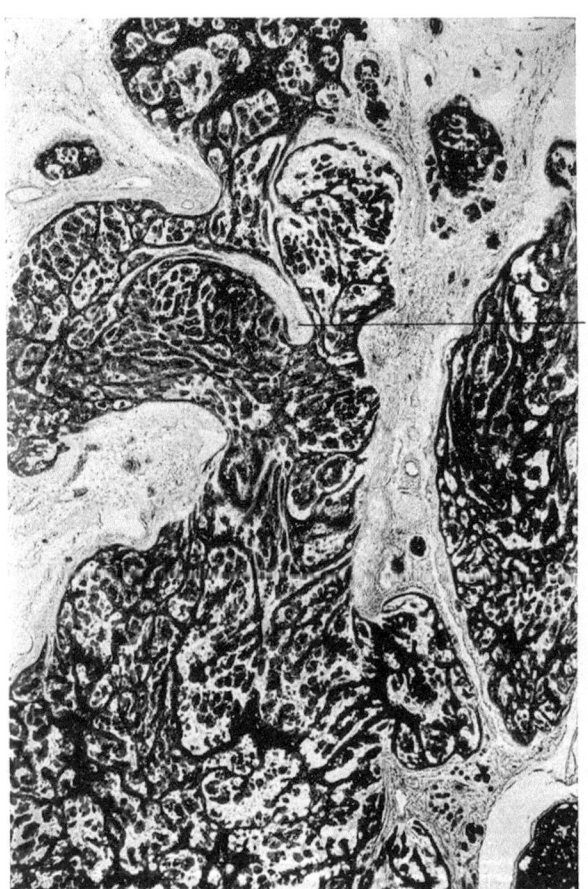

bar dagegen ist diese Auffassung mit den heute herrschenden Vorstellungen über die Entstehung gutartiger Geschwülste, in diesem Falle von Fibromen. Eine gewisse Parallele, wenn auch keine Erklärung, zeigt hier die Neurofibromatose der Haut, die zu vergleichbaren Bildern führen würde, wenn sie sich nicht auf der freien Hautoberfläche, sondern in einem, zu einem Rohr eingerollten Hautstreifen entwickeln würde. Bestehen nun schon bei der Neurofibromatose Zweifel, ob es sich um echte Geschwülste handelt, so müssen diese Zweifel im Hinblick auf die Annahme multipler subepithelialer Tumoren der Milchgänge noch größer werden. Muß doch nach unseren heutigen Kenntnissen über hormonale Zusammenhänge und Beeinflussungen für das Brustdrüsenbindegewebe eine besonders große Ansprechbarkeit des Mantelbindegewebes angenommen werden (Moskowicz), die die Entstehung hyperplastischer Wucherungen näherliegend

Abb. 27. Intrakanalikulärliegendes Adenom aus der Brustdrüse eines Hundes mit sekundärer Aufquellung des Bindegewebes und dadurch hervorgerufener Bildung fibroadenomähnlicher Strukturen.

erscheinen läßt. Es führt deshalb die Auffassung Virchows dazu, an der Geschwulstnatur dieser Bildungen überhaupt zu zweifeln.

Nach Benekes Auffassung entwickelt sich zunächst ein Adenom, das ähnlich wie in der embryonalen Entwicklung der Brustdrüse eine Umwandlung des umgebenden Bindegewebes hervorruft. Daß die Bildung einer Geschwulst vom Bau eines sog. Fibroadenoms in dieser Weise möglich ist, zeigt am besten eine eigene Beobachtung vom Hund. In diesem Falle entwickelten sich zunächst — augenscheinlich intrakanalikulär liegende — solide Adenome, in denen es teilweise zu einer äußerst starken Auflockerung der feinen interazinösen Bindegewebszüge kam; die hierdurch hervorgerufene Auseinanderdrängung und Dehnung der adenomatösen Bildungen führte zu sehr ähnlichen

Bildern, wie in menschlichen Fibroadenomen (vgl. Abb. 27). In diesem Falle ist die Epithelwucherung derart umfangreich, daß eine geschwulstmäßige Drüsenbildung angenommen werden muß; ein gleich starker Zwang besteht für die Mehrzahl der menschlichen Fibroadenome allerdings nicht. In menschlichen Fibroadenomen ist die Drüsenbildung nie so stark, nie so ausgedehnt, daß nicht — bei der besonderen latenten Entwicklungsenergie der Drüsen — einfache Hyperplasie zur Erklärung ausreichen würde (vgl. BILLROTH, S. 262). Gegen eine führende Rolle des Epithels spricht nach PRYM auch die Tatsache, daß aus Fibroadenomen häufiger Sarkome als Karzinome entstehen (im Gegensatz zu den Papillomen, s. S. 272). Es führt also auch die Anschauung BENEKES in bezug auf die beim Menschen beobachteten Fibroadenome zu Zweifeln an der Geschwulstnatur dieser Bildungen.

Die Auffassung der plattenepithelhaltigen Fibroadenome als Mischgeschwülste begründet WILMS mit dem Auftreten von Plattenepithel und mit dem starken Vorherrschen des Bindegewebes gegenüber anderen Adenomen des Körpers. Für die Entstehung von Plattenepithel in der Brustdrüse weist WILMS eine Erklärung durch Metaplasie, die vor ihm besonders GROHÉ herangezogen hatte, ohne gute Gründe zurück. Darüber hinaus lassen aber unsere heutigen Kenntnisse über die Umwandlung von Geweben eine Metaplasie im Gegenteil viel näherliegend erscheinen als eine Versprengung (STOERK, GROHÉ und ERDHEIM, DEAVER und MACFARLAND, LEE und PACK, LAHM, BIEBL); in gleichem Sinne sprechen vergleichend und experimentell pathologische Beobachtungen (VELPEAU, FISCHER-WASELS). Die Entscheidung, ob Metaplasie, ob Versprengung, ist aber in diesem Falle nicht einmal bedeutsam, weil auch beim Vorliegen einer Plattenepithelbildung auf der Grundlage von Keimversprengungen noch nichts darüber entschieden ist, ob die ganze Geschwulst durch Keimversprengung entstanden ist (LUBARSCH). In bezug auf die Bewertung des Vorherrschens des Bindegewebes in den Fibroadenomen berücksichtigt WILMS jedoch nicht die besonderen Verhältnisse der Brustdrüse, die nur vorübergehend den wirklichen Bau einer Drüse zeigt, im allgemeinen aber auf einer im Vergleich zu anderen Körperdrüsen gewissermaßen embryonalen Stufe verharrt bzw. zu dieser sich wieder zurückbildet. Bezeichnet man die ruhende Brustdrüse als Drüse, so dürfen fibroepitheliale Neubildungen mit ähnlichem Mischungsverhältnis zwischen Epithel und Bindegewebe wie in der ruhenden Brustdrüse gleichfalls als Adenome bezeichnet werden. Die Fibroadenome lediglich wegen des überwiegenden Bindegewebsgehalts als Mischtumoren anzusprechen, ist deshalb zweifellos gezwungen, und man wird den Verhältnissen fraglos besser gerecht, wenn man nicht zwischen Adenomen bzw. reinen Adenomen und Mischtumoren bzw. Fibroadenomen, sondern — wie es in dieser Bearbeitung geschah — zwischen Adenomen vom Bau der laktierenden und Adenomen vom Bau der ruhenden Brustdrüse unterscheidet.

Die besonders von BORST und RIBBERT vertretene Auffassung der Entstehung der Fibroadenome auf der Grundlage von Keimversprengungen, der sich WILMS für die gewöhnlichen Fibroadenome anschließt, läßt sich dagegen naturgemäß weder direkt beweisen noch widerlegen. Beobachtet wurden solche Keime nicht, und falls ähnliche Bildungen beobachtet worden wären, so erlaubt die mikroskopisch-anatomische Untersuchungsmethode keine sichere Entscheidung, was aus derartigen Bildungen geworden wäre. Es macht also im wesentlichen die Methodik die Entscheidung über diese Frage unmöglich.

Bei dieser Sachlage gewinnt die von FABIAN und neuerdings von MOSKOWICZ vertretene Auffassung der fibroepithelialen Geschwülste als Hyperplasien besonders großes Interesse. MOSKOWICZ bringt die Entstehung der Fibroadenome ähnlich wie die der Uterusmyome in Zusammenhang mit hormonalen Störungen.

Er glaubt, daß unreife, in dauernder Wachstumsbereitschaft stehende Gewebe bei bestehender Konstitutionsschwäche durch hormonale Störungen zum lokalen hyperplastischen Wachstum angeregt würden. Wie beim Uterus der Begriff der Metropathie angewendet wird, so bildet er für den vorliegenden Fall den Begriff der Mastopathie. So gut nun diese Auffassung für die Entstehung der Myome begründet ist, so kann nicht verschwiegen werden, daß dies für die Entstehung der Fibroadenome noch nicht der Fall ist; es erscheint deshalb verfrüht, auf die hypothetischen Möglichkeiten der hormonalen Zusammenhänge und Angriffspunkte einzugehen. Zweifellos aber liegen hier wichtige Forschungsaufgaben vor, deren Lösung nicht nur für das vorliegende Organ, sondern überhaupt für die allgemeine Pathologie der „gutartigen Geschwülste" von größter Bedeutung sein dürften.

B. Papillome.

Papilläre und papillär-adenomatöse fibroepitheliale Wucherungen kommen bei zahlreichen Krankheiten und Rückbildungsgängen in den Milchgängen und bei der Mastopathia cystica auch in den Zysten vor. Diese Bildungen müssen bei geringer Größe und großer Anzahl (Cheatle: über 70) zu den Hyperplasien gerechnet werden; ähnliche Bildungen kommen aber auch bei beträchtlicher Größe einzeln oder in geringer Zahl vor und verhalten sich wie echte Tumoren (Askanazy, Ewing, Kaufmann, Krompecher); sie sollen deshalb wegen ihres geschwulstmäßigen Baues an dieser Stelle besprochen werden (vgl. S. 242).

Vorkommen. Unter den gutartigen Brustdrüsengeschwülsten, und das sind praktisch allein die fibroepithelialen Geschwülste, machen sie etwa 5% aus (Warren); unter allen Brustdrüsengeschwülsten dagegen 1,3—1,5% (Pack und LeFèvre, Deaver und MacFarland, Warren). Die Lage ist fast ausschließlich im Zentrum der Brustdrüse, entweder unmittelbar unter der Mamilla oder sogar in derselben (Ewing, Lecéne, Cheatle); nur in etwa 10—20% der Fälle (Hart, Jacoulet, Deaver und MacFarland) liegen diese Neubildungen in den seitlichen Teilen der Brustdrüse, und zwar hauptsächlich im oberen-äußeren Quadranten.

Das Durchschnittsalter der befallenen Patientinnen liegt meist höher als bei den übrigen fibroepithelialen Neubildungen, und zwar etwa im Gebiet des Karzinomalters (Hart $42^1/_2$ Jahre bei 95 Beobachtungen, Pack und LeFèvre 45 Jahre, Deaver und MacFarland 46,6 Jahre, Greenough und Simmons 49,5 Jahre, Ewing etwa 50 Jahre, Warren 52 Jahre). Gelegentlich wird diese Neubildung aber auch schon im frühen und ganz hohen Alter beobachtet (nach David zwischen 19—81 Jahren). Nach Pack und LeFèvre, Ewing ist ein unverhältnismäßig großer Teil der befallenen Frauen unverheiratet (28—50%). Unverhältnismäßig häufig sind die Papillome der Milchgänge auch bei Männern beobachtet worden (Jeanney, Tietze, Williams, Russel, Deaver und MacFarland, Strasser, Lecène, Greenough, Semb, Unger, David, de Morgan, Amado, Hewett, Worbs, Shattock, Peachell, Conant, Leser, Duncker, Neal, Cornil, P. Nadal, Buday u. v. a.); auch bei ihnen fand sich häufig blutiger oder milchiger Ausfluß (David, Greenought, Williams, Strasser, Conant, Worbs).

Verlauf. Die Vergrößerung dieser Neubildungen erfolgt mäßig schnell, durchschnittlich bestanden sie beim Zeitpunkt der Operation 2 Jahre (Deaver und MacFarland, Greenought und Simmons). In einem sehr hohen Prozentsatz (David, Deaver und MacFarland, Hart: 73—75%, Greenought und Simmons 55%) fand sich bei diesen Neubildungen zur Zeit der Operation eine Absonderung aus der Mamille; nach den meisten Autoren ist diese überwiegend (DEAVER und MACFARLAND, HART) oder sogar stets blutig (BONNE, HARPØTH, BLOCH). In zahlreichen Fällen wurde die Absonderung schon bemerkt, bevor ein Tumor nachweisbar gewesen war. Oft war die Sekretion anfänglich vorhanden und hörte nicht selten plötzlich nach einiger Zeit wieder auf; in solchen Fällen trat dann (als Folge der okkulten ,,Blutung") unter starken Schmerzen entweder der Tumor in Erscheinung oder es erfolgte bei bereits vorhanden gewesenem Tumor eine plötzliche Vergrößerung der Geschwulst (CORNIL, EWING, DEAVER und MAC

FARLAND, HART). Nach manchen Autoren soll eine Absonderung stets vorhanden sein; wenn sie nicht spontan aufgetreten oder nicht bemerkt worden war, soll sie durch Ausdrücken der betreffenden Brustdrüse nachzuweisen sein (SASSE, TIETZE). Fraglos sind die Papillome die häufigste Ursache der sog. ,,blutenden Mamma" (MILLER, BLOODGOOD, CEELEN, SEMB, GRONWALD).

Pathologische Anatomie. Die Papillome und die papillär-adenomatösen Geschwülste der Milchgänge bilden rundliche oder spindelige, glatte oder knollige, erbsen- bis faustgroße, durchschnittlich walnußgroße scharf begrenzte feste oder sogar harte Knoten (DEAVER und MACFARLAND, DAVID), deren Härte jedoch mehr vom Druck der enthaltenen Flüssigkeit als von der Festigkeit der Kapsel oder des Tumorgewebes abhängt (DEAVER und MACFARLAND, FITZWILLIAMS). Beim Einschneiden entleert sich meist wenig, manchmal jedoch ziemlich viel rötliche, bräunliche oder bräunlich-gelbe, manchmal von feinsten schillernden Schüppchen durchsetzte (JACOULET) Flüssigkeit, und es zeigt sich, daß die Neubildung aus einer im ganzen glattwandigen

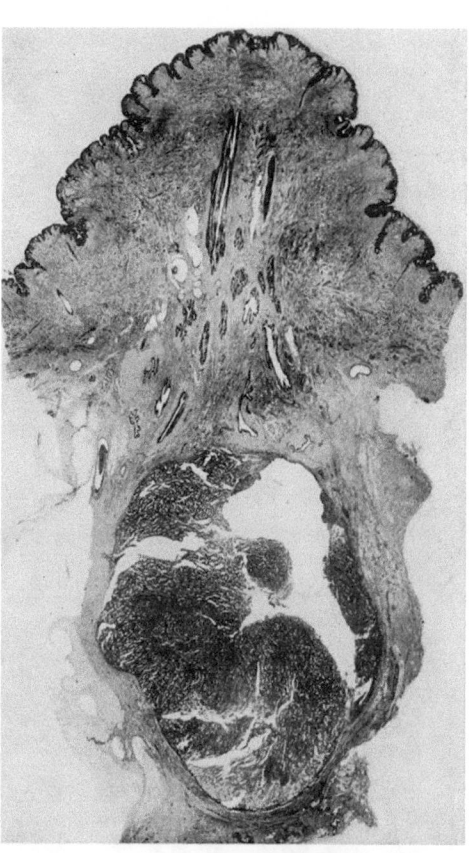

Abb. 28. Papilloma intracanaliculare arborescens eines großen Milchgangs unmittelbar unter der Brustwarze.

,,Zyste" besteht, der an einer oder meist (CHEATLE) mehreren Stellen solid erscheinende Tumormassen aufsitzen; diese Massen bestehen (Abb. 28) aus einem meist sehr weichen Gewebe von gehirnartiger (LORY) Konsistenz und Farbe und es läßt sich vielfach schon bei Betrachtung mit bloßem Auge durch Zerzupfen mit einer Nadel oder durch Aufschwemmen in Wasser nachweisen, daß sie aus sehr feinen Zotten bestehen. Auf dem Schnitt zeigt der Knoten meist eine grauweiße bis graurötliche Farbe; oft finden sich aber auch ausgedehnte rote, bräunliche und gelbliche Verfärbungen. Die Wand des Hohlraums besteht aus einem meist 1—2 mm dicken, weißen, sehnigen Gewebe, das manchmal als sehr derb beschrieben wird und sogar verkalken kann (GIBBON). Die Innenfläche des Hohlraums ist selten weiß, sondern meist gelblich oder gelblich-bräunlich verfärbt, und von abstreifþaren membranartigen Auflagerungen bedeckt (JACOULET). Dies gewissermaßen charakteristische

Bild kann in verschiedener Beziehung Abweichungen aufweisen. Einmal kann die Flüssigkeitsmenge mehr und mehr zurücktreten und sogar völlig fehlen; dann sehen diese Neubildungen völlig solide aus (Deaver und MacFarland) und es kann wegen der weichen, markigen Konsistenz und der in solchen Fällen vielfach undeutlichen Umhüllung große Ähnlichkeit mit einem Sarkom oder einem markigen Karzinom bestehen. Im anderen Falle ist der zystische Hohlraum nicht rund, sondern vielfach ausgebuchtet und kammerig unter-teilt, so daß die Hohlräume auf einzelnen Schnitten gar keine Zusammenhänge erkennen las-sen (vgl. Abb. 35). In einzelnen Fällen bestand dagegen keine abgeschlossene „Zyste", son-dern es war eine Verbindung mit den Milchgängen vorhanden (s. unten) und einige Male ragten die polypösen Massen sogar aus der Brustwarze heraus (Bland Sutton, Pollard, Wolf).

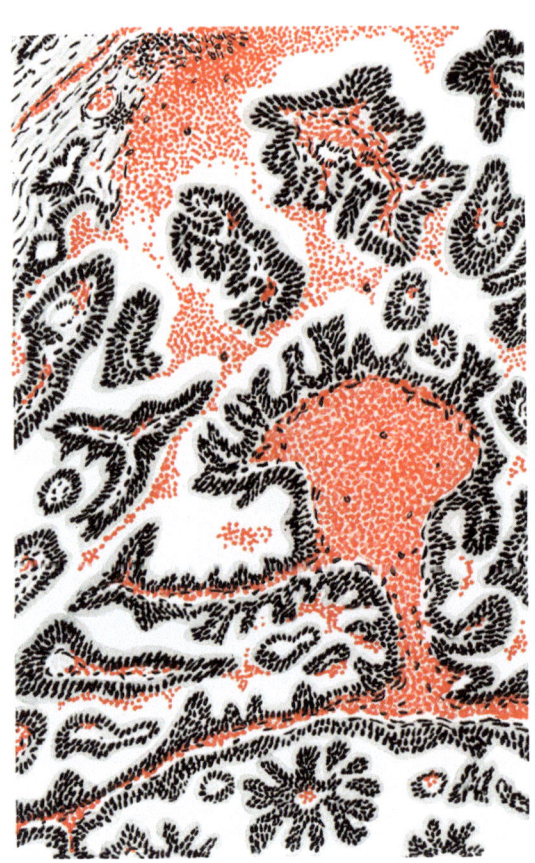

Histologie. Mikroskopisch sind zwei Formen von der-artigen intrakanalikulären Neu-bildungen zu unterscheiden. Bei der häufigeren ersten, rein pa-pillären Form, dem Papillo-ma intracaniculare ar-borescens, baut sich die Geschwulst aus äußerst zarten, ziemlich langen, baumartig ver-zweigten Zotten auf, die einen ganz feinen, bindegewebig-vas-kulären Grundstock und ein kubisches oder ausgesprochen zylindrisches Epithel aufweisen (Abb. 29). Das Epithel ist in vielen Fällen einreihig, nach Sasse, Ewing, Deaver und MacFarland, Greenought und Simmons, Jacoulet jedoch oft auch zweireihig; einen Be-satz von Flimmerhärchen be-

Abb. 29. Papillom eines großen Milchgangs. (Präparat von Prof. Jores-Kiel.) Die zierlichen Zotten zum Teil plump aufgetrieben, hämorrhagisch infarziert. Zwischen den Zotten (gut erhaltene) Erythrozyten.

obachtete Buday. Das Epithel erinnert vielfach an das gewöhnliche Milch-gangsepithel; oft zeigt es jedoch an einzelnen Stellen und manchmal sogar aus-schließlich den Charakter der sog. blassen bzw. eosinophilen Epithelien (Krom-pecher, Letulle, Delbet und Mendaro, Semb, Goldzieher und Kaldor, eigene Beobachtung), die in der eigenen Beobachtung deutliche apokrine Sekretion zeigen. Gelegentlich wurden einzelne Mitosen beobachtet (Greenough und Simmons). Die Zotten bestehen oft nur aus Epithel und einem kleinen zen-tralen Gefäß; ein bindegewebiger Grundstock ist gar nicht zu erkennen (Abb. 29). Zwischen den feinen Zotten finden sich bei dieser Form nur vereinzelte Ana-stomosen. Die Zottenbäumchen sitzen der Wand meist mit breiter Basis auf (David); oft jedoch besitzen sie zahlreiche und bei den solid erscheinenden

Formen manchmal rings um den Umfang der Kapsel verteilte Wurzeln (EWING, CHEATLE); nur selten findet sich ein einziger dünner Stiel. Bei zottenreichen Formen mit geringer Flüssigkeit findet sich häufig eine, an die Facettenbildung der Gallensteine erinnernde Abplattung der Zotten.

Bei der selteneren zweiten, plumpen, papillär-adenomatösen Form, dem Papilloma intracanaliculare polyposum, treten die anastomosenartigen Verbindungen zwischen den Zotten mehr und mehr in den Vordergrund, so daß dadurch ein adenomartiger Aufbau vorgetäuscht werden kann (Abb. 30).

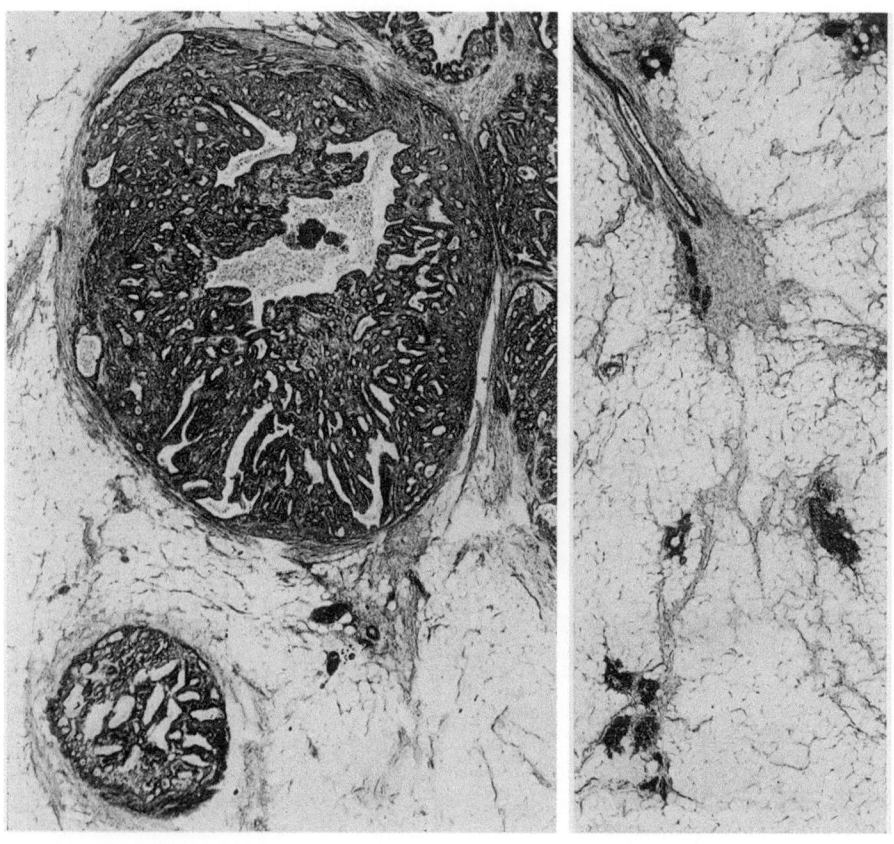

Abb. 30.   Abb. 31.

Abb. 30 (links). Intrakanalikuläre papillär-adenomatöse Neubildungen der mittleren und kleineren Milchgänge. Im Bilde links unten ein — infolge der bestehenden lipomatösen Atrophie der Brustdrüse (Abb. 31, rechts) — frei im Fettgewebe liegenden kleiner Milchgang.

Ob daneben auch echte, solide Adenome bzw. Fibroadenome in derartigen zystischen Hohlräumen vorkommen, ist bezweifelt worden (DEAVER und MACFARLAND, CHEATLE); einige gut beschriebene Beobachtungen (CORNIL, CORNIL und SCHWARZ, LORY, SASSE), sowie auch zwei eigene Beobachtungen (s. Abb. 32 u. 33) sprechen jedoch dafür, daß intrakanalikuläre rein adenomatöse Polypen und intrakanalikuläre entwickelte Fibroadenome vorkommen.

In einem der beobachteten Fälle (Abb. 32) handelte es sich um einen gut kirschgroßen, an einer Seite tief gefurchten Knoten, der in einem zweikammerigen, aus einer zierlichen bindegewebigen Kapsel gebildeten Hohlraum lag.

Mikroskopisch baute sich der Knoten aus kleinen drüsenartigen Hohlräumen auf, die mit einschichtigem niedrigen Epithel ausgekleidet waren. Auch dieser Knoten saß breitbasig auf. In dem anderen Fall (Abb. 33) war der Knoten stärker bindegewebshaltig und zeigte im ganzen den Bau eines teils peri-, teils intrakanalikulären Fibroadenoms.

Sekundäre Veränderungen in Papillomen. Im Gewebe dieser Neubildungen, und zwar besonders in den sehr feinzottigen Formen (David) finden sich äußerst häufig mehr oder minder ausgedehnte Ernährungsstörungen, wie z. B. Ödeme,

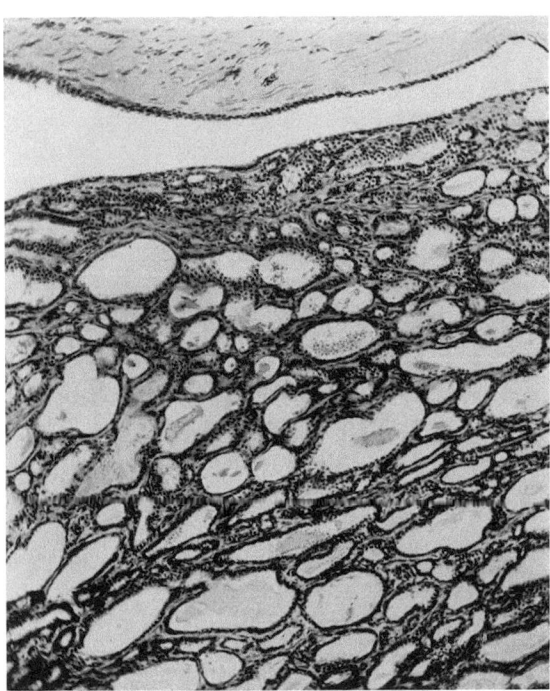

Abb. 32. Adenom im Inneren eines abgekapselten Milchgangteils (Ampulle).

Blutungen in das Gewebe der Zotten und in den zystenartigen Hohlraum (vgl. Abb. 29), Nekrosen und deren Folgezustände wie z. B. Hyalinisierung, Narbenbildung, kugelige Verkalkungen, Ablagerungen von Cholesterin, Hämatoidin und besonders Hämosiderin (Greenough und Simmons, Lecène, Semb, Hart); im. Verlaufe dieser sekundären Umwandlungen treten häufig auch Veränderungen am Epithel auf, das ausgedehnt fehlen kann und dessen Reste, von narbigem Bindegewebe umschlossen, an ein zirrhöses Karzinom erinnern können (Hart). Auch die Innenwand des Hohlraums ist vielfach nur zum Teil von Epithel bedeckt, im übrigen findet sich ein von ausgedehnten Blutungen und von Blutpigment durchsetztes (Abb. 29) Granulations- oder Narbengewebe. Im gelblichen oder rötlichen „Zysten"inhalt sind bei der mikroskopischen Untersuchung Erythrozyten, abgestoßene Epithelien und manchmal auch große phagozytenähnliche Zellen nachzuweisen (Cornil). Die Erythrozyten sind nach Delbet oft so gut erhalten, daß der Eindruck entsteht, als ob es sich um strömendes Blut handele (vgl. auch Abb. 29). In einem selbstbeobachteten Fall waren gleichfalls zwischen den Zotten viele Erythrozyten und zahlreiche sehr große vielkernige Phagozyten vorhanden, die neben Zellschatten zum Teil Hämatoidinkristalle enthielten (Abb. 34); diese Riesenzellen fanden sich aber nicht nur in der Flüssigkeit, sondern auch im Bindegewebe der Zotten und der Wand.

Formale Genese. Das Ergebnis der mikroskopischen Untersuchung hat in Verbindung mit dem pathologisch-anatomischen Befund vielfach dazu geführt, diese Bildungen entsprechend ähnlich gebauten Ovarialtumoren als Zystome aufzufassen (Cystadenoma papilliferum). Diese Auffassung würde voraussetzen, daß die umhüllende „Zysten"-Wand von der Geschwulst gebildet wird und ein wesentlicher Teil von dieser ist. Ein Beweis hierfür konnte im Schrifttum

nicht aufgefunden werden, dagegen liegen zahlreiche Angaben vor, daß die
Zystenwand aus einem Teil des Milchgangssystems gebildet wird (DEAVER und
MACFARLAND, CHARTERIS). Für die enge Beziehung zu den Milchgängen spricht
vor allem die fast regelmäßig vorhandene Absonderung aus der Mamille.
GREENOUGH und SIMMONS konnten sogar in einem glücklich gelegten Schnitt den
Übergang vom Epithel der Mamille durch einen großen Milchgang zum Epithel
der Zysteninnenfläche darstellen. In ähnlicher Weise gelang es CORNIL in
Flachschnitten nachzuweisen,
daß ein etwa kirschgroßes
Papillom bei der Teilung der

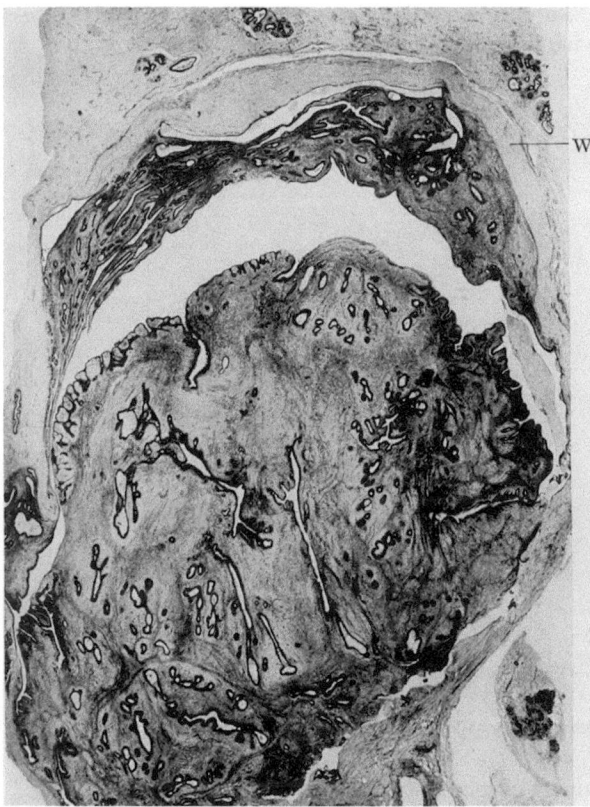

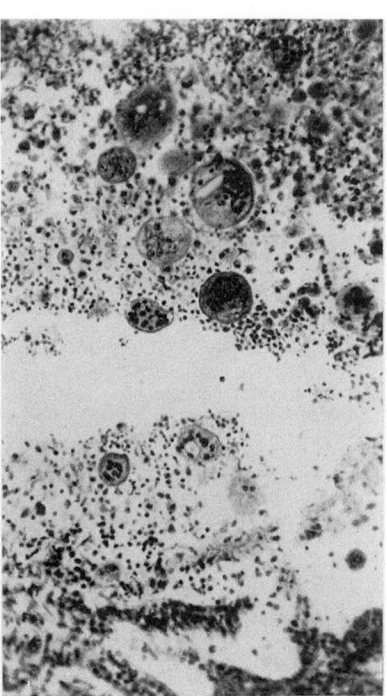

Abb. 33. Fibroadenom im Inneren eines großen
Milchgangs. (W Wand des Milchgangs.)

Abb. 34. Flüssigkeit eines abgekapselten
Milchgangs-Papilloms mit großen vielkernigen (bis zu 50 Kerne!) Phagozyten,
die Zellschatten und Hämatoidinkristalle
enthalten.

Milchgänge sich in vier erweiterte Äste hineinerstreckte (vgl. Abb. 35 einer
eigenen ähnlichen Beobachtung) und daß in den feineren Verzweigungen die
Milchgänge wieder normal wurden (vgl. auch DELBET und HERRENSCHMIDT,
LETULLE, CHARTERIS).

Es ist daher wahrscheinlich, daß die vorliegenden Papillome ganz über-
wiegend in den großen Milchgängen, besonders in den Ampullen oder vielleicht
auch in Ausstülpungen der Milchgänge (ASCHOFF, EWING, DEAVER und MAC
FARLAND, CHARTERIS) entstehen. Infolgedessen können Absonderungen der
Papillome, im besonderen Blut, zunächst durch die Mamille nach außen abfließen.
Dieser Zustand kann dauernd bestehen bleiben; es kann aber auch durch die
mikroskopisch oft beobachteten Organisationsvorgänge zu einem Verschluß des
Milchgangs ober- und unterhalb der Geschwulst selbst kommen. Nach diesem
Ereignis ist ein weiterer Abfluß unmöglich und es kommt durch Retention

zur plötzlichen Vergrößerung (s. S. 267) und Zystenbildung (Deaver und Mac-Farland, Letulle, Junge).

Kausale Genese. Derartige Milchgangpapillome finden sich besonders häufig bei der Mastopatia cystica, zu der fraglos enge Beziehungen bestehen (Cimorini, Gronwald). Sie konnten von Bagg durch künstliche Sekretstauung, sowie von Kennaway und Sampson durch Teereinspritzungen in den Haupt-milchgang bei Ratten erzeugt werden. Es wird deshalb angenommen, daß chronische Reizvorgänge, vor allem Traumen und Sekretstauungen (Bagg, Greenough und Simmons), die Bildung dieser Papillome veranlassen. Da das Epithel, besonders in den zierlichen Formen, außerordentlich überwiegt und

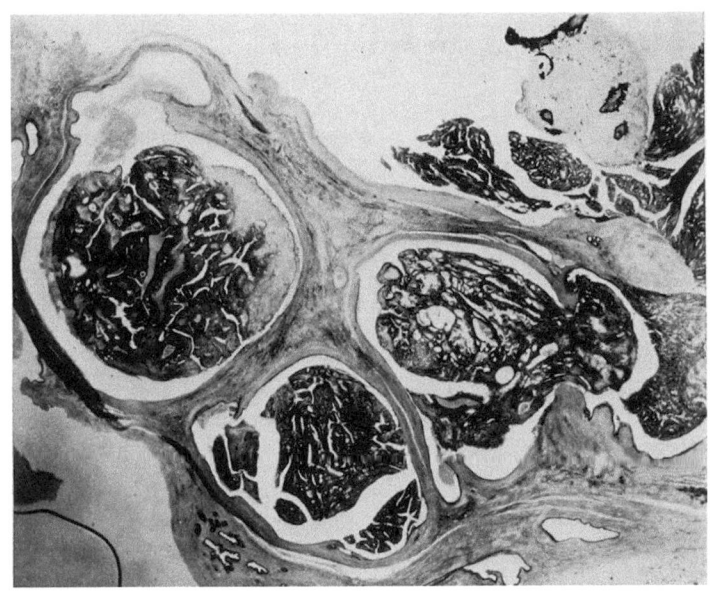

Abb. 35. Papilloma intracanaliculare polyposum.

das Bindegewebe vielfach nur äußerst wenig und ungenügend nachfolgt, wird angenommen, daß das Epithel bei der Bildung dieser Geschwülste das Führende ist (von Saar). In diesem Sinne spricht nach Moskowicz auch das weitere biologische Verhalten dieser Papillome, die nach übereinstimmenden Mittei-lungen verhältnismäßig häufig sich in ein Karzinom umwandeln bzw. das destruierend infiltrierende Wachstum eines Karzinoms zeigen (Tietze, Herx-heimer, Deaver und MacFarland, Bloch, Sebening). Lediglich in bezug auf die Häufigkeit dieses Vorkommens weichen die Auffassungen verschiedener Schulen und Richtungen sehr voneinander ab. Auf der einen Seite glauben französische Autoren, z. B. Cornil und Ranvier, Labbé und Coyne, Delbet und Mendaro, Jacoulet, daß diese Umwandlung zum Wesen dieser Geschwulst gehört und sie bezeichnen sie daher bereits als Karzinom („Epithéliome"). Auf der anderen Seite halten die meisten Autoren (z. B. besonders Tietze, Herx-heimer, Greenough und Simmons, Deaver und MacFarland) die Geschwulst an und für sich gutartig bei relativ großer Gefahr des Übergangs in Karzinom, der nach Tietze in etwa 10%, nach Greenough und Simmons in etwa 15%, nach Elliot in 25% und nach Bloodgood in etwa 50% vorkommen soll.

IV. Die Karzinome der Brustdrüse.

A. Pathologische Anatomie der Brustdrüsenkarzinome.

Über die Einteilung der Brustdrüsenkarzinome siehe S. 287.

Bei den Karzinomen der Brustdrüse ist die Form der erkrankten Brust anfänglich oft unverändert; die Brust ist dabei, im Gegensatz zu den übrigen Geschwülsten der Brustdrüse (vgl. z. B. S. 229 und 243), meist nicht vergrößert, sondern mehr oder minder stark verkleinert. Schon geringe Grade der Verkleinerung machen sich durch einen Hochstand und vielfach auch durch eine Einziehung der Mamille der erkrankten Seite bemerkbar. Diese Einziehung tritt außerordentlich häufig auf; bei KOGAN war sie beim Karzinom in 76%, bei DEAVER und MACFARLAND in 53% vorhanden. Sie, wie auch die Verkleinerung der Brust, wird am stärksten durch die an der Brustdrüse besonders häufigen, schrumpfenden („skirrhösen") Karzinome (s. S. 276) hervorgerufen und zwar besonders bei zentraler Lage des Karzinoms (CORNIL); bei peripherem Sitz des Karzinoms tritt oft nur eine Verziehung der Mamille auf. Die Einziehung fehlt andererseits bei den Karzinomen, die eine Vergrößerung der ganzen Brust hervorrufen (s. unten). Die Einziehung der Brustwarze ist nicht pathognomonisch für das Karzinom; sie kommt auch bei infektiösen Granulomen, besonders bei der Tuberkulose, sowie — wenn auch selten — bei gutartigen Geschwülsten infolge von sekundären entzündlichen Veränderungen vor (DEAVER und MACFARLAND).

Bei fortgeschrittenen Karzinomen kann die Schrumpfung so hohe Grade erreichen, daß von einer vorher gut entwickelten Brust nur eine kleine flache Anschwellung übrig bleibt. Im Verlauf der Schrumpfung bleibt die Oberfläche der Brust vielfach nicht gleichmäßig gerundet, sondern es treten kleinere und größere Einziehungen oder Verziehungen und zwischen diesen tumorartige Vorbuckelungen auf, die fest oder sogar derb sind und dem Karzinomknoten entsprechen, oder aber weich und elastisch und aus sich vordrängendem Fettgewebe bestehen (Pseudolipome, PAYR, s. S. 319).

In einem kleineren Teil der Fälle, bei Vorhandensein von größeren Umfang erreichenden Karzinomen (beim knotigen Karzinom, wie z. B. besonders beim Carcinoma mucinosum) und bei sehr diffus wachsenden Karzinomen kommt es dagegen zu einer Vergrößerung der Brust, die aber nur selten ein ähnliches Ausmaß wie bei fortgeschrittenen Sarkomen oder wie beim Fibroadenoma phylloides erreicht.

Die Vergrößerung der Brust kann so stürmisch erfolgen, daß — besonders auch infolge des gleichzeitig vorhandenen Fiebers — das Bild einer akuten Entzündung vorgetäuscht werden kann; diese — zuerst von LÜCKE beobachtete — klinische Erscheinungsform wurde deshalb von VOLKMANN und KLOTZ als Mastitis carcinomatosa bzw. von SCHUMANN als Carcinoma mastitoides bezeichnet (s. auch unter Carcinoma erysipelades).

Zu den klinischen Erscheinungen einer Mastitis durch ein sich entwickelndes Karzinom kommt es vor allem bei jüngeren Frauen (KLOTZ), wenn ein Karzinom während der Gravidität oder Laktation zur Entwicklung gelangt. In einigen einschlägigen Beobachtungen war anfänglich ein unbestimmt abgegrenzter Tumor vorhanden gewesen; meist war jedoch vorher kein Tumorknoten bemerkt worden, sondern es trat unvermittelt eine rapide fortschreitende schmerzhafte (DEAVER und MACFARLAND) Vergrößerung der ganzen Brustdrüse, sowie entzündliche Erscheinungen (Ödem, Rötung und Spannung der Haut, Fieber [ORBACH]) auf. In späteren Stadien wurde die ganze Brustdrüse hart und höckerig (KLOTZ). Häufig wurde kurze Zeit darauf die zweite Brustdrüse in gleicher Weise (KLOTZ, DEAVER und MACFARLAND) ergriffen. Mikroskopisch handelte es sich fast stets um das Carcinoma diffusum (s. S. 288). Das sog. Carcinoma mastitoides ist demnach nicht als eine selbständige Form des Mammakarzinoms, sondern als die offenbar typische Erscheinungsform eines Karzinoms der tätigen Brustdrüse aufzufassen.

Die Haut über der Brust weist in fortgeschrittenen Fällen im Gebiet unmittelbar über dem Karzinom, in der Umgebung der Brustwarze oder auch über der ganzen Brust und manchmal noch in ihrer Umgebung eine ganze Reihe von auffälligen Veränderungen auf. Die Haut kann rötlich, bläulich-rot oder bräunlich (s. S. 320) verfärbt sein, sie kann über anscheinend unveränderten oder über den geröteten Bezirken von feinen oder gröberen Schuppen und Krusten bedeckt sein, sie kann runzelig, narbig oder infolge zahlloser feiner trichterförmiger Einziehungen wie geport („peau d'orange", s. S. 319) aussehen und sie kann endlich von zahllosen rötlichen, abszeßähnlichen Knötchen („Cancer pustuleux", s. S. 322) oder kleineren und größeren, unter Umständen stark vorspringenden (RIBBERT) Knoten (vgl. Abb. 63) durchsetzt sein. Weiter kann eine derbe, ausgedehnte Infiltration und Verdickung der tieferen Hautschichten, sowie letzten Endes auch ein tiefgreifender Defekt (nach DEAVER und MACFARLAND bei 15% der Patienten) entstehen. Solche Ulzera bleiben bei „skirrhösen" Formen klein, und es erscheint die Haut der Umgebung strahlig-narbig herangezogen; bei den zellreicheren Karzinomen — und unter Umständen auch auf der Höhe der vorspringenden Knoten (RIBBERT) — entwickeln sich dagegen tiefe krater- oder schüsselförmige Defekte mit stark verdickten, unterminierten Rändern (DEAVER und MACFARLAND). In der Umgebung der Hautdefekte zeigt die Haut die oben erwähnte bräunliche oder sogar schwärzliche Verfärbung oft besonders deutlich.

Diese Hautveränderungen können krankhaften Veränderungen anderen Ursprungs außerordentlich ähnlich sehen und sie wurden teilweise mit dem Namen der vorgetäuschten krankhaften Veränderung, unter Hinweis auf die karzinomatöse „Ätiologie", bezeichnet, z. B. Erysipelas carcinomatosum. Der Wert einer derartigen Form der Bezeichnung liegt zweifellos darin, daß sie besonders einprägsam auf die differentialdiagnostischen Möglichkeiten hinweist; da aber z. B. im angeführten Fall keine Entzündung — auch nicht sekundär — im Spiele ist, wurden andererseits Bezeichnungen vorgeschlagen, die nur die Ähnlichkeit betonen, z. B. „Carcinoma erysipelades". Hierdurch wird aber auf der anderen Seite der Eindruck erweckt, als ob eine besondere Karzinomart vorläge, während in Wirklichkeit in allen unten aufgeführten Fällen nur besondere Ausbreitungsformen vorliegen, die bei verschiedenen Karzinomarten vorkommen. Vom pathologisch-anatomischen Standpunkt ist deshalb in solchen Fällen im Interesse der Beseitigung unklarer oder falscher Vorstellungen und zur Gewinnung gesicherter Kenntnisse eine Bezeichnung vorzuziehen, die den Typus des Karzinoms bezeichnet und besondere örtliche Wachstumsformen — gewissermaßen erläuternd — anfügt. Im oben angeführten Beispiel, also z. B.: Carcinoma tubulare mit erysipelartiger Ausbreitung in der Haut. Im folgenden sollen einige derartige besondere Ausbreitungsformen kurz charakterisiert werden.

1. Die erysipel-artige Ausbreitung (Erysipelas carcinomatosum, KÜTTNER; Carcinoma erysipelades, MELNIKOW).

Die Rötung der Haut kann unter gleichzeitiger Schwellung des geröteten Bezirks ein gleichmäßiges stetiges Fortschreiten nach allen Seiten zeigen, so daß das Bild eines Erysipels vorgetäuscht wird. Diese klinische Erscheinungsform des Karzinoms wurde deshalb von KÜTTNER als Erysipelas carcinomatosum bezeichnet; gleiche Beobachtungen wurden auch zusammen mit dem Carcinoma mastitoides als „Inflammatory carcinoma" (LEE und TANNENBAUM) oder „acute Carcinoma" (RUDER) beschrieben.

Die erysipelähnliche Veränderung der Haut tritt entweder über einem in der Tiefe liegenden Karzinom oder besonders in der Umgebung einer Operationsnarbe auf (KÜTTNER); sie breitet sich jedoch langsamer aus — nach H. FISCHER nur 10—15 cm im Monat — als das echte Erysipel. In einer Beobachtung von NOELLE ging die erysipelartige Veränderung der Haut nach einiger Zeit zurück und es entwickelte sich das Bild einer Sklerodermie (s. auch unten bei Cancer en cuirasse) und zuletzt knotige Hautmetastasen.

Die Ursache dieser Hautveränderung ist eine hochgradige Durchsetzung der obersten Bindegewebsschichten des Koriums durch ein, sich in den kleineren Blutgefäßen (KÜTTNER, GRONWALD) bzw. in den Lymphbahnen (BRACKERTS, LIPSCHÜTZ, H. FISCHER) oder in beiden (RUDER, MELNIKOW) ausbreitendes Karzinom. Die Hautrötung wird offenbar durch eine passive Hyperämie hervorgerufen. Die wegen dieser Ausbreitung unter dem Epithel von FISCHER gewählte Bezeichnung „subepidermoidales Mammakarzinom" wird nach FRANGENHEIM besser durch den Ausdruck „subepidermoidale Ausbreitung eines Mammakarzinoms" ersetzt (s. S. 321). Mikroskopisch lag meist ein solides Karzinom vor (BRACKERTS); in zwei Fällen (GRONWALD, FISCHER) jedoch ein zylinderzelliges Adenokarzinom (= Carcinoma tubulare), in einem anderen von DEAVER und MACFARLAND ein Gallertkarzinom (vgl. auch S. 322).

2. Die ekzem-artige Ausbreitung (der „PAGET-Krebs").

Im Gebiet der Brustwarze kann es bei Bestehen oder auch längere Zeit vor Auftreten eines Karzinoms der Brustdrüse zu einer — zuerst von PAGET beschriebenen — hart-näckigen, ekzemartigen Veränderung der Haut kommen, die langsam nach allen Seiten ziemlich gleichmäßig (konzentrisch) fortschreitet und im Zentrum zu einem mäßig tiefen Hautdefekt und dadurch zu einer Zerstörung der ganzen Brustwarze führt. Die Veränderung der Haut ist meist nicht typisch ekzematös, sondern nur ekzemähnlich, im besonderen fehlt die Bläschenbildung fast stets.

Die Deutung dieser Erkrankung hat sehr gewechselt; noch heute ist vor allem um-stritten, ob es sich um ein primäres Hautkarzinom mit sekundärem Mammatumor, oder um ein primäres Karzinom der Brustdrüse bzw. der größeren Milchgänge mit eigenartiger — intra-epithelialer — Ausbreitung in der Haut handelt. Der letzteren, besonders von RIBBERT, JACOBAEUS, DIETRICH vertretenen Auffassung folgend wird der PAGET-Krebs im Abschnitt „Ausbreitung der Karzinome" besprochen werden (s. S. 322).

3. Die sklerodermie-artige Ausbreitung („Cancer en cuirasse", VELPEAU).

Die Verhärtung der Haut über einem sich ausbreitenden Brustdrüsenkarzinom kann so gleichmäßig erfolgen, daß das Bild einer Sklerodermie, bzw. einer panzerartigen Ver-härtung hervorgerufen werden kann. Diese Veränderung der Haut beginnt meist in den unmittelbar über dem Karzinom liegenden Abschnitten, besonders bei relativ oberflächlich sitzenden Brustdrüsenkarzinomen. Neben der Verhärtung besteht vielfach gleichzeitig eine mehr oder minder ausgedehnte Hyperkeratose (DIETRICH, BRACKERTS). Die Ver-änderung breitet sich allmählich über die ganze Brustdrüse, sowie über die Haut der Um-gebung bis auf Schulter, Oberarm, sowie den übrigen Thorax und den Rücken aus.

Mikroskopisch handelt es sich meist um solide Karzinome, in einem Falle von DEAVER und MACFARLAND jedoch um ein Gallertkarzinom, die die Lymphbahnen der Epidermis hochgradig durchsetzen (VELPEAU, DEAVER und MACFARLAND) und zunächst ein Ödem, später eine Sklerosierung der Subkutis hervorrufen. Es besteht also mikroskopisch eine enge Beziehung zum sog. „Carcinoma erysipelades" (s. oben), die in einigen Fällen auch klinisch — durch ein Nebeneinander beider Bilder an den verschiedenen Brustdrüsen (NOELLE) oder durch einem Übergang vom „Carcinoma erysipelades" in „Cancer en cuirasse" bzw. „Sklerodermie" (KÜTTNER) — zum Ausdruck kam.

4. Die pustel-artige Ausbreitung (Cancer pustuleux, VELPEAU).

In der Haut über der Brustdrüse, sowie in der Umgebung derselben, besonders über der Schulter und über dem Rücken, treten gelegentlich bei bestehendem Brustdrüsen-karzinom zahllose kleine und größere Knötchen auf, die von einem roten Hof umgeben sind und den Eindruck kleinster, miliarer Abszeßchen (Pusteln, „Papulées rosées") erwecken (P. NADAL, ALGLAVE; vgl. auch DUCUING und GUILHELM). Hierbei handelt es sich um kleinste Metastasen, die sich bei Ausbreitung des Karzinoms in den tiefen Lymphbahnen der Faszien durch ein senkrecht von unten — nicht wie bei den vorhergehenden Formen hori-zontal — erfolgendes Einwachsen in die Haut bilden. Diese Form der Hautbeteiligung ist ebenfalls nicht für eine bestimmte Karzinomart charakteristisch, sondern tritt bei ver-schiedenen Arten (besonders beim Carcinoma mucinosum und beim Carcinoma tubulare) auf (vgl. auch S. 322).

Bei der Betastung der Brustdrüse ist ein Karzinom anfänglich als kleine Verhärtung oder als ziemlich gut abgegrenzter, meist kirsch- bis hühnerei-großer Herd (DEAVER und MACFARLAND) zu fühlen; nur selten besteht der Ein-druck eines scharf abgekapselten Knotens (z. B. beim Gallertkarzinom). In einer relativ großen Zahl von Fällen — bei DEAVER und MACFARLAND z. B. in 22% der Fälle — ist jedoch infolge tiefen Sitzes oder zu geringer Größe des Karzi-noms, besonders bei bestehender Verhärtung des Drüsengewebes oder starker Adipositas, überhaupt kein eigentlicher Geschwulstknoten zu fühlen.

Die Karzinomknoten sind gegenüber dem Brustdrüsengewebe meist unver-schieblich, lassen sich aber anfänglich (STEINTHAL, nach QUANDMECHELS sogar in 63% der Beobachtungen) mit der Brustdrüse zusammen gegenüber der

Haut und Unterlage gut verschieben (über das Verhalten der Fibroadenome vgl. S. 247). Bei beginnender Ausbreitung des Karzinoms — schon vor dem Auftreten der erwähnten Veränderungen an der Haut — wird die Verschieblichkeit geringer, sowohl gegenüber der Haut, als auch gegenüber dem Pektoralis und zuletzt auch gegenüber der Brustwand; eine nachweisbare Herabsetzung der Verschieblichkeit, z. B. gegenüber der Haut (vgl. S. 318) beobachteten DEAVER und MACFARLAND in 70%, gegenüber der Muskulatur in 21% ihrer Fälle.

Auf der Schnittfläche treten die Karzinome der Brustdrüse — weitgehend unabhängig von ihrem histologischen Bau, s. dort — in einer Reihe von verschiedenen äußeren Formen auf:

1. Als strahlig-narbiges Karzinom („Skirrhus").

In etwa der Hälfte aller Fälle erscheint das Karzinom der Brustdrüse auf der Schnittfläche als strahlig-narbiger, erbsen- bis kirschgroßer Herd. Der Mittelpunkt dieses Herdes wird von einer homogenen, glasig-opak durchscheinenden,

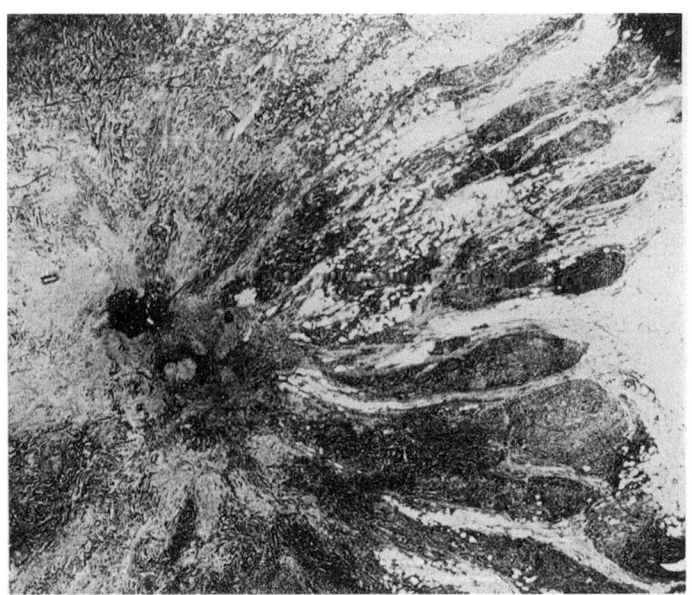

Abb. 36. Strahlig-narbiges Karzinom. Lupenvergrößerung eines gefärbten Schnittpräparates.

eingesunkenen Masse gebildet, von der schmale, gleichartig aussehende Züge nach allen Seiten in das umgebende Brustdrüsen- oder Fettgewebe hinein ausstrahlen (Abb. 36); das zwischen den Strahlen liegende Fettgewebe wölbt sich stark vor. In fortgeschrittenen Fällen ziehen die radiären Stränge klauen- oder ausläuferartig (ähnlich den Scheren oder Füßen eines Krebses!) durch das ganze Drüsen- oder Fettgewebe. Im paramammären Fettgewebe folgen diese Stränge den vorgebildeten Bindegewebssepten (Retinakula); sie kapseln dadurch Teile des Fettgewebes ab (Bildung von Pseudolipomen, PAYR, s. S. 319) und erreichen zuletzt auf der einen Seite die Haut, auf der anderen Seite den Pektoralis. In diesem sehnigen Gewebe finden sich bei ganz kleinen Karzinomen überall, bei größeren, vor allem in den ausstrahlenden Zügen und nach der Peripherie zunehmend (mit bloßem Auge manchmal nur eben, und dann besser mit der Lupe erkennbare) gelblich-weißliche oder weißlich-trübe Einlagerungen.

Die glasig-transparenten Züge bestehen aus Bindegewebe, welches ganz verschieden zu bewertenden Vorgängen seine Entstehung bzw. sein Vorherrschen verdankt (s. hierüber S. 305). Die gelblichen oder trüben Einlagerungen entsprechen den Epithelnestern und -Strängen des Karzinoms, und sie sind deshalb bei intrakanalikulär wachsenden Karzinomen besonders deutlich (EWING).

2. Als sog. einfaches Karzinom („Carcinoma simplex").

Zwischen den beiden Extremen — dem strahlig-narbigen und dem knotigen Karzinom (s. unten) — kommen alle Übergänge vor, die sich im einzelnen nicht näher beschreiben und charakterisieren lassen (EWING) und die meist als Carcinoma simplex bezeichnet werden. Bei diesen Zwischenformen ist meist ein narbiges Zentrum vorhanden, doch finden sich in den radiär ausstrahlenden Zügen sowie um dieselben größere und kleinere markige Geschwulstmassen, die zu größeren, das narbige Zentrum völlig umhüllenden Massen zusammenfließen können.

3. Als knotiges Karzinom.

Das knotige Karzinom kommt in einigen einander sehr ähnlichen Formen vor:

a) Als knotig-markiges Karzinom (medulläres Karzinom, Enzephaloid).

Neben den derben, skirrhösen Karzinomen kommen — in der Brustdrüse im Verhältnis zu anderen Organen besonders häufig (RIBBERT) — auch ganz weiche, markige Karzinome vor. Diese bilden rundliche, manchmal leicht gelappte Knoten; sie sind ziemlich scharf begrenzt (vgl. auch Abb. 76) oder sogar andeutungsweise abgekapselt (SALOMON). Auf der Schnittfläche zeigen sie eine gleichmäßig weiche, markige, gehirnartige (CORNIL) oder breiige Konsistenz; sie sind oft von roten, gelblichen oder braunroten Einlagerungen durchsetzt. Manchmal erreichen gelbliche, käseartige Einlagerungen so große Ausdehnung, daß der ganze Tumor bis auf eine schmale Randzone wie verkäst erscheint und der Eindruck einer verkäsenden Tuberkulose hervorgerufen wird (HUGIER, CAHEN, s. auch S. 311). Von der Schnittfläche läßt sich häufig eine trübe weißliche Flüssigkeit (Krebsmilch) abstreifen, in anderen Fällen treten durch Druck auf die Geschwulst zahlreiche kleine weißlich-gelbliche Pfröpfe aus der Schnittfläche heraus (sog. „Komedokarzinom", s. S. 310).

Das Carcinoma papillare. Bei oberflächlicher Betrachtung weist das papilläre Karzinom oft eine große Ähnlichkeit mit dem markig-knotigen Karzinom auf. Es bildet weiche, ausgesprochen markige, vielfach solide erscheinende Massen, die von einer bindegewebigen Hülle umgeben sind. Bei genauerer Betrachtung, bzw. bei Aufschwemmung im Wasser oder Isolierung mit einer Nadel, läßt sich aber meist schon mit bloßem Auge feststellen, daß kein solider Knoten vorliegt, sondern daß es sich um äußerst dicht gelagerte, feine und feinste Zotten (Papillen) handelt. In manchen Fällen erfüllen die Papillen nicht den ganzen Knoten, sondern sie ragen, an einem Teil der Kapselwand festsitzend, in einen zystischen Hohlraum hinein (Carcinoma cystopapillare, s. unten). Die Ähnlichkeit dieser Krebse mit den knotigen Formen der Milchgangspapillome (s. S. 267) ist infolgedessen oft sehr groß (vgl. auch S. 272).

b) Als knotig-gallertiges Karzinom (Gallertkarzinom, Carcinoma mucinosum).

Das Gallertkarzinom der Brustdrüse bildet gleichfalls rundliche Knoten, die auf der Schnittfläche ebenfalls vielfach ausgedehnt rötlich oder braunrot gefärbt oder gelb gesprenkelt sind. Es unterscheidet sich jedoch von dem markigen Krebs durch das Vorhandensein von wechselnden Mengen gallertig-schleimiger Einlagerungen, die in typischen Fällen so sehr überwiegen, daß der Eindruck eines Kolloidknotens — wie in der Schilddrüse — hervorgerufen wird. Außerdem zeichnet sich das Gallertkarzinom durch eine besonders scharfe Begrenzung aus; es weist vielfach sogar eine deutliche Kapsel auf, die oft besonders stark rötlich oder braunrot verfärbt ist. Im Zentrum findet sich nach Deaver und MacFarland häufig eine Erweichung, ja sogar eine völlige Verflüssigung und Zystenbildung (s. auch S. 297).

4. Als zystisches Karzinom (Zystokarzinom).

Unter diesem Namen wurden bis faustgroße, mit Flüssigkeit gefüllte, unterhalb der Brustwarze liegende Zysten beschrieben (Küttner, Batzdorff, Adams, Symons), deren zum Teil schwielig verdickte Wände von einem Karzinom hochgradig durchwachsen waren. Ein Epithelbelag war in zwei Fällen von Batzdorff auf der Innenfläche der „Zyste" nicht zu erkennen, im Falle von Adams war die Wand von hohen papillären Wucherungen bedeckt (vgl. S. 272). In derartigen Fällen handelte es sich primär wohl meist um ein Papillom eines zystisch erweiterten Milchgangs, aus dem sich ein infiltrierend in die Tiefe wachsendes und zum Teil auch das Papillom zerstörendes Karzinom entwickelte. In einem anderen Falle von Batzdorff enthielt die Zyste atheromatöse Massen, so daß die angenommene Entstehung des Karzinoms aus einer Epidermoidzyste möglich erscheint (vgl. auch die ähnliche Beobachtung von Brocq, Wolf und Giet). In anderen zystischen Karzinomen war die „Zyste" durch Entwicklung einer Zerfallshöhle im Inneren eines Karzinoms gebildet worden (Salomon, vgl. auch S. 311), die in einer Beobachtung von Pieraccini durch einen Defekt in der darüberliegenden Haut von außen zugänglich war.

In einem relativ kleinen Teil der Fälle ist auch auf Schnittflächen durch das Drüsengewebe kein umschriebener Tumor festzustellen. Der Grund hierfür kann darin liegen, daß das primäre Karzinom zu klein ist, um in dem sehr wechselnd harten Gewebe der Brustdrüse mit Sicherheit ausgemacht werden zu können oder daß es in bereits anderweitig schwer verändertem Gewebe (z. B. bei der Zystenmamma) liegt. Ganz selten kommen aber auch Karzinome mit derart hochgradig infiltrierendem Wachstum vor (Salomon), daß die ganze, stark vergrößerte Brustdrüse vom Karzinom so gleichmäßig durchwachsen ist, daß keine feststellbare Verhärtung auftritt (s. S. 275).

Klinische Diagnose des Mammakarzinoms.

Trotz der für die Untersuchung so günstigen Lage der Brustdrüse ist die klinische Diagnose des Karzinoms in einem Teil der Fälle nicht zu stellen. Einen eindrucksvollen Vergleich zwischen klinischer und histologischer Diagnose hat MacCarty durchgeführt; er kommt unter anderem zu dem Ergebnis, daß die klinische Diagnose der Bösartigkeit in 5—7,3%, die der Gutartigkeit in 9—13,4% der Fälle nicht zutraf. Zu einem ähnlichen Ergebnis kam W. Fischer; bei Horst betrugen die Fehldiagnosen sogar 17%. Praktisch wirkt sich der Prozentsatz der Fehldiagnosen aber noch ungünstiger aus, als es zunächst erscheint, da die Zahl der Fehldiagnosen sich nicht gleichmäßig auf alle Stadien der Erkankung verteilt. Das fortgeschrittene Karzinom mit den klassischen Symptomen ist allein durch Inspektion und Palpation mit Sicherheit zu diagnostizieren; die Fehldiagnosen häufen sich deshalb bei den kleinen, in den Frühstadien noch das Verhalten gutartiger Geschwülste (vgl. S. 212) zeigenden Karzinomen (Deaver und MacFarland). So stellte Horst z. B. für 300 beginnende Karzinome bei unter 25 Jahre alten Frauen 43% Fehldiagnosen fest! Da das „klassische" Mammakarzinom bereits inoperabel ist (Deaver und MacFarland) bzw. keine Dauerheilung mehr erwarten läßt, wirken sich die Fehldiagnosen gerade bei den gut operablen, aussichtsreichen Frühfällen besonders ungünstig aus.

Mit der steigenden, infolge der Aufklärung sich immer mehr vermehrenden Zahl von Frühfällen nehmen die diagnostischen Schwierigkeiten immer mehr zu (BLOOD-GOOD). Da ein Abwarten von charakteristischen Karzinomzeichen aus dem angeführten Grunde nicht statthaft ist, treten besonders amerikanische Autoren, z. B. BLOODGOOD, CARNETT, dafür ein, jeden nicht einwandfrei gutartigen Brust-drüsentumor innerhalb von wenigen Tagen der Operation oder Probeexzision zuzuführen. Besser als eine Probeexzision ist die Herausnahme des fraglichen Tumors möglichst im Gesunden und sofortige Untersuchung des Materials mit Hilfe einer histologischen Schnellmethode, um gegebenenfalls die Radikal-operation in der gleichen Sitzung anschließen zu können. Dieses Vorgehen bewährte sich in den letzten Jahren in Verbindung mit der Bonner Chirurgischen-Universitäts-Klinik (Prof. Dr. VON REDWITZ) unter Anwendung der in den letzten Jahren ausgearbeiteten und verbesserten Schnellmethode des Gefrier-schneidens unfixierter Gewebe (SCHULTZ-BRAUNS). Die Methode gestattet die Gewinnung 10 μ dicker, prägnant gefärbter Präparate in nur 2—3 Minuten, so daß nötigenfalls in der verfügbaren Zeit mehrere Gewebsstückchen unter-sucht werden können.

B. Vorkommen der Brustdrüsenkarzinome.

1. Häufigkeit. Unter den Geschwülsten der Brustdrüse sind die Karzinome am häufigsten; die zahlenmäßigen Angaben weisen jedoch in verschiedenen Statistiken, je nach der Art des zugrunde liegenden Materials, große Unter-schiede auf. In Statistiken von chirurgischen Kliniken liegt der Anteil der Karzinome vielfach bei 80—90% (z. B. PACK und LEFÈVRE 91,5%, BILLROTH, GROSS 82%, POULSEN 78%, WILLIAMS 77%); in manchen neueren Statistiken ist der Anteil wesentlich geringer (DEAVER und MACFARLAND 69%, ERDMANN 60%, BLOODGOOD 50% der Operierten). In den Statistiken pathologischer Institute liegen die Zahlen bei zur Untersuchung eingesandtem Operations-material ähnlich hoch (z. B. MACCARTY 50%, W. FISCHER 48%, CEELEN 51,6%). Die hohen Zahlen mancher Kliniken sind wohl durch die Anhäufung schwerer Fälle in großen Kliniken zu erklären (z. B. ORR: Prozentsatz der Todesfälle durch Karzinome in Krankenhäusern doppelt so hoch wie in der Landesstatistik); aber auch die Zahlen aus pathologischen Instituten dürften noch zu hoch sein, weil erfahrungsgemäß bei gutartigen Neubildungen eine Untersuchung vielfach unterbleibt und weil gutartige fibroepitheliale Geschwülste überdies zu einem gewissen Teil gar nicht zur Operation gelangen. Ein sicheres Urteil über die Häufigkeit des Karzinoms unter allen Mammatumoren ist deshalb nicht möglich; wenn aber ihr Anteil auch etwas unter den niedrigeren der angegebenen Zahlen liegen dürfte, so stehen sie zahlenmäßig doch an erster Stelle.

Unter der Gesamtzahl der Karzinome aller Organe des Menschen und besonders der Frau, spielen die Mammakarzinome gleichfalls eine sehr große Rolle. Nach der klinischen Statistik des Memorial-Hospital New York (PACK und LEFÈVRE) beträgt der Anteil 13% aller Karzinome der Menschen beiderlei Geschlechts und sie machen bei den Frauen sogar 30,7% (gegen 0,41% beim Mann) aller Karzinome aus. In größeren Sektionsstatistiken liegt der Anteil der Mammakarzinome unter den Karzinomen der Frau bei 4% (BRANDT, EGENOLF), 5% (KASTING), 6% (BILZ, BUDAY, DEIBERT), 8% (SCHAMONI, JUNGHANS, RICHELMANN), 12% (BEJACH, REDLICH, FEILCHENFELD, GUBE) und 22% (HEIMANN). In regionären Statistiken ist der Anteil ähnlich hoch, er betrug z. B. bei der Frau in Baden 1921—1930 9,56%, in Bayern 9,1, in den Vereinigten Staaten 1914 9,7 (nach EWING), in England und Wales 1906—1910 17,9%, in Japan jedoch nur 1,8% (nach HOFFMANN) (s. auch S. 346).

Die Sterblichkeit der Frau am Brustdrüsenkarzinom beträgt in den euro-päischen Ländern etwa 2—8 $^0/_{000}$ (z. B. Italien 2,1 $^0/_{000}$, Niederlande 4,4 $^0/_{000}$, England 7,4 $^0/_{000}$); in Japan ist der Anteil am niedrigsten (0,8 $^0/_{000}$), ähnlich niedrig ist er auch infolge des großen Anteils an Japanern bei der Bevölkerung der Philippinen (Hoffmann).

Nach seiner Häufigkeit steht das Mammakarzinom hierbei zum Teil an erster (England 1911—1926, angef. nach Strauss) oder zweiter (Loennecken, Wells) meist aber an 3. oder 4. Stelle (Orth, Schwanke, Heimann), je nachdem ob sich die Angaben auf die Karzinome bei der Frau oder bei beiden Geschlechtern beziehen; eine ähnlich große Häufigkeit besitzt bei der Frau nur das Uteruskarzinom, bei beiden Geschlechtern vor allem das Magenkarzinom. Auch hier sind die beträchtlichen Unterschiede in den Häufigkeitsangaben zum Teil durch eine zu geringe Zahl von Beobachtungen, in der Hauptsache aber durch die verschiedene Zusammensetzung des Krankenmaterials oder der Bevölkerung bedingt. So berichtet z. B. Junghans aus dem Schmorlschen Institut, daß das Mammakarzinom im klinischen Sektionsmaterial an 3., im Pflegeanstaltsmaterial an 2. Stelle stand. Das Material der Kliniken und zum Teil auch das Sektionsmaterial weist gleichfalls nach den besonderen Spezialgebieten und besonders infolge der in Amerika sehr weitgehenden Spezialisierung einzelner Kliniken große Unterschiede auf (vgl. hierüber besonders Peller); im Operations- und Untersuchungsmaterial machen sich außerdem im Laufe der Jahre eintretende Änderungen medizinischer Auffassungen (bezüglich Notwendgikeit einer Operation u. dgl.) bemerkbar (MacCarty). Statistiken verschiedener Länder sind noch weniger vergleichbar, weil Zusammensetzung der Bevölkerung nach Alter, Zahl der unverheirateten Frauen (in Europa z. B. hoch, in den Vereinigten Staaten und besonders in Japan sehr gering), weil Zahl der Geburten, Vornahme des Stillens und weil Erfassung der Erkrankten (Peller: Kultur ein karzinomaufdeckender Faktor) große Schwankungen aufweisen. Auch über die Größe des Anteils der Karzinome der Brustdrüse an der Gesamtzahl der Karzinome ist also ein einwandfreies Urteil nicht möglich, da diese Zahlen gleichfalls auf einem ausgewählten Material beruhen; doch scheinen die höheren Zahlen der Sektionsstatistiken den wahren Verhältnissen wohl ziemlich zu entsprechen, weil die Mortalitätsstatistiken größerer Gebiete oder ganzer Länder ähnliche und teilweise sogar noch etwas höhere Werte enthalten.

Die Frage, ob die Karzinome in den letzten Jahrzehnten zugenommen haben, ist auch in bezug auf die Brustdrüsenkarzinome untersucht worden. Hadda kommt zu einer Bejahung dieser Frage, da auch trotz der Überalterung der Bevölkerung eine absolute Zunahme sich ergebe (Zunahme der Zahl der Mammakarzinome von 1,9⁰/₀₀₀ [1900] auf 2,6⁰/₀₀₀ [1927] bei Berücksichtigung der über 30 Jahre alten Frauen); hierbei ist jedoch fraglich, ob der Ausschluß nur der unter 30 Jahre alten Frauen genügt, um eine nur relative Zunahme sicher auszuschließen.

2. Alter der Erkrankten. Das Durchschnittsalter für das Auftreten des Brustkrebses liegt etwa beim 50. Lebensjahr; es beträgt nach Hagard 49, nach Lebert 50, nach Lane Claypon, sowie nach Pack und LeFèvre 51, nach Hoffmann 51,9, nach Wainright, sowie nach Gage Adams 53 Jahre. Semb, der die Karzinome je nach dem Vorhandensein oder Fehlen einer Fibroadenomatose in zwei ätiologisch verschiedene Gruppen (vgl. S. 345) einteilt, gibt für jede Gruppe ein besonderes Durchschnittsalter an, und zwar für die Fälle mit Fibroadenomatose 48—49 Jahre, ohne Fibroadenomatose 56 Jahre. Das Durchschnittsalter für den Brustkrebs ist etwas höher als beim Uteruskrebs und etwas niedriger als beim Magen- und Ösophaguskrebs (Durchschnittsalter nach Pack und LeFèvre beim Uteruskarzinom 48, beim Magen- und Ösophaguskarzinom 54 bzw. 57 Jahre), während das Durchschnittsalter bei den Karzinomen aller Organe nach Hoffmann 57,6 Jahre beträgt.

Die überwiegende Mehrzahl der Mammakarzinome liegt dicht um den Altersdurchschnitt herum, nach den Angaben von Egenolf fallen 61% zwischen 40 und 60 Jahren; es steigt mit anderen Worten die Zahl der Karzinome nicht allmählich, sondern plötzlich unter einer bemerkenswerten Progression zum Altersdurchschnitt an (vgl. Abb. 36b). Kommt das Mammakarzinom infolgedessen in den Jahren unter 40 überhaupt relativ selten vor, so ist weiter bemerkenswert, daß das Karzinom der Mamma trotz seines frühen Häufigkeits-Maximus vor dem 25. Lebensjahr außerordentlich selten, und viel seltener als in anderen Organen vorkommt; nach Simpson kommt erst auf 1400 Mammakarzinome 1 Fall eines Vorkommens unter 25 Jahren. Zwischen dem 15. und 20. Lebensjahr liegen nur ganz wenige Beobachtungen vor: mit 8 Jahren Lyford, mit 12 Jahren Blodgett, mit 13 Jahren Cooper, Simon, mit 14 Jahren Bryant, King, mit 15 Jahren Chauwell und Renard, Thompson, mit 16 Jahren BIRKETT, BREWER, HEIMANN, mit 17 Jahren FOWLER, KAUFMANN, HARRINGTON, KRAUS und KLINE, mit 18 Jahren PRYM, mit 19 Jahren DARRACH, BUNTS; besonders bemerkenswert ist der Fall von PRYM noch dadurch, daß bei der Patientin mit 23 Jahren ein 2. Karzinom auftrat. Außerdem wird im Schrifttum verschiedentlich ein Fall BIRKETTS bei einem 8jährigen Mädchen erwähnt; die betreffende Veröffentlichung konnte jedoch nicht aufgefunden werden und es muß dieser Fall — wie schon BILLROTH betonte — als zweifelhaft angesehen werden.

Auch oberhalb des Häufigkeitsmaximums nimmt die absolute Zahl der Mammakarzinome zuerst sehr schnell, dann langsamer ab. Im hohen Alter wird das Mammakarzinom selten beobachtet; nach der Statistik von PACK und LeFÈVRE kommen nur 2,6 % aller Mammakarzinome im Alter von über 75 Jahren, nur 0,7 % im Alter von über 80 Jahren vor, und jenseits des 90. Jahres (z. B. LUNN, 91 Jahre) sind Mammakarzinome ganz außerordentlich selten. Hieraus wurde meist ohne weiteres auf eine Verminderung der Krebsempfänglichkeit im hohen Alter geschlossen (EGENOLF, MERKOW), und es erscheint diese Auffassung zunächst auch durch den von PACK und LeFÈVRE für die verschiedenen Altersklassen durcgeführhrten Vergleich zwischen der Zahl der Mammakarzinome im Memorial-Hospital mit der Bevölkerungszahl in der betreffenden Altersgruppe gestützt.

Aus den so gewonnenen Zahlen ergab sich ein relatives Maximum der Mammakrebserkrankungen für die Altersgruppe 60—64 Jahre bei einem nur wenig geringeren Wert für die Gruppe 55—59 und eine Abnahme der relativen Häufigkeit auf $^1/_4$ des relativen Maximalwerts in den Altersgruppen über 85 Jahre. Gegenüber diesen Zahlen und ähnlichen aus Sektionsstatistiken zeigen jedoch die neuerdings vom Völkerbund zusammengestellten Länderstatistiken für eine ganze Reihe von Ländern übereinstimmend eine relative Zunahme bis in die höchsten Altersgruppen, die in England zu einer Verdoppelung, in Holland sogar zu einer Verdreifachung der relativen Häufigkeit der Altersgruppe über 90 Jahre gegenüber der Gruppe 60—64 Jahre führt. Die

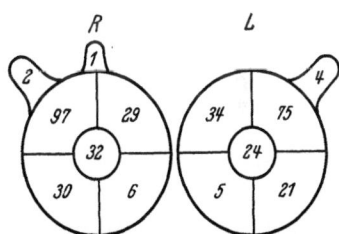

Abb. 36 a. Häufigkeit des Vorkommens der Karzinome in den verschiedenen Abschnitten der Brustdrüsen (nach JOHNSON).

gegenteiligen Zahlen von PACK und LeFÈVRE sind wohl durch eine Auslese des Krankenmaterials (vgl. S. 280) bedingt, die in diesem Falle auf zwei Ursachen beruhen dürfte: einmal auf dem langsameren Wachstum der Mammakarzinome im höheren Alter (vgl. S. 317), das zu einer Herausschiebung oder sogar zu einem Unterbleiben der Operation führt und andererseits auf der im höheren Alter geringeren Neigung zu Operationen! Beide Gründe würden bewirken, daß die Karzinomkranken der höheren Altersgruppen nicht im 1. Jahre nach dem Auftreten des Karzinoms, sondern erst später oder gar nicht zur klinischen Beobachtung und Operation gelangen. Die Annahme einer geringeren Krebshäufigkeit im höheren Alter kann also für die Karzinome der Brustdrüse nicht aufrecht gehalten werden.

3. Sitz des Karzinoms innerhalb der Brustdrüsen. Die Karzinome verteilen sich — wie die Adenome (s. S. 243) — nicht gleichmäßig auf die verschiedenen Abschnitte der Brustdrüsen, sondern es ist eine starke Bevorzugung der äußeren oberen Quadranten vorhanden (DELBET, LANE CLAYPON); und zwar findet sich fast die Hälfte in diesem Teil (z. B. nach WINNIWARTER 54%, nach JOHNSON, sowie PERRY 50%, nach BUNTS 48%), während sich die andere Hälfte der Karzinome auf die drei übrigen Quadranten und das Zentrum der Brustdrüsen verteilt. Als Beispiel für das zahlenmäßige Vorkommen in den verschiedenen Abschnitten, sowie im Achselhöhlenfortsatz der Brustdrüse sei folgendes, auf Zahlenangaben von JOHNSON ruhendes Schema gegeben (Abb. 36 a).

4. Verteilung der Karzinome auf die beiden Drüsen. In älteren Statistiken wurde eine häufigere Beteiligung der linken (z. B. von SCHULTHESS für die linke Seite 62% oder von HORNER 54%), manchmal auch der rechten Brustdrüse (z. B. SPETHMANN 65%) angegeben. Mit der Zunahme der zugrunde liegenden Zahl von Beobachtungen verringerte sich der Unterschied jedoch immer mehr, bei 242 Karzinomen war die entsprechende Zahl nur noch 51% (BILLROTH), bei 579 Karzinomen 50,4% (DEAVER und MACFARLAND), bei 896 Fällen 50,2% und bei 3656 Fällen einer Sammelstatistik nur 50,05% (G. B. SCHMIDT). Es wurde deshalb nunmehr angenommen, daß beide Seiten gleich häufig befallen seien (G. B. Schmidt, Sick, Dahl-Iversen); neuerdings wies aber Lane Claypon auf Grund ihrer großen Sammelstatistik von über 13 000 Mammakarzinomen wieder auf ein leichtes Überwiegen der linken Seite (50,34%) hin.

Sehr bemerkenswert ist das verhältnismäßig häufige doppelseitige Auftreten des Mammakarzinoms. Die Zahlenangaben über die Häufigkeit dieses Vorkommens schwanken stark (nach Ewing, Erdmann, Dessaint in 1—2%, nach Deaver und MacFarland in 2,8%, nach G. B. Schmidt in 4%, nach Handley, Nehrkorn, MacWilliams, R. Williams, in etwa 5%, nach Angerer in 6%, nach Hubbart [angef. nach Ewing] in 9%, nach Simpson in 10—12% aller Fälle von Mammakarzinomen). Auch der niedrigste Prozentsatz unter den obigen Angaben ist wesentlich höher als das Vorkommen von zwei unabhängigen primären Karzinomen, das bei Karzinomen verschiedener Organe verschiedentlich genau so viel seltener beobachtet wurde, wie unter der Annahme des zufälligen Zusammentreffens nach der Wahrscheinlichkeitsberechnung zu erwarten gewesen sein würde. Auch am vorliegenden Organ würde das zufällige Auftreten eines zweiten primären Karzinoms seltener als das erste Karzinom zu erwarten sein; nach Angabe von Kilgore tritt jedoch bei Frauen, bei denen die eine Mamma wegen eines Karzinoms entfernt wurde, ein Karzinom der anderen Seite 4—5mal so häufig auf wie bei gleichalterigen Frauen, die noch kein Mammakarzinom hatten. Während also das Vorkommen eines zweiten primären Karzinoms im übrigen Körper der Wahrscheinlichkeitsberechnung genau entsprechend seltener vorkommt, ist das Auftreten eines zweiten Karzinoms in der anderen Brustdrüse im Gegenteil häufiger als zufallsmäßig zu erwarten wäre und sogar häufiger als das erste Karzinom. Es müssen deshalb an den Brustdrüsen im Hinblick auf die Entwicklung eines zweiten Karzinoms ganz besondere Verhältnisse vorliegen und es erhebt sich im besonderen die Frage, ob es sich bei den Karzinomen beider Brustdrüsen um zwei unabhängig voneinander aufgetretene primäre Karzinome handelt, oder ob das zweite Karzinom als eine, vom zuerst aufgetretenen Karzinom abhängige Metastase aufgefaßt werden muß.

Die im Schrifttum in bezug auf diese Frage vertretenen Auffassungen widersprechen sich. Eine ganze Reihe von Autoren glaubt, daß doppelseitige Karzinome stets oder wenigstens in der Mehrzahl unabhängig voneinander entstanden seien (Handley, Gisberts, Huguenin und Kyriaco, Zalelson, Kleinberger, Soupault, Hitzroth, Jolkwer, Cohn, Lilienthal) und daß es sich hierbei teils um ein zufälliges Zusammentreffen (z. B. Jolkwer) oder um eine besondere Disposition handele. Obwohl ein unabhängiges Zusammentreffen in einzelnen Fällen vorkommen wird, erscheint diese Annahme wegen der erwähnten starken Steigerung der Häufigkeit des zweiten Karzinoms (s. oben) nur für einen verschwindend kleinen Teil der doppelseitigen Karzinome wahrscheinlich. Andere Autoren glauben, daß es sich bei dem Karzinom der anderen Brustdrüse meist um eine Metastase bzw. — falls dasselbe erst nach Entfernung des ersten Karzinoms aufgetreten war — um ein Rezidiv handelt (Erdmann, Ehrlich und Gerota, Keding, Teichmann, Hofhauser, Beck, Durand und Dastès, Caylor und Hunt, Johnson). Es bleibt also zu untersuchen, ob eine metastatische oder eine durch besondere Krebsdisposition bedingte selbständige Entstehung für das ungewöhnlich häufige Vorkommen der doppelseitigen Brustdrüsenkarzinome verantwortlich zu machen ist.

Bei der Untersuchung dieser Frage wird am besten mit Bénassy zwischen gleichzeitigem und zeitlich verschiedenem Auftreten unterschieden. Nach den vorliegenden Mitteilungen ist das gleichzeitige Auftreten viel seltener; so beobachtete R. Williams unter 98 Fällen (= 4,9% der beobachteten Karzinome) ein gleichzeitiges Auftreten nur 11mal (= 12% der doppelseitigen bzw. 0,5% aller von ihm beobachteten Mammakarzinome).

Bei den nicht gleichzeitig auftretenden — häufigeren — doppelseitigen Karzinomen erfolgt die Entwicklung des zweiten Karzinoms zum Teil spontan, zum Teil nach vorheriger Exstirpation des ersten Karzinoms. Der zeitliche Abstand zwischen dem Auftreten der beiden Karzinome liegt meist zwischen 8 Monaten und 2 oder 3 Jahren (Primrose, Huguenin und Kyriaco); in verschiedenen Fällen war er aber wesentlich größer (z. B. bis 12 Jahre, Huguenin und Kyriaco). Die zeitlichen Abstände sind demnach die gleichen wie beim Auftreten von Rezidiven oder Metastasen; die Möglichkeit des Übergreifens eines Karzinoms auf die andere Drüse ist nun im Gegensatz zu anderen paarigen Organen für die Brustdrüsen in höherem Maße gegeben. Wie es auf diese Weise in der anderen Brustdrüse zur Entwicklung eines vom ersten völlig getrennt erscheinenden zweiten Karzinoms kommen kann, beweist eine Beobachtung von TEICHMANN. In diesem Falle war kurz nacheinander in jeder Brustdrüse ein vom anderen völlig getrennter Tumor aufgetreten, das zwischen den Knoten liegende Gewebe erschien völlig unverändert; die mikroskopische Untersuchung ergab jedoch, daß die Lymphbahnen des subkutanen Gewebes zwischen den beiden Karzinomen hochgradig von Krebszellen erfüllt waren. Wie oft eine derartige Metastasierung die Veranlassung nacheinander auftretender doppelseitiger Karzinome ist, kann nicht geschätzt werden, weil im übrigen sorgfältige Untersuchungen des zwischen-liegenden Gewebes fehlen; doch sprechen verschiedene Beobachtungen im gleichen Sinne, z. B. Auftreten des zweiten Karzinoms nach mehrfachen Narbenrezidiven (GISBERTS), Auftreten mehrerer Karzinomknoten in der zweiten Brustdrüse (CAYLOR und HUNT: 33 Karzinomknoten, WAINRIGHT) und besonders die Zunahme doppelseitiger Karzinome bei in Pflegehäusern aufgenommenen „Spätfällen", die nach R. WILLIAMS in 12%, nach HAENDLEY sogar in 18% doppelseitige Karzinome aufweisen.

Bei dem gleichzeitig auftretenden Karzinom beider Brustdrüsen wird von verschiedenen und zum Teil auch von solchen Beobachtern wie z. B. MACWILLIAMS, WOLFF, COHEN, die im vorhergehenden Fall eine metastatische Entstehung annehmen, eine Unabhängigkeit für wahrscheinlicher gehalten; ähnlich äußert ROUSSY, daß das gleichzeitige unabhängige Auftreten wohl nicht außergewöhnlich, aber schwer zu beweisen sei. Obwohl die Gleichzeitigkeit und auch die größere Seltenheit (s. oben) zunächst für die Unabhängigkeit beider Karzinome voneinander zu sprechen scheinen, ergibt die nähere Betrachtung dieser Fälle eher das Gegenteil. Bei einem großen Teil dieser gleichzeitigen Karzinome handelt es sich um das sog. Carcinoma mastitoides (z. B. in den Beobachtungen von AITKEN, TERRILLON, WILLIAMS, VOLKMANN, KLOTZ, BÉRARD und DUNET; s. a. S. 273), bei dem das doppelseitige Vorkommen geradezu charakteristisch ist und das nur selten einseitig vorkommt. In diesen Fällen handelte es sich weiter vielfach um besonders junge Frauen (z. B. COLEY 21, KEDING 25 Jahre), ein Alter, in dem ein zweites unabhängiges Karzinom noch weniger wahrscheinlich, ein besonders bösartiger Verlauf und damit eine besonders ausgedehnte Ausbreitung dagegen zu erwarten ist (vgl. S. 317). Über die äußerst seltene beiderseitige Metastasenbildung von einem Karzinom eines anderen Organs s. S. 357.

Aus diesen Ausführungen ergibt sich demnach, daß kein Beweis dafür vorliegt und daß bei unseren jetzigen Kenntnissen nichts dafür spricht, daß es sich bei dem gegenüber anderen paarigen Organen gehäuften doppelseitigen Vorkommen des Mammakarzinoms um eine unabhängige Entstehung beider Karzinome handelt. Die vorhandenen Unterlagen sprechen vielmehr dafür, daß für das zweite Karzinom meist eine metastatische Entstehung anzunehmen ist, ermöglicht durch den — bei anderen paarigen Organen nicht bestehenden — unmittelbaren Zusammenhang der Lymphgefäßsysteme beider Drüsen.

5. Häufigkeit des Brustdrüsenkarzinoms bei verheirateten und unverheirateten Frauen.
Die Zahlenangaben über die Häufigkeit des Vorkommens bei unverheirateten und verheirateten Frauen widersprechen sich sehr stark.

Da die absolute Zahl der Mammakarzinome der verheirateten Frauen wesentlich höher ist als die der Unverheirateten, wurde früher allgemein ohne weiteres eine stärkere Gefährdung der verheirateten Frauen angenommen und diese auf Schädigungen bei der Geburt und beim Stillen zurückgeführt. Ein Urteil über die relative Häufigkeit bei Verheirateten und Unverheirateten ist aber nur möglich, wenn die Karzinome der Verheirateten bzw. Unverheirateten für jedes Lebensjahr (oder für kleinere Altersgruppen) mit der Zahl der lebenden verheirateten bzw. unverheirateten Frauen der gleichen Altersklasse in Beziehung gesetzt wird (vgl. besonders PELLER). Da jedes klinische bzw. Obduktionsmaterial nur einen in keiner Weise feststellbaren Teil der Krebsfälle der Bevölkerung enthält (vgl. auch S. 280), sind Kliniks- oder Sektionsstatistiken in dieser Beziehung nicht zu verwerten. Bei regionären Statistiken werden die statistischen Bedingungen besser, dagegen treten im allgemeinen Schwierigkeiten wegen der größeren Unsicherheit der Diagnosen auf; beim Mammakarzinom liegen die Verhältnisse in dieser Beziehung jedoch ungewöhnlich günstig, weil die Diagnose des Mammakarzinoms bei tödlichem Ausgang des Leidens — im Gegensatz zu den Tumoren innerer Organe — mit einer, statistischen Anforderungen genügenden Genauigkeit gestellt sein dürfte. Für eine Reihe von Städten (WEINBERG und GASTPAR für Stuttgart, DEELMANN für Amsterdam), Distrikten (PRINZING für Württemberg, PIKKARAINEN für einen finnischen Distrikt) und Ländern (LANE CLAYPON für England) sind solche Berechnungen bereits durchgeführt und sie haben übereinstimmend das Gegenteil der bisherigen Annahme ergeben

(Weinberg und Gastpar, Deelmann, Pikkarainen, Lane Claypon). Als Beispiel seien die Angaben von Deelmann (s. Tabelle) sowie die aus der Distriktsstatistik von Pikkarainen in kurvenmäßiger Darstellung (vgl. Abb. 36 b) gegeben.

Tabelle 1. Häufigkeit des Brustkrebses bei unverheirateten und bei verheirateten Frauen in Amsterdam (Deelmann).

Alter	30—39	40—49	50—59	60—69	70—79	80 und darüber
Unverheiratete Frauen, beobachtete Zahl . .	5	33	45	34	26	6
Verheiratete Frauen, anteilmäßig berechnete Zahl.	13	148	250	189	147	32
Verheiratete Frauen, beobachtete Zahl . . .	38	84	176	144	83	16
Verheiratete Frauen, Differenzen	+ 25	— 64	— 74	— 45	— 64	— 16
Verheiratete Frauen, Gesamtdifferenz gegenüber der zu erwartenden Zahl			— 288			

Zusammenfassend ergibt sich aus den verschiedenen bekanntgewordenen regionären Statistiken folgendes: Die Verheirateten sind weniger befallen als nach ihrem Anteil an der Bevölkerung rechnerisch erwartet werden müßte (Deelmann, Weinberg und Gastpar , vgl. auch Prinzing, Dahl-Iversen, Sanders); die relative Mehrbeteiligung der Unverheirateten betrug in England +45% über die anteilmäßig zu erwartende Häufigkeit (Lane Claypon). Unter den Verheirateten sind die Frauen, die häufig geboren (vgl. auch Peller) und häufig gestillt haben, weniger befallen als ihrem Anteil entspricht (Weinberg und Gastpar; vgl. auch Dahl-Iversen, Groth, Simons), und zwar wurde vielfach betont, daß der Abfall der relativen Häufigkeit ganz gleichmäßig der zunehmenden Kinderzahl entsprechend erfolge, so daß folgende Reihe aufgestellt werden könne: Größte relative Häufigkeit = Unverheiratete → kinderlos Verheiratete → Verheiratete mit wenigen Kindern → Verheiratete mit vielen

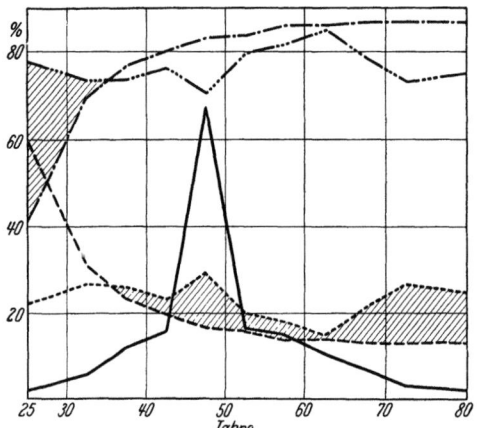

Abb. 36 b. Vorkommen des Brustdrüsenkarzinoms bei verheirateten und unverheirateten Frauen (nach Zahlenangaben von Pikkarainen).
Erläuterung: ──── Prozentuales Vorkommen in den verschiedenen Altersklassen bei allen Frauen; %-Anteil der verheirateten (──··──) und der unverheirateten (······) Frauen an der Zahl der Karzinome jeder Altersklasse; %-Anteil der verheirateten (──·──) und der unverheirateten (───) Frauen an der Frauenzahl jeder Altersgruppe. Die Kurven zeigen, daß bei den Verheirateten prozentual vor dem 35., bei den Unverheirateten nach dem 35. Jahre mehr Karzinome vorkommen (Überschuß schraffiert).

Kindern = niedrigste relative Häufigkeit (Weinberg und Gastpar; vgl. auch Dahl-Iversen, Pack und LeFèvre). Eine Ausnahme machen nur die Altersgruppen vor dem 40. Lebensjahr, in denen die relative Häufigkeit bei den Verheirateten größer ist (Deelmann, vgl. Tab. 1, Pikkarainen); da aber die absolute Zahl der Karzinome in diesen Altersgruppen sehr niedrig ist (vgl. Abb. 36 b sowie Tab. 1), weisen die verheirateten Frauen im ganzen trotzdem die angeführte geringere Beteiligung auf (vgl. auch S. 347).

6. Vorkommen des Brustdrüsenkarzinoms bei Männern. Beim Manne sind die Karzinome unter den Geschwülsten der Brustdrüse gleichfalls am häufigsten; in den Sektionsstatistiken liegt ihr Anteil meist zwischen 0,1 und 1,0% (Buday,

REDLICH, RICHELMANN, R. WILLIAMS, PAGET, GROSS, DEIBERT, KARTENBERG, JUNGHANS, SPEESE). Unter ihnen sind die Gallertkarzinome verhältnismäßig häufiger als bei der Frau (etwa 5% nach SPANGENTHAL, GAABE); im übrigen bestehen keinerlei grundsätzliche Besonderheiten in bezug auf das Vorkommen der verschiedenen Karzinomformen und die Art der Ausbreitung. Infolge des geringeren Fettgewebes und der größeren Nähe der Haut bzw. der Pektoralismuskulatur kommt es beim Mann häufiger und früher zur Verwachsung mit der Haut (JEANNEY), zur Durchwachsung der Brustwarze (YAMAMOTO), zur Ulzeration (in den Beobachtungen von WAINRIGHT in über 50%), zur Verwachsung mit der Faszie (SPEESE, PAYER zit. nach KLEINSCHMIDT) und zur Durchwachsung der Muskulatur. Das Durchschnittsalter ist beim Mann etwas höher als bei der Frau (nach YAMAMOTO 54, nach KEYSER 57 Jahre).

C. Pathologische Histologie der Brustdrüsenkarzinome.

Zeigen die Karzinome der Brustdrüse in ihrer äußeren Form, da sich die ganz überwiegende Mehrzahl leicht auf zwei Hauptformen, das strahlig-narbige („skirrhöse") und auf das markig-knotige Karzinom beziehungsweise auf die Zwischenformen (s. S. 276) zurückführen läßt, eine ziemliche Eintönigkeit des makroskopischen Bildes, so weisen sie eine so große Vielgestaltigkeit der histologischen Bilder und eine so große Vielfältigkeit des pathologisch-physiologischen Verhaltens auf, daß diese Besonderheit der Mammakarzinome schon bei Untersuchung einer kleineren Zahl besonders auffällig wird (DELBET und MENDARO). Diese histologischen Verschiedenheiten waren die Veranlassung, daß eine Unzahl von mikroskopischen Spielformen (Varianten) mit besonderem Namen belegt wurde. Da hierbei in den verschiedenen Arbeiten und besonders in verschiedenen Ländern einerseits für gleiche Formen verschiedene Namen, andererseits für verschiedene Karzinomformen die gleichen Bezeichnungen verwendet werden, und da endlich bei den Mammakarzinomen in verschiedenen Abschnitten des gleichen Tumors fast regelmäßig große Unterschiede im feineren Bau bestehen, ist eine außerordentliche Verwirrung die Folge (vgl. DIETRICH und FRANGENHEIM, sowie auch die Zusammenstellung von DEAVER und MACFARLAND).

So wird z. B. als Adenokarzinom von vielen Seiten, besonders in Deutschland, ein Karzinom bezeichnet, das mehr oder minder typische Drüsen bildet bzw. nachahmt. Der Begriff „Adenokarzinom" wird somit im histo-morphologischen Sinne zur Bezeichnung des Baues des Karzinoms angewendet. Bei folgerichtiger Anwendung des Begriffes müßten nicht nur einschichtige, zylinderzellige, drüsige Karzinome, wie es heute meist der Fall ist, sondern alle Drüsenlichtungen bildenden und zudem vielfach noch ein Sekret absondernden Karzinome, wie z. B. das muzinabsondernde „Carcinoma cribrosum", als Adenokarzinome bezeichnet werden. Auf der anderen Seite wird der Ausdruck „Adenokarzinom" mindestens ebenso häufig, und zwar vor allem in den Vereinigten Staaten zur Bezeichnung sowohl von Mammakarzinomen mit Hohlräumen — also für Adenokarzinome in unserem Sinn, aber einschließlich des Carcinoma cribrosum — als auch für solide Karzinome angewendet, weil der Ausdruck nach dem Vorgang von EWING in histogenetischem Sinne für alle von den Drüsen ausgehenden — also auch für solide! — Karzinome gebraucht wird. Da nun aber über den Entstehungsort bzw. über das Ursprungsgewebe bei den verschiedenen Karzinomformen der Mamma nichts Sicheres bekannt ist, geht bei dieser Anwendung der Bezeichnung „Adenokarzinom" eine vielfach gar nicht zu beweisende Hypothese in die Diagnose ein; wie EWING selbst betont, läßt sich nämlich in fortgeschrittenen Fällen über den Ausgangspunkt eines Karzinoms nichts mehr aussagen, und es kann deshalb — streng genommen — eine histogenetische Bezeichnung der Mammakarzinome heute noch nicht durchgeführt werden (vgl. auch FISCHER(-WASELS).

Auf der anderen Seite sind bei den Brustdrüsenkarzinomen die Verschiedenheiten des mikroskopischen Baues in verschiedenen Teilen des gleichen Karzi-

noms ungewöhnlich groß. Im normalen oder sogar fibrös entarteten Brustdrüsenbindegewebe, in den Drüsen, in den Milchgängen oder im Fettgewebe zeigt
die Mehrzahl der Karzinome jeweils in bezug auf Form und Größe der Epithelverbände, sowie auf Form und Menge des Bindegewebes weitgehende Unterschiede (s. S. 328). Infolgedessen wurden die Mammakarzinome häufig nicht
nach ihrem Grundcharakter, sondern nach dem, an der untersuchten Stelle
gerade vorliegenden Teilbild charakterisiert.

Einer Sichtung und Ordnung der Mammakarzinome stellen sich infolgedessen ungewöhnlich große Schwierigkeiten entgegen. Die Vielfältigkeit der
histologischen Formen sowie der Namengebung hat bewirkt, daß bisher nur
wenige leitende Gesichtspunkte in bezug auf die Pathologie der einzelnen
Formen des Mammakarzinoms zutage gefördert worden sind. Die hieraus
folgernde Unsicherheit spiegelt sich in den vorhandenen Einteilungen wieder.
Stets werden nebensächliche Eigenschaften, oder nur in einzelnen Abschnitten
vorhandene Besonderheiten benutzt; außerdem werden, worauf besonders
Feist und Bauer, Dietrich und Frangenheim hinwiesen, ganz verschieden
zu bewertende Merkmale (z. B. Gestalt und gegenseitige Beziehung der Zellen
des Karzinoms, Größe und Form der Karzinomstränge, Bindegewebsgehalt,
Verhalten zur Umgebung, hypothetische Histogenese, sekretorische Leistungen,
sekundäre Veränderungen, klinisches Verhalten, besondere Hautveränderungen
u. dgl.) gleichwertig nebeneinander und durcheinander verwendet. Dies be-
leuchtet z. B. eine weit verbreitete Einteilung der Mammakarzinome, wie sie
auch Deaver und MacFarland geben:

1. Skirrhus.
2. Enzephaloid (Medullarkrebs).
3. Carcinoma simplex.
4. Adenokarzinom.
5. Gallertkarzinom.
6. Plattenepithelkarzinom (Squamous carcinoma).

In diesem Schema erfolgt die Zuordnung zu den Gruppen 1—3 nach dem Binde-
gewebs- bzw. Zellgehalt, zu 4 und 6 nach der histologischen Differenzierung,
zu 4 außerdem zum Teil noch nach den sekundären Veränderungen („Pseudo"-
Lumenbildung durch zentrale Nekrosen in den Krebssträngen) und zur Gruppe 5
nach der chemisch-sekretorischen Leistung. Da weiter z. B. ein Adenokarzinom
sowohl zellreich (medullär), wie mittelzellreich, wie auch bindegewebsreich
(skirrhös) oder z. B. ein Gallertkarzinom gleichfalls skirrhös sein kann, können
die Einzelbeobachtungen willkürlich der einen oder anderen Gruppe eines derartigen Schemas zugeteilt werden. Damit wird eine derartige Gruppierung und
alle aus ihr abgeleiteten Angaben und Folgerungen wertlos.

Infolgedessen ist verschiedentlich die Meinung geäußert worden, daß bei
unseren heutigen Kenntnissen eine Einteilung wenig Sinn habe (Delbet und
Herrenschmidt, Moulonguet). Die französische Gesellschaft zum Studium
des Krebses hat es aus diesem Grunde — gewissermaßen als Notbehelf — unternommen, einen ikonographischen Atlas für die Krebse der verschiedenen
Organe herauszugeben; eine solche „Bilderschrift" soll es ermöglichen, in nunmehr erscheinenden Arbeiten die Form des Karzinoms nach den Tafeln festzulegen und dadurch anderen zu vermitteln. Dies ist gewiß ein wertvolles
Unternehmen, aber streng genommen doch nur ein Notbehelf; für die Krebse
der Brustdrüse liegt zudem erst die erste Hälfte dieses Bildwerkes vor.

Trotz dieser Schwierigkeiten soll in dieser Darstellung der Versuch gemacht
werden, die Krebse der Brustdrüse nach einer Einteilung zu ordnen, die allein
auf histologischen (morphologischen und chemischen) Eigenschaften, im be-

sonderen auf dem Grad der Kataplasie, d. h. auf der Differenzierungshöhe der Karzinomzellen (FISCHER[-WASELS]), ruht. Hieraus ergibt sich folgende Einteilung der Brustdrüsenkarzinome:

1. **Hauptformen**
   A. Karzinome niederer Gewebsreife.
      α) Carcinoma solidum.
      β) Carcinoma diffusum.
   B. Karzinome höherer Gewebsreife.
      α) Carcinoma tubulare.
      β) Carcinoma cribrosum.
      γ) Basalzellenkarzinome.
      δ) Plattenepithelkarzinome.
      ε) Gallertkarzinome.
      ζ) Cystocarcinoma papillare.

2. **Nebenformen**
   α) Peritheliomatöse Karzinome.
   β) Psammokarzinome.
   γ) Milchgangskarzinome.
   δ) Adenokankroide.
   ε) Maligner myoepithelialer Tumor.

Auch dieser Einteilung haften zweifellos Nachteile an. Im besonderen ist im Einzelfall oft nicht ohne weiteres zu entscheiden, ob z. B. eine vorhandene geringe Differenzierungshöhe zum Wesen der Zellen gehört oder durch örtliche Widerstände hervorgerufen ist. Durch ausgiebige Untersuchung, besonders der Randpartien und der Lymphknoten-Metastasen sind diese Schwierigkeiten jedoch weitgehend zu vermindern.

1. Histologische Hauptformen der Brustdrüsen-Karzinome.
a) Karzinome niederer Gewebsreife.

α) Das Carcinoma solidum (Krebs mit unbestimmter Zellagerung, DIETRICH).

Das solide Karzinom bildet zusammenhängende Nester und Stränge aus polygonalen Zellen; die Größe und die Zahl der nebeneinander liegenden Zellen, sowie der Bindegewebsgehalt, wechseln sehr stark. Die Zellen sind manchmal äußerst klein und kaum noch epithelähnlich (DIETRICH und FRANGENHEIM), meist mittelgroß, manchmal sehr groß; durch gegenseitige Abplattung wird eine polygonale Zellform hervorgerufen. Die Zellkerne sind meist chromatinreich (FITZWILLIAMS). Die Stränge bestehen manchmal aus vielen nebeneinander liegenden Zellen, meist aus 3—4 Zellen und in seltenen Fällen nur aus einer einzigen Zellreihe. Das Bindegewebe ist manchmal wenig oder mäßig entwickelt, meist überwiegt es, besonders in den zentralen Teilen des Karzinoms. Zwischen Zellgröße, Dicke der Zellstränge und Bindegewebsgehalt besteht eine weitgehende Abhängigkeit (DIETRICH und FRANGENHEIM): kleinalveolär-kleinzellige Formen sind bindegewebsreich ("skirrhös"), großalveolär-großzellige sind bindegewebsarm ("medullär"); zwischen beiden steht die nicht näher zu charakterisierende Mittelform des gewöhnlichen Karzinoms (sog. Carcinoma simplex). Diese Unterschiede stellen aber keine für ein bestimmtes Karzinom charakteristische Eigenschaft, sondern meist nur eine, durch die wechselnde örtliche Ausbreitungsmöglichkeit (im Mammagewebe, im Fettgewebe oder in den Lichtungen von Drüsen, Milchgängen und Gefäßen) bedingte Wuchsform dar. Häufig wechseln infolgedessen im gleichen Karzinom bindegewebsreiche und bindegewebsarme Abschnitte (PRYM, KÜTTNER), kleinalveolärer und großalveolärer Bau, und es wird eine Zuteilung um so schwieriger, an je mehr Stellen das Karzinom mikroskopisch untersucht wird. Die Untersuchung nur eines oder weniger Blöcke wird deshalb oft zu einer unberechtigten Verallgemeinerung des gerade beobachteten Bildes und zu einer falschen Zuteilung führen. Zweifellos ist dies der Grund für die Schwankungen in den Angaben über das Vorkommen des „Skirrhus", des sog. „Carcinoma simplex" und des „medullären Karzinoms". Aus diesem Grunde gelangten Deaver und MacFarland dazu, die Mehrzahl der soliden Karzinome einer „gemeinsamen" — vierten! — Form zuzurechnen. Besser ist es zweifellos, die histologische Gruppierung nach dem Bindegewebsgehalt aufzugeben (Kahlstorf, Deaver und MacFarland), und die auf diesem ruhenden Bezeichnungen lediglich zur Charakterisierung des makroskopischen Aufbaues zu verwenden (s. S. 276). Dies erscheint um so notwendiger, weil der Bindegewebsreichtum einmal auf ganz verschieden zu bewertenden Vorgängen beruht (s. S. 305) und weil andererseits nicht nur das Carcinoma solidum, sondern auch andere mikroskopische Formen unter dem Bild des skirrhösen oder medullären Karzinoms auftreten können (s. auch unter Adeno-, sowie unter Gallertkarzinom).

Vorkommen. Das Carcinoma solidum überwiegt in der Mamma sehr stark, nach Deaver und MacFarland beträgt sein Anteil 45% von allen Mammatumoren und 65% aller Mammakarzinome. Es kommt in jedem Lebensalter vor. Klinisch ist es durch seine frühe Metastasierung — besonders der skirrhösen Formen (Bauer und Feist, Kahlstorf), nach Dahl-Iversen jedoch besonders der markigen Form — ausgezeichnet. Es tritt je nach dem Gehalt an Bindegewebe unter dem makroskopischen Bild eines vernarbenden Karzinoms (sog. Skirrhus) oder eines weichen markigen Medullärkarzinoms auf (vgl. S. 286).

β) Das Carcinoma diffusum (Épithéliome à cellules independentes, Delbet).

Das diffuse Karzinom ist charakterisiert durch eine große Atypie und Polymorphie der Zellen, sowie durch ein ganz diffus-infiltrierendes Wachstum. In ausgesprochenen Fällen ist die Kataplasie (Anaplasie) so hochgradig, daß in großen Abschnitten jeder Zusammenhang zwischen den Epithelien und jede Polarität derselben fehlt (Ewing). Die Zellen des Karzinoms sind oft sehr klein; manchmal sind große Mengen von Riesenzellen vorhanden (z. B. in 9 Fällen von Delbet und Mendaro). Bei sehr diffusem Wachstum findet sich oft eine äußerst starke Rundzelleninfiltration (Schumann). Eine Verwechslung mit einem polymorph- oder rundzelligen Sarkom (Ewing; s. auch unter Pseudosarkome, S. 228) oder auch mit einer Aleukämie ist infolgedessen leicht möglich und dürfte oft vorgekommen und auch nicht immer zu vermeiden sein (vgl. auch die Beobachtung von Lardennois und Moure, s. S. 358). Das diffuse Karzinom ist ein Beispiel für das Ähnlichwerden eines Karzinoms mit einem Sarkom durch Entdifferenzierung und es könnte somit im Sinne von Fischer-(Wasels) als Meristom bezeichnet werden.

Vorkommen. Das diffuse Karzinom kommt ganz besonders bei jungen Frauen (Ewing) und zwar vor allem während der Gravidität oder in der Laktationszeit vor (Horner, Ewing, Bloodgood, Carnett und Howell, Fox, Lee, Schumann, Deaver und MacFarland, Kilgore, Rodmann, Orbach, Brackerts). Nach Carnett und Howell ist es geradezu typisch für die laktierende Brustdrüse; allein Kilgore beobachtete es 49mal während der Laktation. Klinisch tritt diese undifferenzierte Form des Karzinoms meist unter dem Bild des Carcinoma mastitoides auf (s. S. 273). Die Ähnlichkeit mit einer Mastitis ist vielfach — besonders auch infolge manchmal vorhandener abszeßähnlicher Nekrosen und infolge des bestehenden Fiebers — so groß, daß oft erst der Verlauf und der Ausgang des Leidens zur Diagnose führte (KLOTZ, DEAVER und MacFARLAND).

Das undifferenzierte Karzinom zeichnet sich durch eine besondere klinische Bösartigkeit aus (DELBET und MENDARO, MacCARTY, MOSCHKOWITZ und KLINGENSTEIN, KLOPP, FOX): Es ruft schwerste Kachexie hervor, nach operativer Entfernung entstehen meist sehr bald örtliche Rezidive und entfernte Metastasen (DEAVER und MacFARLAND) und es tritt in der Mehrzahl der Fälle in etwa einem halben bis dreiviertel Jahr der Tod ein (KLOTZ, FOX, MOSCHKOWITZ und KLINGENSTEIN); nur KILGORE hält die Prognose für nicht absolut schlecht, weil er in 17% seiner Fälle eine Rezidivfreiheit von $4^1/_2$ Jahren beobachtete.

b) Karzinome höherer Gewebsreife.

α) Das Carcinoma tubulare RIBBERT (Adenokarzinom, Adenoma malignum).

Das tubuläre Karzinom bildet mehr oder minder regelmäßig ausgebildete einschichtige drüsenähnliche Schläuche, die von meist kubisch-zylindrischen, manchmal auch ziemlich niedrigen plattenartigen oder ganz selten ausgesprochen zylindrischen (Adenoma malignum) Karzinomzellen ausgekleidet sind. Bei der letzten Form ist der drüsige Aufbau am gleichmäßigsten; bei den Karzinomen mit kubischem oder plattenförmigem Epithel (Abb. 37) sind die Lichtungen häufig nur zum Teil ausgebildet, und es finden sich neben drüsenähnlichen (besonders in den peripheren Abschnitten) auch mehr oder minder ausgedehnte solide Abschnitte und somit alle Übergänge zum soliden Karzinom (Entdifferenzierung?). Das gleiche wurde auch in Metastasen beobachtet (z. B. STERNBERG). Eine Basalmembran fehlt bei sämtlichen Formen. Der Bindegewebsgehalt schwankt in gleichen Ausmaßen, wie beim soliden Karzinom; die zylinderzelligen Formen weisen einen sehr geringen, die übrigen Formen einen mittleren oder sogar so reichlichen Binde-

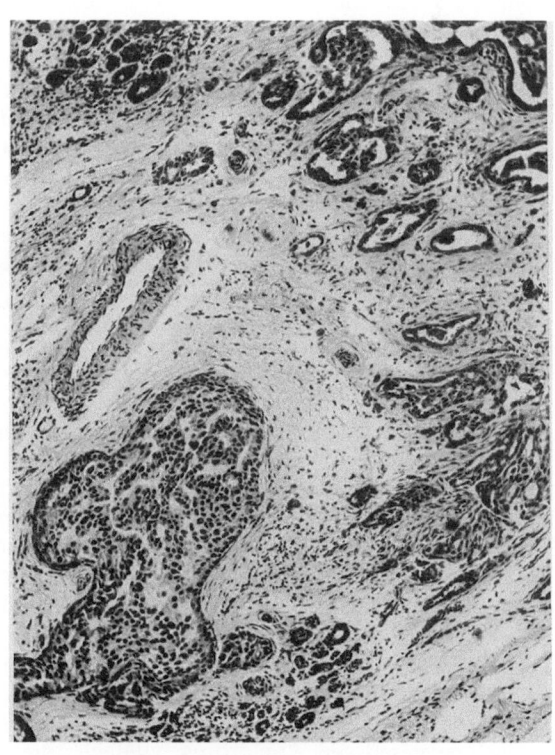

Abb. 37. Carcinoma tubulare mit teilweise soliden Epithelwucherungen. Zwischen den Tubuli des Karzinoms ein junges Granulationsgewebe.

gewebsgehalt auf, daß sie makroskopisch zum Teil das Bild des „Skirrhus" hervorrufen (FEIST und BAUER). Während die skirrhösen Formen beim soliden Karzinom überwiegen, sollen sie beim drüsigen Karzinom nicht so häufig sein (DEAVER und MacFARLAND); diese Angabe steht jedoch nicht in Einklang mit eigenen Beobachtungen, in denen sich stets reichliche Mengen von ziemlich zellreichem Bindegewebe fand (vgl. Abb. 37) und auch nicht mit der Angabe von DEAVER und MacFARLAND selbst, daß diese Karzinomform sehr hart sei.

In bezug auf das Wesen der Bindegewebsbildung besteht ein weiterer Unterschied gegenüber dem skirrhösen soliden Karzinom: Während bei diesem der Bindegewebsreichtum eine Folge der Aufquellung (Hyalinisierung) des Bindegewebes ist, findet sich beim drüsigen Karzinom häufig eine echte Bindegewebsneubildung (s. S. 306). Hierzu würde passen, daß die wenigen beschriebenen Fälle von osteoplastischer Knochenkarzinose beim Mammakarzinom durch tubuläre Karzinome hervorgerufen worden sind (s. S. 338).

Vorkommen. Über die Häufigkeit des Carcinoma tubulare liegen keine zuverlässigen Angaben vor. In den deutschen Statistiken werden die drüsigen Karzinome als Adenokarzinome angeführt; doch enthält diese Gruppe dann vielfach nur die bindegewebsarmen Formen, während die bindegewebsreichen Formen sich mit unter den „Skirrhen" finden. Auf der anderen Seite werden z. B. in Amerika auch solide Karzinome vielfach als Adenokarzinome bezeichnet, weil der Begriff Adenokarzinom nicht histologisch, sondern histogenetisch (z. B. von Ewing) angewendet wird. Hieraus erklären sich die großen Widersprüche in den Häufigkeitsangaben verschiedener Statistiken über das Vorkommen der Adenokarzinome, die z. B. bei Pack und Withe 41%, bei Deaver und MacFarland nur 6% der Mammatumoren ausmachen. Die Häufigkeit der tubulären Karzinome dürfte in Wirklichkeit noch unter der Angabe von Deaver und MacFarland liegen, da diese Autoren den Begriff „Adenokarzinom" zwar nicht histogenetisch verwenden, aber eine Reihe von großalveolären Formen mit zentralen, durch Nekrosen entstandenen „Lichtungen" (s. unter Milchgangskarzinom) oder mit vielen kleinen rosettenartigen Lichtungen (s. unter Carcinoma cribrosum) und endlich alle papillären Formen (papilläre Karzinome s. S. 299) mit zu den Adenokarzinomen rechnen.

β) Das Carcinoma cribrosum (Épithéliome en rosettes, Delbet)

Diese Form des Mammakarzinoms ist charakterisiert durch in dicken soliden Epithelsträngen auftretende kleine drüsenartige Hohlraumbildungen, die — ähnlich wie bei den bekannten Gliarosetten — von rosettenartig angeordneten Epithelzellen umsäumt sind; in den Lichtungen finden sich kleine Sekrettropfen, die meist (Delbet) Muzinkarminfärbbarkeit aufweisen (s. Abb. 38). Infolge der meist recht regelmäßigen und dichten Anordnung dieser kleinen Lichtungen zeigen die Epithelstränge ein siebartig (Ribbert) durchlöchertes Aussehen; es liegt deshalb nahe, diese besondere und auch in Metastasen wiederkehrende Form als Carcinoma cribrosum zu bezeichnen. Diese Karzinomform kommt ganz besonders häufig in der Brustdrüse, daneben auch in der Schilddrüse und an der Haut vor (Ribbert).

Die Epithelstränge dieses Karzinoms bilden größtenteils sehr dicke Alveolen, die aus 20 und mehr nebeneinander liegenden Epithelien zusammengefügt sind. Die Epithelien sind meist mittelgroß, ihre Umrißlinie ist rundlich oder infolge gegenseitiger Abplattung vielfach auch polygonal; sie besitzen sehr regelmäßig runde bzw. leicht ovale Kerne mit zartem Chromatingerüst und ein sehr zartes durchscheinendes Protoplasma. In diesen Epithelsträngen finden sich runde Lichtungen, die von etwas höheren, mehr zylindrischen Epithelien umsäumt sind; da die Kerne dieser Epithelien stets gleich weit von dem Rand der Lichtung entfernt liegen, entsteht der Anblick zahlreicher kleiner Rosetten. Die Lichtungen sind meist so groß oder nur wenig größer als die Zellen des Karzinoms; während in manchen dieser Karzinome alle Lichtungen in allen Teilen — auch in Metastasen, s. unten — gleich groß sind, treten in manchen von ihnen neben den kleineren hin und wieder auch größere Lichtungen auf (s. Abb. 38).

Die Eigenschaften dieser Karzinome sind am besten in den Abschnitten mit sehr großalveolärem Bau zu erkennen. Dieser besonders großalveoläre Bau ist sehr charakteristisch und überwiegt in kleineren Karzinomen dieser Art weitgehend; er ist bedingt durch ein ausgesprochen intrakanalikuläres Wachstum in den mittleren und kleineren Milchgängen, sowie zum Teil auch in aufgeweiteten oder, bei bestehender Zystenmamma, schon vorher erweiterten Azini.

Bei der Muzikarminfärbung findet sich in der Mehrzahl dieser Karzinome eine positive Färbung (DELBET, vgl. auch Abb. 38), in einem Teil bleiben dagegen

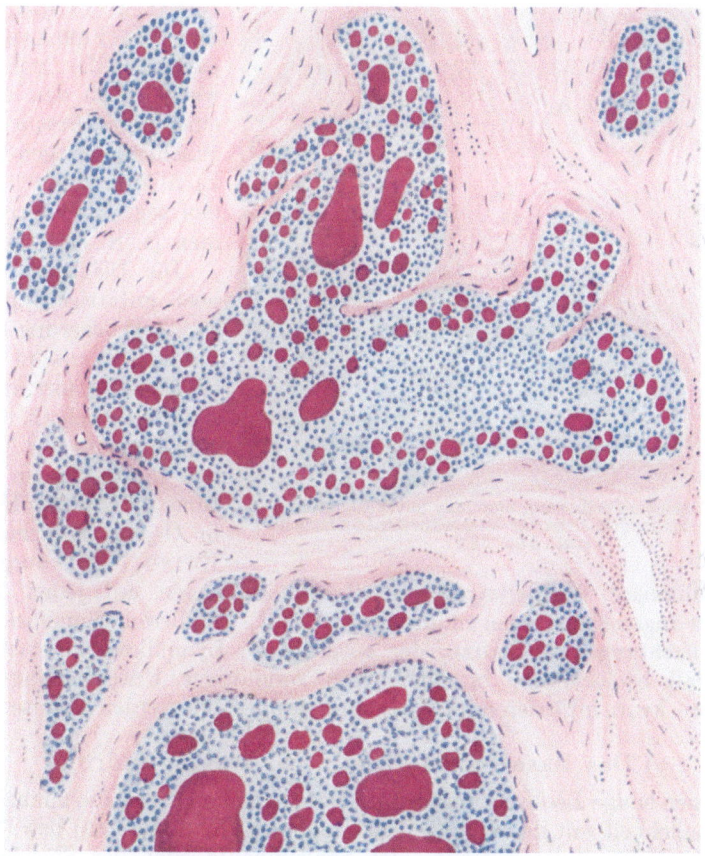

Abb. 38. Carcinoma cribrosum der Brustdrüse mit Muzikarminfärbung des Schleimsekrets in den siebartig angeordneten Lichtungen; im abgebildeten Ausschnitt nur intrakanalikuläres Wachstum.

die deutlich sichtbaren Sekrettropfen ungefärbt (DELBET); dies war auch in dem Fall der abgebildeten Achsellymphknoten-Metastase (s. Abb. 39) der Fall. In einigen selbst untersuchten Karzinomen dieser Art fand sich auch etwas Glykogen (vgl. S. 304).

Sekundäre Veränderungen, im besonderen Nekrosen, sind in den Rosetten-karzinomen selten (NADAL); in einer eigenen Beobachtung waren die Sekret-tropfen ausgedehnt verkalkt (Abb. 39), so daß gewissermaßen ein psammöses Carcinoma cribrosum vorlag (vgl. auch S. 300).

In den Abschnitten mit infiltrierendem Wachstum fehlen die angeführten Besonderheiten völlig oder fast völlig; es drängt sich der Eindruck einer Ent-differenzierung auf, da das Wachstum in der Art des wenig differenzierten

soliden Karzinoms erfolgt. Daß es sich hierbei stets um eine wirkliche Entdifferenzierung handelt, ist aber nicht wahrscheinlich, weil die Metastasen (z. B. in den
Achsellymphknoten, s. Abb. 73) wiederum den charakteristischen großalveolären
Bau mit „Rosetten" aufweisen können.

Vorkommen. Das Carcinoma cribrosum ist selten; außer Delbet und
Mendaro, die zahlreiche Fälle beobachteten und auf diese Form besonders
hinwiesen, finden sich im
Schrifttum nur einzelne
Beobachtungen (Ribbert,
Nadal, Halstedt, Deaver
und MacFarland). Eine
ganze Reihe von Fällen
wurde, nach den oft nicht
eindeutigen Beschreibungen
zu schließen, wegen des intrakanalikulären Wachstums zu
den sog. Milchgangkarzinomen (s. S. 300) gerechnet.

Die Diagnose, ob eine
noch gutartige („präcanceröse") Wucherung oder bereits ein Karzinom vorliegt,
ist nach Delbet und Mendaro mit Sicherheit erst zu
stellen, wenn der Nachweis
des infiltrierenden Wachstums geführt werden kann;
im Gegensatz hierzu glaubt
Ewing, daß ausgedehnte

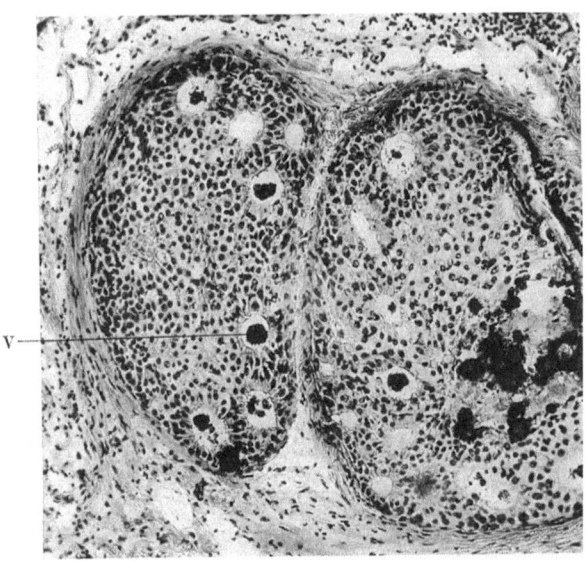

Abb. 39. Carcinoma cribrosum mammae mit Verkalkung (V)
des Sekretes in den siebartig angeordneten Lichtungen
(vgl. Abb. 38).

intrakanalikuläre Wucherungen mit Rosettenbildungen auf jeden Fall als
Karzinom angesehen werden müßten (vgl. S. 301). In diesem Sinn spricht auch
eine Beobachtung von Nadal, der ausgedehnte Lymphknotenmetastasen in
einem Fall beobachtete, in dem trotz sorgfältiger Untersuchung in der
Brustdrüse kein infiltrierendes Wachstum festgestellt werden konnte.

γ) Das Basalzellen-Karzinom. Das Zylindrom.

Es liegen einige Beobachtungen über Mammatumoren vor, die mikroskopisch
große Ähnlichkeit mit den Basalzellenkarzinomen (Krompecher) bzw. den sog.
Zylindromen der äußeren Haut, der Schleimhäute oder der Speicheldrüsen
aufwiesen (Ribbert, Steudener, Colmers, Crosti, Krompecher, Delbet
und Mendaro, Tourneux, Dietrich und Frangenheim, Brouet und Barbian,
Brouet und Martin) und die im besonderen die gleiche eigenartige Beziehung
zwischen Epithel und Bindegewebe zeigten wie diese (Ribbert). Bei dieser
Form liegen die Epithelzellen in wechselnd dicken, reichlich miteinander
anastomosierenden Strängen zusammen. In den Epithelsträngen ist die basale
Epithelschicht kubisch oder zylindrisch, während die inneren Schichten aus
sehr kleinen kubischen oder fast spindeligen Epithelien bestehen (Abb. 40).
In einem selbst beobachteten Karzinom dieser Art fanden sich an einzelnen
Stellen schön ausgebildete Hornperlen (Abb. 41); auf das gelegentliche
Vorkommen einer geringeren Hornbildung hat auch schon Ribbert hingewiesen. Im Inneren der Stränge besteht Neigung zu Hohlraumbildung mit
Ansammlung von Flüssigkeit und netzförmiger Auflösung der Epithelverbände
(Dietrich und Frangenheim). In anderen Fällen findet sich in den Hohl-

räumen ein kolloides Sekret (Abb. 42), das mehr oder minder ausgedehnt von hyalinen Fasern durchsetzt sein kann (TOURNEUX, eigene Beobachtung).'

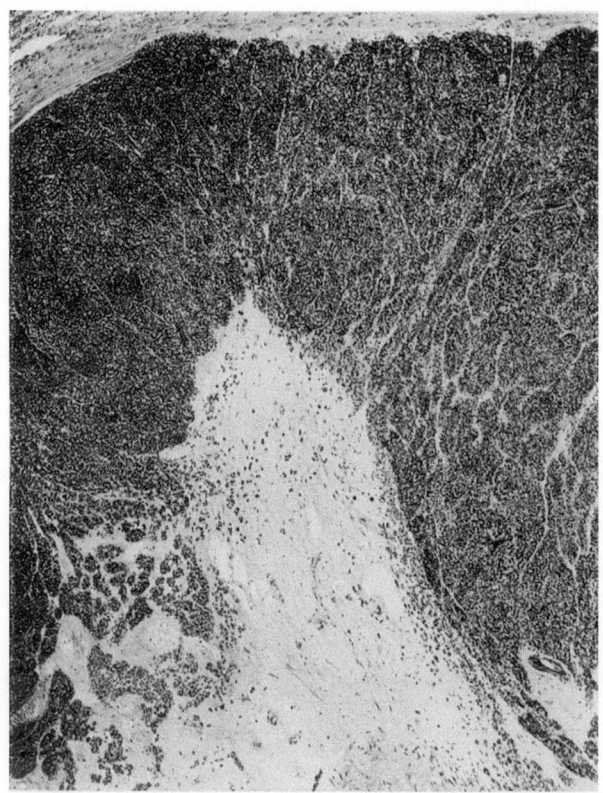

Abb. 40. Basalzellenkarzinom der Brustdrüse mit zentraler myxomartiger Auflockerung des Bindegewebes (vgl. Abb. 41).

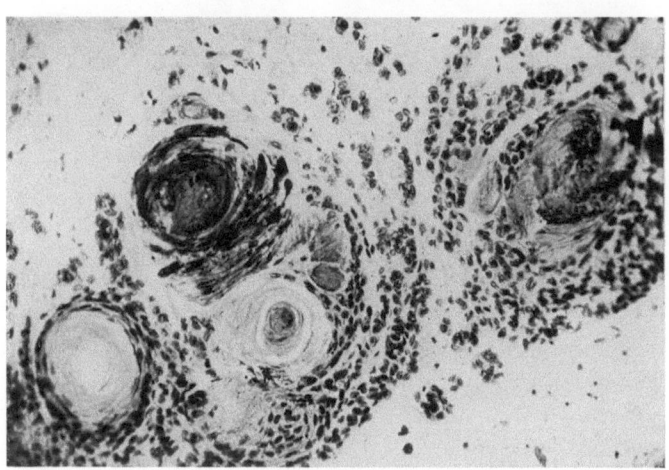

Abb. 41. Basalzellenkarzinom der Brustdrüse. Anderes Gesichtsfeld des Präparats der Abb. 40: vereinzelte Hornperlen.

Das Bindegewebe zwischen den Epithelsträngen ist sehr locker, schleimartig durchscheinend und es enthält sternförmig verästelte, weit auseinanderliegende

Zellen; infolgedessen besteht weitgehende Ähnlichkeit mit den sog. Mischtumoren der Speicheldrüsen (Brouet und Barbian, Tourneux; vgl. auch
Abb. 43). Bei Bindegewebsfärbungen nach van Gieson finden sich in diesem

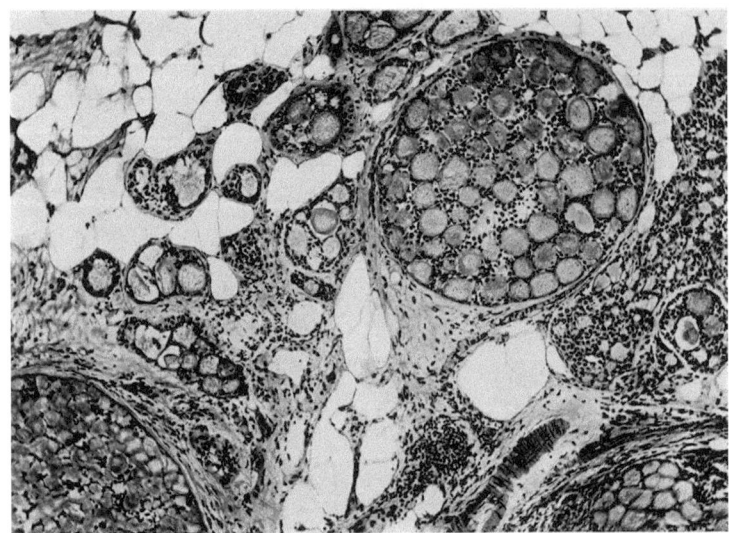

Abb. 42. Zylindromartiger Tumor der Brustdrüse, mit weitgehender Ähnlichkeit mit den sog. Parotis-
Mischtumoren (vgl. Abb. 43).

lockeren Gewebe massenhaft hyaline Balken und Fasern. Auf elastische Fasern
wurde meist nicht untersucht. Im Falle von Krompecher fehlten sie; in der
erwähnten eigenen Beobachtung fanden sich ausgebildete elastische Fasern

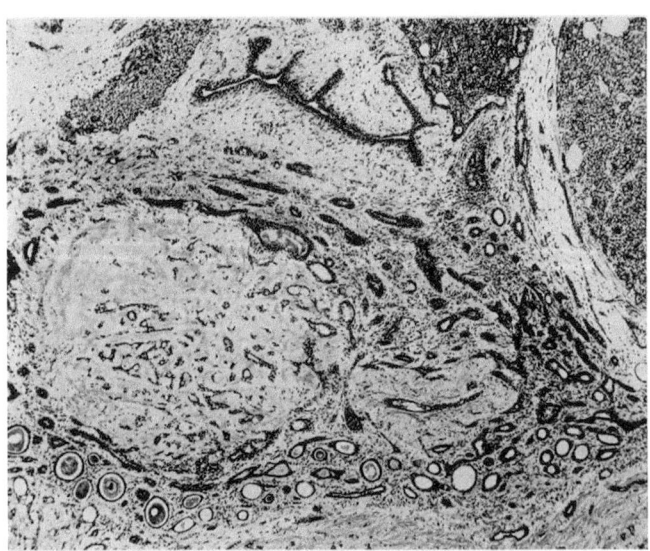

Abb. 43. Zylindromartiger Tumor der Brustdrüse (vgl. Abb. 42).

nur in geringer Menge, in dem kolloidartigen Sekret der intraepithelialen Hohlräume jedoch große Mengen durch Elastikafärbung darstellbarer Körnchen und
Krümel. Diese sind nach Fischer-(Wasels) so charakteristisch für die sog. Misch-

tumoren der Speicheldrüsen, daß sie zur Diagnosestellung verwendet werden können (s. S. 306). (Über die Beziehung der Basalzellenkarzinome zu den sog. Milchgangskarzinomen vgl. S. 301.)

δ) Das Plattenepithel-Karzinom.

In der Tiefe der Mamma, ohne jede nachweisbare Beziehung zur Haut, kommen Karzinome vor, die alle oder doch einige Kriterien des geschichteten Plattenepithels aufweisen. So waren in den Fällen von DELBET und MENDARO sowie JOHNSON und LAWRENCE, sowohl Interzellularbrücken wie auch Verhornung vorhanden; Interzellularbrücken fehlten jedoch im Falle von HERREN-SCHMIDT, Keratohyalinkörnchen waren bei DELBET und MENDARO sowie COSTA-TINI nicht vorhanden. Nach DEAVER und MACFARLAND sollen die Plattenepithelkarzinome manchmal pigmentiert sein; FITZVILLIAMS beobachtete ein skirrhöses, CORNIL und PETIT ein intrakanalikuläres verhornendes Plattenepithelkarzinom. Im Falle von JOHNSON und LAWRENCE waren innerhalb des Tumors Fettgewebe und Drüsen vorhanden. Metastasenbildung wurde in keiner der Beobachtungen angegeben. Makroskopisch treten die Plattenepithelkarzinome als ziemlich große und ziemlich scharf begrenzte Knoten in Erscheinung.

Vorkommen. Plattenepithelkarzinome sind selten (CORNIL), nach DEAVER und MACFARLAND machen sie 0,7% aller Mammatumoren aus. Beschrieben wurden nur wenige Fälle (ORTH, ZIMMERMANN [Fall 6], TROELL [2 Fälle], LAHM, DELBET und MENDARO, P. NADAL, COSTATINI, JOHNSON und LAWRENCE [Fall 1], sowie BROCQ-WOLF-GIET), wobei es in einigen Fällen (LAHM, JOHNSON und LAWRENCE) nicht völlig sicher erscheint, ob es sich wirklich um ein Karzinom gehandelt hat. Außerdem finden sich in den Lehrbüchern der Pathologie und in Werken über Geschwulstlehre eine Reihe weiterer Beobachtungen kurz angeführt (z. B. KLOB, KLEBS, BOLLINGER, RIBBERT, BORST, SCHMAUS, ASCHOFF).

Die Seltenheit der Plattenepithelkarzinome ist nach DIETRICH und FRANGEN-HEIM merkwürdig, weil unter verschiedenen pathologischen Bedingungen, z. B. in Fibroadenomen, bei der Fibromatose, offenbar eine Umwandlung des Milchgangsepithels in Plattenepithel vorkommt (s. S. 265). Zudem zeigte das Milchgangsepithel in Gewebskulturen von tierischem Brustdrüsengewebe meist eine stärkere Neigung zur Entdifferenzierung als das gewöhnliche Plattenepithel, die sich nach MAXIMOW in infiltrierendem (?) Wachstum in das mit-explantierte Bindegewebe und in Hornperlenbildung äußert. Während ORTH annahm, daß eine Plattenepithelversprengung die Ursache der Bildung von Plattenepithelkarzinomen der Brustdrüse sei, glauben CORNIL, DEAVER und MACFARLAND, daß sie von den Milchgängen ausgehen. Bei Tieren scheint die Neigung der Brustdrüse zur Bildung von verhornendem Plattenepithel überhaupt größer zu sein; so finden sich in Fibroadenomen bei Hunden häufig Hornperlen und in Mammakarzinomen bei Mäusen häufig so reichlich Plattenepithel, daß sie oft kaum von Hautkarzinomen zu unterscheiden sind (SLYE, HOLMES und WELLS).

ε) Das Gallert-Karzinom.

Das Gallertkarzinom im engeren Sinne ist charakterisiert durch eine sehr hochgradige, schon makroskopisch auffallende Schleimbildung; eine geringgradige, nur mikroskopisch nachweisbare Schleimbildung findet sich auch bei anderen Karzinomformen, z. B. mit großer Regelmäßigkeit beim Carcinoma cribrosum (s. oben), sowie gelegentlich auch in einzelnen Teilen von tubulären Mammakarzinomen (CHEATLE).

Die Gallertkarzinome im engeren Sinn zeigen einen verschiedenen histologischen Bau und verschiedene Verhältnisse in bezug auf die Schleimbildung bzw. -sekretion. Wie bei den Gallertkarzinomen des übrigen Körpers findet sich der Schleim einerseits intrazellulär tropfenförmig angehäuft, andererseits extrazellulär, und zwar entweder in den Lichtungen drüsiger Karzinome oder in der Umgebung drüsiger oder solider Krebszapfen abgelagert.

An der Brustdrüse ist die letzte Form am häufigsten und gewissermaßen charakteristisch. Bei dieser liegen die meist mittelgroßen polyedrischen Karzinomepithelien in kleinen oder mittelgroßen soliden Alveolen zusammen; Mitosen wurden nur vereinzelt in den Epithelien beobachtet (O'Farell), Riesenzellbildungen beobachteten Cornil sowie Delbet und Mendaro. Die vorhandenen Schleimmengen sind meist so groß, daß die Epithelstränge ganz von mächtigen Schleimmänteln umgeben sind; im Schnitt scheinen die Krebsalveolen dadurch gewissermaßen im Schleim zu schwimmen (Del Rio, Zimmermann, O'Farell). Außen ist jeder der Schleimmäntel von fibrillären Bindegewebsfasern umhüllt, die teilweise so dünn sind, daß sich die Schleimmäntel fast zu berühren scheinen. Die Schleimbildung findet sich nicht nur im Zentrum des Karzinoms, sondern in typischen Fällen auch an der Peripherie; lediglich die äußerste Randzone ist oft zellreicher und schleimärmer. Nur selten ist die Schleimmenge so groß, daß die Tumorzellen vom umgebenden Brustdrüsengewebe durch Schleimmassen getrennt sind. Die Schleimmassen werden durch Muzikarmin deutlich, jedoch oft nur überraschend zart angefärbt.

Bemerkenswert ist das Verhalten der Gallertkarzinome zur Umgebung: sie zeigen nur in geringem Maße ein infiltrierendes Vordringen in das umgebende Brustdrüsengewebe; vielfach sind sie sogar von einer Zone von konzentrisch um den Tumor geschichtetem Bindegewebe — in dem zum Teil atrophisch gewordene Drüsenelemente zu erkennen sind — umgeben.

Neben dem Gallertkarzinom mit soliden Krebssträngen kommen Gallertkarzinome mit drüsigem Bau vor, bei denen der Schleim sowohl innerhalb der Lichtungen, als auch zwischen Epithel und Unterlage sich findet. Das ausschließlich drüsig gebaute Gallertkarzinom ist an der Brustdrüse selten; etwas häufiger ist der teils solide, teils drüsige Schleimkrebs (Doutrelepont, D'Allaines). Äußerst selten scheinen dagegen an der Brustdrüse die Schleimkrebse zu sein, bei denen es durch intrazelluläre Ansammlung von Schleim zur Bildung der sog. Siegelringzellen kommt (Ribbert, Leroux und Vermes, eigene Beobachtung). Bei dieser Form ist die Schleimmenge zunächst gar nicht so groß, und z. B. geringer als in den Becherzellen des Darmes (Ribbert); durch Zerfall der Zellen und sekundäre Quellung des Schleims können aber auch bei dieser Form — besonders im Zentrum — große zusammenhängende Schleimmassen gebildet werden. Partielle, mehr sekundäre Schleimbildung eines gewöhnlichen Mammakarzinoms kommt, ganz abgesehen von der Schleimbildung beim Carcinoma cribrosum, an der Brustdrüse häufiger vor, als vielfach angenommen wird (Cheatle); hierbei handelt es sich teils um drüsige Karzinome, teils aber auch um solide, hochgradig skirrhöse (Croft) oder sogar ganz diffus infiltrierend wachsende Karzinome (eigene Beobachtung).

Die Gallertkarzinome zeigen fast regelmäßig sehr hochgradige degenerative Veränderungen, vor allem des Epithels. Das Epithel kann allmählich zugrunde gehen, und in Form von atrophischen, verfetteten oder nekrotischen Inseln im Schleim liegen (Cheatle, Ribbert, Ewing) und es kann sogar in großer Ausdehnung völlig verschwinden (Ewing). Auch der Schleim zeigt, besonders nach dem Untergang des Epithels, eine Reihe von sekundären Veränderungen, z. B. Quellungen (Ribbert) oder Verkalkungen (Shore, Belfrage, Olivier; vgl. auch S. 329); während Kalkansammlungen im gewöhnlichen histologischen Präparat selten zu beobachten sind, konnten die Anfänge der Verkalkung im Epithel und im Schleim mit Hilfe der Schnittveraschung in fast allen untersuchten Gallertkarzinomen nachgewiesen werden. Schließlich zeigt auch das Bindegewebe (besonders im Zentrum nach dem Untergang des Epithels) schwere degenerative Veränderungen wie z. B. Verlust der Kernfärbbarkeit, Trübung und Auflösung der hyalinen Fasern. Durch das Zugrundegehen aller Geschwulst-elemente einschließlich des Bindegewebsstromas kann es im Zentrum zur Zystenbildung kommen; in seltenen Fällen erstreckte sich die Nekrose nicht nur auf das Zentrum, sondern auf den größten Teil des Karzinoms, so daß — wie in einer Beobachtung von DELBET und HERRENSCHMIDT — auf der Innenfläche der auf diese Weise gebildeten Höhle nur noch vereinzelt kleine Gruppen von 4—10 Epithelzellen nachgewiesen werden konnten.

Infolge des oben geschilderten Verhaltens unterscheiden sich die Gallert-karzinome der Brustdrüse weitgehend von den anderen Karzinomformen. Sie erscheinen für das bloße Auge fast stets gut begrenzt oder sogar richtiggehend abgekapselt, ganz im Gegensatz zu den Gallertkarzinomen des Darmkanals (ZIMMERMANN, O'FARELL); nach SPANGENTHAL weisen sie sogar in der Mehr-zahl der Fälle (z. B. unter 20 Gallertkarzinomen 18mal) eine deutliche binde-gewebige Kapsel auf. Infolgedessen wird klinisch bei dieser Form des Karzi-noms nicht selten ein gutartiger Tumor angenommen. Wenn CHEATLE im Gegenteil bemerkt, daß sie meist unscharf begrenzt seien, so ist diese Angabe durch die Mitberücksichtigung der Karzinome mit nur partieller Schleim-bildung zu erklären.

Auf der Schnittfläche sind kleinere Knoten meist fest (CORNIL) oder sogar hart, während größere brüchig, körnig zerfallend oder zerfließlich erscheinen. Manchmal lassen sich überhaupt keine soliden Teile mehr erkennen (CHEATLE), so daß die Geschwulst unter Umständen für eine Schleimzyste gehalten werden kann (EWING, DELBET und HERRENSCHMIDT, MAUTÉ und DANIELS); in solchen Fällen kann sogar Fluktuation bestehen (HENSCHKE) und es kann bei Punk-tionen eine dickflüssig-gelatinöse, an Tapioka erinnernde Masse angesaugt werden (MAUTÉ und DANIELS).

Das charakteristische blaß-gallertige Aussehen der Schnittfläche ist häufig durch ausgedehnte Blutungen (ZIMMERMANN, O'FARELL) und Eisenablage-rungen (ZIMMERMANN) verändert; letztere finden sich besonders auch in der bindegewebigen „Kapsel" und in der unmittelbaren Umgebung der Geschwulst; in seltenen Fällen kam es beim zentralen Zerfall zu schweren Blutungen in die Zerfallshöhle (STRASSER).

Vorkommen. Die reinen Gallertkarzinome, die Schleimkrebse im engeren Sinn, sind an der Brustdrüse gegenüber dem häufigen Vorkommen am Magen und Darmkanal selten (RIBBERT). Partielle Schleimbildung ist dagegen — auch nach eigenen Beobachtungen — überraschend häufig (vgl. auch CHEATLE, sowie DELBET und MENDARO).

Der Anteil der Gallertkarzinome an den Tumoren der Brustdrüse schwankt in den verschiedenen Statistiken zwischen 0,3 und 3%; bei SIMMONS 0,3%, bei HÄCKEL, ZIMMERMANN, SONNTAG, LANGE 0,9—1%, bei GAABE 49mal unter 2944 Mammakarzinomen gleich 1,66%, und bei SPANGENTHAL sogar 3,13%. Das Durchschnittsalter der Patientinnen mit Mammakarzinomen liegt wie beim gewöhnlichen Mammakarzinom um das 50. Jahr (CHEATLE, HENSCHKE); im Gegensatz hierzu gibt SPANGENTHAL ein Durchschnittsalter von 65 Jahren an. Bei jungen Frauen ist das Gallertkarzinom äußerst ungewöhnlich (z. B. mit 20 Jahren, BÉRARD und CREYSSEL).

Das Wachstum der Gallertkarzinome ist viel langsamer (nach MUGGEN-THALER 3mal langsamer) als das der übrigen Mammakarzinome; nach EWING bestanden Gallertkarzinome zur Zeit der Operation durchschnittlich 31 Monate (gegenüber 13 Monaten beim Durchschnitt aller Karzinome). Auch das Übergreifen der Gallertkarzinome auf die Umgebung erfolgt wesentlich später als beim gewöhnlichen Mammakarzinom, nach Gaabe etwa $2^1/_2$mal später, nach Ewing erst nach $3—4^1/_2$jährigem Bestehen des Gallertkarzinoms. Die Ausbreitung erfolgt besonders zur Haut und in der Haut (Lange, Doutrelepont, Besecny), im letzteren Fall unter wechselnden klinischen Bildern (z. B. Cancer pustuleux, Cancer en cuirasse, Carcinoma erysipelades; s. dort).

Die Lymphknoten werden gleichfalls später und deshalb seltener ergriffen als beim gewöhnlichen Mammakarzinom, nach Ewing erst nach 2—3 Jahren (vgl. auch Muggenthaler, sowie Mauté und Daniels, Spangenthal). Über eine ungewöhnlich ausgedehnte Metastasierung in die Achsellymphknoten bei klinisch unauffindbar gebliebenem, 0,7 cm großem, stark verkalktem Gallertkarzinom der Drüse berichtet jedoch Shore. In den Achsellymphknoten trat manchmal die Gallertbildung stark zurück (Zimmermann, Spangenthal). Infolge des langsameren Wachstums treten auch Rezidive durchschnittlich erst später auf, und es findet sich unter der Zahl der Spätrezidive von Brustdrüsenkarzinomen ein ungewöhnlich hoher Anteil von Gallertkarzinomen (Henschke). Die Metastasierung in den übrigen Körper tritt gleichfalls spät auf, sie erfolgte dann z. B. in das Mediastinum und in die Lungen (Lebert).

Die geschilderten Eigenschaften haben zur Auffassung einer relativen Gutartigkeit der Gallertkarzinome geführt (Lebert, Simmons, Lange, Del Rio, Henschke, Cheatle, Delbet und Mendaro, Ewing, Real, Spangenthal, Moulonguet, Kaufmann). Dieser Auffassung ist von manchen Seiten widersprochen worden; so berichten z. B. Desprès, G. B. Schmidt, sowie Gaabe über eine besondere Bösartigkeit und auch Cheatle fand eine große Bösartigkeit in einem Teil seiner Fälle. In solchen Fällen handelte es sich aber nicht um typische Brustdrüsen-Gallertkarzinome, sondern um unreifere Karzinome mit nur teilweiser Schleimbildung (s. oben), die auch in ihrem histologischen Bau den — gleichfalls sehr bösartigen — Gallertkarzinomen des Magen-Darmkanals entsprachen. Für das typische Gallertkarzinom der Brustdrüse kann eine wesentlich geringere „Malignität" als feststehend angesehen werden; so erwähnt z. B. Cheatle, daß die Heilungsaussicht 51% — statt 25% bei allen Mammakarzinomen — beträgt.

Genese der Schleimbildung. In bezug auf die kausale Genese der Schleimbildung bei den Mammakarzinomen sind zahlreiche Ansichten geäußert worden, die zum Teil nur noch historisches Interesse besitzen, wie z. B. die Annahme eines Antransports des Schleims mit dem Blut (Doutrelepont). Umstritten ist dagegen noch, ob der Schleim als ein Degenerations- oder Umwandlungsprodukt des Bindegewebes (Lange, Meyer, Delbet und Herrenschmidt, Athing) bzw. des Epithels (Cohnheim, Billroth, Mauté und Daniels, Ewing) oder als ein Sekret des Epithels (Ribbert, Rindfleisch, Ziegler, Zimmermann, Klebs, Cheatle, Cornil, Delbet, Del Rio) aufzufassen ist. Die letztere Auffassung hält Del Rio auch aus dem Grunde für wahrscheinlicher, weil eine Schleimsekretion schon bei normalem Drüsenepithel der Mamma oft vorhanden ist, eine Auffassung, die durch viele eigene Muzinfärbungen bestätigt werden konnte. Delbet und Mendaro werten infolgedessen die Schleimbildung als ein Zeichen der Ausreifung der Karzinomepithelien.

In bezug auf die formale Genese der Schleimmäntel um die Stränge des soliden oder gelegentlich auch drüsigen Karzinoms wird meist angenommen, daß bei diesen Karzinomzellen eine Umkehr der Sekretionsrichtung — statt ins Innere der Krebszapfen nach außen zwischen das Epithel und das Bindegewebsstroma — aufgetreten sei. Eine solche „Inversion der funktionellen Polarität" glaubt Del Rio durch den Nachweis einer Verlagerung der Zentrosome zur Basis der Zelle bewiesen zu haben. Im Gegensatz hierzu hat besonders Ribbert

die Auffassung vertreten, daß der Schleim stets in die Lichtungen hinein ab-
gesondert würde, dort in der Folge durch Quellung eine Zerreißung der Drüsen
herbeiführe, so daß der Schleim zwischen Unterlage und Zellen eindringen könne;
infolgedessen blieben vom Epithel letzten Endes nur solide Bruchstücke übrig.
Ob es an der Brustdrüse — wie überhaupt — einen sog. Schleimgerüstkrebs
gibt, erscheint fraglich (RIBBERT).

ζ) Cystocarcinoma papillare.

(Carcinoma villeux CORNIL, Villous Duct Cancer WILLIAMS.)

Die intrakanalikulären Papillome (s. unter fibroepithelialen Neubildungen)
werden vielfach, und besonders in Frankreich (CORNIL, DELBET u. a.) ganz allgemein als Karzinome aufgefaßt. Die Gründe für diese Auffassung liegen in
dem offenbar ungewöhnlich häufigen Auftreten eines Karzinoms im Anschluß
an ein bestehendes Milchgangspapillom. DELBET und MENDARO glauben infolgedessen, daß derartige papilläre Neubildungen der Milchgänge von vornherein
Karzinome darstellen, die lediglich infolge des auftretenden Blutausflusses
aus der Mamille besonders früh bemerkt würden und dadurch meist wesentlich
früher als die anderen Karzinome der Brustdrüse — noch vor dem Beginn des
infiltrierenden Wachstums — zur Operation gelangten. Nach DELBET und
MENDARO soll das infiltrierende Wachstum des Epithels in den Stiel der papillären Bildungen und das Übergreifen auf die Wand der zystisch erweiterten
Milchgänge frühzeitig auftreten; nach zahlreichen anderen Angaben (vgl. S. 266)
können derartige papilläre Milchgangswucherungen jedoch jahrelang bestehen,
ohne infiltrierendes Wachstum zu zeigen. Tritt ein infiltrierendes Wachstum
und damit ein sicheres Karzinom auf, so zeigt dieses, auch in den Metastasen,
meist den Bau des gewöhnlichen soliden Mammakarzinoms. Nur ganz vereinzelt zeigten die Metastasen einen papillären Bau (z. B. in den Achsellymphknoten: CORNIL und PETIT, SALOMON, KRAUS und KLINE, PUSATERI, im
letzteren Falle daneben auch alveoläres Wachstum; oder in Lungen und Leber,
DESSAINT). Die Fälle mit papillär gebauten Metastasen sind zweifellos als
Karzinome aufzufassen; in bezug auf die ganz überwiegende Mehrzahl papillärer
intrakanalikulärer Tumoren ist aber weder im allgemeinen noch im Einzelfall eine
Entscheidung über das Wesen dieser Wucherungen möglich und sie werden
deshalb vielfach zusammen mit den soliden intrakanalikulären Epithelwucherungen der Zwischengruppe „gut- oder bösartig", den „Borderline Tumors"
zugerechnet (vgl. S. 303).

2. Histologische Nebenformen der Brustdrüsen-Karzinome.

Neben obigen Hauptformen der Mammakarzinome sind eine Reihe von
Karzinomen beschrieben worden, die durch eine besondere Anordnung der
Zellen (peritheliomatöses Karzinom), durch besondere Einlagerungen
(Psammokarzinom), durch besonders hervortretende sekundäre Veränderungen (hämorrhagisches Karzinom), durch besondere Ausbreitung (Milchgangskarzinom, hämophiles Karzinom) oder durch eine besonders
eigenartige Differenzierung der Zellen (Adenokankroid, myoepithelialer
maligner Tumor) charakterisiert werden. Bei diesen Formen handelt es sich
zum Teil zweifellos nur um Besonderheiten, die zufällig aufgetreten und mit dem
Wesen des Karzinoms nicht eng verbunden sind; sie sollen deshalb nicht besonders besprochen, sondern an den in Frage kommenden Stellen (z. B. das
hämorrhagische Karzinom bei den sekundären Veränderungen, das hämophile
Karzinom bei der Ausbreitung im Gefäßsystem) angeführt werden. Nur soweit

bei diesen Formen heute noch nicht sicher erkennbar ist, ob die Besonderheiten einen nebensächlichen oder einen wesentlichen — die Aufstellung als selbständige Form rechtfertigenden — Befund darstellen, sollen diese Formen hier kurz angeführt werden.

α) Peritheliomatöses Karzinom.

Delbet und Mendaro haben darauf hingewiesen, daß auch in Karzinomen eine perivaskuläre Anordnung der Zellen vorkommen kann; in mehreren derartigen von ihnen beobachteten Fällen waren die Epithelien palisadenförmig bzw. radiär um Kapillaren bzw. feine Gefäßlichtungen angeordnet, die zum Teil mit Endothel ausgekleidet, zum Teil jedoch vom Karzinom selbst gebildet zu sein schienen. Unter Umständen soll die perivaskuläre Anordnung durch Nekrose der äußeren Teile der Zellmäntel noch besonders verdeutlicht werden können. Daß es sich in diesen Fällen wirklich um Karzinome handelte, ergab sich aus dem charakteristisch-karzinomartigen Wachstum in anderen Abschnitten des Tumors. Derartige Karzinome werden leicht verkannt, und sind zweifellos oft als Peritheliome bzw. Endotheliome aufgefaßt worden; es liegt deshalb die Annahme nahe, daß sich unter den sog. Endotheliomen bzw. Peritheliomen der Brustdrüse (s. S. 240) nicht nur perivaskuläre Sarkome, sondern auch Karzinome befinden. Ob derartige Karzinome mit perivaskulärer Anordnung eine besondere Karzinomform darstellen, ist schwer zu entscheiden. Einige eigene Beobachtungen lassen daran denken, daß es sich bei dieser Form um papilläre Karzinome (s. oben) mit besonders zartem Grundstock und besonders dicht gelagerten Zotten handelt (vgl. Abb. 50).

β) Psammöses Karzinom.

Bei einer Reihe von Mammakarzinomen fanden sich so große Mengen von kleinen Kalkkonkrementen, daß sie sich bereits beim Durchschneiden solcher Karzinome durch ein knirschendes Geräusch (Tourneux) oder auf der Schnittfläche durch eine sandige Beschaffenheit derselben (Deaver und MacFarland) bemerkbar machten. Bei der mikroskopischen Untersuchung derartiger Karzinome zeigte sich, daß es sich nicht um die nicht seltenen unregelmäßig gestalteten Verkalkungen, sondern um in den Zellen bzw. in den Alveolen des Karzinoms, zum Teil aber auch im Bindegewebe (Tourneux, Belfrage, Ackermann) liegende, durchschnittlich etwa 40 μ (6—90 μ) große, konzentrisch geschichtete Kalkkügelchen handelte (Neugebauer, Tourneux, Korn). Diese Konkremente traten vorwiegend in verfetteten Abschnitten auf, teilweise lagen die Konkremente so dicht wie in einem Steinpflaster zusammen (Ackermann); in einem der Fälle von Tourneux fanden sich die gleichen Kalkkörnchen auch in einem Rezediv, und zwar gleichfalls besonders in den zugrunde gehenden Abschnitten. Auch beim psammösen Karzinom handelt es sich offenbar nicht um eine besondere Form, weil diese Konkremente einerseits bei verschiedenen Karzinomformen (beim Gallertkarzinom, beim Carcinoma cribrosum, beim tubulären Karzinom, s. dort) und auch in der Umgebung von Karzinomen in den Drüsenlichtungen (eigene Beobachtung) vorkommen.

γ) Das sog. Milchgangskarzinom.

(Intraduct carcinoma Muir, Épithéliome canaliculaire pure Cornil.)

Als Milchgangskarzinome werden vielfach besonders großalveoläre, entweder solide bzw. von zahlreichen kleinen Lichtungen siebartig durchbrochene oder auch solide, aber zentral nekrotische intrakanalikuläre Epithelwucherungen bezeichnet; neben diesen intrakanalikulären Epithelwucherungen findet sich vielfach auch ein typisches, infiltrierend im interstitiellen Bindegewebe der Drüse wachsendes Karzinom. Die Beurteilung derartiger intrakanalikulärer Wucherungen ist äußerst schwer, weil heute oft nicht entschieden werden kann,

1. ob es sich bei den Wucherungen um ein primäres Karzinom des Milchgangepithels und bei Vorhandensein eines infiltrierend wachsenden Karzinoms um ein sekundäres Übergreifen auf die Drüse handelt oder ob

2. ein primäres Karzinom der Drüse vorliegt, das in das Milchgangssystem eingebrochen ist und sich nunmehr infolge der leichteren Ausdehnungsmöglichkeit in diesem — unter Umständen überwiegend — ausbreitet, und ob

3. bei fehlendem, bzw. nicht nachgewiesenem infiltrierendem Wachstum bzw. beim Fehlen von Lymphknotenmetastasen überhaupt ein Karzinom vorliegt.

Für die Formen mit siebartig durchlöcherten Epithelsträngen, die im Schrifttum viel-fach den Milchgangskarzinomen zugerechnet werden, ist diese Frage bereits zu beantworten. Die charakteristische „Rosetten"bildung kann in derartigen Fällen in den Milchgangs-wucherungen deutlich, in dem infiltrierend die Drüsen durchwachsenden Karzinom fehlend oder wenig deutlich und in Metastasen z. B. in den Axillarlymphknoten, aber wieder sehr ausgedehnt vorhanden sein. Daraus, daß der charakteristische Bau in Metastasen wieder-kehrt, wurde geschlossen, daß hier die Milchgangswucherung bereits ein Karzinom darstellt, und es wurde die Berechtigung abgeleitet, diese Form als Carcinoma cribrosum abzutrennen (s. S. 290). Bei den übrigen Formen ist meist noch keine Entscheidung über das Wesen der Wucherungen möglich.

Bei diesen sog. Milchgangskarzinomen finden sich mikroskopisch im Drüsen-gewebe bzw. bei Altersatrophie der Drüse auch im Fettgewebe Stränge, die wie Milchgänge und Azini angeordnet sind und offenbar diesen entsprechen (DELBET und MENDARO). Meist handelt es sich hierbei um die mittelgroßen, seltener um die großen Milchgänge und nur ganz selten um die Azini (CHEATLE, NICHOLSON, CHARTERIS, eigene Beobachtung). Gelegentlich war das Milch-gangssystem offenbar schon vorher zystisch erweitert, so daß die Wucherungen in die peripheren Teile der Drüse vordringen und die dort vorhandenen Zysten ausfüllen konnten (CHEATLE); die Wände der Milchgänge sind in derartigen Fällen oft, besonders bei zystischer Erweiterung, hochgradig hyalinisiert und verdickt. Die gewucherten Epithelstränge bauen sich aus polygonalen, mittel-großen Zellen auf, die jedoch viel regelmäßiger als beim Carcinoma solidum (s. dort) angeordnet sind und manchmal sogar eine gewisse Schichtendifferen-zierung, ähnlich wie bei den Basalzellen-Karzinomen der Haut, aufweisen; derartige Epithelwucherungen mit besonders durchsichtigen Zellen bezeichneten DELBET und MENDARO als Épithéliomes à cellules claires. In den Epithel-wucherungen wurden verschiedentlich feine Gefäße beobachtet (CORNIL, GRYNFELLT; s. auch unten).

In den intrakanalikulären Epithelsträngen finden sich — im Gegensatz zum Carcinoma cribrosum — häufig ausgedehnte sekundäre Veränderungen, im besonderen zentrale Nekrosen (CORNIL). Diese Nekrosen zeigen meist eine außerordentlich regelmäßige Anordnung, indem der Rand der Nekrosen konzentrisch zur äußeren Begrenzung der Epithelstränge verläuft, und zwar im einzelnen Fall vielfach in allen Abschnitten unter genau gleich großem Ab-stand (s. Abb. 48). In diesen Nekrosen finden sich vielfach große — zum Teil noch in Schichten angeordnete — Massen von Kerntrümmern, Fetttropfen, Cholesterinkristallen, Kalkkonkrementen oder sogar zusammenhängende Verkalkungen (vgl. Abb. 50 u. 51); die nekrotischen Massen können hierbei dickflüssig, breiig (so daß bei Druck auf die Schnitt-fläche kleine Pfröpfe austreten: Komedokarzinom, BLOODGOOD) oder dünnflüssig sein (Krebsmilch!). Gelegentlich finden sich in den zentralen Nekrosen Blutungen (JOHNSON, ROLOFF, GRYNFELLT), die in einem Falle von GRYNFELLT so hochgradig waren, daß die Unterscheidung von einem Angiom bzw. Endotheliom Schwierigkeiten machte; dieser Fall weist auf die Möglichkeit hin, daß es sich in den sehr ähnlichen Fällen von NIGRISOLI sowie FORNI (Fall 2) nicht — wie angenommen wurde — um Endotheliome (s. S. 240), sondern um derartige epitheliale Milchgangswucherungen gehandelt hat.

Neben diesen Wucherungen im Milchgangssystem findet sich in einem Teil der Fälle im umgebenden Bindegewebe ein typisch infiltrierend wachsendes Karzinom, meist vom Charakter des Carcinoma solidum. Metastasen, z. B. in die regionären Lymphknoten, wurden häufig beobachtet, vereinzelt auch bei fehlendem bzw. nicht nachgewiesenem infiltrierenden Wachstum (NADAL).

Das pathologisch-anatomische Bild derartiger Milchgangswucherungen ist, da die erweiterten Gänge einander fast berühren, meist das gleiche wie beim knotig-markigen Karzinom.

Entsprechend den oben angeführten Schwierigkeiten werden die Milch-gangswucherungen der geschilderten Art sehr verschieden beurteilt und es finden sich alle Übergänge zwischen der uneingeschränkten Auffassung, daß es sich um Karzinome handelt, und jener, daß gutartige Wucherungen vorliegen.

So glaubt z. B. EWING, daß diese Wucherungen auch bei fehlendem infiltrierenden Wachstum als Karzinome anzusehen seien, die er wegen später Metastasierung in die Lymph-knoten als relativ „gutartig" bezeichnet, obwohl er andererseits ihre Neigung zur Bildung hämatogener Metastasen — ein vielfach als Anzeichen besonderer Malignität angesehenes Verhalten — betont. Die Annahme von Ewing erscheint gestützt durch die oben erwähnte Beobachtung von P. Nadal, der bei vorhandener Metastasierung in die Lymphknoten auch bei sehr genauer Untersuchung in der Brustdrüse kein infiltrierendes Wachstum beobachten konnte. Auf der anderen Seite bezeichnet Cheatle diese Wucherungen als sehr verdächtig; da er aber weiter angibt, daß bei genügend ausgiebiger Untersuchung stets an einzelnen Stellen infiltrierendes Wachstum nachzuweisen sei, nimmt

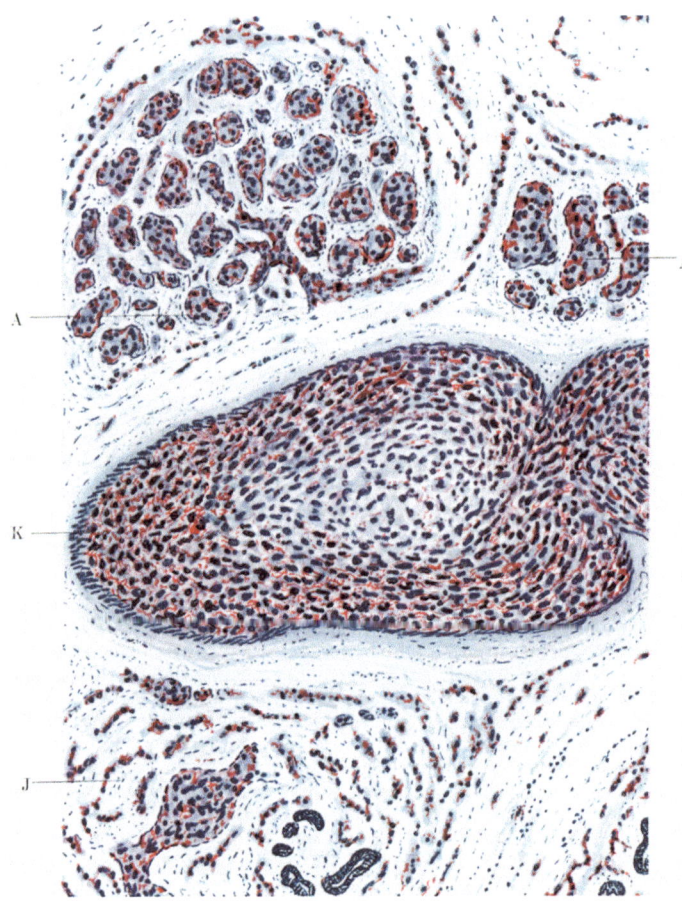

Abb. 44. Sog. Milchgangskarzinom mit intrakanalikulärem (K), intraazinösem (A) und infiltrierendem (J) Wachstum. Wesensgleichheit aller Wucherungen durch den reichlichen Glykogengehalt bewiesen.

er praktisch den gleichen Standpunkt ein wie Ewing. Als Vorläufer des Karzinoms (als sog. Präcancerose) werden die Wucherungen von Charteris, Cappel, Lukowski, Frank angesehen und ein Karzinom, abgesehen vom infiltrierenden Wachstum, zum Teil aber auch dann schon angenommen, wenn stärkere Kern-Unregelmäßigkeiten vorhanden sind. Delbet dagegen hält die Wucherungen für einwandfrei gutartig, solange das infiltrierende Wachstum fehlt. In scharfem Gegensatz zu allen vorhergehend angeführten Auffassungen glauben Deaver und MacFarland, daß keine Wesensbeziehung zwischen den intrakanalikulären Epithelwucherungen und dem gegebenenfalls vorhandenen infiltrierend wachsenden Karzinom besteht. Diese Auffassung erscheint aber durch die in Abb. 44 dargestellte Beobachtung widerlegt. In dieser enthalten sowohl die intrakanalikulären wie auch die infiltrierend wachsenden Epithelien reichlich Glykogen. Bei der Seltenheit des Vorkommens von reichlichen Mengen von Glykogen in Karzinomen der Brustdrüse beweist diese Beobachtung für den vorliegenden Fall, daß das Epithel der Milchgangswucherung und das des infiltrierend wachsenden Karzinoms wesensgleich ist.

Die Unsicherheit, die aus den angeführten Auffassungen spricht, weist darauf hin, daß im vorliegenden Fall besondere methodische Schwierigkeiten bestehen, bzw. daß die

Einordnung dieser Wucherungen in das heutige — letzten Endes auf den heute vorhandenen methodischen Möglichkeiten ruhende — dualistische Einteilungsprinzip (gutartig — bösartig, expansives — destruierendes Wachstum, typisch — atypisch) nicht möglich ist, weil diese Wucherungen ihrem Wesen nach offenbar an der Grenze bzw. zwischen beiden Gruppen stehen. Aus dieser Schwierigkeit heraus wird, wie bei anderen Organen, auch an der Brustdrüse von „präcancerösen Wucherungen" gesprochen. Die Verwendung dieses Ausdrucks ist aber, obowohl er auf die Zwischenstellung hinweist, nicht empfehlenswert, weil er eine Aussage enthält, über deren Eintreffen wir ja gerade nichts wissen (vgl. auch BORST). Erforderlich ist eine Bezeichnung dafür, daß nicht entschieden werden kann, ob eine „gutartige" Neubildung oder aber ein „Karzinom" vorliegt. Aus derartigen Überlegungen heraus wurde neuerdings von verschiedenen Autoren eine 3. (Zwischen-) Gruppe aufgestellt (CHEATLE, BLOODGOOD, vgl. auch DEELMANN). So stellt z. B. CHEATLE folgende Grade der epithelialen Wucherung auf:

1. Primäre epitheliale Hyperplasie . . . . . . gutartig,
2. Sekundäre epitheliale Hyperplasie . . . . . gut- oder bösartig,
3. Tertiäre („migratory") Hyperplasie . . . . Karzinom,

und BLOODGOOD fügt als Zwischengruppe die „Borderline Tumors" ein.

Für das praktisch-diagnostische Vorgehen ergibt sich daraus beim Vorliegen eines mehr als zweischichtigen Epithelbelags der Milchgänge die Notwendigkeit, durch möglichst ausgedehnte mikroskopische Untersuchung der ganzen Drüse zu versuchen, den Nachweis des Übergreifens oder des infiltrierenden Wachstums zu erbringen. Ist dies der Fall, liegt ein Karzinom vor; ist es nicht möglich, so muß die Neubildung zum mindesten der Zwischengruppe zugerechnet werden. Daneben müßte danach gestrebt werden, mit neuen Methoden (z. B. Plastinreaktion, Sekretgranuladarstellung, Nachweis des Fehlens der Oxydase LM, vgl. S. 304) zu versuchen, die Natur der Epithelien zu erkennen; diese Möglichkeiten erscheinen aussichtsreich, da LIPSCHÜTZ sowie KLOSSNER ausdrücklich darauf hinweisen, daß eine Charakterisierung von Karzinomzellen schon vor dem infiltrierenden Tiefenwachstum möglich sei.

δ) Adenokankroide.

In der Brustdrüse sind Adenokankroide offenbar von größter Seltenheit, da nur drei einschlägige Mitteilungen aufgefunden werden konnten (ORTH, BROCQ, WOLF und GIET, LOEB). Mikroskopisch handelte es sich um Adeno- (= tubuläre) Karzinome mit teilweise soliden Epithelsträngen und in den letzteren undeutliche (ORTH) bzw. nicht ganz charakteristische (BROCQ, WOLF und GIET) oder beginnende (LOEB) Hornbildung. Beziehungen zu den Milchgängen oder zur Haut bestanden im Fall von ORTH nicht.

ε) Maligner myoepithelialer Tumor.

Bei einer 47jährigen Frau beobachteten GAUDIER, GRANDCLAUDE und LAMBRET einen vor 10 Jahren festgestellten, in den letzten Wochen auf Hühnereigröße herangewachsenen Tumor. Mikroskopisch zeigte die innere Lage der im übrigen intakten Milchgänge und Drüsen ein hohes, ausgesprochen zylindrisches Epithel mit sehr durchsichtigem Protoplasma. Um die Milchgänge und Drüsen lagen grob gelappte kollagene Massen, die lange fusiforme Tumorzellen mit stark färbbaren, oft monströsen Kernen enthielten. Diese Tumorzellen bildeten vielfach um die Drüsen zylinderartige Mäntel in einer Art, daß sie von der normalen myoepithelialen äußeren Zellschicht nicht zu unterscheiden waren. Die Autoren fassen den Tumor wegen dieser Ähnlichkeit als „malignes" Myoepitheliom auf.

3. Allgemeines über den feineren Bau der Karzinome.

Verhalten der Kerne. Die Form der Kerne zeigt das gleiche Verhalten wie die übrigen Zeichen der histologischen Differenzierung: je ungleichmäßiger die Zellen sich in bezug auf Größe, Form und Bildung von Epithelverbänden verhalten, je größer sind die Unregelmäßigkeiten („Atypien") an den Kernen in bezug auf Größe, Form, Chromatinstruktur, atypische Mitosen, Kernzahl (in bezug auf Einzelheiten vergleiche die Angaben bei den einzelnen Hauptformen, S. 287—299 und im besonderen das Carcinoma diffusum, S. 288).

Mitosen finden sich in verschiedenen Karzinomen und in verschiedenen Abschnitten der gleichen Karzinome (Delbet) in wechselndem Ausmaß; atypische Mitosen mit besonderen Monstreformen sind nicht selten. Eine besondere Form der Bildung von Riesenzellen mit zahlreichen Kernen beschrieb Delbet, bei der die Riesenzellen ausschließlich in der nächsten Umgebung des Karzinoms isoliert im Bindegewebe lagen; Delbet faßt diese Riesenzellbildung als Anzeichen für eine Schädigung der Karzinomepithelien durch schlechtere Ernährung auf.

Verhalten des Protoplasma. Im ganzen weist das Protoplasma der Zellen von Mammakarzinomen keine strukturellen oder färberischen Besonderheiten auf; bei den gewöhnlichen Färbungen zeigen einzelne Karzinome (siehe besonders S. 301) lediglich ungewöhnliche Durchsichtigkeit des Protoplasma (Epithéliomes à cellules claires Delbet); über die Ursache dieser Durchsichtigkeit findet sich noch keine Angabe (Glykogen?). Ein besonderer Färbungserfolg wurde bei der Giemsafärbung beobachtet (Plastinreaktion von Lipschütz); diese Färbung war bei den Zellen von Mammakarzinomen besonders stark und besonders regelmäßig vorhanden.

Über das Vorkommen von Glykogen in den Zellen der Karzinome (sowie Epithelien der Brustdrüse) finden sich nur wenige Angaben. Nach Saltzmann, W. Arnd findet es sich nie, nach Langhans fast nie; Behr, v. Gierke, Askanazy, Ewing fanden es gelegentlich. Lubarsch berichtete — in Ergänzung einer früheren Mitteilung —, daß er in neun, teils tubulären, teils zystisch-adematösen Karzinomen Glykogen in sehr unregelmäßiger Verteilung gefunden habe und daß es in Metastasen sogar reichlicher nachzuweisen gewesen sei. In eigenen Untersuchungen konnten in den Zellen von Karzinomen wechselnden Baues (sowie auch in den Epithelien der Brustdrüse selbst) fast regelmäßig geringe Mengen, vereinzelt aber auch große Mengen (s. Abb. 44) von Glykogen nachgewiesen werden [Untersuchung von lebenswarmem Operationsmaterial, Frischschnittmethode und weitere Verarbeitung nach Zbl. Path. 54, 225 (1932)].

Sekretgranula. Über das Vorkommen von Mitochondrien, Plastosomen (Duesberg, Favre und Regaud), von Altmannschen Granula (Burkhardt, Delbet, Saltzmann, Katsunuma und Katsunuma, Guerrini) sowie Mikrozentrum, Golgiapparat und Chondriosomen (Klossner) liegen eine Reihe von Beobachtungen vor, aus denen hervorgeht, daß das Vorkommen und Verhalten dieser Bildungen in gutartigen Geschwülsten sehr ähnlich ist wie in den normalen Zellen der Brustdrüsen. In den Karzinomen zeigten sie jedoch beträchtliche Abweichungen in bezug auf Zahl, Form und Lagerung in der Zelle. So fanden z. B. Burkhardt, sowie Saltzmann die Altmannschen Granula um so mehr vermindert, je hochgradiger die Anaplasie (Kataplasie) des Karzinoms war (vgl. auch Guerrini: Abhängigkeit der Zahl der Granula bei Pilokarpinreizung von der Höhe der Differenzierung). Nach Klossner sind Atypien am Golgiapparat für das Karzinom geradezu charakteristisch und sie fanden sich beim Adenokarzinom (= tubulären Karzinom) in geringem, beim Carcinoma solidum in hochgradigem Maße. Katsunuma und Katsunuma teilten weiter mit, daß es ihnen gelungen sei, feine oxydase-positive Granula aus einem Karzinom in vitro zu kultivieren.

Sekretion. In den Zellen mancher Karzinome sowie vor allem in der Umgebung der Epithelien und hierbei zum Teil in gebildeten Lichtungen treten eiweißartige, meist die Muzikarmin-Schleimfärbung gebende Substanzen auf, die als Zellsekrete aufgefaßt werden müssen (s. auch S. 290 und 298). Delbet und Mendaro bewerten diese Sekretion als Zeichen der Ausreifung und sie teilen hierauf fußend die Karzinome der Brustdrüse in zwei Gruppen ein, von denen die erste, bösartigere Gruppe durch die Abwesenheit, die zweite, gutartigere Form („Épithéliomes sécrétants" DELBET) durch Vorhandensein eines eiweißartigen (Carcinoma cribrosum) oder Muzinreaktion gebenden Sekrets (Carcinoma cribrosum, Gallertkarzinom charakterisiert ist. Die klinische Bewertung dieses Vorgangs erscheint hierbei jedoch noch nicht genügend gestützt; während sie für das Gallertkarzinom zweifellos zutrifft (vgl. S. 297), liegen für das Rosettenkarzinom noch keine Erfahrungen von anderer Seite vor, daß der Verlauf langsamer als beim tubulären Karzinom ist und DELBET beobachtete zudem selbst das Auftreten von Sekretion bei einem „Épithéliome hémophile" (s. S. 331).

Neben diesen Formen, bei denen die Sekret- und im besonderen die Schleimbildung in allen Abschnitten gleichmäßig erfolgt, tritt nicht selten — nach DEAVER und MACFARLAND sogar häufig — beim tubulären Karzinom im Zentrum eine mehr oder minder hochgradige Schleimbildung hinzu. Diese Formen zeigen im Gegensatz zum typischen Gallertkarzinom der Brustdrüse und in Übereinstimmung mit den schleimbildenden Karzinomen des Magen-Darmkanals eine beträchtliche Malignität (s. S. 298). Ob die Zellen der Mammakarzinome unter Umständen ihr spezifisches Sekret (Milch, Fetttröpfchen) bilden, ist schwer zu entscheiden. Beim Auftreten von Fetttröpfchen ist nicht ohne weiteres zu entscheiden, ob es sich um ein Zeichen einer beginnenden Sekretion oder nicht vielmehr um eine beginnende Degeneration handelt, wie sie auch in Karzinomen anderer Organe häufig vorkommt und auch dort zur völligen Nekrose, zur Bildung von „Krebsmilch" führt. Lediglich SALTZMANN erwähnt das ausschließlich in der Umgebung der Lichtungen eines Adeno-(= tubulären)Karzinoms beobachtete Auftreten von Fetttröpfchen, so daß in diesem Falle die Annahme einer im Gange befindlichen Sekretion eher berechtigt erscheint.

Verhalten des Bindegewebes. Im Vergleich zu den Karzinomen anderer Organe enthält ein ungewöhnlich großer Teil der Mammakarzinome so viel Bindegewebe, daß die äußere Erscheinungsform dieser Karzinome hierdurch weitgehend bestimmt und das erwähnte Überwiegen skirrhöser Karzinome herbeigeführt wird (s. S. 276). Da hierbei aber Vorkommen und Menge des Bindegewebes keine bestimmte Beziehung zur histologischen Form des Karzinoms zeigen und da weiter verschiedene Abschnitte des gleichen Karzinoms, sowie die Metastasen im Vergleich zum Primärtumor, große Unterschiede im Bindegewebsgehalt aufweisen, ist eine Charakterisierung der Brustdrüsenkarzinome nach dem Bindegewebsgehalt zu verwerfen (s. S. 286). Eine genauere Untersuchung zeigte — was bisher nicht genügend gewürdigt worden ist —, daß das Überwiegen des Bindegewebes auf ganz verschieden zu beurteilenden Vorgängen beruht.

In bezug auf die Bindegewebsentwicklung muß grundsätzlich unterschieden werden, ob

1. eine durch die Zellen des Karzinoms angeregte Neubildung von Bindegewebe, oder

2. eine Hyalinisierung vorhandenen Brustdrüsenbindegewebes, oder endlich

3. eine durch Absterben von Teilen des Karzinoms ausgelöste Organisation von Nekrosen vorliegt.

Die bindegewebige Organisation (Möglichkeit 3) ist hierbei — vor allem in ausgedehnteren Abschnitten — selten; da sie durch das Absterben von älteren Teilen des Karzinoms ausgelöst wird, wurde diese Art unter den sekundären Veränderungen behandelt (s. S. 312). Auch die Hyalinisierung tritt ausschließlich im Innern des Karzinoms auf; da diese offenbar gleichfalls in enger Beziehung zum Absterben der Karzinomzellen steht, wurde sie ebenfalls unter den sekundären Veränderungen behandelt (s. S. 312). Im Gegensatz zu diesen beiden— sekundären — Arten der Bindegewebs-„Vermehrung" steht die primäre Bindegewebsneubildung unter dem Einfluß der wuchernden Karzinomepithelien

(Abb. 45), die Desmoplasie (Ewing), die fibroblastische Reaktion des umgebenden Gewebes (Leroux und Perrot). Hierbei bildet sich unmittelbar vor den und um die vordringenden Karzinomepithelien ein junges zell- und gefäßreiches Granulationsgewebe, das sich nach dem Weitervorwachsen des Karzinoms allmählich in hyalines Bindegewebe umwandeln oder aber — besonders bei tubulären oder gemischt tubulär-soliden Karzinomen — auch im Innern des Karzinoms sehr zellreich bleiben kann. Der Mechanismus der Bindegewebsbildung ist infolgedessen im Innern der Karzinomknoten oft nicht mehr, und an der Grenze des Karzinoms gegen Brustdrüsengewebe wegen des großen Bindegewebsreichtums desselben nur schwer zu erkennen. Sehr deutlich wird die Bindegewebsneubildung dagegen beim Übergreifen des Karzinoms auf das Fettgewebe (s. Abb. 45, sowie — als Beispiel der fehlenden Bindegewebsneubildung — Abb. 71), in den Metastasen, z. B. in den Lymphknoten und im Knochen (s. S. 338). Nach Deaver und MacFarland, sowie Ewing ist die echte „Desmoplasie" selten; im eigenen Material war sie dagegen gar nicht so selten.

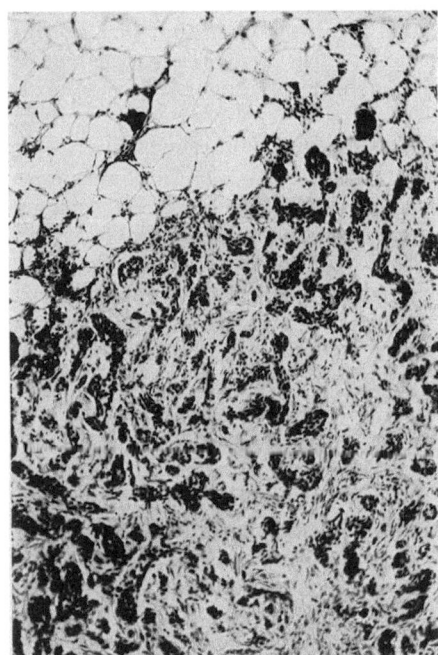

Abb. 45. Infiltrierend ins Fettgewebe vordringendes Karzinom mit starker Bindegewebsneubildung (fibroblastisches Karzinom).

Verhalten der elastischen Fasern. Auf das Vorkommen großer Mengen von elastischen Fasern in skirrhösen Karzinomen haben schon Billroth, Bierich, Kudji und neuerdings Scholz hingewiesen. Ob es sich hierbei um Neubildung, Quellung oder Zusammenschrumpfung handelt, ist schwer zu unterscheiden; bei den dicken Elastika-Mänteln um obliterierende Milchgänge ist offenbar das letztere der Fall. Eine echte Neubildung nehmen Savini und Savini-Castano, sowie Scheel für die Mehrzahl der Brustdrüsenkarzinome an und auch von Saar beschrieb eine hochgradige Wucherung bei einem ganz kleinen Karzinom. Die Neubildung elastischer Fasern kann ja seit den Untersuchungen von B. Fischer (-Wasels) nicht mehr als außergewöhnlich angesehen werden; eine Sonderstellung nehmen nach B. Fischer(-Wasels) jedoch die sog. Mischtumoren der Speicheldrüsen und die vielfach als Zylindrome bezeichneten Karzinome der Haut ein. Es wurde deshalb in dem S. 294 abgebildeten Tumor auf das Vorkommen von mit Elastikafärbung darstellbaren Fasern und Schollen besonders geachtet und dabei an zahlreichen Stellen große Mengen von elastischen Fasern und Schollen in der von Fischer(-Wasels) beschriebenen Art gefunden. In zellreichen Karzinomen findet sich keine Vermehrung des elastischen Gewebes (Scholz, vgl. auch W. Fischer).

Verhalten der Blutgefäße, Lymphbahnen und Nerven. Das Verhalten der Blutgefäße, im besonderen die Frage einer Bildung von neuen Gefäßen wurde wenig beachtet; lediglich Goldmann stellte fest, daß das Kapillarsystem der Karzinome dem Bau der embryonalen Gefäßplexus entspricht. Außerdem wurde bei den intrakanalikulären Gangwucherungen, beim sog. Milchgangskarzinom das Vorhandensein von intraepithelialen Kapillaren beschrieben, deren Wand zum

Teil von Endothelien, zum Teil aber direkt von den Zellen des Karzinoms gebildet zu sein schienen (DELBET und MENDARO, NADAL, GRYNFELLT, NIGRISOLI, FORNI).

Das Vorkommen von eigenen Nerven in Mammakarzinomen wurde verschiedentlich untersucht; während fast alle Untersuchungen in Übereinstimmung mit dem Verhalten der Karzinome anderer Organe ergaben, daß die Mammakarzinome keine eigenen Nerven besitzen, glaubt OERTEL mit der Versilberungsmethode feine Nerven nachgewiesen zu haben.

Über eigene Lymphgefäße in Mammakarzinomen liegen keine besonderen Mitteilungen vor.

4. Verhalten der chemischen Bestandteile.

Quantitativ-chemische Untersuchungen wurden verhältnismäßig häufig an Mammakarzinomen ausgeführt; die Ergebnisse jedoch sind in bezug auf die Mehrzahl der untersuchten Stoffe widerspruchsvoll und vielfach sogar einander völlig entgegengesetzt. Der Grund hierfür liegt vor allem in dem erwähnten wechselnden Aufbau verschiedener und oft auch der gleichen Karzinome an verschiedenen Stellen in bezug auf Gehalt an eigentlichem Geschwulstgewebe, Bindegewebe, Blut, sowie in bezug auf das Vorhandensein und Ausdehnung sekundärer Veränderungen, wie Nekrosen, Blutungen, Verfettungen, Verkalkungen u. dgl. Infolgedessen wird im quantitativ-chemischen Ergebnis einerseits eine bestimmte Abweichung um so weniger zum Ausdruck kommen, je weniger eigentliches Geschwulstparenchym bzw. je mehr andere Bestandteile vorhanden sind. Andererseits können sekundäre Veränderungen oder chemische Eigenschaften des Nichtgeschwulstanteils im Gegensinne verlaufen und dadurch den Ausschlag im quantitativen Ergebnis verringern, ausgleichen oder sogar ins Gegenteil verkehren (vgl. SCHULTZ-BRAUNS).

Unter den anorganischen Ionen liegen übereinstimmende quantitativ-chemische Ergebnisse lediglich über das Kalium und das Kalzium vor. Kalium, das im normalen Brustdrüsengewebe in einer Menge von 0,213 g-% festgestellt wurde (EPSTEIN), war in nichtdegenerierten Karzinomen je nach dem Zellgehalt mehr oder minder vermehrt, und zwar beim sog. ,,Skirrhus'' auf 0,395 g-% (WATERMANN) bzw. 0,55 g-% (EPSTEIN), im Adenokarzinom (= Carcinoma tubulare) auf 0,64 g-% (EPSTEIN) und beim zellreichen medullären Karzinom auf 1,16 g-% (WATERMANN). Im Gegensatz zum Kalium war der Kalziumgehalt in zellreichen Karzinomen am geringsten und in vernarbenden oder teilweise nekrotischen Karzinomen am höchsten (WATERMANN). In veraschten, unfixierten Schnittpräparaten erwies sich der Aschen- und im besonderen der Kalkgehalt in gewöhnlichen zellreichen oder vernarbenden Karzinomen gering (Abb. 46), in zellreichen Gangkarzinomen jedoch im Gegensatz zu allen bisher untersuchten Karzinomen sehr hoch (Abb. 47). Das gleiche stellten HORNING und SCOTT an fixierten Schnitten für das Gangkarzinom fest; ihr Rückschluß, daß die Karzinome um so mehr Asche enthielten, je maligner sie seien, steht jedoch im Widerspruch zu sehr zahlreichen anderen Beobachtungen. In bezug auf die übrigen Kationen, im besonderen über das Natrium und Magnesium, sowie über die in Frage kommenden Anionen liegen noch keine Beobachtungen vor.

Unter den organischen Verbindungen liegen über den Eiweiß- und Kohlenhydratgehalt die Untersuchungsergebnisse von FREUND (angef. nach G. KAMINER) vor, der einen geringen Eiweiß- (5—7%) und hohen Kohlenhydratgehalt (1,2—1,5% gegenüber 0,07—0,1% im normalen Brustdrüsengewebe) beobachtete; nach SCHAFFER sind unter den letzteren insbesondere die Pentosen (0,41—0,46 gegenüber 0,23—0,26 im normalen Brustdrüsengewebe) vermehrt.   Milchsäure konnte von BAUER und NYIRI in WARBURGschen Versuchen nicht nachgewiesen werden (vgl. hierzu jedoch die kritische Entgegnung

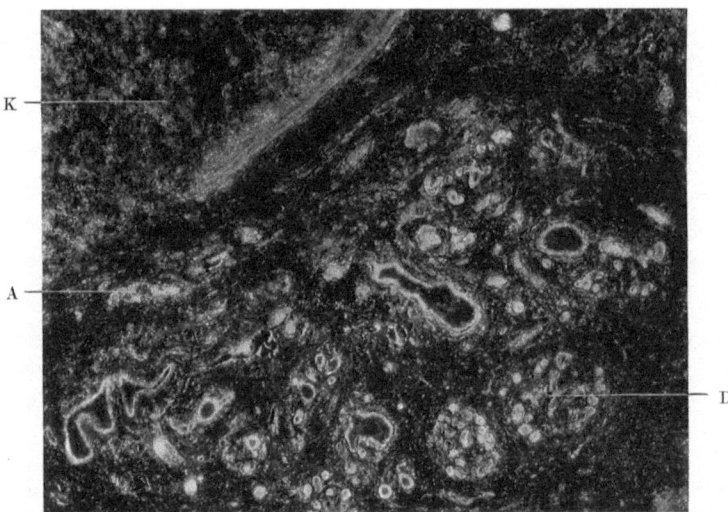

Abb. 46. Carcinoma tubulare im Gesamtaschenbild: im Karzinom (K) sehr wenig Asche. In der unmittelbaren Umgebung des Karzinoms atrophische Drüsenläppchen (A) mit reichlicher Menge von Asche; bei D normale Drüsenläppchen.

WARBURGs!).   Über den Fett- und Glykogengehalt liegen keine quantitativen Ergebnisse vor (über die diesbezüglichen histologischen Beobachtungen s. S. 304).

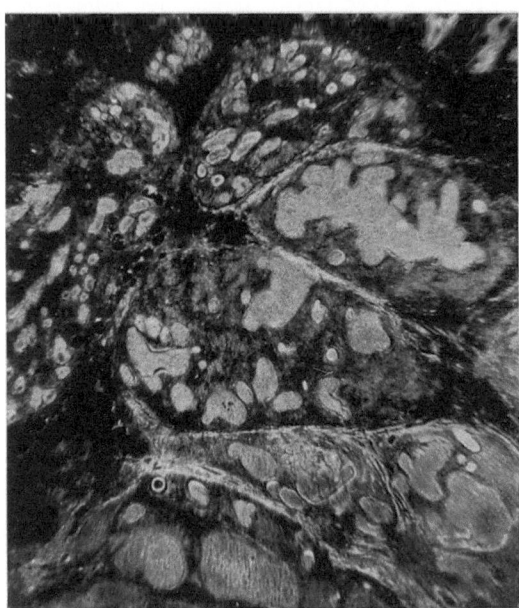

Abb. 47. Sog. Milchgangskarzinom im Gesamtaschenbild. In den intrakanalikulären Epithelwucherungen sehr reichlich Asche (gleiches Präparat und Gesichtsfeld wie in Abb. 56).

In bezug auf die Lipoide, im besonderen den Phosphor-Lipoid- und Cholesteringehalt beobachteteBIERICHdurchschnittlich deutliche Vermehrungen; bei den Einzelergebnissen war der Grad der Abweichung jedoch großen Schwankungen unterworfen und es zeigten einzelne Karzinome keine Unterschiede gegenüber gutartigen Brustdrüsengeschwülsten. In bezug auf denFermentgehalt berichtete HEINLEIN über eine Verminderung des Gluthathiongehaltes und ROSKIN über ein Fehlen der Oxydo-Redukase LM. Das Fehlen der letzteren ist für Karzinomzellen nach ROSKIN so charakteristisch, daß Karzinomzellen hierdurch von anderen Zellen unterschieden werden können.

Chemisch-physikalische Eigenschaften des Karzinomgewebes.   Die elektrische Leitfähigkeit ist nach WATERMANN höher als in normalen Geweben und als in gutartigen Geschwülsten. FRICKE und MORSE erzielten — allerdings unter anderen physikalischen Bedingungen — das gegenteilige Ergebnis; sie glauben bei ihrer Methode mit 90%iger Sicherheit die klinische Diagnose auf Gut- oder Bösartigkeit stellen zu können und sie empfehlen bereits die praktische Anwendung des Verfahrens zur Schnelldiagnose, da die Untersuchung schneller als mit Hilfe von Schnellgefrierschnitten auszuführen sei (vgl. S. 279). Ganz abgesehen von dem Widerspruch der Ergebnisse zwischen WATERMANN sowie FRICKE und MORSE erscheint die Anwendung des Verfahrens zur Schnelldiagnose während Operation nicht berechtigt, weil eine 90%ige Sicherheit nicht genügt, um folgenschwere Entscheidungen über Art und Ausdehnung von Operationen zu treffen.

5. Sekundäre Veränderungen in Mammakarzinomen.

In den Karzinomen der Brustdrüse beeinflussen degenerative Prozesse, im besonderen Nekrosen und Narbenbildungen, das makroskopische und mikroskopische Bild in hohem Maße.

Die Nekrosen stehen bei zahlreichen Karzinomen im Vordergrund des mikroskopischen und zum Teil auch des makroskopischen Bildes, und sie nehmen vielfach wegen der besonderen baulichen Verhältnisse in der Brustdrüse sehr charakteristische Formen an. Bei der primären (s. unter Milchgangskarzinom, S. 300) oder sekundären (s. S. 315) Ausbreitung des Karzinoms in den Milchgängen kommt es zur Bildung sehr dicker Zellstränge, und in diesen zu ausgedehnten zentralen Nekrosen, da bei Verdickung der Epithelstränge die Oberfläche der Stränge gegenüber dem ernährenden Stroma nicht im gleichen Verhältnis wie die Zellzahl (bei Vervierfachung der Zellzahl nur Verdoppelung der Oberfläche!) größer wird.

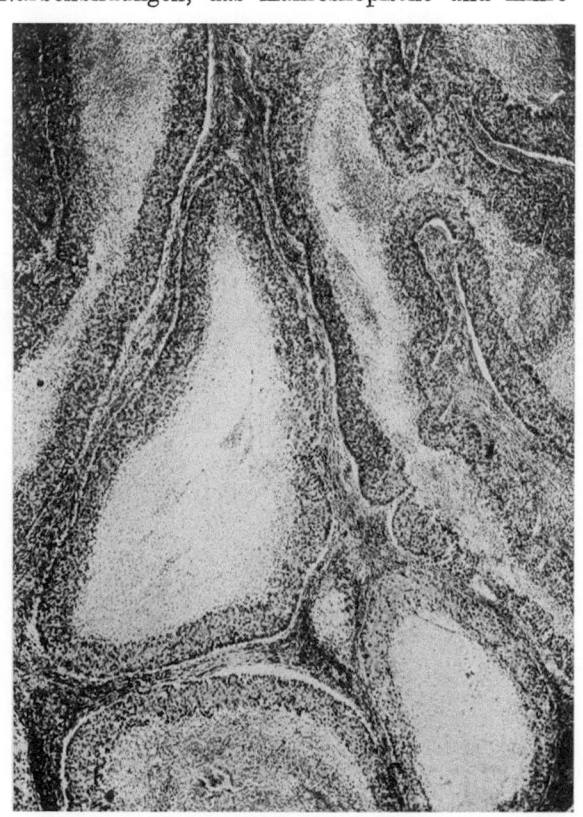

Abb. 48. Sog. Milchgangskarzinom mit ausgedehnten zentralen Nekrosen und Verflüssigung der nekrotischen Massen (,,Krebsmilch'').

Die Ausdehnung der Nekrosen ist im Einzelfall abhängig vom Nahrungsbedürfnis und von der Hinfälligkeit der Karzinomepithelien (DELBET und MENDARO), so daß in manchen Fällen sehr dicke Zellmäntel, in anderen nur wenige Lagen erhalten bleiben. Erfolgt die Ausbreitung in vorher nicht erweiterten Milchgängen, so sind die Epithelstränge und infolgedessen auch die Nekrosen sehr gleichmäßig breit; dadurch kann der Eindruck entstehen, als ob es sich nicht um zentrale Nekrosen, sondern um echte Lumenbildung handele (Abb. 48). Erfolgt dagegen die Ausbreitung in vorher bereits erweiterten Gängen und Drüsen (bei bestehender Zystenmamma), so entstehen außerordentlich unregelmäßige, vielgestaltige Epithelstränge bzw. Nekrosen (Abb. 49), deren Bildungsmechanismus im einzelnen vielfach kaum noch zu deuten ist. Die zentralen nekrotischen Massen sind manchmal flüssig, manchmal fest, so daß sich von der Schnittfläche entweder eine wäßrige, trübe, milchartige Flüssigkeit (Krebsmilch, vgl. Abb. 48 und 49) oder kleine gelbliche, komedonenartige Pfröpfe

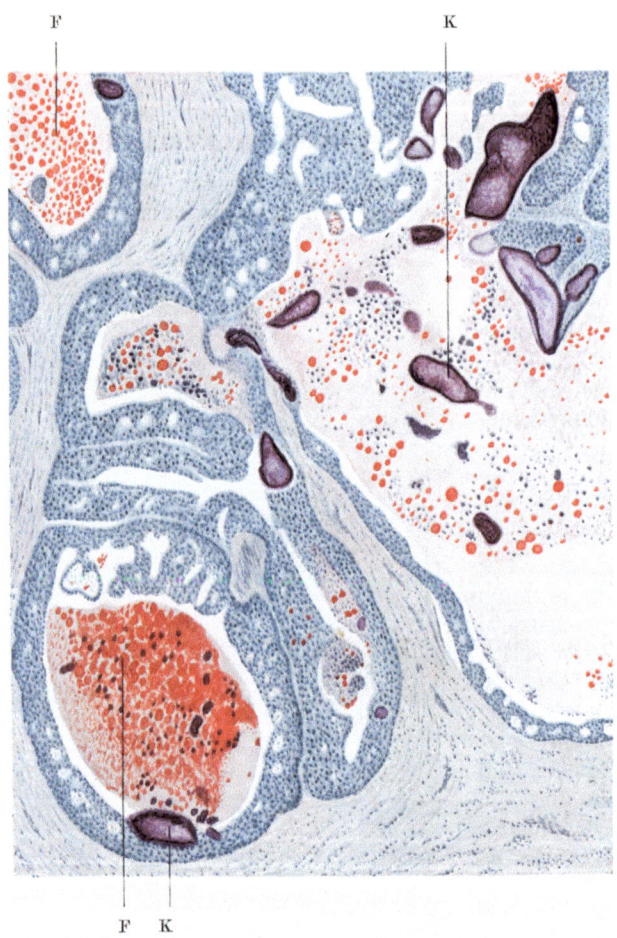

Abb. 49. Karzinom mit Ausbreitung in erweiterten Gängen und Drüsen. Im Epithel und im flüssigen Inhalt der Krebsalveolen reichlich cholesterinhaltige Fettmassen (F) uud Kalkkonkremente (K).

(Komedokarzinom, BLOODGOOD) abstreifen lassen. Umgekehrt können in großalveolär wachsenden Karzinomen in bestimmtem Abstand von den Blutgefäßen die Karzinomzellen zugrunde gehen und dadurch — infolge Erhaltung perivaskulärer Zellmäntel — einen peritheliomartigen Bau vortäuschen (Épithélioma peritheliomatosum DELBET, Abb. 50; vgl. auch S. 240). In seltenen Fällen nehmen die Nekrosen größere Ausmaße an, es gehen dann auch die basalen Abschnitte in den Krebssträngen zugrunde und nur am Rand des ganzen Tumors bleibt eine kleine Menge Epithel erhalten. Dies war z. B. in einer Beobachtung von GUIYESSE und PELLISIER sowohl im Primärtumor, wie auch in den Metastasen der Fall; makroskopisch kann in solchen Fällen das Bild einer verkäsenden Tuberkulose hervorgerufen werden (GUIYESSE und PELLISIER, HUGIER, CAHEN). Ähnlich ausgedehnte Nekrosen kommen beim Gallertkarzinom vor, doch führen sie bei diesem meist zur Verflüssigung (s. S. 297).

Im Verlauf derartiger Degenerationsvorgänge kommt es nicht selten zu kleineren und größeren Blutungen, so daß unter Umständen der ganze Karzinomknoten in eine schwarzrote oder schwarzbraune Masse umgewandelt werden kann (Carcinoma haemorrhagicum KÜCKENS, DUPONT und LEROUX), so daß unter Umständen ein Melanom vorgetäuscht wird (MASTERMANN). Im Gebiet der Nekrosen sind die Blutgefäße vielfach thrombosiert. Eine Phagozytose der ausgetretenen Erythrozyten durch große Riesenzellen beobachteten DuPONT und LEROUX. Sehr eigenartige Bilder entstehen, wenn es beim Milchgangskarzinom zu Blutungen in die erwähnten zentralenNekrosen kommt, und zwar kann dadurch das Bild eines Angioms bzw. Endothelioms vorgetäuscht werden (s. S. 301). Gelegentlich wurden auch stärkere Blutungen beobachtet, wodurch z. B. eine starke Vergrößerung eines zystisch erweichten Gallertkarzinoms (s. S. 297) oder eine tödliche Verblutung eines ulzerierten Karzinoms (s. S. 330) hervorgerufen wurde. Bei ulzerierten Karzinomen, darunter auch bei der PAGET-

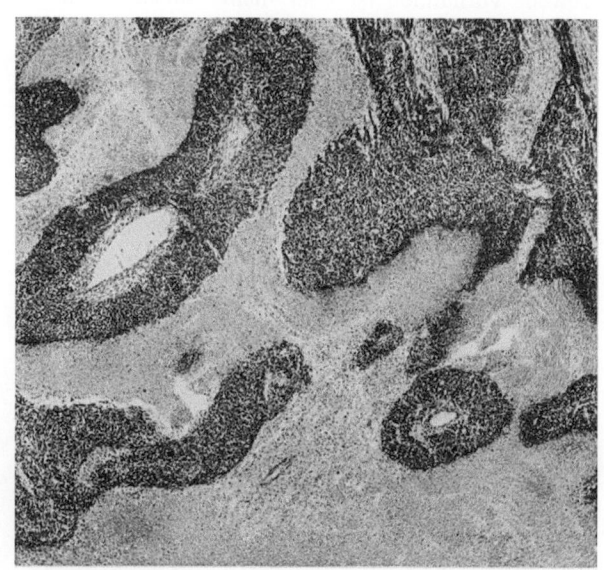

Abb. 50. Zellreiches kleinzelliges Karzinom mit ausgedehnten Nekrosen unter Erhaltung perivaskulärer Mäntel, so daß ein peritheliaaler Aufbau vorgetäuscht wird. An anderen Stellen des Präparats gewöhnliches kleinalveoläres Wachstum.
(Präparat von Prof. CEELEN-Bonn.)

Erkrankung, kommt es zu sekundären Entzündungen, besonders zu einer Durchsetzung mit neutrophilen Leukozyten; bei einem ulzerierten Plattenepithelkarzinom fanden DELBET und MENDARO diese vor allem im Zentrum der Hornperlen. In einer Beobachtung von CHEATLE war dagegen die Infektion eines nicht ulzerierten Carcinoma cystopapillare offenbar auf dem Wege durch die Milchgänge von der Mamille aus erfolgt, aus der sich Blut und Eiter entleerte.

In den Nekrosen finden sich häufig ausgedehnte Ablagerungen von Fetten, doppelbrechenden Substanzen (EWING, CORNIL) und von typischen Cholesterinkristallen (eigene Beobachtung). Daneben kommt es nicht selten zu mehr oder minder ausgedehnten Verkalkungen (vgl. Abb. 51); diese treten gelegentlich aber auch innerhalb der erhaltenen Epithelstränge in Form von kleinen Kalkschollen und -kugeln auf (Abb. 49). In einigen Fällen fanden sich so große Mengen von kugelartigen, etwa $6-100\,\mu$ großen, radiär gestreiften, sowie konzentrisch geschichteten Kalkkugeln, daß von einem „Psammokarzinom" gesprochen wurde (s. S. 300). Verfettungen und Verkalkungen finden sich gleichfalls häufig in den Wänden der größeren Blutgefäße, in den vom Karzinom infiltrierten Teilen der Brustdrüse (vgl. z. B. KORN; s. auch S. 313). Knochenbildung im zellarmen Bindegewebsstroma eines Karzinoms — aber nicht in den Metastasen desselben — beobachtete DUNET.

Bei der Mehrzahl der Mammakarzinome erfolgt das Zugrundegehen der Krebszellen nicht nur im Innern der Krebsstränge, sondern es gehen auch ganze Krebsalveolen zugrunde. Dies völlige Absterben erfolgt ausschließlich in den älteren Teilen des Karzinoms (EWING); während an der Peripherie Ausbreitung und Metastasenbildung erfolgt, gehen in den älteren Teilen — je nach Hinfälligkeit, Nahrungsbedarf und Ernährungsmöglichkeit verschieden schnell — die Karzinomzellen zugrunde. Die weiteren Veränderungen in den zentralen Abschnitten der Karzinome hängen offenbar im wesentlichen davon ab, ob in den Abschnitten, in denen Karzinomzellen zugrunde gegangen sind, noch Bindegewebe vorhanden ist oder nicht. Meist ist dies der Fall, sei es, daß es sich

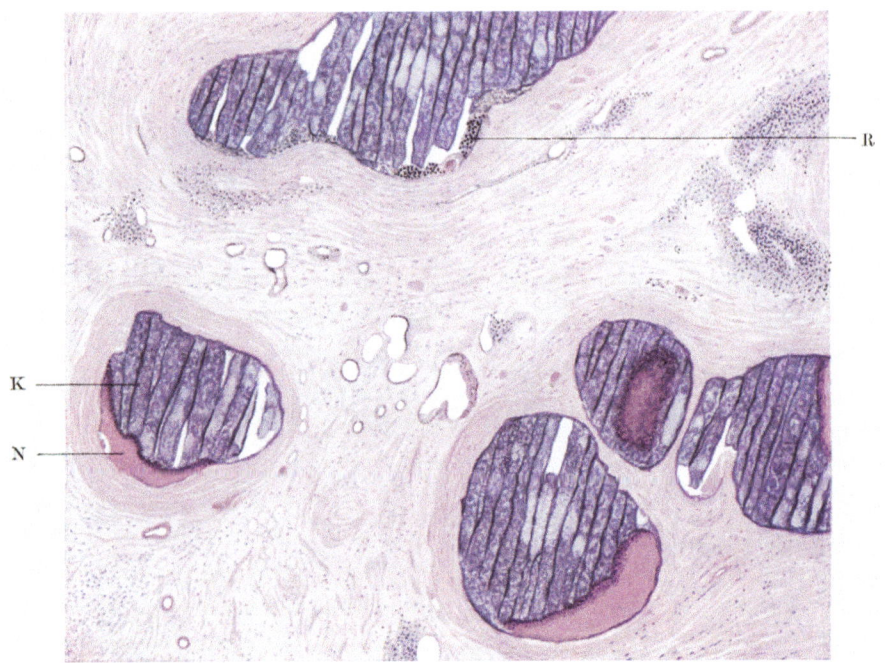

Abb. 51. Fast völlig nekrotisches (N), größtenteils verkalktes (K) intrakanalikulär wachsendes Karzinom; bei R einzelne Haufen erhaltener Karzinomzellen (Präparat von Dr. GERSTEL-Bonn).

um mehr oder minder große Reste des erhalten gebliebenen Brustdrüsenbindegewebes (vor allem beim infiltrierend wachsenden Carcinoma solidum) oder daß es sich um neugebildetes Bindegewebe (vor allem beim Carcinoma tubulare) handelt; in diesem Falle resultiert eine Hyalinisierung und Schrumpfung dieses Bindegewebes, die im Zentrum des Tumors am stärksten ist und das Bild des Skirrhus, des zentral vernarbenden Karzinoms, hervorruft. Ist dagegen im Zentrum kein Bindegewebe mehr vorhanden, weil es beim Absterben des Karzinoms mit zugrunde gegangen ist, so wird das abgestorbene Gewebe käseartig eingedickt (s. oben) bzw. verflüssigt (s. oben u. S. 297), oder aber durch ein Granulationsgewebe organisiert. Dieser Vorgang konnte verschiedentlich beobachtet werden; bei einem Gallertkarzinom bildete das Karzinom eine mäßig dickwandige, von einem jugendlichen, gefäßreichen Bindegewebe ausgefüllte Kugel, wobei bemerkenswerterweise an der Berührungsfläche zum neugebildeten Bindegewebe ein erneutes — zentripetales! — Wachstum aufgetreten war. In gleicher Weise können auch die oben erwähnten zentralen Nekrosen im Innern der großalveolären Karzinome organisiert werden. Das Einwachsen des Granulationsgewebes erfolgt hierbei durch kleine Lücken im Epithel der Randzone und es kann sich von diesen Stellen aus im Innern der Krebsstränge mehr oder minder weit ausbreiten. In einer eigenen derartigen Beobachtung enthielt dieses Granulationsgewebe Fremdkörperriesenzellen und kleine Fremdkörpertuberkel, die sich um cholesterinhaltigen Detritus gebildet hatten.

Wirkung von Röntgen- und Radiumbestrahlung. Nach CHEATLE und CUTLER sind die Mammakarzinome im ganzen ziemlich unempfindlich gegenüber Strahleneinwirkung. Nach der Einwirkung von Röntgen- oder Radiumstrahlen treten in den Karzinomen alle Formen der Degeneration auf, wie sie auch sonst im Körper vorkommen und wie sie für das Mammakarzinom im vorhergehenden beschrieben wurden (PRYM). Meist handelt es sich hierbei nur um geringe Veränderungen, z. B. Vakuolisierung des Protoplasmas, Pyknose und Karyolyse der Kerne, Bildung von vielkernigen Synzytien, Auftreten der „espaces claires pericancereux" (BORNAIT und LEGUEUILLE, PERTHES); nach stärkerer Einwirkung kommt es zu einem Schwund der Karzinomzellen (LEE), zu ausgedehnten Nekrosen (ELLIS), oder sogar zu Verflüssigungen (LEE, besonders in der unmittelbaren Umgebung von Radiumnadeln). Neben den degenerativen wurden auch reaktive Prozesse beobachtet, z. B. stärkere seröse Durchtränkung, Endothelschwellung der Gefäße, leukozytäre Infiltration, Bildung von Lymphozyten-Plasmazelleninfiltraten, Bindegewebswucherung. Bei genügend starker Bestrahlung entwickelt sich letzten Endes infolge Hyalinisierung des vorhandenen oder neugebildeten Bindegewebes eine kernarme Narbe, in der die Blutgefäße schwere Veränderungen, wie z. B. Endarteritis obliterans, ausgedehnte Mediaverkalkungen, zeigen (JOHNSON, LEE).

Bei zu geringer Einwirkung der Röntgenstrahlen soll eine Anregung des Wachstums die Folge sein; so sieht z. B. ULUHOGIAN im Auftreten von Karyokinesen ein Anzeichen für eine zu geringe Dosierung. Auf der anderen Seite wird angenommen, daß die Röntgenstrahlen unter Umständen eine histologische Ausreifung, z. B. in Form des Auftretens von Verhornung (ASCHOFF) herbeiführen können.

Über die Empfindlichkeit der verschiedenen Karzinomarten der Brustdrüse gegenüber der Einwirkung der Röntgenstrahlen liegen nur vereinzelte Angaben vor; so soll z. B. das Carcinoma tubulare sehr unempfindlich sein (CORNIL).

D. Wachstum und Ausbreitung der Brustdrüsenkarzinome.

1. Allgemeines über die Wege, die Art und Bedingungen der Ausbreitung.

Die fortgesetzte Neubildung von Karzinomzellen, die den an und für sich großen Untergang der Tumorzellen übertrifft, führt zunächst nur zur Volumvermehrung des Karzinomknotens, mit anderen Worten zu einem knotigen Wachstum des Karzinoms. Ein derartiges, gleichmäßiges Wachstum ist bei Karzinomen aber nur möglich, wenn die Umgebung dieser Vergrößerung keinen oder geringen Widerstand entgegensetzt, wie es in einem bindegewebsarmen Organ, z. B. in der Leber der Fall ist, in der deshalb sowohl primäre Karzinome, wie Metastasen beliebiger Karzinome meist ziemlich gleichmäßig runde Knoten bilden. In der Brustdrüse dagegen setzt das reichliche normale oder sogar indurierte, sowie unter dem Einfluß des Karzinoms sklerosierte oder neugebildete Bindegewebe einen ungewöhnlich großen Widerstand entgegen. Infolgedessen führt die Fähigkeit des Karzinoms, normale Gewebe zu zerstören, zu einer Eröffnung der Lymphbahnen, Blutgefäße, Milchdrüsen bzw. Milchgänge und zu einer Ausbreitung auf diesen Wegen.

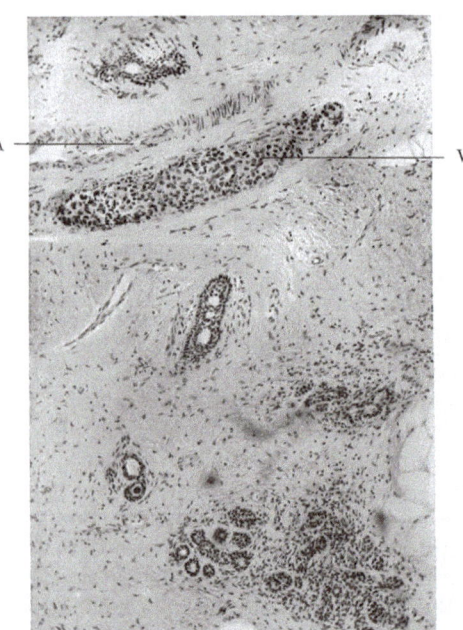

Abb. 52. Intravenöses Wachstum (V) eines Karzinoms; neben der Vene die zugehörige Arterie (A).

Der direkte Nachweis von Einbrüchen in das Lymphspalten-system ist auf histologischem Wege (durch Nachweis des Einbruchortes) infolge der Feinheit der Lymphspalten und des Mangels besonderer Wandelemente nicht zu führen; nicht einmal das Wachstum in den mittleren und größeren Lymphbahnen ist einwandfrei zu beweisen, weil das Endothel großer Lymphspalten nicht vom Kapillarendothel zu unterscheiden ist. In den Lymphsinus der regionären Lymphknoten, sowohl im zuführenden Hauptstamm wie vor allem auch im Randsinus wurden dagegen häufig kleine Haufen von Karzinomzellen beobachtet und der embolische Transport mit der Lymphe daraus indirekt erschlossen.

Über die Beziehungen des Mammakarzinoms zu den Blutgefäßen, und zwar besonders zu den Venen, liegen zahlreiche Angaben vor. Nach ZIEGLER, VAN RAAMSDONK (s. a. S. 331), EWING sowie DELBET und HERRENSCHMIDT kommen Einbrüche des Karzinoms in die Venen (Abb. 52) beim Mammakarzinom

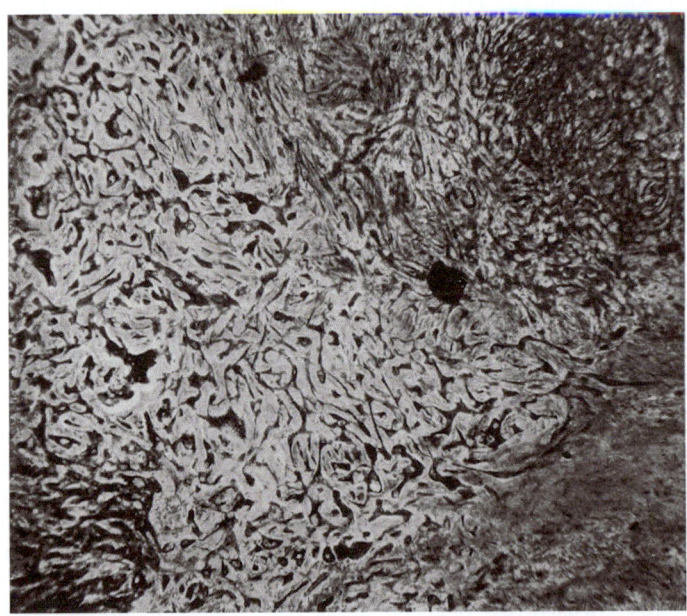

Abb. 53. Intrakapilläres Wachstum eines Karzinoms.

überraschend häufig vor; finden sich Krebsmassen in den Venen, so sind die Stellen des Einbruchs in das Gefäßsystem allerdings nur schwer zu finden. Sind nur die Kapillaren ergriffen, so ist der Beweis, daß es sich wirklich um

Teile des Blutgefäßsystems handelt (s. oben), nur durch den Nachweis von Blut neben den Karzinomzellen zu erbringen; allerdings deutet in solchen Fällen häufig ein eigentümlicher bogen- und zickzackförmiger Verlauf sehr zierlicher Krebsstränge schon auf das intra-kapilläre Wachstum hin (Abb.53). Auch in den Lichtungen von Arterien sind gelegentlich Karzinom-epithelien zu finden, in die sie von den Kapillaren aus oder zum Teil wohl auch nach Durchwachsung der Arterienwand gelangen können (Abb.54). Der Ort des Einbruchs in das Gefäßsystem kann hierbei nicht nur im Tumor oder in der Brustdrüse selbst, sondern vielfach auch in Metastasen (Lymphknoten, Lungen) und auch in größere Venen hinein erfolgen (Vena axillaris oder Vena subclavia).

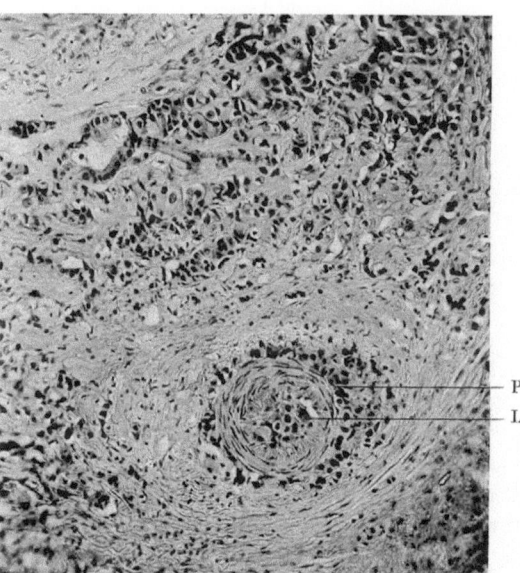

Eine Ausbreitung in der Lichtung der Milchgänge (Abb. 55) und von Drüsen (Abb. 57) nach Einbruch eines Karzinoms kommt zweifellos vor (GOLDMANN, RIBBERT, SCHOLZ). Hierbei kann das Karzinomepithel intraepithelial im vorhandenen Epithel wachsen

Abb. 54. Wachstum eines Karzinoms in der Lichtung (L) und im periarteriellen Lymphraum (P) einer kleinen Arterie.

(Abb. 56). Die Einbruchstellen in die Milchgänge sind verhältnismäßig oft zu beobachten (Abb. 68). Über die Häufigkeit dieses Ereignisses ist jedoch kein Urteil möglich, weil heute im Einzelfall in den allermeisten Fällen nicht aus-geschlossen werden kann, ob nicht umgekehrt ein primäres Karzinom der Milchgänge (vgl. S. 300) mit sekundärem Einbruch in das umgebende Bindegewebe vorliegt.

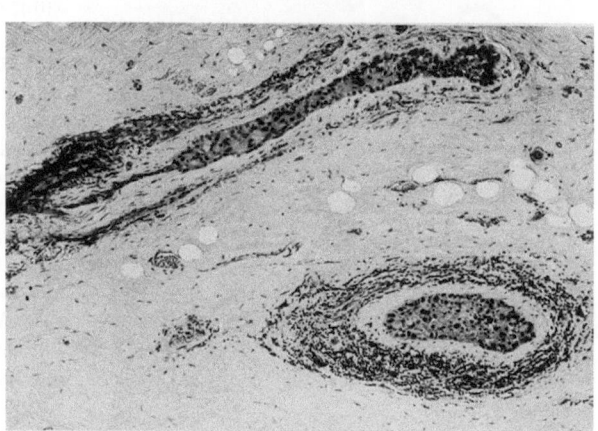

Außerhalb des Brustdrüsengewebes kommt es nach anfänglicher Ausbreitung auf dem Lymphwege in fortgeschrittenen Fällen häufig zu einem Einbruch in eine der Pleurahöhlen (seltener in den Herzbeutel) und zu einer Aussaat im Pleuraraum sowie zur Bildung von Abklatschmetastasen auf der Lungenpleura.

Abb. 55. Intrakanalikuläres Wachstum eines Karzinom in kleinen Milchgängen; um die Milchgänge mehr oder minder dichte Rundzelleninfiltrate unter Aussparung der elastikareichen Milchgangswandungen.

Histologisch bemerkenswert ist die nicht ganz seltene, aber schwer gut zur Darstellung zu bringende Ausbreitung in den Sarkolemmschläuchen der Brustmuskulatur (vgl. Abb. 58).

Die Ausbreitung auf dem Wege der Lymphbahnen, Blutgefäße oder Milchgänge kann kontinuierlich oder diskontinuierlich erfolgen.

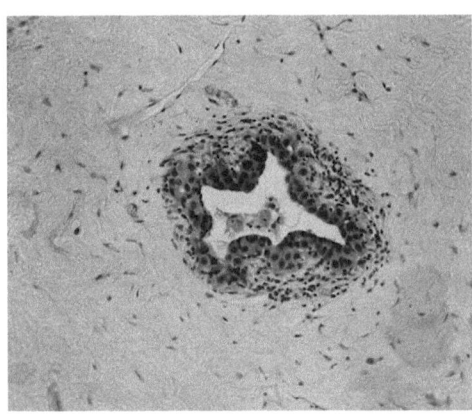

Abb. 56. Intra-epitheliales Wachstum eines Karzinoms zwischen den beiden Epithelschichten eines kleinen Milchganges.

Bei der kontinuierlichen Ausbreitung durchdringen zusammenhängende Stränge des Karzinoms das umgebende Gewebe in den Lichtungen dieses Systems; hierbei wird meist angenommen, daß die sich teilenden Karzinomzellen durch die eigene Volumvermehrung, sowie durch den im Tumor selbst herrschenden Druck gewissermaßen passiv in den Lymphbahnen weiter geschoben, in die Lymphbahnen „injiziert" werden (EWING, DEAVER und MACFARLAND). Diese Ausbreitungsart ist aber vielfach später nicht mehr zu erkennen (EWING), weil zwischendurch einzelne Teile der Krebsstränge zugrunde gehen, andere aber zu größeren, sichtbaren Knoten auswachsen können. Hierdurch wird der Eindruck eines diskontinuierlichen Wachstums (s. unten) hervorgerufen; der Histologie dieser Ausbreitungsart, die er als Permeation bezeichnet, hat HANDLEY eine wichtige Studie gewidmet (s. S. 332).

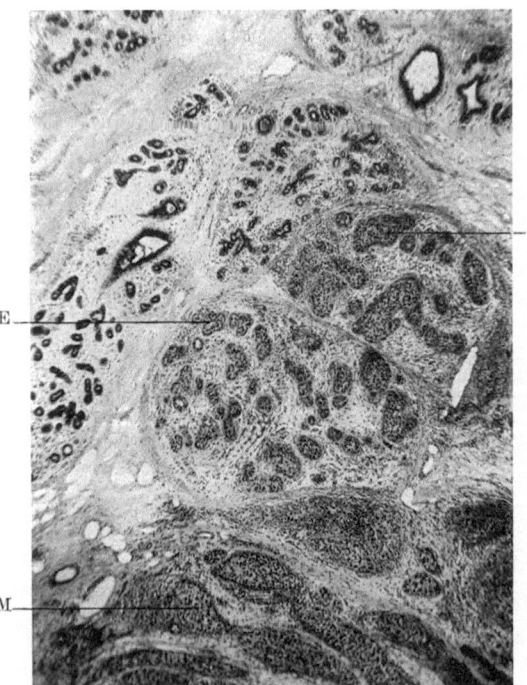

Abb. 57. Vorwachsen eines sog. Milchgangskarzinoms (M) in die Drüsenläppchen unter starker Ausweitung der Endbläschen (E).

Bei der diskontinuierlichen Ausbreitung, die entweder durch amöboide Wanderung von Karzinomzellen — also aktiv (DELBET und MENDARO, FISCHER-[WASELS]) — oder durch Transport abgerissener kleiner Teilchen des Karzinoms mit dem Blut- oder Saftstrom — also passiv — erfolgen kann, kommt es zur Ansiedelung an fernen Orten und dadurch zur Bildung von, vom primären Karzinom räumlich getrennten Knoten, Metastasen.

Da wir wissen, daß die Zellen der Karzinome im menschlichen Körper nicht ohne weiteres an allen Stellen lebensfähig sind, sondern vielfach zugrunde gehen (vgl. M. B. SCHMIDT, CEELEN), stellt sich uns die erfolgreiche Ausbreitung als ein Sieg des Karzinoms über die allgemeine oder örtliche Gegenwirkung bzw. Hemmung durch den Körper dar. Während im allgemeinen zur Erklärung einer frühen oder späten, geringfügigen oder ausgedehnten Ausbreitung eines Karzinoms die Annahme einer mehr oder minder großen „Malignität" der Tumorzelle auszureichen scheint, und für die Annahme einer Abnahme der Widerstandskraft des umgebenden Gewebes oder des ganzen Organismus geringe Anhaltspunkte vorliegen, liegen an der Brustdrüse in dieser Hinsicht zweifellos besondere Verhältnisse vor. Die Ausbreitungsneigung zeigt nämlich nicht nur in bezug auf das Lebensalter und auf die Form des Karzinoms, sondern auch in bezug auf den Zustand der Drüse und auf äußere Einwirkungen bemerkenswerte Unterschiede. Im höheren Lebensalter, über 55 Jahre, ist die Ausbreitungsneigung gering, im höchsten Alter sogar sehr gering (PACK und LeFÈVRE); unter 40 Jahren und besonders bei ganz jungen Frauen erfolgt sie dagegen sehr

früh und sehr ausgedehnt (DEAVER und MACFARLAND, SIMPSON). Am auffälligsten ist der, die Ausbreitung begünstigende Einfluß der Gravidität und noch mehr der Laktation (vgl. S. 288). Weiter wird die Ausbreitungsneigung beeinflußt durch Einwirkungen auf den Tumor oder durch Veränderungen des Milieus. So wirken z. B. Traumen (DEAVER und MACFARLAND), und zwar ganz besonders bei alten Frauen (SIMON) stark beschleunigend. Schon geringfügige äußere Einwirkungen, wie z. B. Palpation (FISCHER-[WASELS]) oder Massage (MARSH, NADAL) führen unter Umständen zur Ausbreitung; den Einfluß der Massage glaubt MARSH durch Zunahme der Metastasenbildung von 40 auf 62% beim spontanen Mäusekarzinom auch experimentell bewiesen zu haben, während KNOX beim übertragbaren Mäusekarzinom keinen sicheren Einfluß erkennen konnte. Auch ungenügende Operationen wirken — wohl weil sie gewissermaßen ein Trauma darstellen — in gleicher Weise;

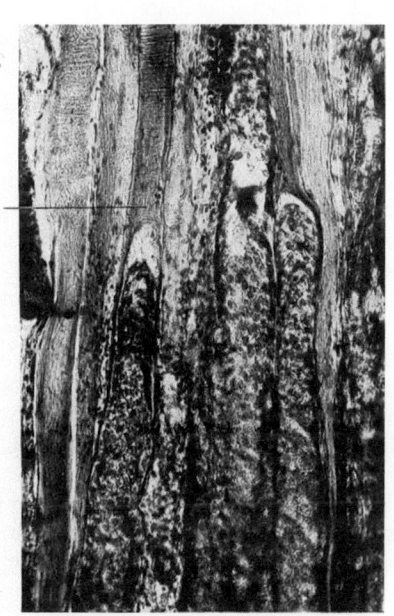

Abb. 58. Wachstum eines Karzinoms in den Muskelschläuchen (M) des Pektoralis. (Präparat von Prof. CEELEN-Bonn.)

ist es doch sehr auffällig, daß Mammakarzinome bei alten Frauen sehr lange örtlich begrenzt bleiben und dabei zu erheblichen Größen anwachsen, während ungenügende Operation eines nur kleinen Tumors gerade bei alten Frauen ungewöhnlich häufig zu Narbenrezidiven und frühen Metastasen führt.

Die Bedeutung des örtlichen Wachstums sowie der kontinuierlichen oder diskontinuierlichen Ausbreitung auf den verschiedenen Wegen für die Pathologie des Mammakarzinoms ergibt sich aus der zeitlichen Aufeinanderfolge der verschiedenen Vorgänge. Im Anfang sind Bildung und Wachstum auch beim Krebs der Brustdrüse — da eine multiple Entstehung wohl angenommen, aber nicht bewiesen ist, mindestens ganz überwiegend — ein eng auf den Entstehungsort und dessen unmittelbare Umgebung begrenzter Prozeß. Dies erste Stadium (STEINTHAL I) spielt in der Pathologie des Mammakarzinoms — leider — eine geringere Rolle als bei den Krebsen vieler anderer Organe, weil das Mammakarzinom in diesem Stadium vielfach noch nicht festgestellt werden kann. Da die Brustdrüse kein lebenswichtiges, noch irgendwie in den Stoffwechsel eingeschaltetes, sondern gewissermaßen ein akzessorisches (JULIAN), nur vorübergehend tätiges Organ ist und da Nebenerscheinungen, wie z. B. die frühen Blutungen bei Magen- oder Nierengeschwülsten beim Mammakarzinom selten (vgl. jedoch S. 299) vorkommen, treten beim Mammakarzinom im ersten Stadium der rein örtlichen Erkrankung häufig noch keine Erscheinungen auf. Weiter kommt hinzu, daß das Karzinom der Brustdrüse von festem, häufig sogar induriertem Bindegewebe umgeben und daß die Drüse selbst in einem dicken Fettpolster eingebettet liegt; die Feststellung des Karzinoms im ersten Stadium wird also um so schlechter gelingen, je stärker das Brustdrüsengewebe durch eine Fibrose oder ähnliche Vorgänge verändert, je weniger oberflächlich das Karzinom liegt und je stärker das perimammäre Fettgewebe entwickelt ist. Und endlich kommt noch hinzu, daß die Ausbreitung bei manchen Formen, wie z. B. bei den an der Brustdrüse besonders häufigen skirrhösen Karzinomen sehr frühzeitig erfolgt (vgl. S. 288). Infolge des Zusammentreffens der angeführten ungünstigen Umstände gelangt das Mammakarzinom ungewöhnlich häufig nicht mehr im ersten, örtlich begrenzten Stadium, sondern erst nach begonnener oder fortgeschrittener Ausbreitung zur Beobachtung.

Im allgemeinen erfolgt die Ausbreitung zuerst auf dem Lymphwege, und zwar meist in diskontinuierlicher Weise zu den regionären Lymphknoten und sie führt damit vor allem zur Bildung von Metastasen in den Axillarlymphknoten; eine ganz frühe Ausbreitung auf dem Blutwege und eine dadurch hervorgerufene frühe Metastasierung in den übrigen Körper tritt nur ausnahmsweise auf. Gleichzeitig mit der diskontinuierlichen kommt es auch zur kontinuierlichen Ausbreitung in den Lymphbahnen der Umgebung des Karzinoms, die infolge der wechselnden Gewebswiderstände zur strangförmigen Durchsetzung der Drüse und des Fettgewebes, sowie letzten Endes zur Beteiligung der angrenzenden Haut und der unter der Brustdrüse liegenden Faszien und Muskeln führt. Im Verlauf dieser Ausbreitung kommt es hier und da zu einem Einwachsen in das Blutgefäßsystem und hierbei einerseits zu einer kontinuierlichen (z. B. in den Kapillaren der Haut beim Carcinoma erysipelades oder auch in den kleinen Venen der Brustdrüse, vgl. Abb. 60) oder diskontinuierlichen Ausbreitung, und zwar entsprechend der stärkeren Beteiligung der Venen zunächst in die Lungen und von dort in den übrigen Körper.

2. Ausbreitung innerhalb der Brustdrüse.

In der Brustdrüse selbst und in ihrer unmittelbaren Umgebung erfolgt die Ausbreitung eines Karzinoms vor allem auf dem Lymphweg und hierbei meist kontinuierlich; hierdurch kann die Brustdrüse unter annähernder Erhaltung der äußeren Form des Drüsenkörpers sehr hochgradig durchwachsen werden (vgl. Abb. 59). Eine diskontinuierliche bzw. diskontinuierlich erscheinende Ausbreitung mit Bildung zahlreicher Knoten im Drüsengewebe ist nicht häufig beschrieben oder erwähnt; bei ausgiebiger mikroskopischer Untersuchung finden sich aber doch ziemlich häufig zahlreiche kleinknotige Metastasen (vgl. Abb. 85). Eine Ausbreitung innerhalb der Drüse auf dem Blutweg ist selten; sie wurde besonders von Delbet mit Herrenschmidt bzw. Mendaro beschrieben. In einer eigenen Beobachtung erfolgte das Wachstum in Form von dicken zusammenhängenden Strängen in hochgradig sinusartig erweiterten Venen, besonders in Richtung auf die Mamille (Abb. 60).

Durch Übergreifen des Karzinoms auf den über demselben liegenden Hautbezirk kommt es durchschnittlich am Ende des ersten Jahres (Deaver und MacFarland) zu einer Durchwachsung der Haut; bei Antonio und Pfab bestanden bei Eintritt in die Behandlung in 52%, bei Deaver und MacFarland sogar in 70% der Fälle Verwachsungen zwischen der Haut und dem Karzinom, eine Durchsetzung der Haut selbst war in 24% der Fälle von Primrose vorhanden. Der Zeitpunkt des Übergreifens ist im Einzelfalle abhängig von der Lage des Tumors und von der Menge des vorhandenen perimammären Fettgewebes. Bei zentraler Lage des Tumors erfolgt das Übergreifen am frühesten (DELBET), und zwar auf dem Wege der Lymphbahnen um die großen Ausführgänge (Abb. 61); bei peripher liegenden Karzinomen erfolgt das Übergreifen der Haut auf dem Wege über die COOPERschen Ligamente, die sog. Retinakula (vgl. Abb. 59), durch deren Schrumpfung Teile des Fettgewebes gewissermaßen abgekapselt werden können (Pseudolipom, vgl. S. 273).

Das Übergreifen auf die Haut macht sich in verschiedener Weise bemerkbar.

Im Beginn, schon bevor die Haut selbst vom Karzinom erreicht worden ist, kommt es durch die Schrumpfung des tiefliegenden Bindegewebes zur Einziehung der noch unveränderten, nicht verdickten Haut; je nach Lage und Ausbreitungsweg des Karzinoms kommt

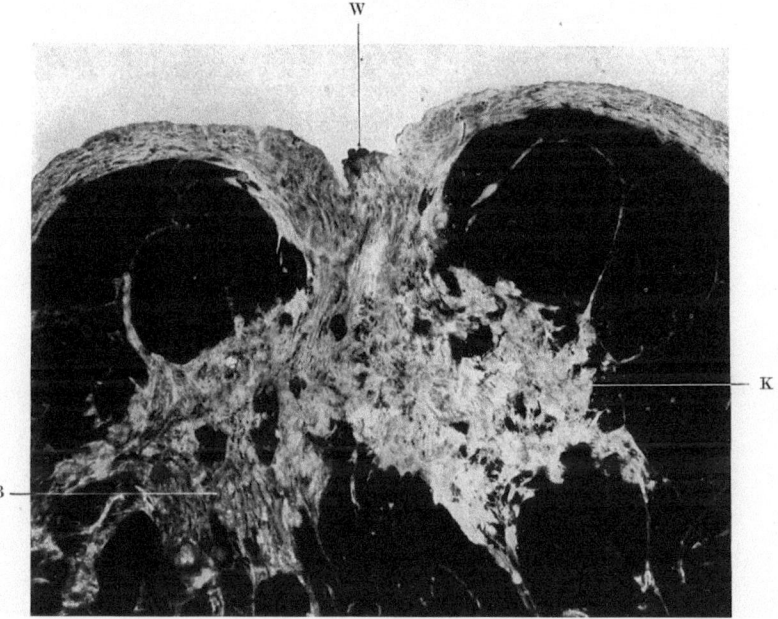

Abb. 59. Schnitt durch eine ganze Brustdrüse; perimammäres Fettgewebe mit Scharlachrot gefärbt und deshalb in der Photographie schwarz. Großes Karzinom (K), das den rechten Teil des Brustdrüsengewebes völlig erfüllt, den linken stark durchsetzt (B). Einziehung der Brustwarze (W).

es zur Schrumpfung des Bindegewebes um die großen Ausfuhrgänge und dadurch zu der beschriebenen Einziehung der Mamille (Abb. 62) oder des Bindegewebes der COOPERschen Ligamente und dadurch zu größeren und feineren Einziehungen, zur Bildung von Dellen und Grübchen (EWING), so daß die Haut ein poriges Aussehen („Peau d'orange") erhält. Die entstehende feine Narbung haben BOWER und CLARK durch ein Abklatschverfahren nach Art der Herstellung von Fingerabdrücken besonders deutlich gemacht.

Nach dem Einwachsen des Karzinoms in die Subkutis selbst kommt es meist zuerst zur Bildung eines umschriebenen Karzinomknotens. Das über dem Karzinom liegende Epithel kann verschiedene Veränderungen zeigen: in einem Teil der Fälle erscheint es gedehnt, atrophisch, hyperkeratotisch und es besteht trotz starker Dehnung durch die gelegentlich stark — fast gestielt, vgl. Abb. 63 — vorspringenden Karzinomknoten kein Epitheldefekt; in anderen Fällen kommt es sofort zu einer Durchwachsung des darüber liegenden Epithels durch einzelne „pagetartige" Krebszellen (DEAVER und MACFARLAND) oder durch ganze Krebsstränge (vgl. Abb. 64). Diese Durchwachsung der Haut erfolgt im allgemeinen nur senkrecht zur Hautoberfläche, bei stärkerer Durchwachsung ist eine Zerstörung der Epidermis die Folge und es kommt zur Entwicklung eines Geschwürs. Bei DEAVER und MACFARLAND wiesen 15% der Patienten schon bei Eintritt in die Behandlung eine ausgedehnte Ulzeration auf. Die Form dieses Ulkus hängt vor allem vom Typus des Karzinoms ab: beim zellreichen Karzinom ist es tief, krater- oder schüsselförmig, die Ränder sind unterminiert, so daß unter Umständen das Bild einer Zyste vorliegt (PIERACCINI); beim skirrhösen Karzinom dagegen ist es flach, sehr indolent (BRYANT), die Ränder sind narbig herangezogen. Der Grund des Ulkus ist meist schmierig belegt, bei Druck quellen manchmal weiße nekrotische Pfröpfe aus dem Ulkusgrund hervor. Die Entwicklung des Ulkus erfolgt meistens langsam, manchmal

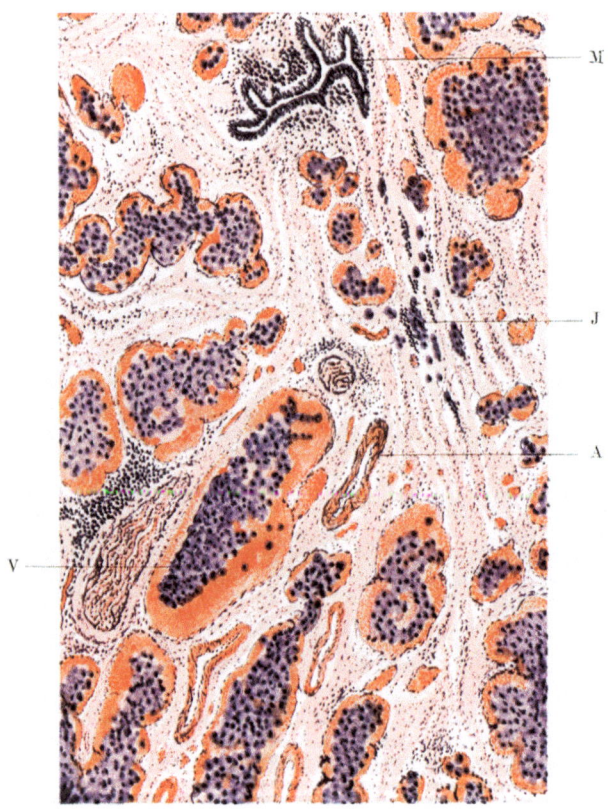

Abb. 60. Wachstum eines Karzinoms in hochgradig sinusartig erweiterten Venen (V); stellenweise auch infiltrierendes Wachstum (J). Bei A zugehörige Arterie, bei M ein Milchgang.

tritt zunächst nur eine kleine Fissur auf; eine plötzliche Perforation mit Blutung tritt nur bei sehr schnell wachsenden Formen auf (DELBET und MENDARO).

Bei sehr langsam wachsenden Karzinomen findet sich manchmal unter dem erhaltenen Oberflächenepithel zwischen und manchmal auch in den Zellen des Karzinoms reichlich Melaninpigment (MASSON, vgl. auch Abb. 64 von einer Patientin der Bonner Hautklinik), dessen Verteilung und Herkunft von MASSON mit Hilfe der Versilberung genau untersucht wurde.

Neben der örtlichen Knotenbildung in der Haut im Gebiet über dem Primärtumor kommt es weiterhin bald zu einer horizontalen Ausbreitung in den verschiedenen Schichten der Haut, so daß der infiltrierte Hautabschnitt meist größer ist als der darunter liegende Tumor (EWING). Die Ausbreitung kann hierbei

1. unter besonderer Bevorzugung der Epidermis (intraepidermale Ausbreitung),
2. in der Subkutis (subepidermale Ausbreitung) und
3. in den tiefen Lymphbahnen erfolgen.

Meist erfolgt die Ausbreitung in der Schicht zwischen der Epidermis und der Höhe der Schweißdrüse (DELBET und MENDARO) unter Bevorzugung der Lymphwege, besonders der subpapillären Lymphplexus (EWING). Hierdurch kommt es einmal zur Bildung multipler Karzinomknoten oder andererseits zu einer diffusen Durchsetzung der ganzen Subkutis mit hochgradigem Ödem und Sklerosierung des Bindegewebes, sowie Anhäufung von Rundzellen um die Karzinomstränge. Infolgedessen erscheint die Haut stark verdickt, sehr

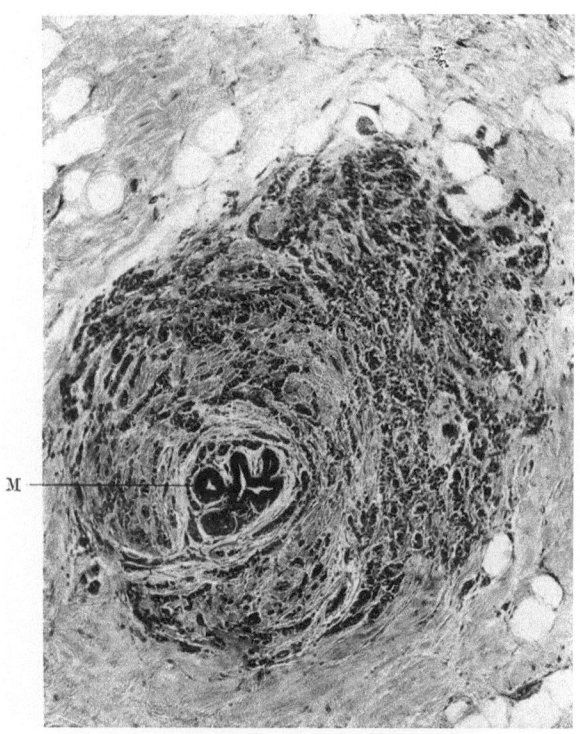

Abb. 61. Wachstum eines Karzinoms in den „perikanalikulären" Lymphbahnen eines kleinen Milchgangs in Richtung zur Brustwarze.

hart („Cancer en cuirasse", VELPEAU, s. S. 275); vielfach besteht gleichzeitig eine hochgradige Hyperämie, so daß der Eindruck einer Entzündung hervorgerufen wird („Carcinoma erysipelades", s. S. 274). Nach der Auffassung von VELPEAU tritt das Ödem, die Elephantiasis der Haut, erst später hinzu; in anderen Fällen trat zunächst ein Ödem auf, nach dessen Zurückgehen eine knötchenförmige Infiltration erkennbar wurde (KÜTTNER). Als Grund für das Auftreten der diffusen Durchwachsung der Haut wird ein Verschluß der tiefen abführenden Lymphbahnen durch das Karzinom selbst, durch eine obliterierende Lymphangitis (HANDLEY) oder durch eine Operation angenommen. Das Epithel der Epidermis über den infiltrierten Abschnitten ist meist hochgradig atrophisch; es zeigt oft eine stärkere Pigmentierung oder ausgedehnte Verhornungsanomalien, die in einer Beobachtung von DIETRICH zu einer ausgedehnten Keratombildung der ganzen Brustdrüsenhaut geführt hatten.

Die horizontale subepidermale Ausbreitung erfolgt in manchen Fällen außer in den Lymphbahnen gleichzeitig in den Kapillaren (KÜTTNER) oder sogar

ausschließlich in diesen. Die hervorgerufene mechanische Behinderung des Blut-
abflusses sowie eine Gefäßlähmung ruft in diesen Fällen eine besonders starke
und anhaltende Hyperämie hervor, so daß diese Fälle regelmäßig unter dem Bilde
des „Carcinoma erysipelades" (s. S. 274) verlaufen. Die Beteiligung der Kapillaren kann nach Delbet durch Einbruch eines tief sitzenden Karzinoms in eine
Arterie erfolgen; daneben dürfte der retrograden Ausbreitung in den Venen
aber auch Bedeutung zukommen.

Die Ausbreitung in den tiefen Lymphplexus, besonders der Faszien, ist
dadurch charakterisiert, daß die Haut nicht horizontal durchsetzt wird, sondern

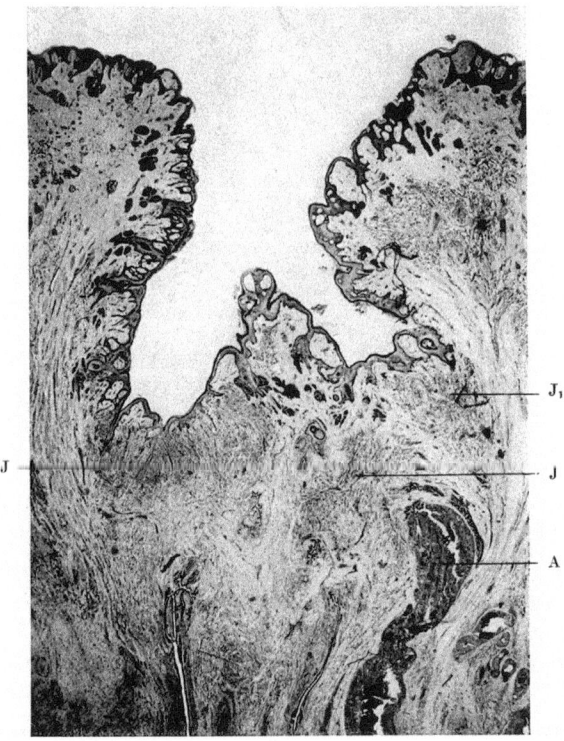

Abb. 62. Intrakanalikulär in der Ampulle eines Milchgangs (A) und infiltrierend in dem Brust-
warzengewebe wachsendes Karzinom mit starker Vernarbung des Bindegewebes und dadurch
hervorgerufener Einziehung der Brustwarze. Oberflächenepithel atrophisch, kein intra-epitheliales
Wachstum (vgl. Abb. 69).

daß die Karzinome an den verschiedenen Herden senkrecht von unten in die
Haut einwachsen. Infolgedessen entwickeln sich in der Haut zahllose kleine
Knötchen (Cancer pustuleux Velpeau); so war z. B. in einer Beobachtung
von Bergmann! der ganze Rumpf und Rücken wie besät mit kleinen roten
Knötchen (s. S. 275).

Ganz besonderes Interesse hat bei Klinikern und Pathologen die bevorzugte
Ausbreitung eines Karzinoms (bzw. die Entwicklung eines flachen Karzinoms)
in der Haut in der Umgebung der Mamille gefunden, wie sie bei dem von Paget
zuerst beschriebenem Krankheitsbild auftritt. Da dies Krankheitsbild jedoch
ohne mikroskopische Charakterisierung aufgestellt worden ist, gehen die Meinungen über die histologischen Besonderheiten zum Teil auseinander. In den
ersten mikroskopischen Untersuchungen (Butlin, Thin) wurden im Plattenepithel der Haut blasige Zellen gefunden, die seitdem allgemein als Paget-

Zellen bezeichnet und als charakteristisch für das vorliegende Leiden angesprochen werden (Abb. 65). Diese PAGET-Zellen bestehen aus großen runden,

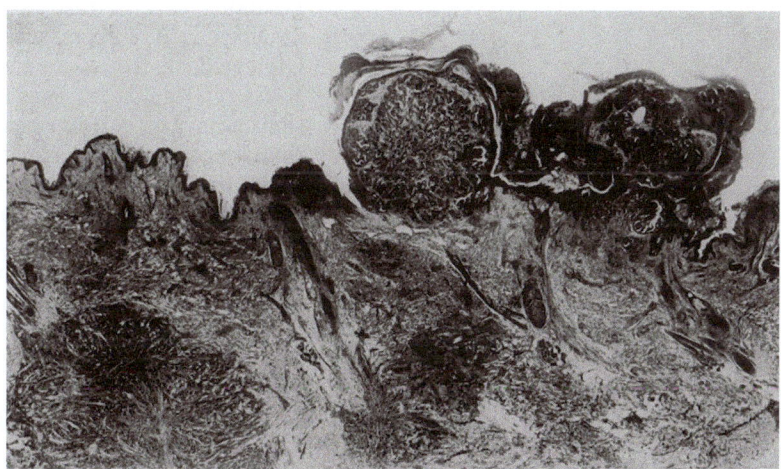

Abb. 63. Zahlreiche, unmittelbar subepitheliale, breitbasig aufsitzende und subkutane
Karzinommetastasen in der Haut der Brustdrüse.

sehr scharf begrenzten Zellen, mit durchsichtigem Protoplasma und unregel-
mäßigen Kernen. Die Kerne sind groß, chromatinreich, vielfach sehr unregelmäßig begrenzt (DOBKEWITSCH); in einer Reihe von Fällen fanden sich

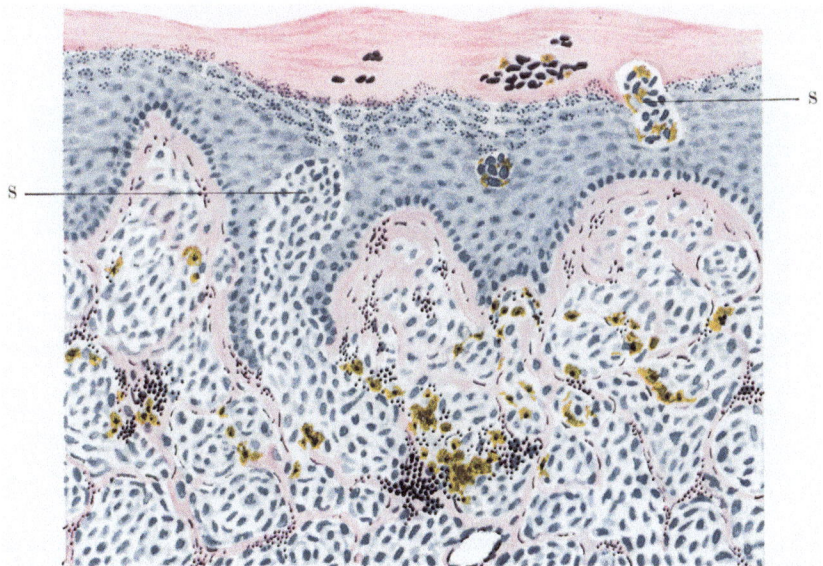

Abb. 64. Subkutane Metastase eines Mammakarzinoms mit strangförmiger (S) Durchwachsung der
Epidermis und Melaninbildung durch Chromatophoren der Haut.

vereinzelte (ARND) oder sogar viele (KARG, DOBKEWITSCH, DIETRICH) und zum
Teil atypische (JACOBAEUS) Mitosen, sowie gelegentlich mehrere Kerne in den
PAGET-Zellen. Infolge des durchsichtigen Protoplasmas und der abgerundeten
Form erscheinen die PAGET-Zellen wie aufgeblasen (DOBKEWITSCH); lediglich

21*

Kilgore beschrieb das Vorhandensein von amöboiden Fortsätzen. Bei histochemischer Untersuchung wurde in einigen Fällen bei besonders darauf gerichteter Untersuchung reichlich körnig, tropfig und schollig abgelagertes Glykogen

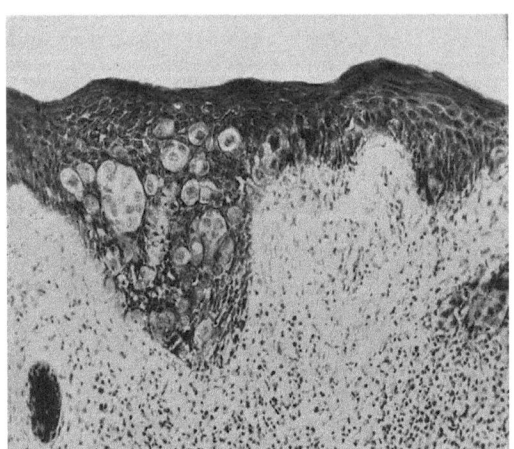

gefunden (Arnd, Simard). In zwei eigenen Fällen war der Glykogengehalt trotz gleicher Konservierung wie bei Arnd (Formalin-Alkohol) nur sehr gering, dagegen war in einem der Fälle die Muzinkarminfärbung schwach positiv; dieser Befund paßt zu der Angabe von Deaver und MacFarland, daß auch Gallertkarzinome bei der Paget-Erkrankung vorkommen. Von einigen Autoren wird über das Auftreten von geringen oder mäßigen Mengen von Melanin berichtet (Darier, Simard, vgl. auch Zieler, Kreibig und Hartzell). Die Paget-Zellen kommen meist in der Basalschicht oder in

Abb. 65. „Paget-Zellen" in der Epidermis der Haut über der Brustdrüse bei Mammakarzinom (vgl. Abb. 67). Klinisch: Paget-Disease.

den mittleren Lagen (Kilgore) der Epidermis vor; sie finden sich aber auch in der Hornschicht (Arnd, Dietrich, Caylor), mit der sie abgestoßen werden (diagnostische Untersuchung der Hautschüppchen deshalb unter Umständen

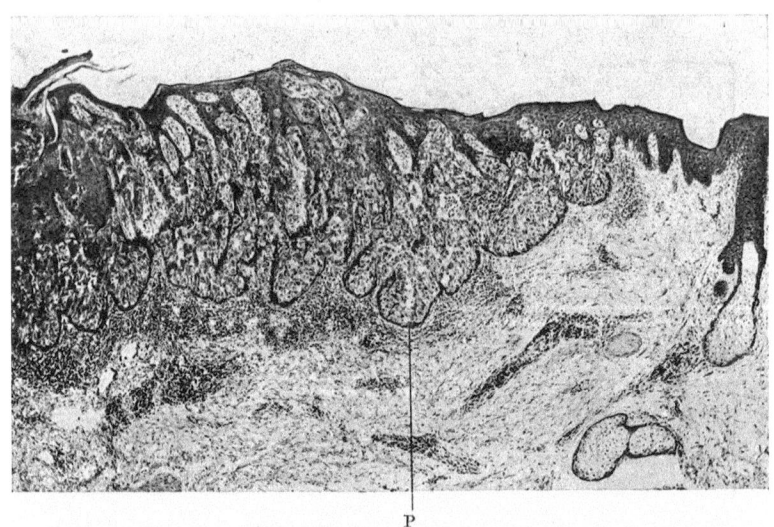

P

Abb. 66. Geschlossenes intraepitheliales Wachstum eines Mammakarzinoms in den tiefen Schichten der Epidermis unter starker Auftreibung der Papillen (P), und Durchsetzung des Epithels in den noch nicht veränderten Abschnitten (im Bild rechts) durch einzelne „Paget-Zellen". (Präparat von Prof. Schultz-Kiel.)

erfolgreich!). Die Paget-Zellen liegen einzeln oder in kleineren Gruppen (Jacobaeus, Dietrich, Arnd), doch konnte Dietrich in Flachschnitten zeigen, daß die Paget-Zellen zusammenhängende Stränge bilden. Sie zeigen keinen Zusammenhang mit den umgebenden Epidermiszellen und niemals — weder untereinander noch zu den umgebenden Epithelien der Haut hin —

Interzellularbrücken (JACOBAEUS); dies ist besonders deutlich zu erkennen, weil sie sich infolge stärkerer Schrumpfung besonders scharf von der umgebenden Epidermis abheben (DIETRICH). In fortgeschrittenen Fällen und vor allem im Zentrum des veränderten Hautabschnittes können die PAGET-Zellen die tieferen Schichten der Haut völlig zerstören und die Papillen ganz ausfüllen (KARG, Abb. 66), wobei jedoch die Grenze gegen das Korium trotz starker Auftreibung der Papillen (vgl. Abb. 66) vielfach erhalten bleibt (ARND).

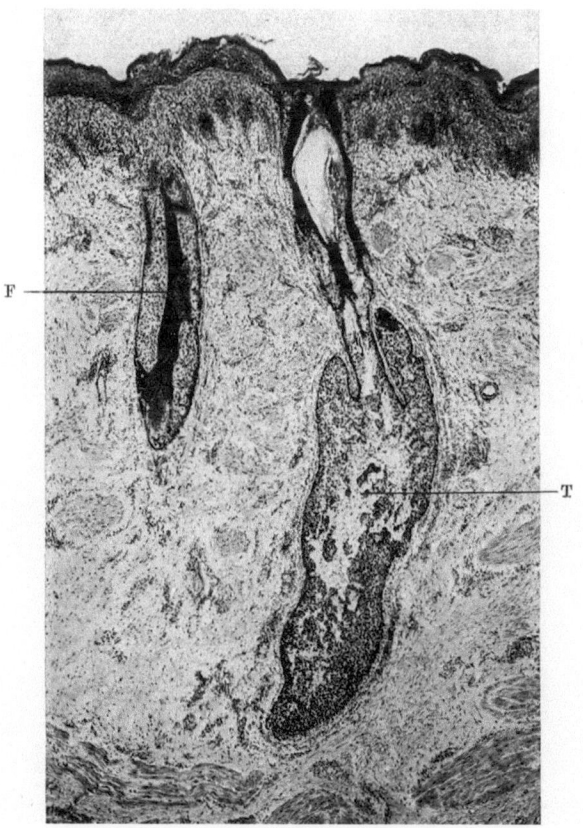

Abb. 67. Ersatz der Haarfollikel (F) und Talgdrüsen (T) durch ein zerfallendes Karzinom; in der angrenzenden Epidermis nur einzelne „PAGET-Zellen". Unter dem Epithel massige Rund- und Plasmazelleninfiltrate. (Gleicher Fall wie Abb. 65.)

In der Mehrzahl der Fälle finden sich die PAGET-Zellen nur in der Epidermis und nicht in den Anhangsgebilden; das Vorkommen von vereinzelten PAGET-Zellen in den Talgdrüsen, Haarbälgen oder Schweißdrüsen wurde nur gelegentlich beobachtet (WICKHAM, DARIER, ARND, ZIELER, KROGIUS). Unter einigen eigenen Beobachtungen fand sich in einem Fall ein Ersatz des Schweißdrüsenepithels durch solide Epithelzapfen bis in die Tiefe der Schweißdrüsenknäuel hinein, in einem anderen ein völliger Ersatz des Haarbalg- und Talgdrüsenepithels (Abb. 67).

Das Plattenepithel der Haut zeigt in den Randabschnitten der von den PAGET-Zellen durchsetzten Hautbezirke nur geringe Veränderungen, es erscheint vakuolosiert (M. B. SCHMIDT), die Verhornung erfolgt z. T. durch Parakeratose (SIMARD), die Hornschicht ist verdickt (ARND). In etwas stärker befallenen Teilen kommt es mit der Zunahme der Zahl der PAGET-Zellen zu einer Verdickung

und Verlängerung der Epithelpapillen (Jacobaeus, Kilgore, Arnd, Heilmann) und zu einer Zerstörung besonders des Stratum granulosum, die zu einer
Freilegung der Basalschicht führt (Darier).

Im Korium der veränderten Hautabschnitte findet sich fast regelmäßig eine
ausgedehnte bandförmige, parallel zum Epithel verlaufende Infiltration. Die
Infiltratzellen bestehen vor allem aus Rundzellen (Kilgore, Dietrich, Heilmann), Plasmazellen (Simard, Unna, Karg), sowie vereinzelten (Dietrich)
oder zahlreichen Mastzellen (Zieler, Winiwarter, Ehrhardt, Krogius);
daneben finden sich gelegentlich eosinophile Leukozyten und Russelsche

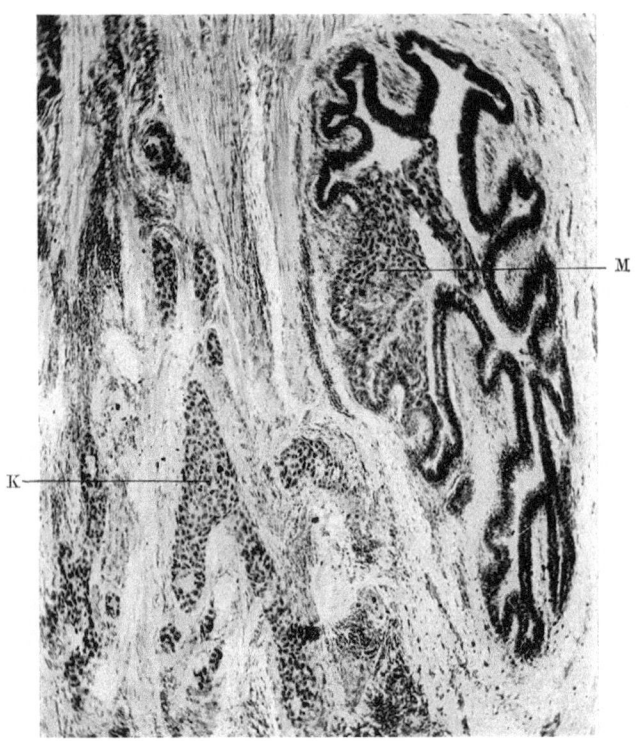

Abb. 68. Einbruch eines infiltrierend in der Brustwarze wachsenden Karzinoms (K) in einen großen
Milchgang bei Paget-Disease.

Körperchen (Arnd); neutrophile Leukozyten finden sich nur in der Umgebung
von Epitheldefekten (s. unten). Diese Infiltration ist besonders dicht unter den
Stellen, an denen sich viele Paget-Zellen im darüber liegenden Epithel finden.
Die Kapillaren der Subkutis und des Koriums sind stark erweitert (Simard,
M. B. Schmidt, Arnd). In einigen Fällen wurden Veränderungen der elastischen
Fasern beobachtet, die in der subepithelialen Infiltrationszone ganz fehlten und
unterhalb derselben unregelmäßig verdickt, wie zusammengeschoben erschienen
(Arnd, Kudji, Cheatle). Es entsteht dadurch der Eindruck einer Abdrängung
der elastischen Fasern in die Tiefe, den Zieler jedoch zurückweist, weil er
oberhalb der elastischen Fasern noch glatte Muskulatur nachweisen konnte.
In den tieferen Koriumschichten liegen die Infiltrate nur noch in der Umgebung
der Gefäße (Heilmann).

Während im Beginn der Paget-Erkrankung überall, besonders an der
Mündung der Milchgänge (Abb. 69), in fortgeschrittenen Fällen aber nur in den
Randabschnitten, die alte Grenze zwischen Epithel und Korium erhalten ist

und unversehrt erscheint, kommt es in späteren Stadien im Zentrum zu einer Abstoßung des ganzen Epithels, so daß die Kutispapillen frei liegen (DARIER, ARND) und damit zur Entwicklung einer Ulzeration; im Gebiet solcher Defekte treten neben den beschriebenen Infiltratzellen mehr oder minder große Mengen von neutrophilen Leukozyten auf (SIMARD). Nach Abstoßung des Epithels und unter Umständen nach Zerstörung der oberflächlichsten Koriumschicht können diese Defekte wieder abheilen und epithelialisiert werden (KROGIUS, ARND);

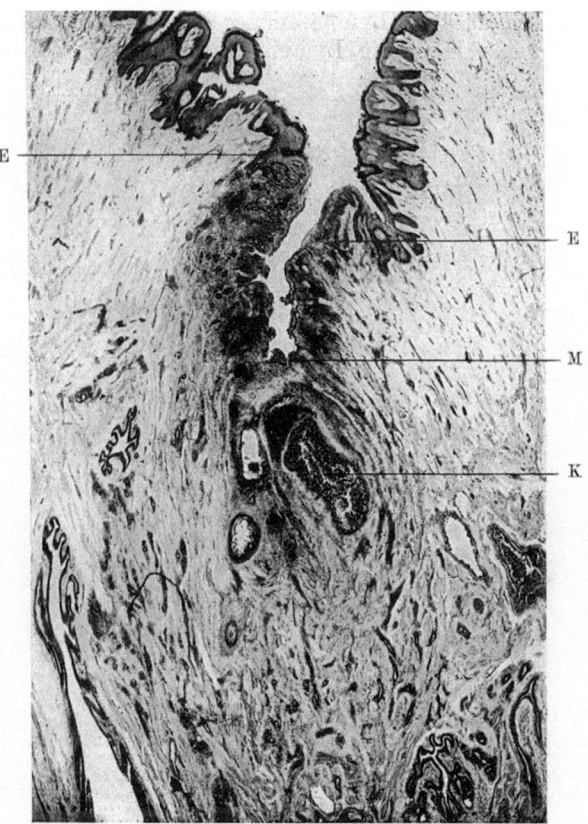

Abb. 69. Mündung (M) eines, von einem aus der Tiefe heraufwachsenden Karzinom (K) erfüllten Milchgangs mit intraepithelialer Ausbreitung des Karzinoms in der angrenzenden Epidermis (von M bis beiderseits nach E).

in diesem, durch den Mangel an Papillen und Anhangsgebilden charakterisierten Epithel finden sich unter Umständen wiederum PAGET-Zellen (eigene Beobachtung).

3. Ausbreitung in die regionären Lymphknoten.

Da der Abfluß der Lymphe aus den lateralen und zentralen Teilen der Brustdrüse zur Achselhöhle hin erfolgt und da der ganz überwiegende Teil der Brustdrüsenkrebse in diesen Teilen der Brustdrüse liegt, spielen die Lymphknoten der Achselhöhle in erster Linie die Rolle der regionären Lymphknoten. Beim medial und sehr tief in der Brustdrüse sitzenden Karzinom kommt es unter Umständen je nach den wechselnden örtlichen Verhältnissen von vornherein zu einem Abfluß in anderer Richtung, nämlich zu den Lymphknoten der Schlüsselbeingrube, durch die tiefen retromammären Lymphbahnen zur Pleura und weiter entlang den Ästen der Interkostalarterien und der Arteria mammaria interna zum Mediastinum, zum Ductus thoracicus (CEELEN) und bis in die Lungen oder endlich durch die Verbindungslymphbahnen zwischen beiden Brustdrüsen (EHRLICH und GEROTA) zur anderen Brustdrüse sowie zur anderen Achselhöhle („gekreuzte Metastasen", DELBET, HANDLEY in 1 [Frühfalle] bis 7% [Spätfälle]). Auf einem von diesen letzteren Wegen erfolgt die Ausbreitung aber auch bei Karzinomen der lateralen oder zentralen Teile, wenn durch anfängliche Metastasierung oder operative Entfernung eine Ausschaltung dieser Lymphknoten und dadurch eine Umkehr des Lymphabflusses hervorgerufen worden ist (DAHL-IVERSEN). Außerdem kann die Lymphe bei Verlegung oder Verödung der

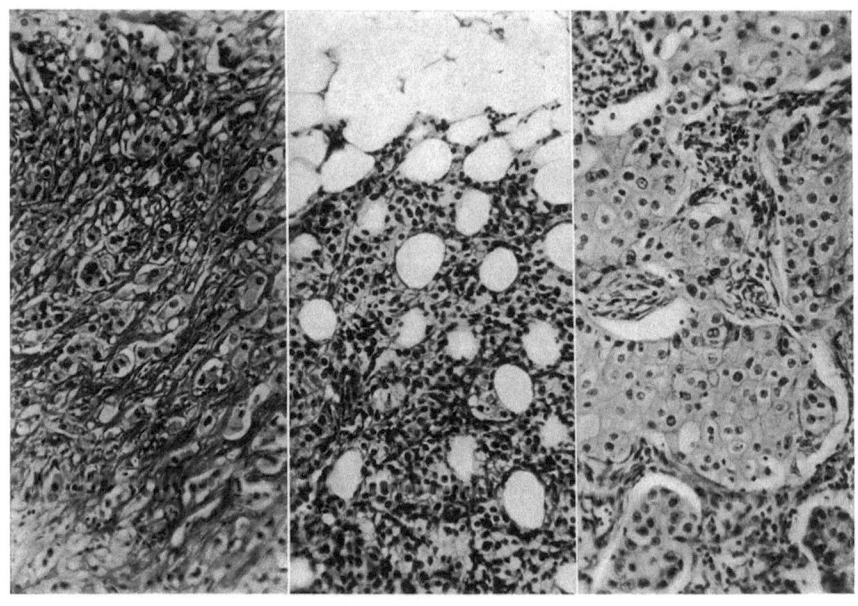

Abb. 70.   Abb. 71.   Abb. 72.

Abb. 70—72. Karzinom der Brustdrüse mit wechselndem histologischen Aufbau. In Abb. 70 (links) fast völlig isoliertes Wachstum der Karzinomzellen im Primärtumor, in Abb. 71 (Mitte) Bildung kleinerer Epithelverbände im durchwachsenen perimammären Fettgewebe und in der Abb. 72 (rechts) Bildung großer Epithelverbände in den Sinus eines Achsellymphknotens.

erwähnten Abflußbahnen zum Becken abfließen und dadurch — in einem Fall von GEROTA unter Ausbildung eines großen Lymphstranges — die Entwicklung von Metastasen in den Inguinallymphknoten herbeiführen.

Beim Brustdrüsenkarzinom treten deshalb — offenbar diskontuinuierlich — in der ganz überwiegenden Mehrzahl der Fälle die ersten Metastasen in den Lymphknoten der Achselhöhle auf (GEROTA, DEAVER und MACFARLAND, KOCHER). Nach DEAVER und MACFARLAND finden diese sich meist schon vom 6. Monat und regelmäßig vom 13. Monat nach der Feststellung des Karzinoms an; manchmal treten sie schon nach einem Monat (NB. nach der Feststellung des Primärtumors!) auf und verschiedentlich wurden sogar Metastasen in den Achsellymphknoten beobachtet, ohne daß klinisch trotz sorgfältigster Untersuchung ein Primärtumor zu finden war (DEAVER und MACFARLAND, HALSTED, QUÉNU u. a.).

In einem derartigen Fall von GANDUCHEAU, PICARD und CASTAGNARI waren mächtige Metastasen in den Axillarlymphknoten vorhanden, aber kein Mammatumor festzustellen; obwohl die Untersuchung der exstirpierten Lymphknoten das Vorliegen eines Karzinoms ergeben hatte, hatte sich der Mammatumor erst ein Jahr später so weit entwickelt, daß er klinisch festgestellt werden konnte. In einem ähnlichen Fall von Shore war trotzdem sofort die Amputation der Brustdrüse vorgenommen worden; im Operationspräparat fanden sich zwei nur 0,7 cm große, größtenteils verkalkte Knoten eines Gallertkarzinoms. In einem weiteren Fall von Butka war zunächst eine Brust amputiert worden; 8 Jahre später fand sich in der Achselhöhle der anderen Seite ein 2 × 3 cm großer Karzinomknoten. Obwohl in der zugehörigen — sehr fettgewebsarmen! — Brust kein Tumor zu fühlen gewesen war, fanden sich in der amputierten zweiten Mamma zwei Karzinomknoten.

Infolge dieser frühen Ausbreitung in die Lymphknoten der Achselhöhle oder ihrer Umgebung (wie z. B. in die Lymphoglandulae thoracales anteriores (von Redwitz, Wainright), oder in die Sorgiusschen Lymphknoten (Fiolle, Jeanneney) kommt ein sehr großer Teil der Patientinnen erst in diesem nicht mehr örtlich begrenzten Stadium der Entwicklung des Karzinoms in ärztliche Beobachtung. Während dieser Prozentsatz früher äußerst hoch lag (Mahler 80%,

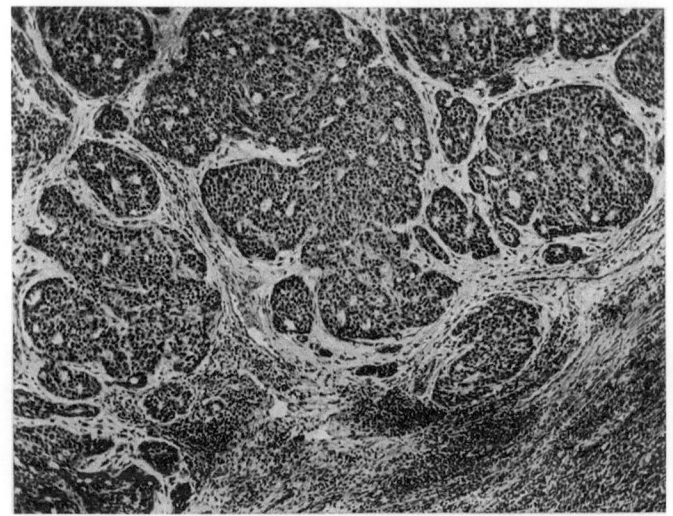

Abb. 73. Achsellymphknoten-Metastase eines Carcinoma cribrosum (s. Text).

Schmidt 76%, Schaudig über 50%), nimmt dieser Anteil allmählich ab (Primrose 36%, Bloodgood unter 25%).

Bei der mikroskopischen Untersuchung der Achsellymphknoten findet sich bei klinisch festgestellter Vergrößerung meist schon eine hochgradige Durchsetzung eines oder mehrerer Lymphknoten. Die ersten Metastasen finden sich in den Randsinus (P. Nadal, Haendley, van Haefen), ausnahmsweise aber auch im Zentrum des Lymphknotens (P. Nadal). Im Vergleich zum Primärtumor zeigen die Lymphknoten häufig starke Unterschiede nach Aufbau der Karzinomstränge und Bindegewebsgehalt. Während bei den Primärtumoren die skirrhösen Formen überwiegen, sind die Lymphknotenmetastasen umgekehrt überwiegend bindegewebsarm, also „medullär" (Siemens, Fitzvilliams, Ewing; vgl. auch Salomon). Dieser größere Zellreichtum ist nicht als Entdifferenzierung zu deuten (vgl. auch Korn), weil z. B. Karzinome mit sehr diffusem Wachstum in den Lymphknoten wieder dicke, solide Stränge (eigene Beobachtung Abb. 70—72), Drüsen (Delbet) oder Rosetten (Delbet) bilden. Dies Verhalten war in einem kürzlich beobachteten Fall besonders eindrucksvoll, weil das größtenteils in den Milchgängen wachsende Karzinom in diesen typische Rosetten, in den Abschnitten mit infiltrierendem Wachstum im Bindegewebe der Drüse schmale solide Stränge und in den Lymphknoten wieder dicke Stränge mit zahlreichen Rosetten zeigte (Abb. 73). Infolgedessen tritt der Charakter des Karzinoms in den Lymphknotenmetastasen oft viel reiner hervor (Salomon). Eine stärkere Anaplasie in den Metastasen, z. B. Bildung einer fast soliden Metastase bei einem Zylinderzellenkarzinom (Prym), wurde nur vereinzelt beobachtet. Über den Einbruch des Karzinoms in die Blutgefäße der Lymphknoten s. S. 331.

Die klinisch beobachtete Vergrößerung der Lymphknoten steht in einer Reihe von Fällen — nach Deaver und MacFarland in etwa 6% — nur in indirektem oder in gar keinem Zusammenhang mit dem Karzinom. Dabei handelt es sich meist um eine unspezifisch-entzündliche Schwellung durch Infektion eines ulzerierten Karzinoms (Dahl-Iversen), in vereinzelten Fällen jedoch um eine Lymphknotentuberkulose (Prym, Grosche), die von der Lunge her auf dem Wege von Pleuraverwachsungssträngen die Lymphknoten ergriffen hatte (Prym). Ein Nebeneinander von Karzinom und Tuberkulose wurde gleichfalls einige Male beobachtet (Nadal, Smith und Mason, Prym). Endlich sei noch erwähnt, daß das Vorhandensein eines durch Tuberkulose vergrößerten Lymphknoten bei Vorhandensein eines gutartigen Tumors zur Fehldiagnose Karzinom Veranlassung geben kann (Moireau).

Von den Achsellymphknoten greift das Karzinom oft auf die Umgebung über und führt dadurch zur Verwachsung der Lymphknoten miteinander, mit dem Gefäßnervenbündel und mit der Haut. Es kommt dadurch zur Bildung großer Drüsenpakete, durch Kompression der Axillarvene unter gleichzeitiger Verödung der Lymphbahnen zu Elephantiasis des betreffenden Armes (Deaver und MacFarland) oder zur Bildung eines Ulkus, aus dem wegen der Nähe der Arteria axillaris und ihrer großen Nebenäste starke — unter Umständen tödliche — Arrosionsblutungen erfolgen können (Deaver und MacFarland, Hirschfeld).

Neben den Achsellymphknoten spielen die Infra- und Supraklavikularlymphknoten die — wenn auch wesentlich weniger wichtige — Rolle der regionären Lymphknoten, da sie in einem Teil der Fälle — besonders bei den Karzinomen des medialen Teils der Brustdrüse — zuerst ergriffen werden können (Gerota, Dahl-Iversen). Daneben findet sich in ihnen häufig die zweite sichtbare, nach Verlegung der Achsellymphknoten (s. oben) auftretende Metastasenbildung bei Karzinomen auch anderer Mammaabschnitte (Deaver und MacFarland, Schaudig, Mahler).

4. Ausbreitung im übrigen Körper.

a) Ausbreitungswege.

Die Mitbeteiligung des übrigen Körpers erfolgt beim Brustdrüsenkrebs — gewissermaßen in Fortsetzung der bisherigen Ausbreitung innerhalb der Brustdrüse bzw. ihrer unmittelbaren Umgebung — auf dem Lymph- und Blutweg; im Gegensatz zur Brustdrüse selbst spielt der Blutweg für die Beteiligung des Körpers jedoch eine wesentlich größere Rolle (Delbet). Nach verbreiteter Auffassung wird angenommen, daß im allgemeinen Brustwand, Pleuren, Herzbeutel, Mediastinum, mediastinale Lymphknoten und Lungen auf dem Lymphweg ergriffen werden können (Abb. 74). Für die übrigen, ferner liegenden Organe wird dagegen meist eine hämatogene Ausbreitung angenommen, weil z. B. (neben den auch auf diesem Wege ergriffenen Lungen) besonders die Leber, das Gehirn, das Knochensystem sowie eine ganze Reihe von weiteren, bei den Karzinomen anderer Organe äußerst selten befallener Organe, wie z. B. Milz, Hypophyse, Epiphyse, Auge, relativ häufig beteiligt sind. Hierbei macht die Art ihres Ergriffenseins, im besonderen die regelmäßige Knotenform der Metastasen, die Beobachtung multipler kleinster Krebszellenembolien in der Umgebung von Metastasen, das offenbare Freisein der oft großen, zwischen den Metastasen und dem Primärtumor liegenden Gewebsabschnitte und endlich das Fehlen echter Lymphbahnen in manchen Organen (Gehirn, Knochen) die diskontinuierliche Ausbreitung auf dem Blutweg besonders wahrscheinlich. Die Annahme eines überwiegend hämatogenen Transports der Karzinomzellen drängt sich beim Mammakarzinom um so mehr auf, weil ein Eindringen des Karzinoms in das Blutgefäßsystem beim Mammakarzinom ungewöhnlich oft vorkommt (GOLDMANN).

Das Vorkommen von Gefäßeinbrüchen im Mammakarzinom wurde S. 314 erwähnt. Über die Häufigkeit dieses Vorkommens gegenüber Karzinomen anderer Organe liegen bemerkenswerte Angaben vor: VAN RAAMSDONCK fand Gefäßeinbrüche bei 30 Haut- und Muskelkarzinomen in nur 5 Fällen, bei 30 Uteruskarzinomen in 11 Fällen und bei 30 Mammakarzinomen dagegen in 24 Fällen, also (gegenüber 17 und 37 %) beim Mammakarzinom in 80 %! Während bei der Mehrzahl der Mammakarzinome das Wachstum des Karzinoms in den Gefäßen nur bei sorgfältiger Untersuchung hier und dort zu sehen ist, steht es manchmal ganz im Vordergrund (DELBET: Carcinoma hémophile); dabei können die

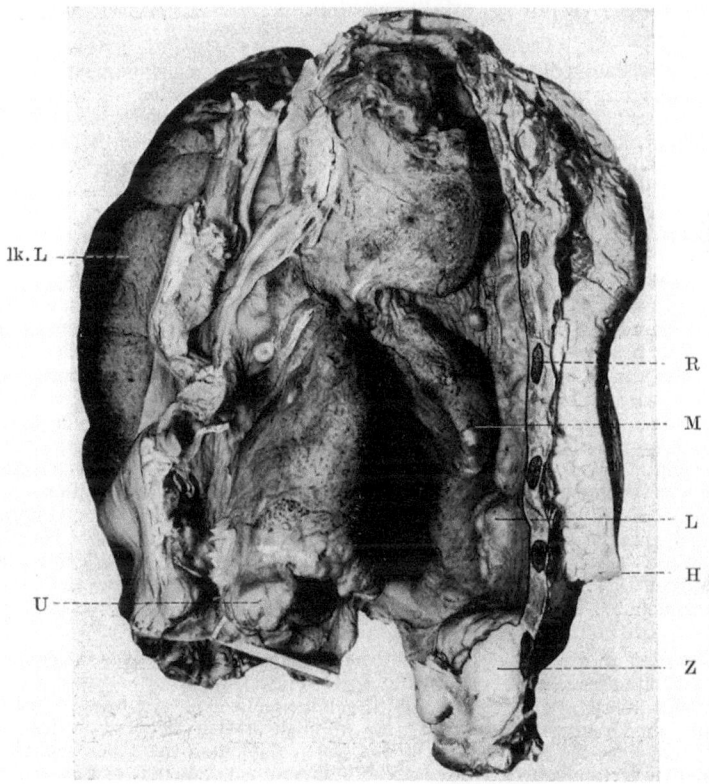

Abb. 74. Brustorgane [von hinten gesehen (lk. L) linke Lunge] mit vorderer Thoraxwand (H Haut, R Rippenquerschnitt), bei Mammakarzinom mit Pleura- und Lungenmetastasen, z. B. in den Lymphbahnen entlang der Art. mammaria interna (L), in dem an der Brustwand fixierten rechten Mittellappen (M), am Ansatz des Zwerchfells (Z), am Unterrand des rechten Unterlappens. (Präparat der Sammlung des Pathologischen Instituts Bonn.)

Karzinomzapfen auf weite Strecken, von nicht geronnenem Blut umgeben, in den erweiterten Gefäßen wachsen (vgl. S. 314 und Abb. 60).

Der Ort des Eindringens in das Gefäßsystem liegt aber nicht nur im Tumor selbst (GOLDMANN) oder in der durchwachsenen Brustdrüse, sondern nach EWING sogar häufiger in Metastasen der tiefen Faszien oder der Lymphknoten; dies konnte z. B. in 3 selbst untersuchten Fällen in den Achsellymphknoten bestätigt werden. Außerdem wurde verschiedentlich ein Übergreifen von Metastasen auf die Wand größerer Gefäße und ein Vordringen bis in die Gefäßlichtung beobachtet, z. B. in der Vena axillaris (TÖRÖK und WITTELSHÖFER) bzw. ihren größeren Nebenästen (CORNIL, DELAGENIÈRE), in der Vena subclavia (KANTOROWICZ) und sogar in den Lungenarterien (MARCHAND).

Mit dem Nachweis von Gefäßeinbrüchen ist natürlich ohne weiteres nicht bewiesen, daß vorliegendenfalls hierdurch die weitere Ausbreitung des Karzinoms auf den Körper hervorgerufen worden ist. Es ist möglich, daß die eingewachsenen Karzinomzellen durch hinzutretende Thrombosen vom strömenden

Blut abgeschlossen werden und daß das Wachstum der in die Venenlichtung eingedrungenen Karzinomepithelien ausschließlich retrograd in Richtung auf das Kapillargebiet hin erfolgt. Dies scheint in der Tat bei vielen, vielleicht sogar bei der Mehrzahl der Einbrüche der Fall zu sein und Ewing glaubt sogar, daß trotz der Häufigkeit der Einbrüche die Bedeutung dieses Vorgangs für die Ausbreitung des Karzinoms im übrigen Körper weniger wichtig ist als die Ausbreitung auf dem Lymphweg und daß die hämatogene Ausbreitung nur bei schnellwachsenden, zellreichen Formen von Bedeutung ist. Die Auffassung, daß die hämatogene Ausbreitung nur ganz ausnahmsweise auftritt und daß auch fern liegende Organe auf dem Lymphweg erfaßt werden, ist am schärfsten von Handley vertreten worden.

Gegen die Auffassung der hämatogenen Metastasierung führt Handley an, daß die Häufigkeit der Beteiligung von Leber und Milz beim Mammakarzinom eine ganz andere ist wie bei unbestritten embolisch bedingten Vorgängen, z. B. bei pyämischen Abszessen. Während er bei 730 Mammakarzinomen eine Beteiligung von Leber und Milz in 241 bzw. 17 Fällen (= 33 bzw. 2,3 %) beobachtete, war das Verhältnis bei 340 Fällen von Pyämie 66 zu 39 (= 19 bzw. 11 %); in diesen Fällen ist die Leber also bei embolischen Abszessen nicht ganz doppelt so oft (19:11 %), bei den Karzinommetastasen dagegen 14mal so oft (33 : 2,3 %), wie die Milz befallen. Die zur Erklärung dieses Unterschiedes vielfach gemachte Annahme, daß das Milieu in den verschiedenen Organen verschieden geeignet für das „Angehen" und das Wachstum der eingeschleppten Teile des Karzinoms wäre, ist nach Handley nicht genügend gestützt. Eine weitere Voraussetzung für die Ausbreitung im großen Kreislauf — das Vorhandensein von Lungenmetastasen — sei zudem nur in einem kleinen Teil der Fälle erfüllt gewesen, da nur in 70 von den oben angeführten 241 Fällen mit Lebermetastasen, also nur in 29 %, makroskopische Lungenmetastasen vorhanden gewesen seien. Die Annahme einer paradoxen Embolie (Zahn) könne bei einem derartigen Überwiegen des Fehlens von Lungenmetastasen (in 71 %) nicht genügen und die von M. B. Schmidt beobachtete Passage der Lungen ohne makroskopisch erkennbare Lungenmetastasen glaubt Handley gleichfalls nicht anerkennen zu können. Weiter erscheint Handley die häufige Beteiligung von Femur und Humerus, und die seltene von Tibia und Radius — ein Verhalten, daß der Beteiligung der Haut über Oberarm und -Schenkel bzw. Unterarm und Unterschenkel genau entspricht — sowie das Überwiegen der gleichen Seite bei einseitigen Spontanfrakturen (s. jedoch unten) bei Annahme einer hämatogenen Entstehung nicht erklärbar. Endlich fügt Handley noch hinzu, daß eine Blutpassage allein aus dem Grunde ganz unwahrscheinlich sei, weil Karzinomzellen stets Thrombosen hervorriefen (s. jedoch unten).

Handley setzt an die Stelle der hämatogenen Beteiligung entfernter Organe die Vorstellung der lymphatischen Durchdringung („Permeation") ausgedehnter Gewebsteile. Handley stützt diese Annahme auf die Ergebnisse einer ausgedehnten Untersuchung einiger Fälle von Mammakarzinom mit ungewöhnlich starker Beteiligung der Haut. In diesen Fällen erfolgte die Ausbreitung in den tiefen Schichten der Haut zunächst kontinuierlich in den Lymphbahnen. Im Anschluß hieran entwickelten sich nur an einigen Stellen größere Krebsknoten; in der Hauptsache gingen die Krebszellen dagegen zugrunde und es blieb im zuerst durchwachsenen Gewebe nur eine Obliteration der Lymphbahnen zurück. Nach Handley können auf diese Weise große Strecken der Körpergewebe von Karzinomen anscheinend diskontinuierlich durchwachsen, und in ihnen einzelne, offenbar ohne direkten Zusammenhang mit dem Primärtumor entstandene Metastasen gebildet werden. Im besonderen sollen auf diese Weise nach Erreichung der Bauchhaut die Lymphbahnen der Bauchhöhle eröffnet und dadurch die Beteiligung der Leber hervorgerufen werden. In ähnlicher Weise soll das Karzinom in den Faszien der Muskeln zum Periost der Knochen vordringen und zur Metastasenbildung in den Knochen führen. Handley glaubt, daß bei Annahme dieses Ausbreitungsweges die seltenere Beteiligung von Radius bzw. Tibia sowie Hand- und Fußwurzelknochen durch die größere Entfernung dieser Knochen vom Primärtumor leicht erklärt wird.

Die Lehre Handleys hat teils Zustimmung (z. B. Carnett), überwiegend aber — vor allem als ausschließlicher oder auch nur überwiegender Ausbreitungsmechanismus — Ablehnung (z. B. Delbet und Mendaro, Delbet und Herrenschmidt, Fitzwilliams, Sabrazes mit Jeanneney und Mathey-Cornat) erfahren. Die Kritik richtet sich vor allem — um nicht auf Einzelheiten einzugehen — gegen die von Handley betonte Unmöglichkeit der hämatogenen Ausbreitung gegen die Notwendigkeit sichtbarer Lungenmetastasen, sowie gegen die Forderung einer gleichen Verteilung der Metastasen wie bei embolischen Abszessen.

In bezug auf das Ausbleiben von Thrombosen führen DELBET und MENDARO ihre Beobachtungen über das sog. Carcinoma hémophile (s. S. 331) an. Ließe sich hiergegen einwenden, daß dieses Karzinom ein besonderes Verhalten zeigt — das ist ja der Sinn der von DELBET vorgenommenen Aufstellung als selbständige Karzinomform —, so liegen auch bei anderen Karzinomformen zahlreiche Beobachtungen vor, daß Karzinomzellen in Blutgefäßen neben strömenden Erythrozyten wachsen, ohne Thrombosen hervorzurufen (M. B. SCHMIDT, KÜTTNER; vgl. auch Abb. 60 sowie S. 313). HANDLEY hat später selbst für die Ausbreitung innerhalb der Knochen die Lehre von PINEY angenommen und seine Lehre dahin modifiziert, daß die Ausbreitung bis zum Periost lymphogen und von diesem aus durch Einbruch in die Blutbahn hämatogen in die Knochen hinein erfolge. Durch diese grundsätzliche Annahme der hämatogenen Ausbreitung für den Knochen hat HANDLEY eine seiner wichtigsten Gegenargumente gegen die Lehre der hämatogenen Ausbreitung im ganzen Körper selbst entkräftet: denn was am Knochen möglich ist, muß auch für den übrigen Körper gelten.

In bezug auf die Notwendigkeit des Vorhandenseins von makroskopisch sichtbaren Lungenmetastasen betonte schon DELBET, daß HANDLEY die Beobachtungen von M. B. SCHMIDT anders auslegt, als M. B. SCHMIDT selbst, der gerade bewies, daß eine Passage der Lungen ohne makroskopische Metastasen vorkommt. Wie oft dies der Fall ist, darüber liegen allerdings keine Angaben vor.

In bezug auf die Verteilung der Metastasen endlich wiesen gleichfalls DELBET und MENDARO darauf hin, daß die Anschauungen HANDLEYs zu mechanistisch sind und daß HANDLEY die Verschiedenartigkeit der biologischen Bedingungen in den verschiedenen Organen verkenne, durch die Anwachsen oder Zerstörung eingeschleppter Karzinomteile hervorgerufen werden könne. Das von HANDLEY betonte Überwiegen der Metastasen in den Knochen der gleichen Seite (in bezug auf die befallene Brustseite) ist von anderen Seiten nicht bestätigt worden (s. z. B. LEE: unter 14 Fällen 11mal kontralaterale Knochenmetastasen).

Diesen Gegenargumenten lassen sich noch weitere hinzufügen. Wie willkürlich HANDLEYs Vergleich mit embolischen Abszessen ist, zeigen z. B. auch die Beobachtungen der Verteilung bei anderen hämatogenen Prozessen, die gleichfalls zum Teil eine bevorzugte Beteiligung dieses oder jenes Organs zeigen (z. B. Typhusbazillen: Knochenmark, Gonokokken: Gelenke; Spirochaeta pallida: Gehirn). Die gleichen Verschiedenheiten finden sich bekanntlich auch bei Geschwülsten verschiedener Art, so daß PAGET den Ausdruck prägte, daß jeder Tumor seine eigene Metastasen-Geographie besäße. Nach BORST erfolgt das Anwachsen einer Metastase nur, wenn der Organstoffwechsel dem eingeschleppten Karzinom zusagt; ist dies nicht der Fall, gehen die eingeschleppten Zellen zugrunde (B. FISCHER [-WASELS]). Welche Faktoren hier eine Rolle spielen, kann heute noch nicht gesagt werden; in erster Linie dürften wohl Blutversorgung und Sauerstoffgehalt der Gewebe, vielleicht auch Stoffwechselprodukte eine Rolle spielen. Die Erklärung der bevorzugten Beteiligung ist für die Entscheidung der vorliegenden Frage aber nicht einmal von Bedeutung, weil auch HANDLEY letzten Endes nicht ohne diese Annahme auskommt; denn auch er erklärt nicht, warum bei der lymphogenen „Permeation" die sich ausbreitenden Karzinomzellen größtenteils zugrunde gehen und erst in der Leber und in den Knochen zu mächtigen Knoten heranwachsen. Auch die lymphogene Beteiligung der Leber ist im Gegensatz zu den Lungen (s. S. 334) nicht durch die vorliegenden Beobachtungen zu erklären. Während sich die häufige lymphogene Beteiligung der Lungen ohne weiteres aus dem häufigeren Befallensein der Pleuren ergibt, ist das Peritoneum im ganzen, wie auch besonders über der Leber, viel seltener beteiligt als die Leber selbst (s. unten).

Diese Erörterungen beweisen, daß die Lehre HANDLEYs innere Widersprüche aufweist und daß sie letzten Endes auf den gleichen Voraussetzungen ruht wie die von HANDLEY als völlig unmöglich bekämpfte Annahme der hämatogenen Ausbreitung. Für die ganz überwiegende Zahl der Fälle erscheint infolgedessen die Lehre der hämatogenen Beteiligung entfernter Organe heute besser gestützt und einleuchtender; eine endgültige Entscheidung könnte aber nur durch ausgedehnte — bei der Lage der Dinge äußerst mühsame — Untersuchungen herbeigeführt werden.

b) Häufigkeit der Beteiligung der einzelnen Organe.

Einen Überblick über die Häufigkeit des Vorkommens von Metastasen in den hauptsächlich beteiligten Organen ergibt die Tabelle (S. 334); im folgenden sollen die Besonderheiten in bezug auf Metastasierungsweg, Art der Beteiligung für die einzelnen Organe, und das Vorkommen in nur selten beteiligten Organen angeführt werden.

Lungen. Die außerordentlich große Häufigkeit der Metastasierung in die Lungen ergibt sich aus den Zahlenangaben der Tabelle. Vielfach bestand ein auffälliger Unterschied zwischen der Beteiligung der Lunge selbst und ihrer Pleura, z. B. hochgradige Karzinose der Pleura bei völlig freier oder nur wenig befallener Lunge; das Umgekehrte — ausgedehnte Lungen- ohne Pleurametastasen — wurde nur vereinzelt beobachtet (z. B. Petri). Die Form der Metastasen ist meist grobknotig; daneben besteht aber meist eine diffuse Durchwachsung des ganzen Lungengewebes (Marchand) oder eine meist nur mikroskopisch nachweisbare Durchsetzung der Alveolar- und Interlobularsepten, die unter der Pleura oft schon makroskopisch aus einer Verbreitung der Interlobularsepten zu erschließen ist. Im Falle von Marchand war ein Einbruch des auf dem Lymphweg bis ins Mediastinum gewachsenen Karzinoms in die Lungenarterien erfolgt; die Verbreitung war innerhalb des

in Prozent (abgerundet)	Kitain	Török	Krasting	Richel-mann
Lymphknoten .	88	52	70	65
Pleuren. . . .	63	37	20	37
Perikard . . .	5	—	—	—
Lungen . . .	54	21	50	48
Zwerchfell . .	7	—	—	—
Peritoneum . .	20	—	—	—
Leber	63	34	80	48
Milz	7	4	20	7
Nieren	17	5	40	17
Nebennieren .	27	1	60	3
Magen	5	—	—	—
Gehirn	10	11	19	3
Knochen . . .	56	19	80	27

Gefäßsystems bis in die Kapillaren der Alveolarwände erfolgt, ohne das Lungengewebe zu zerstören; eine ähnliche Erfüllung der Kapillaren beobachtete Marulli. Einbrüche in die Lungenvenen beobachteten unter anderen Kantorowicz, Fritzsche.

Im **Herzen** scheinen Metastasen beim Mammakarzinom gar nicht so selten zu sein, da z. B. Blumensohn in 5 Fällen von allgemeiner Karzinose Metastasen im Myokard und unter dem Epikard beobachtete; weitere Beobachtungen finden sich bei Picard, Leconte, Leroux und Vermes sowie in zahlreichen Statistiken (z. B. bei Redlich).

Mediastinum und Halsorgane. Im Ösophagus wurde Entwicklung mehrerer metastatischer Knötchen (Handley) oder eines größeren stenosierenden Tumors (Zagelow) beobachtet.

In der Thyreoidea stehen die Metastasen von Mammakarzinomen gleichfalls an erster Stelle; sie wurden beobachtet z. B. von Berblinger, Kantarowicz, Kiyono, Mori, Leroux und Vermes, sowie von Wegelin dreimal in Adenomknoten; die Metastasen waren zum Teil nur mikroskopisch nachweisbar (Kiyono). Über eine Metastase in der Parathyreoidea berichtete Berblinger. Ganz vereinzelt wurden Metastasen beobachtet in den Tonsillen (Zahn einmal unter 2539 Fällen, Weyl, Sturzenegger-Ribbert beiderseitig), in der Thymus (Bienert), im Ductus thoracicus (Rau), in den Markräumen von neugebildetem Knochen der Kehlkopf- und Trachealknorpel, sowie der Trachealschleimhaut (Schmorl).

Leber. Beim Mammakarzinom gehört die Leber zu den am meisten befallenen Organen (s. a. Tabelle); weitere Häufigkeitsangaben finden sich bei von Miliecki 43%, Kieser 44%, Herxheimer 39%, Jasnogrodsky 32%, Paget 30%. Die großen Häufigkeitsschwankungen beruhen hierbei auf der Verschiedenartigkeit des Materials; so beobachtete Williams Lebermetastasen

in einer Klinik in 7 bzw. 21%, in einem Pflegehaus in 45 bzw. 77% der „Früh-"
bzw. „Spätfälle". Bei der Häufigkeit des Mammakarzinoms spielen die Metastasen
unter den metastatischen Tumoren der Leber eine bedeutende Rolle; sie
machen nach Kitain 17%, nach Herxheimer 7% von allen metastatischen
Tumoren der Leber aus. Die Form der Lebermetastasen ist meist grob-, vielfach sogar ausgesprochen großknotig; daneben kommt es selten zu ganz
diffuser Durchsetzung mit hochgradiger Bindegewebsneubildung und fast völliger
Zerstörung der Leberzellen (Ewing, Warren) oder zu einer bevorzugten porto-
bilären Ausbreitung, die in einem Falle von Zagelow zu einer hochgradigen
Atrophie des Leberparenchyms und dem Bild der „Hepar lobatum" geführt
hatte. Die Beteiligung der Leber erfolgt hauptsächlich auf dem Blutweg, zum
Teil vielleicht auch durch die Pfortader von Milzmetastasen aus (Kettle);
im Falle von Zagelow bei allgemein bevorzugter Ausbreitung in den Lymphbahnen wahrscheinlich auch auf dem Lymphweg. Bei alleinigem Befallensein
der Leber hält Clarus eine retrograde Embolie von, aus den Venen der
Mamma stammender Zellen durch die Cava inferior zur Leber am wahr-
scheinlichsten.

Milz. Metastasen in der Milz nach Mammakarzinom wurden beobachtet
von Berblinger, Joseph, Clarus, Rau, Dial, Kraft und Schlüter (angef.
nach Dial), Orlandi, Sappington, Chalatow, Handley, Bender und Lardennois, Leroux und Vermes, Quandmechels, Kettle, Maljeff, Török und
Wittelshöfer, Krumbhaar und Scott. Die Häufigkeitsangaben zeigen außerordentliche Schwankungen, je nachdem ob nur makroskopische Beobachtung
oder auch histologische Untersuchung die Grundlage der Angabe bildet; sie
betragen z. B. nach Handley 0,25%, nach Paget 2,2%, Török 3,5%, Maljeff
4,5%, Rau 6 bzw. 30%, di Biasi. Unter den metastatischen Gewächsen
der Milz bildet die Brustdrüse wiederum die Hauptquelle (di Biasi-Lubarsch;
Kettle 3mal unter 8 Fällen). In 14 Fällen von Lubarsch erfolgte die Beteiligung der Milz 10mal auf dem Blutweg, einmal auf dem Lymphweg, während in
3 Fällen ein Urteil nicht möglich war. Neben der gewöhnlichen knotenförmigen
Metastasierung kommt auch eine diffuse Durchsetzung mit starker Vergrößerung
des ganzen Organs vor (Orlandi: Gewicht 1200 g, Schnittfläche granitartig:
Kettle); in einem anderen Falle Orlandis waren 4 nuß- bis mandarinengroße Zysten vorhanden, die sich aus erweichten, durch neoplastische Thrombose entstandenen Infarkten gebildet hatten.

Magen. Auch beim Magen, der nach dem Virchowschen Gesetz nur sehr
selten Metastasen enthält, stehen die Mammakarzinome bei der Hervorrufung
von Metastasen in erster Linie (Borrmann), wenn man von dem Übergreifen
beim Ösophaguskarzinom absieht (Fritzsche). Metastasen wurden beobachtet
von Cohnheim, Grawitz, Warren, Kiyono, Ribbert, Joseph, Henry,
Fritzsche, Zahn, Schlimowitzsch, de Castro, Coupland, Török und
Wittelshöfer, Richelmann, Lubarsch (angef. nach Oberndörfer), Rau,
Epstein, Kantorowicz, Scheel, Berblinger, Horner. Die Angaben über
ihre Häufigkeit schwanken sehr. Während sie früher für äußerst selten gehalten
wurden, finden sich in neueren Statistiken höhere Zahlen (z. B. Coupland 1%,
Lubarsch 1%, Török und Wittelshöfer 8mal unter 336 Karzinomen = 2,4%);
Henry fand sie unter 27 Fällen sogar 4mal! In einigen der Fälle handelte es
sich um einzelne Knoten des Magens, so daß bei der Häufigkeit sowohl des
Mamma- wie des primären Magenkarzinoms ein zufälliges Zusammentreffen von
zwei Primärgeschwülsten in einem Teil der Fälle denkbar erscheint; nur in
wenigen Beobachtungen waren zwei oder mehrere voneinander getrennte
Karzinomknoten vorhanden (Cohnheim, Grawitz, Kantorowicz, Fritzsche
[Fall 2]).

Beckenorgane. Im Uterus wurden Metastasen beobachtet von Ziegler (angef. nach Ribbert), Chiari, Zalewski, Geipel (angef. nach R. Meyer), Krumbhaar und Scott, R. Meyer, Rau, Török und Wittelshöfer, Kantorowicz, Hallauer, Zagelow, Handley, Bender und Lardennois, Horner, Leroux und Vermes. Die Prozentzahlen liegen in manchen Statistiken ziemlich hoch (z. B. Török und Wittelshöfer 5%). Der Sitz der Metastasen war meist die Uteruswand; gleichzeitig bestehende Uterusmyome waren — zum Teil sogar besonders stark — durchwachsen (Schmorl, Hallauer, Bender und Lardennois, Leroux und Vermes) oder frei, gewissermaßen ausgespart (Metzger). Einige Male war auch die Uterusschleimhaut befallen (Kantorowicz, Chiari, Leroux und Vermes), und zwar war im letzten Fall die Schleimhautmetastase zunächst als Primärtumor angesehen worden. Verschiedentlich war nicht mit Sicherheit zu entscheiden, z. B. in den Fällen von Cordua und Esch, ob es sich um eine Metastase oder nicht vielmehr um einen zweiten Primärtumor handelte.

Die Ovarien sind sehr häufig beteiligt (Kaufmann, Zahn, Cordua, Török und Wittelshöfer 8%); hierbei sind häufig (Chiari, Kaufmann, Zagelow, Ullmann, Gisberts, Zalelson, Battaglia) beide Ovarien befallen, manchmal sogar ohne anderweitige Metastasenbildung (Gisberts, Zalelson).

Sogar in den Tuben und in der Vagina wurden mehrfach Metastasen beobachtet; in den Tuben z. B. von Kantorowicz, Török und Wittelshöfer, Berblinger, Eichengrün und Esser, Esch.

In bezug auf den Weg der Beteiligung der Beckenorgane werden verschiedene Annahmen vertreten. Während meist eine hämatogene Entstehung angenommen wird, hält z. B. Kaufmann die lymphogene Metastasierung in bezug auf die Ovarien für besonders wahrscheinlich.

Auch in den **Nieren** finden sich häufig Metastasen, etwa ähnlich häufig wie im Uterus (Török und Wittelshöfer 17mal = 5%, Rau in zwei Serien von 18 Fällen 2 bzw. 4mal = etwa 15%). Unter den metastatischen Tumoren der Niere steht die Brustdrüse als Quelle mit an erster Stelle (Rau etwa 12%, Lubarsch etwa 10%). Meist handelt es sich um knotige Metastasen, im Falle von Zagelow hatte das auch in anderen Organen stark infiltrierend wachsende Karzinom (vgl. oben unter Leber) jedoch zahlreiche narbige Einziehungen hervorgerufen.

Die **Nebennieren** sind etwa gleich häufig befallen wie die Nieren (Kutscherenko, Kiyono, Rau in etwa 15%, Maljeff). Kaufmann beobachtete eine kirschgroße Metastase in einem mandarinengroßen Rindenadenom. Sowohl Nebennieren wie Nieren können beiderseits befallen sein (Berblinger).

Übrige Bauchorgane. In diesen finden sich Metastasen zwar seltener, aber immerhin in bemerkenswerter Häufigkeit, so z. B. im Darm (Chiari, Rau, Zahn, Török und Wittelshöfer, Kantorowicz, Berblinger), im Processus vermiformis (Clarus, sowie Wagner mit nur mikroskopisch nachweisbarer Infiltration der Lymphknötchen), in der Gallenblase (Fritzsche, Krasting, Clarus, Leroux und Vermes, Török und Wittelshöfer, sowie Targett mit alleiniger Beteiligung der Muskulatur bei intakter Serosa), im Pankreas (Török und Wittelshöfer, Kantorowicz, Zagelow, Rau, Bender und Lardennois, Berblinger, Kiyono, Kitain), in der Harnblase (Török und Wittelshöfer, Kantorowicz), im Ureter (Török und Wittelshöfer, Ratbun), im Nierenbecken, im Ductus hepaticus (Török und Wittelshöfer).

Gehirn und Nervensystem. Die Häufigkeit der Metastasierung weist ähnliche Schwankungen auf wie in anderen Organen (Handley, sowie Ewing 4%, Deaver und MacFarland 5%, Krasting 18,8%; Kiyono 21%, Lenz und Fried 16—21%, Rau 40—55% der obduzierten Fälle mit Mammakarzinom). Auch beim Gehirn ist das Mammakarzinom die Hauptquelle metastatischer Tumoren (M. B. Schmidt, Winckelmann und Eckel); so beobachteten Meagher und Eisenhardt unter 1850 intrakraniellen Tumoren 57 Metastasen, von diesen waren 44 metastatische Karzinome, und 41mal befand sich der Primärtumor in der Brustdrüse! Im größten Teil der Fälle handelt es sich um multiple (Walsham, le Conte, Marchand, Mariani, Guradze über 30!), im allgemeinen erbsen- bis haselnußgroße, scharf umgrenzte, in einigen Fällen zystisch erweichte (Marulli, eigene Beobachtung) Knoten; in einem der Fälle von Carnett und Winckelmann waren nur zahllose Petechien zu sehen gewesen und erst bei mikroskopischer Untersuchung zeigten sich die kleinsten Gefäße im ganzen Gehirn mit Karzinomzellen angefüllt, die ein beginnendes infiltrierendes Wachstum in die Gehirnsubstanz erkennen ließen. Nach Handley und Ewing soll das Kleinhirn besonders häufig befallen sein. Auch das Rückenmark (z. B. stiftförmige intramedulläre Metastase, Hofheinz) sowie die Dura des Gehirns und des Rückenmarks sind häufig beteiligt. Gelegentlich wurden auch einzelne Nerven oder Ganglien ergriffen, so z. B. der Nervus opticus (Ullmann, Zagelow), der Fazialis innerhalb des Felsenbeins (Mousseaux) oder der Okulomotorius (Krasting); eine Infiltration von 9 Spinalganglien (ohne klinische Erscheinungen!) beobachtete Scheel, Metastasen um periphere Nerven in der Haut Askanazy.

Besondere Beachtung haben die Metastasen der Hypophyse gefunden; auch hier ist das Mammakarzinom die wichtigste Quelle (Kraus, Simmons). Metastasen wurden beobachtet von Simmons, Berblinger, Sekiguchi, Rau, Neubürger, Grassmann, Erdheim, Kiyono, Leroux und Vermes, Orlandi (Fall 10); sie waren meist erst mikroskopisch nachzuweisen gewesen und fanden sich meist in der Neurohypophyse sowie im Hypophysenstiel; in einem Fall von Sekiguchi jedoch im Vorderlappen. Meist handelte es sich um Metastasen der Hypophyse selbst; im Falle von Sekiguchi jedoch um ein Übergreifen einer Knochenmetastase.

Eine Beteiligung der Zirbeldrüse beobachteten Orlandi (Fall 7), Török und Wittelshöfer sowie Berblinger je zweimal.

Auge. Außerordentlich bemerkenswert ist weiter die relative Häufigkeit und der hohe Anteil des Mammakarzinoms unter den metastatischen Tumoren des Auges. Nach Wätzold sind bis 1923 116 Fälle von Karzinommetastasen bekannt geworden, unter denen etwa 65% durch ein Mammakarzinom hervorgerufen wurden (vgl. auch Krukenberg, Ullmann, Uscher, Zagelow, Ginsburg); an zweiter und dritter Stelle folgen in weitem Abstand mit 8 bzw. 4% die Metastasen von Karzinomen der Lungen und der Leber. Meist handelte es sich um jüngere Frauen im Alter von 20—40 Jahren (Wätzold); die beiden Augen waren gleich häufig befallen. In einem Viertel der Fälle war infolge Beteiligung beider Augen Blindheit aufgetreten (Wätzold, Beatson, Hirsch). Der Sitz der Metastasen war fast stets die Aderhaut; im Falle von Leplat (angef. nach Mannheimer) jedoch der Ziliarkörper, und im Fall von Toulant (angef. nach Maruch) die Iris beider Augen. Die hämatogene Entstehung wird besonders bewiesen durch die Beobachtung von Ishihara, der in einem 14 Tage nach den ersten Erscheinungen entferntem Auge drei metastatische Knötchen in der Aderhaut und 11 isolierte Karzinomembolien in den Kapillaren der Chorioidea beobachtete. Die Entwicklung der Metastasen in der Chorioidea spricht dafür, daß eine Embolie der Ziliararterie bzw. ihrer Äste die Ursache ist (Ginsburg).

Knochen. Metastasen treten beim Mammakarzinom äußerst häufig auf; nach M. B. Schmidt stellt die Brustdrüse auch hier die Hauptquelle für die metastatischen Tumoren dar. Sie waren früher wegen der Schwierigkeit der klinischen und auch der pathologischen anatomischen Feststellung weniger beachtet und es war ihr Vorkommen beim Mammakarzinom hauptsächlich durch das Auftreten von Spontanfrakturen (s. unten) bekannt geworden. Während in älteren Sektionsstatistiken die Häufigkeit mit etwa 20% (Gross, Handley) angegeben wurde, nimmt der Prozentsatz infolge der durch die röntgenologischen Beobachtungen angeregten ausgiebigeren anatomischen Unter-suchung des Knochensystems immer mehr zu (45—55% nach Bejach, Kauf-mann, Kitain, 78% Zemgulys-Schmorl). Während die Sektionsstatistiken auf sehr fortgeschrittenen Fällen ruhen, sind im klinischen Material in sehr wechselnder Zahl Frühfälle enthalten; die Zahlen auch des neueren Schrifttums weisen infolgedessen äußerst große Schwankungen auf (Carmann 3,5%, Cope-land 5%, Coupland 6%, Ingraham — Fälle aus allen Stadien — 16%, Carnett und Hovel 50%, Snow sowie Ginsburg — im letzteren Fall vor allem fortgeschrittene Fälle — 75%, Lenz und Fried 80%, Sabrazès, Jeanneney und Mathey-Cornat: fast konstant in fortgeschrittenen Fällen!). Bei der Verwertung der klinischen Angaben ist weiter zu berücksichtigen, daß das Röntgenbild erst nach einer gewissen Vergrößerung des metastatischen Knotens und damit des Zerstörungsherdes einen Herd erkennen läßt (Copeland); dies ergibt sich auch aus der Tatsache, daß Schmerzen schon längere Zeit vor dem positiven Röntgenbefund bestehen (Lenz und Fried), sowie aus einer Beob-achtung von Zemgulys-Schmorl, die bei negativem Röntgenbefund in jedem Wirbelkörper 1—5 z. T. kirschgroße Metastasen beobachteten.

In bezug auf die relative Häufigkeit des Vorkommens von Knochenmeta-stasen steht das Karzinom der Mamma mit dem der Prostata, der Thyreoidea, der Thymus, sowie mit dem Hypernephrom an erster Stelle. Die relative Häufig-keit von Knochenmetastasen beträgt nach Kitain für die Thymus 64%, für die Mamma 56%, für die Prostata 42% bzw. nach Kaufmann 62%. Infolge der größeren Häufigkeit des Mammakarzinoms stehen Knochenmetastasen nach Mammakarzinom zahlenmäßig bei weitem an erster Stelle (M. B. Schmidt, Christensen, Levin, Bloodgood, Petrén); so fand z. B. Joll unter 53 Knochenmetastasen den Primärtumor 34mal = 64% in der Mamma und nur in je 4% im Uterus, Ösophagus und Thyreoidea.

Die Knochenmetastasen beim Mammakarzinom bilden meist ziemlich gut umschriebene, rundliche, hauptsächlich im Knochenmark liegende Knoten, die im Röntgenbild gegenüber dem umgebenden Mark eine etwas verwaschene Grenz-linie zeigen. In schweren Fällen finden sich zahllose einander berührende und den Markraum auf weite Strecken völlig ausfüllende Metastasen. In kleinen Meta-stasen ist die Festigkeit der Knochenbälkchen vielfach noch ziemlich gut, in größeren und zusammengeflossenen Herden erscheinen sie weitgehend erweicht oder zerstört. In der Umgebung der größeren Herde findet sich weiter ein Übergreifen der Karzinomknoten auf die Kortikalis mit völliger Zerstörung der Knochenlamellen, zum Teil bis zum Periost; eine kugelförmige Auftreibung beider Oberarmknochen mit Bildung einer subperiostalen Knochenschale sahen Thompson und Keiller. Eine diffuse Durchsetzung der Knochen, wie beim Prostatakarzinom, beschrieben Laborde sowie Canignari bei diffuser Karzinose. Eine Knochenneubildung, wie beim Prostatakarzinom, tritt nur sehr selten auf; bei röntgenologischen Beobachtungen (s. unten) von Copeland sowie Neubürger handelte es sich beide Male um ein Adenokarzinom (= Carcinoma tubulare), im letzteren Fall mit reichlicher Bindegewebsentwicklung. Nur in größeren zusammenhängenden Zerstörungsgebieten, z. B. in der Wirbelsäule, im Femur, findet sich öfter eine Zunahme der Schattendichtigkeit im Röntgen-bild, der mikroskopisch eine fibröse Narbenbildung entspricht (Copeland).

Knochenmetastasen finden sich bei allen histologischen Formen der Mamma-karzinome; es überwiegt (mit etwa 58%, Copeland) der sog. Skirrhus (Sabrazès);

daneben kommen auch Adenokarzinome (GINSBURG, NEUBÜRGER, FOSTER) und Gallertkarzinome (COPELAND) vor. Gegenüber dem Primärtumor findet sich fast stets ein wesentlich größerer Zellreichtum; die Metastasen können typischer (höher differenziert, vgl. S. 329) erscheinen als der Primärtumor (SABRAZÈS, JEANNENEY und MATHEY-CORNAT). In kleineren Metastasen sind die Knochenbälkchen der Markräume meist gut erhalten, das Karzinom wächst infiltrierend zwischen den Knochenbälkchen, die lediglich von dichten Osteoklastensäumen umgrenzt sind. In der Umgebung von Metastasen beobachtete HOUSTON die Bildung von rotem Mark; nach PINEY treten jedoch die Metastasen nur innerhalb von rotem Mark auf. Bei größeren Knoten findet sich in diesen und in ihrer Umgebung (DELBET und MENDARO) eine hochgradige Knochenresorption, die zu einer weitgehenden Destruktion der Knochensubstanz führt (PETRESCO-UHRY). Die Folge dieser Knochenzerstörung ist ein ganz besonders häufiges Auftreten von Infraktionen und Spontanfrakturen, die beim Vorhandensein von Knochenmetastasen in den Fällen von LENZ und FRIED in 25%, von COPELAND in 15% aufgetreten waren; in bezug auf die relative Häufigkeit von Spontanfrakturen bei Knochenmetastasen wird das Mammakarzinom nur vom Hypernephrom übertroffen (nach COPELAND in 45% Spontanfrakturen), während beim Prostatakarzinom das Auftreten von Spontanfrakturen infolge der auftretenden Osteosklerose äußerst selten ist (nach COPELAND nur in 0,2%). Die Spontanfrakturen treten vor allem im Femur auf (bei COPELAND unter 15 Spontanfrakturen 13mal), daneben hauptsächlich in: Humerus, Rippen, Klavikula. An der Wirbelsäule kommt es bei ausgedehnter Metastasenbildung zu einem langsamen Zusammensinken eines oder mehrerer Wirbelkörper mit Gibbusbildung (NEAL und ROBNET, SIEGEL, DELVAL und P. MARIE) oder zu einem plötzlichen Zusammenbruch einzelner Wirbelkörper (GOTTESMANN, BENDER und LARDENNOIS), so daß man geradezu von einer ,,Spontanfraktur der Wirbelsäule" sprechen kann. Die Spontanfrakturen treten häufig multipel auf (CANIGNARI, BEATSON, NEAL und ROBNET); die allgemeine Knochenbrüchigkeit war manchmal so groß, daß Spontanfrakturen der Rippen bei der klinischen Untersuchung auftraten (HAWLEY). In einem Teil der mit frischen Spontanfrakturen zur Beobachtung gekommenen Patienten fanden sich außerdem ältere, völlig verheilte Spontanfrakturen (DEAVER und MACFARLAND, TROELL, EWING, CANIGNARI, LEVIN, NEAL und ROBNET).

Die röntgenologischen Feststellungen über die Beteiligung der verschiedenen Knochen zeigen eine gewisse Gesetzmäßigkeit insofern, als Wirbelsäule, Becken, Rippen, Oberschenkel und Oberarm bei weitem am häufigsten befallen werden; die Beteiligung der distal vom Knie- bzw. Ellenbogengelenk liegenden Knochen ist aber keineswegs so selten, wie früher angenommen wurde. Nach CARNETT und HOVEL werden Unterschenkel und Unterarm in 7 bzw. 6%, Hand- und Fußknochen in je 4%, nach FOX werden Fibula, Radius, Ulna sowie die Fuß- und Handknochen in je 1% der Fälle mit Knochenmetastasen befallen; in einigen Fällen war die Beteiligung des Schädels, der Füße sowie der Hände äußerst hochgradig (vgl. die Röntgenaufnahmen von CARNETT und HOVEL, CASTIGNARI, BEATSON; vgl. auch BENDICK und JACOBS, GILES, FOSTER). Gelegentlich wurden Metastasen auch in anderen kleinen Knochen beobachtet, so z. B. im Kiefer (WARING, BATZAROFF, GÜLDNER, SCHLESINGER, sowie die nicht histologisch gestützte Beobachtung von EGGERT), im Jochbein (NEAL und ROBNET), im Keilbein (NEUBÜRGER, SEKIGUCHI), im Felsenbein (MOUSSEAUX) und sogar in der Pulpahöhle eines Backenzahns (SCHMORL).

In Geschwülsten. Während vielfach angenommen wurde, daß Geschwülste stets frei von Metastasen bleiben, finden sich bei den Karzinomen der Brustdrüse doch einige einschlägige Beobachtungen, z. B. in einem Adenom der

Schilddrüse (Wegelin), der Nebenniere (Kaufmann), in Fibromyomen des Uterus (Schmorl, Hallauer, Leroux und Vermes, Bender und Lardennois) sowie in einem Fibrom der Leistengegend (Glaser, zit. nach Ribbert).

E. Allgemeine Pathologie des Karzinoms der Brustdrüse.

Das wachsende und sich in der Brustdrüse sowie im übrigen Körper ausbreitende Karzinom der Brustdrüse übt eine Reihe von Wirkungen aus, die teils direkt durch die hervorgerufenen Zerstörungen oder verursachten Ausfälle, teils durch morphologisch nicht faßbare Einwirkungen auf lebenswichtige Organe und dadurch auf den Gesamtstoffwechsel bedingt erscheinen.

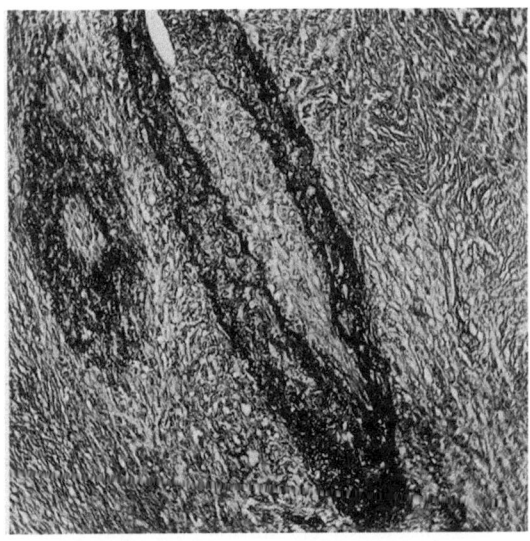

Abb. 75. Vernichtung des Brustdrüsengewebes durch ein sehr diffus wachsendes Karzinom, unter Erhaltung der elastischen Fasern in ihrer natürlichen Anordnung.

Einwirkungen auf die Brustdrüse. Die Karzinome der Brustdrüse lassen einen wechselnden Einfluß auf das umgebende Brustdrüsengewebe erkennen. Bei undifferenzierten oder wenig differenzierten, schnell wachsenden Formen (Carcinoma diffusum) überwiegt die diffuse Durchsetzung der Umgebung, bei der die Drüsen- oder Milchgänge ganz diffus durchwachsen werden; hierbei gehen die empfindlichen Gewebsbestandteile, im besonderen die Epithelien der Drüsen und Milchgänge ohne jede Reaktion zugrunde (Delbet und Mendaro); die widerstandsfähigeren Elemente der Brustdrüse, besonders die elastischen Fasern, bleiben jedoch — ohne oder fast ohne Verlagerung — erhalten (vgl. Abb. 75).

Bei langsamer wachsenden Karzinomen tritt vor dem Einwachsen des Karzinoms eine mehr oder minder starke Druckwirkung infolge des zunehmenden Innendruckes der Geschwulst auf (Deaver und MacFarland, Borst: „auch bösartige Tumoren wachsen expansiv"); diese Druckwirkung ist an der konzentrischen Schichtung, vor allem des Bindegewebes zu erkennen und sie führt zu einer Abplattung und Atrophie der Azini und zum Teil auch der Milchgänge (vgl. Abb. 76). Neben dieser Druckatrophie tritt vielfach aber auch eine reine Atrophie der Azini in der Umgebung des Karzinoms auf; hierbei ist vor allem eine hyaline Entartung der Membrana propria zu beobachten (Kudji, Korn, Cornil, Salomon, Scheel); diese ist oft so hochgradig, daß von den Azini, bevor sie vom Karzinom selbst erreicht werden, nur die hochgradig verdickten Basalmembranen übrig bleiben (Kudji).

Am Bindegewebe finden sich dagegen häufig auch Wucherungserscheinungen. Vielfach sieht man in unmittelbarer Umgebung des Karzinoms eine starke Auflockerung, ein Ödem des Bindegewebes (Billroth, Deaver und MacFarland); diese Auflockerung erfolgt nicht immer gleichmäßig im ganzen Bindegewebe, sondern manchmal nur in dem besonders reaktionsfähigen, bei den funktionellen Umbauten der Drüse besonders wichtigen intraazinösen Bindegewebe (s. Abb. 77). Ebenfalls in der unmittelbaren Umgebung des Karzinoms finden sich vielfach mehr oder minder ausgedehnte Rundzelleninfiltrate, denen manchmal auch Plasmazellen (DELBET und MENDARO) beigemengt sind, oder sehr selten auch reine Plasmazelleninfiltrate (DELBET und MENDARO). Das Vorkommen von Infiltraten wechselt nicht nur in verschiedenen Karzinomen vom gleichen histologischen Bau, sondern auch in den Randzonen verschiedener Stellen des gleichen Karzinoms (FITZWILLIAMS). Diese Infiltrate sind — besonders beim undifferenzierten Karzinom (SCHUMANN) — oft sehr massig und sie können sogar Keimzentren enthalten (DELBET und MENDARO). Bei intravaskulärer und intrakanalikulärer Ausbreitung sind die befallenen Gefäße und

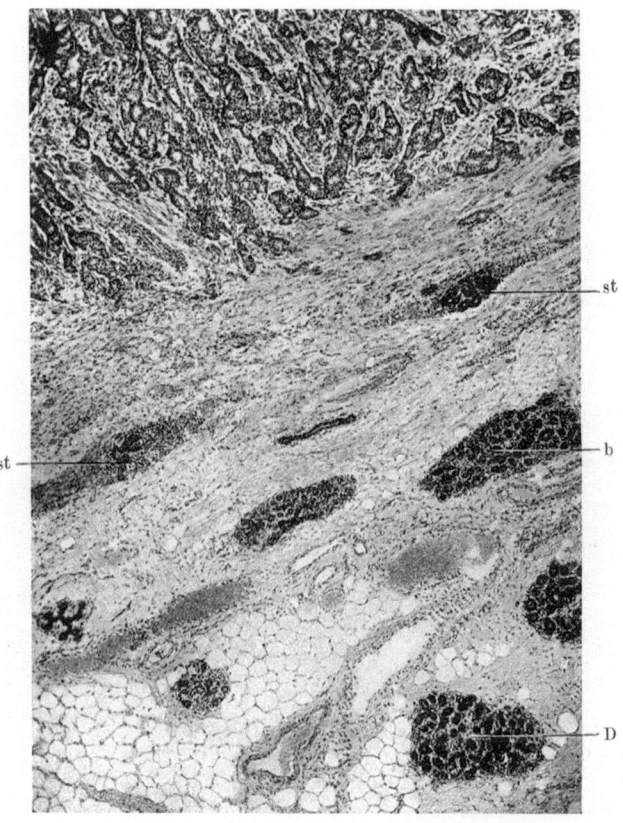

Abb. 76. Druckatrophie des Brustdrüsengewebes durch ein tubulär-solides Karzinom mit starker (st) Atrophie der unmittelbar benachbarten und beginnender Atrophie der ferner liegenden Drüsenläppchen. Bei D normales Drüsenläppchen.

Milchgänge in manchen Fällen von mächtigen perivaskulären bzw. perikanalikulären Infiltraten ummäntelt, die bei den Milchgängen bemerkenswerterweise die Wand frei lassen, so daß zwischen intrakanalikulärem Karzinom und perikanalikulärem Infiltrat ein breiter freier Ring liegt (s. Abb. 55).

In der weiteren Umgebung der Karzinome finden sich im Gegensatz sowohl beim Karzinom, wie auch bei anderen malignen Tumoren (s. Abb. 8) vielfach ausgedehnte Wucherungen der Gang- und Drüsenepithelien (FRASER, KUDJI); bei diesen Wucherungen sieht man in den Gängen bzw. Drüsen entweder die bekannten blassen Epithelien (DEAVER und MACFARLAND) oder papilläre Wucherungen (CAPPEL). Die Lichtungen der Drüsen und die Milchgänge sind hierbei vielfach zystisch erweitert (SEMB); die erweiterten Abschnitte enthalten ein meist eiweißreiches Sekret, in dem sich wechselnde Mengen von

Fettkörnchenkugeln, sowie doppelbrechenden Substanzen finden. Offenbar sind derartige Erweiterungen durch Stauung des abgestoßenen Schleimhautmaterials, sowie vielleicht auch pathologischer Sekrete (s. unten) infolge Verlegung der abführenden Milchgänge (nach Durchwachsung oder Kompression) bedingt. Ob Karzinome darüber hinaus auch Wirkungen allgemeinerer Art (durch Sekrete oder toxisch wirkende Zufallsprodukte) auf das Brustdrüsengewebe in Form von Anregung pathologischer Epithelwucherungen und Bindegewebsveränderungen (Zystenmamma) hervorrufen, ist noch umstritten. Wegen der Beziehung dieser Frage zu jener der Entstehung des Karzinoms auf Grund einer bestehenden Zystenmamma s. S. 349.

Einwirkungen auf den übrigen Körper. Unter den Einwirkungen auf den Körper stehen beim Brustkrebs die durch die direkte Zerstörungswirkung von

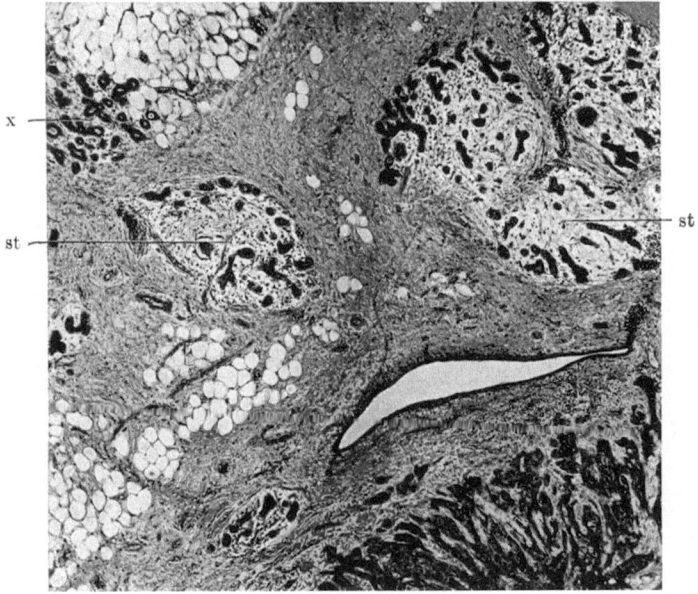

Abb. 77. Starke Auflockerung des intraazinösen Bindegewebes der Drüsenläppchen in der Nähe eines Karzinoms (rechts unten).

Metastasen hervorgerufenen Störungen ganz im Vordergrund und es treten allgemeine, nicht faßbare Stoffwechselschädigungen gegenüber Karzinomen anderer Organe stark zurück.

Bei den durch metastatische Zerstörung hervorgerufenen Einwirkungen auf den Körper bedarf es keiner ausführlichen Besprechung, weil diese ohne weiteres aus dem, im vorhergehenden Abschnitt (vgl. S. 334—340) angeführten Vorkommen der Metastasen abgeleitet werden können. Da jedoch beim Mammakarzinom infolge der ungewöhnlich vielseitigen Metastasierung in, im allgemeinen nicht befallene Organe eine ganze Reihe von scheinbar unabhängigen Symptomen sekundär hinzutreten oder — was von nicht geringer praktischer Bedeutung ist — als erstes und deshalb häufig nicht sofort richtig gedeutetes Zeichen der Erkrankung bzw. eines Rezidivs auftreten, sollen die beobachteten Ausfallserscheinungen kurz zusammengestellt werden.

Die Metastasierung in das Gehirn (vgl. S. 336) rief allgemeine Hirndrucksymptome (Delirien, epileptische Krisen), Unorientiertheit oder Ausfallserscheinungen verschiedener Art hervor. Die Ausfallserscheinungen wiesen auf bestimmte Gehirnabschnitte (Gleichgewichtsstörungen: Kleinhirn), oder auf

einzelne (Fazialislähmung, Sprachstörungen, Erblindung infolge von Optikus-
metastasen) bzw. größere Nervengebiete (Hemiplegie bzw. „Apoplexie" bei
Metastasen in den Stammganglien, Paraplegie bei Metastasen im Rückenmark
oder in der Dura des Rückenmarks). Das Auftreten von Augen-, im besonderen
Chorioideametastasen rief verschiedentlich einseitige und sogar völlige Erblindung hervor (vgl. S. 337).

Die Metastasierung in die Knochen (vgl. S. 337) rief häufig unbestimmte
rheumatische Schmerzen und Spontanfrakturen (bei Zusammenbruch von Wirbel-
körpern auch Gibbus, Gürtelschmerz [SIEGEL, DELVAL und P. MARIE], Paresen
oder sogar Paraplegie) und durch Zerstörung des Knochenmarkes schwere
Anämien hervor (CHIARI, WALSHAM). In einigen Fällen bildeten rheumatische
Beschwerden oder Spontanfrakturen das erste Symptom (LEVIN, LIECK). Diese
Anämien wurden in der Mehrzahl der Fälle mit Knochenmetastasen beobachtet
(COPELAND, MATHIAS); sie zeigten meist das Bild einer sekundären Anämie
(BEATSON). In einem Teil der Fälle war die Anämie außerordentlich schwer und
es lag zum Teil das Bild einer typischen sog. primären (perniziösen) Anämie
(EPSTEIN, HOUSTON, ROTKI, MÜLLER und WERTHEMANN, LYTER, MARTIN) vor;
die Erythrozytenzahl betrug mehrfach nur 1,0—1,5 Millionen bei einem Färbe-
index von 1,1—1,3 (MÜLLER und WERTHEMANN, HOUSTON, SCHEEL, LYTER).
Normoblasten waren zum Teil reichlich vorhanden (HOUSTON, SCHEEL, EPSTEIN).
Neben der Herabsetzung der Zahl der Erythrozyten wurde mehrfach eine Vermehrung der Leukozyten beobachtet (HAYEM 11 000, MÜLLER und WERTHE-
MANN 33 000, BEATSON 70 000 Leukozyten; Erythrozyten-Leukozytenverhältnis
im Falle von MÜLLER-WERTHEMANN also wie 25 : 1!). Im Falle von MÜLLER
und WERTHEMANN waren hauptsächlich die Lymphozyten (63%), im Falle
von ROTKI die eosinophilen Leukozyten (6,7%) vermehrt. Ein Auftreten
des BENCE-JONESschen Eiweißkörpers bei Knochenmetastasen beobachtete
BEATSON, während PETRESCO-UHRY ihn in einem ähnlichen Falle nicht nachweisen konnte.

Trotz ausgedehnter Metastasierung in eine Reihe von Organen mit innerer
Sekretion sind auffällige Störungen nur bei Hypophysenmetastasen beobachtet
worden; bei Vorhandensein von Metastasen im Hinterlappen und im Hypophysenstiel war mehrfach ein typischer Diabetes insipidus (mit Harnmengen von
bis zu 10, ja 19 l!) vorhanden gewesen (SIMMONS, SEKIGUCHI, WOHLWILL, ERD-
HEIM, FRANK, NEUBÜRGER, BERRY, KAHLER, WALSHAM, ARNSTEIN).

Allgemeine schädigende Wirkungen treten beim Mammakarzinom — auch
bei schweren fortgeschrittenen Fällen — viel seltener auf, als bei Karzinomen
anderer Organe; der allgemeine Ernährungszustand bleibt in einem großen
Teil der Fälle bis zum tödlichen Ausgang des Leidens verhältnismäßig oft gut
bzw. unbeeinflußt. Eine sog. Kachexie tritt nur in einem kleineren Teil der
Fälle auf. So beobachtete z. B. BRYANT in einer größeren Reihe von schweren
Fällen eine Kachexie nur bei 15% der Erkrankten; beim Adenokarzinom und
beim Gallertkarzinom vermißte WILLIAMS die Kachexie sogar stets. Über
die Gründe des Auftretens dieser Kachexien liegen keine Angaben oder Vermutungen vor; zu achten wäre wohl in erster Linie auf das Verhalten der Leber
(vgl. z. B. WARREN: bei ausgedehnten Lebermetastasen sehr blasse Galle),
sowie der Drüsen mit innerer Sekretion, im besonderen der Schilddrüse. WIL-
LIAMS wies noch besonders darauf hin, daß keine eindeutige Beziehung zwischen
Größe sowie Ausbreitung des Karzinoms und Grad der Kachexie besteht, da
Kachexie bei kleinen Tumoren bestehen, bei ausgedehnten Drüsenmetastasen
aber fehlen könne.

In einem anderen Teil der Fälle sind die Patientinnen mit Mammakarzinom
im Gegenteil auffällig gut genährt (BRYANT, SCHEU, MATTHIAS) und es wurde

sogar trotz Ausbreitung des Karzinoms Zunahme des Körpergewichts beobachtet (Gruber, Dietrich und Frangenheim). Eine derartige Fettsucht wurde durch Zerstörung der Hypophyse infolge von Metastasen (hypophysäre Fettsucht: Wohlwill, Gruber), durch Herabsetzung der Verbrennungsvorgänge im ganzen Körper infolge der durch die Knochenmetastase hervorgerufenen Anämie (anoxämische Fettsucht: Matthias), sowie durch das gerade eintretende (Dietrich und Frangenheim) oder schon vorher aufgetretene Klimakterium (klimakterische Fettsucht: Wohlwill) zu erklären versucht. Endlich wäre bei jüngeren Frauen an die Möglichkeit zu denken, daß die auffällige Adipositas durch die relativ häufig metastatische Beteiligung der Ovarien verursacht sein könnte (genitale Fettsucht: Wohlwill, vgl. z. B. auch Copeland).

Als rein toxische Wirkung muß auch das Auftreten von Fieber angesehen werden. Meist handelte es sich in solchen Fällen um das sog. Carcinoma mastidoides (s. S. 273) oder um Fälle von ausgedehnter Karzinose bei jungen Frauen (Ewing); in solchen Fällen bestand histologisch entweder ein Adeno- oder ein hochgradig anaplastisches Karzinom (Ewing, Johnson). Im Falle von Johnson fiel das Fieber ($103-104^0$ F $= 39,5-40^0$ C) sofort nach Entfernung des Karzinoms; eine weitere derartige, besonders eindrucksvolle Beobachtung machte Bianchi, der ein Adenokarzinom (mit starker leukozytärer Infiltration) beobachtete, bei dem das bestehende bzw. mit der Entwicklung von Rezidiven jedesmal wieder aufgetretene Fieber nach einer Probeexzision, nach der Exstirpation der Mamma sowie nach Operation mehrerer Rezidive jedesmal sofort abfiel.

F. Entstehung der Brustdrüsenkarzinome.

Trauma. Die Annahme einer traumatischen Entstehung der Mammakarzinome spielt im älteren Schrifttum eine sehr große Rolle. Zweifellos ist die Mamma durch ihre Lage traumatischen Einwirkungen besonders ausgesetzt; aus dem gleichen Grunde muß aber andererseits auch an die Möglichkeit gedacht werden, daß Traumen zu einer besonderen Beachtung der Drüse und dadurch zur Entdeckung eines bereits bestehenden Tumors führen (Deaver und MacFarland). In den alten Statistiken wird ein ursächliches Trauma zum Teil in einem außerordentlich hohen Prozentsatz angenommen; der Anteil liegt bei 37 bzw. 23% (englische und niederländische Statistiken, angef. nach Deelmann), bei 22% (Ziegler), um 12% (Schulthess, Spethmann, Finck, Bunts), zwischen 5 und 8% (Horner, Kusche, Schmidt und Röpke).

In fast allen Fällen handelte es sich hierbei um einmalige Traumen. Würde nur die niedrigste der angegebenen Prozentzahlen zutreffen, so würde noch diese bei dem geringen Anteil der Sarkome unter den Mammatumoren (1—2%) noch in Widerspruch zu allen Erfahrungen über die Entstehung von bösartigen Geschwülsten stehen, nach denen einmalige Traumen zwar allenfalls zur Bildung von Sarkomen, nicht aber von Karzinomen führen können (Lubarsch). Die Durchsicht der Unterlagen ergibt überdies, daß die Annahme der Bedeutung eines Traumas sich ausschließlich auf die Angaben der Patienten gründen und nicht auf eine ärztliche Beobachtung, daß unmittelbar vor oder kurz nach dem Trauma kein Tumor vorhanden war. Es müssen deshalb die hohen Zahlen des älteren und zum Teil auch noch des neueren Schrifttums (vgl. Coley, Handley, Schöppler) über die ursächliche Wirkung zum mindesten als völlig unbewiesen angesehen werden (Deelmann, Ewing, Deaver und MacFarland, Delbet und Mendaro). Über die Beschleunigung des Wachstums vorhandener Karzinome durch einmalige Traumen s. S. 317.

Über eine ursächliche Bedeutung wiederholter Traumen finden sich im Schrifttum nur wenige Angaben. Es berichten z. B. MacGraw und Schrankel über eine Frau, die 18 Jahre lang auf Krücken gegangen war und die hierbei die Krücken gegen die äußeren Seiten beider Brustdrüsen gepreßt hatte; genau an den entsprechenden Stellen hatte sich beiderseits ein Mammakarzinom entwickelt. Die Tatsache, daß etwa die Hälfte aller Mammakarzinome sich im äußeren oberen Quadranten der Mamma entwickeln, wird überhaupt von einer Reihe von Autoren (v. Winniwarther, Löwenthal) durch die größere Ausgesetztheit der äußeren Teile gegenüber äußeren Einwirkungen erklärt; da für diese Bevorzugung keine andere Erklärung gegeben werden kann, ist die Möglichkeit nicht zurückzuweisen, daß hier ein ursächlicher, unterstützender oder auslösender Faktor vorliegt.

Entzündung, Narben. Eine ursächliche Rolle akuter Entzündungen, im besonderen der eitrigen Mastitis, wird ziemlich allgemein abgelehnt (Deelmann, Piccarainen) oder mindestens als wenig bedeutsam angesehen (Askanazy), vor allem auch aus dem Grunde, weil die Mastitis fast ausschließlich bei verheirateten Frauen vorkommt, während das Karzinom im Gegenteil bei Unverheirateten relativ häufiger ist (s. S. 283). Von einigen Autoren wird lediglich ein indirekter Einfluß angenommen, weil in oder in unmittelbarer Umgebung von Narben nach Mastitis öfter ein Karzinom entsteht (Semb, Dahl-Iversen) und Semb sieht in der eitrigen Mastitis einen wichtigen Faktor für die späten, ohne Fibroadenomatosis (sog. Mastitis cystica) auftretenden Karzinome der Verheirateten. Nach Askanazy ist der anatomische Nachweis eines Zusammenhangs schwer zu führen. Nach anderen Angaben ist die Häufigkeit der Entwicklung eines Karzinoms nach Mastitis auch gar nicht sehr groß; so berichtet z. B. Johnson, daß unter 444 Fällen von Karzinom früher 14mal eine Mastitis bzw. ein mastitischer Abszeß bestanden hatte und daß in diesen Fällen das Karzinom einmal in der Narbe selbst, zweimal in ihrer Nähe, dagegen 11mal räumlich völlig getrennt von derselben sich gebildet hätte.

Vererbung. Auch über das Vorhandensein einer erblichen Belastung bei der Bildung des Mammakarzinoms finden sich im Schrifttum hohe Zahlenangaben, so z. B. über erbliche Belastung bzw. Vorkommen von Karzinomen in einzelnen Familien bei Williams in 24%, Bunts 19%, Horner 17%, Kusche 10% aller Fälle von Brustdrüsenkarzinom; doch ist schon in älteren Arbeiten darauf hingewiesen worden, daß nur ein kleiner Teil (z. B. nach Gulecke 2,3%) einer strengeren Kritik standhält. Die Auffassung von der Bedeutung erblicher Faktoren drängte sich zahlreichen Untersuchern auf, weil in vielen Fällen eine Häufung von Karzinomen überhaupt oder bestimmter Organe beobachtet wurde (Deelmann, Wainright). In diesem Sinne wurde verschiedentlich das mehrfache Auftreten von Karzinomen der Brustdrüse und sogar der gleichen Seite bei einer Reihe von Geschwistern oder bei Eltern, Kindern und Enkeln angeführt. So berichteten z. B. Moran über 4 Schwestern, die mit 36, 47 und 48 Jahren ein Mammakarzinum bekamen, Sibley (angef. nach Williams) über eine Mutter und 5 Töchter, die sämtlich an einem Mammakarzinom der linken Seite litten, oder Broca über eine Familie, bei der in 3 Generationen 15 Karzinome und unter diesen 12 Mammakarzinome auftraten; ähnliche Beobachtungen veröffentlichten Antoine und Pfab.

Solche Häufungen scheinen aber doch recht selten zu sein; bei der außerordentlichen Häufigkeit der Mammakarzinome müßten familiäre Häufungen wesentlich häufiger beobachtet werden, wenn erbliche Faktoren bei der Entstehung des Brustkrebses maßgeblich beteiligt wären. Die große Seltenheit von Beobachtungen der oben angeführten Art im Vergleich zur Häufigkeit des Mammakarzinoms muß eigentlich im Gegenteil die Auffassung bestärken, daß derartige familiäre Häufungen nur zufällig sind (Delbet und Mendaro); bei genügender Zahl von Beobachtungen finden sich regelmäßig die absonderlichsten Zufälle und Häufungen verwirklicht und es sei in diesem Zusammenhang auf das Vorkommen maligner Primärtumoren hingewiesen, deren Vorkommen genau dem nach der Wahrscheinlichkeitsrechnung zu erwartenden Betrag entspricht. Im übrigen ist das menschliche Material besonders ungeeignet, um Folgerungen irgendwelcher Art zu ziehen, weil die Erblichkeitsverhältnisse aus verschiedenen Gründen viel zu kompliziert liegen weil in den meisten Stammbäumen nur 2—3 und nur selten 4—5 Generationen zu übersehen sind und weil die Diagnosen in den früheren Generationen sehr unsicher werden (Warthin, Murray).

In mancher Beziehung günstiger liegen die Erforschungsbedingungen in bezug auf Rassenunterschiede in der Krebsempfänglichkeit. Es liegen zahlreiche Angaben vor, daß die Krebssterblichkeit, im besonderen der Brustkrebs, bei der kaukasischen Rasse am höchsten, bei anderen Völkern und Rassen dagegen wesentlich geringer sei (Lacascade für Tunis; Thierfelder, angef. nach Fischer[-Wasels] für die Neger, Wood für Amerika, Wells für Japan, oder z. B. Wells, Fischberg und Hoffmann für die Juden); doch finden sich in dieser Beziehung auch beträchtliche Widersprüche, da z. B. Peller, Merkow, Teilhaber, Sanders für die Juden umgekehrt ein häufigeres Vorkommen als bei den Kaukasiern angeben. Der Wert all dieser Angaben ist jedoch in neuerer Zeit von verschiedenen Seiten bezweifelt worden, weil mit der besseren ärztlichen Überwachung der übrigen Völker die Angaben über ein ähnlich oder gleich häufiges Vorkommen des Krebses bei anderen Völkern und Rassen sich sehr gehäuft haben (Deelmann, Wainright, Roussy, Goebel, Fried, Dekester, v. Wolff, Winslow u. a.; vgl. auch S. 280).

Bei dieser Sachlage haben die in großem Rahmen durchgeführten Tierversuche der Amerikaner, im besonderen von L. Loeb, Murray und von Maud Slye besondere Beachtung gefunden. Maud Slye allein züchtete bis jetzt über 65 000 Mäuse, bei denen im ganzen 5000 Spontantumoren auftraten. Bei diesen 5000 Spontantumoren fand sich nach Angaben von Maud Slye ohne eine Ausnahme eine gesetzmäßig rezessive Vererbung. Unter diesen Spontantumoren stehen die Karzinome der Brustdrüse an erster Stelle und Maud Slye gibt an, daß sie durch entsprechende Kreuzung in einzelnen Stämmen bis zu 100% Mammakarzinome erhalten habe; allerdings handelt es sich bei manchen von diesen Versuchsreihen nur um sehr kleine Serien, zum Teil um nur 4 Tiere. Die Schlüsse von Slye sind jedoch neuerdings in Amerika sehr stark angegriffen worden, weil Maud Slye eine Auslassung nicht zu ihrer Auffassung passender Versuchsergebnisse nachgewiesen werden konnte (Little) und weil diese Auslassung von Teilen von Stammbäumen und die große Voreingenommenheit von Maud Slye diese Daten ungeeignet für eine Analyse und wertlos als Beweismittel in bezug auf den Modus der Vererbung der Krebsempfänglichkeit (Wood) erscheinen lassen. Zudem können in den Versuchen von Slye noch eine ganze Reihe von andersartigen Faktoren enthalten sein, wie z. B. Zahl der Würfe bis zum Eintritt in das Krebsalter, Zahl der Jungen in den einzelnen Würfen, Stillfähigkeit, produzierte Milchmenge (Murray) oder das Vorhandensein von Stillanomalien (Lee), deren Bedeutung (vgl. S. 348) heute im experimentellpathologischen Schrifttum wohl noch nicht genügend gewürdigt wird.

Generationstätigkeit. Den Generationsvorgängen wurde schon früh eine große Bedeutung für die Krebsentstehung zugeschrieben. Da die überwiegende Zahl der Patientinnen (etwa 80—85%) verheiratet war, findet sich in allen älteren Statistiken die Angabe, daß ungünstige Einflüsse in Verbindung mit der Laktation für die Entwicklung des Mammakarzinoms verantwortlich zu machen wären. Hierbei war aber nicht berücksichtigt worden, daß in dem für die Krebsentwicklung hauptsächlich in Frage kommenden Alter die überwiegende Zahl aller Frauen verheiratet ist. Der in neueren Arbeiten deshalb mit statistischer Methodik durchgeführte Vergleich ergab im Gegenteil, daß die unverheirateten Frauen relativ stärker befallen sind (DEELMANN, DEAVER und MACFARLAND, PICCARAINEN, LANE CLAYPON 18,3% statt der anteilmäßig zu erwartenden 11%; vgl. auch S. 284). Außerdem ergab sich, daß unter den Verheirateten ein stärkeres Befallensein der Kinderlosen (z. B. PICCARAINEN: (17,7% Karzinom statt der anteilmäßig zu erwartenden 9,2%; vgl. auch ROFFO, WOOD) und der Frauen, die nicht gestillt hatten (z. B. WAINRIGHT: doppelt so häufig) wie anteilmäßig zu erwarten gewesen wäre. Eine Schutzwirkung durch die Schwangerschaft ergab sich auch daraus, daß das Karzinom sich durchschnittlich um so später entwickelte, je später die letzte Gravidität auftrat und je mehr Graviditäten bestanden hatten (PELLER). Nur für einen kleinen Teil der späten, bei verheirateten Frauen mit vielen Kindern auftretenden, Karzinome glaubt SEMB, daß die zu große Zahl der Graviditäten eine ursächliche Bedeutung besitzen. Der Einfluß der Länge der Stillzeit wird verschieden beurteilt: GROTH hält eine lange Stillzeit für günstig, LANE CLAYPON, WAINRIGHT dagegen für ungünstig (vgl. unten).

Auf Grund dieser statistischen Auswertungen wird deshalb heute die Auffassung vertreten, daß die Schwangerschaft (PELLER) bzw. die normale Funktion der Brustdrüse einen Schutz gegen das Auftreten von Brustdrüsenkarzinomen verleiht (PICCARAINEN, LEHMANN, SEMB (für die Mehrzahl der Fälle) und daß mangelnde oder gestörte Funktion (nach LEE, sowie EWING z. B. Milchstauung bei zu frühem Aufhören des Stillens) begünstigend wirken.

Neben diesen, nur einzelne Gruppen von Frauen treffenden Faktoren besteht noch eine besondere „Disposition" für die Frau überhaupt, da ja die Zahl der Karzinome bei Frau und Mann sich bei uns etwa wie 100 zu 1 verhält. Die Ursache für diese Unterschiede in der Empfänglichkeit wird auf die Ovarialtätigkeit zurückgeführt (DEAVER und MACFARLAND, MOSKOWICZ, TAYLOR, DIECKMANN, DELBET und MENDARO, SEMB). Die zyklische, auch morphologisch erkennbare Aussprossung und Rückbildung der Brustdrüsenendstücke (ROSENBURG, DIECKMANN) ruft nach DELBET und MENDARO mit der Zeit Unregelmäßigkeiten im Brustdrüsengewebe hervor, die allmählich zu Hyperplasien, atypischen Wucherungen und endlich zum Karzinom führen. An der anderen Seite nehmen MOSKOWICZ, DIECKMANN an, daß hierbei eine Störung der Ovarialfunktion im Sinne einer Unterfunktion wirksam ist; dies schließt MOSKOWICZ aus klinischen Beobachtungen über gleichlaufende Veränderungen am Uterus.

Derartige Überlegungen und zufällige klinische Beobachtungen bildeten die Grundlage für die bei der Behandlung des Brustkrebses verschiedentlich vorgenommene chirurgische (BEATSON) oder röntgenologische (WINTZ) Kastration. Die erhoffte völlige Rückbildung des Karzinoms erfolgt zwar nicht, doch wurden einige Male bei jüngeren Frauen auffällige Besserungen beschrieben (CAHEN). Daneben soll die „Ruhigstellung" der Brustdrüse die Entwicklung von Rezidiven erschweren und vor allem das Auftreten des unbestritten ungünstigen Einflusses einer neuen Gravidität auf den Verlauf eines bestehenden Mammakarzinoms (vgl. S. 283) unmöglich machen (WINTZ).

Diese neuen Auffassungen über einen Schutz durch Funktion der Brustdrüse und eine Gefährdung durch die vom Ovarium ausgehenden Reize erscheinen durch einige experimentell- und vergleichend-pathologischen Beobachtungen gut gestützt. Den Einfluß des Ovariums lassen die Versuche von LOEB, die von CORI wiederholt und bestätigt wurden, erkennen. Bei 67, zwischen dem 15.—22. Tag kastrierten, 20 Monate alt gewordenen Mäusen trat kein Mammakarzinom auf (CORI); bei 49, zwischen dem 2.—6. Monat erfolgreich kastrierten Mäusen (Kontrolle durch Vaginalabstriche!), traten 10% Brustdrüsenkrebse auf (Cori), während sich bei den nicht kastrierten Mäusen des Kontrollversuches, die nie geboren hatten, 79% Mammakarzinome entwickelten. Kastration nach dem 6. bis 7. (Cori) bzw. 8.—10. (L. Loeb) Lebensmonat ließ keinen Einfluß auf die Tumorhäufigkeit erkennen. Den Einfluß der gestörten Milchsekretion und der Milchstauung zeigen die Versuche von Bagg. Bei einem relativ homogenen Mäusestamm mit niedriger Rate von Spontantumoren wurde anhaltende und wiederholte Milchstauung bei schnell aufeinander folgenden Graviditäten durch Fortnahme aller oder eines Teils der Jungen sowie durch künstliche Abbindung der Milchgänge der Brustdrüsen einer Seite erzeugt. Bagg beobachtete nun im ersten Fall 90% Mammatumoren im frühen Alter, im zweiten Versuch Tumorbildung nach wenigen Graviditäten und im dritten Versuch unter 19 Tieren 14mal Tumorbildung ausschließlich auf der durch Abbindung gestauten Seite, 3mal auf beiden Seiten und 2mal ausschließlich auf der normalen Seite. In diesen Versuchen zeigte außerdem die Häufigkeit der Tumorbildung in den verschiedenen Drüsenpaaren große Unterschiede, und zwar wurden (von vorn nach hinten gerechnet) 26, 8, 6, 3 und 29 Tumoren in den einzelnen Milchdrüsenpaaren beobachtet und Bagg nimmt an, daß die äußeren Milchdrüsenpaare bei der Aufzucht von nur wenigen Jungen weniger benutzt und dadurch häufiger einer Milchstauung ausgesetzt seien.

Entwicklung aus „gutartigen" Geschwülsten. Über die Möglichkeit der Entwicklung eines Mammakarzinoms aus gutartigen epithelialen bzw. fibroepithelialen Geschwülsten liegen zahlreiche Mitteilungen vor. In Hinblick auf diese Möglichkeit müssen die Fibroadenome und die Papillome der Milchgänge (sog. Zystopapillome) getrennt besprochen werden.

Über die Entwicklung von Karzinomen aus Fibroadenomen liegen nur unbestimmte oder beiläufige Angaben vor. Auf ein Nebeneinandervorkommen von Karzinom und Fibroadenom ist verschiedentlich hingewiesen worden, unter anderem auch auf das Vorkommen eines Fibroadenoms inmitten eines Karzinoms (z. B. Kaufmann, Fitzwilliams, Hutchinson). Während z. B. Ewing über einen ursächlichen Zusammenhang zurückhaltend äußert, daß die Entstehung des Karzinoms aus dem Epithel des Fibroadenoms einige Male naheliegend erschienen wäre, wurde vielfach ohne weiteres oder wegen des histologischen Aufbaues des Karzinoms ein direkter ursächlicher Zusammenhang angenommen. Derartigen Beobachtungen (z. B. von Kuru, Risak, Elsässer, Melchior, Hadda, Gronwald, Speese, Wainright, Chevrier et Delval, D'Allaine, Funk-Brenkano und Pavie, Trinca) kommt aber keine Beweiskraft zu, weil ein zufälliges Zusammentreffen nicht ausgeschlossen werden kann und in manchen Fällen sogar näher zu liegen schien (Leroux, Champy u. a.). Bei zwei derart häufigen Geschwülsten der Brustdrüse, wie Karzinom und Fibroadenom es sind, muß fraglos ein zufälliges Nebeneinander hin und wieder auftreten; so erwähnt z. B. Johnson, daß unter 444 Mammakarzinomen 4mal vorher ein gutartiger Tumor bestanden hatte.

In einem Teil der Beobachtungen ist zudem nicht die Möglichkeit von der Hand zu weisen, daß die „Atypien" des Fibroadenomepithels gar nicht karzinomatös waren, sondern Rückbildungsvorgängen ihre Entstehung verdanken; hierdurch treten gelegentlich sehr merkwürdige und bei ungünstiger Schnittrichtung schwer richtig zu deutende Bilder auf (vgl. Abb. 24 u. 25). Unter der — allerdings nicht völlig unbedenklichen — Voraussetzung, daß das primäre Fibroadenom eine einheitliche Geschwulst darstellt, würden nur Beobachtungen über das Vorkommen eines Karzinoms im Inneren eines Fibroadenoms höhere Beweiskraft besitzen. Eine solche Beobachtung ist bisher anscheinend nur von Martin gemacht worden. Eine ganze Reihe von Autoren, z. B. Dietrich und Frangenheim, de Quervain, Semb, geben ausdrücklich an, daß sie keinen beweisenden Fall gesehen hätten; die Entstehung des Karzinoms aus einem Fibroadenom muß deshalb zum mindesten als äußerst selten (Askanazy, Laewen, Ewing) oder besser noch als fraglich bezeichnet werden.

Beim intrakanalikulären Papillom (dem sog. papillären Zystadenom) liegen dagegen zahlreiche gut beschriebene Beobachtungen vor, die zeigen, daß das Epithel des Papilloms in den Stiel und in die Wand des Milchgangs (bzw. der „Zyste") eingewachsen war und auf das umgebende Gewebe übergegriffen hatte (SASSE, KURU, LESCHCZINER, KLAGES, SEMB, CHEATLE, GREENOUGH und SIMMONDS, BARTLETT, PEACHELL, SHATTOCK, HARRINGTON, VAN SMITH, GAGE, CHARTERIS). In einigen fortgeschritteneren Fällen wurden Metastasen beobachtet, die zum Teil sogar papillären Bau aufwiesen (s. S. 299). Zahlreiche Autoren halten die Bildung eines Karzinoms aus einem Papillom für häufig und glauben, daß die intrazystischen Papillome sehr zur malignen Umwandlung neigen (ASKANAZY, HENKE, TIETZE, BARTLETT, EWING, DELBET, OSTER); SEBENING weist hierbei noch besonders darauf hin, daß die Milchgangspapillome sich in dieser Beziehung wie die Schleimhautpapillome des Magen-Darmkanals und der ableitenden Harnwege verhalten. An der Entwicklung eines Karzinoms aus einem Papillom kann demnach nicht gezweifelt werden; die Zahlenangaben über die Häufigkeit dieses Vorkommens weisen allerdings große Unterschiede auf (MACGLANNAN 5%, GREENOUGH etwa 15%, ELLIOT 25%).

Über die Veranlassung dieser Entwicklung eines Karzinoms liegen nur einige Äußerungen vor. Beachtung verdient in dieser Beziehung vielleicht die große Neigung dieser Papillome zu Blutungen und zu hierdurch bedingten Ernährungsstörungen und Regenerationen, durch die die bereits an und für sich starke Wucherung des Epithels noch weiter verstärkt werden könnte; somit könnte die Krebsbildung im Sinne der Regenerationstheorie von B. FISCHER-WASELS in Verbindung mit den Auffassungen WARBURGs erklärt werden. Auf der anderen Seite ist aber verschiedentlich bezweifelt worden, ob überhaupt eine Umwandlung des Wesens der vorliegenden Geschwulst vorliegt oder ob nicht vielmehr die Milchgangspapillome von vornherein als papilläre Karzinome aufzufassen seien. Diese Auffassung wird vor allem im französischen Schrifttum vertreten (vgl. S. 272). So weist z. B. JACOULET darauf hin, daß der andere Typus der infiltrierend wachsenden Zellen nicht beweise, daß es sich um eine karzinomatöse Entartung einer gutartigen Geschwulst handeln müsse; es könne sich vielmehr im Sinne von BORST von vornherein um ein zunächst hoch differenziertes und exstruktiv wachsendes Karzinom handeln, bei dem durch verschiedenartige Ursachen (Traumen, Entzündung, Blutungen) ein Wegfall von Hemmungen und dadurch mit geringerer Differenzierung Übergang zum destruierenden Wachstum auftreten könne.

Zystenmamma. In dem ausgedehnten Schrifttum über die Mastitis chronica cystica wird fast ausnahmslos die Auffassung vertreten, daß diese Veränderung der Brustdrüse eine wichtige, zum Karzinom prädisponierende oder sogar direkt zum Karzinom führende Erkrankung darstellt (KÖNIG, FISCHER-WASELS, CEELEN, CHEATLE und CUTLER, GOSSET und MASSON, KLEINSCHMIDT, EWING, ELLIS); hierbei bestehen allerdings starke Meinungsverschiedenheiten über die Häufigkeit dieses Vorkommens. Demgegenüber halten DEAVER und MACFARLAND, sowie auch JOHNSON es für wahrscheinlicher, daß es sich bei der Zystenmamma mit Karzinom um ein voneinander unabhängiges — infolge des Vorkommens beider im gleichen Lebensalter allerdings besonders häufiges — Zusammentreffen zweier Krankheiten handelt, weil sowohl eine hochgradige Zystenmamma ohne Karzinom als auch häufig Karzinome ohne jene vorkommen. DEAVER und MACFARLAND führen auch an, daß manchmal der „unwiderstehliche" Eindruck erweckt würde, daß eine schwere Zystenmamma zu den Karzinomen geführt habe; trotz ausgedehnter Untersuchungen sei es ihnen aber nie möglich gewesen, einen Übergang oder Zusammenhang zwischen dem Karzinom und dem intrazystisch gewucherten Epithel der Schrumpfherde (Abb. 78 u. 79) zu finden, und es sei in allen Fällen das letztere auch stets anders gefärbt gewesen als das Epithel des Karzinoms. Endlich ist auch auf die Möglichkeit hingewiesen worden, daß die Zystenbildung beim Karzinom sekundär hinzutreten kann, hervorgerufen durch den Einfluß des Karzinoms (z. B. Sheild, Müller, Deaver und MacFarland).

Die Zahlenangaben über das Vorkommen von Karzinom bei vorausgegangenen Zystenmamma schwanken zwischen 1 und 50% (Bloodgood [1929] 1%, Schimmelbusch 7%, Greenough und Simmons 5%, Kudji, Tietze 10%, Warren 13%, Liedberg, Speese um 15%, Rodmann 20%, Semb, Bertels um 25%, Morpurgo, Dietrich, W. Fischer um 30%, Wolg 45%, Kochendörfer, Kilgore, MacCarty, Taylor, Bloodgood (in seinen älteren

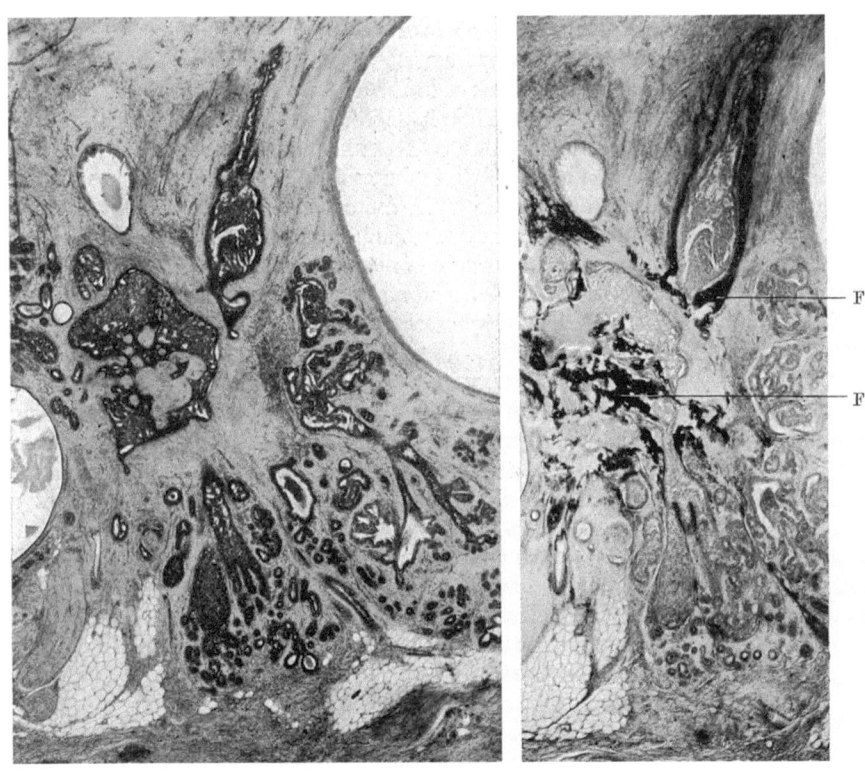

Abb. 78.   Abb. 79.

Abb. 78 und 79. Sog. Schrumpfherd bei Fibroadenomatose der Brustdrüse. In Abb. 78 (links) ausgedehnte intrakanalikuläre Epithelwucherungen; in Abb. 79 (rechts) der gleiche Herd bei Elastikafärbung, die die schweren Veränderungen an den elastischen Fasern (F) aufdeckt.

Arbeiten) 50%; aus einer Reihe von größeren Statistiken hat Speese einen Durchschnittswert von 15% errechnet. Neben sicheren Karzinomen kommen bei der Zystenmamma häufig ausgedehnte Epithelwucherungen innerhalb der Zysten und Gänge vor, deren Beurteilung außerordentlich schwierig ist; diese werden von manchen Autoren bei Vorhandensein von deutlichen Zell- und Kernatypien auch ohne infiltrierendes Wachstum als Karzinom aufgefaßt (Muir, Cappel), von der Mehrzahl der Autoren jedoch als präcanceröse Bildung betrachtet (Liedberg weitere 18%, Semb weitere 24%).

Umgekehrt findet sich die Mastitis cystica, auf die Gesamtzahl der Karzinome bezogen, gleichfalls sehr häufig (z. B. W. Fischer 14%, Morpurgo 24%, Semb bei 33% totale Fibromatosis cystica; werden auch geringere Grade von Mastitis cystica mitgezählt, so erhöhen sich die Zahlen stark; z. B. Semb bei 55% totale und partielle Fibromatosis cystica und simplex und, falls auch die nur mikroskopisch nachweisbaren Grade von Fibromatosis cystica mitgerechnet werden, sogar bei 77%; ebenso CHARTERIS bei Einschluß auch nur mikroskopischer Veränderungen bei 85%). Die großen Zahlenunterschiede erschweren die Stellungnahme zu der Frage der Bedeutung der Mastitis cystica für die Entwicklung des Karzinoms außerordentlich. Bei derart häufigem Zusammentreffen erscheint eine gegenseitige Bedingtheit recht wahrscheinlich. Schwieriger ist die Entscheidung, ob die Zystenmamma oder das Karzinom regelmäßig oder wenigstens überwiegend primär auftritt. Zweifellos ruft das Karzinom zystische Erweiterungen von Drüsen hervor (SEMB), doch sind die Veränderungen nur sehr selten hochgradig und sie beschränken sich zudem vielfach auf die Umgebung des Karzinoms. Die Mehrzahl der Autoren nimmt infolgedessen heute an, daß die Mastopathia cystica die Entwicklung eines Karzinoms begünstigt, hervorruft, oder daß die Mastopathia cystica und das Karzinom nur verschiedene Stadien des gleichen Prozesses seien und es unterscheiden sich die vertretenen Auffassungen nur in bezug auf den Grad der angenommenen Abhängigkeit und in bezug auf das Wesen der Entstehung des Karzinoms. Auf der einen

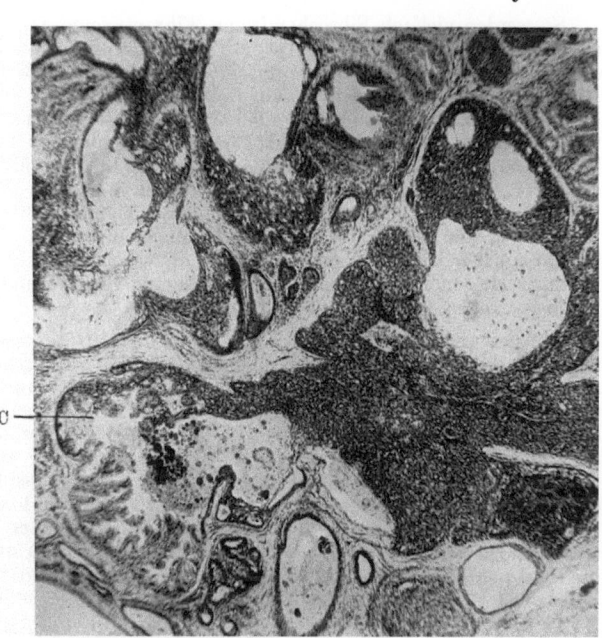

Abb. 80. Intrakanalikuläre Epithelwucherung bei zystischer Fibroadenomatose der Brustdrüse; Einwachsen des gewucherten Epithels in eine Zyste mit sog. blassem Epithel (C) und Zerstörung dieses Epithels. Beginnendes Karzinom?

Seite wird angenommen, daß die Entwicklung des Karzinoms ein neu hinzutretendes Moment darstellt, wie beim Lupus die Entwicklung eines Lupuskarzinoms (KÖNIG), oder daß die Mastopathia cystica den Boden für die Entwicklung eines Karzinoms vorbereitet und somit eine präblastoide bzw. eine präcanceröse Wucherung darstellt (ASCHOFF, M. B. SCHMIDT, ASKANAZY, FISCHER-WASELS, CEELEN, W. FISCHER, KONJETZNY, GRONWALD, GOSSET und MASSON, PRIMROSE). Auf der anderen Seite wird die Auffassung vertreten, daß die Epithelwucherungen bei der Mastopathia cystica und das Karzinom nur verschiedene Stadien des gleichen Prozesses darstellen, daß die Epithelwucherungen durch eine lange Reihe von Übergangsformen über das intrakanalikuläre Karzinom (vgl. S. 300 u. Abb. 80) zum infiltrierend wachsenden Karzinomen führen, und daß die Bildung des Karzinoms nur das natürliche Ergebnis einer zunehmenden Überwucherung des Epithels darstellt (CHEATLE, EWING, CHARTERIS, SNOW).

V. Die Mischgeschwülste der Brustdrüse.

Der Begriff „Mischgeschwulst" wird im Schrifttum in bezug auf die Geschwülste der Brustdrüse, wie auch sonst, nicht einheitlich angewendet. Einer engeren Auslegung unter Beschränkung auf die Geschwülste mit verschiedenen Gewebsarten (Epithel und Mesenchym) steht eine weite Auslegung durch Einbeziehung der Geschwülste mit nur verschieden differenzierten Geweben der gleichen Art (fibrilläres oder myxomatöses Bindegewebe und Knorpel oder Knochen) gegenüber. Aber auch bei gleicher Auslegung des Begriffes wird die Zuteilung der verschiedenen Geschwulstformen in verschiedener Weise vorgenommen, weil diese durch die histogenetischen Vorstellungen und Annahmen der verschiedenen Beobachter wechselnd beeinflußt wird.

So werden vielfach Fibrochondrome, Fibromyxome, Osteochondrome u. a. als „mesenchymale Mischgeschwülste" (Dietrich und Frangenheim, Ewing) bezeichnet. Da aber solche Gewebsbildungen außer durch Versprengung auch durch verschieden gerichtete Differenzierung des gleichen Grundgewebes erklärt werden können und da es sich in dieser Gruppe kaum um ausgereifte — bei diesen würde eine Versprengung eher angenommen werden können —, sondern vielleicht sogar ausschließlich um unausgereifte Geschwülste handelt, wurde diese Gruppe nicht zu den Mischgeschwülsten, sondern zu den mesenchymalen Geschwülsten, im besonderen zu den Sarkomen gerechnet (vgl. hierzu die von Dietrich und Frangenheim bei den „mesenchymalen Mischgeschwülsten" angeführten Beispiele!). Bei den epithelialen Neubildungen wurde in ähnlicher Weise das Auftreten ungewöhnlicher Differenzierungen (z. B. von verhornendem Plattenepithel) als Beweis dafür in Anspruch genommen, daß eine Versprengung vorliegt und daß es sich deshalb um eine Mischgeschwulst handeln müsse (s. unten).

Auf der anderen Seite werden die in der Brustdrüse besonders häufigen, Epithel und Bindegewebe enthaltenden „Fibroadenome" vielfach als Mischgeschwülste aufgefaßt (Kaufmann, Wilms). Diese Ansicht wurde zunächst nur für die Fibroadenome entwickelt, die mit verhornendem Plattenepithel ausgekleidete Zysten enthalten (Wilms) und dann erst auf alle Fibroadenome übertragen. Das Auftreten von verhornendem Plattenepithel kann aber heute nicht mehr als Beweis für eine Versprengung angesehen werden (vgl. S. 265) und es wird dieser Beweis damit erschüttert. Außerdem bestehen diese Neubildungen zwar aus Epithel und Bindegewebe (Fibroadenom) bzw. anderen mesenchymalen Geweben (Adenomyxom, Adenolipom, Adenochondrom) als Vertreter verschiedener Gewebsarten, doch besteht ein äußerst inniger Zusammenhang zwischen diesen Geweben und an keiner Stelle ein selbständiges von dem anderen Gewebsteil unabhängiges Wachstum; zudem kann nicht als bewiesen gelten, daß das Bindegewebswachstum überhaupt ein geschwulstmäßiges ist (vgl. S. 262). Deshalb wurden diese Neubildungen nicht zu den Mischgeschwülsten gerechnet, sondern als fibroepitheliale Geschwülste bezeichnet (s. S. 241).

Als Mischgeschwülste im engeren Sinne sollen deshalb nur die Neubildungen bezeichnet werden, die entweder einen hohen Grad von Gewebsmischung bei weit fortgeschrittener Differenzierung der einzelnen Bestandteile aufweisen (Teratome) oder sich aus zwei verschiedenen, gar nicht oder wenig differenzierten Gewebsarten aufbauen (Karzinosarkome).

Teratome.

Geschwülste dieser Art sind an der Brustdrüse offenbar ganz außerordentlich selten, da nur 2 Beobachtungen überhaupt in Frage kommen. Einmal beschrieb Coues eine $8^1/_2$ cm große, Bindegewebe, osteoide Substanz, Knorpel und Zähne enthaltende Geschwulst. Über eine ähnliche Beobachtung berichtete MacIver; doch ist in diesem Falle der beschriebene Zahn auf der Abbildung nicht zu erkennen und es fehlt auch die histologische Bestätigung, daß es sich wirklich um einen Zahn gehandelt hat (s. auch Campecchi).

Bei Tieren, und zwar ganz besonders beim Hund, sind derartige teratoide Mischgeschwülste offenbar wesentlich häufiger (Petit, Peyron, Pitschguin). In bezug auf die Entstehung dieser Neubildungen wird zum Teil gleichfalls embryonale Versprengung und Bildung aus einem einheitlichen Geschwulstkeim angenommen; nach Peyron spricht aber die Häufigkeit des Vorkommens solcher Geschwülste beim Hund gegen eine Versprengung, sondern viel mehr für eine besondere Neigung der Gewebe des Hundes zur Metaplasie und Umdifferenzierung und es müsse außerdem die Möglichkeit der Bildung konjunktivaler Bestandteile durch das Epithel zur Erklärung herangezogen werden.

Das Karzinosarkom.

Die echten **Karzinosarkome** könnten auch als maligne Teratome bezeichnet werden. Unter den im Schrifttum als Karzinosarkome beschriebenen Neubildungen finden sich jedoch eine ganze Reihe von andersartig, und zwar auf sehr verschiedenen Wegen entstandene Neubildungen.

Einmal wurde verschiedentlich ein unabhängig voneinander entstandenes Karzinom und Sarkom als Karzinosarkom bezeichnet, wenn beide einen makroskopisch einheitlich erscheinenden Geschwulstknoten bildeten, und auch mikroskopisch mehr oder minder weitgehend ineinander oder umeinander gewachsen waren. Eine derartige Neubildung wurde von ROBERT MEYER zum Zwecke der Betonung der Entstehung der Bildung als **Kollisionstumor** bezeichnet; noch eindeutiger wäre es zweifellos, diesen Begriff wegen der noch anhaftenden Vorstellung **eines** Tumors aufzugeben und statt dessen von „Verwachsung von Sarkom und Karzinom" zu sprechen.

Eine derartige Entstehung wurde zum Teil bereits von den betreffenden Autoren angenommen (SCHLAGENHAUFER, KENNEDY und CASE, DEAVER und MacFARLAND) oder sie kann — bei fehlender oder andersartiger Deutung des Beschreibers — aus dem Befundbericht geschlossen werden (GOULD, KETTLE, BOUCHUT und MARTIN, KREIBIG [Fall 1], JESSUP, HELWIG). Hierbei war offenbar zum Teil zuerst das Karzinom (KENEDY und CASE, SCHLAGENHAUFER), zum Teil zuerst das Sarkom entstanden (KETTLE, KERBIRION und DANEL) und es hing die zweite Geschwulst als kleiner Knoten der größeren an einer Seite an.

In der Mehrzahl der Fälle handelte es sich aber wahrscheinlich nicht um ein zufälliges Zusammentreffen, sondern um eine — in den verschiedenen Fällen allerdings sehr verschieden geartete — Abhängigkeit. So wurde in einem Teil der Fälle angenommen, daß zunächst eine der Geschwulstarten sich entwickelt und die Entwicklung der zweiten Geschwulstart hervorgerufen habe. Von den beiden hierbei in Frage kommenden Möglichkeiten — primäre Karzinom-, sekundäre Sarkomentwicklung oder umgekehrt — wurde die erstere von DORSCH, ROUHIER und DELARUE zur Erklärung ihrer Beobachtungen herangezogen. Anstatt als Karzinosarkom können diese Bildungen unter der Voraussetzung richtiger Deutung als Carcinoma sarcomatodes (VIRCHOW) bezeichnet werden, obwohl HERXHEIMER zugibt, daß dieser Name nach unserer heutigen Begriffsbildung ein sarkomähnlich wachsendes Karzinom bezeichnet (s. unten). Die zweite, im allgemeinen als seltener angesehene Möglichkeit, die der primären Sarkom- und sekundären Karzinomentwicklung (Sarcoma carcinomatodes im Sinne VIRCHOWs) wurde von COENEN, SECOUSSE, MALLOIZEL, AUTEFAGE und BORNAIT-LEGUEUILLE angenommen.

Während bei den, in den beiden vorhergehenden Absätzen angeführten Fällen eine Entstehung der karzinomatösen und sarkomatösen Bestandteile aus Zellen verschiedener Herkunft angenommen wird, wird für die echten Karzinosarkome gefordert, daß alle Zellen (sowohl des Karzinoms, wie des Sarkoms) von einer gemeinsamen Geschwulst-Stammzelle abstammten. Diese Zelle müßte dann, infolge embryonaler Fehldifferenzierung eine ganz ungewöhnliche Variabilität besitzen und dadurch zu einer sonst im Körper nicht vorkommenden Differenzierung führen (FISCHER-WASELS); dabei wäre nach FISCHER-WASELS die Bezeichnung Karzinosarkom allerdings ein unmöglicher Begriff und es müßte die Geschwulst mit einem besonderen Namen belegt werden.

Dieser Gruppe der „echten" Karzinosarkome wird die Mehrzahl der bisher veröffentlichten Beobachtungen zugerechnet (ORTH, BORST, KAUFMANN [2 Fälle], TAKANA-KAUFMANN, HENKE, ZIMMERMANN, BILLROTH, KROMPECHER, DEAVER und MacFARLAND, WEHNER, KREIBIG [Fall 3], HEDRÉN, KUNSEMÜLLER, PERRIER, KREIBIG, KÜCKENS, BIEBL, HARBITZ, WAELLE, KERBIRION und DANEL, PFEIFFER, LECÈNE, CORNIL und PETIT, BERGERET und BOTELHO, NADAL und LACOUTURE, CHAVANNES und NADAL, SCHWARZ, BEATSON, BENMOSCH, BENNET).

Pathologische Anatomie. Das grobanatomische Bild der Karzinosarkome ist äußerst vielgestaltig. Auf der einen Seite kann das Aussehen eines reinen Sarkoms, auf der anderen Seite das eines Karzinoms bestehen; neben den durch ein wechselndes Mischungsverhältnis von sarkomatösen und karzinomatösen

Abschnitten hervorgerufenen Zwischenformen wurde auch das Auftreten von Knorpel beobachtet.

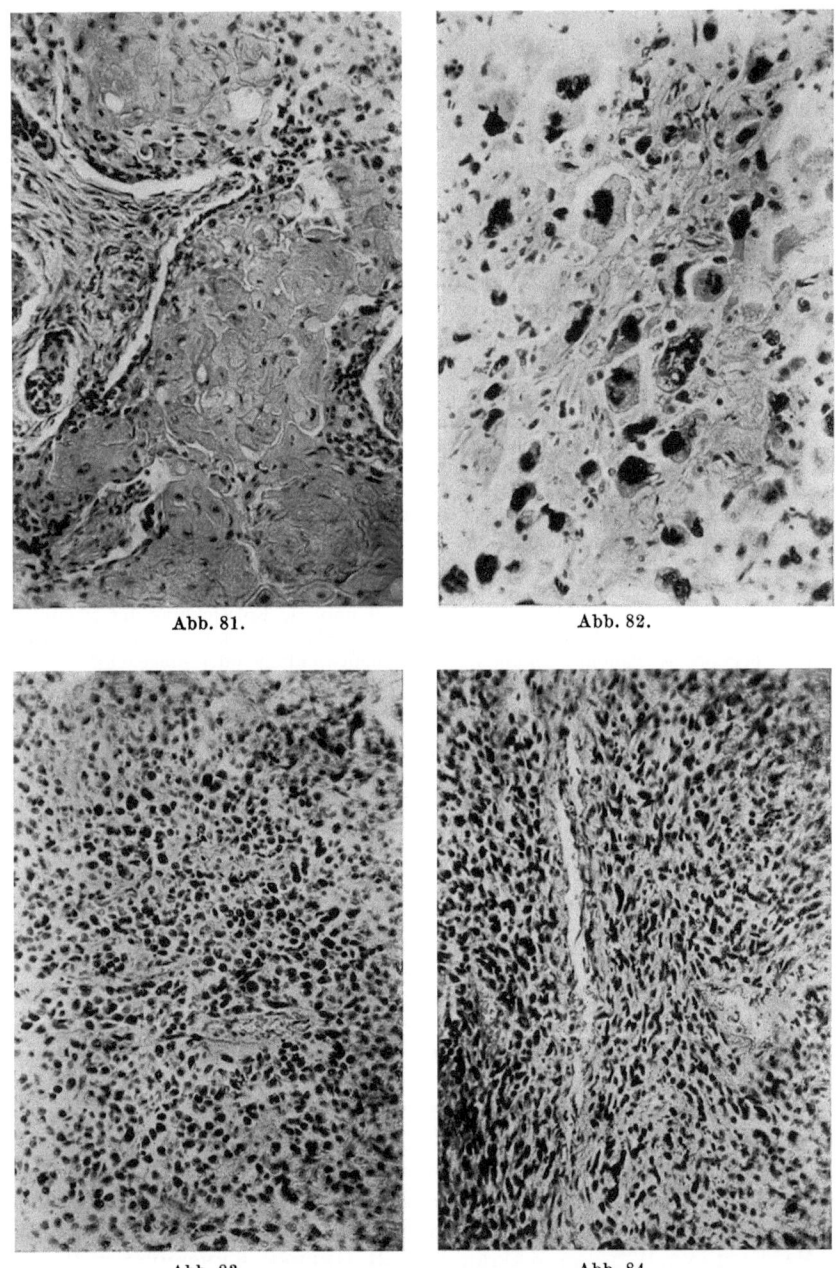

Abb. 81.   Abb. 82.

Abb. 83.   Abb. 84.

Abb. 81—84. Verschiedene Gesichtsfelder aus einem malignen Mammatumor mit wechselndem histologischem Aufbau: Plattenepithelkarzinom (Abb. 81), undifferenziertes Karzinom oder poly-morphzelliges Sarkom, sog. Meristom (Abb. 82), Rundzellen- (Abb. 83) sowie endlich Spindelzellen-Sarkom (Abb. 84).

Vorkommen. Infolge der geringen Zahl einschlägiger Beobachtungen und der bestehenden Unsicherheit in bezug auf das Vorkommen und auf die Zuteilung der beschriebenen Neubildungen zu den „echten" Karzinomen können keine Einzelheiten angegeben werden. In bezug auf das Alter der Patienten mit Karzinosarkomen fällt lediglich auf, daß — soweit Altersangaben erhältlich waren — die Karzinosarkome ganz überwiegend zwischen dem 40. und 50. Lebensjahr beobachtet wurden.

Mikroskopische Anatomie. Die Vielgestaltigkeit des äußeren Bildes wiederholt sich im mikroskopischen Aufbau. Die karzinomatösen Abschnitte zeigten vielfach einen tubulären bzw. gemischt tubulär-soliden Aufbau (TAKANO, HEDRÈN), daneben wurde auch Verhornung (LECÈNE, NADAL und LACOUTURE) beobachtet. Die sarkomatösen Abschnitte bauten sich meist aus Spindelzellen oder polymorphen Zellen auf, denen Riesenzellen in geringen oder großen Mengen beigemengt waren (HEDRÈN); daneben wurde verschiedentlich auch Knorpelbildung beobachtet.

Wachstum und Ausbreitung. Auch in dieser Beziehung findet sich bei den Karzinosarkomen kein einheitliches Verhalten. Neben schnellem Wachstum wurde langsame Vergrößerung oder auch schnelles Größerwerden eines Jahre oder Jahrzehnte vorhanden gewesenen Tumors beschrieben. Metastasen wurden häufig in den regionären Lymphknoten, seltener in den inneren Organen beobachtet. Hierbei hatte meist nur der eine Anteil des Karzinosarkoms Metastasen gebildet (Karzinommetastasen: TAKANO, PFEIFFER, MALLOIZEL, AUTEFAGE und BORNAIT-LEGUEULE, KREIBIG; in einigen Fällen hatten beide Anteile von vornherein oder bei späteren Rezidiven Metastasen gesetzt (COENEN, SCHLAGENHAUFER, SCHWARZ, NADAL, sowie beim Hunde in die Lungen: PETIT).

Pseudo-Karzinomsarkom. Das Bild des Karzinomsarkoms kann endlich — gleichfalls unter Abstammung aller Geschwulstzellen von einer gemeinsamen Stammzelle bzw. Zellart — noch dadurch hervorgerufen werden, daß es in einem Karzinom zu einer verschieden weitgehenden Differenzierung der Karzinomzellen kommt. Eine derartige stufenweise Entdifferenzierung von ausgereiften Karzinomen in „Sarkome" wurde besonders in Tierversuchen beobachtet (EHRLICH und APOLANT). Auf diese Weise kann neben typischen Epithelformationen diffuses, sarkomähnliches Wachstum (vgl. Abb. 81—84) auftreten und dadurch das Bild eines Karzinosarkoms vorgetäuscht werden (sog. falsches oder Pseudokarzinosarkom). Unter den einschlägigen Veröffentlichungen über „Karzinosarkome der Brustdrüse" wird ein Pseudokarzinosarkom angenommen von SEMB, MORPURGO, HELWIG. Es ist die Frage aufgeworfen worden, ob diese Entstehungsart nicht auch für die echten Karzinosarkome in Frage kommt; so äußerte EWING, daß er nicht überzeugt sei, daß die Spindelzellen keine umgewandelten Karzinomzellen seien. Diese Auffassung findet eine gewichtige Stütze in einer Reihe von Tierversuchen, in denen ein überimpftes Karzinom in späteren Generationen als Karzinosarkom, bzw. reines Sarkom (EHRLICH und APOLANT, LEVIN) oder in denen Karzinosarkome in späteren Generationen als Spindelzellensarkome (BULLOCK und CURTIS) weiter wuchsen. An der Brustdrüse liegt beim Menschen eine entsprechende Beobachtung nicht vor; es sei deshalb auf die bemerkenswerte Beobachtung von SCHMORL hingewiesen, der den Übergang eines Schilddrüsenkarzinoms zunächst in ein Karzinosarkom und schließlich in ein reines Sarkom verfolgen konnte.

Bei der geschilderten Sachlage erscheint es schwer, zu entscheiden, ob es wirklich echte Karzinosarkome im Sinne einer einheitlichen Geschwulst (HERXHEIMER) aus einer embryonal fehldifferenzierten Zellart (LECÈNE) gibt. Noch schwerer aber, ja unmöglich erscheint es, die beschriebenen „Karzinosarkome" auf die angeführten Gruppen zu verteilen. Hier versagen unsere sämtlichen Kriterien; für eine Entscheidung ist offenbar die Kenntnis der Histogenese der einzelnen, beobachteten Neubildungen nicht zu entbehren.

VI. Beteiligung der Brustdrüse bei Geschwülsten anderer Organe und bei Systemerkrankungen.

Bei der sekundären, metastatischen Beteiligung der Brustdrüse ist einerseits zwischen einem mehr oder minder zusammenhängend erfolgenden Übergreifen einer Geschwulst aus der Nachbarschaft bzw. von der anderen Brust-

drüse her und andererseits zwischen Metastasen aus entfernt liegenden Organen
zu unterscheiden.

Das Übergreifen einer Geschwulst kommt auch bei gutartigen Neubildungen vor. Hier sind es besonders die Angiome, die, vom Unterhautzellgewebe der Brusthaut ausgehend, die ganze Brustdrüse so hochgradig durchwachsen können (vgl. S. 219), daß der Ausgangspunkt des Angioms später unter
Umständen nicht mehr erkannt werden kann (Williams, Kaftan, Dietrich
und Frangenheim). Unter den malignen Geschwülsten sind es besonders die

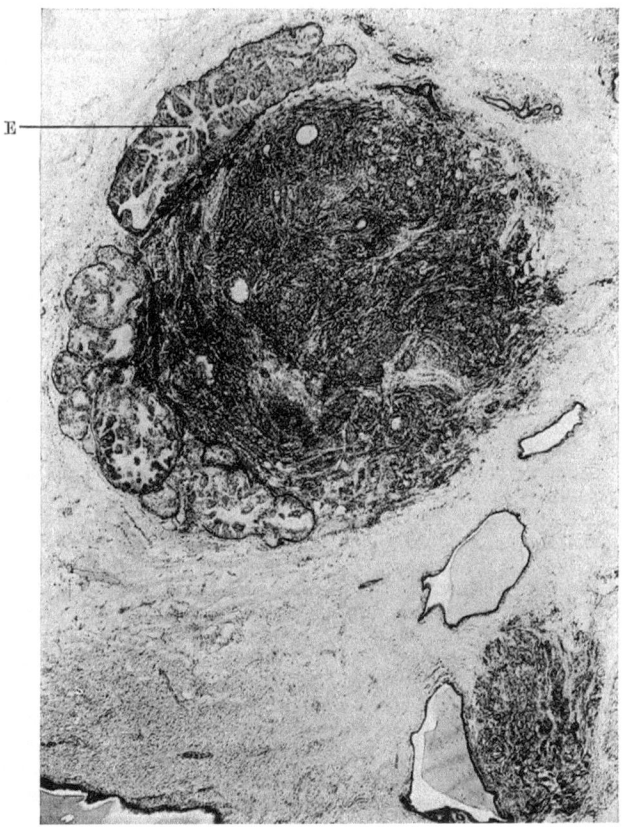

Abb. 85. Metastasen eines Mammakarzinoms in der weiteren Umgebung des Primärtumors. In
kleinen Zysten am Rand der Metastase ausschließlich sog. blasses Epithel.

Melanome, die von der Brusthaut auf das Brustdrüsengewebe übergreifen
oder auch einzelne knotenförmige Metastasen setzen (Bryant, Deaver und
MacFarland, Dietrich und Frangenheim, Bauer, Gernez). Hierbei erfolgt
die Metastasierung anfänglich auf dem Lymphweg, bzw. es machen sich die
lymphogenen Metastasen zuerst bemerkbar. Dies war z. B. bei einer von
Prof. Nussbaum-Bonn beobachteten Patientin der Fall, bei der nach Entfernung eines kleinen, dem bloßen Auge nicht gefärbt erscheinenden Nävus
zunächst eine leicht pigmentierte haselnußgroße Metastase am Rande der
Brustdrüse, dann eine Metastase in einer Infraklavikulardrüse und endlich
eine allgemeine Melanose auftrat. Über ähnliche Beobachtungen berichteten
Bryant, sowie Dietrich und Frangenheim. Bei den Karzinomen wurde
außer dem häufigen Übergreifen eines Hautkarzinoms (z. B. Johnson und
Clarke [Fall 2]) und eines Karzinoms von der anderen Brustdrüse (s. S. 282)

auch ein Übergreifen von Karzinomen von Mammae accessoriae beobachtet; dieses Übergreifen erfolgte in einigen Fällen auf dem Wege des vielfach noch vorhandenen Verbindungsstieles (ANGIEL, GLUCK und BAILLY).

Metastasen aus entfernten Organen oder Körperteilen wurden dagegen außerordentlich selten beobachtet (FISCHER-WASELS, DEAVER und MACFARLAND, DIETRICH und FRANGENHEIM) und es wird die Seltenheit mit dem VIRCHOWschen Gesetz, daß Organe mit häufiger Primärtumorbildung selten metastatisch erkranken, erklärt. BORRMANN hat unter 90 Fällen von Mammakrebs keine Brustdrüsenmetastasen gefunden, ebenso KITAIN unter 112 Fällen. Dagegen teilt LUBARSCH mit, daß unter 2735 Mammakrebsen der Sammelforschung des pathologischen Instituts Berlin aus den Jahren 1920/21 3mal Brustdrüsenmetastasen gefunden wurden = 0,0038%, also auch sehr selten.

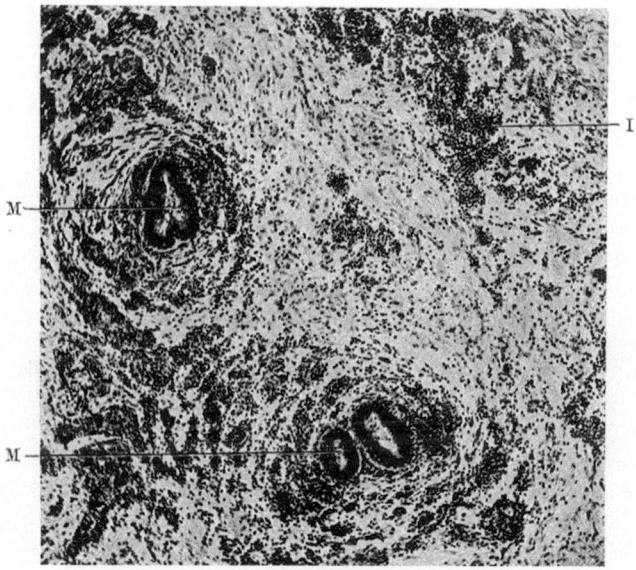

Abb. 86. Brustdrüse bei lymphatischer Leukämie mit perikanalikulären Infiltraten um die Milchgänge (M); außerdem interstitielle Infiltrate (I).

Beschrieben wurden Fernmetastasen bei Sarkomen, Melanomen und Karzinomen; über die Beteiligung der Brustdrüsen bei Systemerkrankungen, sowie bei der Lymphosarkomatose s. unten.

Eine Sarkommetastase in einen Axillarlymphknoten und in der zugehörigen Brustdrüse beobachtete MASSON; der Primärtumor hatte seinen Sitz unter einem Fingernagel gehabt. Eine Brustdrüsenmetastase eines Lymphosarkoms beobachtete CLAIRMONT.

Melanommetastasen wurden einige Male beobachtet. Z. B. mehrere stecknadelknopfgroße Melanomknötchen im Brustdrüsengewebe bei allgemeiner Melanose (KUDJI), nach Melanom des Arms (FLYNN), mehrere Metastasen in der rechten Brustdrüse bei einem Melanom des linken Unterarms (BRYANT), sowie eine Metastase in die Mamille von einem Melanom der Orbita (BATZDORF). Ähnliche Beobachtungen wurden auch bei Tieren gemacht (z. B. WORSELEY).

Eine Ovarialkarzinommetastase beobachtete SITZENFREI, wobei SITZENFREI allerdings die Möglichkeit einer Unabhängigkeit beider Karzinome nicht völlig sicher ausschließt. Einen ähnlichen Fall beobachteten JACKSON und BABCOCK, bei dem wegen der Größe der Metastase die operatlve Entfernung ausgeführt wurde; mikroskopisch hatte es sich um ein Siegelringzellenkarzinom gehandelt. Metastatische Beteiligung der Brustdrüsen wurde weiter in einigen Fällen von Magenkarzinom beobachtet (Moutier und Marre, Stahr, Kaufmann, Silberberg, eigene Beobachtung) wobei in dem Falle von Stahr, sowie in der eigenen Beobachtung, beide Brustdrüsen ergriffen waren; im letzteren Fall waren die Brustdrüsen trotz hochgradiger Durchwachsung nicht vergrößert gewesen.

Eine Beteiligung der Brustdrüsen bei Systemerkrankungen wurde mehrfach beschrieben; es handelte sich hierbei um Leukämien, Aleukämien bzw. um sog. Lymphosarkomatosen.

Bei Leukämien wurde mehrfach eine Vergrößerung und Infiltration der Brustdrüsen beobachtet (Mont Reid, Simon, Weinberger, Trinithéck, Dencker, Wolff, Berblinger, Huber, MacWilliams, eigene Beobachtung). In einigen Fällen war zunächst nur eine Brustdrüse befallen (Simon, Wolff, MacWilliams), infolgedessen ein Tumor angenommen und die Entfernung der Drüse ausgeführt worden (Wolff, MacWilliams). Meist handelte es sich um lymphatische, in den Beobachtungen von Mont Reid, Berblinger, Simon jedoch um myeloische Leukämien; in einigen Beobachtungen (Mont Reid, Simon, Berblinger, Huber) waren die Infiltrate ausgesprochen grün verfärbt (,,Chloroleukämien‘‘). In der Mehrzahl der Fälle zeigten die Leukämien einen sehr schnellen Verlauf (,,akute Leukämien‘‘).

In einigen im ganzen sehr ähnlichen Beobachtungen war im Blut keine Vermehrung der weißen Blutkörperchen vorhanden gewesen; es wurde deshalb zum Teil eine Aleukämie (Adam, Lardennois und Moure), z. T. eine Lymphosarkomatose (Kundrat, Beyer, Heineke, Schoen, Ghon und Roman) angenommen. Auch bei den Lymphosarkomatosen war mehrfach nur eine Brustdrüse ergriffen und eine operative Entfernung der erkrankten Brustdrüse vorgenommen worden (Kundrat, Heineke, Ghon und Roman); im Fall von Ghon und Roman war die mikroskopische Untersuchung der entfernten Brustdrüse nicht ausgeführt worden, so daß eine zufällige, andersartige Veränderung nicht ausgeschlossen werden konnte. In einer der Beobachtungen (Schoen) handelte es sich um einen 39jährigen Mann mit einer seit der Pubertätszeit bestehenden beiderseitigen Gynäkomastie.

Schrifttum.

Zusammenfassende Darstellungen.

Aschoff, L.: Die Brustdrüse. Aschoffs Pathologische Anatomie, Bd. 2, S. 635. 1928. Billroth, Th.: Die Krankheiten der Brustdrüsen. Dtsch. Chir. 41, 43f. (1880). — Borst, M.: (a) Die Lehre von den Geschwülsten. Wiesbaden: J. F. Bergmann 1902. (b) Allgemeine Pathologie der malignen Geschwülste. Leipzig: S. Hirzel 1924. — Bryant, Th.: The Diseases of the Breast. London usw.: Cassel & Co. 1887.

Cheatle, Sir G. L. and M. Cutler: Tumors of the Breast. Their Pathology, Symptoms, Diagnosis and Treatment. London 1931. — Cooper, Sir A.: Illustrations of the Diseases of the Breast. London: Longmann 1829. — Cornil, V.: Les Tumeurs du Sein. Paris: Alcan 1908.

Deaver, J. B. and J. MacFarland, assisted by J. L. Hermann: The Breast, its Anomalies, its Diseases and their Treatment. Philadelphia 1917 sowie London 1918. — Delbet, P. et Mendaro: Les Cancers du Sein. Paris: Masson & Co. 1927. — Dietrich, A. u. P. Frangenheim: Die Erkrankungen der Brustdrüse. Neue dtsch. Chir. 35, 119 (1926).

Evans, W. H.: Diseases of the breast. London 1923. — Ewing, s. unter Sarkom.

Fischer-Wasels, B.: Allgemeine Geschwulstlehre. Handbuch der normalen und pathologischen Physiologie, Bd. 14/II, S. 1341. 1927. — Fitzwilliams, D. C. L.: On the Breast. London: Heinemann 1924. — Frangenheim, P.: Die Chirurgie der Brustdrüsen. Handbuch der praktischen Chirurgie, Bd. 2/1, S. 689. 1930.

GURLT, E.: Geschichte der Chirurgie, Bd. 1. Berlin 1898.

HANDLEY, W. S.: Cancer of the Breast and its Treatment, 2. Aufl. London: John Murray 1922, sowie New York 1922. — HERXHEIMER, G.: Grundriß der pathologischen Anatomie, S. 603. München: J. F. Bergmann 1932.

KAUFMANN, E.: Lehrbuch der speziellen pathologischen Anatomie. Berlin u. Leipzig 1922. — KLEINSCHMIDT, O.: (a) Brustdrüse. ZWEIFEL-PAYRS Klinik der bösartigen Geschwülste, Bd. 3, S. 5. 1927. (b) Die gutartigen Mammageschwülste. Der Chir. 3, 297 (1931). — KLOSE, H. u. W. SEBENING: Die Chirurgie der Brustdrüse. Die Chirurgie von KIRSCHNER-NORDMANN, Bd. 3, S. 53. 1930. — KLEBS, E.: Die allgemeine Pathologie. Jena: G. Fischer 1889. — KRUKENBERG, H.: Unveröffentlichte Zusammenstellung.

LETULLE, M.: Les tumeurs benignes de la mamelle. Etude histopathologique-essai pathogénique.

MARTIN, E. K.: Diseases of the Breast. Atlas of Pathological Anatomie, Vol. 3, p. 201. 1927/28. Brit. J. Surg. 1927/28. — MOULONGUET, P.: Lésions du sein. Paris: Masson & Co. 1930.

ORTH, J.: Lehrbuch der speziellen pathologischen Anatomie, Bd. 2₁, S. 664. Berlin 1893.

PIRQUET, C.: Allergie des Lebensalters. Die bösartigen Geschwülste. Leipzig: Georg Thieme 1930.

RIBBERT, H.: (a) Das Karzinom des Menschen. Bonn 1911. (b) Geschwulstlehre. Bonn: F. Cohen 1904. — RINDFLEISCH: Lehrbuch der pathologischen Gewebelehre, 1886, S. 613. — RODMANN, W. L.: Diseases of the Breast. Philadelphia 1908.

SCHNELLER, J.: Erkrankungen der männlichen Brustdrüse. Arch. klin. Chir. 119, 169 (1922). — SHEILD: A clinical Treatise on Diseases of the Breast. London: Macmillan a. Co. 1898. — STUBENBORD, J. G.: Cancer of the Breast. Surg. etc. 52, 1001 (1931).

VELPEAU, A.: Traité des maladis du sein. Paris: Masson 1858. — VIRCHOW, R.: Die krankhaften Geschwülste. Berlin 1863/65.

WHITE, W. C.: Cancer of the breast. HARPERS med. Monographie. New York and London 1930. — WILLIAMS, R.: A Monograph on Diseases of the Breast, their Pathology and Treatment. London: Bale and Sons 1894. — WOLFF, J.: Die Lehre von der Krebskrankheit. Jena: Gustav Fischer 1907.

ZIEGLER, E.: Lehrbuch der speziellen pathologischen Anatomie, Bd. 2, S. 955. Jena: Gustav Fischer 1902.

Fibrom.

ANELLI, A.: Un caso non comune di fibroma della mammella. Tumori 5, 286 (1931).

BEADLES, C. F.: Fibroma of the male breast. Trans. path. Soc. Lond. 44, 124 (1893). — BIDDER; Demonstration eines gestielten Tumors der Brustwarze. Berl. klin. Wschr. 1884, 60. — BRUNO, F. S.: Fibroma puro della mammella. Ann. ital. Chir. 3, 1105 (1924).

CASTAÑO, C. A. u. J. LLAMBÍAS: Neuromas multiplas de mama. Semana méd. 35, 22 (1928). CORNIL s. oben. — CREITE: Primäre Geschwulstbildung der Brustwarze. Dtsch. Z. Chir. 109, 199 (1911).

DIETRICH, A. u. P. FRANGENHEIM: Die Erkrankungen der Brustdrüse. Neue dtsch. Chir. 35, 121 (1926). — DREYDORFF, H.: Eine Brustwarzengeschwulst. Münch. med. Wschr. 1905, 557.

EHRHARDT, O.: Über Geschwülste der weiblichen Brustwarze. Dtsch. Z. Chir. 50, 373 (1899).

FORSTER, J. C.: Fibroma of the Breast. Trans. path. Soc. Lond. 23, 258 (1872); s. auch den anschließenden Bericht des Geschwulst-Komittees.

HARTMANN, H. et E. SOULIGOUX: Deux cas de variétés rares de tumeurs du sein (Ostéochondrome et fibrome calcifié). Ann. Gynéc. et Obstétr. 42, 714 (1916/17). — HENEY, F. A. and G. H. WOOLDRIDGE: Lipoma of the Perinaeum and Fibroma of the Mammary Gland of a Bitch. Vet. J. 63, 465 (1907).

JACOBOVICI: Das Mammafibrom. Spital (rum.) 475 (1912). Angef. nach Ref. Schmidts Jb. 318, 366 (1913). — JONES, A. W.: Note on a Case of Fibroma in the Male Breast. Lancet 80, 158 (1902). — JUNGE, W.: Über die Beziehungen zwischen der Fibrosis cystica, den gutartigen Tumoren und dem Karzinom der Brustdrüse. Beitr. path. Anat. 88, 595 (19 32).

KAUFMANN, E.: Lehrbuch der speziellen pathologischen Anatomie. Berlin u. Leipzig 1922. — KALISCHER, G.: Tumor mammae dextrae. Berl. klin. Wschr. 1884, 44. — KIRCHHEIM, L.: Über die sog. diffuse wahre Mammahypertrophie (BILLROTH) und ihr Verhältnis zum Fibrom. Arch. klin. Chir. 68, 582 (1902). — KITT: s. l. c. S. 363. — KON, Y.: Beitrag zur Kenntnis des reinen Fibroms der Mamma. Mitt. Path. (Sendai) 6, 191 (1930). — KRAWTSCHENKO, J. J.: Ein Fall von Fibroma durum mammae dextrae beim Manne. Med. Obasr. 1897, angef. nach Ref. Jber. Chir. 3, 475 (1898). — KUDJI, N.: Zur Pathologie der menschlichen Brustdrüse, mit besonderer Berücksichtigung des Stromas. Stuttgart: Kernen 1921.

Lubarsch, O.: Bemerkung zum Aufsatz Følger: Geschwülste bei Tieren (Fibrome bei Ratten). Erg. Path. 18 II, 411 (1917).

Mauté, A. et C. Daniel: Myxome du sein chez l'homme. Bull. Soc. Anat. Paris 79, 609 (1904). — Morpurgo, B.: Beziehungen der Fibrosis cystica zu anderen Krankheiten der Brustdrüse. Verh. dtsch. path. Ges. 25, 306 (1930). — Muchanoff: Zur Kasuistik der Mammafibrome (russ.). Chirurgia (1908), angef. nach Ref. Zbl. Chir. 35, 1012 (1908).

Nordmann, A.: Über das plexiforme Fibrom der Mamma. Virchows Arch. 127, 338 (1892).

Pommersheim, F.: Über diffuse fibröse Geschwülste der weiblichen Brustdrüse. Budapesti Orv. Ujsag (ung.) 23, 1319 (1925), angef. nach Z. org. Chir. 33, 886 (1926).

Schmidt, G. B.: Die Geschwülste der Brustdrüse. Beitr. klin. Chir. 4, 79 (1889). — Schnitzlein, W.: Ein Beitrag zur Statistik und Ätiologie der Mammatumoren. Diss. München 1899. — Sonntag: Einige seltenere Brustdrüsengeschwülste. Dtsch. med. Wschr. 1925, 523. — Sonntag, W.: Über die Geschwülste der Brustdrüse. Diss. München 1898. — Sutton, Bl.: Notes on some unusual Cases of Tumors Practitionner 59, 459 (1897).

Tillmanns, H.: Lehrbuch der speziellen Chirurgie, Bd. II/1. Leipzig: Veit & Co. 1901. — Trépier, L.: Artikel „mamelles" im Dictionn. encyclop. des Sciences médicales, II. S., Bd. 4/II, 408 (1872).

Wiedhopf, O.: Vergrößerung der Brust durch ein retromammäres Angiofibrom. Dtsch. Z. Chir. 171, 413 (1922).

Lipom.

Ahmad, S.: An Extraordinary Tumor. Brit. med. J. 1929 I, 901. — Atkins: Angeführt nach Deaver u. MacFarland, l. c. S. 358.

Barral: Les lipomes de la région mammaire. Thèse de Toulouse 1923. — Begouin: Lipome intraglandulaire du sein. J. Méd. Bordeaux 22, 109 (1892). — Billroth: s. l. c. S. 358. — Bryant: l. c. S. 358. — Bryk, A.: Zur Kasuistik der Geschwülste. Arch. klin. Chir. 17, 555 (1874).

Cadore, V.: Contributo alla casistica dei tumori mammari nell. Rass. internaz. Clin. 11, 628 (1930), angef. nach Amer. J. Canc. 15, 2937. — Cooper, A.: Illustrations of the Diseases of the Breast. London 1829. — Cornil et M. Péraise: Lipome du seü et mastite. Bull. Soc. Anat. Paris 80, 704 (1905).

Deaver und MacFarland: l. c. S. 358. — Delage, J. et Massabiau: Les lipomes du sein et de la région mammaire. Rev. de Chir. 30, 484 (1904).

Fitzwilliams, D. C. L.: Three Cases of Unusual Forms of Lipomata of the Breast. Lancet 208, 1074 (1925).

Haeckel, H.: Beiträge zur Kenntnis der Brustdrüsengeschwülste. Arch. klin. Chir. 47, Königs Festschrift, S. 274. 1894. — Hegetschweiler, C.: Über das Lipom der Mamma. Diss. Zürich 1865. — Hoenigsberger, L.: Ein Fall von beiderseitigem Lipoma mammae. Münch. med. Wschr. 1905, 222.

Klemm, P.: Drei Fälle seltener Geschwulstbildungen (2.: Fibrolipoma mammae) nebst aphoristischen Bemerkungen zum Wesen und zur Genese der Geschwülste. Arch. klin. Chir. 113, 447 (1920). — Köhler, A.: Fibroma lipomatosum der rechten Brust. Charité-Ann. 13, 531 (1888).

Merkel, H.: Über ein Pseudolipom der Mamma. Beitr. path. Anat. 39, 152 (1906). — Meyer, P.: Zur Lehre der Lipome der Mamma und der Lipome im allgemeinen. Frankf. Z. Path. 30, 490 (1924). — Müller, E. R.: Über die gutartigen Tumoren der weiblichen Brust in Anlehnung an einen speziellen Fall von Lipom. Diss. Leipzig 1926.

Neal, M. P. and B. T. Simpson: Diseases of the male Breast. J. Miss. State med. Assoc. 27, 565 (1930), angef. nach Z. org. Chir. 54, 113 (1931) sowie Amer. J. Canc. 15, 2936 (1931). — Nélaton, A.: Traité des Tumeurs de la Mamelle. Paris 1839. — Neumann, E.: Beiträge zur Kasuistik der Brustdrüsengeschwülste. 1. Myxoma lipomatodes. Virchows Arch. 24, 316 (1862).

Paget: Angef. nach Rouvray. — Paterson, R. L.: An Unusual Tumor. Brit. med. J. 1929 I, 16. — Puyhaubert, C.: Lipome retromammaire. J. Méd. Bordeaux 37, 314 (1907).

Queirel: Lipome volumineux de la région mammaire chez l'homme. Congr. franç. Chir. 4, 671 (1889); Semaine méd. 393 (1889).

Reclus: Maladie cystique de la mamelle. Clinique chir. Pitié 1894. — Riberaud, H.: Des Lipomes de la région mammaire. Thèse de Paris 1898. — Rouvray, J. J. B. L. P. M.: Contribution a l'Étude du Lipome de la Glande et de la Région mammaire. Thèse de Bordeaux 56 (1912).

Sick, C.: Zwei seltene Tumoren der Mamma. Jb. Hamb. Staatskrk.anst. 11 II, 17 (1906). — Stoll, H.: Beiträge zur Kasuistik der Lipome. Beitr. klin. Chir. 8, 597 (1892).

Tessonniere, P.: Lipomes du sein et de la région mammaire. Thèse de Montpellier 120 (1911).

VELPEAU, A.: Traité des Maladies du sein et de la région mammaire. Paris: Masson & Co. 1858.

WARREN, J. C.: Surgical Observations on Tumors. London 1837; angef. nach der deutschen Bearbeitung. Berlin: Morin 1839. — WILLIAMS: l. c. S. 359.

ZESAS: Arch. gén. Chir. 8, 924 (1912).

Angiome.

ALTHORP, C. F. M.: A Case of Angioma of the Mamma. Lancet 1901 II, 914. — ALVARES PENNA, O.: Haemangioma cavernosum der Brustdrüse. Rev. Gynéc. 21, 215 (1927).

BAJARDI, D.: Contributo allo studio dei tumori rari della mammella. Sperimentale 46, 250 (1892). — BERTI: Angioma della ghiandola mammaria. Il Cesalpino (1911). — BORRMANN, R.: Metastasenbildung bei histologisch gutartigen Geschwülsten. Beitr. path. Anat. 40, 372 (1907). — BORST: s. l. c. S. 358. — BRYANT, TH.: The Diseases of the Breast, p. 345, l. c. S. 358.

CARL, W.: Angioma mammae. Dtsch. Z. Chir. 111, 308 (1911). — CIACCIO, S.: Angioma cavernoso della mammella in un bambino. Clin. pediatr. 6, 683 (1924). — CICERI, C.: Endoteliomi e periteliomi della mammella. Gazz. internaz. med. chir. 38, 608—643 (1930), angef. nach Ref. Z. Krebsforsch. 34, 17 (1931). — ČIRKOVA, E.: Polymastie, kombiniert mit multiplem kavernösen Hämangiom (russ.). Sibir. Arch. Med. 2, 483 (1927), angef. nach Z.org. Chir. 41, 200 (1928). — COLZI: Angef. nach DEAVER und MACFARLAND, l. c. S. 358. — CORNIL, V. et E. SCHWARTZ: Sur une tumeur du sein, encapsulée, à charactères cliniques bénins, chez une femme de 75 ans. Rev. de Chir. 20, 451 (1899).

DEAVER: Angef. nach DEAVER u. MACFARLAND, l. c. S. 358. — DIETRICH u. FRANGENHEIM, l. c. S. 358.

EBERHART, F.: Lymphangioma cystoides als Geburtshindernis. Mschr. Geburtsh. 6, 248 (1897).

FLEISCHL, E.: Über Tumor cavernosus. Wien. med. Jb. N. F. 2, 229 (1872).

HEIL, K.: Lymphangioma cysticum thoracis als Geburtshindernis. Gynäk. Rdsch. 2, 330 (1908). — HESS, F.: Beiträge zur Geschwulstlehre (II.: Kongenitales Angiom der Mamma). Diss. Bonn 1896. — HOFFMANN, L.: Angiom der Brustdrüse. Prakt. Arzt. Wetzlar 21, 145 (1880).

IMAGE, W. E. and T. G. HAKE: Case of Enlargement of the Left Mamma. Med.-chir. Trans. 30, 105 (1847).

KAFTAN, K.: Über einen Fall von Hämangiom der Brustdrüse. Diss. Köln 1921. — KALLIUS, H. U.: Ein Hämolymphangioma cavernosum mixtum der Mamma. Münch. med. Wschr. 74, 1016 (1927). — KLEBS, LANNELONGUE: Pathologische Anatomie, I₂, 1194. KRAMER, BRUNHILDE: Über Hämangiome. Jb. Kinderheilk. 60, 280 (1904). — KRENN: Zur Kasuistik der Hämangiome. Prag. med. Wschr. 1891, 135.

LANGENBECK, C. J. M.: Nosologie und Therapie der chirurgischen Krankheiten, Bd. 5/I, S. 83. Göttingen 1834. — LUBARSKY, B.: Haemangioma mammae. Zbl. Chir. 53, 77 (1926).

MALAPERT, P. et R. MORICHAU-BEAUCHANT: Des angiomes du sein. Rev. de Chir. 29, 200 (1904). — MALY, G. W.: Zur Histologie der Mammazysten (Haemangioma cysticum papillomatosum). Z. Heilk. 19, 337 (1898). — MARANGONI, G.: Contributo allo studio dell'emoangioma della ghiandola mammaria. Tumori 3, 398 (1913/14). — MARTINI, E.: Angioma cavernoso multiplo della mammella. Morgagni 47, 739 (1905). — MATTHIAS, F.: Über Angioma cavernosum der Mamma. Diss. Würzburg 1897. — MOSETTIG, E.: Ein Fall von Lymphhaemangioma mammae. Arch. klin. Chir. 168, 259 (1932).

NEAL and SIMPSON: s. l. c. S. 360; SHEILD, s. l. c. S. 359. — NEUMANN, H. O.: Kavernöses Hämangiom der Mamma. Zbl. Gynäk. 52, 1967 (1928). — NIGRISOLI, P.: Emangioendotelioma della mammella. Ann. ital. Chir. 3, 429 (1924).

PICCALUGA, N.: Su di un raro tumore della mammella. (Endotelioma angiomatoso). Tumori 11, 9 (1924/25).

QUÉNU et KÜSS: Angiome de les région mammaire. Bull. Soc. Anat. Paris 83, 1108 (1908).

RIBBERT, H.: Über Bau, Wachsthum und Genese der Angiome, nebst Bemerkungen über Zystenbildung. Virchows Arch. 151, 381 (1898). — ROSSI, F.: Contributo allo studio degli angiomi della mammella. Osp. magg. 9 B, 16 (1921).

SENDLER, P.: Angioma cavernosum pendulum der Mamille. Zbl. Chir. 16, Nr 29, Beil.-H., 52 (1889). — SICK, C.: s. unter Lipom. — SNOW, H.: Two Unusual Cases of Mammary Tumor. Lancet 1890 I, 240. — SONNTAG, E.: Die Hämangiome und ihre Behandlung. Erg. Chir. 8, 1 (1914). — STENZEL, W.: Über Angiome, Karzinome und Chondrome in der Milchdrüse der Haustiere. Diss. Bern 1901/02. — SUSSIG, L.: Kasuistischer Beitrag zur Kenntnis der kavernösen Hämangiome der weiblichen Brustdrüse. Dtsch. Z. Chir. 219, 326 (1929). — SUTTON, B. J.: A Case of Erectil Tumor of the Male Breast. Trans. Clin. Soc. Lond. 22, 187 (1889).

TADDEI, D.: Angioma della ghiandola mammaria. Riforma med. 20, 989 (1904).

Uluhogian, L.: Considerazioni e note sugli angiomi della mamella. Tumori 13, 79 (1927). Warren: l. c. S. 371. — Wegener, G.: Über Lymphangiome. Arch. klin. Chir. 20, 641 (1877). — Wessel, O.: Über Angioma cavernosum. Diss. Leipzig 1914. — Wiedkopf: s. unter Fibrom. — Wolf: Seltene Mammatumoren. Angef. nach Referat. Dtsch. med. Wschr. 1931, 739. — Wullstein, L.: Beiträge zur Geschwulstlehre. II. Eine Geschwulst der Brustdrüse eines Kindes. Arb. path. Inst. Göttingen 1893, 253.

Ziegler, E.: Angiom der Brustdrüse. Lehrbuch der allgemeinen Pathologie, S. 218.

Myome.

Abramow, S. S.: Ein Fall von Adenomyoma der Brustdrüse. Zbl. Path. 12, 926 (1901).

Bauer, Th.: Zur normalen und pathologischen Anatomie der menschlichen Brustwarze. Beitr. path. Anat. 62, 233 (1916). — Billroth: s. l. c. S. 358.

Driak, F. u. H. Sternberg: Über Myome der Brustdrüse. Dtsch. Z. Chir. 207, 352 (1928); s. auch Sternberg, Wien. klin. Wschr. 1928, 900.

Haeckel: s. unter Fibrom. — Hiebaum, A.: Zur Kasuistik der multiplen Zystenbildung in der weiblichen Brustdrüse. Multiple Zysten bei Fibromyom der Mamilla. Prag. med. Wschr. 1895, 293, 304, 314.

Kaufmann, E.: l. c. S. 359. — Kissmeyer, A.: Un cas de liomyome de l'aréole. Acta path. scand. (Københ.) Suppl., 3, 111 (1930). — Klob, J. M.: Pathologische Anatomie der weiblichen Sexualorgane, S. 492. Wien 1864.

Lieber, K.: Über die Myome der Haut. Beitr. path. Anat. 60, 449 (1915). — Lindfors, A. O.: Über primäre Geschwulstbildungen der Brustwarze und des Warzenhofs. Mschr. Geburtsh. 11, 763 (1900).

Meyer, R.: Myoblastentumoren (,,Myoblastenmyome" Abrikosoff). Virchows Arch. 287, 55 (1932). — Mitterstiller: s. unter Sarkom.

Niclas, F.: Leiomyoma mammae, seine Gewebsstruktur verglichen mit der der Uterusmyome. Diss. Würzburg 1889.

Ribbert, H.: Geschwulstlehre, S. 315. Bonn 1904.

Schauder, H.: Über Leiomyome der Brustdrüse. Dtsch. Z. Chir. 205, 58 (1927). — Sick: l. c. Lipome. — Sokolow: Myoma laevicellulare (Leiomyoma) der rechten Brustwarze. Virchows Arch. 58, 316 (1873). — Strong, L. W.: Leiomyoma of the Breast. Amer. J. Obstetr. 68, 53 (1913). — Sutton, Bl.: s. l. c. S. 360.

Virchow, R.: Über kavernöse (erektile) Geschwülste und Teleangiektasien. Virchows Arch. 6, 525 (1854).

Ausgereifte mesenchymale Geschwülste mit ortsfremden Gewebsbestandteilen. (Chondrome, Osteome, Myxome.)

Amann, J. J.: Über eine komplexe Bindegewebsneubildung. Beitr. Geburtskde 4, 57 (1860). — Arnold, St.: Über einen knorpel- und knochenhaltigen Tumor der Brustdrüse. Virchows Arch. 148, 449 (1897). — Busser: s. unter Sarkom.

Cambria, A.: Sull encondroma della mammella. Riv. venet. Sci. med. 6, 340 (1887). — Casper, M.: Geschwülste bei Tieren. Erg. Path. 11/2, 1068 (1907). — Chevrier, L. et Ch. Delval: Fibro-myxo-chondro-ostéome du sein chez la femme. Bull. Soc. Anat. Paris 85, 586 (1910). — Cooper, A.: l. c. S. 358. — Cornil, V.: l. c. S. 358. — Cornil, V. et G. Petit: (a) Ostéome de la mamelle chez une chienne. Bull. Soc. Anat. Paris 80, 19 (1905). (b) Chondromes ossifiés de la mamelle chez la chienne. Bull. Soc. Anat. Paris 80, 23 (1905). — Cornil, V. et Souligoux: Ostéo-chondrome du sein. Bull. Soc. Anat. Paris 82, 424 (1907). — Cruveilhier: Traité d'anatomie pathologique générale, Tome 3, p. 624. Paris 1856.

Davidson, C.: Über ein Chondrom der Mamma. Zbl. Gynäk. 33, 1357 (1909). — Desoil, P. N.: Du chondrome et de l'ostéochondrome dans les tumeurs du sein. Thèse de Lille 1895. — Dyke, S. C.: A Bony Tumour of the Breast. Brit. J. Surg. 14, 323 (1926/27).

Fischer, O.: Über Mammatumoren mit heterologen Gewebsbildungen. Diss. Heidelberg 1920. — Freese, K.: Über abgekapselte Eutergeschwülste beim Hunde. Z. Tiermed. 9, 206 (1905). — Fröhner, E.: Über das Vorkommen von Geschwülsten bei Hunden. Mh. Tierheilk. 6, 1 (1895).

Hacker, V. R. v.: Über das Vorkommen von Knorpel und Knochen in einer Geschwulst der weiblichen Brustdrüse. Arch. klin. Chir. 27, 614 (1882). — Happel, F.: Ein Fall von Chondrom der Mamma. Beitr. klin. Chir. 14, 721 (1895). — Hartmann, H. et E. Souligoux: Deux variétés rares de tumeurs du sein. Ann. Gynéc. et Obstétr. 12, 714 (1916/17).

MacIver, M. A.: Teratoid mixed Tumors of the Breast. Report of a Case. Ann. Surg. 77, 354 (1923).

Jopson and Speese: Tumors of breast in childhood. Ann. Surg. 48, 662 (1908).

KITT, TH.: Lehrbuch der pathologischen Anatomie der Haustiere, 5. Aufl., Bd. 1, S. 301. Stuttgart 1923—1927. — KOPYLOW: Mischgeschwülste der Brustdrüse. Russ. Arch. Chir. (1909).

LANGE: N. Y. med. Rec. 20, 161 (1881).

MOORE, J. W.: Myxoma of breast. Brit. med. J. 1, 136 (1877).

NADAL, PIERRE: Tumeur mixte de la mamelle chez une chienne. Presse méd. 18, 413 (1910). — NÉLATON: Angef. nach v. HACKER. — NOËL, R. et J. F. MARTIN: Tumeur du sein présentant une curieuse disposition périvasculaire des éléments tumoraux. Bull. Assoc. franç. Étude Canc. 15, 92 (1926). — NOTHDURFT, K.: Ein Fall von mehrfacher Tumorbildung. Prag. med. Wschr. 1911, 610.

ORTSCHILD, J. F.: A report of eight cases of canine neoplasm. Bull. Hopkins Hosp. 16, 186 (1905).

PETIT, G.: Sur la pathogénie des tumeurs mixtes du sein. Bull. Soc. Anat. Paris 81, 373 (1906). — PEYRON, A.: Sur la pathologie comparée des tumeurs de la mamelle. Bull. Assoc. franç. Étude Canc. 13, 349 (1924).

REY: Fibrochondromes multiples du sein chez une kabyle. Lyon méd. 100, 259 (1903).

SALOMONI: Angef. nach DIETRICH und FRANGENHEIM, l. c. S. 358. — SCHMIDT, G. B.: Die Geschwülste der Brustdrüse. Beitr. klin. Chir. 4, 40 (1889). — SCHNITZLEIN: l. c. Fibrom. — SCHUCHARDT, B.: Zur Kasuistik und Statistik der Neubildungen in der männlichen Brust. Arch. klin. Chir. 31, 1 (1884). — SÉJOURNET et MORISSON-LACOMBE: Bull. Soc. Anat. Paris 16, 522 (1919). — SICK, C.: l. c. Lipom. — SPEFANINI, D.: Encondroma della mammella Gazz. Osp. Milano 9, 564 (1888). — STENZEL, W.: (a) Über Chondrome in der Milchdrüse der Haustiere. Arch. Tierheilk. 29, 165 (1903). (b) Siehe l. c. Angiom.

VIRCHOW, R.: (a) Kombinations- und Übergangsfähigkeit krankhafter Geschwülste. Würzburg. Verh. 1, 134 (1850). (b) Die krankhaften Geschwülste. Berlin 1863.

WACKER, L.: Seltene Tumoren in der Mamma. Diss. Rostock 1884. — WAGNER, E.: Zur Kasuistik des Enchondroms. Arch. Heilk. 2, 275 (1861).

Sarkome.

AGRIFOGLIO, M.: Sopra un caso di emoangioendotelioma perivascolare della mammella. Pathologica (Genova) 19, 172 (1927). — ANDERSON, W.: Recurrent sarcoma of breast. Trans. path. Soc. Lond. 23, 254 (1872). — ASTÉRIADES: Les adéno-sarcomes du sein et leur traitement chirurgical. Bull. méd. 36, 1015 (1922). — D'AUNOY, R. and R. W. WRIGHT: Sarcoma of the Breast. Ann. Surg. 92, 1059 (1930).

BATTLE, W. H.: Two Cases of Sarcoma of the Breast. Lancet 79 I, 177 (1901). — BATZDORFF, E.: Das Mammasarkom. Beitr. klin. Chir. 139, 199 (1927). — BIEBL, M.: Das Mammasarkom und seine Beziehungen zur Fibrosis mammae wie zu den gutartigen Mammageschwülsten. Beitr. klin. Chir. 140, 52 (1927). — BINDI, F.: Endoteliomi della mammella. Endo-angio-sarcoma, Endo-linfo-sarcoma, sarcomi puri del seno. Morgagni 46, 273 (1904). — BINKERT, M.: Fibrolipoadenoma intracanaliculare sarcomatodes xanthomatodes mammae. Frankf. Z. Path. 30, 498 (1924). — BLOCH, JUDITH: Über zystische Tumoren der Mamma. Diss. Freiburg i. Br. 1910. — BONNEL: Sarcome myxomateux de la region mammaire. Bull. Soc. Anat. Paris 89, 32 (1914). — BOUCHUT, L. et J. F. MARTIN: A propos d'un cas de tumeur complexe du sein Lyon chir. 18, 425 (1921). — BOWLBY: Chondro-sarcoma of the female breast. Trans. path. Soc. Lond. 33, 306 (1882). — BRITES, G.: A propos d'un cas de fibro-adénome kystique de la mamelle eu évolution sarcomateuse. Fol. anat. Univ. Conimbr. 4, Nr 6 (1929). — BUFF, B.: Über eine melanotische Geschwulst der männlichen Brustdrüse. Diss. München 1904. — BULLOCK, F. D. and M. R. CURTIS: Spontaneous Tumors of the Rat. J. Canc. Res. 14, 1 (1930). — BUSSER, FR.: Sarcome ostéochondroblastique développé aux dépens d'un adénofibrome du sein. Ann. d'Anat. path. 6, 1247 (1929).

CATHCART, R. S.: Massive Sarcoma of Breast. South. Med. a. Surg. 92, 810 (1930). — CAYLOR, H. D. and J. J. SHUGRUE: Fibrosarcoma of the male breast. Med. Clin. N. Amer. 10, 665 (1926/27). — CHAMBERS, J. P.: A case of Sarcoma of the Breast in a Child of Four mouths. Univ. Med. Mag. 2, 376 (1889). — CHENZINSKI, C.: Epithelioma sebaceum (pseudolipoma mammae MERKELS, Sarcoma lipoblasticum BORSTS). Charkowsky med. J. 1908. — CHOMUTOVA, B.: Sarkom der männlichen Brustdrüse. Nov. chir. Arch. 16, 103 (1928). — CICERI, C.: Endoteliomi e periteliomi della mammella. Gazz. internaz. med.-chir. 38, 608, 643 (1930). — CLARK, A.: Sarcoma of Breast. Haemorrhage. Recovery. Lancet 1879 II, 200. — CLARKE, B. W.: Calcifying Chondrosarcoma of the female Breast. Lancet 1890 I, 1179; Trans. path. Soc. Lond. 41, 229 (1890). — COLEY, W. B.: Injury as a Causative Factor in Cancer. Ann. Surg. 53, 449, 615 (1911). — CONNELL, F. G.: Sarcoma oft the Male Breast. Surg. etc. 4, 13 (1907). — CORNIL, V. et G. PETIT: Sarcomes de la mamelle, chez la chienne et la chatte. Bull. Soc. Anat. Paris 80, 313 (1905). — CORSY et THOMAS: Sur les caractères et le mode de développement des liposarcomes. — A propos d'un cas de liposarcome de la glande mammaire chez la chienne. Bull. Assoc. franç. Étude Canc. **16**, 143 (1927). — Cousins, W. and Hollis: Cystic Tumor of the Mamma. South. Branch., 31. Okt. 1877. Ref. Brit. med. J. **1877 II**, 811. — Coyne: Sarcome de la mamelle. Soc. Anat. et Physiol. Bordeaux 1887.

Denk, W.: Wien. klin. Wschr. **39**, 1 (1926). — Desmarest et Masson: Sarcome à myeloplaxes du sein. Bull. Soc. Anat. Paris **87**, 281 (1912). — Desoil: l. c. S. 362. — Desplate: Myxcsarcome cystique de la mamelle. J. Sci. méd. Lille. — Docimo, L.: Su di un caso di sarcoma della mammella maschile. Ateneo parm. Suppl. Vol. 3, p. 1. 1931. — Dürk: Atlas der allgemeinen Histologie. — Dretzka, L.: An unusual recurrent mammary tumor with pathological opinions. Amer. J. Surg. **7**, 693 (1929). — Durham, A.: Two cases of Ossific Masses in Tumors not Connected with Bone. Brit. med. J. **1883 II**, 1019; Trans. path. Soc. Lond. **35**, 378 (1884). — Dyke, S. C.: s. l. c. S. 362.

Edelmann, H.: Über ein Osteoidsarkom der weiblichen Brustdrüse. Beitr. path. Anat. **78**, 618 (1927). — Eggers, C.: Sarcoma of Breast five Years Post-operative. Ann. Surg. **88**, 921 (1928). — Ehrlich, S. L. u. G. L. Derman: Zur Frage der neurogenen Fibrome in klinischer und pathologisch-anatomischer Beziehung. Virchows Arch. **258**, 405 (1925). — Elsberg: Multiple Lymphosarcoma of both breasts. Ann. J. Surg. **60**, 676 (1914). — Ewing, J.: Neoplastic Diseases, 3. Aufl., S. 542. Philadelphia 1928.

Finsterer, J.: Über das Sarkom der weiblichen Brustdrüse. Dtsch. Z. Chir. **86**, 352 (1907). — Fiorani: Sopra un neoplasma raro della Mammella. (Linfangiosarcoma mela notico). Clin. chir. **10**, 772 (1902). — Fischer: Über Sarkome der Brustdrüse. Niederrhein. Ges. Bonn 1903. — Fitzwilliams, Duncan, C. L.: Sarcoma of left breast. Proc. roy. Soc. Med. **19**, sect. surg., 15 (1926). — Flynn, Chas. W.: Sarccma of the breast. South. med. J. **20**, 191 (1927). — Forni, G.: L'endothelioma e il peritelioma della mammella. Arch. ital. Chir. **10**, 140 (1924). — Fry, H. J. B.: Osteoclastoma (Myeloid Sarcoma) of the Human Female Breast. J. of Path. **30**, 529 (1927).

Gebele, H.: Zur Statistik der Brustdrüsengeschwülste. Beitr. klin. Chir. **29**, 167 (1901). Geist, S. H. and A. O. Wilensky: Sarcoma of the Breast. Ann. Surg. **62**, 11 (1915). — Gorham, W.: l. c. S. 368. — Graves, T. C.: Mammary Sarcoma in Old Age. Brit. med. J. **1920 I**, 81. — Gross, S. W.: (a) Sarcoma of the Female Breast; based upon a Study of one hundred and fifty-six Cases. Amer. J. med. Sci. **94**, 17 (1887). (b) Tumors of the Breast. Amer. Syst. Gynec. **2**, 247 (1888) (N. s. 44). — Grossbeckes: Fall von Rundzellensarkom der weiblichen Brustdrüse. Diss. Würzburg 1898.

Haas: Mammasarkom. Münch. med. Wschr. **74**, 1734 (1927). — Haeckel, H.: l. c. Lipom. — Helwig, F. C.: Carcinoma of the breast combined with a giant cell sarcoma. Arch. Path. a. Labor. Med. **4**, 162 (1927). — Hesse: Ein Fall von Mammasarkom. Zbl. Chir. **55**, 27 (1928). — Heurtaux: Cancer ostéoide du sein. Bull. Soc. Anat. Paris **1**, 15 (1879); Bull. Soc. imp. Chir. Paris, II. s. **6**, 559 (1866). — Hoffmann: Ein durch die große Zahl der Rezidive bemerkenswerter Fall von Mammasarkom. Arch. klin. Chir. **48**, 93 (1894). — Horner, Fr.: Über die Endresultate von 172 operierten Fällen maligner Tumoren der weiblichen Mamma. Beitr. klin. Chir. **12**, 619 (1894). — Hueter, C. und Karrenstein: Eine Mischgeschwulst (Osteoid-Sarkom) der weiblichen Brustdrüse. Virchows Arch. **183**, 495 (1906).

Jacobson, N.: Tumors of the male breast. Med. News **70**, 134 (1897). — Jaki, J.: Chondro-osteo-endothelioma mammae. Dtsch. Z. Chir. **219**, 413 (1929). — Jenkel: Osteoidsarkom der Mamma. Münch. med. Wschr. **1916**, 285. — Jessett: Sarcoma of the breast. Brit. gynec. J. **8**, 291 (1892). — Jessup, D. S. D.: Giant cell sarcom and carcinoma in the same breast. Proc. N. Y. path. Soc. **23**, 21 (1923).

Kaeseler, W.: Über das Cystosarcoma proliferum mammae. Diss. Greifswald 1914. — Kaufmann: s. l. c. S. 359. — Kreibig: s. Ca. — Kummer: Enorme fibro-sarcome du sein droit. Schweiz. Ärzte **33/34**, 1970 (1919). — Kurosu, Sh.: Über eine bindegewebige Mischgeschwulst der weiblichen Brustdrüse. Z. Krebsforsch. **26**, 99 (1928).

Lazarus-Barlow, W. S.: The histological diagnosis of the endotheliomata. Glasgow. med. J. **67**, 265 (1907). — Lecène, P.: Les tumeurs mixtes du sein. Rev. de Chir. **33**, 434 (1906). — Lee, B. J.: (a) Sarcoma of the Breast. Ann. Surg. **72**, 387 (1920). (b) Recurrent Neurogenic Sarcoma of the Breast. Ann. Surg. **85**, 626 (1927). — Legrain: Bull. Soc. franç. Dermat. **17**, 36 (1906). — Lenormant, Ch.: Volumineux sarcome du sein. Gynécologie **25**, 276 (1926). — Lenormant, Ch. et P. Moure: Volumieux sarcome du sein. Bull. Soc. Anat. Paris **93**, 176 (1923). — Leriche et Delore: Tumeur du sillon sons-mammaire. Lyon méd. **100**, 808 (1903). — Lester, C. W.: Sarcoma associated with metastases from breast carcinoma. Amer. J. Canc. **15**, 850 (1931). — Lifvendahl, R. A.: Liposarcoma of the Mammary Gland. Surg. etc. **50**, 81 (1930). — Lindner, H.: Beitrag zur Ätiologie der Mammageschwülste. Dtsch. med. Wschr. **1885**, 651. — Lörincz, F.: Angef. nach Cheatle and Cutler, l. c. S. 358.

McWilliams, C. A.: Bilateral Lymphosarcoma of the Breasts. Ann. Surg. **55**, 439 (1912). — Maeusel, St.: Zur Kasuistik der Riesenzellensarkome der Mamma. Diss. Gießen

1898. — Malloizel: l. c. S. 397. — Manz, O.: Über Riesenzellensarkome der weiblichen Brustdrüse. Beitr. klin. Chir. **13**, 66 (1895). — Meade, R. H.: Malignant tumors of the Breast. China med. J. **41**, 13 (1927). — Mitterstiller, S.: Ein Fall von Mammasarkom beim Mann (mit Bemerkungen zur Frage des Myosarkoms). Z. Chir. **134**, 446 (1915). Molin: Sarcome ostéoide du sein. Lyon méd. **89**, 344 (1898). — Monod, Ch.: Volumineux sarcome du sein gauche. Bull. Soc. Chir. Paris **24**, 199 (1898); Rev. de Chir. **18**, 342 (1898). — Monski, H.: Untersuchungen über nichtkarzinomatöse Geschwülste der weiblichen Brustdrüse. Diss. Freiburg 1894. — Moore: l. c. S. 363. — Mornand et Masson: Un volumineux sarcome du sein. Rev. Gynéc. et Chir. abdom. **13**, 297 (1909). — Morton, Ch. A.: (a) Pure Sarcoma of breast with marked gland infection. Trans. path. Soc. Lond. **44**, 126 (1893). (b) Calcifying chondrosarcoma of the breast. Trans. path. Soc. Lond. **55**, 327 (1904). (c) The differentialdiagnosis of swelling in the breast. Bristol. med.-chir. J. **30**, 121 (1912). — Moure, P. et de Jong: Sarcome massif du sein. Bull. Soc. Anat. Paris **89**, 32 (1914). — Müller, Ernestine v.: Zur Genese der Russelschen Körperchen. Frankf. Z. Path. **23**, 34 (1920). — Murray, J. A.: (a) The zoological distribution of cancer. Rep. imp. Canc. Res. Fund Lond. **3**, 43 (1908). (b) Spontaneous cancer in mouse. Rep. imp. Canc. Res. Fund Lond. **3**, 69 (1908).

Nadal, P.: Tumeur mixte de la région mammaire: Dégénerescence maligne. Bull. Assoc. franç. Étude Canc. **3**, 476 (1910). — Neumann: l. c. S. 360. — Norden, A.: En Geval van Sarcoma mammae. Nederl. Tijdschr. Geneesk. **65**, 3361 (1921).

Offergeld, H.: Doppelseitiges primäres Mammasarkom. Arch. klin. Chir. **153**, 395 (1928). — Orlandi, N.: Contributo statistico-istopatologico ai tumori primitivi sarcomatosi della mammella muliebre. Osp. magg. Milano **1**, 519 (1913).

Pack, G. T. and R. G. Lefèvre: The Age and Sex Distribution and Incidence of Neoplastic Diseases at the Memorial Hospital, New York City. J. Canc. Res. **14**, 167 (1930). — Pandolfini: Zwei Endotheliome der Mamma. — Pellicanó, S.: Un caso di melanosarcoma primitivo della mammella. Rass. internaz. Clin. 771 (1930). Ref. Zbl. Path. **51**, 336 (1931). — Petit et Peyron: Sur la coëxistence de deux néoplasies distinctes dans la glande mammaire d'une chienne. Bull. Assoç. franç. Étude Canc. **16**, 510 (1927). — Pool: Report of a case of melanosarcoma of the breast. Proc. N. Y. path. Soc. **6**, N. s. — Portes, H. et P. Isidor: Tumeurs musculaires multiples. Gynéc. et Obstétr. **25**, 446 (1932). — Poulsen, K.: Die Geschwülste der Mamma. Arch. klin. Chir. **42**, 593 (1891). — Prym, P.: Fibrocystadenoma sarcomatosum der Mamma mit Metastasen. Frankf. Z. Path. **10**, 60 (1912).

Ribbert: Geschwulstlehre l. c. S. 359. — Rodionov, V.: Ein seltener Fall von sarkomatöser Entartung der beiden Brustdrüsen. Nov. chir. Arch. **16**, 102 (1928). — Rodman: (a) The diagnosis of mammary tumors. J. amer. med. Assoc. **56**, 793 (1911). (b) The diagnosis and treatment of benign tumors of the breast. Trans. amer. surg. Assoc. (1912). — Rodmann, W. L.: Sarcoma of the breast in a girl eleven years. Ann. Surg. **43**, 308 (1906). Rosenberg, E.: Über Mischgeschwülste der Brustdrüse. Diss. Würzburg 1903. — Rosenstein, P.: Ein statistischer Beitrag zur operativen Behandlung der bösartigen Brustdrüsengeschwülste. Arch. klin. Chir. **63**, 555 (1901). — Rubenson, A.: Beitrag zur Kenntnis des Sarcoma mammae (schwedisch). Sv. Läk.sällsk. Hdl. **41**, 385 (1915), angef. nach Ref. Zbl. Path. **27**, 398 (1916).

Schmidt, G. B.: (a) Über das Angiosarkom der Mamma. Arch. klin. Chir. **36**, 421 (1887). (b) Die Geschwülste der Brustdrüse. Beitr. klin. Chir. **4**, 40 (1889). — Schmuckert, K.: Adeno-Fibrom der Mamma, übergehend in Adeno-Sarkom. Diss. München. 1904. — Schneller, J.: Erkrankungen der männlichen Brustdrüse. Arch. klin. Chir. **119**, 169 (1922). — Schrader, H.: Über das Sarkom der Mamma. Diss. Berlin 1912. — Schuoler, J.: Beiträge zum klinischen Bilde des Brustdrüsensarkoms. Diss. Basel 1889. — Sebening: Zur Chirurgie der Brustdrüsengeschwülste. Zbl. Chir. **54**, 990 (1927). — Segond et M. Renaud: Histoire d'un sarcome du sein. Bull. Assoc. franç. Étude Canc. **3**, 104 (1910). — Sehrt, E.: Beiträge zur Pathologie der Milchdrüse. I. Das Osteochondrosarkom der Mamma. Beitr. klin. Chir. **55**, 574 (1907). — Sejournet et Morisson-Lacombe: Tumeur d'apparence mixte de la glande mammaire. Bull. Soc. Anat. Paris **90**, 47 (1920). — Senftleben: Über Fibroide und Sarkome. Arch. klin. Chir. **1**, 81 (1861). — Shun-Ming, Ch.: Sarcoma of the Breast. China med. **43**, 1209 (1929). — Siebert, E.: Das Sarkom, insbesondere seine Lokalisation in der Mamma. Diss. München 1903. — Simon, H.: Die Sarkome. Neue dtsch. Chir. **43**, 301 (1928). — Smith u. Bartlett s. unter Karzinom. — Sonntag: Einige seltenere Brustdrüsengeschwülste. 1. Fibroadenom des Brustwarzenhofs. Dtsch. med. Wschr. **1925**, 523. — Steinberger, J.: Ein Fall von Sarcoma fusocellulare der Brustdrüse. Wien. med. Presse **30**, 1841, 1901 (1889). — Stephan, L.: Die Tumoren in der Leber des Hundes. Diss. Gießen (Breslau) 1909. — Stilling, H.: Über Osteoidsarkome der weiblichen Brustdrüse. Dtsch. Z. Chir. **15**, 247 (1881). — Strassmann, P.: Sarkom des Uterus und beider Mammae. Zbl. Gynäk. **32**, 1393 (1908). — Sternberg, C.: Fibrocystadenoma mammae und sarkomatöse Entartung. Wien. klin. Wschr. **1928**, 1418.

Thinnes, H.: Über einen Fall von Chondrosarkom der weiblichen Brustdrüse. Virchows Arch. **264**, 150 (1927). — Thür, W.: Zur Kenntnis seltener Geschwulstformen der weiblichen Brustdrüse (Lymphosarkom, Spindelzellensarkom). Virchows Arch. **265**, 96 (1927). — Torchiana, Luigi: Osservazioni cliniche ed anatomopatologiche sopra alcuni casi di linfo-angioendotelioma della mammella. Pisa: Atti grafiche Mariotti-Pacini, 1926, angef. nach Ref. Z.org. Chir. **38**, 363 (1927).

Valude: Myxosarcome kystique végétant du sein. Bull. Soc. Anat. Paris **59**, 137 (1884). — Virchow: s. l. c. S. 359. — Velpeau: l. c. S. 359.

Wellbrock, W. L. A.: Sarcoma of the breast with foreign-body and tumor giant cells. Ann. Surg. **90**, 154 (1929). — Westermark, H.: Ein Fall von Cystosarcoma mammae mit wirklichem Sarkomcharakter. Hygiea (Stockh.) **80** (1918), angef. Zbl. Path. **30**, 157 (1919/20). — Whitson: Adeno-Sarkom of Mamma; Removel of Growth; Recovery. Lancet **1883** I, 1122; Glasgow med. J. (1883). — Wiegandt, A.: Ein Fall von Riesen-zellensarkom der Mamma. Petersburg. med. Wschr. **2**, 406 (1877). — Williams, W. R.: (a) The Varieties of Mammary Neoplasms and Their Relative Frequency. Brit. med. J. **1892** II, 576. (b) Sarcoma of the breast. Med. Chronicle Manchester **19**, 289, 361 (1893/94). — Wišnevskij, A.: Zur Frage der multiplen Endotheliome (russisch, deutsche Zusammenfassung). Vopr. Onkol. (russ.) **2**, 92 (1929), angef. nach Ref. Z. Krebsforsch. **33**, Abt. Referate, 8 (1930).

Zalelsohn, Minna: Beiträge zur Kenntnis des bilateralen Brustdrüsenkrebses und dessen Metastasen in die Ovarien. Diss. Gießen 1911. — Zimmermann, H.: Über seltenere Formen der Brustdrüsengeschwülste. Diss. Straßburg 1902. — Zorraquin, G.: Myxosarkom der Mamma oder Fibromyxosarkom der Mamma. Semana méd. **30**, 737 (1923).

Fibro-Epitheliale Geschwülste.

Albrécht, E.: Über Hammartome. Verh. dtsch. path. Ges. **7**, 153 (1904). — Amado, S.: Un cas di Kisto-sarcoma teleangiektasico a papillarda glandular mamaria do homen. J. Soc. Sci. méd. Lisboa **36**, 56 (1872), angef. nach Lee and Pack. — Anderson: Trans. path. Soc. Lond. **32**. — Anelli, A.: Un cas non comune di fibroma della mammella. Tumori **17**, 286 (1931). — Anger, Th.: Fibro-adénome du sein gauche. Bull. Soc. Chir. Paris **24**, 193 (1898). — Asteriades, T.: Les adéno-sarcomes du sein et leur traitement chirurgical. Bull. Méd. **20**, 1015 (1922). — Azam: Élimination spontanée d'un adenome du sein. Gaz. Hôp. **40**, 302 (1867).

Bainbridge, W. S.: (a) Benign mammary tumors and intestinal toxemia. Amer. J. Obstetr. **1**, 465 (1921). (b) Nonmalignant breast conditions, diagnosis and treatment. Amer. J. Obstetr. **19**, 255 (1930). — Ballock: Adenoma of the Breast. Amer. J. Obstetr. (1898). — Beneke, R.: (a) Über die Adenofibrome der Mamma. Verh. dtsch. path. Ges. **4**, 205 (1901). (b) Zur Histologie der fetalen Mamma und der gutartigen Mamma-tumoren. Orths Festschrift 1903, S. 570. — Benjamin, L.: Beitrag zur genaueren Kenntnis des Zystosarkoms der weiblichen Brust. Virchows Arch. **9**, 299 (1856). — Berezenev, V.: Intrakanalikuläres Papillom (Hämangiom) als eine der Ursachen der blutenden Mamma. Med. Obozr. Nižn. Povolzja (russ.) **3**/**4**, 56 (1928). — Bergeret et Botelho: Epithélio-sarcome de la glande mammaire. Gynéc. et Obstétr. **1**, 139 (1920). — Berka, F.: Zur histo-logischen Charakteristik der fibroepithelialen Mammatumoren. Beitr. path. Anat. **53**, 284 (1912). — Bertels, A.: Über die Mastitis chronica (cystica) und ihren Übergang in Karzinom. Dtsch. Z. Chir. **124**, 9 (1913). — Bertolet, R. M.: Cystosarcoma proliferum of the mammary gland with metastasis in the liver and spleen. Trans. path. Soc Philad. **4**, 241 (1871). — Bethge, H.: Über die multiplen Fibroadenome der Mamma. Diss. Halle 1894. — Biebl, M : Das Mammasarkom und seine Beziehungen zur Fibrosis mammae wie zu den gutartigen Mammageschwülsten. Beitr. klin. Chir. **140**, 52 (1927). — Billroth, Th.: Untersuchungen über den feineren Bau und die Entwicklung der Brustdrüsengeschwülste. Virchows Arch. **18**, 51 (1860). — Binkert, M.: Fibrolipoadenoma intracaniculare sarcomatodes xanthomathodes mammae. Frankf. Z. Path. **30**, 498 (1924). — Birkett: Fibroadenoma of the Breast. Trans. path. Soc. Lond. (1858). — Blavet di Briga, Carlo: Adenoma tubulare con ghiandole apocrine della mammella maschile. Arch. Sci. med. **51**, 335 (1927). — Bloch, Judith: Über zystische Tumoren der Mamma. Diss. Freiburg 1910. — Bloodgood, J. C.: (a) Senile parenchymatous hypertrophy of female breast, its relation to cyst formation and carcinoma. Surg. etc. **3**, 721 (1906). (b) Benign and Malignant Cystic Tumors in the Female Breast. Hopkins Hosp. Bull. (1906/08). (c) Benign lesions of female breast for which operation is not indicated. J. amer. med. Assoc. **78**, 859 (1922); s. a. Arch. Surg. **1921** II. (d) Benign Tumors of the Breast Encapsulated Adenoma. A Brief Summary of their Clinical and Pathological Features. Ann. Surg. **79**, 172 (1924). (e) Shothy Breast. Ann. Surg. **90**, 886 (1929). — Bobbio: Malatia cistica della mammella e carcinoma mammae. Giorn. roy. Accad. Med. Torino **11** (1905). — Borst, M.: Die Lehre von den

Geschwülsten, Bd. 2. Wiesbaden 1902. — Bothe, E.: Simple Lactating Adenoma of the Breast. Amer. J. med. Sci. 170, 731 (1925). — Bott, O.: Über plötzliche Umwandlung von Geschwülsten der Brustdrüse. Diss. Würzburg 1922. — Botteselle, R.: Sulle correlaziom esistenti tra un caso di paragonglioma del didimo sinistro e un fibroadenoma della mammella con mastodinia omolaterale e ginecomastia bilaterale. Riv. Chir. 3, 142 (1924). — de Boucaud: Tumeur bénigne du sein. J. Méd. 40, 648 (1910). — Bouchut, L. et J. F. Martin: A propos d'un cas de tumeur complexe du sein. Lyon chir. 18, 425 (1921). — Bowlby: The Clinical Course and Structure of Duct Cancer or Villons Carcinoma of the Breast. St. Bath. Hosp. Rep. 5, 24 (1888). — Brandes, A.: Über einen Fall von papillärem Epitheliom der Ausführungsgänge der Mamma. Diss. Leipzig 1908. — Brezovnik, Vl.: Fibroadenom der Milchdrüse. Übergang in Karzinom (Tschechisch). Čas. lék. česk. 64, 490 (1925). Ref. Z. org. Chir. 31, 827 (1925). — Brites, G.: s. unter Sarkom. — Bruno: s. unter Fibrom. — Bubis, J. L. and A. Graham: Adenoma of the breast. J. amer. med. Assoc. 65, 1019 (1915). — Buday, K.: Proliferierendes Adenozystom der Mamma mit Flimmerzellen. Virchows Arch. 156, 395 (1899). — Bullock, F. D. and M. R. Curtis: Spontaneous Tumors of the Rat. J. Canc. Res. 14, 1 (1930). — Bulmann, M.: An unusual case of fibroadenoma of the breast. Med. J. a. Rec. 123, 498 (1926). — Bunts, F. E.: Cysts of the Breast: A statistical study. Ohio State med. J. 22, 209 (1926). Ref. Z. org. Chir. 36, 120 (1927). — Burkard, H.: Gleichzeitige und gleichartige Geschwulstbildung in der linken Brustdrüse bei Zwillingsschwestern. Dtsch. Z. Chir. 169, 166 (1922).

Chalatow, S. S.: Studien über adenomatöse Neubildungen der Brustdrüse. Beiträge zum vergleichenden Studium der Tumoren. Virchows Arch. 209, 22 (1912). — Chandessis, J.: Kystes du sein avec végétations d'aspect papillomateux à la face interne de la poche. Bull. Soc. Anat. Paris 83, 161 (1908). — Charteris: l. c. Karzinom. — Cheatle, Sir G. L.: (a) Benign and Malignant Changes in Duct Epithelium of the Breast. Brit. J. Surg. 8, 285 (1920/21). (b) A Further Contribution to the Study of Cysts and Papillomata of the Breast. Brit. J. Surg. 9, 235 (1921/22). (c) Hyperplasia of Epithelial and Connective Tissues in the Breast: Its Relation to Fibroadenoma and other Pathological Conditions. Brit. J. Surg. 10, 436 (1922/23). (d) Epithelial hyperplasia of the breast. Ann. Surg. 82, 673 (1925). (e) Desquamative and Dysgenetic Epithelial Hyperplasias in the Breast: Their Situation and Characteristics: Their Likeness to Lesions induced by Tar. Brit. J. Surg. 13, 509 (1926). (f) The Formation and Treatement of Fibroadenomas of the Breast. Arch. Surg. 13, 617 (1926). (g) „Chronic Mastitis", „Cystoadenoma" and Adenoma of the Breast. Arch. Surg. 17, 535 (1928). — Chelius, M. J.: Steatom der Brustdrüse. Heidelberg. klin. Ann. 4, 517 (1828). — Chevalier, G. et R. Brousse: Un cas d'adénofibrome du sein chez un homme de vingt et un ans. Bull. Soc. Chir. Paris 47, 819 (1921). — Chevassu, M.: Adénome pur du sein. Bull. Assoc. franç. Étude Canc. 8, 101 (1919). — Chléret, F.: Kyste bourgeonnant du sein chez un homme de 47 ans. Bull. Soc. Anat. Paris 81, 262 (1906). — de Cores, L. B.: Ungewöhnlicher Verlauf eines Mammaadenoms (spanisch). Bol. Inst. Clín. quir. Univ. Buenos Aires 7, 899 (1928). — Cornil, V. et E. Schwartz: Sur une tumeur du sein, encapsulée, á charactères cliniques bénins, chez une femme de 75 ans. Rev. de Chir. 20, 451 (1899). — Cornil et Champenon: l. c. Karzinom. — Coyne et Brandeis: Sur l'évolution épithéliomateuse cornée du fibrome lacunaire de la mamelle. C. r. Soc. Biol. Paris 59, 914 (1907). — Cruveilhier, J.: Traité d'anatomie pathologique générale. Tome 3, p. 61, 603, 710, 861. Paris 1849—1864. — Curtis, B. F. and F. C. Wood: Chronic mastitis and diffuse fibroadenoma of the breast. Med. News 85, 294 (1904). — Cusani, M.: Sui fibromi adenomi della mamella mashile. Morgagni 71, 2349 (1929).

David, V. C.: Papillary Cystadenoma of the Male Breast. Ann. Surg. 75, 652 (1922). — Delbet, P.:e Natur et pathologie des tumeurs benignes du sein. Gaz. Paris (1895). — Delbet, P. et A. Herrenschmidt: Epithelioma dendritique endocanaliculaire du sein. Bull. Assoc. franç. Étude Canc. 11, 80 (1922). — Delbet, P. et Pascano: Adénomes du sein et mammites chroniques. Bull. Assoc. franç. Étude Canc. 8, 11 (1919). — Delval: Bull. Soc. Anat. Paris 84, 427 (1909). — Denenholz, A.: Mammary Fibroadenoma. With. Report of a Case in Both Breasts of a young Male. N. Y. med. J. 90¹, 548 (1909). — Djedoff: Adenoma mammae beim Manne (russisch), angef. nach Zbl. Chir. 37, 393 (1910). — Dogliotti, A. Mario: Contributo alla conoscenza dei papillomi endocanalicolari della mammella femminile e maschile. Arch. ital. Chir. 14, 621 (1926). — Door, X.: Über das Kystosarkom der Mamma. Angeführt nach Deaver und MacFarland. — Doubrow, S.: Rapports entre les caractères des tumeurs mammaires et les phases sécrétoires de la glande normale. Bull. Histol. appl. 2, 51 (1925). — Dreyfuss, R.: Zur pathologischen Anatomie der Brustdrüse. Virchows Arch. 113, 535 (1888). — Duncker, F.: Papilloma of the male Nipple. Urologic Rev. 34, 378 (1930). — Durante, L.: Su di un tumore complesso della mammella (adeno-fibro-mixoma). Arch. ital. Chir. 9, 526 (1924). — Durante et Roulland: Adénofibrom du sein en évolution maligne. Adénome typique de la couche interna coexistant avec épithélioma atypique de la couche externe. Gynéc. et Obstétr. 20, 389 (1921). —

Duschl, L.: Über ein Fibroadenom der Rattendrüse nach Verimpfung eines übertragbaren Rattensarkoms. Z. Krebsforsch. **30**, 612 (1930).

Elsaesser, M.: Zwei Fälle von Fibrom der Mamma mit Übergang in Karzinom. Virchows Arch. **82**, 478 (1880). — Erichsen: Recurrence of a cystic sarcoma of the breast. Lancet **1858 I**, 120.

Fabian, E.: Die Bindegewebshyperplasie im Fibrom und Fibroadenom der Mamma. Arch. klin. Chir. **65**, 266 (1902); Diss. Rostock 1901. — McFarland, J.: Adenofibroma and fibroadenoma of the female breast. Surg. etc. **45**, 729 (1927). — Finsterer, J.: Über einen Fall eines ungewöhnlich großen Fibroadenoma mammae und über benigne Tumoren der weiblichen Brustdrüse. Dtsch. Z. Chir. **84**, 557 (1906). — Fischer, W.: Über die klinische und pathologisch-anatomische Beurteilung von Geschwülsten und zystischen Veränderungen der Brustdrüse. Dtsch. Z. klin. Chir. **192**, 1 (1925). — Fischl, F. X.: Über einen Fall von Adeno-Fibrom der weiblichen Brustdrüse. Diss. München 1882. — Fochier, A.: De l'adénome vrai du sein. Lyon méd. **14**, 142 (1873). — Forster, C. v.: Ein ungewöhnlich großer Tumor der Mamma. Diss. Erlangen 1891. — Frangenheim, P.: Die Chirurgie der Brustdrüsen. Handbuch der praktischen Chirurgie, Bd. 2/I, S. 689. 1930. — Frattin, G.: Beitrag zur Kenntnis der Schweißdrüsenadenome. Arch. klin. Chir. **106**, 522 (1915). — Frémicourt, G. A. F.: Étude sur les kystes végétants et l'épithéliome papillaire a cellules cylindriques de la mamelle. Thèse de Lille **1909**. — Friend, E.: Intracanalicular fibroma of the female breast undergoing sarcomatous change. J. amer. med. Assoc. **53**, 1485 (1909). — Fritsch, K.: Zur Operation gutartiger Mammatumoren. Fortschr. Ther. **1**, 214 (1925). — Fuchs, H.: Fibrocystadenoma lactans mammae. Dtsch. med. Wschr. **38**, 1353 (1912).

Gebele: Zur Statistik der Brustdrüsengeschwülste. Beitr. klin. Chir. **29**, 167 (1901). — Gibbon: Benign Tumors of the Breast. Atlantic med. J. **29**, 526 (1926). — Gibbon, J. H.: Papillary Cystadenoma of the Breast. Ann. Surg. **73**, 384 (1921). — Goldzieher, M. A. and J. Kaldor: Cystic Cirrhosis of the Breast. Arch. Surg. **20**, 473 (1930). — Goormaghtigh, M. et A. Amerlinck: Production de formations adénomateuses mammaires par des injections prolongées de folliculine. C. r. Soc. Biol. Paris **103**, 527 (1930). — Gorham, W.: Adenomyxofibroma papillare intracanaliculare mammae mit Sarkom und Epidermiszysten. Straßburg. med. Z. **8**, 121 (1911). — Goyrand: Angef. nach Labbé. Bull. gén. Thér. **53** (1857). — Graefe, E.: Heilung eines ungewöhnlich großen Zysto-Sarkoma der weiblichen Brust. J. Chir. u. Augenheilk. **27**, 576 (1838). — Greenough, R. B. and C. C. Simmons: (a) Papillary-cystadenomata of the Breast. Ann. Surg. **45**, 188 (1907). (b) Fibro-epithelial Tumors of the Mammary Gland. Ann. Surg. **54**, 517 (1911). — Grohé, B.: Über Zystofibrosarkome der Mamma mit epidermoidaler Metaplasie. Dtsch. Z. Chir. **55**, 67 (1900). — Gross, S. W.: A Contribution to the Study of True Adenoma of the Mamma. Amer. J. med. Sci. **78**, 459 (1879). — Grupen, J.: Beitrag zu den Geschwülsten der männlichen Brustdrüse (papillares Kystadenom. Z. Chir. **183**, 406 (1924). — Guinard: Dégénérescence maligne des adéno-fibromes du sein. Rev. de Chir. **41**, 657 (1910).

Haardt: Epidermoid der Mamma. Zbl. Chir. **50**, 225 (1923). — Hadda: Fibroadenoma mammae. Klin. Wschr. **1922**, 1626. — Haeckel, H.: Beiträge zur Kenntnis der Brustdrüsengeschwülste. Arch. klin. Chir. **47**, Festschrift für König, 1894. S. 274. — Handley, W. S.: Papilloma and its Menace. Lancet **218**, 1383 (1930). — Harpøth, H.: Et teilfaelde af papilloma intracanaliculare mammae. Ugeskr. Laeg. (dän.) **93**, 183 (1931). — Hart, D.: Intracystic papillomatous tumors of breast, benign and malignant; analysis of 124 cases. Arch. Surg. **14**, 793 (1927). — Hartmann: Fibro-adenome du sein. J. des Pract. **40**, 214 (1926). — Haynes, J.: Hypertrophy (Fibroadenoma) of the breast. Ann. Surg. **43**, 938 (1906). — Hendriock, A.: Die echte blutende Mamma. Chirurg **3**, 9 (1931). — Herrmann: Über einen Fall von Dermoidzyste in der Mamma einer 66jährigen Frau. Prag. med. Wschr. **1890**, 547. — Hilden, Wilhelmine: Über ein Fibroadenom der Mamma mit Milchsekretion. Diss. Bonn 1924. — Hill: Benign tumors of the breast. Amer. J. Surg. (1907). — Hill, R. C.: Papillary cystadenoma of the breast. New Orleans med. J. **81**, 208 (1928). — Holger, R.: Über Fibroadenom der Mamma bei Männern. Ref. Z.org. Chir. **19**, 275 (1923). — Horsley, J. S.: Benign tumors of the Breast. South. med. J. **13**, 356 (1920). — Hunter, J. B.: Lactating Adenoma of the Breast. Proc. roy. Soc. Med. **23**, 944 (1930), angef. nach Ref. Amer. J. Can. **15**, 424 (1931).

Ingraham, C. B.: A case of fibroadenoma of the breast. Amer. J. Obstetr. **15**, 521 (1928).

Jacob: Pathologische Anatomie und Histologie des Adenoms der Mamma. Inaug.-Diss. Würzburg 1897. — Jacoulet, F.: Les épithéliomas kystiques de la glande mammaire. Thèse de Paris **1911**. — Jahoda, E.: Ausstoßung eines Adenoma mammae durch Eiterung. Wien. med. Wschr. **1891**, 1969. — Jopson, J. H., J. Speese and C. Y. White: Tumors of the breast in childhood. Ann. Surg. **48**, 662 (1908). — Joseph, E.: Das Fibroadenoma mammae. Diss. Erlangen 1891. — Jüngst, C.: Ein intrakanalikuläres Myxom der Mamma mit hyaliner Degeneration. Virchows Arch. **95**, 195 (1884). — Junge, W.: Über die

Beziehungen zwischen der Fibrosis cystica, den gutartigen Tumoren und dem Karzinom der Brustdrüse. Beitr. path. Anat. 88, 595 (1932).
KAESELER, W.: Über das Cystosarcoma proliferum mammae. Diss. Greifswald 1914. — KAJI, K.: Ein Fall von diffuser, fibroadenomatöser Umwandlung der Mamma (Mammom). Diss. Würzburg 1909. — KEIBEL, E.: Zwei Fälle von Cystadenoma mammae. Berl. klin. Wschr. 1904, 808. — KILGORE, A. R.: Tumors and Tumor-like Lesions of the Breast in Association with Pregnancy and Lactation. Arch. Surg. 18, 2079 (1929). — KIRNDÖRFER: Zur Frage der inneren Sekretion der Mamma: Menorrhagien nach Exstirpation eines Adenoms der Mamma. Inaug.-Diss. München 1920. — KLEBS, E.: Die allgemeine Pathologie, Bd. 2, S. 753. Jena: Gustav Fischer 1889. — KLOSSNER, A. R.: Studien über Zellstrukturen in den epithelialen Mammatumoren und in den Epithelien der Fibrosis diffusa mammae (DIETRICH). Arb. path. Inst. Helsingfors (Jena) 6, 81 (1930). — KNAPP, TH.: Untersuchungen zur Frage der krebsigen Entartung adenomatöser Geschwülste der Brustdrüse. Arb. Path. Inst. Tübingen 8, 272 (1914). — KÖNIG: Mastitis chronica cystica. Zbl. Chir. 20, 49 (1893). — KONJETZNY, G. E.: Über ein primäres cholesteatomhaltiges Plattenepitheliom der Brustdrüse von eigenartigem Bau. Beitr. klin. Chir. 78, 504 (1912). — KREIBIG, W.: (a) Über das Schwangerschaftsadenom der weiblichen Brustdrüse. Wien. klin. Wschr. 1930, 972. (b) Zur Kenntnis seltener Geschwulstformen der weiblichen Brustdrüse. Virchows Arch. 256, 649 (1925). — KUDJI, N.: Zur Pathologie der menschlichen Brustdrüse, mit besonderer Berücksichtigung des Stromas. Stuttgart: Kernen 1921. — KÜCKENS, H.: Über die Fibrosis mammae und die mit ihr zusammenhängenden Geschwulstbildungen. Beitr. path. Anat. 80, 40 (1928). — KÜRSTEINER, W.: Adenom der Milchdrüse mit zylindrischem und geschichtetem, zum Teil verhorntem Epithel. Virchows Arch. 136, 302 (1894). — KURU, H.: Beiträge zur Geschwulstlehre IV. Beiträge zur Pathologie der Mammageschwülste, mit besonderer Berücksichtigung der karzinomatösen Umwandlung des Fibroadenoms. Dtsch. Z. Chir. 98, 415 (1909).

LABBÉ, L. et P. COYNE: Traité des tumeurs bénignes du sein. Paris: Masson & Cie. 1876. — LAHM, W.: (a) Fibroadenom mit Epithelperlen. Mschr. Geburtsh. 34, 496 (1914). (b) Siehe unter Karzinom. — LANGHANS, TH.: Zur pathologischen Histologie der weiblichen Brustdrüse. Virchows Arch. 58, 132 (1873). — DE LARABRIE: Sur un cas de fibrome circonscrit de la mamelle en voi de lactation. Arch. gén. Méd. 162, 211 (1888). — LECÈNE, F.: Les tumeurs mixtes du sein. Rev. de Chir. 33, 434 (1906). — LECÈNE, P. et M. GALTIER: Remarque sur les traetement chirurgical des tumeurs végétantes intracanaliculaires du sein. J. de Chir. 31, 481 (1928). — LEE, B. J. and G. T. PACK: (a) Giant Intracanalicular Fibro-Adenomyxoma of the Breast. The so-called Cysto-Sarcoma Phyllodes Mammae of JOHANNES MÜLLER. Amer. J. Canc. 15, 2582 (1931). (b) Giant Intracanalicular Myxoma of the Breast. Ann. Surg. 93, 250 (1931). — LEHRNBECKER, P.: Beitrag zur Kasuistik der Bindesubstanz-Drüsen-Mischgeschwülste. Diss. Würzburg 1902. — LEO: Sull'epithelioma intracanaliculare della mammella. Arch. ital. Chir. 3, 111 (1924). — LESER, E.: Beiträge zur pathologischen Anatomie der Geschwülste der Brustdrüse. Beitr. path. Anat. 2, 379 (1888). — LETULLE, M.: Les tumeurs bénignes de la mamelle. Rev. Gynéc. et Chir. abdom. 19, 401 (1912); 21, 449 (1913). — LINHARDT, STUART RITTER v.: Ein Fall von sog. totaler Fibroadenomatose der Mamma. Frankf. Z. Path. 30, 304 (1924). — LOEB, L.: The cytologie of the mammary gland in special Cytologie, Vol. 2, p. 1175. New York: Cowdry-Hoeber 1928. — LÖHE, F.: Über den Bau des Mammaadenoms. Diss. Bonn 1913. — LOESCHCKE: Untersuchungen über die Zystenmamma. Verh. dtsch. path. Ges. 25, 309 (1930). — LÖRINCZ, F.: l. c. S. 364. — LORY, G.: Tumeur bénigne, végétante, intrakystique du sein. Bull. Soc. Anat. Paris 90, 326 (1920). — LUBARSCH, O.: Hyperplasie und Geschwülste. Erg. Path. 1², 289, 413 (1895).

MACHADE, L.: Über die blutende Brust. Rev. Gynéc. 23, 70 (1929). — MANNELLI, M.: L'ipergenesi connettivale nel fibro-adenoma della mammella. Gazz. internaz. med.-chir. 27, 217 (1922). — MARCE: Bull. Soc. Anat. Paris 1854. — MÉNÉGAUX, G.: Tumeurs végétantes intra-canaliculaires du sein. Progrès méd. 1929, 461. — MEYER, H.: Beiträge zur Histologie der schleimbildenden Adenome und Karzinome der Brustdrüse. Diss. Rostock 1880. — MOIROUD, P.: Association d'une tumeur adéno-conjonctive du sein et de ganglions tuberculeux de l'aiselle. Bull. Soc. Anat. Paris 94, 439 (1924). — MONSKI, H.: Untersuchungen über nichtkarzinomatöse Geschwülste der weiblichen Brustdrüse. Diss. Freiburg 1894. — MOREAU, N. J. B.: Contribution à l'étude des tumeurs bénignes des glandes mammaires. Thèse de Bordeaux 38 (1922). — MORNARD et MASSON: Rev. Gynéc. 13, 297 (1909). — MORPURGO, B.: Beziehungen der Fibrosis cystica zu anderen Krankheiten der Brustdrüse. Verh. dtsch. path. Ges. 25, 306 (1930). — MORTON, Ch. G.: Differential Diagnosis of Sevellings of the Breast. Bristol med. chir. J. 30, 121 (1912). — MOSZKOWICZ, L.: Sexualzyklus, Mastopathie und Geschwulstwachstum der Mamma. Arch. klin. Chir. 144, 138 (1927). — MOULONGUET, P.: l. c. S. 359. — MÜLLER, JOH.: (a) Über die krebshaften Geschwülste. Arch. Anat., Physiol. u. wiss. Med. 3, CCXXI (1836). (b) Über den feineren Bau und die Formen der krankhaften Geschwülste. Berlin: G. Reimer 1838. — MÜLLER, R.:

Über einen Fall von atypischen Epithelwucherungen in einem Fibroadenom der Mamma mit beginnendem multizentrischem Karzinom. Diss. Zürich 1907.

Neumann, E.: (a) Beitrag zur Kasuistik der Brustdrüsengeschwülste. Virchows Arch. **24**, 316 (1862). (b) Das Zystosarkom der Brustdrüse. Arch. Heilk. **9**, 480 (1868). — Neumann, H. O.: Ein reines Adenom der Mamma. Virchows Arch. **264**, 143 (1927). — Niemeyer, O.: Die gutartigen Geschwülste der Brustdrüse. Diss. Berlin 1920. — Noetzel, W.: Ein Beitrag zur Kenntnis der Fibroadenome der weiblichen Brustdrüse. Diss. Berlin 1892. — Nordmann, A.: (a) Über das plexiforme Fibroma der Mamma. Virchows Arch. **127**, 338 (1892). (b) Über die Galaktocele. Virchows Arch. **147**, 475 (1897).

Glasgow Patteson: A Note on Fibroadenoma of the Male Breast. Brit. med. J. **1899 I**, 725. — Pavie, P.: Adénomes purs de la glande mammaire. Ann. d'Anat. path. **7**, 449 (1930). — Pavie, P. et J. Potier: Adénolipomes du prolongement axillaire de la glande mammaire. Ann. d'Anat. path. **6**, 533 (1929). — Peck und Withe: s. unter Karzinome. — Pérez u. Jacob: Zystisches Riesenepitheliom der Mamma mit subakuter Entwicklung. Semana méd. **32**, 1398 (1925). — Petges et Bonnin: Fibro-adénome mammaire aberrant sous-cutané. J. Méd. Bordeaux **41**, 710 (1911). — Plaut, Rahel: Über das spaltzystenbildende Adenom der Brustdrüse. Diss. Bonn 1918. — Pollard: Trans. path. Soc. Lond. **37**, 483 (1886). — Poulsen, K.: Die Geschwülste der Mamma. Arch. klin. Chir. **42**, 593 (1891). — Power, d'Arsy: True Adenoma of Breast. Trans. path. Soc. Lond. **36**, 411 (1885). — Prym, P.: (a) Fibrocystadenoma sarcomatosum der Mamma mit Metastasen. Frankf. Z. Path. **10**, 60 (1912). (b) Pseudoadenome, Adenome und Mastone der weiblichen Brustdrüse. (Studien über die Entstehung umschriebener adenomähnlicher Herde in der Mamma und über die Nachahmung des Brustdrüsengewebes der echten Adenome und Fibroadenome.) Beitr. path. Anat. **81**, 1, 221 (1928). — Puls, A.: Eine Beobachtung von Zystofibrom der Mamma bei Mutter und Tochter. Virchows Arch. **94**, 455 (1883).

Quénu: Aussprachebemerkung zu Anger. — Quervain, F. de: (a) Fibroepitheliale Neubildungen der Mamma und ihre maligne Entartung. Verh. dtsch. Ges. Chir. **37**, 135 (1909). (b) Fibroadenom und Krebs der Brustdrüse. Korresp.bl. Schweiz. Ärzte **40**, 785 (1910).

Reverdin, J.: Tumeur volumineuse du sein gauche. Korresp.bl. Schweiz. Ärzte **46**, 1499 (1916). — Ribbert, H.: Geschwulstlehre, s. l. c. S. 359. — Risak, E.: Über das Vorkommen von Schweißdrüsengeschwülsten im Bereich der Milchleiste. Wien. med. Wschr. **1929**, 458. — Robinson: On certain diseases of the breast. Lancet **70**, 1350 u. 1407 (1892). — Rogowitsch, N.: Zur Frage über die Käse- und Butterzysten der Brustdrüse. Beitr. path. Anat. **18**, 487 (1895). — Roloff: Über chronische Mastitis und das sog. Zystadenom. Dtsch. Z. Chir. **54**, 106 (1900). — Rosenberg, E.: Über Mischgeschwulste der Brustdrüse. Diss. Würzburg 1903. — Rosenstirn, J.: Ein Beitrag zur Histologie und Entwicklung des Fibroms der Mamma. Virchows Arch. **57**, 163 (1873). — Rossi: Contributo alle conoscenza del cisto-adenoma papillifere della mammella. Rass. Ostetr. **38**, 346 (1929). — Rosso: Un cas d'adénofibrome volumineux du sein chez une jeune fille de treize ans. Bull. Soc. Méd. et Climat. de Nice **1920**, angef. nach Ref. Gynéc. et Obstetr. **1**, 484 (1920). — Rouhier, G.: Adénome diffus monstrueux unilatéral du sein droit. Bull. Soc. nat. Chir. Paris **55**, 1076 (1929). — Rupprecht: Über rasch wachsende Adenofibrome der weiblichen Brust. Zbl. Gynäk. **24**, 707 (1900). — Russel: Papillary cystadenoma of the male Mammary gland. Ann. Surg. **57**, 759 (1913).

Saar, G. v.: (a) Über Cystadenoma mammae und Mastitis chronica cystica. Arch. klin. Chir. **84**, 223 (1907). (b) Ein sehr junger maligner Mammatumor. Bruns' Beitr. **57**, 231 (1908). (c) Die gutartigen Geschwülste der Brustdrüse im Lichte neuerer Forschungen. Erg. Chir. **1**, 413 (1910). — Sasse, F.: Über Zysten und zystische Tumoren der Mamma. Arch. klin. Chir. **54**, 1 (1897). — Schimmelbusch, C.: (a) Das Fibroadenom der Mamma. Arch. klin. Chir. **44**, 102 (1892). (b) Das Zystadenom der Mamma. Arch. klin. Chir. **44**, 117 (1892). — Schmidt, G. B.: (a) Ein Fall von Zystosarkom mit Epithelperlenbildung in der Mamma. Arch. Gynäk. **23**, 93 (1884). (b) Die Geschwülste der Brustdrüse. Beitr. klin. Chir. **4**, 79 (1889). — Schmincke: Mammom. Mschr. Geburtsh. **39**, 841 (1914). — Schmuckert, K.: Adeno-Fibrom der Mamma, übergehend in Adeno-Sarkom. Diss. München 1904. — Scudder: Geschwülste der Brust; angef. nach Zbl. Gynäk. **25**, 287 (1901). — Sebening: Polypöse Geschwülste der Brustdrüse. Zbl. Chir. **54**, 2084 (1927). — Secousse: Sur un cas de fibro-sarcome kystique de la mammelle s'accompagnant de points carcinomateux et a contenu gelatineux. J. Méd. Bordeaux **42**, 791 (1912). — Sellers, Thos. B.: Unusually large fibro-adenoma of breast in twelve-year old girl. New Orleans med. J. **80**, 389 (1927); angef. nach Z.org. Chir. **41**, 789 (1928). — Sistrunk, W. E.: The surgical aspects of benign lesions of the breast. New Orleans med. J. **75**, 47 (1922); angef. nach Z.org. Chir. **19**, 372 (1923). — Smith, G. van and G. A. Macks: Benign tumors of the female breast. Surg. etc. **49**, 316 (1929). — Snow: Large intracystic mammary sarcoma. Brit. Gynec. J. **15**, 157 (1899). — Sokolov, M.: Ein Fall von Riesentumor der Brustdrüse (russ.). Moskov. med. Ž. **22**, 8 (1926); angef. nach Z.org. Chir. **38**, 111 (1927). — Soloweitschick: Über die malignen und benignen Rezidive der fibroepithelialen Geschwülste der weiblichen

Brustdrüse. Inaug.-Diss. Basel 1912. — SOPHIAN, L. H.: Adenofibrosarcoma of the breast. Arch. of Path. **9**, 1007 (1930). — STEUDENER, F.: Beiträge zur Onkologie. Virchows Arch. **42**, 39 (1868). — STERNBERG, C.: (a) Fibrocystadenoma mammae und sarkomatöse Entartung. Wien. klin. Wschr. **1928**, 1418. (b) Aussprachebemerkung zum Vortrag MORPURGOS und zur Aussprache DIETRICHS. Verh. dtsch. path. Ges. **25**, 315 (1930). — STOERK, O. u. J. ERDHEIM: Über cholesteatomhältige Mammaadenome. Wien. klin. Wschr. **1904**, 358. — STUMPF, F. P. F.: Über eine Mischgeschwulst der Mamma, ein Zystosarkom mit Plattenepitheleinsprengungen. Inaug.-Diss. Leipzig 1904. — SUDLER, M. T.: Lactating Intracanalicular Lipomyxofibroadenoma of the Breast. Surg. Clin. N. Amer. **3**, 1599 (1923). — SUZUKI, H.: Über die sarkomatöse Entartung der gutartigen Milchdrüsengeschwülste. Iji-shimbun **1921**, 1071.

TAKAHATA, M.: Zur Kenntnis der sog. Fibroadenome der männlichen Brustdrüse. Mitt. Path. (Sendai) **4**, 169 (1928). — TANNER, W. E.: An unusually large tumour of the right breast. Brit. J. Surg. **13**, 393 (1926). — THEILE, P.: Zur Kenntnis der fibroepithelialen Veränderungen der Brustdrüse. Arch. klin. Chir. **88**, 261 (1909). — TIETZE: Über das Cystoadenom mammae (SCHIMMELBUSCH) und seine Beziehungen zum Karzinom der Brustdrüse. Dtsch. Z. Chir. **56**, 512 (1900). — TIFFANY: Cystic fibroadenoma of the breast. Med. Rev. Richmond, 1897. — TOURNEUX, J. P.: Deux cas d'épithéliomas intra-canaliculaires du sein. Bull. Soc. Anat. Paris **92**, 129 (1922). — TREVES, N.: A case of intracanalicular fibroadenoma of the breast with associated tuberculous lymphadenitis mistaken for carcinoma. Amer. J. Surg., N. s. **6**, 781 (1929). — TROTTER, A. M.: Intracanalicular Papilliferons Fibroma of Mamma of a Cow. J. comp. Path. a. Ther. **22**, 251 (1909). — TURCO, ADALGISO: Contributo allo studio del colesteatoma della mammella. Ann. ital. Chir. **5**, 195 (1926). — TURNER, PHILIP: Two cases of multiple rapidly-growing soft fibro-adenomata of the breast. Guy's Hosp. Rep. **79**, 241 (1929); angef. nach Z.org. Chir. **46**, 770 (1929).

UNGER: Ein Fall von Zystadenom der Mamma beim Manne. Virchows Arch. **165**, 550 (1901).

VALLINO, MARÍA TERESE u. J. M. MACERA: Ein Fall von multipler Wachstumsexostose und Fibroadenom der Mamma. Semana méd. **32**, 489 (1925); angef. nach Z.org. Chir. **34**, 283 (1926). — VIRCHOW, R.: (a) Perlgeschwülste. Virchows Arch. **8**, 371 (1855). (b) Die krankhaften Geschwülste, Bd. 1, S. 426 f. u. Bd. 2, S. 177f. Berlin: August Hirschwald 1863.

WALTHER: Soc. chir. 1910. — WARREN, J. C.: The Surgeon and the Pathologist. J. amer. Med. Assoc. **45**, 149 (1905). — WATSON, A.: Über das Fibroadenom der Mamma. Inaug.-Diss. Göttingen 1878. — WESTERMARK, H.: Ein Fall von Cystosarcoma mammae mit wirklichem Sarkomcharakter. Hygiea (Stockh.) **80** (1918); Zbl. Path. **30**, 157 (1919/20). WILMS, M.: Die Mischgeschwülste, S. 169f. Leipzig: A. Georgie 1899/1902. — WOHLSECKER, F.: Über einen Fall von Adenofibroma peri- et intracanaliculare obliterans mammae. Diss. Würzburg 1900. — WOLF, M.: Beiträge zur Kenntnis der Tumoren der Mamma, insbesondere des Zystadenoms und der mehrfachen Geschwülste in einer Brustdrüse. Diss. Rostock 1899. — WORBS, B.: Ein Fall von Cystadenoma papilliferum der männlichen Brustdrüse. Diss. Bonn 1902. — WÜLFING, M.: Das Cystosarcoma phylloides der Mamma. Virchows Arch. **247**, 613 (1924).

ZILLESSEN, O.: Über das Fibrosarcoma mammae phyllodes. Diss. Greifswald 1927. — ZIMMERMANN, H.: Über seltenere Formen der Brustdrüsengeschwülste. Diss. Straßburg 1902.

Karzinome.

ACHTERMANN, WILHELM: Beiträge zur Klinik des Brustdrüsenkrebses beim Manne an der Hand von Beobachtungen der Chirurgischen Klinik München. Diss. München 1926. — ACKERMANN: Geschrumpfter Brustdrüsenkrebs mit Sandkörpern. Virchows Arch. **45**, 60 (1869). — ADAIR, F. E. and H. J. BAGG: Breast stasis as the cause of mammary cancer. Internat. clin. **4**, 19 (1925). — ADAMKIEWICZ: La transformation du cancer en tissu conjonctif, sous l'influence de la cancroine. Rev. de Chir. **34**, 935 (1906). — ADAMS, L. J.: Carcinoma in a blue domed cyst of the Breast. Canad. med. Assoc. J. **19**, 190 (1928); angef. nach Z.org. Chir. **44**, 74 (1929). — AEBLY, J.: Mittlere Lebensdauer der in der Schweiz von 1911—1915 an Carcinoma mammae Verstorbenen. Bemerkungen zu der gleichnamigen Broschüre von Dr. FEODOR LUKAC. Schweiz. med. Wschr. **1920**, 1178. — AHTING, E.: Über Gallertkrebs der Brustdrüse. Jb. Hamb. Staatskrk.anst. **8**, 201 (1901/02). — AHUMADA: Mammakarzinom und Schwangerschaft. Semana méd. **33**, 567 (1926). — AITKEN: Angef. nach R. WILLIAMS. — ALGLAVE, P.: Cancer pustuleux du sein chez un homme avec lésion eczémateuse secondaire du mamelon. Bull. Soc. Anat. Paris **83**, 121 (1908). — D'ALLAINES, D., FUNCK-BRENTANO, P. et PAVIE: Epithélioma colloide du sein survenu dix-huit mois après l'ablation d'un adénome à stroma mucicarminophile. Ann. d'Anat. path. **7**, 357 (1930). — ALLER: Cystic degeneration of the mamma showing transformation into scirrhous carcinoma. Ann. Surg. **37** (1903). — AMBROSOLI, C.: Di una malattia della glandula mammaria. Gazz. med. ital. lombarda **3**, 312 (1864). — ANTOINE, T. u. B. PFAB: Einiges über das Mammakarzinom. Dtsch. Z. Chir. **201**, 99 (1927). — AOYAMA:

Vorkommen von den Corpora amylacea ähnlichen Substanzen in einem Brustkrebs. Virchows Arch. **106**, 575 (1886). — Archibald, R. G.: A case of Paget's disease associated with carcinomatous infiltration of the breast of a male native of the Sudan. Amer. J. trop. Med. **2**, 133 (1922). — Arnd, W.: Über die Pagetsche Erkrankung der Brustwarze. Virchows Arch. **261**, 700 (1926). — Arndt: Metastatisches Karzinom der Kopfhaut. Zbl. Hautkrkh. **10**, 10 (1924). — Arnsperger, L.: Über Spätrezidive maligner Tumoren, zugleich ein Beitrag zur Frage der Impfmetastasen. Beitr. path. Anat., Suppl. **7**, 283 (1905). — Arnstein, A.: Hypophysäre Polydipsie und Polyurie nach Carcinoma mammae. Wien. med. Wschr. **1919**, 1625. — Arzt: (a) Morbus Paget. Wien. dermat. Ges., Sitzg 28. April 1927. (b) Paget disease. Wien. dermat. Ges., Sitzg 3. Mai 1928. — Arzt, L. u. O. Kren: Die Paget disease mit besonderer Berücksichtigung ihrer Pathogenese. Arch. f. Dermat. **148**, 284 (1925). — Askanazy, M.: (a) Zur Klinik und Pathologie des metastatischen Krebses der Haut, im besonderen des Hautnervenapparates. Berl. klin. Wschr. **1912**, 2161. (b) Die Zystenmamma (Morbus Reclus) und ihr latenter Zustand. Schweiz. med. Wschr. **1925**, 1017. (c) Die gutartigen Erkrankungen der Brustdrüse in ihren Beziehungen zum Mammakarzinom. Zbl. Chir. **57**, 3050 (1930). (d) Schweiz. med. Wschr. **1931**, 360. (e) Die Beziehungen der gutartigen Erkrankungen der Brustdrüse zum Mammakarzinom. Beitr. path. Anat. **87**, 396 (1931). — Asselsbergs: Deux cas de Maladie de Paget. Presse méd. belge **53**, 17 (1901). — Atlee, W. F.: The Present State of our Knowledge Respecting the Connection between Eczema and an Affection Resembling Eczema of the Nipple, and a Malignant Disease of the Breast. Amer. J. med. Sci. **87**, 469 (1884).

Bagg, H.: Experimental Studies Concerning the Functional Activity of the Breast in Relation to Mammary Carcinoma in Mice. Proc. amer. Assoc. Canc. Res., 4. Mai **1925**, angef. nach Ref. J. Canc. Res. **9**, 498 (1925). — Bagg, H. J.: Further Studies Concerning the Relation of Stasis to Mammary Cancer in Animals. J. Canc. Res. **11**, 206 (1927); s. auch **9**, 498 (1925). — Balban: Morbus Paget. Wien. dermat. Ges., Sitzg 23. Jan. 1931. — Ballin, M. and R. C. Moehlig: The Simultaneous Occurrence of Tumors in the Thyroid, Uterus and Breast. J. amer. med. Assoc. **79**, 1243 (1922). — Barbier, G.: (a) Maladie de Paget à son début. Epithélioma canaliculaire sousjacent. Bull. Soc. franç. Dermat. **34**, 150 (1927). (b) Maladie de Paget du mamelon à son début avec participation des canaux galactophores sousjacents. Coexistence d'un cancer mammaire profond. Bull. Soc. franç. Dermat. **36**, 649 (1929). — Bartlett, E. J.: A case of clinically doubtful breast tumors. Their diagnosis and treatment. Surg. Clin. N. Amer. **2**, 453 (1922). — Bashford, E. F. and J. A. Murray: Carcinoma Mammae in the Mouse. Lancet **1907 I**, 798. — Bass, H. H.: Carcinoma of the breast and its treatment by combined methode. Internat. J. of Med. **40**, 149 (1927). — Battle, W.: The clinical diagnosis of carcinoma of the breast. Lancet **206**, 1 (1924). — Battle and Maybury: Primary epithelioma of the nipple in a girl aged eleven. Lancet **1913 I**, 1521. — Batzaroff: Über die malignen Tumoren des Gesichts. Diss. Zürich 1892. — Batzdorff: Zwei Fälle solitärer Krebszysten der Mamma. Zbl. Chir. **47**, 955 (1920); Berl. klin. Wschr. **57**, 1127 (1920). — Bauer, E.: Theoretische und experimentelle Untersuchungen über die Entstehungsbedingungen des Karzinoms. Zugleich ein Beitrag zur Frage des konstitutionellen Momentes. Z. Krebsforsch. **20**, 358 (1923). — Bauer, E. u. W. Nyiri: Untersuchungen zu den neuesten Fragen der Krebsforschung. Wien. klin. Wschr. **1925**, 853. — Baumecker, H.: Karzinom und Lymphknotenmetastasen. Dtsch. Z. Chir. **221**, 12 (1929). — Beadles, C. F.: On some histological changes in the breast found in association with glandular carcinoma. Trans. path. Soc. Lond. **43**, 175 (1892). — Beatson, G. T.: (a) Diffused cancer of female mammary. Lancet **1911 II**, 356. (b) Osphorectomy in mammary cancer. Brit. med. Assoc. **1912**. (c) Case of Osseous Metastasis from Primary Carcinoma of the Right Mamma. Brit. J. Surg. **12**, 473 (1924/25). (d) Carcinoma of the male mammary gland. Glasgow med. J. **76**, 161 (1911). — Beaussenat, M. et X. Bender: Un cas de maladie de Paget du mamelon. Bull. Soc. Anat. Paris **77**, 419 (1902). — Beck, A.: Über das doppelseitige Carcinom der Mamma. Diss. München 1904. — Becker, G.: Über Knochenkarzinose im Röntgenbild. Fortschr. Röntgenstr. **15**, 185 (1910). — Behr: Über das Vorkommen von Glykogen in Geschwülsten. Diss. Göttingen 1897. — Beitz: Über zwei Fälle von Mammakarzinom mit Hautveränderungen nach Art der Paget disease. Zbl. Chir. **54**, 472 (1927). — Bejach, H. E.: Beiträge zur Statistik des Karzinoms. Z. Krebsforsch. **16**, 159 (1919). — de Bella: Sul morbo di Reclus. Contributo chlinico anatomo-patologico e patogenetico. Riv. ital. Ginec. **4**, 289 (1926). — Benda: Aussprachebemerkung zum Vortrag Morpurgo. Verh. dtsch. path. Ges. **25**, 316 (1930). — Bender, X. et G. Lardennois: Cancer du sein récidivé avec généralisation. — Envahissement secondaire d'un corps fibreux de l'uterus. Bull. Soc. Anat. Paris **79**, 671 (1904). — Bendick, A. J. and A. W. Jacobs: Report of a case of extensive generalized skeletal metastases following primary carcinoma of the breast. Amer. J. Roentgenol. **14**, 35 (1925). — Bendler, C. F.: On some histological changes in the breast found in association with glandular carcinoma. Trans. path. Soc. Lond. **43**, 175 (1892). — Beneke, R.: Aussprache zum Vortrag Loeschcke. Verh. dtsch. path. Ges. **25**, 315 (1930). —

BENET, G.: Malignand Tumors of Male Breast. J. S. Carol. med. Assoc. **16**, 245 (1920). — BENJAMINS, C. E.: Een geval van „Pagets disease of the nipple". Nederl. Tijdschr. Geneesk. **34**, 914 (1898). — BÉRARD, L. et L. CREYSSEL: Deux types rares de tumeurs du sein. Bull. Assoc. franç. Étude Canc. **17**, 377 (1928). — BÉRARD, L. et CH. DUNET: (a) Dégénérescence néoplasique aigue et totale du foie apres l'ablation d'un épithélioma du sein, à forme ganglionnaire. Bull. Assoc. franç. Étude Canc. **8**, 133 (1920). (b) Note à propos d'un épithélioma du sein, unilateral, apparu au cours de la lactation, auniveau d'une glande mammaire siège d'une tumeur bénigne depuis dix-huit ans. Bull. Assoc. franç. Étude Canc. **10**, 223 (1921). — BERBLINGER, W.: Die Glandula pinealis (Corpus pineale). HENKE-LUBARSCH, Bd. 8, S. 681. 1926. — BERENCSY, G. v. u. K. v. WOLFF: Über die Verbreitung des Karzinoms „auf Grund von 19 908 Sektionen" des St. Stephansspitals in Budapest. Z. Krebsforsch. **21**, 109 (1924). — BERGERET, A.: Consolidation d'une fracture spontané du fémur au inveau d'un noyan cancéreux secondaire à un épithélioma du sein. Soc. Anat. Paris, 21. Juni 1919. — BERGMANN, v.: Ungewöhnliche Formen von Mammakarzinom. Berl. med. Ges., 14. Dez. 1904; angef. nach Berl. klin. Wschr. **1904**, 1364. — BERNSTEIN, F.: Über die Erblichkeit und Natur des Krebses. Med. Klin. **26**, 1583, 1621 (1930). — BERRI, A.: Sperimentale 1887. — BERTELS, A.: Über die Mastitis chronica (cystica) und ihren Übergang in Karzinom. Dtsch. Z. Chir. **124**, 9 (1913). — BESECNY, R.: (a) Schleimkrebs der Mamma mit Hautmetastasen. Klin. Wschr. **1931**, 1838. (b) Über Melanoblasten in Hautmetastasen des Brustkrebses. Arch. f. Dermat. **164**, 310 (1931). — BEST, W. H.: Paget's Disease of the Nipple. Arch. of Dermat. **22**, 576 (1930). — BEVAU, A. D.: Carcinoma of the Breast. Surg. Clin. N. Amer. **10**, 203 (1930). — BIANCHI, L.: Sopra un caso non comune di tumore mammario. Boll. Soc. med.-chir. Pavia 1929; angef. nach Ref. Z.org. Chir. **46**, 624 (1930). — BIENERT, H.: Über Rückbildungsvorgänge im Thymus, mit besonderer Berücksichtigung epithelialer Randsäume und Inseln und über seltene andere Befunde. Beitr. path. Anat. **71**, 338, 357 (1923). — BIERICH, R.: Untersuchungen über das elastische Gewebe der Brustdrüse im normalen Zustande und bei Geschwülsten. Diss. Königsberg 1900. — BIERICH, R., A. DETZEL u. A. LANG: Über den Lipoidgehalt bösartiger Geschwülste. Hoppe-Seylers Z. **201**, 157 (1931). — BILLROTH, TH.: Die Krankheiten der Brustdrüsen. Dtsch. Chir. **41** (1880). — BILZ, G.: Über die Häufigkeit der bösartigen Geschwülste im Jenaer Sektionsmaterial in den Jahren 1910 bis 1919. Z. Krebsforsch. **19**, 325 (1923). — BINDI, F.: Sulla cosidetta „malattia di Paget". Osservazioni di clinica e di istologia. Gazz. Osp. **47**, 867 (1926). — BLAIR BELL, W.: Szirrhus der Brust bei einem Mann. Brit. med. J. **1903** I, 363. — BLANCHARD: Atrophierender Szirrhus beider Brüste; krebsige Infiltration der Wirbelsäule. Progrès méd. **1884**. — BLAVET DI BRIGA, C.: Adenocarcinoma papillifero a tipo apocrino della mammella. Arch. Sci. med. **49**, 385 (1927). — BLOCH u. DREIFUSS: Über die Erzeugung von Karzinomen. Schweiz. med. Wschr. **1921**, 570. — BLODGETT, A. N.: Cancer of Breast in a Child. Boston. med. J. **136**, 611 (1897). — BLOODGOOD, J. A.: (a) Cancer Cysts of the Breast and their Relation to non malignant Cysts. J. amer. med. Assoc. **53**, 1475 (1909). (b) Progress. Medicine 1916. (c) Bone Tumors. Amer. J. Surg. **34**, 229 (1920). — (d) The Pathology of chronic cystic mastitis of the female breast. Arch. Surg. **3**, 445 (1921). (e) The diagnosis of early breast tumors. Based on the clinical history and pathology at the exploratory incision. J. amer. med. Assoc. **81**, 875 (1923). — (f) Pagets disease of the female nipple. A preventable disease, curable in its early stages: a study of thirty cases. Arch. Surg. **8**, 461 (1924). (g) The blue-domed cyst in chronic cystic mastitis, its relation to the cure of cancer, to benign lesions of the breast and to the educatinonal program. J. amer. med. Assoc. **93**, 1056 (1929). (h) Border-line Breast Tumors. Ann. Surg. **93**, 235 (1931). (i) Borderline Breast Tumors. Encapsulated and Non-encapsulated Cystic Adenomata Observed from 1890 to 1931. Amer. J. Canc. **16**, 103 (1932). — BLUMENSAAT, C. et CH. CHAMPY: Un cas de tumeur mammaire chez le cobaye, coicïdant avec la présence de nématodes. Bull. Assoc. franç. Étude. Canc. **17**, 716 (1928). — BLUMENSOHN, B.: Metastatische maligne Geschwülste im Herzen. Diss. Basel 1907. — BONNE, C.: De herkenming van het beginnende mammacarcinom. Geneesk. Tijdschr. Nederl.-Indië **70**, 491 (1930). — BONNEAU, R.: Ganglions de l'aiselle uniquement inflammatoires dans la cancer, du sein non ulcéré. Presse méd. **28**, 547 (1920). — BORMANN, F. O. K.: Ein Beitrag zur PAGETschen Krankheit der Brustdrüse. Diss. Berlin 1917. — BORREL, A., GASTINEL et C. GORESCU: Acariens et cancer. Ann. Inst. Pasteur **23**, 97 (1909). — BORRMANN, R.: Geschwülste des Magens und Duodenums. HENKE-LUBARSCH, Bd. 4/1, S. 812. 1926. — BORST: Die Geschwülste. Wiesbaden 1902. — BORST, M.: Über atypische Epithelwucherungen und Krebs. Verh. dtsch. path. Ges. **7**, 110 (1904). — BORTIN, A. and L. J. BOLTON: Carcinoma of the breast in the male, with metastases to the internal organs, skeletal system and the skin. Med. J. a. Rec. **133**, 230 (1931). — BORY, L.: A propos d'un cas de maladie de Paget du mamelon. Opération limitée: récidive intra-glandulaire. Bull. Soc. franç. Dermat. **35**, 327 (1928); Bull. méd. **1928** II, 984; angef. nach Ref. Z.-org. Chir. **44**, 641 (1929). — BOSS, W.: Der Wert der pathologisch-anatomischen Untersuchungen für die Prognose des Brustdrüsenkrebses. Bruns' Beitr. **121**, 642 (1921). — Bower, J. O. and J. H. Clark: Skin Prints, Their Use in the Diagnosis of Lesions of the Breast. Arch. Surg. 18, 2386 (1929). — Brackerts, W.: Untersuchungen über Entstehung und Ausbreitungswege des Erysipelas carcinomatosum. Arch. klin. Chir. **169**, 82 (1932). — Brandt, M. u. K. Jekabson: Eine Krebsstatistik über 30 Jahre für das I. Rigasche Stadtkrankenhaus. Z. Krebsforsch **32**, 280 (1930). — Braun, L. J.: Notes on a case of Paget's disease. S. afric. med. Rec. **23**, 314 (1925). — Brewer, G. E.: Carcinoma of the Breast at Sixteen. Ann. Surg. **46**, 143 (1907). — Brehm, O.: Die sog. Mastitis chronica und das Mammakarzinom. Petersburg. med. Wschr. **1910**. — Brisset: Influence des lymphangites de la main et du membre superieur sur la précipitation des récidives du cancer du sein. Bull. Soc. nat. Chir. **54**, 19 (1928). — Brocq, P., Wolf et Giet: Epithélioma du sein. Bull. Soc. Anat. Paris **92**, 270 (1922). — Broders, A. C.: Grading Carcinoma and Practical Application. Arch. Path. a. Labor. Med. **2**, 376 (1926). — Brouet et Barbilian: Un cas de cylindrome du sein chez l'homme. Ann. d'Anat. path. **3**, 79 (1926). — Bruhns: Pageterkrankung. Zbl. Hautkrkh. **40**, 447 (1932). — Brumpt, E.: Le cancer est-il rare en Egypte. Bull. Assoc. franç. Étude Canc. **20**, 443 (1931). — Bruusgaard: Ein Fall von Carcinoma mammae duplex unter einem sklerodermieähnlichem Bilde verlaufend und erst als Sklerodermie demonstriert. Forh. nord. dermat. For. (dän.) **1929**, 132. — Bryan, R. C.: Cancer of the Breast in a Boy Fifteen Years old. Surg. etc. 18, 545 (1914). — Bryant, Th.: Diagnosis and Treatement of Erly Cancer and Cysts of the Breast. Lancet **1896 I**, 343. — Buchanan, J. J: Symposium on cancer of the breast. End results in amputation of the breast for cancer. Atlantic med. J. **31**, 634 (1928); angef. nach Ref. Z.org. Chir. **43**, 511 (1928). — Buff, B.: Über eine melanotische Geschwulst der männlichen Brustdrüse. Diss. München 1904. — Bullock, F. D. and M. R. Curtis: Spontaneous Tumors of the Rat. J. Canc. Res. **14**, 1 (1930). — Bunts, F. E.: A Clinical Discussion of Tumors of the Breast. Surg. Clin. N. Amer. **4**, 871 (1924). — Buonsanti, P.: Tumori della mammella con speciale riguardo alle lesioni precancerigne. Arch. ital. Chir. **27**, 1 (1930). — Burkhardt, L.: Das Verhalten der Altmannschen Granula in Zellen maligner Tumoren und ihre Bedeutung für die Geschwulstlehre. Arch. klin. Chir. **65**, 135 (1902). — Burow, E.: Angef. nach Schuchard (1885). — Busacchi, A. e A. Miani: Due cancri della mammella ad epitelio piatto. Bull. Sci. med. **9**, 337 (1921). — Bussalov, A.: Über Mammakrebs bei Männern. Nov. Chir. (russ.) **12**, 229 (1931); angef. nach Z. Krebsforsch. **35**, Ref. S. 123 (1932). — Busser, A. J. et Queinnec: Cancer du sein avec adénopathies contenant de la mélanine. Ann. d'Anat. path. **4**, 815 (1927). — Butka, H. E.: Unusual case of early axillary metastasis in carcinoma of the breast. J. amer. med. Assoc. **84**, 1115 (1925). — Dutlin, H. T.: On the Minute Anatomy of Two Breasts, the Areolae of which had been the Seat of Long-standing Eczema. Med. Chir. Trans. **59**, 107 (1876); s. auch Brit. med. J. **1877 I**, 106.

Cabot: Carcinoma of the breast. Ann. Surg. **46**, 57 (1907). — Cadiot: Angef. nach Caspers: Harn- und Geschlechtsorgane bei Tieren. Erg. Path. **1 III**, 424 (1896). — Cahen, F.: Über die Bedeutung der Kastration in der Behandlung des Mammacarcinoms. Dtsch. Z. Chir. **99**, 415 (1909). — Cailliau, F.: A propos de la maladie du Paget du mamelon. Bull. Assoc. franç. Étude Canc. **20**, 486 (1931). — Calvanico, R.: Il cancro mammario. Roma **102**, 166 (1929). — Campiche, P. and W. S. Lazarus-Barlow: Malignant Diseases of the Breast. Arch. Middlesex Hosp. **5**, 97 (1905). — Canigiani, Th.: Ein Fall von universeller Skelettmetastasenbildung nach Mammakarzinom. Röntgenpraxis **1**, 255 (1929). — Cappel, D. F.: Observations on cancer of the Breast in the Light of Experimental Cancer Research. Glasgow med. J. **115**, 118 (1931). — Carlson, H. A. and E. T. Bell: A statistical study of the occurence of cancer and tuberculosis in 11195 post mortem examinations. J. Canc. Res. **13**, 126 (1929). — Carnett, J. B.: (a) Scirrhous Carcinoma of Breast with Extensive Metastases. Surg. Clin. N. Amer. **7**, 7 (1927). (b) The Diagnosis of Early Cancer of the Breast. Surg. Clin. N. Amer. **7**, 427 (1927). (c) Malignant Metastasis other than to the Regional Lymph Nodes. Arch. Surg. 18, 811 (1929). — Carnett, J. B. and J. C. Howell: Bone Metastases in Cancer of the Breast. Ann. Surg. **91**, 811 (1930). — Carnett, J. B. and N. W. Winkelmann: Metastatic Tumors of the Nervous System. Surg. Clin. N. Amer. **7**, 47 (1927). — Carter, G. A.: Bilateral abductor Paralysis of the Vocal cords following Carcinoma of the Rigth Breast. J. Laryng. a. Otol. **37**, 518 (1922). — MacCarty: Diskussionsbemerkung zu Barlett. — MacCarty, W. C.: (a) Carcinoma of the Breast. Trans. S. Surg. a. Gynec. Assoc. **23**, 262 (1910). (b) The histogenesis of cancer (carcinoma) of the breast and its clinical significance. Surg. etc. 17, 441 (1913). (c) Clinical Suggestions based upon a Study of Primary, Secondary (Carcinoma?) and Tertiary or migratory (Carcinoma) Epithelial Hyperplasia in the Breast. Surg. etc. 18, 284 (1914). (d) Early Cancer of the Stomach. J. Canc. Res. 12, 1 (1928). — Cassidy: Carcinoma of the breast, its combines treatment, surgery, Y-ray and radium. J. Michigan State med. Soc. **22**, 83 (1923). — Castex, Romano y Casaffouth: Mammakarzinom mit Wirbelsäulenmetastasen. Rev. Soc. Med. int. y Soc. Tisiol. **1925**, 489. — De Castro: Das sekundäre Magenkarzinom. Inaug.-Diss. Berlin 1890. — Caudière, M.: Recherches sur l'évolution des cellules pigmentaires dans les cancers mammaires envahissant l'épiderme. C. r. Soc. Biol. Paris **93**, 1444

(1925). — CAYLOR, H.: Paget's Disease of the Nipple and Adenocarcinoma of the Breast;
Report of a case. Surg. Clin. N. Amer. 9, 951 (1929). — CAYLOR, H. D. and V. C. HUNT:
Bilateral Adenocarcinoma of the Breast. Ann. Surg. 89, 549 (1929). — CEDERCREUTZ, A.:
PAGETs Krankheit. Finska Läk.sällsk. Hdl. 64, 61 (1922). — CEELEN, W.: (a) Zur
Pathologie des Brustkrebses. Chirurg 1, 1001 (1929); Zbl. Chir. 56, 2389 (1929). (b) Die
Kreislaufstörungen der Lunge. Dieses Handbuch, Bd. 3/III, S. 1. 1931. — CHAMBERS, HELEN
and MILLICENT SOMERSET: Breast Disease and the Demodex folliculorum. Lancet 208, 172
(1925). — CHAMPY: Diskussionsbemerkung zum Vortrag D'ALLAINES, FUNCK-BRENTANO et
PAVIE. Ann. d'Anat. path. 7, 359 (1930). — CHAN, K. L.: A Case of carcinoma of the breast in
a male. China med. J. 44, 564 (1930). — CHARTERIS, A. A.: On the Changes in the Mam-
mary Gland preceding Carcinoma. J. of Path. 33, 101 (1930). — CHAUVEL, DE Q. et
M. RENAUD: Cancer du sein à marche rapide, ayant la structure d'un épithélioma à végé-
tations dendritiques, observé chez une jeune fille. Bull. Soc. Anat. Paris 91, 245 (1921). —
CHEATLE: Pagets disease of the nipple. Proc. roy. Soc. Med. 23, 550 (1930). — CHEATLE,
Sir G. L.: (a) A study of breast cancer in relation to the cancer problem. W. Lond. med.
J. 26, 153 (1921). (b) Cancer of the breast. Brit. med. J. 1922 I, 869. (c) Desquamative
and Dysgenetic Epithelial Hyperplasias in the Breast; Their Situation and Characteristics:
Their Likeness to Lesions induced by Tar. Brit. J. Surg. 13, 509 (1926). — (d) Natural Law
in Pathological Growth. Ann. Surg. 93, 1 (1931). (e) Cysts and Primary Cancer in Cysts
of the Breast. Brit. J. Surg. 8, 149 (1920/21). (f) Benign and Malignant Changes in Duct-
epithelium of the Breast. Brit. J. Surg. 8, 285 (1920/21). (g) Paget's Disease of the Nipple.
Brit. J. Surg. 11, 295 (1923/24); 12, 284 (1924/25). (h) Epithelial Hyperplasia of the Breast.
Ann. Surg. 82, 673 (1925). (i) The primary Tumor in Breast Carcinoma. Brit. med. J.
(Canadian Suppl.) 2, 13 (1930). — CHEATLE, Sir L. G. and M. CUTLER: (a) Gelatinous
Carcinoma of the Breast. Arch. Surg. 20, 569 (1930). (b) Pagets Disease of the Nipple; Review
on Literature; Clinical and Microscopic Study of seventeen Breasts by means of whole
Serial Sections. Arch. of Path. 12, 435 (1931). — CHEVRIER, L. et CH. DELVAL: Transformation
d'une tumeur bénigne du sein en épithéliome chez une femme jeune. Bull. Soc. Anat. Paris 85,
544 (1910). — CHIARI: Zur Kenntnis der hämatogenen Geschwulstmetastasen im weiblichen
Genitalapparat. Prag. med. Wschr. 1905, 227. — CHIARIELLO, A. G.: La metamorfosi lipoidea
nelle metastasie ascellari del cancro della mammella e l'azione lipolitica del tessuto adeno-
ideo. Gazz. internaz. med.-chir. 28, 281 (1924). — CHRISTENSEN, F. C.: Bone tumors.
Analysis of one thousand cases with special reference to location, age and sex. Ann. Surg.
81, 1075 (1925). — CIVATTE, A.: Un cas de maladie de Paget de l'aiselle avec cancer. Bull.
Assoc. franç. Étude Canc. 17, 297 (1928). — CLARKE, J. J.: A note on two cases of Pagets
Disease of the skin. Trans. path. Soc. Lond. 48, 219 (1897). — CLARUS, H.: Metastasen
bei Mammakarzinom. Diss. Erlangen 1900. — CLOPTON, M. B.: The Difficulty of Diagnosis
of Carcinoma of the Breast. Radiology 4, 390 (1925). — COCCI, G.: Contributs all studio
clinico et anatomo-patologico della cosi detta mastite carcinoma. Clinica chir. 9, 1793
(1909). — COHEN, IRA: Carcinoma of Remaining Breast following Radical Mastectomy.
Ann. Surg. 91, 445 (1930). — COHNHEIM, J.: Krebsmetastasen des Magens. Virchows
Arch. 38, 142 (1867). — COHRS, P.: Über primäre Multiplizität von Geschwülsten bei Haus-
tieren. Z. Krebsforsch. 24, 156 (1927). — COLEY, W. B.: (a) Carcinoma of Male Breast.
Ann. Surg. 31, 741 (1900). (b) Injury as a Causative Factor in Cancer. Ann. Surg. 53, 449,
615 (1911). (c) Aussprachebemerkung zu HITZROT. Ann. Surg. 82, 661 (1925). — COL-
LEDGE, L.: Bilateral recurrent laryngeal paralysis associated with mammary carcinoma.
J. Laryng. a. Otol. 41, 748 (1926). — COLMERS, F.: Ein seltener Fall von bösartiger Neubildung an der männlichen Brust, zugleich ein Beitrag zur Lehre von den fibroepithelialen
Geschwülsten. Z. Krebsforsch. 2, 275 (1904). — MACCONNEL, G.: Carcinoma of the Breast
in a Male. J. med. Res. 22 (1910). — COOPMANN, H.: Ein Fall von Brustkrebs mit
Absonderung. Nederl. Tijdschr. Geneesk. 66, 1753 (1922). — COPELAND, M. M.: (a) Bone
metastases. A study of 334 cases. Radiology 16, 198 (1931). (b) Skeletal Metastasis arising
from Carcinoma and from Sarcoma. Arch. Surg. 23, 581 (1931). — CORDUA, R.: Primäres
Mamma- und primäres Kollumkarzinom. Zbl. Gynäk. 53, 1711 (1929). — CORI, C. F.: The
Influence of Ovariectomy on the Spontaneous Occurrence of Mammary Carcinomas in Mice.
J. of exper. Med. 45, 983 (1927); J. Canc. Res. 10, 265 (1926). — CORNIL: Bull. Soc. Anat.
Paris 59, 508 (1884). — CORNIL, V. et V. CHAMPENON: Deux tumeurs du sein chez l'homme.
Bull. Soc. Anat. Paris 81, 94 (1906). — CORNIL, V. et G. PETIT: (a) Epithéliome canaliculaire
de la mamelle chez une chienne. Bull. Soc. Anat. Paris 80, 108 (1905). (b) Papillo-
epithéliome kystique de la mamella chez une chienne. Bull. Soc. Anat. Paris 80, 128 (1905).
CORNIL, V. et E. SCHWARTZ: Sur une tumeur du sein encapsulée à caractères cliniques
bénins chez une femme de 75 ans. Rev. de Chir. 20, 451 (1899). — CORSY, F.: Sur les aspects
baso-cellulaires de certaines tumeurs du sein et leurs analogies avec les dispositions de
l'ébauche mammaire primitive. C. r. Soc. Biol. Paris 94, 341 (1926). — COSTATINI, P.:
Contributo allo studio del cancro bilaterale del seno. Clinica chir. 4, 131 (1928). — COUP-
LAND, S.: (a) Cancer of both breasts and ovaries. Trans. path. Soc. Lond. 27, 259 (1876).

(b) Analysis of eighty-nine cases of mammary cancer examined after death. Trans. path. Soc. Lond. **27**, 264 (1876). — Coventry, W. A.: Breast cancer metastasis. Amer. J. Obstetr. **12**, 113 (1926). — Crawford: Unusual Case of Carcinoma of Breast. Brit. med. J. **1897 I**, 205. — Crocker, H. R.: Paget's disease of scrotum and penis. Trans. path. Soc. Lond. **40**, 187 (1889). — Croft, J.: Two Cases of colloid cancer of breast. Trans path. Soc. Lond. **23**, 265 (1872). — Crosti, A.: Osservazioni sulla dermatosi precancerosa di Bowen e gli epiteliomi tipo pagetoide di Darier. Giorn. ital. Dermat. **69**, 1054 (1928). — Cullings: Etiology and pathology of neoplasma of the breast. South. med. J. **6** (1913). — Cumston, C. G.: Epitheliomatosis of the Breast. Ann. Surg. **28**, 716 (1898). — Curtius, F.: Ein Fall von ausgebreiteter Karzinose der Meningen im Anschluß an ein Mammakarzinom. München. Curtze, E.: Das Wachstum des Mammakarzinoms. Diss. Bonn 1909. — Czerwenka, K.: Kombination von Mamma- und Uteruskarzinom. Wien. klin. Wschr. **1914**, 960. — Czeyda-Pommersheim, F.: Über das heteromorphe Mammakarzinom. Orvosképzés (ung.) **16**, 66 (1926); angef. nach Z.org. Chir. **37**, 738.

Dahl, Eyvin: Beitrag zum Studium des Brustkrebses. Norsk Mag. Laegevidensk. **86**, 1173 (1925); angef. nach Z.org. Chir. **34**, 150. — Dahl, R. H.: Adenocarcinoma mammae dextrae 1913 und 1927. Med. Rev. (norw.) **45**, 49 (1928); angef. nach Ref. Z.org. Chir. **43**, 83 (1928). — Dahl-Jversen, E.: Nachuntersuchungen von 109 radikal operierten Kranken mit Brustkrebs, unter besonderer Berücksichtigung des mikroskopischen Befundes und der Rezidivhäufigkeit. Hosp.tid. (dän.) **70**, 854 (1927); angef. nach Ref. Z.org. Chir. **41**, 33 (1928). — Daland, E. M.: Untreated cancer of the breast. Surg. etc. **44**, 264 (1927). — Dalant, E. M.: Cancer of the breast. Amer. J. Canc. **15**, 2361 (1931). — Darier: Sur une nouvelle forme de sporospermose contané la maladie de Paget du Mamelon. C. r. Soc. Biol. Paris 1889. — Darier, J.: (a) Notes sur l'anatomie pathologique de la maladie dite sporospermose folliculaire végétante. Ann. de Dermat. **1896**. (b) Le cancer des dyskératoses. Maladie de Paget et maladie de Bowen. Bull. Assoc. franç. Étude Canc. **9**, 169 (1920). (c) Note sur la dyskératose, en particulier dans la maladie de Paget. Bull. Soc. franç. Dermat. **32**, 1 (1925). — Darier, J. et P. Couilland: Sur un cas de Maladie de Paget. Bull. Soc. franç. Dermat. **4**, 25 (1893). — Darling, I. M.: Paralysis of the right vocal cord following left mammary carcinoma. J. Laryng. a. Otol. **37**, 516 (1922). — Darrach, W.: Nineteen Years Immunity from Recurrence after Operation for Breast Carcinoma. Ann. Surg. **93**, 1262 (1931). — Davidson: Carcinoma of the Male Breast. Brit. med. J. **21**, 1230 (1910). — Davis, B.: Cancer of the Breast. Arch. Surg. **3**, 348 (1921). — Davis, B. D.: Carcinoma of the breast with a consideration of precancerous conditions. J. amer. med. Assoc. **78**, 779 (1922). — Davis, H.: Case of Pagets Disease of the Nipple. Proc. roy. Soc. Med. **6** (Dermat. Sect.) (1913). — Dawson, E. K.: Sweat gland carcinoma of the breast. Edinburgh med. J. **39**, 409 (1932). — Deaver, J. B.: (a) Review of 534 Operations on the Mammary Gland. J. amer. med. Assoc. **60**, 795 (1913). (b) Cancer of the Breast. Amer. J. Surg. **14**, 276 (1931). — Deaver, J. and St. P. Reimann: Adenocarcinoma of left breast: Radical-amputation, with dissection of the axillary contents. Surg. Clin. N. Amer. Philad. **2**, 21 (1922). — Deelmann, H. J.: The Mortality from Cancer among People of Different Races. Surg. etc. **44**, 247 (1927). — Deelmann, H. T.: Brustdrüsenkrebs und Ehe. Betrachtungen an der Hand einer Amsterdamer Statistik. Z. Krebsforsch. **17**, 164 (1920); Gynéc. et Obstétr. **1**, 493 (1920). — Deelmann, H. T. u. N. M. J. Jitta: Die Sterblichkeit an Brustdrüsen- und Gebärmutterkrebs in Niederland und England. Z. Krebsforsch. **24**, 146 (1927). — Deibert, H.: Ein Beitrag zur Statistik des Krebses im Kreise Worms. Z. Krebsforsch. **32**, 53 (1930). — Dekester: Bull. Assoc. franç. Étude Canc. **12**, 31 (1923). — Delagenière, Y.: Cancer du sein du haute maligneté avec récidive postopératoire rapide. Bull. Assoc. franç. Étude Canc. **19**, 333 (1930). — Delbet: Cancer du sein. J. des Pract. **40**, 435 (1926). — Delbet, P.: (a) A propos de l'étude des récidives dans la cancer du sein. Bull. Soc. Chir. **48**, 1004 (1922). (b) Diskussionsbemerkung zum Vortrag Leroux et Perrot. Bull. Assoc. franç. Étude Canc. **17**, 210 (1928). (c) Diskussionsbemerkung zu Leroux et Perrot. Bull. Assoc. franç. Étude Canc. **19**, 447 (1930). — Delbet, P. et A. Herrenschmidt: (a) Epithélioma kystique mucoïde du sein. Bull. Assoc. franç. Étude Canc. **3**, 106 (1910). (b) A propos de la permeation. Mode d'extension des cancers du sein. Bull. Assoc. franç. Étude Canc. **9**, 14 (1920). (c) Epithélioma dendritique endocanaliculaire du sein. Bull. Assoc. franç. Étude Canc. **11**, 80 (1922). (d) Note sur un cas de cancer hémophile. Bull. Assoc. franç. Étude Canc. **12**, 664 (1923). (e) Cancer de sein. Envahissement des ganglions sous forme typique. Bull. Assoc. franc. Étude Canc. **3**, 324 (1910). (f) Les Cancers du Sein. Atlas du Cancer, H. 5. Paris: Alcan 1926. — Delbet, P. et A. Mendaro: (a) Epithéliomes mammaires à cellules claires. Bull. Assoc. franç. Étude Canc. **14**, 337 (1925). (b) Epithéliomes mammaires sécrétants. Presse méd. **33**, 553 (1925). (c) Les cancers du sein. Paris: Masson & Co 1927. — Deniker: Cancer du sein localisé à un lobe accessoire. Bull. Soc. Anat. Paris **88**, 125 (1913). — Denk, W.: Gutartige und bösartige Erkrankungen der Brustdrüse. Wien. klin. Wschr. **1926**, 517. — Dennis: Recurrence of carcinoma of the breast. Trans. amer. Surg. Assoc. **9**, 219 (1891). —

DEPENTHAL: Doppelseitiges Mammakarzinom (Röntgenkarzinom). Münch. med. Wschr. 1919, 354. — DERISCHANOFF, S.: Die Kleinkarzinome. Virchows Arch. 261, 384 (1926). — DESPRES: Traité du diagnostic des maladies chirurgicales. Paris 1886. — DESSAINT: (a) Métastase dendritique d'un cancer du sein dans un ganglion. Ann. d'Anat. path. 4, 938 (1927). (b) La cancer mammaire bilatéral. Étude clinique. Essai pathologique. Paris 1929. — DESSAINT et PLANTEVIN: Deux cas de cancers du sein chez l'homme. Bull. Assoc. franç. Étude Canc. 20, 94 (1931). — DIAL, D. E.: Métastatic Carcinoma in Spleen. Amer. J. Path. 6, 79 (1930). — DICKENS, F. and D. H. PATEY: Observations on the Metabolism of human Mammary. Lancet 1930 II, 1229. — DIETRICH, A.: (a) Über beginnenden Pagetkrebs und über Ekzem bei Karzinom der Mamma. Verh. dtsch. path. Ges. 17, 329 (1914). (b) Rückbildungsvorgänge, Fibromatose und Krebs der Brustdrüse. Dtsch. Z. Chir. 195, 145 (1926). (c) Aussprachebemerkung zum Vortrag MORPURGO. Verh. dtsch. path. Ges. 25, 314 (1930). (d) Geschwulst als Unfallfolge. Chirurg 3, 291 (1931). (e) Zystenmamma und Krebs, ihre Erkennung und Bedeutung. Med. Welt 2, 23 (1932). — DIFFRING, K.: Ein Beitrag zur Karzinose des Knochensystems nach Mammakarzinom. Diss. Halle 1927. — DOBKEVITCH, OLGA, SOPHIE: Contribution à l'étude de la maladie de Paget du sein. Diss. Paris 1926. — DOBKEVITCH, SONIA: Un cas de Maladie de Paget du sein. Ann. d'Anat. path. 4, 316 (1927). — DOBROVOLSKAIA-ZAVADSKAIA, N.: (a) Sur un tumeur de souris a evolution lente. C. r. Soc. Biol. Paris 103, 994 (1930). (b) Sur une lignée de souris, riche en adéno-carcinome de la mamelle. C. r. Soc. Biol. Paris 104, 1191 (1930). (c) Sur une lignée de souris, pauvre en adénocarcinome de la mamelle. C. r. Soc. Biol. Paris 104, 1193 (1930). — DOLBEY and MOORO: The Incidence of Cancer in Egypt. Lancet 1924 I. MACDONALD, JANE: A clinical and pathological study of simple and malignant tumors of the breast, with reference to the breast, with reference to the presence of mastitit and pre-cancerous changes. Glasgow med. J. 102, 1 (1924). — DOUTRELEPONT: Über Gallertkrebs der Brustdrüse. Arch. klin. Chir. 12, 551 (1870). — DRABBLE, J.: Cancer in the udders of cows. J. comp. Path. a. Ther. 39, 247 (1926); 52, 40 (1929). — DRAKE, J. A. and A. WHITFIELD: Paget's Disease of the Vulva. Brit. J. Dermat. 41, 177 (1929). — DRUYER: L'adénite sous-claviculaire dans le cancer du sein. Rev. de Chir. 46, 825 (1912). — DUBREUILH, W.: Paget's Disease of the Vulva. Brit. J. Dermat. 13, 407 (1901). — DUCUING et GUILHEM: Deux formes anormales de cancer du sein. Bull. Soc. Obstétr. Paris 20, 506 (1931). — DUHRING, L. A. and H. WHILE: On the Pathology of Paget's Disease of the Nipple. Amer. J. med. Sci. 88, 141 (1884). — DUNCAN, C. L. and FITZWILLIAMS: Carcinoma of the Breast and its Method of Spreas: embolism or permeation. Brit. J. Surg. 12, 650 (1925). — DUNET, CH.: (a) Epithélioma calcifié du sein. Bull. Assoc. franç. Étude Canc. 11, 74 (1922). (b) Epithélioma dyskératosique de la glande mammaire. Bull. Assoc. franç. Étude Canc. 11, 420 (1922). — DUNLOP, J. C.: Increase in National Cancer death-rate and its causation. Edinburgh med. J. 1930, 81. — DUNN, J. SH.: Invasion of Epidermis by Carcinoma. J. of Path. 33, 297 (1930). — DUPONT, R. et R. LEROUX: (a) Un cas d'association de tuberculose et de cancer du sein. Bull. Assoc. franç. Étude Canc. 10, 271 (1921). (b) Importance de l'histologie pour le pronostic des cancers du sein irradiés. Bull. Assoc. franç. Étude Canc. 12, 49 (1923). — DURAND-DASTES: Cancer des deux seins et du poumon. Toulouse méd. 32, 51, (1931). — DUSCHL, L.: Über primäre Multiplizität von Geschwülsten. Z. Chir. 193, 77 (1925).

EDDOWES, A.: Cyst of breast diagnosed as cancer. Brit. med. J. 1896 I, 145. — EGENOLF, W.: Über die in den Jahren 1921—1927 vom Göttinger Pathologischen Institut beobachteten bösartigen Geschwülste. Z. Krebsforsch. 31, 396 (1930). — EGGERT, K.: Über Spätrezidive bei Mammakarzinom. Diss. Kiel 1921/22. — EHRHARDT, O.: (a) Über Geschwülste der weiblichen Brustdrüse. Dtsch. Z. Chir. 50, 373 (1899). (b) Über PAGETS Disease. Dtsch. Z. Chir. 54, 130 (1900). — EHRLICH, H.: Primäres doppelseitiges Mammakarzinom und wahres Nabeladenom (MINTZ). Arch. klin. Chir. 89, 742 (1909). — EHRMANN: Pagetoides Basalzellenkarzinom und BOWENsche Dermatose. Ver. Dresden. Dermat., Sitzg 11. Febr. 1926. Ref. Zbl. Hautkrkh. 20, 276 (1926). — EICHENGRÜN, W. u. A. ESSER: Statistik über die in den Jahren 1902—1926 im Pathologischen Institut Augusta-Hospital Köln obduzierten Karzinomfälle, mit besonderer Berücksichtigung der Frage der Krebszunahme nach dem Krieg. Z. Krebsforsch. 24, 63 (1927). — EISENDRAHT, D. N.: The lymphatics of the female breast in relation to carcinoma of the breast. Surg. Clin. N. Amer. 1, 1025 (1921). — ELLER, J. J. and N. P. ANDERSON: (a) Cancer supervention in Skin Diseases. J. amer. med. Assoc. 94, 382 (1930). (b) Pagets disease of the nipple. J. amer. med. Assoc. 94, 1653 (1930). — ELLIOT, J. D.: Tumors of the Breast. Surg. Clin. N. Amer. 6, 164 (1926). — ELLIS, A. G.: Cystic Degeneration of the Mamma showing Transformation into Scirrhous Carcinoma. Ann. Surg. 38, 336 (1903). — ELSAESSER, M.: Zwei Fälle von Fibrom der Mamma mit Übergang in Karzinom. Virchows Arch. 82, 478 (1880). — ENEA, D.: Il cancro della Mamma. Pag. san. 2, 81, 127 (1930). Ref. Z. Krebsforsch. 33, 70 (1930). — ENGMANN, M. F.: External cancer. J. amer. med. Assoc. 84, 103 (1925). — EPSTEIN, A.: Zur Frage des Kaliumgehaltes in Krebsgeschwülsten. Z. Krebsforsch. 38, 63 (1932). — EPSTEIN, J.: Blutbefunde bei metastatischer Karzinose des Knochenmarks. Z. klin. Med. **30**, 121 (1896). Epstein, J. M.: Canses of Death and the incidence of disease in children. Amer. J. Dis. Childr. **41**, 1363 (1931). — Erdheim, S.: Anatomische und klinische Untersuchungen über Primärgeschwülste vortäuschende Metastasen. Arch. klin. Chir. **117**, 274 (1921). — Erdmann: Breast Carcinoma in Young Women (Discussion). Ann. Surg. **53**, 726 (1911). — Erdmann, J.: (a) Tumors of the breast. Illinois med. J. **46**, 178 (1924). (b) Tumors of the breast; A clinical consideration. Amer. J. med. Sci. **168**, 799 (1924). — Esch: Ein Fall von Mammakarzinom mit Metastase in die Portio und Vagina und ein Fall von Korpuskarzinom mit Pagetkrebs der Mamma. Mschr. Geburtsh. **81**, 451 (1929). — Etienne et Aimes: Mastite chronique et cancer. Montpellier méd. **36**, 70 (1913). — Evans, W.: The disease of the breast. London: Univ. of London Press 1925. — Evans, W. G. A.: A case of cancer of the breast with an unusual sequel. Lancet **212**, 128 (1927). — Ewing: Diskussionsbemerkung zum Vortrag Bagg. J. Canc. Res. **9**, 500 (1925).

Fabry, J. u. H. Trautmann: Beiträge zur Pagetschen Erkrankung. Arch. f. Dermat. **69**, 37 (1904). — O'Farell: Mucoid Carcinoma of the Breast. Brit. med. J. **1930 I**, 546. — MacFarland, J.: Residual lactation acini in the female breast. Arch. Surg. **5**, 1 (1922). — Feist, G. H. u. A. W. Bauer: Zur Statistik des Brustkrebses. Bruns' Beitr. **125**, 636 (1922). — Feldmann, H.: Über das Auftreten von sog. Impfkarzinomen beim Menschen, unter besonderer Berücksichtigung des Mammakarzinoms. Diss. Berlin 1922. — Feldmann, W. H.: Multiple primary neoplasmas in lower animals. Amer. J. Path. **4**, 497 (1928). — Ferreol: Cancer du sein avec généralisation dans les os. Bull. Soc. Anat. Paris **32**, 117 (1857). — Fessler, J.: Der Krebs der männlichen Brustdrüse. Dtsch. Z. Chir. **172**, 429 (1922). — Fiedler, H.: Ein Fall von Krebs der männlichen Brustdrüse. Diss. Greifswald 1896. — Fink: Z. Heilk. **9**, 453 (1889). — Finsterer, J.: Zur Pathologie der männlichen Brustdrüse mit besonderer Berücksichtigung der Tumoren. Dtsch. Z. Chir. **84**, 202 (1906); s. auch **86**, 352 (1907). — Fiolle, J.: (a) L'importance du groupe ganglionnaire de Sorgius dans la propagation du cancer du sein et sa cure opératcire. Bull. Soc. nat. Chir. Paris **54**, 1378 (1928). (b) Nouvelles recherches sur l'envahissement des ganglions sousaxillaires dans le cancer du sein. Bull. Soc. nat. Chir. Paris **55**, 1288 (1929). — Fischel, E. and L. H Jorstadt: Unusual Tumor of the Nipple. Amer. J. Surg. **11**, 121 (1931). — Fischer, H.: (a) Bildet das subepidermoidale Karzinom als Hautaffektion eines Brustkrebses ein selbständiges Krankheitsbild? Zbl. Chir. **53**, 2519 (1926). (b) Das subepidermoidale Mammakarzinom. Münch. med. Wschr. **78**, 497 (1931). — Fischer, W.: (a) Über die klinische und pathologisch-anatomische Beurteilung von Geschwülsten und zystischen Veränderungen der Brustdrüse. Dtsch. Z. Chir. **192**, 1 (1925). (b) Über bösartige Geschwülste bei farbigen Rassen. Hamb. Univ. Abh. Auslandskde **26**, 103 (1927). (c) Über Brustdrüsengeschwülste. Zbl. Chir. **57**, 2851 (1930). — Fischer (-Wasels), B.: (a) Über Neubildung von Elastin in Geschwülsten. Virchows Arch. **176**, 169 (1904). (b) Die experimentelle Erzeugung atypischer Epithelwucherungen und die Entstehung bösartiger Geschwülste. Münch. med. Wschr. **1906**, 2041; Arch. path. Ges. **10**, 20 (1906). (c) Diskussionsbemerkung. Zbl. Path. **34**, 624 (1923/24). (d) Über experimentelle Erzeugung von Mammakarzinomen. Münch. med. Wschr. **75**, 73 (1928). — Fischer-Wasels, B. u. Büngeler: Experimentelle Erzeugung von Mammakarzinomen. Zbl. Path. **41**, 481 (1927/28). — Fitzwilliams: The diagnosis of indefinite masses in the breast. Brit. med. J. **1923**, Nr 3238, 94. — Fitzwilliams, D.: (a) An adress on the importance of exploratory incision in cancer of the breast. Brit. med. J. **1925**, Nr 953, 3360. (b) The treatement of cancer of the breast. Practitioner **122**, 167 (1929). — Fitzwilliams, D. C. L.: (a) Recurrence in carcinom of the breast. Clin. J. **50**, 713 (1921). (b) Carcinoma of the Breast and its Method of Spread. Embolism or Permeation. Brit. J. Surg. **12**, 650 (1924/25). (c) Importance of Exploratory Incision in Cancer of Breast. Brit. med. J. **1925 I**, 953. (d) Cancer and Cysts of the Breast. Practitioner **114**, 394 (1925). — Flothow, P. G.: Defensive Factors in Carcinoma of the Breast. Surg. etc. **46**, 789 (1928); angef. nach Ref. Z.org. Chir. **43**, 510 (1928). — Foerster: Die Metastasenbildung bei Mammakarzinom. Diss. Köln 1921. — Folliasson, A. et L. Mencière: Métastases osseuses généralisées dans un cancer du sein. Ann. d'Anat. path. **8**, 641 (1931). — Fordyce: Case of Pagets Disease of Gluteal Region. J. of cutan. Dis. **21**, 567 (1903). — Forgue, E. u. W.: Les résultats éloignés de la chirurgie du cancer du sein. Presse méd. **29**, 790 (1921). — Forni: s. l. c. Sarkom. - Foster, G. S.: Adenocarcinoma of the Breast: Case Report. Radiology **16**, 759 (1931). — Fowler, R. H.: Med. Rec. **87**, 730 (1915). — Fox, Ch. M.: Inflammatory Carcinoma of the Breast. Amer. J. Surg. **8**, 1075 (1930). — Fox, T. C. and J. M. H. Macleod: One Case of Pagets Disease of the Umbilicus. Brit. J. Dermat. **16**, 41 (1904). — Fränkel, K.: Kombination von Tuberkulose und primären oder Röntgenkarzinom der Mamma. Strahlenther. **12**, 595 (1921). — Fraenkel u. Sabludowski: Zur Frage der Behandlung des Brustkrebses. Moskov. med. Ž. **2**, 50 (1922). — Frangenheim: (a) Aussprachebemerkung zum Vortrag Fischer. Zbl. Chir. **53**, 2029 (1926). (b) Die gutartigen Erkrankungen der Brustdrüse in ihren Beziehungen zum Mammakarzinom. Zbl. Chir. **57**, 3052 (1930). — Frank, L.: Malignancy of the breast. Amer. J. Surg. **39**, 241

(1925). — Frank, L. W.: Mammary Tumors. Internat. J. Med. **43**, 313 (1930). — Franken-thal, L.: Unsere heutige Auffassung vom Pagetkrebs und ihre praktische Bedeutung. Dtsch. med. Wschr. **1930**, 915. — Fraser, J.: A study of the Malignant Breast by Whole Section and Key Block Section Methods. Surg. etc. **45**, 266 (1927). — Fraser, J. F.: Bowens Disease and Paget's Disease of the Nipple. Arch. of Dermat. **18**, 809 (1928). — Freundlich: Arch. Tierheilk. **50**, 477 (1924). — Fricke, R.: Treatment of carcinom of the breast. Radiology 8, 39 (1927). — Fricke, H. and St. Morse: The electric capacity of tumors of the breast. J. Canc. Res. **10**, 340 (1926). — Fried, B. M.: (a) Immunity to Cancer. J. amer. med. Assoc. **87**, 1411 (1926). (b) Primary double cancers. Arch. of Path. **5** (1928). — Fritzsche, R.: Über Metastasen von Mammakarzinom im Magen. Z. Krebsforsch. **17**, 236 (1920). — Froin et Pignot: Cancer du sein avec métastases viscerals. Bull. Soc. Anat. Paris **10**, 988 (1910).

Gaabe, G.: Der Gallertkrebs der Brustdrüse. Beitr. klin. Chir. **60**, 760 (1908). — Gaarenstroom, G. F.: Pagets ziekte van den tepel (Pagets disease of the nipple). Nederl. Tijdschr. Geneesk. **57** I, 312 (1913). — Gage, H. and D. S. Adams: End Results of Operation for Carcinoma of the Breast. Ann. Surg. **76**, 346 (1922). — Ganducheau, R., Picard et Castagnary: Polyadénopathie axillaire néoplasique, symptomatique d'une minuscle tumeur du sein tardivement reconnue. Bull. Assoc. franç. Étude Canc. **17**, 423 (1928). — Gargano, C.: La malattia di Paget. Ann. ital. Chir. **1**, 500 (1922). — Gaucher et Bricout: Maladie de Paget du mamelon gauche avec noyaux secondaires de la peau et envahissement ganglionnaire chez un homme. Bull. Soc. franç. Dermat. **23**, 148 (1912). — Gaudier, Grandclaude et M. Lambret: Tumeur maligne du sein à type myoépithélial. Ann. d'Anat. path. 8, 68 (1931). — Gebele, H.: Zur Statistik der Brustdrüsengeschwülste. Beitr. klin. Chir. **29**, 167 (1901). — Gedda, L.: Die osteoplastische Karzinose. Arch. ital. Anat. e Hist. pat. **2**, 673 (1931). — Gelli, G.: Radioterapia intensiva di un carcinoma mammario. Note cliniche e istopatologiche. L'Actinoter. **3**, 1 (1923). — Gerota, D.: Nach welchen Richtungen kann sich der Brustkrebs weiter verbreiten? Arch. klin. Chir. **54**, 280 (1897). — Geschickter, C. F. and M. M. Copeland: Tumors of Bone. New York City. Amer. J. Canc. **1931**. — Ghiron, V.: Di due tumori rari della mammella (morbo Paget-Peritelioma). Tumori **12**, 452 (1926). — Gierke, E.: (a) Das Glykogen in der Morphologie des Zellstoffwechsels. Beitr. path. Anat. **37**, 502 (1905). (b) The haemorrhagic mammary tumors of mice. Rep. imp. Canc. Res. Fund London **3**, 115 (1908). — Giles, R. G.: Skeletal Metastasis from Primary Carcinoma of the Breast. Amer. J. Roentgenol. **14**, 442 (1925). — Ginsberg, S.: Uvea. Dieses Handbuch Bd. 11/I, S. 389. 1928. — Ginsburg, S.: (a) Osteoplastic skeletal Metastases from Carcinoma of the Breast. Report of an unusual case. Arch. Surg. **11**, 219 (1925). (b) Pain in cancer of the Breast: Its clinical Significance. With Special Reference to Bone Metastases. Amer. J. med. Sci. **171**, 520 (1926). — Gioia, E.: Un singolare reperto anatomo-patologico in metastasi ghiandolari di carcinoma della mammella tipo Paget. Bull. Soc. med.-chir. Pavia **37**, 441 (1925). — Giordano, D.: Riflessioni su alcuni casi di tumori mammarii. Riforma med. **36**, 733 (1920). — Gisbert, E.: Un cas de tumeur double des seins et de tumeur bilatérale des ovaires. Ann. d'Anat. path. **6**, 441 (1929). — McGlannan, A.: Blue-domed Cysts and Cancer of the Breast. Arch. Surg. **21**, 912 (1930). — Glaser, W.: Metastase eines Mammakarzinoms in ein Fibrom der Leistengegend. Zbl. Path. **20**, 580 (1909). — Goebel, C.: Der maligne Tumor in warmen Ländern. Dtsch. med. Wschr. **1922**, 1541. — Goforth, L.: Basal cell tumor of breast occurring in a case of basal cell cancer of face. Proc. path. Soc. Philad. **28**, 37 (1926). — Goldmann, E. E.: (a) Anatomische Untersuchungen über die Verbreitungswege bösartiger Geschwülste. Beitr. klin. Chir. **18**, 595 (1897). (b) Studien zur Biologie der bösartigen Neubildungen. Beitr. klin. Chir. **72**, 1 (1911). — Goldsmith, W. N.: A case of metastatic scirrhous carcinoma of the scalp. Brit. J. Dermat. **41**, 270 (1929). — Gorjainova, R. B.: Two Cases Reports of Multiple Primary Neoplasmo in one and the Same Patient. Vopr. Onkol. (russ.) **3**, 180 (1930). — Gosset, W.: Un cas de maladie de Paget du mamelon. Bull. Soc. franç. Dermat. **36**, 1239 (1929). — Gosset, A. et P. Masson: Soixantequinze cas de tumeurs du sein. Rev. Gynéc. et Chir. abdom. **21**, 257 (1913). — Gottesmann, J.: Cancer of the Breast. Surg. Clin. N. Amer. 8, 421 (1928). — Grassmann, W.: Diabetes insipidus bei Tumormetastasen in der Hypophyse. Frankf. Z. Path. **42**, 384 (1931). McGraw, B. and R. Schrankel: Bilateral cancer of the breast in the female following prolonged irritation. J. amer. med. Assoc. **82**, 2028 (1924). — Grawitz, P.: Über Krebs-metastasen im Magen. Virchows Arch. **86**, 159 (1881). — Gray, H. Tyrrell and Morton: Case of carcinoma en cuirasse, treated by X-ray. Proc. roy. Soc. Med. **14**, 25 (1921). — Greenough, Ro.: Carcinoma of the breast at the Massachusetts general hospit. 1918, 1919, 1920. South. med. J. **18**, 187 (1925); angef. nach Z.org. Chir. **31**, 607 (1925). — Greenough, R. B.: (a) Varying Degrees of Malignancy in Cancer of the Breast. J. Canc. Res. 9, 453 (1925). (b) Carcinoma of the breast. Amer. J. Roentgenol. **16**, 439 (1926). (c) Treatment of malignant Diseases with Radium and X-Ray. Report III: Cancer of the Breast. Surg. etc. **49**, 253 (1929). — Greenough and Hartwell: J. med. Res. **1903**. — Greenough, M. J. and C. C. Simmons: Fibroepithel tumors of the mammary gland. Publ. Massach. gener. hosp. 4. — Greenough,

R. B. and C. C. Simmons: (a) Papillary-cystadenomata of the breast. Ann. Surg. 45, 188 (1907). (b) Results of conservative Treatement of Cystic Disease of Breast. Ann. Surg. 60, 42 (1914). (c) End Results in Cancer Cases. Boston med. J. 185, 253 (1921). — Greenough, R. B., C. C. Simmons and J. D. Barney: End Results of 376 Primary Operations for Carcinoma of the Breast. Ann. Surg. 46, 20 (1907). — Grégoire: Les propagations. Bull. Soc. Anat. Paris 78, 254 (1903). — Gronwald, G.: (a) Seltene Mammaerkrankungen im Rahmen der Karzinomdiagnose. Klin. Wschr. 1931, 641. (b) Differentialdiagnose seltener Mammaerkrankungen post partum. Med. Klin. 27, 735 (1931). — Grosche, Maria: Ein Fall von Mammakarzinom mit Metastase in eine tuberkulöse Lymphdrüse. Diss. Bonn 1915. — Gross, S.: Osteome carcinomateux de la mammelle. Medic. News 42, 494 (1883). — Gross, S. W.: (a) Tumors of the Mammary Gland. New York 1880, p. 127, 187. (b) A clinical study of carcinoma of the breast and its treatment. Amer. J. med. Sci. 95, 219, 341 (1888). — Groth, A.: Mutterbrust und Karzinom. Münch. med. Wschr. 1909, 1647. — Gruber: Rezidivierter Mammakrebs. Klin. Wschr. 1926, 2091. — Grynfeltt, E.: Étude histologique d'un épithélioma intracanaliculaire hémorragique du sein. Bull. Assoc. franç. Étude Canc. 17, 428 (1928). — Güldner, F.: Über einen Fall von Mammakarzinommetastase im Unterkiefer. Diss. Leipzig 1927. — Guerriero, C.: Greffe de cancer du sein humain dans le cerveau du Rat. C. r. Soc. Biol. Paris 103, 1143 (1930). — Guerrini: Abnahme der Sekretgranula in Mammakarzinomen mit zunehmender Entdifferenzierung. Sperimentale 1908, 233. — Guhrauer: (a) Mammakarzinomrezidiv bei Gravidität. Schles. dermat. Ges. 1926. (b) Erysipelartiges Mammakarzinomrezidiv. Schles. dermat. Ges. 1926. — Guieysse-Pellissier, A.: Étude d'un épithéliome atypique du sein a développement concentrique linéaire. Bull. Soc. franç. Étude Canc. 11, 557 (1922). — Guinard: La maladie de Paget du mamelon, cancer épidermotrope. Bull. Assoc. franç. Étude Canc. 19, 50 (1930). Guradze, P.: Zur Kasuistik der Gehirntumoren. Ein Fall von multiplen Karzinommetastasen im Gehirn nach Mammakarzinom. Diss. Straßburg 1896. — Gutierrez, A. u. J. L. Monserrat: Mammatumoren beim Mann. Rev. Cir. (span.) 8, 549 (1929).

Hadda: Fibroadenoma mammae und Karzinom. Zbl. Chir. 49, 1336 (1922). — Hadda, S: Nimmt die Krebssterblichkeit zu? Beitr. klin. Chir. 146, 232 (1929). — Haefen, K. v.: Untersuchungen an axillaren Lymphknoten bei Mammakarzinom. Dtsch. Z. Chir. 232, 542 (1931). — Haggard, W. D. and H. L. Douglass: Tumors of the breast. J. amer. med. Assoc. 80, 445 (1923). — Hallauer: Maligne Erkrankungen der inneren Geschlechtsorgane und der Mammae. Z. Gynäk. 63, 199 (1908). — Halsted, W. S.: A Clinical and Histological Study of certain Adenocarcinomata of the Breast. Ann. Surg. 28, 557 (1898). — Hamperl, A. u. A. Maller: Spontanfraktur (Krebsmetastase) des Dens epistrophei. Wien. klin. Wschr. 1932 I, 24. — Handley, W. S.: (a) The natural cure of cancer. Brit. med. J. 1909 I, 582. (b) Paget disease of the Nipple. Lancet 95, 519 (1917). (c) The dissemination of mammary carcinoma. Lancet 1905 I, 909, 983 u. 1047. (d) On Pagets disease of the Nipple. Brit. J. Surg. 7, 183 (1919/20). (e) Cancer of the breast and its treatment London: John Murray 1922. (f) The Origin of Bone-deposits in Breast Cancer. Surg. Clin. N. Amer. 7, 1 (1927). — Hannemüller, K. u. F. Landois: Pagets Disease of the Nipple. Beitr. klin. Chir. 60, 296 (1908). — Hanrahan, E.: Marked structural alteration in a breast carcinoma recurring after eleven years. Bull. Hopkins Hosp. 35, 52 (1924). — Hansy, F.: Bilaterales Mammakarzinom. Wien. med. Wschr. 1899, 302. — Harbitz, Fr.: Über das gleichzeitige Auftreten mehrerer selbständig wachsender („multipler") Geschwülste. Beitr. path. Anat. 62, 503 (1916). — Harms, Ch.: Statistik der malignen Tumoren nach dem Sektionsmaterial der Jahre 1919—1928. Z. Krebsforsch. 33, 158 (1931). — Harrington, St.: Carcinoma of the breast. J. amer. med. Assoc. 92, 208 (1929). — Harrington, St. W.: Bilateral Carcinoma of the Breast. Surg. Clin. N. Amer. 9, 129 (1929). — Harris, W.: Experimental production of carcinoma-like epithelial metaplasia in mammary of the Dog. Proc. Soc. exper. Biol. a. Med. 24, 522 (1927). — Hart, D.: Intracystic Papillomatous Tumors of the Breast Benign and Maligant. Analysis of one hundred and twenty-for cases. Arch. Surg. 14, 793 (1927). — Hartmann: (a) Trois genres de tumeur du sein tres differentes. J. des Prat. 35, 455 (1921). (b) Cancer du sein. J. des Prat. 35, 836 (1921). (c) Cancer du sein. J. des Prat. 38, 403 (1924). (d) Notes de clinique chirurgicale. I. Cancers bilatéraux du sein. Clinique 21, 161 (1926). — Hartmann, H. et C. Botelho: Résultats expérimentaux de tentatives d'inoculation de cancer humain au chien. Ann. Gynéc. et Obstétr. II. s. 13, 180 (1918/19). — Hartmann, H. et M. Renaud: Sur un cas de cancer du sein. Epithélioma et tuberculose histologique. Bull. Assoc. franç. Étude Canc. 9, 299 (1920). — Hartzell, M. B.: Extramammary Pagets disease. J. of cutan. Dis. 28, 379 (1910). — Hasse: Karzinom der männlichen Brustdrüse. Münch. med. Wschr. 62, 1536 (1915). — Hauser: Diss. Heidelberg 1906. — Hawley, G. W.: Skeletal Carcinomatosis. Ann. Surg. 51, 636 (1910). — Hegner, C. A.: Karzinommetastase in der Chorioidea, beginnend mit akuter Iritis. Klin. Mbl. Augenheilk. 49, 30 (1911). — Heidenhain, L.: Über die Ursachen der lokalen Krebsrezidive nach Amputatio mammae. Arch. klin. Chir. 39, 97 (1889). — Heilmann, P.: Über beginnenden Pagetkrebs der Mamma. Z. Krebsforsch. **23**, 446 (1926). — HEIM, F. u. TH. SCHWARTZ: Tumoren. Kl. Labor. Tiere v. JAFFÉ. Berlin 1930. — HEIMANN, G.: Die Verbreitung der Krebserkrankung, die Häufigkeit ihres Vorkommens an den einzelnen Körperteilen und ihre chirurgische Behandlung. Arch. klin. Chir. **57**, 91 (1898); **58**, 31 (1899). — HEIMANN, J.: Implantation of Rat Carcinoma and Sarcoma with in Benign Fibroadenoma. J. Canc. Res. **12**, 73 (1928). — HEINE, J.: Über Geschwülste bei Chinesen. Z. Krebsforsch. **33**, 529 (1931). — HELLWIG, C. A.: Die chirurgische Indikation bei chronischer zystischer Mastitis. Arch. klin. Chir. **159**, 763 (1930). — HENDERSON: Clinical and pathological aspects of a series of doublful tumors of the breast. Lancet **1909 II**, 857. — HENRY, A.: Statistische Mitteilungen über den Brustkrebs. Diss. Breslau 1879. — HENSCHKE, E.: Über den Gallertkrebs der Brust. Diss. Berlin 1921. — HERRENSCHMIDT, A.: (a) Epithélioma pavimenteux congénital du sein. Bull. Soc. Anat. Paris **83**, 543 (1908). (b) Tumeurs du sein chez l'homme. Bull. Soc. Anat. Paris **91**, 411 (1921). — HERRENSCHMIDT et CORYLLOS: Bull. Soc. Anat. Paris **87**, 231 (1912). — HERXHEIMER, G.: (a) Diskussionsbemerkung. Zbl. Path. **34**, 623 (1923/24). (b) Lebergewächse. HENKE-LUBARSCH, Bd. 5/1, S. 797, 950. 1930. — HERXHEIMER, G. u. F. REINKE: Pathologie des Krebses. Erg. Path. **16 II**, 1 (1912). — HERZOG, E.: Beitrag zur Frage der Innervation der Geschwülste. Virchows Arch. **268**, 536 (1928). — HERZOG, G.: Über den Gallertkrebs der Brustdrüse. Zbl. Path. **35**, 4 (1924/25). — HESSE, E.: Mammaamputation wegen fortgeschrittenem Karzinom mit Thoraxwandresektion, partieller Perikard- und Lungenresektion und Drüsenausräumung aus dem Mediastinum anticum. Verh. Russ. Chir. Pirogoff-Ges. Petersburg **1924**. — HEWITT, H.: Breast tumors; their diagnosis and treatment. J. Michigan State med. Soc. **25**, 179 (1926). — HEWSON, A.: Multiple diffused Metastases following Breast Carcinoma. Ann. Surg. **54**, 134 (1911). — HEYMANN, R.: Die Krebssterblichkeit in Düsseldorf in den Jahren 1909/13. Z. Krebsforsch. **14**, 578 (1914). — HIGUCHI, K.: Die Gewebsmastzellen in der Mamma. Fol. haemat. (Lpz.) **41**, 401 (1930). — HIMMELMANN, W. u. W. LEHMANN: Zur Klinik und Behandlung des Brustkrebses. Ergebnisse der Brustkrebsbehandlung in der Chirurgischen Universitätsklinik Bonn von 1908—1928 unter Berücksichtigung des Einflusses der Röntgenbestrahlung. Bruns' Beitr. **150**, 31 (1930). — HIRSCH, C.: Die prognostische Bedeutung des metastatischen Aderhautkarzinoms. Prag. med. Wschr. **1911**, 631. — HIRSCHFELD: Über Blutbefunde bei Knochenmarktumoren. Fortschr. Med. **1901**, 29. — HIRSCHFELD, H.: Über plötzliche Todesfälle bei malignen Tumoren infolge profuser Blutungen. Z. Krebsforsch. **17**, 569 (1920). — HIRSCHL, G.: Über „PAGETsche Krankheit". Beitr. path. Anat. Suppl. **7**, 573 (1905). — HITZROT, J. M.: Simultaneous carcinoma of both breasts. Ann. Surg. **82**, 661 (1925). — HOBDAY, F.: Breast disease and the Demodex folliculorum. Lancet **208**, 361 (1925). — HOCHE, L.: An sujet d'un cas de récidive précoce d'un cancer du sein au niveau de points de suture. Bull. Assoc. franç. Étude Canc. **17**, 175 (1928). — HOCHENEGG, J. u. F. PAYR: Lehrbuch der speziellen Chirurgie, S. 1018. Berlin u. Wien 1927. — HODENPYL: Med. Rec. **77**, 359 (1910). — HOFFMANN, F. L.: (a) The Mortality from Cancer throughout the World. Newark 1915. (b) Cancer in Jap. J. amer. med. Assoc. **84**, 1767 (1925). (c) Cancer in the North American negro. Amer. J. Surg. **14**, 229 (1931). — HOFFMANN, M.: Über Karzinom der Mamilla. Diss. München 1905. — HOFHAUSER, G.: Sul carcinoma bilaterale della mammella. Rinasc. med. **6**, 575 (1929); angef. nach Z.org. Chir. **49**, 359 (1930). — HOFHAUSER, J.: Über zweiseitigen Brustdrüsenkrebs. Orvosképzés (ung.) **16**, 152 (1926). — HOFHEINZ, G.: Zur Kenntnis der metastatischen Karzinose des Zentralnervensystems, insbesondere des Rückenmarks. Dtsch. Z. Nervenheilk. **117/119**, 226 (1931). — HOLST, S.: Beitrag zur Statistik des Mammakarzinoms. Norsk Mag. Laegevidensk. **81**, 272 (1920). — HONDA, J. u. N. KURAM: Über Beziehungen zwischen dem menschlichen Karzinom (Mammakrebs) und den Nerven. Trans. jap. path. Soc. **18**, 524 (1928). — HORNER, FR.: Über die Endresultate von 172 operierten Fällen maligner Tumoren der weiblichen Mamma. Beitr. klin. Chir. **12**, 619 (1894). — HOUSTON, TH.: The Conditions that simulate Pernicious Anaemia. Brit. med. J. **1903 II**, 1257. — HUBBART: Boston med. J. **167**, 1 (1912). — HUCHET et GRUGET: Cancer du sein à évolution rapide. Bull. Soc. Anat. Paris **82**, 287 (1907). — HUEPER, W. C.: Über die Schätzung der Malignität von bösartigen Tumoren auf Grund von histologischen Befunden. Arch. klin. Chir. **159**, 200 (1930). — HUEPER, W. C. and H. SCHMITZ: Relations of Histological Structure and clinical Grouping to the Prognosis of Carcinomata of the Breast and Uterine Cervix. Ann. Surg. **90**, 993 (1929). — HUGIER, A.: Cancer du sein a forme necrosante simulant une tuberculose mammaire. Bull. Soc. Anat. Paris **87**, 277 (1912). — HUGUENIN, R. et F. AMAN-JEAN: Syndrome de compression du paquet vasculonerveux de l'aiselle après exérèse du cancer du sein. Ann. of Path. **8**, 1266 (1929). — HUGUENIN, R. et N. KYRIACO: Tumeur bilaterale du sein à évolution très torpide terminée par des métastases multiples. Ann. d'Anat. path. **5**, 81 (1928). — HUMBERT et ALEXIEFF: Rev. méd. **33**, 921 (1913). — HUNNE: Pagets Disease of the Breast. Lancet **1890 II**, 823. — HUTCHINSON, J.: Psorosperms in chronic eczema of breast (Pagets disease). Trans. path. Soc. Lond. **41**, 214 (1890).

Imamaki, K.: Demonstration von fünf Fällen von Hundgeschwülsten. Trans. jap. path. Soc. **20**, 793 (1930). — Ingleby, Helen: The development of a carcinoma of the breast. Arch. of Path. **8**, 653 (1929). — Ingraham, Ruth: Carcinomatous Metastasis to Bone. Surg. Clin. N. Amer. **7**, 877 (1927). — Isaacs, R.: Anemia in cancer. Med. Clin. N. Amer. **10**, 1219 (1926/27). — Iselin, H.: (a) Der pathologisch-anatomische Befund als Prognostikum für den Brustkrebs. Schweiz. med. Wschr. **1920**, 22. (b) Die Nachbehandlung des operierten Brustkrebses durch X-Strahlen. Schweiz. med. Wschr. **1928**, 693. — Ishihara, S.: Beiträge zur pathologischen Anatomie des metastatischen Karzinoms der Chorioidea. Klin. Mbl. Augenheilk. **53**, 127 (1914).

Jaboulay: Transformation maligne des tumeurs du sein bénignes et sa cause. Lyon chir. **10** (1913). — Jacobaeus, H. C.: Pagets disease und sein Verhältnis zum Milchdrüsenkarzinom. Virchows Arch. **178**, 124 (1904). — Jeanneney, G.: Le groupe ganglionnaire scapulaire inféro-externe dans le cancer du sein. Bull. Soc. nat. Chir. Paris **55**, 306 (1929). — Jeanneney, G. et Lachapèle: Epithélioma du sein chez l'homme. J. Méd. Bordeaux **1926**. — Jeanneney, Mathey-Cornat et Couvril: Cancer mammaire et perméation pariétale. Surg. etc. **32**, 193 (1924). — Jeanney, L.: Le cancer du sein chez l'homme. Thèse de Montpellier **1905**. — Jentzer, A.: Contribution a l'étude du cancer du sein. Schweiz. med. Wschr. **1922**, 908. — Jepson: Tumours of the breast. J. Iowa State med. Soc. **13**, 4 (1923). — Joel, W.: Die Maladie kystique (Reclus) der Brustdrüse, ihre Entstehung und ihre maligne Entartung. Mschr. Geburtsh. **85**, 358 (1930). — Johnson, R.: (a) Pathological conditions of the mamma associated with carcinoma. Trans. path. Soc. Lond. **43**, 170 (1892). (b) Some Clinical Aspects of Carcinoma of the Breast. Brit. J. Surg. **12**, 630 (1924/25). (c) Cystic Disease of the Breast. Brit. med. J. **1891 II**, 897. — Johnson, R. and T. W. P. Lawrence: Two Cases of Squamous Epithelial Tumors of the Breast. Brit. J. Surg. **5**, 417 (1917/18). — Jolkwer, W. E.: Über gleichzeitiges Vorkommen multipler Geschwülste differenter Art. Arch. klin. Chir. **155**, 142 (1929). — Joll, C. A.: Metastatic Tumors of Bone. Brit. J. Surg. **11**, 38 (1923/24). — Jonas, E.: Pagets disease of the Nipple. Interstate med. J. **17**, 674 (1910). — Jones, F. S. and R. Peyton: On the cause of the localization of secondary tumors at points of injury. J. of exper. Med. **20**, 404 (1914). — Jopson, J. H., J. Speese and C. Y. White: Tumors of the breast in childhood. Ann. Surg. **78**, 662 (1908). — Jopson, J. H. and J. Speese: Pagets Disease of the Nipple and allied conditions. Ann. Surg. **62**, 212 (1915). — Jordan: Über Spätrezidive des Karzinoms. Dtsch. Ges. Chir. **33**, 391 (1904). — Joseph, G.: Ein Fall von metastatischem Magenkarzinom. Dtsch. med. Wschr. **1907**, 460. — de Josselin de Jong: Over praecarcinomatenge veranderinde in den vrouwelijke borst-klier. Geneesk. Bl. (holl.) **12** (1914). — Judd, E. S.: The surgical treatment of cancer. J. amer. med. Assoc. **84**, 10 (1925); angef. nach Ref. Zbl. Path. **36**, 90 (1925). — Jüngling, O.: Zur Frage der Statistik des Mammakarzinoms. Vorschläge zu einer Normierung. Zbl. Chir. **53**, 1490 (1926). Julian, J.: Contribution a l'étude des métastases rachidiennes du cancer du sein. Thèse de Montpellier **1910**. — Junge, W.: Über die Beziehungen zwischen der Fibrosis cystica, den gutartigen Tumoren und dem Karzinom der Brustdrüse. Beitr. path. Anat. **88**, 595 (1932). — Junghanns, H.: Eine Krebsstatistik über 35 Jahre (4192 Karzinome bei 36 408 Leichenöffnungen). Z. Krebsforsch. **29**, 623 (1929). — Jungmann, A. u. J. Pollitzer: Über Pagets Disease. Dermat. Z. **11**, 391 (1904).

Kagan, Z.: Krebs der Milchdrüse nach dem Material der Klinik von Prof. Petrov. Vestn. Chir. (russ.) **1929**, H. 45/46, 189; angef. nach Z.org. Chir. **48**, 736 (1930). — Kahler: Z. Heilk. **1886**. — Kahlstorf, A.: Die histologische Prognose bösartiger Gewächse. Z. Krebsforsch. **26**, 420 (1928). — Kalima, T.: Die Behandlung des Brustkrebses und die Resultate derselben (finn.). Duodecim (Helsingfors) **44**, 909 (1928); angef. nach Z.org. Chir. **45**, 138 (1929). — Kallius, H. U.: Experimentelle Untersuchungen über die Lymphgefäße der Röhrenknochen. Bruns' Beitr. **155**, 109 (1932). — Kaminer, G.: Die Biochemie des Karzinoms. Wien: Julius Springer 1926. — Kantorowicz, L.: Zur Pathogenese der akuten allgemeinen Karzinomatose und zur Kasuistik seltener Krebsmetastasen. Zbl. Path. **4**, 817 (1893). — Kapsinow, R.: Cancer of the heart. Secondary to cancer of the breast by direct lymphatic extension. Ann. Surg. **83**, 161 (1926). — Karg, C.: Über das Karzinom. Dtsch. Z. Chir. **34**, 133 (1892). — Kartenberg, E.: Über die in den Jahren 1912—1921 an der Göttinger Chirurgischen Klinik behandelten Fälle von Brustdrüsenkrebs. Diss. Göttingen 1923. — Katsunuma, S. u. R. Katsunuma: Über eine eigentümliche Granulamasse im Karzinomgewebe des Menschen und der Tiere. Proc. imp. Acad. (Tokyo) **6**, 331 (1930); angef. nach Ref. J. Canc. Res. **15**, 1634 (1931). — Katzenelenbogen, Elie: Cancer simultané des deux seins. Thèse de Paris **1904**. — Kaufmann, E.: Lehrbuch der speziellen pathologischen Anatomie. Berlin u. Leipzig 1922. — Keding, P.: Die Parasitentheorie der Geschwulstentstehung im Vergleiche zu den tatsächlichen Erfahrungen über multiple Primärtumoren. Diss. Greifswald 1903. — Kenedy: Paget disease. Ung. dermat. Ges. Budapest, Sitzg 10. Jan. 1930. — Keniduro: Zur Kenntnis der Karzinommetastasen im Knochensystem. Diss. Bern 1916. — Kennaway and Hieger: Carcinogenic substances and their fluorescence spectra. Brit. med. J. **1930**, Nr 3622, 1044. — KETTLE, E. H.: Carcinomatous Metastases in the Spleen. J. of Path. **17**, 40 (1912/13). — KIENBÖCK, R.: Karzinom und Skelet. Wien. med. Wschr. **1931**, 843, 1115. — KILGORE, A. R.: (a) The incidence of cancer in the second breast after radical removal of on breast for cancer. J. amer. med. Assoc. **77**, 454 (1921). (b) Is Pagets Disease of the Nipple Primary or Secondary to Cancer of the Underlying Breast? Arch. Surg. **3**, 324 (1921). (c) Aussprache zu BLOODGOOD. J. amer. Med. Assoc. **81**, 881 (1923). (d) Chronic cystic mastitis, its relation to cancer of the breast. California Med. **29**, 289 (1928); angef. nach Z.org. Chir. **45**, 258 (1929). (e) Tumors and Tumor-like Lesions of the Breast in Association with Pregnancy and Lactation. Arch. Surg. **18**, 2079 (1929). — KING, A. C.: Breast tumors. New Orleans med. J. **80**, 242 (1927); angef. nach Z.org. Chir. **44**, 76 (1929). — KITAIN, H.: Zur Kenntnis der Häufigkeit und der Lokalisation von Krebsmetastasen mit besonderer Berücksichtigung ihres histologischen Baus. Virchows Arch. **238**, 289 (1922). — KIYONO, H.: Die Histopathologie der Hypophyse. Virchows Arch. **259**, 388 (1926). — KLAGES, FR.: Eine seltene Form des Mammakarzinoms mit Ausbreitung auf die Mamille. Bruns' Beitr. **155**, 251 (1932). — KLEINBERGER, MARIANNE: Zur Kenntnis der doppelseitigen Mammakarzinome. Diss. Würzburg 1924. — KLOPP, E. J.: (a) Carcinom of the lactating breast. Atlantic med. J. **29**, 520 (1926). (b) Surgery in Breast Tumors; Problems concerning Diagnosis and Treatment. Ann. Surg. **90**, 424 (1929). — KLOPSCH: Angef. nach B. FISCHER(-WASELS). — KLOSSNER, A. R.: Studien über Zellstrukturen in den epithelialen Mammatumoren und in den Epithelien der Fibromatosis diffusa mammae (DIETRICH). Arb. path. Inst. Helsingfors (Jena), N. F. **6**, 81 (1930). — KLOTZ, H.: Über Mastitis carcinomatosa gravidarum et lactantium. Diss. Halle 1869. — KNAPP, TH: Untersuchungen zur Frage der krebsigen „Entartung" adenomatöser Geschwülste der Brustdrüse. Diss. Tübingen 1913; Arb. path.-anat. Inst. Tübingen **8**, 272 (1914). — KNOX, L. C.: The Relationship of Massage to Metastasis in Malignant Tumors. Ann. Surg. **75**, 129 (1922). — KOCH, C.: Doppelseitiges Karzinom der Mamma bei einem 56jährigen Manne. Ärztl. Ver. Nürnberg, 15. Nov. 1906; angef. nach Ref. Dtsch. med. Wschr. **1907**, 168. — KOCHENDÖRFER, F.: Über die Entstehung des Karzinoms auf dem Boden chronisch-entzündlicher Vorgänge unter Zugrundelegung des Materials des pathologischen Instituts an Mammakarzinomen. Diss. Tübingen 1924. — KOCHER, TH.: „Primäres" Achseldrüsenkarzinom nach chronischer (karzinomatöser) Mastitis. Virchows Arch. **73**, 452 (1878). — KÖNCKE, G.: Über gleichzeitiges Vorkommen von Mamma- und Ovarialkarzinom. Diss. München 1927. — KÖNIG, F.: Mastitis chronica cystica (interstitielle Mastitis, Cystadenoma mammae, Maladie de Reclus etc.). Zbl. Chir. **20**, 49 (1893). — KOGAN, C.: Der Brustkrebs. Verh. 20. russ. Chir. Kongr. Moskau. Angef. nach Ref. Z.org. Chir. **48**, 78 (1930). — KONJETZNY: Zystische Entartung und Fibromatose der Mamma, mit Berücksichtigung ihrer Beziehung zur Krebsbildung. Zbl. Chir. **49**, 1760 (1922). — KONJETZNY, G. E.: Über ein primäres cholesteatomhaltiges Plattenepitheliom der Brustdrüse von eigenartigem Bau. Beitr. klin. Chir. **78**, 504 (1912). — KORABELNIKOW, J.: Zur Kasuistik der Mammatumoren. Odessk. med. Z. (russ.) **3**, 543 (1928). — KORN, A.: Über die Veränderungen des Mammaparenchyms beim Karzinom der Mamma und über das intrakanalikuläre Wachstum des Mammakarzinoms. Diss. Würzburg 1904. — KOUWENAAR, W.: Vergelijkende kankercijfers bij Javanen en Chineezen. Geneesk. Tijdschr. Nederl.-Indië **72** (1932). — KRASTING, K.: Beitrag zur Statistik und Kasuistik metastatischer Tumoren. Z. Krebsforsch. **4**, 315 (1906). — KRAUS: Morbus Paget. Dtsch. dermat. Ges. tschechoslov. Republik, 18. März 1928. — KRAUS, E. J.: Die Hypophyse. HENKE-LUBARSCH, Bd. 8, S. 810, 888. 1926. — KRAUSS, L. W. and B. S. KLINE: Carcinoma of both breasts in a women under twenty years of age. Amer. J. Surg. **1**, 277 (1926). — KRECKE, A.: Zur Differentialdiagnose der Mammatumoren. Münch. med. Wschr. **69**, 866 (1922). — KREIBIG, W.: (a) Zur Kenntnis seltener Geschwulstformen der weiblichen Brustdrüse. Virchows Arch. **256**, 649 (1925). (b) Über ungewöhnliche Augenbefunde bei multiplen Karzinommetastasen. Z. Augenheilk. **74**, 362 (1931). — KREN: Pagets disease of the nipple. Wien. dermat. Ges., Sitzg 27. Jan. 1927. — KRITZINGER, F. J.: Mammakarzinom mit Supraklavikulardrüsen 1900 bis 1925. Diss. Heidelberg 1927. — KROGIUS, A.: Beitrag zur Kenntnis von „Pagets Disease of the nipple". Dtsch. Z. Chir. **73**, 165 (1904). — KROMPECHER: a) Das Basalzellenkarzinom. Jena 1906. (b) Schlußwort zu den Bemerkungen RICKERs. Arch. f. Dermat. **136**, 105 (1921). — KROMPECHER, E.: (a) Zur Histogenese und Morphologie der Mischgeschwülste der Haut sowie der Speichel- und Schleimdrüsen. Beitr. path. Anat. **44**, 51 (1908). (b) Über Schweißdrüsenzysten der Brustdrüse und deren Krebse. Verh. path. Ges. **16**, 365 (1913). (c) Zur Histogenese und Morphologie der Zystenmamma, des intrakanalikulären Kystadenoms und der Kystadenokarzinome der Brustdrüse. Beitr. path. Anat. **62**, 403 (1916). (d) Weitere Beiträge über das Polycystoma mammae und dessen Beziehungen zu den Geschwülsten. Virchows Arch. **250**, 495 (1924). — KRUKENBERG, F.: Zur Lehre vom metastatischen Karzinom der Chorioidea. Klin. Mbl. Augenheilk. **41**, Beil.-H., 145 (1903). — KRUMBHAAR, E. B. and J. P. SCOTT: Tumors of the Spleen with a Report on twenty-eight Recent Cases. Surg. Clin. N. Amer. **7**, 61 (1927). —

Kudji, N.: Zur Pathologie der menschlichen Brustdrüse mit besonderer Berücksichtigung des Stromas. Stuttgart: Alfred Kernen 1921. — Kückens, H.: Über seltenere Formen von Mammageschwülsten, Epidermoidzysten, Carcinoma haemorrhagicum — Carcinoma psammosum — Carcinosarcoma — multiple Karzinome. Beitr. path. Anat. 80, 116 (1928). — Küttner: Doppelseitige Mammakarzinome (Aussprachebemerkung). Klin. Wschr. 1, 1626 (1922). — Küttner, H.: Beiträge zur Pathologie des Mammakarzinoms. a) Eine bisher unbekannte Form des kombinierten Mamma- und Mamillakarzinoms. b) Erysipelas carcinomatosum. Bruns' Beitr. 131, 1 (1924). — Kurpjuweit, O.: Zur Diagnose von Knochenmarkmetastasen bei malignen Tumoren aus dem Blutbefunde. Dtsch. Arch. klin. Med. 77, 552 (1903). — Kuru, H.: Beitrag zur Pathologie der Mammageschwülste, mit besonderer Berücksichtigung der karzinomatösen Umwandlung des Fibroadenoms. Dtsch. Z. Chir. 98, 415 (1909). — Kusama, H.: Statistical Study of Cancer Mortality in Japan. Gann (jap.) 22, H. 3, 21 (1928). — Kusche, K.: Statistisches zur klinischen Ursache des Gebärmutter- und Brustdrüsenkrebses. Diss. Berlin 1922. — Kutscherenko, P. A. u. B. M. Solowiev: Beiträge zur Statistik der bösartigen Geschwülste in der Ukraine. Z. Krebsforsch. 27, 537 (1928). — Kyrle, J.: Drüsenkrebs der Mamma unter dem klinischen Bilder von Pagets Disease. Arch. f. Dermat. 83, 187 (1907).

Laborde, S., Jouveau-Dubreuil, H. et A. Roques: Lésions osseuses multiples chez une femme operée d'un épithélioma du sein. Bull. Assoc. franç. Étude Canc. 14, 485 (1925). — Lacascade, Renée: Contribution à l'étude du cancer en Tunisie. Bull. Assoc. franç. Étude Canc. 11, 640 (1922). — Ladwig, A.: Die histologische Untersuchung von Brustdrüsentumoren während der Operation. Münch. med. Wschr. 1923, 1049. — Laforgue, J.-M.-J.: Le cancer du sein chez l'homme. Thèse de Toulouse 1897. — Lahm, W.: Cholesteatoma carcinomatosum der Mamma. Mschr. Gynäk. 39, 496 (1914). — Lalung-Bonnaire et Bablet: Contribution à l'Etude du cancer chez les annamites de Cochinchine. Trans. 6. Congr. far-east. Assoc. trop. Med. Tokyo 1, 955 (1926). — Lambrethsen, J.: Ein seltener Mammatumor (Carcinoma sebaceum). Nord. med. Ark. (schwed.) 1 (1916). — Lane-Claypon, J. E.: Report of the Late Results of Operation for cancer of the Breast. Brit. Min. of Haalth, Publ. Health. Rep. 51 (1928). — Lang, E.: Dermatosis epithelialis (degenerativa) circumscripta eczemiformis. — Pagets Disease. Wien. klin. Wschr. 1905, 330. Lange, F.: Der Gallertkrebs der Brustdrüse. Beitr. klin. Chir. 16, 1 (1896). — Langhans, Th.: (a) Die Lymphgefäße der Brustdrüse und ihre Beziehungen zum Krebse. Arch. Gynäk. 8, 181 (1875). (b) Über Glykogen in pathologischen Neubildungen und in menschlichen Eihäuten. Virchows Arch. 120, 28 (1890). — Lapeyre: Cancer du sein opéré et grossesse. Bull. Soc. Chir. Paris 48, 1249 (1922). — Lardennois et Moure: Lymphocystome du sein, Mastite carcinomateuse aigue de Volkmann. Bull. Soc. Anat. Paris 89, 94 (1914). — Lathrop, A. E. C. and L. Loeb: The tumor incidence in later generations of strains with observed tumor rate. J. Canc. Res. 4, 137 (1919). — Latz, E.: Über Knochenmetastasen nach Mamma-, Rektum- und Prostatakarzinom. Diss. Bonn 1925. — Lauche, A.: Weitere Explantationsversuche mit menschlichen bösartigen Geschwülsten: Histologische Untersuchungen an degenerierenden menschlichen Karzinomkulturen und an Mischkulturen von menschlichem Karzinomgewebe mit embryonalem Hühner- und Menschengewebe. Verh. dtsch. path. Ges. 25, 296 (1930). — Launois, P. E.: L'épithélioma de la mamelle chez l'homme. Arch. gén. Méd. 1908. — Lazarus-Barlow: Angef. nach Beatson. — Lazzarini, L.: (a) La mallatia cistica della mammella. Arch. ital. Chir. 17, 489 (1927). (b) Arch. ital. Anat. e Istol. pat. 1, 367 (1930). — Lebert, H.: Beiträge zur Kenntnis des Gallertkrebses. Virchows Arch. 4, 192 (1852). — Lecène, P.: Epithélioma de la face interne de la joue et épithélioma dendritique du sein chez un homme de 63 ans. Bull. Soc. Anat. Paris 82, 659 (1907). — Leconte, M.: Cancer du sein avec généralisation. Noyaux cérébraux multiples. Bull. Soc. Anat. Paris 83, 131 (1908). — Lee, B. J.: (a) Results of the Treatment by Radiation of Primary Inoperable Carcinoma of the Breast. Ann. Surg. 76, 359 (1922). (b) Late recurrence of carcinoma of the breast after extirpation. Ann. Surg. 81, 551 (1925). (c) The Therapeutic Value of Irradiation in the Treatment of Mammary Cancer. Ann. Surg. 88, 26 (1928). (d) Significant Problems for the Obstetrician in the Field of Mammary-Cancer. Amer. J. Obstetr. 20, 775 (1930). (e) Diskussionsbemerkung zu Carnett and Howell. Ann. Surg. 91, 811 (1930). (f) Carcinoma of the Breast in the Young. Arch. Surg. 23, 85 (1931). — Lee, B. J. and N. W. Cornell: A Report of 87 Primary Operable Cases of Carcinoma of the Breast admitted to the New York Hospital prior to april 1, 1919. Ann. Surg. 80, 400 (1924). — Lee, B. J. and N. Tannenbaum: (a) Inflammatory carcinoma of the breast. A report of twenty-eight cases from the breast-clinic of the Memorial Hospital. Surg. etc. 39, 580 (1924). (b) Recurrent inoperable carcinoma of the breast. An analysis of three hundred and sixty-three cases treated by radium and Roentgen ray. J. amer. med. Assoc. 86, 250 (1926). — Leeuwen, v.: Über Morbus Paget mammae. Zbl. Hautkrkh. 36, 712 (1931). — Lehmann, L.: Das Stillen der Frauen und sein Einfluß auf die Häufigkeit des Mammakarzinoms. Diss. München 1903. — Leith: On Secondary Malignant Conversion of Epithelium.

Arch. of Middlesex Hosp. **1908**, 80. — LEITSCH, A.: Peau d'Orange in Acute Mammary Carcinoma: Its cause and its diagnostic value. Lancet **1909** II, 861. — LEMBO, S.: Il cancro della mamella. Radiochirurgia **15**, 189 (1923). — LENZ, M. and J. R. FREID: Metastases to the Skeleton, Brain and Spinal Cord from Cancer of the Breast and the Effect of Radiotherapy. Ann. Surg. **93**, 278 (1931). — LEO, E.: (a) Sul „morbo di Paget". Ann. ital. Chir. **2**, 473 (1923). (b) Cancro mammario doppis simultaneo. Gazz. Osp. **51**, 624 (1930). — LEROUX: Diskussionsbemerkung zum Vortrag D'ALLAINES, FUNCK-BRENTANO et PAVIE. Ann. d'Anat. path. **7**, 359 (1930). — LEROUX, R.: Réaction giganto-cellulaire du stroma dans un épithélioma mammaire. Bull. Assoc. franç. Étude Canc. **20** 692 (1931). — LEROUX, R. et M. PERROT: (a) A propos de la classification pronostique des cancers du sein. Bull. Assoc. franç. Étude Canc. **17**, 180 (1928). (b) Pronostic histologique des cancers du sein. Bull. Assoc. franç. Étude Canc. **19**, 439 (1930). (c) Epithélioma du sein à stroma angiomateux. Bull. Assoc. franç. Étude Canc. **20** 360 (1931). (d) Epithélioma du sein à cellules independentes mucipares. Ann. d'Anat. path. **9**, 322 (1932). — LEROUX, R. et E. VERMES: (a) Epithélioma du sein a cellules indépendantes. Bull. Assoc. franç. Étude Canc. **19**, 674 (1930). (b) Etude histologique de trois cas de cancer du sein généralisés. Bull. Assoc. franç. Étude Canc. **20**, 136 (1931). — LESCHCZINER, H.: Über familiären Brustkrebs. Med. Klin. **13**, 580 (1917). — LESTER, C. W.: Sarcoma associated with metastases from breast carcinoma. Amer. J. Canc. **15**, 850 (1931). — LETT, H.: An analysis of 99 cases of inoperable carcinoma of te breast treated by oophorectomy. Lancet **83** I, 227 (1905). — LETULLE, M.: Cancer colloide de la mamelle chez l'homme. Bull. Soc. Anat. Paris **88**, 382 (1913). — LEVIN: Pagets disease of the nipple. Arch. of Dermat. **6**, 96 (1922). — LEVIN, J.: (a) Skeletal Metastases of carcinoma. Proc. N. Y. path. Soc. **1916**, 100. (b) The Prognostic and Therapeutic Signifiance of Skeletal Metastases in Carcinoma of the Breast. Ann. Surg. **65**, 326 (1917). — LÉVY, G.: Cancer en cuirasse chez un homme. Bull. Soc. franç. Dermat. **33**, 541 (1926). — LEWIN, C.: Die Entstehung histologisch neuartiger Geschwülste nach der Impfung von Tumoren bei Tieren. Z. Krebsforsch. **11**, 340 (1912); s. auch **17**, 556 (1920). — LIEDBERG, N.: Über Mastopathia cystica. Acta chir. scand. (Stockh.) **68**, 369 (1931). — LIEK, E.: Hartnäckige Kreuzschmerzen als erstes Zeichen eines Brustkrebses. Zbl. Chir. **53**, 3212 (1926). — LILIENTHAL, H.: Diskussionsbemerkung zu COHEN, l. c. Ann. Surg. **91**, 446 (1930). — LINDENBERG, H.: Zur Statistik der operativen Dauerheilungen des Mammakarzinoms. Dtsch. Z. Chir. **128**, 156 (1914). — LINSTOW, O. v.: Über das Vorkommen von Trichina spiralis in einem Szirrhus der weiblichen Brust. Virchows Arch. **44**, 379 (1868). — LIPSCHÜTZ, B.: Ergebnisse zytologischer Untersuchungen an Geschwülsten. VIII. Untersuchungen über den Brustkrebs. Z. Krebsforsch. **30**, 317 (1930). — LITTLE, C. C.: Evidance that Cancer is not a Simple Mendelian Recessive. J. Canc. Res. **12**, 30 (1928). — LOEB, L.: Rapports quantitatifs entre les facteurs qui cause le cancer et la rapidité et la fréquence de la transformation cancereuse. Presse méd. **31**, 709 (1923). — LOEB, L.: Further Investigations on the Origin of Tumors in Mice VI. Internal Secretion as a Factor in the Origin of Tumors. J. med. Res. **40**, 477 (1919). — LOEB, P. W.: Über Adenokankroide. Frankf. Z. Path. **25**, 154 (1921). — LOMBARD, CH:. Le cancer chez les femelles dans ses relations avec la mamelle et le tractus uro-génital. Lait **8**, 117 (1928). — LOCKWOOD, IVA H. and W. STEWART: A Roentgen Study of the physiologic and pathologic changes in the mammary gland. J. amer. med. Assoc. **99**, 1461 (1932). — LOCKWOOD, CH. B.: Carcinoma of the Breast and its Spread into the Lymphatics. Brit. med. J. **1906** I, 181. — LOP: De la malignité des tumeurs dites bénignes du sein; six observations. Gaz. Hôp. **82**, 1448 (1909). — LORENZETTI, C.: Morbo di Paget della mammella. Osp. magg. **13**, 206 (1925). — LORTAT-JACOB, FERNET et GRAND: Un cas d'épithelioma pagetoide de la cuisse. Bull. Soc. franç. Dermat. **37**, 467 (1930). — LOUSTE: Maladie du Paget du mamelon. Medicine **11**, 861 (1930). — LÖWENTHAL, C.: Über die traumatische Entstehung der Geschwülste. Arch. klin. Chir. **49**, 1 (1895/96). — LUBARSCH, O.: (a) Über die Bedeutung der pathologischen Glykogenablagerungen. Virchows Arch. **183**, 188 (1906). (b) Die destruierenden Nierengewächse. HENKE-LUBARSCH, Bd. 6/1, S. 607, 710. 1925. (c) Pathologische Anatomie der Milz. HENKE-LUBARSCH, Bd. 1/2, S. 373, 713. 1927. — LUDLOW: Carcinoma of the male breast. Report of a case in a Korean. China med. J. **39**, 1079 (1925). — LUFF, A. P.: Collective Investigation into the Incidence of Cancer of the Breast and its History after Treatment. Brit. med. J. **1932**, 986. — LUKAČ, F.: Mittlere Lebensdauer der in der Schweiz von 1911—1915 an Carcinoma mammae Verstorbenen. Sammelstatistik über den Brustkrebs in der Schweiz; herausgeg. von der Schweizerischen Vereinigung für Krebsbekämpfung. Bern: E. Bircher 1920. — LUKOWSKI, A.: Über die diffuse Fibromatose der Mamma und ihren Übergang in Karzinom. Dtsch. Z. Chir. **167**, 81 (1921). — LUMSDEN, TH.: Tumor immunity. Amer. J. Canc. **15**, 563 (1931). — LUNN, N. R.: A case of cancer in a man aged ninety-one. Trans. path. Soc. Lond. **48**, 247 (1897). — LYTER, J. C.: Metastasic carcinoma of the bone-marrow and spleen. Med. Clin. N. Amer. **9**, 211 (1925).

MAASS, E.: Zur Kasuistik des Karzinoms bei primitiven Negervölkern. Arch. Schiffsu. Tropenhyg. **32**, 410 (1928). — MACEWEN, J. A. C.: Carcinoma of the male breast. Brit. med. J. **1927** I, 961. — MADLENER, M. J.: Zur primären Multiplizität der Karzinome.

Z. Chir. **221**, 1 (1929). — Magnani, L.: Attivita blastomatose utere-mammarie. Riv. ital. Ginec. **5**, 365 (1927). — Mahler, F.: Über die in der Heidelberger Klinik 1887—1897 behandelten Fälle von Carcinoma mammae. Diss. Heidelberg 1900. — Maljeff, M. I.: Zur Frage der Krebsmetastasen. Auf Grund des Sektionsmaterials von sechs Moskauer Krankenhäusern. Arch. Gynäk. **131**, 339 (1927). — Mallori, F. B.: The Principles of Pathologic Histology. Philadelphia and London 1914. — Mandry, G.: Primäres Karzinom der Brustwarze. Beitr. klin. Chir. **10**, 231 (1893). — Manger: Über das Auftreten von Brustdrüsenkrebs beim Mann. Diss. Jena 1901. — Mannheimer, M.: Die Literatur der letzten 10 Jahre über die bösartigen Tumoren des Auges. Z. Krebsforsch. **18**, 1 (1922). — Manzi, L.: L'importanza del plesso linfatico aponevrotico nella diffusione del cancro della mammella. Arch. Ostetr. **14**, 569 (1927). — Marchand: Mode de développement dans le système nerveux central des métastases secondaires à un cancer du sein. Bull. Soc. Anat. Paris **94**, 43 (1924). — Marchand, L.: Cancer du sein droit; métastases multiples du poumon droit, du foie, du cerveau chez une démente précoce. Bull. Soc. Anat. Paris **91**, 104 (1921). — Marchand, L. et C. Picard: Métastases cérébelleuse, cardiaque et ovarienne d'un cancer du sein. Ann. d'Anat. path. **5**, 79 (1928). — Mariani, G.: Metastasi cerebrali di carcinoma mammario. Contributo allo studio delle metastasi cancerigne nel sistema nervoso centrale. Ref. Zbl. Path. **54**, 216 (1932). — Marie, P. et J. Clunet: Variations morphologiques d'un épithélioma mammaire kystique chez la Souris, au coms de transplantations en série: Transformations successives en épithélioma atypique, tumeux mixte, sarcome fuso-cellulaire. Bull. Assoc. franç. Étude Canc. **3**, 367 (1910). — Markwalder, E.: Über die Entstehung und das Wachstum des Mammakarzinoms. Diss. Zürich 1895. — Marsden: Angef. nach de Peyer. — Marsh, M. C.: (a) Tumor Massage and Metastases in Mice. J. Canc. Res. **11**, 101 (1927). (b) Spontaneous Mammary Cancer in Mice. J. Canc. Res. **13**, 313 (1929). — Martel(-Cornil): Epithélioma et polype des canaux galactophores. Bull. Soc. Chir. Paris 8, 470 (1882). — Martin, J. F., J. Dechaume et H. Ben-Rais. Dyshématopoièse et Cancer. Anémie splénique. Forme clinique des tumeurs des os. Bull. Assoc. franç. Étude Canc. **16**, 612 (1927). — Marulli, A.: Contributo allo studio delle metastasi dei tumori rari nella mammella con speciale riguardo alle localizzazioni nel cervello. Arch. di Biol. **4**, H. 2, 11 (1927). — Marx, G.: Mitteilung zu dem Aufsatz über familiären Brustkrebs (Dr. Leschcziner). Med. Klin. **13**, 817 (1917). — Masland, H. C. and W. W. Babesck: Pagets Disease of the Breast. Internat. med. Mag. **8**, 81 (1899). — Massia, Coste et Rousset: Deux cas de maladie de Paget du sein au début. Bull. Soc. franç. Dermat. **37**, 451 (1930). — Massia, C., Ph. Rochet et J. Rousset: Maladie de Paget du sein avec cancer profond glandulaire. Bull. Soc. franç. Dermat. **37**, 340 (1930). — Massia, G., H. Gabrielle et J. Rousset: Neoplasme du sein avec exulceration mamelomaire a type histologique de Maladie de Paget. Bull. Soc. franç. Dermat. **37**, 165 (1930). — Massia, G. et J. Rousset: (a) A propos de la maladie de Paget. Discussion de la théorie: La maladie de Paget est un cancer épidermotrope. Bull. Assoc. franç. Étude Canc. **19**, 449 (1930). (b) Maladie de Paget du sein avec tumeur des conduits galactophores. Bull. Soc. franç. Dermat. **37**, 74 (1930). — (c) Épithéliome pagetoïde (baso-cellulaire avec tendance ou cylindrome. Bull. Soc. franç. Dermat. **37**, 712 (1930). — Masson, P.: (a) Considérations sur la maladie de Paget. Bull. Soc. franç. Dermat. **32**, 6 (1925). (b) La pigmentation des cancers mammaires envhaissant l'épiderme. Ann. d'Anat. path. **2**, 323 (1925). — Masson P. et Ch. Oberling: Cancers épithéliotropes. Bull. Assoc. franç. Étude Canc. **14**, 313 (1925). — Mastermann: Some unusual forms carcinoma of the breast. St. Barth. Hosp. Rep. **27** (1892). — Mastin, W. M.: Recurrence at a Tate Period after operation for Cancer of the Breast. Ann. Surg. **48**, 527 (1908). — Mathias, E.: (a) Forschungsrichtungen und Probleme in der Lehre von den Gewächsen. Erg. Path. **23**, 1 (1930). (b) Zur Pathogenese der paradoxen Fettsucht in manchen Krebsfällen. Verh. dtsch. path. Ges. **26**, 289 (1931). — Matras, A.: Das sekundäre Karzinom der Haut. Wien. klin. Wschr. **1931**, 1408. — Mauté, A. et C. Daniel: Cancer colloide du sein. Bull. Soc. Anat. Paris **79**, 539 (1904). — Maximow, A.: Über krebsähnliche Verwandlung der Milchdrüse in Gewebskulturen. Virchows Arch. **256**, 813 (1925). — Mayer, Th.: Ein Beitrag zur Geschwulstbildung in der männlichen Mamma. Diss. Würzburg 1902. — Meagher, R. and Luise Eisenhardt: Intracranial carcinomatous metastases with note on relation of carcinoma and tubercle. Ann. Surg. **93**, 132 (1931). — Meier, U. M.: Die in den Jahren 1898—1920 an der Kantonalen Krankenanstalt in Aarau beobachteten Fälle von Brustkrebs. Bruns' Beitr. **140**, 632 (1927). — Melnikov, A.: Erysipelas carcinomatodes cutis beim Mammakarzinom. Vestn. Chir. (russ.) **51**, 18 (1929); angef. nach Z.org. Chir. **49**, 600 (1930). — Menniti, M.: La degenerazione grassa e ialina e la metarmofosi mucosa nei Blastomi della mammella come cysterio diagnostico istopatologica di malignita. Pathologica (Genova) **23**, 471 (1931). — Merkow, A. M.: Zur Krebsmortalität in der Ukraine. Ž. Krebsforsch. **34**, 21 (1931). — Merkow, A. M. u. E. I. Paltschewsky: Zur Sterblichkeit infolge bösartiger Neubildungen in Charkow (UdSSR.). Virchows Arch. **282**, 158 (1931). — Merz, C. P.: Ein Fall von Karzinom der männlichen Brustdrüse. Diss. Berlin. 1885. — Mestschanski, J.: Über Pagets disease. Dermat. Wschr. **86**, 173 (1928). — Methorst en W. H. Deelman: Einige Zahlen und Betrachtungen über die Sterblichkeit an Gebärmutter- und Brustdrüsenkrebse in Holland. Nederl. Tijdschr. Geneesk. **70**, 1178 (1926). — METZGER, H.: Diffuse Metastasierung eines Mammakarzinoms in den Uterus mit isoliertem Freibleiben eines intramuralen Myoms. Z. Krebsforsch. **23**, 229 (1926). — MEYER, H.: Beiträge zur Histologie der schleimbildenden Adenome und Karzinome der Brustdrüse. Diss. Rostock 1880. — MEYER, R.: Die pathologische Anatomie der Gebärmutter. HENKE-LUBARSCH, Bd. 7/1, S. 1, 535. 1930. — MEYERDING, H. RUSELL CARMAN and GARVIN: Metastasis to the bones from carcinoma of the breast. Radiology **5**, 489 (1925). — MILIAN: Maladie de Paget avec participation des canaux galactophores. Bull. Soc. franç. Dermat. **33**, 652 (1926). — MILLER, E. M. and D. LEWIS: The significiance of a serohaemorrhagic or haemorrhagic discharge from the nipple. J. amer. med. Assoc. **81**, 1651 (1923). — MILLER, E. M.: Lesions of the Breast associated with a Discharging Nipple. Surg. Clin. N. Amer. **4**, 757 (1924). — MILLIGAN, W. A.: Pagets Disease of the Umbilicus. Brit. J. Dermat. **23**, 411 (1911). — MILLIS, P.: The Prognosis of Carcinoma Mammae. A Reviev of 169 Cases. Brit. J. Surg. **9**, 91 (1921/22). — MILLS, G. P.: The Prognosis of Carcinoma Mammae. Brit. J. Surg. **9**, 91 (1921). — MINTZ, V.: Zur Verhütung des Brustkrebses. Eesti Arst **1**, 255 (1922). — MÖLLER: Zwei Fälle von Gallertkrebs der Brustdrüse. Diss. München 1897. — MOFFAT, H. A.: The treatment of carcinoma of the breast and the results. S. afric. med. Rec. **23**, 326 (1925). — MOLINARI, J., IRIBARNE y CAPIZZANO: Krebs der weiblichen Genitalien und der Mamma. Rev. méd. lat.-amer. **11**, 189 (1925). — MONOD, R.: Cancer du sein rendu opérable par la radiothérapie. Guérison se maintenant depuis trois ans et trois mois. Bull. Soc. nat. Chir. Paris **54**, 92 (1928). — MONSARRAT, K. W.: On a characteristic organism associated with cancer of the Breast. Tompson Yates a. Jouston Labor. Rep. **5**, 167 (1903); angef. nach Z. Krebsforsch. **1**, 352 (1903). — MONTPELLIER, J.: Double Métaplasie épidermoide et épithelio-mésenchymateuse dans une tumeur de la gland mammaire. C. r. Soc. Biol. Paris **100**, 891 (1929). — MORAN: Familial Carcinoma of the breast. Brit. med. J. **1**, 164 (1928). — MORELLI, M.: Un caso di carcinoma della mamella maschile. Giorn. Med. mil. **1931**. — MORESTIN: Cancer des deux seins. Bull. Soc. Anat. **85** (1910). — MORESTIN, H.: (a) Deux cancers distincts sur le même sein. Epithélioma du mamelon et épithélioma glandulaire de la mamelle. Arch. gén. Méd. **191**, 961 (1903). (b) Epithélioma intracanaliculaire du sein à debut mamelonnaire. Bull. Soc. Anat. Paris **82**, 608 (1907). — (c) Cancers du sein chez l'homme. Bull. Soc. Anat. Paris **83**, 139 (1908). — MORPURGO, B.: Beziehungen der Fibrosis cystica zu anderen Krankheiten der Brustdrüse. Verh. dtsch. path. Ges. **25**, 306 (1930). — MORRIS: Small Mammary Neoplasmas. Internat. J. Surg. **26** (1913). — MORTON, C.: Malignant disease of the breast: With special reference to the supraclavicular extension of the operation. Brit. med. J. **1923**, Nr 3240, 178. — MORTON, J. J.: On the Failure in Heteroplasic Transplantation of Human Mammary Carcinomas into the Brain of Rats. J. Canc. Res. **13**, 359 (1929). — MOSCHCOWITZ: Breast Carcinoma in Young Women. — MOSCHCOWITZ, A. V., COLP, R. and P. KLINGENSTEIN: Late Results after Amputation of the Breast for Carcinoma. Ann. Surg. **84**, 174 (1926). — MOSZKOWICZ: Sexualzyklus und Geschwulstwachstum der Mamma. 50. Tagg dtsch. Ges. Chir. Berlin, Sitzg 7.—10. April 1926. — MOSZKOWICZ, L.: (a) Indikationsstellung bei Tumoren der Mamma. Wien. med. Wschr. **1926**, 636. (b) Sexualzyklus. Mastopathie und Geschwulstwachstum der Mamma. Arch. klin. Chir. **142**, 138 (1927). (c) Das Karzinom als biologisches Problem. Med. Klin. **27**, 690 (1931). — MOUSSEAUX, A.: Généralisation à la base du crane et aux ménignes d'un cancer du sein. Bull. Soc. Anat. **77**, 677 (1902). — MOULOUGNET: l. c. S. 359. — MOURA, P.: Bösartige Geschwülste und Tuberkulose der Brustdrüse. Rev. Gynéc. **22**, 43, 196 (1928). — MOUSSEAUX: Thèse de Paris **1902**. — MÜLLEDER, A.: Zur Kasuistik der Mammakarzinome bei Männern. Arch. klin. Chir. **120**, 686 (1922). — MÜLLER, M.: Beiträge zur Kenntnis der Metastasenbildung maligner Tumoren. Diss. Bern 1892. — MÜLLER, A. u. A. WERTHEMANN: Unter dem Bilde der sog. Leukanämie verlaufende Karzinose des Knochenmarks bei kleinem versticktem Mammakarzinom. Fol. haemat. (Lpz.) **46**, 429 (1932). — MÜLLER, H.: Disseminiertes Ca „Erysipelas carcinomatosum mammae". 51. Tagg Ver. südwestdtsch. Dermat. Mainz, Sitzg 27. Okt. 1928. — MÜLLER, R.: Ein Fall von atypischen Epithelwucherungen in einem Fibroadenoma mammae mit beginnendem multizentrischem Karzinom. Diss. Zürich 1907. — MÜLLER, R. F.: Über multiple, nichtsystematisierte Primärkarzinome und ihre Häufigkeit. Z. Krebsforsch. **31**, 339 (1930). — MUGGENTHALER, A.: Über einen Fall von Gallertkrebs der Mamma. Diss. München 1901. — MUIR, J.: The Value of Radium in the Treatment of Mammary Carcinoma. Radiology **8**, 416 (1927). — MUIR, R.: (a) Pagets disease of the nipple and its relationships. J. of Path. **30**, 451 (1927). (b) Remarks on the Intra-epithelial Growth of Carcinoma. Brit. med. J. **2**, 597 (1930). (c) Further Note on Pagets Disease of the Nipple. J. of Path. **34**, 594 (1931). — MULLIN, W. V. and F. V. LANGSTON: Malignant tumor of the breast with metastasis to the opposite side of the larynx and contralateral vocal cord paralysis. Ann. of Otol. **39**, 125 (1930). — MURDOCH: Contribution à l'étude des métastases osseuses des cancers du sein et de la prostate. J. belge Radiol. **13**, 432 (1924). — MURRAY, J. A.: l. c. Sarkom. — MURRAY, F. W.: Carcinoma of the Breast, well 22 Years after first operation and 13 Years after last Operation. Ann. Surg. **55**, 618 (1912). — MURRAY, W. S.:

(a) Ovarian Secretion and Tumor Incidence. J. Canc. Res. **12**, 18 (1928); Science (N. Y.) **66**, 600 (1927). (b) Factors influencing the Incidence of Mammary Gland Tumors in an inbred Strain of Mice. J. Canc. Res. **14**, 602 (1930).

Nadal: La théorie mecanique de la propogation cancéreuse appliquée aux formes pustulenses du cancer du sein. J. Méd. Bordeaux 1910. — Nadal, P.: Cancer du sein développé au voisin d'une nodule de fibroadenome (?). Bull. Soc. Anat. Paris **85**, 737 (1910). Nadal, P. (s. auch Pierre-Nadal): Un cas de Carcinose miliaire des pectoraux consécutif à un cancer du sein. Bull. Assoc. franç. Étude Canc. **3**, 339 (1910). — Naeslund, J.: Über multiple primäre maligne Tumoren. Acta obstetr. scand. (Stockh.) **10**, 437 (1930). — Nanta, A. et L. Chatellier: Sur un épithéliome du sein à cellules dissociées ayant subi une infection mycosique. Bull. Assoc. franç. Étude Canc. **14**, 159 (1925). — Narat, J. K.: Some unusual cases of malignant neoplasmes. Ann. Surg. **81**, 679 (1925). — Nathan: Diagnostic précore d'un néoplasme du sein par l'examen histologique de son suintement hémorrhagique. Clin. Paris **9**, 38 (1914). — Neal, M. P. and D. A. Robnett: Generalized Osseous Metastases Secondary to Atrophic Scirrhous Carcinoma of the Breast. Arch. Surg. **14**, 529 (1927). — Nedopil: Karzinom und Infektion. Med. Jb. 1883, 123. — Neese: Zwei Fälle von intraokularem Tumor im atrophischen Auge. Vestn. Oftalm. (russ.) **1** (1907); angef. nach Ref. Jber. Ophthalm. **38**, 220 (1907). — Nehrkorn: Multiplizität primärer maligner Tumoren. Münch. med. Wschr. **1901**, 581. — Neubürger, K.: Diabetes insipidus bei Zerstörung des Hypophysenhinterlappens. Berl. klin. Wschr. **1920**, 10. — Neugebauer: Über ein psammöses Karzinom der weiblichen Brustdrüse. Arch. klin. Chir. **48**, 227 (1894). Neugebauer, F.: Der Krebs der Brustdrüse und seine Behandlung. Erg. Chir. **18**, 239 (1925). — Neumann, E. et G. Coryn: Treatement des cancers du sein. Cancer (Berl.) **1**, 107 (1924). — Newcomb, W. D.: Unusual cutaneous metastases in carcinom of the breast. Lancet **206**, 1056 (1924). — Nicholson, G. W.: Carcinoma of the Breast. Brit. J. Surg. **8**, 527 (1920/21). — Nicolosi, G.: Su di un caso di epitelioma della mammella maschile. Riforma med. **47**, 907 (1931). — Nicoll: Speciments from two Cases of Pagets Disease. Glasgow med. J. 1897. — Nölle, H.: Krebs oder Entzündung, zugleich ein Beitrag zum Krankheitsbilde des Erysipelas carcinomatosum. Zbl. Chir. **54**, 724 (1927). — Nomura, K. u. M. Yoshida: Statistische Beobachtungen über die malignen Geschwülste in der Provinz Gifu. Trans. jap. path. Soc. **15**, 298 (1925). — Norbury, L.: Multiple primary malignant growths. With special reference to the colon and rectum. Proc. roy. Soc. Med. **12**, 198 (1930). — Nordholt, A. E.: Ober de ongeljkheid in prognose van den rechts- en linkszydigen Borstklierkanker. Nederl. Tijdschr. Geneesk. **74**, 3265 (1930)

Oberndorfer: (a) Über histologische Veränderungen bei mit radioaktiven Substanzen bestrahlten Tumoren. Verh. dtsch. path. Ges. **17**, 295 (1914). (b) Das Karzinom im Alter. Zbl. Chir. **57**, 2443 (1930). — Odermatt, W.: Krebs und Schwangerschaft, mit besonderer Berücksichtigung der Mammakarzinome. Schweiz. med. Wschr. **1923**, 385. — Oertel, H.: Innervation of Human Cancers. J. of Path. **32**, 557 (1929). — Oertel, Horst: Involutionary change in prostate and female breast in relation to cancer development. Canad. med. Assoc. J. **16**, 237 (1926). — Offergeld: Hautmetastasen bei Uteruskarzinom. Mschr. Geburtsh. **30**, 870 (1909). — Offergeld, H.: (a) Doppelseitige Brustkrebse. Arch. klin. Chir. **155**, 60 (1929). (b) Multiple Primärkarzinomanlagen im weiblichen Genitalsystem. Z. Geburtsh. **95**, 492 (1929). — Oliver, J. C.: Carcinoma of the breast. Ann. Surg. **65**, 66 (1917); Surg. Clin. N. Amer. **8**, 589 (1928). — Olivier, E.: Cancer gélatineux du sein avec corps calcaires. Beitr. path. Anat. **17**, 640 (1895). — Orbach, E.: Über Mastitis carcinomatosa. Zbl. Chir. **58**, 1258 (1931). — Orgaz, J.: Brustkrebs und Diabetes insipidus (span.); angef. nach Z. Krebsforsch. **33**, 76 (1930). — Orlandi, N.: Metastasi neoplastiche nella milza. Tumori **13**, 545 (1927). — Ornatskij, N.: Zur Frage des beiderseitigen Brustkrebses. Ž. sovrem. Chir. (russ.) **5**, 934—939 u. deutsche Zusammenfassung 1930. S. 939. — Orr, J. W.: Multiple malignant neoplasms. J. of Path. **33**, 283 (1930). — Orth: Über die Beziehungen der Haarsackmilbe zu Krebsbildungen in der Mamma. Berl. klin. Wschr. **1910**, 452. — Orth, J.: Über einige Krebsfragen. Sitzgsber. ksl. Akad. Wiss. Berlin 1909. — Oster, H.: Über Mammakarzinom und Gravidität. Diss. Bonn 1904. — Ottolia, D.: Contributo alla casuistica dei carcinomi della mammella maschile. Policlinico, sez. prat., **1293** (1909).

Pack, G. T. and R. G. le Fèvre: The Age and Sex Distrubution and Incidence of Neoplastic Diseases at the Memorial Hospital, New York City. J. Canc. Res. **14**, 167 (1930). — Paget, J.: On Disease of the Mammary Areola Preceeding Cancer of the Mammary Gland. St. Barth. Hosp. Rep. **10**, 87 (1874). — Paget, St.: The Distribution of the Secondary Growths in Cancer of the Breast. 1889 I, 571; s. auch 1894 I, 1173. — Palumbo, V.: Metastasi ossee del bacino da carcinoma mammario operat. Radioterapia. Esiti. Riforma med. **42**, 515 (1926). — Panà, C.: Carcinoma bilaterale della mamella associato da un lato a tuberculosi. Policlinico, sez. chir., **39**, 155 (1932). — Paterson, D. R.: Recurrent paralysis of the vocal cord secondary to malignant tumor of the mamma. J. of Laryng. a. Otol. **41**, 748 (1926). — Patey, D. H.: (a) Some Notes on the Clinical Features and the Dsitribution of Secondary Deposits in Bone following Carcinoma of the Breast. Brit. J. Surg.

15, 182 (1927/28). (b) Further observations on the histology of carcinoma of the breast. Lancet **217**, Nr 5532, 492 (1929). — PATEY, D. H. and R. W. SCARFF: The Position of Histology in the Prognosis of Carcinoma of the Breast. Lancet **1928 I**, 801. — PAUTRIER, L. M.: „Pagets disease of the nipple." A true cancer tending to invade the epidermis a. necessitating total and early amputation of the breast. Arch. of Dermat. **17**, 767 (1928). — PAURIER, L. M., G. LÉVY et A. DISS: Maladie de Paget du sein, cancer canaliculaire épidermotrope vérifié histologiquement après exstirpation chirurgicale du sein. Bull. Soc. franç. Dermat. **33**, 261 (1926); s. auch **32**, 19 (1925). — PAUTRIER, L. M. et G. LEVY: La maladie de Paget du mamelon n'est pas une simple dyskératose précancéreuse, mais un véritable cancer épidermotrope nécessitant l'ablation totale et précoce du sein. Presse méd. **35**, 993 (1927). — PEABODY: Trans. Assoc. amer. Physicians **22**, 17 (1907). — PEACHELL, E.: A case of cancer in the male breast. — Lancet **1906 II**, 1660. — PECK, C. H.: Tumor of Male Breast. Ann. Surg. **38**, 450 (1903). — PECK, C. H. and W. C. WITHE: Tumors of the Breast; Benign and Malignant, a Review of 331 Cases. Ann. Surg. **75**, 641 (1922). — PEISER, H.: Zur familiären Häufung des Carcinoms. Med. Klin. **11**, 193 (1915). — PELLER, S.: (a) Carcinoma mammae und generative Tätigkeit. Z. Krebsforsch. **21**, 100 (1924). (b) Die Krebsfrequenz und die Frage der Krebszunahme. Z. Krebsforsch. **22**, 317 (1925). (c) Die Krebssterblichkeit der Ledigen. Z. Krebsforsch. **30**, 581 (1930). (d) Über Krebssterblichkeit der Juden. Z. Krebsforsch. **34**, 128 (1931). — PELS-LEUSDEN, F.: Über Verhärtungen in der Mamma, ihre Diagnose und Behandlung. Med. Klin. **22**, 1551 (1926). — PENRIS, P.: Der Einfluß der Geschlechtsfunktion auf die Entstehung von Krebs im Uterus und der Brustdrüse. Nederl. Tijdschr. Geneesk. **65**, 2995 (1921). — PÉRAIRE et E. LEFAS: Epithélioma du sein traité par la radiotherapie. Bull. Soc. Anat. Paris **83**, 397 (1908). — PERRIN: Coëxistance d'un fibrome uterin et d'un neoplasme bilateral des seins. Lyon méd. **117**, 67 (1911). — PERRY, A. C.: The after Resultats of Operations to Malignant Disease of the Breast. Brit. J. Surg. **13**, 39 (1926). — PETIT: De quelques points rélatifs à la récidive des cancers du sein chez la femme. Thèse de Paris 4 (1895). — PETII DE LA M. VILLÉON: Cancer du sein chez l'homme. Bull. Soc. Chir. Paris **20**, 744 (1928). — PETRÉN, K.: Beiträge zur Symptomatologie der Karzinose des Rumpfskeletts. Grenzgeb. inn. Med. u. Chir. **14**, 505 (1905). — PETRESCÓ, M. et P. UHRY: Généralisation osseuse d'un épithélioma mammaire. Ann. d'Anat. path. **8**, 777 (1931). — PETRI, B.: Ein Fall von Mammakarzinom mit seltenen Metastasen in Lungen und Gehirn. Diss. Greifswald 1894. — DE PEYER, A.: Contribution à l'étude des tumeurs du sein chez l'homme. Thèse de Genève **1904**. — PEYRON: Sur les cellules interstitielles de la mammelle et leur présence dans les tumeurs malignes. C. r. Soc. Biol. Paris **84**, 934 (1921). — PEYRON, A.: Sur la pathologie comparée des tumeurs de la mamelle. Bull. Assoc. franç. Étude Canc. **13**, 349 (1924). — PEYRON, A., H. CORSY et J. SURMONT: Sur la pathologie comparée des tumeurs de la mamelle. II. Les cellules interstitielles de la glande mammaire et leur présence dans les tumeurs. Bull. Assoc. franç. Étude Canc. **14**, 178 (1925). — PFAHLER, G. E. and L. D. PARRY: Results of Roentgentherapy in carcinoma of the breast. J. amer. med. Assoc. **94**, 101 (1930). — PHILIPP, P. W.: Über Krebsbildungen im Kindesalter. Z. Krebsforsch. **5**, 326 (1907). — PHILIPPSON, A.: Ein Beitrag zur Krebsätiologie auf Grund klinischer Beobachtungen. Klin. Wschr. **5**, 1513 (1926). — PIERACCINI, P.: Sopra un cancro a cisti unica della mammella. Ann. ital. Chir. **3**, 905 (1924). — PIERRE-NADAL (s. auch NADAL, P.): (a) Théorie mecanique de la propagation cancereuse. J. Méd. Bordeaux **1910**. (b) Sur la présence de corpuscules de PACINI dans les portions saines on malades de seins cancereux des deux sexes. Bull. Soc. Anat. Paris **38**, 346 (1913). (c) Evolution épidermoidale desordonnée des éléments cellulaires dans un cancer du sein. Bull. Soc. Anat. Paris **88**, 352 (1913). (d) Envahissement rétrograde d'un ganglion dans un cancer du sein. Bull. Soc. Anat. Paris **88**, 353 (1913). (e) Cancer et tuberculose simultanée d'un ganglion axillaire. Bull. Soc. Anat. Paris **88**, 354 (1913). — PIKKAREINEN, O.: Die relative Frequenz des Brustkrebses bei ledigen und bei verheirateten Frauen. Zbl. Chir. **57**, 3099 (1930). — PILCHER, P. M. and L. S. PILCHER: The Results of operations for Tumors of the Breast Benign and Malignant. Ann. Surg. **65**, 654 (1917). — PINEY: Carcinoma of the Bone-marrow. Brit. J. Surg. **10**, 235 (1922). — PIRQUET, C. v.: Allergie des Lebensalters. Leipzig: Georg Thieme 1930. — PLAZY, GOURIOU et GERMAIN: Cancer nodulaire du poumon sécondaire à un cancer du sein droit dévelopé sur une ancienne plaie de guerre. Bull. Soc. méd. Hôp. Paris **47**, 110 (1931). — POLLAKOVA, J.: Brustkarzinommetastasen in der Aderhaut. Čas. lék. česk. 709 (1929). — POLLAND, R.: Pagets Disease an der Wange. Dermat. Z. **21**, 983 (1914). — POLSON, C.: A Case of Unrecognised Cancer of the Breast. **30**, 572 (1927). — POLYA, J.: Die Karzinome der Haut und der Mamma. Gyógyászat (ung.) **1920**, 544. — POIRIER, P.: Contribution à l'étude des tumeurs du sein chez l'homme. Paris 1883. — POPOV, S.: Zur Diagnostik der Brustdrüsengeschwülste. Kuban. naučno med. Ž. (russ.) 7/8, 106 (1928). — PORTER, M.: Cancer of the breast. J. Indiana State med. Assoc. **14**, 175 (1921). — POZZO, GABRIELE DAL: Due casi di carcinoma dimorfico della mamella. Arch. Sci. med. **51**, 221 (1927). — PRASS, E: Statistisches zur Ätiologie des Mammakarzinoms. Bruns' Beitr. **152**, 210 (1931) PRIBRAM, B. O.: Die polyzystische Brustdrüsendegeneration und die Entstehung der

Karzinome. Dtsch. med. Wschr. **45**, 1075 (1919). — Primrose, A.: (a) Breast Tumors, with Special Reference to Carcinoma. Amer. J. med. Sci. **145**, 100 (1913). (b) Tumors of the Breast-Innocent and Malignant. Ann. Surg. **77**, 668 (1923). — Prinzing, P. J.: Der Krebs in Württemberg und sein Auftreten in krebsarmen und krebsreichen Oberämtern. Z. Krebsforsch. **14**, 413 (1914). — Prokopcuk: Morbus. Paget. Wien. dermat. Ges., Sitzg 31. Mai 1928. — Prym, P.: (a) Die therapeutischen Röntgenbestrahlungen vom pathologisch-anatomischen Standpunkt. Handbuch der Röntgentherapie, S. 181; herausgeg. von P. Krause. Leipzig 1924. (b) Tuberkulose der axillaren Lymphknoten bei Geschwülsten der Brustdrüse. Beitr. klin. Tbk. **63**, 900 (1926). — Puente, J.: Pagetsche Krankheit der Mamma. Prensa méd. argent. **16**, 848 (1929). — Pusateri, S.: Über einen Fall von Adenocarcinoma papilliferum mammae mit papillärer Metastase in den Achseldrüsen. Virchows Arch. **204**, 88 (1911).

Quandemechels, Angela: Statistik über die Mammakarzinome der Chirurgischen Universitäts-Poliklinik München aus den Jahren 1913—1923. Diss. München 1926. — Quensel, U.: (a) Zur Frage der Spätrezidive bei Carcinoma mammae. Uppsala Läk.för. Förh. **31**, 553 (1926). (b) On the question of late recurrence in cancer of the breast. Acta path. scand. (Københ.) **5**, 59 (1928). — de Quervain, F.: (a) Über die fibroepithelialen Veränderungen der Mamma und ihre maligne Entartung. Verh. dtsch. Ges.Chir. **37**, 135 (1909). (b) Fibroadenom und Krebs der Brustdrüse. Korresp.bl. Schweiz. Ärzte **40**, 785 (1910). (c) Das Endresultat der Schweizerischen Brustkrebsstatistik von 1911—1915. Schweiz. med. Wschr. **12**, 319 (1931). — Quigley, D. T.: Some neglected points in the pathology of breast cancer; and treatment of breast cancer. Radiology **10**, 383 (1928).

Raamsdonk, W. van: Vaatingroie by Carcinoom. Nederl. Tijdschr. Geneesk. **65**, 3355 (1921). — Rabiner, P.: Über Krebsmetastasen in der Milz bei Mammakarzinom. Ž.sovrem. Chir. (russ.) **4**, 356 (1929); angef. nach Z.org. Chir. **47**, 655 (1929). — Ramel, E.: Adenocarcinome du sein gauche, d'origin traumatique chez un homme de 58 ans. Schweiz. med. Wschr. **1928**, 1092. — Rathbun, N. P.: Scirrhous Carcinoma of the Ureter. Late Metastasis from Carcinoma of the Breast. J. of Urol. **21**, 507 (1929). — Rau, W.: Eine vergleichende Statistik der in 5 Kriegsjahren (1914—1919) und 5 Friedensjahren (1909—1914) sezierten Fälle von Krebs und anderen malignen Tumoren. Z. Krebsforsch. **18**, 141 (1922). — Ravogli: Pagets Disease of Nose. J. of cutan. Dis. **12**, 222 (1894). — Real, P. J.: Gelatiniform Carcinoma of the Breast. Ann. Surg. **73**, 108 (1921). — Reclus, P.: Kystes cliniquement uniques et cancer de la mamelle. Presse méd. **19**, 493 (1911). — Redwitz, E. v.: Über den heutigen Stand der Behandlung des Brustkrebses. Chirurg **1**, 993 (1929); Zbl. Chir. **56**, 2391 (1929). — Reel, P. J.: Gelatiniform Carcinoma of the Breast. Ann. Surg. **73**, 108 (1921). — Regaud: Vergleichende Betrachtung der Kollumkarzinome, der Krebse der Mundhöhle, der Mamma und des Rektum vom Standpunkt der radiotherapeutischen Behandlungsmethoden. Strahlenther. **31**, 671 (1929). — Reinecke, H.: Nachuntersuchungen über die klinischen Ergebnisse der in den Jahren 1915—1928 diagnostizierten Mammatumoren. Zbl. Gynäk. **55**, 213 (1931). — Renaud, A.: Quelques renseignements statistiques sur le cancer en Suisse de 1901 à 1920. Rev. méd. Suisse rom. **43**, 433 (1923). — Reynès: Traitement des cancers inoperables du sein par la castration ovarienne. Rev. de Chir. **30**, 626 (1904). — Reynès, H. et M. Claudiere: Tumeurs des mamelles chez la chatte. Bull. Assoc. franç. Étude Canc. **12**, 209 (1923). — Ribbert, H.: (a) Über den Pagetkrebs. Dtsch. med. Wschr. **31**, 1218 (1905). (b) Beiträge zur Entstehung der Geschwülste. Bonn 1906. (c) Das Karzinom des Menschen. Bonn 1911. — Richter, W.: Mammakarzinom. Berl. dermat. Ges., Sitzg 11. Nov. 1930. — Rieffel: De quelques points relatifs aux récidives et aux généralisations des cancers du sein chez la femme. Thèse de Paris **1889/90**, 123. — Riehl, G. jun.: Über seltene Lokalisation von Metastasen des Mammakarzinoms. Arch. klin. Chir. **140**, 320 (1926). — Rio, S. del: Sur les épithéliomas dits colloides du sein. Ann. d'Anat. path. **4**, 257 (1927). — Risak: (a) Zwei seltene Erkrankungen der weiblichen Brustdrüse. Zbl. Chir. **56**, 403 (1929). (b) Zwei seltene Erkrankungen der weiblichen Brustdrüse (Karzinomentstehung am Fibroadenom). Wien. klin. Wschr. **1929**, 124. — Ritter: Zur Prognose des Zystadenoma. Mschr. Geburtsh. **37**, 679 (1913). — Ritter, C.: Die „verschleppten Zellen" in den Drüsengängen beim Mammakarzinom. Ein Beitrag zur Infektionstheorie des Karzinoms. Beitr. path. Anat. **31**, 512 (1902). — Robinson, B. H.: (a) Rodent ulcer of the male breast. Trans. path. Soc. Lond. **44**, 147 (1893). (b) Duct carcinoma of Breast. Lancet **1896 I**, 1017. (c) Endothelioma of the Breast. Proc. roy. Soc. Med. **7** (1914). — Roch: Über Pagets Karzinom. Diss. Leipzig 1920. — Rodman, J. S.: (a) Cancer of both Breasts. Ann. Surg. **74**, 417 (1920). (b) Metastasis to Bone from Carcinoma of Breast. Ann. Surg. **90**, 433 (1929). — Rodmann, W. L.: (a) Cancer of the breast. J. amer. med. Assoc. **52**, 1648 (1909). (b) Acute Carcinoma of Breast. Ann. Surg. **49**, 150 (1909). — Roeren, L.: Mastitis chronica cystica und Karzinom. Diss. Bonn 1914. — Röpke, W.: Die Bedeutung des Traumas für die Entstehung der Karzinome und Sarkome. Arch. klin. Chir. **78**, 201 (1906). — Roffo, A. H.: (a) Der Brustkrebs und seine Beziehung zum Sexualleben der Frau. Bol. Inst. Med. exper. Cánc. Buenos Aires **4**, 16 (1928); angef. nach Z.org. Chir. **44**, 339 (1929). (b) Über die Behandlung des Mammakrebses. Bol. Inst. Med. exper. Cánc. Buenos Aires **4**, 282 (1928); angef. nach Z.org. Chir. **45**, 261 (1929). (c) La frequence du cancer du sein et de l'uterus, en rapport avec la fécondité. Rev. belge Sci. med. **2**, 201 (1930). — ROLLESTON, H. D. and E. L. HUNT: Two cases of dermatitis maligna in which carcinoma supervened. Trans. path. Soc. Lond. **48**, 211 (1897). — ROLOFF, F.: Eine ungewöhnliche Form von Carcinoma mammae (diffuses Haemorrhagis carcinom). Dtsch. Z. Chir. **57**, 595 (1900). — ROSENBERG, BINA: Zwei Fälle von metastatischem Karzinom der Aderhaut. Diss. Berlin 1931. — ROSENBERG, J.: Zur PAGETschen Krankheit. Mschr. Dermat. **49**, 235 (1909). — ROSH, R.: Cancer of the Breast in the Male. Amer. J. Surg. **13**, 514 (1931). — ROTKY: Über einen Fall von Knochenkarzinose, der unter den Erscheinungen der perniziösen Anämie verlief. Prag. med. Wschr. **1906**, 29. — ROTTER, J.: Zur Topographie des Mammakarzinoms. Arch. klin. Chir. **58**, 346 (1899). — ROUBAL, ST.: Brustkrebsrezidiv in der Operationsnarbe nach 19 Jahren. Čas. lék. česk. **59**, 733 (1920). — ROUSSY, M. G.: (a) Diskussionsbemerkung zu ITCHIKAWA. Bull. Assoc. franç. Étude Canc. **14**, 18 (1925). (b) Diskussion zu SOUPAULT. Ann. d'Anat. path. **5**, 1005 (1928). — LA ROY: Les tumeurs cystiques du sein. Arch. internat. Chir. **2**, 4 (1912). — RUBENSON: Ein Fall von Carcinoma gelatinosum mammae. Hygiea (Stockh.) **77**. — RUBENSTEIN, M. W.: Paget's Disease of the Male Nipple and Areola. Arch. of Dermat. **22**, 281 (1930). — RUD, H.: Über Fibroadenom der Mamma bei Männern. Hosp.tid. (dän.) **65**, 253 (1922); angef. nach Z.org. Chir. **19**, 275 (1926). — RÜDER, F. B.: Zur Frage des Erysipelas carcinomatosum bzw. subepidermoidalen Karzinoms der Mamma. Zbl. Gynäk. **52**, 236 (1928). — RUSSEL, J. J.: Bemerkung zu W. C. WHITE. Ann. Surg. **86**, 798 (1927). — DE RUYTER: Angef. nach B. FISCHER (-WASELS).

SAAR, G. v.: Ein sehr junger maligner Mammatumor. Beitr. klin. Chir. **57**, 231 (1908). — SABRAZÈS, J., JEANNENEY, G. et R. MATHEY-CORNAT: Les Tumers des Os. Paris: Masson & Co. 1932. — SALOMON, A.: Beiträge zur Pathologie und Klinik der Mammakarzinome. Arch. klin. Chir. **101**, 573 (1913). — SALTZMANN, F.: Über Fett und ALTMANNsche Granula und etwaige beibehaltene spezifische Funktion in den Zellen des Brustdrüsenkrebses. Z. Krebsforsch. **14**, 68 (1914). — SALVIN, A. A.: Route of Metastasis in Cancer of the Breast. Amer. J. Surg. **9**, 478 (1930). — SALZSTEIN, H.: Cancer of the breast. Internat. J. Surg. **35**, 49 (1922). — SANDERS: Over borstn baarmoederkanker en Huwelijk. Nederl. Tijdschr. Geneesk. **63** I, 416 (1919). — SAPOTSCHINSKA: Über Gallertkrebs der Brustdrüse. Diss. Gießen 1913. — SAPPINGTON, S. W.: Carcinoma of the spleen. J. amer. med. Assoc. **78**, 953 (1922). — SASSE, F.: Über Zysten und zystische Tumoren der Mamma. Arch. klin. Chir. **54**, 1 (1897). — SATANI, Y.: A case of extra-mammary Paget's disease occurring in the axilla associatet with condylomata acuminata in the external genitalia. Brit. J. Dermat. **32**, 117 (1920). — SATTLER, E.: Eine seltene Form des Mammakarzinoms. (Zwei Fälle mit Sklerodermie kombinierten Karzinoms.) Dtsch. Z. Chir. **193**, 98 (1925). — SAUL: Zbl. Bakter. **85** I (1920). — SAVINI, E. u. TH. SAVINI-CASTANO: Über das elastische Gewebe der Mamilla im normalen und pathologischen Zustande. Virchows Arch. **198**, 459 (1909). — SCACHTER, M.: Cancer et race. A propos du can. Progrès méd. **1931** II, 2213. — SCHAMBACHER, A.: Anatomisches über „Pagets disease of the nipple". Dtsch. Z. Chir. **80**, 332 (1905). — SCHAMONI, H.: Karzinome und Sarkome. Eine statistische Untersuchung. Z. Krebsforsch. **22**, 24 (1925). — SCHAUDIG, A.: Ein Beitrag zur Statistik des Carcinoma mammae. Diss. Erlangen 1910. — SCHEEL: Carcinoma mammae mit ausgebreiteten Metastasen (norw.); angef. nach Ref. u. Z. Krebsforsch. **4**, 490 (1906); Dtsch. med. Wschr. **32**, 119 (1906). — SCHEEL, O.: Über Neubildung des elastischen Gewebes im Karzinom, besonders der Mamma. Beitr. path. Anat. **39**, 187 (1906). — SCHEIFFELE, M.: Über Gallertkrebs der Brustdrüse. Diss. München 1904. — SCHERESCHEWSKIJ, J. W.: Cancer mortality in the ten original registration states. J. amer. med. Assoc. **85**, 1175 (1925). — SCHEU, E.: Beiträge zur Statistik der Mammakarzinome und deren Heilung. Mitt. Grenzgeb. Med. u. Chir. Suppl. **3**, 893 (1907). — SCHIMMELBUSCH, C.: Das Zystadenom der Mamma. Arch. klin. Chir. **44**, 34 (1892). — SCHINZ, H. R.: Richtigstellung. Schweiz. med.Wschr. **1930**, 11. — SCHLIOMOWITSCH, C. D.: Mammakarzinom mit Metastasen im Magen und Knochensystem. Diss. München 1910. — SCHMIDT, G. B.: Die Geschwülste der Brustdrüse. Beitr. klin. Chir. **4**, 40 (1888). — SCHMIDT, M. B.: (a) Allgemeine Pathologie und pathologische Anatomie der Knochen. Erg. Path. **7**, 221, 327 (1900/01). (b) PAGETs Brustdrüsenerkrankung. Münch. med. Wschr. **59**, 1250 (1912). (c) Diskussionsbemerkung. Zbl. Path. **34**, 624 (1923/24). — SCHMIDT, P.: (a) Beitrag zur Statistik der Mammakarzinome. Dtsch. med. Wschr. **30**, 540 (1904). (b) Beiträge zur pathologischen Anatomie der Geschwülste der Brustdrüse. Beitr. path. Anat. **2**, 379 (1888). — SCHMITZ, H. J.: Der Brustkrebs des Mannes unter Mitteilung eines neuen Falles. Diss. Köln 1922. — SCHMORL: (a) Metastasierung einer Geschwulst in eine andere (Diskussionsbemerkung). Verh. dtsch. path. Ges. **8**, 84 (1904). (b) Über Krebsmetastasen im Knochensystem. Verh. dtsch. path. Ges. **12**, 89 (1908). (c) Krebsmetastase in der Pulpahöhle eines Backenzahns. Münch. med.Wschr. **1910**, 605. — SCHNELLER, J.: Erkrankungen der männlichen Brustdrüse. Arch. klin. Chir. **119**, 169 (1922). — SCHNELLER, M.: Die Parasiten im Krebs und Sarkom des Menschen. Jena: Gustav Fischer 1901. — SCHNITZLER, J.: Neubildungen der weiblichen Brustdrüse. Wien. med. Wschr. **1931**, 871. —

Schoenhof: Erysipelähnliche Hautmetastasen eines Mammakarzinoms. Dtsch. dermat. Ges. tschechoslov. Republik, 5. Febr. 1928. — Schönstein, A.: Pagetartiges Ekzem. Demonstr. dermat. Abt. israel. Hospital Budapest 16 I (1927). — Schöppler, H.: Einmaliges Trauma und Karzinom. Z. Krebsforsch. 10, 219 (1911). — Scholz, Th.: The diagnosis of spinal metastasis having a clinically latentprimary focus within the chest. Med. J. a. Rec. 120, 20 (1924). Scholz, W.: Über das Verhalten der Milchgänge im Mammakarzinom. Frankf. Z. Path. 43, 102 (1932). — Schreiner, B. (a): The Results of Treatment of cancer of the Breast. Ann. Surg. 93, 269 (1931). (b) Tumors of the Male Breast, based on a Study of thirty-one Cases. Radiology 18, 90 (1932). — Schuchardt, B.: (a) Weiterer Fall von Krebs der männlichen Brustdrüse. Arch. klin. Chir. 33, 529 (1886). (b) Weitere Mitteilungen zur Kasuistik und Statistik der Neubildungen in der männlichen Brustdrüse. Arch. klin. Chir. 41, 64 (1891). — Schultén, M. W. af: Über „Pagets disease of the nipple" nebst Mitteilung eines typischen und hochgradigen Falles dieser Krankheit. Arch. klin. Chir. 48, 917 (1894). — Schulthess: Statistische Untersuchungen über die Ätiologie des Mammakarzinoms. Beitr. klin. Chir. 4, 445 (1888). — Schultz-Brauns, O.: (a) Über den Ausbau der Technik der Schnittveraschung und über neue histo-topochemische Aschenbefunde. Verh. dtsch. path. Ges. 26, 153 (1931). (b) Über den Paget-Krebs der Brustdrüse. Verh. dtsch. path. Ges. Wiesbaden 1932; vgl. Zbl. Path. 56, 251 (1932). (c) Verbesserungen und Erfahrungen bei Anwendung der Methode des Gefrierschneidens unfixierter Gewebe. Zbl. Path. 54, 225 (1932). — Schumacher: Morbus Paget. Norddtsch. dermat. Ver., Sitzg 4. Dez. 1927. — Schumann, E. A.: A Study of carcinoma mastitoides. Ann. Surg. 54, 69 (1911). — Schwanke, W.: Krebs in Hamburg. Bruns' Beitr. 151, 326 (1931). — Schwartz, Anselme: Les fausses tumeur de la glande mammaire. Paris méd. 16, 249 (1926). — Scott, G. H. and E. S. Horning: Histochemical Studies by Microincineration of Normal and Neoplastic Tissues. Amer. J. Path. 8, 329 (1932). — Scoville, Helen M.: Multiple Fibroadenoma of the Breast. J. Canc. Res. 12, 260 (1928). — Sechi, G.: (a) Il morbo di Paget della mamella. Policlinico, sez. chir., 33, 529 (1926). (b) Il morbo di Paget. Studi sassar. 4, 1 (1926). — Segond et M. Renaud: Histoire d'un sarcome du sein. Bull. Assoc. franç. Étude Canc. 3, 104 (1910). — Sekiguchi: Historical notes on Pagets disease of the nipple and its bibliography. Mitt. Path. (Sendai) 1, 393 (1921). — Sekiguchi, S.: (a) Hypophysial Disorder in Mammary Cancer and its Relation to Diabetes insipidus. Ann. Surg. 63, 297 (1916). (b) Studies on Pagets Disease of the Nipple and its Extramammary Occurence. Ann. Surg. 65, 175 (1917). — Sekiguchi, Sh. and O. Tashiro: Pagets disease of the nipple. Mitt. Path. (Sendai) 1, 385 (1921); Ann. Surg. 65, 393. — Selling, Th.: Carcinoma intracanaliculare proliferans mammae. Diss. Würzburg 1898. — Semb, C.: (a) Acta path. scand. (Københ.) 1926. (b) Pathologico- anatomical and clinical investigations of fibroadenomatosis cystica mammae and its relations to other pathological conditions in the mamma, especially cancer. Acta chir. scand. (Stockh.) 64, Suppl. 10, 1 (1928). (c) Ätiologie des Brustkrebses. Zbl. Chir. 58, 1187 (1931). (d) Über die sog. „Mastitis chronica cystica". Nord. med. Tidskr. (norw.) 1, 81 (1931); angef. nach Z.org. Chir. 54, 112 (1931). — Semken: Thoracotomy in Breast Cancer. Ann. Surg. 85, 146 (1927). — Sequeira, J. H.: Pages Disease of the Umbilicus. Proc. roy. Soc. Med. 5, dermat. 33 (1912) und Aussprachebemerkung zu Davis. Proc. roy. Soc. Med. 6, dermat. sect., 5 (1913). — Shattock: Colum narcelled (duct) carcinoma of the male breast. Trans. path. Soc. Lond. 43, 119 (1892). — Sheild, M. (a) Diagnosis of carcinoma of the breast in its early stages. Brit. med. J. 1896 I, 1313, 1379 u. 1497. (b) Some instances of cystic affections of the breast. Brit. med. J. 1901 I, 1196. — Sherwell, S.: Paget's Disease or Malignant Papillary Dermatitis (Thin). Amer. J. med. Sci. 87, 170 (1884). — Shore, B. J.: An obscure case of breast carcinoma. Amer. J. Canc. 15, 221 (1931). — Short, A. Rendle: Cancer of the breast. Bristol. med.-chir. J. 41, 64 (1924). — Siebert, H.: Einige Beobachtungen über Metastasen beim Mammakarzinom. Dtsch. Z. Nervenheilk. 80, 87 (1923). — Siebke: Über multiple Carcinome. Z. Krebsforsch. 23, 66 (1926). — Siegel, Delval et P. Marie: Cancer secondaire du rachis. Bull. Soc. Anat. Paris 81, 240 (1906). — Siemens: Histologische Prognostik des Mammakarzinoms. Zbl. Chir. 55, 2852 (1928). — Siemens, W.: Über Brustdrüsenerkrankungen. Zbl. Chir. 57, 89 (1930). — Silberberg, J.: Versuch einer genaueren Lokalisation von Krebsgeschwülsten in der Mamma. Vopr. Onkol. (russ.) 2, 240 (1929). — Silberberg, M.: (a) Über doppelseitige maligne Mammatumoren, zugleich ein Beitrag zur Kasuistik mehrfacher bösartiger Geschwülste. Bruns' Beitr. 120, 427 (1920). (b) Färbung der Karzinome der Brustdrüse nach Delbet. Vestn. Chir. (russ.) 9, 96 (1927); angef. nach Z.org. Chir. 42, 24 (1928). (c) Milchdrüsenkrebs. Vestn. Chir. (russ.) 10, 11 (1927); angef. nach Z.org. Chir. 42, 366 (1928). — Silberstein, F., J. Freud u. T. Révész: Zur Biochemie des Karzinoms. III. Biochem. Z. 181, 316 (1927). — Simard, Ch.: La maladie de Paget du mamelon: Cancer épidermotrope. Bull. Assoc. franç. Étude Canc. 19, 50 (1930). — Simmonds, M.: (a) Über Gallertkrebs der Brustdrüse. Dtsch. Z. Chir. 20, 74 (1884). (b) Hypophysis und Diabetes insipidus. Münch. med. Wschr. 60, 127 (1913). (c) Über sekundäre Geschwülste des Hirnanhangs und ihre Beziehungen zum Diabetes insipidus. Münch. med. Wschr. 61, 180 (1914). — Simons, A.: Anamnestische

Ergebnisse bei Mammakarzinomen mit besonderer Berücksichtigung ihrer Bedeutung für die Therapie. Z. Krebsforsch. **19**, 56 (1923). — SIMPSON: Pagets Disease of the Nipple and Areola. Quaterl. Bull. northw. Univ. med. school, Juni **1909**. — SIMPSON, B. T.: Pathology of Breast Cancer with Special Reference to Metastasis. Amer. J. Roentgenol. **16**, 431 (1926). — SISTRUNK, W. E. and W. C. MacCARTY: Life Expectancy following Radical Amputation for Carcinoma of the Breast: A Clinical and Pathologic Study of 218 Cases. Ann. Surg. **75**, 61 (1922). — SITTENFIELD, M.: Cutaneous involvement concomitant with cancer of the breast. Urologic Rev. **28**, 319 (1924). — SLUYS, F : Le traitment du cancer du sein et de ses métastases osseuses. Le Scalpel 281 (1929); angef. nach Z.org. Chir. **47**, 416 (1929). — SLYE, MAUD: (a) The Inheritance Behavior of Cancer as a Simple Mendelian Recessive. 21th. Report. J. Canc. Res. **10**, 13 (1926). (b) Some Obervations in the Nature of Cancer. 26th. Report. J. Canc. Res. **11**, 135 (1927), (c) The Relation of Heredity to Cancer (with Regard to the Communication of President Little). Amer. J. Canc. **12**, 83 (1928). (d) The interrelation between hereditary predisposition and external factore in the causation of cancer. I. Neoplasms in mice at the site of gross traumas. Studies in the incidence and inheritability of spontaneous tumors in mice. 30th report. Ann. Surg. **93**, 40 (1931). — SLYE, MAUD: The Relation of Heredity to Cancer Occurrence as shown in Strain 621. Amer. J. Canc. **15**, 2675 (1931). — SLYE, M., H. F. HOLMES and G. H. WELLS: Primary Spontaneous Squamous Cell Carcinomas in Mice. J. Canc. Res. **6**, 57 (1921). — SMITH, A. L.: Cancer of the Breast. Amer. Med., N. s. **4**, 503 (1909). — SMITH, R.: A two-flap incision for cancer of the breast. Surg. etc. **43**, 95 (1926). — SMITH, G. V. S. and M. K. BARTLETT: Malignant tumors of the female breast. A clinical and pathological study of two hundred and thirty-four cases from the clinic of the free hospital for women. Surg. etc. **48**, 314 (1929). SMITH, G. V. S. and G. A. MARKS: Benign tumors of the female breast. A clinical and pathological study of 201 cases treated between 1875 and 1928 at the clinic of the free hospital for women, Brookline, Massachusetts. Surg. etc. **49**, 316 (1929); angef. nach Z.org. Chir. **48**, 535 (1930). — SMITH, L. W. u. R. L. MASON: The concurrence of tuberculosis and cancer of the breast. Surg. etc. **43**, 70 (1926). — SNOW: The insidious Marrow-Infection of Mammary Carcinoma. Lancet 1897. — SNOW, H.: The malignant reversion of mammary „cystic fibroma". Trans. path. Soc. Lond. **46**, 187 (1895). — Société des Nations (Organisation d'hygiene, Commission du Cancer). Rapport sur les résultats des enquêtes démographiques dans certains pays. C. H. 333, I. Genève 1926. — SOILAND, A.: (a) The cancer problem of the female breast. An analysis based upon twenty-five year's personal experience with radiation therapy. Arch. clin. Canc. Res. **1**, 53 (1925). (b) Cancer of the Breast. J. Canc. Res. **14**, 128 (1930). — SOLCARD, R. et QUÉRANGAL DES ESSARTS: Carcinomatose ossence généralisée consécutive à un cancer du sein. Ann. d'Anat. path. **5**, 552 (1932). — SOLOWEITSCHIK, D.: Über die malignen und benignen Rezidive der fibroepithelialen Geschwülste der weiblichen Brustdrüse. Diss. Basel 1911. — SONNTAG, W.: Über die Geschwülste der Brustdrüse. Diss. München 1898. — SOUPAULT, R.: Cancers simultanés des deux seins. Ann. d'Anat. path. **5**, 1004 (1928). — SOUPAULT et LABBÉ: Etudes sur les observations et le rôle des ganglions lymphatiques dans le cancer epithelial. Rev. Méd. **1900**, 17. — SPANGENTHAL, FR.: Über den Gallertkrebs der Brustdrüse. Diss. Göttingen 1919. — SPEED, K.: Tumors of the male breast. Ann. Surg. **82**, 45 (1925). — SPEESE, J.: (a) Malignant Degeneration of Benign Diseases of the Breast. Ann. Surg. **51**, 212 (1910). (b) Tumors of the Male Breast. Ann. Surg. **55**, 530 (1912). — SPETHMANN, H.: Über Mammakarzinome. Diss. Kiel 1902. — SPRANGER, H.: Über einen besonders bemerkenswerten Fall von doppeltem Primärkarzinom. Z. Krebsforsch. **20**, 243 (1923). — SSAKAJAN, R. G.: Die chirurgische Behandlung beim Brustdrüsenkrebs und ihre Erfolge. Russk. Klin. **1**, 393 (1924). — STAHR, H.: Die PAGETSche Krankheit der Brustwarze. Münch. med. Wschr. **1928**, 2123. — STANTON, E. M.: The postoperative prognosis of cancer of the breast. Report of a series of cases studied with reference to the rapidity of progress of the growth previous to the time of operation. Arch. Surg. **16**, 879 (1928); angef. nach Z.org. Chir. **43**, 84 (1928). — STEICHELE, H.: Über das metastatische Aderhautkarzinom. Arch. Augenheilk. **84**, 201 (1919). — STEINTHAL: Die Diagnose des Brustkrebses. Münch. med. Wschr. **71**, 954 (1924). — STEINTHAL, C.: Zur Dauerheilung des Brustkrebses. Beitr. klin. Chir. **47**, 226 (1905). STERN, A.: Das Schicksal eingeschwemmter Geschwulstzellen in der Lunge. Virchows Arch. **241**, 219 (1923). — STERNBERG, C.: Ein Adenokarzinom der Mamma bei einem Meerschweinchen. Verh. path. Ges. **16**, 362 (1913). — STEUDENER, F.: Beiträge zur Onkologie. Virchows Arch. **42**, 39 (1868). — STEWARD, F. J.: Cancer of the breast: Recurrence 31 years after operation. Brit. med. J. **1925**, Nr 3343, 156. — STICKEL: Über doppelseitige metastatische Ovarialkarzinom. Arch. Gynäk. **79**, 605 (1906). — STICKER: Über den Krebs der Tiere, insbesondere über die Empfänglichkeit der verschiedenen Haustierarten. Arch. klin. Chir. **65**, 616, 1023 (1902). — STILES, H. J.: On the dissimination of cancer of the breast. Brit. med. J. **1899 I**, 1452. — STRANDBERG: (a) Drei Fälle von PAGETS disease. Verh. dermat. Ges. Stockholm, Sitzg 20. Okt. 1926. (b) Pagets disease. Verh. dermat. Ges. Stockholm, Sitzg 13. April 1927. — STRASSER J.: Schleimkrebs der Mamma mit Hämorrhagien. Wien. klin. Wschr. **18**, 612 (1905). — STRASSMANN P.: Mammakarzinom

(Paget). Z. Geburtsh. **87**, 183 (1924). — Strauss, O.: Über Krebs und Krebsforschung (Sammelreferat). Med. Klin. **27**, 629 (1931). — Stubenbord, J. G.: Cancer of the Breast. Surg. etc. **52**, 1001 (1931). — Sturzenegger: Das Karzinom des Menschen. Angef. nach Ribbert. — Summers, J.: Recurrence in cancer of the breast. J. amer. med. Assoc. **81**, 873 (1923). — Surmont, J : Sur un cas d'épithélioma mammaire de la chat avec prolifération de l'assise myo-épitheliale. Bull. Assoc. franç. Étude Canc. **14**, 519 ₍1925). — Susmann, M. P.: Pagets Disease of the Glans Penis. Brit. J. Surg. **15**, 635. (1927/28). — Sutton, Bland J.: A case of duct papilloma of the breast. Trans. path. Soc. Lond. **43**, 117 (1892). — Symonds, Ch.: Carcinomatous Cysts of the Breast. Cystic Degeneiation of Carcinoma. Lancet **74 I**, 579 (1896). — Syms: Some Remarks on cne of the precancerous conditions. Internat. J. Surg. **26**. — Szenes: Fall von Adenofibroma mammae beim Manne. Wien. klin. Wschr. **28**, 999 (1916).

Tannenberg: Demonstration eines in vitro gezüchteten spontanen Mammakarzinoms der weißen Maus. Zbl. Path. **44**, 313 (1928/29). — Targett, J H : Carcinoma of Bladder secondary to Breast. Trans path. Soc. Lond. **41**, 180 (1890). — Taylor, H. C.: (a) The Etiology of Neoplasms of the Breast, with Notes on their Relation to other Tumors of the Reproductive System. Arch. Surg. **21**, 412 u. 597 (1930). (b) The coincidence of primary breast cancer and uterine cancer. Amer. J. Canc. **15**, 277 (1931). — Taylor, W. J.: Cystic Disease of the Breast. Ann. Surg. **52**, 253 (1910). — Teichmann, Th.: Über den doppelseitigen Brustkrebs. Dtsch. Z. Chir. **235**, 523 (1932). — Tereschkowitsch: Ann. Univ. Kiew **53** (1913). — Tervillon: Angef. nach R. Williams. — Theilhaber, A.: Der Einfluß des Klimakteriums auf die Entstehung der Karzinome. Gynäk. Rdsch. **7**, 469 (1913). — Theilhaber, A.: Zur Lehre von der Spontanheilung der Karzinome. Dtsch. med. Wschr. **1912**, 1240. — Theilhaber, F. A.: Die Berliner Krebssterblichkeit. Ein Beitrag zur Krebsstatistik. Z. Krebsforsch. **12**, 367 (1913). — Theilhaver: Causal factors in the disposition to cancer in old age. Surg. etc. **19**, 650 (1914). — Thibierge et Hufnagel: Un cas d'épithélioma ulcéré du sein chez l'homme avec noyaux dermohypodermiques de voisinage. Bull. Soc. franç. Dermat. **5**, 173 (1921). — Thin, G.: (a) Malignant Papillary Dermatitis of the Nipple and the Breast. Brit. med. J. **1**, 760 u. 798 (1881). (b) On the connection between disease of the nipple and areola and tumor of the breast. Trans. path. Soc. Lond. **32**, 218 (1881). — Thompson, W. H.: Case of Adeno-Carcinoma of the Breast in a Girl aged 11 years. Brit. med. J. **1908 II**, 502. — Thompson, Sir St. C.: Paralysis of both vocal cords, secondary to malignant Tumors of the Mammae. J. Laryng. a. Otol. **39**, 22 (1924). — Thompson, J. F. and Violet H. Keiller: Multiple skeletal metastases from cancer of the Breast. Surg. etc. **38**, 367 (1924). — Tietze: Über das Cystadenoma mammae (Schimmelbusch) und seine Beziehungen zum Karzinom. Dtsch. Z. Chir. **56**, 512 (1900). — Tietze, A.: Über Epithelveränderungen in der senilen weiblichen Mamma. Dtsch. Z. Chir. **75**, 117 (1904). — Török, G. v. u. R. Wittelshöfer: Zur Statistik des Mammakarzinoms. Arch. klin. Chir. **25**, 873 (1880). — Torek, F.: Disappearence of Recurrent Mammary Carcinoma after Removal of the Ovaries. Ann. Surg. **60**, 476 (1914). — Tourneux: Deux cas d'epithelioma intracanaliculaires du sein. Bull. Soc. Anat. Paris **1922**, 129. — Tourneux, J. P.: (a) Cancer psammeux du sein (psammocarcinome). Bull. Soc. Anat. Paris **88**, 203 (1913); **90**, 150 (1920). (b) Uncas de cylindrome du sein. Bull. Soc. Anat. Paris **92**, 517 (1922). — Tourneux, J. P. et Bassal: Le cancer psammeux du sein. Arch. gén. Chir. **7**, 783 (1913). — Towle, H. P.: Pagets Disease of the Nipple. J. of cutan. Dis. **24**, 27 (1912). — Travis, H. W.: The Course of Mortality from Cancer in Baltimore. J. amer. med. Assoc. **80**, 72 (1923). — Treider, P.: Brustkorb mit Metastasen in Darm und Harnblase. Norsk Mag. Laegevidensk. **98**, 29 (1932). — Trimble: Pagets disease. Arch. of Dermat. **5**, 829 (1932). — Trinca, A. J.: Abnormal hyperplasia of the female breast and its relation to tumor formation. Med. J. Austral. **1**, 732 (1928); angef. nach Z.org. Chir. **46**, 444 (1929). — Troell, A.: (a) Nord. med. Ark. (schwed.) **41**, 428 (1909). (b) Über die knochenbildende Fähigkeit des Kankers, mit besonderer Rücksicht auf die Möglichkeit von Knochenheilung bei karzinomatöser Spontanfraktur. Arch. klin. Chir. **111**, 565 (1919). — Trout, H. H.: The remaining breast after radical removal of the opposite side for carcinoma. Surg. etc. **34**, 630 (1922). — Trout, H. H. and C. H. Peterson: Cancer of the Breast. J. amer. Med. Assoc. **95**, 1307 (1930). — Tsunoda, T.: Über die Beziehungen des Demodex folliculorum zum Mammakrebs. Z. Krebsforsch. **8**, 489 (1910). — Tureen and L. Loeb: The age incidence of tumors in mice and its inheritence. J. Canc. Res. **13**, 1 (1929). — Turner, A. L.: Paralysis of the vocal cords secondary to malignant tumor of the mamma. J. Laryng. a. Otol. **36**, 373 (1921), s. auch **40**, 435 (1927). — Tyzzer, E. E.: J. med. Res. **17**, 199 (1907).

Uhlhorn: Über Karzinome im jugendlichen Alter. Dtsch. Z. Chir. **193**, 72 (1925). — Ullmann, Johanna: Ein Fall von metastatischem Karzinom der Chorioidea. Diss. Heidelberg 1913. — Unna: Histopathologie der Hautkrankheiten. Berlin 1894. — Usher, C. H.: Frequency of Metastatic Carcinoma of the Chorioid. Brit. J. Ophthalm. **10**, 180 (1926).

Vahle, H.: Ein Fall von Mammakarzinom beim Manne. Diss. Erlangen 1904. — Valude: Progrès méd. **1884.** — Vance, Ch. A.: Mammary cancer. South. med. J. **24**,

112 (1931). — Vedder: The incidence of cander in Philipinos. J. amer. med. Assoc. 88, Nr 21 (1927). — Veil, P.: Tumeur encéphalique: métastase d'un cancer du sein. J. des Pract. 36, 328 (1922). — Veratti, E.: Osservazioni istologische sopra un caso di adeno-carcinoma della mamella. Bull. Soc. med.-chir. Pavia 1, 117 (1926). — Verhave, J. H.: Jucken als Vorläufererscheinung bei Brustkrebs. Nederl. Tijdschr. Geneesk. 70, 1082 (1926). Verse: Das Problem der Geschwulstmalignität. Jena: Gustav Fischer 1914. — Versé, M.: Das Problem des Krebses. Marburg. akad. Reden 1930, Nr 51. — Viannay: Lyon chir. 24 (1927). — Vignes, H.: Evolution du cancer du sein pendant la gestation. Progrès méd. 51, 409 (1923). — Vignolo-Lutati, K.: (a) Über einen Fall von Xeroderma pigmentosum. Mschr. Dermat. 45, 21 (1907). (b) Un cas rare de maladie de Paget. Ann. de Dermat. 1907.

Wacker: Seltene Tumoren in der Mamma. Diss. Rostock 1884. — Wagener, J. H.: Ein Fall von Carcinoma mammae bei einem Manne. Nederl. Tijdschr. Geneesk. 1904. — Wagner, G. A.: Über das schnelle Wachstum bösartiger Geschwülste in der Schwanger-schaft. Mschr. Geburtsh. 85, 1 (1930); Zbl. Gynäk. 54, 497 (1930). — Wagner, R.: Meta-stasenbildung in den Lymphfollikeln der Appendix bei Mammakarzinom. Wien. klin. Wschr. 1910, 472. — Wagstaffe, W. W.: Scirrhus of the male breast. Both breasts affected. Secondary disease of glands. Trans. path. Soc. Lond. 27, 235 (1876). — Wain-wright, J. M. (a): A contribution to the discussion of Paget's disease of the nipple and Gye's hypothesis. Amer. J. Surg. 3, 218 (1927). (b) Carcinoma of the Male Breast. Arch. Surg. 14, 836 (1927). (c) Symposium on cancer of the breast. Certain principles of breast surgery, illustrated by sections showing approximately the entire breast. Atlantic med. J. 31, 625 (1928). (d) Significance of lymph glands on the anterior surface of the pectoralis major muscle. Amer. J. Surg. 7, 671 (1929). (e) A Comparaison of conditions Associated with Breast Cancer in Great Britain and America. Amer. J. Canc. 15, 2610 (1931). — Wakeley, C. P. G.: A case of Carcinoma of the Breast: Death 13$\frac{1}{2}$ Years after Operation from Diffus Secondary Deposits. Brit. J. Surg. 11, 775 (1923/24). — Walsem, G. C.: Lymphdrüsenvergrößerung bei Geschwülsten der Brustdrüse. Nederl. Tijdschr. Geneesk. 68, 1018 (1924); 70, 148 (1926). — Walsham, W. J.: Case of Carcinoma of the Breast, Associated with Polyuria and Secondary Growths in the Brain; Nekropsy; Remarks. Lancet 1890 I, 767. — Warner, F.: The Relation of Arteriosclerosis and other anatomical changes of old Age to the Developpment of epithelial Malignancy. Surg. etc. 23, 413 (1916). — Warren, St. L.: (a) The bacterial flora of cancer of the breast. Amer. J. med. Sci. 171, 813 (1926). (b) A Roentgenologic Study of the Breast. Amer. J. Roentgenol. 24, 113 (1930). — Warthin, A. S.: The Nature of Cancer Susceptibility in Human Families. J.Canc. Res. 12, 249 (1928,). — Watermann, N.: (a) Weitere elektrocheimsche Untersuchungen über Karzinom. Z. Krebsforsch. 20, 375 (1923). — (b) Electrical Capacity of Tumors. J. Canc. Res. 11, 108 (1927). (c) Über physikalische Chemie des Karzinoms. Z. Krebsforsch. 27, 228 (1928). — Watrin, J.: Maladie de Paget du sein. Bull. Soc. franç. Dermat. 35, 64 (1928). — Watters, W. H.: A pathological study of the incidence of surgical mammary lesions. Boston med. J. 190, 280 (1924). — Wätzold, P.: Gewächse des Auges. Erg. Path. 21, 211, 353 (1927). — Wegelin, C.: (a) Über bläschenförmiges Ödem der Epidermis bei Karzinomen der Mamma. Korresp.bl. Schweiz. Ärzte 47, 1298 (1917). (b) Schilddrüse. Dieses Handb. 8, 1 (1926). — Weinberg u. Gastpar: Die bösartigen Neubildungen in Stuttgart von 1873—1902. Z. Krebsforsch. 2, 195 (1904); 4, 18 (1906). — Welch, H. V.: A case of carci-noma of the breast in a male. Lancet 1914 I, 1319. — Wells, G. H.: (a) Diskussions-bemerkung zum Vortrag Bagg. J. Canc. Res. 9, 501 (1925). (b) Cancer statistics as they appear to a pathologist. J. amer. med. Assoc. 88, 399, 476 (1927). (c) The Nature and Etiology of Cancer. Amer. J. Canc. 15, 1919 (1931). — Welsh, A. M.: The Problem of Pagets Disease of the Nipple and its Relation to Cancer of the Breast. J. Canc. Res. 3, 243 (1931/32). — Welte, F.: Krebsstatistik 1924 in Bayern. Z. Krebsforsch. 32, 566 (1930). — Weyl, M.: Mammakarzinom und Portiometastase bei Schwangerschaft. Mschr. Geburtsh. 20, 420 (1904). — White, H. P. Winsbury: The results of operative treatment of malignant disease of the breast. Practitioner 115, 255 (1925). — White, W.C.: Late Results of Operation for Carcinoma of the Breast. Ann. Surg. 86, 695 (1927). — Wickham: (a) Maladie de la peau dite maladie de Paget. Thèse de Paris 1890. (b) Wickham, L.: Anatomie pathologique et nature de la maladie de Paget du mamelon. Arch. Med. exper. et path. anat. 2, 46 (1890). — Wilensky, A.: The surgery of thoracic tumors. Amer. J. med. Sci. 164, 573 (1922). — Williams, W. R. (a) Cancer of Male Breast, based on the records of one hundred cases. Lancet 1889 II, 261, 310. (b) Observations on the General Pathology of cancer, especially of the Breast. Med. Chronic, 1892. (c) A Monography on Diseases of the Breast, their Pathology and Treatment with Spezial Reference to Cancer. London: John Bale & Sons 1894. — McWilliams, C. A.: Bilateral mammary cancer operations. Ann. Surg. 82, 63 (1925). — Williams, W. R.: The Varieties of Mammary Neoplasm and their Relative Frequency. Brit. med. J. 1892 II, 576. — Winiwarter, v.: Über Pagetsche Krankheit. Arch. f. Dermat. 85, 239 (1907). — Winelmann, N. W. and J. L. Eckel: Metastatic Carcinoma of the Central Nervous System. J. nerv. Dis. 66, 1 (1927). — Winslow, R.: An Analysis of 102 Cases of Tumors of the Breast. Ann. Surg. 74, 341 (1921). — Wintz, H.: Ergebnisse der Röntgentherapie des Mammakarzinoms. Dtsch. med. Wschr. 57, 1567 (1931). — Wodd, H.: Cancer of the Breast. A Statistical Study in Pennsylvania. Med. J. a. Rec. 128, 567 (1928). — Woglom, H.: The regression of spontaneous mammary carcinoma in the mouse. J. Canc. Res. 7, 379 (1923). — Wohlwill, F.: Hypophyse und Zwischenhirn bei Karzinom. Z. Nervenheilk. 105, 62 (1928). — Wolff: Seltene Mammatumoren. Zbl. Chir. 58, 1802 (1931). — Wolff, G.: (a) Mammakarzinom während Gravidität und Laktation. Arch. klin. Chir. 117, 505 (1921). (b) Neun Fälle von doppelseitigem Mammakarzinom. Zbl. Chir. 49, 1337 (1922). — Wolff, K. v.: Neuere Daten zur Krebsstatistik. Z. Krebsforsch. 31, 454 (1930). — Wolfheim: Zur Kenntnis der malignen Schweißdrüsentumoren. Arch. f. Dermat. 85, 277 (1907). — Wood, F. C. („Editorial"): The Genetics of Cancer Susceptibility. J. Canc. Res. 12, 335 (1928). — Woolsey, G.: Late Recurrence after Radical Operation for Carcinoma of the Breast. Ann. Surg. 80, 932 (1924). — Wyard, S.: Cancer of the breast. An attempt to estimate the duration of life after operation. Lancet 208, 1179 (1925).

Yamagiwa, K.: Über die künstliche Erzeugung von Teer-Karzinom und -Sarkom. S. 245: II. Künstliches Mammakarzinom durch die Einspritzung von Teer bzw. Teerextraktlanolin oder Teerlanolin. Virchows Arch. 233, 235 (1921). — Yamagiwa, K., S. Morimoto u. S. Tsukahara: Experimentelle Studie über die Antikörperbildung gegen das Impfkarzinom. (Mammakarzinom und Impfteerkankroid.) Trans. jap. path. Soc. 20, 623 (1930). — Yamagiwa, K. u. K. Murayama: (a) Zusammenfassender Bericht der Ergebnisse von Versuchen über die Entstehung der Epithelialgeschwülste. I. Über die künstliche Erzeugung von Brustdrüsenkrebs bei Kaninchen. Virchows Arch. 245, 20 (1923). (b) Summary of the Results of Experiments on the Pathogenesis of Epithelial Growths. I. The Experimental Production of Mammary Carcinoma on Rabbits. J. Canc. Res. 8, 119 (1924). — Yamamoto, H.: Klinisch-statistischer Beitrag zur Kenntnis des Karzinoms der männlichen Brustdrüse. Diss. Rostock 1911. — Yoon, C.: Pathologisch-anatomische Untersuchungen über die Verbreitungswege des Mammakarzinoms. Beitr. klin. Chir. 130, 473 (1924). — Yoshida: Über die Pagetsche Krankheit. Jap. J. of Dermat. 27, 32 (1927).

Zabludovskij: (a) Zur Pathologie, Diagnose und Therapie des Brustdrüsenkrebses. Vestn. sovr. Med. (russ.) 3, 8 (1926). (b) Über Milchdrüsenkrebs und seine Behandlung. Nov. Chir. (russ.) 3, 350 (1926). — Zabludovsky, A.: Grundzüge der Pathologie, Diagnostik und Therapie des Mammakarzinoms. Verh. ukrain. Chir.kongr. Odessa, 16. Sept. 1926. — Zagelow, Hertha: Besonderheiten bei einem Fall von Metastasen nach Mammakarzinom. Diss. Kiel 1922/23. — Zahn, F. W.: Über Geschwulstmetastase durch Kapillarembolie. Über einige Fälle seltener Geschwulstmetastasen (Magen, Ovarien, Tonsillen). Virchows Arch. 117, 1, 30 (1889). — Zalelsohn, Minna: Beiträge zur Kenntnis des bilateralen Brustdrüsenkrebses und dessen Metastasen in die Ovarien. Diss. Gießen 1911. — Zander, K.: Histologische Untersuchungen über das Vorkommen von Fett in Mammageschwülsten. Virchows Arch. 283, 458 (1932). — Zaniboni, A.: Su di un caso di adeno-carcinoma della ghiandola mammaria del l'uomo. Gazz. Osp. 42, 391 (1921). — Zeile: Metastasen bei Carcinoma mammae. Diss. Würzburg 1897. — Žemgulys, J.: Krebsmetastasen im Knochensystem mit besonderer Berücksichtigung der Wirbelsäule und der Osteophytosis carcinomatosa. Z. Krebsforsch. 34, 266 (1931). — Ziegler: Über die Beziehungen der Traumen zu den malignen Geschwülsten. Münch. med. Wschr. 1895, 621. — Ziegler, F.: Über ungewöhnliche Metastasenbildung in der Leber bei Karzinoma. Z. Krebsforsch. 16, 427 (1919). — Zieler, K.: (a) Über die unter dem Namen „Paget's disease of the nipple" bekannte Hautkrankheit und ihre Beziehungen zum Carcinom. Virchows Arch. 177, 293 (1904). (b) Über intraepidermoidale Krebsausbreitung und die unter dem Namen „Paget's disease" bekannte Erkrankung der Haut. Zbl. Path. 17, 335 (1914). — Zimmermann, H.: Über seltenere Formen der Brustdrüsengeschwülste. Diss. Straßburg 1902.

D'Allaines, F. u. J. Hiely: Tumeurs a tissus hétérotopiques du sein. Ann. d'Anat. path. 5, 361 (1928). Beatson: Sarcomatous carcinoma of the Mamma. Trans. path. Soc. Philad. 11, 210 (1884). — Benmosch: A Case of a Primary Double Growth in one Breast. Arch. Middlesex Hosp. 23, 97 (1911). — Bennet, W. H.: Some cases of chronic tumor of the breast. Lancet 1893 I, 879. — Bergeret, A. et Botelho: Epithélio-sarcome de la glande mammaire. Gynéc. et Obstétr. 1, 139 (1920). — Borst: Geschwulstlehre, l. c. S. 358. — Bouchut, L. et J. F. Martin: A propos d'un cas de tumeur complexe du sein. Lyon chir. 18, 425 (1921). — Bullock, F. D. and M. R. Curtis: Spontaneous Tumors of the Rat. J. Canc. Res. 14, 1 (1930). Capecchi, E.: Teratoma mammario in sede inguino pubica. Arch. ital. Chir. 26, 485 (1930); angef. nach Z. Krebsforsch. 33, 8 (1930). — Chavannas et P. Nadal: Epithélio-sarcome du sein. Bull. Assoc. franç. Étude Canc. 12, 144 (1923). — Coen: Condro-osteocarcinoma della mammella. Boll. Soc. med.-chir. Bologna 1891; Riforma med. 2, 272 (1891). — Coenen, H.: Über Mutationsgeschwülste und ihre Stellung im onkologischen

System. Beitr. klin. Chir. **68**, 605 (1910). — Cornil, V. et G. Petit: Sarco-épithéliome végetant de la mamelle chez une chienne; angef. nach Cornil: Les tumeurs du sein. Paris 1908. — Coues, W. P.: A Case of Teratoma of the Breast. New England J. Med. **204**, 656 (1931); angef. nach Ref. Amer. J. Canc. **15**, 2934 (1931).

Deaver, J. B. and J. MacFarland: The Breast; its Annomalis; its Diseases and their Treatement. Philadelphia 1917. — Dorsch: Über Karzinom und Sarkom derselben Mamma. Inaug.-Diss. Würzburg 1896.

Ehrlich, P. u. H. Apolant: (a) Zur Kenntnis der Sarkomentwicklung bei Karzinom-Transplantation. Zbl. Path. **17**, 513 (1906). (b) Über spontane Mischtumoren der Maus. Berl. klin. Wschr. **1907**, 871. — Ewing, J.: l. c. S. 358.

Finch and Gleave: J. of Path. **29**, 399 (1926).

Gaetani, G. de: Carcinosarcomi della mamella. Pathologica (Genova) **23**, 197 (1931). — Gould, P.: Carcinoma and Sarcoma of the Same Breast. Middlesex Hosp. Rev. Lond. **1901**; 81 (1903). — Gross, S. W.: Carcinomatous osteoma of the female Mamma. Med. News **42**, 494 (1883).

Haaland, M.: Contributions to the study of the development of sarcoma under experimental conditions. Rep. Imp. Canc. Res. Fund **3**, 175 (1908). — Handley, W. S.: l. c. S. 359. — Harbitz: Über das gleichzeitige Auftreten mehrerer selbständig wachsender Geschwülste. Beitr. path. Anat. **62**, 503 (1916). — Hedrén, G.: Sarkokarzinom der Mamma. Zbl. Path. **26**, 265 (1915). — Helwig, F. C.: Carcinoma of the Breast Combined with a Giant Cell Sarcoma. Arch. Path. a. Labor. Med. **4**, 162 (1927). — Henke: Mikroskopische Geschwulstdiagnostik, 1906. — Herxheimer, G.: Das Carcinoma sarcomatodes, nebst Beschreibung eines einschlägigen Tumors des Ösophagus. Beitr. path Anat. **44**, 150 (1908); Zbl. Path. **29**, 1 (1918). — Hiély, J.: Contribution a l'étude des tumeurs avec tissus hétéroto-piques du sein. Diss. Paris 1927.

McIver, M. A.: Teratoid Mixed Tumors of the Breast. Report of a Case. Ann. Surg. **77**, 354 (1923).

Jessup, D. S. D.: Giant Cell Sarcoma and Carcinoma in the Same Breast. Proc. N. Y. path. Soc. **23**, 21 (1923).

Kaufmann: l. c. S. 359. — Kenedy and Case: Trans. path. Soc. Philad., 8. April **1915**. — Kerbirion et Danel: Sarco-epithéliome kystique du sein. J. Sci. méd. Lille **1**, 175 (1879). — Kettle, E. H.: Carcinoma and Sarcoma of the Same Breast. Lancet **1912** II, 750; Proc. roy. Soc. Med. Path. **3** (1919). — Kidner, F. C.: Sarcoma and Carcinoma in the same Patient. Boston med. J. **157**, 836 (1908). — Kreibig: Karzinosarkom der Mamma. Wien. klin. Wschr. **1928**, 1242. — Kreibig, W.: Zur Kenntnis seltener Geschwulstformen der weib-lichen Brustdrüse. Virchows Arch. **256**, 649 (1925). — Krompecher, E.: Der drüsenartige Oberflächenepithelkrebs. Beitr. path. Anat. **28**, 1 (1900). — Kückens, H.: Über seltenere Formen von Mammageschwülsten. 4. Carcinosarcoma. Beitr. path. Anat. **80**, 116 (1928). — Kunsemüller, G.: Über ein Karzinomsarkom der Mamma. Diss. Breslau 1920.

Lecène, P.: (a) Tumeur mixte du sein chez la femme (sarcome a myéloplaxes et épi-thélioma pavimenteux). Bull. Soc. Anat. Paris **79**, 698 (1904). (b) Les tumeurs mixtes du sein. Rev. de Chir. **33**, 434 (1906). — Léorat, L.: Les tumeurs du sein a tissus multiples. Gaz. Hôp. **94**, 661 (1921). — Lester, Ch. W.: Sarcoma associated with metastases from breast carcinoma. Amer. J. Canc. **15**, 850 (1931).

Malloizel, Autefage et Bornait-Legueule: Adénosarcome à myéloplaxes du sein. Bull. Soc. Anat. Paris **79**, 674, 828 (1904). — Meyer, R.: Beitrag zur Verständigung über die Namengebung in der Geschwulstlehre. Zbl. Path. **30**, 291 (1919/20). — Müller, B.: Über einige seltene Fälle von Brustdrüsenerkrankungen. Wien. klin. Rdsch. **1905**.

Nadal, Pierre: (a) Tumeur mixte de la région mammaire. Degenerescence maligne. Bull. Assoc. franç. Étude Canc. **3**, 476 (1910). (b) La notion de tumeur mixte. Rev. de Chir. **45**, 629 (1912). — Nadal, P. et Lacouture: Tumeur mixte du sein à formations malpigiennes. Bull. Soc. Anat. Paris **85**, 616 (1910). — Nicholson: J. of Path. **16**. — N. W.: Chirurg.-Kongreß. Zbl. Chir. **1930**.

Orth: Bericht über das Leichenhaus des Charité-Krankenhauses für das Jahr 1908. Charité-Ann. **34**, 21 (1909).

Perrier: Les Sarco-carcinomes du sein. Rev. méd. Suisse rom. **1912**, 444; Thèse de Genève **1912**. — Petit et Peyson: l. c. Sarkom. — Peyron, A.: Sur le mode de proli-fération de l'assise myoépithéliale dans les tumeurs dites mixtes de la glande maumaire de la chienne. C. r. Soc. Biol. Paris **90**, 1273 (1249). — Pfeiffer: Mixed Tumors of the Breast with Malignant Changes Both in the Connective Tissue and in the Epithelium. Trans. path. Soc. Philad., N. s. **12**, 267 (1910). — Pierre-Nadal s. P. Nadal. — Pitschugin, L. M.: Das Fibromyxochondroadenozystenkarzinom der Milchdrüse des Hundes. Virchows Arch. **280**, 136 (1931). — Dal Pozzo, Gabriele: Carcinomi pseudosarkomatosi e pseudocarcimosarcomi. Cancro **2**, 217 (1931).

Rouhier et J. Delarue: Epithéliosarcome du sein. Ann. d'Anat. path. **5**, 342 (1928). — Russel, B. R. G.: Sarcoma Development occurring During the Propagation of a Hemor-rhagie adenocarcinoma of the Mamma of the Mouse J. of Path. **14**, 344, 378 (1909/10).

Schlagenhaufer: Karzinom und Riesenzellensarkom derselben Mamma. Zbl. Path. 17, 385 (1906). — Schmincke: Pathologisch-anatomische Demonstration 9 beim Mischtumor der Mamma (Karzinosarkom). Mschr. Geburtsh. 39, 841 (1914). — Schwartz: Amer. J. Obstetr. 68, 752 (1913). — Secousse: Sur un cas de fibro-sarcome kystique de la mammelle s'accompagnant de points carcinomateux et à contenu gelatineux. J. Méd. Bordeaux 42, 791 (1912). — Sussi, L.: Contributo alla conoscenza del carcinoma sarcomato cle della mammella. Policlinico, sez. chir., 38, 514 (1931).

Takano, N.: Über das Carcinoma sarcomatodes der Mamma. Arch. klin. Chir. 103, 155 (1914).

Waelle: Über das Carcinoma sarcomatodes der Mamma. Diss. Zürich 1913. — Wehner, E.: Ein Beitrag zur Frage der Karzinomsarkome unter Mitteilung eines Mammatumors. Frankf. Z. Path. 16, 167 (1915). — Wilenski: N. Y. path. Soc. 19, 113 (1919).

Zimmermann, H.: Über seltenere Brustdrüsengeschwülste. Diss. Straßburg 1902.

Adam: Mitt. Hamb. Staatskrk.anst. 2, 298 (1899).

Bauer, C.: Über einen Fall von metastastischem Melanosarkom der Mamma. Dtsch. Z. Chir. 217, 280 (1929). — Berblinger, W.: Zur Frage der akuten Leukämie. Klin. Wschr. 1, 1449 (1922). — Beyer: Über die Beziehung zwischen Pseudoleukämie und Lymphosarkom. Diss. Rostock 1904.

Clairmont, P.: Einige Fälle von seltenen Geschwulstmetastasen. Arch. klin. Chir. 89, 513 (1909).

Dencker: A case of extensiv leukemic infiltration of the mammary gland and skin. J. amer. med. Assoc. 56, 417 (1911). — Dienst: Angef. nach Weyl, l. c. Karzinom. — Dietrich u. Frangenheim: l. c. S. 358.

Elsberg: Multiple Lymphosarcoma of both Breasts. Ann. Surg. 1914 II, 767.

Fabian, E.: Über die diffus infiltrierende Form der Leukämie und des Lymphosarkoms. Beitr. path. Anat. 53, 491 (1912). — Frascella, P.: Linfoblastomatosi sistemica mammaria simulante una ipertrofia patologica gravidica. Tumori 10, 343 (1923/24).

Gernez: Epithélioma naevique pigmenté du flanc gauche. Bull. Soc. nat. Chir. Paris 53, 246 (1927). — Ghon, A. u. B. Romau: Über das Lymphosarkom. Frankf. Z. Path. 19, 1 (1916).

Halsam: Birmingham med. Rev. 25 (1889). — Heineke: Experimentelle Untersuchungen über die Einwirkungen der Röntgenstrahlen auf das Knochenmark nebst einigen Bemerkungen über die Röntgentherapie der Leukaemie und Pseudoleukaemie und des Sarkoms. Dtsch. Z. Chir. 78, 222 (1905). — Huber: Studien über das sog. Chlorom. Arch. Heilk. 19, 129 (1878).

Jura: Linfoblastoma primitivo della mammella, bilaterale. Policlinico, sez. prat., 31, 1142 (1924).

Kilgore: The incidence of cancer in the second breast after radical removel of one breast for cancer. J. amer. med. Assoc. 77, 454 (1921). — Kundrat: Über Lympho-Sarkomatosis. Wien. klin. Wschr. 1893, 211, 234.

Lardennois et P. Moure: Lymphocystome du sein. Mastite carcinomateuse aiguë de Volkmann. Bull. Soc. Anat. Paris 89, 94 (1914). — Lawrence: Med. Chir. Trans. 3, 72.

Masson: Sarcome métastatique du sein. Bull Soc. Anat. Paris 83, 170 (1908). — Mont Reid: Über ein doppelseitiges myeloides Chlorom der Mamma. Beitr. klin. Chir. 95, 47 (1915). — Montigel, E.: Ein Fall von Carcinoma ovarii mit eigentümlicher Metastasierung in der Mamma. Diss. Tübingen 1907.

Nassau: Amer. J. Obstetr. 1918.

Offergeld: Hautmetastasen bei Uterus-Karzinom. Mschr. Gynäk. 30, 870 (1909).

Pasqualino, G.: Linfoblastoma bilaterale delle mamelle. Tumori 18, 172 (1932).

Ribbert: l. c. S. 359.

Schoen, R.: Lymphosarkomatose mit Beteiligung der Brüste bei einem Gynäkomasten. Frankf. Z. Path. 25, 112 (1921). — Silberberg, M.: Über doppelseitige Mammatumoren. Bruns' Beitr. 120, 427 (1920). — Simon, W. V.: Myeloische Chloroleukämie (= Chlorom) unter dem Bilde eines malignen Mammatumors. Berl. klin. Wschr. 49, 893 (1912). — Sitzenfrey, A.: Mammakarzinom zwei Jahre nach abdominaler Radikaloperation wegen doppelseitigem Carcinoma ovarii. Prag. med. Wschr. 32, 221 u. 235 (1907). — Stahr, H.: Plastische Mastitis bei Magenkrebs („Mastitis carcinomatosa"). Z. Krebsforsch. 19, 231 (1923).

Trinithék: Lancet 1903 II, 158.

Weinberger: Z. Heilk. 28, 1 (1907). — MacWilliams: Bilateral Lymphosarcoma of the Breast. Ann. Surg. 55, 439 (1912). — MacWilliams and Hane: Amer. J. med. Sci. 163, 518 (1912). — Wolff, E. K.: Kasuistischer Beitrag zur Frage der sarkomatösleukämischen Erkrankungen. Virchows Arch. 264, 158 (1927).

3. Die Krankheiten der Uterusbänder einschließlich Beckenbindegewebe.

Von

Hans Otto Neumann-Marburg (Lahn).

Mit 69 Abbildungen.

A. Die Entwicklung des Bandapparates der weiblichen Genitalorgane und des Beckenbindegewebes.

Mit Ausnahme des Ligamentum rotundum — des Ligamentum teres uteri — stellt der gesamte Bandapparat des weiblichen Genitaltraktus nichts anderes dar als sein von Haus aus angelegter Gekröseabschnitt. Seine erste Anlage werden wir somit in der frühen Embryonalperiode bereits bei der Bildung des Urogenitalsystems vorfinden können, seine weitere Entwicklung hält gleichen Schritt mit der Ausdifferenzierung der Geschlechtsorgane. Zum Verständnis mancher pathologischer Zustände im Bereiche dieses Bandapparates ist es zweckdienlich, eine kurze Schilderung seiner primitiven Anlage und seiner ersten Entwicklung den anatomischen und physiologischen Besprechungen vorauszuschicken. Im Rahmen dieser speziellen Bearbeitung muß auf besondere Einzelheiten verzichtet werden, diese gehören in das Fachgebiet der Embryologie.

I. Anlage — Frühentwicklung.

Mit der fortschreitenden Entwicklung des Keimlings in den ersten Wochen nach der Befruchtung stülpt die Urniere recht frühzeitig die Coelomwand leistenförmig in die Leibeshöhle vor. Schon bei 5 mm (gr. L.) großen Embryonen hebt sich die Urnierenleiste, die im 4. Zervikalsegment beginnt, auf Querschnitten deutlich ab. Diese Leiste, die sich anfangs nur auf die kranialen Abschnitte der Leibeshöhle erstreckt, wächst allmählich unter Rückbildung ihres kranialen Teiles immer mehr und mehr kaudalwärts fort und erreicht schließlich bei 50 mm großen Keimlingen das 5. Lumbalsegment. Ein Stadium der maximalsten Ausbildung findet nach der FELIXschen Tabelle etwa bei Feten von 9,5 mm gr. L., zu dieser Zeit reicht die Leiste — die Plica urogenitalis — vom 2. Thorakal- bis zum 4. Lumbalsegment (s. bei KOLLMANN). Mit dem Gewebe der hinteren Leibeswand steht die Plica urogenitalis, die ja später außer der Urniere noch die Keimdrüsenanlage und den MÜLLERschen Gang birgt, zuerst mit einer der gesamten Breite der Falte entsprechenden Basis in Verbindung (Schrifttum s. bei BEIGEL, BROMAN, BÜHLER, ELZE, FELIX, HIS, KEIBEL, KOELLIKER, KOLLMANN, LUBOSCH, MERKEL, R. MEYER, NAGEL, SPULER, TANDLER, WENDELER u. a.).

Diese breite Verbindung, die sehr bald durch das Vordringen der Leibeshöhle zwischen lateraler Körperwand und Faltenbasis schmäler wird, stellt gewissermaßen die erste Anlage des genitalen Bandapparates dar, sie wird zum urogenitalen Faltenstiel, zum Mesomesonephron oder, wenn man so sagen will, zum **Ligamentum urogenitale als Vorstufe** bzw. Anlage des Ligamentum latum. Durch die Vorbuchtung der Coelomwand einerseits und durch das Vordringen der lateralen und später auch der medialen Leibeshöhlenbucht andererseits wird „die Urogenitalfalte also teilweise in die Leibeshöhle eingestülpt, teilweise aus der dorsalen Leibeswand herausgeschnitten" (FELIX).

Mit der Anlage der Keimdrüse teilt sich die Plica urogenitalis allmählich in ihrer ganzen Länge — mit Ausnahme ihres kranialen und kaudalen Endes — in die Plica mesonephridica und Plica genitalis (Plica germinativa) durch Ausgrabung des Keimdrüsenfeldes. Durch weiteres Vordringen der lateralen und medialen Leibeshöhlenbucht sowie des lateralen und medialen Keimdrüsengrabens wird einerseits der gemeinsame Gekrösestiel, das Ligamentum urogenitale, noch schmaler, andererseits setzt sich die Keimdrüse immer mehr vom Wolffschen Körper ab unter Bildung des Mesogenitale bzw. des Mesovarium.

Außer dieser Keimdrüsenfalte hebt sich aber von der lateralen Kante der Plica urogenitalis noch eine besondere röhrenförmige Leiste ab, in der der Müllersche Gang verläuft (Felix, Kieback, Lubosch, Robert Meyer, Nagel, H. O. Neumann, Spuler, Wendeler u. a.). Die Urnierenfalte gliedert sich somit in drei besondere Abschnitte, den Tubenabschnitt, den Drüsenabschnitt und in den Gekröseabschnitt. Bei der weiteren Rückbildung des kranialen Urnierenabschnittes verschwindet dieser Drüsenabschnitt immer mehr, so daß man bereits frühzeitig im Gebiet des abdominalen Tubenendes — des tütenförmigen Tubentrichters — selbst Reste dieses Drüsenabschnittes vermissen kann. Der Tubenabschnitt, der dem Müllerschen Gang als Scheide dient, biegt sich beim weiteren Wachstum medial-ventralwärts ein. Kranialwärts verjüngt sich sowohl der gemeinsame Gekrösestiel, als auch die Verbindung zwischen Gonade und den Resten des Urnierendrüsenabschnittes. Vom Drüsenabschnitt führt zur hinteren Leibeswand ein breiterer Gekröseabschnitt. Ventralwärts steht der Drüsenabschnitt nunmehr durch das deutlich ausgebildete Mesogenitale-Mesovarium mit der Keimdrüsenanlage in Verbindung.

Die Rückbildungsvorgänge, die sich am kranialen Abschnitt der Urniere abspielen, beanspruchen für unsere Bearbeitung ein besonderes Interesse.

a) Ligamentum ovarico-pelvicum, Ligamentum infundibulo-pelvicum.

Ursprünglich im Gebiet der Zervikalsegmente beginnend, gelangt der kraniale Pol der Urniere durch fortschreitende schnelle Rückbildung unter die Zwerchfellanlage. Vorübergehend befestigt sich der jeweilige kraniale Pol durch ein Gewebsband an das Zwerchfell (etwa bei Feten von 19—20 mm gr. L.). Dieses sog. Zwerchfellband der Urniere verschwindet mit dem Untergange des jeweiligen kranialen Urnierenpols, um immer wieder neu zu entstehen, indem es den neuen kranialen Urnierenpol mit dem inzwischen herabgewachsenen Zwerchfellschenkel verbindet. Der Rückbildungs- und Wiederentstehungsprozeß dieses Bandes findet aber ein Ende, sowie die Spermatikalgefäße in diesem Bande verlaufen. Als Gekröse der Vasa spermatica stellt nun diese Gewebsfalte die erste Anlage des „Ligamentum suspensorium" dar.

Verschiedene Abweichungen in der Terminologie (Felix, Gegenbaur, Henle, Waldeyer, Wieger) sollen hier unberücksichtigt bleiben, weil ich später noch auf die Berechtigung der gebräuchlichen Bezeichnungen einzugehen habe. Da aber der kraniale Drüsenabschnitt der Plica mesonephridica so vollständig zurückgebildet wird, daß er nur noch als ein Gewebsband — als Fortsetzung des Gekrösestiels — zwischen Eileitertrichter und kranialem Keimdrüsenpol beeindruckt, scheint sich das „Ligamentum suspensorium" in 2 Schenkel zu teilen. Das Band erhält dadurch, wie Wieger sagt, 人-Form. Es teilt sich, wenn man so sagen will, in das Ligamentum ovarico-pelvicum, welches mit dem Mesovarium bzw. mit der Keimdrüse in Verbindung tritt und in das Ligamentum infundibulo-pelvicum, welches zur Mesosalpinx bzw. zum Eileiterabschnitt führt.

Da nun dieses Ligamentum suspensorium ovarii (Waldeyer) auf der rechten Seite nach Clado und Durand Beziehungen zum Mesenterium des Coecum und des Processus vermiformis unterhält, wurde von Clado für diese Falte die Bezeichnung Ligament appendiculo-ovarien eingeführt. Durand, der das Waldeyersche Ligamentum suspensorium ovarii Plica vascularis nannte — Tandler spricht neuerdings von der Plica vasorum — gab dieser

Falte den Namen Ligamentum ilio-ovarien. Rouget sprach vom Ligament rond supérieur. Die praktische Bedeutung dieses Ligamentum Clado soll, wie Cohn bestätigt, in den stets vorhandenen Lymphbahnenverbindungen zwischen Appendix und Ovarium zu erblicken sein, die aber von vielen Autoren nicht gefunden wurden. Auf der linken Seite entspricht das Ligament infundibulo-colique diesem Cladoschen Bande. Neuerdings hat sich Kostanecki mit der Entwicklung dieser Peritonealfalten beschäftigt und festgestellt, daß das eigentliche Zwerchfellband der Urniere lateral von der Plica vasorum gelegen ist. Aus den Berichten der älteren Autoren ist zu ersehen, daß einige in dem Ligamentum Clado das eigentliche Urnierenzwerchfellband erblicken, andere beschrieben gelegentliche Verbindungen mit dem Wurmfortsatz bzw. Coecum als Ligamentum appendiculo-ovarii. Kostanecki stellt sich in Gegensatz zu Wieger und allen anderen Autoren. Es wird notwendig sein, erneut diese Untersuchungen aufzunehmen (Schrifttum bei Kostanecki).

b) Ligamentum ovarii proprium.

Ebenso wie sich die Urniere bei ständigem kaudalen Vorwärtswachstum kranial zurückbildet, ändert auch die Keimdrüse fortwährend ihre Gestalt durch kaudalwärts gerichtete Fortentwicklung und kraniale Rückbildung. „Der Rückbildung der Keimfalte geht immer die Rückbildung der Keimdrüse voraus, dem Wachstum der Keimdrüse das Wachstum der Keimfalte" (Felix). Higuchi (Robert Meyer) hat bei seinen Untersuchungen am kranialen Pol nie Rückbildungsvorgänge gesehen. Durch die medial- und ventralwärts gerichtete Umbiegung des Eileiter- und Drüsenabschnittes der Plica mesonephridica kommen die Keimdrüse und ihr kaudales Ende — der epigonale Abschnitt der Keimfalte nach Felix — schon frühzeitig hinter den Eileiterabschnitt zu liegen. Im Becken liegt die Keimfalte vollends hinter dem inzwischen entstandenen Geschlechtsstrang. Mit diesem tritt der epigonale Abschnitt der Keimfalte kurz nach der horizontalen Umbiegung des Müllerschen Ganges in Verbindung, so daß der kaudale Pol des eigentlichen Gonadenabschnittes seine Bandbefestigung am Genitalstrang erhält (s. auch Mihalkovicz).

Der untere Pol der Keimfalte bzw. Gonade steht mit dem Genitalstrang durch ein Gewebsband, die primitive Anlage des Ligamentum ovarii-proprium, in Verbindung. Da sich die Keimfalte, von hinten her kommend, seitlich in den Genitalstrang einsenkt, kommt das Verbindungsstück später als Ligamentum ovarii proprium an der Peripherie der seitlichen Uteruswand zu liegen (vgl. Feten bis zu 32 mm gr. L.).

c) Ligamentum rotundum.

Auch das Ligamentum rotundum — das Ligamentum teres-uteri — ist zu dieser Zeit schon längst angelegt und hat bereits einen weitläufigen Entwicklungsgang hinter sich. Gegenüber den alten Autoren, die annahmen, daß das runde Mutterband als Plica muscularis (Durand) die Fortsetzung des Ligamentum ovarii proprium darstelle (Blumberg und Heymann, Waldeyer, Wendeler, Wieger, v. Winckel), zeigte O. Frankl (1904), daß das Ligamentum teres uteri genetisch nichts mit dem Ligamentum ovarii proprium gemeinsam hat. Seiner Ansicht nach entsteht die Plica inguinalis aus dem kaudalsten Ende der Urniere. Felix (1911) aber fand bei 13 mm großen Feten an der lateralen Seite der Plica mesonephridica eine knopfförmige Wucherung, die er als Plica inguinalis ansprach. An der vorderen bzw. lateralen Bauchwand sah er eine fast sagittal gestellte leistenförmig vorspringende Falte, die Crista inguinalis. Durch

Verschmelzung dieser beiden Falten glaubte Felix die Entstehung des Ligamentum rotundum erklären zu können. Kermauner (1912) griff bald darauf wieder auf die alte Entstehungshypothese zurück.

Robert Meyer (1920) hat aber zeigen können, daß die Felixschen Angaben über die ersten Anlagepunkte durchaus den Tatsachen entsprechen. Bei 14, 15, 18 und 19 mm großen Embryonen fand er in Übereinstimmung mit Felix die ersten Anlagespuren des runden Mutterbandes als kleine Prominenz (Plica inguinalis nach Felix, Prominentia inguinalis nach Robert Meyer) an der lateralen Seitenkante des unteren Urnierenabschnittes unmittelbar laterodorsal von der Urogenitalfalte. Gegenüber Felix hebt er aber hervor, daß die beiden „Fußpunkte" — Prominentia inguinalis und Crista inguinalis — nicht durch Entgegenwachsen miteinander verschmelzen, sondern daß von der Prominentia inguinalis aus Bindegewebsfasern entlang der dorsalen und lateralen Leibeswand ziehen, die die Crista inguinalis erreichen. Dieses im Bogen verlaufende Band erfährt bei der weiteren Entwicklung durch Ortsveränderung der beiden Fußpunkte eine Gestaltsveränderung im Sinne einer Streckung und gleichzeitig eine Verschiebung seiner topographischen Lage.

Die Forschungsergebnisse von Robert Meyer erklären restlos die spätere 3-Teilung des Bandes. Die Prominentia inguinalis unmittelbar dorso-lateral von der Urnierenfalte, auf welche sie sich späterhin unter allmählicher Abflachung erstreckt, wird zur Pars uterina des Ligamentum rotundum. Die an der lateralen Fläche der Plica mesonephridica dorsalwärts verlaufende Partie stellt die spätere Pars ligamenti lati des Bandes dar. Der an der seitlichen Leibeswand wieder ventralwärts verlaufende Abschnitt, welcher in der Inguinalgegend anfangs oft als leistenförmige Erhebung (Crista inguinalis, Felix) auffällt, ist als „Pars iliaca" der längste Bandabschnitt und läuft an der seitlichen Beckenwand nach vorne und aufwärts zum inneren Leistenring.

Im wesentlichen stimmt auch Lubosch den Robert Meyerschen Forschungen bei. Nach seinen Untersuchungen sind aber sowohl die Prominentia — als auch die Crista inguinalis kranialwärts weiter zu verfolgen, als dies Robert Meyer angibt.

Eigene embryologische Studien, erste Anlage bei einem 15 mm großen (gr. L.) Fetus haben mir die Ligamentanlage gezeigt, wie sie Robert Meyer beschrieben hat. Mit dem weiteren kaudalwärts gerichteten Wachstum der Urogenitalfalte gelangt auch das Ligamentum teres uteri immer mehr in den Bereich des primitiven Beckens. Mit der Weiterstellung der hinteren Leibeshöhle, der Verschiebung der Crista inguinalis an die vordere Leibeswand, dem kranialwärts gerichteten Höherrücken des Nabels und der Ausbildung des Processus vaginalis, werden nicht nur die Fußpunkte verschoben, sondern das Band zieht nun im Bogen nach lateral und nach vorne vom Coelomepithel bedeckt scheinbar losgelöst von der Leibeswand durch den Bauchraum. Mikroskopisch sieht man (z. B. bei Feten von 32 mm gr. L.), wie das Band breit und wuchtig von der lateralen Kante des Genitalstranges noch bogenförmig zur Leibeswand abbiegt. Bei einem 40 mm großen Keimling zieht es in gestrecktem Verlauf nach lateral und nach vorne. Zu dieser Zeit ist der ventrale Fußpunkt des Bandes zu einem mächtigen Conus inguinalis angeschwollen, die Aponeurose des Musculus obliquus externus lochartig durchbrochen und die Anlage eines Ligamentum labiale vorhanden (Felix, O. Frankl, Lubosch u. a.). Der Processus vaginalis ist stark vertieft.

Die Fasern des Ligamentum teres uteri vereinigen sich schließlich mit dem Ligamentum labiale. Damit sind wir aber bereits in die zweite Entwicklungsphase vorgerückt, die, soweit es notwendig ist, bei der anatomischen Besprechung noch berücksichtigt werden soll.

d) Ligamentum latum und das Beckenzellgewebe.

Haben wir bisher, von den ersten Anlagen ausgehend, den Entwicklungsgang des Ligamentum infundibulo pelvicum (HENLE), des Ligamentum ovarii proprium und des Ligamentum teres uteri genügend weit verfolgt und vom Ligamentum latum vorerst nur die Primitivanlage berücksichtigt, so geschah das mit der Absicht, die weitere Ausbildung des Ligamentum latum im Zusammenhang mit der Formierung des Beckenbindegewebes schildern zu können, um dadurch diesem sachlich ausgewählten einleitenden Abschnitt einen gewissen Abschluß zu geben.

Der Gekröseabschnitt der Plica urogenitalis, den wir als die Uranlage des Ligamentum latum angesprochen haben, reicht mit dem kaudalwärts wachsenden Pol der Urniere allmählich immer mehr ins Gebiet der Lumbalsegmente herab. Mit der sich steigernden lateralwärts gerichteten Verdrängung der Urnierenfalte durch Verbreiterung der hinteren Leibeswand im Bereich der Nebenniere und Nachniere kommt es kaudalwärts dieser Organe zu einer Knickung der gesamten Falte mitsamt ihrem Gekröseabschnitt. So entsteht ein horizontal gerichteter Abschnitt der Plica urogenitalis, der in Höhe der Eingangsebene des primitiven Beckens wieder umbiegt, um in kaudaler Richtung als unterer Sagittalabschnitt weiter zu ziehen. Der Gekröseabschnitt macht selbstverständlich diese Umbiegungen mit. Die beiden oberen Sagittalabschnitte werden bei weiterem Breitenwachstum der Nebenniere und Nachniere allmählich mehr schräg gestellt. Der in diesen Abschnitten recht schmale Gekröseanteil vermag infolge seiner großen Beweglichkeit dem Druck der Nachbarorgane auszuweichen, während die noch relativ breite gewebliche Verbindung der horizontalen Abschnitte mit der seitlichen Leibeswand und vor allen Dingen die breite Gewebsbrücke der unteren Sagittalabschnitte mit der seitlichen Beckenwand sich topographisch nicht verändern. Die beweglichen Gekröseabschnitte behalten zeitlebens ihre freie Beweglichkeit bei, sie stellen den Teil des Ligamentum latum dar, der später als Ala vespertilionis bezeichnet wird. Aber nicht nur Nebenniere und Nachniere beeinflussen den Verlauf der Urogenitalfalte, auch das Wachstum und die Lageveränderungen des Intestinaltraktus wirken auf die Plica urogenitalis im Sinne einer Verdrängung. So erfährt vor allen Dingen die linke Plica urogenitalis schon recht frühzeitig (bei Embryonen von 29 mm gr. L. nach FELIX) eine weitere Drehung durch den Druck von Magen und Darm, so daß der obere sagittale Abschnitt horizontal zu liegen kommt und sich dadurch nicht mehr gegen den eigentlichen horizontalen Abschnitt absetzt. Die Grenze beider Abschnitte ist aber durch die Abgangsstelle des Ligamentum rotundum gegeben.

Während sich in den oberen Abschnitten wesentliche topographische Verschiebungen abspielten, hat auch im Bereich des primitiven Beckens die Entwicklung große Fortschritte gemacht. Bereits bei Embryonen zwischen 19,6 und 21,5 mm gr. L. verschmelzen die beiden kaudalen Sagittalabschnitte, indem sie von rechts und links sich entgegenwachsen, zu einer breiten Gewebsscheidewand, dem Genitalstrang, der das primitive Becken in einen ventralen und dorsalen Raum aufteilt. Der obere Rand des Stranges liegt zuerst noch weit oberhalb des späteren kleinen Beckens, er reicht bis zum unteren Rande des dritten Lendenwirbels, später sinkt er durch passive Verschiebung weiter nach abwärts. Im Genitalstrang verlaufen die MÜLLERschen Gänge eine zeitlang getrennt. Ihre mediale Wand schmilzt aber allmählich zu einem einfachen schmalen Gewebsseptum zusammen, welches in kaudo-kranialer Richtung resorbiert wird. Ihre volle Vereinigung zu einem unipaaren Uterovaginalkanal findet man erst bei weiblichen Embryonen von 50 mm gr. L.

ab. Die primitive Tube besteht somit zuerst noch aus einem sagittalen und horizontalen Abschnitt. Die horizontalen Abschnitte werden aber bei weiterer Ausbildung der Wand des Uterovaginalkanals mit in den Uterus einbezogen. (Siehe Schema von Felix, Abb. 623a, b, c, d, S. 894 im 2. Bande des Handbuches der Entwicklungsgeschichte des Menschen von Keibel und Mall. Leipzig 1911.)

Da, wie bereits erwähnt, die Gekröseabschnitte der oberen sagittalen Anteile der Plica urogenitalis gleichsam die Anlage der Ala vespertilionis darstellen, müssen wir die Gekröseabschnitte der horizontalen und unteren sagittalen Anteile als Anlage der unteren Partien des Ligamentum latum und in Verbindung mit den Gewebsanteilen, die bis zu den Wandgeweben des primitiven Beckens reichen, als Anlage des späteren gesamten Beckenbindegewebes ansprechen. Im Bereich des Genitalstrangs stellt der Gekröseanteil ein der ganzen Breite dieses Abschnittes entsprechendes kurzes Verbindungsstück dar, welches sich in das Gewebe der seitlichen Beckenwand verliert. Im unteren Bereiche des Uterovaginalkanals geht dieser Abschnitt in das Gewebe des Beckenbodens über.

Noch bevor sich Tube und Ovarium völlig ins Becken senken, haben die unteren Bandabschnitte ihre weitere Ausbildung erlangt; besonders frühzeitig sieht man die Ausbildung der lockeren Bindegewebslager sowie die typische Anordnung der Gefäße (Entwicklung der Gefäße siehe bei H. M. Evans) mit ihren besonderen topographischen Beziehungen zu den beiden Ureteren.

Bei Embryonen von 11 mm gr. L. beginnt sich das Muskelblastem, aus welchem die Becken- und Beinmuskeln entstehen, zu differenzieren. Man sieht schon bei 20 mm großen Keimlingen im primitiven Becken sowohl die Anlagen des Musculus pyriformis als auch des Musculus obturator internus. Mächtiger und raumbeengender sind die Nervenstämme, die zu diesen Muskeln ziehen, ihre Bildung fällt wohl in die Zeit der frühesten Embryonalentwicklung. Die Muskelanlagen erscheinen dabei als die Endapparate der motorischen Nerven. Mit dem Problem der menschlichen Beckenmuskulatur hat sich zuerst eingehend E. Gräfenberg befaßt. Nach ihm haben dann Lewis und Bardeen weitere Untersuchungen vorgenommen. So entsteht der Musculus iliopsoas aus dem Teil des Femoralisblastems, der den Nervus femoralis dort umgibt, wo der Nerv in die Extremitätenknospe eintritt. Von dort aus breitet er sich kranial- und medianwärts aus, um die Lendenwirbelsäule zu erreichen. Musculus piriformis und Musculus obturator internus entstehen nach Gräfenberg zusammen mit der gesamten Hüftmuskulatur aus einer kegelförmigen Masse, welche man am Ende der 5. Woche am distalen Ende des Beckens findet. Bardeen leitet die gesamte Hüftmuskulatur von 4 Anlagen ab.

Für unsere Besprechung brauche ich nicht näher auf diese Entwicklungsvorgänge einzugehen. Es mag genügen, wenn wir noch wissen, daß der Musculus levator ani, der den Beckenraum nach unten zu abdeckt und vom Plexus nerv. pudendus innerviert wird, in Verbindung mit dem Musculus coccygeus entsteht und mit zur ventralen Schwanzmuskulatur gehört, er tritt nur sekundär in Beziehung zu dem Musculus sphincter ani und den Perinealmuskeln. Nach Bardeen und Lewis ist er bereits bei Keimlingen von 20 mm gr. L. vorhanden.

Wenn also die kaudalen Pole der beiden Urogenitalfalten sich im primitiven Becken zum Genitalstrang vereinigen, dann hat sich schon in der Anlage ein regelrechter Muskelapparat im Becken ausgebildet. Die Gewebe, die zwischen den Muskelfaszien bzw. der Beckenwand, dem Beckenboden und dem Genitalstrang mit seinem Coelomüberzug gelegen sind, stellen das primitive Beckenbindegewebe dar, welches z. B. bei 32 mm großen Keimlingen durchweg ein lockeres feinmaschiges embryonales Bindegewebe ist, das sich gegenüber der bereits deutlich ausdifferenzierten Blasen- und Rektummuskulatur, sowie der Muskulatur der Beckenwand und des Beckenbodens und dem zellreichen Mesenchymblock des Uterovaginalkanals prächtig abhebt. Auch die um den Ureter ringförmig angelegten Muskelfasern treten hervor. Etwas dichter ist dieses Beckenzellgewebe schon bei 40 mm großen Embryonen. Neben den Ureteren und Uteringefäßen sieht man ein dichtes zellreiches Gewebe, welches sich dorsalwärts bis zum sympathischen Grenzstrang verfolgen läßt. Es sendet Ausläufer sowohl zum Rektum als auch zur Blase. Sowie sich der Genitalstrang tiefer ins Becken einsenkt, ist dieses sympathische Gewebe (Anlage des FRANKEN-HÄUSERschen Plexus) bereits nachweisbar. Bei 32 und 40 mm großen Keimlingen beherrscht es das mikroskopische Bild und imponiert durch seine Masse. STREETER zeigt, daß bereits bei 16 mm großen Keimlingen das sympathische Nervensystem fast völlig angelegt ist, über die erste Anlage dieses speziellen Plexus findet sich im Schrifttum so gut wie nichts. (Allgemeine Literatur z. B. bei HUBER, A. KOHN, LENHOSSÉK, NEUMAYER, ONODI, v. SCHUMACHER, STÖHR jun.) Die beiden Ureteren wenden sich bei der Schnittverfolgung unterhalb der Uteringefäße ventralwärts, das Nervengeflecht wird dabei durchbrochen, denn es erstreckt sich weiter kaudalwärts und ist tief auf dem Beckenboden seitlich der Vaginalanlage mächtig verzweigt nachweisbar. Sonst besteht das gesamte Beckenbindegewebe mit Ausnahme zweier dichterer Zonen, die von der seitlichen Wand des Blasenbodens zur Symphyse verlaufen, aus einem gleichmäßig ausgebildeten embryonalen Füllgewebe. Die Entwicklung der Blase ist insofern wichtig, als man wissen muß, daß sie eine zeitlang intraperitoneal, mit einem besonderen Gekrösestiel versehen, gelegen ist (BROMANN, CHAWALLA, DISSE, FELIX, GARSON, MIJSBERG, REICHEL, TAKAHASHI u. a.).

Über die ersten Anlagen des Lymphgefäßsystems des Beckens ist das Schrifttum recht spärlich. Bei 20, 30 und 40 mm großen Feten habe ich selbst noch keine besonderen Lymphräume gesehen (Schrifttum siehe bei FL. R. SABIN).

Der Bandapparat und das Beckenbindegewebe sind somit angelegt.

II. Spätentwicklung.

Von dem weiteren Entwicklungsgang sollen nur noch einige allgemeine Vorgänge kurz geschildert werden, da ich auf verschiedene besondere Einzelheiten in dem folgenden Kapitel, soweit es mir zum Verständnis notwendig erscheint, einzugehen habe.

Während die Keimdrüse durch Degeneration ihrer kranialen Abschnitte und durch Weiterwachstum ihres kaudalen Endpoles immer mehr und mehr abwärts verlagert erscheint — ein eigentlicher Deszensus (s. bei WIEGER, KLAATSCH, WENDELER, WALDEYER, O. FRANKL, FELIX, HART, R. MEYER, STRATZ, TANDLER, FORSSNER u. a.) findet nicht statt, — sehen wir bei der weiteren Entwicklung der Tuben einen (wenn auch passiven), so doch echten Deszensus des Ostium abdominale tubae.

„Einmal wächst der obere Abschnitt des MÜLLERschen Ganges nicht mehr in die Länge, er bleibt deswegen gegenüber dem Gesamtwachstum zurück. Zweitens ist das Ostium an dem Zwerchfellschenkel befestigt; da dieser herabsteigt, wird ihm auch das Ostium folgen müssen, drittens verödet der kraniale Teil der Urogenitalfalte, wenn ihr Hauptinhalt, Urniere und Keimdrüse, schwinden; der MÜLLERsche Gang hängt dann in seinem oberen Abschnitt an einer ganz schlaffen Falte, kann sich infolgedessen schlängeln und krümmen und auf diese Weise sein Ostium tiefer lagern" (FELIX).

Die Urniere selbst hat sich während des geschilderten Entwicklungsganges immer mehr und mehr zurückgebildet. Durch regressive Veränderungen sondert sich dieses embryonale Organ bereits bei Keimlingen von 20 mm Länge in einen

kranialen und kaudalen Teil. Der kraniale Teil wird bei der weiteren Rückbildung zum Epoophoron („Epigenitalis" Felix), der kaudale Abschnitt
zum Paroophoron („Paragenitalis" Felix) (s. anatomischer Teil).

Mit der Form- und Lageveränderung der weiblichen Genitalorgane im
späteren Embryonalleben ändert sich auch die Topographie des gesamten
Bandapparates.

Die Entwicklung des Situs, die bereits von M. B. Freund studiert wurde,
haben vor allen Dingen Wendeler, Nagel, Robert Meyer, Lubosch und
vor kurzem erst Takagi bearbeitet. Von den einzelnen Autoren wurde mehr
oder weniger eingehend auch der Bandapparat und das Beckenbindegewebe
berücksichtigt. Schon W. A. Freund hat darauf hingewiesen, daß der ganze
Aufbau des Beckens nur durch das Studium seiner Anlage, seines Bauplans,
verstanden werden kann. Außer den genannten Autoren bringen auch z. B.
H. Bayer, Mackenrodt, Tandler und Ed. Martin Forschungsergebnisse
aus einzelnen Embryonalmonaten. Lubosch betont aber mit Recht, daß die
weitere Entwicklung des Befestigungsapparates hauptsächlich noch eines
besonderen Studiums mit Hilfe der makroskopischen Präparation bedarf.
Er selbst bringt z. B. den Beckensitus einer 12 cm langen Frucht (Präparation
von hinten, Abtragung von Kreuz-Steißbein und Lendenwirbelsäule, sowie
Entfernung des Rektums oberhalb der Pars analis).

„Der enge Raum des kleinen Beckens wird nahezu ganz durch Uterovaginalkanal und
Blase eingenommen; die seitlichen, prismatischen Spalten füllt zum größten Teil der
Ureter nebst den Stämmen der Vasa iliaca interna aus. Zwischen ihnen, dem Uterus
und dem Diaphragma pelvis liegt lockeres fetthaltiges Bindegewebe. Dieser Spalt wird
indes gegen das Rektum durch ein ungewöhnlich derbes Faszienblatt abgeschlossen, das
sich quer von einem Ureter zum anderen hindurch erstreckt. Es läßt sich bei
diesem und auch bei wenig älteren Feten ohne Schwierigkeit stumpf vom Rektum einerseits und Uterus anderseits ablösen. Dabei zeigt sich, daß es in der Mitte, entsprechend
der hinteren Wand des Uterovaginalkanals, einen stark verdickten Streifen besitzt. Bis
zu welcher Zeit die Darstellung dieser Scheidewand durch stumpfe Präparation möglich
ist, bleibt festzustellen. Bekanntlich läßt sich bei der Erwachsenen das Rektum von der
Vagina nicht mehr stumpf lösen, zwischen beiden besteht vielmehr eine innige Verwachsung
durch das Septum rectovaginale. Es scheint also, als ob dieses Septum dem erwähnten
mittleren verdickten Streifen der queren Beckenfaszie entspreche, die der Fetus noch
besitzt. Hier ist demnach die Abzweigung der Fascia endopelvina (das Parakolpion
Waldeyers) eine noch sehr selbständige von den Uretern ausgehende und weit nach abwärts
reichende Bildung, die erst später in zwei seitliche Blätter und den mittleren Verwachsungs-
streifen zerlegt wird. Abgesehen von dem Durchtritt durch den Beckenboden, liegen also
die Aufhängepunkte der ganzen Befestigung des Uterovaginalkanals anfänglich ausschließlich an den Partes pelvinae beider Ureteren, die als relativ dicke Gebilde dieser Aufgabe
vorzüglich gewachsen sind. Die Befestigung am Rektum ist als eine sekundäre aufzufassen,
deren Entstehung wohl mit dem Zeitpunkt zusammenfällt, in dem die Ureteren mit
zunehmender Breite des Beckenkanals selbst lockerer in die Umgebung eingefügt und
relativ weniger voluminös werden" (W. Lubosch).

Auf Sagittalschnitten von 9, 12,5 und 23 cm großen Feten zeigte Lubosch
weiter die geringe Tiefe der Excavatio vesicouterina, die nur knapp bis zur Höhe
der Symphyse reicht im Gegensatz zur enorm tiefen Excavatio recto uterina,
die bei 9 cm großen Feten noch bis in Höhe der kaudalen Querfalte des Rektums
verfolgt werden kann. Bei der fortschreitenden Entwicklung z. B. bis zur Größe
von 23 cm wird auf Grund eigener Untersuchungen die Excavatio recto-uterina
immer seichter, das Septum rectovaginale dagegen immer höher. Bei einem
28 cm langen Feten ist das Septum rectovaginal sehr kräftig ausgebildet, es
reicht in der Mittellinie kranialwärts fast bis zur Beckeneingangsebene. Das
Scheidengewölbe steht oberhalb dieser Ebene, so daß Zervix und Corpus uteri
zur Vagina anteflektiert liegen. Den ganzen topographischen Verhältnissen
entsprechend läßt sich die Excavatio vesicouterina nicht einmal bis zur Höhe
der Symphyse nach abwärts verfolgen. Die Blase liegt oberhalb der Symphyse

stark nach vorne geneigt. Die Urethra, enorm lang, verläuft parallel zur Konvexität der hinteren Symphysenkante. Zwischen Urethra und Vagina sieht man das kräftig entwickelte Septum urethrovaginale.

Auf extramedianen Sagittalschnitten aber fallen besonders im Cavum pararectale weißlich derbe Faserzüge auf, die vor den Muskelfaszien liegen und sich nach vorne zur Basis des Ligamentum latum erstrecken. Zwischen den Muskelfaszien und diesen weißlichen Zügen liegt noch ein ganz feiner Spaltraum, der mit lockerem Zellgewebe angefüllt ist. Diese Faserzüge stellen meines Erachtens nicht anderes dar als die Tela endopelvina (TANDLER) des fetalen Beckenbodens.

Auf Frontalschnitten durch die Becken von Feten von 20 cm Länge ab (eigene Untersuchungen) sieht man, daß die beiden verhältnismäßig dicken Ureteren frei im Beckenraum verlaufen, daß sie im vorderen Abschnitt durch keinerlei Gewebszüge mit der Tela endopelvina verbunden sind. Der Durchtritt durch die Basis des Ligamentum latum wird ebenfalls sichtbar, auch hier finden sich keinerlei Faserzüge, die als Verstärkungszone gedeutet werden könnten. Für den Gynäkologen, der die Topographie im Beckenraume bei Operationen fast täglich sieht, ist der Anblick der beiden Nabelarterien, die dicht unterhalb der beiden runden Mutterbänder verlaufen, ungewöhnlich. Für die embryologische Erforschung des Bandapparates empfiehlt es sich, wie LUBOSCH betont, solche Untersuchungen bei verschieden großen Feten durchzuführen.

Ein Wachsmodell des breiten Gebärmutterbandes nebst den in ihm enthaltenen Organen von einem menschlichen Fetus von 10,5 cm Nacken-Fersenlänge hat MANENKOFF hergestellt und 1925 beschrieben.

B. Die Anatomie des Bandapparates der weiblichen Genitalorgane und des Beckenbindegewebes.

Nach den kurzen Ausführungen über die erste Anlage des Bandapparates der weiblichen Genitalorgane bedürfen wir einer eingehenden anatomischen Studie über diese Gewebsabschnitte. In den anatomischen Besprechungen muß einerseits der jeweilige gewebliche Aufbau berücksichtigt, andererseits die topographische Beziehung dieser Gewebe zum eigentlichen Geschlechtsapparat eingehend erörtert werden. Bandapparat und Beckenbindegewebe haben schon zur Normallage des inneren Geschlechtsapparates feste Beziehungen, eine besondere Bedeutung und Wertigkeit aber erlangen sie in der Schwangerschaft, unter der Geburt und im Wochenbett. Es wird somit die normale Anatomie einen breiteren Raum für sich beanspruchen müssen, da sie die Grundlage schafft für das Verständnis mancher besonderer pathologischer Veränderungen.

Im Vordergrund des Studiums des Bandapparates und des Beckenbindegewebes stand, nachdem auch die Anatomen die Anteversio-flexio uteri (B. S. SCHULTZE[1]) als Normallage anerkannt hatten, die Frage nach dem anato-

---

[1] Die Vorarbeiten für diese besondere Streitfrage über die Normallage des Uterus haben zuerst die Anatomen geleistet. Obwohl SANDIFORT (1804) und ROSENMÜLLER (1828) bereits die Anteversio-flexio uteri erwähnten, herrschte bis gegen Ende des vergangenen Jahrhunderts die Ansicht vor, daß die Retroversio uteri die Normallage sei. Z. B. CLAUDIUS (1864), BRAUNE (1872), HENKE (1879—1891) und KÖLLIKER (1882). Zwar beobachteten VELPEAU (1837), DEVILLE (1849), VIRCHOW (1856), ROKITANSKY (1859) u. a. gelegentlich bei den Obduktionen eine Anteversio-flexio uteri, da aber bei der Leiche die Retroversio am häufigsten gesehen wurde, erkannten diese maßgeblichen Autoren die Anteversio-flexio als Normallage des Uterus nicht an. Andere Autoren, wie z. B. ARAN (1858), CRUVEILHIER (1874), KOCKS (1880) und vor allen Dingen FRITSCH (1881) erklärten die Gebär-

mischen Aufbau und der physiologischen Funktion dieser einzelnen Gewebsabschnitte. So wie einige Autoren im Beckenbindegewebe den Haftapparat
für die inneren weiblichen Genitalorgane erblicken, so gibt es kein Ligamentum
am Uterus, welches nicht schon einmal als die Hauptursache für die Normallage angesprochen worden wäre.

Unsere anatomische Betrachtungsweise wird klar vorgezeichnet.

Die Besprechung des Situs der Beckenorgane berücksichtigt in erster Linie
das abdeckende Peritoneum und den gesamten Bandapparat. Die Freipräparie-
rung der Beckenorgane und der Verstärkungsapparatur führt zum Verständnis
der einzelnen Raumabschnitte, die wiederum dargestellt werden können auf
medianen und extramedianen Sagittalschnitten, sowie auf Horizontalschnitten
und Frontalschnitten, die ihrerseits vor allen Dingen das Parametrium und das
lockere Beckenbindegewebe sichtbar machen. Die mikroskopischen Untersuchungen folgen als Abschluß des anatomischen Abschnittes.

Abgesehen von den Arbeiten über die Lage der Gebärmutter im menschlichen
Embryo und beim neugeborenen Mädchen (Dohrn, Kölliker, Tourneux,
v. Ackeren, Tschaussow, Langerhans, Beigel und Nagel) hat wohl von
den älteren Autoren als Erster A. Mackenrodt (1895) in seiner Arbeit „Über
die Ursachen der normalen und pathologischen Lagen des Uterus" dem Bandapparat und dem Beckenbindegewebe bei älteren Feten und Neugeborenen
seine besondere Aufmerksamkeit gewidmet. v. Rosthorn (1900) bringt bereits
auf Horizontalschnitten anschauliche Abbildungen vom Beckenbindegewebe
beim neugeborenen Mädchen.

Angeregt durch W. A. Freund, dessen bedeutendes Werk „Gynäkologische
Klinik" (1885) als Grundlage jeder Art von Beckenforschung angesprochen
werden muß, schilderte H. Bayer (1908) in seinen 20 Vorlesungen über die
„Entwicklungsgeschichte und Anatomie des weiblichen Genitalapparates"
nicht nur den Beckensitus beim neugeborenen Mädchen, sondern er bespricht
auch ausführlich das Parametrium und das Beckenbindegewebe. Andere
Forscher haben diese Untersuchungen beim Neugeborenen fortgesetzt. Neben
W. A. Freund, v. Rosthorn und J. Tandler ist in erster Linie Ed. Martin
zu nennen, der im 5. Band der Biologie und Pathologie des Weibes von Halban
und Seitz (1926) seine weiteren Untersuchungsergebnisse an Beckenpräparaten
von Neugeborenen und Kindern bis zur Geschlechtsreife mitteilen konnte.

---

mutter normaliter für beweglich und behaupteten, daß man von einer bestimmten Normallage nicht sprechen könne. Es fehlte aber auch nicht an Autoren, die die Anteversio-flexio
uteri als Normallage ansprachen, so z. B. als erster Boullard (1853), dann L. Mayer (1863),
Klob (1864), Herrgott (1864), Fürst (1866), Hueter (1870), Hennig (1870), Rüdinger
(1873) u. a. B. S. Schultze (1878—1891) aber gebührt das besondere Verdienst, sich überzeugend für diese Normallage eingesetzt zu haben. Seiner Ansicht folgten bald eine Reihe
maßgeblicher Autoren, wie O. Küstner (1885), His (1878), Symington (1886), Hasse
(1886), Tschaussow (1887), Waldeyer (1888), Bardeleben (1888), Nagel (1891—1894),
Mackenrodt (1895), Merkel (1899), Chrobak und v. Rosthorn (1900) u. a.

Wenn ich auch eine stattliche Anzahl namhafter Autoren angeführt habe, so stellt
sie doch nur eine kleine besondere Auswahl dar, denn bald wurde die Frage allgemein
erörtert. Seit über 3 Jahrzehnten ist die Lehre von der Anteversio-flexio uteri als Normallage anerkannt und in alle Hand- und Lehrbücher aufgenommen worden.

Daß die gewöhnliche Normallage erheblichen physiologischen Schwankungen unterworfen ist, darauf haben schon die älteren Autoren hingewiesen. Vor allen Dingen hat
L. Mayer (1863) diese Frage gebührend erörtert. O. Küstner hat 1885 bereits ausführlich
auseinandergesetzt, daß die einzelnen Anomalien eines sonst normal gelegenen Uterus
ihre Ursache haben in dem wechselnden Füllungszustand der Blase und des Rektums,
sowie in den Veränderungen der Körperstellung der Frau. Die verschiedenen physiologischen Positionen, Elevationen, Torsionen sowie Senkungen infolge eines gesteigerten intraabdominalen Druckes sind heute jedem Gynäkologen bekannt.

I. Der Situs der Beckenorgane bei der Neugeborenen.

a) Anatomie und Topographie.

Beim neugeborenen reifen Mädchen finden wir im wesentlichen folgende topographischen Verhältnisse (Abb. 1). Bei der Eröffnung der Bauchhöhle sieht man stets, daß der Fundus uteri 1,5—2 cm die Beckeneingangsebene überragt. Weit höher liegen die noch schräg verlaufenden Tuben und Ovarien. Aber auch die Blase steht höher als bei der erwachsenen Frau.

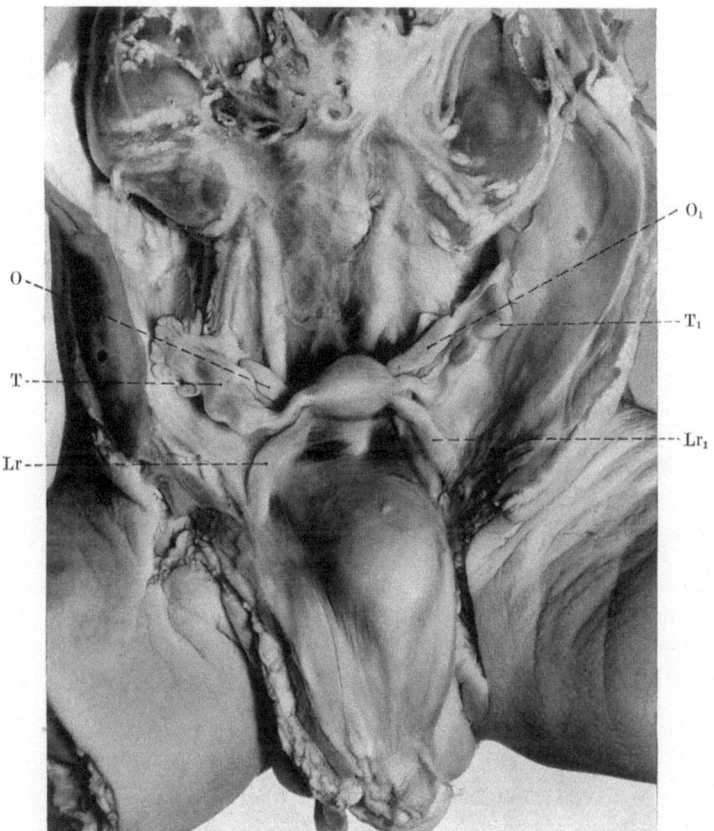

Abb. 1. Beckensitus eines neugeborenen reifen Mädchens (eigenes Material). Der sehr große Uterus überragt den oberen Symphysenrand um etwa 2 cm. Die Alae vespertiliones mit den Tuben und den Ovarien liegen noch höher und ragen in schrägem Verlauf in den Bauchraum. Die beiden Ligamenta rotundum sind dick und verlaufen nach vorne unten zum Leistenkanal. Die Blase (nach vorne übergeklappt) ragt mit ihrer Spitze — dem Urachus — bis zum Nabel. Lr und Lr$_1$ Ligamenta rotundua; T und T$_1$ Tuben; O und O$_1$ Ovarien.

Das spindelförmig sich zuspitzende Ende reicht bis zur Mitte zwischen Symphyse und Nabel herauf, von dieser Spitze läuft ein durch das Bauchfell hindurchschimmernder Strang — der Urachus — bis zum Nabelring. Außer diesem in der Mittellinie gelegenen Strang schimmern vom Nabelring ausgehend noch 2 weitere runde fast bleistiftdicke Stränge — die beiden Arteriae umbilicales — durch, die jederseits dicht an der lateralen Blasenkante abwärts ins Bereich des kleinen Beckens verlaufen. Die vordere leicht abgeplattete Uteruswand ist mit dem Fundus nach vorn geneigt. Die beiderseits dicht unterhalb der Einmündungsstelle der Tuben abgehenden Ligamenta rotunda überragen die Beckeneingangsebene und erreichen in fast horizontaler Richtung leicht bogenförmig lateralwärts verlaufend den Leistenkanal. Es entsteht somit ein Raum — der vordere Beckenraum —, dessen obere Begrenzung oberhalb der Linea innominata gelegen ist und dessen Grund nur wenig ins kleine Becken hinabreicht. In der Abb. 1 liegt der Uterus, der die hintere Wand dieses Raumes darstellt, ziemlich genau median, meistens findet man ihn derart um seine Längsachse gedreht, daß seine linke Kante etwas nach vorn tritt. Dies läßt sich oft genug schon bei 4—5 Monate alten Feten nachweisen. Nur in seltenen Fällen steht die rechte Kante mehr nach vorne. Der Eingang zu diesem Raum stellt, wenn man die Blase stark nach vorne zieht, eine trapezförmige Öffnung dar. Die Seitenwände, deren oberste Kante beiderseits das Ligamentum rotundum bildet, lassen dicht unterhalb dieser Ligamente und der Linea terminalis auf jeder Seite eine fast der Dicke des runden Mutterbandes entsprechende Falte erkennen, in der jederseits die kollabierte Nabelarterie verläuft. Ventralwärts wird dieser vordere Beckenraum durch die hintere Wand der Blase abgeschlossen. Der ganze Raum wird vom Bauchfell vollständig ausgekleidet. Das Peritoneum der vorderen Bauchwand schlägt sich unterhalb des Nabels auf die hintere Fläche der Blase, so daß diese mit ihrer vorderen Fläche direkt der vorderen Bauchwand anliegt. Im Bereiche des kleinen Beckens angekommen, überzieht es die Ligamenta rotunda und senkt sich in die tiefe Bucht zwischen Blase und Uterus hinein. Die tiefste Stelle dieser Bucht entspricht der späteren Excavatio vesico-uterina, sie liegt kaudalwärts vom inneren Muttermund, aber nur wenig unterhalb der Beckeneingangsebene (nach Takagi 3,5—8 mm kaudal der Beckeneingangsebene). Während das Bauchfell mit der Hinterwand der Blase nur locker in Verbindung steht, liegt es kranialwärts von der Umschlagsfalte der vorderen Uteruswand fest an. Es überzieht den Fundus uteri und steigt an dessen hinterer stark gewölbter Fläche in inniger Verbindung mit dem Myometrium nach abwärts tief in den Raum des kleinen Beckens hinunter, liegt der Cervix uteri dicht an und überzieht auch noch das hintere Scheidengewölbe und einen Teil der hinteren Scheidenwand; dann erst schlägt es sich auf das Rektum und die hintere Beckenwand über.

Im Gegensatz zu der nur geringen Tiefe der Excavatio vesico-uterina reicht der Grund der Excavatio recto-uterina viel tiefer kaudalwärts als bei der Erwachsenen (nach meinen Untersuchungen etwa in der Höhe der Ebene der Beckenenge, nach Takagi sogar zwischen Beckenengen- und Beckenausgangsebene). Von der Mitte der hinteren Zervixwand ausgehend sieht man sehr häufig zwei Peritonealfalten, die rechts und links in leichtem Bogen nach hinten verlaufen und das Rektum zwischen sich lassen, die Plicae sacrouterinae.

Da der Beckenraum nicht nur durch den Uterus, sondern auch durch den Gekröseabschnitt des Genitalapparates in einen vorderen und hinteren Beckenraum getrennt wird, so sehen wir, daß auch das Bauchfell die rechts und links von der Gebärmutter liegenden Gewebe überkleidet. Rechts und links vom Boden der Excavatio vesico-uterina steigt es seitlich vom Uterus hoch, schlägt sich jederseits über das Ligamentum rotundum und über die Tube — als „Tubenserosa" — und zieht wieder nach abwärts. Diese vom Bauchfell überkleidete rechts und links vom Uterus gelegene, zur Beckenwand führende Gewebsbrücke — die ursprünglich eine enorm breite Verbindung des Genitalstranges mit der seitlichen Beckenwand darstellte — birgt nunmehr außer embryonalen Gewebsresten an der Basis nur noch die uterinen Gefäße, Nerven und lockeres Bindegewebe. Schon beim Neugeborenen ist das breite Mutterband bzw. das Parametrium nur eine links und rechts vom Uterus gelegene Bauchfellduplikatur. Durch den Hochstand der Gebärmutter und durch die

noch weit über der Beckeneingangsebene gelegenen Adnexe erhält das breite
Mutterband im Neugeborenensitus seine besondere Lage. Die beiden geschlängel-
ten Tuben liegen noch hoch im Bereich des großen Beckens, sie steigen von
links und rechts etwa in Höhe der Darmbeinschaufeln von lateral nach medial
verlaufend abwärts, nur das uterine Drittel zeigt horizontale Richtung. Hinter
der Tube liegt das langgestreckte dreikantige, nicht von Peritoneum überdeckte
Ovarium an dem hinteren Blatt des Ligamentum latum. Diese besondere Lage
der Adnexe bedingt, daß das Ligamentum latum beim Neugeborenen noch bis
in das große Becken hinaufreicht und flügelartig ausgespannt ist (s. Abb. 2).

Das Ligamentum infundibulo-pelvicum et ovarico-pelvicum
— die vom Bauchfell bedeckte Gefäßscheide für die Spermatikalgefäße — ist
als Falte nach Abtragung des gesamten Verdauungstraktus deutlich sichtbar

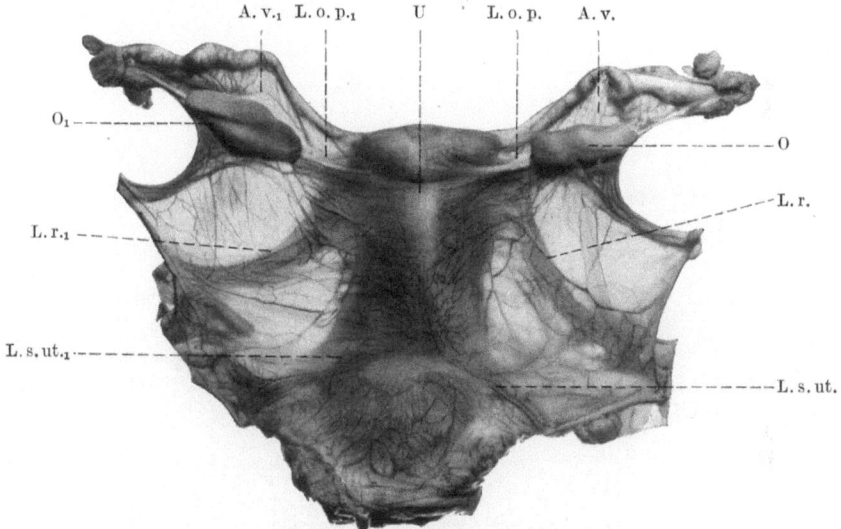

Abb. 2. Genitalorgane eines neugeborenen reifen Mädchens (eigenes Material) von hinten gesehen.
U Uterus; O und O₁ Ovarien; A. v. und A. v.₁ Alae vespertilionis; L. o. p. und L. o. p.₁ Ligamenta
ovaria propria; L. s. ut. und L. s. ut.₁ Bauchfellfalten der Ligamenta sacro-uterina; L. r. und
L. r.₁ Ligamenta rotunda durchschimmernd.

zu machen. Diese Falte steigt über die Psoasmuskulatur hinweg nach oben
bis zur Abgangsstelle der Arteria spermatica bzw. ovarica aus der Aorta.

Die Peritonealauskleidung ist auch auf Sagittalschnitten sehr eindrucksvoll
(Abb. 3) darstellbar. Auf medianen Sagittalschnitten fällt beim Vergleich mit
dem Becken aus früheren Embryonalmonaten auf, daß der gesamte Utero-
Vaginalkanal im ganzen viel mächtiger geworden ist. Obgleich der Fundus
uteri die Beckeneingangsebene noch beträchtlich überragt, liegt die Cervix
uteri mit der zu einem mächtigen Zapfen angeschwollenen Portio im kleinen
Becken und beansprucht für sich einen bedeutend weiteren Raum als später
bei der Erwachsenen. Vorderes und hinteres Scheidengewölbe reichen nicht
mehr bis zur Beckeneingangsebene herauf. Die Zervix, die breiter und länger
als das Corpus uteri ist (durchschnittlich 2,7 cm), erstreckt sich etwa von der
Ebene der Beckenmitte (äußerer Muttermund) bis zur Beckeneingangsebene
(innerer Muttermund). Das durchschnittlich 1,3 cm lange und relativ schmale
Korpus bildet mit der Zervix einen nach vorne geneigten stumpfen Winkel.
Bei leerer Blase liegt dieses Korpus der hinteren Blasenwand auf. Das Bauchfell breitet sich wie eine Decke über die Beckenorgane aus; der hinteren Blasen-

wand liegt es zweckentsprechend nur locker an, in Höhe des inneren Muttermundes schlägt es sich auf den Uterus über, dessen Korpus es als Perimetrium
fest anliegend umkleidet. Die Excavatio vesico-uterina, sowie die
Excavatio recto-uterina werden auf Sagittalschnitten besonders gut
sichtbar. Bemerkenswert ist es, daß sowohl das Septum urethro- und
vesico-vaginale, sowie das Septum recto-vaginale an Dicke gegenüber
Feten von z. B. 29 cm gr. L. abgenommen haben. Extramediane Sagittalschnitte lassen besonders auf dem Boden des hinteren Beckenraumes die weißlichen Faserzüge der Tela endopelvina erkennen, sie ziehen zur Basis des

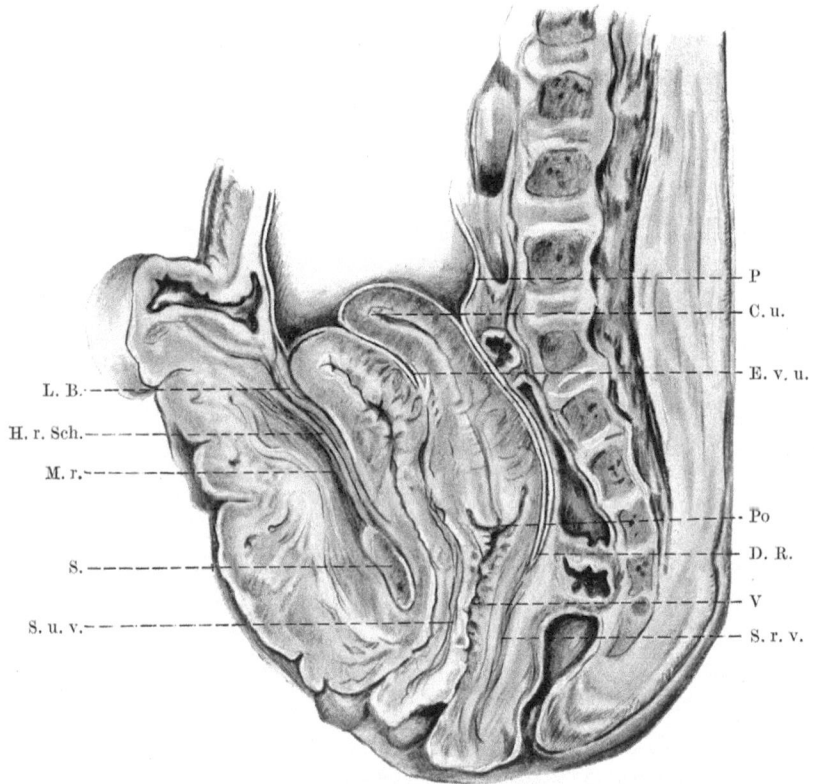

Abb. 3. Sagittalschnitt durch das Becken eines neugeborenen ausgetragenen Mädchens (eigenes
Material) nach Photographie und Präparat gezeichnet. P Peritoneum; C. u. Corpus uteri; E. v. u.
Excavatio vesico uterina; Po Portio mit äußerem Muttermund; D. R. Boden des Douglasschen
Raumes; V Vagina; S. r. v. Septum recto vaginale; S. u. v. Septum urethro vaginale; S. Symphyse;
M. r. Musculus rectus; H. r. Sch. Hintere Rektusscheide; L. B. Lockeres Bindegewebe im
prävesikalen Raum.

Ligamentum latum. Die Gefäßstämme befinden sich oberhalb dieser Tela
endopelvina, Verstärkungsfasern im Sinne des Ligamentum cardinale werden
bei der Neugeborenen nicht angetroffen.

Horizontalschnitte in verschiedener Höhe zeigen — wie das bereits v. Rosthorn dargestellt hat —, daß bei Neugeborenen zwischen den Faszien der Beckenmuskulatur und den Beckenorganen nur ein lockeres Zellgewebe angetroffen
wird. Sehr eindrucksvoll kann man bei diesem Schnittverfahren sehen, daß
ursprünglich die später durch Verstärkungsfasern getrennten Logen untereinander in Verbindung stehen.

Einige Autoren wie z. B. H. Bayer und A. Mackenrodt haben im Ligamentapparat und im Beckenbindegewebe beim Neugeborenen bereits dieselben

Differenzierungen des Zellgewebes in Form von weißlichen faszienartigen Verdichtungszonen angetroffen wie bei der erwachsenen Frau. EDUARD MARTIN aber, der über zahlreiche Untersuchungen von Neugeborenenbecken verfügt, gibt neuerdings in Übereinstimmung mit W. A. FREUND an, daß beim Neugeborenen der Raum zwischen Beckenboden und Beckenbauchfell von einem gleichmäßig gearteten Bindegewebe ausgefüllt wird. „Ich vertrete daher für meinen Teil die Ansicht, daß das Bindegewebe im Becken eines neugeborenen Mädchens aus homogenem Zellgewebe besteht. Im aufgequollenen, ödematisierten Zustande liegen Harnleiter und Gefäße frei und werden auch nicht von verdichtetem Gewebe eingescheidet wie es später der Fall ist" (ED. MARTIN).

Ich habe nach den Angaben ED. MARTINs am ödematisierten Becken (eine Methode, die bereits HENKE und W. A. FREUND angewandt haben) die Gewebsausfüllung des Beckenraumes bei Neugeborenen nachgeprüft. Seinem Vorschlage folgend, habe ich das Beckenbauchfell oberhalb der Bogenlinie abgetragen und das Becken auf zwei Tage in fließendes Wasser gelegt. So vorbereitet habe ich das Ligamentum latum beiderseits unterhalb der Ovarien durchtrennt. Die beiden Peritonealblätter wurden jedes für sich angeklemmt und nun das Peritonaeum der seitlichen Beckenwand nach vorne zu bis zur Blase, nach hinten bis zum Rektum gespalten. Bei dem aufgequollenen, ödematisierten Zustand des gesamten Gewebes lassen sich spielend die beiden Bauchfellblätter des Ligamentum latum auseinander ziehen, ebenso leicht hebt sich das Peritoneum von der Beckenwand ab. Durchtrennt man schließlich das Ligamentum rotundum vollends und verlängert man den das Bauchfell trennenden Schnitt quer über die Blase, so daß beiderseits sich die Schnitte berühren, dann läßt sich auch von der Blase das gesamte Peritoneum leicht abziehen. Was man bei einer solchen Freilegung des Beckenraumes sieht, ist nichts anderes als ein gleichmäßiges ödematös durchtränktes Zellgewebe, welches den Gefäßen und den Harnleitern so wenig fest anliegt, daß diese frei durch den Beckenraum verlaufen. Alle festeren Bestandteile der Beckenorgane, wie Harnblase, Gebärmutter und Mastdarm, sowie die Faszienblätter der Muskulatur des Beckenbodens bleiben nach dieser MARTINschen Vorbereitung als weiße zusammenhängende Gewebsanteile sichtbar. Auf diesen Faszienblättern liegen lediglich basale Gewebszüge der Tela endopelvina.

b) Begründung der besonderen Situsverhältnisse bei der Neugeborenen.

Die Hauptursache für die besonderen Situsverhältnisse beim neugeborenen Mädchen muß vor allen Dingen in der außerordentlichen Größe des Neugeborenenuterus erblickt werden. Anordnung und Verlauf der Ligamente im Situspräparat hängen von dieser besonderen Größe des Uterus ab. Bereits ROEDERER, KÖLLIKER, H. BAYER und HALBAN haben auf diese bemerkenswerte Tatsache hingewiesen. Die Größe des Uterus bei einem reifen neugeborenen Mädchen beträgt nach H. BAYER durchschnittlich 3,8 cm. Er nimmt an, daß der Fetus die auf den Uterus wirksamen Stoffe aus den mütterlichen Ovarien nimmt, denn nach der Geburt, wenn die mütterlichen Ovarialwirkstoffe wegfallen, beobachtete er eine postfetale Involution, die seiner Ansicht nach einer Kastrationsatrophie gleich zu setzen ist. HALBAN dagegen glaubt, daß die Wirkstoffe, die bei dem fetalen Uterus im letzten Schwangerschaftsmonat eine Hypertrophie und Hyperämie der Gebärmutter erzeugen, von der Plazenta stammen. Nach den HALBANschen Untersuchungen dauert die von ihm als „puerperale Involution" bezeichnete Rückbildung 3 Wochen post partum. Die Stoffe, die auf den Uterus einwirken, sind nach meinen eigenen Untersuchungen in ihrer Wirkung dem Ovarialhormon (Follikelhormon) gleichzusetzen (H. O. NEUMANN). In übereinstimmenden Untersuchungen konnten von ASCHHEIM und ZONDEK, LOEWE, FELS, PHILIPP und BRÜHL diese auf den Uterus einwirkenden, brunstauslösenden Stoffe in reichlichen Mengen sowohl im Blute als auch im Urin der Neugeborenen nachgewiesen werden. PHILIPP steht nach seinen Untersuchungen auf dem Standpunkt, daß es sich hier um Hormone handelt, die aus der Plazenta selbst stammen. Die Plazenta ist nach ihm — wie das Halban und andere Autoren bereits behauptet haben — Bildungsstätte dieses Hormons.

c) Die weitere Ausbildung der Genitalorgane während der Entwicklungsjahre.

H. Bayer hat nun der weiteren Ausbildung des Uterus und des knöchernen Beckens während der Kinderjahre seine besondere Aufmerksamkeit geschenkt.

„Über den Werdegang des Beckenbindegewebes vom fetalen Zustand bis zur Geschlechtsreife ist in der Literatur wenig zu finden. Es kann aber keinem Zweifel unterliegen, daß die massigen Bindegewebslager, welche wir bei der wohlentwickelten Frau zu Beginn der Geschlechtsreife finden, nicht in der kurzen Zeit entstehen, in welcher der Uterus jenen Umbildungs- und Wachstumsvorgang durchmacht. Hierzu bedarf es einer längeren Entwicklungsspanne" (Eduard Martin).

Ed. Martins Untersuchungen stellen gewissermaßen eine Ergänzung der grundlegenden Arbeiten von H. Bayer dar. Durch ihn wissen wir, daß die ersten Verdichtungszonen zu beiden Seiten des Uterus etwa im Alter von 4 Jahren auftreten. Im 7. Lebensjahr sind in einem ödematisierten Präparat reichlich weiße Stränge und Einlagerungen zu erkennen. Da die Gebärmutter im Verlaufe der Kinderjahre immer mehr und mehr schrumpft, so daß sie nur ein winzig kleines Organ darstellt, entwickeln sich diese Verdichtungszonen unabhängig von der Größe und Schwere des Uterus. Sie sind die notwendige Folge der zunehmenden Belastung von der Bauchhöhle aus. „Es handelt sich zu dieser Zeit der Entwicklung des Mädchens nicht darum, den Uterus, welcher erheblich kleiner und leichter als bei der Geburt ist, in der Mitte des Beckens zu halten, als vielmehr darum, mit der Gebärmutter als Schaltstück der Bauchhöhle nach unten einen festen Abschluß zu geben" (Ed. Martin).

II. Der Situs der Beckenorgane bei der geschlechtsreifen Frau und die Lagebeziehung der einzelnen Beckenorgane zueinander.

a) Der vom Bauchfell überkleidete Beckensitus.

Bei Eröffnung der Bauchhöhle nach vorheriger Entleerung der Blase sieht man von ihr und vom Genitaltraktus vorerst nichts. Dünndarmschlingen überlagern den Beckeneingang vollständig, und erst, wenn diese entfernt sind, erblickt man unter normalen Verhältnissen tief im kleinen Becken liegend, den Uterus mit seinen Adnexen. Um aber den ganzen Beckeneingang und die Excavatio recto-uterina frei zu bekommen, ist es notwendig, auch das Colon sigmoideum zu entfernen. Verfolgen wir zuerst den Verlauf des Bauchfelles, so sehen wir an der vorderen Bauchwand in der Mittellinie im Gegensatz zum Neugeborenensitus eine unbedeutende Peritonealfalte, die Plica umbilicalis media. Diese Falte enthält den beim Neugeborenen noch bleistiftdicken, nunmehr aber vollständig obliterierten Urachus. Auch die beim Neugeborenen mächtig imponierenden Nabelarterien sind bei der erwachsenen Frau nur noch als Rudimente vorhanden, sie steigen seitlich über den oberen Rand des horizontalen Schambeinastes konvergierend zum Nabel. Eine flache Peritonealfalte bedeckt sie jederseits als Plica umbilicalis lateralis. An der seitlichen Beckenwand sind die rudimentären Nabelarterien zumeist nicht mehr zu sehen. Der beim Neugeborenen den oberen Symphysenrand bei weitem überragende Blasenscheitel, reicht im entleerten Zustande nicht einmal bis zur Höhe der Beckeneingangsebene hinauf. Das Peritoneum ist im Bereiche eines Dreieckes welches seitlich von den Plicae umbilicales laterales begrenzt wird und dessen Basis an der Symphyse liegt, gegenüber der übrigen vorderen Bauchwand so außerordentlich locker fixiert, daß es in Falten abhebbar ist. Außer diesen Falten aber sieht man an der vorderen Bauchwand seitlich vom Ligamentum umbilicale laterale beiderseits noch eine flache Peritonealfalte, die sich nur ein kleines Stück kranialwärts verfolgen läßt. Diese Falte — die Plica epigastrica — enthält die Vasa epigastrica. Die Arteria epigastrica

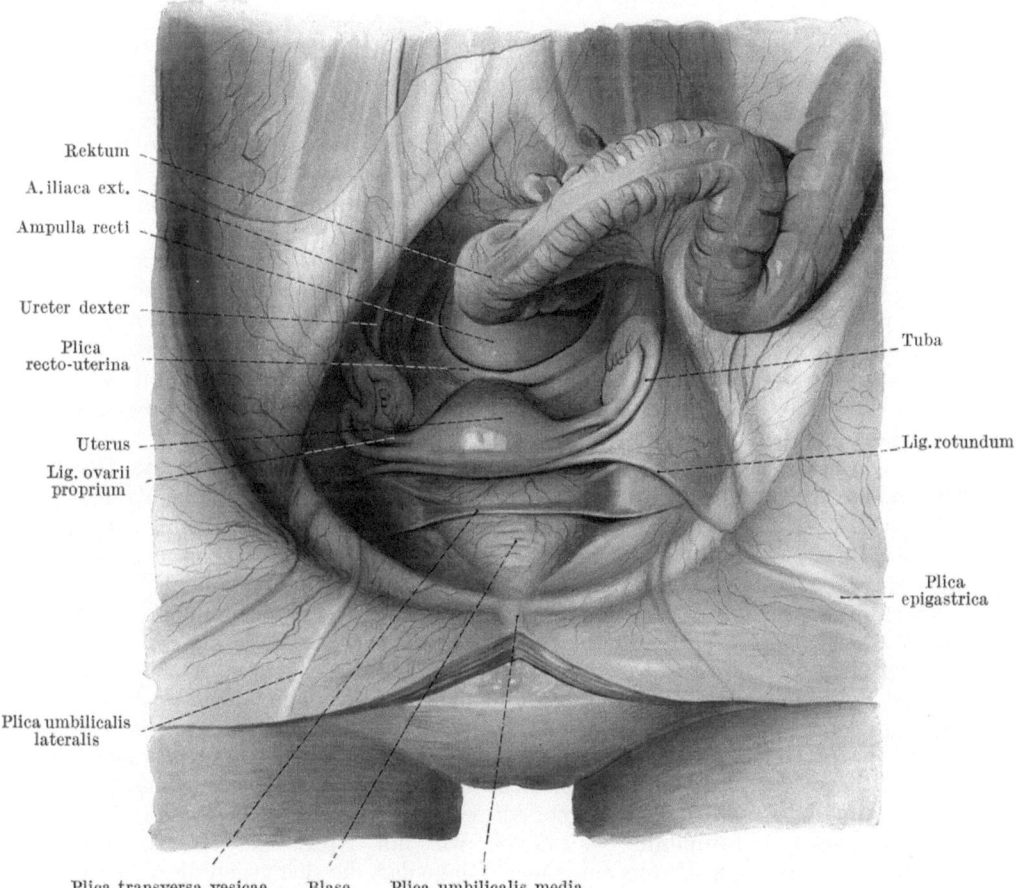

Abb. 4. Beckenorgane und Peritoneum einer erwachsenen Frau von oben gesehen. (Nach J. TANDLER: Anatomie und topographische Anatomie der weiblichen Genitalien im Handbuch der Gynäkologie 3. Aufl. Herausgegeben von W. STOECKEL Bd. 1, S. 324. München: J. F. Bergmann 1930.)

inferior, die aus der Arteria iliaca externa entspringt, verläuft zwischen Fovea inguinalis medialis und Fovea inguinalis lateralis, dieser stark genähert, so daß das Ligamentum teres uteri sich unmittelbar lateral von der Plica epigastrica einsenkt. Unterhalb der Einmündungsstelle des Ligamentum rotundum findet sich eine scharfrandige Furche, in deren Tiefe das Ligamentum Pouparti tastbar ist. Diese Furche entspricht der Umschlagstelle des Peritoneums der vorderen Bauchwand in das der Fossa iliaca. Da der Uterus mit seinem Fundus durchschnittlich um 2 cm unterhalb der Beckeneingangsebene gelegen ist, so ist der Verlauf der Ligamenta rotunda ein ganz anderer als beim Neugeborenen. Diese beiden Bänder entspringen dicht unterhalb der Einmündungsstellen der Tuben an der Vorderfläche des Uterus, verlaufen zuerst abwärts im Bogen zur Beckenwand, dann steigen sie aus der Tiefe empor, um über die Linea innominata hinweg zum inneren Leistenring zu ziehen. Es liegt somit die Excavatio vesico-uterina im kleinen Becken. Da die vordere Uteruswand die hintere Blasenwand fast berührt, stellt die Excavatio vesico-uterina nur einen schmalen Spalt dar, dessen Grund in Höhe des inneren Muttermundes gelegen ist. Die lockere Bindegewebsschicht am Boden der Excavatio vesico-uterina erlaubt es, daß sich die Umschlagsfalte des Peritoneums als Plica vesico-uterina gut abheben läßt. Das Peritoneum der hinteren Blasenwand besitzt außer kleineren Querfältelungen eine — besonders bei entleerter Blase — über die ganze Wand ziehende Querfalte, die Plica transversa vesicae, die, wie TANDLER sagt, die konstanteste Reservefalte des Blasenperitoneums ist (s. Abb. 4). Seitlich von der Blase sinkt das Peritoneum ein und bildet jederseits die Fossa paravesicalis, lateral begrenzt von der seitlichen Beckenwand, wird die Hinterwand durch das Ligamentum latum beiderseits gebildet. Diese Fossae paravesicales stellen die seitlichen Buchten der Excavatio vesico-uterina dar. Zieht man den Uterus nach hinten, so daß man Einblick gewinnt in diesen sonst nur spaltförmigen Raum, so kann man häufig bei fettarmem Peritoneum jederseits vom Blasenabhang zum Parametrium einen Strang unter dem Bauchfell durchschimmern sehen — die Pars praearteriosa ureteris (TANDLER). Die embryonale Beckenscheidewand, der Genitalstrang, der den gesamten Raum des primitiven Beckens bereits in zwei Abschnitte trennt, hat, wie wir wissen, im Laufe der Entwicklung eine wesentliche Veränderung erfahren. Bei der erwachsenen Frau wird nur noch das kleine Becken in einen vorderen kleineren und hinteren größeren Raum geteilt. Der Uterus und die beiden Ligamenta lata bilden diese Scheidewand. Das Bauchfell schlägt sich über diese trennende Wand herüber und bedeckt somit sämtliche von der Gebärmutter ausgehenden Bänder sowie die Adnexe, von denen die Ovarien eine Ausnahme machen, indem sie ohne Bauchfellüberzug pilzartig in die freie Bauchhöhle hineinragen. Die Grenze zwischen Bauchfell und Ovarialoberflächenepithel stellt die FARRÉ-WALDEYERsche Linie dar.

Das erste Bänderpaar, welches das Bauchfell überdecken muß, sowie es an der Vorderwand der Gebärmutter und dem Parametrium hochsteigt, sind die beiden Ligamenta rotunda. Nach Überquerung der Ligamenta rotunda steigt das Bauchfell abwärts, um sich bald wieder kranialwärts zu schlagen. Auf diesem Wege nach aufwärts erreicht es den lateralen oberen Rand der Scheidewand, der von der Tube gebildet wird. Dieser Raum zwischen Tube und Ligamentum rotundum — nennen wir ihn Spatium ligamento-tubarium — stellt am Uterus eine flache Rinne dar, die sich gegen die vordere Beckenwand hin vertieft und verbreitert. Die Tube verläuft von der Tubenecke des Uterus aus horizontal in leichtem Bogen nach hinten bis zur Beckenwand, dort liegt ihr ampulläres Ende. Die Tubenserosa bildend, steigt das Bauchfell hinten sofort wieder steil abwärts. Vom vorderen Peritonealblatt ist dieses hintere Blatt nur durch eine dünne lockere Gewebslage getrennt.

Lateral vom Ostium abdominale tubae, dessen offenes Ende sich wie ein Trichter über das Ovarium ausbreitet, bildet das Peritoneum eine seichte Falte für den tubaren Ast der Arteria ovarica. Zum Uterus hin findet sich ein Spaltraum, der, zwischen Tube und Ovarium gelegen, als Spatium tubo-ovaricum bezeichnet werden kann. Dieser Spaltraum wird im Bereiche des Ligamentum ovarii proprium, über welches das Bauchfell ebenfalls hinwegzieht, immer seichter, da dieses Band dicht unterhalb und hinter der Tube am Uterus inseriert. Seitlich vom kranialen Pol der Keimdrüse ist von diesem Raum zumeist nichts mehr zu sehen. Man gelangt an eine flache Peritonealfalte, welche die Arteria ovarica bedeckt. Diese verschmilzt mit der seichten Peritonealfalte des tubaren Astes, die zum abdominalen Tubenende führt. Diese Falte, das Ligamentum suspensorium ovarii, sollte, wie TANDLER sagt, besser „Plica vasorum" bezeichnet werden, „da es sich gewiß nicht um ein ligamentöses Gebilde, noch weniger aber um einen Suspensionsapparat handelt." Nachdem das Peritoneum das Ligamentum ovarii proprium und die Plica vasorum (Ligamentum suspensorium ovarii) überkleidet hat, steigt es weiter abwärts als hinteres Peritonealblatt des Ligamentum latum. Bis zur Höhe des inneren Muttermundes liegt es dem vorderen Blatt, nur durch ein lockeres Füllgewebe getrennt, dicht an. Die Basis des Ligamentum latum aber verbreitert sich durch die dort liegende, aus der Arteria hypogastrica stammende Arteria uterina und das oft zu einem breiten Plexus ausgedehnte Venensystem.

Medianwärts werden beiderseits diese sich fast berührenden Bauchfellblätter des Ligamentum latum auseinandergedrängt durch das Corpus uteri, dessen Serosaüberzug — Perimetrium — sie bilden. Das Peritoneum steigt nun an der Hinterfläche der Gebärmutter nach abwärts; es bedeckt die hintere Zervixwand und kleidet sogar die Innenseite des hinteren Scheidengewölbes teilweise aus. Erst dann geht es auf das Rektum über. In Höhe des inneren Muttermundes bildet es eine deutliche Querfalte, deren Schenkel, das Rektum zwischen sich lassend, im Bogen nach hinten seitlich zum Os sacrum verlaufen. Diese seitlichen Schenkel der Plica recto-uterina Douglasi stellen die Bauchfellfalten der viel umstrittenen Ligamenta sacro-uterina dar. Die vordere Auskleidung dieses großen hinteren Beckenraumes wird von der Uterus-Parametriumscheidewand gebildet. Da diese infolge der Anteversio flexio uteri schräg nach vorne geneigt ist, von hinten her das Rektum in den Raum einspringt und seitlich die beiden Musculi piriformes in Form zweier schräggestellter schiefer Ebenen sich in den hinteren Beckenraum vorwölben, verjüngt sich die Excavatio recto-uterina kaudalwärts immer mehr. Unterhalb der Plica recto-uterina Douglasi geht sie in das Cavum recto-uterinum Douglasi über. Das Bauchfell kleidet die Wände dieses gesamten Raumes aus. Lateral von den Ligamenta sacro-uterina zur seitlichen aufsteigenden Beckenwand hin schimmert bei fettarmem Peritoneum ein weißlicher Strang durch. Dieser Strang steigt lateral vom Promontorium über die Psoasmuskulatur und die Arteria iliaca externa an der seitlichen hinteren Beckenwand herab und verschwindet nach vorne zu dicht an der Cervix uteri im Parametrium bzw. Ligamentum latum in Höhe der Ligamenta sacro-uterina: die Pars retro-arteriosa ureteris (TANDLER). Die flache Bauchfellfalte, die sich hier bildet, wird als Plica ureterica bezeichnet. Zwischen den Teilungsästen der Arteria iliaca communis, der Arteria iliaca externa und der Arteria hypogastrica findet sich an der hinteren Beckenwand beiderseits eine deutliche Ausbuchtung, die Fossa hypogastrica, bzw. Fossa ovarica. Rechts und links vom Rektum liegen in der Tiefe je eine Fossa pararectalis, die mehr oder weniger stark vom Ligamentum sacro-uterinum überdeckt wird.

Bei der Betrachtung des Beckensitus einer erwachsenen Frau bemerkt man aber im Gegensatz zum Neugeborenen vor allen Dingen im hinteren Beckenraum Verdichtungszonen, die den Eindruck von Bändern erwecken. Unter dem Peritoneum schimmern in der hinteren Beckenhöhle, strahlenartig von der hinteren Zervixwand ausgehend, Gewebsbündel durch, die lateral und nach hinten ziehen und den Mastdarm zwingenartig umfassen. Dieses Gewebsbündel an der hinteren Zervixwand wurde bereits von WALDEYER mit Torus uterinus bezeichnet. Im allgemeinen springt aus diesem Strahlenbündel jederseits je ein besonders starker Wulst hervor, der in der heute gebräuchlichen Nomenklatur auch als Ligamentum sacro-uterinum bezeichnet wird.

Diese Ligamente (früher auch Retraktoren [Luschka] genannt) ziehen von der Zervix zum Kreuzbein. Ihrer topographischen Lage nach werden sie von der bereits beim Neugeborenen häufig vorhandenen Douglasfalte überspannt. Es ist also diese Bauchfellduplikatur das Ursprüngliche. Außer diesem Verdichtungspaar finden sich noch zwei andere Paare von Verdichtungszonen, die ebenfalls von der Zervix ausgehen. Diese werden jedoch erst sichtbar, wenn das Peritoneum etwa in der Weise abgetragen worden ist, wie wir es beim ödematisierten Becken der Neugeborenen besprochen haben. Die Räume zwischen diesen Verdichtungszonen sind angefüllt mit einem lockeren Zell- und zum Teil Fettgewebe, welches sich ohne Schwierigkeiten abschieben läßt, so daß die verstärkten Stränge ohne weiteres sichtbar gemacht werden können. Unschwer lassen sich die beiden Bauchfellblätter des Ligamentum latum auseinanderdrängen, ebenso leicht kann es an der vorderen Uteruswand in der Höhe des inneren Muttermundes abgehoben, durchtrennt und nach vorne hin zur Blase abgeschoben werden. Etwas fester haftet es über den beiden Ligamenta sacro-uterina. Zum genaueren Studium dieser Verdichtungszonen, die als ein einheitliches Ganzes aufgefaßt werden müssen und für die Ed. Martin die Bezeichnung Retinaculum uteri vorgeschlagen hat, empfiehlt sich diese Art der Untersuchung.

In dem so vorpräparierten Becken sieht man über den Verdichtungslagern die Gefäße.

b) Gefäßsitus des Beckens.

Vor der Articulatio sacro-iliaca lateral vom Promontorium teilt sich die Arteria iliaca communis, die beiderseits nach vorne und etwas nach links von der Vena iliaca communis gelegen ist, in die Arteria hypogastrica und Arteria iliaca externa. Die Arteria hypogastrica läuft vor der Vena hypogastrica ins kleine Becken. Sie wendet sich unten und etwas nach hinten, um sich bald in einen vorderen und hinteren Ast zu teilen. Der hintere Ast, der stark dorsalwärts abbiegt und zum oberen Abschnitt des foramen ischiadicum majus als Arteria glutaea superior zieht, interessiert uns nicht weiter. Der vordere Ast aber gibt Gefäße ab für den gesamten inneren Genitalapparat und das Beckenbindegewebe. Vor dem Musculus piriformis und dem Plexus sacralis gelegen entspringen aus ihm hintereinander die Arteria obturatoria, die Arteria umbilicalis bzw. vesicalis superior und die Arteria uterina.

Die Arteria obturatoria sendet, bevor sie sich in den Canalis obturatorius einsenkt, den Ramus pubicus zur hinteren Fläche des horizontalen Schambeinastes. Dieser Ramus pubicus anastomosiert durch einen kleinen Gefäßast, der kurz vor der Arteria iliaca externa über die Linea terminalis herübersteigt, mit der Arteria epigastrica inferior.

Die Arteria umbilicalis, die bei Feten und Neugeborenen so mächtig entwickelt ist, läuft als Ligamentum umbilicale laterale dicht neben ihrem Hauptast, der Arteria vesicalis superior, unterhalb der Linea terminalis, an der Innenwand des Beckens nach vorne weiter und aufwärts zur vorderen Bauchwand. Die Arteria vesicalis superior, die fast rechtwinklig vom Ligamentum umbilicale laterale abbiegt, erreicht die Blase an ihrem oberen Abschnitt.

Die Arteria uterina verläuft zuerst an der seitlichen Innenwand des hinteren Beckenraumes ein Stück nach vorne, um dann rechtwinklig in das Parametrium abzubiegen. Im Parametrium bzw. Ligamentum latum liegt sie auf der Pars media des Retinaculum uteri, sie bildet gleichsam die obere Grenze dieser Verdichtungszone; sie wird von diesem Verstärkungsgewebe getragen und zum Teil umsponnen. Den Uterus erreicht die Arteria uterina etwa in Höhe des inneren Muttermundes (Abb. 5). Sie gibt an der seitlichen Uteruskante nach oben geschlängelte Äste zum Corpus uteri ab. Diese Äste anastomosieren mit den Ästen der anderen Seite. Weitere Äste ziehen zum Ligamentum teres uteri, zur Tube und zum Ovarium; sie anastomosieren mit Ästen der Arteria ovarica. Nach unten zu sendet die Arteria uterina Äste zur Vagina.

Dicht unterhalb der Abgangsstelle der Arteria uterina aus der Arteria hypogastrica geht für gewöhnlich die Arteria vesicalis inferior ab. Sie liegt dicht an der seitlichen Beckenwand, zieht nach vorne und unten zum Blasenboden. Mitunter aber entspringen die unteren Blasengefäße aus dem Anfangsstück der Arteria uterina. (Über das Gefäßsystem siehe Bröckaert, Couvelaire, Davidsohn, Fredet, R. Freund, Henle, Redlich, A. Martin, Nagel,

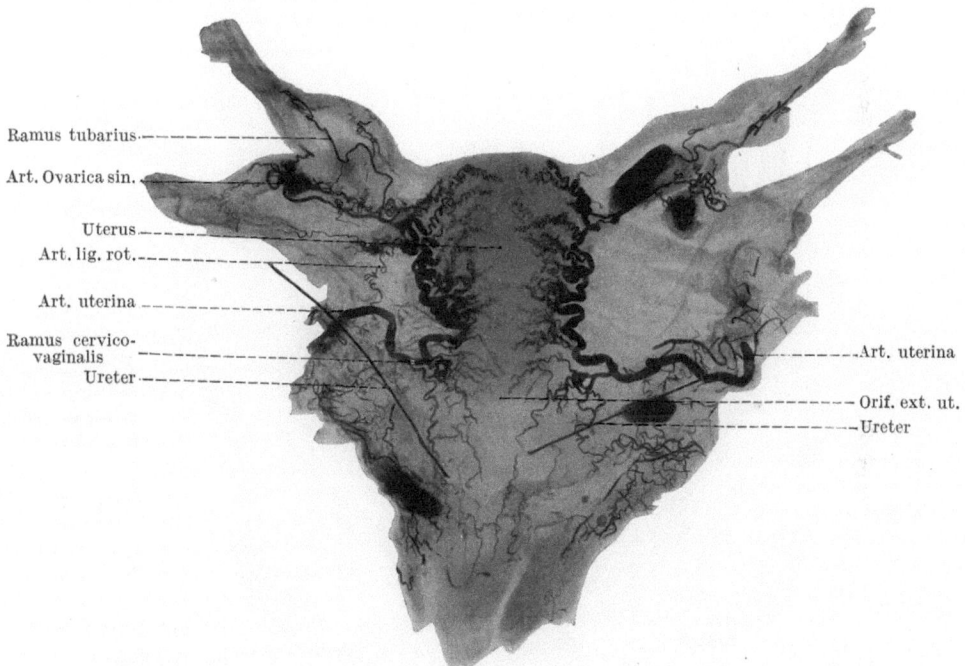

Abb. 5. Die Arterien des Uterus und seiner Adnexe im Röntgenbild. Aus Redlich: Atlas des arteriellen Gefäßsystems des Uterus und seiner Adnexe. Leipzig: Veit & Co. 1911.

O. Oertel, Sellheim, J. Tandler, Spalteholz, Rauber-Kopsch, Waldeyer u. a.)

Neben den besprochenen viszeralen Stämmen geben die Beckenarterien auch parietale Äste zur Beckenwand ab, so daß es nicht möglich ist, eine genaue systematische Abgrenzung zu treffen.

Die Arteria ovarica entspringt jederseits direkt aus der Aorta, dicht unterhalb des Ursprunges der Arteria renalis. Sie wird von den Venae ovaricae begleitet und verläuft in der Plica vasorum. Etwa in der Mitte ihres abdominalen Verlaufes kreuzt sie ventralwärts den Ureter, so daß sie nunmehr lateral von ihm auf dem M. psoas liegt. In ihrem weiteren Verlaufe gelangt sie über die Arteria iliaca externa, biegt medialwärts um und erreicht nach nochmaliger Kreuzung des Harnleiters das Ligamentum latum. Hier teilt sie sich in drei Äste. Der eine Ast gelangt zur Mesosalpinx, versorgt die Tube und anastomosiert mit den tubaren Ästen der Arteria uterina. Der zweite Ast zieht zum Ovarium, der dritte Ast verläuft zum Ligamentum ovarii proprium und anastomosiert direkt mit dem Ramus ovaricus der Arteria uterina.

Während die obere Kreuzung zwischen Ureter und Arteria ovarica stets angetroffen wird, ist im unteren Abschnitt die Lage von Harnleiter und Gefäß eine wechselnde. Sie ist abhängig von der jeweiligen Lage der Adnexe. Verschieben sich diese mehr nach oben und vorne, so ist die Kreuzung aufgehoben.

Viel verwickelter ist das Venensystem. Es bildet mächtige Venengeflechte um die Beckeneingeweide und hält sich nicht immer an den Verlauf der Arterien (s. WALDEYER, FARABEUF, NAGEL, KOWNATZKI, SPALTEHOLZ, TANDLER u. a.). Wenn wir einige Geflechte besprechen, so müssen wir a priori hervorheben, daß sie alle untereinander anastomosieren und der Blutabfluß nach allen nur möglichen Richtungen hin erfolgt.

Die Venen des Uterus sammeln sich an der Uteruskante und umspinnen als feinmaschiger Plexus den Ramus uterinus der Arteria uterina. Die Venen

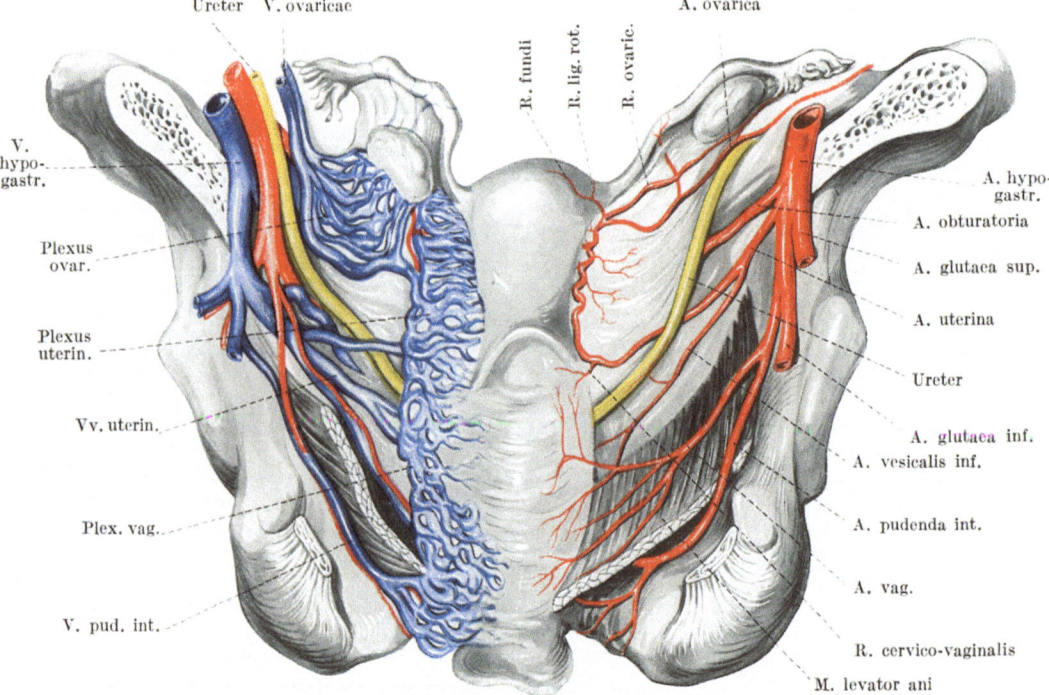

Abb. 6. Arterien und Venen nach einer Abbildung aus v. JASCHKE-PANKOW, Lehrbuch der Gynäkologie. 5. Aufl. Berlin: Julius Springer 1933. Kombination zweier Bilder aus dem anatomischen Atlas von TOLDT.

des oberen Uterinbezirkes sammeln sich längs des Ramus tubarius der Arteria ovarica und des anastomosierenden Astes der Arteria uterina zur Mesosalpinx hin, nehmen die Venen der Tube und des Ovariums auf (Plexus pampiniformis) und ziehen als Plexus ovaricus im Ligamentum suspensorium ovarii bzw. in der Plica vasorum nach oben. Allmählich vereinigt sich dieser Plexus zu 2 Venenästen, um schließlich als einheitliche Vena ovarica in die Vena cava inferior und links in die Vena renalis zu münden.

Die Venen des mittleren Uterusabschnittes ziehen als mächtiger Plexus nach unten, um an der Basis des Ligamentum latum abzubiegen. Dort verlaufen sie mit der Arteria uterina, die sie umgeben, umgreifen auch den Ureter, gelangen schließlich zur seitlichen Beckenwand und vereinigen sich, nachdem sie die Venen des unteren Beckenplexus aufgenommen haben, zumeist zu einer einfachen Vena uterina, die in die Vena hypogastrica einmündet. Der Zervixabschnitt und der obere Anteil der Vagina lassen ihr Blut durch den Plexus utero-vaginalis abfließen. Dieser Plexus steht seitlich mit dem Venengeflecht der Blase in Verbindung als Plexus vesico-vaginalis, zieht in der Basis des Ligamentum latum seitwärts und verbindet sich mit dem mittleren Plexus. Der Plexus utero-vaginalis steht aber auch in Verbindung mit den perinealen Venen.

Die die Blase umspinnenden Venen bilden besonders im Blasengrunde große Äste, nach vorne sammeln sie sich zu einem engmaschigen Netz — Plexus vesicalis impar —, das mit der Vena dorsalis clitoridis in Verbindung tritt und Beziehungen zu den Venen des äußeren Geschlechtsapparates unterhält.

KOWNATZKI unterscheidet im weiblichen Becken 3 Abflußwege:

1. die Vena iliaca externa, die zur Beckenhöhle nur wenig Beziehungen hat;

2. die Vena iliaca media (Vena hypogastrica), die genito-vesikale Sammelvene, in die alle Venen des Beckenplexus einmünden mit Ausnahme des Plexus pampiniformis und

3. die Vena iliaca interna (Vena glutaea oder haemorrhoidalis) die als Abflußweg für den Mastdarm und die Glutäen dient.

Das Gefäßsystem zeigt Abb. 6.

Im Anschluß an den Gefäßsitus muß, noch bevor wir die Verdichtungszonen freilegen, auf die für den Gynäkologen so wichtige Kreuzungsstelle des Ureters mit dem Gefäßsystem eingegangen werden.

c) Verlauf des Ureters und seine topographischen Beziehungen zu den Organen im kleinen Becken.

Die beiden Ureteren, die über der Psoasmuskulatur verlaufen, kreuzen zumeist die Arteria iliaca communis. Dabei wird der linke vom S. romanum bedeckt und kommt etwa an der Spitze des Recessus sigmoideus zum Vorschein. Der rechte verbirgt sich unter dem Mesocolon des Colon ascendens und tritt etwa unter dem aufsteigenden Schenkel der letzten Ileumschlinge hervor. Nach der Kreuzung mit der Arteria iliaca communis gelangen die Ureteren jederseits vor der Articulatio sacro-iliaca an der hinteren seitlichen Beckenwand tief in den Beckenraum hinein. Ihrer mehr lateralen Lage entsprechend erreichen sie den Boden des DOUGLASschen Raumes nicht, sondern steigen, auf den hinteren Faserzügen des Retinaculum uteri verlaufend, im Bogen nach oben und vorne, um kurz vor der Arteria uterina in das Basalgewebe des Parametriums einzuschwenken. Dabei liegen sie selbst in einer bindegewebigen Hülle, die mit der Unterlage besonders unbeweglich im Bereiche des Parametriums verwachsen ist. Die querverlaufende Arteria uterina kreuzt den ventro-kranialwärts gerichteten Ureter mehr oder weniger weit vom Uterus entfernt. An dieser Kreuzungsstelle ist der Ureter nicht nur mit dem Verstärkungsgewebe des Retinaculum uteri, sondern auch mit der über ihm verlaufenden Arteria uterina außerordentlich innig verbunden. Seine feste gewebliche Beziehung auch zum Plexus venosus uterinus macht ihn an dieser Stelle fast unbeweglich.

Diese topographische Beziehung der Pars retro-arteriosa ureteris zur Arteria uterina und zur Seitenkante der Zervix ist für den Gynäkologen von ganz besonderem Interesse. Nach der Kreuzung gelangen die Ureteren in den vorderen Beckenraum (Pars praearteriosa ureteris) und verlaufen zueinander konvergierend bis zur lateralen Kante der Vagina. Von hier aus wenden sie sich zur hinteren Blasenwand, nachdem sie nahe ihrer Einmündungsstelle mit der vorderen Vaginalwand in Berührung gekommen sind (PAWLIK).

d) Die Verdichtungszonen.

Tragen wir nun das Bauchfell am vorderen Beckenhalbring längs der runden Bänder und in halber Höhe der vorderen Uterusfläche ab, so wird der Teil des Beckenbindegewebes sichtbar gemacht, der im vorderen Beckenraum gelegen ist. Durch das lockere Zellgewebe schimmern, wie aus den Martin-schen Präparaten zu ersehen ist, 3 kräftige Bänder durch: die Ligamenta pubo-vesicalia, die vom unteren Symphysenrand zur Blasenwand verlaufen und in die fasziale Bekleidung der Blasenmuskulatur übergehen (Abb. 7). Von den beiden seitlichen Ligamenten zieht ein Teil über die seitliche Blasenwand hinweg, um an die Cervix uteri zu gelangen. Auf diese Weise entsteht eine

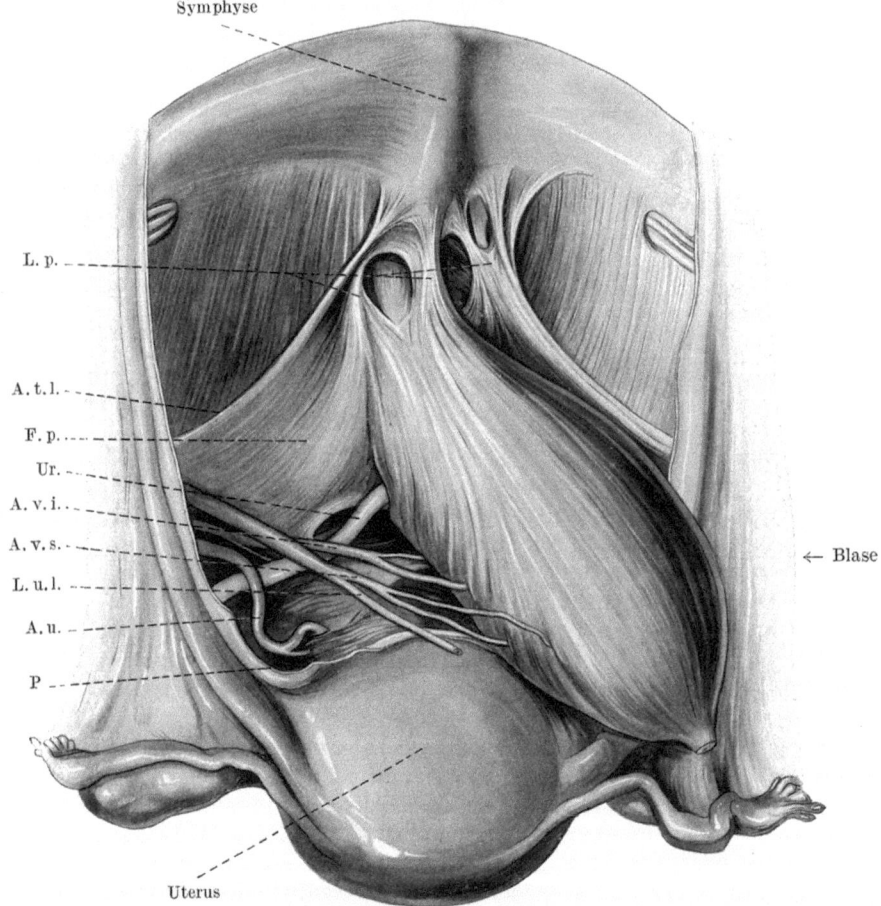

Abb. 7. Präparat Nr. 4. Ligamenta pubo-vesicalia. (Nach Ed. Martin: Der Haftapparat der weiblichen Genitalien. Berlin: S. Karger 1911.) L. p. Ligamenta pubovesicalia; A. t. l. Arcus tendineus des Levatormuskels. F. p. Fascia pelvis; Ur. Ureter; A. v. i. Arteria vesicalis |inferior: A. v. s. Arteria vesicalis superior; L. u. l. Ligamentum umbilicale laterale; A. u. Arteria uterina; P. Trennungslinie des Peritoneums.

Verbindung zwischen Uterus und Symphyse. Auch zur seitlichen Beckenwand gehen von diesen Ligamenten Fasern ab, die sich mit der Beckenfaszie, der Fascia pelvina oder Fascia pelvis, verflechten. In den Martinschen Präparaten ist die Verbindung mit dem Arcus tendineus des Levatormuskels dargestellt. Diese Gewebszüge gehören nach Tandler zu den Faserzügen der Tela endo-pelvina.

Wir werden uns mit der oft verwirrenden Terminologie kurz befassen müssen, um verstanden zu werden.

Da man als Faszie nur die bindegewebigen Muskelhüllen bezeichnen darf, kennen wir im Becken nur die Faszien der Beckenmuskeln.

Tandler hat bereits in dem Handbuch der Frauenheilkunde von Menge und Opitz (1920) das gesamte Beckenbindegewebe nach prinzipiellen Gesichtspunkten eingeteilt: in Faszien der Beckenmuskulatur, in Bindegewebshüllen der Organe und in den subserösen Bindegewebsapparat. Den basalen Gewebszug bezeichnet er aber damals noch als Fascia endopelvina. Ältere Autoren sprechen von einer Fascia pelvis und verstehen darunter die Faszie der Beckenbodenmuskulatur und unter der Pars visceralis dieser Faszie einen Bindegewebszug, der die Beckeneingeweide umhüllt.

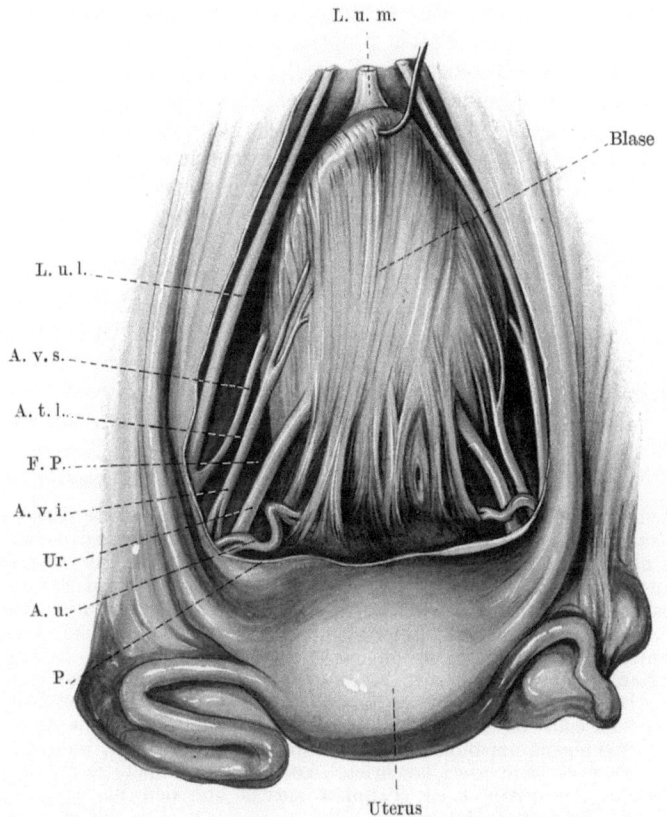

Abb. 8. Präparat Nr. 9. Pars anterior retinaculi uteri = Ligamentum vesico-uterinum. (Nach Ed. Martin: Der Haftapparat der weiblichen Genitalien. Berlin: S. Karger 1911.) L. u. m. Ligamentum umbilicale med.; L. u. l. Die obliterierten Umbilikalarterien; A. v. s. Arteria vesicalis superior; A. t. l. Arcus tendineus m. levator ani; F. P. Fascia pelvis; A. v. i. Arteria vesicalis inferior; Ur. Ureter; A. u. Arteria uterina; P. Trennungslinie des Peritoneums; Pars anterior des Retinaculum uteri gut zur Darstellung gebracht. In der Mitte liegen Bindegewebszüge, die die Blase an Vagina und Zervix anheften.

Als Fascia endopelvina faßt W. A. Freund ein Bindegewebsblatt auf, welches sich über Blase und Scheidengrund ausbreitet. v. Rosthorn gebraucht diesen Namen für die Gesamtheit der derben Bindegewebsfasern, die von den Bindegewebshüllen der Beckenorgane ausstrahlen. Mit demselben Namen belegten Langer-Toldt einen derben Bindegewebszug, der, von der Beckenwand ausgehend, die Beckeneingeweide umkleidet. Halbans Fascia endopelvina ist die Fortsetzung der Fascia endoabdominalis. Die Vereinigungsstelle des parietalen und viszeralen Blattes der Fascia pelvis am medialen Rande des Musculus levator ani wird von Waldeyer als Arcus tendineus bezeichnet. Ihm schließt sich Ed. Martin an. Langer-Toldt beschreiben einen Arcus tendineus an der lateralen Beckenwand. Es ist klar, daß diese nicht einheitlichen

Bezeichnungen das gegenseitige Verstehen erschweren müssen. Ed. Martin und J. Tandler haben sich in dankenswerter Weise bemüht, sinngemäße Bezeichnungen einzuführen. In den folgenden Erörterungen will ich versuchen, beiden Autoren zu folgen.

Da die Ligamenta pubo-vesicalia tief im kleinen Becken gelegen sind, haben wir das Peritoneum samt eines besonderen Gewebsblattes der Tela vesico-umbilicalis abtragen müssen.

Dieses isoliert abhebbare Blatt läßt sich, wie ich an eigenen Untersuchungen bestätigen kann, gut bis zum Nabel verfolgen. Velpeau, der dieses Gewebsblatt als erster erwähnte, nannte es Fascia propria, Delbet beschrieb es als Aponeurosis ombilico-vesicalis (Delbetsche Faszie). Auch bei Neugeborenen läßt sich dieses Blatt gut darstellen. Zwischen der Tela vesico-umbilicalis, die von der Blase bis zur Tela endopelvina zu verfolgen ist, und der Faszie des Musculus rectus abdominis liegt ein schmaler Raum, der mit sehr lockerem Zellgewebe ausgefüllt ist. Dieser Raum, das Cavum Retzii, benutzt die Blase zum Höher-steigen bei ihren verschiedenen Füllungszuständen. Das Cavum Retzii ist das Reservelager der Blase.

Drängen wir die Blase nach vorne zur Symphyse hin ab und ziehen wir gleichzeitig den Uterus stark nach hinten, dann spannen sich zwischen Blase und Cervix uteri derbere Gewebsbündel an, die nach Ed. Martin als Pars anterior retinaculi uteri und nach J. Tandler als Ligamentum vesico-uterinum bezeichnet werden. Die lateralen Faserzüge umfassen die seitliche Blasenwand, verschmelzen mit der bindegewebigen Hülle der Blase und laufen in die Fasern der Ligamenta pubo-vesicalia aus, so daß, wie bereits erwähnt, eine direkte Verbindung zwischen Uterus und Symphyse besteht (Abb. 8).

Von der seitlichen Zervixwand werden nach Abtragung der Gefäße derbe Faserzüge sichtbar, die strahlenartig zur seitlichen Beckenwand ziehen, die Pars media des Retinaculum uteri nach Ed. Martin. In dem Martinschen Präparat ist das gesamte Beckenperitoneum mit Ausnahme des Bodens der Excavatio vesico-uterina und Excavatio recto-uterina abgelöst worden. In Höhe des inneren Muttermundes ist das Corpus uteri amputiert. Die Ureteren sind dicht an der Blase durchtrennt (Abb. 9). Diese Pars media stellt den basalen Abschnitt des Ligamentum latum dar (Luschka und Henle). Andere Autoren haben weitere Namen geprägt; so sprach Virchow vom eigentlichen Parametrium. Kocks nannte diesen Abschnitt Ligamentum cardinale. Mackenrodt führte den Namen Ligamentum transversum colli ein. Merkel sah in diesem Gewebe, welches die Arteria uterina trägt und den Venenplexus umspinnt, nur eine Tunica vasorum uteri, während Bumm es als Ligamentum suspensorium uteri beschrieb. Amreich bezeichnete diesen basalen Abschnitt als laterales Parametrium. J. Tandler spricht von den Bindegewebszügen im basalen Anteil des Ligamentum latum.

An der seitlichen Beckenwand sind diese Verdichtungszüge nach Ed. Martin an dem Faszienblatt befestigt, welches zu dem Musculus levator ani und -obturator internus gehört. Nach J. Tandler stehen sie aber mit der Tela endopelvina in innigem Zusammenhang. Von der seitlichen Beckenwand kommend, verlaufen sie konvergierend medianwärts und nach oben an die Zirkumferenz der Zervix. Dort verflechten und verankern sie sich mit dem perizervikalen Bindegewebe. Den Gewebszügen, die in der Hauptsache aus Bindegewebsfasern bestehen, sind mehr oder weniger reichlich Züge glatter Muskulatur beigemengt.

Die Pars posterior retinaculi uteri, die von Luschka und Waldeyer als Ligamentum sacro-uterinum bezeichnet wurde, hat der anatomischen Forschung mancherlei Schwierigkeiten bereitet. Besonders waren es die Musculi recto-uterini, die zu ausgiebigen Diskussionen Anlaß gaben. Bereits W. A. Freund wies darauf hin, daß diese Muskeleinlagerungen nur bedingt vorhanden seien. Sellheim zeigte in seinem Atlas „Der normale Situs der Organe im weiblichen Becken und ihre häufigsten Hemmungsmißbildungen" die verschiedenartige Ausbildung dieser Ligamente. A. HEGAR, A. MAYER, J. HALBAN, O. KÜSTNER u. v. a. bestätigen die ungleich starke Ausbildung der Ligamenta sacro-uterina. SELLHEIM und ED. MARTIN sind der Ansicht, daß diese Verdichtungszonen ursprünglich frei von Muskelfasern sind und daß sie gewissermaßen erst als Verstärkungsgewebe bei außergewöhnlicher Inanspruchnahme entstehen.

Mitunter findet man bei ein und derselben Frau die Ligamenta sacro-uterina verschieden stark ausgebildet. Bereits bei Feten und Neugeborenen ist der Uterus häufig nach rechts vorne verlagert mit einer geringen Drehung seiner

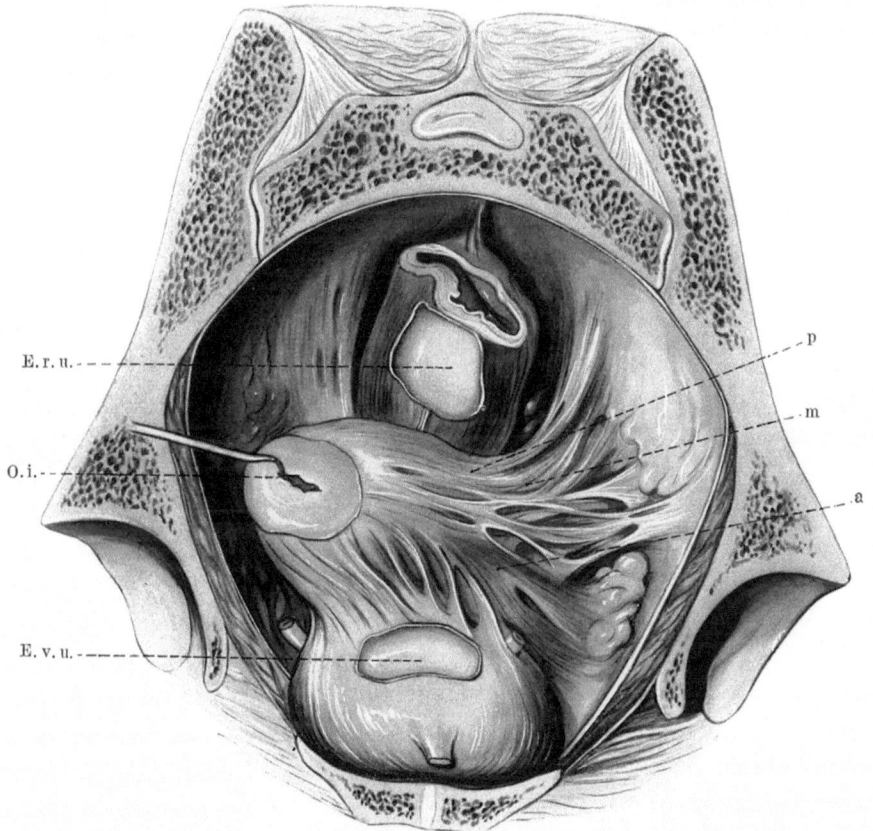

Abb. 9. Präparat Nr. 3. Die Verdichtungszonen. (Nach ED. MARTIN: Der Haftapparat der weiblichen Genitalien. Berlin: S. Karger 1911.) E. v. u. Excavatio vesico uterina; E. r. u. Excavatio rectouterina; O. i. Innerer Muttermund; Darstellung der Verdichtungszonen; Retinaculum uteri; a Pars anterior; m Pars media; p Pars posterior.

linken Kante nach vorne. Die Plica sacro-uterina muß sich infolgedessen auf der linken Seite mehr anspannen, gleichzeitig erscheint sie länger als auf der anderen Seite. Diese eigenartige Verlagerung und Torsion der Gebärmutter kann auch noch später — vor allen Dingen bei Nulliparae — angetroffen werden, so daß man berechtigt ist, die ungleiche Ausbildung der Verdichtungszonen der Ligamenta sacro-uterina für eine Reihe von Fällen auf einen angeborenen Zustand zurückzuführen (ED. MARTIN).

J. TANDLER hebt weiterhin hervor, daß diese Verdichtungszonen in innigem Zusammenhang mit der Serosa der DOUGLASschen Falten stehen. Während das Peritoneum von den übrigen Abschnitten des Retinaculum uteri durch lockeres Bindegewebe getrennt ist, liegt es dieser Pars posterior direkt auf und läßt sich nur schwer abpräparieren.

Die Fasern dieser Pars posterior verflechten sich innig mit dem perizervikalen Bindegewebe der hinteren Zervixwand und ziehen dem Verlaufe der Plica recto-uterina Douglasi entsprechend, das Rektum umgreifend, seitlich im Bogen nach hinten, indem sie sich mit den Gewebselementen der Tela endo-pelvina vermischen und am Periost des 2. Kreuzbeinwirbels pinselartig anheften.

Die gesamten basalen Verdichtungszonen liegen auf einem flächenhaft ausgebreiteten Gewebsblatt, mit dem sie fest verfilzt sind. Dieses basale Gewebs-blatt stellt die Tela endopelvina Tandlers dar. Von der Beckenwand aus-gehend, zieht es bis an die bindegewebigen Hüllen der im Becken gelegenen Organe. Tandler hat neuerdings wieder auf eindrucksvollen Abbildungen gezeigt, daß die im kleinen Becken gelegenen Hohlorgane an ihrer Oberfläche besondere bindegewebige Hüllen besitzen; das perivesikale, perivaginale und perirektale Bindegewebe.

„Sehr deutlich ist das perivaginale Bindegewebe gegen das der Nachbarschaft abzu-grenzen, eine Beziehung desselben zu dem Peritoneum existiert hier überhaupt nicht.

Die Bindegewebsscheiden benachbarter Organe können sich aneinanderlegen, schließ-lich miteinander verschmelzen, so daß eine septumartige Bildung zustande kommen kann.

Dort, wo die Verschieblichkeit, sei es durch die weitgehenden Volumschwankungen des Organs, sei es aus irgendeinem anderen Grunde, sehr groß ist, ist diese Verschmelzung nur locker. Je geringer die Verschieblichkeit, um so einheitlicher wird das Gefüge des Septums. So ist der bindegewebige Überzug der vorderen Zervikalwand und des obersten Drittels der vorderen Vaginalwand und dem perivesikalen Bindegewebe des Fundus vesicae eine sehr lockere. Die Verbindung zwischen der Bindegewebshülle des mittleren Anteiles der Vagina mit jener des Trigonum (Septum vesico-vaginale) ist bereits straff und nimmt kaudalwärts kontinuierlich zu. Im Septum vesico-vaginale sind aber die beiden Blätter noch isolierbar, so daß man von einem einheitlichen bindegewebigen Septum vesico-vaginale nicht sprechen kann.

Im Septum urethro-vaginale verschmelzen die beiden Blätter vollkommen. Dabei sind Muskelbündel, die von dem einen Organ zum anderen ziehen, an der Vereinheitlichung des Septums mitbeteiligt.

Im kranialen Anteil sind die beiden bindegewebigen Hüllen des Rektum und der Vagina nur locker miteinander verbunden. Folgt man ihnen kaudalwärts, so verschmelzen sie miteinander und verschwinden schließlich vollkommen, da sie von glatter und quer-gestreifter Muskulatur sowie von elastischen Elementen bis zur Unkenntlichkeit durch-brochen sind (Centrum tendineum perinei). ......

Dort, wo die bindegewebigen Hüllen der Blase und der Vagina und des Rektum auf die kraniale Faszie des Musculus levator ani stoßen, entsteht eine dichte Bindegewebs-platte — die Tela endopelvina —, die, beiderseits der Fascia pelvis locker aufliegend, lateralwärts verläuft. Der mediale Rand der Tela endopelvina beginnt an der Symphyse, umgreift den Blasenboden, die Vagina und das Rektum. Dieser Rand ist als eine weiße Linie sichtbar, wurde daher von den englischen Autoren als „White line" bezeichnet. ......

Der laterale Rand der Tela endopelvina zieht von der Symphyse in lateral konvexem Bogen zur Spina ossis ischii. Von hier strahlt der Bogen gegen das Bindegewebe an der vorderen Fläche der Sakrumspitze aus. Ich habe seinerzeit diesen längst bekannten Arcus tendineus, den Holl z. B. als Arcus tendineus fasciae visceralis, Langer-Toldt als Arcus tendineus fasciae pelvis bezeichnet hat, Arcus tendineus der Fascia endopelvina genannt. Da aber der Ausdruck der Faszie vollkommen fallen soll, empfiehlt es sich, diesen Sehnenbogen als Arcus tendineus der Tela endopelvina zu bezeichnen.

Das ganze, flächenartige Gebilde ist demnach lateralwärts konvex, medial dreimal konkav eingeschnitten, um die Blase, die Vagina und das Rektum. Die vordere, aus-gezogene, an die Symphyse reichende Spitze ist besonders verstärkt, auch mit wenigen glatten Muskelfasern versehen. Dieser Rand wird als Ligamentum pubo-vesicale bezeichnet.

Die flächenhafte Ausbreitung, die Vollständigkeit und Einheitlichkeit der Bindegewebs-platte unterteilen den Beckenraum in zwei Abschnitte: einen, subperitoneal gelegen zwischen Peritoneum und Tela endopelvina, erfüllt mit all den Bindegewebsbeständen, die bis nun beschrieben wurden, und in einen zweiten zwischen der Unterfläche der Tela endopelvina und der Oberfläche der Fascia cranialis des Levator ani" (Fascia pelvis). „Dieser auf der Faszie des Beckenbodens gelegene Raum, schmal, spaltförmig, nur von wenig Bindegewebs-fasern erfüllt, sei als epifaszieller Raum bezeichnet" (J. Tandler).

Genau so wie wir zwischen Blase und Vagina des Septumvesico-vaginale in seinem anatomischen Aufbau kennenlernten, findet sich zwischen hinterer Vaginalwand und dem Rektum das Septum recto-vaginale, welches proximal außerordentlich zart ist, sich aber distalwärts immer mehr und mehr zum Perinealkeil verbreitert.

e) Das Füllgewebe — das lockere Bindegewebe.

Der gesamte retroperitoneale Beckenraum, soweit er nicht von den Becken-organen und den Verdichtungszonen eingenommen ist, wird ausgefüllt von einem lockeren Füllgewebe, dem eigentlichen Beckenzellgewebe. Für dieses Gewebe hat v. ROSTHORN den Namen Subserosium gewählt. W. A. FREUND unterschied bereits drei gesonderte Bindegewebslager, die der Dreiteilung des Beckens nach WALDEYER entsprechen.

1. Lockeres Bindegewebe in dem vor den Mutterbändern gelegenen Teile des Beckens (Ausbreitung hauptsächlich nach vorne, vor dem Ligamentum rotundum zum Ligamentum Pouparti in den Leistenkanal; Zusammenhang mit dem RETZIUSschen Raum und dem Subserosium der vorderen Bauchwand, Ausläufer in die Excavatio vesico-uterina, den hinteren Teil der Blase umfassend und nach der anderen Seite hinüberreichend).

2. Lockeres Bindegewebe in dem hinter den Mutterbändern gelegenen Teile des Beckens (Ausbreitung hauptsächlich nach hinten und seitwärts an das paraproktale Gewebe und nach aufwärts ins retroperitoneale Gewebe).

3. Lockeres Bindegewebe im lateralen Ende der Basis der Ligamenta lata (hauptsächlich auf die Fossa iliaca übergreifend, nach oben zu hinter das Kolon und Coecum rechts, zur Flexura sigmoidea links bis zu den Nieren hinauf, nach unten zu bis an den Schenkelring und die Kruralgefäße).

Die Ausbreitung dieses lockeren Zellgewebes beansprucht das besondere Interesse des Klinikers und der pathologischen Anatomen, da es bei entzünd-lichen Prozessen dem vordringenden Eiter den Weg weist. Die Verdichtungs-zonen bilden die natürliche Barriere.

In Nachahmung pathologischer Prozesse hat man versucht, durch Injek-tionen von Luft, Wasser, TEICHMANNscher Masse usw. die Ausbreitung des lockeren Bindegewebes und die Übergänge von einem Gewebslager zum anderen zu studieren (W. A. FREUND, SCHLESINGER, KÖNIG, v. ROSTHORN, RIEFFEL, SELLHEIM, DELBET, JUNG u. a.).

Nach der neuesten Darstellung von J. TANDLER können wir folgende besondere Zellgewebslagen unterscheiden.

1. Das Cavum praevesicale Retzii (ANCEL, BOUILLY, BUDDE, CLOQUET, W. A. FREUND, GÉRARDIN, MERKEL, POIRIER, RETZIUS, ROBLES, v. ROSTHORN, SCARPA, VELPEAU u. v. a.). Die Fascia transversa abdominis bildet die vordere Wand dieses Raumes. Die Tela vesico-umbilicalis stellt die hintere Wand dar. Seitlich wird dieses Kavum abgeschlossen durch die beiden Ligamenta umbilicalia lateralia. Unterhalb der Symphyse steht dieser Raum mit dem Cavum paravesicale in Verbindung. Ab und zu wird durch eine Gewebsverdichtung die untere Grenze markiert (J. TANDLER). In der Mittellinie reicht dieser Raum bis zum Beckenboden herunter. Eine besondere Lamelle zieht über die vordere Blasenwand und folgt dem Ligamentum umbili-cale mediale nach aufwärts, so daß dieser Raum symmetrisch geteilt wird.

Dicht oberhalb der Symphyse liegt ein weiterer Spaltraum, das Cavum praefasciale (Cavum Retzii anterius), welches seine Entstehung den ver-schiedenen Ansatzpunkten der hinteren Rektusscheide und des Musculus rectus abdominis verdankt. Die hintere Rektusscheide inseriert an der hinteren Symphysenfläche, der Musculus rectus abdominis an der vorderen.

Für den Kliniker hat das Cavum Retzii stets eine große Bedeutung gehabt. So benutzen die Chirurgen diesen retroperitonealen Weg beim hohen Blasenschnitt. Der Gynäkologe interessiert sich für diesen Raum bei den beckenerweiternden Operationen und beim extraperitonealen Kaiserschnitt.

Die Verbindung des Cavum Retzii mit dem Cavum paravesicale und somit mit dem gesamten Beckenzellgewebe erklärt die Möglichkeit einer fortschreitenden Infektion von diesem Spaltraum aus.

2. Das Cavum paravesicale. Rechts und links von der Blase gelegen, bildet das perivesikale Bindegewebe und jederseits das Ligamentum vesico-uterinum die mediale Wand. Nach vorne zu findet sich die Verbindung mit dem Cavum Retzii. Lateral und nach vorne reicht dieser Raum bis an die Faszie des Musculus obturator internus und den davor liegenden Knochenabschnitt des Os pubis. Die hintere Wand wird gebildet durch das Verdichtungsgewebe im basalen Abschnitt des Ligamentum latum. Das Peritoneum schließt den Raum nach oben zu ab. Die Tela endopelvina stellt den Boden dar. Nahe der medialen Wand durchläuft der Ureter (Pars praearteriosa) diesen Raum.

3. Das Cavum pararectale. Rechts und links vom Rektum bedeckt das Peritoneum des hinteren Beckenabschnittes einen mit lockerem Zellgewebe angefüllten Raum, dessen Boden ebenfalls von der Tela endopelvina gebildet wird. Seitlich reicht er bis zur Faszie des Musculus piriformis. Hinten liegt er vor dem Kreuzbein. Der basale Abschnitt des Ligamentum latum grenzt ihn nach vorne ab. Der Boden dieses Raumes — die Tela endopelvina — enthält hier Lücken, durch die man zum epifaszialen Raum und somit zur kranialen Faszie des Musculus levator ani gelangen kann. Außerdem kommuniziert das Cavum pararectale mit einem hinter dem Rektum gelegenen (Cavum retrorectale) und bis zum 4. Sakralwirbel (Ende des Mesokolon) heraufreichenden Spaltraum in Verbindung.

4. Der vesiko-vaginale Raum. Zwischen Blase und dem oberen Drittel der Vagina findet sich in der Medianlinie ein unpaarer Spaltraum, der vorne durch das perivesikale und hinten durch das perivaginale Bindegewebe begrenzt wird. Seitlich bilden die Umschlaglinien der Tela endopelvina in das perivesikale Bindegewebe und die Ligamenta vesico-uterina die Grenzen. Nach oben zu reicht dieser Raum bis an die Cervix uteri. Er wird überdacht von den Verlötungsfasern, die vom perizervikalen zum perivesikalen Bindegewebe ziehen. Die untere Grenze bildet das Septum urethro-vaginale.

„Das lockere Bindegewebe dieses Raumes ist es, welches beim Tiefertreten des Uterus die Abrollung der Vagina von der Blase ermöglicht. In diesen Raum gelangt man regelmäßig bei der Eröffnung der vorderen Vaginalwand und bei den entsprechenden vaginalen Operationen

5. Der rekto-vaginale Raum. Ähnlich wie zwischen den oberen Anteilen des perivesikalen und perivaginalen Bindegewebes sich der eben beschriebene Raum befindet, liegt auch zwischen dem perivaginalen Bindegewebe der hinteren Vaginalwand und dem perirektalen Bindegewebe der vorderen Rektalwand ein schmaler Spaltraum, der sich seitwärts bis an das Ligamentum sacro-uterinum erstreckt. Der Raum verschmälert sich nach abwärts durch die Verlötung der beiden erwähnten Bindegewebsblätter knapp oberhalb des beschriebenen Perinealkeiles. Seine obere Grenze wird durch das dichtere Bindegewebe gebildet, das am Boden des Cavum Douglasii gelegen ist" (J. Tandler).

Lockeres Zellgewebe findet sich schließlich auch im Ligamentum latum.

Da die Verdichtungszonen keine flächenhaften Gewebsbänder darstellen, sondern aus Faserzügen bestehen, die mehr oder weniger breite Lücken zwischen sich lassen, so stehen alle lockeren Zellgewebslager untereinander in Verbindung. Ein eitriger Prozeß in einer Beckengewebsloge kann infolgedessen auf die Nachbarlogen und das gesamte Beckenzellgewebe übergreifen. Außer diesen Kommunikationen lassen sich auch Verbindungen nachweisen zum Cavum subcutaneum pelvis (LUSCHKA, R. FREUND, HOLL). Ein weiterer Zusammenhang findet sich mit dem interstitiellen und intermuskulären Bindegewebe der unteren Extremitäten.

f) Das Lymphgefäßsystem.

Die ausgedehnten Venennetze im kleinen Becken mit ihren untereinander anastomosierenden Abflußbezirken weisen darauf hin, daß eine strenge Trennung der einzelnen Plexus nicht durchführbar ist. Noch viel schwieriger aber gestaltet sich eine Abgrenzung der die Blutgefäße begleitenden Lymphgefäßbezirke. Der Gynäkologe hat aber gerade für dem Verlauf des Lymphgefäßsystems ein besonderes Interesse, da sowohl Infektionen als auch bestimmte maligne Neubildungen die Lymphbahn als Ausbreitungsweg bevorzugen.

Die von den älteren Autoren (MASCAGNI, CRUVEILHIER, LUCAS-CHAMPION-NIÈRE, FIOUPE, SAPPEY, LEOPOLD, POIRIER) mit Hilfe der Quecksilberinjektion gewonnenen Feststellungen sind durch das GEROTAsche parenchymatöse Injektionsverfahren vervollständigt worden (AMANN, BRUHNS, PEISER, POLANO, KRÖMER, BARTELS).

1. Das basale (kaudale) parametrane Abflußgebiet. Hier vereinigen sich Lymphgefäße, die aus dem oberen Drittel der Vagina, der Zervix, dem unteren und mittleren Drittel des Corpus uteri und der Blase stammen.

An der vorderen und seitlichen Vaginalwand des oberen Drittels der Scheide treten Lymphgefäße aus, die sich mit Lymphbahnen des Blasengrundes vereinigen. Sie ziehen am Ureter entlang proximalwärts und vermischen sich mit Lymphstämmen, die aus der Cervix uteri stammen. Die Lymphgefäße der Zervix sowie des unteren und mittleren Drittel des Corpus uteri sammeln sich an der seitlichen Uteruskante und ziehen in mehreren Stämmen oberhalb der Arteria uterina in Richtung zur seitlichen Beckenwand und aufwärts zu den Noduli lymphatici hypogastrici. Die Lymphgefäße der Blase vereinigen sich am Blasengrunde und verlaufen mit den Stämmen, die aus der vorderen Wand des oberen Drittels der Vagina stammen, entlang dem Ureter zum basalen parametranen Abflußgebiet.

An der Kreuzungsstelle der Arteria uterina mit dem Ureter liegt eine Lymphknotenbarriere, die zuerst von SAPPEY und LUCAS-CHAMPIONNIÈRE gefunden wurde. v. ROSTHORN, DOEDERLEIN, KRÖNIG, SCHAUTA, WERTHEIM u. a. haben das Vorkommen dieser Lymphknoten bestätigen können. Diese Barriere empfängt zumeist nur die Stämme aus der Vagina und Zervix. Parametrane Lymphknoten unbestimmbarer Lokalisation sind ebenfalls beschrieben worden (z. B. von HENLE, SAPPEY, KRÖMER, PANKOW u. a.). Der SAPPEY-CHAMPION-NIÈREsche Lymphknoten wird von J. TANDLER als vorgeschobene Lymphbarriere angesprochen, die zur Gruppe der Noduli lymphatici hypogastrici gehört. Diese sind die eigentlichen regionären Lymphknoten für das gesamte basale parametrane Abflußgebiet. Sie liegen längs der Arteria hypogastrica bis zu ihrer Einmündungsstelle in die Arteria iliaca communis.

Längs der Arteria iliaca communis liegen die Noduli lymphatici iliaci communes (inferiores et superiores). Von dort verlaufen die Lymphgefäße zu den Noduli lymphatici lumbales inferiores oberhalb der Teilungsstelle der Aorta und weiter zu den Noduli lymphatici lumbales superiores, die bereits in Höhe der Nierengefäße liegen. DOEDERLEIN u. a. weisen darauf hin, daß einige Stämme des basalen parametranen Abflußgebietes direkt in die Noduli lymphatici iliaci communes einmünden mit Umgehung der hypogastrischen Lymphknoten.

2. Das kraniale parametrane Abflußgebiet. Hier vereinigen sich Lymphgefäße aus dem oberen Drittel des Corpus uteri, der Tube und dem Ovarium.

Ein Teil der Lymphgefäße des oberen Drittels des Corpus uteri sammelt sich an der oberen seitlichen Uteruskante dicht unterhalb der Ansatzstelle des Ligamentum ovarii proprium. Sie verlaufen am Mesovarium entlang zur Plica vasorum. Die Vasa ovarica begleitend, gelangen sie zu den Noduli lymphatici lumbales superiores (nach J. Tandler erreichen auch einige Äste die Noduli lymphatici lumbales inferiores).

Die Lymphgefäße des Ovariums treten am Hilus aus und vereinigen sich mit den aus dem Uterus stammenden Ästen.

Die Lymphgefäße der Tube, die sich zu mehreren Ästchen in der Mesosalpinx sammeln, verlaufen zum größten Teil mit den soeben beschriebenen Gefäßen zur Plica vasorum.

Die regionäre Lymphknotenschranke für dieses kraniale parametrane Abflußgebiet sind im allgemeinen die Noduli lymphatici lumbales superiores, wenn auch einzelne Stämme zu den Noduli lymphatici lumbales inferior und sogar zu den Noduli lymphatici iliaci gelangen können.

Neben diesen beiden Hauptabflußwegen haben wir noch zwei weitere Gefäßsysteme, die die Lymphe fortleiten.

3. Die Lymphgefäße des Fundus uteri, die mit einem Teil der Lymphgefäße der Tube kommunizieren, ziehen entlang dem Ligamentum rotundum zu den Noduli lymphatici inguinales superficiales.

4. Die aus der hinteren Wand des oberen Drittels der Vagina stammenden Lymphgefäße vereinigen sich mit einem Teil der Lymphstämme der Cervix uteri. Sie schließen sich den Verdichtungsfasern des Ligamentum sacro-uterinum an und erreichen die Noduli lymphatici sacrales laterales. Von ihnen ziehen Gefäße zu den Noduli lymphatici sacrales mediales, die wiederum in Verbindung stehen mit den Noduli lymphatici iliaci superiores (Literatur siehe auch bei R. Freund, O. Oertel, J. Tandler).

g) Die Nerven.

Die Beckenorgane erhalten wie alle Eingeweide sympathische und parasympathische Fasern. Die sympathischen Fasern stammen von den im kaudalen Teil des Rückenmarks gelegenen sympathischen Zentren. Sie durchlaufen zum Teil das Ganglion coeliacum, mesentericum superius et inferius, zum Teil den kaudalen Abschnitt des Grenzstranges. Die parasympathischen Nervenfasern kommen von den parasympathischen Zentren des Rückenmarkes. Sie treten mit den Sakralnerven aus und benützen als Weg den Nervus pelvicus.

Soweit man makroskopisch die Nervenbahnen verfolgen kann, ergibt sich folgendes:

Vom Ganglion coeliacum und mesentericum superius und den renalen Ganglien erstreckt sich das sympathische Geflecht längs der Aorta abwärts, nimmt Fasern aus dem Ganglion mesentericum inferius auf und teilt sich etwa in Höhe des Promontoriums in je einen neben dem Rektum gelegenen Plexus hypogastricus. Im Becken ziehen die Fasern des Plexus hypogastricus weiter längs der Arteria hypogastrica und -uterina durch den seitlichen und unteren Abschnitt des Ligamentum latum zur lateralen Kante des Uterus bzw. der Zervix und Vagina. Hier vereinigen sich die sympathischen Fasern mit den aus dem Grenzstrang kommenden und den parasympathischen aus dem Nervus pelvicus zum Plexus uterinus bzw. zum Frankenhäuserschen Geflecht.

Da dieses Geflecht stark mit straffen Bindegewebsfasern durchwirkt ist, hat es Frankenhäuser (1867) als ein einheitliches Ganglion beschrieben. Vor ihm haben bereits Haller (1778), Walter (1783), Reil (1807) und Tiedemann (1822) eine grob-anatomische Beschreibung des Plexus hypogastricus gebracht.

Außer den bisher erwähnten Fasern erhält das Frankenhäusersche Geflecht aber auch noch Fasern vom Plexus arteriae ovaricae. Dieser Plexus stammt aus dem Plexus aorticus und den Renalganglien. Seine Fasern umspinnen geflechtartig die Arteria ovarica, sie gelangen zum Hilus ovarii und zur Tube, ein Teil aber wird weitergeleitet zum Plexus uterinus. Neuere Darstellungen siehe bei DAHL, OERTEL, TANDLER, PENITSCHKA, NAIDITSCH, DYROFF.)

Die Blase erhält ebenfalls ihre sympathischen Nerven vom Plexus hypogastricus und ihre parasympathischen Fasern vom Nervus pelvicus. Am Blasengrund vereinigen sie sich jederseits zu einem mächtigen Plexus vesicalis, der seine dichteste Anordnung in der Umgebung der Ureteren hat. Fasern aus dem FRANKENHÄUSERschen Geflecht stehen mit dem Plexus vesicalis in Verbindung. (Das sympathische R.M.-Zentrum findet sich im Lumbalmark.)

Das Rektum, dessen spinale Zentren zumeist im 2.—5. Sakralsegment (andere Zentren liegen höher im 2.—5. Lumbalsegment) gelegen sind, erhält seine sympathischen Nerven, als Nervi haemorrhoidales superiores et medii, vom Plexus hypogastricus und Nervus pelvicus sowie aus dem sakralen Anteil des Grenzstranges. Als Plexus haemorrhoidalis superior und Plexus haemorrhoidalis medius stehen die Geflechte mit zahlreichen Fasern untereinander in Verbindung. Plexus haemorrhoidales, Plexus uterini und Plexus vesicales haben aber ebenfalls ihre Verbindungsfasern (s. auch E. KEHRER u. a.). Entfernen wir nun die gesamten Beckeneingeweide, dann liegt bedeckt von der Fascia pelvis das muskuläre Becken vor uns. Zu diesen Muskeln ziehen die Zerebrospinalnerven aus dem Plexus lumbosacralis, sacralis und coccygeus.

h) Das Muskelbecken.

Schon die Beckeneingangsebene ist auf beiden Seiten mehr oder weniger stark eingeengt durch die oft mächtigen Wülste der Psoasmuskulatur, auf deren geburtshilfliche Bedeutung vor allen Dingen E. KEHRER und LAHM hingewiesen haben.

Die Psoasmuskulatur entspringt von den Seitenflächen der 12. Brust- bis 5. Lendenwirbel, sowie den Processus transversi der Lendenwirbel. Der Psoas minor, dessen Ursprung am 12. Brust- und 1. Lendenwirbel liegt, setzt an der Fascia iliaca bzw. am Pecten ossis pubis an; der Psoas major verläuft zum Trochanter minor femoris. Diese beiden Muskelbäuche überdachen den Beckeneingang rechts und links vom Promontorium und bedecken einen Teil der Linea terminalis. Sie verlaufen von oben nach unten; von hinten nach vorne und von der Mitte zur Seite; ihre laterale Kante steht höher als die mediale. (Innervation: Rami musculares plexus lumbalis und N. femoralis.)

Die Fascia pelvis bedeckt nun die Muskulatur der Beckenmitte und des Beckenboden bzw. das Diaphragma pelvis.

Die Muskulatur der Beckenmitte besteht aus den Musculi obturatorii und piriformes. Der Musculus obturator internus, plattdreieckig, der an der lateralen Beckenwand dicht hinter dem Hüftgelenk gelegen ist und das Foramen obturatum bedeckt, nimmt seinen Ursprung von der medialen Fläche des Os coxae und der Membrana obturatoria. Die Fasern dieses Muskels konvergieren zur Incisura ischiadica minor, um dort umzubiegen und am Trochanter major bzw. in der Fossa trochanterica femoris zu inserieren. (Innervation: Rami musculares des Plexus sacralis.)

Der Musculus piriformis, ebenfalls dreieckig, entspringt von der Fascia pelvina oss. sacri. Seine Fasern verlaufen konvergierend durch das Foramen ischiadicum majus nach vorn und lateral zur Spitze des Trochanter major femoris. (Innervation: Rami musculares des Plexus sacralis.)

Die Musculi obturatorii und piriformes, die sich schräg gegenüberliegen, umspannen einen Raum, der sich nach unten zu etwas verjüngt. Durch diese Anordnung erhalten sie eine besondere geburtsmechanische Bedeutung.

Die Muskulatur des Beckenbodens, des Diaphragma pelvis, wird von dem Musculus levator ani, der in Form eines umgestülpten Daches den Beckenraum nach unten abschließt, gebildet.

Dieser Muskel läßt sich in je einen Musculus pubo-ilio-ischio-coccygeus trennen; man spricht auch von der Portio pubica und Portio iliaca des Levator ani und dem Musculus ischio-coccygeus. Diese Muskeln liegen eng aneinander und decken sich teilweise, so daß in der Tat auf jeder Seite eine in sich abgedichtete Platte entsteht, die als einheitliches Gebilde zusammen besprochen werden muß.

Jede Hälfte des Levator ani nimmt ihren Ursprung von einer bogenförmigen Faszienverdickung, die über dem Musculus obturator internus gelegen ist und von der Spina ossis ischii zur Symphyse verläuft (Arcus tendineus levatoris ani).

„Die von der seitlichen und vorderen Beckenwand kommenden Fasern verlaufen derart, daß die weiter rückwärts entspringenden nahezu transversal ziehend die Spitze des Os coccygis bzw. die Raphe erreichen, während die vorderen Fasern um so mehr sagittal verlaufen, je weiter vorne die betreffenden Muskelbündel entspringen. Dabei zeigt sich, daß die hinten gelegenen Fasern in leicht perinealwärts konvexem Bogen ziehen, während die vorderen Fasern steil perinealwärts absteigen. Sie umgreifen dabei Urethra, Vagina und Rektum vollkommen.

Diese eigentümliche Anordnung der einzelnen Anteile des Levator ani bringt es mit sich, daß man an ihm einen hinter dem Rektum gelegenen Abschnitt unterscheiden kann, der einheitlich ist, Levatorplatte, während der vordere Anteil in zwei Schenkel gespalten, Crura m. levatoris, einen sagittal gestellten Spalt umschließt, den Hiatus des Levator ani. Durch ihn treten Urethra, Vagina und Rektum nach außen" (J. Tandler).

Innerviert wird diese Muskelplatte von einem besonderen Nervenast des Plexus sacralis. (Bei Besprechung der Physiologie werde ich noch auf das Diaphragma pelvis zurückkommen müssen.)

III. Der gewebliche Aufbau der Bänder der weiblichen Genitalorgane.

Zur Ergänzung der bisherigen anatomischen Betrachtung bedarf es noch einer kurzen Untersuchung des feineren geweblichen Aufbaus des Bandapparates und des Beckenbindegewebes.

a) Das Ligamentum rotundum.

Das Ligamentum rotundum, welches entwicklungsgeschichtlich eine Sonderstellung einnimmt, unterscheidet sich auch in seiner Struktur scharf von den übrigen „Bändern". Von der Vorderseite des Uterus dicht unterhalb der Einmündungsstelle der Tube ausgehend, zieht es im Bogen lateral und aufwärts zum Leistenkanal (intraperitonealer oder intrapelviner Abschnitt), durchläuft diesen Kanal (intrakanalikularer Abschnitt), tritt am Anulus inguinalis subcutaneus aus und splittert sich (extraperitonealer oder extrapelviner Abschnitt) im Gewebe des Mons pubis und der Labia majora (Fasern zum Periost des Schambeins) auf. Da es a priori mit dem Gekröseanteil des unteren Abschnittes des Müllerschen Ganges nichts zu tun hat, führt es auch keine Gefäße zum Uterus, sondern wird von den uterinen Gefäßen und Nerven (im Leistenkanal gesellen sich Äste des Nervus spermaticus externus hinzu) mit versorgt.

Mit der Ausdifferenzierung der Gebärmuttermuskulatur treten auch am uterinen Fußpunkte des Ligamentum rotundum glatte Muskelfasern auf, während der in der Bauchwand gelegene Ligamentabschnitt eine Beimischung quergestreifter Muskulatur (Musculus cremaster internus) erhält (O. Frankl, Lubosch). Beim neugeborenen Mädchen ist bereits das Band als ein drehrunder

Muskelstrang ausgebildet. Die meistens zarten inneren Muskelbündel werden umsponnen von einem locker gefügten interstitiellen Bindegewebe. Die etwas massigeren äußeren Muskelbündel werden an der Peripherie umschlossen von einem zarten subserösen Bindegewebe, über das sich das Peritoneum als Serosa herüberschlägt. Bei der erwachsenen Frau sind die Muskelbündel mächtiger (s. Abb. 10), besonders die äußere Lage enthält breite feste längsverlaufende Muskelstränge. Das interstitielle Gewebe ist dichter geworden und reich an elastischen Fasern (s. MORALLER-HOEHL, ROBERT MEYER). Die Beimengung quergestreifter Muskelfasern im Leistenkanal ist zumeist spärlich. Der letzte Abschnitt, der sich im subkutanen Gewebe aufsplittert, besteht fast nur noch

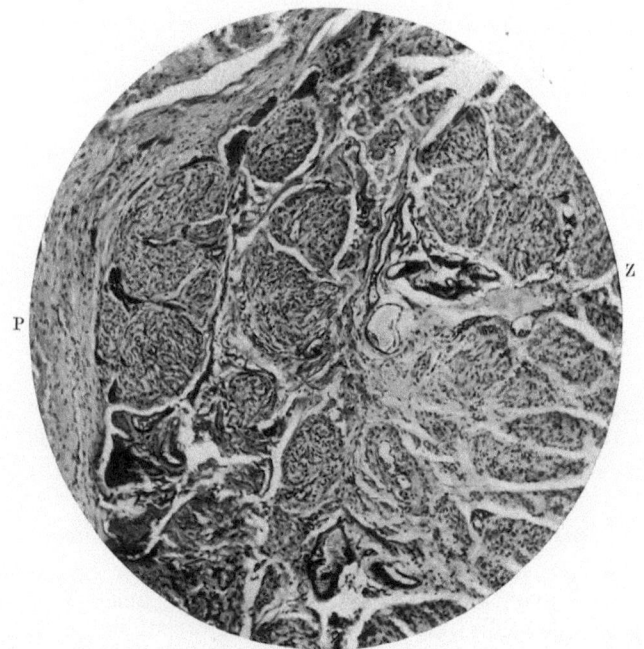

Abb. 10. Ligamentum rotundum einer erwachsenen Frau. 1 cm vom uterinen Fußpunkt entfernt. Muskelzüge sehr breit und derb. P Peripherie; Z Zentrum. (Material aus der Universitäts-Frauenklinik, Marburg.)

aus Bindegewebe und elastischen Fasern. Umsponnen von einem feinen Venenplexus, wird das Band begleitet von einem Lymphstrang, der sowohl mit den iliakalen als auch mit den inguinalen Lymphknoten Verbindungen unterhält. Dieser Lymphstrang stellt die Kommunikation dar zwischen den Lymphgefäßen des Corpus uteri und den Noduli lymphatici inguinales externi. Während H. BAYER annahm, daß die glatten Muskelfasern zur Gebärmutterwand hinziehen und sich mit der Uterusmuskulatur zur äußeren Muskelschicht (Paramyometrium) verdichten, ist man heute allgemein der Ansicht, daß die Ligamentmuskulatur nicht zum Uterus hinstrahlt, sondern daß umgekehrt die Uterusmuskulatur sich in die Ligamente fortsetzt. „Die Ligamente stellen Verankerungen des Myometriums in der Nachbarschaft vor, die nur in bestimmten Augenblicken beansprucht werden" (J. TANDLER). Uterus und die beiden Ligamenta rotunda bilden bereits bei der Neugeborenen funktionell und morphologisch eine Einheit. Mit der postfetalen Involution des Uterus werden auch die runden Mutterbänder zurückgebildet. Zur Zeit der Pubertät werden sie wieder mächtiger. In der Schwangerschaft hypertrophiert die Ligamentmuskulatur, unter der Geburt setzt sich jede Kontraktion des Uterus auf sie fort, im Wochenbett halten sie mit der puerperalen Involution des Uterus gleichen Schritt. Nach dem Klimakterium atrophieren sie.

b) Das Ligamentum ovarii proprium.

Das Ligamentum ovarii proprium bildet beim neugeborenen Mädchen eine einfache Bauchfellfalte, die neben Gefäßen nur an ihrer uterinen Ansatzstelle glatte Muskelfasern besitzt. Am Keimdrüsenpol enthält das Ligament mitunter derbe Bindegewebszüge und Ausläufer des Keimdrüsenparenchyms. Bei der erwachsenen Frau sind die Befunde nicht einheitlich. Zuweilen ist das Band zu einem derben rundlichen Strang verdickt, der reichlich glatte, längsgerichtete, parallel verlaufende Muskelfaserbündel aufweist. Auch diese Muskelfasern sind zum Teil Ausläufer der Gebärmuttermuskulatur.

c) Das Ligamentum ovarico pelvicum — infundibulo pelvicum.

Das Ligamentum ovarico pelvicum — infundibulo pelvicum oder besser, wie TANDLER sagt, die Plica vasorum — ist nur eine Bauchfellfalte, in deren lockerem Bindegewebe die Spermatikalgefäße, Lymphstränge und Nerven verlaufen zur Versorgung der Keimdrüse und der Tube. Diese Plica vasorum geht über in die kraniale-laterale freie Kante des Ligamentum latum.

d) Das Ligamentum latum.

Das Ligamentum latum (auf Sagittalschnitten keilförmig — Abb. 11), welches nach oben mit der Tube abschließt, stellt in seinem kranialen Abschnitt nur eine einfache Bauchfellduplikatur dar, die dorso lateral in die Plica vasorum ausläuft.

1. Der kraniale Abschnitt des Ligamentum latum.

Dieser Abschnitt, der zum Durchströmungsgebiet der Spermatikalgefäße gehört und neben den Gefäßen und Lymphsträngen auch Nerven enthält, bleibt zeitlebens ausgefüllt mit lockerem Bindegewebe und einigen wenigen glatten Muskelfasern. In dem zwischen Tube, Ligamentum ovarii proprium und Hilus ovarii (Mesosalpinx oder Ala vespertilionis) gelegenen Abschnitt lassen sich aber eine Reihe von Schläuchen nachweisen, die embryonale Gewebsreste darstellen, welche von WALDEYER Epoophoron genannt wurden. Dieses **Epoophoron** — Pars epigenitalis nach FELIX, Parovarium und Nebeneierstock der älteren Autoren (z. B. KOBELT) oder nach seinem ersten Beschreiber auch als ROSENMÜLLERsches Organ bekannt — besteht aus einem der Tube parallel verlaufenden Längsschlauch, dem Ductus longitudinalis (Ductus GARTNERI-WOLFFscher Gang) und einer Reihe parallel oder fächerförmig angeordneter querverlaufender Schläuche (Ductuli transversi), die vom Hilus ovarii durch das Mesovarium hindurch zum Längsschlauch hinziehen. Längsschlauch und Querschläuche zeigen nicht immer eine einheitliche organähnliche Anordnung. Oft ist der Ductus longitudinalis unterbrochen oder nur sehr kümmerlich ausgebildet. Mitunter aber erreicht dieser Längskanal die Uteruskante (KLEIN). Ein Teil der Querschläuche mündet häufig nicht in den Längskanal ein, sondern endet blind (Abb. 12). Die Vielgestaltigkeit der Epoophoronkanälchen weist darauf hin, daß wir es mit rudimentären Gewebsanteilen zu tun haben, die funktionell für die Frau bedeutungslos sein dürften. Entwicklungsgeschichtlich handelt es sich um embryonale Gewebsreste, die dem kranialen Abschnitt des WOLFFschen Körpers angehören. Die mikroskopischen Untersuchungen (AMPT, BALLANTYNE, BECKER, BÜHLER, v. FRANQUÉ, GEBHARD, KÖLLIKER, ROBERT MEYER, NAGEL, RIELÄNDER, SCHAFFER, TOURNEUX,

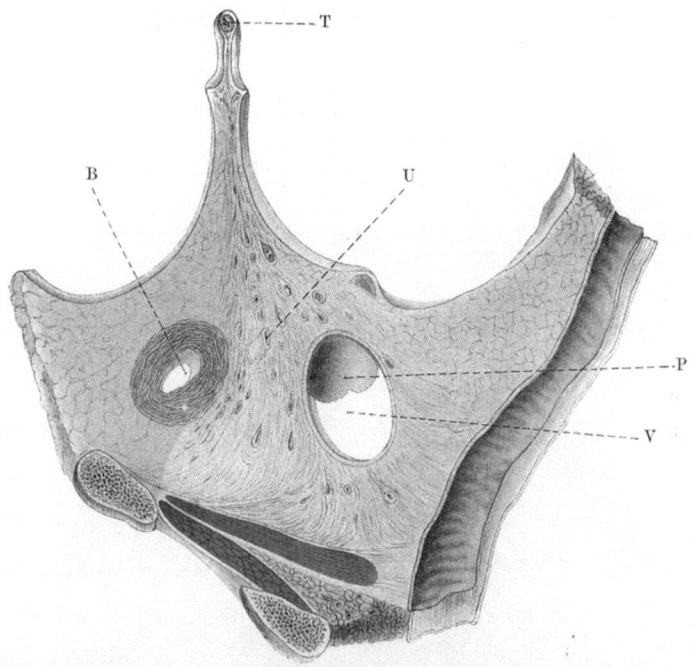

Abb. 11. Lateraler Sagittalschnitt. (Nach W. A. FREUND: Gynäkologische Klinik.) Das Ligamentum latum ist hart an seinem uterinen Ansatz getroffen. Die Vagina (V) ist angeschnitten. Die Portio (P) dadurch sichtbar geworden. Die Blase (B) mit einem Seitenzipfel getroffen. Der Ureter (U) durchdringt das Gewebe. Die Tube (T) bildet die Spitze dieser Dreiecksfigur.

WALDEYER, WICHMANN u. a.) ergaben, daß die zumeist engkalibrigen Kanälchen ausgekleidet sind von einem kubischen bis niedrig zylindrischen Epithel, welches

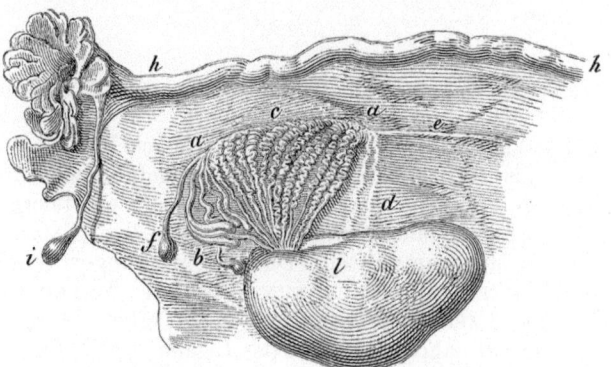

Abb. 12. Der Nebeneierstock (Epoophoron). [Aus KOBELT: Der Nebeneierstock des Weibes, Heidelberg 1847.] Von a — a Ductus epoophori longitudinalis = persistierender Teil des WOLFFschen Ganges (c), lateral biegt er fast im rechten Winkel nach unten um und endet häufig mit einer kleinen Zyste (f); medianwärts ist dieser Kanal obliteriert (e). Zwischen a und a sieht man die Ductuli transversi (etwa 6—20 gewundene Kanälchen); lateralwärts enden solche Kanälchen frei in Zysten (b) (Analogon gestielte Hydalide am Kopf der Nebenhoden); medianwärts liegen ebenfalls 2 obliterierte Kanälchen (d); h Tube; i gestielte Hydatide (Nebentube); l Ovarium.

mitunter sogar hochzylindrisch sein kann und zuweilen Flimmerhärchen trägt. Neben den engen Schläuchen kommen nicht selten dilatierte Schläuche und sogar Zysten vor. Die sich gegen die kernarme Umgebung scharf absetzende Tunika ist verschieden dick. Beim neugeborenen Mädchen besteht sie aus zwei, mitunter auch aus drei Schichten spindeliger Bindegewebszellen mit geringer Muskelfasereinlagerung. Bei der erwachsenen Frau ist die Muskulatur oft sehr reichlich. Der Verlauf der Gewebselemente der Tunika ist stets zirkulär, nur wenige Fasern sind längs gerichtet (Abb. 13). Die Ductuli transversi lassen sich zuweilen bis in den Hilus ovarii hinein verfolgen (WALDEYER, KÖLLIKER, v. FRANQUÉ, J. WALLART). Bei alten Frauen sind die Epoophoronkanälchen nur noch recht dürftig. Das Epithel ist niedrig, die Muskulatur fast ganz geschwunden.

Zwischen den Ästen der Vasa spermatica liegen ebenfalls dünne, leicht gewundene, kurze Kanälchen, das

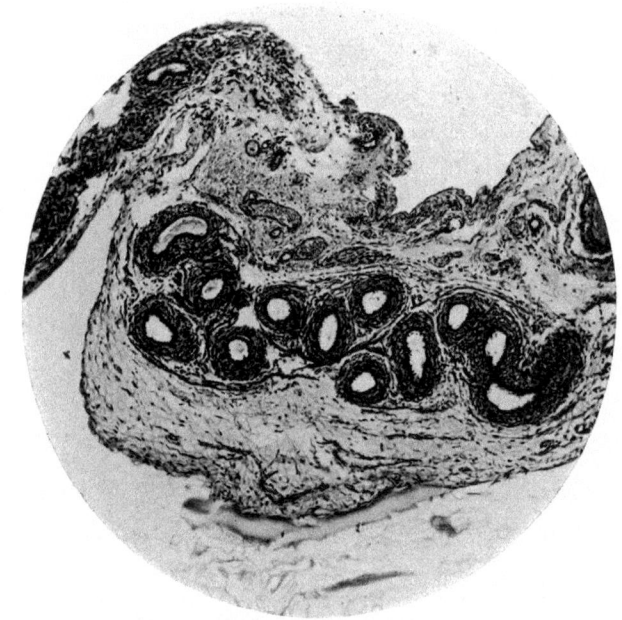

Abb. 13. Epoophoronkanälchen in der Mesosalpinx. (Eigenes Präparat.)

Paroophoron (WALDEYER) — Pars paragenitalis nach FELIX —. Auch diese Schläuche müssen als embryonale Organreste aufgefaßt werden. Während das Epoophoron dem kranialen Abschnitt der Urniere entstammt, stellt das Paroophoron Reste des kaudalen Urnierenabschnittes dar (FELIX). Die Lage des Paroophoron war lange umstritten. Die Untersuchungen von WALDEYER, BALLANTYNE und WILLIAMS, TOURNEUX, ROBERT MEYER, RIELÄNDER, SWITALSKI, ASCHOFF, CZERNY, FELIX u. a. haben aber gezeigt, daß diese Schläuche zumeist lateral nahe der Wurzel des Ligamentum latum, dicht hinter dem vorderen Blatte des breiten Mutterbandes zwischen den Ästen der Arteria spermatica zu suchen sind (Abb. 14). Diese auf den ersten Blick befremdende Lage hängt mit dem Tiefertreten der Adnexe und der damit mehr lateralwärts gerichteten Verschiebung der Wurzel des Ligamentum latum zusammen (ROBERT MEYER).

Bei Neugeborenen besteht das Paroophoron noch aus Schläuchen und Glomeruli. Ebenso wie das Epoophoron ist auch das Paroophoron morphologisch ungeordnet, organunähnlich. Die Kanälchen bilden oft unentwirrbare Knäuel, oft sind sie verschlossen, ganz selten erweitert. Die engen Lichtungen werden von einem einreihigen kubischen Epithel ausgekleidet. Die Tunika ist nur schwach entwickelt. Die Glomeruli fehlen häufig. Nach der Geburt verschwinden sie mehr und mehr. Bei Kindern findet man nur noch kümmerliche Reste in Form von Zystchen, die mitunter noch zwei oder drei Büschel lockeren rundlichen Gewebes enthalten, oder Plattenepithel- bzw. verhornte Epithelkugeln mit nicht eisenhaltigem Pigment (RIELÄNDER). Die Rückbildung erfolgt sehr schnell. Bereits nach dem 5. Lebensjahr sind diese Urnierenreste zum größten Teil verschwunden. Der Rückbildungsprozeß beginnt zumeist mit dem Verschwinden der Glomeruli (ROBERT MEYER, RIELÄNDER). Bei einer erwachsenen Frau fand RIBBERT im Ligamentum latum eine Epithelkugel; ROBERT MEYER,

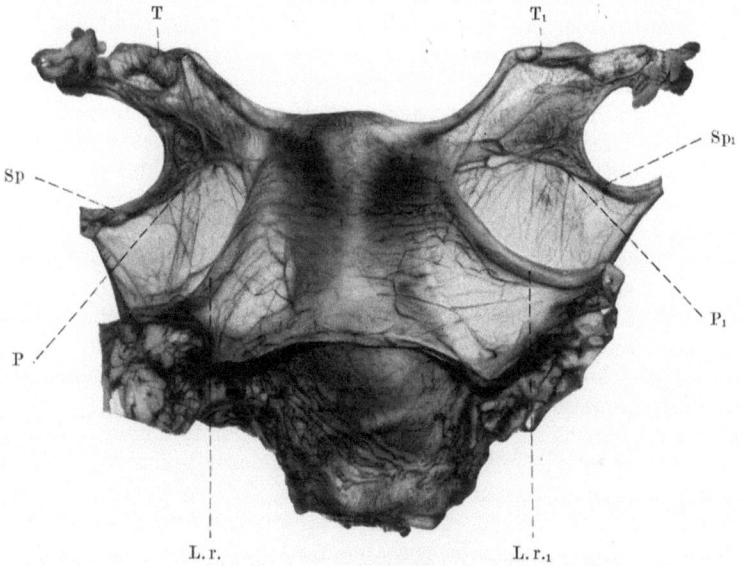

Abb. 14. Genitalorgane eines neugeborenen reifen Mädchens von vorne gesehen. P und P₁ Lage der Paroophoronschläuche; T und T₁ Tuben; Sp und Sp₁ Spermatikalgefäße; L. r. und L. r.₁ Ligamenta rotunda. (Eigenes Präparat.)

RIELÄNDER und andere Autoren haben bei Erwachsenen nie Reste des Paroophoron angetroffen.

Neben diesen Gebilden finden sich zuweilen noch andere Gewebsreste, die ebenfalls von den Urnieren bzw. dem Urnierengang stammen. Der GARTNERsche Gang, der parallel zur Tube verlaufende Hauptkanal des Epoophoron, erreicht nur ausnahmsweise den Uterus. Häufiger schon findet man Reste des Urnierenganges im Ligamentum latum (ROBERT MEYER). Diese Reste — Bruchstücke eines engen Schlauches oder gewundener dickwandiger Schläuche — reichen oft bis zum basalen Teil des Ligamentum latum (dem eigentlichen Parametrium) herunter, um in Höhe des inneren Muttermundes in die Uterussubstanz einzutreten.

In der Mesosalpinx inserieren zuweilen blindendende Kanälchen mit Muskelmantel und Flimmerepithel, die zum Teil wohl als pathologische Nebentuben, zum Teil aber als Derivate der Urniere — der Epoophoronkanälchen — aufgefaßt werden müssen. Solche bläschenförmige Gebilde — MORGAGNIsche Hydatiden — finden sich auch ganz selten nahe der Basis des Eierstockes.

Nebennierenrindenknötchen. Neben den bisher beschriebenen embryonalen Gewebselementen kommen aber auch Nebennierenrindenknötchen vor. Versprengungen von Nebennierenrindenkeimen, wie sie MARCHAND (1883) zum

ersten Male beschrieben hat, sind so häufig, daß sie z. B. Schmorl in 92%
aller Sektionsfälle feststellen konnte. Solche Knötchen findet man in der
näheren und weiteren Umgebung der Nebenniere, entlang den Venae spermaticae — also im retroperitonealen Raum — bis hinab ins Ligamentum latum
bzw. in die Genitalregion; bei männlichen Früchten am Samenstrang zwischen
Hoden und Nebenhoden, im Rete testis und in der Paradidymis (Aschoff,
Bayer, Beneke, Graupner, Marchand, Robert Meyer, Morgagny,
H. O. Neumann, L. Pick, Poll, Rossa, Ulrich, Vernay, Wallmann,
Weyler u. a.). Gelegentlich wurden Nebennierenrindenzellen auch im Eier-
stock gefunden (Debeyre, v. Winiwarter, Marchetti, Lodi, Robert Meyer,
O. Reichelt).

Derartig versprengte Nebennierenrindenkeime sind makroskopisch schon
leicht zu erkennen, da sie als hirsekorn- bis linsengroße, gelbliche Knötchen
auffallen. Im weiblichen Genitalapparat liegen sie zumeist zwischen den Blättern
des Ligamentum latum und im Ligamentum ovarii proprium. Bei Neugeborenen
können sie so häufig beobachtet werden, daß sie fast zum normalen Befund
gerechnet werden müssen. Selbst in dem Atlas der normalen Histologie der
weiblichen Geschlechtsorgane von Moraller - Höhl - Robert Meyer werden
sie erwähnt und abgebildet, obwohl unter allen Umständen eine derartige
Gewebsaberration etwas Pathologisches darstellt. Wenn auch der morphologische Aufbau dieser versprengten Nebennierenrindenkeime, speziell im Bereich
der weiblichen Genitalorgane, fast durchweg der gleiche ist, so findet man doch,
wenn man selbst Gelegenheit hat, eine größere Anzahl derartiger Knötchen
zu untersuchen, morphologische Unterschiede, als einmal die Zona fasciculata,
ein andermal die Zona reticularis mit lipoidhaltigen Zellen und schließlich ganz
selten die Zona glomerulosa überwiegt.

Nach den Untersuchungen von Robert Meyer findet man am häufigsten
in den akzessorischen Knötchen die Zona fasciculata, gar nicht so selten die
Zona reticularis, selten dagegen eine deutliche Zona glomerulosa. Alle drei
Schichten gut ausgeprägt sieht man nur bei Feten, während bei Erwachsenen
zumeist nur die Zona fasciculata vorhanden ist.

Die Knötchen werden von einer faserreichen bindegewebigen Kapsel umgeben.
Die radiären Venenzweige sammeln sich zu einer Zentralvene, welche durch
eine Art Hilus das Knötchen verläßt; kleine arterielle Gefäße dringen von der
Peripherie her ein. Bekannt ist, daß man derartige Versprengungen weit
häufiger bei Neugeborenen als bei älteren Individuen findet. In 60 Genital-
organen von neugeborenen Mädchen sah ich 19mal solche Nebennierenrindenknötchen (9mal doppelseitig) im oberen Abschnitt des Ligamentum latum,
also im Versorgungsgebiet der Arteria spermatica. Ein Knötchen fand ich im
Ligamentum latum eines 3jährigen Mädchens; einmal konnte ich gleichzeitig
2 Knötchen auf derselben Seite bei einer 14jährigen feststellen; ferner untersuchte ich ein Knötchen im Ligamentum ovarii proprium einer 16jährigen,
und schließlich beobachtete ich je ein Knötchen bei einer 20-, 26- und 35jährigen
Frau. Da ich seit Jahren auf diese Versprengungen achte und unser ganzes
Operationsmaterial auch auf derartige Nebennierenrindenkeime hin unter-
suche, muß man wohl — wie dies von allen Seiten angenommen wird — sich
dahin äußern, daß im Laufe der Entwicklungs- und Wachstumsjahre diese
embryonalen Knötchen meistens zugrunde gehen. So konnte denn Aschoff
zeigen, daß diese Nebennierenrindenkeime in dieser Zeit degenerieren und
atrophieren.

Auch R. Meyer konnte als Zeichen solcher Degeneration starke Rundzelleninfiltrate nachweisen. Zentrale Degeneration der Parenchymzellen mit bindegewebiger Substitution fanden auch wir ausgedehnt bei den Knötchen der

16—20- und 35jährigen, während bei der 14jährigen die zentralen Einschmelzungsprozesse nicht deutlich zutage traten. Bei Neugeborenen fanden sich in unserem Material nie derartige Veränderungen im Zentrum.

Im allgemeinen also teilen auch diese Knötchen das Schicksal fast aller embryonalen Keimversprengungen, indem sie als ortsfremde Gewebsanteile später zugrunde gehen.

Zur Histogenese derartiger Versprengungen äußert sich ROBERT MEYER, daß aus der Tatsache, daß beim Menschen zwischen der Anlage der Keimdrüse und der Nebenniere gar kein Raum übrig ist für mehrfache Nebennierenanlagen, wohl geschlossen werden muß, daß es sich bei der unmittelbaren Nachbarschaft von Keimdrüse und Nebenniere um eine passive Versprengung infolge des Deszensus handelt. Schwierigkeiten dürften nur dann bei dieser grundsätzlichen Erklärung entstehen, wenn in diesen Knötchen Marksubstanz nachgewiesen werden kann, und dieser Nachweis dürfte nach ROBERT MEYER und ASCHOFF nur dann stichhaltig sein, wenn chromaffine Substanz (GRAUPNER, AICHEL, PICK) gefunden wird. Außerdem hat ROBERT MEYER den Nachweis erbracht, daß bei normalem Entwicklungsvorgange eine gleichzeitige Versprengung von Mark- und Rindensubstanz mit den Keimdrüsen ausgeschlossen ist, da bei menschlichen Embryonen der Deszensus viel früher eintritt, als die Sympathikuszellen in die Nebenniere gelangen. Was den Befund von chromaffiner Substanz

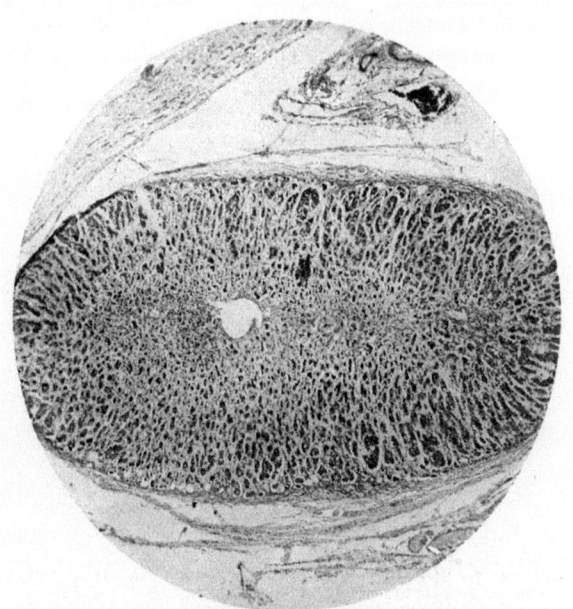

Abb. 15. Nebennierenrindenknötchen in der Ala vespertilionis eines 16jährigen Mädchens. Im Zentrum bereits Parenchymzellen durch Bindegewebe substituiert. (Nach H. O. NEUMANN, Arch. Gynäk. **131**, 576.)

in der Nähe von versprengten Nebennierenrindenkeimen anbetrifft, so dürfte es sich dabei wahrscheinlich um Paraganglienzellen handeln, die ja dem Nebennierenmark morphologisch gleich erscheinen, da beide Zellarten vom gleichen Mutterboden, nämlich vom Sympathikus abstammen. So haben denn auch ROBERT MEYER und ASCHOFF die von AICHEL als Nebennierenmark gedeutete Substanz als Paraganglien erklärt.

Derartige Zellen mit chromaffiner Substanz kommen aber auch ohne die typischen Nebennierenrindenknötchen im Ligamentum latum und im Hilus ovarii vor.

Die sympathikotropen Zellen oder die Hiluszellen des Ovariums. Außer AICHEL (1900) haben bereits ASCHOFF (1903) und RIELÄNDER (1904) bei neugeborenen Mädchen Zellen nachweisen können, die morphologisch innige Beziehungen zu den Nervenfasern aufwiesen. Die Lage und Anordnung ließ daran denken, daß es sich um Paraganglienzellen (A. KOHN) handelt. 1907 wiesen BUCURA und 1910 HANS v. WINIWARTER chromaffine Substanz in solchen Zellen nach. 1923 fand L. BERGER in diesen Zellen REINKEsche Kristalle, er verglich die Zellen mit den extraglandulären Leydigschen Zwischenzellen des Hodens und prägte, um ihre Beziehungen zum sympathischen System zum Ausdruck zu bringen, den Namen sympathikotrope Zellen. 1925 konnte H. O. Neumann solche Zellen zeigen. 1927 haben J. Wallart und 1928 Alfred Kohn über diese besonderen Zellelemente berichtet. 1929 wurde das Thema sympathikotrope Zellen bzw. Hiluszellen des Ovariums lebhaft erörtert von L. Berger, J. Wallart, H. O. Neumann, Dorsey-Brannan, Pawlowski, A. Kohn gab diesen Zellen die Bezeichnung Hiluszwischenzellen des Ovariums, da er sie für identisch erklärte mit den Leydigschen Hodenzwischenzellen. Da die Herkunft und die Bedeutung dieser eigenartigen Zellen noch nicht einwandfrei geklärt ist, muß ich auf die einzelnen Bearbeitungen verweisen. Aichel, Aschoff, Bucura, v. Winiwarter, Wallart und H. O. Neumann halten diese epitheloiden Zellen für besondere parasympathische Elemente.

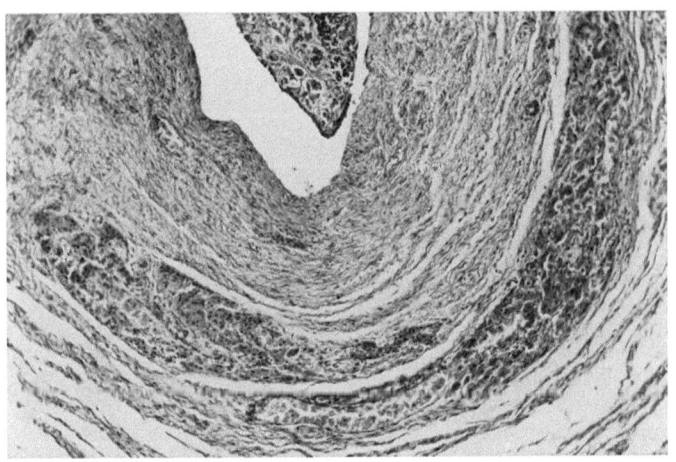

Abb. 16. Im Mesovarium eines neugeborenen Mädchens wird ein Nervenstamm von zahlreichen in Reihen angeordneten epitheloiden Zellen begleitet. Auf der Abbildung sieht man den bogenförmigen Verlauf des Mesovariums. Im Gesichtsfeld oben ein Teil des Ovariums. (Nach H. O. Neumann, Arch. Gynäk. 136, 561, Abb. 1.)

L. Berger und Alfred Kohn sehen in diesen Zellen den Leydigschen Hodenzwischenzellen homologe Elemente.

Es handelte sich um eigenartige, bei Erwachsenen um etwa 15—20 μ große Zellen, die oft in Reihen angeordnet die Nervenstämmchen des Hilusgebietes des Eierstockes begleiten oder sie sogar umscheiden. Man findet neben einfachen Reihen auch mehrere parallel zueinander verlaufende Zellsäulen. Mitunter sieht man diese Zellen in Knötchenform zu einem Haufen zusammenliegend, z. B. in Gabelungen der Nervenäste, oder auch in Haufen und vereinzelt mitten im Nervengewebe. Die Kerne, zumeist rund, sind durchschnittlich 8 μ groß und enthalten ein oder zwei Nukleoli. Bei der gewöhnlichen Betrachtung fällt ohne weiteres auf, daß der Zelleib mitunter homogen, mitunter schaumig, mitunter aber auch krümelig und körnig ist. Ab und zu findet man auch mehr oder weniger große Bläschen. Die Form dieser Zellen ist rund, vieleckig oder abgeplattet durch die besondere Lagerung zueinander. Die Zellgrenzen sind oft deutlich, oft aber auch verwischt. Trotz der Vielgestaltigkeit macht solch ein Komplex zumeist einen organoiden, eintönigen Eindruck. Die Ähnlichkeit mit den Zellen des Nebennierenmarks ist auffallend oder sagen wir besser, es besteht eine morphologische Ähnlichkeit des gesamten Zellkomplexes mit Zellen der innersekretorischen Substanz. Zu diesem Gesamteindruck gesellt sich aber noch die innige topographische Beziehung zum Nervengeflecht — der eigenartige „Neurotropismus", wie BERGER sagt. Zwar findet man mitunter in solchen Knötchen und Strängen auch reichlich Kapillaren, doch hat man stets den Eindruck, daß die geweblichen Beziehungen zu den Nervenfasern eine unverkennbar innigere ist. Sie bilden morphologisch mit ihnen ein zusammenhängendes „sympathikotropes" (funktionelles?) System.

Zur feineren Untersuchung der Morphologie und des Chemismus der Zellen.

L. BERGER sagt: das Aussehen der Zellen ist von Fall zu Fall außerordentlich verschieden, bald etwas größer, bald etwas kleiner usw. Ich habe versucht, in der kurzen Beschreibung ein annähernd treffendes Bild von der morphologischen Verschiedenheit dieser Zellen zu entwerfen. Eine Erklärung für diese Vielgestaltigkeit vermag ich vorerst nicht abzugeben.

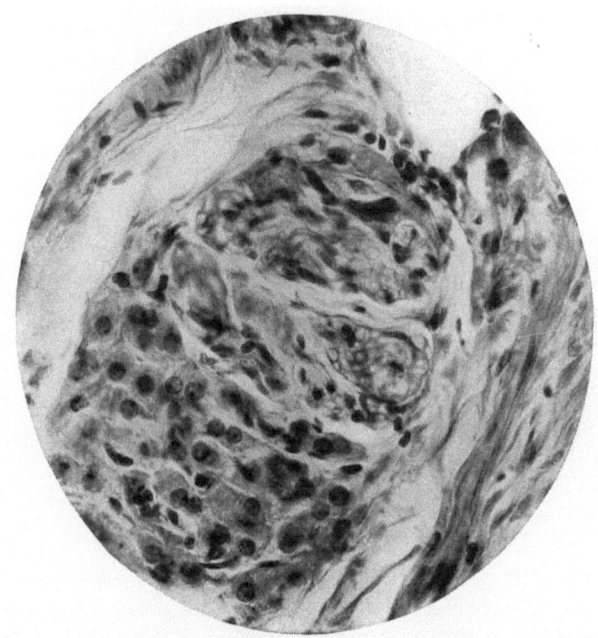

Abb. 17. Knötchenförmig angeordneter Komplex von Hiluszellen bei einer 38jährigen Frau, die 8mal geboren hatte und deren letzte Entbindung erst 6 Monate zurücklag. (Nach H. O. NEUMANN, Arch. Gynäk. **136**, 576, Abb. 13.)

Es wird sich wohl meines Erachtens um verschiedene Funktionszustände handeln, deren zeitliche Abhängigkeit von der Eierstockstätigkeit oder Nerventätigkeit — innersekretorische Tätigkeit oder neurokrine Funktion — noch nicht einwandfrei im einzelnen feststeht.

Für die Topographie gebe ich das Übersichtsbild Abb. 16. Sie zeigt das Hilusgebiet bzw. Mesovarium eines Neugeborenenovariums. Auf Abb. 17 sehen wir die sympathikotropen Zellen in knötchenförmiger Anordnung. In der folgenden Abb. 18 begleiten und umscheiden sie den Nervenast.

Nun zu den Einzelheiten und den Protoplasmaeinschlüssen. Färbungen: Das Protoplasma färbt sich mit Eosin eigenartig rotviolett, mit VAN GIESON gelbbraun, mitunter in Gefrierschnitten auch gelbrötlich. Negativ fallen aus: jede Schleimfärbung sowie jede Eisen- und Silberreaktion. L. BERGER fand öfters ein fein- bis grobkörniges braunes Pigment in diesen Zellen. Mir selbst sind reichlich gelbbraune Pigmentkörner nur bei den Zellen älterer Frauen und hier besonders bei einer Greisin aufgefallen. Ich habe dieses Pigment demnach als Alters- bzw. Abnutzungspigment gedeutet.

Dann sah L. BERGER in einer „Minderzahl" der Fälle (etwa 10%) im Zelleib kristalloide Einschlüsse von verschiedener Form (zylindrisch, keulen- oder kommaförmig) und Größe. Die großen Kristalloide waren einfach oder höchstens zu zweien vereinigt in einer Zelle vorhanden, die kleinsten bildeten regelrechte Büschel. J. WALLART und A. KOHN haben ebenfalls diese Kristalloide gesehen. L. BERGER vergleicht sie mit den REINKESCHEN Kristalloiden in den Leydigschen Hodenzwischenzellen. Ich selbst habe trotz wiederholter Durch-prüfung meines Materials und trotz besonderer Färbung die Kristalloide bisher nicht gefunden.

Fettgehalt: Berger fand mit Sudan III und Nilblau nachweisbare Fettsubstanzen. „Es handelt sich um doppelbrechende leicht in Alkohol lösliche Lipoide." Wir fanden neben doppelbrechenden Lipoiden auch vereinzelt Neutralfette. Besonders reichlich war der Lipoidgehalt in der Schwangerschaft.

In meinen früheren und auch in meinen jüngsten Bearbeitungen habe ich meine Ansicht dahin formuliert, daß ich diese Zellen für besondere parasympathi-sche Gebilde halte. Eine Meinung, die auch die negativen Ergebnisse, die ich mit der von Wiesel angegebenen Chromierung erzielte, nicht zu erschüttern

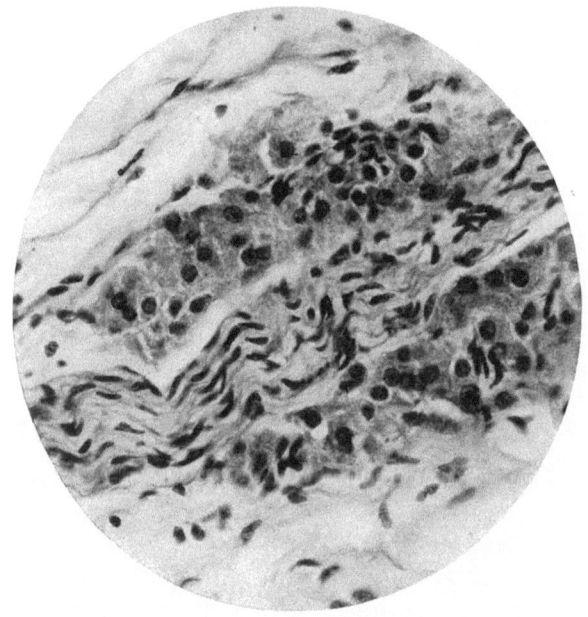

Abb. 18. Ein kleiner Nervenast wird von großen blasig-schaumigen Hiluszellen begleitet. Präparat stammt von einer 25jährigen I parae-Tubargravidität etwa 5. Schwangerschaftsmonat. (Nach H. O. Neumann, Arch. Gynäk. **136**, 580, Abb. 16.)

vermochten. Ganz abgesehen von meinem aus dem Jahre 1923 stammenden Fall, bei dem ich mit der von Schmorl angegebenen Giemsa-Methode nach vorhergegangener Chromierung eine positive Chromreaktion erhalten konnte, habe ich in allen den Fällen, in denen ich die Chromierung versuchte, bis zum Jahre 1928 keine Chrombräunung mehr gesehen. (Ein großer Teil meines Materials war zur Chromierung nicht mehr geeignet, da es in Formalin bereits längere Zeit fixiert worden war.) Es wäre durchaus denkbar, daß mein früherer Fall etwas Besonderes darstellen würde, da sowohl L. Berger als auch A. Kohn, die in den fraglichen Zellen nie chromaffine Substanz haben nachweisen können, zugeben, daß im Ligamentum latum und im Hilus ovarii gelegentlich chromaffine Zellen vorkommen können. Bucura und Wallart dagegen haben die Chrom-bräunung zeigen können.

Ich habe für diese Zellen einen indifferenten Namen vorgeschlagen: Hilus-zellen, besser wäre es noch, wie Pawlowski sagt, diese Zellen Bergersche Hiluszellen zu nennen.

Die systematischen Untersuchungen haben ergeben, daß diese Zellen bei Neugeborenen oft in großen Mengen im Ligamentum latum in Begleitung der

Nervenstämme und im Hilus ovarii nachgewiesen werden können. Während der Kindheit verschwinden sie fast vollständig. Während der Pubertät treten sie wieder auf. In der Schwangerschaft findet sich eine deutliche Vermehrung dieser Zellen. Die Wochenbettsinvolution ist keine vollständige, da man sie bei Vielgebärenden zahlreicher antrifft als bei Nulliparen, Erst- und Mehrgebärenden. Mit zunehmendem Alter läßt sich eine Rückbildung nachweisen und das Auftreten von Eigenpigment-Abnutzungspigment.

Seit der Fertigstellung dieses Beitrages hat sich das Schrifttum über die „Hiluszellen" noch vermehrt. Ich erwähne die Arbeiten von MIGLIAVACCA, WIESER und JOACHIMOVIKS.

Die Gegensätze in den Anschauungen über die Hiluszellen lassen sich aber, wie STIEVE sagt, leicht überbrücken. Es handelt sich höchstwahrscheinlich um zwei verschiedene Zellarten, die von den einzelnen Forschern beschrieben werden. Selbst KOHN gibt ja zu, daß gelegentlich chromaffine Zellen gefunden werden können. Die Bedeutung dieser Zellen ist noch völlig ungeklärt.

2. Der basale Anteil des Ligamentum latum.

Der basale Anteil des Ligamentum latum, das eigentliche Parametrium (VIRCHOW), das Ligamentum cardinale (KOCKS) oder das Ligamentum

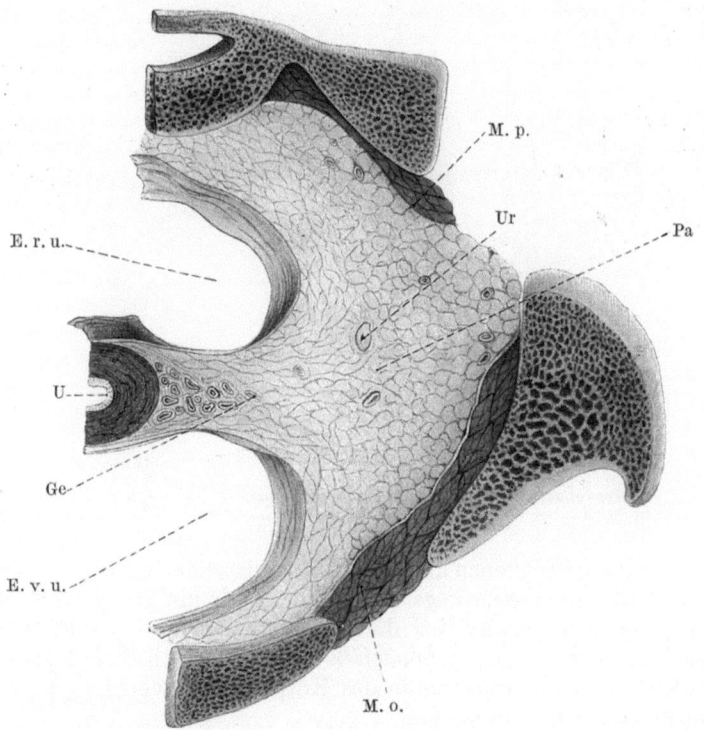

Abb. 19. Horizontalschnitt durch Uterus und Ligamentum latum. (Nach W. A. FREUND: Gynäkologische Klinik.) U Uterus; Pa Parametrium; E. v. u. Excavatio vesico uterina; E. r. u. Excavatio recto uterina; Ge Parametrane Gefäße; Ur Ureter; M. o. Musculus obturator internus; M. p. Musculus piriformis.

transversum colli (MACKENRODT) (Abb. 19), entspricht in seinem morphologischen Aufbau ganz seinen Funktionen. Dieser Abschnitt wird in erster Linie als Gekröseabschnitt angesehen werden müssen. Er stellt jederseits das Durchströmungsgebiet der uterinen Gefäße, die den kaudalen Anteil der MÜLLERschen

Gänge versorgen, dar. Die mikroskopisch nachweisbaren, zum Teil sehr dicht verlaufenden Muskelbündel sind nach MERKEL Geleitbündel der in diesem Ligamentabschnitt verlaufenden Vasa uterina. Die dichte straffe Bindegewebsplatte, die man darunter sieht — durchsetzt von zahlreichen Muskelfasern und reich an elastischen Fasern — gehört der Pars media retinaculi uteri an. Diese bei der erwachsenen Frau nachzuweisenden Gewebsverstärkungen werden beim neugeborenen Mädchen vermißt. Hier findet man nur die muskulären Gefäßscheiden in unmittelbarem Anschluß an die Gefäße selbst. Auch

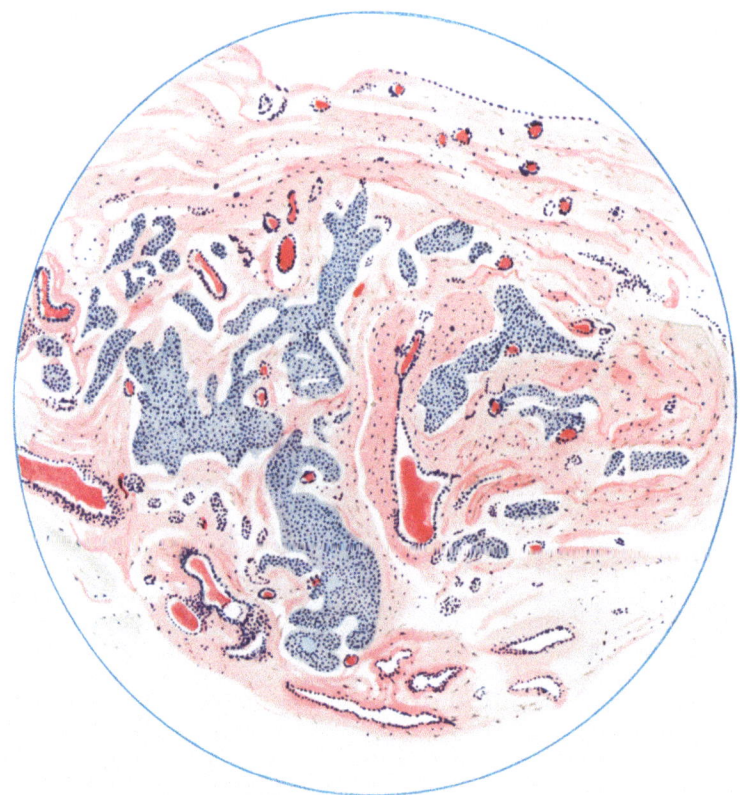

Abb. 20. Mächtiges Nervengeflecht mit zahlreichen Ganglienzellen im basalen Abschnitt des linken Ligamentum latum bei einem reifen neugeborenen Mädchen. (Eigenes Material.)

der Ureter ist bei Neugeborenen an seiner Kreuzungsstelle nur in lockeres Bindegewebe eingehüllt und keineswegs in straffer Verbindung mit den Gefäßen.

Dagegen sieht man bereits bei der Neugeborenen die SAPPEY-CHAMPIONNIÈRESCHEN Lymphknoten (s. Lymphgefäßsystem). Da sich diese Lymphknoten nicht von den übrigen Lymphknoten des Körpers unterscheiden, erübrigt sich eine mikroskopische Beschreibung.

Von weit größerem Interesse sind aber die im Parametrium liegenden Nervengeflechte mit ihren zahlreichen typischen Ganglienzellen (SNOW-BECK, POLLE, FRANKENHÄUSER). Nach FRANKENHÄUSER haben sich eine Reihe namhafter Autoren mit dem Studium dieses nervösen Apparates befaßt (ACCONCI, BLOTEVOGEL, DAHL, DYROFF, GAWRONSKY, HASHIMOTO, v. HERFF, HOOGKAMER, JUNG, E. KEHRER, F. A. KEHRER, KEIFFER, LABHARDT, LINDGRENE, MABUCHI, MEDOWAR, NAIDITSCH, PATENKO, PENITSCHKA, REMACK, SCHABADASCH, SCAMPANI, SPIEGELBERG u. v. a.).

Bei der mikroskopischen Untersuchung der Parametrien und des gesamten perizervikalen und der oberen Abschnitte des perivaginalen Bindegewebes findet man mächtige Nervengeflechte, die Ganglien von bedeutender Größe enthalten. Die seitlichen Nervengeflechte sind bei weitem am stärksten entwickelt (Abb. 20). Ein zweites dichtes aber weniger massiges Nervengeflecht mit Ganglienzellen liegt der Muskulatur des Gebärmutterhalses eng an. Die meisten Nervenfasern dieses Plexus sind marklose Fasern, nur hier und da werden markhaltige angetroffen. Bei neugeborenen Mädchen werden neben reifen ausdifferenzierten Ganglienzellen auch unreife (embryonale Zellen) gefunden. So einfach die Struktur dieser Ganglien bei Neugeborenen ist, so verwickelt ist sie infolge der weiteren Ausdifferenzierung bei Erwachsenen.

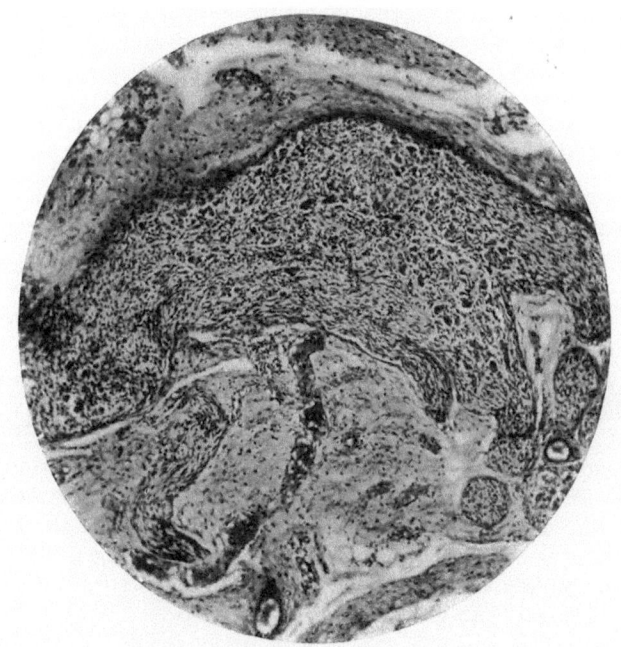

Abb. 21. Ganglienknoten aus einem Nervengeflecht des linken basalen Abschnittes des Ligamentum latum einer Neugeborenen. Kleinere und größere Zellen sind bereits bei schwacher Vergrößerung zu erkennen.

Außer diesen echten Ganglienzellen findet man in den Knoten auch paraganglionäre Elemente, die eine positive Chromreaktion geben. Ihre funktionelle Beziehung zum Sexualzyklus wurde kürzlich erst von BLOTEVOGEL erörtert (s. auch ROBERT SCHRÖDER).

Das von FRANKENHÄUSER als einheitliches Ganglion beschriebene Nervengeflecht stellt aber nach den übereinstimmenden Untersuchungsergebnissen, z. B. von DAHL, NAIDITSCH, PENITSCHKA, PISSEMSKY, RHEIN, ROITH, SINITZIN, mächtige Ganglienlager dar, deren Anordnung so mannigfaltig ist, daß man eine einheitliche Formbeschreibung nicht geben kann. Nach BLOTEVOGEL sollen sowohl beim Menschen als auch beim Tier folgende drei Formen vorkommen:

1. Forma compacta: großes einheitliches Ganglion, welches alle zum Uterus ziehenden Nerven passieren.

2. Forma disseminata: zahlreiche Ganglienzellen, einzeln und in Gruppen angeordnet, begleiten die Nervenbahn auf ihrem Wege zum Uterus.

3. Forma compacto-disseminata: ein größeres Ganglion, welches von einer Anzahl kleinerer „Trabantenganglien" umgeben wird.

Penitschka gibt an, daß die 2. Form besonders bei Kindern angetroffen wird, die 3. Form dagegen in der überragenden Mehrzahl aller Fälle. Die Forma compacta sah er nie. Eigene Untersuchungen, die in erster Linie Neugeborene betreffen, vermögen die Angaben von Penitschka zu bestätigen. Gewöhnlich durchquert ein Hauptnervenzug die gesamten Ganglienlager.

Die Ganglienzellen selbst stellen zumeist große Zellgebilde von verschiedener Form und Größe dar. Mit Hämatoxylin-Eosin färben sie sich rot-violett, das Plasma ist trübe und enthält reichlich basophile Granula (Nissl-Granula). Bereits vom 20. Lebensjahr ab läßt sich im Plasma ein goldgelbes Pigment nachweisen. Während bei Neugeborenen und Kindern viele auffallend kleine Ganglienzellen angetroffen werden, sieht man mit Beginn der Geschlechtsreife sehr viele größere Zellen, sogar solche bis zu 70 μ. Neben einkernigen gibt es aber Zellen, die eine große Anzahl (2—7) Kerne enthalten. Da man solche vielkernigen Zellen besonders häufig bei Neugeborenen und jungen Kindern antrifft, sieht Hashimoto in ihnen Zeichen der Unreife (Abb. 21).

Neben diesen eigentlichen Ganglienzellen finden sich aber auch freie fortsatzlose neurogene Nebenzellen (A. Kohn), die zwischen den nervösen Elementen eingestreut liegen. Die den Ganglienzellen und Nervenfasern unmittelbar angelagerten Nebenzellen bezeichnet Penitschka als Randzellen. Unter diesen nehmen die chromaffinen Zellen (Blotevogel) wieder eine Sonderstellung ein.

Naiditsch hat im Jahre 1930 eingehende Untersuchungen über die nervösen Elemente im Ligamentum latum und im Uterus angestellt. Er weist auf die beiden morphologisch trennbaren Geflechte hin (extra- und juxtamurales Nervengeflecht). Die Nervenzellen beider Geflechte sind nach ihm typische Zellen des autonomen Nervensystems mit stark entwickelten und vielverzweigten Dendriten. Bei Neugeborenen dagegen fand auch er eine große Anzahl kleiner Nervenzellen, die an die embryonalen Nervenzellen bzw. an Neuroblasten erinnern. Naiditsch betont, daß fortlaufende Untersuchungen über die weitere Entwicklung der bei den Neugeborenen angetroffenen Nervenzellen in genügender Menge fehlen. Diese Lücke gilt es noch auszufüllen.

e) Die Ligamenta sacrouterina.

Die Ligamenta sacrouterina stellen beim neugeborenen Mädchen nur einfache Falten — Douglasfalten — dar. Mikroskopisch enthalten sie bei der Neugeborenen nur in unmittelbarer Nähe der Zervix Muskelfasern. In diesen Falten verlaufen Blutgefäße, sympathische Nervenfasern und Lymphgefäße, die mit den Lymphräumen von Rektum und Blase in Verbindung stehen. Bei der erwachsenen Frau sind die Bänder reich an Muskelfasern, die mitunter zu mächtigen Bündeln zusammenliegen, so daß sie als Musculi retractores oder Musculi recto-uterini bezeichnet worden sind. Diese Muskelfasern nehmen ihren Ursprung von der Cervix uteri und der hinteren Scheidenwand. Sie stehen außerdem mit den muskulösen Elementen des basalen Abschnittes des Ligamentum latum in Verbindung. Die Muskulatur wird begleitet von festen Bindegewebsfasern und elastischen Elementen. Wie bereits erwähnt, sind die Bänder verschieden stark ausgebildet. (Auf diese bemerkenswerte Tatsache werde ich noch einzugehen haben bei der Besprechung des Krankheitsbildes der sog. Parametritis posterior chronica.)

C. Physiologie des Bandapparates und des Beckenbindegewebes.

Über die physiologische Bedeutung des Bandapparates (mit Ausnahme der Ligamenta rotunda) als die Gefäße und Nerven führenden Gekröseabschnitte des Genitalapparates ist nie diskutiert worden. Sie ist so eindeutig entwicklungsgeschichtlich und anatomisch begründet, daß allein schon die anatomische Beschreibung genügt, um sie zu verstehen. Im Gegensatz hierzu steht das schier unübersehbare Schrifttum, welches sich mit der Frage beschäftigt, welche Bedeutung den Ligamenten und dem Beckenbindegewebe als Haft- bzw. Suspensionsapparat für die Beckenorgane zukommt. Bereits im ersten Teil dieses Bandes ist ROBERT MEYER auf S. 52 und 57 kurz bei der Besprechung der Anomalien der Haltung und der Lage des Uterus auf diese Frage eingegangen. Es ist nicht notwendig und auch kaum durchführbar, jede einzelne Arbeit, die sich mit dieser Frage beschäftigt, anzuführen, da das Problem in jedem Hand- und Lehrbuch und in jeder Bearbeitung, die sich irgendwie mit den Haltungs- und Lageanomalien des Uterus beschäftigen, näher erörtert oder gestreift wird. Ich werde mich darauf beschränken müssen, die wichtigsten Bearbeitungen herauszugreifen; denn trotz hervorragender anatomischer Forschungen bestehen die Meinungsverschiedenheiten fort. Die Hauptstreitfrage, ob die weiblichen Beckenorgane ihre Lage im Becken durch einen Suspensions- oder einen Stützapparat erhalten, steht heute noch zur Diskussion. Ich verweise auf die neuen zusammenfassenden Bearbeitungen „Die Erkrankungen des Beckenbindegewebes" von ED. MARTIN in Biologie und Pathologie des Weibes von HALBAN und SEITZ, Bd. 5, 1. Teil, 1926; „Lage und Bewegungsanomalien des weiblichen Genitalapparates" von RUD. TH. v. JASCHKE im Handbuch der Gynäkologie von VEIT-STOECKEL, Bd. 5, 1929 (Literaturzusammenstellung 1905—1927) und die „Anatomie und topographische Anatomie der weiblichen Genitalien" von J. TANDLER im Handbuch der Gynäkologie von VEIT-STOECKEL, Bd. 1, I. Hälfte, 1930.

Schon ARNOLD, HOHL, VIRCHOW und B. S. SCHULTZE schrieben dem am Corpus uteri inserierenden Bandapparat den entscheidenden Einfluß auf die Normallage des Uterus zu. Autoren wie z. B. v. ARX, H. BAYER, BELL, EISLER, HODGE, KIWISCH, KLOB, KOCKS, O. KÜSTNER, E. MARTIN, RICHET, SCHATZ, K. SCHROEDER, B. S. SCHULTZE u. a. erörterten lebhaft die Frage, welches der Bänder als wichtigstes Fixationsmittel anzusprechen sei. So sollen nach B. S. SCHULTZE die Retractores uteri = Ligamenta sacro-uterina und die Ligamenta rotunda zusammen mit den Ligamenta vesico-uterina in antagonistischer Wirkung den Uterus in seiner Lage halten. K. SCHROEDER hingegen sah in den Ligamenta lata und den Ligamenta rotunda den Befestigungsapparat für die Gebärmutter. Neben diesen Bändern, denen die verschiedensten Forscher die Rolle als Hauptbefestigungsmittel in wechselnder Reihenfolge zudiktierten, wurde z. B. von E. MARTIN, FRITSCH, K. SCHROEDER und DOLERIS auch dem Uterusparenchym ein wesentlicher Einfluß zuerkannt. W. A. FREUND, v. BARDELEBEN, ZIEGENSPECK, v. WINKEL, FEHLING, FRITSCH und WALCHER lassen auch das am Uterus angeheftete Peritoneum als Befestigungsapparat mitwirken. FRITSCH und FEHLING erklärten sogar, daß die Bedeutung der sog. Bänder des Uterus für die Normallage gleich Null ist. „Von einer Befestigung durch Bänder in gewöhnlichem Sinne kann demnach bei so bedeutender physiologischer Beweglichkeit nicht die Rede sein. Im Gegenteil ist gerade der Zustand pathologisch, wo aus den oben beschriebenen Bändern wirklich ein straffes Band wird" (FRITSCH).

Eine große Stütze erhielt die Lehre von der Bedeutung der Ligamenta lata als Befestigungsapparat durch die Untersuchungen Mackenrodts über die Muskulatur im basalen Abschnitt des Ligamentum latum — des Ligamentum transversum colli. Mackenrodts Ansicht war kurz folgende: der Uteruskörper wird nicht durch seine Ligamente in Anteversion gehalten, sondern verhält sich passiv, folgt der Richtung, welche ihm der obere Teil des Kollum gibt. Seine Lage bestimmt die eigene Schwere und der intraabdominale Druck. Die Ursache für die Normallage des Uterus ist nach ihm in der eigenartigen Befestigung des Kollum an seinem der Fascia pelvis entspringenden Bandapparat zu suchen. Der gleichen Ansicht waren Schatz, Richet, Teilhaber u. a. Diese Autoren haben auch die Meinung vertreten, daß eine Erschlaffung des Bandapparates für die Entstehung der Retroversio flexio uteri verantwortlich gemacht werden muß (s. auch Bumm, Ed. Martin, Hofmeier u. v. a.).

O. Küstner, der sich eingehend mit dem ganzen Problem der physiologischen Bedeutung der Gebärmutterbänder beschäftigt hat, gibt uns im Handbuch der Gynäkologie von Veit (1907) eine Übersicht über die damaligen Meinungsverschiedenheiten und unterscheidet streng zwischen dem Befestigungs- und dem Bewegungsapparat. Zum Befestigungsapparat zählt er den peritonealen Überzug des Uterus, die Fascia pelvis, die faszialen, sehnigen Gebilde der Ligamenta lata uteri, den Beckenboden und den Damm. Als Bewegungsapparat für den Uterus bezeichnet er die glatte Muskulatur in den breiten, runden und Douglasschen Bändern. „Diesen Apparaten kommt eine Art antagonistischer Funktion zu, sofern sie die Aufgabe haben, die Gleichgewichtsverhältnisse normal zu erhalten, Störungen derselben zu korrigieren" (O. Küstner). Was den Bewegungsapparat anbetrifft, so haben sinnreiche Experimente von v. Arx (Körperbau und Menschwerdung, Leipzig 1922) zu beweisen versucht, daß der Uterus infolge seines Eigentonus und seiner funktionellen Abhängigkeit von der Blasenkugel stets in die Normallage zurückkehrt nach Fortfall dislozierender Kräfte (s. die früheren Behauptungen von E. Martin, Fritsch, K. Schröder und Doléris).

Hält man sich an die Gesetze der Dynamik, so scheint es, wie v. Jaschke ausführt, möglich zu sein, daß man zu einer einheitlichen Auffassung der Genese gelangt. Er stellt die Behauptung auf, „daß eine Retroversio des vorher anteflektierten Uterus nur dann entstehen kann, wenn durch irgendwelche Faktoren Gelegenheit geschaffen wird, daß der Bauchdruck auf die vordere Uteruswand, die ihm ja normaliter gänzlich entzogen ist, direkt zur Wirkung kommt"........ In der weitaus überwiegenden Mehrzahl der Fälle wird die vordere Uteruswand dem Angriff des Bauchdruckes nur dadurch zugänglich werden, daß Darm in die normaliter darmfreie Excavatio vesico-uterina eindringen kann. Da nach hydraulischen Gesetzen der Bauchdruck immer senkrecht auf die gedrückte Fläche wirkt, so ist klar, daß danach auf die Vorderwand des Uterus eine Kraft wirken kann, die zunächst die Tendenz hat, den Uterus aufzurichten, später ihn kreuzbeinwärts zu verdrängen und schließlich unter Umständen das Organ nach hinten umzubiegen (Retroflexio). Allgemein ausgedrückt: der auf die vordere Uteruswand wirkende Bauchhöhlendruck sucht den Uterus um eine, etwa durch den inneren Muttermund gelegt gedachte Querachse nach hinten zu bringen. Ob und wieweit das gelingt, hängt freilich ganz von verschiedenen anderen Faktoren ab.

Die physiologischen Schwankungen der Uteruslage, die durch Füllung und Entleerung der benachbarten Hohlorgane Blase und Mastdarm bewirkt werden, sind nur dann möglich, wenn der Tonus der Gebärmutter normal ist. Je nach dem Grade der Tonusverminderung wird der Uterus schneller oder langsamer in seine Ausgangsstellung zurückkehren. Je langsamer sich die Bewegung im Flexionswinkel abspielt, um so besser können Darmschlingen in den zur Mulde gewordenen Raum zwischen Blase und Uterus eindringen.

„Ganz besonders begünstigt wird dieses Eindringen der Därme in die Fossa vesico-uterina, wenn etwa zur Blasenentleerung eine besondere Anstrengung der Bauchpresse notwendig und die Verpackung der Därme aus irgendeinem Grunde schon gelockert ist. All das trifft zu bei der Entleerung der Blase der liegenden Wöchnerin. Hier haben wir einen in der Gegend des inneren Muttermundes noch weichen Uterus von gerade vor der Blasenentleerung stark vermindertem Tonus, dazu häufig noch eine überfüllte Blase, die den Uterus der liegenden Frau an sich schon in eine Mittelstellung drängt, dazu einen erst in Involution begriffenen Bandapparat, der bei relativ so geringfügiger Dislokation keinerlei Bremswirkung auszuüben vermag, schließlich noch oftmals die Notwendigkeit einer besonders starken Anstrengung der Bauchpresse, um überhaupt die Entleerung der Blase im Liegen zu erreichen. All das wirkt zusammen, um gelegentlich Darmschlingen das Eindringen in das Cavum vesico-uterinum zu ermöglichen. Ist das erreicht, dann wird bei jeder weiteren Steigerung des intraabdominellen Druckes immer wieder ein Druck auf die Vorderwand des Uterus ausgeübt; er wird vollends in Retroversion gedrängt und in dieser Lage seine Involution vollenden, ja nicht selten in Retroflexionshaltung übergehen, zumal gerade post partum der Douglassche Raum frei von Darmschlingen ist, während späterhin oft das überfüllte Rektum etwa im Cavum recto-uterinum befindliche Darm-schlingen herausgedrängt und durch die bei starker Mastdarmfüllung erzwungene Elevation den Uterus dem Angriff des Bauchdruckes noch in größerem Umfang zugänglich macht. Wird dann etwa im Anschluß an die Blasenentleerung das überfüllte Rektum entleert, so kann in dem Maße, als dadurch Platz gewonnen wird, der auf die Vorderwand des schon retrovertierten Uterus wirkende Bauchdruck das Korpus vollends in die retroflektierte Haltung pressen" (v. Jaschke).

Mit Halban steht v. Jaschke auf dem Standpunkte, „daß die Druckwirkung des Darmes auf die Vorderfläche des Uterus die wichtigste Komponente für die Entstehung der puerperalen Retroflexio darstellt. Der verminderte Tonus der Bandapparate wie der Uteruswand selbst wirken nur begünstigend". Da die angeborene Retroflexio außerordentlich selten ist, so stellen Rückwärts-lagerungen bei Nulliparae häufig nur ein Teilsymptom einer konstitutionellen Minderwertigkeit dar. Der verminderte Tonus des Uterus und des Bandapparates führen zur Retroflexio durch den auf der Vorderwand lastenden Bauchdruck.

So sieht denn v. Jaschke in dem Tonus-Turgorverlust des gesamten Uterus-Haftapparates (speziell der Ligamenta rotunda und sacro-uterina) und der Uterussubstanz selbst das entscheidende Moment für die Entstehung einer Retroversio flexio uteri.

Halban und Tandler hatten bereits 1907 jeden Abschnitt des Suspensions-apparates einer besonders kritischen Beurteilung unterzogen. 1. Das Peritoneum ist nach ihnen für eine Fixation vollständig ungeeignet. 2. Den Ligamenta rotunda kommt keine Bedeutung für die Suspension der Gebärmutter und die Erhaltung der Uteruslage zu. 3. Den Ligamenta sacro-uterina sprechen sie nur einen gewissen fixatorischen Wert zu, sie sind aber nach ihnen nicht imstande, den Uterus bei gesteigertem Druck in seiner Lage zu halten, sie bilden einen Teil der Bindeglieder zwischen Uterus und Beckenwand. 4. Auch dem basalen Abschnitt des Ligamentum latum wird von ihnen nur eine bedingte Bedeutung als Fixationsapparat zuerkannt. 5. Die Meinung von v. Winkel, Fothergill und Ziegenspeck, das auch den Beckengefäßen eine gewisse Fixationsaufgabe zufiele, wurde widerlegt. Halban und Tandler geben zu, daß alle Gebilde, die zum sog. Suspensionsapparat gehören, d. h. die Ligamente und das Becken-bindegewebe, zusammen genommen befähigt sind, das Gewicht des normalen Uterus zu tragen, daß sie aber nicht in der Lage sind, bei gesteiger-tem intraabdominalen Druck ihn in seiner Lage zu halten. Dieser Suspensionsapparat ist nach ihnen nur in zweiter Linie ein Fixationsorgan, denn er hat als Gekröseabschnitt andere physiologische Aufgaben zu erfüllen. Sie weisen darauf hin, daß sich diese Fixationsorgane in ihrer Architektur

„der prädisponierten phylo- und ontogenetisch bestimmten Lage des Uterus adaptieren, so daß die Fixationsmittel nicht eine Ursache der Lage sind, sondern daß ihre Anordnung als eine Folge der Lage anzusehen ist" (Halban und Tandler). Die Beckenorgane erhalten nach ihnen ihren eigentlichen Halt nur durch die Muskeln des Beckenbodens, d. h. durch das Diaphragma pelvis (Levator ani) und das diesem vorgelagerte Diaphragma urogenitale. In dieser Beckenbodenmuskulatur sehen sie einen Stützapparat, der auch dem stärksten intraabdominalen Druck gerecht wird. Vor Halban und Tandler haben bereits Lesshaft und Ashwell diese Ansicht vertreten. Bald stimmten Dührssen, Hörmann, Heidenhain, Krönig, Latzko, Sellheim, Pankow, Hart Macry, Sturmdorf u. v. a. der Halban-Tandlerschen Lehre bei.

Aber bereits im Jahre 1909 haben E. Bumm und Ed. Martin, die mit älteren Autoren wie H. Freund, Hegar, Hennig, Klob, Mackenrodt, A. Martin, Merkel, Rieffel, v. Rosthorn, Scanzoni, K. Schroeder, Tauffer, Waldeyer u. a. die Auffassung teilten, daß dem muskulären Beckenboden nur eine gewisse unterstützende Bedeutung als Halteapparat zukommt, gegen diese neue Lehre Stellung genommen. Ed. Martin hat sich in vorbildlicher Weise mit dem anatomischen Studium der Ligamente und des Beckenbindegewebes befaßt und dargelegt, daß die Verdichtungszonen, das Retinaculum uteri, infolge ihres geweblichen Aufbaues und ihrer topographischen Anordnung die geeignete Fixation für Uterus und Blase darstellen. Neben diesen Befestigungsmitteln für den Uterus zeigte er auch, daß das Ovarium nur durch das Ligamentum ovarii proprium in seiner Lage beweglich fixiert wird, während dem Ligamentum suspensorium ovarii keinerlei Bedeutung als Fixationsapparat zukommt. Einen untergeordneten Stützapparat für die Beckenorgane sah er in der Hauptsache in den faszialen Bestandteilen des Beckenbodens. Der Muskulatur ist nach ihm keinerlei unterstützende Wirkung beizumessen. Bumm hat auf Grund seiner klinischen Erfahrungen den Schlußfolgerungen von Ed. Martin zugestimmt. Allein schon die Untersuchung an der gesunden lebenden Frau zeigt, daß der Uterus einen besonderen Haftapparat haben muß.

Schaltet man z. B. durch einen großen hinteren Plattenspiegel die Wirkung des Beckenbodens aus, läßt man die Frauen dann pressen und husten, so senken sich Portio und das hintere Scheidengewölbe, durch den elastischen Zug der Ligamente kehren sie nach dem Hustenstoß sofort wieder in die Normallage zurück. Hakt man die Portio an und versucht sie nach abwärts zu ziehen, so folgt sie zuerst leicht, dann schwerer und zuletzt, wenn sich die Portio der Vulva nähert, gar nicht mehr, läßt man los, so zieht sich die Portio von selbst wieder zurück.

Sellheim, dem wir eine Reihe von sehr interessanten und maßgeblichen Untersuchungen über die Befestigungsmittel der Eingeweide und über die Elastizität des Bauches verdanken, sieht im Bandapparat nur ein fakultatives Befestigungsmittel, einen Lückenbüßer, während er die Beckenbodenmuskulatur als den obligatorischen Muskel-Stützapparat anerkennt.

Andere Autoren wie v. Franqué, H. Freund, Liepmann, Lothrop, Menge, Pestalozza u. a. betonen, daß sich die Ansichten von Halban und Tandler sowie von Bumm und Ed. Martin recht wohl vereinigen lassen. v. Jaschke sagt klar auf Grund seiner eigenen Untersuchungen:

„Ich betrachte die gesamte Beckenbodenmuskulatur, den Stützapparat und den Ligamentapparat mit allen Verdichtungszonen des Beckenbindegewebes (Haftapparat) als ein funktionell zusammengehöriges Ganzes und jede Trennung derselben als etwas künstlich Herbeigeführtes. Wenn man aber schon analytisch diese beiden Bestandteile trennen will, dann muß ich nach dem, was ich sehen und fühlen kann, in allen

Fällen dem Stützapparat die größere Wertigkeit zuerkennen. Insofern kann man den Stützapparat als das obligate Befestigungsmittel des Genitale bezeichnen" (v. JASCHKE).

Den MARTINSchen Haftapparat bezeichnet er als „Schwebeapparat", den Beckenboden als Federbrücke.

Trotz dieser vermittelnden Stellungsnahme von v. JASCHKE sind die Gegensätze zwischen ED. MARTIN und J. TANDLER keineswegs überbrückt worden. In seiner neuen Bearbeitung in Biologie und Pathologie des Weibes von HALBAN und SEITZ (1926) hat ED. MARTIN seine früheren Untersuchungen erweitert und durch eine systematische anatomische Forschung an Becken von Kindern

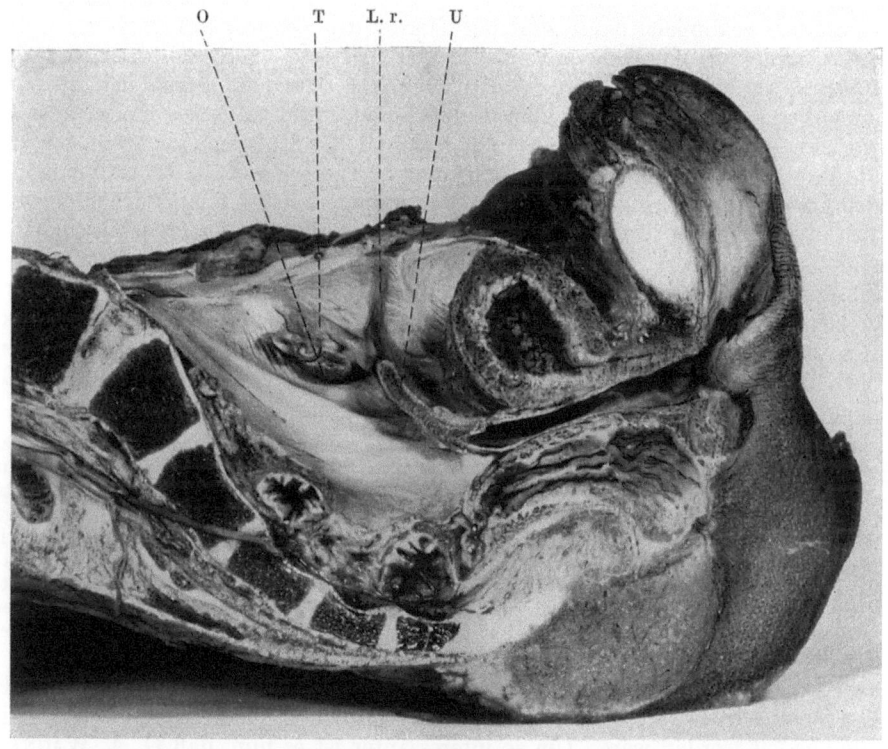

Abb. 22. Sagittalschnitt durch das Becken eines 9jährigen Mädchens. Uterus (U) sehr klein, steht hoch über dem Levatorspalt; L. r. Ligamentum rotundum; T Tube; O Ovarium. (Präparat der Marburger Universitäts-Frauenklinik.)

aller Lebensalter ergänzt. Er zeigt an eindrucksvollen Präparaten, daß der Uterus in den ersten Lebensjahren an Masse immer mehr und mehr abnimmt, während die Verdichtungsgewebe, die beim Neugeborenen noch vollkommen fehlen, sich immer mehr ausbilden. „Dieses Gewebe erhält zunehmend die Aufgabe, den Boden der Bauchhöhle zu versteifen, ihm gegen den Druck von oben mit dem Beckenboden den erforderlichen Halt zu geben" (ED. MARTIN). Eigene Untersuchungen an einigen wenigen Becken von Kindern haben mich davon überzeugen können, daß in der Tat in der Entwicklungszeit der Uterus auffallend klein ist (Abb. 22), und daß zu beiden Seiten der Zervix feste Bindegewebsbündel vorhanden sind, die als Retinaculum uteri angesprochen werden müssen. Es sind nicht die Muskelfasern im Ligamentapparat, sondern die derben Bindegewebsanteile, die ED. MARTIN als Suspensionsgewebe anspricht.

So wie EDUARD MARTIN durch weitere Untersuchungen seinen Standpunkt mit Nachdruck vertritt, hat auch J. TANDLER in seiner jüngsten Bearbeitung erneut seine gegenteilige Auffassung klar gelegt, daß genau so wie die übrigen Baucheingeweide von der Bauchwandmuskulatur in ihrer Lage erhalten werden, der Uterus in seiner Gleichgewichtslage durch den Levator ani gestützt wird. Nach ihm bilden das Zwerchfell, die Bauchwandmuskulatur und die Beckenbodenmuskulatur ein koordinatives System, welches zentral gekoppelt ist. Werden die gesamten Muskeln dieses Systems gleichmäßig kontrahiert, dann verkleinert sich der Bauchbeckenraum bei gleichzeitiger Zunahme des abdominalen Druckes. Überwindet aber Bauchwand und Beckenbodenmuskulatur den Zwerchfelldruck, so wird dieses nach aufwärts getrieben und der Thoraxraum verkleinert. Werden aber Zwerchfell und Bauchwandmuskulatur zusammen gekoppelt, dann wird der Hiatus des Levator ani geöffnet, wobei die gesamte Beckenbodenmuskulatur perinealwärts vorgestülpt wird. Das Resultat ist ein Tiefertreten der Beckenorgane. In dem Augenblick aber, in dem dieser Druck nachläßt, kehrt der Levator ani an seine Ausgangsstelle zurück. Da der Musculus levator ani während der Ruhelage genau so wie die übrige Bauchmuskulatur einen bestimmten Tonus besitzt, ist er imstande, den Uterus in seiner Lage zu halten. Bei gesteigertem Abdominaldruck steigert sich aber auch der Tonus des Levator ani, so daß er widerstandsfähiger wird und tragfähig bleibt. Aber selbst dann, wenn durch Koordination Bauchwandmuskulatur und Zwerchfell der Tonus des Levator ani überwunden wird, kehrt er bei Nachlassen dieses Druckes sofort wieder in seine Ausgangsstelle zurück. Nur wenn der Levator ani anatomisch oder funktionell geschädigt ist, verlieren nach TANDLER die Beckenorgane ihren Halt, so daß es zur Senkung und schließlich zum Prolaps kommt, den TANDLER als Hernie des Hiatus auffaßt.

„Daß aber die Beckenbodenmuskulatur den einzigen wirklichen Stützapparat des Uterus darstellt, ersieht man eindeutig aus jenen Fällen, in denen die Beckenbodenmuskulatur gelähmt ist. In Fällen von Spina bifida, in denen das für den vierten Sakralnerven bestimmte Rückenmarkssegment geschädigt ist, kommt es zur Lähmung des Levator ani. Die Folge dieser Lähmung ist das Tiefertreten des Anus, die trichterförmige Umgestaltung des Perineums und bei weiblichen Kindern das Entstehen des sog. kongenitalen Uterusprolapses. Meistens kann man beobachten, daß der Prolaps erst zum Vorschein kommt, wenn das Kind atmet oder schreit, wodurch der Abdominaldruck gesteigert wird. Aber nicht nur der Uterus tritt in solchen Fällen tiefer, es kommt auch zur Senkung der Blase, also des gesamten Beckeninhaltes" (J. TANDLER).

So haben denn beide Autoren ihren gegenteiligen Standpunkt nochmals klar herausgearbeitet, ohne daß in den wesentlichen Punkten eine Verständigung erzielt worden wäre. Um so interessanter ist es nun, daß G. A. WAGNER im Juni 1930 zu dem gleichen Thema das Wort ergriff und darlegte, wie es möglich ist, daß jeder von zwei Forschern, die eine gegenteilige Ansicht vertreten, auf Grund seiner persönlichen Beobachtungen Recht haben kann. G. A. WAGNER, der lange Zeit in Wien und in Prag tätig war, fand die Angaben von HALBAN und TANDLER über die Entstehung des Prolapses durch eine Insuffizienz des Beckenbodens (Abriß der Pars pubica oder hochgradige Schlaffheit des Levator ani) an dem Wiener und Prager Krankenmaterial bestätigt. Um so erstaunter war er, als er in Berlin bei nicht minder großen Vorfällen die Levatoren sehr oft in ungewöhnlicher Weise gut ausgebildet antraf. Vergleichsuntersuchungen mit dem Prager Krankenmaterial ergab, daß in Berlin bei Prolapsen in 36%, in Prag nur knapp über 15% die Levatoren gut erhalten vorgefunden wurden. Ganz schlechte Levatoren wurden in 23% in Berlin und in 31% in Prag gesehen. Ja, selbst bei Totalprolapsen waren in 4 von 11 Fällen die Levatoren in Berlin auffallend kräftig, in Prag dagegen waren sie niemals tadellos erhalten (13 Fälle).

Diese bemerkenswerten Untersuchungsergebnisse werden noch interessanter durch eine Mitteilung ZANGEMEISTERs, der feststellen konnte, daß in Königsberg Senkungen bei Frauen mit und ohne Beckenbodendefekt gleich häufig vorkommen. ZANGEMEISTER vertrat deshalb den Standpunkt, daß bei der Entstehung von Senkungen die Defekte des muskulären Beckenbodens genetisch keine wesentliche Rolle spielen. G. A. WAGNER weist darauf hin, daß durch diese Feststellungen eine geographische Verschiedenheit — wohl rassenmäßig bedingt — als Entstehungsursache angenommen werden muß. „Die Verschiedenheit der Beckenbodenbefunde in den nördlicheren und südlicheren Gegenden erklärt es, warum die Berliner Schule zu einer anderen Ansicht über die Ätiologie des Prolapses gekommen ist und kommen mußte, als die Wiener und warum beide hartnäckig an ihrer Ansicht festgehalten und die andere als irrig bezeichnet haben" (G. A. WAGNER).

Nach den Untersuchungen von NAUJOKS spielen neben Rassen- und Konstitutionsunterschieden auch Volksgewohnheiten sicherlich eine große Rolle. Sehen wir doch in Hessen bei der von Kindheit an Tracht tragenden Landbevölkerung kaum eine Patientin, die nicht eine Senkung der Scheide und zum Teil auch des Uterus aufweist mit schlechter Ausbildung der Levatormuskulatur. Neben Senkung der Scheide und des Uterus besteht zumeist eine ausgesprochene allgemeine Enteroptose. Der von früher Kindheit an auf dem Abdomen lastende Druck durch die besondere Anordnung und Schwere der Röcke dürfte neben konstitutioneller Schwäche eine Ursache mit dafür sein, daß die ständig überlastete Beckenbodenmuskulatur in den Wachstumsjahren in ihrer Entwicklung zurückbleibt, die gleiche Ursache dürfte aber auch zur schlechten Ausbildung des Haftapparates führen.

Bei der Besprechung des Uterusprolapses hat ROBERT MEYER den gesamten Fragenkomplex kurz umrissen. Ich verweise auf seine Bearbeitung im ersten Teile dieses Bandes (s. auch M. HIRSCH: „Frauenarbeit und Frauenkrankheiten" in Biologie und Pathologie des Weibes von HALBAN und SEITZ, Bd. 1, 1924; v. JASCHKE: „Der Genitalprolaps im Lichte der Konstitutionspathologie", Verh. dtsch. Ges. Gynäk., Heidelberg 1923; „Lage und Bewegungsanomalien des weiblichen Genitalapparates", Handbuch der Gynäkologie von VEIT-STOECKEL, Bd. 5, 1. Teil, 1929; P. MATHES: „Die Konstitutionstypen des Weibes" in Biologie und Pathologie des Weibes von HALBAN und SEITZ, Bd. 3, 1924; AUG. MAYER: „Die Bedeutung der Konstitution für die Frauenheilkunde" im Handbuch der Gynäkologie von VEIT-STOECKEL, Bd. 3, 1927; K. REIFFERSCHEIDT: „Lage- und Gestaltsveränderungen der weiblichen Genitalorgane" in Biologie und Pathologie des Weibes von HALBAN und SEITZ, Bd. 3, 1924; E. SCIPIADES: „Über die Lageveränderungen der Gebärmutter", Arch. Gynäk. 133 (1928) und H. SELLHEIM: „Hygiene und Diätetik der Frau" im Handbuch der Gynäkologie von VEIT-STOECKEL, Bd. 2, 1926).

Schwangerschaft, Geburt und Wochenbett.

An den Schwangerschaftsveränderungen beteiligt sich der gesamte Ligamentapparat und das Beckenbindegewebe. Vornehmlich sind es die Ligamenta rotunda, sowie die Verdichtungszonen einschließlich der Ligamenta sacrouterina, deren glatte Muskelfasern die gleiche fortschreitende Hypertrophie und Hyperplasie aufweisen wie die Uterusmuskulatur selbst. Dem erhöhten Stoffwechselbedürfnis Rechnung tragend, werden auch die den Bandapparat versorgenden Gefäße größer, mächtiger, das gesamte Gewebe hyperämischer und saftreicher. Zufolge der Auflockerung in den Bindegewebsanteilen des Ligamentapparates beobachtet man regelmäßig, daß schon zu Beginn der Schwangerschaft durch das Wachstum des Corpus uteri die oberen Abschnitte des Ligamentum latum entfaltet werden, so daß ihre medianen Anteile mit in den

Serosaüberzug des Uterus einbezogen werden, während im Bereiche des Isthmus und der Cervix uteri diese Entfaltung erst viel später erfolgt, letztere sogar erst unter der Geburt in der Eröffnungszeit. Die Auflockerung auch dieses basalen Teiles des Ligamentum latum betrifft vor allem seine bindegewebigen Elemente, während die Muskulatur mit der Uterusmuskulatur zusammen geburtsmechanisch eine funktionelle Einheit darstellt. Durch die frühzeitige Einbeziehung des oberen Abschnittes des Ligamentum latum wird dieser Bandabschnitt verschmälert, gleichzeitig aber auch durch das Höhersteigen der Gebärmutter in die Länge gezogen und mit dem Weiterwachsen des Uterus in die Bauchhöhle verlagert.

Durch diesen Vorgang verändert sich die topographische Lage der Ovarien und Tuben zum Uterus. Die Insertionsstellen der Eileiter und der Ligamenta ovarii propria reichen nicht nur weiter auseinander, durch das ständige Wachsen des Fundus kommen sie an der seitlichen Uteruskante viel tiefer zu liegen, so daß die Ligamenta lata unter Umständen nur noch bis zur Mitte der Seitenkanten hinaufreichen. Der muskuläre Ligamentapparat hat dabei die physiologische Aufgabe, den Uterus zu stützen und in seiner Normallage zu halten, so daß er mit seiner Vorderwand der vorderen Bauchwand anliegt. Hier sind es vor allen Dingen die Ligamenta rotunda, die unter Umständen das Vierfache ihrer früheren Länge und Dicke aufweisen (Schiff und Spiegelberg) und durch die Bauchdecken hindurch deutlich als Stränge zu tasten sind. Die Dickenzunahme ist am uterinen Fußpunkte am stärksten; zumal sich reichlich Uterusmuskulatur erneut der Bandmuskulatur während der Schwangerschaft beimengt. Weniger ausgesprochen ist die Hypertrophie im Bereich des inguinalen Fußpunktes. E. Kehrer hat erst vor kurzem darauf hingewiesen, daß der Grad der Stärke der Ligamenta rotunda für den erfahrenen Geburtshelfer ein brauchbares Kriterium für die primäre Ausbildung und Schwangerschaftshypertrophie der Uterusmuskulatur selbst abgibt. Klinisch lassen sich daraus Schlüsse auf die zu erwartende Wehentätigkeit ziehen (Leopold, Hamburger u. a.). Auch die Verlaufrichtung der runden Mutterbänder ist für den Kliniker von einiger Bedeutung. Ziehen die Ligamenta rotunda von der Leistengegend — also von unten lateral — nach oben zum Fundus uteri mehr medianwärts, dann ist der Plazentarsitz meist hinten. Verlaufen sie aber mehr seitlich parallel nach oben, so befindet sich die Plazentahaftstelle an der Vorderwand (H. Bayer, Palm, Leopold, Sarvey u. a.). Die Verlaufsrichtung der Ligamenta rotunda deutet unter Umständen aber auch auf eine bestimmte Form des Uterus hin, wie z. B. Uterus arcuatus. In allen Hand- und Lehrbüchern der Geburtshilfe wird auf diese Tatsache hingewiesen. Bei Kaiserschnitten kann man sich unschwer hiervon überzeugen.

Je weiter die Schwangerschaft fortschreitet, um so mehr werden die Ligamente aufgebraucht. Die Uteruswand rückt immer mehr an die Becken- und Bauchwand heran, die Einbeziehung der Gewebselemente der breiten Mutterbänder in die äußersten Schichten der Uteruswand schreitet immer mehr und mehr fort. Auch diese anatomischen Veränderungen sind jedem Geburtshelfer bekannt, er sieht sie bei jeder abdominalen Schnittentbindung und wird ihnen bei der Eröffnung der Gebärmutter Rechnung tragen müssen.

Ebenso leicht wie die Hypertrophie der Ligamenta rotunda läßt sich palpatorisch auch die Verdickung der Ligamenta sacro-uterina nachweisen (B. S. Schultze, H. Bayer, v. Holst, Hegar, Sellheim, E. Kehrer u. a.).

In der Eröffnungszeit verschwindet mit der fortschreitenden Entfaltung der Zervix auch der basale Abschnitt des Ligamentum latum, das eigentliche Parametrium. Die aufgelockerten elastischen Bindegewebszüge der Verdichtungslager, sowie die hypertrophische und hyperplastische Muskulatur bilden

bald mit der ursprünglichen Zervixwand eine Einheit. Die Gebärmuttermuskulatur, die sich zum Teil in die gesamte Ligamentmuskulatur fortsetzt, in ihr
verankert wird, erhält am knöchernen Beckenring ihr drittes Punctum fixum
(H. SELLHEIM, E. KEHRER, ARTHUR MUELLER). Zu Beginn der Austreibungs-
zeit ist — wie SELLHEIM sagt — die Bauchwandständigkeit des gebärenden
Uterus zu einer vollständigen Beckenwandständigkeit geworden. Infolge der
festen Verankerung der Uterusmukulatur mit dem knöchernen Beckenring
greift nun die ganze Wehenkraft unmittelbar am Fruchtkörper an. Die Ligamentmuskulatur stellt somit die überaus wichtige Verbindung der Gebärmutter
mit dem knöchernen Becken her; sie bildet am gebärenden Uterus mit ihm
zusammen eine funktionelle Einheit.

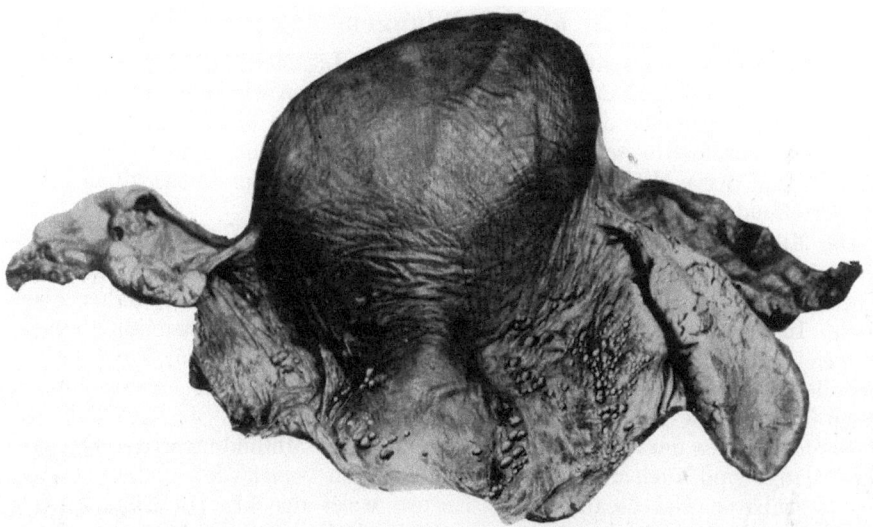

Abb. 23. Uterus gravidus 3. Monat mit Asymmetrie. Zahlreiche deziduale Knötchen auf dem
hinteren Peritonealblatt beider Ligamenta lata und dem DOUGLAS-Peritoneum. (Nach E. KEHRER:
Physiologie der Schwangerschaft. Biologie und Pathologie des Weibes von HALBAN und SEITZ,
Bd. 6, 2. Teil. 1925.)

Im allgemeinen vermögen die aufgelockerten Bindegewebsfasern der Verdichtungszonen kraft ihrer enormen Elastizität allen Verdrängungs- und Druck-
wirkungen federnd auszuweichen. Hat ihre Elastizität aber gelitten, wie z. B.
bei alten Erstgebärenden, so kommt es zur Zerreißung, d. h. zu Schädigungen
im Haftapparat, die später die Ursache für eine Senkung abgeben können.

Schon bald nach der Geburt lösen sich mit dem Aufgeben der Beckenwandständigkeit die bindegewebigen Elemente von der Cervix uteri ab und formieren
beiderseits die basalen Ligamentabschnitte. Die volle Rückbildung des gesamten
Bandapparates aber erfolgt langsam, sie hält mit der puerperalen Involution
des Uterus ziemlich gleichen Schritt. Da wir wissen, daß die puerperale Involution der Uteruswand und des Beckens keine vollständige ist, so ist zu erwarten,
daß auch der Bandapparat zeitlebens Veränderungen aufweisen wird, die an
die überstandene Schwangerschaft und Geburt gemahnen. Solche Veränderungen sind z. B. in einer bleibenden Verdickung der Ligamenta sacro-uterina
fast stets palpatorisch nachzuweisen. Eine gute physiologische Involution
wird weiter keine wesentlichen nachweisbaren Erscheinungen machen. Mikroskopisch lassen sich in den Gefäßwänden die typischen Schwangerschafts-
sklerosen zeigen.

Störungen im Rückbildungsprozeß, bewirkt durch Zerreißungen der elastischen Gewebe, durch Blutergüsse usw., oder durch zu frühe Inanspruchnahme

(körperliche Überanstrengung), führen zu bleibenden Schäden, die zu allen möglichen Lageveränderungen des Uterus und der Scheide Veranlassung geben können (Prolapsätiologie).

Endlich muß ich noch kurz auf die dezidualen Knötchen hinweisen, die auf dem Peritoneum des kleinen Beckens während der Schwangerschaft unter Umständen zahlreich gefunden werden können (Abb. 23).

D. Pathologische Anatomie.
I. Mißbildungen und Entwicklungsfehler.
a) Mißbildungen.

Da die Anlage und spätere Entwicklung der Ligamente abhängig sind von der Ausbildung des gesamten Genitalapparates, kennen wir keine Mißbildungen und Entwicklungsfehler des Ligamentabschnittes ohne gleichzeitige Veränderungen der einzelnen Geschlechtsorgane. Soweit die Bänder zum Gekröseanteil gehören, sind deren Mißbildungen die notwendige Folge der Entwicklungsfehler der betreffenden Organe.

Die Mißbildungen des Uterus hat Robert Meyer im 1. Teil dieses Bandes bearbeitet. Dort ist auch alles Wesentliche über den Ligamentapparat gebracht worden. Eine eingehende Wiederholung des bereits Gesagten ist daher überflüssig. Im allgemeinen kann angenommen werden, daß die Uterusmißbildungen, die gleichzeitig eine Verlagerung der Tuben und der Ovarien zur Folge haben, vor allen Dingen zur Verkürzung des oberen Ligamentabschnittes führen, dessen Topographie häufig an den fetalen Zustand erinnert. Je nach den verschiedenen Graden der einseitigen und doppelseitigen Mißbildungen der Müllerschen Gänge sind auch die Ligamentausbildungen verschieden. Das gilt auch für den tubaren Gekröseabschnitt. Ebenso weist der kraniale Bandapparat eine Umgestaltung auf je nach dem Grade des Keimdrüsendefektes oder Keimdrüsenverlagerung (s. die Abschnitte „Tube" von O. Frankl und „Ovarium" von J. W. Miller in diesem Bande. Weiteres Schrifttum bei F. Kermauner „Fehlbildungen der weiblichen Geschlechtsorgane" in Biologie und Pathologie des Weibes von Halban und Seitz, Bd. 3, 1924 sowie K. Menge und Kj. von Oettingen „Bildungsfehler der weiblichen Genitalien" in Handbuch der Gynäkologie von Veit-Stoeckel, Bd. 1, 1. Hälfte, 1930). Auch die tieferen seitlichen Abschnitte des Ligamentum latum sind abhängig von der Ausbildung des Gebärorgans. Selbst das Ligamentum vesico-rectale wird von einigen Autoren als Folge der Bikornität des Uterus angesehen (Robert Meyer, 1. Teil dieses Bandes S. 14 und 15; sowie Abb. 6 auf S. 27).

Während also zumeist die Mißbildungen des Uterus eine Andersgestaltung der Ligamente fordern, macht das Ligamentum rotundum als selbständiger Gewebsabschnitt eine Ausnahme. Abnorme Stärke und Kürze der Ligamenta rotunda kann eine Uterusmißbildung — eine Bikornität — verursachen [Robert Meyer, 1. Teil dieses Bandes, S. 16 und Abb. 10 auf S. 30; sowie Z. Geburtsh. 38 (1898)]. Bisher wurde angenommen, daß die Ligamenta rotunda selbst beim Fehlen der Müllerschen Gänge immer vorhanden sind. Fehlt aber die Keimdrüse und liegen schwere Fehlbildungen der Niere vor, dann werden die runden Mutterbänder häufig vermißt. Bei einem neugeborenen Mädchen konnte ich zeigen, daß das Ligamentum rotundum links vollkommen fehlt bei gleichzeitigem Fehlen des linken Uterushorns, Fehlen der linken Niere und Nebenniere. Vom Müllerschen Gang war nur der Tubentrichter vorhanden. Die linke Keimdrüse sprang als dreikantige Leiste in die Leibeshöhle vor.

Gelegentliche Operationsbefunde besonderer Fehlbildungen der Ligamenta rotunda sind so wenig beweiskräftig, daß sie nicht weiter erörtert zu werden brauchen.

Zu erwähnen wäre noch die Beckenniere, die ebenfalls eine Verlagerung der Ligamente zur Folge hat. Zur Erläuterung nur kurz eine eigene Beobachtung.

Die Abb. 24 zeigt den Situs einer Neugeborenen. Es fehlt die linke Niere und linke Nebenniere. Vom MÜLLERschen Gang sieht man links nur ein erbsengroßes gelapptes Gebilde (Tubentrichter), welches am kranialen Pol eines 4,5 cm langen dreikantigen Ovariums gelegen ist, welches wie eine embryonale Keimleiste in die Leibeshöhle vorspringt. Diese Keimleiste sitzt mit einem verhältnismäßig breiten Gekröseband dicht dem Peritoneum der hinteren Leibeswand auf. 2,3 cm links von der Mittellinie gelegen erstreckt sich diese Keimleiste vom 4. Lendenwirbel bis zur Linea terminalis. Vom kaudalen Pol geht ein Gewebsstrang über die Linea terminalis zu einer Bauchfellduplikatur, die zu dem Uterus unicornis herüberzieht. Von einem verkümmerten linken Uterushorn oder einem linksseitigen Ligamentum rotundum ließ sich makroskopisch und mikroskopisch nichts nachweisen. Durch diese eigenartige Fehlbildung der linken Urogenitalfalte gelangte selbstverständlich auch sein Gekröseabschnitt nicht zur normalen Ausbildung. Auf der rechten Seite liegt das rechte Uterushorn dicht der Beckenwand an. Tube und Ovarium stehen noch ziemlich senkrecht und ragen mit in den Bauchraum hinein. Der Bandapparat ist so kurz, daß die Organe keine große Beweglichkeit besitzen. Auch das Ligamentum rotundum ist kurz und ziemlich straff angespannt.

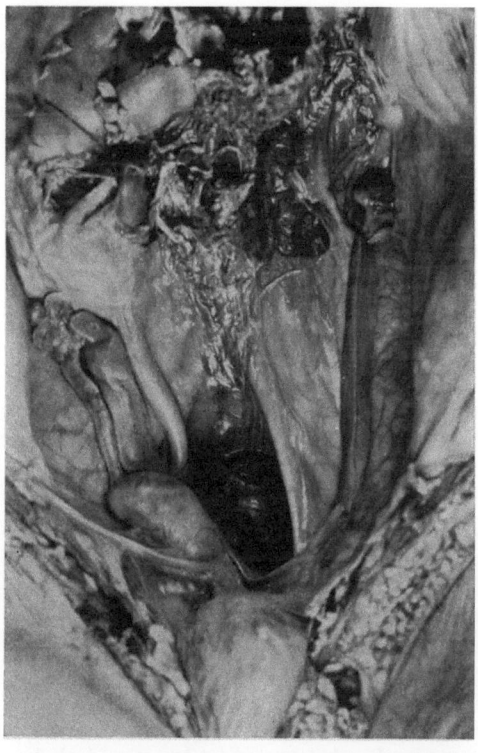

Abb. 24. Situs eines neugeborenen Mädchens. Linkes Ovarium hat typische fetale Form, imponiert als dreikantige Keimleiste. Linke Niere und Nebenniere sowie linkes Uterushorn und linke Tube (nur das Fimbrienende ist vorhanden) fehlen. (Nach H. O. NEUMANN: Zbl. Gynäk. 1927, Nr 14.)

Neben den Veränderungen der oberen Ligamentabschnitte finden sich bei den Mißbildungen der Genitalorgane als notwendige Folgeerscheinung sinngemäße Umgestaltungen des basalen Abschnitts des Ligamentum latum und des Beckenbindegewebes. Diese Mißbildungen des Uterus, die fast stets vergesellschaftet sind mit einem fetalen Zustand der übrigen Genitalabschnitte leiten über zum infantilen und hypoplastischen Genitalapparat.

b) Der infantile und hypoplastische Genitalapparat bei Erwachsenen.

Der genitale Infantilismus und die genitale Hypoplasie sind nicht immer an einen universellen Infantilismus gebunden (MATHES, A. MAYER u. a.). NAUJOKS z. B. fand, daß in der Provinz Hessen-Nassau die Mehrzahl der Genitalhypoplastischen dem leptosom hageren (asthenischen) Typ angehören. Seltener beobachtete er einen universellen Infantilismus, einen pyknischen und dysplastischen Habitus. Bei allen Patientinnen mit genitaler Hypoplasie ließen sich aber stets reichlich Zeichen einer Partialminderwertigkeit nachweisen. (Den Untersuchungen ist das E. KRETSCHMERsche Konstitutionsschema zugrunde gelegt worden.) Auf die Begriffsbestimmung des Infantilismus (LASÈGUE) — des Fetalismus oder sogar Embryonismus (HEGAR) — kann hier nicht näher eingegangen werden. Die engen Beziehungen zur Asthenie versucht MATHES durch den Begriff des asthenischen Infantilismus zu überbrücken. ,,Nirgends aber tritt der kausale Konnex zwischen Infantilismus und Disposition zu krankhaften Zuständen deutlicher in Erscheinung als im Bereiche der weiblichen Geschlechtsorgane" (R. FREUND). Eine Reihe namhafter Forscher haben sich mit dem weiblichen Infantilismus befaßt, vornehmlich sind es die Gynäkologen gewesen, die ein besonderes Augenmerk auf die anatomischen, physiologischen, psychischen, pathologischen und klinischen Merkmale gerichtet haben (ANTON, ASCHNER, H. BAYER, W. A. FREUND, v. HANSEMANN, VAN DER HOEVEN, A. HEGAR, v. JASCHKE, JUNG, LUBARSCH, MARTIUS, MATHES, A. MAYER, v. ROSTHORN, SELLHEIM, STILLER u. v. a.). So verlockend es auch sein mag, auf diese wichtigen Probleme einzugehen, so muß ich es im Interesse des scharf umrissenen Abschnitts unterlassen und mich darauf beschränken, nur die mit diesen Anomalien im Zusammenhang stehenden Ligament- und Bindegewebsveränderungen zu bringen. An erster Stelle werde ich auch hier den uterinen Bandapparat anführen müssen.

Der infantile und hypoplastische Uterus, dessen Größe sehr verschieden sein kann, weist vor allen Dingen Lageabweichungen auf in sagittaler und transversaler Richtung. Neben einer Hyperanteflexio oder einer spitzwinkligen Anteflexio uteri findet sich ungemein häufig eine gleichzeitige Retroversio bzw. Reclinatio uteri. Seltener ist die Streckung oder eine Retroflexio. Zur Erklärung der spitzwinkligen Anteflexio glaubt MATHES eine angeborene Kürze der Ligamenta sacrouterina verantwortlich machen zu können. Andere Autoren nehmen an, daß die Kürze dieser Bänder die Folge der Hyperanteflexio und gleichzeitigen Reclinatio darstellt. Für die Abweichungen des Uterus in transversaler Richtung (Lateropositio, Lateroversio) wird von einigen Autoren (z. B. KLOB und v. ROSTHORN) eine mangelhafte Entwicklung des Ligamentum latum der entsprechenden Seite beschuldigt. Andererseits aber kann die Verkürzung des Ligamentum latum ebensogut die Folge der Lageabweichung sein. Entsprechend dem infantilen Zustand der Genitalorgane findet sich nicht allzu selten eine besonders tiefe Excavatio Douglasi. Die Ligamenta sacrouterina inserieren dabei abnorm tief an der Cervix uteri oder sie vereinigen sich dicht über dem hinteren Scheidengewölbe, mitunter aber findet sich die extrazervikale Vereinigung des Torus uterinus auch in Höhe des inneren Muttermundes (W. A. FREUND, KERMAUNER, A. MAYER, SELLHEIM, ZIEGENSPECK). Gelegentlich beobachtet man auch eine ungleiche Ausbildung der Ligamenta sacrouterina (s. in meinem Abschnitt ,,Anatomie").

Bei den Frauen mit mehr oder weniger reichlichen Symptomen des Status asthenicus spielen die Folgen der allgemeinen Gewebsschwäche (v. HUECK zeigt histologische Unterschiede zwischen der schlaffen und der straffen Faser) die Hauptrolle. Darauf hat bereits O. KÜSTNER hingewiesen. Abgesehen vom Gesamthabitus ist eines der wichtigsten Zeichen die Erschlaffung der Bauchwand — der Hängeleib — verbunden mit einer Enteroptose. Von dieser allgemeinen Ptose bleibt der Genitalapparat nicht verschont. Erschlaffung der Ligamente, des Beckenbindegewebes, besonders auch mangelhafte Erstarkung der Verdichtungszonen und schließlich schlaffer Beckenboden und nicht zuletzt die Herabsetzung des Uterustonus führen auch bei Nulliparae zur abnormen Beweglichkeit der Gebärmutter, zur Retroversio flexio uteri, zum Descensus und Prolaps (VAN DER HOEVEN, v. JASCHKE). So beobachteten wir kürzlich einen Totalprolaps bei einer 44jährigen asthenischen Frau, die nie geboren hat. Bereits vor 16 Jahren wurde bei ihr der Prolaps operiert. Vor 10 Jahren entstand das Rezidiv.

Als Ursachen der genitalen Hypoplasie kommen nach NAUJOKS neben den endogenen Faktoren auch exogene Momente, wie z. B. unhygienische Kleidung, in Frage. Eine kongenitale Retroversio flexio uteri (SALIN, GARDENER) wurde bei einer Neugeborenen erst zweimal (RUGE, GRENSER), bei einer intrauterin abgestorbenen Frucht erst einmal (GAIFAMI) nachgewiesen. Der angeborene Prolaps s. bei ROBERT MEYER: 1. Teil dieses Bandes, S. 56.

Kurz, der genitale Infantilismus, die genitale Hypoplasie als Teilerscheinung im Rahmen einer konstitutionellen Minderwertigkeit wirkt sich auch am Ligamentapparat und am Beckenbindegewebe aus. Die Erschlaffung des Ligamentapparates ist somit eine durchaus koordinierte Erscheinung der allgemeinen Funktionsschwäche. Vielfach klagen solche Patientinnen über Senkungsgefühl, ohne daß eine Senkung besteht.

Neben diesen ausgesprochenen infantilen und hypoplastischen Zuständen des Genitalapparates führt ED. MARTIN an, daß es auch Frauen gibt mit mangelhafter Ausbildung des gesamten Retinaculum uteri bei regelrecht geformten und vollentwickeltem Gebärorgan.

„Bei diesen Personen ist im Aufbau des Gewebes eine eigenartige Hemmung zu verzeichnen. Sie hat sich in den Jahren abgespielt, in welchem der Uterus jenen Wachstumsimpuls erhält, welcher aus dem kindlichen das jungfräuliche, geschlechtsreife Organ erzeugt" (ED. MARTIN).

Die mangelhafte Ausbildung des gesamten Genitalapparats seiner Ligamentabschnitte und des Beckenbindegewebes äußert sich aber auch in einer dürftigen Ausbildung des Septum vesicovaginale und rectovaginale, so daß Blase, Scheide und Mastdarm dicht aneinander liegen. Die Folgen solcher Entwicklungsstörungen sind besonders im geschlechtsreifen Alter mannigfaltig und werden in den folgenden Abschnitten noch öfters angeführt werden. (Kohabitationsverletzungen. Zerreißungen des Beckenbindegewebes intra partum, Hämatombildungen usw.)

Eine besondere Folge der mangelhaften Ausbildung der Gebärmutter und ihres gesamten Haftapparates dürfte in besonderen Fällen auch die Uterusinversion sein (s. ROBERT MEYER, 1. Teil dieses Bandes, S. 64).

Wir selbst erlebten 1927 einen eindrucksvollen Fall. Eine 23jährige Erstgebärende kam zur Entbindung. Der Körperbau wies so viele infantil-asthenische Zeichen auf (hagere Figur, zarte, durchsichtige Haut mit vielen Sommersprossen, schlaffe Muskulatur, Rektus-Diastase, rotblonde Haare usw.), daß wir mit Geburtskomplikationen rechneten. Die Geburt eines 50 cm langen und 3350 g schweren Kindes erfolgte spontan (Episiotomie). 40 Minuten später, als Patientin aus der Narkose (inzwischen war der Damm genäht worden) mit Husten und Würgen erwachte, wurde die gelöste Plazenta mit der umgestülpten Gebärmutter vor die Vulva gepreßt. Die Blutung war mäßig stark. Die sofortige Reposition gelang spielend. Eine Shockwirkung trat nicht auf. Patientin konnte geheilt entlassen werden, im Wochenbett nur vorübergehende leichte Temperatursteigerung bis 37,9 [s. Abb. 10 bei NAUJOKS Arch. Gynäk. 148 (1932)].

NAUJOKS, der diesen Fall in der Mittelrheinischen Gesellschaft demonstrierte, sagte dazu, daß in der minderwertigen Konstitution (infantilasthenische Patientin mit schlaffen Bauchdecken, Bänder usw. Neigung zu Hängeleib, Enteroptose, Senkungen usw.) die Hauptursache der schweren Komplikation zu suchen sei. Das auslösende Moment, das Würgen und Erbrechen tritt ätiologisch dagegen ganz in den Hintergrund.

„Es ist nicht möglich, bei der Uterusinversion stets spontane und violente Fälle scharf voneinander zu trennen, sondern man muß bei jedem einzelnen Fall die veranlassenden Momente gegeneinander abwägen. Die genaue Beobachtung und ernste Berücksichtigung der Konstitution kann auch für die forensische Beurteilung der schweren Komplikation von ausschlaggebender Bedeutung sein" (NAUJOKS).

c) Die Hernien des Beckenbodens.

Bilden an sich schon alle Durchtrittsstellen für Gefäße, Nerven und Organe, einen gewissen Locus minoris resistentiae, so sind diese „Kanäle" doch normalerweise so stark bindegewebig abgedichtet, daß es nicht zum Durchtritt von Bauchinhalt kommt. Diese Abdichtungen der natürlichen Bruchpforten des weiblichen Beckenbodens können bereits in der Anlage so minderwertig sein, daß sie zur Hernienbildung führen. Auch beim Status asthenicus müssen wir

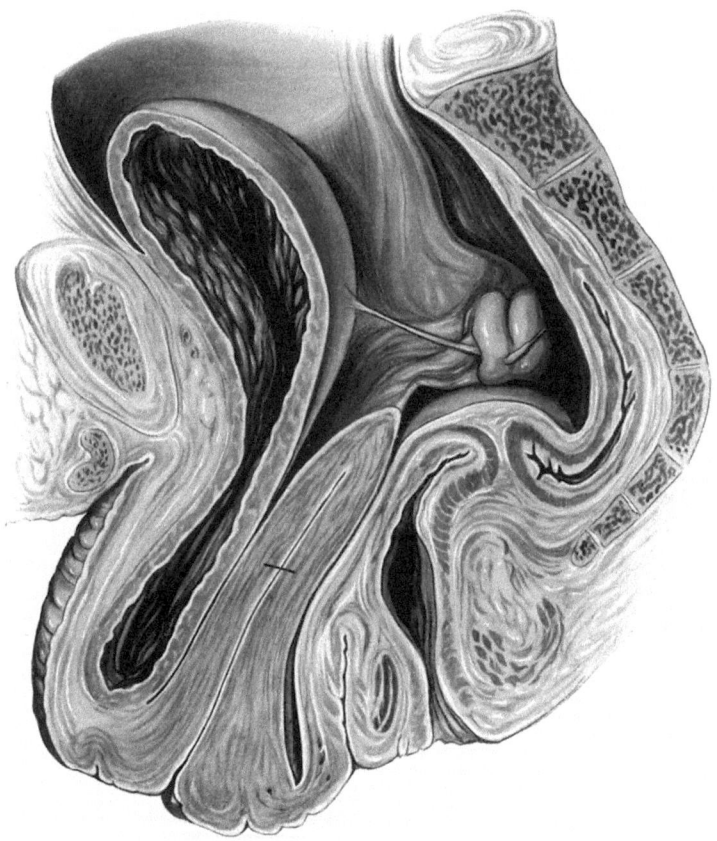

Abb. 25. Totalprolaps der vorderen Vaginalwand, inkompletter der hinteren. Retroversio uteri Partieller Prolaps des Uterus mit Elongation der Zervix. Zystozele. (Nach HALBAN u. TANDLER: Anatomie und Ätiologie der Genitalprolapse beim Weibe. Wien 1907.)

als Folge der allgemeinen Gewebsschwäche — der Herabsetzung des Tonus des gesamten Beckenbindegewebes und des muskulären Beckenbodens — mit der Möglichkeit der Entstehung von Hernien rechnen.

EGGERS gibt für die äußeren Hernien folgende Definition. „Äußere Hernien — Unterleibsbrüche — nennt man Teile von Eingeweiden der Bauchhöhle oder ganze Eingeweide umschließende Ausstülpungen des Bauchfells durch normalerweise vorhandene, infolge unvollständiger Entwicklung nicht verschlossene oder erworbene Lücken der Bauchwand."

An erster Stelle wäre nach der Auffassung von HALBAN und TANDLER die **Hernie des Hiatus genitalis = der Genitalprolaps** anzuführen. Entsprechend der Antriebsrichtung des Abdominaldrucks auf die Genitalorgane bringen sie zwei Hauptformen, „je nachdem sich die Resultierende der einzelnen Druckkom-

ponenten von der Excavatio vesicouterina oder von der Excavatio recto-
uterina her geltend gemacht hat". Sie unterscheiden somit die Prolapse, entstanden durch vordere Druckwirkung (reiner Blasen-Scheidenvorfall, Blasen-
Scheidenvorfall mit Vorfall des Uterus) von den durch hintere Druckwirkung
entstandenen (reiner Vorfall der hinteren Scheidenwand, Vorfall der hinteren
Scheidenwand mit Vorfall des Uterus). (S. meinen Abschnitt Physiologie, S. 447
und angeborener Prolaps bei ROBERT MEYER in diesem Bande und Abb. 25).

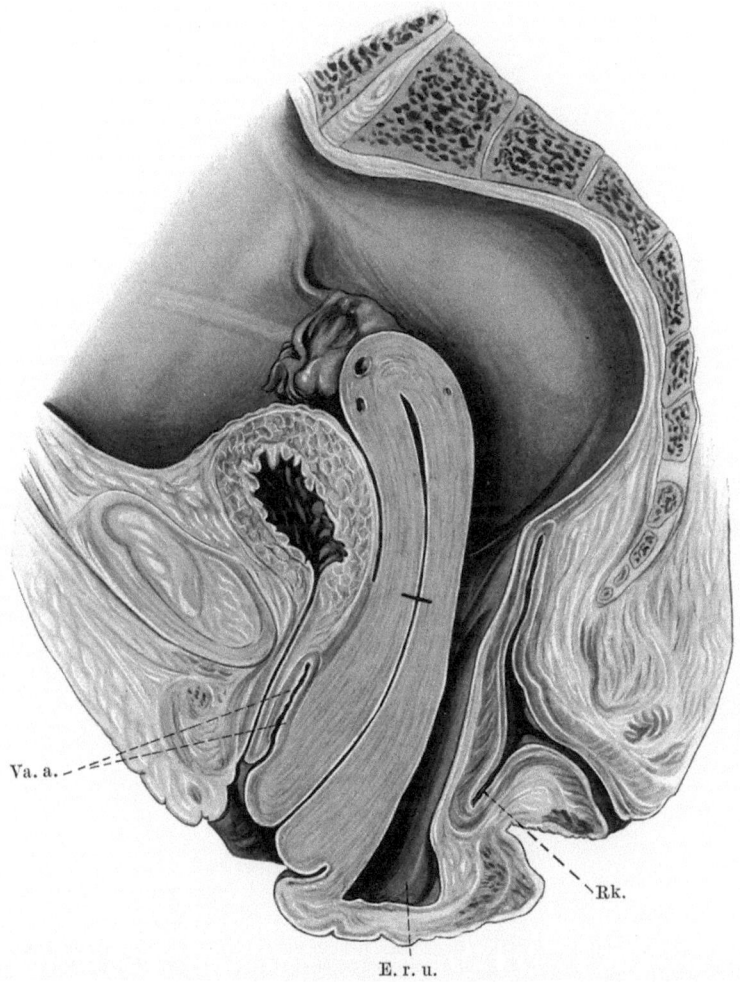

Abb. 26. Geringe Inversion der vorderen Vaginalwand. Totalprolaps der hinteren Vaginalwand.
Anteflexio uteri. Partieller Prolaps des Uterus mit Elongation der Zervix. Keine Zystozele. Hernie
des Douglas. Beginnende Rektokele. (Nach HALBAN u. TANDLER: Anatomie und Ätiologie der
Genitalprolapse beim Weibe. Wien 1907.) Va. a. Vordere Vaginalwand; E. r. u. Excavatio recto
uterina; Rk. Rektokele.

Eine weitere Folge des Infantilismus und des Status asthenicus dürfte in
weitaus der Mehrzahl der Fälle auch die an sich nicht häufigen **Douglashernien**
sein, auf die als erster FRORIEP hingewiesen hat. In meiner anatomischen Besprechung habe ich wiederholt auf den enorm tiefen DOUGLASschen Raum bei
Feten hingewiesen. Bei infantilen Frauen dürfte es sich entsprechend der
mangelhaften Ausbildung der gesamten Beckenorgane um einen angeborenen
Fehler handeln, der zur Entstehung einer Douglashernie disponiert. Die gleich-

zeitig vorhandene gewebliche Minderwertigkeit des Beckenbodens führt dann bei verstärktem abdominalen Druck zur Hernie. Das Primäre bzw. die Vorbedingung ist aber stets eine abnorm tief herunterreichende Douglastasche. Diese Hernie stülpt die hintere Scheidenwand vor. Da sie in ausgeprägten Fällen stets mit einer Elongatio colli uteri und einem partiellen Prolapsus uteri verbunden ist, wird der häufig an sich schon stark geneigte Damm noch mehr nach hinten und unten abgedrängt (s. Abb. 26 u. 27). (Halban und Tandler, Bauer, Schauta, Fabricius, Zuckerkandl u. a.)

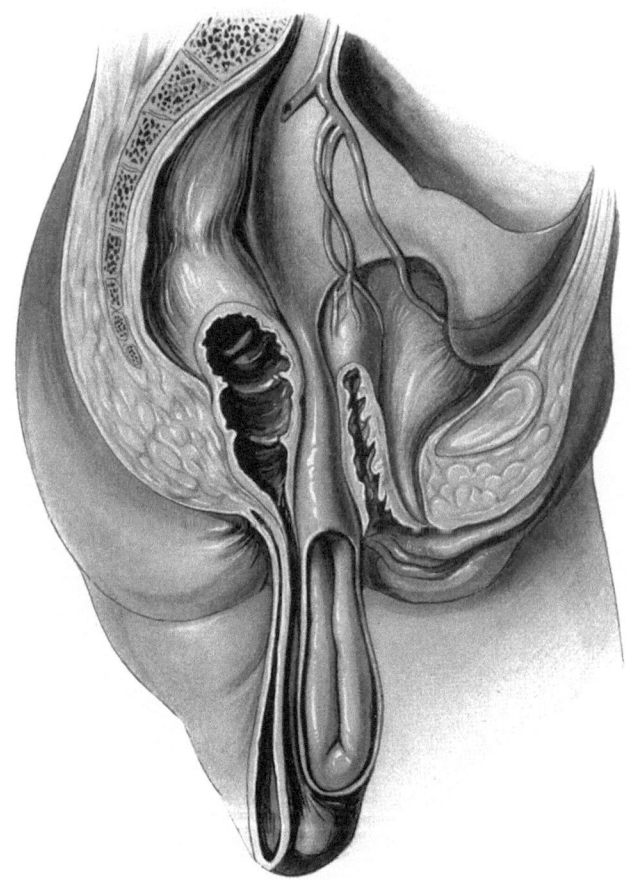

Abb. 27. Prolapshernie des Rektums (Hedrozele) bei einer Frau. Mastdarm und prolabierte Excavatio recto-uterina (Douglasi) teilweise aufgeschnitten. (Nach Erich Bumm: Die äußeren Abdominalhernien. Berlin: Urban & Schwarzenberg 1931.)

Von der Excavatio rectouterina aus kann, wie E. Kehrer sagt, ein Bruch auch außerhalb der Fascia pubica im hinteren oder mittleren Teil der großen Schamlippe erscheinen als Hernia labialis posterior und Hernia pudendalis (s. Schambruch [Cooper, Sultan, Georg Hartmann u. a.]).

Dringt aber ein Bruch in das lockere Fettgewebe der Fossa ischiorectalis ein, dann wird die Haut dorsalwärts vom Musculus transversus perinei profundus vorgewölbt. (Dies entspricht also einem Raum zwischen dem hinteren Teil der Schamlippe, dem After, Steißbeinspitze und Sitzbeinhöcker.) Diese Hernie wird bezeichnet als **Hernia perinealis, s. subtransversalis, s. Dammbruch, s. Mittelfleischbruch** (Abb. 28). Je nachdem der Bruch nun mit der Wand des

Rektums oder der Wand der Vagina Beziehungen bekommt, spricht man von einer Hernia in recto bzw. einer Hernia in vagina. (Literatur bei: EBNER 1887, v. WINCKEL 1903, GEORG PEUS 1913 und E. KEHRER 1929 in VEIT-STOECKELS Handbuch.)

Einen ganz analogen Zustand gibt es aber auch, wie SCHAUTA darlegte, an der vorderen Uterusseite — eine **Hernia excavationis vesicouterinae.** „Auch dort finden sich angeborene Mißbildungen, wo das Peritoneum bis zur Scheide herunterreicht, es gibt auch vordere Bauchfellhernien" (SCHAUTA). S. auch Tafel 9 bei TANDLER und HALBAN (Abb. 29). Die Hernien stülpen auch ohne Beteiligung der Blase die vordere Vaginalwand vor. Unter Umständen aber liegt die eigentliche Bruchpforte mehr lateral neben dem untersten Abschnitt

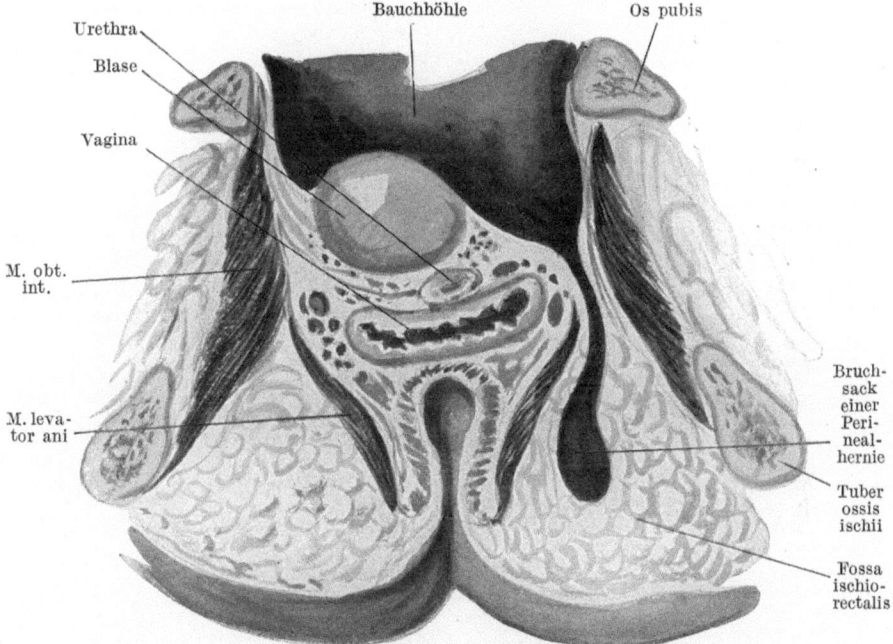

Abb. 28. Frontalschnitt durch ein weibliches Becken mit gestielter Hernia perinealis.
(Nach ERICH BUMM: Die äußeren Abdominalhernien. Berlin: Urban & Schwarzenberg 1931.)

des absteigenden Schambeinastes. Die Peritonealausstülpung gelangt zwischen Musculus constrictor cunni (mediane Begrenzung), Musculus ischio-cavernosus (laterale Begrenzung) und Musculus transversus perinei profundus (dorsale Begrenzung) in die Schamlippen. — **Hernia subpubica labialis s. vaginolabialis** (v. WINCKEL, G. VEIT, F. KÖNIG). Als Inhalt fand sich zumeist nur eine Darm-schlinge. In v. WINCKELs erstem Fall lag das Ovarium im Bruchsack (Gesamt-literatur über die bisher bekannten 8 Fälle bei E. KEHRER).

Im Anschluß an diese Hernie muß ich kurz auf die **Senkung des Becken-bodens** eingehen, die ja häufig mit den Hernien zusammen beobachtet wird. Ihre Disposition liegt ebenfalls in einer allgemeinen Tonusherabsetzung des gesamten Beckenbindegewebes und der Beckenbodenmuskulatur. Zumeist als Teilerscheinung einer konstitutionellen Minderwertigkeit findet man sie auch als Zeichen der Altersatrophie. „Die Folge davon ist eine Dystopie des Becken-bodens, eine Verschiebung des Beckenabschlusses in kaudaler Richtung" (HAL-BAN und TANDLER). Diese Senkung kann den vorderen, den hinteren Anteil und den Gesamtabschnitt des Beckenbodens betreffen. Die Atrophie der Beckenbodenmuskulatur ist, wie Halban und Tandler zeigen, beträchtlich. Der Verlauf des Musculus levator ani ist steil nach abwärts gerichtet. Dadurch steht der Anus wesentlich tiefer und das Orificium urethrae externum liegt weit von der Symphyse entfernt, bei gleichzeitiger Senkung des Diaphragma urogenitale nach unten (s. Beschreibung und Abbildung bei diesen beiden Autoren).

Mit den Hernien des Hiatus genitalis und der Senkung des Beckenbodens hat nun, wie diese Autoren auseinandersetzen, die **Rektozele** nichts zu tun, sie ist als selbständige **Hernie des Perinealkeils** aufzufassen und liegt in der Regel am unteren Abschnitt der hinteren Scheidenwand, dem Teil also, der

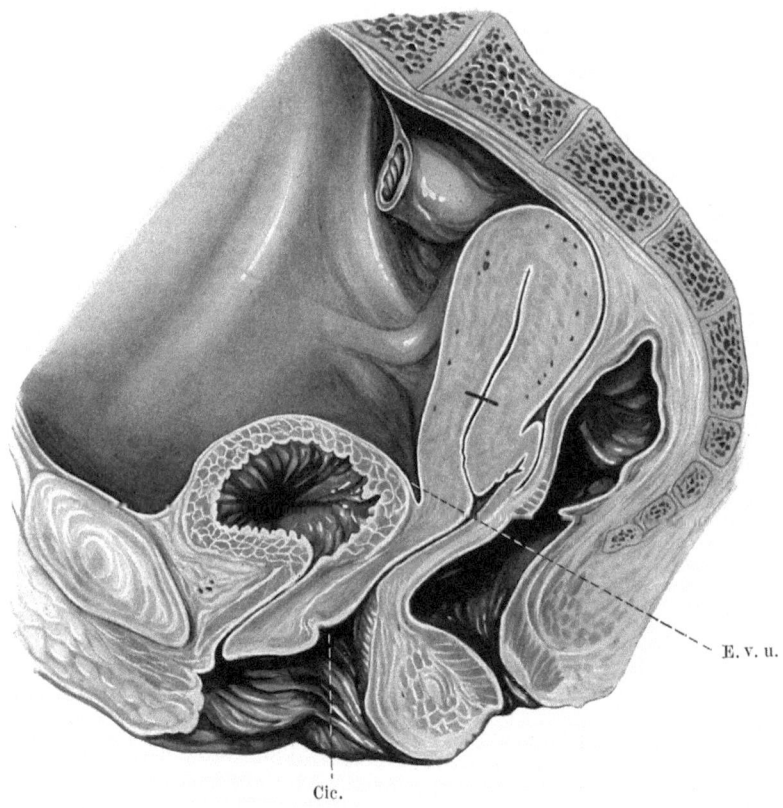

Abb. 29. Retroversio uteri. Senkung der gesamten Blase. Starke Vertiefung der Excavatio vesico-uterina. (Nach Halban u. Tandler: Anatomie und Ätiologie der Genitalprolapse beim Weibe. Wien 1907.) E. v. u. Excavatio vesico uterina; Cic. Cicatrix in der lateralen Vaginalwand.

dem oberen Ende des Perinealkeils entspricht. Da an dem ausgebuchteten Rektumabschnitt keinerlei Muskeldefekte nachweisbar sind, muß die Disposition in der Verkürzung des Perinealkeils, in einem schlecht ausgebildeten (Infantilismus usw.) oder in einem verletzten (z. B. intra partum) Septum rectovaginale erblickt werden. Erhöhung des Abdominaldrucks stets verbunden mit Erhöhung des Rektaldrucks, führt schließlich zur Rektozele. Da dieselben Vorbedingungen oft den gesamten Beckenboden betreffen, findet man nicht selten die Rektozele verbunden mit einem Uterusprolaps und einer Zystozele.

Ein weiterer Locus minoris resistentiae ist der Canalis obturatorius am oberen medianen Teil der Membrana obturatoria. Durch diesen Kanal verlaufen die Vasa obturatoria und die gleichnamigen Nerven. Da der Kanal außen vollkommen vom Musculus pectineus bedeckt wird, müssen die Hernien

(**Hernia obturatoria**) schon eine beträchtliche Größe erlangen, bis sie unter dem Musculus pectineus zum Vorschein kommen und diagnostiziert werden können. Schon aus diesem Grunde wird es verständlich, daß bei der gleichzeitigen Enge des Kanals die Hernien zumeist im Zustande der Einklemmung zur Behandlung kommen. Bei der Weite des weiblichen Beckens überrascht es keinesfalls, daß diese Hernien häufiger bei der Frau als beim Manne angetroffen werden. (BERGER: 118 Frauen und 18 Männer; SOHN: 24 Frauen und 6 Männer.) Neben Netz und Dünndarmschlingen wurde gelegentlich auch die Tube als Bruchinhalt gefunden. (Schrifttum bei E. KEHRER, EGGERS, SULTAN.)

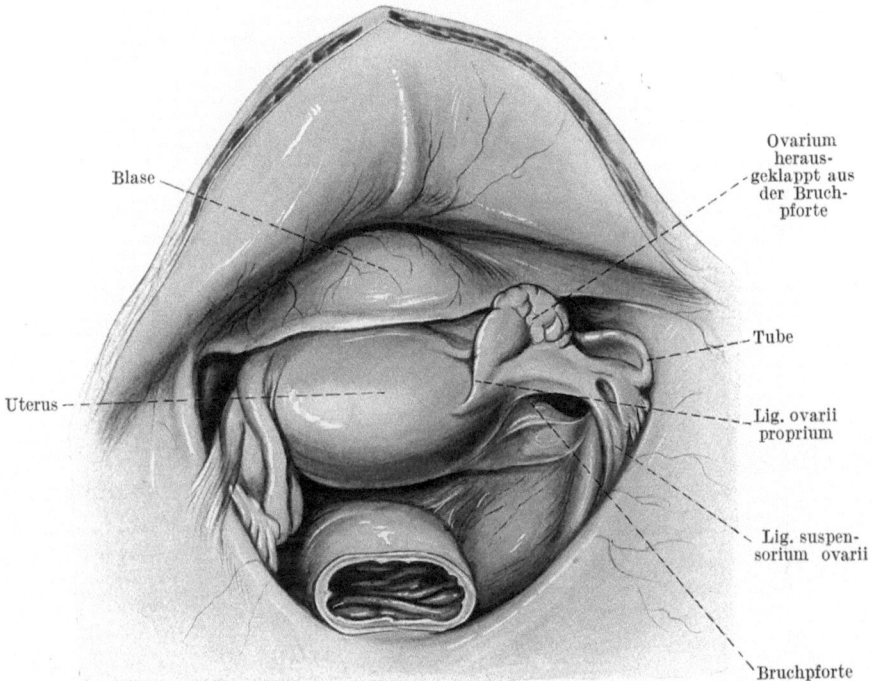

Abb. 30. Hernia ischiadica (Spinotuberosa). (Nach WULLSTEIN: Lehrbuch der Chirurgie von WULLSTEIN u. WILMS, 6. Aufl. Jena 1918.)

Schließlich wäre noch die **Hernia ischiadica** anzuführen, die seltenste aller Hernien. Sie nimmt ihren Weg als Hernia ischiadica suprapiriformis (WALDEYER), s. Glutaea superior (GARRÉ), durch die gleichnamige Öffnung der Durchtrittsstelle für die Vasa glutaea superiora und den Nervus glutaeus superior — dieser Durchtritt ist der häufigste — oder als Hernia ischiadica infrapiriformis s. Glutaea inferior durch die gleichnamige Öffnung, die der Arteria glutaea inferior, der Arteria pudenda communis und dem Nervus ischiadicus zum Durchtritt dient; oder als Hernia spinotuberosa durch das Foramen ischiadicum minus. Auch diese Hernie kann Tube und Eierstock (Abb. 30) als Bruchinhalt haben (HILGENREINER, WULLSTEIN; weiteres Schrifttum s. bei GARRÉ, SULTAN, EGGERS).

d) Die intraligamentäre Harnblase.

Unter den Fehlbildungen der Harnblase führt KERMAUNER auch die von ZIEGENSPECK (1887) zum erstenmal beschriebene sog. intraligamentäre Harnblase an.

Latzko und Schiffmann nehmen eine primäre Mißbildung der Harnblasen-
gestalt an, im Sinne von Natansson und Zinner (1905). Stoeckel glaubt,
eine abnorme Gestaltung und Unnachgiebigkeit des Bauchfells zwischen Blase
und vorderer Bauchwand für den eigenartigen Weg, den die Blase bei der Auffüllung nimmt, verantwortlich machen zu müssen. E. Sachs (1922) schließt
sich den Stoeckelschen Ansichten an.

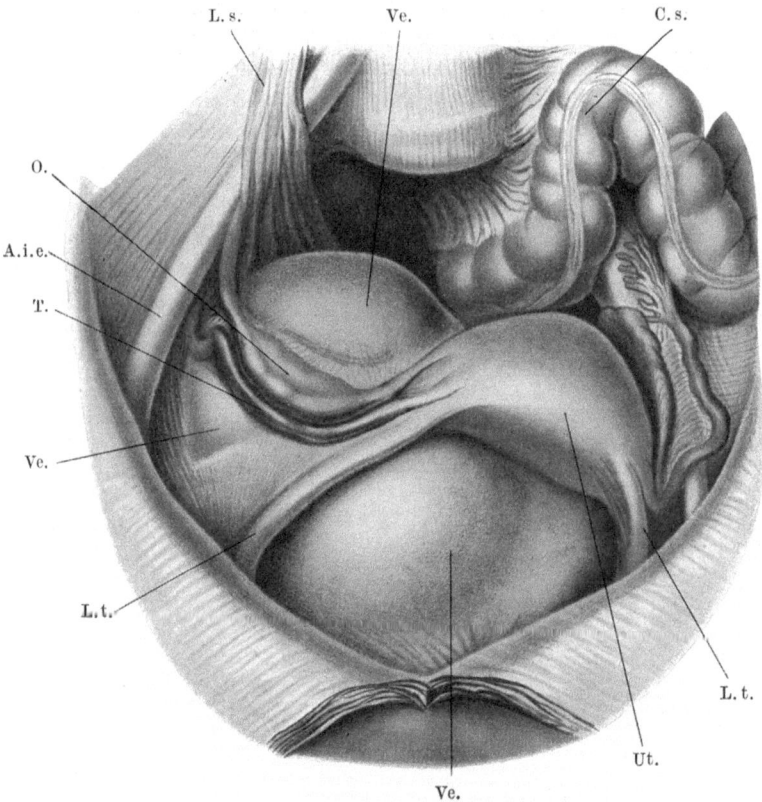

Abb. 31. Topographie bei intraligamentärer Blase. (Nach Tandler und Halban: Die Topographie
des weiblichen Ureters, 1901.) Der Uterus ist stark sinistrovertiert und um seine Längsachse so gedreht,
daß das linke Tubenostium nach vorne, das rechte nach hinten zu liegen kommt. Der Uterus steckt
derart zwischen linker Beckenwand und Rektum einerseits und hinterer Blasenwand andererseits,
daß nur sein Fundus sichtbar ist. Durch die Entwicklung der Blase zwischen den Blättern des rechten
Ligamentum latum und die starke Verdrängung des Uterus ergeben sich folgende Eigentümlichkeiten:
Ligamentum teres, Tube und Ovarium liegen der oberen Fläche der Blase auf. Hierbei ist das
Ligamentum teres gespannt, die Tube vorgestreckt. Vom uterinen Ovarialpol zieht das Ligamentum
ovarii proprium gegen die seitliche Uteruskante. Durch die Überlagerung von seiten dieser Gebilde
ist die Blasenoberfläche selbst in drei Segmente geschieden, welche buckelförmig vorspringen,
nämlich 1. in ein vorderes, 2. in ein seitliches und 3. in ein hinteres. Das erste entspricht der normalen
Blase und begrenzt sich durch die vordere Beckenwand und durch die beiden Ligamenta teres.
Das seitliche reicht vom Ligamentum teres bis an die Tube und ist vom vorderen Blatt des Ligamentum bedeckt. Das hintere reicht vom Ansatz des Mesovariums bis an die Kreuzbeinhöhle und ist
vom hinteren Blatte des Ligamentum latum bedeckt. Die Entfaltung der beiden Blätter des Ligamentum latum reicht bis an die Ala vespertilionis. Der rechte Ureter ist nur im oberen Anteile
seines Beckenverlaufes sichtbar, da er im übrigen von der Blase vollständig gedeckt erscheint.
A. i. e. Arteria iliaca externa; C. s. Colon sigmoideum; L. s. Ligamentum suspensorium ovarii.
L. t. Ligamentum teres; O. Ovarium; T. Tuba; Ut. Uterus; Ve. Vesica urinaria.

Soweit aus den Arbeiten von Ziegenspeck, Tandler-Halban, Wolff,
Natansson-Zinner, Kermauner, Grapow, Fothergill, Helme, Vogt,
von Tongeren ersichtlich ist, haben die Fälle alle das eine gemeinsam, daß
die Lagebeziehung der Harnblase zu den übrigen Beckenorganen ungewöhnlich ist. In den meisten Fällen wird angegeben, daß das Cavum Retzii nicht
vorhanden ist und daß das Bauchfell hinter der Symphyse tief in den vorderen

Beckenraum herabzieht. Es fehlt also der physiologische Reserveraum, den die Blase bei der Auffüllung benutzt.

Neben dieser Eigentümlichkeit findet man Fälle mit und ohne Ausbildung einer Excavatio vesico-uterina. SACHS unterscheidet danach zwei Gruppen von intraligamentärer Blase. Bei Vorhandensein einer Excavatio vesico-uterina breitet sich die Blase kranialwärts aus, dringt seitlich zum Beckenboden vor, gelangt teilweise zum basalen Abschnitt des Ligamentum latum (subligamentäre Entwicklung nach SACHS), oder drängt den Beckenboden nach unten, schiebt in der Mitte auch die vordere Vaginalwand herab, so daß es zur Ausbildung einer Zystozele kommt. Diese subligamentäre Blase führt naturgemäß zu geburtshilflichen Komplikationen. Fehlt aber eine Excavatio vesico-uterina, geht also das Peritoneum direkt auf den Fundus uteri über, dann liegt die Blase unmittelbar der vorderen Korpuswand an und vermag sich, da ja auch die Reservefalten des Peritoneums fehlen, direkt zwischen die Blätter des Ligamentum latum auszudehnen. (Intraligamentäre Entwicklung nach SACHS.)

Ob es sich nun um eine Blasenmißbildung oder um eine peritoneale Fehlbildung handelt, kann, da bisher keinerlei Beweise vorliegen, nicht einwandfrei entschieden werden. Entwicklungsmechanisch vermag man sich aber vorzustellen, daß bei der Aufteilung der Kloake die Verbindung mit der Allantois verloren geht, zumal, wenn man bedenkt, daß, wie FELIX auseinandersetzte, der Mensch eine ventro-kloakogene und mesodermale Blase entwickelt. Doch fehlt auch für diese theoretische Erörterung der Beweis. Man müßte in Zukunft in solchen Fällen ganz besonders auf das Vorhandensein der Plica umbilicalis media achten. Fehlt sie, dann würde das für eine Fehlbildung in der Blasenanlage — in der Kloakenaufteilung — sprechen, zumal der Urachus, wie FELIX sagte, nichts anderes darstellt als die kraniale Spitze der Blase, die mit dem Allantoisstiel normalerweise zusammenhängt. Eine ganz vorzügliche Abbildung einer einseitig intraligamentären Harnblase bringen TANDLER und HALBAN (Abb. 31).

In dem Falle von STADLER, VOIGT, BRENNECKE scheint es sich um intraligamentär entwickelte Blasendivertikel gehandelt zu haben.

Klinisch kann die intraligamentäre Blase bedeutungsvoll werden als Geburtshindernis, ferner führt sie zu Verwechslungen mit intraligamentären zystischen Neubildungen, und endlich läßt sich bei Fehlen des Cavum Retzii der extraperitoneale Kaiserschnitt nicht durchführen (SCHIFFMANN). Die Sectio alta schließlich gestaltet sich zu einer intraperitonealen Operation.

e) Feinere Entwicklungsanomalien.

Gewebliche Entwicklungsanomalien, Versprengungen von Nebennierenrindenkeimen, Persistenz des WOLFFschen-GARTNERschen Ganges, das Epoophoron und Paroophoron s. im anatomischen Abschnitt. Ihre pathologisch-anatomische Bedeutung soll später erörtert werden.

Verlagerungen von Ovarialgewebe kommen ebenfalls vor.

II. Umgestaltung der Ligamente und des Beckenbindegewebes durch Lageveränderung und Tumoren der Genitalorgane.

a) Lageveränderungen.

Da die Lageveränderung der Genitalorgane in der Hauptsache Lageveränderungen der Gebärmutter darstellen, verweise ich wiederum auf das spezielle

Kapitel von Robert Meyer im 1. Teil dieses Bandes und v. Jaschke in Veit-Stoeckels Handbuch der Gynäkologie, Bd. 5, 1929.

1. Elevatio uteri. Darunter verstehen wir die Verdrängung des Uterus nach oben. Die Ursache dieser Hochlagerung kann in einer Überfüllung der Blase und der Ampulla recti liegen, ist also ohne weiteres reversibel und hat keinerlei Bedeutung. Eine pathologische Elevation wird beobachtet, wenn irgendwelche krankhaften Zustände sich unterhalb der Portio abspielen oder sich sekundär unter dieses Niveau ausbreiten. Als Beispiele seien genannt Hämatokolpos, entzündliche Infiltrationen, Hämatome und Blastome des Beckenbindegewebes, sowie Ovarialtumoren, die im Douglasschen Raum adhärent sind. Auch an die postoperative Elevation nach ventrofixierenden Operationen muß gedacht werden.

Während also oft der Ligamentapparat und das Beckenbindegewebe lediglich der Lageveränderung der Gebärmutter entsprechend nach oben verzogen sind, gibt es auch krankhafte Zustände des Beckenbindegewebes, die die Elevation der Genitalorgane bewirken.

2. Antepositio uteri. Eine physiologische Antepositio beobachtet man bei einer Überfüllung der Ampulla recti. Pathologisch wird sie, wenn sie hervorgerufen wird durch Douglasexsudate, Blutergüsse (z. B. Haematocele retrouterina bei ektopischer Gravidität), entzündliche Adnexschwellungen und Neoplasmen. Ligament- und Bindegewebsapparat sind dann nur sekundär betroffen. Schrumpfungsprozesse im Anschluß an Entzündungen vor dem Uterus (Exsudate im Cavum vesico-uterinum, im vesikovaginalen Raum, Entzündungen des para- bzw. perivesikalen Bindegewebes und der Pars anterior retinaculi uteri) vermögen den Uterus nach vorne zu ziehen.

3. Retropositio uteri. Eine überfüllte Blase führt zur physiologischen Retropositio. Alle vor dem Uterus gelegenen Prozesse wie Exsudate, Blutergüsse und Tumoren (vorwiegend Ovarialblastome) in der Excavatio vesico-uterina, sowie entzündliche Infiltrationen im para- und perivesikalen Bindegewebe und Exsudate im antezervikalen bzw. vesikovaginalen Raum können die Retropositio uteri bedingen. Auch Blasensteine und Blasentumoren werden als Ursache der Lageveränderung beschrieben.

Schließlich vermögen auch alle Schrumpfungsprozesse im Gefolge von Douglasexsudaten, echte entzündliche Infiltration im Bereich der Ligamenta sacrouterina und Organisationsvorgänge in Hämatozelen zur Retropositio zu führen (Pachyperimetritis posterior). Die oft sehr derben Adhäsionsmembranen fixieren den Uterus in dieser besonderen Lage.

So können denn Erkrankungen der Ligamente und der Beckenbindegewebe mitunter die Ursache der Retropositio uteri abgeben, andererseits ist ihre Formveränderung sekundär.

4. Lateropositio uteri. Auch diese kann verursacht werden ohne besondere Beteiligung des Ligamentapparates. Uterus- und Ovarialtumoren, die seitlich der Gebärmutter liegen, drängen den Uterus zur entgegengesetzten Seite.

Aber auch Ligamenterkrankungen wie parametrane Exsudate und Hämatome sowie Neoplasmen dieser Abschnitte führen zur Lateropositio. Umgekehrt vermögen die Schrumpfungsprozesse solcher Exsudate usw. die Gebärmutter zur erkrankten Seite zu ziehen.

Die häufig bei infantilen und hypoplastischen Frauen angetroffene seitliche Verlagerung der Gebärmutter mit auffallender Kürze des Ligamentum latum einer Seite wurde bereits besprochen.

5. Lateroversio uteri. Diese Lageabweichung kann zum Teil auf die gleichen Ursachen zurückgeführt werden wie die Lateropositio. Hauptsächlich sind es schrumpfende einseitige Exsudate im basalen Teil des Ligamentum latum; dann aber auch Verwachsungen der Adnexe an der Beckenwand und seitlicher Zug am Uterus infolge von Ovarialtumoren.

6. Rotatio uteri. Darunter verstehen wir die Drehung des Gesamtorgans um seine Längsachse. Leichte Grade von Rotation sind häufig — physiologisch — infolge der Füllung des Rektums.

Pathologisch sind alle diejenigen Rotationen, die im Anschluß an entzündliche Prozesse entstehen und häufig mit einer Lateropositio oder -versio uteri kombiniert sind. Solche entzündliche Residuen sind pelveoperitonitische Adhäsionen, echte einseitige Parametritis posterior (B. S. Schultze) und einseitige Parametritis anterior (v. Jaschke). Erkrankt sind in solchen Fällen in der Hauptsache die Verdichtungsfasern der Pars anterior Retinaculi uteri die nach dem Ligamentum pubovesicale laterale ausstrahlen.

7. Torsio uteri (Drehung des Corpus uteri um seine Längsachse bei unveränderter Stellung der Zervix). Man beobachtet die Torsion des Uterus als Begleiterscheinung stielgedrehter Ovarialblastome, subseröser und intraligamentär entwickelter Uterusmyome und in der Gravidität. Die Möglichkeit der Torsion bei stielgedrehten Ovarialtumoren steigert sich graduell, je länger der Stiel, d. h. das Ligamentum ovarii proprium ist. Das gleiche gilt für die subserösen Myome. Eine besondere Voraussetzung ist die Nachgiebigkeit und Dehnbarkeit des Corpus uteri und des gesamten Ligamentapparates, die ja in der Gravidität besonders groß sind.

8. Retroversio und Retroflexio uteri. (Besteht bei dem nach rückwärts geneigten Organ ein nach vorne offener Winkel zwischen Korpus und Zervix, so sprechen wir von einer Reclinatio uteri.)

Abgesehen von der bereits im physiologischen Teil besprochenen Bedeutung des Ligamentapparates für das Zustandekommen einer Rückwärtslagerung der Gebärmutter, soll hier nur kurz auf die pathologische Anatomie des Haftapparats eingegangen werden.

Die Veränderungen der Topographie der Beckenorgane — Rückwärtslagerung des Uterus, nach hinten und unten dislozierte Tuben und Ovarien — führen zur sinngemäßen Verziehung der Ligamente. Besonders sind die Ligamenta rotunda stark ausgezogen, so daß die Ligamentverkürzung von vielen Autoren als ideale Lagekorrekturoperation angesehen wird. Eine Zerrung und Torsion erfahren auch die Ligamenta lata. In ihnen finden sich recht häufig gestaute Venenplexus. Ob es sich um reine mechanische Stauungen infolge der Retroversio flexio handelt oder um Zeichen besonderer Gewebsminderwertigkeit (Herabsetzung des Gefäßwandtonus), ist nicht immer zu entscheiden. Ich selbst habe früher angenommen, daß solche Stauungserscheinungen zumeist mechanisch bedingt sind. v. Jaschke vermutet dagegen, daß es sich um Teilerscheinungen einer Hypotonie der gesamten Binde- und Stützsubstanzen handelt. E. Kehrer sieht in solchen Venenstauungen die Folgen einer seit langer Zeit bestehenden Dyspareunie.

Je nach dem Grade der Retroversio flexio uteri sind auch die Ligamenta sacro-uterina mehr oder weniger stark ausgezogen und angespannt.

So einfach die pathologische Anatomie des Ligamentapparats bei der mobilen Retroversio flexio uteri sich darstellen läßt, so kompliziert sind die Befunde bei der Retroversio flexio uteri fixati. Infolge einer abgelaufenen Pelveoperitonitis ist der Uterus mit den hinter ihm liegenden Organen mehr oder weniger stark verwachsen. Entsprechend der Schwere des entzündlichen Prozesses ist die Beweglichkeit der Gebärmutter durch feine, dünne Adhäsionen eingeschränkt oder durch derbe Membranen und Schwarten vollkommen aufgehoben. Nicht nur das Perimetrium der Gebärmutterhinterwand, sondern auch die beiden hinteren Blätter der Ligamenta lata sind häufig durch Verwachsungsmembranen an der Fixation beteiligt. Die Excavatio recto-uterina, die bei der Rückwärtslagerung sowieso nur einen Spalt darstellt, verschwindet unter Umständen vollkommen. Ob auch ohne Entzündung lediglich veranlaßt durch die Lageveränderung Adhäsionen zwischen Uterus und seiner Umgebung entstehen können, wie es vor allen Dingen O. Küstner gegenüber Krönig besonders hervorhebt, ist nicht entschieden. Sicher ist nur, daß bei hypoplastischen Individuen eine ausgesprochene Neigung besteht zur Entstehung peritonealer Verklebungen zwischen allen möglichen Organen der Bauchhöhle (Payr).

9. Der Genitalprolaps. Die anatomischen Veränderungen des Ligamentapparates und des Beckenbindegewebes richten sich nach der Schwere der Senkung bzw. des Vorfalles, so daß sich eine einheitliche Schilderung nicht durchführen läßt. Die Bewertung der vorgefundenen Veränderungen hängt eng mit der Frage der Prolapsätiologie zusammen, so daß ich auf den Abschnitt über die Physiologie des Bandapparates und Beckenbindegewebes sowie über Mißbildungen und Entwicklungsfehler verweisen kann.

10. Inversio uteri (non puerperalis et puerperalis). Neben einer Erschlaffung der gesamten Gebärmutterwand findet man stets eine Tonusverminderung des Haft- und Stützapparates (Frauen mit asthenischem Habitus). Jedoch ist die Erschlaffung der Uteruswand und die Erweiterung der Uterushöhle die Vorbedingung für die Inversion. Die Umgestaltung vor allen Dingen des Ligamentapparates ist nur eine bedingte Folge (s. Robert Meyer 1. Teil dieses Bandes, S. 64; W. Zangemeister im Handbuch der Geburtshilfe von A. Döderlein 1917; Reifferscheid in Biologie und Pathologie des Weibes von Halban und Seitz, Bd. 3, 1924; H. H. Schmidt in Biologie und Pathologie des Weibes von Halban und Seitz, Bd. 8, 1927 und v. Jaschke: Handbuch der Gynäkologie von Veit-Stoeckel, Bd. 5, 1929).

11. Lageveränderung der Eierstöcke. Der bei der Retroversioflexio uteri häufig beobachtete Tiefstand der Adnexe findet sich isoliert auch ohne Lageveränderung der Gebärmutter. Man spricht dann vom pathologischen Descensus ovarii. Grundbedingung für diesen Descensus ovarii ist eine gewisse Erschlaffung des Ligamentapparates insbesondere des Ligamentum infundibulo pelvicum (Stratz). Da wir aber mit Tandler auf dem Standpunkt stehen, daß das Ligamentum infundibulo pelvicum nur als Plica vasorum aufzufassen ist und die pathologisch deszendierten Ovarien zumeist stark vergrößert sind, muß daran gedacht werden, ob nicht dieser Deszensus die Folge des vermehrten Gewichtes der Keimdrüse ist und die Plica vasorum sekundär ausgezogen wird.

Andererseits aber kann der Descensus ovarii auch als Teilerscheinung einer allgemeinen Gewebsschwäche bei asthenischen Frauen nachgewiesen werden (angeborene Keimdrüsenverlagerung siehe bei Kermauner).

12. Die Verlagerung der Genitalorgane in einen Bruchsack. Robert Meyer hat im ersten Teil dieses Bandes (S. 62—64) das gesamte Schrifttum über Uterus im Bruchsack nach einer Arbeit seines Schülers Motiloff zusammengestellt. Man spricht auch von einer Hernia uteri oder Hysterozele. Man unterscheidet eine Hernia uteri inguinalis, femoralis, ischiadica und obturatoria. Die beiden letzten Formen sind nicht sicher, die Hernia uteri femoralis ist sehr selten (s. Abb. 30). Aus der Kasuistik ist zu entnehmen, daß der Uterus zumeist dem Zuge der in den Bruchsack verlagerten Adnexe folgt.

Die Hernia ovarii et tubae wird bereits bei kleinen Mädchen beobachtet. Owen fand von 174 Fällen bereits 115 im 1. Lebensjahr (Schrifttum s. bei Kermauner, ferner bei Heineck Langemark, sowie die maßgeblichen Kapitel „Tube" von O. Frankl und „Ovarium" von J. W. Miller in diesem Bande). Schon in früher Fetalperiode kann es durch Entwicklungsstörungen zur Verlagerung der Adnexe kommen. Mehr als ³/₄ aller Fälle betreffen Frauen mit Uterusmißbildungen, Uterus arcuatus, bicornis, unicornis usw.

Neben auffallend kurzen, stark angespannten Ligamenta rotunda, besonders bei Uterusmißbildungen, findet man häufig enorm lange und schlaffe Ligamenta lata, Ligamenta ovarii propria und -infundibulo pelvica. Man muß wohl annehmen, daß in der Mehrzahl der Fälle Entwicklungsstörungen vorliegen im Sinne einer Organmißbildung und einer allgemeinen Konstitutionsschwäche. Die Umgestaltung des Ligamentapparats dürfte zum Teil eine Teilerscheinung der fehlerhaften allgemeinen Gewebsentwicklung sein, zum Teil aber auch sekundär bedingt werden durch die Verlagerung der Organe.

Neben diesen anlagemäßig bedingten Verlagerungen gibt es auch postoperative Hernien mit Tuben und Ovarien als Inhalt namentlich nach der Alexander Adamsschen Operation (v. Jaschke). Die postoperativen Narbenhernien brauchen hier nicht näher erörtert zu werden. Die Ausziehung der Ligamente erfolgt sekundär.

Auch der schwangere Uterus wird zuweilen im Bruchsack liegend gefunden. Hier handelt es sich wiederum recht häufig um Uterusmißbildungen. O. Küstner nimmt an, daß in diesen Fällen vorher eine Hernia ovarii et tubae bestanden hat.

Auf Stieltorsionen im Bruchsack, Einklemmungserscheinungen und ektopischer Schwangerschaft in der im Bruchsack gelegenen Tube kann ich nicht näher eingehen, da diese Ereignisse zu weit von meiner Bearbeitung abführen.

Es sei nur noch kurz darauf hingewiesen, daß häufig Verwechslungen des Geschlechts und die Annahme eines Pseudohermaphroditismus vorgekommen sind.

(Über die klinische Bedeutung dieser Hernien siehe v. JASCHKE: „Lage und Bewegungsanomalien des weiblichen Genitalapparates", VEIT-STOECKELs Handbuch der Gynäkologie, Bd. 5, 1929.)

13. Torsion der Adnexe. Da wir unter „Torsion" die Rotation normaler Tuben und Ovarien verstehen, müssen wir sie von der Stieldrehung pathologisch veränderter Adnexe abtrennen.

O. FRANKL hat im 1. Teil dieses Bandes bereits die Torsion normaler Tuben mit und ohne gleichzeitige Torsion des Ovariums besprochen. E. TERRUHN, WALAWELSKI und BÖRNER haben in den letzten Jahren in ihren Veröffentlichungen genaue Schrifttumübersichten und Beschreibungen der bisher bekannten Fälle gebracht. W. BAUER hat 1928 die Fälle der isolierten Torsionen der letzten Jahre erwähnt. v. JASCHKE (1929) gibt an, daß bisher 117 Fälle von Drehung der Tube allein, des Ovariums allein oder beider zusammen beschrieben worden sind.

Solche Torsionen werden in jedem Lebensalter beobachtet. So berichtet W. ROST über eine isolierte Torsion des rechten Ovariums bei einem 4 Monate alten Kinde. Selbst eine intrauterine Torsion mit Abdrehung des Ovariums mit und ohne Tube wird beobachtet (Schrifttum s. bei KERMAUNER in Biologie und Pathologie des Weibes von HALBAN und SEITZ Bd. 3, 1924). Wir nehmen an, daß abnorm lange infantile oder geschlängelte Tuben mit langer Mesosalpinx, sowie ein abnorm langes Ligamentum ovarii proprium zu Spontantorsionen von Tube und Ovarium disponieren. Die erhöhte Beweglichkeit der Anhänge in der Gravidität kann ebenfalls die Ursache zur Torsion abgeben (MICHEL, AULHORN, HENNIG, HOFMANN). Da aber auch Torsionen der Adnexe und des Ovariums allein bei kurzem Ligamentum ovarii proprium (z. B. A. W. BAUER) beschrieben worden sind, dürfte der angeführte Erklärungsversuch nicht allein maßgeblich sein. Das auffallend häufige Zusammentreffen der Torsionsschmerzattacken mit der Menstruation, weiter die Tatsache, daß bisher eine Torsion normaler Adnexe jenseits der Klimax noch nicht beobachtet worden ist, führt zur PAYRschen hämodynamischen Torsionstheorie.

„Vorbedingung für den Torsionsmechanismus der normalen Adnexe ist die Hyperämie in den Gefäßen von Tube und Ovar. Als auslösende Ursache ist noch eine Kompression, Knickung oder leichte Drehung des Organes erforderlich, wodurch die Stauung in den verlegten Venenluminis noch vermehrt wird. Ist aber die Blutzirkulation beeinträchtigt, so kommt es im Sinne von PAYR zur Torsion der Tube. Durch das vom Kapillarsystem zufließende Blut werden die dünnwandigen und elastischen Venen strotzend gefüllt und gedehnt. Gleichzeitig legen sie sich, durch das perivaskuläre Bindegewebe mit den starren Arterien fixiert, spiralförmig um diese herum. Wie PAYR experimentell an Tieren und Leichen nachgewiesen hat, überträgt sich nun diese umschlängelnde Bewegung auf das umgebende Gewebe und erzeugt so eine Torsion. Die erfolgte Drehung verstärkt wiederum die Kompression der Venen und damit die Blutanschoppung im venösen Gebiet. So entsteht ein Circulus vitiosus!

Die SELLHEIMsche Theorie kommt hier weniger zu ihrem Recht, denn sie gilt mehr der Achsendrehung pathologisch veränderter Adnexe" (E. TERRUHN).

Außer der menstruellen Blutanschoppung lassen sich unschwer auch andere Ursachen für die Hyperämie im Bereich des Genitalapparats nachweisen, vor allen Dingen denke man stets an die Möglichkeit psychosexueller Störungen (E. KEHRER, P. STRASSMANN u. a.).

Die Folgen der Torsion sind Blutanschoppung der Organe, Hämorrhagien ins Gewebe (per diapedesin et per rhexin), Thromben in den Gefäßen, Hämatosalpinx, extreme Stauungsblutung im Ovarium, Blutungen in die Bauchhöhle usw. Auch Blutungen = Hämatombildungen in der Ala vespertilionis, sowie Verwachsungen mit den Nachbarorganen und schließlich vollständige Kontinuitätstrennungen (s. Abb. 32) werden beobachtet (z. B. Schweitzer, Hirsch). Die abgesprengten Teile werden entweder von den Nachbarorganen vaskularisiert, verkalken oder werden resorbiert und täuschen dann angeborene Hemmungs- oder Defektbildungen vor (Kermauner).

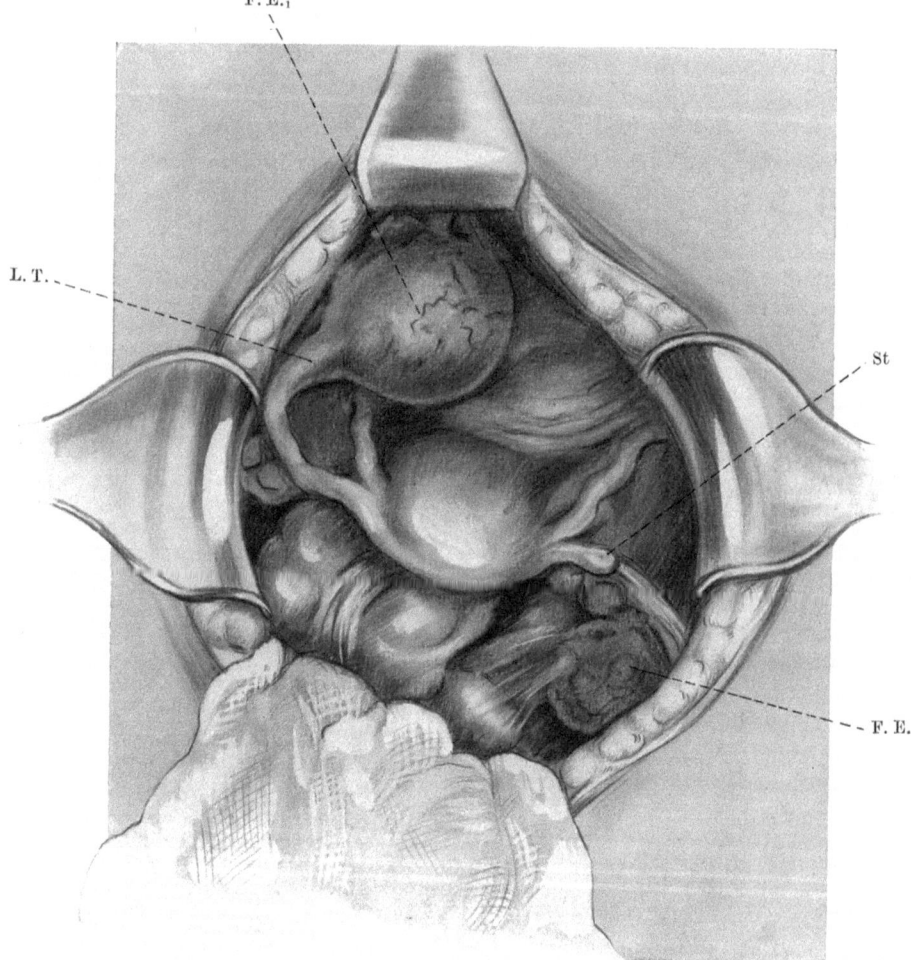

Abb. 32. Doppelseitige Tubentuberkulose mit tumorartiger Auftreibung des abdominalen Tubenendes. Rechte Tube vollständig abgedreht. Vom uterinen Tubenstumpf (St) aus zieht der oberste Abschnitt des Ligamentum latum in straffem Zuge zur Beckenwand. Abgedrehtes tumorartiges Fimbrienende (F. E.) lag verwachsen dem hinteren Blatte des Peritoneum an. Die linke Tube (L. T.) lag vor dem Uterus und hatte die Blase verdrängt. F. E.₁ Fimbrienende der linken Tube. (Eigene Beobachtung. 35jährige Patientin kam wegen Sterilität in die Marburger Universitäts-Frauenklinik. Operation in der Annahme eines vor dem Uterus gelegenen Ovarialtumors).

14. Stieldrehung erkrankter Adnexe. Stieltorsionen werden vor allen Dingen bei einer Hydrosalpinx, Pyosalpinx, Hämatosalpinx, Tubargravidität, bei Tuboovarialzysten und Ovarialtumoren angetroffen (Schrifttum s. bei O. Frankl und J. W. Miller in diesem Bande). Am meisten neigen zystische glattwandige Gebilde zur Stieldrehung (Stübler-Brandess, Sellheim u. a.). Die Vorbedingung ist ein langer beweglicher Stiel bzw. ein besonders langes Ligamentum ovarii proprium. Die Tube ist zumeist mit in den Stiel einbezogen. Ob es sich um ein von Haus aus abnorm langes Band handelte oder ob es erst z. B. bei der Wanderung der Ovarialblastome in die Bauchhöhle ausgezogen wurde, vermag man nicht zu entscheiden. Daß asthenische Patientinnen mit Hängeleib usw. besonders zur Stieldrehung neigen, konnte zwar als allgemeingültiges Gesetz bisher nicht einwandfrei bewiesen werden, obwohl eine allgemeine Enteroptose und ein weiter Bauchraum dieses Ereignis zu begünstigen scheinen. So wird z. B. die Stieltorsion bei Mehrgebärenden mit nachgiebigen Bauchdecken häufiger angetroffen als bei Nulli- und Primiparae (GROTENFELD). OHLSHAUSEN, PFANNENSTIEL, AUG. MAYER u. a. geben an, daß im Wochenbett infolge der Erschlaffung der Bauchdecken, starker Beweglichkeit der Ligamente

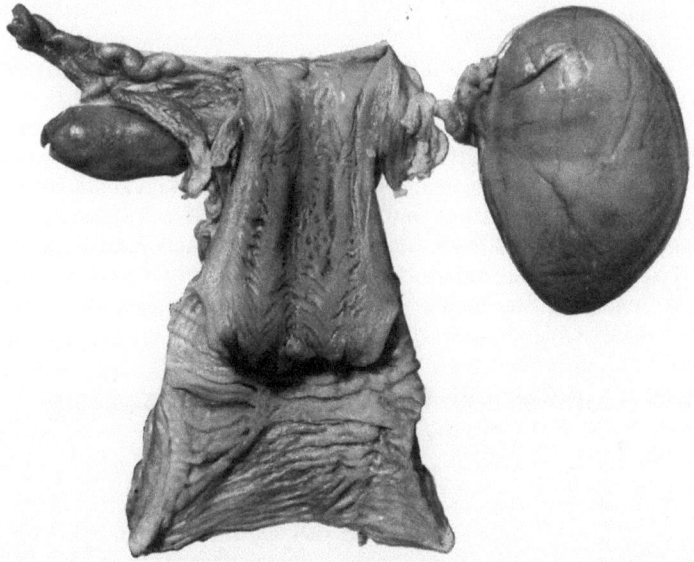

Abb. 33. Genitalorgane eines neugeborenen Mädchens. Vagina und Uterus aufgeschnitten. Rechtes Ovar mandelkernförmig mit makroskopisch sichtbaren Zysten. Links statt des Ovars eine große zystische Geschwulst mit 2mal vollständig um ihre Achse gedrehten Stiel. (Präparat der Marburger Universitäts-Frauenklinik.)

usw. eine gewisse Disposition zur Stieltorsion vorhanden ist. Auch Schwangerschaft soll nach Ansicht einiger Autoren (PFANNENSTIEL, O. KÜSTNER u. a.) die Torsion begünstigen. GROTENFELD, FEHLING u. a. stellten dagegen fest, daß Stieltorsionen während der Schwangerschaft seltener sind. Im allgemeinen hat man den Eindruck, daß Raumbeschränkung der Stieltorsion ein Hemmnis entgegensetzt.

Auf die einzelnen Theorien über das Zustandekommen der Drehung selbst kann ich nicht näher eingehen (s. Kapitel Tube und Ovarium). Es sei nur kurz auf die verschiedenen Ansichten hingewiesen. PFANNENSTIEL, O. KÜSTNER, FRITSCH u. a. sehen in der Schwerpunktsverlagerung beim Wachsen der Geschwulst schon einen Antrieb zur Drehung. Für die pathologische Torsion aber nehmen diese Autoren zum Teil eine andere Entstehungsursache an, nach ihnen geben die Peristaltik und die wachsende Füllung der Därme andauernde sich summierende Impulse zur Drehung. (KÜSTNERsches Drehgesetz: Rechtsseitige Ovarialgeschwülste zeigen linksspiralige und linksseitige Tumoren, rechtsspiralige Stieldrehungen.) Entgegen der Ansicht von PAYR (hämodynamische Theorie) ist O. FRANKL der Meinung, daß der arterielle Puls genügen kann, eine ganz bestimmte Drehrichtung des Tumors zu bewirken.

Von den mannigfaltigen Ursachen seien nur einige Beispiele genannt: plötzliche Bewegungen wie Bücken, Springen, Turnen, Fallen, Umdrehen im Bett, Tanzen usw. Auf Sellheims Theorie der Achsendrehung pathologisch veränderter Adnexe sei kurz hingewiesen. Seine Experimente haben gezeigt, daß der Grund für die Stieltorsionen im Anschluß an körperliche Bewegungen auf die Übertragbarkeit der Drehbewegungen des ganzen Körpers auf die Geschwulst und auf die Beharrlichkeit der Fortführung dieser Drehbewegungen bei erfolgtem Stillstand des Körpers zurückzuführen ist. Je flüssiger der Tumorinhalt ist, um so länger wird er die Drehbewegungen beibehalten.

Die bei der Wanderung der gestielten Ovarialgeschwülste zumeist beobachtete mäßige Drehung des Stiels um etwa 90⁰ ruft keinerlei Symptome hervor und wird nicht als Stieltorsion bezeichnet. Erst wenn die Blutzirkulation gestört ist (zumeist erst bei einer Drehung um 180⁰ und mehr) spricht man von einer Stieldrehung. Stübler und Brandess geben durchschnittlich Drehungen von 540⁰ bis zu 900⁰ an. Auch vollkommene Kontinuitätstrennungen sind hinlänglich bekannt [s. Schrifttumzusammenstellung H. O. Neumann: Ber. Gynäk. 10 (1926)]. Bei Neugeborenen wurde bereits von v. Franqué eine Stieldrehung bei einer großen Eierstockszyste mit Kontinuitätstrennung der in den Stiel mit einbezogenen Tube beschrieben. Vor kurzem hat R. Kaiser aus unserer Klinik eine ähnliche Beobachtung mitgeteilt (s. Abb. 33).

Die Folgen der Stieltorsionen brauchen im einzelnen hier nicht erörtert zu werden. Neben den Stauungserscheinungen im Tumor selbst sieht man mitunter auch mächtige Stauungen und Blutungen im Bereich der Ala vespertilionis.

b) Entfaltung und Verdrängung der Ligamente durch Geschwülste.

Neubildungen des knöchernen Beckens, Beckenbindegewebsblastome, Uterusgeschwülste und Ovarialtumoren können sich intraligamentär entwickeln. Ähnlich wie in der Schwangerschaft wird das Gewebe dieser Abschnitte aufgebraucht, die Blätter der Ligamente mehr oder weniger stark entfaltet und die einzelnen Organe, darunter auch der Ureter, unter Umständen weit verdrängt. Eine allgemeingültige Beschreibung ist nicht durchführbar und auch unwesentlich, da es sich um sekundäre Veränderungen handelt, die von der ursprünglichen Organerkrankung abhängen. Auf die Karzinomausbreitung werde ich noch später kurz zu sprechen kommen.

Alle übrigen Geschwülste, seien es Ovarialblastome usw., vermögen um so stärker die Ligamente zu verschieben, je größer sie sind. Reichen sie bis auf den Beckenboden herab, so drängen sie ihn nach unten.

c) Intraligamentär entwickelte Tubenschwangerschaft.

(S. Kapitel „Tube" von O. Frankl in Bd. VII/1 dieses Handbuches.)

Lichtenstein hat als Vorbedingung dafür, daß die Tuben- und Ovarialschwangerschaften bis in die zweite Hälfte oder bis zum Ende getragen werden, in 90% aller Fälle eine basiotrope Plazentation angetroffen, d. h. die Plazenta dringt zum Teil zwischen die Blätter des Ligamentum latum [s. die Abb. 82 von Lichtenstein: Zbl. Gynäk. 1920, 663]. Auf der Abb. 34 zeige ich eine intraligamentäre Entwicklung einer basiotropen bzw. mesosalpingeal implantierte Tubenschwangerschaft, bei der sich „der tubare Fruchtsack zwischen den Blättern des Ligamentum latum bis zum Scheidengewölbe herab entwickelt" hatte (E. Bumm).

Jedoch kann auch bei diesem „günstigen" Implantationsmodus das Ei frühzeitig zugrunde gehen. Es kommt entweder zur Bildung eines Fruchtkapselhämatoms oder zum tubaren Abortus (innerer Fruchtkapselaufbruch) oder zur Ausbildung eines intraligamentären Hämatoms (äußerer Fruchtkapselaufbruch).

Außer der mesosalpingealen Implantation von der Tubenlichtung aus kann sich das befruchtete Ei auch von einem Divertikel aus primär schon tief in das intraligamentäre Bindegewebe einsenken. Die Zotten „brauchen sich nun nicht auf das intraligamentäre Gewebslager zu beschränken, sondern können sich auch in das parametrane Bindegewebe eingraben, bis an die seitliche Beckenwand gelangen, evtl. sogar bei einer Wachstumsrichtung nach vorn in das Subserosium der vorderen Bauchwand und bei linksseitiger Tubengravidität,

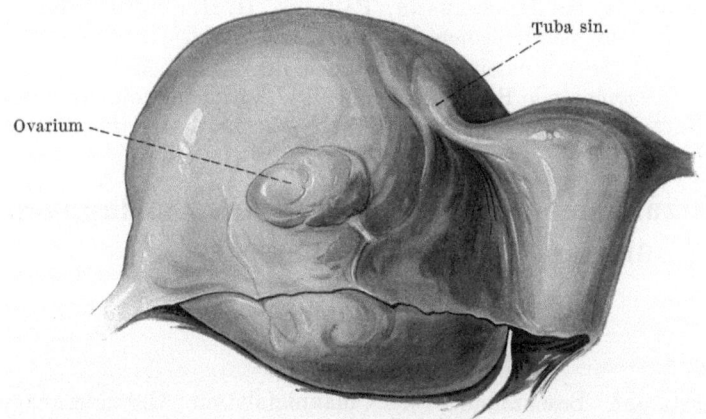

Abb. 34. Graviditas intraligamentosa sinistra. Der tubare Fruchtsack hatte sich zwischen den Blättern des Ligamentum latum bis zum Scheidengewölbe herab entwickelt und konnte in toto unverletzt ausgeschält werden. (Nach E. BUMM: Grundriß zum Studium der Geburtshilfe, 11. Aufl. Wiesbaden: J. F. Bergmann 1917.)

unter der Voraussetzung einer entsprechenden Wachstumsrichtung, unter die Flexura sigmoidea geraten. In einem von mir veröffentlichten Fall „von echter intraligamentärer und parametraner Tubenschwangerschaft" hatte sich das Ei in der mesosalpingealen Tubenwand des Anfangsteils der Ampulle nahe dem Ostium abdominale eingenistet, der Ektoblast hatte die untere Tubenwand an einer mikroskopisch genau nachgewiesenen Stelle durchwachsen und so dem Chorion frondosum die Möglichkeit gegeben, sich im lateralen Teil des Ligamentum latum und im rechten Parametrium bis zur Beckenwand auszubreiten. Einzelne Zottenkomplexe erstreckten sich bis unter den rechten Ureter und mußten von hier und von der seitlichen Beckenwand entfernt werden. Ohne Intervention des Operateurs hätte diese schon bis zum 4. Monat gediehene Schwangerschaft wohl große Aussicht auf ungestörte weitere Entwicklung gehabt" (O. HOEHNE). (Weiteres Schrifttum s. bei v. WERTH, R. FREUND, J. VEIT, O. PANKOW, ROBERT MEYER und NÜRNBERGER.)

d) Eindringen der Plazentazotten in das Parametrium vom Uterus aus.

Im vorliegenden Abschnitt wurde dargelegt, daß infolge des pathologischen Implantationsortes bei der tubaren Eiansiedlung die Chorionzotten unter besonders günstigem Implantationsmodus in das Füllgewebe des Ligamentum latum eindringen und sogar bis zum basalen Abschnitt des Ligamentum latum vorwachsen können.

Auch bei der intrauterinen Eiansiedlung wird das Einwuchern der Chorion-bzw. Plazentazotten in das Parametrium hinein beobachtet, wenn sich das Ei an einem anatomisch minderwertigen und physiologisch ungeeigneten Ort ansiedelt, d. h. bei der tiefsitzenden Placenta = Placenta praevia isthmica und Placenta praevia cervicalis. Diese Eiansiedlung an falscher Stelle führt häufig zum pathologischen Tiefenwachstum der Chorionzotten. Man begegnet allen Gradunterschieden von der Placenta accreta-increta bis zur destruierenden Plazenta. Vordringen der Plazentazotten bis in das Parametrium hinein wurde von Robert Meyer, H. O. Neumann u. a. beschrieben. Die Folgen dieses Tiefenwachstums sind die Unmöglichkeit der vollständigen Plazentalösung, profuse Blutungen und zumeist der Exitus letalis der Patientin (Gesamtschrifttum und Kasuistik s. bei Hinselmann, Pankow, H. H. Schmidt, Klaften, Joachimovitz und im maßgeblichen Kapitel dieses Bandes).

Doch nicht nur die normalen, sondern auch die pathologisch veränderten Plazentazotten (destruierende Blasenmole und das Chorionepitheliom) vermögen in das breite Mutterband einzudringen (s. Robert Meyer, 1. Teil dieses Bandes).

III. Verletzungen und Fremdkörper des Bandapparates und des Beckenbindegewebes.

a) Verletzungen.

1. Unfallverletzungen.

Eine einheitliche Beschreibung der mannigfaltigen Unfallverletzungen läßt sich nicht durchführen. Da diese Verletzungen nie allein unseren besonderen Gewebsabschnitt treffen, muß ich auf die in Betracht kommenden Abschnitte in diesem Bande verweisen. H. Füth, der im Handbuch der Biologie und Pathologie des Weibes von Halban und Seitz speziell die Verletzungen des weiblichen Genitalapparates bearbeitet hat, gibt eine gute Übersicht über die verschiedensten Möglichkeiten. Neben dem pathologischen Anatom und dem Kliniker interessieren sich ganz besonders die Gutachter und Gerichtsärzte für diese Traumen.

Nach H. Füth bringt M. Weber in einer Dissertation eine Einteilung der Pfählungsverletzungen. Er unterscheidet: 1. Verletzungen der oberflächlichen Schichten des Mastdarms und der Scheide ohne Beteiligung des Peritoneum. Dazu gehören Verletzungen des Gesäßes, der Vulva, der Scheide, des Mastdarms, des Septum recto-vaginale, des Dammes (totale Dammrisse sind beobachtet) oder Kombinationen. 2. Verletzungen der oberflächlichen Schichten, des Mastdarms und der Scheide ohne Beteiligung des Peritoneum, kombiniert mit extraperitonealen Wunden des unteren Genitaltraktus (Blasenverletzungen, Blasen-Scheidenfisteln, Verletzungen des Uterus). Eine Verletzung des Uterus ist selten. 3. Eindringen des Fremdkörpers durch eine der natürlichen Öffnungen mit Eröffnung des Peritoneum ohne Organverletzung. 4. Verletzung des Peritoneum mit gleichzeitiger Organverletzung (Rektum, Rektum und Netz, Darm, Blase, Blase und Darm). 5. Pfählung der Bauch- und Brusthöhle (totale Aufspießung).

Dabei kann sich ganz Unglaubliches ereignen. So fand sich bei der Autopsie eines solchen Falles (M. Weber), in welchem bei einer Frau der Stiel eines Handbesens 9 cm über dem Anus in den Mastdarm eingedrungen war, eine zweite Perforation des Rektum nach vorne. Von da aus war der Besenstiel, den sich die Frau selbst aus dem Leibe gezogen hatte, durch die Gallenblase, Leber und Zwerchfell in die Brusthöhle und in die Lungen (Hämopneumothorax) gelangt.

Kurz zu erwähnen wäre auch ein Fall von Aug. Mayer. Eine 24jährige Frau, die zum zweiten Male schwanger war (ganz junge Gravidität), fiel von einem Wagen in den Stiel einer am Wagen stehenden Gabel. Der Stiel drang etwa 30—35 cm tief durch die Scheide, an der linken Zervixkante vorbei hinter der Blase und vor dem Ureter und durchbohrte das Ligamentum latum etwa in der Mitte vor dem Ligamentum rotundum. Das Loch wurde mit Peritoneum übernäht. Drainage nach der Scheide. Glatte Heilung. Schwangerschaft wurde ausgetragen.

Diese Verletzungen sind wie Ed. Martin sagt „zumeist Ereignisse aus landwirtschaftlichen Betrieben".

Außer diesen Pfählungsverletzungen werden auch Stich-, Hieb- und Schußverletzungen der Genitalorgane angeführt. Sind größere Gefäße mitverletzt, wie z. B. Zerreißung der uterinen Gefäße, dann kommt es zur lebensbedrohlichen Blutung. Prognostisch ungünstig sind auch alle diejenigen Fälle, bei denen neben der Durchbohrung des Peritoneum auch Organe mitverletzt sind. Dagegen sind Verletzungen des Peritoneums allein, prognostisch nicht so ungünstig, wenn sie möglichst in den ersten 12 Stunden zur Operation kommen. Die Folgen solcher Traumen richten sich je nach der Art der Verletzung und der Schwere der dabei erfolgten Infektion. Neben Heilung mit mehr oder weniger ausgedehnter Narbenbildung können auch Blasen- und Rektumfisteln zurückbleiben.

Alle kasuistischen Mitteilungen hier anzuführen, ist nicht angängig, ich verweise auf die umfassenden Bearbeitungen von R. Freund, Ed. Martin, Nürnberger, Fr. Reuter, E. Kehrer, A. Mayer, Hammerschlag, H. Füth.

2. Koitusverletzungen.

Prädisponierende Ursachen der Koitusverletzungen von Seiten der Frau sind Kindesalter, genitale Mißbildungen, infantile und hypoplastische Genitalien, das Klimakterium und das Greisenalter. Erworbene pathologische Zustände können ebenfalls derartige Verletzungen begünstigen. Verbrennung und Verletzung der Vulva und der Scheide, Narbenbildungen im Anschluß an Pfählungsverletzungen und gynäkologische Operationen. Die Verletzungen erfolgen zumeist bei Notzuchtsakten, bei Mißverhältnis zwischen Membrum virile und Vagina, brutaler Kohabitation und digitalen Manipulationen.

Abgesehen von den Verletzungen des Hymen und von den Hymenovaginalrissen will ich nur kurz die Möglichkeiten anführen, die zur Verletzung des Beckenbindegewebes und der Ligamente führen können. Aus der großen Arbeit von H. Füth finden sich Verletzungen unter Intaktbleiben der Hymenalöffnung, der Hymen wird von der Basis völlig abgerissen, das Membrum virile sich von der Fossa navicularis aufwärts in das Septum rectovaginale bohrt. Von hier kann es in die Scheide oder ins Rektum einbrechen. Auch kann unter Schonung des Hymens der Damm gesprengt werden, wobei sogar Sphinkterrisse beobachtet wurden.

Auch einseitige Durchbohrungen der großen und kleinen Labien mit Eindringen des Membrum in das paravaginale Gewebe kommen vor.

Zerreißungen der vorderen Scheidenwand sind selten (Neugebauer). Die Verletzungen der hinteren Scheidenwand mit Zerreißung des hinteren Scheidengewölbes, die relativ häufig sind, führen nicht allzuselten auch zur Zerreißung des Peritoneums mit Eröffnung des Douglasschen Raumes. Andere Einrisse, die extraperitoneal gelegen sind, setzen sich rechts oder links ins Parametrium fort oder sie können „median hinten im Septum rectovaginale sich ausbreiten und sogar das Rektum eröffnen" (Neugebauer).

Schambacher fand bei einer Laparotomie (Patientin empfand intra coitum plötzlich heftige Schmerzen, bald danach Ohnmachten. 4 Stunden später Operation) in der Bauchhöhle eine große Menge flüssigen Blutes. Dieses Blut stammte aus einem 1 cm langen, im hinteren Blatt des Ligamentum latum sinistra gelegenen Risses, der etwa 1 cm von der Einmündungsstelle der Tube in den Uterus unmittelbar an der Tube begann und abwärts zur Basis des breiten Mutterbandes führte. Eine von den beiden die Arterie der Tube begleitenden Venen war vollständig durchtrennt. Ob in diesem Falle der Einriß des hinteren Blattes des Ligamentum latum als primäre Koitusverletzung aufgefaßt werden muß, bezweifelt der Autor. Er hält es für wahrscheinlicher, daß zuerst die leicht varikös erweiterte Vene und sekundär das Peritoneum infolge Drucksteigerung einriß.

Auf das Platzen von Venen intra coitum werde ich noch näher einzugehen haben im Abschnitt über die intraligamentären Hämatome. Einige Autoren nehmen an, daß die Mehrzahl der sog. Koitusverletzungen digitale Verletzungen sind (Schrifttum bei R. Freund, Nürnberger, E. Kehrer, Fr. Reuter, H. Füth, E. v. Hofmann, F. Kayer, E. Neugebaur, Pulvermacher, Schambacher, Séjournet, J. Veit, Rahm, Stumpf).

Die Prognose solcher Verletzungen kann unter Umständen recht ernst sein. Neben glatter Heilung nach rechtzeitiger Operation resultieren schwere langdauernde Erkrankungen (Parametritis, Pelveoperitonitis). Der Tod erfolgt an Verblutung, allgemeiner Peritonitis und Sepsis.

Im übrigen verweise ich auf die Kapitel Erkrankungen der Vulva und der Vagina in diesem Bande.

3. Operationsverletzungen.

Nur die ungewollten Verletzungen sollen hier kurz skizziert werden, die im Anschluß an vaginale und uterine Eingriffe entstehen können.

Wenn auch im allgemeinen der schwangere Uterus das Vorrecht genießt bei erlaubten und unerlaubten Eingriffen (krimineller Abort) verletzt zu werden, so kommen auch die gleichen Operationstraumen beim nicht schwangeren Uterus vor. Uterusmißbildungen, infantile und hypoplastische Uteri mahnen zur Vorsicht bei der Dilatation des Zervikalkanals, da Aufplatzen der Zervixwand in Höhe des inneren Muttermundes infolge minderwertiger Anlage bzw. Ausbildung der Muskulatur hinlänglich bekannt sind. Diese Verletzungen setzen sich naturgemäß in das Parametrium fort.

Alle Lageveränderungen können die Veranlassung zu Verletzungen ins Parametrium hinein abgeben. Sogar bei der Sondierung eines seitlich geneigten Corpus uteri ist ein Eindringen der Sonde in das Parametrium der entgegengesetzten Seite möglich. Hegarsche Dilatatoren, Laminariastifte, Kürette usw. finden nicht allzu selten den Weg ins Parametrium.

Erkrankungen der Gebärmutter (Tuberkulose, Karzinom usw.) disponieren wegen der besonders starken Brüchigkeit der Gewebe zu Operationsverletzungen, seien es Verletzungen bei der Dilatation oder bei der Ausschabung selbst.

Aber auch ohne jegliche besondere Erkrankung der Gebärmutter kommen die angeführten Verletzungen vor.

Seitliche Verletzungen ins Parametrium hinein bergen immer die Gefahr der Gefäßverletzung. Wird dabei auch das Peritoneum durchbohrt, dann kommt es zur lebensbedrohlichen Blutung in die Bauchhöhle. Anderenfalls bildet sich zuerst ein großes intraligamentäres Hämatom aus oder direkte schwere Blutung nach außen. Die Kürette vermag durch die Perforationsöffnung Adnexe und Darmschlingen durchzuziehen. Erfolgt die Laparotomie bald nach der Verletzung, dann ist die Prognose zumeist gut.

Wird der bedrohliche Zustand vom Arzt nicht erkannt, dann kommt es entweder zum Verblutungstod oder, wenn keine großen Gefäße zerrissen sind, zur Infektion des Parametriums oder zur Pelveoperitonitis und je nach der Schwere der Infektion zur allgemeinen Peritonitis und Sepsis.

Bei kriminellen Aborten, ausgeführt von Unkundigen, kommt es aber unter Umständen nicht nur zur Zerreißung der Uteruswand und des Parametriums, sondern auch zu Zerreißungen in der Scheide und Zerstörungen im Gewebe des Beckenbodens. Häufig sind die Zerreißungen des hinteren Scheidengewölbes. Dieses wird zuweilen auch von Ärzten bei vaginalen Untersuchungen verletzt.

Die Gefahr der Verletzung steigert sich beim Abort und ganz besonders beim kriminellen Abort. Schon allein die Vornahme des Eingriffs mit unsterilen Instrumenten usw. führt fast stets zur Sepsis und zum Tod der Patientin (NÜRNBERGER und HEYNEMANN: Fehlgeburt und Frühgeburt in Biologie und Pathologie des Weibes von HALBAN und SEITZ, Bd. 7, 1.).

4. Geburtsverletzungen.

An erster Stelle wäre hier die Uterusruptur zu nennen. Auf den Mechanismus dieser Rupturen ist bereits ROBERT MEYER S. 71 in diesem Bande näher ein-

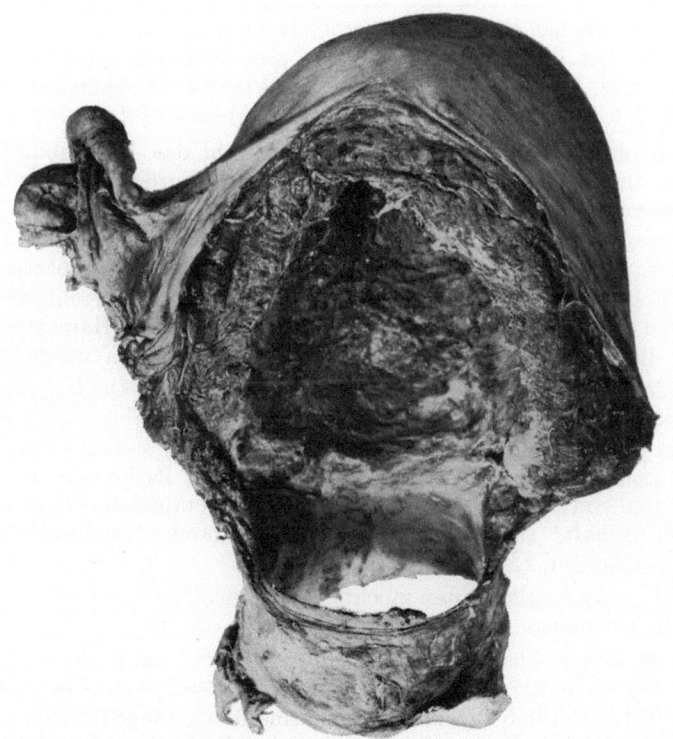

Abb. 35. Totalexstirpation des Uterus wegen kompletter Uterusruptur. Die ganze linke Seite ist aufgeplatzt, das Ligamentum latum sinistrum zerstört. Das Kind war durch diese gewaltige Öffnung in die Bauchhöhle ausgetreten. Die Ruptur der Korpuswand ist ungewöhnlich.
(Marburger Universitäts-Frauenklinik.)

gegangen, uns interessiert nur, daß diese Risse selbstverständlich das Parametrium der Rißseite mitbetreffen. Ist das Peritoneum des betreffenden Ligamentum latum noch erhalten, handelt es sich also um eine inkomplette Ruptur, so kann es zur Ausbildung eines mächtigen retro- bzw. subperitonealen Hämatoms kommen, welches bis hinauf zu den Nieren sich fortzusetzen vermag (s. bei R. FREUND). Bei der kompletten Ruptur reißt das Peritoneum mit ein (Abb. 35). Eine lebensbedrohliche Blutung in die Bauchhöhle ist meistens die Folge. Da die typischen Risse — fast stets seitliche Längsrisse — im unteren

Gebärmutterabschnitt liegen, reißt das Parametrium in Höhe der Einmündungsstelle der Arteria uterina ein. Die Zervixrisse dagegen setzen sich mehr unterhalb der uterinen Gefäße fort und sprengen die gesamten seitlichen Verdichtungslager.

Außer Zervixrissen beobachtet man bisweilen auch Abtrennung der vorderen und hinteren Muttermundslippe und der ganzen Portio vaginalis H. Freund, Staude, Stamberger, Peham, Füth, Koch, Petterson, Wiemann, Schwarzkopf u. a.). In seltenen Fällen reißt das ganze Korpus ringsum von der Zervix ab oder der ganze Uterus vom Scheidengewölbe — Kolpaporrhexis — (s. Kapitel Vagina in diesem Bande).

An allen weiteren Rissen des Geburtskanals beteiligt sich mehr oder weniger ausgedehnt das Beckenbindegewebe und die Beckenbodenmuskulatur.

Neben den verschiedenen Ursachen der Zerreißungen wie Uterusmißbildungen, infantile und hypoplastische Genitalorgane, rigide Weichteile bei alten Erstgebärenden, Mißverhältnis zwischen Kopf und Becken, Querlage usw. spielen auch die geburtshilflichen Eingriffe eine große Rolle in der Ätiologie der Geburtsverletzungen (s. bei R. Freund in Biologie und Pathologie des Weibes von Halban und Seitz, Bd. 7, 1. Teil, 1927; Georg Winter: Die operative Geburtshilfe, ebenda, Bd. 8, 2. Teil 1927 und H. Füth: ebenda, Bd. 5, 2. Teil, 1926).

Aber auch ohne Organzerreißung vermag sowohl das Beckenbindegewebe als auch der muskuläre Beckenboden durch das Geburtstrauma verletzt zu werden. Neben den Läsionen in den Martinschen Verdichtungszonen spielen die Verletzungen der Levatormuskulatur eine besondere Rolle für die Prolapsätiologie. Meistens machen diese Verletzungen unmittelbar post partum keine besonderen Erscheinungen. Mitunter aber werden varikös erweiterte Venen mit eingerissen, so daß es zu einer mehr oder weniger großen Hämatombildung kommt, auf die ich in einem besonderen Abschnitt eingehen werde.

Bei langdauernden Geburten beobachtet man auch Quetschungen des Gewebes zwischen der Zervix bzw. der Vagina und der Harnblase. Im Wochenbett kann das Gewebe nekrotisch und abgestoßen werden, so daß es zur Blasen-Genitalfistel kommt (s. bei H. Füth in Biologie und Pathologie des Weibes von Halban und Seitz, Bd. 5, 2. Teil, 1926 und H. Guggisberg: Komplikation von Schwangerschaft, Geburt und Wochenbett durch Regelwidrigkeit der Genitalien, ebenda, Bd. 7, 2. Teil, 1928).

Aus der Fülle der Möglichkeiten möchte ich nur noch den zentralen Dammriß erwähnen mit Zersprengung des Perinealkeils.

Am Schlusse dieses Abschnittes sei noch angeführt, daß R. Janes bei zwei Frauen, die wegen Ileuserscheinungen operiert wurden, je ein Loch im Ligamentum latum fand, durch das eine Dünndarmschlinge eingedrungen und eingeklemmt war. Verfasser nimmt an, daß diese Löcher im Peritoneum der Ligamenta lata vielleicht mit vorausgegangenen Geburten in Zusammenhang gebracht werden können.

b) Fremdkörper.

Dieselben Instrumente, die die Verletzungen verursachen, können sich als Fremdkörper ins Beckenbindegewebe oder in das Ligamentum latum hinein verirren (Laminariastifte, abgebrochene Spritzen bei Abtreibungsversuchen usw.). Mitunter findet man auch Verbandmaterial wie Gaze und Watte, welches zum Zwecke der Blutstillung eingeführt worden ist. So ist mir ein Befund unvergeßlich geblieben, den ich als Assistent am pathologischen Institut zu Düsseldorf (damaliger Direktor Prof. Dr. H. Beitzke) erheben konnte. Bei einer im Anschluß an einen kriminellen Abortus gestorbenen Frau fand ich eine retroperitoneal gelegene übelriechende jauchige Watterolle, die vom unteren linken Nierenpol ins kleine Becken herabreichte, das Ligamentum latum ausstopfte und durch eine Perforationsöffnung in den Gebärmutterhalskanal hereinreichte.

KNAUER teilt die Fremdkörper nach den Ursachen ein, die das Eindringen der Fremdkörper in die Geschlechtsteile veranlassen.

1. Zu therapeutischen Zwecken in die weiblichen Geschlechtsteile eingeführte Fremdkörper und bei therapeutischen Handlungen unbeabsichtigt zurückgelassene Fremdkörper.

In erster Linie müssen hier die Pessare erwähnt werden, da sie unter Umständen in das paravaginale Gewebe einbrechen und in Blase oder Mastdarm oder beide durchbrechen können. F. NEUGEBAUR berichtet auch über Perforationen in den DOUGLASschen Raum. Fremdkörper sind auch die Operationsligaturen. Brechen bei vaginalen Operationen Instrumente ab, so können sie, wenn sie im Beckenbindegewebe liegen bleiben, üble Folgen haben. Neben einer Beckenzellgewebsentzündung vermögen z. B. abgebrochene Nadeln Gefäße zu arrodieren oder das Peritoneum zu durchbohren. Man wird also unter allen Umständen dafür zu sorgen haben, daß solche Fremdkörper nicht im Gewebe belassen werden.

2. Zu antikonzeptionellen Zwecken eingeführte Gegenstände, z. B. Steriletts können, wenn sie intrauterin gelegen sind, neben anderen Erkrankungen auch die Veranlassung zu schwerer Beckenzellgewebsentzündung abgeben. Liegeu sie aber, was ja nicht so selten vorkommt durch eine Perforationsöffnung im Parametrium, im DOUGLASschen Raum oder zwischen Uterus und Blase, dann sind die Folgen im Einzelfall unübersehbar. (Das zur Konzeptionserleichterung eingeführte Fruktulett hat praktisch dieselbe Bedeutung wie das antikonzeptionelle Sterilett).

3. In verbrecherischer Absicht eingeführte Fremdkörper (krimineller Abort).

4. In masturbatorischer Absicht, zur Steigerung des Wollustgefühles, in böswilliger Absicht und aus anderen Gründen eingeführte Fremdkörper.

Spitze Gegenstände wie Haar-, Näh- und Stricknadeln können sich ins Beckenzellgewebe einspießen. Es ist klar, je spitzer und scharfkantiger ein Gegenstand ist, um so leichter wird er von der Vagina aus in die Tiefe vordringen können. Man hat außer Nadeln, Garnspulen, Zwirnknäuel, Pomadenbüchsen, Pfefferbüchsen, Bleistifte, Tannenzapfen, Kieselsteine, Holzstücke, Trinkgläser, Eier, Geldbörse, Pfeifenkopf, ein Stück Rübe, eine elektrische Glühbirne, Patronenhülse, ja sogar Maikäfer in der Scheide gefunden (s. bei KNAUER und H. FÜTH).

5. Fremdkörper, welche aus der Umgebung in die Geschlechtsteile durchbrechen oder einwandern, und Gegenstände, welche zufällig von außen in die Geschlechtswege gelangen. So können z. B. Fremdkörper, die in die Blase oder ins Rektum eingeführt worden sind, durchbrechen in die Excavatio vesico- bzw. recto-uterina oder in das Septum vesico- bzw. recto-vaginale.

Verschluckte Nadeln können durch die Darmwand hindurchwandern und sich in die Genitalregion begeben und ins Beckenbindegewebe hineingelangen. Bei Pfählungsverletzungen können Stoffteile, Holzsplitter usw. im Beckenbindegewebe stecken bleiben.

Eine Anführung der Kasuistik ist nicht angängig, da es sich zumeist nur um Nebenverletzungen einer Organverletzung handelt. Eine Übersicht über die Verletzungen bringt H. FÜTH in Biologie und Pathologie des Weibes von HALBAN und SEITZ, Bd. 5, 1926; siehe auch bei ROBERT MEYER.

IV. Gefäßerkrankungen.

Es ist nicht meine Aufgabe, die allgemeine pathologische Anatomie der Gefäßerkrankungen deskriptiv zu behandeln. Ich verweise auf den entsprechenden Band in diesem Handbuch (Jores: Arterien und Benda: Venen in Band 2). Über die Erkrankungen des Zirkulationsapparates in Beziehung zur Biologie und Pathologie des Weibes hat 1927 N. Jagié im Handbuch von Halban und Seitz, Bd. 5, 3. Teil ausführlich berichtet.

In dem folgenden Abschnitt sollen nur die verschiedenen Krankheitsprozesse kurz erwähnt werden, die — lokalisiert in den Beckengefäßen — Bedeutung erlangen für die Pathologie der Genitalorgane.

a) Hypoplasie der Gefäße (Arterien).

Als Teilerscheinung einer angeborenen Enge des Aortensystems, zu der ein kleines hypoplastisches Herz gehört (E. Kaufmann, dort auch weiteres Schrifttum) findet sich die Gefäßhypoplasie beim Infantilismus, Status hypoplasticus, -thymico-lymphaticus und lymphaticus. Es handelt sich also um konstitutionell minderwertige Personen mit infantilem bzw. hypoplastischem Genitalapparat. Die Gefäße selbst unterscheiden sich von den normalen durch ihr enges Kaliber, durch ihre allgemeine Dünnwandigkeit und durch die Unregelmäßigkeit der abgehenden Äste. Die Neigung zur Intimaverfettung, die sich schon unmittelbar nach der Pubertät bemerkbar macht, soll besonders in der Schwangerschaft eine Gefahr bilden. Diese Intimaverfettungen erweisen sich makroskopisch als mehr oder weniger ausgedehnte gelbliche Flecken. (Über Intimaverfettungen siehe auch bei Benda, E. Kaufmann, Jores, Lubarsch.) Während Virchow den Standpunkt vertrat, daß solche Gefäßhypoplasien in der Schwangerschaft und im Wochenbett ein disponierendes Moment für die Entwicklung einer Endokarditis bilden, hat die klinische Erfahrung gelehrt, daß die Schwangerschaft in der Regel günstig auf das Gefäßsystem einwirkt, das Herz hypertrophiert und das Gefäßsystem wird erweitert (Cohnstein, E. Kehrer, v. Jaschke, O. Fellner, L. Seitz u. a.).

b) Arteriosklerose.

Mehr Beachtung verdienen die in der Schwangerschaft auftretenden Fettablagerungen in der Media und Intima der Beckenarterien, die allein schon durch die starke Längen- und Kaliberzunahme eine starke Schlängelung aufweisen (Hyrtl, Nagel, R. Freund). Virchow sah in diesen Fettablagerungen eine gewisse Vorbedingung für die Arteriosklerose. Nach den Untersuchungen von Böshagen, Szarz-Schwarz, Pankow und Sohma haben aber diese Veränderungen, die vor allen Dingen mit einer elastoiden Degeneration und Hyalinisierung der Media einhergehen, mit der echten Arteriosklerose nichts zu tun, sondern sind physiologische Schwangerschaftserscheinungen, „Graviditätssklerose" (Menstruations- und Ovulationssklerose).

Auch die oft stark mit elastischen Fasern durchsetzten Intimapolster werden von Ballin, Büttner, O. Frankl, Pankow, Stolper, La Torre, Westphalen, Woltke u. a. als eine Folge der Schwangerschaft angesprochen — Ersatz für die post partum degenerierende Media.

Nicht nur die uterinen, sondern auch die ovariellen Gefäße weisen diese Veränderungen auf. Diese polsterartigen Verdickungen der Intima wurden von Wermbter neuerdings auch bei Nulliparae gefunden, dagegen sah er in der Media keine Verfettung wie Pankow, Ballin und Broers. R. Wiegand hat nun 1930 an 170 Uteri erneut Untersuchungen vorgenommen. Bereits bei einem 2jährigen Kinde konnte er Intimapolster mit elastischen Fasern nachweisen. Auch ein 14jähriges, noch nicht menstruiertes Mädchen zeigte mächtige Intimawucherungen. Bei Nulliparae (15—25 Jahre alt) sah er die Polsterungen stets. Neben dieser Intimawucherung fand er bei Primiparae (16—25 Jahre alt) Degenerationsvorgänge zum Teil in der Media, zum Teil in der Adventitia. Mitunter war die Media vollständig hyalinisiert, die elastischen Elemente schollig verklumpt. Bei Multiparae traten in der Media hyaline Bänder und elastische Massen in der Gefäßumgebung hinzu. Auf Grund seiner Untersuchungen sagt R. WIEGAND: „daß die Intimapolsterungen der Uterusarterien eine Besonderheit darstellen, die sich im Laufe der Entwicklung der Reife herausgebildet und die als Normalbefund anzusehen ist und mit aller Sicherheit nicht eine Folge durchgemachter Gravidität darstellt" (vgl. die Intimapolster der Arterien des Penis [P. KISS]). Dagegen sind für vorausgegangene Geburten die Hyalinisierung der Media und die Anhäufung elastoider amorpher Massen charakteristisch.

Je älter eine Frau wird, um so mehr vermischen sich diese Veränderungen mit denen der Arteriosklerose (Verkalkungen), die gerade bei Frauen nicht selten zuerst in den Arterien der Genitalorgane nachgewiesen werden können (E. KAUFMANN, FRAENKEL, R. WIEGAND u. a.). Auch bei Myomträgerinnen wird öfters eine vorzeitige Arteriosklerose der Beckenarterien angetroffen (H. FREUND). (Vgl. hierzu die „Apoplexia uteri" alter Frauen, v. KAHLDEN, CRUVEILHIER und die Angiodystrophia ovarii, BULIUS, KRETSCHMAR.)

MÜLLERHEIM fand bei einer Patientin, die an einer tuberkulösen Peritonitis gestorben war, eine auffallend starke Verkalkung der Arteriae uterinae et spermaticae. Ebenso sah er die kleinen Gefäßstämmchen im Ligamentum latum in ihrer ganzen Ausdehnung sklerosiert.

c) Aneurysmen der Arterien.

1912 hat H. W. LAWSON 8 Fälle von „Aneurysma of the arteria uterina" aus dem Schrifttum gesammelt. In dieser Zusammenstellung finden sich 4 Fälle von Aneurysma spurium (HEWITT, MUNDÉ, VOGELSÄNGER und H. W. LAWSON). Die Ursachen dieser Arterienverletzungen waren zweimal in geburtshilflichen Eingriffen (Forzeps, Wendung bei Placenta praevia) zu suchen. In den beiden anderen Fällen handelte es sich um Operationen an der Zervix (EMMETsche Operation). Über Aneurysma verum der Arteria uterina bzw. ovarica berichteten REYMOND, WHITMARSH, MARS und O. KÜSTNER. REYMONDs Patientin mit einem Aneurysma der Arteria uterina befand sich in der Menopause. Ein rupturiertes Aneurysma der rechten Arteria ovarica erlebte WHITMARSH. MARS beobachtete lange Jahre hindurch ein Aneurysma der linken Arteria uterina. O. KÜSTNER berichtete 1917 über ein Aneurysma der rechten Arteria uterina. Alle 4 Fälle betrafen nichtschwangere Frauen.

In den Kriegsjahren (1914—18) wurden einige wenige Fälle von Aneurysmen der Beckengefäße bekannt. COLMERS teilte ein Aneurysma der Arteria obturatoria nach Schußverletzung mit. KÜTTNER beobachtete ein Aneurysma der Arteria hypogastrica. Einen besonders interessanten Fall von Aneurysma arterio-venosum der Arteria und Vena uterina erlebte E. VOGT.

1916 wurde die Patientin bei einem Fliegerangriff auf Tübingen durch Bombensplitter an mehreren Körperstellen oberflächlich verletzt. Nur in der linken Gesäßhälfte fand sich ein talergroßer Einschuß. Die Wunde durchsetzte die Muskulatur, keine arterielle Blutung. 1923 wurde die Patientin wegen hartnäckiger Parametritis, die seit der Verletzung bestand, der Frauenklinik überwiesen. Bei der Untersuchung fand sich links vom Uterus eine hühnereigroße Schwellung, deren medialer Teil stark pulsierte und das vordere Scheidengewölbe halbkugelig vorwölbte, während der laterale Teil, welcher bis zur seitlichen Beckenwand reichte, sich prall gespannt anfühlte. Da Untersuchungsbefund und Anamnese für ein traumatisches Aneurysma sprachen, wurde operiert. Das Operationspräparat (s. Abb. 36) bestand aus dem Uterus, den linken Adnexen und den linksseitigen Uterusgefäßen. Die Gefäßgeschwulst besaß einen medialen mehr ovalen und einen lateralen mehr rundlichen Anteil. Eine Röntgenaufnahme der Präparate zeigte einen größeren Metallsplitter im Uterus und einen kleinen Splitter in der Nähe der Gefäßauftreibung. Bei der weiteren Untersuchung ergab sich nun, daß es sich um ein Aneurysma arteriovenosum directum (Subbotisch) mit Aneurysma arteriale und Varixbildung oder nach O. Hahn um eine arteriovenöse Fistel handelte.

Über ein Aneurysma der Arteria ovarica hat Reinhardt berichtet.

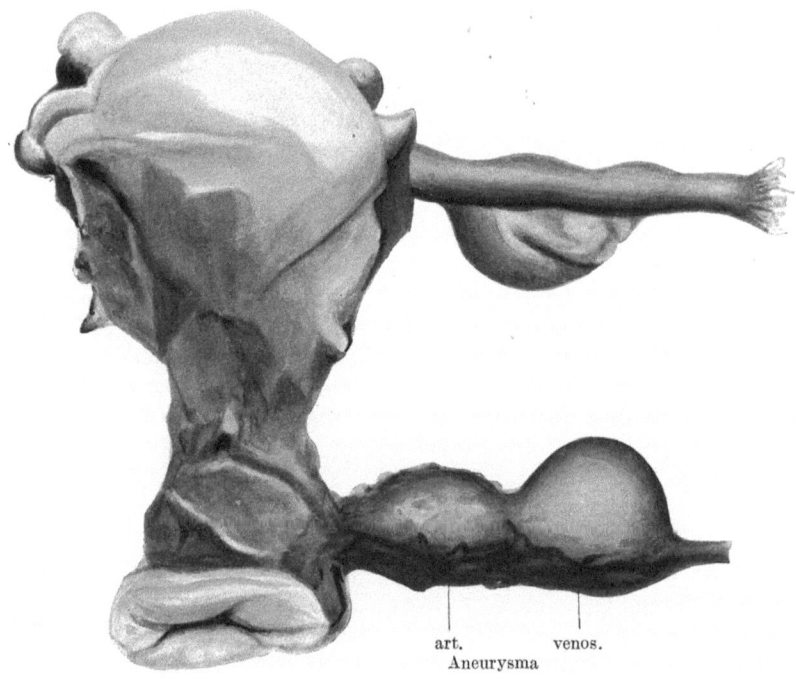

art.   venos.
Aneurysma

Abb. 36. Aneurysma arteriovenosum der arteria und vena uterina. (Nach E. Vogt, Arch. Gynäk. 116.)

d) Venenerweiterungen. Varicen der Beckenvenen.

Nicht nur die Arterien, sondern auch die Venen des Beckens nehmen in der Schwangerschaft an Breite und Länge beträchtlich zu. Neben den Arbeiten von Hyrtl und Nagel zeigte Kownatzki, zu welch schwammartig ausgebreiteten Netzen der Plexus vesico-vaginalis, recto-vaginalis und die zu den hypogastrischen Venen zusammenfließende Uterusvenen anschwellen können. Auch an den Gefäßen des Plexus pampiniformis vermag sich ein Zustand auszubilden, der durchaus der Varikozele des Mannes entspricht. Die physiologische Hyperämie im Bereiche dieser fast klappenlosen Venenplexus des Genitalapparats dürfte wohl eine wichtige Rolle dabei spielen. Rasch aufeinanderfolgende zahlreiche Geburten, insbesondere bei mangelhafter Widerstandsfähigkeit der Gefäßwände, sollen die Bildung solcher erweiterten Venenplexus und Varixknoten begünstigen. Venenerweiterungen sind so häufig, daß E. Kehrer sie in der Physiologie „der Schwangerschaft" mit anführt. Neben den Lokalisationen, wie untere Extremitäten, äußere Genitalien, Vagina und Analregion, Bauch und Mammae finden sie sich auch im Gebiet der inneren Hämorrhoidalvenen, auf der Harnblasenschleimhaut, im paraproktalen und paravesikalen Bindegewebe, in den Ligamenta lata, infundibulo-pelvica und rotunda (F. A. KEHRER, v. ROSTHORN, H. CRAMER, E. BUMM, SPIEGELBERG, E. KEHRER u. a.). Da nach F. A. KEHRER u. a. bei Schwangeren schon vom 2. Monat ab Varizen angetroffen werden können, ist die übliche Erklärung, daß sie durch Erschwerung des Abflusses zustande kommen, nicht immer angebracht. Man muß, wie E. KEHRER hervorhebt, an toxische Schädigungen, an Wandveränderungen, an konstitutioneller Minderwertigkeit der Gefäßwände und an eine Lähmung der sympathischen Nervenfasern in der Gefäßwand denken.

Eine andere Ursache solcher ausgedehnten Venenerweiterungen und Varizenbildungen erblicken wir in Störungen der Vita sexualis — wie Dyspareunie, Masturbation und anderen sexuellen Exzessen, die zu regelwidrigen Hyperämien infolge der Zirkulationsstörungen (starker Afflux und fehlender Deflux des Blutes) führen (E. KEHRER).

Außer Schwangerschaft und sexuellen Störungen können Lageanomalien der Genitalorgane und Tumoren in kleinen Becken die Ursache zu Stauungen in den Venenplexus abgeben. (Schrifttum bei BALDEY, BUDIN, CALAIS, COURTY, DUDLEY, EMGE, ENGELMANN, FALK, O. FRANKL, HIRST, JAHREISS, KAKUSKIN, E. KAUFMANN, KELLY, MALINS, J. W. MILLER, G. SCHUBERT u. a.)

ENGELMANN hat in der letzten Zeit ganz besonders auf das Krankheitsbild der Varikozele des Ligamentum latum hingewiesen. J. W. MILLER brachte zu den ENGELMANNschen Ausführungen eine literarische und klinische Ergänzung. Bevor wir kurz das klinische Krankheitsbild besprechen, müssen wir noch andere Möglichkeiten erörtern, die zu Phlebektasien im Bereich der Venenplexus des Beckens führen.

Neben konstitutioneller Minderwertigkeit der Venenwand (s. Konstitution und Varizenbildung bei AUG. MAYER), wird auch von einigen Autoren auf die Bedeutung der Frauenarbeit als ätiologischer Faktor zur Varizenbildung hingewiesen (Fabrikarbeiterinnen, Maschinennäherinnen, schwere Arbeit zur Zeit der Pubertät usw.). Auch hormonale Einflüsse von seiten des Ovariums wurden als Ursache herangezogen. Andere Autoren sahen luische Erkrankungen der Gefäßwände. (Schrifttum bei CARLINI, CASTANO, FISHER, M. HIRSCH, v. JASCHKE, AUG. MAYER, POLICHETTI, WILCOX.)

Eine sehr wichtige Beobachtung konnte E. KAUFMANN bereits 1897 mitteilen.

Bei einer 41jährigen notorischen Potatrix fand er so ausgedehnte Phlebektasien in den Ligamenta lata, daß ein weiträumiges kavernöses System entstanden war. Diese Venenerweiterungen setzten sich nach innen auf die peripheren, am Scheitel des Uterus auch auf tiefer gelegene Abschnitte der Uteruswand fort. E. KAUFMANN sagte, daß man neben der Stauung wohl an eine durch den Alkoholismus und die starke Fettsucht bedingte Schädigung der Venenwand denken muß.

Daß vor allen Dingen häufig der Plexus pampiniformis zu mächtigen Venenkomplexen umgewandelt wird, hängt zweifellos mit der besonderen Anordnung des genitalen Abflußsystems zusammen, denn dieser Plexus pampiniformis erhält sein Blut aus dem oberen Abschnitt der Gebärmutter, Tube und Ovarium (s. anatomischer Teil).

Da die Patientinnen zumeist im gesamten Beckengebiet und an den unteren Extremitäten Varizen aufweisen, sind die Symptome und Gefahren mannigfaltig. Neben den übrigen Krampfaderbeschwerden (Spannungsgefühl, Jucken, Hämorrhoidalbeschwerden) verursachen die Beckenvarizen besonders prämenstruell und in der Gravidität quälende Schmerzen durch Druck auf den Nervus ischiadicus (perinaeus und tibialis), worauf bereits F. A. KEHRER hingewiesen hat. ENGELMANN, OPITZ, v. JASCHKE und andere Autoren betonen als Symptom vor allen Dingen auch die Kreuzschmerzen der Frau.

Durch Platzen der Varizen (z. B. unter der Geburt) kommt es zur Ausbildung von Beckenbindegewebs- und Ligamenthämatome, auf die ich später noch eingehen werde.

Auch das Leben bedrohende Blutungen nach außen können die Folge solcher Varizen sein, wenn Läsionen des Geburtskanals sich in das variköse Gebiet fortsetzen, oder wenn die Phlebektasien die Gebärmutterwand durchsetzen. (Als Beispiel verweise ich auf die Arbeiten von Wieloch und Naujoks aus der Marburger Frauenklinik, sowie Falk, E. Kaufmann, Halban u. a.)

Systematische histologische Untersuchungen über die Venen des Uterus hat vor kurzem Küstermann angestellt. Die Schwangerschaftsveränderungen der Venenwand gleichen denen, die Wiegand an den Arterien feststellen konnte, nur sind sie in der Venenwand nicht so ausgeprägt.

e) Thrombosen.

Die Stromverlangsamung im venösen Abflußgebiet der Beckenorgane, die zu Phlebektasien und Varixknotenbildungen führen, kann gleichzeitig die Ursache zu Thrombenbildungen in dem gestauten Venenplexus abgeben.

Nach Zahn, Eberth, Schimmelbusch und Aschoff kommt es zur Thrombenbildung durch einen intravitalen Abscheidungsvorgang körperlicher Elemente aus dem strömenden Blut. Zumeist sind es Venenthromben, die durchaus das Krankheitsbild beherrschen.

Bereits Virchow hat in den 40er Jahren des vergangenen Jahrhunderts der alten Lehre von der entzündlichen Genese gegenüber betont, daß die Thrombose mit Entzündungen oft nichts zu tun hat. Von seiten der pathologischen Anatomen wird das Vorkommen der blanden Thromben nicht geleugnet. Von Aschoff und Lubarsch wurde in erster Linie die Lehre von den Ursachen und dem Aufbau des Thrombus weiter ausgebaut. Nach Aschoff muß die Hauptursache in vier Punkten erblickt werden:

1. Blutstromverlangsamung,
2. Änderung der Blutzusammensetzung,
3. Agglutinationsneigung der Blutplättchen,
4. Gefäßwandschädigung.

Mit dieser Feststellung ist aber keineswegs gesagt, welcher Faktor zur Entstehung der Thromben führt. Neben besonderen Lebensbedingungen, therapeutischen Maßnahmen usw. muß auch angenommen werden, daß die Schwangerschaftsveränderungen als Faktor in Betracht kommen, zumal von mehreren Autoren (Hörsing, Oberndorfer, J. K. Kuhn u. a.) festgestellt wurde, daß „das weibliche Geschlecht im Durchschnitt stärker an den Thrombosen und Embolien beteiligt ist als das männliche. Diese stärkere Beteiligung des weiblichen Geschlechts macht sich besonders in den mittleren Jahrzehnten (20 bis 50 Jahren), d. h. im gebärfähigen Alter des Weibes bemerkbar" (J. K. Kuhn). Diese Feststellungen stehen im Einklang mit der bekannten Tatsache, daß Schwangere und Wöchnerinnen zu Thrombosenbildung neigen. L. Seitz hebt hervor, daß in der normalen Schwangerschaft von den Faktoren, die die Thrombosenbildung begünstigen, folgende verändert sind. 1. Es besteht eine Vermehrung des Fibrinogens. 2. Es findet sich im Blut Schwangerer das blutgerinnungsfördernde Ferment Trypsin vermehrt. 3. Die Zahl der Blutplättchen ist erhöht. 4. Auch die Menge des Kalziums ist wahrscheinlich verändert. Stromverlangsamung in der Schwangerschaft, Wandveränderungen der Venen, Veränderungen im Blutplasma, sowie Vermehrung der Blutplättchen mögen genügen, um die Neigung zur Thrombosenbildung zu erklären. Auch bei den

Schwangerschaftstoxikosen, besonders bei der Eklampsie, wird eine besondere Neigung zur Thrombosenbildung beobachtet.

In der Schwangerschaft kann sich der Thrombus rein mechanisch durch Stromverlangsamung an der Einmündungsstelle der Oberschenkelvenen in das kleine Becken unter dem Leistenbande bilden (ASCHOFF, KRÖNIG, ZUR-HELLE). Eine weitere aufsteigende Thrombosierung ins Bereich des Beckenvenenplexus ist durchaus möglich. Häufiger aber wird im Wochenbett eine Thrombose in den uterinen Venenplexus, in den Beckenvenen und den Beinvenen beobachtet. E. BUMM vertrat stets den Standpunkt, daß es eine aseptische

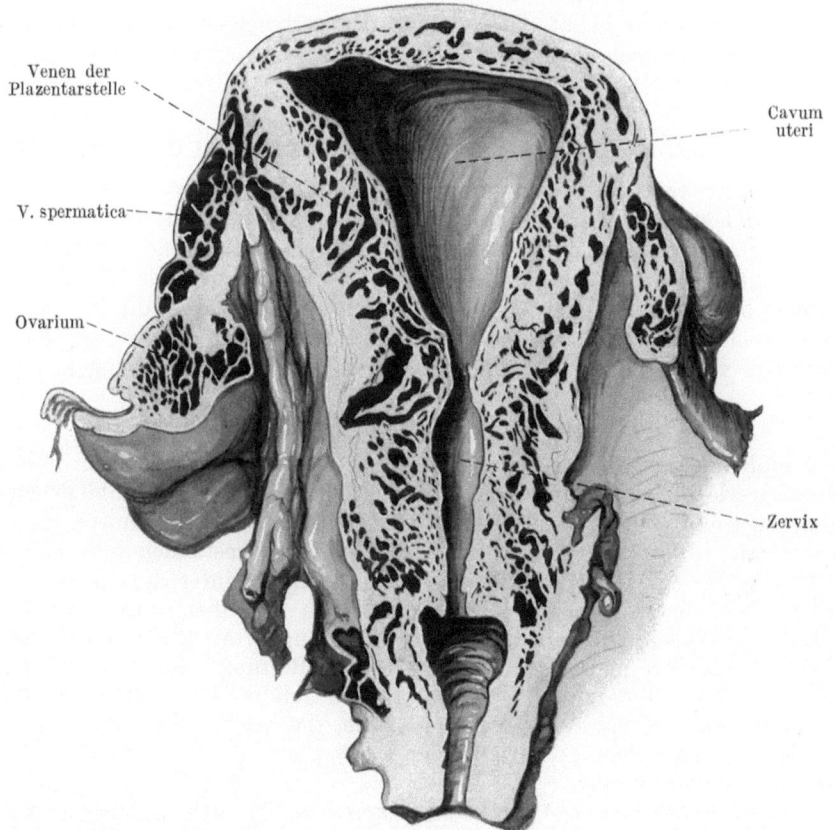

Abb. 37. Aseptische Thrombose der Uterinvenen im Wochenbett. Tod an Embolie.
(Nach E. BUMM: Grundriß zum Studium der Geburtshilfe. 11. Aufl. Wiesbaden: J. F. Bergmann 1917.)

Thrombose (blande Thrombose) des venösen uterinen Abflußgebiets im Wochenbett gibt (s. Abb. 37). Die Thrombose vermag sich auf den Plexus pampiniformis, die Vena hypogastrica und iliaca auszubreiten (ASCHOFF, BENECKE, FEHLING, KRÖNIG, LUBARSCH, OLSHAUSEN, SIGWART u. a.).

Die aseptische Venenthrombose der Beckenvenen ist besonders dadurch charakterisiert, daß sie oft keinerlei Symptome macht, was unter Umständen der Wöchnerin zum Verhängnis werden kann durch eine plötzlich eintretende Lungenembolie (s. Schrifttum bei WEINBERGER, KNAUER, SIGWART). Auch eine paradoxe Embolie, Gehirnembolie, bei offenem Foramen ovale ausgehend von einer Thrombose der rechten Vena spermatica interna am 8. Wochenbettstage bei einer 38jährigen Achtgebärenden wurde beobachtet (H. O. NEUMANN).

Neben der Thrombose in der Schwangerschaft und im Wochenbett spielt die postoperative Thrombose der Beckenvenen eine nicht zu unterschätzende Rolle. Da ich später bei der Besprechung der entzündlichen Prozesse des Beckenbindegewebes auf die durch Infektion entstandenen Thrombosen einzugehen habe, brauche ich hier nur anzuführen, daß eine Reihe von Autoren auf dem Standpunkte steht, daß eine postoperative Thrombose stets ihre Ursache in einer Infektion habe (ALEX. FRÄNKEL, VEIT u. a.). Andere Autoren, wie z. B. ASCHOFF, BENECKE, LUBARSCH, KRÖNIG, erkennen dagegen die nichtinfektiöse postoperative Thrombose voll und ganz an (Schrifttum bei SIGWART, HANS ALBRECHT, J. K. KUHN).

Jeder Operateur kennt die Gefahren der verborgenen Beckenvenenthrombose, jeder hat nicht allzu selten Phlebolithen in den Beckenvenen gefunden (BENDA, OBERNDORFER u. a.).

f) Die Hämatome im Beckenbindegewebe und in den Ligamenten.

Allgemein versteht man unter einem Hämatom eine größere Blutansammlung ins Gewebe. Diese Hämatome haben nicht immer eine Gefäßzerreißung (Blutung per rhexin) zur Voraussetzung. Manche Hämatome verdanken ihre Entstehung einer Blutung per diapedesin. Danach können wir die Hämatome in zwei besondere Gruppen einteilen; erstens in Hämatome, die im Anschluß an Zerreißungen der Gefäße entstehen und zweitens in Hämatome, die sich als Folge von Gefäßwandschädigungen ohne Kontinuitätstrennung ausbilden.

1. Hämatome als Folge von Gefäßverletzungen.

Unfallverletzungen, Koitusverletzungen, Operationsverletzungen und alle Geburtsverletzungen können die Ursache abgeben für Beckenbindegewebshämatome und Blutergusse in die basalen und kranialen Abschnitte der Ligamenta lata. Diese Blutergüsse können sich unter Umständen retroperitoneal fortsetzen bis zur Niere (z. B. bei der Uterusruptur unter der Geburt). Der größere Teil dieser Hämatome steht durch den Wundkanal mit dem Mittelfleisch, der Scheide und dem Uterus in Verbindung (s. Abschnitt Verletzungen). Sie sind mit einer mehr oder weniger starken Blutung nach außen vergesellschaftet. Diese Blutergüsse haben nicht dazu geführt, ein besonderes Krankheitsbild aufzustellen. Auch die Hämatome, die gelegentlich als Operationsnachblutung entstehen — Verletzungen im weiteren Sinne — bedürfen keiner besonderen Bezeichnung.

Unter Hämatomen des Beckenbindegewebes und der Ligamente werden klinisch vornehmlich solche Blutergüsse verstanden, die nicht mit den Organen des Beckens durch einen nach außen führenden Wundkanal verbunden sind. Es handelt sich also um Blutergüsse ohne offene Wundbildung.

Vorbedingung der okkulten Gefäßzerreißungen können zweifellos die selten vorkommenden Aneurysmen und die so häufig zu beobachtenden Venenerweiterungen — Varixbildungen — der Beckengefäße abgeben. Wieweit auch eine konstitutionelle Minderwertigkeit der Gefäßwände eine Rolle spielt, ist von Fall zu Fall zu entscheiden (BESSEL-HAYENS, AUG. MARTIN, FALK, MERKEL, Aug. MAYER, DIMITRIJEV). Das auslösende Moment zur Hämatombildung ist mitunter in einer stumpfen Gewalteinwirkung (Fall aufs Gesäß beim Ausrutschen auf einer Treppe usw., Fall im epileptischen Anfall, Stoß, Fußtritt usw.) auf die äußeren Geschlechtsteile zu suchen. Vulvahämatome z. B. vermögen sich ins Beckenbindegewebe, in die Ligamenta lata und retroperitoneal hinten bis zu den Nieren, vorne bis zum Nabel und seitlich bis zu den Darmbeinschaufeln fortzusetzen. Unter Umständen genügt auch schon die Steigerung des intraabdominellen Druckes durch Heben einer Last, Husten, Niesen usw. (v. WINCKEL, CAZEAUX, VON BRAUN, SPÄTH, KLAUTSCH, LEFRANC, AHLSTRÖM, FRANCESCO, FRUITNIGHT, CHUN, LIGTERNIT, VINAY, BINDER, v. FRANQUÉ, AUG. MAYER, ED. MARTIN und E. KEHRER). Aber auch ohne die besonderen Vorbedingungen kommen traumatische Hämatome sicher vor. Je schwerer das Trauma, um so weniger ist eine gleichzeitige Disposition zur Gefäßzerreißung zur Erklärung notwendig. Diese Hämatome haben insofern eine besondere Bedeutung erlangt, als sie eine gewisse Rolle in den Unfallakten spielen. Eine „außergewöhnliche Arbeitsleistung" ist, wenn „außergewöhnliche Umstände" vorhanden sind, nicht notwendig, um die betreffende Frau für entschädigungsberechtigt zu erklären. „Durch Rekursentscheidung ist festgelegt worden, daß z. B. die Zeit der Menstruation als ein derartiger „außergewöhnlicher Umstand" anzusehen ist (s. auch bei GOTT. SCHUBERT, HAMMERSCHLAG, AUG. MAYER, ED. MARTIN).

Diese stumpfen Gewalteinwirkungen spielen aber gegenüber den sexuellen Exzessen als auslösende Ursachen für das Platzen der Beckenvenen-Varizen eine untergeordnete Rolle. Prädisponieren die Varikositäten zu Läsionen, so steigert sich aber die Läsionsbereitschaft mit dem steigenden Grad der Blutüberfüllung, der wiederum abhängig ist von der Art der Kohabitation. Da der normale Koitus zum synchronen Orgasmus bei Mann und Frau führt, sind Verletzungen im Sinne von Gefäßläsionen kaum zu erwarten. Dagegen müssen wir alle Störungen der vita sexualis, als ätiologisch wichtige Faktoren für das Zustandekommen von Varizenzerreißungen ansprechen (LAWSON-TAIT, AUG. MARTIN, QUEIREL, MEKERTTSCHIANTZ, EHRENDORFER). Brutale gewaltsame Kohabitationen, Coitus interruptus und sonstige sexuelle Exzesse führen zur Dyspareunie, zum Ausbleiben des Orgasmus feminae. Die Folge ist ein „Langanhaltender Zustand von Blut- und Lymphüberfüllung (Hyperämie und Hyperlymphie) des gesamten Inhalts des kleinen Beckens" (E. KEHRER). Es ist durchaus richtig, wenn einige Autoren, wie z. B. E. KEHRER, P. STRASSMANN, ED. MARTIN, MARGARETHE OING und O. FRANKL betonen, daß Hämatome im Ovarium im Parametrium, in den runden Mutterbändern und im Beckenbindegewebe als Folge solcher sexuellen Störungen betrachtet werden müssen. Hämatome des Ovariums können sich ins Mesovarium bzw. in die ala vespertilionis fortsetzen. Ältere Autoren wie CHIARI, SCHWARZE, GOTTSCHALK, SCHRAMM, AUG. MARTIN, LICHTENSTERN und HERRMANN haben bereits Hämatome der runden Mutterbänder beschrieben, deren Genese sie auf Traumen (Stoß, Lastenheben) bzw. Kohabitationsrupturen von Varikositäten des Ligamentum rotundum bezogen.

Bei schwangeren Frauen können die Blutergüsse aus denselben Ursachen entstehen wie bei nichtschwangeren Frauen (als Unfallverletzung, stumpfe Gewalteinwirkung ohne äußere Verletzung; als Folgen von Kohabitation usw.).

Zu dieser Gruppe gesellen sich noch die Hämatome der Ligamente und des Beckenbindegewebes, die bei der Tubargravidität mit intraligamentärer Plazentation, bei pathologischem Tiefenwachstum der Chorionzotten, sowie bei der Ruptur eines ovariellen Fruchtsackes entstehen können (Schrifttum bei WERTH, J. VEIT, HOEHNE, PANKOW, O. FRANKL, VOIGT, R. FREUND).

Eine weitere Gruppe bilden die Beckenbindegewebs- und Ligamenthämatome, die unter der Geburt entstehen. Wenn sie im allgemeinen auch als außerordentlich selten bezeichnet werden, so müssen wir aber annehmen, daß kleine Hämatome ungemein häufig sind. Die Seltenheit wird betont von H. FREUND, der unter 7000 Geburten 3 Ligamenthämatome sah. HARRAR berechnet auf 1100 Geburten ein subperitoneales Hämatom. DMITRIJEV sah 3 Fälle unter 7392 Geburten. AUG. MARTIN stellte unter 8000 Geburten 10mal ein extraperitoneales Hämatom fest. STADTFELD berichtete 4mal über supra-symphysäre Beckenhämatome (unter 5000 Geburten). Weitere Angaben über die Häufigkeit der Hämatome s. bei R. FREUND und ED. MARTIN.

Daß alle operative Entbindungen zu solchen Hämatombildungen führen können, bedarf keiner weiteren Erörterung. Bei der Hebosteotomie konnte z. B. SCHLÄFLI allein in 17,6% der Fälle Hämatome nachweisen.

Es muß aber hervorgehoben werden, daß auch bei normalen Geburten gewaltige Beckenbindegewebs- und Ligamenthämatome ohne äußere Verletzung

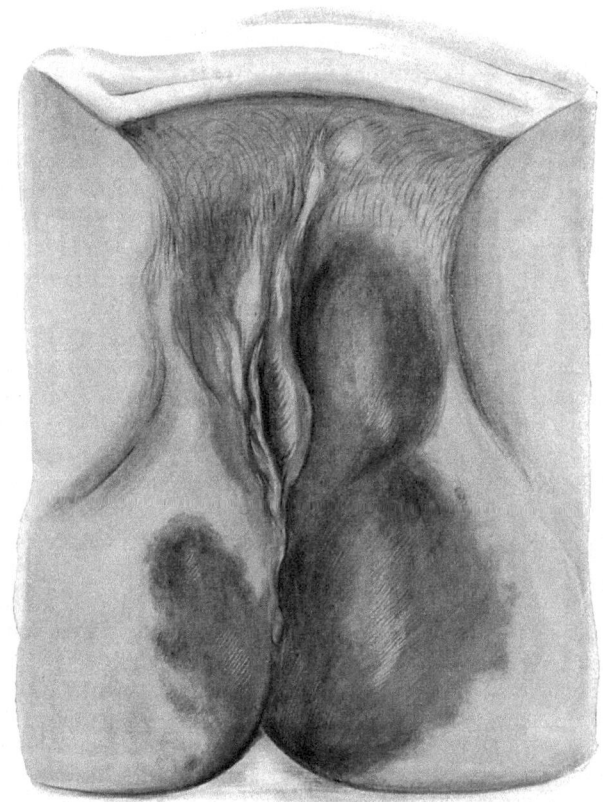

Abb. 38. Großes Vulvahämatom. Ausbreitung in das paravaginale und paraproktale Gewebe, sowie zum basalen Abschnitt des Ligamentum latum.
(Beobachtung in der Marburger Universitäts-Frauenklinik. NAUJOKS, Arch. Gynäk. 148.)

entstehen können. Mitunter machen sich diese Hämatome erst im Wochenbett bemerkbar (Schrifttum bei ANGELI, BECKMANN, O. FRANKL, R. FREUND, HIPSLEY, ED. JEW, E. KEHRER, KLAUS, KNAUER, LESNOI, LEOPOLD, ED. MARTIN, NIEBERGALL, OTT, PEYSER, TELLER, TENCONI, TER-GRIGARIONTZ, VAN TONGEREN, WILLIAMS u. a.).

Beobachtung in der Marburger Frauenklinik [s. NAUJOKS: Arch. Gynäk. 148 (1932)] Eine 25jährige Zweitgebärende kam zum errechneten Termin zur Entbindung. Es handelte sich um eine 1. Schädellage bei einer vollkommen gesunden Frau, die aber starke Varizen an der Vulva sowie an den Ober- und Unterschenkeln aufwies. Etwa 12 Stunden nach einem normalen Partus klagte Patientin über starke Schmerzen in der Aftergegend. Die Besichtigung der Genitalregion ergab eine blau-schwärzliche Vorwölbung (Hämatom) rings um den Anus herum. Dieses Hämatom breitete sich in kurzer Zeit immer mehr auf der linken Seite aus, entsprechend dem linken Cavum ischiorektale. Von dort aus erreichte der Bluterguß die linke große und kleine Schamlippe. In den nächsten 24 Stunden wurde die Schwellung trotz Gaben von Kalzium-Sandoz, Klauden und Gelatine immer größer und größer. Auch rechts vom After zeigte sich nun ein Hämatom (s. Abb. 38). Zwei Tage später war die äußere Genitalregion ziemlich abgeschwollen, dagegen fühlte man links vom Rektum im kleinen Becken eine hühnereigroße Schwellung, die in einigen Tagen zu einer überfaustgroßen Geschwulst von teigiger Konsistenz wurde. Wieder einige Tage später füllte dieser Tumor das kleine Becken fast ganz aus und verdrängte das Rektum, dessen Lumen stark eingeengt wurde, nach rechts. Nach unten zu erreichte die Geschwulst den Beckenboden, links seitlich die Beckenwand, nach oben zu überschritt sie die Beckeneingangsebene. 5 Wochen post partum zeigte die Geschwulst keinerlei Tendenz zur Rückbildung. Schon fingerbreit über dem Scheideneingang kam man auf einen die linke und hintere Vaginalwand vorwölbenden prall gespannten Tumor, dessen unterer Pol sich etwa 1 cm unterhalb der Spina ossis ischii befand und dessen oberer Pol die Beckeneingangsebene erreichte. Seitlich lag der Tumor der Beckenwand dicht an. Durch diese die hintere Hälfte des kleinen Beckens ausfüllende Geschwulst wurde der gut zurückgebildete Uterus stark eleviert und nach rechts verschoben. Bei der Rektaluntersuchung vom Mastdarm aus fand man auch das Rektum durch den Tumor, der nach hinten noch weiter bis zum Cavum ischio-rectale herunterreichte, nach rechts verdrängt. Vor dem Steißbein lag noch eine kleine — gut haselnußgroße — Geschwulst, die mit dem größeren Tumor durch einen derben Strang (Ligamentum spinoso-sacrum) in Verbindung stand.

Nach dem Untersuchungsbefund handelte es sich also um ein paravaginales Hämatom mit Ausbreitung in das paraproktale Bindegewebe. Nach oben zu erstreckte sich der Bluterguß ins Beckenbindegewebe etwa bis zum Basalabschnitt des Ligamentum latum (natürliche Barriere der seitlichen Verdichtungslager — Ligamentum cardinale). Nach unten erreichte das Hämatom die Fossa ischio-rectalis.

Demnach hatte der Bluterguß das Diaphragma pelvis, das unter der Geburt offenbar lädiert worden war, überschritten, da er sowohl oberhalb als auch unterhalb der Levatorspalte gelegen war. Von der Vagina aus wurde das Hämatom eröffnet, ausgeräumt und tamponiert. Patientin konnte geheilt entlassen werden.

2. Hämatome ohne Kontinuitätstrennung der Gefäßwand (Blutungen per rhexin).

Diese Hämatome sind die Folge von Gefäßwandschädigungen, bei denen es nicht zur eigentlichen Kontinuitätstrennung kommt. Am häufigsten werden sie bei Torsionen der normalen und bei Stieldrehung der pathologisch veränderten Adnexe angetroffen. Ihre Lokalisation ist daher zumeist auf die Ala vespertilionis beschränkt. Der Bluterguß durchsetzt nicht selten das Wandgewebe der Tube und das gesamte Ovarium, so daß diese Organe unter Umständen bis zur Unkenntlichkeit verändert werden. Selbst mikroskopisch wird dann häufig genug eine vollständige Zerstörung der stromatogenen und der parenchymatösen Elemente angetroffen (BECKER, CASSIDY, HANSEN, HESS, E. TERRUHN, WACHTEL). Ein ausgedehntes Hämatom der Ala vespertiolionis mit vollständiger hämorrhagischer Infarzierung von Tube und Ovarium sei als Beispiel kurz angeführt.

Bei einer 53jährigen Frau (2 Kinder im Alter von 23 und 25 Jahren) wurde ein linksseitiger stielgedrehter blauroter vollständig durchbluteter Adnextumor entfernt. Die Besichtigung des Operationspräparates ergab, daß es sich um die torquierten linksseitigen Adnexe handelte mit einem etwa 16:15: 12,5 cm großen 670 g schweren Hämatom in der Ala vespertilionis. Die daumendicke blaurote, 20 cm lange Tube verlief im Bogen über dem Hämatom, das geschwollene 5:4:3,5 cm große blaurote Ovarium lag dem Hämatom hinten dicht an (s. Abb. 39). Mikroskopisch war das Gewebe der Tube sowie auch das Ovarium vollständig bis zur Unkenntlichkeit durchblutet. Der Bluterguß zwischen den beiden Peritonealblättern der Ala vespertilionis ließ nur noch das bedeckende Bauchfell erkennen. An manchen Stellen fanden sich fibröse und fibrinöse Auflagerungen (Verwachsungsstränge mit der Umgebung, so vor allen Dingen mit den Därmen).

Ätiologisch müssen schließlich auch Blutkrankheiten wie Purpura, Morbus maculosus Werlhofii und Skorbut, sowie Bleivergiftungen, Nierenerkrankungen usw. in Betracht gezogen werden (AUG. MAIER, STOECKEL, WARSZAWSKI u. a.).

Blutansammlungen in den Ligamenten und im Beckenbindegewebe werden aber auch beobachtet bei der „Endometriosis" dieses Gewebsabschnittes.

Lokalisation der Hämatome. R. Freund und Ed. Martin haben einen kurzen geschichtlichen Überblick in ihren Abhandlungen gebracht.

Nelaton (1851) wird allgemein als der Begründer der Lehre von den Blutgeschwülsten des Beckenbindegewebes und der Ligamente hingestellt, obgleich vor ihm schon einige französische Autoren über gleiche Beobachtungen berichtet hatten. Ausschlaggebend für die ganze Lehre waren aber erst die anatomischen Untersuchungen von Kuhn (1874) und die Beobachtungen von Aug. Martin (1881), der als erster wegen einer Blutgeschwulst die Laparotomie ausführte und somit genaue Kenntnis erhielt über den Sitz des Hämatoms.

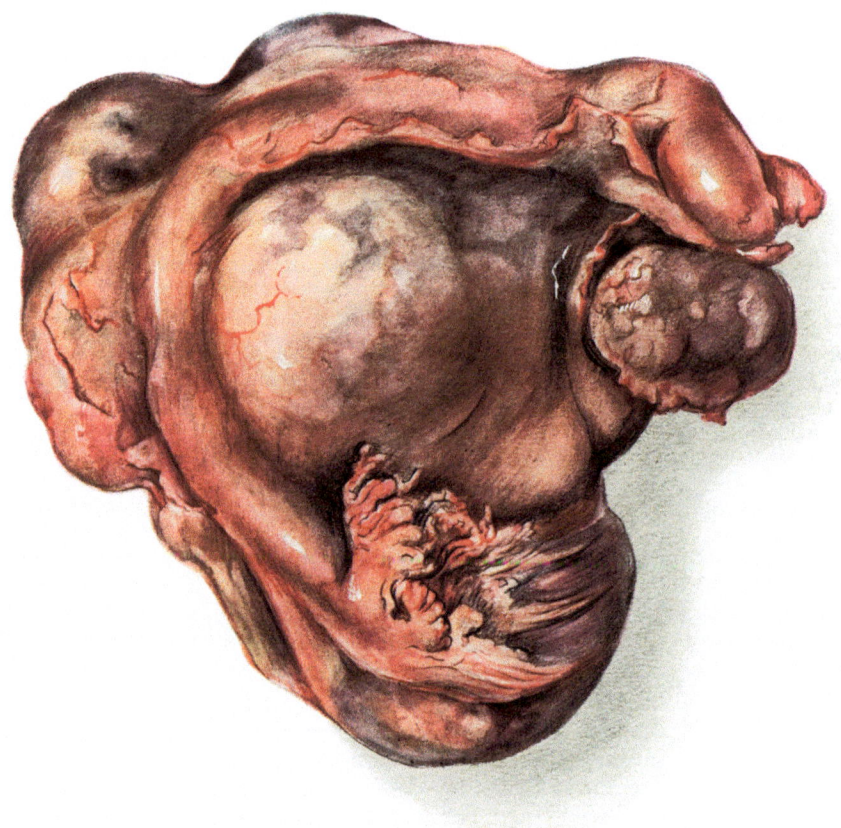

Abb. 39. Hämatom in der Ala vespertilionis infolge Torsion der normalen Adnexe. (Blutungen per rhexin). (Präparat der Marburger Universitäts-Frauenklinik.)

Die Nomenklatur ist wechselnd. Früher sprach man von einer Haematocele extraperitonealis, -retrouterina, -extrauterina, -periuterina, -intraperitonealis, -subperitonealis, -interstitialis. Im neueren Schrifttum findet sich häufig der Ausdruck „Ligamenthämatom“, darunter werden zum Teil nur die Hämatome im oberen Abschnitt des Ligamentum latum verstanden. Dann spricht man von Beckenbindegewebshämatomen usw. Besser aber als diese Bezeichnung sind die genauen Bezeichnungen der Lokalisation. Will man eine besondere Unterscheidung machen, dann wird man am besten die Hämatome in 2 Hauptgruppen trennen:

Erstens die Hämatome oberhalb und zweitens die Hämatome unterhalb des Diaphragma pelvis.

Die Hämatome oberhalb des Diaphragma pelvis. α) Die Hämatome des Ligamentum latum vermögen als ausgedehnte Blutergüsse von der Basis der Ligamente dem eigentlichen Parametrium bis zum Ligamentum ovarii proprium die Bauchfellblätter weit auseinanderzudrängen. Der Uterus wird dabei zumeist nach der entgegengesetzten Seite und etwas nach vorne gedrängt. Die Ala vespertilionis bleibt oft frei, sie ist aber zuweilen der Sitz isolierter Hämatome (z. B. Torsion der Adnexe [s. Abb. 39], Tubargravidität usw.), die mitunter eine stattliche Größe erlangen können.

β) Hämatome des Ligamentum rotundum sind außerordentlich selten, sie wurden sowohl an den außerhalb als auch innerhalb der Bauchhöhle verlaufenden Bandabschnitten beobachtet.

γ) Retrovaginale und paravaginale Hämatome, zwischen Mastdarm und Scheide gelegen, wölben die hintere oder seitliche Vaginalwand mächtig vor (fälschlich auch als Vaginalhämatom bezeichnet). Der Bluterguß kann sich unter den Douglasfalten fortsetzen, das paraproktale Gewebe erreichen und bis hinter das Rektum gelangen.

δ) Anteuterine Hämatome finden sich zwischen Zervix bzw. Vagina und Blase bzw. Urethra.

ε) Retro- und suprasymphysäre (prävesikale) Hämatome liegen vor der Blase und können eine gewaltige Ausdehnung haben. Der Reserveraum der Blase, das Cavum Retzii kann ganz mit Blut angefüllt sein.

ζ) Auch im paravesikalen Bindegewebe wurde ein Hämatom gefunden, welches die Harnblase stark nach links verdrängt hatte.

Ausbreitung der Hämatome. Bei nicht allzu starker Blutung ins Gewebe beschränken sich die Hämatome fast stets auf die durch die Verdichtungsgewebe, den Peritonealüberzug und die Tela endopelvina abgegrenzten Räume. Sind aber die natürlichen Barrieren zersprengt, wie das mitunter unter der Geburt vorkommt, dann nehmen die Blutergüsse einen gewaltigen Raum ein. Sie vermögen z. B. das Beckenzellgewebe zu beiden Seiten des Uterus zu unterwühlen und die Blätter beider Ligamenta lata zu entfalten, so daß doppelseitige Ligamenthämatome entstehen. Sind Hämatome des Ligamentum latum bis zur Beckenwand vorgedrungen, dann können sie sich weiter nach oben ausdehnen bis zur Beckenschaufel und höher bis zu den Nieren. Retrozervikalblutergüsse können sich aber auch nach dem Parametrium zu fortsetzen oder vom paraproktalen Bindegewebe aus sich hinter das Rektum erstrecken und so den Mastdarm ringförmig umkreisen (LAWSON, TAIT, GRANDIN).

Hämatome unterhalb des Diaphragma pelvis. Sie kommen für unsere Besprechung nur sekundär in Betracht.

Es handelt sich um die Hämatome der Vulva und der Fossa ischiorectalis. (Schrifttum und nähere Ausführungen siehe im Abschnitt Erkrankungen der Vulva in diesem Bande, sowie bei E. KEHRER im VEIT-STOECKELschen Handbuch der Gynäkologie, Bd. 5, 1. Teil, 1929.) Die natürliche Barriere der Levatormuskelplatte kann unter der Geburt (spontane und operative Geburt) zersprengt werden. Hämatome, die unterhalb des Diaphragma pelvis entstehen, können sich infolgedessen nach oben zu ins Parametrium ausbreiten. Seitlich vermögen sie an der Beckenwand zur Beckenschaufel aufzusteigen. Hinten können sie entlang dem Septum rectovaginale zum Boden des Cavum Douglasii und bis zu der Niere gelangen. Nach vorne zu erreichen sie unter Umständen subperitoneal den Nabel.

Ausgang. Viele kleine Hämatome, die nie diagnostiziert worden sind, heilen wohl mit einer vollständigen Resorption. Andere dagegen lassen sich sogar später noch als organisierte derbe Gewebsstränge im Beckenzellgewebe nachweisen.

Ist die Blutung sehr stark, dann kann es zum Einreißen des Peritoneums mit intraperitonealer Blutung kommen. Auch der Durchbruch nach außen durch die Scheide und Mastdarm wurde beobachtet. Endlich vermögen auch Bakterien in den Bluterguß einzudringen, deren Folge die Vereiterung des Hämatoms ist. Die Mortalität ist verhältnismäßig hoch (20—56% werden angegeben).

Die Diagnose kann unter Umständen Schwierigkeiten machen. Verwechslungen mit einer Haematocele retrouterina bei Tubargravidität kommt vor (van Tongeren, H. O. Neumann). Auch entzündliche Prozesse kommen differential-diagnostisch in Betracht, ferner Parovarialzysten, Ovarialhernien, Zysten des Ligamentum rotundum usw. R. Freund hat dies Gebiet 1910 klinisch bearbeitet. Auch im neuen Handbuch der Gynäkologie von Veit-Stoeckel schreibt er das maßgebliche Kapitel.

g) Lymphgefäßerkrankungen.

Dieselben Ursachen, die zu Erweiterungen der Venen führen — Schwangerschaft, Tumoren und die Dyspareunie —, können auch Störungen in den Lymphgefäßgebieten hervorrufen. Da wir hier noch ein ziemlich unerforschtes Gebiet betreten und im Schrifttum so gut wie nichts darüber zu finden ist (E. Kehrer, H. Freund) kann ich nur die eigenen Beobachtungen kurz wiedergeben. Nicht selten findet man bei der Laparotomie eine Lymphstauung im Ligamentum latum, Ligamentum infundibulo-pelvicum und Ligamentum sacro-uterinum. Wie Perlschnüre reihen sich häufig stecknadelkopfgroße Lymphzystchen an Lymphzystchen. Mitunter sieht man aber auch recht stattliche Geschwülste.

Über zystische Bildungen der Lymphgefäße des Peritoneums wird im Schrifttum hier und da berichtet. Einige Autoren fassen diese Zystchen als eine Erweiterung präformierter Lymphbahnen auf, andere sehen in ihnen echte Geschwulstbildungen (Werth, Ohlshausen, Aschoff, Henke, Himmelsheber, Sick — Literatur bei K. Baisch).

Nach H. Freund ist daran zu denken, daß die „Lymphatikerinnen" auch im Beckenabflußgebiet besondere Veränderungen aufweisen. Auch auf die Syphilis muß in diesem Zusammenhang hingewiesen werden. Über entzündliche und sekundäre Erkrankungen der Lymphgefäße und Lymphknoten werde ich später noch zu sprechen haben. (Über Lymphgefäßerkrankungen siehe Winkler im 2. Bande dieses Handbuches.)

h) Erkrankungen der Lymphknoten.

Sternberg hat im 1. Bande dieses Handbuches dieses spezielle Kapitel bearbeitet.

Um Wiederholungen zu vermeiden, möchte ich nur auf das Vorkommen von uterusschleimhautähnlichen Drüsen (Halban) und dezidualen Bildungen (Geipel) in den Lymphknoten des kleinen Beckens hinweisen.

Die entzündlichen Erkrankungen sowie die Karzinommetastasen werden an anderer Stelle besprochen (siehe Uteruskarzinom bei Robert Meyer im 1. Teil dieses Bandes).

V. Die entzündlichen Erkrankungen des Beckenbindegewebes und der Ligamente.

Da die Entzündungen des Beckenbindegewebes und des Ligamentapparates klinisch weitaus die wichtigsten Erkrankungen dieser Gewebsabschnitte darstellen, ist es angebracht, auch einiger älterer Autoren zu gedenken, die als erste von den eitrigen Erkrankungen im Beckenbindegewebe berichtet haben.

Im Jahre 1740 hat Mauriceau die phlegmonösen eitrigen Geschwülste, die im Wochenbett neben dem Uterus entstehen können, eingehend beschrieben. Während er aber annahm, daß es sich um zurückgehaltene Lochien handele, sprach 1760 Puzos von „Milchmetastasen", da man beobachtet hatte, daß bei fiebernden Wöchnerinnen die Milchsekretion aufhörte. Diese uns heute eigenartig anmutende Lehre hat sich bis in die ersten Jahrzehnte des 19. Jahrhunderts erhalten. Zahlreiche namhafte Autoren sind für sie eingetreten (William Hunter, van Swieten, v. Siebold, Busch, Ritgen u. a.). Es ist durchaus denkbar, daß sich, wie v. Rosthorn sagte, in dem Wort „Milchfieber" noch ein Rest dieser alten Lehre erhalten hat. Brichetau, Busch, Dupuytren, Grisolle, Menière, de la Motte, Osiander, v. Siebold u. a. haben Phlegmonen bzw. Abszesse der Fossa iliaca bei Wöchnerinnen mit einer Paratyphlitis, Paranephritis oder primärer Peritonitis in Zusammenhang gebracht oder sie für Psoasabszesse (Psoitis) gehalten.

Erst die anatomischen und pathologisch-anatomischen Untersuchungen von Bichat und Cruveilhier führten zu einem Fortschritt in der Klärung der Frage nach dem Ausgangspunkte und der Lokalisation der eitrigen Prozesse im Beckenzellgewebe. Doherty und Churchil haben beide im Jahre 1843 nachgewiesen, daß diese Entzündungen im Zusammenhang stehen mit eitrigen Erkrankungen der Gebärmutter und der Adnexe.

1844 hat Marchal auf Grund eingehender Obduktionsbefunde die intrapelvinen Eiterungen in 4 Gruppen eingeteilt: 1. Abszeß des subperitonealen Bindegewebes, 2. Abszeß des subaponeurotischen Raumes, 3. Eierstocksabszeß und 4. einfache und multiple intraperitoneale Abszesse. Satis und Bennet führten 1847 bereits an, daß solche Eiterungen auch außerhalb des Wochenbettes vorkommen können. In den folgenden Jahren formierten sich wie v. Rosthorn in seinem grundlegenden Kapitel „Die Krankheiten des Beckenbindegewebes" im Handbuch der Gynäkologie von Veit, Bd. 3, 1899 sagte „zwei Gruppen wissenschaftlicher Streiter, welche namentlich in Frankreich eine förmliche Fehde darüber eröffneten, ob sich die Entzündung im Becken als Phlegmone nur auf dem Wege des Bindegewebes oder durch die Adnexa uteri auf das Beckenbauchfell verbreite".

R. Virchow war es, der im Jahre 1862 dem unfruchtbaren Streit ein Ende machte. Als Ausgangspunkt der entzündlichen Affektionen im Beckenbindegewebe erkannte er die Geburtsverletzungen wie Damm-, Scheiden- und Zervixrisse und die Plazentahaftstelle. Nach ihm kriecht der Prozeß entlang den interstitiellen Bindegewebsfasern oder auch auf dem Wege der Lymphgefäße (s. Cruveilhier und Hecker-Buhl, Bartels u. a.) weiter in das lockere paravaginale und -zervikale Bindegewebe zur Basis der Ligamenta lata. Analog der Bezeichnungen Paranephritis, Paraproktitis usw. führte er den Namen Parametritis ein. Ferner hob er hervor, daß das Beckenbindegewebe als eine der häufigsten Erkrankungsstellen bei der puerperalen Infektion zu betrachten sei. Von diesen parametralen Affektionen trennte er die Metroperitonitis, die häufig mit der Parametritis vergesellschaftet auftreten könne, ab.

Einige Jahre später unterschied Duncan (1869) die Begriffe Peri- und Parametritis. Den bedeutendsten Fortschritt brachte das klassische Werk W. A. Freunds. Es bildet den Ausgangspunkt jeder weiteren Forschung über das Beckenbindegewebe und seiner Erkrankungen, vornehmlich der eitrigen Affektionen. Größere zusammenfassende Bearbeitungen und wissenschaftliche Untersuchungen sind seitdem von v. Rosthorn, Sellheim, Jung, R. Freund, Ed. Martin u. a. erschienen.

a) Ätiologie.

1. Infektionen unter der Geburt und im Wochenbett.

Da weitaus die größte Mehrzahl aller entzündlichen Beckenzellgewebsaffektionen als Wundinfektionskrankheiten aufgefaßt werden müssen und die Infektion selbst wieder zumeist unter der Geburt (in $^2/_3$ aller Fälle) erfolgt, ist es an der Zeit, den Namen des Mannes anzuführen, der als Erster die Ursachen und die Formen des Kindbettfiebers erkannte und als Erster sinngemäße Vorschriften zur Verhütung und Bekämpfung erlassen hatte. Im Jahre 1847 erklärte Philipp Ignaz Semmelweis, daß das Kindbettfieber keine spezifische, den gebärenden Frauen und Wöchnerinen eigentümliche Erkrankung sei, keine kontagiöse Krankheit, bei der miasmatische, atmosphärische, kosmische und tellurische Einflüsse eine Rolle spielen, sondern eine Pyämie, die entstehe, wenn „zersetzte tierisch-organische Stoffe" in offene Wunden gebracht werden.

Wenn nun v. Herff hervorhob, daß bereits vor Semmelweis ein amerikanischer Arzt — Oliver Mendell Holmes (1843) — die Ursachen des Kindbettfiebers klar dargestellt habe, so wissen wir heute besonders durch das umfassende Quellenstudium von P. Zweifel, daß Holmes an die Übertragung der Infektion durch die Luft glaubte, während Semmelweis klar und sachlich betonte, daß der Krankheitsstoff in die Geburtswege durch die Hand der den geburtshilflichen Beistand leistenden Person, durch die Hand des Arztes oder der Hebamme, eingebracht werde.

Auf die Kämpfe, die Semmelweis durchfechten mußte, auf seine bitteren Lebensenttäuschungen kann ich hier nicht näher eingehen. In jedem Hand- und Lehrbuch der Geburtshilfe und Gynäkologie finden sich zum Teil sehr ausführliche Berichte aus jener Zeit. Ich nenne nur die Monographien von P. Zweifel „Das Kindbettfieber" im Doederleinschen Handbuch der Geburtshilfe und von Walter Sigwart: „Die Pathologie des Wochenbettes" in Biologie und Pathologie des Weibes von Halban und Seitz (dort auch ausführliche Schrifttumangaben; ausführliche historische Schilderung siehe bei Fasbender: „Geschichte der Geburtshilfe", Jena 1906.

Klarere Vorstellungen von den „infektiösen Stoffen" brachte erst die Bakteriologie. Coze und Feltz haben 1868 zum ersten Male zahlreiche Bakterien „points mobiles isolés ou disposés en chaînettes", im Blute einer an Puerperalfieber verstorbenen Frau nachgewiesen. Nach ihnen konnten dann v. Recklinghausen, Waldeyer und Orth kettenbildende Mikrokokken als Ursache des Kindbettfiebers beschreiben. Robert Koch (1878) kannte ebenfalls die Mikrokokken in Kettenform. Pasteur aber gelang es 2 Jahre später aus dem Blute von Frauen, die an Kindbettfieber erkrankt waren, die „Microbes en chaînettes" in Reinkultur zu züchten. Mit diesen grundlegenden Entdeckungen begann ein neuer Abschnitt für die Ursachenlehre der Infektion unter der Geburt. Es gibt keinen maßgebenden Geburtshelfer, der nunmehr nicht die Pflicht übernommen hätte, an der weiteren Erkenntnis mitzuarbeiten. Nur einige Namen mögen von der regen Anteilnahme an diesen Forschungen zeugen, z. B. Ahlfeld, Bumm, Chroback, Doederlein, Fehling, W. A. Freund, R. Freund, v. Franqué, Hegar, v. Herff, Hofmeister, O. Küstner, Krönig, E. Kehrer, Leopold, Aug. Martin, Menge, Opitz, Pankow, v. Rosthorn, Robert Schröder, Schweitzer, Veit, Winter, Zangemeister, P. Zweifel u. v. a.

Zu Beginn dieser neuen Ära schien es, als ob man bald vor einer restlosen Lösung der Ätiologie und der Pathogenese und somit vor einer durchgreifenden Prophylaxe und Therapie des Kindbettfiebers und damit auch der Beckenzellgewebsentzündung stehen würde. Doch erwies es sich bald, daß das Problem der Pathogenese der Puerperalerkrankungen weit schwieriger war, als bei anderen Infektionskrankheiten. Je mehr man sich in der Geburtshilfe mit den bakteriologischen Fragen beschäftigt, um so mehr mußte man einsehen lernen, daß es mit dem Nachweis von Streptokokken nicht allein getan war. Neben der Tatsache, daß auch andere Bakterien, wie z. B. die Staphylokokken (BUMM, TRAUGOTT, WARNEKROS, WINTER u. a.), Pneumokokken (CZEMELOBKA), Gonokokken (BUMM, MC. DONALD, MENGE und KRÖNIG, NOEGERRATH, WERTHEIM), Diphtheriebazillen (BUMM), Influenzabazillen (THALER und ZUCKERMANN), Paratyphusbazillen B (SCHOTTMÜLLER), Kolibazillen (BUMM, SACKENREITER), Tetanusbazillen (VINAY), Bazillus des malignen Ödems (GIGLIO), Gasbazillen (s. bei ROBERT MEYER im 1. Teil dieses Bandes) unter anderem gegebenenfalls als Ursache einer Infektion im Wochenbett angesprochen werden mußten, zeigte sich bald eine viel größere Schwierigkeit in der Beurteilung der Streptokokkenbefunde.

Dieselben Keime, die bei einer Patientin nur eine eitrige Endometritis auslösten, vermochten in anderen Fällen auf dem Wege der Lymphspalten durch die Uteruswand zu wandern, um im Parametrium zur Parametritis zu führen oder auf dem Peritoneum eine Pelveoperitonitis bzw. eine diffuse Peritonitis zu verursachen. Andere wiederum gelangten in die Tube, andere bildeten die Ursache der Gefäßwanderkrankungen, der eitrigen Thrombophlebitis der Beckenvenen, und wieder andere drangen ohne besondere lokale Veränderungen direkt in die Blutbahn vor und vernichteten in kurzer Zeit das Leben.

Noch problematischer wurde die ganze Streptokokkenfrage, als WINTER im Zervixsekret von Schwangeren in etwa 50% aller Fälle den Staphylococcus aureus und citreus sowie auch einmal den Streptococcus pyogenes nachweisen konnte. Während WINTER sich klar dahin äußerte, daß in der Vagina der Schwangeren in etwa der Hälfte der Fälle pathogene Keime, die sich im Zustande einer abgeschwächten Virulenz befinden, angetroffen werden können, forderte STEFFECK in solchen Fällen eine energische Behandlung der Vagina mit Sublimat. Gegen diese Forderung hat als erster DÖDERLEIN Stellung genommen und den Begriff des normalen und des pathologischen Scheideninhaltes aufgestellt.

In der praktischen Geburtshilfe und Gynäkologie unterscheidet man heute nach MANU AF HEURLIN 4 bzw. nach R. SCHRÖDER 3 verschiedene Reinheitsgrade der Vaginalflora.

Beim 1. Reinheitsgrad findet man in der Vagina einen weißlich krümeligen sauer reagierenden Inhalt, mikroskopisch lassen sich vereinzelt Epithelien und massenhaft fast in Reinkultur DOEDERLEINsche Vaginalbazillen nachweisen.

Als 2. Reinheitsgrad bezeichnet man einen etwas dünnflüssigen gelb-weißlichen ebenfalls sauer reagierenden Vaginalinhalt. Neben Epithelien werden vereinzelte Leukozyten und neben DOEDERLEINschen Bazillen auch vereinzelt andere Bakterien gefunden.

Der 3. Reinheitsgrad (meist eitriger, häufig alkalisch reagierender Vaginalinhalt) präsentiert sich im Ausstrichpräparat durch sehr reichliche Leukczyten, die Vaginalbazillen sind nur noch ganz vereinzelt nachzuweisen. Sehr zahlreich dagegen sind die anderen Bakterien, vornehmlich Staphylo- und Streptokokken.

Im 4. Reinheitsgrad (meist alkalischer Vaginalinhalt) beherrschen Leukozyten und Kokken das Bild. Vaginalbazillen sind nicht nachweisbar.

Den 3. und 4. Reinheitsgrad faßt R. SCHRÖDER zusammen.

(Auf das Kulturverfahren kann ich nicht näher eingehen, nur soviel sei bemerkt, daß die Mehrzahl der Streptokokken anaerob wachsen.)

Mit der Frage der Bedeutung der Scheidenflora für die puerperalen Infektionen haben sich dann bald eine große Anzahl namhafter Forscher befaßt, von denen KRÖNIG und MENGE an erster Stelle zu nennen wären. Weitere wichtige Untersuchungen stellten auch andere an. P. ZWEIFEL, BUMM, WALTHARD, SIGWART, KOTTMANN, STOLZ, NATWIG, WEGELIUS, ZANGEMEISTER, E. KOHN, SCHÄFER, APEL, GRAGERT, HOEHNE, LOESER, PANKOW, v. JASCHKE, MANU AF HEURLIN, PHILIPP, ROBERT SCHRÖDER, SCHWEITZER, STEPHAN, TRAUGOTT, H. O. NEUMANN, HAMM u. v. a.

In Übereinstimmung mit anderen Autoren habe ich 1925 an einer Untersuchungsserie von 350 Spontangeburten nachweisen können, daß in der Tat die Patientinnen, bei denen man den 3. bzw. 4. Reinheitsgrad am Ende der Schwangerschaft findet, im Wochenbett mehr gefährdet sind als die übrigen (5,48% Morbidität gegenüber 3,97 und 1,28%). Bei operativen Entbindungen stieg die Morbidität auf 13,64% gegenüber 5% bei Patientinnen mit 1. Reinheitsgrad.

Neben diesen Untersuchungen der Vaginalflora spielen die Art- und Virulenzbestimmungen eine besondere Rolle. Bordet hat 1897 die hämolytischen Eigenschaften der Streptokokken nachgewiesen. Auch andere Forscher wie Besredka, Schlesinger, Levin, Marmorek, Rieke u. a. haben sich um dieses Problem verdient gemacht. Von der größten Bedeutung waren die Untersuchungsergebnisse von Schottmüller (1903), der die Streptokokken in 3 Arten einteilte: erstens der stark hämolytisch wirkende Streptococcus longus pathogenes seu erysipelatus, zweitens der Streptococcus mitior seu viridans und drittens der nicht hämolytisch wirkende Streptococcus mucosus (Gonnet, Mau). Fromme nahm anfangs auf Grund seiner Untersuchungen des Vaginal- und des Uterusinhaltes an, daß die Hämolyse die Virulenz der Streptokokken anzeige.

Auf Grund dieser Ergebnisse hoffte Veit, bei Anwesenheit von hämolytischen Streptokokken in den Lochien frühzeitig mit den schärfsten Mitteln den Kampf gegen das Kindbettfieber aufnehmen zu können. Diese Hoffnungen scheiterten aber, als bald darauf Fromme und Heynemann mitteilten, daß es ihnen gelungen sei, in mehr als der Hälfte aller untersuchten Vaginallochien nichtfiebernder Wöchnerinnen hämolytische Streptokokken nachzuweisen. Bald darauf fand W. Sigwart auch im Vaginalinhalt gesunder schwangerer Frauen hämolytische Streptokokken (weiteres Schrifttum s. bei Apel, Fromme, Gonnet, Heynemann, Jötten, Koch, Lamers, Loeser, Lüdke-Polano, Sachs, Schmidt, Schottmüller, Traugott, Zangemeister u. v. a.).

Die Hämolyse als Virulenzprobe kam aber vollends in Mißkredit, als bekannt wurde, daß auch nichthämolytische Streptokokken als Ursache des Kindbettfieber gefunden worden waren. Beitzke und Rosenthal haben als erste im Herzblut einer an puerperaler Pyämie gestorbenen Frau nichthämolytische Streptokokken entdeckt. Bald danach teilten eine ganze Reihe von Untersuchern mit, daß es ihnen gelungen sei, aus dem Blute von Frauen, die an schwerem Puerperalfieber erkrankt waren, auch ausschließlich nichthämolytische Streptokokken zu züchten (Barth, Bondy, Cova, Fromme, Friedrich, Henkel, Heynemann-Barth, Kroemer, Lüdke-Polano, Warnekros u. v. a.). Andere Virulenzproben, die sich bei Nachprüfungen klinisch ebenfalls als nicht eindeutig brauchbar erwiesen haben, gaben Fromme, Bürgers, Schiffmann-Kohn, Schäfer, Sigwart, Ruge II, Philipp und G. Schwarz (weiteres Schrifttum bei Baecher und Laub, Baake, Bondy, Dreyer, Framm, Fuss, Gambetti, Hamm, Jürgens, H. Küstner, Lehmann, Neu, Neuer, Pribram, Radice, Reibmayr, Robbers, Rolly, Saathoff, Sachs, Salomon, Thaler, Traugott u. v. a.).

Nach allen diesen Fehlschlägen mußte man sich die Frage vorlegen, ob nicht verschiedene Eigenschaften ein und derselben Streptokokkenart zukommen. Untersuchungen nach dieser Richtung hin ergaben, daß nicht-hämolytische Streptokokken hämolytisch und virulente Keime avirulent werden können und umgekehrt (Bondy, Hamm, Hüssy, Lamers, Louros, Michalkowicz und Rosenthal, Morgenroth, Much, Natvig, Philipp, Pulvermacher, Zangemeister, Zöppritz u. a.). Der größte Teil der Autoren tritt auf Grund der bakteriologischen Untersuchungen für die Arteinheit der Streptokokken ein.

Worin die krankmachende Wirkung der Bakterien bei den verschiedenen Formen des puerperalen Wundfiebers zu erblicken ist, kann im einzelnen hier nicht untersucht werden. Nach den Untersuchungen BRIEGERs schrieb man den Ptomainen (Toxalbumine, Fäulnisalkaloide) eine wesentliche Rolle bei dem Wundfieberprozeß zu. Die Entdeckung der Toxine (von den Bakterien ausgeschiedene Giftstoffe) und Endotoxine (durch Zerfall der Bakterien freiwerdende Giftstoffe) führte zu der Annahme, daß die von den Bakterien selbst gelieferten Gifte das krankmachende Agens seien (ARONSON, BEYER, G. F. DICK, G. H. DICK, A. R. DOCHE, FRITZ MEYER, PFEIFFER u. a.).

Zu diesen Forschungsergebnissen kommt noch die von FRIEDBERGER und seinen Schülern aufgestellte Lehre von der Anaphylaxie. NEUFELD und DOLD, die die Angaben FRIEDBERGERs bestätigen konnten, nehmen an, daß neben den echten Toxinen und Endotoxinen die lebenden Mikroorganismen durch Wechselwirkung mit gewissen Serumstoffen stark wirkende Gifte (Bakterienanaphylatoxin) entstehen lassen, die im Gegensatz zu den übrigen Bakteriengiften wenig oder gar nicht spezifisch sind (ARONSON, A. SEITZ u. a.).

Die entzündlichen Erkrankungen des Genitalapparates setzen ein Eindringen der Keime voraus. Es gibt, wie wir heute wissen, keine entzündlichen Affektionen ohne das Vorhandensein von Mikroorganismen.

Als Eintrittspforten müssen wir im allgemeinen Wunden im Genitaltraktus ansprechen (die Gonokokken, die auch gesunde unverletzte Schleimhäute befallen, bilden eine Ausnahme). Bei der puerperalen Wundinfektion sind es die zahlreichen, stets vorhandenen, mehr oder weniger ausgedehnten Geburtsverletzungen des Dammes, der Vagina und der Zervix, sowie die zerklüftete Plazentahaftstelle. Als Infektionsmodus unterscheiden wir in der Geburtshilfe die Selbstinfektion von der Außeninfektion (AHLFELD).

Der viel umstrittene Begriff die Selbstinfektion kann auch heute noch nicht kurz formuliert werden.

Eine echte Selbstinfektion ist nur dann anzunehmen, wenn die endogenen Keime die Infektion verursachen. Bereits die Infektion mit ektogenen Keimen gehört nach BUMM zur Außeninfektion. Die Keime der Vulva, die BUMM z. B. als ektogen bezeichnet, werden von anderen Autoren (z. B. PANKOW) zu den endogenen Keimen gerechnet (AHLFELD, ASCHOFF, BAISCH, BENTHIN, BONDY, FEHLING, H. FREUND, GÖNNER, KIRSTEIN, KRÖNIG, MENGE, NATVIG, SIGWART, WALTHARD, WEGELIUS, WINTER, ZANGEMEISTER, ZWEIFEL u. v. a.).

ASCHOFF teilt die puerperalen Infektionsmöglichkeiten folgendermaßen ein:

a) Die spontane, aszendierende Infektion mit endogenen Keimen oder kurz: Spontaninfektion — echte Selbstinfektion. Hier handelt es sich darum, daß bei einer unberührten Gebärenden und Wöchnerin von selbst, d. h. durch die vom Körper geschaffene Disposition, die normalerweise die Eingangspforten und die unteren Abschnitte der Geschlechtswege bewohnenden, also endogenen Keime zum Hinaufwandern in die oberen, sonst keimfreien Teile der Geschlechtsorgane veranlaßt werden.

b) Die artefizielle Infektion mit endogenen Keimen, oder kurz: artefizielle endogene Infektion genannt. Hier werden durch an und für sich aseptische Finger und Instrumente der geburtsleitenden Person die normalerweise an den Eingangspforten oder in den unteren Abschnitten der Geschlechtswege sitzenden Keime direkt in die keimfreien Abschnitte transportiert oder ihr Hinaufwandern begünstigt.

c) Autoinfektion mit endogenen Keimen. In diesen Fällen trägt die Gebärende oder Wöchnerin durch selbständiges Eingehen in die Geschlechtswege die normalerweise vorhandenen Keime der unteren Abschnitte der Geschlechtswege in die sonst keimfreien Partien.

d) Die Autoinfektion mit ektogenen Keimen. Die Gebärende oder Wöchnerin überträgt die in ihrer Haut normalerweise vorkommenden Saprophyten durch selbständiges Eingehen in die Geschlechtswege in die von solchen Keimen sonst freien Abschnitte der Geschlechtswege.

e) Die Autoinfektion mit exogenen Keimen. Die Gebärende oder Wöchnerin überträgt durch Anfassen außerhalb ihres Körpers befindlichen septischen Materials und selbständiges Eingehen in die Geschlechtswege die für ihre Geschlechtswege fremden Keime in diese.

f) Artefizielle Infektion mit exogenen Keimen. Die geburtsleitende Person überträgt die an ihrer eigenen Hand befindlichen oder an den ungereinigten Instrumenten haftenden, für die Gebärende mehr oder weniger parasitären Keime in die von diesen Keimen sonst freien Geschlechtswege.

g) Hämatogene Infektion. Deszendierende Infektion von der Peritonealhöhle aus, lymphogene Infektion von bereits bestehenden, in der Nachbarschaft der Geschlechtsorgane lokalisierten Infektionsherden aus. Diese Infektion der Geschlechtsorgane stellen im Gegensatz zu den früher genannten sekundäre Infektion dar.

Da die Möglichkeit des Einbringens exogener Keime in die Vagina nicht nur unter der Geburt und im Wochenbett, sondern auch schon Wochen vorher gegeben sind (Kohabitation, Spülungen, Untersuchungen), dürften echte Selbstinfektionen immer seltener vorkommen. Viele Fälle bleiben unaufgeklärt, manche erweisen sich bei kritischer Beurteilung als Außeninfektion. Bumm hat das ausgedrückt, indem er sagte: „Die Gefahr kommt von außen" auch ohne Verschulden der die Geburt leitenden Person. Die Keime der Vulva und des Dammes, sowie der übrigen benachbarten Körperoberfläche sind nie ausgesprochen ektogene Keime, ihnen gesellen sich stets exogene Mikroorganismen hinzu.

Die mannigfaltigen Infektionsmöglichkeiten haben aber dazu geführt, daß jeder Geburtshelfer es als seine vornehmste Pflicht betrachtet, mit allen ihm zu Gebote stehenden Mitteln zu versuchen, virulente Keime von dem Geburtswege fernzuhalten. Neben den schärfsten Desinfektionsmaßnahmen sei vor allen Dingen auf die rektale Untersuchung der Schwangeren und Kreißenden als Prophylaxe hingewiesen.

Die Schwere der puerperalen Wundinfektion wird aber nicht allein von der Virulenz der eingedrungenen Keime und der Beschaffenheit der Eintrittspforten (Geburtswunden, Plazentahaftstellen), sondern auch von der Stärke der Abwehrkräfte des Organismus bestimmt.

Da im weiteren Sinne auch die Infektion des Beckenzellgewebes und der Ligamente im Anschluß an einen überstandenen Abortus zu den puerperalen Wundinfektionen gerechnet werden müssen, darf es nicht Wunder nehmen, daß nach Abtreibungsversuchen, die nicht selten mit unsterilen Werkzeugen ausgeführt werden und auch häufig Verletzungen zur Folge haben, die eitrigen Prozesse gehäuft auftreten. Wie oft verfehlt das Instrument des Abtreibers, z. B. die berüchtigte Spritze, den Weg.

Noch näher auf die Pathogenese des Kindbettfiebers einzugehen, ist nicht angängig, zumal entzündliche Affektionen im Beckenzellgewebe auch außerhalb des Puerperiums vorkommen.

2. Die Infektionsmöglichkeiten außerhalb der Schwangerschaft und des Wochenbettes.

Außer der Wundinfektion unter der Geburt, anläßlich des Abortus und im Wochenbett sind am besten die Entzündungen des Beckenzellgewebes und der Ligamente bekannt, die im Anschluß an operative Eingriffe entstehen können. Jedes Anhacken und alle Skarifikationen der Portio, jede Sondierung, Austastung und Abrasio des Uterus und jedes Einlegen von Laminariastiften, Intrauterinpessaren und eines Radiumröhrchens vermögen, die Ursache zur entzündlichen Erkrankung der Beckenorgane abzugeben. Sei es, daß virulente ektogene Keime durch steril eingeführte Instrumente oder Finger in die oberen Abschnitte des Genitalapparates verschleppt werden, oder sei es, daß die Desinfektion der Instrumente und der Hände des Operateurs nicht einwandfrei gewesen ist. Die eingebrachten Krankheitserreger benutzen auch die kleinsten Läsionen, um in das Gewebe vorzudringen. Zwar hat die bei allen, auch den kleinsten und scheinbar harmlosesten Eingriffen streng durchgeführte Asepsis diese Infektionsmöglichkeiten in der Klinik auf ein Minimum beschränkt, draußen in der Praxis aber sind Infektionen im Anschluß an kleine Eingriffe noch relativ häufig.

Die verschiedensten vaginalen Manipulationen, Einlegen und Liegenlassen von Pessaren, Preßschwämmen oder sonstige zur Masturbation eingeführte Fremdkörper, sowie Spülungen mit einem Glasrohr mit abgebrochener Spitze usw. können nicht nur eine eitrige Kolpitis sondern auch Beckenzellgewebsentzündungen zur Folge haben.

Daß ferner bei allen Verletzungen (Pfählungsverletzungen, Koitusverletzungen, Operationsverletzungen wie vordere und hintere Kolpotomie usw.) Keime in die Wunde eingebracht werden, die zur Entzündung führen können, ist klar. Ligamenthämatome und Beckenbindegewebshämatome können ebenfalls infiziert werden. ·

Da im allgemeinen Wunden die Vorbedingungen zum Eindringen der Keime abgeben, ist es durchaus verständlich, daß in zahlreichen Krankengeschichten verzeichnet ist „Die Erkrankung des Unterleibes begann im Anschluß an eine Periodenblutung". Vereinzelt kann man feststellen, daß sexuelle Exzesse während der Menstruation die Infektion verursacht haben. Zumeist aber bleibt uns nichts anderes übrig als anzunehmen, daß kurz vor Eintritt der Menstruation virulente Keime in die Vagina gelangten oder daß bereits eine entzündliche Affektion der Scheide bestanden hatte.

Manche Patientinnen geben als Ursache eine Erkältung an. Landarbeiterinnen berichten z. B. häufig, daß sie sich kurz vor der Unterleibserkrankung während der Periode ins feuchte Gras gesetzt oder bei feuchtem Wetter Beeren gesucht hätten usw. Wenn wir auch annehmen können, daß durch Kälteeinwirkung die Widerstandskraft der Gewebe gegen das Eindringen von Keimen abgeschwächt wird, so ist diese „Erkältungsursache" doch noch ein Problem.

Handelt es sich um eine Gonokokkeninfektion, dann ist der Infektionsmodus ohne weiteres klar. Nach den Untersuchungen von WERTHEIM, MENGE, KRÖNIG, SCHUMACHER u. a. wissen wir ja, daß auch die Gonokokken imstande sind, eine Beckenzellgewebsentzündung zu veranlassen, da bei der bakteriologischen Untersuchung oft auch noch andere Keime angetroffen werden, dürfte es sich zumeist um eine Mischinfektion handeln.

Jede Adnexentzündung kann sowohl das Peritoneum als auch seinen Gekröseabschnitt (Ala vespertilionis) in Mitleidenschaft ziehen (Gonorrhöe-Tuberkulose). Von einer Pelveoperitonitis aus können die Bakterien in das darunter liegende Beckenbindegewebe vordringen.

Neben der aszendierenden Infektion (aufsteigende Genitalinfektion) kennen wir auch eine aus der Nachbarschaft fortgeleitete Beckenbindegewebsentzündung z. B. im Anschluß an eine Paratyphlitis, Paranephritis, Pelveoperitonitis oder eine Karies der Beckenknochen. Blasen- und Mastdarmerkrankungen können eine Parazystitis bzw. Paraproktitis veranlassen.

Schließlich gibt es ausgedehnte entzündliche Prozesse im Beckenbindegewebe als Begleiterscheinung bösartiger Geschwülste z. B. des Uterus, des Darmes, der Blase. Auf diese entzündlichen Infiltrationen werde ich später im Abschnitt „Geschwülste" noch zurückkommen müssen.

Endlich muß noch der hämatogenen Infektion gedacht werden (metastatische Parametritis). Für die seltenen tuberkulösen Beckenbindegewebs- und Ligamentaffektion wurde neben der Fortleitung von der Nachbarschaft auch der hämatogene Weg als durchaus möglich angenommen, heute wissen wir, daß auch andere Infektionskrankheiten die primäre Ursache zu einer Beckenzellgewebsentzündung und Adnexerkrankung abgeben können, z. B. Grippe und Angina (LOESER, PANKOW, E. KEHRER, UFFENORDE, H. O. NEUMANN u. a.).

Metastatische Infektionen der Genitalorgane im Wochenbett siehe A. Mayer, Weishaupt, Nürnberger (Grippe), Merkel, Henkel (Angina), Henkel (Otitis media) u. a.

Die in dem Absatz „Ätiologie" angeführten Autoren stellen nur eine kleine Anzahl von Forschern dar, die sich mit diesem Problem beschäftigt haben. Um allen gerecht zu werden, müßte ich alle namhaften Geburtshelfer anführen. Kongresse der Deutschen Gesellschaft für Geburtshilfe und Gynäkologie sowie örtliche Vereinigungen haben sich intensiv damit befaßt. Literaturzusammenstellungen sind bei Walter Sigwart und v. Jaschke einzusehen. Aus der jüngsten Zeit liegt ferner der Kongreßbericht der Wien. Sitzg dtsch. Ges. Geburtsh. Arch. Gynäk. **125** (1925) auf.

Das Problem der Entzündung des Beckenzellgewebes gehört in erster Linie zum Problem des Kindbettfiebers.

b) Die Ausbreitungswege der Infektion.

Ist der entzündliche Prozeß die Folge einer Verletzung des Beckenbindegewebes, so ist es ohne weiteres verständlich, daß der Gegenstand, der die Verletzung verursachte, die Krankheitserreger an Ort und Stelle gebracht hatte. Diese Art der Pelvizellulitis ist aber, wie wir bereits ausgeführt haben, bei weitem nicht die häufigste.

Die virulenten Keime haben in den meisten Fällen schon einen beträchtlichen Weg hinter sich, bis sie in das die Beckenorgane umgebende Gewebe und in die Ligamente des Genitalapparates gelangen. Je ausgedehnter die Eintrittsmöglichkeiten, je virulenter die Erreger und je schwächer die Abwehrkräfte des Organismus sind, um so tiefer werden Eitererreger vordringen können. Sie bewegen sich vorwärts auf den anatomisch formierten Wegen; von den Gewebsspalten aus gelangen sie in die Lymphbahnen oder sie dringen direkt in die Blutbahn ein.

1. Verbreitung der Infektion auf dem Wege der Lymphgefäße.

Vom Endometrium und vornehmlich von der Plazentahaftstelle aus gelangen die Bakterien in das reich verzweigte Netz der Lymphbahnen des Uterus. Da wir aus den anatomischen Forschungen (s. S. 429) wissen, daß die Lymphgefäße des Uterus zu 3 verschiedenen Abschlußgebieten gehören, so ist der Ausbreitung der Infektion kaum eine nennenswerte Schranke gesetzt. Es sammeln sich die Lymphgefäße der Zervix und des unteren und mittleren Drittels des Corpus uteri an der seitlichen Uteruswand, in mehreren Strängen ziehen sie oberhalb der Arteria uterina zum basalen Abschnitt des Ligamentum latum, zum eigentlichen Parametrium (basales parametranes Abflußgebiet). Die Lymphgefäße des oberen Drittels des Uterus vereinigen sich in einem Strömungsgebiet, welches entlang der Mesosalpinx zur Plica vasorum zieht (craniales parametranes Abflußgebiet). Sind die Keime bis dahin vorgedrungen, dann finden sie leicht in dem lockeren Zellgewebe einen besonders günstigen Boden zur Ansiedelung und Ausbreitung. Die Überschwemmung des gesamten parametranen Gewebsabschnittes erfolgt, wenn man so sagen darf, in einem Zuge. Von dort aus kann sich der entzündliche Prozeß ohne besondere Schwierigkeiten — die Gewebsbarrieren, die bei Hämatomen eine gewisse Rolle spielen, vermögen eine fortschreitenden Infektion nicht aufzuhalten — retroperitoneal nach hinten in das paraproktale und nach vorne in das paravesikale Gewebe fortsetzen. Je nach der Schwere der Infektion wird auch das hinter dem Rektum und vor der Blase gelegene Zellgewebe mit ergriffen.

Da die Lymphgefäße des Fundus uteri entlang dem Ligamentum rotundum zu den Noduli lymphatici inguinales superficiales ziehen, sieht man mitunter auch schwere entzündliche Veränderungen der runden Mutterbänder mit größeren Abszeßbildungen. Sind die Keime nicht vom Corpus uteri, sondern von der Zervix, der Portio oder direkt von der Vagina aus eingedrungen, so benutzen sie ebenfalls das basale parametrane Abflußgebiet, denn in ihm vereinigen sich auch Lymphgefäße, die aus den oberen Drittel der Vagina und der Zervix stammen. In seltenen Fällen dringen die Erreger auch in das Strömungsbiet der Ligamenta sacrouterina vor. Keime, die von den Adnexen aus den Weg in das Ligamentum latum finden, benutzen das craniale parametrane Abflußgebiet, welches auch die Lymphe von Tube und Ovarium abführt.

Letzten Endes können die Erreger bis ins Beckenbauchfell vordringen. Je nach der Schwere der Infektion bleibt der Prozeß auf diesem Bauchfellabschnitt beschränkt oder breitet sich weiter zur diffusen Peritonitis aus.

Die Lymphgefäße selbst sind dilatiert und thrombosiert (bakterielle Lymphgefäßthrombose).

2. Verbreitung der Infektion auf dem Wege der Blutgefäße.

Vornehmlich von der Plazentahaftstelle aus können die Krankheitserreger direkt in das ausgedehnte Venennetz der Uteruswand eindringen (Beckenvenenplexus s. S. 420). Je nach dem Grade der Virulenz der Keime und der Abwehrreaktion des Organismus entwickelt sich ein verschiedenes Krankheitsbild. Der Verschluß der offen liegenden Venen der Plazentahaftstelle erfolgt normalerweise durch eine gute und kräftige Retraktion der Uterusmuskulatur. Durch den dauernden Druck der kontrahierten Muskelbündel werden die Venenwände fest aufeinandergepreßt, so daß es bald zu einer Verklebung der Endothellagen kommt. Reicht aber der Druck des sich retrahierenden Muskels nicht aus, um einen vollständigen Quetschverschluß durchzuführen, dann erfolgt der Verschluß durch Thrombosierung. Die Verschlußthromben ragen dabei — wie der Pfropfen auf einem Flaschenhals — über die Oberfläche hervor. Dringen nun Krankheitskeime in diese Verschlußthromben ein, sind also die Thromben erst einmal infiziert, dann kriecht die Infektion an der Innenwand fort und führt zur ausgedehnten Thrombosierung des Beckenvenenplexus — zur septischen Thromboendophlebitis (s. auch S. 486 aseptische Thrombose). Oft genug dringen die Keime auch in die Venenwand ein. Zur Thrombophlebitis und Phlebitis gesellt sich eine Periphlebitis. Dem weiteren Vordringen ins parametrane Gewebe steht nun nichts mehr im Wege.

c) Einteilung der entzündlichen Erkrankungen.

Die mannigfaltigen Möglichkeiten der Lokalisation und Ausbreitung der Beckenzellgewebsentzündung macht es notwendig, eine gewisse Einteilung vorzunehmen. Bereits VIRCHOW hat auf Grund pathologisch-anatomischer Befunde eine Trennung in Parametritis, Paravaginitis und Paraproktitis vorgenommen.

W. A. FREUND, v. ROSTHORN und später R. FREUND haben sich noch viel eingehender mit der Erkennung und Klärung dieser Erkrankungen befaßt. Neben der Erweiterung der VIRCHOWSchen Bezeichnungen nach der Lokalisation des betreffenden entzündlichen Prozesses durch Hinzufügung der Beiworte lateralis, anterior und posterior machen sie Unterschiede zwischen einer akuten und chronischen Affektion, sowie zwischen einer zirkumskripten und diffusen Entzündung.

W. A. FREUND stellte folgende Krankheitsbilder auf:

I. Akute Entzündung des Beckenbindegewebes mit oder ohne Abszeßbildung:

a) einfache Phlegmone,

b) septische Phlegmone.

II. Chronische Entzündung in zwei Hauptformen:

a) zirkumskripte und

b) diffus atrophierende (einfache Atrophie des Beckenbindegewebes).

Bandl dagegen unterscheidet zwischen:

1. der schweren puerperalen Parametritis,

2. der leichten, ohne besondere Erscheinung verlaufenden Form, von welchen nur die Residuen nachweisbar sind und

3. der die gonorrhoischen Affektionen der Adnexe oder des Beckenbauchfells begleitenden Entzündung des Bindegewebes.

A. Martin spricht von einer akuten und chronischen Form. Seine Einteilung berücksichtigt in erster Linie die Ätiologie.

Auch O. Küstner gibt eine Unterscheidung. Er trennt die Paramatritis mit Lymphothrombose ohne nennenswertes Infiltrat von der Phlegmone mit ausgedehnter Infiltration, eitriger Einschmelzung und Abszedierung ab.

Da es sich in $^2/_3$ aller Fälle um eine puerperale Infektion handelt, ist auch vorgeschlagen worden eine Trennung vorzunehmen zwischen der puerperalen und nicht puerperalen Beckenzellgewebsentzündung. Bei der puerperalen Infektion werden die einzelnen Krankheitsprozesse unterschieden nach dem Wege der Ausbreitung der Infektion (Bumm, Sigwart, Zweifel u. v. a.).

v. Rosthorn und R. Freund haben die parametranen Exsudate nach ihrer Lokalisation eingeteilt wie folgt:

1. Laterales, horizontal in den Basalabschnitten sich entwickelndes Exsudat. Tendenz zur Ausbreitung nach dem hinteren seitlichen Beckenabschnitt und in das retrozervikale Bindegewebe. Zusammenhang mit dem Collum uteri. Breite, starre Infiltrationsmasse zwischen Collum und Beckenwand.

2. Hochsitzendes, intraligamentär sich entwickelndes Exsudat. Tendenz zur Ausbreitung auf die Darmbeinschaufeln. Zusammenhang mit dem Corpus uteri. Nach oben zu rundlicher Tumor mit Freilassen der Verdichtungszonen.

3. Exsudat im retrozervikalen Bindegewebe. Tendenz zur strangförmigen Ausbreitung nach aufwärts in die Douglasschen Falten, nach abwärts in das Septum rectovaginale.

4. Exsudat im präzervikalen Bindegewebe, Tendenz zur Ausbreitung nach den Seiten hin in die paravesikalen Gruben.

5. Exsudat im paravesikalen Bindegewebe (Phlegmone des Cavum präperitoneale Retzii). Tendenz zur Ausbreitung entlang dem Subserosium der vorderen Bauchwand (Aufstiegabszeß-Sänger, „Plastron abdominal" der Franzosen).

Jede Gruppierung hat, wie Ed. Martin mit Recht betont, etwas Gezwungenes und Schematisierendes an sich. Die verschiedenen Gesichtspunkte (nach Ursache, Ausbreitungsweg, Verlauf und Lokalisation), nach denen die einzelnen Autoren ihre Einteilungen vorgenommen haben, stellen im Grunde genommen nur graduelle Unterschiede dar. Die fließenden Übergänge zwingen uns, die verschiedenen Formen unter dem Gesichtspunkte eines gemeinsamen Krankheitsbildes zu betrachten.

Unter Berücksichtigung dieser Tatsache teilt Ed. Martin die Beckenzellgewebsentzündung ein in drei Gruppen, je nachdem die Entzündung entstanden ist, im vorderen, mittleren oder hinteren Abschnitt des Parametriums. Er schlägt vor, folgende Unterscheidung zu treffen:

1. Parametritis anterior,

2. Parametritis media und

3. Parametritis posterior.

Auch PANKOW macht auf die Schwierigkeiten einer Einteilung aufmerksam. Gegenüber der allgemeinen Bezeichnung Parametritis hält er es für besser, die von der Entzündung betroffenen Anteile des Beckenbindegewebes genauer anzugeben, z. B. „Pelvicellulitis cum infiltratione spatii parauterini sinistri, spatii paravesicalis et cavi Retzii, oder etwa Parametritis acuta cum infiltratione spatii parauterini utriusque lateris progrediens in spatium retrocervicale, pararectale dextrum et praesacrale" (PANKOW).

ROBERT SCHRÖDER bevorzugt klinische Gesichtspunkte: 1. die akute, stark progrediente septische Phlegmone, 2. die mittelschwere septische Phlegmone mit Lokalisationstendenz, 3. die chronische Form der Parametritis.

Man gerät in eine gewisse Verlegenheit, wenn man in gerechter Würdigung der Einteilungsgesichtspunkte der verschiedenen Autoren sich entschließen muß, der einen oder anderen Unterscheidung den Vorzug zu geben.

Der Kliniker wird das Recht für sich in Anspruch nehmen müssen, nach klinischen Gesichtspunkten d. h. nach der Lokalisation oder dem Krankheitsverlauf eine Trennung vorzunehmen. Vom rein bakteriellen Standpunkt ist eine ursächliche Einteilung nach Art der Erreger gerechtfertigt. Pathologisch anatomisch aber ziehe ich eine Unterscheidung nach dem Sitz der Erkrankung vor; durch sinngemäße Beiworte läßt sich dann schon eine allgemeine Verständigung erreichen.

Selbst der Kliniker vermag die Entstehung des Krankheitsprozesses und die Anfangsstadien der Beckenzellgewebsentzündung nicht immer klar zu verfolgen. Dem pathologischen Anatom sind sie völlig unbekannt. Er kennt nur die Endstadien — die ausgebildeten Abszesse — die septische Phlegmone, die Venen und Lymphgefäßthrombose und die Residuen aller entzündlichen Prozesse.

Neben der allgemeinen üblichen Sektionstechnik hat W. A. FREUND die Untersuchungen in horizontalen Beckenschnittserien eingeführt. Den Wert solcher Untersuchungen ersieht man am besten aus dem großen Tafelwerk SELLHEIMS.

Die Injektionsversuche mit Wasser, Luft, farbstoffhaltigen Flüssigkeiten usw.), die bereits in der Besprechung der Anatomie angeführt worden sind (s. S. 427), haben für die Entzündungslehre nur bedingten Wert. Es gibt zwar Abszeßbildungen, die den einzelnen Beckenräumen entsprechen, oft aber überschreitet der entzündliche Prozeß die Gewebsbarrieren.

Die pathologisch-anatomische Forschung hat sich zuerst mit dem Entzündungsvorgange zu beschäftigen.

1. Lymphangitis.

Dringen Krankheitserreger in die Lymphbahnen ein, dann lokalisiert sich der Prozeß zuerst in den Lymphgefäßen selbst. Je nach der Virulenz der Keime kommt es zur akuten exsudativen oder eitrigen Lymphangitis.

Neben einer Hyperämie und seröser Durchtränkung der Umgebung und fibrinöser Ausschwitzung findet man bei der exsudativen Lymphangitis in den Gefäßlichtungen an Stelle des albuminösen feinkörnigen Gerinnsels dicke Fibrinballen und eine geringe Vermehrung der zelligen Elemente. Oft sind die Lymphgefäße stark erweitert. Bei der eitrigen Lymphangitis (Endolymphangitis) ist das perilymphatische Bindegewebe oft in weitem Umkreise stark kleinzellig infiltriert (Perilymphangitis), die Wand selbst mit Leukozyten stark durchsetzt. Die Lichtungen sind oft mit Leukozyten und Fibrin vollgestopft, die Krankheitserreger lassen sich in diesen Leukozytenmassen in großen Mengen nachweisen (bakterielle Lymphgefäßthrombose). Auch in dem hyperämischen, ödematös aufgelockerten, sulzigen Gewebe der Umgebung sind sie zu finden. Die an sich schon starke Auflockerung der Gewebe in der Schwangerschaft schafft für die Ausbreitung der Infektion ganz besonders günstige Verhältnisse (Lymphgefäßerkrankungen s. bei WINKLER im 2. Band dieses Handbuches).

Sind die Entzündungserreger in das die Lymphgefäße umgebende Gewebe eingedrungen, dann greift die Infektion schnell auf die benachbarten Organe über. Es entsteht das Bild der Zellgewebsphlegmone. Bei der Nähe der Blutgefäße nimmt es nicht Wunder, daß sich zu einer ursprünglich auf dem Lymphwege vordringenden Infektion eine Gefäßerkrankung hinzugesellt. Die Erreger dringen in die Adventitia ein, es kommt zur Periphletitis.

Die Bindegewebsbündel der Adventitia und die Bindegewebslager der Vasa vasorum werden stark auseinandergedrängt durch eine Leukozyten und histogene Wanderzellen enthaltende eiweißreiche Flüssigkeit. Der fortschreitende Prozeß ergreift die Muskularis. Unter zunehmender leukozytärer Infiltration und seröser Durchtränkung werden nicht nur die Muskelbündel auseinandergesprengt, sondern es geht auch Muskelgewebe zugrunde. In der Venenwand entstehen auf diese Weise kleine Abszesse (Phlebitis). Schließlich ergreift der Prozeß die Intima, die unmittelbar Folge ist eine sekundäre Thromboendophlebitis. Da die Erreger in den Gefäßinhalt vordringen, vermögen sie weite Strecken der Venen nunmehr im Sinne einer primären Endophlebitis zu befallen.

Es muß aber betont werden, daß eine absolut ausschließliche Benutzung der Lymphgefäße als Propagationsstraßen nur sehr selten vorkommt, fast immer sind auch einige Blutgefäße a priori mitbefallen.

2. Phlebitis.

Dringen die Krankheitserreger aber vornehmlich in der Blutbahn vor, dann entwickelt sich in den Venen ein Prozeß, den wir nach BENDA als akute primäre Thromboendophlebitis bezeichnen müssen. Die primäre Endophlebitis unterscheidet sich von der akuten Periphlebitis durch den verschiedenen Ausgangspunkt der Venenentzündung.

Bei der akuten primären Periphlebitis gelangen die Keime von der Umgebung und der Adventitia aus in die Venenwand. Bei der primären Endophlebitis befinden sie sich in der Venenlichtung, d. h. im Blut. Sie befallen zuerst das Endothel und die Intima der Venen (BENDA hat diese sinngemäße Benennung an Stelle der Unterscheidung von ROKITANSKY vorgeschlagen).

Primäre Phlebitis nach ROKITANSKY = primäre Periphlebitis nach BENDA; sekundäre Phlebitis nach ROKITANSKY = primäre Thromboendophlebitis nach BENDA.

Da die Keime zumeist in die Verschlußthromben einwandern und hier den günstigsten Nährboden finden, lassen sich oft üppige Bakterienhaufen nachweisen. Ist die Virulenz der Keime sehr gering, so kommt es nicht zur Erweichung der Thromben. Die produktive Reaktion der Venenwand — die Durchsetzung der Thrombusmasse mit Granulationen unterscheidet sich kaum von der gewöhnlichen Thrombusorganisation (BENDA — granulierende Thrombophlebitis).

Je virulenter die Keime aber sind, um so eher erweicht das Gerinnsel mit Bildung eines zentralen eitrig erweichten Balgthrombus. Die wandständigen Gerinnsel, mitunter mit Gefäßsprossen durchsetzt (Versuch einer Organisation), sind geweblich mit der stark infiltrierten Intima verschmolzen. Bakterienhaufen (zum Teil nekrotisch zerfallene Herde) sind oft auch in der Intima reichlich anzutreffen. Dort erzeugen sie unter Umständen Nekrosen, während in der Media und Adventitia ein beträchtlicher exsudativer Prozeß mit starker

Leukozyteninfiltration nachzuweisen ist. Die eitrige oder eitrig granulierende Thrombophlebitis (BENDA), die sich in eine produktive-granulierende umwandeln kann, ist durch das weitere Vordringen der Eitererreger in eine ulzerös-diphtheroide Thromboendophlebitis (BENDA) übergegangen. Im Gefäßinnern findet sich eine dünnflüssige, übelriechende, trübe, graue Masse, die Zelldetritus und Bakterien enthält. Die Nekrose der Intima hat auch die tieferen Schichten ergriffen, neben der umgebenden kleinzelligen leukozytären Infiltration sieht man nach außen eine hyperämische Zone mit Blutungen. (Über akute exsudative Phlebitis s. BENDA im 2. Band dieses Handbuches.) Keime vermögen schließlich in die Media und Adventitia und in das umliegende Zellgewebe vorzudringen (sekundäre Periphlebitis).

Neben dieser Infektion läßt sich aber auch ein mehr oder weniger ausgedehnte Invasion der Keime auf dem Lymphwege nachweisen, so daß wir neben der schweren septischen Thrombophlebitis fast stets eine ausgedehnte Phlegmone des Beckenzellgewebes antreffen. Wohl charakterisierte klinische Krankheitsbilder zeigen zumeist an, ob sich die Infektion in der Hauptsache auf dem Blutwege oder dem Lymphwege ausgebreitet hat. Auch pathologisch-anatomisch vermag man in ausgeprägten Fällen eine Unterscheidung vorzunehmen. Oft aber wird man eine Entscheidung nicht mehr treffen können, da der pathologische Anatom nur den Höhepunkt der Krankheit zu Gesicht bekommt.

3. Lymphadenitis.

Neben den entzündlichen Reaktionen des Organismus z. B. der starken Ansammlung von Leukozyten und Wanderzellen (Schutzwall der Leukozyten) sind aber im Beckenbindegewebe Lymphknoten eingelassen, die ein gewisses Abfangfilter darstellen (Anatomie des Lymphgefäßsystems s. S. 429, Funktion der Lymphknoten s. bei H. O. NEUMANN, Arch. Gynäk. 141). Sind die Keime nicht sehr virulent, so beobachtet man eine markige Schwellung der Lymphknoten, eine katarrhalische Lymphadenitis. Bei zunehmender Virulenz treten zahlreiche polymorphkernige Leukozyten aus den Gefäßen aus, das Parenchym der Abwehrfilter wird eingeschmolzen, es kommt zur Vereiterung der Lymphknoten. Auf dem Lymphwege eingedrungene Keime gelangen unter Umständen vom Abfangfilter aus in die Blutbahn (über Lymphknotenerkrankung s. bei STERNBERG im 1. Band dieses Handbuches).

4. Die Zellgewebsphlegmone.

Das häufig schon a priori stark aufgelockerte Beckenzellgewebe wird durchtränkt mit einer serösen Flüssigkeit, in der sich mehr oder weniger reichlich Leukozyten und Wanderzellen befinden. Fibrinöse Ausscheidungen vervollständigen das Bild. Besonders in der Umgebung der Gefäße läßt sich die exsudative Entzündung durch die starke Hyperämie, die Ödembildung und die reichlichen perivaskulären Infiltrationen — starke Auswanderung der Leukozyten — nachweisen. Mitunter lassen sich ganze Leukozytenstraßen bis in die weitere Umgebung der Gefäße verfolgen. Es sind dies Befunde, die von den meisten Autoren als Beweis für die Wanderungsfähigkeit der Zellen angesehen werden (VIRCHOW, COHNHEIM, SENFTLEBEN, LEBER, MARCHAND u. a.), die aber von der GRAWITZschen Schule (GRAWITZ und BUSSE) bestritten worden ist (Schrifttum bei H. O. NEUMANN: Virchows Arch. 236, 45). Sind die Keime aber wenig virulent, dann führt die Entzündung nur zu geringfügigen Schädigungen. Die starke Ansammlung von Leukozyten und Wanderzellen, die von den Zellen gelieferten neutralisierenden Gegengifte und die phagozytäre Eigenschaft der mobilen Zellen verhindern eine üppige Bakterienvegetation und vernichten die Keime schließlich vollends. Es werden die entzündungserregenden Schädlichkeiten beseitigt. Die Aufsaugung des entzündlichen Exsudates erfolgt durch die Lymphbahnen. Die Fortschaffung der Gewebstrümmer besorgen die Phagozyten, die nicht nur völlig abgestorbenes Gewebe, sondern auch geschädigte Zellen, wie z. B. verfettete Leukozyten und rote Blutkörperchen aufnehmen. Der Wiederersatz der geschädigten Gewebe geschieht durch regenerative Wucherung von der gesunden Nachbarschaft aus. Das neue Gewebe, zumeist derbnarbenartig, stellt den Heilungsausgang dar, und darf nicht, wie das auch heute noch so oft geschieht, als chronisch entzündlicher Prozeß angesprochen werden.

Dringen aber virulentere Keime ein, dann kommt es bald zu ausgedehnter Schädigung und Einschmelzung der Gewebe. Ist der Vorgang auf einen abgegrenzten Bezirk beschränkt, dann entsteht infolge der histolytischen Wirkung der Keime und Eiterzellen durch Zusammenfließen kleiner Eiterherde eine mit Eiter gefüllte Höhle — ein Abszeß. Die Abszeßbildung wird am häufigsten bei der Staphylokokkeninfektion beobachtet, kommt aber auch bei der Streptokokkeninfektion vor. Doch zeigt diese oft nur geringe Neigung zur Einschmelzung der Gewebe. Nicht selten bewirkt sie brettharte fibrinöseitrige Infiltrate des Zellgewebes. Die Streptokokkeninfektion hat die Tendenz sich schnell weiter auszudehnen, es entsteht die Beckenzellgewebsphlegmone. (Die ersten genauen histologischen Untersuchungen über die Beckenzellgewebsentzündungen stammen von Busse. Gesamtschrifttum bei Sigwart, die Pathologie des Wochenbettes.)

Die weiteren Folgen der Beckenzellgewebsentzündung, das Übergreifen auf das Beckenbauchfell, die Entstehung einer Pelveoperitonitis (Douglasexsudat, Douglasabszeß) die diffuse Peritonitis, die Pyämie und Septikämie, kurz die progrediente Sepsis mit ihren Folgen können hier nicht näher besprochen werden. (Über Entzündung s. die Lehrbücher über allgemeine Pathologie, sowie bei Lubarsch im Handbuch von Aschoff.)

Weitaus am besten bekannt ist die akute puerperale septische Entzündung des Beckenbindegewebes. In den Fällen von akuter, in ein bis zwei Tagen zum Tode führender Sepsis findet man bei der Obduktion zuweilen nur eine ödematöse Schwellung des Beckenbindegewebes. Beim Durchschneiden fließt aus dem sulzig aufgequollenen Gewebe mehr oder weniger reichlich zumeist trübe Flüssigkeit aus. Ist es zur Abszedierung gekommen, dann fällt zuerst die Verlagerung der Beckenorgane auf. Der Abszeß wirkt wie ein intraligamentär oder retroperitoneal gelegenes Hämatom bzw. Tumor. Das umgebende stark infiltrierte schwartige Zellgewebe fühlt sich oft derart hart an, daß von einer Fluktuation des Abszeßinhalts palpatorisch nichts nachgewiesen werden kann. Beim Einschneiden in diese derbe oft mächtige Schwellung gelangt man in eine beträchtliche Eiterhöhle. Je länger der Abszeß bestanden hat, um so mehr wird auch die derbe, den Abszeß abkapselnde Gewebslage eingeschmolzen, der Abszeß reift dem Durchbruch entgegen. Bei den ausgedehnten Phlegmonen des Beckenzellgewebes findet man bei der Obduktion eine starre verschieden konsistente, oft speckig bis knorpelharte Infiltration, die die Organe des Beckens mehr oder weniger vollständig umgibt, bis zur Beckenwand reicht und sich unter Umständen in die Plica vasorum und die Ligamenta rotunda fortsetzt. Schneidet man in dieses Gewebe ein, so quellen Eiterpfröpfe aus den Lymphgefäßen hervor, „indes nicht selten aus den Blutgefäßen Thromben ihre Köpfe strecken" (O. Frankl). Im Gewebe finden sich kleine disseminierte Abszesse, mitunter auch etwas größere, die durch Konfluieren kleiner Herde entstanden sind. Das Zellgewebe um diese kleineren Abszesse ist derb, schwielig stark infiltriert. Die Beckenorgane werden dadurch nicht nur verdrängt, sondern auch teilweise stark komprimiert (z. B. Mastdarm, Ureter).

e) Die spezielle pathologische Anatomie der Pelvicellulitis.

Bereits in einem vorhergehenden Abschnitt habe ich darauf hingewiesen, daß es recht schwer ist, eine Einteilung der verschiedenen entzündlichen Prozesse vorzunehmen. Eine weitere Verwirrung erbringt die Tatsache, daß man vielfach im Schrifttum die Beckenzellgewebsentzündung — Pelvicellulitis, Phlegmone pelvis — kurz Parametritis nennt. Dringen auch in den meisten Fällen die Erreger von der Vagina oder vom Uterus aus in das Beckenzellgewebe vor, so kennen wir doch wohl lokalisierte Entzündungen, die wir je nach dem Sitz als Parametritis, Parazystitis und Paraproktitis bezeichnen können. Aber nur mit dem ausdrücklichen Hinweis, daß jeder besonders lokalisierte Prozeß in die Nachbargewebsabschnitte übergreifen kann, so daß man mitunter den ursprünglichen Sitz nicht mehr erkennt, vermag ich eine einigermaßen gerechtfertigte Einzelbeschreibung vorzunehmen.

1. Die Parametritis.

Als Parametritis sollen nur diejenigen Krankheitsbilder beschrieben werden, die hauptsächlich im Parametrium lokalisiert sind. Wir können dem Vorschlag von Ed. Martin folgen und unterscheiden zwischen einer Parametritis anterior, media und posterior. Doch wird man einzelne Gruppen einschränken müssen.

α) **Die Parametritis media.** Die Infektion erfolgt fast stets vom Corpus uteri, von der Zervix oder von der Vagina aus. Entweder ist das Parametrium unmittelbar verletzt oder die Erreger sind auf dem Lymph- bzw. Blutwege dorthin verschleppt worden (s. Ausbreitungswege S. 502).

Je nach dem Orte der Keimeinwanderung, also je nach der Lokalisation der Eintrittspforten beobachtet man auch bei der Parametritis media ganz bestimmte Ausbreitungsformen. Infektionen, die von der seitlichen Vaginalwand und der seitlichen Zervixwand ihren Ausgangspunkt nehmen, breiten sich vor allen Dingen in dem basalen Abschnitt des Ligamentum latum aus (tiefsitzendes parametranes Exsudat). Eine breite derbe Infiltrationsmasse zieht häufig von der Zervix bis zur Beckenwand. Die Zervix und mit ihr der Uterus werden zur gesunden Seite hin verdrängt. Der entzündliche Prozeß, der nach unten zu in das paravaginale Gewebe hineinreicht und die seitlichen Vaginalgewölbe abflacht, folgt dem Verlaufe der Lymph- und Blutgefäße. Die Pars media der Verdichtungszone (Retinaculum uteri) ist in der Hauptsache der Sitz der Erkrankung. Die Blätter des basalen Abschnitts des Ligamentum latum sind stark auseinandergedrängt. Kommt es nicht zur baldigen Ausheilung oder zur Abszedierung in diesem Gewebsabschnitt, dann greift die phlegmonöse Entzündung auf die Nachbarschaft über. Während sich der Prozeß zum oberen Abschnitt des Ligamentum latum wegen der mangelnden Lymphgefäßverbindung nur selten ausbreitet, setzt er sich häufig in das paravesikale und paraproktale Gewebe fort. Das Beckenbindegewebe an der seitlichen Beckenwand bildet dann eine breite Exsudatmasse, die bis zum Rektum (s. Abb. 40) und unter Umständen bis zur Blase heranreicht. Das Rektum wird dabei häufig umklammert, so daß es starr und unbeweglich in der Exsudatmasse eingeschnürt liegt. Das gleiche Schicksal erfährt bisweilen der Ureter. Auch das hintere Strahlenbündel und das gesamte retrozervikale Bindegewebe kann miterkrankt sein, zumal die Lymphgefäßbahnen der Pars posterior retinaculi uteri auch ein primäres Eindringen der Keime ermöglichen.

Nach der Seite zu erreicht das Exsudat mitunter die Darmbeinschaufel, dort kann es sich zu einer derben großen Masse ausbreiten. Schließlich vermag

es retroperitoneal weiter nach oben hinter dem Coecum oder der Flexura sigmoidea bis in die Nierengegend und noch höher zu wandern.

Schließlich wird aus der zirkumskripten Beckenzellgewebsentzündung eine
diffuse Beckenzellgewebsphlegmone. Je nach Art und Virulenz der Keime
beobachtet man die verschiedensten Krankheitsbilder. Auch doppelseitig kommt
die Parametritis media vor (Abb. 41).

Infektionen, die vom Corpus uteri ausgehen, wie z. B. von der Plazentahaftstelle, dringen in die oberen Abschnitte des Ligamentum latum vor. (Hochsitzendes parametranes Exsudat.) In ihm verlaufen die abführenden

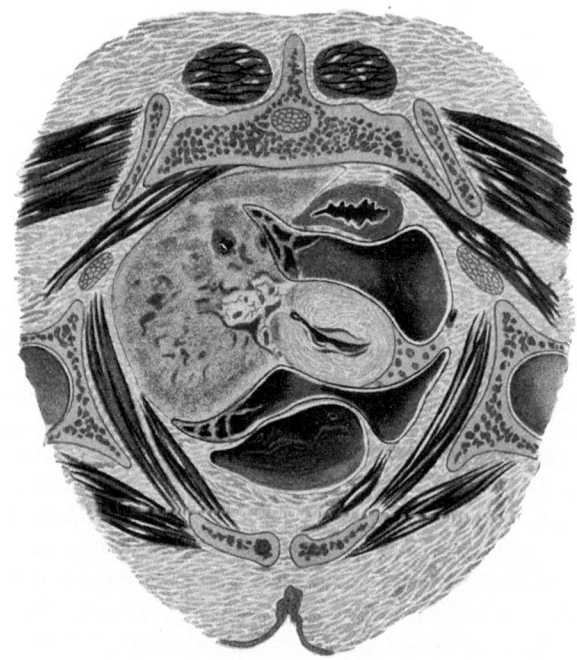

Abb. 40. Parametritis acuta: Abszeß des Ligamentum latum dextrum. Von der Vagina her eröffnet
und drainiert; ausgegangen von einer bei Wendung und Extraktion eines übergroßen Kindes entstandenen Zervixruptur. Horizontalschnitt etwas oberhalb des inneren Muttermundes. Die Harnblase und die mit peritonitischen Fibrinmassen rechtsseitig besetzte vesiko-uterine Tasche sind durch
den Abszeß rechts etwas verengt; der Uterus, rechts bis in das untere Segment eingerissen, ist etwas
nach links gerückt und schräg gestellt; die Blätter des Ligamentum latum dextrum vom Abszeß
auseinander gedrängt, das Gefäßdreieck verdickt, eitrig durchsetzt, enthält eitrige verstopfte Venen
und Lymphgefäße; der Ureter ist mit dem hinteren Blatte des Ligamentum latum weit nach hinten
gegen den rechts vom Abszeß umgebenen und komprimierten Mastdarm gedrängt. In der hinteren
Partie der Abszeßhöhle steckt ein Drainrohr. [Modell VI von W. A. Freund u. v. Rosthorn. Das
Präparat stammt von einer aus der Poliklinik in die Straßburger Frauenklinik (1879) transportierten,
am 8. Tage post partum gestorbenen, von Herrn v. Recklinghausen sezierten, Wöchnerin her.]

Venen und Lymphgefäße zur Plica vasorum (Ligamentum suspensorium ovarii-
infundibulo pelvicum). Ist der septische Prozeß a priori nicht zu foudroyant,
sind die Bakterien wenig virulent, dann bildet sich auch in diesem Ligamentabschnitt in der Umgebung der erkrankten Lymph- und Blutgefäße (Perilymphangitis und Periphlebitis) ein perivaskuläres Ödem (exsudativ-entzünd-
licher Prozeß). Die Blätter des Ligamentum latum werden stark auseinandergedrängt. Diese Exsudate breiten sich, wenn sie nicht bald zur Abheilung
kommen, zur Beckenschaufel hin aus unter dem Bilde einer fibrinös eitrigen
Phlegmone und sind oberhalb des Poupartschen Bandes zu tasten (s. Abb. 42).

Wir selbst erlebten unlängst doppelseitige, hochsitzende Ligamentabszesse bei einer
20jährigen Wöchnerin. Auf jeder Seite war der Abszeß, der der Beckenschaufel auflag
und bis an der Uterus heranreichte, oberhalb des Ligamentum Pouparti zu tasten. Bei

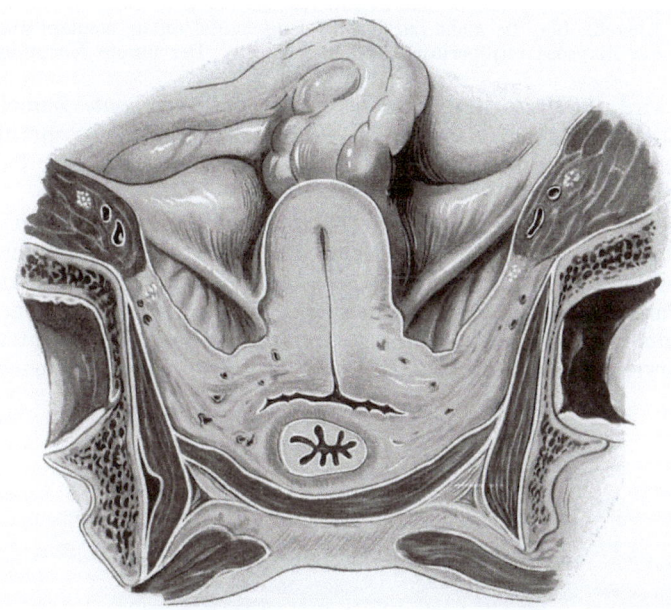

Abb. 41. Parametritis im Frontalschnitt. (Nach W. LIEPMANN: Das gynäkologische Seminar. Berlin: Urban & Schwarzenberg 1931.)

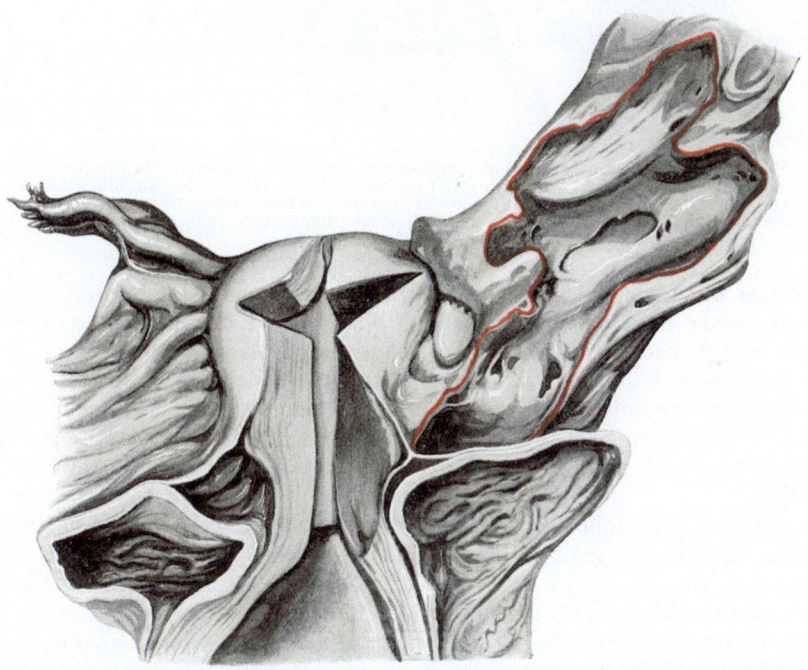

Abb. 42. Typisches, puerperales, parametranes (parauterines) Exsudat der linken Seite, mit Vereiterung (Parametritis lateralis). Modell IV von W. A. FREUND-v. ROSTHORN. — Nach einem Präparat des Prager pathologisch-anatomischen Instituts). Die Organe des kleinen Beckens sind herausgenommen und, wie bei den Obduktionen üblich, von vorne aufgeschnitten. Daher die Blase in zwei Teile zerlegt, die Gebärmutterhöhle durch den Kreuzschnitt eröffnet. Die rechten Adnexa uteri, sowie das Ligamentum latum dieser Seite normal, das rechtsseitige Parametrium sowie das präzervikale Bindegewebe unverändert. Der Entzündungsprozeß auf die linke Seite beschränkt. Die Grenzen der Abszeßhöhle durch eine rote Linie markiert. Man erkennt die zahlreichen Buchten und Nischen der Höhle. Sie ist eingelagert in eine derbe Schwielenmasse.

einer doppelseitigen Inzision gelangte man extraperitoneal auf jeder Seite in eine buchtige, unregelmäßige Abszeßhöhle, die nicht nur der Beckenschaufel anlag, sondern auch dicht auf dem Musculus iliapsoas retroperitoneal nach oben zog. Der untere Nierenpol wurde nicht erreicht.

Mitunter wird die Mesosalpinx von der Phlegmone verschont. Zumeist aber bleibt die Entzündung auf dem oberen Ligamentabschnitt beschränkt, nie sind diese Exsudate sehr umfangreich. Häufig imponieren sie bei der Palpation als bewegliche Tumoren.

Dringen aber die Eitererreger von einer entzündeten Tube oder einem Ovarium aus ins Ligamentum latum vor, dann wird gerade die Mesosalpinx zuerst befallen. Diese Phlegmonen können sich entlang der Plica vasorum fortsetzen.

β) **Die Parametritis anterior.** Zumeist liegen die Eintrittspforten in der vorderen Vaginalwand und dem vorderen Umfang der Zervix. Die Entzündung folgt den Gewebsbündeln, die Ed. Martin als Pars anterior retinaculi und

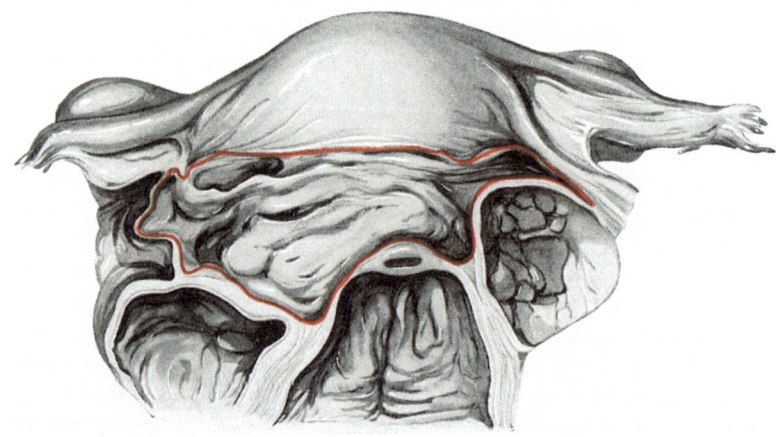

Abb. 43. Präzervikales, anteuterines Exsudat puerperalen Ursprungs (Parametritis anterior). (Nach v. Rosthorn, Veits Handbuch, 1. Aufl.) Die rote Linie markiert die Grenzen des ganz abgeschlossenen Eiterherdes. Die seitlichen Parametriten vollkommen frei. Die Blase ganz auseinandergeschnitten, die Blasenschleimhaut mitergriffen, von diphtheritischen Membranen bedeckt. Die Scheide von vorne eröffnet.

J. Tandler als Ligamentum vesico-uterinum bezeichnet. Bleibt der Prozeß zwischen Zervix bzw. oberem Drittel der Vagina und der Blase beschränkt, so findet sich je nach der Virulenz der Keime eine exsudative oder exsudativ-eitrige Entzündung im vesikovaginalen Raum; ausgedehnte Einschmelzungen der Gewebe führen zum Abszeß zwischen Zervix und Blase. Zervix und Korpus werden zumeist stark nach hinten verdrängt, das Peritoneum der Excavatio vesico-uterina stark gehoben, so daß das Exsudat als Tumor gefühlt wird (Abb. 43).

Da man bei der vaginalen Eröffnung der vorderen Scheidenwand in diesen vesiko-vaginalen Raum gelangt, können sich Keime auch primär dort ansiedeln.

Kommt es aber infolge der Virulenz der Erreger nicht zur Heilung oder Abszedierung, dann wird das ganze paravesikale Bindegewebe mitergriffen — Parazystitis. Gleichzeitig greift der Prozeß auch auf die paravesikalen Räume über. Da außerdem seitliche Faserzüge der Pars anterior retinaculi uteri rechts und links an der Blase entlang zur Symphyse ziehen (Ligamenta pubo-vesicalia), so neigt die Eiterung zur Ausbreitung in das Cavum praevesicale Retzii. Dieser Raum steht aber auch mit den paravesikalen Logen in Verbindung, so daß auch von dort aus sich der Entzündungsprozeß nach vorne ausbreiten kann. Die Phlegmone kann — diesem Raum entsprechend — retroperitoneal hinter der vorderen Bauchwand hochsteigen (Aufstiegabszeß nach SÄNGER, Phlegmone cavi Retzii, Pelvicellulitis para- et praevesicalis, Plastron abdominal der Franzosen (Abb. 44).

Liegt die Eintrittspforte mehr an der vorderen seitlichen Zervixwand, dann kann die Exsudatmasse mehr in Richtung zum Ligamentum rotundum vorrücken. Das Exsudat erreicht die vordere Bauchwand etwa in Höhe des BOGROS-schen Raumes. Diese Art der Ausbreitung gehört aber zu den größten Seltenheiten.

Daß sich entzündliche Prozesse des vesiko-vaginalen Raumes auch nach hinten ausbreiten können, lehrt ein Fall, den wir unlängst beobachten konnten:

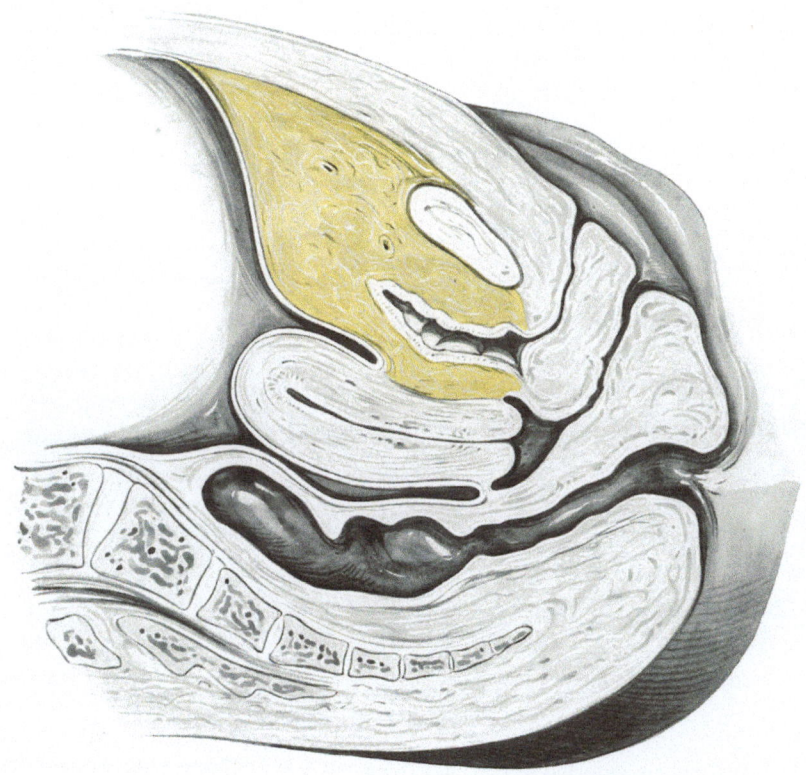

Abb. 44. Parametritis anterior mit Phlegmone im Cavum Retzii-Plastron Abdominal. (Nach v. JASCHKE und O. PANKOW: Lehrbuch der Gynäkologie. 5. Aufl. Berlin: Julius Springer 1933.)

Ein 17jähriges Mädchen wurde in der Klinik entbunden. Spontangeburt ohne Riß und Naht, keine vaginalen Untersuchungen. Am 9. Wochenbettstage, nach bisherigem fieberfreiem Verlauf, mit hohem Fieber und Halsschmerzen erkrankt. Da von Seiten der Genitalorgane keine krankhaften Prozesse nachgewiesen werden konnten und die Tonsillen beiderseits stark gerötet und zum Teil eitrige Beläge aufwiesen, stellten wir die Diagnose Angina (bakteriologisches Untersuchungsergebnis Streptokokkenangina). 7 Tage später klagte Patientin auch über Schmerzen im Unterbauch. Die rektale Untersuchung ergab jedoch keinerlei Anhaltspunkte für eine (metastatische?) Entzündung im Bereich der Beckenorgane. Nach weiteren 4 Tagen ließen die Unterleibsschmerzen nach, auch das Fieber begann abzufallen. Die Schluckbeschwerden wurden geringer, die Angina heilte ab. Patientin konnte mit normalem Wochenbettsbefund am 30. Tag nach der Entbindung entlassen werden. 3 Wochen später kam das Mädchen wieder in die Klinik wegen heftiger, seit einer Woche bereits bestehenden Schmerzen im Unterleib besonders in der Blasengegend.

Bei der hochfiebernden Patientin fanden wir eine derbe Infiltrationsmasse, die die vordere Scheidenwand vorwölbte und den Uterus weit nach hinten drängte. Die Blase lag der hinteren Symphysenwand dicht an. Das Exsudat lag zwischen Zervix und Blase, bildete dort durch Hochdrängen des Peritoneums der Excavatio vesico-uterina einen fast kindskopfgroßen Tumor, der sich nach rechts und links in die paravesikalen Logen fortsetzte. Zystoskopisch: Starke Vorbuchtung und Rötung der hinteren Blasenwand.

Da nach 14tägiger konservativer Behandlung das Exsudat keine Neigung zur Resorption zeigte, man vielmehr eine Abszedierung annahm, zumal der Tumor noch stärker nach hinten drängte, wurde vom vorderen Scheidengewölbe aus das Exsudat inzidiert. In eine größere Abszeßhöhle gelangt man aber nicht, es gingen nur einige wenige Kubikzentimeter Eiter und einige nekrotische Gewebsfetzen ab. 10 Tage später fühlte man, daß die Exsudatmassen sich links seitlich der Vagina ausgedehnt hatten und auch die hintere Vaginalwand vorwölbten. Die Lokalisation entsprach dem Verlaufe der Ligamenta sacro-uterina. Das Rektum war ziemlich weit nach hinten verdrängt. Nach unten hatte das Exsudat das Septum recto-vaginale erreicht. Nach weiteren 14 Tagen — die Fieberkurve fiel langsam

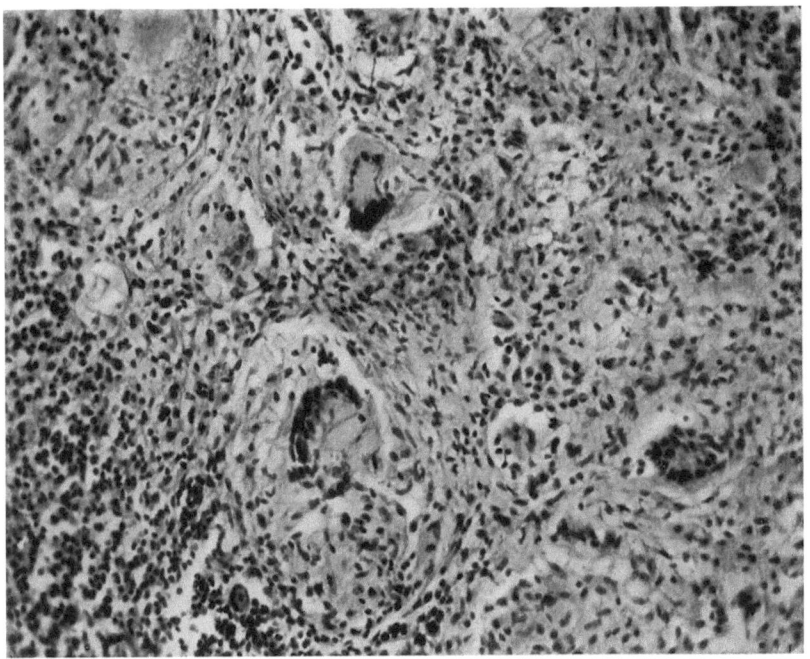

Abb. 45. Tuberkel mit typischen LANGHANSschen Riesenzellen tief im Gewebe des Ligamentum sacro-uterinum. (Eigene Beobachtung in der Marburger Frauenklinik. Schwere Tuberkulose der Genitalorgane.)

ab — war der Tumor zwischen Zervix und Blase nur noch hühnereigroß. Die brettharte Infiltration setzte sich nach links dicht an der Vaginalwand fort bis zum rektovaginalen und -zervikalen Gewebe. Die unterste Kuppe dieser derben jetzt hauptsächlich links im pararektalen Raum gelegenen Masse stand etwa 2 Querfinger unterhalb der Portio vaginalis. Bei streng konservativer Behandlung wurde Patientin bald völlig fieberfrei. Nach weiteren 4 Wochen konnte man von dem vor der Zervix gelegenen Exsudat nur noch eine schwartige Verdickung nachweisen. Der Uterus selbst lag wieder gut anteflektiert. Von dem exsudativen Prozeß links von der Vagina und der Zervix war nichts mehr zu fühlen, nur hinter dem Uterus zog rechts und links je eine bleistiftdicke Schwarte zur Kreuzhüftbeinfuge.

Nicht nur die Ausbreitung der Entzündung ist ungewöhnlich, sondern auch die Ätiologie. Ohne exakte Beweise beibringen zu können, neigten wir zur Annahme einer metastatischen Beckenzellgewebsentzündung im Anschluß an die überstandene Streptokokkenangina.

γ) **Die Parametritis posterior.** Ausgehend von entzündlichen Prozessen der hinteren Vaginal- und Zervixwand breitet sich die Entzündung auf dem Wege der Lymphbahnen der Ligamenta sacro-uterina zum Rektum hin aus. Diese Propagation wird im Anschluß an geburtshilfliche und gynäkologische Wunden im allgemeinen selten beobachtet. Auf jeden Fall stehen die echten entzündlichen Prozesse im retrovaginalen und -zervikalen Gewebe im Bereich der Pars posterior retinaculi uteri in gar keinem zahlenmäßigen Verhältnis zu den klinischen Angaben über die Häufigkeit einer Parametritis posterior.

Finden sich wirklich entzündliche Vorgänge in diesem Abschnitt, dann sind sie meist von anderen Beckenabschnitten fortgeleitet, oder die Erreger sind vom Beckenbauchfell aus (Pelveoperitonitis) in die Tiefe eingedrungen. In der Abb. 45 bringe ich z. B. eine Tuberkulose der Ligamenta sacrouterina als Teilerscheinung einer Tuberkulose des Beckenbauchfells, der Tube, der Ovarien und des Uterus.

Hat sich aber in diesem Abschnitt eine Phlegmone entwickelt, dann vermag sie sich entlang der Ligamenta sacro-uterina in das paraproktale Gewebe fortzusetzen und den Mastdarm zwingenartig zu umgeben. Nach unten zu wird das Septum recto-vaginale bald mitergriffen und nach oben der DOUGLAS-sche Raum abgeflacht.

Alle Erkrankungen, die von der Scheide ausgehen, verursachen zuerst ein entzündliches Exsudat im peri- und paravaginalen Gewebe eine sog. Paravaginitis.

2. Die Paraproktitis.

Bevor ich auf diese Form der Pelvizellulitis zu sprechen komme, ist es notwendig, eine kurze Bemerkung anzuführen. Nach den anatomischen Untersuchungen von J. TANDLER besitzen alle im kleinen Becken gelegenen Hohlorgane an ihrer Oberfläche besondere bindegewebige Hüllen: das perivaginale, perivesikale und perirektale Bindegewebe (s. S. 426). Dringen also Keime von der Lichtung dieser Hohlorgane durch die Muscularis weiter vor, dann verursachen sie zuerst eine entzündliche Erkrankung dieser Bindegewebshüllen, von dort aus gelangen sie in das paravaginale, paravesikale und pararektale Gewebe. Eine gewisse Verwirrung entsteht dadurch, daß man die Entzündung des den Uterus bedeckenden Bauchfellabschnitts „Perimetritis" benannt hat.

Als fortgeleitete Parametritis haben wir die besondere Lokalisation der Phlegmone des Beckenzellgewebes als Paraproktitis bereits kennen gelernt. Sie gesondert anzuführen rechtfertigt aber die Tatsache, daß das peri- und pararektale Gewebe der primäre Ort der Erkrankung sein kann oder daß vom Parametrium her die Keime bis zu diesen Gewebsabschnitten vordringen und erst dort eine nachweisbare Phlegmone verursachen. Es handelt sich dabei nicht um die bereits beschriebenen Prozesse, die unmittelbar mit einer Phlegmone des basalen Abschnittes des Ligamentum latum in Verbindung stehen, sondern um isolierte, umschriebene Entzündungen im pararektalen Gewebe.

Daß Mastdarmgeschwüre sowie Mastdarmkarzinome eine exsudative und fibrinös-eitrige Entzündung des pararektalen Gewebes verursachen, darf nicht weiter wundernehmen. Schwieriger zu beurteilen sind paraproktitische Prozesse, die ohne diese Erkrankungen entstehen können. Man denkt in erster Linie an die Möglichkeit der Durchwanderung der Darmbakterien. Da man weiß, daß bei chronischer Stagnation des Darminhalts vornehmlich das Bacterium coli eine Virulenzsteigerung erfährt, stellt man sich vor, daß die Toxine der Spaltpilze die hyperämische Darmwand derartig schädigen, daß sie für Bakterien durchlässiger wird. Die weitere Ausbreitung auf den pararektalen Raum und retrograd auf dem Lymphwege zur Pars posterior retinaculi uteri ist möglich. Die pathologisch-anatomischen Befunde sind die gleichen wie bei der sekundären Paraproktitis im Anschluß an eine Parametritis media et posterior (s. S. 509 u. 514).

Als Beispiel für die sekundäre isolierte Paraproktitis möge folgende Beobachtung dienen:

Im Anschluß an einen kriminellen Abortus (Seifenwassereinspritzung — keine nachweisbaren Verletzungen) erkrankte eine 24jährige Patientin mit Fieber und heftigen Unterleibsschmerzen. Bei der Untersuchung fanden wir eine geringe Infiltration des linken Parametrium. Durch das hintere Scheidengewölbe aber tastete man eine breite zungenförmige derbe Infiltratmasse, die mit ihrer untersten Kuppe etwa 2 Querfinger tiefer als das hintere Scheidengewölbe stand. Bei der rektovaginalen Untersuchung ergab sich, daß dieses Exsudat nicht im Douglasschen Raum gelegen war, sondern isoliert hinter dem Rektum gefühlt wurde. Das Rektum selbst war nach vorne und links abgedrängt. Das Exsudat erstreckte sich bis zum Kreuzbein und breitete sich nach rechts etwas mehr aus als nach links. Die seitliche Beckenwand wurde aber nicht erreicht. Nach 8tägiger konservativer Behandlung war von einer Parametritis exsudativa sinistra nichts mehr nachzuweisen. Die sekundäre Paraproktitis in Form des retrorektalen Exsudates hatte sich vollständig abgekapselt. Eine deutliche Fluktuation wies auf die Abszedierung hin. Eine breite Inzision von der hinteren Rektumwand aus brachte eine Unmenge Eiter nach außen. Anschließend schnelle Heilung.

3. Die Parazystitis.

Auch die Parazystitis haben wir bereits als fortgeleitete Parametritis ausgiebig abgehandelt. Die primäre Erkrankung erfolgt von der Blase oder der

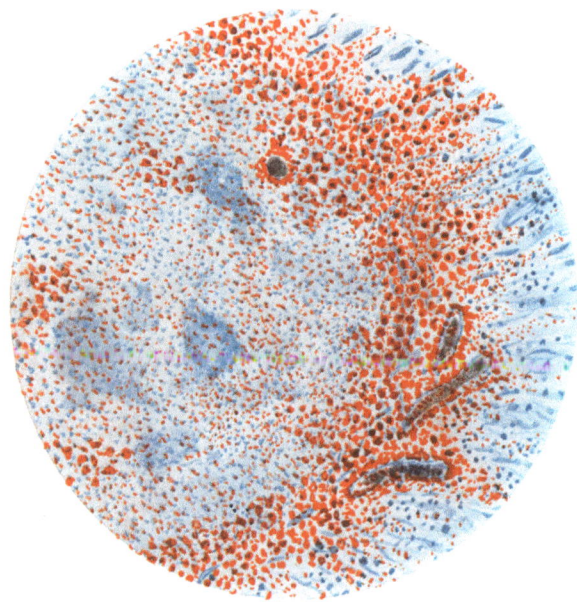

Abb. 46. Farbige Abbildung (Sudan III) eines Abszesses im Ligamentum rotundum. Links schmutzige Abszeßhöhle mit Nekrose, Bakterienhaufen (blaue Wolken) und Fettkörnchenzellen. Diese Abszeßhöhle wird umgeben von einem breiten Saum von Fettkörnchen enthaltenen Leukozyten, die sich in die Gewebsspalten des Nachbargewebes vorschieben. Gefäße am Rande des Abszesses sind thrombosiert und umrahmt von einem Kranz von Fettkörnchenzellen. (Eigenes Präparat, Material aus der Marburger Universitäts-Frauenklinik.)

Urethra aus. Daß die Erreger bei einer schweren Zystitis in das umliegende Gewebe vordringen können, ist durchaus denkbar, gehört aber zu den größten Seltenheiten. In Deutschland ist diese primäre Parazystitis (Perizystitis) nur wenig bekannt. Das französische Schrifttum weiß aber darüber zu berichten (Schrifttum bei Aversenq). Die Ausbreitungsmöglichkeiten sind bereits bei der Parametritis anterior beschrieben worden (s. S. 512).

4. Exsudat des Ligamentum rotundum.

Als isolierte Erkrankung wird ein entzündlicher Prozeß im Ligamentum rotundum nur äußerst selten, z. B. infolge von Vereiterung von Hämatomen angetroffen (Herrmann und Lichtenstern, Aug. Martin s. S. 488).

Meistens beobachtet man Exsudate als Folge puerperaler Lymphangitis und Phlebitis. Der Prozeß kann sich bis zu den Lymphknoten in der Leistenbeuge fortsetzen. Ich selbst habe nur einmal eine solche Entzündung gesehen.

Bei der Obduktion einer an Puerperalfieber verstorbenen Frau fand man neben einer diffusen Beckenzellgewebsphlegmone auch eine starke Infiltration der Ligamenta rotunda mit mehreren hintereinander liegenden knotenförmigen Auftreibungen. Beim Einschneiden solcher Knoten floß Eiter aus kleinen Abszeßhöhlen ab (s. Abb. 46).

f) Krankheitsverlauf.

Da die pathologisch-anatomischen Befunde sich naturgemäß nur auf Fälle, die ad exitum gekommen sind, stützen, sind wir zumeist auf die klinischen Beobachtungen angewiesen.

Es hängt von der Art und Größe der Wunden, von der Art und Virulenz der Erreger und von der Widerstandsfähigkeit des Organismus ab, ob es nur zu einer vorübergehenden sulzigen Schwellung der Gewebe oder zu langdauernden eindrückbaren, derben oder sogar knorpelharten Infiltrationen mit mehr oder weniger umfangreicher Einschmelzung der Gewebe kommt. Die gleichen ausschlaggebenden Faktoren bestimmen, ob sich die Infektion schnell als diffuse Phlegmone über das gesamte Beckenzellgewebe ausbreitet (evtl. unter Miterkrankung des Beckenbauchfells) oder ob der Prozeß einigermaßen umschrieben bleibt. Auch der akute oder chronische Verlauf der Erkrankung wird durch diese drei Momente entscheidend beeinflußt.

1. Restitutio ad integrum.

Rein exsudative entzündliche Beckenzellgewebserkrankungen können, selbst wenn sie größere Abschnitte befallen haben, restlos durch Resorption der Flüssigkeitsmassen ausheilen.

Klinisch findet man die Beckenorgane in ihrer normalen Lage und Beweglichkeit, von irgendwelchen Strangbildungen oder umschriebenen derben Partien im Beckenzellgewebe ist nichts zu fühlen. Auch bei Obduktionen von Patientinnen, die früher eine exsudative Entzündung des Parametriums durchgemacht haben, lassen sich keinerlei Residuen nachweisen.

2. Bildung und Durchbruch der Abszesse.

Unter Zusammenfließen vieler kleiner Eiterherde und unter Einschmelzung der Gewebe kommt es, wie bereits besprochen, zur Bildung eines Abszesses. Unter allmählicher Auflösung der derben umgebenden Gewebsmassen bricht der Abszeß — wenn er nicht vorher eröffnet wurde — nach außen durch.

Wir kennen je nach dem Sitz des Abszesses ganz bestimmte und bevorzugte Durchbruchsstellen.

Abszesse im Gefolge einer Parametritis media brechen, wenn sie sich in unmittelbarer Nähe der Zervix und der Vagina befinden, in diese Hohlorgane durch. Hochsitzende Eiterungen können sogar durch den Uterus ihren Weg nach außen suchen.

Im hinteren Beckenraum gelegene Eiterungen benutzen recht häufig das Rektum, um nach außen zu gelangen. Ungewöhnliche Durchbruchsstellen dieser Exsudate sind die Foramina supra- und infrapiriformia. Der Eiter gelangt durch das Foramen suprapiriforme in die Regio glutaea, durch das Foramen infrapiriforme zu den äußeren Geschlechtsteilen (Fossa ischiorectalis).

Tiefsitzende Abszesse zwischen Scheide und Rektum können manchmal unter Einschmelzung des Septum rectovaginale am Damm erscheinen.

Die im vorderen Beckenraum, also in der Umgebung der Blase gelegenen Abszesse perforieren mit Vorliebe in die Harnblase.

Die großen Eiterherde, die hinter der vorderen Bauchwand über dem Pou-partschen Bande zu tasten sind, haben ihre Durchbruchsstelle durch die Bauch-wand zumeist etwa oberhalb der Mitte dieses Bandes. Auch der Durchbruch durch das Foramen obturatum wurde beobachtet.

Der Eiter einer Phlegmone des Cavum Retzii kann sich sogar seinen Weg durch die vordere Bauchwand zwischen Nabel und Symphyse suchen.

Auch Symphyseneiterungen müssen unter Umständen als Folge eines Durch-bruchs eines Exsudats angesprochen werden.

Schließlich wird über Eiterdurchbruch durch den Schenkelkanal berichtet.

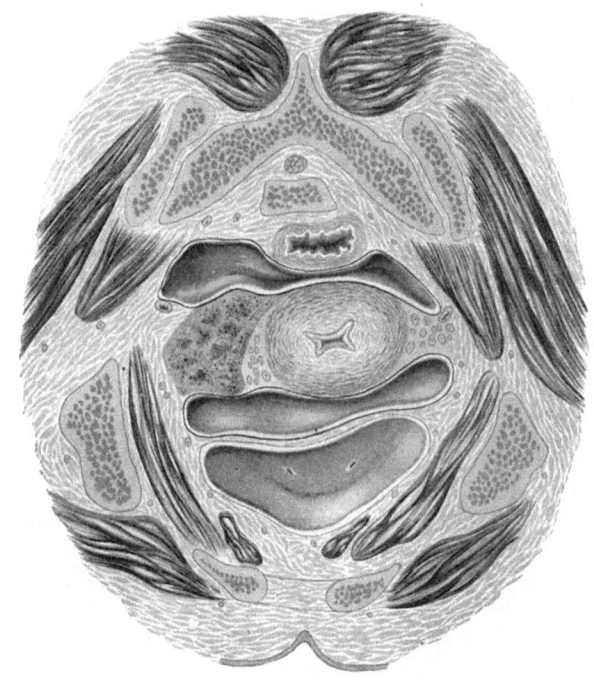

Abb. 47. Knotiger Exsudatrest einer nicht zur Vereiterung gekommenen puerperalen Parametritis der rechten Seite; der Uterus im Zustande chronisch-metrischer Hyperplasie. (Modell V von W. A. Freund u. v. Rosthorn.) (Nach Abb. 2 der Tafel XIV der „Gynäkologischen Klinik" von W. A. Freund.)

Am seltensten ist aber der Durchbruch in die freie Bauchhöhle. Bevor die Katastrophe eintritt, kommt es fast stets zu einer umschriebenen reaktiven Bauchfellentzündung, die gleichsam durch eine starke fibrinöse Ausschwitzung einen Schutzwall bildet, auf dem die Organe der Nachbarschaft — die Gebär-mutteranhänge, Netz und Darmschlingen — verkleben und verwachsen.

Die Gegend des Durchbruchs ist kurz vorher stark vorgewölbt, gerötet und infiltriert, deutliche Fluktuation zeigt das bevorstehende Ereignis an.

Oft folgt dem Durchbruch die Heilung. Mitunter aber schließt sich ein langes Krankenlager an, wenn anstatt einer großen Abszeßhöhle multiple brüchige Eiterräume vorhanden waren. Damit steigert sich auch die Lebens-gefahr für die Patientin. Allgemeine Prostation und Amyloiddegeneration oder ein pyämischer Prozeß drohen, das Leben zu vernichten.

3. Die narbige Ausheilung.

Ist eine eitrig-fibrinöse Phlegmone nicht zur Abszeßbildung gekommen, dann kann sie nach einem langen Krankenlager mit Bildung von Narben ausheilen. Da sich die Resorption unter Umständen sehr lange hinzieht, werden häufig diese Narben als Ausdruck einer chronischen Entzündung angesprochen. Ich habe schon darauf hingewiesen, daß solche Bezeichnungen falsch sind.

Die Narben stellen entweder strangförmige Schwielen oder knotige Verdickungen dar (Abb. 47). Diese Residuen schrumpfen allmählich immer mehr zusammen. Strangförmige Schwielen, die vom Uterus ausgehen und mit der seitlichen Beckenwand in Verbindung stehen, ziehen den Uterus, der vorher zur gesunden Seite verdrängt war, zur ursprünglich erkrankten Seite herüber (Lateropositio uteri). Das Parametrium dieser Seite ist kurz, straff schwielig. Zur Verlagerung der Gebärmutter gesellt sich eine mehr oder weniger starke Einschränkung ihrer Beweglichkeit. Narbenbildungen im Bereich der Pars posterior retinaculi uteri ziehen den Uterus nach hinten (Reclinatio uteri). Kurz, je nach dem Sitz der Schwielen trifft man die verschiedensten Verlagerungen der Beckenorgane an. Ausgedehnte, das gesamte Beckenbindegewebe durchsetzende Schwielen wird man nach einer diffusen Phlegmone beobachten können (s. auch Abschnitt D II, S. 467).

Da in jedem Hand- und Lehrbuch der Gynäkologie seit W. A. FREUND die Beckenzellgewebsentzündungen vorzüglich abgehandelt worden sind, habe ich darauf verzichtet, alle Autoren anzuführen. Schrifttum ist im Verzeichnis nachzusehen.

g) Die Parametritis chronica atrophicans und die Parametritis posterior chronica.

Unter dem Begriff der Parametritis chronica atrophicans circumscripta et diffusa (s. Abb. 48) haben W. A. FREUND und später VON ROSTHORN ein besonderes Krankheitsbild beschrieben, welches charakterisiert ist durch den schleichenden chronischen Verlauf. Ohne akutes Vorstadium sollen sich chronisch entzündliche Prozesse im Beckenbindegewebe einstellen können, die zur allgemeinen oder zirkumskripten narbigen Atrophie des Zellgewebes mit gleichzeitiger Atrophie der inneren Genitalorgane führen. W. A. FREUND hat bereits darauf aufmerksam gemacht, daß andauernde sexuelle Überreizungen, lang fortgesetzte Masturbation und Hysterie die hauptsächlichsten ätiologischen Faktoren darstellen. Diese Parametritis chronica atrophicans dürfte aber zumeist ebensowenig mit Entzündung etwas zu tun haben, wie die „Parametritis posterior chronica", die B. S. SCHULTZE als Erster beschrieben und als chronischen Entzündungsprozeß der Ligamenta sacrouterina angesprochen hat. Als Folge dieser Erkrankung erwähnte er die bleibende starre Fixation, die sog. pathologische spitzwinklige Anteflexion des Uterus. W. A. FREUND, BREISKY, L. FRAENKEL, ARTHUR MÜLLER, OPITZ, FÜTH u. a. haben sich mit dem Problem beschäftigt und sich die Frage vorgelegt, wie solche chronischen schleichenden Prozesse entstehen können. So sollen von Wunden und Geschwüren des Mastdarms oder bei chronischer Obstipation, wie bereits ausgeführt (s. S. 515), Keime durch die Darmwand vordringen können.

Andere wiederum (GRAEFE, GOTTSCHALK u. a.) denken an die Fortleitung einer Entzündung der Zervixschleimhaut, z. B. an eine gonorrhoische Affektion. OPITZ, C. W. BISCHOFF, sowie RUBESCA machten spastische Kontraktionen der glatten Muskulatur der Ligamentae sacro-uterina für die Entstehung der Parametritis posterior verantwortlich.

Neuerdings ist das Problem wieder von E. KEHRER aufgerollt worden. In seiner Schrift: „Ursachen und Behandlung der Unfruchtbarkeit nach modernen Gesichtspunkten" (1922) und in seiner Arbeit: „Zur Würdigung der Parametritis posterior chronica" (1929) hat er dargelegt, daß die Parametritis posterior chronica mit Entzündung nichts zu tun hat, sondern ein Symptom einer viel schwerwiegenderen Erkrankung, nämlich „Der sexuellen Störungen" darstellt. Bereits B. S. Schultze hat auf ein Mißverhältnis zwischen der Länge des Membrum virile und der Länge der Vagina als mögliche Ursache der Erkrankung hingewiesen. Während Breisky und Graefe, der selbst an Beziehungen zu Störungen der Sexualfunktion — von ihm als „Dyspareunie" bezeichnet — dachte, diese Möglichkeit rundweg ablehnten, haben andere Autoren die Ansicht von B. S. Schultze überhaupt nicht mehr erwähnt.

„Und doch muß man sagen, daß ihr, wenn man sie nur ein einziges Mal genau durchdacht und geprüft hätte, wohl das Schicksal, totgeschwiegen zu werden, erspart geblieben wäre. Kommt ihr doch kausal die allergrößte Bedeutung zu. Denn ist die Scheide angeboren kurz, wie als Teilerscheinung der Hypoplasie (Bradykolpos — O. Küstner), oder steht der

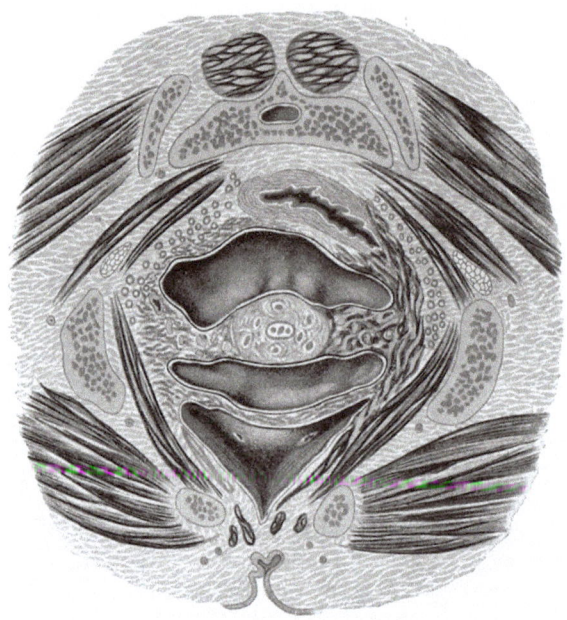

Abb. 48. Parametritis chronica atrophicans (mit Paraproktitis). Horizontalschnitt etwas oberhalb des inneren Muttermundes; die Beckenorgane, das Beckenbindegewebe zeigen insgesamt einen hohen Grad von narbiger Atrophie, Unebenheit und Verunstaltung; vor allem der Uterus und das Rektum. Die Uterushöhle ist durch Synechien der Schleimhautwände mehrfach geteilt und verengt; die Substanz des Uterus und die Parametrien (besonders das linksseitige) sind durch thrombosierte ektatische Venen und durch Narbenmassen uneben. Die Narbenmassen haben besonders stark die Umgebung des linken Umfanges des Rektum und dessen Wände in Anspruch genommen. Der linke Ureter ist sehr eng von Narbenmassen umgeben; nach vorn erstrecken sich die Narbenzüge bis gegen den linken Harnblasenzipfel hin. (Modell VII von W. A. Freund und v. Rosthorn. Das Modell ist nach einem in der Sammlung der Straßburger Frauenklinik befindlichen Präparat gearbeitet. Abbildungen und Beschreibungen findet man in der „Gynäkologischen Klinik" 1885 von W. A. Freund, S. 247—248 und in dem dazu gehörigen Atlas, Taf. XIV, Abb. 3 und Taf. XV, Abb. 1.)

Uterus tief, wie beim erworbenen Deszensus, so liegen auch die Abgangsstellen der Ligamenta sacro-uterina vom Uterus an abnorm tiefer Stelle im Becken und werden dadurch bei der Kohabitation einer unmittelbaren mechanischen Reizung durch den Phallus ausgesetzt, und das um so mehr, je stärker das Mißverhältnis ist zwischen einem größeren Mann und einer kleineren Frau. Bei jeder Friktion wird dann die Cervix uteri und das hintere Scheidengewölbe erst einen Augenblick schnell nach oben gedrängt, um gleich danach wieder herunterzufallen, womit eine plötzliche Zerrung der sakro-uterinen Bänder verbunden ist. Gehen dann noch — wie in der Regel — Schwierigkeiten bei der Kohabitation voraus oder nebenher, die teils vornehmlich auf psycho-sexuellen Hemmungen, teils auf physischen Abnormitäten beruhen, zeigt die Kohabitationskurve infolge davon einen längeren und atypischen Verlauf, bei dem es nicht zu einem Synchronismus des weiblichen mit dem männlichen Orgasmus kommt, so kann man sich eine Vorstellung davon machen, welchen Reizungen im Sinne der Hyperämie, Hyperlymphie und Hyperästhesie und welchen Zerrungen und Erschütterungen die hinteren Gebärmutterbänder ausgesetzt werden und wie sehr die Frauen dadurch leiden.

Wir sehen also: es muß noch etwas anderes zu dem rein mechanischen Trauma bei der Kohabitation hinzukommen, und das ist der anormale Ablauf des Sexualverkehrs" (E. KEHRER).

Vor E. KEHRER hatte L. FRAENKEL die Masturbation und den Coitus reservatus für die Entstehung der Parametritis posterior verantwortlich gemacht.

In kritischer Abwägung aller für die Ätiologie der Parametritis posterior chronica angeführten Erklärungen und auf Grund zahlreicher Beobachtungen kommt aber E. KEHRER zu dem Schluß, daß

„die wesentliche und primäre Ursache der Parametritis posterior, genau ebenso wie diejenige vieler anderer gynäkologischer Erkrankungen, in sexuellen Störungen liegt. Masturbation, Cohabitatio interrupta, Cohabitatio condomatosa, Ejaculatio praecox oder Impotentia coeundi des Mannes, ganz vornehmlich aber psycho-sexuelle Hemmungen der Frau, die

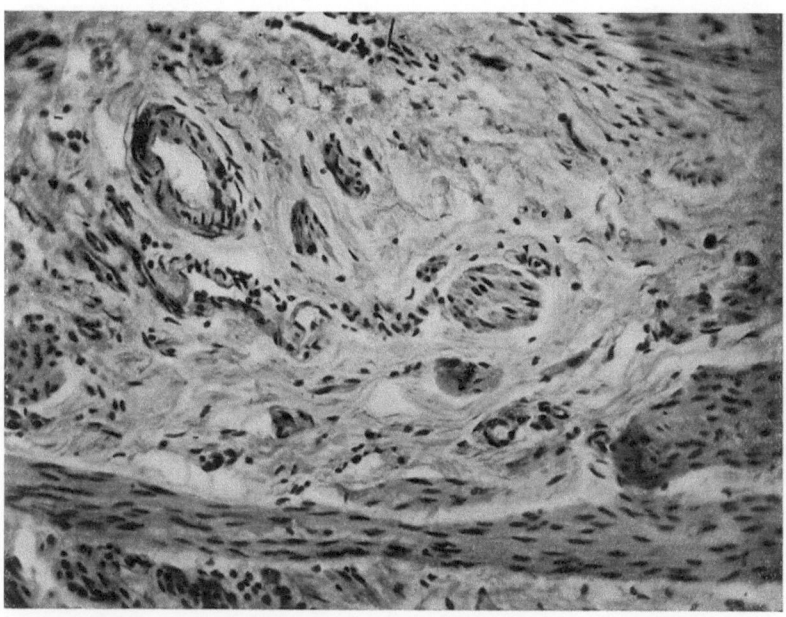

Abb. 49. Stark ödematös aufgelockertes Gewebe eines Ligamentum sacro-uterinum bei typischer Parametritis posterior chronica (Dyspareunie). (Präparat der Marburger Universitäts-Frauenklinik.)

auf den allerverschiedensten Motiven beruhen können, spielen dabei die Hauptrolle. Sie alle lassen den Orgasmus des Weibes apud cohabitationem, der physiologischerweise synchron mit dem Orgasmus des Mannes, d. h. der Ejaculatio seminis eintreten muß, in der Regel nur in pathologischer, atypischer Weise, sehr oft überhaupt nicht zustande kommen. Daß manche Frauen auch bei Anwendung der genannten antikonzeptionellen Maßnahmen zum annähernd richtigen Orgasmus gelangen, kommt nur bei stark erotischen Frauen vor und gibt als Ausnahme nur die Bestätigung der Regel. Das zweite wichtige, jedoch meist sekundäre Veranlassungsmoment für die Parametritis posterior ist in den mechanischen Irritationen der Bänder durch den Phallus beim Kohabitationsakt im Sinne von B. S. SCHULTZE gegeben" (E. KEHRER).

Klinisch findet man die Ligamenta sacro uterina zumeist stark verdickt, straff, derb und oft sehr druckempfindlich. Bei Operationen fallen die dicken straffen Bänder sofort auf. Mitunter sieht man als Ausdruck der starken Überfüllung mit Lymphe perlschnurartig aneinandergereihte hirsekorn-linsengroße Lymphzystchen, die die Bänder begleiten. Da ich Gelegenheit hatte, öfters solche Bänder mikroskopisch zu untersuchen, ist es mir möglich, einen kurzen Befundbericht zu geben. Neben einer mehr oder weniger starken ödematösen Auflockerung (Abb. 49) findet man eine beträchtliche Vermehrung der Bindegewebsfasern. Die elastischen Elemente und die glatte Muskulatur treten an

Zahl bei weitem zurück. Die Blutgefäße sind oft strotzend gefüllt. Zeichen eines entzündlichen Prozesses werden stets vermißt, auch nicht die geringste Rundzelleninfiltration läßt sich nachweisen.

Es hat also dieser Zustand der Bänder mit Entzündung nichts zu tun.

Die so oft mit der Parametritis posterior chronica zusammen angetroffene „Metritis chronica" (SCANZONI) ist ebenfalls anders zu beurteilen und sollte nach E. KEHRER besser als „chronische Induration des Uterus" bezeichnet werden.

VI. Aktinomykose.

Wenn auch im allgemeinen die Strahlenpilzerkrankung der weiblichen Genitalorgane selten ist — NÜRNBERGER konnte bis zum Jahre 1924 50 Fälle und HASSELHORST bis zum Jahre 1928 59 Fälle zusammenstellen — so gibt es jetzt, soweit mir das Schrifttum zugänglich war, 70 Beobachtungen. [Schrifttum, chronologisch geordnet: ZEMANN (1883), MIDDELDORPF (1884), BOSTROEM (1891), SHATTOCK, ILLICH (1892), SAMTER (3 Fälle, 1892), REDTENBACHER (1893), REGNIER (1894), GRAINGER STEWART und MUIR (1895), HABEL (1896), LIEBLEIN (1900), FEHMERS (2 Fälle, 1901), BONGARTZ (1902), LITTEN (1902), HENRIOT (1902), BERRY HART (1902), GELDNER (1903), ROSENSTEIN (1904), VEROCAY (1905), ZWINTZ (1905), GIORDANO (1905), SCHLAGENHAUFER (2 Fälle, 1906), HAMM (1906), MARTIN (1906), NEUHÄUSER (1907), GUICCIARDI (1907), THOMPSON (1907), MORROW (1908), HAMM und KELLER (1909), TAYLOR und FISHER (1909), LEITH (1909), BONDY (1910), WAGNER (1910), WÄTJEN (1911), TÖNNIES (1911), TRAPL (1913), HEDINGER (1913), WUNSCHICK-SCHILLER (1913), KOHLER (1915), BRANDENSTEIN (1920), R. RCHRÖDER (1921), HÜFFER (1922), SCHMIDT (1924), MITRA (1924), NÜRNBERGER (1924), REIFFERSCHEID (1924), BRICKNER (1925), HELWIG (1925), HORALEK (1925), CHRISTELLER (1925), DRAPER und STUDDIFORD (1926), BAX (1927), FISCHER (1927), RICHTER (1927), STEIN (1928), BARTH (1928), HASELHORST (1928), TIETZE (1930), AHLSTRÖM (1930), SCHUGT (1930), MARTINI (1930), BURG (1930), FÁTYOL (1930), SPRENGELL (1930), BLOCH (1931), K. HEIM (1932 — geschlossene Aktinomykose des Eierstocks)].

In den meisten Fällen ist das Beckenbindegewebe mehr oder weniger stark mitbeteiligt. In einer ganzen Reihe von Fällen überwiegt die Beckenbindegewebserkrankung derart, daß man von einer Pelvizellulitis oder Parametritis actinomycotica sprechen muß (BARTH, BONDY, BERRY HART, BLOCH, BOSTRÖM, FEHMERS, GRAINGER, STEWART und MUIR, GUICCARDI, HENRIOT, HASELHORST, HAMM und KELLER, MIDDELDORPF, MITRU, REDTENBACHER, SAMTER, THOMPSON, VEROCAY, ZEMANN, ZWINTZ).

In der überwiegenden Mehrzahl der Fälle von Aktinomykose der weiblichen Genitalien wird heute der Darm, und zwar besonders das Coecum und der Wurmfortsatz als Ausgang der Infektion angenommen.

Das Vordringen zu den Organen, die im kleinen Becken gelegen sind, erfolgt entweder intra- oder extraperitoneal. Auch das Rektum selbst kann der primäre Sitz der Erkrankung sein (KAUFMANN, PONCET und THÉDÉNAT).

Neben dieser sekundären Infektion des Beckenbindegewebes, die v. ROSTHORN und R. FREUND für die einzig annehmbare hielt, kennen wir aber auch Fälle, die man nach kritischer Abwägung aller Möglichkeiten als primäre Genitalaktinomykose ansprechen muß. Ich verweise nur auf die Fälle von BARTH und HASELHORST. Bei der Patientin von HASELHORST hatte eine Abtreiberin eine instrumentelle Einleitung eines Abortus vorgenommen. Bei der mikroskopischen Untersuchung fand man im Uterus einen alten Fistelgang, der offenbar als Eintrittspforte anzusprechen war, da in der Umgebung des Kanals keine Spur von Aktinomykose nachgewiesen werden konnte. Auch mit der Möglichkeit einer hämatogenen Infektion ist zu rechnen.

Das Beckenbindegewebe ist auf dem Höhepunkt der Erkrankung bretthart infiltriert. Die Exsudatmassen füllen oft das gesamte Gewebe diffus aus. Beim Durchschneiden findet man massenhaft kleinere und größere nekrotische Erweichungsherde. Daneben sieht man in älteren Partien eine üppige Gewebsneubildung, die die Tendenz zur derben narbigen Schwielenbildung zeigt. Zahlreiche Fistelgänge suchen den Weg nach außen. Der Durchbruch erfolgt ins Rektum, Uterus, Vagina und Blase. Ja, selbst zur vorderen Bauchwand brechen die Fistelgänge durch. SAMTER und auch NÜRNBERGER stehen sogar auf dem Standpunkte, daß jede Parametritis, welche die Neigung hat, die Bauchwand zu perforieren, auf Aktinomykose verdächtig ist. Der aus den Fistelgängen abfließende Eiter enthält reichlich Drüsen und Myzelien.

Aktinomykose des weiblichen Genitals ist eine sehr schwere, fast sicher tödlich verlaufende Erkrankung.

VII. Echinokokken des Beckenbindegewebes.

Bei der ungleichen geographischen Verbreitung der Echinokokken — am häufigsten kommen sie in Deutschland in Pommern, Mecklenburg und Schlesien vor — nimmt es nicht wunder, daß mancher Gynäkologe keine Echinokokkenerkrankung der weiblichen Genitalorgane gesehen hat. SCHATZ und W. A. FREUND haben fast gleichzeitig die Grundlagen für dieses Krankheitsbild geschaffen. Nach W. A. FREUND liegen alle Echinokokken des kleinen Beckens zuerst primär im Beckenbindegewebe. Wenn sich auch diese Annahme nicht mehr voll aufrecht erhalten läßt, so betont aber NÜRNBERGER, daß die Ansicht von W. A. FREUND viel berechtigter ist, als man heute allgemein annimmt, da nicht nur die Echinokokkenkeime, die auf hämatogenem oder lymphogenem Wege in das Beckenbauchfell verschleppt werden, immer in das darunterliegende Bindegewebe eindringen, sondern auch die Keime, die auf dem Beckenperitoneum von der freien Bauchhöhle aus implantiert werden. Nicht nur Skolices mit ihrem Hakenkranz und die sechshakigen Embryonen, sondern auch entwicklungsfähige Membranstückchen durchdringen das Epithel des Peritoneums. Ausnahmen kommen vor, wenn z. B. bei der hämatogenen Verschleppung die Echinokokken direkt in den Uterus, in die Tube oder das Ovarium gelangen, oder wenn sie auf der Oberfläche des Ovariums oder des Uterus implantiert werden, auch können sie direkt in das Tubenlumen hineingelangen. Eine bisher hypothetische Annahme ist die Möglichkeit einer Aszension von der Scheide aus (NÜRNBERGER).

Ein weiterer Infektionsweg wäre die direkte Auswanderung der Embryonen durch die Rektumwand ins Beckenbindegewebe (ROBERT SCHRÖDER u. a.).

Meistens wird der Echinococcus multilocularis angetroffen, sehr selten ist der Echinococcus unilocularis (ORLOW).

In allen Abschnitten des Beckenbindegewebes sind schon Echinokokkenzysten gefunden worden. Am häufigsten kommen sie aber in der hinteren Beckenhälfte in der Umgebung des Rektums vor. NÜRNBERGER hat die einzelnen Fälle nach der Lokalisation gesichtet, wie folgt (einige Fälle sind hinzugekommen):

1. Im paraproktalen Bindegewebe (SCHATZ, Fall 9, SCHATZ, Fall 8, W. A. FREUND, BEAUVAIS, ORBE).

2. Im Septum recto-vaginale und DOUGLASschen Raum (PARK, BLOT, PAULS, SCHATZ, K. SCHRÖDER, SIBILLE, BARRÉE, CHARCOT, LEUDET, BIRNBAUM, WIENER, SCHATZ, Fall 4, JONASSEN, A. MAYER, DELACUORT (Fall

von Boissard und Coudert), Schatz, Fall 3, Wunderlich, Dombrowski, Daschkewitzsch, Finsterer, Russell, Bonnaire und Metzger, Bonamy, Gussakow, Robert Schröder, Louros, Starjew, Ottow, Capkin.

3. Im Parakolpium (Roux).

4. Im Ligamentum latum (Gaillet, Schatz, W. A. Freund, Newmann, K. Schröder, Martini, Schatz, Fall 6 und Fall 5, Haupt, Gau, Jemtel, Mirto, Fries, Horn, Dialti, Minervini, Nyulasy, v. Kroph, Oliver, Alglave, Robert Schröder, Savari and Matschan, Bride, Fothergill, Maluschew).

5. Präzervikal (K. Schröder, Haupt, Fall 2, Psaltoff; auch Siller fand neben anderen Zysten eine im vorderen Scheidengewölbe).

6. Im Septum urethro-vaginale (Hill, Eldridge, Haupt, Fall 2, Falkenburg).

7. Cavum Retzii (Seerig, Gasbarrini).

Dazu kommt endlich noch eine große Zahl weiterer Fälle von Echinokokkenzysten des Beckenbindegewebes, in denen gleichzeitig verschiedene Abschnitte des Beckenbindegewebes erkrankt waren oder in denen nähere Angaben fehlen (Rohde, W. A. Freund, Doctor, Albrecht, Jemtel, Orlow, Champneys, Küstner, Casalis, P. Strassmann, Gerschonowitzsch, Blacker, Russell, Maiss, Bertino, Polosson und Murard, Seitz, Fekete, Knauer, Kröner, Routier, Hamant, Schauta, Siller, Chrobak, Borisova, Masljukov, Grossdov, Chueco, Rodriguez-Yunguera, Maluschew).

Aber nicht nur im kleinen Becken, sondern auch in dem übrigen retroperitonealen Gewebe sind Echinokokkenzysten wiederholt gefunden worden. Ja, man sah solche, die von der Leber bis ins kleine Becken hineinreichten. Da diese Zysten mitunter eine beträchtliche Größe erlangen können, werden die Beckenorgane oft weitgehend verdrängt. Außer dem Wachstum beobachtet man auch ein Wandern der Zysten in Richtung des geringsten Widerstandes. Ursprünglich im kleinen Becken gelegene Zysten können an der vorderen oder hinteren Bauchwand aufsteigen. Andere wiederum drängen nach unten und verlassen das Becken unter dem Poupartschen Bande zum Schenkeldreieck oder gelangen ins Cavum ischiorectale usw. Sie benutzen die natürlichen Bruchpforten.

Durchbruch in die benachbarten Hohlorgane wie Blase, Scheide und Rektum kommt vor (W. A. Freund).

Auch über Vereiterung der Echinokokkenzysten des Beckenbindegewebes wurde berichtet (Hegar, Wieland, Dialti).

In der Schwangerschaft nehmen sie an Größe schnell zu, so daß sie ein Geburtshindernis abgeben können. Unter der Geburt kann es zur Ruptur der Zyste oder auch nur zur Zerreißung des Nachbargewebes und zur Ausstoßung der uneröffneten Zyste kommen (Wieland, Pauls).

Im Wochenbett droht die Gefahr der Vereiterung. Auch der Durchbruch der Zysten in das Cavum uteri, in die Blase und ins Rektum wurde gerade im Wochenbett häufiger beobachtet (Bril, Bonorden, Ginzburg, Boyasewski, Birnbaum, Porak).

Die Mortalität der Mütter unter der Geburt und im Wochenbett beträgt nach Franta 30%.

VIII. Andere parasitäre Erkrankungen (Ascaris lumbricoides, Oxyuris vermicularis).

Sabadini berichtet, daß nach Eröffnung einer linksseitigen Phlegmone des Parametriums zwei Tage später aus dem Drainrohr ein Askaris entfernt worden sei, der im Begriffe war, aus der Abszeßhöhle abzugehen. Bei einer späteren Laparotomie fand er eine Darmschlinge mit dem linksseitigen entzünd-lichen Adnextumor verwachsen (vgl. hierzu HOFSTÄTTER: ,,Ascaris lumbri-coides in einem Eileiter").

Durch die Eileiter eingedrungene Oxyuren vermögen sich auf dem Becken-peritoneum in reiskörnerähnlichen Knötchen abzukapseln. CHIARI, KOLB, ROBERT SCHRÖDER, STRADA, KAUFMANN fanden sie im DOUGLASschen Raum, SCHNEIDER fand abgekapselte Oxyuren und Eier am linken Ligamentum ovarico-pelvicum.

IX. Die leukämische Infiltration.

Nur einige wenige Autoren haben den Genitaltraktus der an Leukämie verstorbenen Frauen mikroskopisch untersucht. BRAKEMANN [Z. Geburtsh. 86 (1923)] fand bei einer akuten lymphatischen Leukämie neben lymphozytären Infiltrationen in Uterus, Tuben und Ovarien auch mächtige Infiltrate in der Mesosalpinx.

X. Adenomyosis. Adenofibrosis, Adenomyom.

Da ROBERT MEYER im 1. Teil dieses Bandes (S. 249—327) die gesamte pathologische Anatomie der Adenomyosis, Adenofibrosis und der Adenomyome (einschließlich Beckenbindegewebe und Ligamente) abgehandelt hat, verweise ich auf diesen Abschnitt. Eine Wiederholung erübrigt sich.

Für unseren speziellen Arbeitsabschnitt kommen die Lokalisationen aus dem gesamten Beckenperitoneum mit Ausnahme des Perimetriums in Frage.

Von besonderer Bedeutung ist die Fibroadenomatose des Septum recto-vaginale und des Septum vesico-vaginale bzw. cervicale. Gleich wichtig sind die Adenomyosis und die Adenomyome der Leistengegend und der Pars extra-pelvina des Ligamentum rotundum.

Im Brennpunkt des Interesses steht nicht so sehr die Lokalisation als viel-mehr die Frage nach der Herkunft der uterusschleimhautähnlichen Gebilde bzw. Einstreuungen in Myomen. Dem ganzen Problem ist damit gedient, daß ROBERT MEYER im Zusammenhang dieses besondere Krankheitsbild be-handelt hat.

Auf der Tagung der vereinigten mittel-, ober-, niederrheinischen und bayeri-schen Gesellschaften für Gynäkologie anläßlich der Wiesbaden-Mainzer Natur-forscher- und Ärzteversammlung (24. Sept. 1932) wurde von H. O. NEUMANN über die pathologische Anatomie und von L. SEITZ über die Klinik der Adeno-myosis bzw. Endometriosis im Rahmen eines Referates berichtet (s. Schrifttum).

XI. Die Blastome des Beckenbindegewebes und der Ligamente.

Bereits VON ROSTHORN und R. FREUND haben eine durchaus annehmbare Einteilung durchgeführt. Wir müssen die Neubildungen trennen in primäre und sekundäre Geschwülste. Die primären Blastome stammen von den ver-schiedenen Gewebsarten dieser besonderen Abschnitte ab; die sekundären Tumoren stellen Geschwülste der Organe des kleinen Beckens, und zwar vor-nehmlich des Uterus dar; hinzu kommen noch die Neubildungen des knöchernen Beckenringes.

a) Die primären Neubildungen.

Die primären Blastome sind entweder autochton im Beckenzellgewebe und in der glatten Muskulatur der Ligamente entstanden oder sie haben die Blut- und Lymphgefäße oder die Nervenplexus zum Ausgangspunkt. Von diesen beiden Gruppen sind die Tumoren zu trennen, die zwar im Bereich dieser besonderen Gewebsabschnitte primär entstehen, aber von embryonalen Gewebsresten wie Epoophoron, Paraphoron, Gartnerscher Gang, versprengten Nebennierenrindenkeimen und verlagerten Eierstöcken (Ovaria aberrantia, O. Frankl) abstammen. Eine besondere Gruppe bilden die Teratome (Dermoidkystome) und Teratoblastome.

Da die ersten Gruppen desmoide, histoide, stromatogene Blastome (Bindesubstanzgeschwülste) darstellen, finden sie eine sinngemäße Trennung von den epithelialen Tumoren der dritten Gruppe. Kleinere Abweichungen von der ursprünglichen Einteilung von v. Rosthorn und R. Freund entsprechen unserer erweiterten Kenntnis über die mutmaßliche Genese der einzelnen Blastome.

1. Bindesubstanzgeschwülste

(ausgehend vom eigentlichen Beckenzellgewebe).

α) Die gutartigen Neubildungen. Entsprechend dem Mutterboden werden die mannigfaltigsten gutartigen Blastome im Beckenbindegewebe und in den Ligamentabschnitten beschrieben. Am häufigsten beobachtete man Tumoren der lockeren Zellgewebe und der glatten Muskelfasern.

Fibrome. Die Geschwülste, die nur aus Bindegewebszellen (Fibroblasten) und deren faseriger Zwischensubstanz bestehen, haben nicht nur je nach der Beschaffenheit ihrer kennzeichnenden Elemente, sondern auch je nach dem Grade der Blut- und Lymphüberfüllung eine verschiedene Konsistenz. Der Härtegrad eines Fibroms nimmt von dem derbfaserigen Blastom bis zu dem Fibroma myxomatodes ständig ab. Auch teleangiektatische und lymphangiektatische Fibrome haben mitunter eine ausgesprochen weiche Konsistenz. Während die derbfaserigen — das Fibroma durum oder das Desmoid — meistens klein sind, erlangen die weichen Fibrome oft eine beträchtliche Größe.

Über Fibrome im Ligamentum latum bzw. in den seitlichen Abschnitten des Beckenbindegewebes haben z. B. Amann, Bégonin, Bender, Commandeur, Dormann, Godart, Guillemin, Kamann, Leuret, Liebmann, Pascalis, Roy, Tixier, Vercesi, Vincent et Ferrari, Wiener u. a. berichten können. Fibromyxome bzw. Myxome sahen Brin, van Dam, Enderlen (Primärsitz möglicherweise in der Bauchhöhle), Scherer, Frank.

Im Ligamentum ovarii proprium fanden Hellmann, Kleyböcker und Kouwer Fibrome.

Vom Mesoovarium ging das Fibrom Abotts aus (zitiert nach O. Frankl).

Fibrome des Ligamentum tuboovarien = Infundibulo pelvicum beschrieben Nisot und Wuyts (älteres Schrifttum Le Dentu, Griffon, zitiert nach O. Frankl).

Im Bereiche der Pars posterior retinaculi uteri bemerkten Amann, Princetau und Spaeth Fibrome.

Die gleichen Geschwülste sahen Amann und Forssner (Fibromyxom) im Septum urethro-vaginale.

Auch im Ligamentum rotundum gibt es Fibrome (Gutiérrez, Josephson, Schlank, Walther-Fibromyxom).

Fibromyome. Neben bindegewebigen Anteilen wurden zum Teil auch glatte Muskelfasern in den Tumoren angetroffen (Abb. 50).

Fibromyome im Ligamentum latum und im seitlichen Beckenbindegewebe besprechen ALFIERI, BECK, CHOMJAKOWA, W. A. FREUND, FÜTH, GEORGESCU, GOLDSCHMIDT, KUNINA, LIEBMANN, RADOMSKI, ROFFO, SCHROTH, TURCO.

Ein gestieltes Fibromyom, ausgehend vom Ligamentum sacro-uterinum, sah ROSENSTEIN.

Als Fibromyome des Ligamentum rotundum haben EINAUDI, KLEFF, KLEMENS, KOLB, MANTELLI, ZUR MÜHLEN, SCHKLOWSKY, SILVA, SOLI, VIENNE und ZIKMUND die vorgefundenen Blastome bezeichnet (s. auch Zusammenstellung bei EMANUEL und KANTHER).

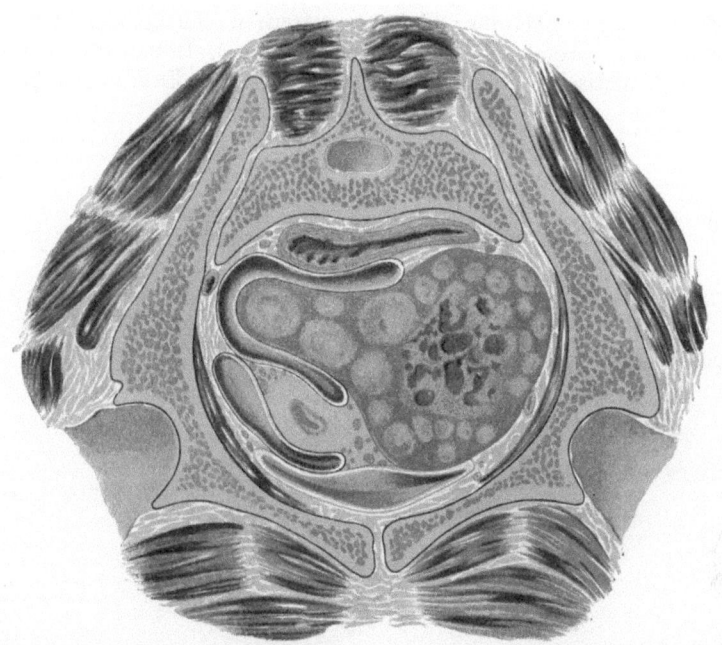

Abb. 50. Myofibroma cysticum des Ligamentum latum sinistrum. Horizontalschnitt in der Höhe des inneren Muttermundes. Die Harnblase komprimiert, der Uterus nach rechts vorn verdrängt ohne nachweisbare Stielverbindung mit dem im linken Ligamentum latum entwickelten Tumor, der die Peritonealtaschen, das Rektum und den linken Ureter stark komprimiert. Die Blätter des Ligamentum latum sind weit auseinander gedrängt; im linken Umfang des Tumors Erweichungsherde. (Dieses Modell VIII von W. A. FREUND und v. ROSTHORN ist aus den Beobachtungen eines Operationsfalles, dessen genaue Beschreibung in der „Gynäkologischen Klinik" 1895 von W. A. FREUND, S. 289—292 zu lesen ist, entnommen. Die Zeichnung ist unmittelbar nach der Operation entworfen, der Tumor von COHNHEIM untersucht worden.)

Myome. Leiomyome vermutlich abstammend von den reichlich im Beckenbindegewebe befindlichen glatten Muskelfasern, erlangen häufig eine ansehnliche Größe. Ob die Kasuistik einwandfrei ist, läßt sich im einzelnen schlecht beurteilen, häufig hat man den Eindruck, daß es sich um gestielte Myome der Cervix uteri gehandelt hat.

Myome im Ligamentum latum und in den seitlichen Abschnitten des Beckenbindegewebes fanden BABES, CHATILLON, FLATAU, FORSSNER, FRIEDRICH, HALBAN, KÜSTER, LANGLEY, NAGEL, OLDEKOP, SCHIFFMANN, THALER.

Einen weiteren Fall beobachtete Verfasser in der Marburger Frauenklinik. Das hühnereigroße Myom lag links tief unten im paravaginalen Gewebe und drängte die linke Vaginalwand vor. Mit dem Uterus stand es nicht in Verbindung. Die Vaginalwand selbst ließ sich leicht ablösen.

In einem anderen Fall sah H. O. NEUMANN ein rechtsseitiges parametranes Myom bei einer 45jährigen Frau (Abb. 51).

Myome des Ligamentum ovarii proprium beschrieb Sitzenfrey, Amann, Robert Meyer, Robert Schröder.

Im vesiko- bzw. urethro-vaginalen Raum bzw. Septum urethro-vaginale, sahen Lerda und Werner Myome (älteres Schrifttum Boni und Hofmeier, s. O. Frankl).

Im Septum rekto-vaginale beschrieb Rubeska ein Myom.

Küster beschrieb ein lymphangiektatisches Myom im Cavum Retzii.

Nach den Berichten von Chatillon, Davidson, R. Freund, Friedrich, Halban, Heller, Klemens und Seitz war das Ligamentum rotundum der Sitz der Leiomyome.

Rhabdomyome = Myome der quergestreiften Muskulatur wurden nur im Ligamentum rotundum angetroffen (Aichel, Lubenetz-Liaschenko, Roessle). (Kasuistisches Schrifttum bis 1910 s. bei R. Freund im Handbuch

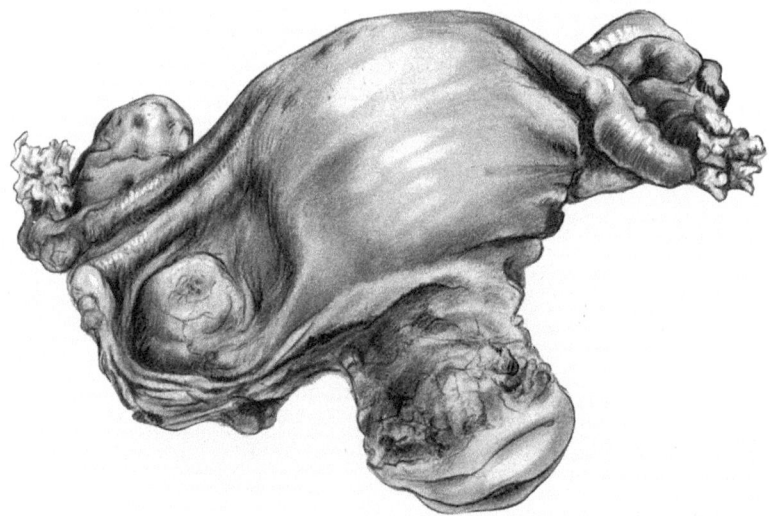

Abb. 51. Rechtsseitiges parametranes Myom von einer 45jährigen Patientin. Fall der Marburger Universitäts-Frauenklinik.

der Gynäkologie von Veit, Bd. 5, 1910 und bei O. Frankl. Die Kasuistik der Adenomyome ist fortgelassen, da die Besprechung dieser Bildungen bereits von Robert Meyer durchgeführt worden ist.)

Da die Fibrome, Fibromyome und Myome manches Gemeinsame haben, sollen sie zusammenfassend kurz besprochen werden.

Schon die echten Fibrome müssen insofern in ihrer Häufigkeit eingeschränkt werden, da mancher Autor kleine Beimengungen glatter Muskulatur nicht mit berücksichtigt hat. Andere gebrauchen die Bezeichnung Fibromyom, ohne daß es aus der Veröffentlichung ersichtlich ist, ob es sich um echte Fibromyome oder um Myome handelt. Unter diesen Umständen hat auch die Einteilung etwas Gezwungenes insofern als nicht jede Literaturangabe ohne weiteres als Beleg für die betreffende Geschwulstart dienen kann. Auch ist in manchen Fällen der Ausgangspunkt nicht klar.

Die Bindesubstanzgeschwülste — der in der Literatur so oft angewandte Begriff der desmoiden Geschwülste soll reserviert bleiben für die kernarmen derben Fibrome — des Beckenbindegewebes und der Ligamente sind aber im Vergleich zu den Myomen des Uterus so selten, daß man früher ihr Vorkommen überhaupt geleugnet hat (Klob). Virchow, der im allgemeinen auf dem Standpunkte stand, daß die Mehrzahl der intraligamentär gelegenen Myome vom Uterus ausgeht, gab aber bereits zu, daß im Beckenbindegewebe kleine Fibromyome vorkommen können, die an Ort und Stelle entstanden sind. Auch KIWISCH und SCANZONI hielten das primäre Vorkommen kleiner Fibrome im Ligamentum latum für durchaus möglich. SCANZONI bestritt aber ihre Tumoreigenschaft und nahm an, daß es sich um bindegewebig organisierte Hämatome handle, eine Auffassung, die neuerdings auch von VERCESI vertreten wird. In Übereinstimmung mit den neueren Autoren lehnen wir das primäre Vorkommen von Bindesubstanzgeschwülsten im Beckenbindegewebe und in den Ligamenten nicht ab; es würde direkt etwas fehlen, wenn diese Abschnitte, die zum größten Teil aus lockeren Bindegewebe und glatten Muskelfasern bestehen, nicht auch Geschwülste aufwiesen.

SCHETELIG (1870) hat als erster über eine primäre Geschwulst (großes Cystomyoma teleangiectodes cavernosum) im rechten breiten Mutterbande berichten können. SÄNGER konnte bereits im Jahre 1883 im Ligamentum latum und im Ligamentum rotundum 11 gutartige Bindesubstanzgeschwülste zusammenstellen. 1896 zählte KREKELS bereits über 45 Fibromyome des Ligamentum latum. 1902 folgte eine Zusammenstellung von 204 Fällen durch STROHEKA. Diese große Zahl wurde aber nur dadurch erreicht, daß der Autor auch intraligamentär entwickelte Uterusgeschwülste mit eingeordnet hatte. CHOMJAKOWA stellte 1911 nur 185 Fälle aus dem Schrifttum fest. 1914 spricht O. FRANKL von mehr als 200 Mitteilungen.

Es versteht sich von selbst, daß Tumoren, die von Nachbarorganen aus ins Beckenbindegewebe bzw. in die Ligamente vorwachsen, nicht zu den primären Beckenzellgewebsblastomen gerechnet werden dürfen. So sind denn auch alle Muskelgeschwülste, die irgendwie mit dem Gewebe der Cervix uteri oder der Vagina (BECK, KÜSTER) zusammenhängen, als Beckenzellgewebstumoren abzulehnen.

Zweifellos hatten sich die Beobachtungen allmählich gehäuft. Auch nach den zusammenfassenden Bearbeitungen von v. ROSTHORN und R. FREUND mehrten sich die Mitteilungen. Seit etwa 15 Jahren werden die Veröffentlichungen immer seltener. Man gewinnt durchaus den Eindruck, daß in den zahlreichen Berichten — besonders in der ausländischen Literatur — die objektive Beurteilung viel zu wünschen übrig läßt.

Die Blastome des Ligamentum latum lassen sich trennen in ungestielte und gestielte Neubildungen.

Die gestielten Tumoren gehen regelmäßig von dem kranialen Ligamentabschnitt (Ala vespertilionis) aus (KREKELS, AMANN, KUNINA u. a.). AMANN und CULLINGWORTH beobachteten auch eine Stieltorsion eines Ligamentfibroms.

Die ungestielten Geschwülste entwickeln sich im basalen Abschnitt des Ligamentum latum. Als intraligamentär entwickelte Tumoren (z. B. BABES, GOLDSCHMIDT, LANGLEY, TURCO u. a.) drängen sie den Uterus und je nach Sitz und Größe auch die anderen Organe des kleinen Beckens zur entgegengesetzten Seite.

Die Blastome zwischen Zervix und Blase schieben die Blase nach oben und zur Seite und unter Hochdrängen des Peritoneums der Excavatio vesicouterina wachsen sie bald in den Bauchraum vor (AMANN, WERNER, LERDA, FORSSNER).

Ja, selbst das Cavum Retzii wurde als Geschwulstbett gefunden (KÜSTER).

Tumoren im Bereich der Pars posterior retinaculi uteri üben vor allen Dingen einen starken Druck auf das Rektum aus. Der Uterus wird gleichzeitig zur Symphyse verschoben (AMANN, SPAETH).

Entwickelt sich der Tumor zur seitlichen Beckenwand, so füllt er mitunter das ganze kleine Becken aus. Die beträchtliche Verdrängung der Beckenorgane, der Druck auf Mastdarm und Ureter sind häufig beschriebene Folgezustände. Solche Tumoren können sich bei weiterem Wachstum retroperitoneal nach oben hin ausbreiten. Auf der rechten Seite schiebt er sich hinter das Coecum, links gelangt er hinter das Sigmoideum (Amann). Große Myome können sich bis zur Niere ausdehnen.

Nach unten zu benutzen die Tumoren die natürlichen Bruchpforten, um sich weiter auszudehnen.

So beschrieb van Dam ein Fibromyxom, welches durch den Canalis obturatorius zwischen Blase und Vagina zur Vulva vorgedrungen war (s. a. A. Müller und Stern).

Thaler demonstrierte in der Gynäkologischen Gesellschaft in Wien 1916 ein 7 kg schweres Myom des Ligamentum latum, welches durch den rechten Leistenkanal deszendiert war.

Werner berichtet über ein Myom im Septum vesico-vaginale, welches sich durch den Hiatus genitalis nach unten gesenkt hatte und beim Pressen die vordere Scheidewand vorwölbte.

Durch das Foramen ischiadicum können sie in die Glutäalgegend vordringen (K. Schröder, v. Kubinyi) oder sie erreichen das Perineum (Drew, Descoendres — Rektummyom?).

Die Größe der Geschwülste ist sehr verschieden. Die derben Desmoide sind zumeist klein. Die weichen myxomatösen Geschwülste dagegen erreichen oft ein recht stattliches Gewicht. Radomski berichtete über ein Fibromyom des Ligamentum latum von 24 kg. Alban Doran veröffentlicht ein Fibromyom des Ligamentum ovarii propium von 16 Pfund.

Die Geschwülste des Ligamentum rotundum nehmen eine gewisse Sonderstellung ein. Da nicht selten uterusschleimhautähnliche epitheliale Gewebseinschlüsse vorgefunden wurden, handelt es sich in sehr vielen Fällen um Adenomyome (s. bei Weisshaupt, O. Frankl, Robert Meyer, Konrad Heim u. v. a.). Entsprechend dem Verlaufe des Bandes unterscheidet man Geschwülste im Bereich des intrapelvinen bzw. intraperitonealen Bandabschnittes des intrakanalikulären Bandanteils und des extrapelvinen bzw. extraperitonealen Stückes. Rhabdomyome wurden nur in den beiden letzten Ligamentabschnitten nachgewiesen. Da bei der Besprechung der Entwicklung des Bandes bereits darauf hingewiesen wurde, daß sich dem Bande mitunter quergestreifte Muskelfasern des Musculus cremaster zugesellen, so ist es naheliegend, die quergestreiften Muskelgeschwülste mit diesen Fasern in Verbindung zu setzen. Die intrapelvinen Geschwülste des Ligamentum rotundum sind häufig gestielt und wachsen in den Bauchraum vor. Die intrakanalikulären drängen zumeist durch den Anulus inguinalis nach außen. Das Band wird dabei stielartig ausgezogen. Eine Entwicklung zwischen den Muskeln und Fasern der Bauchwand kommt sehr selten vor, noch seltener aber ein Durchbruch durchs Peritoneum. Am häufigsten sind die extrapelvinen Geschwülste, die sich nach den großen Schamlippen zu entwickeln.

Die Größe wechselt, riesige Tumoren des Ligamentum rotundum bis zu 4820 g sind beschrieben worden (Schlank, Steidl). Auch mehrere Geschwülste an einem Band kommen vor; im Falle Davidson fanden sich drei große und etwa 30 kleine Myomknoten. Auch doppelseitige Tumoren wurden beobachtet (Amann, Davidson).

O. Frankl unterscheidet intraabdominale und extraabdominale Fibromyome des Ligamentum latum. Die extraabdominalen sind nach ihm zu trennen in a) intravaginal gelegene Geschwülste — Tumoren, die die Hinterwand des erhaltenen Diverticulum Nuckii bzw. die Hinterwand eines aus dem Diverticulum entstandenen Bruchsackes einstülpen —, b) intrakanalikuläre Blastome —

Neoplasmen, die ohne Beziehung zum Scheidenfortsatz im Leistenkanal zwischen den Muskelschichten gelegen sind —, c) präinguinale Neubildungen — Geschwülste, die sich vor dem äußeren Leistenring bzw. labial in der großen Schamlippe befinden.

Fibrome, Fibromyome und Myome wachsen im allgemeinen langsam. Da sie aber denselben regressiven Veränderungen unterliegen wie die Myome des Uterus, so können sie unter gleichzeitiger seröser Durchtränkung infolge der Flüssigkeitsansammlung und bei starker Überfüllung der Blut- und Lymphbahnen in kurzer Zeit zu mächtigen Tumoren anwachsen. Für die intraligamentären Zervixmyome sind Störungen im Abfluß der Lymphe geradezu charakteristisch. Bei ungestörter Blutzirkulation erreichen sie in kurzer Zeit eine gewaltige Größe (H. O. NEUMANN).

Oft berichten die Autoren über die schleimige Entartung der Tumoren. Alle Gradunterschiede von der serösen Durchtränkung, gallertigen Erweichung bis zur Verflüssigung und Höhlenbildung werden beschrieben. Häufig findet man die Bezeichnung zystisches Myom, noch häufiger die Benennung Myxom, Fibromyxom. Diese Myxome sind aber schleimig degenerierte Fibrome bzw. Myome.

Außer der schleimigen Entartung wurde auch die fettige Metamorphose, die hyaline Degeneration, die Nekrose und die Verkalkung angetroffen.

Teleangiektatische und lymphangiektatische Myome sind verschiedentlich beschrieben worden.

Auch entzündliche Prozesse — Vereiterung der Geschwülste — wurden beobachtet (über Myomdegenerationen s. bei ROBERT MEYER im 1. Teil dieses Bandes, S. 236).

Myxome. Echte Myxome sind bisher nicht beschrieben worden. Die als Myxome bzw. Fibromyxome bezeichneten Beckenbindegewebsgeschwülste und retroperitonealen Tumoren habe ich bereits bei der Besprechung der Fibrome ausgeführt.

Lipome. So relativ häufig über retroperitoneale Lipome, ausgehend vom Zellgewebe der Gekrösewurzel, berichtet wird, so selten wurden sie im Beckenbindegewebe gefunden. Die Größe dieser retroperitonealen Lipome ist mitunter gewaltig, sie können die ganze Bauchhöhle ausfüllen und ins kleine Becken retroperitoneal hinabreichen. R. FREUND erkennt nur 2 Fälle als sichere Ligamentlipome an (1 Fall von PERNICE-MIDDELSCHULTE — Lipoma ligamenti lati dextri und 1 Fall von BORRMANN, FRIESE Lipoma ligamenti rotundi dextri).

O. FRANKL zählt auch noch die Fälle von KLEIN und ENGSTRÖM hinzu. KLEIN berichtete über ein faustgroßes reines Lipom zwischen den Blättern des Ligamentum latum. ENGSTRÖM fand ein das ganze kleine Becken ausfüllendes Lipom, welches die Hinterwand der Scheide stark nach einwärts drängte.

Kleine Fettanteile im breiten Mutterbande sahen AMANN, O. FRANKL und R. FREUND.

1911 hat RICHTER über ein Lipom im rechten Parametrium berichtet, welches sich mit einem zweifingerdicken Stiel aus der Glutäalgegend durch den Spalt zwischen dem Musculi piriformis und coccygeus in das Beckenbindegewebe hinein entwickelte.

BALASCHOFF hat 1914 ein Lipom des breiten Mutterbandes mitgeteilt. Bei einer 52jährigen Frau nahm ein Lipom, welches möglicherweise vom rechten Ligamentum latum ausging, fast die ganze Bauchhöhle ein.

RAWLS (1926) entfernte von einer 37jährigen Negerin ein großes Lipom des linken breiten Mutterbandes. Nach dem Originalbericht dürfte es sich hier in der Tat um ein echtes Ligamentlipom gehandelt haben.

Über die Beziehungen der Lipome des kleinen Beckens zum Ligamentum rotundum hat 1912 STAUDINGER in einer Dissertation geschrieben. Irgendwelche ätiologischen Zusammenhänge konnten nicht festgestellt werden. 1920 fand DUCUING angeborene subkutane Lipome bei einem 5jährigen Mädchen, deren Stiele vom präperitonealen Fettgewebe der Ligamenta rotunda ausgingen (ältere Literatur Witte, Klob, Rouston).

Chondrome — Chordome. Bégouin teilte 1925 ein „Chordome du ligament large en voie de nécrotiose" mit.

Osteome. Lugue veröffentlichte 1923 ein Osteom des Ligamentum latum (Originalarbeit nicht zu erhalten). Calzavara berichtet 1924 über eine Knochenbildung im Ligamentum rotundum. Verfasser sieht in diesem Knochen kein Osteom im Sinne einer geschwulstmäßigen Neubildung, sondern das Produkt eines tuberkulösen Entzündungsreizes. (Es handelt sich nach den Abbildungen zu urteilen um Knochen, nicht um Verkalkungen. Verfasser.)

Mesodermale Mischgeschwülste. v. Franqué hat 1919 einen außerordentlich interessanten Befund mitgeteilt.

Bei einem 24jährigen Fräulein entfernte er eine Neubildung, die mit ziemlich derbem Stiel unter dem Peritoneum des Douglasschen Raumes vorzukommen schien. Eingehende histologische Untersuchungen und 11jährige Beobachtung der Patientin führten zu der Diagnose: mesodermale Mischgeschwulst — Pseudolipoma sarcomatodes papillare benignum peritonei.

Retroperitoneale Mischgeschwülste wie Fibrolipome, Fibrolipomyxome und Lymphangiofibroendotheliome sind beschrieben worden!

β) Die bösartigen Neubildungen.

Malignes Myom. Über ein malignes destruierendes Leiomyom in der Leistengegend berichteten 1910 Flatau und Rodler-Zipkin. Bei genauer mikroskopischer Beurteilung der Geschwulst fehlt leider der klinische Bericht, so daß man über den möglichen Zusammenhang der Geschwulst mit dem Ligamentum rotundum nichts erfährt.

Sarkome. Nachdem Schmidt im Jahre 1878 als erster über ein Fibrosarkom des Ligamentum latum berichten konnte, haben sich die Beobachtungen beträchtlich vermehrt. Sänger stellte 1833 bereits 7 Fälle zusammen. v. Rosthorn (1878) führte 11 Beobachtungen an. R. Freund (1910) fand im Schrifttum bereits 35 Sarkome des Ligamentum latum und 4 Sarkome des Ligamentum rotundum beschrieben. O. Frankl (1914) zählte 55 Fälle.

Sarkome des Ligamentum latum und des Beckenbindegewebes haben seitdem Rosenfeld, Jacub, Amann, Chambas-Durand, Balewsky, Lauwers (Metastase?), Bauereisen mitteilen können.

Im Septum recto-vaginale sah Gordon ein Sarkom. Im Falle Reichenfeld (ältere Literatur) ging der Tumor vom rektozervikalen Bindegewebe aus. Cova fand ein Sarkom im paravesikalen Raum.

Amann beschrieb ein Sarkom im Septum vesico-vaginale.

Taussig und Mönch beobachteten je ein Sarkom im Ligamentum rotundum (ältere Literatur Sänger, Fürst, Frigyesi, Kreusen, Amann, Bruhn, Lovrich, Riedematter, Maly, Weber).

Retroperitoneale Sarkome mit mehr oder weniger enger Beziehungen zum Beckenbindegewebe erwähnen Graefe, Kindt, Aschheim, Taft, Schedding, Schmid u. a. (Kasuistik bis 1910 bei R. Freund, bis 1914 bei O. Frankl).

Genau so wie die Fibrome können auch die Sarkome sich retroperitoneal nach allen Richtungen des Beckenraumes und zur Bauchhöhle hin ausdehnen. Die Verdrängung und der Druck auf die Hohlorgane können beträchtlich sein. Immer retroperitoneal bleibend, drängen sie die Baucheingeweide ventralwärts. Ihr Wachstum ist aber beschleunigt, ihr Vordringen destruierend. Mit dem Einbruch in die Blutbahnen kommt es zu Metastasenbildungen.

Sarkome, die sich aus Beckenzellgewebsfibromen bzw. Myomen entwickeln, bilden relativ kleine Geschwülste mit geringerer Wachstumtendenz. Die weichen

Rundzellensarkome dagegen wachsen sehr schnell. Ihr Ausgangspunkt ist häufig unklar.

Mikroskopisch finden sich alle Stadien der Zellreife.

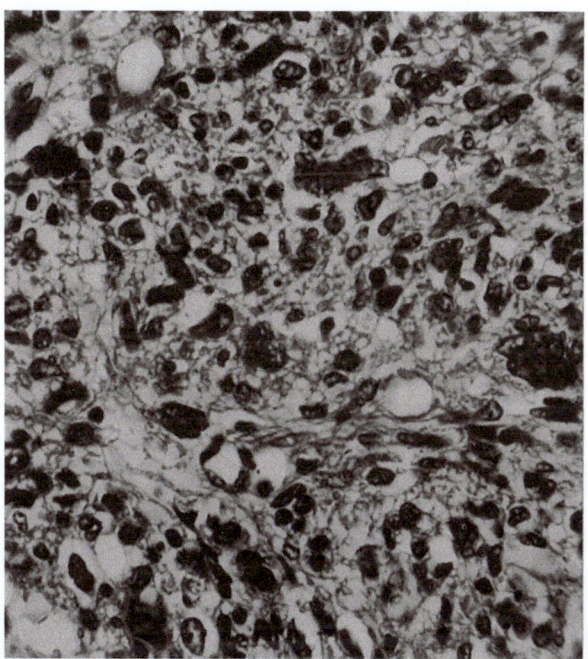

Abb. 52. Gemischtzelliger Anteil des retroperitonealen Sarkoms einer 64jährigen Frau. Neben quergetroffenen Zellen auch echte Rund- und Riesenzellen. (Marburger Univ.-Frauenklinik.)

Außer derben Spindelzellensarkomen werden Fibromyxosarkome, Myxosarkome, Fibroliposarkome, Lipomyxosarkome und Liposarkome beschrieben. Ausgereifte Zellformen wie Muskelfasern und Knorpelzellen kommen in diesen Geschwülsten vor. Von den unreifen Sarkomen finden sich die weichen Rundzellensarkome zum Teil untermischt mit Spindel- oder Riesenzellen.

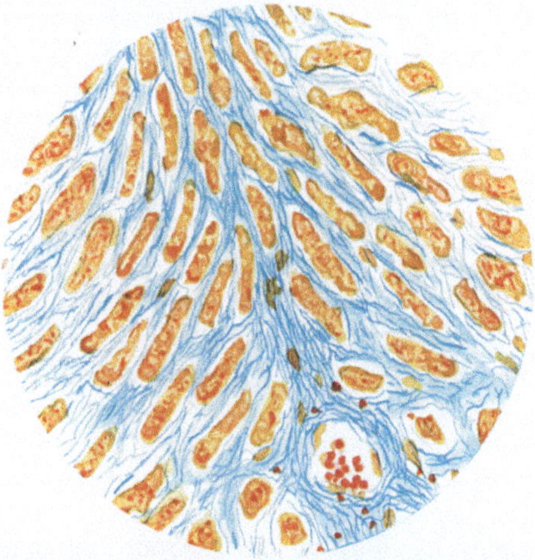

Ebenso wie in den benignen Blastomen wurden Teleangiektasien und Lymphangiektasien beobachtet. Ödematöse Durchtränkung, Hämorrhagien und Gewebszerfall vervollständigen das Bild.

Aus eigener Erfahrung kann ich nur über einen Fall kurz berichten.

Bei einer 64jährigen Frau mußte ein 2700 g schwerer, vielhöckeriger retroperitoneal gelegener Tumor entfernt werden. Die Hauptgeschwulstmasse lag rechts hinter dem Colon ascendens. Unter starker Vordrängung des Coecums nach vorne

Abb. 53. Muskelzelliger Sarkomanteil. Mallory-färbung zeigt den Fibrillenreichtum (vgl. Abb. 52).

erreichte er die Niere. Nach unten zu gelangte er bis zur Tube bzw. bis zum Ovarium. Das Bauchfell der Plica vasorum — Ligamentum infundibulo pelvicum — lag straff gespannt über der Geschwulst. Nach Durchtrennung des Peritoneums wurde der Tumor der den Ureter stark umschnürt hatte, herausgeschält.

Mikroskopisch fand sich neben regressiven Veränderungen eine solche Mannigfaltigkeit der Zellbildungen, daß es sich schon verlohnt, an Abbildungen diese Geschwulst zu demonstrieren.

Während manche Stellen nur reine Zelltypen mit vorwiegend muskelzelligem Bau lieferten, untermischt mit mehr spindeligen Elementen, fanden wir auch Zelltypen, die alle Zeichen der regressiven Kernveränderung wie Bildung großer blasiger Kerne und Riesenzellen aufwiesen (Abb. 52). An anderen Stellen waren die Zellen unausgereifter, rundlicher. Mitunter sah man Vakuolen im Zellprotoplasma. Hämorrhagien und ödematös durchtränkte Partien mit Gewebsnekrosen gaben dem Tumor ein vielgestaltiges Aussehen. An der Peripherie der nekrotischen Herde lagen zumeist hyalin entartete Partien.

Fibrillenfärbung nach BIELSCHOWSKY und nach MALLORY heben in dem Tumor den charakteristischen Sarkomaufbau besonders hervor (Abb. 53). Mit Sudan lassen sich an der Peripherie der Nekrosen mit Fetttröpfchen beladene Zellen nachweisen. Ebenso bemerkenswert war der Glykogenreichtum einzelner Geschwulstanteile.

2. Bindesubstanzgeschwülste (ausgehend von den Gefäßen und dem nervösen Gewebe des Beckenbindegewebes).

Hämangiome. ROBERT FRANK (1930) berichtete über eine interessante Beobachtung, die er bislang in der Literatur noch nicht erwähnt fand.

35jährige, unverheiratete Frau, in die Klinik aufgenommen wegen Schmerzen im Unterleib und Kreuz, Klagen über Obstipation, häufigen Harndrang und Schmerzen beim Urinieren. Seit 6 Wochen ein Dickerwerden des Leibes bemerkt, in den letzten 18 Monaten Gewichtsabnahme von 20 Pfund. Menses regelmäßig. Befund: gesundes Aussehen. Guter Ernährungszustand. B. K. S. 93 Minuten. Hämoglobin 55%. Leukozytenzahl im Blut 13 000. An den Beckenorganen große Tumoren, das ganze kleine Becken ausfüllend, rechts bis in die Nabelhöhe, links bis zur Beckeneingangsebene reichend und vom Uterus nicht abzugrenzen. Diagnose: doppelseitige Adnextumoren. Bei der Operation folgendes Bild: alle Beckenorgane umhüllt von einer mehrzystischen Tumormasse von rötlich-bläulichem Aussehen, deren Punktion reines Blut brachte. Die Tumormasse ließ sich sowohl vom Uterus als auch von den rechten, völlig gesund aussehenden Adnexen — die linken waren bereits 6 Jahre vorher wegen eines Fibroms des Ligamentum latum, das auffallend viele kapillare Zwischenräume aufwies, mitentfernt worden —, der Blase und dem Darm sehr gut trennen, stand aber in festem Zusammenhang mit dem Beckenbindegewebe. Totalexstirpation des Uterus mit den rechten Adnexen und vollständige Entfernung der Tumormasse. Heilung. Histologische Untersuchung: einfacher kavernöses Hämangiom, dessen Septen aus sehr lockerem Bindegewebe bestanden. 2 Jahre später Rezidiv, das sich bei der Laparotomie als inoperabel erwies. Deshalb Radiumbestrahlung. Seit 2 Jahren Patientin jetzt rezidiv- und beschwerdefrei.

Außer FRANK hat nur noch PANITZER über ein Angiom des Uterus, der Blase und des Ligamentum latum berichten können.

Lymphangiome. Echte Lymphgefäßgeschwülste sind bisher im Bereich der Ligamente und des Beckenbindegewebes nur einmal beschrieben worden. LION beobachtete 1896 ein Lymphangioma cavernosum cysticum des Ligamentum latum bei einem $3^{1}/_{2}$jährigen Mädchen. Häufig anzutreffen sind Lymphangiektasien und Lymphzysten (vgl. mesenteriale und retroperitoneale Zysten im speziellen Band dieses Handbuches).

Eine billardkugelgroße Lymphzyste in der rechten Plica vasorum habe ich einmal beobachtet (s. auch Zysten aus Urnierenresten).

Neuroblastome-Ganglionneurome. Diese an sich seltenen Geschwülste des peripheren Nervensystems, vornehmlich des Sympathikus, kommen an allen Körperregionen vor (BORST, SCHMID, SATO, BROSSOK, PETERS, ROPP, PICK u. a.). Im Bereiche des kleinen Beckens hat BENEKE als erster auf der Tagung der Deutschen Pathologen 1898 ein kindskopfgroßes retrorektal gelegenes Ganglionneurom vorzeigen können, welches als Geburtshindernis bei einer 38jährigen Erstgebärenden den Tod offenbar infolge Uterusruptur verursacht hatte.

Einen weiteren Fall sah BENEKE bei einem 10jährigen Mädchen, der Tumor ging vom Ganglion coeliacum aus und zeigte maligne Degeneration.

CHIARI demonstrierte einen solchen Tumor auf der Naturforscherversammlung in Düsseldorf 1898 (Patientin war 22 Jahre alt. Sitz im kleinen Becken).

CRIPPS und WILLIAMSON haben 1899 bei einer 21jährigen Patientin ein 8:12 cm großes Ganglionneurom, welches im kleinen Becken links vor dem Kreuzbein lag, operiert.

Vom Plexus mesentericus in Höhe des 3. Lendenwirbels ging ein Ganglionneurom aus, welches GLOCKNER bekannt gegeben hat.

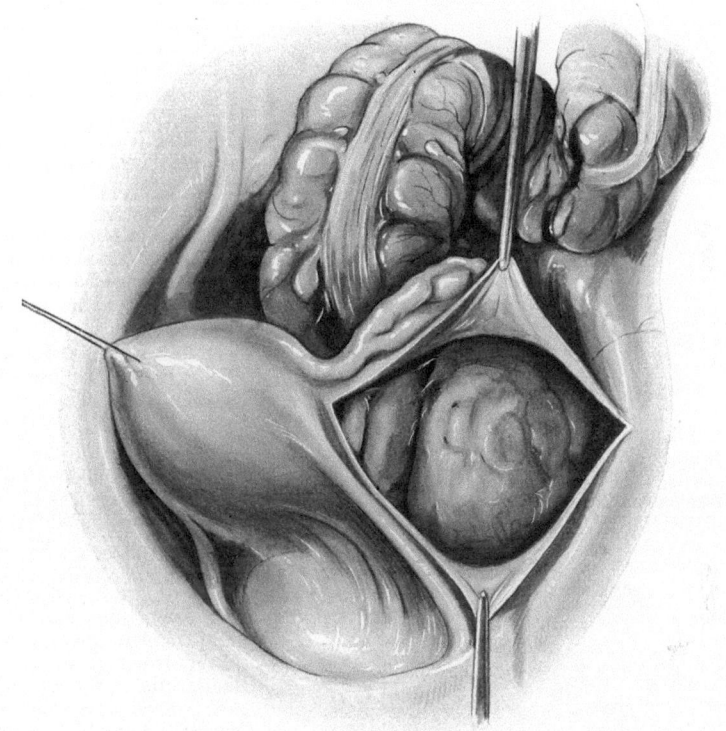

Abb. 54. Intraligamentäres Ganglionneurom in situ. (Nach W. STOECKEL: Zbl. Gynäk. 1923.)

LAW hat 1913 ein Ganglionneurom vor dem Os. sacrum als Geburtshindernis mitgeteilt.

Ein intraligamentäres Ganglionneurom hat als erster STOECKEL (1923) operiert und beschrieben.

Bei einem 19jährigen Mädchen fand sich palpatorisch links vom Uterus bis an die seitliche Beckenwand reichend ein über faustgroßer derber Tumor, der sich bei der Operation als ein intraligamentärer Tumor erwies, der zum Teil unter das Rektum herunterreichte (s. Abb. 54). Da die Geschwulst felsenfest an der Unterlage ansaß, mußte sie durch Morcellement abgetragen werden.

Mikroskopisch fiel zunächst der ungeheure Reichtum an Ganglienzellen auf, die aber zumeist die zipfelförmigen Ausziehungen vermissen ließen. Wiederholt sah STOECKEL zweikernige Zellen. Das die Zellen umgebende Gewebe bestand teils aus Bindegewebsfasern, teils aus marklosen Nervenfasern. Markhaltige Fasern wurden nur spärlich angetroffen. Kurz, es handelte sich um ein Ganglionneurom im basalen Abschnitt des Ligamentum latum.

Im Falle SIPPEL (1923) war der Tumor einer 24jährigen Patientin ein Geburtshindernis. Die Geschwulst saß im Beckenbindegewebe breitbasig auf der Beckenfaszie vor dem Kreuzbein. (Kaiserschnitt und Morcellierung des Tumors.)

1927 teilte H. O. Neumann einen weiteren Fall mit.

Ein 14jähriges, sehr anämisches, dürftiges Mädchen wurde in die Klinik gebracht wegen heftigen Genitalblutungen. Bei der Untersuchung fand man das kleine Becken von einer Tumormasse ausgefüllt. Bei der Laparotomie sah man, daß es sich um doppelseitige, tief im Beckenraum gelegene Tumoren handelte, die sich nach oben zu intraligamentär entwickelt hatten. Der Uterus und beide Adnexe waren stark eleviert. Nur unter Mitnahme des Uterus gelang die Entfernung des rechten Tumors. Der linke saß derart fest der Beckenwand an, daß man ihn belassen mußte, da das sehr dürftige Kind eine Verlängerung der Operation wohl nicht ausgehalten hätte. Trotzdem kam es eine Stunde post operationem ad exitum. Der Tumor der rechten Seite war 40 g schwer und in eine bindegewebige Kapsel eingehüllt. Die Konsistenz im ganzen ziemlich derb, doch ließen sich besonders harte Knoten durchfühlen. Die Schnittfläche war eigenartig markig, weiß.

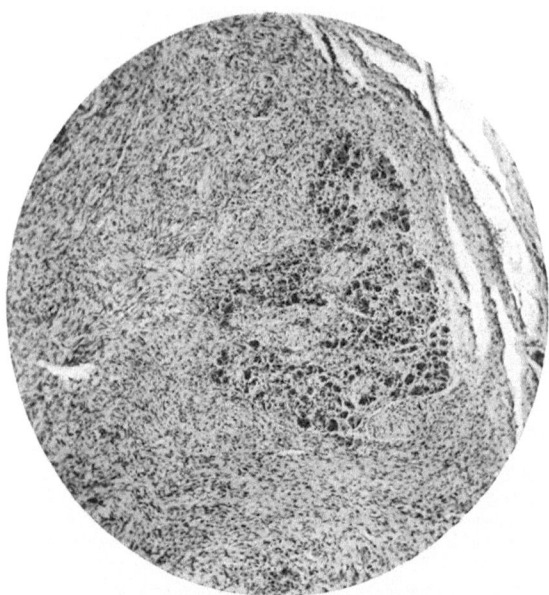

Abb. 55. Ganglionneurom im Ligamentum latum. In der aus Bindegewebe und Nervenfasern bestehenden Hauptmasse eingelagerte Haufen von Ganglienzellen. [Nach H. O. Neumann, Arch. Gynäk. **131**, 586 (1928), Abb. 9.]

Mikroskopisch fanden sich getrennt durch lockere Bindegewebssepten größere und kleinere Geschwulstparenchymknoten, deren Struktur an Nervenfasern erinnerte (Abb. 55). Besonders auffallend aber waren in Gruppen gelagerte, große homogene Zellen mit einem und manchmal auch zwei kleinen rundlichen Kernen. Mitunter angedeutet zipfelige Ausläufer dieser Zellen. Das ganze Gebilde erinnerte, wie Borst sagt, an ein verunglücktes sympathisches Ganglion (Abb. 56). Außer Bindegewebe ließen sich auch marklose Nervenfasern in großer Menge nachweisen, markhaltige Fasern waren nur spärlich vorhanden. (Der Tumor links zeigte denselben Aufbau.)

Es handelte sich also, wie im Falle von Stoeckel um ein Ganglionneurom bzw. Ganglionneurofibrom des Beckenbindegewebes.

Nach der Fertigstellung des Beitrages hat Fels (1933) ein unreifes Ganglionneurom des kleinen Beckens beschrieben. Die Geschwulstträgerin war 32 Jahre alt.

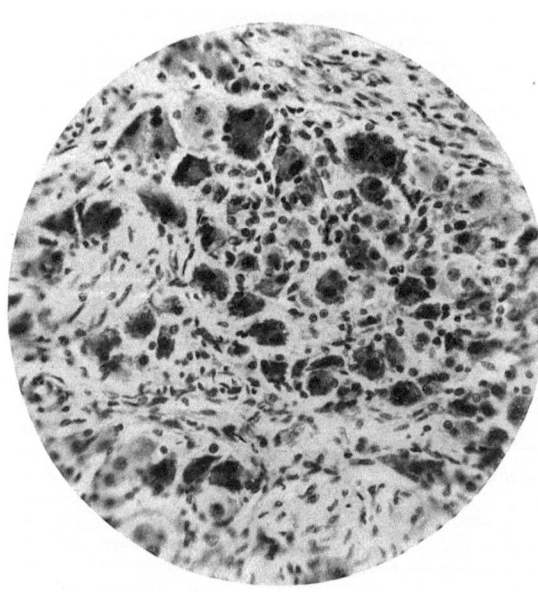

Abb. 56. Vergrößerung von Abb. 55. Deutlich sichtbar sind die großen Ganglienzellen mit ein und zwei Kernen. Mitunter sieht man kleine zipfelige Zellausläufer. [Nach H. O. Neumann, Arch. Gynäk. **131** (1929), Abb. 10.]

Breitung beschrieb 1913 ein doppelseitiges Ganglionneurom an der Vorderfläche des Os coccygis als Geburtshindernis.

Ein kleines Paraganglionneurom im Ligamentum latum bzw. Hilus ovarii einer 67jährigen Frau fand ROBERT MEYER (s. a. bei H. O. NEUMANN, WALLART, JOACHIMOVITS) (Abb. 57).

POCK (1916) beobachtete eine Neurofibromatosis des Nervus ischiadicus. Der mannsfaustgroße Tumor bildete ein Geburtshindernis. BERBLINGER sah Neuroma amyelinicum des Nervus ischiadicus.

JOCKEL und KOBER berichteten über Neuroepitheliome der Sakralgegend.

BOHNEN teilte ein paravaginal entwickeltes Rankenneurom mit.

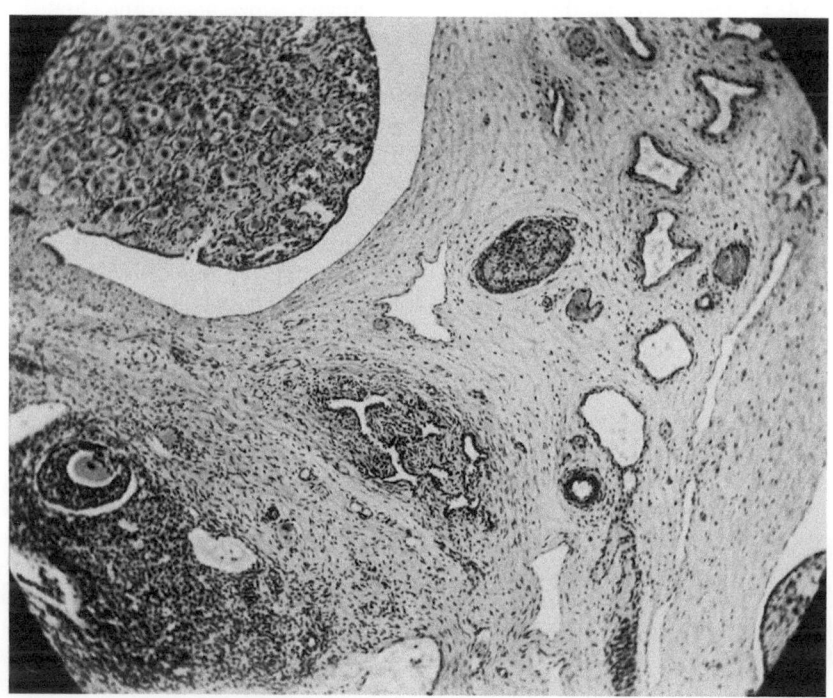

Abb. 57. Mesovarium eines neugeborenen reifen Kindes. Im Ligamentum latum dicht am Hilus ovarii ein kleines Paraganglienzellknötchen und ein kleiner Komplex von Reteschläuchen (Reteadenom?) [Eigenes Präparat, siehe auch H. O. NEUMANN: Histologische Studien zur Frage der sympathikotropen Zellen. Arch f. Gynäk. 136 (1929).]

3. Die epithelialen Gewächse.

α) Tumoren ausgehend vom Epoophoron.

Der in der Ala vespertilionis gelegene Nebeneierstock — das Epoophoron — wird bei allen möglichen Erkrankungen des Ligamentabschnittes in Mitleidenschaft gezogen.

„Aber auch eine direkte, primäre Erkrankung des Organrudimentes auf hämatogenem Wege ist — theoretisch wenigstens — denkbar. Wir müssen demnach Atrophien, Hypertrophien, Zirkulationsstörungen sowie Entzündungen des Epoophorons unterscheiden. Über alle diese Vorgänge ist heute aber noch so gut wie nichts bekannt, da eben auch das morphologische Interesse unter der funktionellen Unterwertigkeit des Organs leidet" (NÜRNBERGER).

So sind denn die Geschwülste die einzigen Erkrankungen, die für unsere Besprechung in Frage kommen. Weitaus am häufigsten werden die zystischen Tumoren beobachtet.

Die zystischen Tumoren des Epoophoron „Parovarialzysten". Ungemein häufig findet man als Zufallsbefund bei Laparotomien und Obduktionen kleine Zysten im Bereich der Ala vespertilionis. Solche Zystchen sitzen direkt unter dem Peritoneum, intraligamentär oder auch gestielt an dem hinteren Blatte des Ligamentes.

Neben Serosaepithelzystchen (Robert Meyer, v. Franqué) handelt es sich fast stets um Epoophoronzystchen — um zystische Bildungen des Nebeneierstockes.

Meistens sieht man sie im lateralen Abschnitt der Ala vespertilionis. Zuweilen sind derartige Gebilde deutlich gestielt (gestielte Hydatide).

Diese Epoophoronzystchen stellen fast immer einfache Retentionszystchen (s. S. 434, 435) — umschriebene Erweiterungen einzelner Kanälchen oder Kanälchenabschnitte dar. Nach Schickele degenerieren am häufigsten die am weitesten lateral gelegenen Querkanälchen zystisch, doch gibt es auch Zysten des Ductus longitudinalis (Ductus Gartneri = Wolffscher Gang), auch hier wird der laterale (kraniale) Abschnitt bevorzugt. Mitunter gelingt es bei kleinen nicht einmal haselnußgroßen Zysten den Zusammenhang mit einem Epoophoronschlauch nachzuweisen.

Unter diesen kleinen Epoophoronzysten verbergen sich aber auch echte Tumoren ,,als Jugendstadien der großen Nebeneierstocksgeschwülste'' (Nürnberger). Doch ist es heute noch nicht möglich, sie von den einfachen Zysten zu unterscheiden. Die weitaus am häufigsten vorkommenden Neubildungen des Epoophorons, die zystischen Parovarialblastome (,,Parovarialzysten'') werden erst als solche diagnostiziert, wenn sie eine gewisse Größe erreicht haben. Selbst ganz große Parovarialzysten wurden von Pfannenstiel noch als Retentionszysten angesprochen. Erst die Untersuchungen von Wichmann zeigten, daß diesen Zysten ein echtes autonomes Wachstum zukommt.

Makroskopischer Befund. Die Parovarialzysten sind einkammerige, dünnwandige Gewächse von sehr verschiedener Größe. Die operativ gewonnenen Zysten stellen meistens hühnerei- bis faustgroße Geschwülste dar. Doch werden nicht gar zu selten bedeutend größere Zysten beobachtet (Nürnberger, O. Frankl). In der Marburger Frauenklinik haben wir bis übermannskopfgroße Parovarialzysten exstirpieren können. Die größten zystischen Parovarialblastome dürften aber die Tumoren von Kümmel (42 Pfund), Nagel (33 Liter Inhalt), Lawson Tait (49,9 kg = 110 englische Pfund) und Güttler (53 kg) sein. Gelegentlich findet man auch nach eigenen Beobachtungen mehrere kleinere Parovarialzystchen derselben Seite (O. Frankl). Auch doppelseitige Parovarialzysten wurden beschrieben (z. B. Wall).

Neben den einkammerigen Zysten gibt es zuweilen auch multilokuläre Tumoren von geringer Größe. Diese entstehen höchstwahrscheinlich durch Aneinanderlagerung mehrerer Parovarialzysten, da adenomatöse Wucherungen in ihnen nie nachgewiesen wurden (Pfannenstiel).

Gestalt und Lage des Epoophoron bestimmen den wechselnden primären Sitz dieser Blastome. Bald entstehen sie näher dem Uterus, bald weit lateral (Abb. 58), bald dicht an der Tube, bald fernab von ihr (O. Frankl). Stets liegen sie intraligamentär.

Bei zunehmender Größe beobachtet man 2 verschiedene Wachstumsrichtungen. So entwickeln sich einige Parovarialzysten nach abwärts zum basalen Abschnitt des Ligamentum latum bzw. Beckenboden. Diese rein intraligamentär gelegenen Tumoren verdrängen den Uterus nach oben und zur entgegengesetzten Seite (A. Martin). Andere Parovarialzysten wachsen nach oben. Während sich das vordere Blatt des Ligamentum latum über den Tumor wölbt, wird das hintere Blatt stark ausgezogen, der Tumor wird gestielt. Bei weiterem Wachstum werden schließlich die Tube, das Ligamentum ovarii proprium und die Plica vasorum (Ligamentum infundibulo-pelvicum) mit in den Stiel einbezogen.

Die Tube, die bei größeren Zysten meist stark in die Länge gezogen wird (Pfannenstiel beobachtete Tuben von 40—45 cm Länge, Payer beschrieb eine 76 cm lange Tube), liegt der Parovarialzyste so eng an, daß ihr Bauchfell-überzug sich direkt auf den Tumor überschlägt. Der lang ausgezogene Tuben-pavillon, vornehmlich die Fimbria ovarium, ist ebenfalls der Zystenwand eng angepreßt.

Auch das Ligamentum ovarii proprium kann stark verlängert sein. Selbst das Ovarium wird zuweilen zu einer breiten Platte verzerrt (PFANNENSTIEL). So sieht man denn an der Hinterwand jeder Parovarialzyste einen fast vollen Kreis, der von der Tube, der Fimbria ovarica, dem Ovarium und dem Liga-mentum ovarii proprium gebildet wird (O. FRANKL).

Zumeist ist aber das Ovarium noch deutlich von der Geschwulst abgesetzt. Bei den gestielten Tumoren liegt es, infolge der Wachstumsrichtung der Ge-schwulst nach vorne und oben, an der Hinterwand oder dem unteren Pol der Parovarialzyste. Bei den rein intraligamentären Zysten findet man es zuweilen auf oder sogar vor dem Tumor gelegen. In diesen Fällen ist auch die Tube

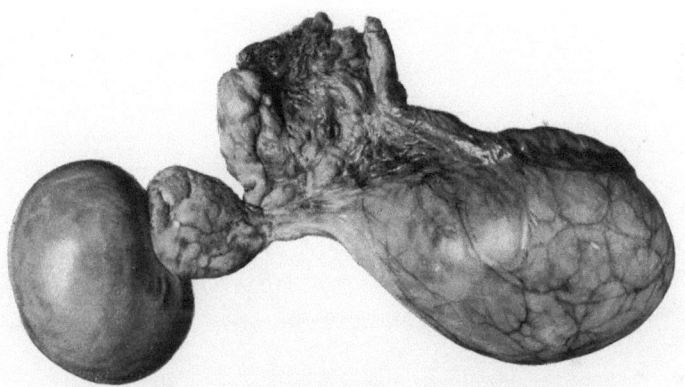

Abb. 58 Parovarialzyste im lateralen Abschnitt der Ala vespertilionis. Ovarium disjunctum mit Follikelzyste. (Präparat der Marburger Frauenklinik.)

nicht so extrem ausgezogen, sie zieht über die Kuppe der Geschwulst hinweg oder liegt mehr der Vorderwand der Zyste an.

Mitunter aber wird das häufig atrophische Ovarium derart in die Zysten-wand mit einbezogen, daß es fast unmöglich ist, eine Entscheidung zu treffen, ob es sich um eine Parovarialzyste oder um ein Ovarialkystom handelt (PFANNENSTIEL, SCHAUTA, NÜRNBERGER, O. FRANKL). Da die Parovarialzysten aber stets vom Peritoneum überzogen sind, sieht man, daß die Blutgefäße des Peritoneums die Gefäße der Zystenwand vielfach kreuzen. Hierdurch erhalten die Parovarialzysten ein kennzeichnendes Merkmal (Abb. 59). Auch die meist vorhandene große Verschieblichkeit des Bauchfells über der Geschwulst ist charakteristisch. (Sie lassen sich bei Operationen oft leicht ausschälen, Tube und Ovarium bleiben dann der Patientin erhalten.) Ist aber das subseröse Gewebe sklerotisch, dann haftet das Bauchfell fest an der Cystenwand an (WICHMANN).

Ausgeschälte Zysten zeigen besonders schön die dünne durchsichtige etwas schlaffe Zystenwand. Inhalt: Der in der Regel wasserklare oder leicht opales-zierende dünnflüssige Inhalt hat ein spezifisches Gewicht von etwa 1005. Die meistens eiweißfreie bzw. eiweißarme Flüssigkeit enthält kein Muzin und kein Pseudomuzin. PFANNENSTIEL und HEIL fanden in je einem Falle Harnstoff. Der Trockenrückstand des Zysteninhaltes beträgt nur etwa 1%, davon sind mehr als $^4/_5$ Aschenbestandteile, die in der Hauptsache wasserlösliche Salze (Sulfate, Chloride, kohlensaure Alkalien) enthalten. Wasserunlösliche Salze wie phosphor-saurer Kalk läßt sich nur in Spuren nachweisen (PFANNENSTIEL).

In größeren Zysten ist der Inhalt häufig getrübt und gelblich bis bräunlich gefärbt infolge von sekundären Veränderungen der Zystenwand, wie Verfettung und Abstoßung der Epithelien, Blutungen usw. Durch diese Beimengungen wird der Zysteninhalt eiweißreich. In dem aus Zellen und Zelltrümmern bestehenden Sediment finden sich zuweilen auch Cholesterinkristalle.

Mikroskopische Befunde. Der peritoneale Überzug, der streng genommen nicht zur Parovarialzyste gehört, besteht aus einer einfachen Lage platter Bauchfellepithelien. Die darunter liegende dünne Bindegewebslamelle ist reich an elastischen Fasern, dann folgt das lockere Füllgewebe des Ligamentum latum mit seinem grobmaschigen Gefäßnetz. Ist das sonst so lockere parametrane Gewebe sklerosiert, dann findet man nur einige derbe Bindegewebs- und Muskelfibrillen sowie abgeplattete Gefäße, das Bauchfell ist an diesen Stellen

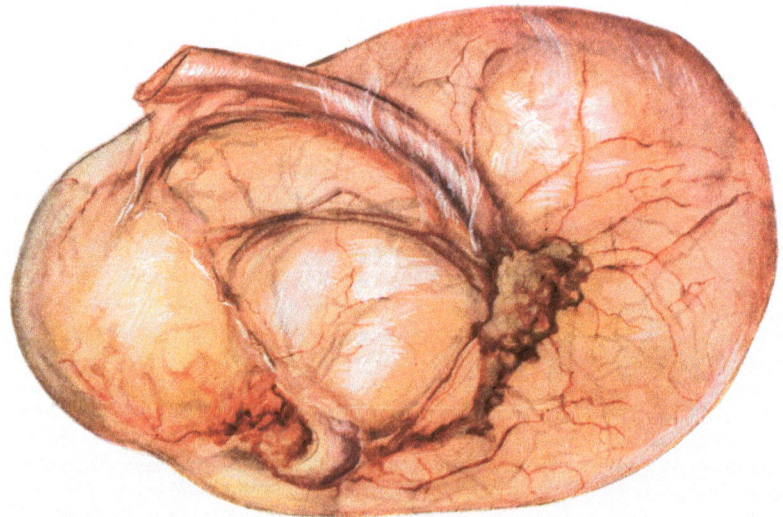

Abb. 59. Parovarialzyste bei durchfallendem Licht gezeichnet. Die sich überkreuzenden Gefäße sind gut zu erkennen. Links ist die Zyste von Peritoneum entblößt. (Präparat der Marburger Universitäts-Frauenklinik.)

fest mit der eigentlichen oft auch sklerotischen Zystenwand verwachen. In anderen Fällen ist das lockere Füllgewebe hypertrophisch, die Verschiebbarkeit des Bauchfells infolgedessen besonders leicht (WICHMANN).

Die Zystenwand selbst besteht aus einer bindegewebigen Hülle und der epithelialen Innenauskleidung.

Die bindegewebige Hülle besitzt nach außen eine derbe aus kernarmen Bindegewebslamellen bestehende Schicht, deren Lamellen nach innen zu immer dünner werden (WICHMANN, KILLIAN). Die einzelnen deutlich voneinander getrennten Lamellen stehen durch feine kollagene Fibrillen miteinander in Verbindung. Während nach außen zu diese „lamelläre Schicht" (NÜRNBERGER) gegen das lockere Bindegewebe des Ligamentum latum scharf abgesetzt ist, geht sie nach innen allmählich in die „retikuläre Schicht" (NÜRNBERGER) über. Diese innere subepitheliale Bindegewebsschicht besteht aus einem feinen Fasernetzwerk, welches ohne bestimmte Anordnung zu sein scheint, mitunter verlaufen die Fasern senkrecht zum Epithel (SPIEGELBERG).

Von besonderen Gewebselementen findet man in der Wand der Parovarialzysten manchmal regelrecht angeordnete elastische Fasern. Gegen das parametrane Gewebe hin schließt die lamelläre Schicht häufig mit einer starken grobwelligen Lamina elastica externa ab; nach innen zu werden diese elastischen Elemente immer feiner und kleinwelliger, manchmal reichen sie bis an das Epithel heran (BENNECKE, WICHMANN). Außer Bindegewebsfasern lassen sich in der Wand kleinerer Zysten (etwa bis zu Enteneigröße) spärlich glatte Muskelfasern nachweisen. In den größeren werden sie vermißt. Da bereits in der Tunika des normalen Epoophoronschlauches glatte Muskulatur vorhanden ist, stellt der Befund von glatten Muskelfasern in der Wand der Zysten nichts besonderes dar. Glatte Muskulatur beweist nicht, wie KOSSMANN behauptete, daß die Parovarialzysten dilatierte akzessorische Tuben darstellen (HENLE, KÖLLIKER, SPIEGELBERG, GUSSEROW, GEBHARD, FISCHEL, KILLIAN, BENNECKE, WICHMANN).

Die epitheliale Innenauskleidung — der epitheliale Geschwulstanteil besteht aus einem einschichtigen Zellsaum, dessen einzelne Zellelemente

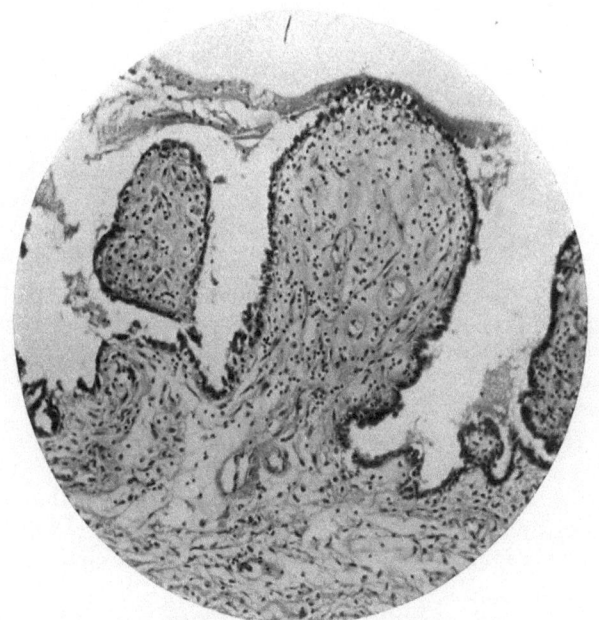

Abb. 60. Aufgequollene Papille, breitbasig der epithelialen Innenwand einer Parovarialzyste aufsitzend. (Eigenes Präparat.)

in ein und derselben Zyste große Verschiedenheiten aufweisen. In fast allen Parovarialzysten findet man hochzylindrische Flimmerzellen mit hellem Zelleib und quergestellten Kernen. Einzeln oder in Gruppen zusammen liegen sie zwischen flimmerlosen Zellen, die oft noch höher und schmäler sind als die Flimmerzellen. Ihre Kerne färben sich relativ dunkel und sind länglich gestellt. Diese beiden Zelltypen finden sich in der reinsten Form nur in den weichen mehr dickwandigen Geschwülsten. In anderen Zysten lassen sich nur kubische flimmerlose Zellen nachweisen, die alle Zeichen von Sekretionsvorgängen aufweisen. Nach WICHMANN stellen die kubischen Zellen, die am weitesten in pathologischer Richtung entwickelten Epithelien dar. Bei reger sekretorischer Tätigkeit sollen die Flimmerzellen ihre Wimperhärchen verlieren. In sklerotischen Zysten sind die Epithelien abgeplattet. Auch die Flimmerzellen sind nur noch spärlich als plattkubische Epithelzellen nachweisbar.

Die Wand ist immer glatt, gerunzelt oder in Falten gelegt. Diese Faltenbildungen führt FISCHEL auf Kontraktionen der glatten Muskelfasern zurück.

Bennecke macht die elastischen Elemente dafür verantwortlich. Wichmann sieht in ihnen die Folgen der „elastischen Retraktionsfähigkeit des Muskel-, Binde- und elastischen Gewebes der gesamten Wandbestandteile". In etwa 31% (Wichmann) aller Parovarialzysten findet man außerdem papilläre Wucherungen in Form plumper, warzenförmiger Exkreszenzen, die breitbasig der Unterlage aufsitzen und nur selten Verästelungen und Sprossenbildungen aufweisen (Abb. 60). Diese Papillen liegen zumeist vereinzelt oder in kleinen Gruppen zusammen, ab und zu bedecken sie „reibeisenartig handflächengroße Stellen" (Olshausen). Auch mächtige z. B. frauenfaustgroße papilläre Massen kommen vor (O. Frankl). Diese Wucherungen werden nach Wichmann am häufigsten in den mittelgroßen (gänseei- bis faustgroßen) Zysten gefunden, in größeren Geschwülsten sah sie Bennecke. R. Meyer beschrieb sie schon bei Neugeborenen. Die Endkolben sind oft blasenmolenartig gequollen und haben makroskopisch ein glasig gequollenes, sagokörnerähnliches Aussehen. Diese papillären Protuberanzen bestehen aus einem derben bindegewebigen Grundstock, dessen Enden oft ödematös aufgequollen sind. Bedeckt ist dieser Grundstock von einem einschichtigen Epithel, welches auf der Kuppe abgeplattet ist, während es an der Basis oft in Zylinderepithel übergeht. Mitunter finden sich mehr kubische Zellen mit und ohne Flimmerhaare.

Auf Grund dieser papillären Wucherungen hat man die Parovarialzysten in die Gruppe der Blastome eingereiht. Die gequollenen Endkolben werden von Wichmann als jüngste Stadien der Papillenbildung — entstanden durch Proliferation des Epithels und des Bindegewebes — angesprochen.

Andere Geschwülste wie ein Kystadenoma papillare parovarii (Pfannenstiel), traubenförmige Kystome (Olshausen, Nebesky, Dahlgren u. a.) und Teratome (Dermoidkystome) des Parovariums (Czyzewics, Zacharias Häfner, Tourneux und Fahre) dürften wohl von anderen Gewebselementen ihren Ausgang nehmen.

Sekundäre Veränderungen der Parovarialzysten. Im Schrifttum wird eine beträchtliche Anzahl sekundärer Veränderungen beschrieben. Nürnberger, der im Handbuch der Biologie und der Pathologie des Weibes von Halban und Seitz die Erkrankungen des Nebeneierstockes und des übrigen mesonephrischen Systems bearbeitet hat, hat sie übersichtlich geordnet. Ich folge seiner Einteilung.

1. **Stieldrehung.** Die gestielten Parovarialzysten neigen genau so häufig wie die gestielten Ovarialtumoren zur Stieldrehung (L. Seitz, Frangenheim, O. Frankl — Kasuistik s. bei Nürnberger). Der breite Stiel verhindert vielfache Umdrehungen, doch beobachtete O. Frankl Drehungen über 3mal 360° (über Ursachen und Gesetze der Stieldrehung s. im Kapitel „Ovarium" von J. W. Miller). Auch die Folgen der Stieltorsion sind die gleichen, wie man sie bei Ovarialtumoren beobachtet (s. dort). Die hämorrhagische Infarzierung ist aber oft nur wenig ausgesprochen wegen der geringen Zahl der Drehungen. Doch konnten wir erst vor kurzem eine um 450° stielgedrehte Parovarialzyste operieren, die alle Zeichen der schwersten Hyperämie und Hämorrhagie aufwies. Ähnliche Beobachtungen machte O. Frankl.

Von großem Interesse ist das Verhalten des Ovariums. Da es nicht selten mit in den Stiel einbezogen wird, ist es zumeist hämorrhagisch infiziert und imponiert als hühnereigroßer schwarzblauer Tumor. Mitunter wird es in zwei Teile getrennt, wenn die Torsion den ovariellen Stielanteil mit erfaßt, der mediale mit dem Ligamentum ovarii proprium in Verbindung stehende Abschnitt ist dann makroskopisch und mikroskopisch unverändert. Auch im infarzierten Ovarialabschnitt lassen sich mitunter noch lebensfrische Primärfollikel nachweisen (L. Seitz, O. Frankl). Die Gefahren der Stieltorsion sind reaktive Peritonitis, Blutung, Vereiterung, Verjauchung.

Woskresenski berichtete über eine Stieldrehung mit gleichzeitiger Torsion einer Netzadhäsion. v. Deresa beobachtete eine Inkarzeration der Sigmaschlinge durch den Stiel einer torquierten und in das kleine Becken eingekeilten Parovarialzyste.

2. Vereiterung von Parovarialzysten. Daß im Anschluß von Stieltorsionen Epoophoronzysten vereitern können, wurde bereits erwähnt. Mouret beobachtete eine vereiterte Parovarialzyste im Wochenbett. Kleinwächter berichtete über eine Entzündung der Wand einer Epoophoronzyste, die wahrscheinlich im Anschluß an eine Parametritis puerperalis entstanden war.

3. Tuberkulose. Kelly und Thye berichten je über eine mit Tuberkel besäte Parovarialzyste als Folge einer allgemeinen Bauchfelltuberkulose.

4. Ruptur. In der Literatur finden sich die Veröffentlichungen von Matti und Delore. In beiden Fällen war es durch ein geplatztes arterielles Wandgefäß zu einer lebensbedrohlichen Blutung gekommen. Neben dem auslösenden Moment — Trauma, Überanstrengung — mußte auch eine beträchtliche Verdünnung der Zystenwand verantwortlich gemacht werden.

5. Geschwulstbildung in Epoophoronzysten. Wenn man auch im allgemeinen annehmen kann, daß die Epoophoronzysten „von allen zystischen Neubildungen der Ovarialgegend die kleinste innewohnende geschwulstartige „Virulenz" besitzt und somit auch als pathologisch-anatomisch sehr gutartige Neubildungen aufzufassen sind" (Wichmann), so zeigen doch einige wenige Beobachtungen, daß eine Parovarialzyste maligne degenerieren kann. Hilda Whittingham fand in einer Parovarialzyste einer 53jährigen Frau neben zahlreichen derben grauen auch eine weiche rötliche Exkreszenz, die sich mikroskopisch als Karzinom erwies. Möglicherweise gehören hierher auch 2 Fälle von intraligamentären Karzinomen, die Robert Meyer in seiner zusammenfassenden Arbeit „Über embryonale Gewebseinschlüsse in den weiblichen Genitalien" erwähnt. Die Beobachtungen von Lawson Tait und Werth sind nicht einwandfrei. Uteruskarzinommetastasen in einer Parovarialzyste beschrieben Schottlaender und Häggström. Bei Magenkarzinom fand Talmey große krebsige Geschwülste beider Parovarien. Spindelzellensarkome in der Wand von Epoophoronzysten sahen Spanton und Goldschmidt.

Die soliden Geschwülste des Epoophorons. Als solide Blastome des Nebeneierstockes werden in der Literatur 4 Adenomyome, 1 Adenosarkom und 1 Fibrosarkom angeführt.

Pick fand bei einer 46jährigen Frau beiderseits „genau in den Eierstockshilus eingeschmiegt" je einen kleinen Tumor. Beide Tumoren waren typisch aufgebaute Adenomyome. Aus der Lage und dem Zusammenhang der Drüsenschläuche mit Epoophoronkanälchen schloß Pick, daß es sich um autochthone Geschwülste des Nebeneierstockes handelte.

In zwei Fällen sah Aschoff teils zystische, teils solide größere Geschwülste der Ala vespertilionis, die sich mikroskopisch ebenfalls als Adenomyome erwiesen.

Über eine große, 2 Liter Flüssigkeit enthaltende stielgedrehte Geschwulst der Ala vespertilionis berichtete Brunet. Der solide Tumoranteil zeigte mikroskopisch das Bild eines Adenomyoms. (Zur Kritik dieser Tumoren s. Robert Meyer, S. 324, 1. Teil dieses Bandes.)

Als Adenosarkom des Parovariums deutete Werth einen Tumor der Ala vespertilionis. Cushier sah ein zystisches Fibrosarkom, dessen Ausgangspunkt das Epoophoron sein soll. Leider existiert über den Werthschen Fall nur ein kurzes Referat. Auch die Arbeit von Cushier war mir nur im Referat zugänglich.

β) Tumoren ausgehend vom Paroophoron.

Die Pathologie dieser Urnierenreste stützt sich in erster Linie auf die Untersuchungen von Aschoff, Robert Meyer, Rieländer, Felix, O. Frankl, Forssner u. a. Übereinstimmend haben diese Autoren feststellen können, daß die als Paroophoron bezeichneten Urnierenreste keineswegs konstant lokalisierte Organreste im Sinne von Waldeyer darstellen (Abb. 61). Infolge der Verschiebung des Ligamentum latum von der hinteren Bauchwand in den Beckenraum können bei Feten solche Reste des kaudalen Urnierenabschnittes auch im Basalabschnitt des Ligamentum latum, im Ligamentum infundibulopelvicum und an der hinteren Bauchwand nachgewiesen werden. Am häufigsten werden die Reste aber nahe der Wurzel des Ligamentum latum, dicht hinter dem vorderen Blatte des breiten Mutterbandes zwischen den Ästen der Arteria ovarica (spermatica) angetroffen.

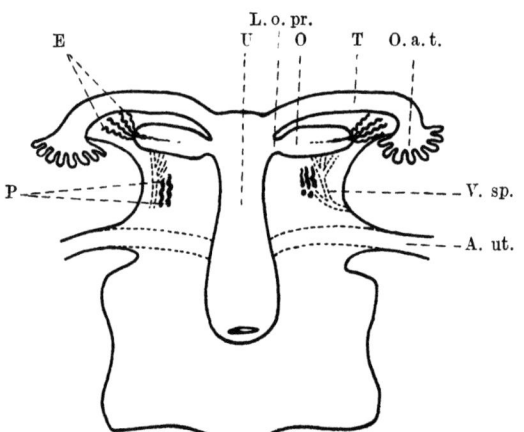

Abb. 61. Lage des Paroophoron. (Nach Rieländer: Das Paroophoron 1904) U Uterus, O Ovarium, T Tube, L. o. pr. Ligamentum ovari proprium; O. a. t. Ostium abdominale tubae; V. sp. Vena spermatica; A. ut. Arteria uterina; P Paroophoron; E Epoophoron.

Da diese embryonalen Gewebseinschlüsse fast stets in den ersten 5 Lebensjahren zugrunde gehen, hat sich die Pathologie vornehmlich mit den Befunden bei Feten und Neugeborenen zu befassen. Obwohl diesen Organresten die Möglichkeit zur Geschwulstbildung nicht aberkannt werden kann, sind einwandfreie Geschwülste des Paroophorons so gut wie nie beobachtet worden.

Unter der Bezeichnung Dermoidzyste im Ligamentum latum haben Marchand im Jahre 1882 und Switalski (1899) Hornepithelknötchen und Zysten im Ligamentum latum von Neugeborenen veröffentlicht. Robert Meyer, der bereits im Jahre 1902 5 gleiche Beobachtungen mitteilen konnte, hat sich eingehend mit diesen Ektoderm (Dermoid-) Zysten beschäftigt und ihre Zugehörigkeit zu den Resten des Wolffschen Körpers — Paroophoron — erkannt. Anfänglich nahm er an, daß es sich um Gewebsversprengungen etwa aus der 3. Woche des Embryonallebens handeln würde. Bald darauf aber konnte er überzeugend auseinandersetzen, daß es sich um eine Degenerationsmetamorphose von Epithelien der Urniere handelt. (Ortsungewöhnliche Weiterdifferenzierungen — Robert Meyer; Prosoplasie — v. Hansemann, Schridde.)

Diese bindegewebig umkapselte unter dem vorderen Blatt des Ligamentum latum nahe dem Plexus spermaticus gelegene Zysten und Knötchen „haben die Zusammensetzung der Epidermis, jedoch nur unvollkommen und zeigen meist erhebliche Zeichen der Degeneration. Sie sind makroskopisch sichtbar; mikroskopisch ist die Diagnose nicht zu verfehlen (Abb. 62). Das Stratum corneum und Stratum granulosum sind am wichtigsten; die anderen Schichten sind weniger deutlich. Die Hornsubstanz gibt die charakteristischen Reaktionen mit Acidum osmicum usw." (Robert Meyer). Gegenüber Bandler, der die Teratome (Dermoide) der Keimdrüsen auf eine Versprengung von Ektoderm durch den Wolffschen Körper und Gang zurückführte, betonte Robert Meyer, daß die Ektodermzysten nichts mit Teratomen zu tun haben. Zystische Tumorbildung hält er für durchaus möglich.

Während nun im Bereiche der typischen Lokalisation einwandfreie Tumoren des Paroophorons nicht nachgewiesen werden konnten, haben auf Grund embryologischer Studien einige Autoren wie z. B. Dowd und Niosi Tumoren des Mesokolon als Zysten des Wolffschen Ganges gedeutet, da sie typische epitheliale Kanäle und Schläuche in der Zystenwand fanden. Hartz und Krönig beschrieben zystische Tumoren an der Hinterwand des kleinen Beckens und führten sie auf Urnierenreste zurück. Hartz berichtete über einen mannsfaustgroßen zystischen Tumor des Mesosigmoideums. Als Inhalt fand sich eine braunrötliche, blutige Flüssigkeit. Die Zystenwand zeigte den Aufbau eines Adenomyoms. Auch Krönigs Tumor war ein Adenomyom, welches nach seiner

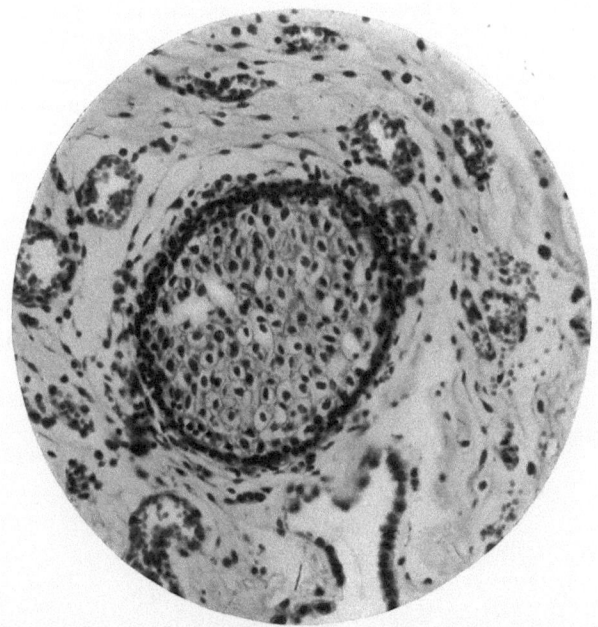

Abb. 62. Plattenepithelknötchen im Ligamentum latum in der Nähe der Spermatikalgefäße einer erwachsenen Frau (Plattenepithelinsel der Reste des Wolff-Gartnerschen Ganges? Plattenepithelknötchen von der Serosa stammend? Eigenes Präparat).

Meinung anfänglich in der Uteruswand entstanden war und sich später als paroophorales Adenomyom in das retrozervikale Zellgewebe hinaus geschoben hatte.

Nachdem nun die Urnierentheorie von v. Recklinghausen heute als abgetan gilt, läßt sich die Deutung dieser Geschwülste als Urnierenadenomyome nicht mehr aufrecht erhalten (s. Robert Meyer im I. Teil dieses Bandes, S. 324).

Koblenz beschrieb ein „Adenocystoma cylindrocellulare multiloculare proliferum glandulare retroperitoneale praevertebrale" der Hinterwand des kleinen Beckens. Er führte die Entstehung auf Paroophoronreste zurück.

γ) Tumoren ausgehend vom Wolff-Gartnerschen Gang.

Da der Wolffsche Gang in der Urnierengeschlechtsfalte des Fetus verläuft ist es durchaus denkbar, daß gelegentlich Reste als embryonale Einschlüsse im Bereiche der Plica vasorum an der hinteren Bauchwand, sowie im Ligamentum latum zurückbleiben. Bereits bei der Besprechung des Epoophoron deutete ich an, daß der Ductus longitudinalis als Rest dieses Ganges anzusprechen ist. Während einwandfreie Reste des Wolffschen Ganges in den kranial vom Epoophoron gelegenen Abschnitten bisher nicht nachzuweisen waren, sind uns die Überreste des Wolffschen-Gartnerschen Ganges kaudal vom Epoophoron besonders nach den eingehenden Untersuchungen von Robert Meyer besser bekannt. Doch erleidet auch dieser Abschnitt schon in der zweiten Hälfte des

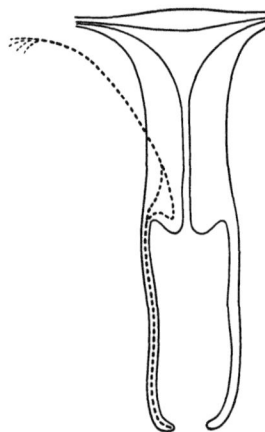

Fetallebens eine so starke Rückbildung, daß seine Persistenz nicht zur Norm gehört. Im Ligamentum latum bzw. Parametrium sind seine Reste sogar ziemlich selten (Robert Meyer). Etwa in Höhe des inneren Muttermundes oder dicht darüber tritt der Gang in die Uteruswand ein. Nur ausnahmsweise rückt der Kanal so nahe bis an die Seitenkante des Corpus uteri vor, daß er schon direkt unterhalb der Tube in den Uterus einmündet. Der Kanal verläuft nun in der seitlichen Wand der Zervix medialwärts bis tief in die Portio hinein, wo er sich ampullär erweitert (Ampulle des Gartnerschen Ganges). Von dort aus steigt es mit einer Knickung oder Schleife zum seitlichen Scheidengewölbe wieder auf (s. Abb. 63). Robert Meyer sah ihn bei einer Neugeborenen am

Abb. 63. Schematische Darstellung des Verlaufes des Gartnerschen Ganges (punktierte Linie) im Lig. latum. (Siehe Rob. Meyer, Abb. 19, S. 44 im 1. Teil dieses Bandes.)

Hymen enden. Im Uterus sind solche Reste bis zu 20% bei erwachsenen Frauen nachzuweisen (Robert Meyer).

Die Zysten, sowie die Adenome und Karzinome des Gartnerschen Ganges im Uterus hat Robert Meyer beschrieben (s. 1. Teil dieses Bandes, S. 322 und S. 530). Ihrer Lage nach gehören sie nicht mehr zu unserem Arbeitsgebiet. All diese Bildungen entstehen — dem Verlauf des Ganges entsprechend — nicht parazervikal,

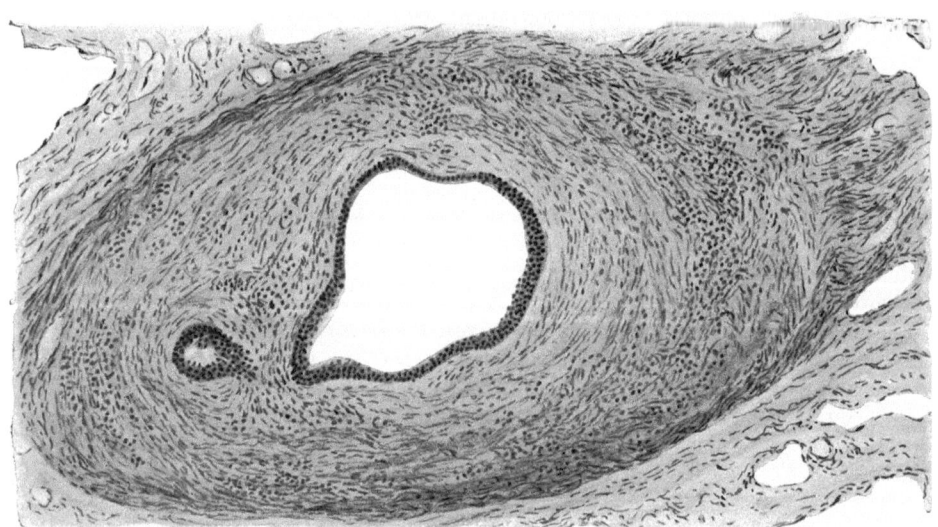

Abb. 64. Gartnerscher Kanal dilatiert im Ligamentum latum nahe dem Uterus eines 7jährigen Mädchens. (Präparat Robert Meyer.)

sondern in der Zervixwand. Auch die vaginalen Zysten des Ganges liegen nicht paravaginal, sondern in der Wand der Vagina (s. Kapitel Vagina).

Auch die seltenen im Ligamentum latum gelegenen Reste können schon wie Robert Meyer feststellte, im Fetalleben erhebliche zystische Degeneration und starke Verdickung der Wand erfahren. Gelegentliche Befunde bei Erwachsenen z. B. ein bleistiftdicker GARTNERscher Gang mit Papillen im Ligamentum latum (ROBERT MEYER) deuten darauf hin, daß auch Zysten und Papillen bergende Kystome aus solchen Resten entstehen können. Von einigen Autoren werden denn auch Zysten des Ligamentum latum als Zysten des WOLFF-GARTNER-schen Ganges bezeichnet (G. KLEIN, DONALD, LEWERS, DONK, SILHOL u. a.). Es erscheint aber fraglich, ob diese Zysten tatsächlich vom Urnierengang abstammen.

Die Diagnose auf Zysten und Tumoren des WOLFF-GARTNERschen Ganges stützt sich vornehmlich auf die Lage oder — wenn nachweisbar — auf den Zusammenhang mit dem normal gebliebenen Teil des Ganges. Dagegen lassen bei Zysten sowohl der Bau der Wandung (fibromuskuläre Zystenwand) als auch das Aussehen der Epithelien [ein- bis mehrschichtiges zylindrisches Epithel

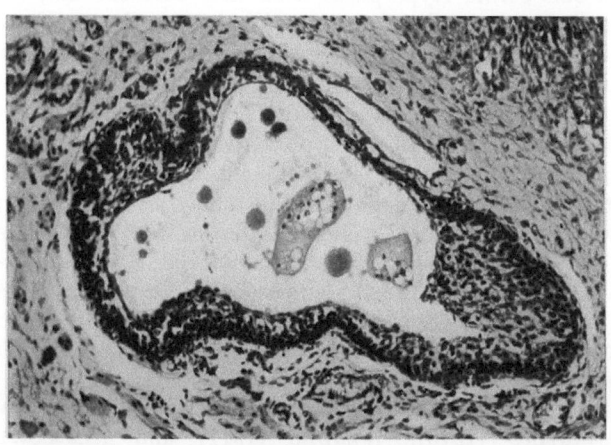

Abb. 65. Plattenepithelzyste im Ligamentum latum einer erwachsenen Frau dicht an der Seitenkante des Uterus gelegen. (Prosoplastische Bildung eines Restes des GARTNERschen Ganges ? Serosazyste ? Eigenes Präparat.)

(Abb. 64) eventuell sogar Plattenepithelanteile (Abb. 65)] diagnostisch völlig im Stich (ROBERT MEYER).

Zysten der Plica vasorum (Ligamentum ovarico pelvicum, Ligamentum infundibulo pelvicum, „ligament tubo-ovarien") werden z. B. von TÉDÉNANT ebenfalls als Zysten des WOLFFschen Ganges gedeutet.

Ein Karzinom des Ligamentum rotundum wird von DUBAR vom WOLFFschen Körper abgeleitet.

Auch mesenteriale bzw. retroperitoneale Zysten werden zum Teil als Zysten dieses Ganges oder als Lymphzysten angesprochen (z. B. BAUER, DUBS).

COLE wollte Zysten des breiten Mutterbandes vom MÜLLERschen Epithel ableiten.

Tumoren ausgehend von Nebennierenrindenknötchen.

δ) Hypernephroide Blastome.

Bereits MARCHAND hatte, nachdem er bei einem 50jährigen weiblichen Hermaphroditen neben einer „kolossalen Hyperplasie" beider Nebennieren im rechten breiten Mutterbande eine hyperplastische Vergrößerung eines Neben-nierenrindenknotens (Größe 5:3:3,5 cm) gefunden hatte, die Vermutung aus-gesprochen, daß sich aus den versprengten Nebennierenrindenknötchen Blastome entwickeln können, die in ihrem Aufbau an die Hypernephrome erinnern.

L. Pick hat 1901 bei einer anfangs der vierziger Jahre stehenden Frau ebenfalls zwei hyperplastische Nebennierenrindenknoten nachweisen können.

Auch die Untersuchungen von Robert Meyer zeigen, daß solche embryonalen Nebennierenrindenkeime wucherungsfähige Zellen besitzen können. Schon bei Neugeborenen fand er, daß das akzessorische Nebennierenrindenparenchym öfters nicht scharf abgekapselt ist. Ganz eklatant sah er aber eine hyperplastische Wucherung der spezifischen Zellelemente eines solchen Knötchens bei einer Erwachsenen. Analog der Entwicklung embryonaler Organe, in denen man die jüngsten Entwicklungsstadien immer an der Peripherie des Organes findet, traf er auch diese hyperplastische Wucherung nur an der Peripherie des Knötchens an. Ich selbst habe zweimal eine geringgradige Wucherung solcher Knötchen gesehen.

Nun stellt eine solche Hyperplasie noch kein Blastom dar, sie bildet aber das Zwischenglied zum geschwulstartigen Wachstum, dessen Ursache wir noch nicht kennen. Die Tatsache der embryonalen Keimversprengung an sich genügt nicht, um die kausale Genese des Blastoms zu erklären; ebensowenig vermag dies die Hyperplasie eines solchen Keimes. Derartige Befunde geben uns lediglich einen Hinweis auf die mutmaßliche Histogenese.

Wir kennen aber im Ovarium, im Ligamentum latum und im Beckenbindegewebe Blastome, die als hypernephroide Blastome oder auch als Hypernephrome bezeichnet werden. Sie stellen außerordentlich seltene Geschwülste dar. Die Kasuistik über die hypernephroiden Tumoren des Eierstockes sind in dem Kapitel „Ovarium" (J. W. Miller) einzusehen. Als erster berichtete Weiss (1898) über eine maligne Geschwulst im rechten Ligamentum latum, die von einem versprengten Nebennierenkeim bei einem 17jährigen Mädchen ausgegangen war.

Die gleichen hypernephroiden Tumoren im Ligamentum latum beschrieben Delore-Alamartine (1910), Wendel (1911) und Alamartine-Maurzot (1912). Lihotzky-Sternberg (1906) sahen einen mannskopfgroßen hypernephroiden Tumor im Ovarium und in der Ala vespertilionis derselben Seite einer kleineren, der 8:5 cm groß war. Sternberg nahm an, daß der kleine Tumor eine Metastase war.

In den tiefen Partien des Beckenbindegewebes fanden Schiffmann und Szamek (1926) einen 12:8,5:8 cm großen Tumor, der sich mikroskopisch als ein hypernephroider Tumor mit sarkomatöser Degeneration des Bindegewebes erwies.

H. O. Neumann teilte 1928 einen Fall von doppelseitigen Nebennierenblastomen der Ovarien mit. Die Keimdrüsen waren in faustgroße vielhöckerige zum Teil zystische, zum Teil solide Geschwülste umgewandelt. Diese Tumorknollen setzten sich massig zwischen die Blätter der Ligamenta lata fort.

Über den Ort der Tumorentstehung läßt sich streiten. Es ist durchaus denkbar, daß ursprünglich die Tumoranlage im Ligamentum latum in der Höhe des Hilus ovarii gelegen hat und erst sekundär Tumorgewebe ins Ovarium vorgedrungen ist. Daß die Keimdrüse — offenbar infolge besonderer vitaler Wachstumsenergien, die möglicherweise auch hormonal bedingt sind — einen außerordentlich günstigen Boden für sekundär eingedrungene Tumorzellen darstellt, wissen wir; die vollständige Vernichtung des Ovarialgewebes und auch die Doppelseitigkeit spricht also nicht gegen die Annahme, daß es sich ursprünglich um Geschwülste im Ligamentum latum gehandelt hat. Die höchst selten nachgewiesenen Nebennierenrindenknoten im Ovarium lassen aber auch eine primäre Entstehung im Ovarium zu.

Im Bereich der Plica vasorum, also retroperitoneal zwischen Niere und dem kleinen Becken fand Chiari (1884) einen hypernephroiden Tumor.

Schließlich konnte 1930 F. A. WAHL über ein atypisches hypernephroides Blastom mit Metastasenbildung im Bereich des weiblichen Genitalapparates berichten. Der Tumor, der von einer jungen 29jährigen Frau stammte, füllte fast die ganze rechte Seite des kleinen Beckens aus, so daß der Uterus nach vorne und links verschoben war. Nach oben zu reichte der Tumor nicht ganz bis zum rechten unteren Nierenpol. Seine intra-ligamentäre retroperitoneale Lage bedingte, daß die Bauch-fellfalte für die Ovarialgefäße (Plica vasorum = Ligamentum infundibulo-pelvicum, = ova-rico-pelvicum) vollständig aus-geglichen war. Das Peritoneum spannt sich straff über die Wöl-bung der Geschwulst, weiter nach oben lag um die hintere Wand das Coecum dicht an. Im kleinen Becken lag die Ge-schwulst über der Kreuzhüft-beinfuge und dem rechten

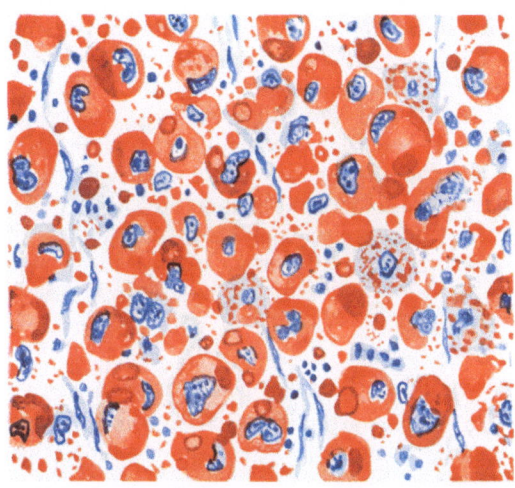

Abb. 66. Atypischer hypernephroider Tumor, metastatisch im Bereiche der Plica vasorum und des Ligamentum latum. Fettfärbung mit Sudan III. [Eigene Beobachtung, ver-öffentlicht von F.A.WAHL, Arch.Gynäk.141(1930),Abb.3.]

Kreuzbeinflügel, so daß das hintere Blatt des Peritoneums stark ausgezogen wurde. Das Ovarium ließ sich vollständig vom Tumor isolieren. Die Ala vespertilionis bildete uterinawärts eine 2 Querfinger dicke Platte, auch die Tube war gut daumendick. Unter-halb der Tubeneinmündung in den Uterus reicht die Geschwulst bis an den Uterus heran.

Dieser Tumor hatte makro-skopisch das typische Aussehen eines Hypernephroms. Neben den Erweichungs- und Durch-blutungsherden fielen eigen-artig ockergelbe und sulzige Geschwulstanteile auf. In der Mesosalpinx, in Tube und Ova-rium waren bereits mit bloßem Auge Tumoranteile zu sehen.

Die mikroskopische Unter-suchung (H. O. NEUMANN) er-gab ein Tumorgewebe, beste-hend aus eigenartigen großen, durchweg blasigen Zellen, die zumeist rund oder vieleckig waren. In den riesigen Zellen

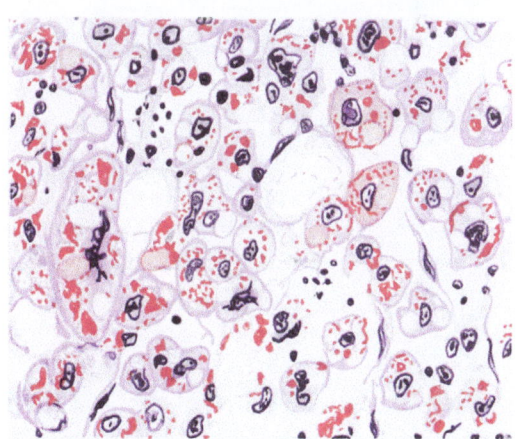

Abb. 67. Atypischer hypernephroider Tumor, metastatisch im Bereiche der Plica vasorum und des Ligamentum latum. Glykogendarstellung nach BEST. In den Protoplasma-leibern runde Vakuolen, die offenbar mit Fett angefüllt waren. [Arch. Gynäk. 141 (1930), Abb. 4.]

waren die Kerne meistens auffallend klein. Der Stromaanteil war spärlich. Mit Sudan III ließen sich in den großen Zellen prachtvoll groß- und kleintropfige helleuchtende Fettsubstanzen nachweisen (Abb. 66). Im Polarisationsmikroskop sah ich doppelbrechende und nichtdoppelbrechende Lipoide. Neben der reich-lichen Fettanhäufung fanden wir aber auch an manchen Stellen der Geschwulst

Zellen, die mit Glykogen überladen waren (Abb. 67). Auch in der Mesosalpinx, in den Tubenfalten und im Ovarium ließen sich in großer Zahl Tumormetastasen darstellen. Mit einer Fibrillenfärbung entdeckte ich mitunter ein feines wabenartiges Netzwerk, welches Zellen und Zellgruppen umgab. Auf dieses zirkumzelluläre Faserwerk hat zuerst Hildebrand hingewiesen.

Solche atypischen hypernephroide Blastome sind bekannt (E. Kaufmann, Loening, Graupner).

In den meisten Fällen sind die Pickschen Forderungen zur pathologisch-anatomischen Diagnose erfüllt. Atypische Hypernephrome zeigen eine unregelmäßige Anordnung der Geschwulstparenchymzellen. Die typische Anordnung zu Balken, schlanken Säulen, Strängen und Haufen wird vermißt.

Zum Schlusse sei noch kurz bemerkt, daß alle Patientinnen keine Geschlechtsumstimmungen aufwiesen, wie es nicht selten bei Nebennierentumoren zur Beobachtung gekommen ist (s. Schrifttum bei Halban, Sellheim, Helmut Schmidt, F. A. Wahl).

ε) Tumoren aus versprengtem Ovarialgewebe.

Im Bereiche der Farre-Waldeyerschen Linie, also am Ansatz des Mesovariums, kommen gelegentlich breit oder gestielt aufsitzende Knötchen vor,

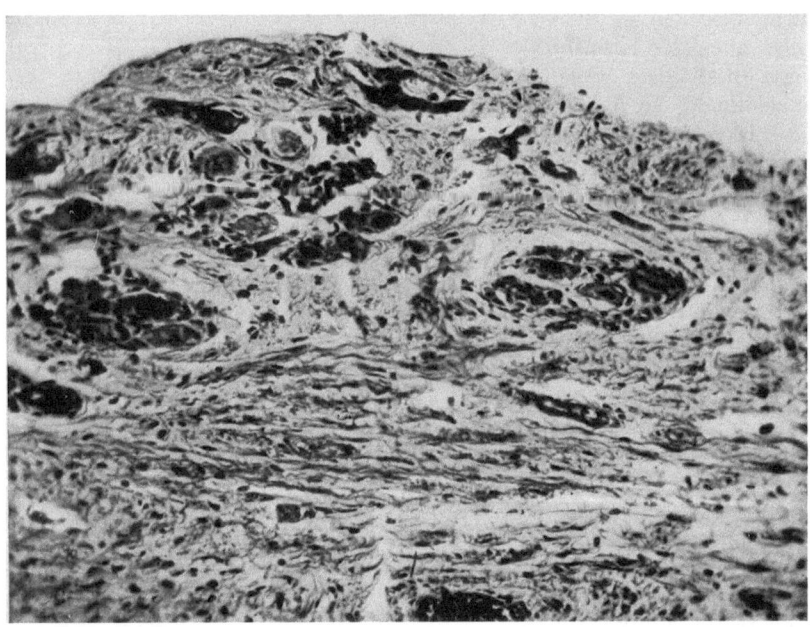

Abb. 68. Überschüssiges Ovarialgewebe im Ligamentum latum unter dem hinteren Peritonealblatt, ziemlich weit vom Hilus ovarii entfernt. (Eigenes Präparat, welches von einem reifen neugeborenen Mädchen stammt.)

die neben spindelzelligem Stroma auch Follikel enthalten. Derartige Gebilde wurden von Kossmann und v. Rosthorn als akzessorische Ovarien bezeichnet. Bei Feten, Neugeborenen und Erwachsenen sind solche Knötchen von verschiedenen Autoren nachgewiesen worden (Beigel, Sänger, de Sinety, Robert Meyer, O. Frankl, H. O. Neumann). Ich selbst habe bei einer Neugeborenen an einem Ovarium mehrere solcher Parenchymknötchen gesehen. Auch von der Ovarialoberfläche können sie sich gestielt abheben. Verlagerte

Ovarialsubstanz ist aber häufig nur mikroskopisch nachweisbar. Unter dem Peritonealblatt des Mesovariums (hinteres Blatt des Ligamentum latum) konnte ich bei Neugeborenen verschiedentlich Keimdrüsengewebsanteile finden (Abb. 68). Eierstocksgewebe senkt sich auch in die Tiefe des Ligamentum latum (ROBERT MEYER, ASCHOFF). Ja, selbst die Ausdehnung des Ovarialgewebes auf das Ligamentum ovarii proprium stellt einen häufigen Übergriff dar (ROBERT MEYER, O. FRANKL).

Größere Bildungen ähnlicher Art sind die Ovaria aberrantia (O. FRANKL) partita (v. ROSTHORN) oder disjuncta (SCHOTTLAENDER). Schrifttum siehe bei KERMAUNER im 3. Band des Handbuches der Biologie und Pathologie des Weibes von HALBAN und SEITZ 1924.

Auf die pathologisch-anatomische Bedeutung dieser Überschußbildungen näher einzugehen, ist nicht meine Aufgabe. Im Rahmen dieser Bearbeitung muß nur hervorgehoben werden, daß in solchen akzessorischen Gebilden alle die für die Keimdrüse charakteristischen Tumoren entstehen können. [So erklärt es sich denn auch, daß mitunter typische Ovarialblastome bei vollkommen erhaltenen Ovarien gefunden werden können.

Die als Parovarialtumoren angesprochenen Geschwülste wie das „Carcinoma papillare parovarii" (PFANNENSTIEL), die „traubenförmigen Kystome" (OHLSHAUSEN, NEBESKY, DAHLGREEN) die „Teratome" (CZYZEWICS, ZACHARIAS, HÄFNER, TOURNEUX und FABRE) dürften wohl, ebenso wie das „Adenocystoma cylindro cellulare multiloculare proliferum glandulare retroperitoneale praevertebrale" des Paroophorons von KOBLENZ, auf solche Ovaria aberrantia zurückzuführen sein. SCHWEITZER hat 1920 in 2 Fällen retroperitoneal gelegene proliferierende glanduläre Ovarialkystome ohne Beteiligung der Ovarien im Bereiche der Plica vasorum — also zwischen Niere und kleinem Becken — beschrieben. Zur Genese sagte er: „sie scheinen von abgeschnürten Überresten des WOLFFschen Körpers, wenn nicht von überzähliger Ovarialanlage ihren Ausgang zu nehmen." Das Schrifttum hat er kritisch bearbeitet.

DUBAR beschrieb 1890 ein Karzinom des Ligamentum rotundum.

4. Die Epidermoidzysten, Teratome (Dermoidkystome), Teratoblastome.

Die Epidermoidzysten.

SITZENFREY beschrieb 1910 einen zystischen Tumor, der zwischen Zervix und Blase gelegen war und die vordere Scheidenwand vorwölbte. Bei der Ausschälung wurde die Geschwulst angestochen. Es entleerte sich dermoidartiger Brei (Bericht Dr. KUTZ-Frankfurt). In den Zystensack sprangen einige solide Partien vor. Bei der mikroskopischen Untersuchung (BOSTROEM) wurde als Innenauskleidung typisch geschichtetes Plattenepithel der äußeren Haut gefunden, auch in den soliden Vorsprüngen ließen sich keine weiteren Gewebsarten nachweisen. Was die Herkunft anbetrifft, so handelt es sich nach Ansicht von SITZENFREY wohl um eine Keimverlagerung, die vielleicht bei Anlage der Kloake bzw. Vagina erfolgt ist.

1912 berichtete HÖRRMANN über eine Epidermoidzyste, die, retrovaginal gelegen, die hintere Vaginalwand und den Damm stark nach vorne drängte. Aus einem vaginalen Fistelgang floß bei starkem Druck Eiter ab. Bei Ausschälung der Zyste fand HÖRRMANN mehrere trichterförmige Ausziehungen bis hinter das Rektum zum Kreuzbein hin. Bei der pathologisch-anatomischen Untersuchung (OBERNDORFER) fand sich geschichtetes Plattenepithel als Innenauskleidung. Die Wand bestand aus randzellig infiltriertem kernarmen Bindegewebe, eingelagert waren hier und da Fremdkörperriesenzellen, sowie pigmentierte stäbchenförmige Gebilde (Reste von Haaren?). Gewebsanteile anderer Keimblätter ließen sich nicht vorfinden.

Hörrmann und Oberndorfer sind nach kritischer Abwägung zu der Überzeugung gekommen, daß es sich um eine epidermoidale Zyste handelt, die möglicherweise auf eine Verlagerung von Scheidenepithel oder auf embryonale Gewebsreste des Schwanzendes zurückgeführt werden kann.

1921 konnte Siegel über eine enteneigroße Epidermoidzyste berichten, die retro- bzw. pararektal gelegen war. Die Zystenwand zeigte den typischen Aufbau. Die bindegewebige Hülle wurde innen von einem mehr oder weniger stark geschichteten Plattenepithel begrenzt. Anhangsgebilde fehlten.

Galletley (1924) beobachtete eine präsakrale Epidermoidzyste als Geburtshindernis.

Auch die beiden letzten Autoren vertreten die Ansicht, daß diese Geschwülste von embryonalen Gewebseinschlüssen des Schwanzdarms ihren Ausgang genommen haben könnten.

Arzt (1911) hatte bereits einen gleichen Tumor beschrieben, ihn aber wie auch ältere Autoren (siehe bei Funke) nach der Nomenklatur von Kaufmann als Dermoidzyste bzw. epidermoidale Dermoidzyste bezeichnet.

Zur mutmaßlichen Entstehung dieser Zysten. Robert Meyer fand bei einem weiblichen Feten von 8 cm Kopf-Fußlänge 4 mit einem Lumen versehene Epithelinseln; 2 lagen dorsal und zwei ventral vom Steißbein. Von den dorsalen lag eine im Filum terminale des Rückenmarks, die andere — an der Steißbeinspitze — ging als Schlauch von Resten der Chorda bis dicht unter die Haut. Die beiden Herde auf der ventralen Seite des Steißbeins befanden sich dicht über bzw. unter dem Levator ani. Die dorsalen Inseln stellen offenbar Reste des Spinalkanals bzw. der Abgangsstelle zum Ductus neurentericus (untere Insel) dar. Die ventralen Inseln sind wohl Reste des Schwanzdarms.

Das Epithel dieser Inseln war teils ein-, teils mehrschichtig, teils zylindrisch. Nach der Ansicht von Graf v. Spee senkt sich ektoblastisches Epithel mehrschichtig in den „Canalis neurentericus" ein. Die ento-ektoblastische Grenze am Schwanzdarm ist aber selbst bei jungen Feten nicht genau zu bestimmen. Auch in den Bereich des sog. Chordaentoblasten biegt das Ektoblast ein, so daß die Anlage der Chorda mit größter Wahrscheinlichkeit Elemente des Ektoblasten besitzt. Daraus folgt, daß Plattenepithelinseln ventral vom Steißbein nicht ohne weiteres als sekundäre Versprengung von der Hautoberfläche anzusehen sind. Robert Meyer fand z. B. bei einem 4 Monate alten weiblichen Feten geschichtetes Plattenepithel in einer präkokzygealen Zyste. Ähnliche Befunde konnten Ribbert und Thaler erheben.

Die Beziehungen solcher abnormen Gewebseinschlüsse zu Geschwülsten wie Epidermoide, retrorektale Dermoide, Teratome, Neuroepitheliome, Gliome, Cholesteatome, Chordome und Teratoblastome hat Robert Meyer gebührend gewürdigt (Schrifttum s. Z. Geburtsh. **71**, 251).

Diese Epidermoidzysten haben also mit den Ektodermzysten des Paroophorons nichts zu tun.

Zu erwähnen sind hier auch die plattenepithelartigen Knötchen und Zysten der Serosa (vgl. Abb. 62 u. 65).

Teratome (Dermoidkystome) und Teratoblastome.

Es ist nicht meine Aufgabe, näher auf die Teratomgenese einzugehen. Ich gebe wie die meisten Autoren der Marchand-Bonnetschen Blastomerentheorie gegenüber der ovulogenen Theorie von Pfannenstiel den Vorzug (Näheres im Kapitel Ovarium von J. W. Miller). Für die Teratome am Steiß hat aber Fischel eine neue Theorie aufzustellen versucht. Eine Gruppe (Körperteile enthaltende Geschwülste) führt er auf — durch irgendwelche mechanische Momente von der einen vorhandenen Embryonalanlage partiell isolierte — Bruchstücke von Embryonalanlagen zurück. Für die Genese der anderen Gruppe (keine typischen Körpergebilde enthaltende Tumoren) macht er Verschiebungen und Verlagerungen von Teilen der Keimblätter bzw. örtlich begrenzte, pathologische Mehrproduktion von Zellen derselben verantwortlich. ROBERT MEYER hat die Beweisführung von FISCHEL kritisch geprüft und unter anderem gesagt, daß man neben Prädilektionsstellen der Verlagerungen auch bestimmte Entwicklungsstadien angeben muß, in welchen das Gewebe zur Verlagerung disponiert ist. FISCHEL hat aber für die sakralen Parasiten den Zeitpunkt der stattfindenden mannigfachen Umbildungsprozesse bei der Entwicklung des Afters, der Allantois und des Urogenitalapparates genannt. Diese Entwicklungsvorgänge haben aber weder lokale noch zeitliche Beziehungen zur Kreuzsteißbein- und Rückenmarksentwicklung.

„Die Steißtumoren kommen aber ebensowohl ventral als dorsal vom Kreuzsteißbein vor.... Sind die komplizierten Parasiten dieser Region genetisch gleich, so muß die vorausgesetzte Versprengung jedenfalls sehr früh angesetzt werden. Nach Ausbildung der Chorda wäre es jedenfalls schon zu spät, also etwa spätestens bei der Keimblattdifferenzierung, bedeutend wird hier der Unterschied zwischen den von FISCHEL angenommenen Verlagerungen und MARCHAND-BONNETs Blastomeren kaum sein" (ROBERT MEYER).

Für die Teratome (Dermoidkystome) im Beckenbindegewebe und in den Ligamenten hat man auch die Möglichkeit in Betracht gezogen, daß solche Bildungen von Ovaria disjuncta oder aberrantia ihren Ausgangspunkt genommen haben (O. FRANKL, R. MEYER, R. FREUND, KERMAUNER, E. KEHRER u. a.).

Auch die als Dermoide des Epoophoron (CZYZEWICZ, ZACHARIAS, HÄFNER, TOURNEUX und FABRE) und des GARTNERschen Ganges (COLOMBET) bezeichneten Tumoren dürften wohl gleichfalls Ovarialteratome sein. Doch hat man auch bei Männern Epidermoidzysten und Teratome (Dermoidkystome) im Beckenbindegewebe, im Mesenterium bzw. retroperitoneal in der Bauchhöhle gefunden, die zum Teil das ganze kleine Becken ausfüllten (z. B. DE QUERVAIN, H. RUGE, EHLER, CEDERBAUM, BAUER u. a. s. auch bei COENEN). Daß Teratome der Kreuzsteißbeingegend ebenfalls bei Männern vorkommen, braucht nicht besonders betont zu werden. Der strittige Punkt ist immer die Genese, zumal unter Dermoidzysten sowohl Epidermoidzysten als auch Teratome häufig zusammengefaßt werden. Es fällt bei der Durchsicht des Schrifttums auf, daß mitunter betont wird, daß man in der mit Dermoidbrei gefüllten Zyste nur einen auskleidenden geschichteten Plattenepithelsaum und Bindegewebe gefunden habe. Doch kommen auch Anhanggebilde der Haut sowie Abkömmlinge aller 3 Keimblätter vor, mit mehr oder weniger organmäßigem Aufbau. Blastomatöse Anteile wurden ebenfalls beschrieben. Meines Erachtens wäre es durchaus zweckdienlich, wenn in Zukunft streng unterschieden würde zwischen Epidermoidzysten und Teratomen (Dermoidkystomen), da ihre Genese bestimmt nicht die gleiche ist. FUNKE hat das ältere Schrifttum gesichtet und die reinen Breizysten, die nur mit geschichtetem Plattenepithel ausgekleidet sind, ohne Haare, Talg- und Schweißdrüsen von den eigentlichen Dermoidzysten abgetrennt. Diese Breizysten gehören wohl in die Gruppe der Epidermoidzysten (s. auch CEDERBAUM).

Außerdem muß eine einheitliche Nomenklatur gefordert werden. Auch heute findet man noch Bezeichnungen wie Dermoid, Dermoidzyste, Dermoidkystom, Embryom, Embryoid, Teratom im Sinne von Dermoid und Embryom oder im Sinne von Teratoid oder Teratoblastom.

ROBERT MEYER hat mehrmals versucht, hier Wandel zu schaffen, doch haben seine Ausführungen fast nur in dem pathologisch-anatomischen und gynäkologischen Schrifttum Beachtung und Anklang gefunden. Das chirurgische Schrifttum erwähnt seine Begriffsbestimmung nur selten.

„Der Unterschied zwischen Teratom und Teratoblastom ist in dem prädiktativen Blastom zur Genüge ausgedrückt; ... meine Ausführungen gipfelten in den Sätzen, daß die Teratome, selbst wenn sie häufig geschwulstmäßig entarten, an sich ebensowenig eine Geschwulst seien, wie irgend ein Organ, welches zur Tumorbildung besonders neigt, oder wie ein Mensch aus einer zur Tumorbildung geneigten Familie, und: das Teratom ist das einfache Entwicklungsprodukt eines „Keimes", ein Teilindividuum, dessen Einzelteile gelegentlich blastomatös werden können, während das Teratoblastom (Teratoid) eo ipso und als Ganzes eine Geschwulst (Blastom) ist" (Robert Meyer).

Doch kann der Ausdruck Dermoidkystom beibehalten werden, wenn damit nicht das Ganze, sondern nur der dermoidale Anteil des Teratoms bezeichnet wird. Selbst ohne Rücksicht auf die mutmaßliche Genese ist die Zahl der einwandfreien Teratome — Bildungen, die den systematoiden Charakter bewahrt haben — im Beckenbindegewebe und in den Ligamenten sehr klein. Nach den zusammenfassenden Darstellungen von Funke (1900) und R. Freund (1910) sind nur einige wenige Fälle im Schrifttum bekannt gegeben worden. Bei kritischer Beurteilung des älteren Schrifttums müssen wir sogar eine ganze Anzahl Fälle ausschalten.

Nach dem Sitz der Teratome haben verschiedene Autoren eine gewisse Einteilung vorgenommen. Ein Schema erübrigt sich vollkommen, denn da diese Bildungen überall im Körper vorkommen können, beanspruchen sie auch im kleinen Becken mit Ausnahme der Keimdrüsen und der Steißkreuzbeingegend keine besonderen Prädilektionsorte.

Ligamentum latum. Gestielte Teratome bei gesunden Ovarien sahen Wilms, J. Neumann (karzinomatös entartet), Sippel im kranialen Ligamentabschnitt. Diese Bildungen gingen höchstwahrscheinlich von überschüssigem Ovarialgewebe ab; ebenso das intraligamentäre Dermoid Colombets. Rendu berichtet über ein intraligamentäres Teratom des linken Ligamentum latum. Da von einem linken Ovarium nichts erwähnt wird, war wohl auch dieser Tumor ein Ovarialteratom (s. auch die sog. parovariellen Teratome).

Bereits Abel konnte 1893 ein intraligamentär gelegenes Teratom mit Haaren, 8 Zähnen und einem kieferähnlichen Gebilde demonstrieren. Bode fand links und Höfer rechts tief im basalen Ligamentabschnitt ein „Dermoid". Hoefers Geschwulst, die bis zur Glutealgegend reichte und Schamspalte und Rima ani verdrängte, bestand nur aus einer Zyste mit Plattenepithelsaum, Teratom fraglich. Bode gibt keine näheren Angaben. Gsells parametrane Geschwulst scheint ein Teratoblastom zu sein.

Ein die ganze linke Beckenhälfte ausfüllendes, kindskopfgroßes Dermoid, welches den Uterus nach rechts und das Scheidengewölbe nach unten verdrängte, beschrieb Trzebicky. Stolz berichtete ebenfalls über ein intraligamentäres Dermoid. Er nimmt als Ausgangspunkt ein überzähliges Ovarium an.

Über ein intraligamentäres Dermoid als Geburtshindernis berichtete Kreutzmann (1914). Eine Arbeit Sickmann [Dermoidgeschwülste des breiten Mutterbandes". Orv. Hetil. (ung.) 1927, Nr 14] war im Original und auch als Referat nicht zugänglich.

Das im Schrifttum so oft angeführte kleinste Dermoid des Ligamentum latum von Marchand (stecknadelkopfgroßes Ektodermknötchen im Ligamentum latum nahe am Ovarium) ist nichts anderes als eine prosoplastische Bildung aus Resten des Urnierenkörpers (Switalski, Robert Meyer, Ribbert).

Während die Teratome des oberen Ligamentabschnittes sehr wohl von Ovarialanteilen (akzessorische Ovarialknötchen) abstammen können, handelt es sich im Basalabschnitt fraglos um Teratome des Beckenbindegewebes, die sekundär zwischen die Blätter des Ligamentum latum gelangten.

Retrorektales Zellgewebe zwischen Rektum und Kreuzbein. Typisch aufgebaute Teratome beschrieben Page und v. Biernacki.

Alle übrigen im Schrifttum angegebenen Fälle Schulze Skutsch (2 Fälle 1894 und 1 Fall 1914), Mannel, Sänger, Deahna, Payr, Krogius, Lennander, Luksch, Funke sind der Beschreibung nach Epidermoidzysten gewesen. Bei COLONNA und SOLOWJEW fehlen nähere Angaben.

Retrozervikales Gewebe. REINECKE entfernte vom hinteren Scheidengewölbe aus ein Teratom, welches im Bindegewebe zwischen Zervix und Mastdarm gelegen war. GEYLs Teratom lag offenbar ursprünglich auch in diesem Gewebe. Durchbruch in die Vagina täuschte wohl ein Vaginalteratom vor.

EMMETs „Dermoid" des retrozervikalen Gewebes ist nicht näher beschrieben, bei der unklaren Nomenklatur kann ich diesen Fall nur bedingt hinzuzählen.

Retroperitoneal im Bereich der Plica vasorum sahen FUNKE (eine Geschwulst intraligamentär, die andere gestielt) und FRANTZ „Dermoidzysten". Die Ovarien waren im Falle von FUNKE normal, bei FRANTZ enthielt das Ovarium derselben Seite auch ein Dermoid (vgl. Fall von SIPPEL, der von einem Dermoid eines 3. Ovariums spricht).

Es ist denkbar, daß diese Teratome von überschüssigem Ovarialgewebe ausgingen (Ovarium partitum im Falle FRANTZ); doch ist dieser Erklärungsversuch nicht unbedingt notwendig.

Ligamentum rotundum. Im Schrifttum sind die Fälle von CUSHING, FISCHER und AMANN bekannt. Möglicherweise gehört auch noch ein Fall von SIVEKING hierhin. 2 Dermoide in der Leistengegend, die mit einem Stiel an der Vorderseite des Uterus unterhalb der Tubeneinmündung festsaßen. HORNUNG hat 1924 über einen weiteren Fall berichten können. Das kindskopfgroße Teratom lag im Leistenkanal einer 50jährigen Frau und war bereits im 6. Lebensjahr bemerkt worden. Bei langsamem Wachstum hatte es schließlich diese stattliche Größe erreicht.

Die Zahl der Beobachtungen hat sich nach der Sichtung doch wesentlich verkleinert.

Der grobanatomische Aufbau und die Histologie der Teratome und Teratoblastome s. im Kapitel „Ovarium".

Auch die Steißteratome sind im speziellen Abschnitt einzusehen.

5. Chorionepithelioma malignum.

Einige Autoren berichten über primäre Chorionepitheliome im Becken, im Ligamentum latum und im parazervikalen bzw. paravaginalen Gewebe. Die Deutung des primären Sitzes ist aber mitunter fraglich (s. bei ROBERT MEYER im Kapitel „Chorionepithelioma malignum", 1. Teil dieses Bandes, S. 752). Außer den dort angeführten Fällen fand ich noch einen Fall von primärem Chorionepitheliom des Ligamentum latum, beschrieben von BERGERET-MOU-LONGUET.

b) Die sekundären Neubildungen.

Blastome der Organe des kleinen Beckens, des knöchernen Beckenringes, sowie retroperitoneale Tumoren können sekundär zwischen die Bauchfellblätter der Ligamente und in das übrige Beckenzellgewebe eindringen. Gutartige Blastome, wie z. B. Uterusmyome und intraligamentär entwickelte Ovarialblastome bewirken Lage und Gestaltsveränderungen. Maligne Blastome — in erster Linie das Zervixkarzinom — zerstören das Beckenzellgewebe. In vorgeschrittenen Fällen bricht das Zervixkarzinom zur Blase (s. Abb. 69) und zum Rektum hin durch. Die Bedeutung der Lymphknoten und Lymphbahnen sind im Abschnitt Uterus-Karzinom einzusehen (ROBERT MEYER, 1. Teil dieses Bandes).

Tumormetastasen von entfernt gelegenen Blastomen (z. B. Karzinom des Magens) können die Lymphbahnen als Propagationsstraßen benutzen, um durch die Plica vasorum und das Ligamentum latum vornehmlich zum Ovarium zu gelangen.

Diese wenigen Hinweise mögen genügen. In den speziellen Kapiteln werden die pathologisch-anatomischen Veränderungen abgehandelt werden müssen. Die Besprechung des Primärtumors bedingt auch die Erörterung der Veränderungen der Ausbreitungswege der Metastasen.

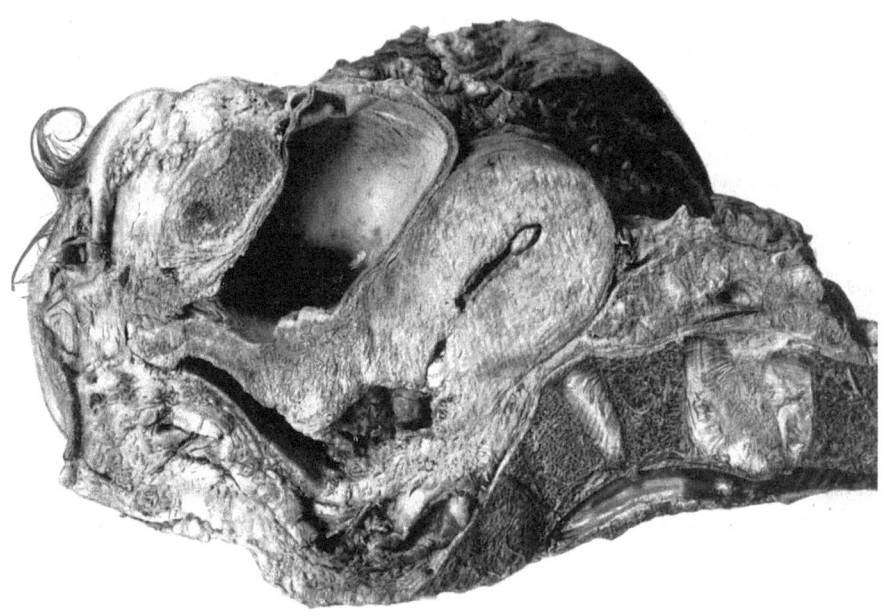

Abb. 69. Plattenepithelkarzinom der Cervix uteri mit Durchbruch zum Rektum und zur Blase. Schwerste Zerstörung des paramentranen, des vesiko-vaginalen und rekto-vaginalen Gewebes. (Präparat der Privatsammlung von Herrn Geh. Med.-Rat Prof. Dr. E. Kehrer.)

Schrifttum.

A. Entwicklungsgeschichte.

Aschoff: Über das Paroophoron. Verh. Tagg dtsch. path. Ges. München **1899**.

Bardeen: (a) The development of the musculature of the body wall in the pig, including its histogenesis and its relation to the myotomes and to the skeletal and nervous apparatus. Hopkins Hosp. Rep. **9** (1900). (b) Development and variation of the nerves and the musculature of the inferior extremity and the neighboring regions of the trunk in man. Amer. J. Anat. **6** (1907). (c) Die Entwicklung des Skeletes und des Bindegewebes. Keibel und Malls Handbuch der Entwicklungsgeschichte des Menschen. Leipzig 1910. — Bardeen and Lewis: Development of the back, body wall, and limbs in man. Amer. J. Anat. **1** (1901). — Barnsby: Du ligament appendiculo-ovarien. Bull. Soc. Anat. Paris **1898**. — Bayer, H.: (a) Zur physiologischen und pathologischen Morphologie der Gebärmutter. Freund. Gynäk. Klin. **1885**. (b) Entwicklungsgeschichte des weiblichen Genitalapparates. Vorlesungen über allgemeine Geburtshilfe Teil 1. Straßburg 1908. — Beigel, H.: Zur Entwicklung des Wolffschen Körpers beim Menschen. Med. Zbl. **1878**, Nr 27. — Berry: The nature and cause of the physiological descent of the testes and of the ovaries. J. Anat. a. Physiol. **43, 44** (1908, 1909). — Bischoff, L. W.: Entwicklungsgeschichte der Säugetiere und des Menschen. Leipzig 1842. — Blumberg u. Heymann: Über Ursprung, den Verlauf und die Bedeutung der glatten Muskulatur in den Ligamenta lata beim Menschen und bei den Säugetieren. Arch. Anat. u. Physiol. **1898**. — Bonnet: Lehrbuch der Entwicklungsgeschichte. Berlin 1907. — Born, G.: Entwicklung der Ableitungswege des Urogenitalapparates und des Dammes bei Säugetieren. Erg. Anat. **3** (1894). — Broek, van der: Über den Schließungsvorgang und den Bau des Urogenitalkanals (Urethra) beim menschlichen Embryo. Anat. Anz. **37**, H. 4/5, 106—120 (1910). — Broman: Normale und anormale Entwicklung des Menschen. Wiesbaden: J. F. Bergmann 1911. —

BÜHLER, A.: Geschlechtsdrüsen der Säugetiere. O. HERTWIGS Handbuch der vergleichenden und experimentellen Entwicklungsgeschichte der Wirbeltiere, Bd. 3. Jena 1905.
CHAWALLA: Über die Entwicklung der Harnblase usw. Z. Anat. 1927. — CLADO: Appendice coecal. C. r. Soc. Biol. Paris 1892. — COHN: Der Verlauf der appendikularen Lymphgefäße. Arch. f. Anat. 1905. — CRAIG: Clinical experiences with appendiculo-ovarian ligament. J. amer. med. Assoc. 1904.

DISSE, T.: Untersuchungen über die Lage der menschlichen Harnblase und ihre Veränderungen im Laufe des Wachstums. Anat. H. 1 (1891). — DURAND: Le ligament ilio-ovarien (appendiculo-ovarien Clado). Contribution à l'étude du lig. large. Arch. Toc. et Gynéc. 22, 821 (1895).

EBNER, v.: 3. Band von A. KÖLLIKERS Handbuch der Gewebslehre des Menschen, 6. Aufl. Leipzig: Wilh. Engelmann 1902. — ELZE, C.: Beschreibung eines menschlichen Embryo von etwa 7 mm gr. L. Anat. H. 106 (1907). — EVANS, H. M.: Die Entwicklung des Blutgefäßsystems in KEIBEL und MALLS Handbuch der Entwicklungsgeschichte des Menschen. Leipzig 1911.

FELIX: (a) Die Entwicklung der Harnorgane. O. HERTWIGS Handbuch der vergleichenden und experimentellen Entwicklungsgeschichte der Wirbeltiere, Bd. 3, 1. Jena 1905. (b) Die Entwicklung der Harn- und Geschlechtsorgane des Menschen. Handbuch der Entwicklungsgeschichte des Menschen von F. KEIBEL und E. P. MALL, Bd. 2. Leipzig 1911. — FELIX u. BÜHLER: Entwicklungsgeschichte des Urogenitalsystems. O. HERTWIGS Handbuch der vergleichenden und experimentellen Entwicklungsgeschichte, 1906. — FISCHEL: (a) Entwicklung des Menschen. Wien 1929. (b) Über die Entwicklung der Keimdrüsen der Menschen. Z. Anat. 92 (1930). — FORSSNER: Über den Deszensus der Geschlechtsdrüsen beim Menschen. Acta obstetr. scand. (Stockh.) 7 (1928). — FORSTER: Le dispositif des ligaments larges dans la série des Mammifères supérieurs et dans l'espèce Humaine. Archives d'Anat. 8 (1928). — FRANKL, O.: (a) Über Mißbildungen der Gebärmutter und Tumoren der Uterusligamente im Licht embryologischer Erkenntnisse. Volkmanns Slg klin. Vortr. 1902, Nr 363. (b) Das runde Mutterband. Denkschr. Akad. Wiss. Wien, Math.-naturwiss. Kl. 1904, 74. — FREUND, M. B.: Die Lageentwicklung der Beckenorgane, insbesondere des weiblichen Geschlechtskanals und ihrer Abwege. Beitr. Gynäk. 1864, H. 2. — FREUND, W. A.: Gynäkologische Klinik. Straßburg 1885.

GARSON, G.: Die Dislokation der Harnblase und des Peritoneums bei Ausdehnung des Rektums. Arch. f. Anat. 1878. — GEBHARD: Pathologische Anatomie der weiblichen Sexualorgane. Leipzig 1899. — GEGENBAUR: Lehrbuch der Anatomie des Menschen, 7. Aufl. Leipzig 1910. — GÉRARD, L.: La forme de l'uretère chez le fetus et le nouveau-né. Thèse méd. Paris 1908. — GRÄFENBERG: Die Entwicklung der menschlichen Beckenmuskulatur. Anat. H. 23 (1904).

HART: The physiological descent of ovaries in the human foetus. J. Anat. a. Physiol. 44 (1909). — HENLE: Handbuch der Anatomie des Menschen, 2. Aufl., 1897. — HIGUCHI: Über die erste Anlage der menschlichen Keimdrüse. Arch. Gynäk. 49 (1932). — HIS: Anatomie menschlicher Embryonen, 1880. — HIS, W. jun.: Über die Entwicklung des Bauchsympathicus beim Hühnchen und Menschen. Arch. Anat. u. Physiol. 1897, Suppl. — HUBER, G. C.: Four lectures on the sympathetic system. J. comp. Neur. 7 (1897).

INGALLS, N. W.: Beschreibung eines menschlichen Embryo von 4,9 mm Länge. Arch. mikroskop. Anat. u. Entw.mechan. 70, 506—570 (1907).

JONNESCO et JUVARA: Anatomie des ligaments de l'appendice vermiculaire et de la fossette iléoappendiculaire. Progrès méd. 1894.

KEIBEL: Zur Entwicklungsgeschichte des weiblichen Urogenitalapparates. Arch. f. Anat. 1896. — KEIBEL-ELZE: Normentafeln zur Entwicklungsgeschichte der Wirbeltiere, H. 8: Mensch. Jena: Gustav Fischer 1908. — KERMAUNER: (a) Genese, entwicklungsgeschichtliche und teratologische Bedeutung des Ligamentum rotundum uteri und des Gubernaculum Hunteri. Arch. mikrosk. Anat. 1912, 81. (b) Sakrouterinligament und Niere. Studien zur Pathologie der Entwicklung, 1920, II. — KIEBACK: Embryologische Studien zur Frage der Divertikelbildungen und Faltenverschmelzungen in den Tuben Erwachsener. Inaug.-Diss. Marburg 1930. — KLAATSCH: Über den Descensus testiculorum. Gegenbaurs Jb. 16 (1890). — KOBELT: Der Nebeneierstock des Weibes. Heidelberg 1847. — KOELLIKER, A.: Entwicklungsgeschichte des Menschen und der höheren Tiere, 2. Aufl., 1879. — KOLLMANN: (a) Die Rumpfsegmente menschlicher Embryonen von 13—55 Urwirbeln. Arch. f. Anat. 1891. (b) Handatlas der Entwicklungsgeschichte des Menschen. Jena: Gustav Fischer 1907, II. — KOHN, A.: (a) Über die Entwicklung der peripheren Nervensystems. Verh. anat. Ges. Genf 1905. (b) Über die Scheidenzellen (Rundzellen) peripherer Ganglienzellen. Anat. Anz. 30 (1907). (c) Über die Entwicklung des sympathischen Nervensystems der Säugetiere. Arch. mikrosk. Anat. 70 (1907). — KOSTANECKI: L'évolution du segment latéral du ligament large et son rapport avec repli dit ligament appendiculo-ovarien de Clado. Archives d'Anat. 12 (1930).

Leblanc, E.: Le pli péritonéal-génito-mésentérique chez la nouvelle-née (Plica genito-enterica), son rôle dans les positions paramédianes de l'utérus. Bibliogr. anat. **24** (1914). — Lenhossék, M. v.: Die Entwicklung der Ganglienanlage bei dem menschlichen Embryo. Arch. f. Anat. **1891**. — Lewis, W. H.: Die Entwicklung des Muskelsystems, in Keibel und Malls Handbuch der Entwicklungsgeschichte des Menschen. Leipzig 1911. — Lock-wood and Rolleston: (a) On the fossae round the caecum and the position of the vermiform appendix, with special reference to retroperitoneal hernia. J. Anat. a. Physiol. **26** (1892). (b) Note upon the Lymphatics of the Vermiform appendix. Proc. Anat. Soc. Great Brit. a. Ireland, J. of Anat. **34**, 9 (1900). — Lubosch, W.: Normale Entwicklungsgeschichte der weiblichen Geschlechtsorgane des Menschen. Biologie und Pathologie des Weibes von Halban und Seitz, Bd. 1. 1924. (b) Über die Entwicklung des Ligamentum uterii teres usw. Z. Geburtsh. **37** (1924).

Mackenrodt: Über die Ursachen der normalen und pathologischen Lagen des Uterus. Arch. Gynäk. **48** (1895). — Manenkoff, P. W.: Modell des breiten Gebärmutterbandes nebst den in ihm enthaltenen Organen, Eierstock und Gebärmutter, von einem menschlichen Fetus weiblichen Geschlechts im Alter von 3 Monaten. Anat. Anz. **59**, Nr 18, 401—417 (1925). — Martin, Ed.: Die Erkrankung des Beckenbindegewebes. Biologie und Pathologie des Weibes von Halban und Seitz, Bd. 5, Teil 1. Berlin 1926. — Merkel: Die Anatomie des Menschen. Erste Abteilung. Wiesbaden 1913. — Merkel-Henle: Grundriß der Anatomie des Menschen, 4. Aufl., 1901. — Meyer, R.: (a) Zur Entstehung des doppelten Uterus. Z. Geburtsh. **38** (1898). (b) Über epitheliale Gebilde im Myometrium des fetalen und kindlichen Uterus einschließlich des Gartnerschen Ganges. Berlin 1899. (c) Über Drüsen der Vagina und Vulva bei Feten und Neugeborenen. Z. Geburtsh. **46** (1901). (d) Über Beziehungen der Urnierenkanälchen zum Zölomepithel nach Untersuchungen an Meerschweinchenembryonen. Anat. Anz. **25** (1904). (e) Zur Kenntnis der kranialen und kaudalen Reste des Wolffschen (Gartnerschen) Ganges beim Weibe mit Bemerkungen über das Rete ovarii, die Hydatiden, Nebentuben und paraurethralen Gänge, Prostata des Weibes. Zbl. Gynäk. **31** (1907). (f) Zur Deutung rudimentärer Organe im weiblichen Genitaltraktus. Zbl. Gynäk. **31** (1907). (g) Zur Kenntnis des Gartnerschen Ganges besonders in der Vagina und dem Hymen des Menschen. Arch. mikrosk. Anat. **75** (1909). (h) Nachnierenkanälchen mit Glomerulusanlage in der Leistengegend beim menschlichen Embryo. Virchows Arch. **204** (1911). (i) Die Epithelentwicklung der Zervix und Portio vaginalis und die Pseudoerosio congenita (congenitales histologisches Ektropium). Arch. Gynäk. **91** (1911). (k) Fetale Organreste. In: Atlas der Histologie der weiblichen Geschlechtsorgane. Herausgeg. von Moraller, Hoehl und R. Meyer. Leipzig 1912. (l) Zur normalen und pathologischen Anatomie des Markepithels und des Rete ovarii beim Menschen. Studien zur Pathologie der Entwicklung. Herausgeg. von R. Meyer und E. Schwalbe 1914, II. (m) Über die Bildung des Urnierenleistenbandes (Plica inguinalis) des Menschen. Arch. Gynäk. **113** (1920). — Mihalkowicz: Entwicklung und Bau des Harn- und Geschlechtsapparates der Amnioten. Internat. Mschr. **1885** II. — Mijsberg, W. A.: Über die Entwicklung der Vagina, des Hymen und Sinus urogenitalis beim Menschen. Erg. Anat. **74** (1924). — Müller, Joh.: Bildungsgeschichte der Genitalien aus anatomischen Untersuchungen an Embryonen des Menschen und der Tiere. Düsseldorf 1830. — Mussu, Eugeniu: Contributinui la studiul ligamentuliu suspensor al avarului. Fac. Med. Bucaresti Teza **1923**, No 1960.

Nagel, W.: (a) Über die Entwicklung der Müllerschen Gänge beim Menschen. Sitzgsber. Akad. Wiss. Berlin **1889**. (b) Über die Entwicklung des Urogenitalsystems beim Menschen. Arch. mikrosk. Anat. **34** (1889). (c) Über die Entwicklung des Uterus und der Vagina beim Menschen. Arch. mikrosk. Anat. **36** (1891). (d) Über die Lage des Uterus im menschlichen Embryo. Arch. Gynäk. **41** (1891). (e) Über die Entwicklung der inneren und äußeren Genitalien beim menschlichen Weibe. Arch. Gynäk. **45** (1894). (f) Entwicklung und Entwicklungsfehler der weiblichen Genitalien. Handbuch der Gynäkologie von Veit. Wiesbaden 1897. — Neumann, Hans Otto: Salpingitis isthmica nodosa und Adenomyosis tubae (mit einer embryologischen Studie über die Entwicklung der Eileiter). Arch. Gynäk. **139** (1929). — Neumayer, L.: Histo- und Morphogenese des peripheren Nervensystems der Spinalganglien und des Nervus sympathicus. Hertwigs Handbuch, 1906.

Onodi, A. D.: Über die Entwicklung des sympathischen Nervensystems. Arch. mikrosk. Anat. **26** (1886).

Pick, L.: (a) Gebärmutterverdoppelung und Geschwulstbildung unter Berücksichtigung ihres ätiologischen Zusammenhanges. Arch. Gynäk. **52** (1896). (b) Zur Anatomie und Genese der doppelten Gebärmutter. Arch. Gynäk. **57** (1898). — Piquand, G.: Les utérus doubles. Anatomie et développement. Rev. Gynéc. **15**, 401—466 (1910). — Poirier: Anatomie humaine, 1900.

Reichel, P.: Die Entwicklung der Harnblase und der Harnröhre. Verh. physik.-med. Ges. Würzburg **1893**. — Rieländer: Das Paroophoron. Habil.schr. Marburg 1904. — Rösger, P.: Zur fetalen Entwicklung des menschlichen Uterus, insbesondere seiner Muskulatur. Festschr. 50jähr. Jubil. Ges. Geburtsh. u. Gynäk. Berlin 1894. — ROUGET: Recherches sur les organes érectiles de la femme et sur l'appareil musculaire tubo-ovarien dans leurs rapports avec l'évolution et la menstruation. J. de Physiol. 1858.

SABIN, R. FL.: Die Entwicklung des Lymphgefäßsystems. KEIBEL und MALLS Entwicklungsgeschichte des Menschen. Leipzig 1911. — v. SCHUMACHER, S.: Über die Nerven des Schwanzes der Säugetiere und des Menschen mit besonderer Berücksichtigung des sympathischen Grenzstranges. Anz. Akad. Wiss. Wien 1905, Nr 18. — SEITZ, L.: Über die Form der Uretern, speziell bei Feten und Neugeborenen. Beitr. Geburtsh. 13 (1908). — SPULER: (a) Über die normale Entwicklung des weiblichen Genitalapparates. VEITS Handbuch der Gynäkologie. Wiesbaden: J. F. Bergmann 1910. (b) Entwicklungsgeschichte des weiblichen Genitalapparates. Handbuch der Gynäkologie von VEIT-STOECKEL, Bd. 1. München 1930. — STÖHR, J.: Die peripheren Anteile des vegetativen Nervensystems. Handbuch der mikroskopischen Anatomie des Menschen von WILHELM v. MÖLLENDORF, Bd. 4. Berlin 1928. — STRATZ: Zur Entwicklung der Form und Lage des Uterus und seiner Ligamente. Z. Geburtsh. 72 (1912). — STREETER: Die Entwicklung des Nervensystems. KEIBEL und MALLS Handbuch der Entwicklungsgeschichte des Menschen. Bd. 2. Leipzig 1911.

TAKAGI: Über Form und Lageveränderungen der Beckenorgane im späteren Embryonalleben. Z. Anat. 83, H. 1/3 (1927). — TAKAHASHI, S.: Beiträge zur Kenntnis der Lage der fetalen und kindlichen Harnblase. Arch. f. Anat. 1888. — TANDLER: (a) Über Vornierenrudimente beim menschlichen Embryo. Anat. H. 28 (1905). (b) Entwicklungsgeschichte und Anatomie der weiblichen Genitalien. Handbuch der Frauenheilkunde, IV. Herausgeg. von MENGE-OPITZ. Wiesbaden: J. F. Bergmann 1909. — TOLDT: Bau- und Wachstumveränderungen der Gekröse des menschlichen Darmkanals. Denkschr. Akad. Wiss. Wien, Math.-naturwiss. Kl. 41 (1879). — TOURNEUX, J. u. LEGAY: Développement de l'utérus et du vagina depuis la fusion des conduits de MÜLLER à la naissance. C. r. Congr. internat. Sic. méd. Kopenhagen 1887.

WALDEYER, W.: (a) Eierstock und Ei. Ein Beitrag zur Anatomie und Entwicklungsgeschichte der Sexualorgane. Leipzig 1870. (b) Eierstock und Nebeneierstock. STRIKKERS Handbuch der Gewebelehre, 1871. (c) Das Becken. Bonn: F. Cohen 1899. — WENDELER, P.: (a) Die fetale Entwicklung der menschlichen Tuben. Arch. mikrosk. Anat. 45 (1895). (b) Kritische Bemerkungen zur Entwicklungsgeschichte der weiblichen Geschlechtsorgane beim Menschen. Zbl. Gynäk. 21 (1897). — WERTH u. GRUSDEW: Über die Entwicklung der menschlichen Uterusmuskulatur. Arch. Gynäk. 55 (1898). — WICHMANN, S. E.: (a) Le développement des appendices du ligament large et leurs rapports avec l'évolution physiologénétiques des canaux de MÜLLER. Archives de Biol. 29. (b) Über das Epithel der Anhangsgebilde des Ligamentium latum. Arch. Gynäk. 102 (1914). (c) Das Epoophoron. Helsingfors 1916. — WIEGER: Über die Entstehung und Entwicklung der Bänder des weiblichen Genitalapparates beim Menschen. Arch. f. Anat. 1885. — WINCKEL, v.: Über die Einteilung, Entstehung und Benennung der Bildungshemmungen der weiblichen Sexualorgane. Slg klin. Vortr. Nr 251, 252. Leipzig 1899.

ZUCKERKANDL: Zur vergleichenden Anatomie der Ovarialtasche. Anat. H. 1897.

B und C. Anatomie und Physiologie.

ACCONCI, G.: Ricerche sull' innervazione dell' utero umano. Fol. gynaec. (Genova) 1. — ACKEREN, VAN: Beiträge zur Entwicklungsgeschichte der weiblichen Sexualorgane des Menschen. Inaug.-Diss. Würzburg. Leipzig 1888; Z. Zool. 48. — ADOLPH: Die Bedeutung des Levatorspaltes für die Rezidivprognose der Prolapsoperation. Mschr. Geburtsh. 30, 320 (1909). — AGOSTINUCCI, ANGELA E.: Ricerche sulle fibre elastiche e collagene nell' Epoophoro. Ann. Ostetr. 2 (1909). — AICHEL, O.: Vergleichende Entwicklungsgeschichte und Stammesgeschichte der Nebennieren. Arch. mikrosk. Anat. 56, 1 (1900). — ALAMARTIN u. MAURIZOT: Rev. gén. Chir. abdom. 1912. — ALTUCHOFF: Eine neue Methode der Unterbindung der Arteria uterina p. laparotomiam. Mschr. Geburtsh. 3 (1896). — AMANN, JOS. A.: Zur Darstellung von Lymphbahnen im Uterus. Sitzgsber. Ges. Morph. u. Physiol. München. 7, 74—76 (1901). — AMESCHOTT, TH.: Ein seltener Fall von Parovarialzyste. Inaug.-Diss. Freiburg 1892. — AMPT, C.: (a) Zur Histologie des Parovariums und der Zysten des Ligamentum latum. Zbl. Gynäk. 1895, Nr 34. (b) Über das Parovarium (Epoophoron) bei Neugeborenen und Erwachsenen. Inaug.-Diss. Berlin 1895. — AMREICH: Zur Anatomie und Technik der erweiterten vaginalen Karzinomoperation. Arch. Gynäk. 122 (1924). — ANCEL, P. u. F. VILLEMIN: Sur la cloison vésico. rectale chez. l'homme Bibliogr. Anat. 16. — ANDERSON and MAKINS: The planes of superiton. and subpleur. vonnect tissue with their exensions. J. Anat. a. Physiol. 25, 78 (1901). — APERT: 1. Bull. Soc. Pédiatr. Paris 1910, 501; Presse méd. 1911, 865. — ARAN: Lecons clin. sur les mal. de l'utér. et de ses annexes. Paris 1858. — ARNOLD: Handbuch der Anatomie des Menschen, 1847. — ARX, v.: (a) Die Statik der Beckenorgane unter besonderer Berücksichtigung des Scheidenvorfalls und seiner Beseitigung. Zystozelelevation. Korresp.bl. Schweiz. Ärzte **1896**, Nr 14. (b) Über die Ursachen einer natürlichen Lage des Gebärorganes. Klin. Vortr., N. F. 210, Gynäk. 77. Mai **1898**. (c) Körperbau und Menschwerdung. Leipzig 1922. — Aschheim, S.: (a) Die Schwangerschaftsdiagnose aus dem Harn durch Nachweis des Hypophysenvorderlappenhormons. Zbl. Gynäk. **1929**, Nr 1. (b) Die Schwangerschaftsdiagnose aus dem Harne. Berlin: S. Karger 1933 (2. Auflage). Dort Literaturangaben über diese Frage. — Aschoff, L.: (a) Zystisches Adenofibrom der Leistengegend. Mschr. Geburtsh. **9**, 25 (1899). (b) Über die Lage des Paroophoron. Verh. dtsch. path. Ges. München, 18. bis 22. Sept. **1899**, 433. (c) Über das Vorkommen chromaffiner Körperchen in der Paradidymis und in dem Paroophoron Neugeborener und ihre Beziehungen zu den Marchandschen Nebennieren. Festschrift für Orth, 1903. (d) Zur Morphologie der lipoiden Substanzen. Beitr. path. Anat. **1910**, 47. (e) Lehrbuch der pathologischen Anatomie, 4. Aufl., 1919. — Ashwell: (a) Praktical Treatise on the Diseases peculiar to women, 1845, p. 530. (b) Lehrbuch der Krankheiten des weiblichen Geschlechtes. Nach der 3. engl. Aufl. Stuttgart: Alfred Hölder 1853. (c) Praktisches Handbuch über die Krankheiten des weiblichen Geschlechtes. Deutsch von Kohlschütter u. Fritsch. Leipzig 1854.

Ballantyne, I. W. and J. D. Williams: (a) The histology and pathology of the Fallopian tubes. Brit. med. J. **1** (1891). (b) The structures in the Mesosalpinx: Their normal and pathological Anatomy. Edinburgh 1893. — Balp: Etude sur la cavité de Retzius et des ligaments larges. Lyon 1890. — Banks, W. M.: On the Wolffian bodies of the fetus and their remains in the adult; including the development of the generativ system. Edinburgh 1864. (Zit. nach Waldeyer u. Turneux.) — Bardeleben, v.: (a) Über die Lage der weiblichen Beckenorgane. Anat. Anz. **3** (1888). (b) Über die Blase und die weiblichen Beckenorgane. Verh. anat. Ges. Würzburg. Jena 1888. — Bartels, P.: Das Lymphgefäßsystem. Handbuch der Anatomie des Menschen von Bardeleben, Bd. 3, Teil 4. Jena 1909. — Bauer: Ein Fall von Douglashernie. Sitzg geburtsh. Ges. Wien, 12. Nov. 1912. Gynäk. Rdsch. **1913**, 8. — Baumm: Die operative Behandlung des Scheiden- und Gebärmuttervorfalles. Arch. Gynäk. **65** (1902). — Bayer, H.: (a) Zur Physiologie, Pathologie und Morphologie der Gebärmutter. Gynäkologische Klinik, herausgeg. von W. A. Freund. Straßburg 1885. (b) Entwicklungsgeschichte und Anatomie des weiblichen Genitalapparates (20 Vorlesungen). Straßburg 1908. (c) Über ein abnormes, muskulöses Ligament des Uterus. Zbl. Path. **19**, Nr 5 (1908). — Becker, J.: Nebeneierstock und Gartnerscher Gang. Inaug.-Diss. Göttingen 1909. — Beigel, H.: (a) Zur Entwicklungsgeschichte des Wolffschen Körpers beim Menschen. Vorläufige Mitteilung. Zbl. med. Wiss. **16**, Nr 27, 481 (1878). (b) Pathologische Anatomie der weiblichen Unfruchtbarkeit. Braunschweig 1878. — Bell: The Anatomy and Physiology of the human body 1829. — Beneke: Versprengungen von Nebennierenkeimen in der Niere. Beitr. path. Anat. **9** (1891). — Berger, L.: (a) Les cellules neurotropes dans les glandes sexuelles de l'espèce humaine. C. r. Assoc. Anat. 18. Réun. **1923**. (b) La glande sympathicotrope du hile de l'ovaire; ses homologies avec la glande interstitielle du testicule. Archives d'Anat. **2** (1923). (c) Sympathicotrope Zellen im Eierstock und ihre neurokrine Funktion. Virchows Arch. **267** (1928). — Bichat: Allgemeine Anatomie, angewandt auf die Physiologie und Arzneiwissenschaft. Deutsche Übersetzung von C. H. Pfaff. Leipzig 1802. — Biedl: Innere Sekretion. Wien u. Berlin 1926. — Blair-Bell: Remarks on the treatment of uterine displacements. Practis. Febr. **1912**. — Blaisdell: The anatomy of the sacro-uterine Ligaments. Anat. Rec. **12** (1917). — Blotevogel: (a) Beitrag zur Kenntnis der zyklischen Veränderungen am weiblichen Genitale. Verh. anat. Ges., April **1925**; Anat. Anz. **60** (1925). (b) Adrenalin und Gravidität. Ber. norddtsch. Ges. Gynäk., Nov. **1925**; Zbl. Gynäk. **50** (1926). (c) Zu den zyklischen Veränderungen im Ganglion cervicale uteri der Maus. Anat. Anz. **63** (1927). (d) Sympathikus und Sexualzyklus. I. Das Ganglion cervicale uteri des normalen Tieres. Z. mikrosk.-anat. Forsch. **10** (1927). II. Das Ganglion cervicale uteri des kastrierten Tieres. Z. mikrosk.-anat. Forsch. **13**, (1928). — Blumberg u. Heymann: Über den Ursprung, Verlauf und die Bedeutung der glatten Muskulatur in den Ligamentae lata beim Menschen und bei den Säugetieren. Arch. Anat. u. Physiol. **1898**. — Bock, C. A.: Darstellung der Venen des menschlichen Körpers mit 20 Tafeln. Leipzig 1823. — Bonnet, R.: Lehrbuch der Entwicklungsgeschichte. Berlin 1907. — Both: Ein Beitrag von der Lehre und Erkennung der Blasenbrüche. Dtsch. med. Wschr. **1892**, 536. — Bouilly: Des indications et de la valeur de l'incision vaginale. Congr. franç. Chir. Ann. de Chir. **15** (1895). — Boullard: Rev. méd.-chir. Mal. Foie etc. **1853**. — Brannan, Dorsey: The sympathicotrop cells of the ovary and testis. Ref. von W. Fischer. Zbl. Path. **1928**; Amer. J. Path. **3** (1927). — Braune: Zbl. med. Wiss. **1865**. — Breisky: Die Lageveränderungen der Scheide. Handbuch der Frauenkrankheiten von Billroth, 1881. — Bröckaert: Contribution à l'étude de l'artère utérine. Bull. Soc. Gand 1892. — Brühl, R.: Das Vorkommen von weiblichen Sexualhormonen und Hypophysenvorderlappenhormon im Blute und Urin von Neugeborenen. (Der Zusammenhang zwischen den hormonalen Vorgängen und der Brustdrüsenschwellung). Klin. Wschr. **1929**, Nr 38, 1766. — Bruhns, C.: Über die Lymphgefäße der weiblichen Genitalien, nebst einigen Bemerkungen über die Topographie der Leistendrüsen. Arch. f. Anat. 1898, 57—80. — BUCURA: Nachweis von chromaffinem Gewebe und wirklichen Ganglienzellen im Ovar. Wien. klin. Wschr. 1907, Nr 23. — BUDDE: Über Lagebeziehungen und Formen der menschlichen Harnblase beim Fetus. Inaug.-Diss. Marburg 1901. — BUDGE: Über die Funktion des Levator ani mit Rücksicht auf Pathogenese. Berl. klin. Wschr. 1875, 27. — BÜHLER, A.: (a) Beiträge zur Kenntnis der Eibildung beim Kaninchen und der Markstränge des Eierstockes beim Fuchs und Menschen. Z. Zool. 58 (1894). (b) Urogenitalverbindung der Säugetiere. O. HERTWIGS Handbuch der vergleichenden und experimentellen Entwicklungslehre der Wirbeltiere, Bd. 3, Teil I, Kap. II. 1906. — BÜRGER: Zur Ätiologie des Prolapsus uteri. Arch. Gynäk. 73 (1904). — BUMM, E.: (a) 71. Naturforsch.verslg München 1899. (b) Zur Ätiologie und Behandlung des Uterusprolapses. Ber. Verh. Ges. Geburtsh. u. Gynäk. Berlin, 10. Dez. 1909; Z. Geburtsh. 66, 468. (c) Heilung schwerer Prolapsrezidive nach Totalexstirpation durch Transplantation aus der Fascia lata. Ges. Geburtsh. u. Gynäk. Berlin, 26. Jan. 1912; Z. Geburtsh. 70, 921. (d) Collifixura uteri. Zbl. Gynäk. 1916, Nr 29. (e) Grundriß zum Studium der Geburtshilfe, 11. Aufl., 1917. (f) Zur Rehabilitierung der ALEXANDER-ADAMschen Operation. Z. Geburtsh. 85, H. 3 (1923).

CAJAL: Histologie du système nerveux de l'homme et des vertébrés, 2. Paris 1911. — CASALIS: Consideration on the staties of the Pelvic viscera and their relationship to the operative treatment of utero-vaginal prolaps. J. Obstetr., Nov. 1909. — CHADUC: Étiologie des prolapsus génitaux chez les nullipares. Zbl. Geburtsh. 1905, Nr 32. — CHIARI, BRAUN u. SPAETH: Klin. Geburtsh. 1852, 384. — CHILD: A review of the operative treatment of cystocele in the last hundred Years. Amer. med. J. Obstetr. 1906, 514. — CHOLMOGOROFF: Vorfall der Gebärmutter und der Scheide bei einer Nullipara usw. Frommels Jber. 1895, 91. — CHROBAK u. v. ROSTHORN: Die Erkrankungen der weiblichen Geschlechtsorgane. Wien 1900. (NOTHNAGELs Handbuch der speziellen Pathologie und Therapie.) — CLADO: Appendice coecal. C. r. Soc. Biol. Paris, IX. s. 4. Paris 1892. — CLAUDIUS: (a) Allg. med. Z.ztg 1864. (b) Über die Lage des Uterus. C. ration. Med. 23 (1865). — CLOQUET: Traité d'anat. descript. Paris 1822. — COCCHI e SANTI: Ricerche nel tessuto elastico. 1. Ligamento rotondo 2. Cordone ombelicale. Ann. Ostetr. 1901, No 7, 811. — COHNSTEIN: Die Lage und Gestaltsveränderungen des Uterus. Grundriß der Gynäkol. Stuttgart 1876. — O'COLLAGHAN: Totalprolaps bei 18jährigem Mädchen durch Hysteropexie geheilt. Brit. gynec. Soc. 2 (1902); Brit. Gynec. J. 18, 310. — CORNING, H. K.: Lehrbuch der topographischen Anatomie für Studierende und Ärzte. Wiesbaden: J. F. Bergmann 1922. — COUVELAIRE: Remarques sur l'irrigation artérielle du segment inférieur de l'utérus. Ann. Gynéc. et Obstetr., Aug. 1910. — CRAD: Verkürzung der Sakrouterinligamente. N. Y. med. J., März 1913. — CRAMER: Beiträge zur Radikaloperation des Prolapses. Ges. Geburtsh. u. Gynäk. Köln, Sitzg 7. Febr. 1913 Mschr. 38, 328 (1913). — CRUVEILHIER: (a) Anatomie pathologique du corps humain. Paris 1832—1842. (b) Gaz. méd. 1854; Acad. Méd. 1850. Traite d'Anat. Paris 1874. — CZERNY, A.: Das GIRALDÈSsche Organ, nach Untersuchungen an Kaninchen, Hunden und Katzen. Arch. mikrosk. Anat. 33, 445 (1899).

DAHL: Die Innervation der weiblichen Genitalien. Z. Geburtsh. 78 (1916). — DAVIDSOHN: Über die Arteria uterina, insbesondere über ihre Beziehungen zum unteren Uterinsegment. Morphologische Arbeiten, herausgeg. von G. SCHWALBE. Jena 1893. — DELBET: (a) Das suppurations pelviennes chez la femme. Paris: G. Steinheil 1891. (b) Anat.-chirurg, de la vesic. Thèse de Paris 1895. — DEVILLE: Rev. med.-chir. Mal. Foie etc. 1849. — DIETRICH u. SIEGMUND: Drüsen mit innerer Sekretion. Im Handbuch der speziellen pathologischen Anatomie und Histologie von HENKE u. LUBARSCH, Bd. 8. 1926. — DISSE: (a) Untersuchungen über die Lage der menschlichen Harnblase und ihre Veränderungen im Laufe des Wachstums. Anat. H. 1891. (b) Die Harnorgane. In BARDELEBENs Handbuch der Anatomie des Menschen. Jena 1902. — DÖDERLEIN, A. u. B. KRÖNIG: Operative Gynäkologie, 4. Aufl. Leipzig 1921. — DOGIEL: (a) Zur Frage über den feineren Bau des sympathischen Nervensystems bei den Säugetieren. Arch. mikrosk. Anat. 46 (1895). (b) Über den Bau der Ganglien des Darmes usw. Arch. f. Anat. 1899. — DOHRN: Über die GARTNERschen Kanäle beim Weibe. Arch. Gynäk. 21, H. 2, 328 (1883). — DUDLEY u. BOVÉE: Funktion und Bedeutung des uterinen Bandapparates. Jverslg amer. med. Assoc., 5. bis 8. Juni 1906. Ref. Mschr. Geburtsh. 24, 517 (1906). — DÜHRSSEN: Über eine einfache und sichere Prolapsoperation. Zbl. Gynäk. 1901, 833. — DURAND: Le ligament ilio-ovarien (appendiculo-ovarien CLADO). Contribution à l'étude du lig. large. Arch. Toc. et Gynec. 22, 821 (1895). — DYROFF, RUD.: Experimentelle Untersuchungen zur Physiologie des Genitaltraktus beim Weibe. Arch. Gynäk. 138 (1929).

EARL: Uterine Prolaps. St. Paul. med. J. 15, 347. — EBELER u. DUNCKER: Der angeborene Prolapsus uteri bei einem mit Spina bifida behafteten Neugeborenen. Z. Geburtsh. 77 (1915). — EDEBOHLS: Panhysterektokolpotomie, eine neue Operation. Amer. J. Obstetr., Juli-Sept. 1901. — EGGELING: Zur Morphologie der Dammuskulatur. Gegenbaurs Jb.

24, 403. — Eisler: (a) Zur Anatomie der Regio inguinalis des Weibes. Münch. med. Wschr. 1898, Nr 16, 477. (b) Ein Cavum praevesicale. Anat. Anz. 28, 150 (1906).

Fabricius: Über Cysten an der Tube, am Uterus und dessen Umgebung. Arch. Gynäk. 50, H. 3, 385 (1896). — Farabeuf: Les vaisseaux sanguins des organes génitourinaires, du perinée et du pelvis. Paris 1906. — Fehling: Lehrbuch der Frauenkrankheiten von Fehling und Franz, 4. Aufl., Krankheiten der Gebärmutter. — Felix, W.: (a) Die Entwicklung des Harnapparates. In O. Hertwigs Handbuch der vergleichenden und experimentellen Entwicklungslehre der Wirbeltiere, Bd. 3, Teil 1, Kap. 2. 1904. Jena 1906. (b) Die Entwicklung der Harn- und Geschlechtsorgane. Handbuch der Entwicklungsgeschichte des Menschen von Keibel und Mall, Bd. 2. Leipzig 1911. — Fels, H.: (a) Untersuchungen über das Ovarialhormon im Blute Gravider und Nichtgravider. Klin. Wschr. 5, 2349 (1926). (b) Die Sexualhormone im Blute. Arch. Gynäk. 1927, Nr 130, 606. — Fetzer: Der Genitalprolaps, eine Folge der späten Erstgeburt. Münch. med. Wschr. 1910, Nr 2, 73. — Fioupe, Jacques: Lymphatiques uteérins et parallèle entre la lymphangite et la phlébite utérines. Thèse de Paris 1876. — Fletscher: Die Behandlung des Genitalprolapses bei älteren Frauen. Surg. etc. 2, 216. — Fothergill: (a) Supports of the pelvic viscera. Brit. med. J. 1908. (b) Die Stützen der Beckeneingeweide. Roy. Soc. med. obstetr. a. gynec. etc. sect., 12. Dez. 1907. Ref. Zbl. Gynäk. 1909, Nr 33, 1175. (c) Opération bei Prolaps und Zervixhypertrophie. Brit. med. J., April 1913. — Fränkel, L.: Physiologie der weiblichen Genitalorgane. Biol. u. Path. des Weibes von Halban u. Seitz, Bd. 1. 1924. — Franke, G.: Die Morgagnischen Hydatiden und andere Embryonalreste des Müllerschen Ganges und des Wolffschen Körpers am Hoden und Eierstock. Berlin: S. Karger 1920. — Frankenhäuser: Die Nerven der Gebärmutter und ihre Endigungen in den glatten Muskelfasern. Jena 1867. — Frankl, O.: Das runde Mutterband. Denkschr. Akad. Wien, Math.-naturwiss. Kl. 74 (1904). — Franqué, O. v.: (a) Über Urnierenreste im Ovarium, zugleich ein Beitrag zur Genese der zystoiden Gebilde in der Umgebung der Tube. Z. Geburtsh. 39 (1898). (b) Beiträge zur Operation der Prolapse nebst kurzen Bemerkungen zur anatomischen Ätiologie. Mschr. Geburtsh. 33, 571 (1911). (c) Über Spaltbecken. Z. Geburtsh. 75, 76 (1914). — Franz: (a) Eine neue Prolapsoperation. Mschr. Geburtsh. 36, Erg.-H. (1912). (b) Gynäkologische Operationen. Berlin 1929. — Frappier: Vaisseaux sanguins de l'uterus. Thèse de Paris 1896. — Fredet: Recherches sur les artères de l'utérus au moyen des rayons de Roentgen. J. de Anat. 1899. — Freund, Herm.: (a) Durchschnitt durch das Beckenbindegewebe. Verh. 10. internat. Kongr. Berlin. Zbl. Gynäk. 1890, Beil., 130. (b) Über Genitalprolapse und ihre Behandlung. Prakt. Erg. Geburtsh. 1, 1. — Freund, R. u. v. Rosthorns: (a) Zur Lehre von den Blutgefäßen der normalen und kranken Gebärmutter. Jena: Gustav Fischer 1904. (b) Die Krankheiten des Beckenbindegewebes. Veits Handbuch der Gynäkologie, 2. Aufl., Bd. 5. Wiesbaden 1910. — Freund, W. A.: (a) Lageentwicklung der Beckenorgane. Breslau 1863. (b) Das Bindegewebe im weiblichen Becken und seine pathologischen Veränderungen mit besonderer Berücksichtigung der Parametritis chronica atrophicans und der Echinokokkus-Krankheit. Gynäk. Klin. Straßburg 1855. (c) Anatomische Lehrmittel zur Gynäkologie. Demonstration von Präparaten zur Aufdeckung des Baues des Beckenbindegewebes. Beitr. Geburtsh. 4 (1901). — Freund, W. A. u. v. Rosthorn: Modelle von 14 Beckendurchschnitten zur Darstellung der normalen topographischen Verhältnisse der wichtigsten Erkrankungen im Beckenbindegewebe. Medizin. Warenhaus Berlin 1906 u. 1908. Zbl. Gynäk. 1906, Nr 12, 345; 1908, Nr 39, 1282. — Fritsch: (a) Die Lageveränderungen der Gebärmutter. Handbuch Pitha Billroth. Stuttgart 1881. Handbuch der Frauenkrankheiten, Bd. 1. (b) Die Krankheiten der Frauen, 1897. — Funke, E.: Über den Verlauf der Ureteren. Dtsch. med. Wschr. 1897. — Fürst: Wien. med. Wschr. 1866.

Gawronsky: Über die Verbreitung und Endigung der Nerven in den weiblichen Genitalien. Arch. Gynäk. 47 (1894). — Gebhard, C.: (a) Zur Pathologie des Parovariums. Z. Geburtsh. 31 (1894). (b) Zu dem Aufsatz ,,Polemisches, die Pathologie des Parovariums betreffend". Zbl. Gynäk. 18, Nr 34 (1894). (c) Pathologische Anatomie der weiblichen Sexualorgane. Leipzig 1899. — Gegenbaur: Lehrbuch der Anatomie des Menschen, 7. Aufl. Leipzig 1910. — Gegenbaur-Goeppert: Lehrbuch der Anatomie des Menschen, 8. Aufl. 1917. — Géradin: La cavité préprit. de Retzius. Thèse de Paris 1879. — Gerota, D.: (a) Über eine Verbesserung des Quecksilberinjektionsapparates für Lymphgefäße. Anat. Anz. 12, 35—38 (1896). (b) Zur Technik der Lymphgefäßinjektion. Eine neue Injektionsmasse der Lymphgefäße. Polychrome Injektion. Anat. Anz. 12, 216—224 (1896); Verh. anat. Ges. 1896, 151, 152. — Gladkowsky: Über die Nervenelemente der Gebärmutter. Diss. St. Petersburg 1863 (russ.). — Götz: Beitrag zur Ätiologie des Prolaps. Inaug.-Diss. Königsberg 1903. — Goffé, J. Riddle: (a) The uterine ligaments, their anatomy and functions. Mit Diskussion. Amer. J. Obstetr., April 1904, 490. Debatte 557. (b) Cystocele. Amer. J. Obstetr., Juli-Dez. 1906, 502. — Gottschalk: Fall von akzessorischer Nebenniere im Ligamentum suspensorium ovarii bei einer Erwachsenen. Z. Geburtsh. 38 (1898). — Graf: Über den kongenitalen Prolaps. Mschr. Geburtsh. 35, 651

(1912). — Graupner: Zur Histogenese des primären Nierenkarzinoms. Beitr. path. Anat. 24 (1898). — Guérin: Sur la structure des ligaments larges. Arch. de Tox., Aug. 1879; C. r. d. séances Paris 1879, 1264. Leçons clin. sur les malad. des organes génitaux int. de la femme. Paris 1878. — Gusserow: Ein Geburtsfall bei gespaltenem Becken. Berl. klin. Wschr. 1879, Nr 2.

Halban: (a) Schwangerschaftsreaktionen der fetalen Organe und ihre puerperale Involution. Z. Geburtsh. 53 (1904). (b) Die innere Sekretion von Ovarien und Plazenta und ihre Bedeutung für die Funktion der Milchdrüse. Arch. Gynäk. 75 (1905). (c) Pathologische Lage und Gestaltsveränderungen der weiblichen Geschlechtsorgane. Handbuch der Frauenheilkunde v. Menge und Opitz. München: J. F. Bergmann 1913. (d) Demonstration von Prolaps bei einer Virgo. Geburtsh. u. gynäk. Ges. Wien. Gynäk. Rdsch. 8, 311. (e) Zur Prolapsfrage. Zbl. Gynäk. 1918, Nr 21. (f) Operative Behandlung des weiblichen Genitalprolapses unter Berücksichtigung der Anatomie und Ätiologie. Wien 1919. (g) Innersekretorische Fragen in der Gynäkologie. Münch. med. Wschr. 68, Nr 41 (1921). — Halban, J. u. Tandler: Anatomie und Ätiologie des Genitalprolapses beim Weibe. Wien: u. Leipzig: Wilhelm Braumüller 1907. — Haller: (a) Icones anatomicae fasciculi, I—VIII. Göttingen 1743—1756. (b) Elementa physiologiae. Laus. 1778. Angef. nach Frankenhäuser. — Hamburger: Angef. nach v. Rosthorn. — Hanssen: Prolapsus uteri totalis bei einer Neugeborenen. Spina bifida. Münch. med. Wschr. 1897, 1041. — Harms, S. W.: Körper und Keimzellen. Berlin 1926. — Harris: A new Operation for Prolapsus of the uterus. J. amer. med. Assoc., Mai 1910, 1605. — Hart Bervy: Beitrag zur topographischen Anatomie des Beckenbodens. Edinburgh. Nach Zbl. Gynäk. 1881, 158. — Hartmann: Operative Gynäkologie. Paris: Steinheil 1911. — Hartz, A.: Ein zystöser Tumor (Zystadenom) an der hinteren Bauchwand entstanden aus Resten des Wolffschen Körpers. Mschr. Geburtsh. 9, 813 (1899). — Hashimoto: Zur Kenntnis der Ganglien der weiblichen Genitalien. Beitr. Geburtsh. 8 (1904). — Hasse: (a) Arch. f. Anat. 1886. (b) Die normalen Lagen der weiblichen Beckenorgane. Arch. f. Anat. 1910. — Hegar, A.: Diagnose der frühesten Schwangerschaftsperiode. Dtsch. med. Wschr. 1895. — Hegar-Kallenbach: Operative Gynäkologie, 4. Aufl., 1897. — Heidenhain: (a) Über eine neue Prolapsoperation. Arch. Gynäk. 88, 417 (1909). (b) Prolaps und Retroversio. Mschr. Geburtsh. 33, 587 (1911). Heil: Ein Fall von angeborenem Prolapsus uteri et vaginae incompletus. Arch. Gynäk. 48, 155 (1895). — Hein: Betrachtungen über die Beckenfaszie. Internat. Mschr. Anat. u. Physiol. 1904, 354. — Heiss, R.: Beiträge zur Anatomie der Blasenvenen. Arch. Anat. u. Physiol. 1915. — Hengge, A.: Über den distalen Teil der Wolffschen Gänge beim menschlichem Weibe. Inaug.-Diss. München 1900. — Henke: (a) Beitrag zur Anatomie des Menschen mit Beziehung auf Bewegung. Leipzig 1872. (b) Topographische Anatomie des Menschen. Berlin 1884. (c) Topographische Anatomie des Menschen. Berlin 1879. Arch. f. Anat. 1891. — Henle, I.: (a) Handbuch der systematischen Anatomie des Menschen, Bd. 2. Braunschweig 1866. (b) Handbuch der Eingeweidelehre des Menschen, 1873. (c) Handbuch der Gefäßlehre des Menschen. Braunschweig 1876. — Hennig: Der Katarrh der inneren weiblichen Geschlechtsteile, 1870. — Herff, v.: Gibt es ein sympathisches Ganglion im menschlichen Ovarium? Arch. Gynäk. 54 (1897). — Heringa: Une nouvelle méthode d'inclusion à la gelatine. C. r. Soc. Biol. Paris 91, 671 (1924). — Herlitzka: Beitrag zum Studium der Innervation des Uterus. Z. Geburtsh. 37 (1897). — Herrgott: Consider. sur la situation norm. de l'utérus, 1864. — Herzog, E.: Beitrag zur normalen und pathologischen Histologie des Sympathikus. Z. Neur. 103 (1926). — Heusner: Über eine neue Operation der Retroflexio uteri. Zbl. Gynäk. 1912, Nr 13. — Heyken: Anatomische Untersuchungen über die Muskulatur der breiten Mutterbänder. Gekr. Preisschr. Inaug.-Diss. Kiel 1890. — His: (a) Arch. f. Anat. 1878. (b) Die anatomische Nomenklatur. Arch. Anat. u. Physiol. 1895, Suppl.-Bd. — Hirokawa: Über das Verhalten der Ureteren beim Genitalprolaps des Weibes. Dtsch. Z. Chir., März 1911, 1. — Hirsch, M.: Frauenarbeit und Frauenkrankheiten. Biologie und Pathologie des Weibes von Halban und Seitz, Bd. 1. 1924. — Hirst: Die neueren Operationen zur Wiederherstellung des Beckenbodens mit einer eigenen Technik zur Freilegung und Naht des Levator ani und Transversus perinei profundus. Amer. J. Obstetr. a. Dis. Childr., Juni 1913. — Hodge: On diseases peculiar women II. Edit. Philadelphia 1864. — Höfer: Dauerresultate von Prolapsoperationen mit Dammplastik nach Küstner. Inaug.-Diss. München, Aug. 1912. — Hörmann, K.: Über das Bindegewebe der weiblichen Geschlechtsorgane. Arch. Gynäk. 84, H. 1 (1908). — Hofmeier: (a) Der schwangere und kreißende Uterus, 1887. (b) Grundriß der gynäkologischen Operationen, 1905. (c) Erfahrungen mit der Ventrofixation des Uterus. Fränk. Ges. Geburtsh., 28. Mai 1905; Zbl. Gynäk. 1906. (d) Neugeborenes Kind mit Prolapsus uteri et recti und Meningozele. Fränk. Ges. Geburtsh. u. Frauenheilkde. Mschr. Geburtsh. 26, 629 (1907). (e) Zur Frage der Prolapsoperation. Zbl. Gynäk. 1916, Nr 45. — (f) Handbuch der Frauenkrankheiten. Leipzig 1921. (g) Zur operativen Behandlung der Rückwärtslagerung. Z. Geburtsh. 86 (1923). — Hohl: Lehrbuch der Geburtshilfe, 1862. — Holl, M.: Die Muskeln und Faszien des Beckenausganges. Handbuch der Anatomie des Menschen,

Bd. 7, Teil 2. Herausgeg. von Bardeleben. Jena 1897. — Holst: Beitr. Gynäk. Tübingen **1865.** — Hoogkamer: Die Nerven der Gebärmutter. Arch. Gynäk. **99** (1913). — Horlacher, v.: Vollständiger primärer Uterusvorfall bei einem 14 Jahre, 3 Monate alten, nicht menstruierten Mädchen. Münch. med. Wschr. **1889,** 883. — Hryntschak, Th.: Zur Anatomie und Physiologie des Nervenapparates der Harnblase und des Ureters. Arb. neur. Inst. Wien **24** (1923). — Huber: Über die Verbreitung nervöser Elemente in der glatten Muskulatur. Z. mikrosk.-anat. Forsch. **6,** H. 3. — Hueter: Die Flexionen des Uterus, 1870. — Hüffel: Anatomie und operative Behandlung der Gebärmutter und Scheidenvorfälle. Freiburg 1873. — Hutchinson: Brit. med. J. **1877,** 767. — Huschke: Lehre von Eingeweiden und Sinnesorganen des Menschen, 1844. — Hyrtl: (a) Die Korrosions-Anatomie und ihre Ergebnisse. Wien 1873. (b) Über das Cavum praeperitoneale Retzii. Sitzgsber. Akad. Wiss. Wien, Math.-naturwiss. Kl. **29.** (c) Lehrbuch der Anatomie. Wien 1889.

Itagaki: Action of various extracts obtained from the cows ovaries upon the muscular of the uterus, intestine and blood vessels. Quart. J. exper. Physiol. **2** (1917). — Iwanoff, N.: (a) La musculatur des ligaments de l'utérus et la repartition des faicaux musculeux dans l'utérus. Ann. Gynéc. et Obstétr. **38.** Ref. Zbl. Gynäk. **1910,** 1499. (b) Die Muskulatur der Mutterbänder in Verbindung mit der Anordnung der Muskelfasern in der Gebärmutter selbst. Arch. f. Anat., 1911. Ref. Mschr. Geburtsh. **34** (1911).

Jakobs: Des organes génitaux internes sont ils suspendus ou soutenus. Bull. Soc. belge Gynéc. **24.** — Jaschke, R. v.: (a) Zur Prolapsbehandlung. Zbl. Gynäk. **1911,** Nr 40. (b) Klinisch anatomische Beiträge zur Ätiologie des Genitalprolapses. Z. Geburtsh. **74,** H. 2/3 (1913). c) Physiologie der Geburt im Handbuch der gesamten Frauenheilkunde von Liepmann, Bd. 3. Leipzig 1914. (d) Die Anatomie, Ätiologie und Therapie des Prolapses. Zbl. ges. Gynäk. **1,** H. 5, 169. (e) Der Genitalprolaps im Lichte der Konstitutionspathologie. Verh. dtsch. Ges. Gynäk. Heidelberg **1923.** (f) Lage und Bewegungsanomalien des weiblichen Genitalapparates. Handbuch der Gynäkologie von Veit-Stoeckel, Bd. 5, Teil 1. 1929. (g) Stütz- und Heftapparat des weiblichen Genitales. Z. Anat. **94** (1931). — Jaschke, v. u. Pankow: Lehrbuch der Gynäkologie. Berlin 1923. — Jastrebow: Über die normale und pathologische Anatomie des Ganglion cervicale uteri (russ.). Diss. 1881. — Jianu: Intraabdominale Myorrhaphie der Musculi levator ani bei Uterusvorfällen. Mschr. Geburtsh. **36,** 705 (1912). — Joachimovits: Paraganglienzellen bei Mensch, Affe. Zbl. Gynäk. **1931,** Nr 36. — Joessel, G. u. Waldeyer: Lehrbuch der topographisch-chirurgischen Anatomie. Bonn 1899. — Jung, Ph.: (a) Zur Anatomie und Topographie des Beckenbindegewebes. Beitr. Geburtsh. **4,** 901 (1001). (b) Untersuchungen über die Innervation der weiblichen Genitalorgane. Mschr. Geburtsh. **21** (1905). (c) Die Anatomie und Physiologie des Beckenbindegewebes. Martins Handbuch der Krankheiten der weiblichen Adnexorgane. Berlin 1906. (d) Beckenbindegewebe. Handbuch der Frauenheilkunde von Menge und Opitz, 1913. (e) Die Physiologie des Wochenbettes. Handbuch der Geburtshilfe von A. Döderlein. Wiesbaden 1915. — Just: Die Erfolge der operativen Behandlung großer Prolapse mit Implantation des Uterus. Inaug.-Diss. München, April 1913.

Kalischer: (a) Über die Nerven der Harnblase, des Uterus und der Vagina. Sitzgsber. preuß. Akad. Wiss., Physik.-math. Kl. **1894.** (b) Die Urogenitalmuskulatur des Dammes. Berlin 1900. — Kaufmann: Lehrbuch der speziellen pathologischen Anatomie, 7. u. 8. Aufl. Berlin 1922. — Kehrer, E.: (a) Beziehungen der weiblichen Sexualorgane zum Tractus intestinalis. Berlin 1905. (b) Physiologische und pharmakologische Untersuchungen an überlebenden inneren Genitalien. Arch. Gynäk. **81** (1907). (c) Experimentelle Untersuchungen über nervöse Reflexe von verschiedenen Organen und peripheren Nerven auf den Uterus. Arch. Gynäk. **90** (1910). (d) Physiologie der Schwangerschaft in Biologie und Pathologie des Weibes von Halban und Seitz, Bd. 6, Teil 2. 1925. — Kehrer, E. u. W. Lahm: Neue Gesichtspunkte zum Mechanismus der Geburt. Arch. Gynäk. **112** (1920). — Kehrer, F. A.: (a) Beiträge zur vergleichenden und experimentellen Geburtskunde. Gießen 1864. Angef. nach Sinitzin. (b) Über die Zusammenziehungen des weiblichen Genitalkanals. Inaug.-Diss. Gießen 1864. — Keiffer: (a) Le système nerveux intrauterin. C. r. Soc. Biol. Paris 1900. (b) Le système nerveux ganglionnaire de l'utérus humain. Bull. Soc. Obstétr. Paris **1908.** (c) Le système ganglion de l'utérus humain. Bull. Soc. Obstétr. Paris, Sitzg 19. Febr. 1908. Zbl. Gynäk. **1908,** Nr 35, 1150. (d) Beitrag zum Studium der retrouterinen Nervenbahnen beim menschlichen Fetus. Zbl. Gynäk. **1910,** 1084. — Kelly: (a) The anatomy of the round ligament. Tr. of the N. Y. Ac. of M. Amer. J. Obstetr. N. Y. **28,** 296—301. (b) Operative Gynäkologie, 2. Aufl., 1909. — Kermauner: Die Mißbildungen der weiblichen Geschlechtsorgane in Schwalbes Handbuch der Morphologie der Mißbildungen des Menschen und der Tiere, Bd. 3, Lief. 2. Jena 1909. — Keys: The pelvic floor, rectokele, cystocele and prolapsus uteri, etiologie, mecanisme and behaviar. Amer. J. Obstetr., Sept. **1913,** 478. — Kiwisch: Trennung des Korpus vom Vaginalteil. Klin. Vortr. 1847. — Kiwisch u. Rotterau: Klinische Vorträge über spezielle Pathologie und Therapie der Krankheiten des weiblichen Geschlechtes, S. 171. Prag 1845. — Klebs:

Die Lageveränderung des Uterus. Handbuch der pathologischen Anatomie, Bd. 1, Abt. 2. 1876. — KLEIN: Angef. nach MORALLER, HÖHL, ROBERT MEYER. — KLEIN, J.: Die Operation von Totalprolapsen nach W. A. FREUND, ihre Modifikationen, ihr Schicksal. Z. Geburtsh. 74, 192 (1913). — KLOB: Pathologische Anatomie der weiblichen Sexualorgane. Wien 1864. — KNORR: Die Zystoskopie und Uteruskopie beim Weibe, 1908. — KOBELT: (a) Die männlichen und weiblichen Wollustorgane des Menschen, 1844. (b) Der Nebeneierstock des Weibes. Heidelberg 1847. — KOCH: Über das Vorkommen von Ganglienzellen an den Nerven des Uterus. Göttingen 1865. — KOCKS: (a) Die normale pathologische Lage und Gestalt des Uterus usw. Bonn 1880. (b) Das kraniale Ende des MÜLLERschen Ganges. Eine Fortsetzung der Fimbria ovarica als Kanal im Hilus ovarii. Zbl. Gynäk. 30 (1906). — KÖLLIKER: (a) Entwicklungsgeschichte des Menschen und der höheren Tiere, 2. Aufl., 1879. (b) Über die Lage der weiblichen inneren Geschlechtsorgane. Beiträge zur Anatomie und Embryologie als Festgabe JAKOB HENLE dargereicht von seinen Schülern. Bonn 1882. (c) Quergestreifte Muskelfasern im Ligamentum rotundum des Menschen. Verh. anat. Ges. Jena 1898. (d) Über die Markkanäle und Markstränge in den Eierstöcken junger Hündinnen. Verh. anat. Ges. 12. Verslg, 3. Sitzg Kiel 17—20, 149 (1898). (e) Handbuch der Gewebelehre des Menschen, 6. umgearbeitete Aufl. Herausgeg. von J. v. EBNER. Leipzig 1902. — KÖNIG: (a) Die perimetritischen Exsudate der Wöchnerinnen. Arch. Heilk. 3 (1862). (b) Über die Bedeutung der Spalträume des Beckenbindegewebes für die Ausbreitung der entzündlichen Prozesse. Slg klin. Vortr. Nr 57. — KÖNIGSBERGER: Neuere Anschauungen über Ätiologie und Therapie der Prolapse nebst Mitteilung von 2 Kolossalprolapsen. Inaug.-Diss. Straßburg 1913. — KOERNER: Über die motorischen Nerven des Uterus. Zbl. med. Wiss. 1864. Ref. Mschr. Geburtskde 24 (1869). — KOHN, A.: (a) Die Nebenniere der Selachier nebst Beiträgen zur Kenntnis der Morphologie der Wirbelnebenniere im allgemeinen. Arch. mikrosk. Anat. 53 (1898). (b) Die chromaffinen Zellen des Sympathikus. Anat. Anz. 15 (1899). (c) Die Paraganglien. Arch. mikrosk. Anat. 62 (1903). (d) Über die Entwicklung des sympathischen Nervensystems der Säugetiere. Arch. mikrosk. Anat. 70 (1907). (e) Über „LEYDIGsche Zwischenzellen" im Hilus des menschlichen Eierstockes. (Extraglanduläre Zwischenzellen.) Endokrinol. 1 (1928). — KOLLMANN: (a) Verh. 8. Verslg anat. Ges. Straßburg i. E. 1894. (b) Lehrbuch der Entwicklungsgeschichte des Menschen. Jena 1898. — KOSMINSKI: Demonstration einer 26jährigen Virgo mit Prolapsus uteri. Gynäk. Ges. Lemberg, Jan. u. Febr. 1900. Nach Frommels Jber. 1900, 114. — KOSSMANN, R.: (a) Über akzessorische Tuben und Tubenostien. Z. Geburtsh. 29 (1894). (b) Zur Pathologie des Parovariums. Z. Geburtsh. 31 (1894). (c) Polemisches, die Pathologie des Parovariums betreffend. Zbl. Gynäk. 18, Nr 28 u. 34 (1894). (d) Zur Pathologie der Urnierenreste des Weibes. Mschr. Geburtsh. 1 (1895). (e) Mißbildungen und Lageanomalien in A. MARTIN, Krankheiten der Eileiter. Leipzig 1899. (f) Mangel, Unvollkommenheit, Überzahl, Verlagerung der Eierstöcke in A. MARTIN, Die Krankheiten der Eierstöcke. Leipzig 1899. (g) Anatomie und Pathologie des Nebeneierstockes in A. MARTINs Krankheiten der Eierstöcke und Nebeneierstöcke, 1899. (h) Was ist intraabdomineller Druck. Zbl. Gynäk. 1902, Nr 27. — KOSTANECKI: Das sog. Ligamentum appendiculo-ovarium (CLADO). Przcgl. lek. (poln.) 1910. — KOWNATZKI: Die Venen des weiblichen Beckens. Wiesbaden: J. F. Bergmann 1907. — KRAUSE: Prolapsus uteri completus bei einem neugeborenen Kinde. Spina bifida. Zbl. Gynäk. 1891, 422. — KREUTZMANN: Rationelles Operieren zur Beseitigung der Scheiden- und Gebärmutterprolapse. Mschr. Geburtsh. 17, 1101 (1903). — KROEMER: (a) Klinische und anatomische Untersuchungen über den Gebärmutterkrebs. Arch. Gynäk. 65, Nr 3 (1902). (b) Über die Lymphorgane der weiblichen Genitalien und ihre Veränderungen bei Carcinoma uteri. Mschr. Geburtsh. 18, H. 5, 673 (1903). (c) Über Drüsenbefunde bei Carcinoma uteri. Verh. dtsch. Ges. Gynäk. 10. (d) Die Lymphorgane der weiblichen Genitalien und ihre Veränderungen bei malignen Erkrankungen des Uterus. Arch. Gynäk. 73 (1904). — KRÖNIG, B.: (a) Ein retroperitoneal gelegenes voluminöses Polykystom entstanden aus Resten des WOLFFschen Körpers. Beitr. Geburtsh. 4, H. 1, 61 (1901). (b) Zur Technik der abdominalen Totalexstirpation des karzinomatösen Uterus. Mschr. Geburtsh. 15, 879 (1902). (c) Die Bedeutung des Levatorspaltes für die Rezidivprognose der Prolapsoperationen. Oberrhein. Ges. Geburtsh. u. Gynäk., 18. April 1909. Beitr. Geburtsh. 15, 146f. (1910). (d) Bemerkungen zur Prolapsoperation. Arch. Gynäk. 92, 83 (1910). — KÜSTNER, O.: (a) Normale und pathologische Lagen und Bewegungen des Uterus. Stuttgart 1885. (b) Lage und Bewegungsanomalien des Uterus und seiner Nachbarorgane. Handbuch der Gynäkologie von J. VEIT, 2. Aufl. Wiesbaden 1897. (c) Verh. dtsch. Ges. Gynäk. Würzburg 1904, 336. (d) Lehrbuch der Gynäkologie. Jena 1919. — KUNDRAT: Über die Ausbreitung des Karzinoms im parametrischen Gewebe bei Krebs des Collum uteri. Arch. Gynäk. 69, 355 (1903). — KUPFERBERG: Neugeborenes Mädchen mit Spina bifida und Uterusprolaps. Mittelrhein. Ges. Geburtsh., Sitzg 29. Jan. 1911.

LABHARDT, A.: (a) Das Verhalten der Nerven in der Substanz des Uterus. Arch. Gynäk. 80, H. 1 (1906). (b) Anatomie und Physiologie des Wochenbettes in Biologie und Pathologie des Weibes von Halban und Seitz, Bd. 8, Teil 1. 1927. — Langer: Lehrbuch der Anatomie des Menschen. Wien 1865. — Langer-Toldt: Lehrbuch der systematischen und topographischen Anatomie des Menschen. Wien u. Leipzig 1893. — Langerhans: 40 Sagittalschnitte durch gefrorene Leichen neugeborener Mädchen. Arch. Gynäk. 13 (1878). — Langley: On degenerative changes in the nerve-endings in striated muskle, in the nerve plexus on arteries and in the nerve fibres of the frog. J. of Physiol. 38 (1909). Lapeyre: Prolaps des Uterus bei Virgines und Nulliparen. Zbl. Gynäk. 1908, 1407. Lartschneider: (a) Zur vergleichenden Anatomie des Diaphragma pelvis. Sitzgsber. Akad. Wiss. 1895, Juni—Juli-H., 169. (b) Die Steißbeinmuskeln des Menschen und ihre Beziehungen zum Levator ani und zur Beckenfaszie. Denkschr. Akad. Wiss., Math.-naturwiss. 62, (1895). — Latzko: Die Levatornaht als typische Prolapsoperation. Mschr. Geburtsh. 32, 330 (1910). — Lawrentjew: (a) Zur Frage der Morphologie und Verteilung der Nervenendigungen in der weiblichen Urethra. Internat. Mschr. Anat. u. Physiol. 30 (1913). (b) Über die Verbreitung nervöser Elemente in der glatten Muskulatur. Z. mikrosk.-anat. Forsch. 6, H. 3 (1926). (c) Über die nervöse Natur und das Vorkommen der sog. interstitiellen Zellen (Cajal, Dogiel) in der glatten Muskulatur. Proc. Akad. Wetensch. 1926. — Leblanc, E.: Le pli suspenseur péritonéal génito-mesenterique chez la nouveaunée, son rôle dans les positions paramédianes de l'utérus. Bibl. anat. 24, H. B. — Lee: On the nervous ganglia of the uterus. Angef. nach Sinitzin. — Legendre: C. r. Soc. Chir. Paris. L'Anat. chir. Paris 1854. — Lehmann: Zum Kapitel der Retroflexio uteri. Arch. Gynäk. 94, 679 (1911). — Lehr: Zur Ätiologie des Uterusprolaps bei Nulliparen. Inaug.-Diss. Berlin 1893. — Leopold, G.: (a) Die Lymphgefäße des normalen nicht schwangeren Uterus. Arch. Gynäk. 6, 1, 1—54 (1874). (b) Uterus und Kind. Leipzig 1897. — Leopold u. Leisewitz: Geburtshilflicher Roentgen-Atlas. Dresden 1909. — Lesshaft: (a) Über die Bedeutung der Bauchpresse für die Erhaltung der Baucheingeweide in ihrer Lage. Anat. Anz. 3, 833. (b) Über die Muskeln und Faszien der Dammgegend beim Weibe. Morph. Jber. 9, 475. — Liebmann: Fall von Prolapsus uteri et vaginae bei einer 17jährigen virginalen Nulliparen. Zbl. Gynäk. 1894, 1002. — Liepmann: (a) Atlas über Operationsanatomie und Operationspathologie der weiblichen Sexualorgane. Berlin: August Hirschwald 1912. (b) Das Trigonum urogenitale in seiner klinisch operativen Bedeutung. Berl. klin. Wschr. 37, 1758 (1912). — Lihotzky: Prolaps bei einer 72jährigen Virgo. Geburtsh. Ges. Wien, Sitzg 14. Jan. 1913. — Lindgreen: 1877 angef. nach Dyroff. — Lodi: Sur un cas de gernes aberrants des capsules surrénales dans les ovaires. Arch. di Sci. biol. 27 (1902). — Loewe: Pharmakologisches über weibliche Sexualhormone. Z. Geburtsh. 90, 380 (1926). — Lotrop: (a) Die operative Behandlung der Scheidenhernie. Boston med. J. 168, 578. (b) The Treatment of Prolapsus uteri by Vaginofixation. Amer. J. Obstetr. a. Dis. Childr., Febr. 1912. — Lowson: Eine Operation zur Fixierung der Blase bei Prolaps und Zystozele. Brit. med. J., Juli 1898. — Lubosch, W.: Normale Entwicklungsgeschichte der weiblichen Geschlechtsorgane des Menschen in Biologie und Pathologie des Weibes von Halban und Seitz, Bd. 1. Berlin 1924. — Lucas-Championnière: Lymphatiques utérins et lymphanhite utérine. Thèse de Paris 1870. — Luciani, Luigi: Physiologie des Menschen, 7. Lief. Jena 1906. — Luschka: (a) Die Muskulatur des Bodens des weiblichen Beckens. Wien. Denkschr. 1858. (b) Die Fascia pelvina in ihrem Verhalten zur hinteren Beckenwand. Sitzgsber. Akad. Wiss. 35 (1859). (c) Die Muskeln am Boden des weiblichen Beckens. Denkschr. Akad. Wiss. 20 (1862). (d) Die Anatomie des menschlichen Bauches, 1863. (e) Anatomie des weiblichen Beckens. Tübingen 1864. (f) Die Anatomie des Menschen, Bd. 2. Tübingen 1864. (g) Über den weiblichen Afterheber. Z. ration. Med. 5, 3. Reihe, 113. (h) Wien. akad. Sitzgsber. 35, 105. (i) Z. ration. Med. 4, 3. Reihe. Die Anatomie des menschlichen Beckens. Tübingen 1887. Denkschr. Akad. Wien, Math.-naturwiss. Kl. 20.

Mabuchi: Morphologische Studien über das Verhalten der Nerven in den weiblichen Geschlechtsorganen des Menschen usw. Mitt. med. Fak. Univ. Tokyo 31, H. 3, 385—495 (1924). Ref. Ber. Gynäk. 8 (1925). — Mackenrodt, A.: (a) Beitrag zur Verbesserung der Dauerresultate der Totalexstirpation bei Carcinom uterina. Z. Geburtsh. 29 (1894). (b) Über die Ursachen der normalen und pathologischen Lage des Uterus. Arch. Gynäk. 48 (1895). (c) Verh. dtsch. Ges. Gynäk. 9, 139 (1901). (d) Verh. Ges. Geburtsh. Berlin, 11. Nov. 1910. — Macry, N.: Beitrag zur Kenntnis der Befestigungs- und Bewegungsorgane des Uterus. Arch. Gynäk. 88 (1909). — Mandach, Fr. v.: Beiträge zur Anatomie des Uterus bei Neugeborenen und Kindern. Inaug.-Diss. Bern 1899. Virchows Arch. 156 (1899). — Mansfeld, O.: Neuere Bestrebungen zur Erklärung und Heilung der Gebärmuttersenkungen. Orv. Hetil. (ung.) Gynäk. 1910, Nr 8. Ref. Zbl. 1911, 912. — Marchand: Über akzessorische Nebennieren im Ligamentum latum. Virchows Arch. 92 (1883). — Marchetti: Virchows Arch. 77. — Marcus: Über die Ätiologie der Prolapse. Inaug.-Diss. Heidelberg 1912. — Martin, A.: (a) Lage und Bandapparate des Eierstocks. Festschrift zu Ehren Karl Ruges. Berlin 1896. Z. Geburtsh. 35, H. 3 (1896). (b) Die Colpotomia anterior. Mschr. Geburtsh. 1896 II. (c) Pathologie und Therapie der Frauenkrankheiten,

4. Aufl., 1906. — MARTIN, E.: (a) Mschr. Geburtskde u. Frauenkrkh. **28**, 168. Ber. Verh. Ges. Geburtsh. Berlin, 10. April **1866**, Disk.bem. (b) Die Neigungen und Beugungen der Gebärmutter, 1870. — MARTIN, ED.: (a) Die Harnblase während der Geburt. Arch. Gynäk. **88**, H. 2, (1909). (b) Die Ätiologie des Vorfalls der Scheide und des Uterus. Ges. Geburtsh. Berlin, 10. März 1909. Z. Geburtsh. **66**, 460. (c) Zur Bettruhe im Wochenbett. Mschr. Geburtsh. **32**, 248 (1910). (d) Diskussionsbemerkung zum Vortrage MACKENRODT. Z. Geburtsh. **68** (1910). (e) Naturforsch.verslg Königsberg 1910. (f) 5. internat. Kongr. St. Petersburg 1910. (g) Der Haftapparat der weiblichen Genitalien, I. u. II. Teil. Berlin 1910 u. 1912. (h) Modell eines weiblichen Beckens, mit Darstellung der Muskeln und der wichtigsten Blutgefäße und Nerven sowie des Uterus. Mschr. Geburtsh. **33**, 405 (1911). (i) Zur Anatomie und Tecknik der Levatorfasziennaht. Arch. Gynäk. **97**, H. 2 (1912). (j) Demonstration eines Präparates von ausgedehnten Genitalprolaps. Sitzg Berl. klin. gynäk. Ges., 25. Juli 1913. (k) Prolaps und Unfall. Ärztl. Sachverst.ztg **1913**, 6. (l) Beitrag zur Begutachtung des Genitalprolaps als Unfallfolge. Ärztl. Sachverst.ztg **1913**, Nr 23. (m) Der Genitalprolaps. Mschr. Geburtsh. **39** (1914). (n) Modell des Befestigungsapparates der weiblichen Beckenorgane. Arch. Gynäk. **109** (1918). (o) Die anatomische und klinische Bedeutung der Fascia vaginalis. Zbl. Gynäk. **1918**, 556. (p) Die Erkrankungen des Beckenbindegewebes in HALBAN und SEITZ, Biologie und Pathologie des Weibes, Bd. 5, Teil I. 1928. — MARTIN, H.: Perpendikular pelvis in the human female as an index of retardet development in its soft parts. J. amer. med. Assoc., Juli **1911**, 358. — MASCAGNI: (a) Vasorum lymphaticorum corporis humani Historia et Ichnographia auctore Paulo Masagno. publico Anatomes professore, Senis, ex Typ. Pazzini Carli, 1787. (b) Vasorum lymphaticorum descriptio et ichnographie Siena 1787, Fol. — MATHES, P.: (a) Der Infantilismus, die Asthenie und deren Beziehungen zum Nervensystem. Berlin: S. Karger 1912. (b) Die asthenische Enteroptose. Supplementband zu NOTHNAGELs Handbuch der speziellen Pathologie und Therapie. Wien 1913. Daselbst weitere Literatur. (c) Die Konstitutionstypen des Weibes. Biologie und Pathologie des Weibes von HALBAN und SEITZ, Bd. 3. 1924. — MAYER, A.: Die Bedeutung der Konstitution für die Frauenheilkunde. Handbuch der Gynäkologie von VEIT-STOECKEL, Bd. 3. 1927. — MAYER, L.: Mschr. Geburtsh. **21** (1863). — MAYER, S.: (a) Beobachtungen und Reflexionen über den Bau und die Verrichtungen des symphatischen Nervensystems. Sitzgsber. Akad. Wiss. Wien., Math.-naturwiss. Kl. III **66** (1872). (b) Die peripherische Nervenzelle und das sympathische Nervensystem. Arch. f. Psychiatr. **6** (1876). — MEDOWAR: Die Nerven des Uterus und der Vagina des Hundes. Z. Anat. **86**, H. 5/6 (1928). — MENGE: (a) Behandlung der Lageveränderungen der weiblichen Geschlechtsorgane. Handbuch der gesamten Therapie von PENTZOLD und STINZING, 4. Aufl., Bd. 8. (b) Diskussion zu dem Vortrag v. FRANQUÉS in der Mittelrhein. Ges. Geburtsh. Mschr. Geburtsh. **33** (1912). — MERKEL: (a) Handbuch der topographischen Anatomie. Braunschweig 1899. (b) Handbuch der topographischen Anatomie, Bd. 3, 2. Lief. Braunschweig 1904. — MEYER, ROB.: (a) Akzessorische Nebennieren im Ligamentum latum. Z. Geburtsh. **38** (1898). (b) Über epitheliale Gebilde im Myometrium des fetalen und kindlichen Uterus einschließlich des GARTNERschen Ganges. Berlin 1899. (c) Über Ektoderm- (Dermoid) Zysten im Ligamentum latum am Samenstrang und Nebenhoden bei Feten und Neugeborenen. Virchows Arch. **168**, H. 2, 250 (1900). (d) Über Drüsen, Zysten und Adenome im Myometrium bei Erwachsenen. Z. Geburtsh. **44**, H. 1, 39 (1901). (e) Zur Bedeutung der akzessorischen Nebennieren im Ligamentum latum. Z. Geburtsh. **46** (1901). (f) Was ist intraabdomineller Druck? Zbl. Gynäk. **1902**, Nr 22 u. 36. (g) Eine unbekannte Art von Adenomen des Uterus mit einer kritischen Besprechung der Urnierenhypothese von V. RECKLINGHAUSEN. Z. Geburtsh. **49**, H. 3, 464 (1903). (h) Hyperplastische Ligamentoma ovarii. Zbl. Gynäk. **1903**, 149. (i) Über embryonale Gewebseinschlüsse in den weiblichen Genitalien und ihre Bedeutung für die Pathologie dieser Organe. LUBARSCH-OSTERTAG, Bd. 9, H. 2. 1903. (j) Akzessorische Nebennierenrinde am Genitale. Verh. Ges. Geburtsh. Berlin **1908**; Z. Geburtsh. **62** (1908). (k) Über embryonale Gewebsanomalien und ihre pathologische Bedeutung im allgemeinen und solche des männlichen Genitalapparates im besonderen. LUBARSCH-OSTERTAG, Bd. 15, H. 1. 1911. (l) Zur Kenntnis der normalen und abnormen embryonalen Gewebseinschlüsse und ihrer pathologischen Bedeutung. Z. Geburtsh. **71** (1912). (m) Die subserösen Epithelknötchen an Tuben, Ligamentum latum, Hoden und Nebenhoden (sog. Keimepithel- oder Nebennierenknötchen). Virchows Arch. **171**, H. 3, 443 (1913). (n) Zur normalen und pathologischen Anatomie des Markepithels und des Rete ovarii beim Menschen. Stud. Path. Entw. **2**, H. 1 (1914). (o) Die pathologische Anatomie der Gebärmutter. Handbuch der speziellen pathologischen Anatomie und Histologie von HENKE und LUBARSCH, Bd. 7, Teil I. 1930. — MIGLIAVACCA: Ricerche sul tessuto parasimpatico dell'ovaio umana. Z. Zellforsch. **11** (1930). — MIHALCOVICZ, G. v.: Untersuchungen über die Entwicklung des Harn- und Geschlechtsapparates der Amnioten. Internat. Mschr. Anat. u. Histol. **2**. Leipzig 1885. — MIKULICZ-RADECKI: Über die Lipoide im menschlichen Ovarium. Arch. Gynäk. **1923**, 116. — MÖLLENDORF, v.: STÖHRs Lehrbuch der Histologie, 21. Aufl., 1928. — MONTGOMERY: (a) Die Hernien des Beckenausganges. Surg. etc. **16**,

1 (1913). (b) Scheidenuterusprolaps und seine Behandlung. J. amer. med. Assoc. 61, 1245. — Moraller, Höhl, Robert Meyer: Atlas der normalen Histologie der weiblichen Geschlechtsorgane. Leipzig 1912. — Morgagni: Epistol. anatom. venet., Vol. 20. 1740. — Mueller, Arthur: Die Mechanik der Geburt. Arch. Gynäk. 119 (1923); 121 (1924).

Nagel, W.: (a) Über die Entwicklung des Urogenitalsystems des Menschen. Arch. mikrosk. Anat. 34 (1889). (b) Über die Gartnerschen (Wolffschen) Gänge beim Menschen. Zbl. 19, H. 2 (1895). (c) Die weiblichen Geschlechtsorgane. Bardelebens Handbuch der Anatomie. Jena 1896. (d) Beitrag zur Anatomie der weiblichen Beckenorgane. Arch. Gynäk. 53 (1897). (e) Entwicklung und Entwicklungsfehler der weiblichen Genitalien. Veits Handbuch, Bd. 1. Wiesbaden 1897. — Naiditsch, M. S.: Zur Frage der Topographie und der Morphologie der Nervenelemente in der Gebärmutter des Weibes. Arch. Gynäk. 139, H. 1/2 (1929). — Naujoks: Untersuchungen an Frauen mit genitaler Hypoplasie. Arch. Gynäk. 135 (1929). — Neumann, Hans Otto: (a) Nebennierenknötchen und Paraganglienzellen im Ligamentum latum bzw. Hilus ovarii. Zbl. Gynäk. 1925, Nr 9. (b) Zur Physiologie der Geburtsmechanik. Klin. Wschr. 1926, Nr 20. (c) Fremdartige Zellen im Eierstock. Virchows Arch. 263 (1927). (d) Verh.ber. mittelrhein. Ges. Geburtsh. 20 (1928). (e) Die Hiluszellen des Ovariums. Zbl. Gynäk. 1928, Nr 41. Verh.ber. 90. Verslg dtsch. Naturforsch. Hamburg, Sept. 1928. (f) Beiträge zur Kenntnis seltener Blastome im Bereich der weiblichen Beckenorgane. Arch. Gynäk. 131 (1928). (g) Histologische Studien zur Frage der sympathikotropen Zellen (L. Berger) bzw. der Hiluszellen des Ovariums. Arch. Gynäk. 136, H. 2 (1929). (h) Die Hiluszellen des Eierstocks- die sympathikotropen Zellen „L. Bergers". Virchows Arch. 273, H. 2 (1929). (i) Schwangerschaftsreaktionen im Neugeborenen-Organismus. Sitzgsber. Ges. Naturwiss. Marburg 65, H. 4 (1930). — Nuhn: Chirurgische anatomische Tafeln. Mannheim 1856. — Nussbaum: Ein Fall von Prolapsus uteri incompletus bei einer Neugeborenen mit Spina bifida. Inaug.-Diss. Würzburg 1908.

Oertel, O.: Anatomie, Histologie und Topographie der weiblichen Urogenitalapparates. Halban Seitz, Biologie und Pathologie des Weibes, Bd. 1. Berlin 1924. — Oliver: Procidentia uteri in a girl aged seventen. Brit. med. J., 14. Juli 1900. — Olshausen, R.: Parovarialcysten. In Billroth-Lueckes Handbuch der Frauenkrankheiten, 2. Aufl., Bd. 2, Kap. 20. Stuttgart 1886. — Opitz: Seniler Prolaps mit vollständiger Inversion des Uterus. Med. Ges. Gießen, Sitzg 20. Mai 1913. Mschr. Geburtsh. 38, 494 (1913).

Palfyn: De feminae fabrica. Ludg. Batav. 1729. — Palm: Zur Diagnose des Plazentasitzes. Z. Geburtsh. 25, 18 (1893). — Pankow: (a) Vergleich der klinischen und pathologisch-anatomischen Untersuchungsbefunde beim Carcinoma uteri usw. Arch. Gynäk. 76, H. 2 (1905). (b) Der Einfluß der Geburt auf den Levatorspalt. Zbl. Gynäk. 1909, Nr 29, 1015. (c) Diskussion zu Ed. Martin, Anatomie des weiblichen Beckens. Naturforsch. verslg Königsberg 1910. — Paramore: The pelvic floor. J. Obstetr. 1909. — Patenko: Über die Nervenendigungen in der Uterusschleimhaut des Menschen. Zbl. Gynäk. 1880, Nr 19. — Pauchet: Chirurgische Behandlung des Vorfalles von Uterus und Scheidengewölbe. La Clin. 8, 439. — Pawlowski, E.: Über die sog. Hiluszellen des Ovariums, Endokrinol. 3 (1929). — Peiper: Das sog. Cladosche Ligament. Inaug.-Diss. Greifswald 1914. — Peiser, E.: Anatomische und klinische Untersuchungen über die Lymphgefäße des Uterus, mit besonderer Berücksichtigung der Totalexstirpation bei Carcinoma uteri. Z. Geburtsh. 39, 259—325 (1898); Inaug.-Diss. Breslau 1898. — Penitschka, V.: Über den Bau des Ganglion cervicale uteri des Menschen mit Berücksichtigung der mehrkernigen Ganglienzellen und des chromaffinen Gewebes. Anat. Anz. 66, Nr 23/24, 417—440 (1929). — Pestalozza: Zur chirurgischen Behandlung des Genitalprolapses. Mschr. Geburtsh. 36 Erg.-H. (1912). — Peters, H.: Die Urniere in ihrer Beziehung zur Gynäkologie. (Nach einem gehaltenem Vortrage.) Slg klin. Vortr. N. F. 195, Gynäk. Nr 72 (1897). — Petersen: Vaginae- und Ventrifixationen aus den Jahren 1895—1902. Mschr. Geburtsh. 17, 719 (1903). — Petit-Dutaillis: Introduktion à l'étude de la Topographie pelvienne. La Gynéc., Aug. u. Dez. 1911, Jan. 1912. — Philipp, E.: Sexualhormone, Plazenta und Neugeborenes. Zbl. Gynäk. 1929, 2386. — Pick, L.: (a) Ein neuer Typus des voluminösen paroophoralen Adenomyoms. Arch. Gynäk. 54, H. 1, 117 (1897). (b) Die Adenomyome der Leistengegend und des hinteren Scheidengewölbes, ihre Stellung zu den paroophoralen Adenomyomen des Uterus und der Tubenwandung von Recklinghausens Arch. Gynäk. 57, H. 2, 461 (1899). (c) Über Adenomyome des Epoophoron und Paroophoron (mesonephrische Adenomyome). Virchows Arch. 156, 507 (1899). (d) Die Marchandschen Nebennieren und ihre Neoplasmen. Arch. Gynäk. 64 (1901). — Pineles, F.: Weiblicher Geschlechtsapparat und Nervensystem. Aus Erkrankungen der weiblichen Genitalien in Beziehung zur inneren Medizin, Bd. 2. — Pirogoff: (a) Chirurgische Anatomie der Arterienstämme (russ.). Dorpat 1840. (b) Chirurgische Anatomie der Arterienstämme und Faszien. Neubearbeitet von I. Szymanowsky. Leipzig u. Heidelberg 1860. — Pissemski: Zur Frage der Innervation der Gebärmutter (russ.). Diss. Kiew 1904. — Poirier, P.: (a) Lymphatiques des organes génitaux de la femme. Progrès méd. 1889 II, 491f. (b) Du rôle des Lymphatiques dans les inflammations de l'utérus, des annexes et du péritoine pelvien.

Progrès méd. **1890 I**, 41f. — POIRIER et CHARPY: Traité d'anatomie humaine. Paris 1901. — POIRIER, P. et B. CUNÉO: Étude spéciale des lymphatiques des différentes parties du corps, in POIRIER et CHARPY, Traité d'Anatomie humaine, II, 4. Paris 1902. — POLANO, O.: (a) Zur Technik der Darstellung von Lymphbahnen. Dtsch. med. Wschr. **1902**, Nr 27. (b) Beitrag zur Anatomie der Lymphbahnen im menschlichen Eierstock. Mschr. Geburtsh. **17**, H. 3/4 (1903). — POLL, H.: Die vergleichende Entwicklungsgeschichte der Nebennierensysteme der Wirbeltiere. HERTWIGS Handbuch der Entwicklungslehre, Bd. 3, Teil I. Jena 1906 (dort auch ausführliche Literaturangabe). — POLLE: Die Nervenverbreitung in den weiblichen Genitalien bei Menschen und Säugetieren. Göttingen 1865. — POPOFF: Zur Morphologie und Histologie der Tuben und des Parovariums beim Menschen während des intra- und extrauterinen Lebens bis zur Pubertät. Arch. Gynäk. **44**, H. 2, 275 (1893). — POPOWSKY: Zur Entwicklungsgeschichte der Dammuskulatur. Anat. H. **38**, 13. — PORGES u. ZIMMER: Die operative Behandlung des Genitalprolapses. Arch. Gynäk. **136** (1929). — POTOCKI: Traitement du prolapsus utérin. Ann. Gynéc. et Obstétr., Jan. **1912**, 1. — PUPPEL, E.: (a) Beitrag zum Studium der Ausbreitung des Gebärmutterkrebses usw. Inaug.-Diss. Königsberg 1900; Virchows Arch. **140**. (b) Über die Ausbreitung des Gebärmutterkrebses in präformierten Lymphbahnen. Mschr. Geburtsh. **13**, 76 (1901).

QAIN: Anatomical and operative surgery of the arteries of the human body. London 1844. — QUISLING: Prolapsus uteri completus bei einem neugeborenen Mädchen. Arch. Kinderheilk. **12** (1891).

RADWANSKY: Prolapsus uteri totalis bei einer Neugeborenen (ohne Spina bifida). Münch. med. Wschr. **1898**, Nr 2. — RANVIER: (a) Du systeme lymphatique. Leçons-Progrès méd. **1873**. (b) Über die Entwicklung der Lymphspalten. Archives Anat. microsc. **1**. — RAUBER-KOPSCH: Lehrbuch der Anatomie, 12. Aufl. Leipzig 1922. — RECKLINGHAUSEN, v.: Die Adenomyome und Zystadenome des Uterus und der Tubenwandungen, ihre Abkunft von Resten der WOLFFschen Körpers. Berlin 1896. — REDLICH: (a) Die Verwendung der X-Strahlen für das Studium des arteriellen Systems der inneren weiblichen Genitalien. Arch. Anat. u. Physiol. **1909**. (b) Atlas des arteriellen Gefäßsystems des Uterus und seiner Adnexe. Leipzig 1911. — REICHELT: Sitzgsber. geburtsh.-gynäk. Ges. Wien, Sitzg 8. Juni **1926**. — REIFFENSCHEID, K.: Lage und Gestaltsveränderungen der weiblichen Genitalorgane. Biologie und Pathologie des Weibes von HALBAN u. SEITZ, Bd. 3. 1924. — REIL: Arch. f. Physiol. **7** (1807). — REINKE: Über Krystalloidbildungen in den interstitiellen Zellen des menschlichen Hodens. Arch. mikrosk. Anat. **1896**, 47. — REMAK: Angef. nach DAHL. — RHEIN: Über die Innervation der Gebärmutter. Wratsch. (russ.) **1880**, Nr 34. — RIBBERT: Angef. nach HORALLER-HÖHL-ROB. MEYER. — RICHET: Ref. nach KOCKS. — RIEFFEL, H.: L'appareil génital de la femme. Traité d'anatomie humaine. POIRIER-CHARPY. Paris 1901. — RIELÄNDER: Das Paroophoron. Marburg 1904. — ROBINSON: (a) The structures existing in the broad ligament. Kans. City M. Index 1893, Vol. 14, p. 294, 297. (b) The utero-ovarian artery. The uterine segment. Amer. J. Obstetr., Dez. **1901**. (c) The utero-vaginal vascular circl. Amer. J. Surg. **1901**. — ROBLES: Contribution a l'étude des abcès prévésicaux. Paris 1904. — ROITH: (a) Zur Innervation des Uterus. Mschr. Geburtsh. **25**, 79 (1907). (b) Zur Anatomie und Physiologie des Nervensystems des Uterus. Mschr. Geburtsh. **25**, 119 (1907). (c) Zur Anatomie und klinischen Bedeutung der Nervengeflechte im weiblichen Becken. Arch. Gynäk. **81**, H. 3 (1907). — ROKITANSKY: Pathologische Anatomie. Bd. 2; Allg. Wien. med. Z. **1859**. — ROSEMÜLLER, JOH. CHR.: (a) Quaedam de ovariis embryonum et foetum humanorum Lipsiae 1802. (b) Handbuch der Anatomie. Leipzig 1828. — ROSENTHAL, TH.: Zur Ätiologie des virginellen Prolapses. Berl. klin. Wschr. **1911**, Nr 55. — ROSSA, E.: (a) Über akzessorisches Nebennierengewebe im Ligamentum latum und seine Beziehungen zu den Zysten und Tumoren des Ligaments. Arch. Gynäk. **56**, H. 2, 296 (1898). (b) Die gestielten Anhänge des Ligamentum latum. Berlin 1899. — ROSTHORN, v.: (a) Krankheiten des Beckenbindegewebes. VEITS Handbuch der Gynäkologie, Bd. 3. Wiesbaden 1899. (b) Erfahrungen über die momentanen Heilerfolge usw. Zbl. Gynäk. **1901**, 588. (c) Anatomische Veränderungen der Geschlechtsorgane in der Schwangerschaft. v. WINCKELS Handbuch der Geburtshilfe, Bd. 1. Wiesbaden: J. F. Bergmann 1903. (d) Zur Anatomie des Beckenbindegewebes. Verh. dtsch. Ges. Gynäk. Leipzig **7**, 336. (e) Die deutsche Klinik von LEYDEN-KLEMPERER. Über die Erkrankungen des Beckenbindegewebes bei der Frau, 1904. (f) Zur klinischen Diagnose der Adenomyome. Med. Klin. **1905**, Nr 9. — ROUGET: Recherches sur le type des organes génitaux et leurs appareils musculaires. Thèse de Paris **1855**; J. Phys. Paris **1858**. — RUDOLPH: Eine Hemmungsbildung weiblicher Geschlechtsorgane. Diss. Bonn 1909. — RÜDINGER: Topographisch-chirurgische Anatomie des Menschen. Stuttgart 1873. — RUMPF: Beiträge zur operativen Behandlung der Retroflexio uteri. Arch. Gynäk. **57**, 438 (1899).

SÄXINGER: Vjschr. prakt. Heilk. **1867**, Nr 89. — SANDIFORT: Tab. anat. Ludg. Batav., 1804. — SAPPEY: (a) Leçons sur le système lymphatique. L'Union méd., 24. Dez. 1874, p. 942f. (Allg. Anatomie). (b) Mode d'origine des vaisseaux lymphatiques. Progrès méd.

11, 931 (1883). (c) Description et iconographie des vaisseaux lymphat. considérés chez l'homme et les vertébrés. Paris 1885. (d) Traité d'Anatomie déscriptive. Ed. 4. Paris 1888. — Sarwey: Anatomie und Physiologie der Schwangerschaft im Handbuch der Geburtshilfe von A. Döderlein. Wiesbaden 1915. — Savage: The female Pelvic Organs, 1882. — Scampani: Monit. zool. ital. 1895, No 8/9. — Scanzoni: Lehrbuch der Krankheiten der weiblichen Sexualorgane, 1875. — Schabadasch: Die Nerven der Harnblase des Hundes. Z. Anat. 86, H. 5/6 (1928). — Schäffer: Bildungsanomalien weiblicher Geschlechtsorgane aus dem fetalen Lebensalter mit besonderer Berücksichtigung der Entwicklung des Hymen. Arch. Gynäk. 37, 199 (1890). — Schaffer: (a) Zur Kenntnis der glatten Muskelzellen, insbesondere ihrer Verbindung. Z. Zool. 66 (1899). (b) Lehrbuch der Histologie und Histogenese, 2. Aufl. Leipzig 1922. — Schatz: Arch. Gynäk. 4; Verh. dtsch. Ges. Gynäk. Leipzig 1892 u. Würzburg 1903. — Schauta: (a) Über Krebsoperation. Demonstr. in der Geburtsh.-gynäk. Gesellschaft in Wien. Zbl. Gynäk. 1902. (b) Die Operation des Gebärmutterkrebses mittels des Schuchardtschen Paravaginalschnittes. Mschr. Geburtsh. 15, 133 (1902). — Schickele: (a) Über die Herkundt der Zysten der weiblichen Adnexe ihrer Anhangsgebilde und der Adenomyome des lateralen Tubenabschnittes. Virchows Arch. 169 (1902). (b) Weitere Beiträge zur Lehre der mesonephrischen Tumoren. Beitr. Geburtsh. 6, 449 (1902). (c) Die Lehre von den mesonephrischen Geschwülsten. (Zusammenfassendes Referat.) Zbl. Path. 15. Jena 1904. — Schlesinger: Anatomische und klinische Untersuchungen über extraperitoneale Exsudationen im weiblichen Becken. Wien 1879. — Schiff: Angef. nach E. Kehrer. — Schiffmann u. Ekler: Die ätiologische Therapie des Prolapses. Mschr. Geburtsh. 32, 336 (1910). — Schlimpert: Die Resultate der Freiburger Klinik mit der Levatornaht. Vortr. 81. Verslg Brit. med. Assoc. 1913. — Schmorl: Beitr. path. Anat. 9 (1891). — Schramm: Sitzgsber. gynäk. Ges. Dresden, Sitzg 7. Febr. 1894. — Schröder, K.: (a) Über Ätiologie und intrauterine Behandlung der Deviationen des Uterus nach vorn und hinten. Slg klin. Vortr. 1873, 324. (b) Die Erkrankung der weiblichen Geschlechtsorgane, 1887. S. 176. — Schröder, R.: (a) Lehrbuch der Gynäkologie. Leipzig 1922. (b) Die weiblichen Geschlechtsorgane. Handbuch der mikroskopischen Anatomie von v. Möllendorff, Bd. 7, Teil 1. Berlin 1930. — Schterbakow: Die Frage über die Ganglien in der Gebärmutter. Diss. Berlin 1906. — Schultz, Th.: (a) Der Beckenboden und sein Verhältnis zu der Genese der Genitalprolapse. Vortr. 10. Verslg nord. chir. Ver. Kopenhagen, 31. Juli bis 2. Aug. 1913. (b) Beckenboden und Prolaps. Mschr. Geburtsh. 38, Dez.-H. (1913). — Schultze, B. S.: (a) Über Palpation der Beckenorgane. Jena. Z. Naturwiss. 5 (1870). (b) Über Versionen und Flexionen. Spezielles über die mechanische Behandlung der rückwärts gelagerten Gebärmutter. Arch. Gynäk. 4 (1872). (c) Zur Kenntnis der Lage der Eingeweide im weiblichen Becken. Arch. Gynäk. 9 (1876). (d) Die Pathologie und Therapie der Lageveränderungen der Gebärmutter. Berlin 1881. — Schwalbe, G.: Zur Anatomie der Ureteren. Verh. 10. Verslg anat. Ges. Berlin 1896. — Schwarz, E.: Die Beziehungen der Nebenniere zum weiblichen Geschlechtsapparat in Biologie und Pathologie des Weibes von Halban u. Seitz, Bd. 5, Teil 4. — Schwarze: Gynäkologische Unfallfolgen. Ärztl. Sachverst.ztg 1898, 69. — Schwyzer: Zur Anatomie und Lageveränderung des Uterus. Arch. Gynäk. 41, 209 (1891). — Scipiades: Über die Lageveränderungen der Gebärmutter. Arch. Gynäk. 133 (1928). — Seitz, L.: Innere Sekretion und Schwangerschaft. Leipzig 1913. — Sellheim: (a) Topographischer Atlas zur normalen und pathologischen Anatomie des weiblichen Beckens. Leipzig: A. Georgi 1900. (b) Ligamenta teres uteri und Alexander-Adamsche Operation. Beitr. Geburtsh. 4 (1901). (c) Das Verhalten der Muskeln des weiblichen Beckens im Zustand der Ruhe und unter der Geburt. Wiesbaden 1902. (d) Der normale Situs der Organe im weiblichen Becken und ihre häufigsten Hemmungsmißbildungen. Wiesbaden: J. F. Bergmann 1903. (e) Die Blutgefäße des schwangeren und puerperalen Uterus und des Schädels der Neugeborenen. Verh. dtsch. Ges. Gynäk. Kiel 1903. (f) Die diagnostische Bedeutung der Ligamenta sacro-uterina. Beitr. Geburtsh. 8 (1904). (g) Der extraperitoneale Uterusschnitt. Zbl. Gynäk. 1908, Nr 5. (h) Über Verankerungen und Abdichtungen des Gebärapparates. Verh. Ges. dtsch. Naturforsch. Königsberg 1910. (i) Einige Bilder und Bemerkungen zur Erkennung der Beckenverschlußmittel vor und während der Prolapsoperation. Mschr. Geburtsh. 36, 141 (1912). (j) Obligate und fakultative Befestigungsmittel der Eingeweide im Bauche. Gynäk. Rdsch. 1912, Nr 20. (k) Über den Aggregatzustand und die Elastizität des Bauches. Beitr. Geburtsh. 18 (1913). (l) Die Geburt des Menschen. Wiesbaden 1913. (m) Die Physiologie der Geburt im Handbuch der Geburtshilfe von A. Döderlein. Wiesbaden 1915. (n) Die Befestigung der Eingeweide im Bauch überhaupt sowie bei Mann und Frau im besonderen. Z. Geburtsh. 80 (1918). (o) Anatomische Grundlage und Technik der Beckenbodenplastik. Mitteldtsch. Ges. Geburtsh., 20. Jan. 1924. Zbl. Gynäk. 1924, Nr 16. (p) Hygiene und Diätetik der Frau. Handbuch der Gynäkologie von Veit-Stoeckel, Bd. 2. 1926. (q) Die normale Geburt in Biologie und Pathologie des Weibes von Halban und Seitz, Bd. 7, Teil 1. 1927. (Dort ausführliche Literatur.) — Sellmann: Hysterektomie zur Behandlung des Uterusvorfalles. Amer. J. Obstetr. 67, 688. — Sinitzin: Zur Frage der Nervenendigungen in der Gebärmutter und in der Vagina bei Säugetieren (russ.). Kasan 1916. — SIPPEL: Zur Ätiologie und operativen Behandlung des Uterusprolapses. Mschr. Geburtsh. 33, 610 (1911). — SNÉGIREFF et GOUBAROFF: L'Anatomie topogr. des ligaments larges. Congr. périod. internat. Gynéc. Bruxelles, Sept. 1892. — SNOW-BECK: Philosophical Transakt 1846. Angef. nach FRANKENHÄUSER, — SOMERS u. BLAISDELL: Die Anatomie und chirurgische Verwendbarkeit der Ligamentae sacrouterina. J. amer. med. Assoc. 61, 1247 (1913). — SPALTEHOLZ, W.: Handatlas der Anatomie des Menschen, Bd. 1—3. Leipzig: S. Hirzel 1907. — SPIEGEL u. ADOLF: Die Ganglien des Grenzstranges. Arb. neur. Inst. Wien 23 (1922). — SPIEGELBERG: (a) Die Nerven und die Bewegung der Gebärmutter. Mschr. Geburtskde 24 (1864). (b) Zur Entstehung und Behandlung des Vorfalles der Scheide und Gebärmutter. Berl. klin. Wschr. 1872, Nr 21/22. — SSERDJUKOFF: Zur Physiologie und Pathologie der runden Mutterbänder. Arch. Gynäk. 122 (1924). — STIEVE: (a) Der Halsteil der menschlichen Gebärmutter, seine Veränderungen während der Schwangerschaft, der Geburt und des Wochenbettes und ihre Bedeutung. Z. mikrosk.-anat. Forsch. 11, H. 3/4 (1927). (b) Muskulatur und Bindegewebe in der Wand der menschlichen Gebärmutter außerhalb und während der Schwangerschaft, während der Geburt und des Wochenbettes. Z. mikrosk.-anat. Forsch. 17, H. 3/4 (1929). (b) Sondern die Zwischenzellen der Keimdrüsen das geschlechtsspezifische Sekret ab? Med. Klin. 1932, Nr 25. — STOECKEL, W.: (a) Über die WERTHEIM-SCHAUTAsche Prolapsoperation. Z. Geburtsh. 71, 212 (1912). (b) Intraligamentäres Ganglionneurom. Zbl. Gynäk. 1923, 1. — STOECKEL-REIFFERSCHEID: Lehrbuch der Gynäkologie. Leipzig 1924. — STÖHR, PH. d. j.: (a) Über die Innervation der Harnblase und der Samenblase beim Menschen. Z. Anat. 78, H. 5/6 (1926). (b) Über die Innervation der weiblichen Genitalien. Handbuch (von MÖLLENDORF) der mikroskopischen Anatomie des Menschen. Nervensystem, I. Teil. — STONE: Die Interpositio uteri bei Prolaps. Amer. J. Obstetr., Nov. 1912. — STURMDORF, A.: Perineorrhaphy in Principle and Practice. Amer. J. Obstetr. a. Dis. Childr., Sept. 1912. — SUTTER: Totaler Uterusprolaps im 16. Lebensjahre. Mschr. Geburtsh. 24, 474 (1906). — SYMINGTON: A contribution of the normal anatomy of the femal pelvis floor. Edinburgh med. J., März 1889. — SWITALSKI, L.: Über das Verhalten der Urnierenreste bei weiblichen Embryonen und Kindern. Anz. Akad. Wiss. Krakau 1898, Nr 5.

TANDLER, J.: (a) Lehrbuch der systematischen Anatomie. Leipzig 1918. (b) Entwicklungsgeschichte und Anatomie. Handbuch der Frauenheilkunde von MENGE u. OPITZ. München u. Wiesbaden 1920. (c) Anatomie und topographische Anatomie der weiblichen Genitalien. Handbuch der Gynäkologie von VEIT-STOECKEL, Bd. 1. München 1930. — TANDLER u. HALBAN: (a) Topographie des weiblichen Uterus mit besonderer Berücksichtigung der pathologischen Zustände und der gynäkologischen Operationen. Wien 1901. (b) Die Topographie des weiblichen Ureters bei normalen und pathologischen Verhältnissen. Mschr. Geburtsh. 15 (1902). — TAUFFER: Entstehungsweise und kurze Andeutung der Prophylaxe und Therapie des Scheiden- und Gebärmuttervorfalles. Dtsch. med. Wschr. 1877, Nr 22/26. — TERPLAN, K.: Zur Frage histo-pathologischer Veränderungen in sympathischen Ganglien und deren Bedeutung. Virchows Arch. 262 (1926). — TESTUT, L.: Traité d'anatomie humaine, 6. Aufl. Paris 1912. — THEILHABER: Zur Lehre von den Ursachen und der Behandlung der Genitalprolapse. Verh. dtsch. Ges. Gynäk. Würzburg 1903. — THIEM: Handbuch der Unfallerkrankungen, Bd. 2, Teil 2. — THORN: Zur Ätiologie der Inversio uteri bei Prolaps. Gynäk. Rdsch. 1912, 169. — TICHOMIROFF: Die Varietäten der Arterien des menschlichen Körpers (russ.). Kiew 1900. — TIEDEMANN: Tabulae nervorum uteri. Heidelberg 1822. Angef. nach FRANKENHÄUSER. — TILLAUX: Traité d'Anatomie topographique, 1887. — TOURNEUX, F.: (a) Des restes du Corps de WOLFF chez l'adulte (mammifères). Bull. Sci. Départem. Nord 5 (1882). (b) L'organe de ROSENMÜLLER (Epoophoron) et la Parovarium (Paroophoron) chez. les mammifères. J. Anatomie et Physiol. 24 (1888). — TOURNEUX et LEGAY: Mémoire sur le développement de l'Utérus et du Vagin. J. Anat. et Physiol. 1884. — TREUB: Mecanime et traitement du prolapsus génital. Rev. Gynéc. 1911, 401. — TSCHAUSSOW: Über die Lage des Uterus. Anat. Anz. 1887.

ULRICH: Beitr. path. Anat. 18.

VEIT: (a) Klinische Untersuchungen über den Vorfall der Gebärmutter und der Scheide. Z. Geburtsh. 1876, 144. (b) Kasuistische Mitteilungen. Z. Geburtsh. 1878 II, 118. — VELPEAU: Traité complet d'anatom. chir. Paris 1837. — VERNAY, DU: De Glandul. renal. Eustach. incomment. Petropolit. 1751. — VILLIGER, E.: Die periphere Innervation, 3. Aufl. Leipzig 1919. — VINEBERG: Klinisch anatomische Beiträge zur Ätiologie des Genitalprolapses. Z. Geburtsh. 74, 678 (1913). — VIOLET: (a) L'utilisation plastique de l'utérus par inclusion intervesico-vaginale dans la cure des Prolapses génitaux. Rev. Gynéc. et Chir. abdomin., Dez. 1909. (b) Les hernies pré-et retro-utérines dans la constitution de prolapsus. Lyon chir., Nov. 1909. (c) Sur la cure de la cystocele vaginale ou hernie préutérine. Ann. Gynéc. et Obstetr., Aug. 1910. (d) Les formes anatomiques et cliniques de prolapsus. Déduktions Thérapeutiques. Congr. national de Gynéc. et Obstétr. et de Paediadr. Toulouse, 22.—27. Sept. 1910. — VIRCHOW: (a) Gesammelte Abhandlungen der wissenschaftlichen Medizin, S. 189. Frankfurt a. M. 1856. (b) Über puerperale diffuse Metritis und Parametritis. Virchows Arch. **23**, 515. — Vogel, L.: Über die Bedeutung der retrograden Metastase innerhalb der Lymphbahn für die Kenntnis des Lymphgefäßsystems der parenchymatösen Organe. Virchows Arch. **125**, 495—519 (1891).

Wagner, G. A.: Geographische Verschiedenheiten beim Prolaps. Südost- u. mitteldtsch. Ges. Geburtsh. Dresden, Sitzg 31. Mai 1930. Zbl. Gynäk. **1930**, Nr 36; Mschr. Geburtsh. **86** (1930). — Walcher: Senkung und Vorfall von Scheide und Gebärmutter, 1887. — Waldeyer, W.: (a) Eierstock und Ei. Ein Beitrag zur Anatomie und Entwicklungsgeschichte der Sexualorgane. Leipzig 1870. (b) Eierstock und Nebeneierstock. Strickers Handbuch der Gewebslehre, Bd. 1. Leipzig 1871. (c) Die Lage der inneren weiblichen Beckenorgane bei Nulliparen, 1886. (d) Über die Lage der inneren weiblichen Geschlechtsorgane. Sitzgsber. preuß. Akad. Wiss., Physik.-math. Kl. **1888**, 1019. (e) Beitrag zur Kenntnis der weiblichen Beckenorgane mit 5 Tafeln. Festschrift für Kölliker. Bonn 1892. (f) Bemerkungen über die Lage des Ureters. Verh. anat. Ges. **1897**. (g) Lehrbuch der topographischen-chirurgischen Anatomie. Joessel-Waldeyer. Berlin 1899. (h) Das Becken, 1899. — Wallart, J.: (a) Sur le tissu paraganglionnaire de l'ovaire humain. Arch. de Anat. **7** (1927). (b) Contribution à l'étude des Origines du Rete ovarii. Bull. Histol. appl. **1928**. (c) Über das paraganglionäre Gewebe des Eierstockes während der Schwangerschaft und bei Myom des Uterus. Arch. Gynäk. **138**, H. 2 (1929). (d) Contribution à l'étude dur Rete ovarii. Extrait des Arch. de Biologie, 1930. — Wallmann: Z. Ges. Ärzte Wien **1859**. — Walter: Tabulae nerv. thoracis et abdominis. Berolini 1783. Angef. nach Frankenhäuser. — Walterhöfer: Zur Kenntnis der Spina bifida. Inaug.-Diss. München 1905. — Weber: Zusätze zur Lehre vom Bau und von den Verrichtungen der Geschlechtsorgane. Leipzig 1846. — Weinberg: Über Prolapsus uteri. Inaug.-Diss. Berlin 1869. — Weiss: Zur Kenntnis der von versprengten Nebennierenkeimen ausgehenden Geschwülste. Inaug.-Diss. Königsberg 1898. — Wertheim, E.: (a) Zur Frage der Radikaloperation des Uteruskrebs. Arch. Gynäk. **61**, H. 3 (1900). (b) Die chirurgische Behandlung des Uteruskarzinoms. Mschr. Geburtsh. **16**, 576 (1902); 4. internat. Gynäk.kongr. Rom. (c) Zur Frage der Radikaloperation bei Uteruskarzinomen. Zbl. Gynäk. **1902**, 693. (d) Ein neuer Beitrag zur Frage der Radikaloperation usw. Arch. Gynäk. **65**, H. 1 (1902). — West: Ligaments of the uterus and their functions. Amer. J. Obstetr., Aug. **1904**. — Westermark: Über die Prolapsoperation und ihre Ergebnisse in Schweden. Zbl. Geburtsh. **1892**, 948. — Weyler: Die Bildungsannomalien der Nebenniere. Inaug.-Diss. Kiel 1885. — White, G. R.: An anatomical Operation for the Cure of Cystokele. Amer. J. Obstetr. a. Dis. Childr., Febr. **1912**. — Wichmann, S. E.: (a) Zur Kenntnis der Parovarialzysten. Akad. Abhandlg. Mitteilungen a. d. gynäk. Klinik d. Prof. Dr. O. Engström in Helsingfors, Bd. 0, H. 1. 1911 (b) Über die Entstehung der Urogenitalverbindung und die Bedeutung der Müllerschen Genitalgänge bei den Säugetieren. Anat. H. **45**, H. 3 (1912). (c) Über das Epithel der Anhangsgebilde des Ligamentum latum. Arch. Gynäk. **102** (1914). (d) Das Epoophoron seine Anatomie und Entwicklung beim Menschen von der Embryonalzeit bis zum Greisenalter. Helsingfors 1916. — Wieger: Über die Entstehung und Entwicklung der Bänder des weiblichen Genitalapparates. Arch. f. Anat. **1885**, 349. — Wiesel: Anat. H. **1902**, H. 50. — Wieser: Über die Hiluszellen der Keimdrüsen. Endokrinol. 8 (1931). — Winckel, v.: Lehrbuch der Frauenkrankheiten. Leipzig 1886. — Winiwarter, H. de: (a) A propos des cellules sympathicotropes de l'ovaire humain. C. r. Soc. Biol. Paris **89**, 830. (b) Recherches sur l'ovogenèse et l'organogenèse de l'ovaire des mammifères (lapin et homme). Archives de Biol. **17** (1901). (c) La constitution du corps de Wolff et le dévoloppement du Canal de Müller dans l'espèce humaine. Archives de Biol. **25** (1910). (d) Observations cytologiques sur les cellules interstitielles du testicule humain. Anat. Anz. **1912**, 41. (e) L'appareil phéochrome de l'ovaire des mammiferes. Bull. Hist. appl. **1924**, 1; C. r. Assoc. Anat. **1925**, 20. Reur. — Winiwarter, H. v. u. G. Sainmont: Nouvelles recherches sur l'ovogenèse de l'ovaire des mammifères (chat). Archives de Biol. **24** (1908). — Winkler: Über die Beteiligung des Lymphgefäßsystems an der Verschleppung bösartiger Geschwülste. Virchows Arch. **151** (1898). — Winter: (a) Zur Pathologie des Prolapsus. Ruges Festschrift, S. 22. (b) Ursachen und Behandlung der Prolapse. Slg Abh. Frauenheilk. **5**. — Winternitz, E. u. F. Henke: Zur Kasuistik der retrouterinen, subperitonealen Tumoren. Beitr. Geburtsh. **4**, H. 1, 49 (1901). — Worobjew, W.: Untersuchung des Nervensystems, 1925, Teil I.

Zangemeister: Ver. wiss. Heilk. Königsberg, Dez. **1929**. — Zernoff: Handbuch der Anatomie des Menschen (russ.). Moskau 1892. — Ziegenspeck: (a) Über normale und pathologische Anheftungen der Gebärmutter und ihre Beziehungen zu deren wichtigsten Lageveränderungen. Arch. Gynäk. **31** (1887). (b) Die Bedeutung der Douglasschen Falten für die Lage des Uterus. Verh. dtsch. Ges. Gynäk. Gießen **1901**. (c) Zur Ätiologie des Prolapsus uteri. Verh. dtsch. Ges. Gynäk. Würzburg **1903**. — Zondek, B.: (a) Das Ovarialhormon und seine klinische Anwendung. Klin. Wschr. **1926**, Nr 27 u. 33. (b) Weitere Untersuchungen zur Biologie und Klinik des Hypophysenvorderlappenhormons. Ges. Geburtsh. Siehe Dtsch. med. Wschr. **1929**, Nr 4, 169. (c) Weitere Untersuchungen zur

Darstellung, Biologie und Klinik des Hypophysenvorderlappenhormons (Prolan). Klin. Wschr. **1929**, Nr 4, 157. (d) Die Hormone des Ovariums und des Hypophysenvorderlappens. Berlin 1931. — ZONDECK, BERNHARD u. S. ASCHHEIM: (a) Experimentelle Untersuchungen über die Funktion und das Hormon des Ovariums. Arch. Gynäk. **127**, 250 (1926). (b) Das Hormon des Hypophysenvorderlappens. Klin. Wschr. **1927**, Nr 6, **1928**, Nr 18. — ZUCKERKANDL: (a) Beitrag zur Lehre von den Brüchen des DOUGLASschen Raumes. Dtsch. Z. Chir. **31**. (b) Über die Fascia perinei propria. Wien. med. Bl. **1883**. (c) Atlas der topographischen Anatomie, 1902. (d) Die Entwicklung der chromaffinen Organe und der Nebenniere. Im Handbuch der Entwicklungsgeschichte von KEIBEL und MALL 2. Leipzig 1911 (dort ausführliche Schrifttumangaben). (Weiteres Schrifttum über Lageanomalien siehe im folgenden Schrifttumabschnitt.)

D I und D II. Mißbildungen und Entwicklungsfehler. Umgestaltung der Ligamente und des Beckenbindegewebes durch Lageveränderung und Tumoren der Genitalorgane.

ADLER, A.: Studie über Minderwertigkeit von Organen. Wien u. Berlin: Urban & Schwarzenberg 1907. — AEPLI: Die Hernia inguinalis beim weiblichen Geschlecht mit besonderer Berücksichtigung eines Falles von sehr großer Hernia labialis. Dtsch. Z. Chir. **10**, 430 (1878). — ALBRECHT: Der asthenische Infantilismus des weiblichen Geschlechtes. Med. Klin. **1914**, Nr 10, 628. — ALLMANN: (a) Nachteile der Ventrifixur. Zbl. Gynäk. **1913**, Nr 18. (b) Inversio et prolapsus totalis uteri puerperalis. Dtsch. med. Wschr. **1914**, 3. ALLPORT, W. H.: Vergleichende anatomische Studien zur Erläuterung der Architektur und Physiologie des menschlichen Beckens. Amer. J. Obstetr., Okt. **1912**. Ref. Zbl. Gynäk. **1913**, 214. — ANSPACH, B. M.: Die Torsion von Tubensäckchen usw. Amer. J. Obstr., Okt. **1912**. Ref. Zbl. Gynäk. **1913**, 365. — ANTON: Die Formen und Ursachen des Infantilismus. Allg. Z. Psychiatr. **63**; Münch. med. Wschr. **1906**, Nr 30, 1458. — ARETA, TOMAS u. ENRIQUE CARRA: Sieben Jahre bestehende totale Uterusinversion. Semana méd. **34**, No 2, 90—92. — ARX, M. v.: (a) Der Mechanismus des Beckenbodens und das statische Prinzip im Aufbau unseres Körpers. Arch. Entw.mechan. **29**, H. 2 (1910). Ref. Zbl. Gynäk. **1910**, 1701. (b) Körperbau und Menschwerdung. Leipzig 1922. (c) Die Gynäkologie und ihre mechanistischen Probleme nach der Ballontheorie. Schweiz. med. Wschr. **1928** II, 911—914. ASCHNER: Die Konstitution der Frau und ihre Beziehungen zur Geburtshilfe und Gynäkologie. München: J. F. Bergmann 1924. — ATKINSON: Perinealhernie von ungewöhnlicher Form. Brit. med. J., März **1911**. — AUBERT, L.: La prolapsus génital et son traitement (Der Genitalprolaps und seine Behandlung). Schweiz. med. Wschr. **1930** II, 640—644, 664—668, 684—691. Ref. Ber. Gynäk. **1930**, 668. — AULHORN: Über die spontane Torsion normaler Adnexe in der Schwangerschaft. Zbl. Geburtsh. **1910**, 538. — AUVRAY: Über die spontane Torsion der normalen Adnexe. Arch. mens. Obstetr., Juli **1912**. Ref. Zbl. Gynäk. **1913**, 752.

BAILEY, F. W.: Gebrauch und Mißbrauch des Ligamentum teres uteri. Interstate med. J., Aug. **1912**. Ref. Zbl. Gynäk. **1912**, 1751. — v. BARDELEBEN: Bauchnarbenbrüche mit 8 Monate schwangerer Gebärmutter als Inhalt. Ges. Geburtsh. u. Gynäk. Berlin, 8. Dez. 1911. Ber. Zbl. Gynäk. **1912**, 858. — BARETT: Hernien des Beckenbodens. Verh. gynäk. Ges. Chicago, Sitzg 18. Dez. **1909**. — BARRINGER, E. D.: Akute traumatische Verlagerung des Uterus. Amer. J. Obstetr. **71**, Nr 5 (1915). Ref. Zbl. Gynäk. **1915**, 729. — BARTEL, J. u. E. HERRMANN: Über die weibliche Keimdrüse bei Anomalie der Konstitution. Mschr. Geburtsh. **33**, 125. — BAUER, ALBERT, W.: Über isolierte Stieldrehung des Eierstocks. Zbl. Gynäk. **1928**, 2590—2593. — BAUER, J.: (a) Ein Fall von Douglashernie. Geburtsh.-gynäk. Ges. Wien, 12. Nov. 1912. Ber. Zbl. Gynäk. **1913**, 852 (b) Die konstitutionelle Disposition zu inneren Krankheiten. Berlin 1924. — BAUER, K. H.: Vererbung und Konstitution. Dtsch. med. Wschr. **1922**, Nr 20. — BAYER: Zur Entwicklungsgeschichte der Gebärmutter. Dtsch. Arch. klin. Med. **73** (1902). — BECKMANN, W.: Zur Kasuistik und Therapie der chronischen Uterusinversion. Petersburg. med. Z. **1912**, 29. Ref. Zbl. Gynäk. **1913**, 363. — BEHREND, A.: Ein Fall von Prolaps des kreißenden Uterus durch eine Bauchdeckenhernie nebst Aufzählung einiger Fälle. Inaug.-Diss. Jena 1919. — BEIGEL: Die Krankheiten des weiblichen Geschlechtes, Bd. 1, S. 435. 1874. — BELL, W. BLAIR: Acute and chronic inversion of the uterus. (Akute und chronische Uterusinversion) (Roy. Infirm. Liverpool). J. Obstetr. **37**, 310—312 (1930). Ref. Ber. Gynäk. 1930, 18, 533 (1930). — BENTHIN, W.: Erfahrungen mit der Collifixura uteri. Zbl. Gynäk. **1923**, H. 4. — BERMANN, SAMUEL, E.: Schwangerschaft von 5½ Monaten, dabei linksseitige Extrauterine mit gedrehtem Stiel und Dermoidzyste des rechten Ovars. Semana méd. **34**, No 48, 1498—1501. — BEUTHNER: Über die Spontandrehung von Adnexen. Mschr. Geburtsh. **71**, 272 (1925). — BIALAS, A.: Über Eileiterbrüche. Inaug.-Diss. Breslau 1921. Ref. Zbl. Gynäk. **1922**, 2064. — BIRMANN, A.: Beitrag zur Kasuistik der Adnexhernien. Wien. klin. Wschr. **1922**, Nr 26. — BIRNBAUM, R.: Beitrag zur Kenntnis der Hernia uteri inguinal und der histologischen Veränderungen verlagerter Ovarien. Berl. klin. Wschr. **1905**, Nr 21. — Bissel, D.: Beitrag zum Studium der beweglichen Rückwärtslagerung des Uterus. Amer. J. Obstetr. **76**, Nr 5 (1915). Ref. Zbl. Gynäk. **1915**, 729. — Bitzakos: Über Ovarialhernien. Inaug.-Diss. München 1892. — Bodó, Bertalan: Durch eine Geschwulst hervorgerufene Uterusinversion. Orv. Hetil. (ung.) **71**, Nr 21, 581—583. — Boeckel: Quelques exceptionels de hernies. Gaz. méd. Strassburg **1841**. — Boehm, R.: Beitrag zur Ätiologie der Genitalprolapse. Inaug.-Diss. Straßburg 1911. — Boehm, St.: Tödlicher Gebärmuttervorfall. Zbl. Gynäk. **1925**, Nr 48. — Börner, R.: Gleichzeitige Stieldrehung einer rechtsseitigen Hydrosalpinx und isolierte Torsionen der linken normalen Tube. Z. Gynäk. **97** (1930). — Bohnen: (a) Untersuchungen zur Statik der weiblichen Geschlechtsorgane. Arch. Gynäk. **132**, Kongreßber., 8—10, 16—19 (1929). (b) Über statische Probleme der Bauchhöhle. Arch. Gynäk. **145** (1931). — Boldt, H. J.: Prolapsus of the uterus. Amer. J. Obstetr. **71**, Nr 16 (1915). Ref. Zbl. Gynäk. **1916**, 168. — Bonney: Der Stützapparat des weiblichen Genitalapparates, die Senkungen, die infolge seiner Schwäche entstehen und ihre Behandlung. J. Obstetr. **1914**, Nr 6. Ref. Zbl. Gynäk. **1914**, 1337. — Borchardt: Klinische Konstitutionslehre. Wien u. Berlin: Urban & Schwarzenberg 1924. — Bose: Programma de enterocele ischiadica. Lipsiae 1772. — Boulfroy: Des hernies des organes génitaux de la femme. Thèse de Lyon **1904**. Ref. Zbl. Gynäk. **1906**, 646. — Brakemann, Otto: Prolaps und Harntrakt. Zbl. Gynäk. **1928**, 2272—2285. — Brandt: Genitalprolaps. Tidsskr. norske laageforening **1913**, 879. Ref. Zbl. Gynäk. **1914**, 859. — Breisky: Angef. nach Bauer (Frage der Douglashernie). Zbl. Gynäk. **1913**, 854. — Brenneke: Angef. nach Kermauner. — Britzke, M.: Über die Achsendrehung des Uterus bei Myom. Inaug.-Diss. Jena 1905. Ref. Zbl. Gynäk. **1907**, 546. — Bröse, P.: Hernia ovarii inguinal. Ges. Geburtsh. u. Gynäk. Berlin, 15. Juni 1906. Ber. Zbl. Gynäk. **1906**, 1097. — Brunner, G.: Herniologische Betrachtungen. Bruns' Beitr. **4**, 1, 259 (1889). — Bumm, E.: (a) Zur Ätiologie und Behandlung des Uterusprolapses. Ges. Geburtsh. Berlin, 26. Nov. 1909. Ber. Zbl. Gynäk. **1910**, 735. (b) Heilung schwerer Prolapsrezidive nach Totalexstirpation durch Transplantation aus der Fascia lata. Ges. Geburtsh. Berlin, 26. Jan. 1912. Ber. Z. Geburtsh. **70**, 921 (1912). (c) Collifixura uteri. Zbl. Gynäk. **1916**, 29. (d) Grundriß zum Studium der Geburtshilfe. Wiesbaden 1917. (e) Enterocele-vaginalis-Operation. Ges. Geburtsh. Berlin, 12. Jan. 1917. Ber. Z. Geburtsh. **80**, 225 (1918). (f) Zur Rehabilitation der Alexander-Adamschen Operation. Ges. Geburtsh. **85**, H. 3, 631 (1923). — Bumm, Erich: Die äußeren Abdominalhernien. Wien u. Berlin: Urban & Schwarzenberg 1931. — Bumm, E. u. Ed. Martin: Anatomie und Klinik von Uterus- und Blasenvorfall. Ges. Geburtsh. Berlin, 26. Nov. 1909. Ber. Z. Geburtsh. **66**, 460 (1910). — Busse: Verlagerung von Tube und Ovarium in Folge Ausbleibens des Deszensus. Mschr. Geburtsh. **1901**. — Bürger: Beiträge zur Prolapsätiologie im Verhältnis zur Konstitution. Zbl. Gynäk. **1926**, Nr 10. — Byrant: Some suggestions for an improved practice in strangulated hernie. Lancet, März **1861**.

Cadwallader, J. M.: Ein Ovarium als Inhalt einer Inguinalhernie. J. amer. med. Assoc. **75**, Nr 17 (1920). Ref. Zbl. Gynäk. **1921**, 1158. — Caesar, V.: Klinische Untersuchungen über die Entstehung der Genitaldystopien beim Weibe. Inaug.-Diss. Freiburg 1910. Ref. Zbl. Gynäk. **1912**, 1549. — Calmann: Achsendrehung des myomatösen Uterus. Geburtsh. Ges. Hamburg, 7. Nov. 1916. Ber. Zbl. Gynäk. **1917**, 84. — Caraven: Torsion des adnexes normales avec hématocèle pelvienne. Bull. Soc. nat. Chir. **53**, H. 13, 550—558. — Carmichael, E. S.: Über Hernien der Uterusadnexe. J. Obstetr., Juli **1906**. Ref. Zbl. Gynäk. **1906**, 1363. — Casagrande, J. A.: A case of reccurent torsion of the fallopian tube with hematosalpinx. Amer. J. Obstetr. **15**, 49 (1928). — Cassidy and Norbury: Torsion of the left broad ligament and fallopian tube in a child. Lancet 1910. — Cattaneo, Luigi: Rene cistico inectopia pelvica congenita simulante un tumore degli annessi. (Rilievi clinici e anatomo-pathologici). Fol. gynaec. (Genova) **24**, H. 4, 453—490. — Chaduc, M.: Etiologie des prolapsus génitaux chez des nullipares. Thèse de Lyon **1904**. Ref. Zbl. Gynäk. **1905**, 1007. — Chassaignac: Rev. med.-chir. Paris **1853**. — Chrobak, v. Rosthorn: Die Erkrankungen der weiblichen Geschlechtsorgane. Wien-Leipzig 1908. — Cleve: Beitrag zur Operation der Prolapse. Z. Geburtsh. **88** (1924). — Cloquet: (a) Observation sur une hernie vulvaire, suivie de quelques réflexions sur la nature et le traitement de cette maladie. Nouv. J. méd. Paris **10**, 427 (1821); J. Med; Chir. et Pharmac. Paris **77**, 217 (1821). (b) Dictionnaire Sci. méd., 39. — Cohn, Isidore: Hernia of ovary and fallopian tube. New Orleans méd. J. **80**, 723—729. Ref. Ber. Gynäk. **14**, 557 (1928). — Colmann: Achsendrehung eines schwangeren Uterushorns bei doppeltem Genitale. Nordwestdtsch. Ges. Geburtsh., 21. Mai 1921. Ber. Zbl. Gynäk. **1921**, 1044. — Condamin, R.: (a) De l'antéflexion dans ses rapports avec la stérilité. Essai de pathogénie et de traitement. Gynéc. et Obstétr. **16**, No 4, 330—341. (b) Etude sur l'antéflexion utérine Pathogénie et traitement. Lyon méd. **1928** I, 251—258, 281—291. — Cooper, Astley and Best: The anatomy and surg. treatment of inguinal and congenital hernias. London 1804—1807. — Corner, E. M.: Der Inhalt irreduzibler Leistenbrüche bei weiblichen Individuen und echter Hermaphroditismus. Brit. med. J., 4. Jan. **1908**. Ref. Zbl. Gynäk. **1909**, 680. — Cornil u. Biossard: Uterus et trompe situé entre les deux testicules dans la tunique vaginale. Bull. Acad. Méd. Paris, **1907**, No 34. Ref. Zbl. Chir. **1908**, 317. — Costa, Romulus: Betrachtungen über die intraligamentäre Schwangerschaft. Rev. Obstetr. (rum.) **1928**, 227—230.

Dambrin u. Bernardbeig: Zwei Fälle von axialer Torsion des myomatösen Uterus ohne klinische Erscheinungen. Bull. Soc. Obstétr. Paris **1923**, No 7. — Damianos: Über Stieldrehung der Adnexe in Leistenbrüchen im frühen Kindesalter. Dtsch. Z. Chir. **80**, 228 (1905). — Damm, Peter: Untersuchungen über die operative Behandlung des Genitalprolapses mit besonderer Berücksichtigung der Interpositionsmethode. Hosp.tid. (dän.) **1928 II**, 875—910. — Darner, H. L.: Torsion der normalen Fallopischen Tube. Amer. J. Obstetr. **2**, 368 (1926). Ref. Zbl. Gynäk. **1927**, 2568. — Defontaine: Rev. méd. Suisse rom. **1895**, No 4. — Delanglade, É.: Über Genitalprolaps. Ann. Gynéc. et Obstétr., Juni **1907**. Ref. Zbl. Gynäk. **1909**, 925. — Delépine, J.: Tube als Inhalt einer eingeklemmten Hernie. Rev. franç. Gynéc., Okt. 1921. Ref. Zbl. Gynäk. **1922**, 20, 64. — Deneux: Sur la hernie de l'ovaire. Paris 1813. — Descomps: Anomalie des organes génitaux de la femme. Arrêt de développement. Uterus bicornis. Ectopie de la trompe et de l'ovaire. Bull. Soc. Anat. Paris 84, 460—461. 1 Textfigur. Paris 1909. — Deutsch: Ref. Schmidts Jb. **1855**, 163. — Dietrich, H. A.: Zur Therapie des Uterusprolapses. Klin. Wschr. **1924**, Nr 10. — Dimitriev, B.: Über die Behandlung der Genitalhernien. Ginek. (russ.) **7**, 40—51. — Dittrich, B.: Ergebnisse der vaginalen Prolapsoperation. Arch. Gynäk. **116**, 412 (1923). — Döderlein, A.: Operative Gynäkologie, 5. Aufl. Leipzig 1924. — Doléris: Behandlung der Verlagerungen der Genitalorgane. Gynéc. **1911**, No 9/10. Ref. Zbl. Gynäk. **1912**, 347. — Dorf: Ein Fall von Leistenbruch mit dem fibromatösen Uterus. Russk. Wratsch. **1907**. Ref. Zbl. Chir. **1917**, 1218. — Dornan, W. Edmondson: „Hernia" into the broad ligament. Brit. med. J. Gynec., Nr 3533, 528. — Douglass, Marion: Torsion of the fallopian tube, with the report of a case producing acute gangrene of the tube. Amer. J. Obstetr. **16**, 210—213; Zbl. Gynäk. **1927**, 942. — Driessen, L. F.: Bedeutung und Behandlung der Lageanomalien der Gebärmutter. Nederl. Tijdschr. Geneesk. **1909 II**. Ref. Zbl. Gynäk. **1911**, 639. — Dührssen, A.: (a) Über Perineoplastik nebst Bemerkungen über die extraperitoneale Interposition des Uterus bei Prolaps. Gynäk. Rdsch. **1907**, Nr 8. (b) Die operative Behandlung großer Prolapse der Vagina und des Uterus. Gynäk. Rdsch. **1**, Nr 2. (c) Über operative Heilung von Prolapsen des Uterus und der Vagina. Gynäk. Rdsch. **1907**, H. 2. (d) Behandlung von ausgedehnten Zystozelen und von Uterusprolaps. Surg etc. **4**, Nr 5. Ref. Zbl. Gynäk. **1909**, 1040. (e) Ist heute die Alexander-Adamsche Operation noch berechtigt? Berl. klin. Wschr. **1911**, Nr 4, 45. (f) Die Ventrofixur der Ligamenta rotunda unter subperitoneale Durchleitung durch die Ligamentae lata. Gynäk. Rdschr. **1913**, H. 1. (g) Operative Künsteleien bei Scheiden- und Gebärmuttervorfällen. Berl. klin. Wschr. **1916**, Nr 20.

Eastmann, Nicholson, J.: Torsion of hydrosalpinx. Surg. etc. **45**, Nr 2, 143—147. — Ebeler: Prolaps und Spina bifida oculta. Festschrift zur Feier usw. der Akademie für praktische Medizin in Köln. Bonn 1915. — Ebeler u. F. Duncker: Der angeborene Prolapsus uteri bei einem mit Spina bifida behafteten Neugeborenen. Z. Geburtsh. **77**, H. 1 (1915). — Ebner: Über Perinealhernien. Dtsch. Z. Chir. **26**, 59 (1887). — Eckstein, E.: (a) Zur Pathologie und Therapie der Form-, Gestalt und Lageveränderungen des Uterus mit besonderer Berücksichtigung der Retroflexio uteri und Retroversio. Frauenarzt **1908**, H. 11/12 (1919). (b) Über die Indikation der Ventrofixatio uteri. Zbl. Gynäk. **1920**, Nr 25. (c) Nochmals über die Indikation der Ventrofixatio uteri. Zbl. Gynäk. **1922**, Nr 25. — Eggers, Hartwig: Die Lehre von den äußeren Hernien in „Die Chirurgie" von Kirschner und Nordmann, S. 5, 95. Berlin u. Wien: Urban & Schwarzenberg 1927. — Eisenhart: Fall von Hernia inguinalis cornu dextri uteri gravidi. Arch. Gynäk. **26**, 439 (1885). — Ellerbrock, N.: Über eine Zervixtorsion des myomatösen Uterus. Arch. Gynäk. **116**, 171 (1922). — Enderlen u. Gasser: Stereoskopbilder zur Lehre von den Hernien. Jena: Gustav Fischer 1906. — Engelmann: Ein Fall von Hämatom des Labium majus, verursacht durch eine Inguinalhernie. Zbl. Gynäk. **1885**, Nr 14, 434. — Eršov, S.: Fall von Torsion eines Uterus bicornis unicollis gravidus. Ž. Akuš. (russ.) 38, H. 2, 217—227. — Eunike, K. W.: (a) Über Hernia uteri inguinalis bei unvollkommener Entwicklung des Genitales. Zbl. Gynäk. **1916**, Nr 8. (b) Weiteres über Hernia uteri et ovarica inguinalis bei unvollkommener Entwicklung des Genitales. Zbl. Gynäk. **1918**, Nr 33. (c) Isoliert torquierte normale Tube Zbl. Gynäk. **1922**, Nr 37. — Eustace and MacNeuly: Case of strangulated tubo-ovarian hernia in an infant. J. amer. med. Assoc, März **1914**, 772. — Exner: Über Perinealhernien. Arch. klin. Chir. 98 (1912).

Fabricius: (a) Diskussion zu Bauer: Ein Fall von Douglashernie. Zbl. Gynäk. **1913**, 855. (b) Diskussion zu Schiffmann (Suspension des Uterus). Zbl. Gynäk. **1918**, 276. (c) Beitrag zur Kasuistik der Douglashernien. Wien. klin. Wschr. **1925**, Nr 23. — Farrar: Hernie des Uterus und beider Adnexe. Ref. Zbl. Gynäk. **1913**, Nr 42, 1573; Surg. etc. **17**, Nr 5. Ref. Zbl. Gynäk. **1914**, 291. — Fehling, H.: (a) Der heutige Standpunkt in der Behandlung der Rückwärtslagerung der Gebärmutter. Dtsch. Klin. **9**. Wien u. Berlin: Urban & Schwarzenberg 1904. (b) Zur Technik der Alexander-Adamschen Operation.

Zbl. Gynäk. **1905**, Nr 6. (c) Lehrbuch der Frauenkrankheiten. Stuttgart 1893. Ovariotomie in der Schwangerschaft. Arch. Gynäk. **82** (1908). (d) Die Rückwärtslagerung der Gebärmutter in der Tätigkeit des Hausarztes. Ärztl. Sachverst.ztg **1911**, Nr 3. (e) Zur Rettung der ALEXANDER-ADAMschen Operation. Zbl. Gynäk. **1922**, Nr 13. — FEINER, DAVID and JOSEPH CALDOR: Axial rotation of the pregnant uterus. (Achsendrehung des schwangeren Uterus.) Amer. J. Obstetr. **20**, 88—93 (1930). Ref. Ber. Gynäk. **18**, 706 (1930). — FEKETE, ALEXANDER v.: Symptome und Bedeutung der Retroflexion. Geburtsh. **92**, 599—617. — FELIX, W.: Entwicklungsgeschichte der Urogenitalorgane in KEIBEL-MALL: Handbuch der Entwicklungsgeschichte, 1911. II. — FETZER, M.: Der Genitalprolaps als Folge der späten Erstgeburt. Münch. med. Wschr. **1910**, Nr 2. — FINDLEY, P.: (a) Uterusprolaps bei nulliparen Frauen. Amer. J. Obstetr. **75**, Nr 1 (1917). (b) Vorkommen und Bedeutung von Lageveränderungen des Uterus. J. amer. med. Assoc. **79**, Nr 10 (1922). — FISCHER, A. W.: Über die Funktion des Levator ani. Verh. mittelrhein. Chir. Würzburg, 21. Jan. **1922**; Berl. klin. Wschr. **1922**, 1021. — FISCHER, E.: Hernia uteri gravidi retroflexi sacralis nach Rektumamputation und Kreuzbeinresektion. Zbl. Gynäk. **1927**, Nr 47. — FISCHER, OTTO: Weibliche Adnexe als Inhalt von Inguinalhernien. Arch. klin. Chir. **93**, 385 (1910). — FLATAU, L.: (a) Die Ausschaltung der Fossa vesico-uterina aus der Bauchhöhle. Ein neuer Weg zur Verhinderung des Prolapsrezidivs. Zbl. Gynäk. **1916**, Nr 22. (b) Über Verhütung des Prolapsrezidivs. 86. Verslg dtsch. Naturforsch. Ärzte Bad Nauheim 1920. Ref. Zbl. Gynäk. **1920**, 1251. (c) Beckenneigung und Vorfall. Dtsch. Ges. Gynäk. Heidelberg 1923. Ber. Arch. Gynäk. **120**. — FLEISCHMANN, C.: (a) Inversio uteri completa puerperal. chron. Geburtsh.-gynäk. Ges. Wien 7. Nov. 1916. Ber. Zbl. Gynäk. **1917**, 50. (b) Totale Uterusinversion bei einer 70jährigen Greisin. Zbl. Gynäk. **1923**, Nr 3. — FLEURENT: Myom mit axialer Uterustorsion. Bull. Soc. Obstétr. Paris **1923**, No 5. Ref. Zbl. Gynäk. **1924**, 2297. — FORNERO, ARTURO: Cisti ematica del legamento largo a crisi menstruale per rottura di un folliculo di Graaf in ovario a soiluppo sopraed intralegamentaroi. (Blutcyste des Lig. mentum latum nach Follikelsprung bei intraligamentär entwickeltem Eierstock). Monit. ostetr.-ginec. **1**, 56—62 (1929). Ref. Ber. Gynäk. **17**, H. 9 (1930). — FORSTER, ANDRÉ: Le dispositif des ligaments larges dans la série des mammifères supérieurs et dans l'espèce humaine. Archives d'Anat. **8**, 359—432. — FOTHERGILL, W. E.: (a) Diskussion über Retroflexio. **76**. Jverslg Brit. med. Assoc., 19. Sept. Brit. med. J. **1908**. Ref. Zbl. Gynäk. **1909**, 1374. (b) Operation bei Prolaps und Zervixhypertrophie. Brit. med. J., 12. April **1913**. Ref. Zbl. Gynäk. **1913**, 1126. (c) Intralig. blodder. J. Obstetr. **23**, Nr 1 (1913). (d) Über die Falschbehandlung des Genitalprolaps. Lancet, 3. Juni **1916**. Ref. Zbl. Gynäk. **1916**, 722. (e) Die Entwicklung vaginaler Operationen wegen Genitalprolaps. Brit. med. J. Nr 3398. Ref. Zbl. Gynäk. **1926**, 3307. — FRAENKEL, ALEXANDER: Über Radikaloperation der Leistenbrüche bei Säuglingen. Zbl. Chir. **1899**, Nr 47, 1241. — FRANKE: Ther. Mh. **14**, 71 (1900). — FRANKL, O.: (a) Pathologische Anatomie und Histologie der weiblichen Genitalorgane. 2. Band des Handbuches der gesamten Frauenheilkunde von W. LIEPMANN. Leipzig 1914. (b) Über stielgedrehte Ovarialtumoren. Gynäk. Rdsch. **1917**. (c) „Tube". Handbuch der speziellen Pathologie und pathologischen Histologie von HENKE u. LUBARSCH, Bd. 7, I. Teil. 1930. — FRANQUÉ, O. v.: Ovarialzyste mit Abdrehung des Stiels beim Neugeborenen. Z. Geburtsh. **43** (1900). (b) Über die PFANNENSTIELsche Keilresektion des Uterus. Z. Geburtsh. **66**, H. 3. (c) Beitrag zur Operation der Prolapse nebst kurzen Bemerkungen zur anatomischen Ätiologie. Mschr. Geburtsh. **33**, H. 5. (d) Spaltbecken mit Blasenektopie und Prolaps. Zbl. Gynäk. **1916**, Nr 14. — FRANZ, K.: Eine Prolapsoperation. Mschr. Geburtsh. **26**, Erg.-H. (1912). — FRANZ, TH.: Zur Kasuistik der Drehungen des myomatösen schwangeren Uterus um seine Längsachse. Zbl. Gynäk. **1918**, Nr 12. — FREUND, H. W.: (a) Die Ventrosuspension des verkürzten Ligamentum rotundum als Retroflexionsoperation. Zbl. Gynäk. **1906**, Nr 19. (b) Über Genitalprolapse und deren Behandlung. Prakt. Erg. Geburtsh. **1** (1909). — FREUND, R.: (a) Abnorme Behaarung bei Entwicklungsstörungen. Beitr. Geburtsh. **3**, H. 2. (b) Beiträge zur Anatomie der ausgetragenen Extrauteringraviditäten. Beitr. Geburtsh. **7** (1903). (c) Die Erkrankungen der Beckenbindegewebe. Handbuch der Gynäkologie von J. VEIT, 2. Aufl., Bd. 5. Wiesbaden 1910. (d) Zystisches Myom des Ligamentum rotundum zum Teil in einem rechtsseitigen Leistenbruch gelegen. Zbl. Gynäk. **1928**, Nr 10, 656. — FREUND, W. A.: (a) Zur anatomischen Physiologie und Pathologie der Douglastasche. Beitr. Geburtsh. **2**, 322. (b) Zur Anatomie und Pathologie der Dehiszenz des graviden Uterus. Beitr. Geburtsh. **4**, 1; Gynäk. Klin. **85**, 140. — FREUND, W. A. u. L. MENDELSOHN: Der Zusammenhang des Infantilismus des Thorax und des Beckens. Stuttgart: Ferdinand Enke 1908. — FRITSCH: (a) Die Krankheiten der Frauen, 1897. (b) Über Prolapsoperationen. Dtsch. Klin. **9**. Wien u. Berlin: Urban & Schwarzenberg 1904. — FRORIEP: Enterocele vaginalis posterior. Chirurgische Kupfertafeln. Weimar 1824. — FUCHS, W.: Zur Kenntnis der Hernia ischiadica. Inaug.-Diss. Breslau 1919. — FÜTH, H.: (a) Weitere Beiträge zur Verschiebung des Coecum während der Schwangerschaft. Arch. Gynäk. **100**, H. 2. (b) Retroflexio und Unfall. Zbl. Gynäk. **1926**, Nr 14.

GABRIEL, F.: Elephantiasis vulvae kompliziert durch Inguinalhernie (ung.), 1905. Ref. Zbl. Gynäk. **1906**, Nr 47, 1315. — GÄNSSLE: Über Ergebnisse der Prolapsoperation. Mschr. Geburtsh. **9**, 295 (1925). — GAIFAMI, P.: (a) Über die angeborene Retroflexion. Fol. ginaec. (Genova) **14** (1920). (b) Über das Bestehen einer fetalen Gebärmutterreflexion und über kongenitale Anteflexio. Fol. ginaec. (Genova) 14, H. 1 (1921). Ref. Zbl. Gynäk. **1923**, 1355. — GALANT-SUSMANN: Der asthenische und stenoplastische Konstitutionstypus der Frau. Arch. Frauenkde u. Konstit.forsch. **11**, H. 1. Ref. Zbl. Gynäk. **1926**, Nr 31, 2057. — GAMMELTOFT, S. A.: Bedeutung, Diagnose und Behandlung der Retroflexio versio uteri. Ugeskr. Laeg. (dän.) **86**, Nr 21 (1924). Ref. Ber. Gynäk. **6**, 266. — GARDENER: Americ. J. Obstetr. **1906**. — GAUGELE: Über Ovarialhernie mit Stieltorsion. Dtsch. Z. Chir. **73**, 216 (1904). — GAYER, W. C.: Die Rückenlage im Puerperium als Ursache der Retroversio uteri. J. amer. med. Assoc. **62**, Nr 8 (1914). Ref. Zbl. Gynäk. **1914**, 858. — GENGENBACH, A.: Sechs Fälle von Tubentorsion (Frauenspital Basel). Z. Geburtsh. **97**, 476—486 (1930). — GILLIES, J. C.: Torsion der Tube. Brit. med. J. Nr 3396. Ref. Zbl. Gynäk. **1927**, 942. — GINODMANN, D.: Über die Pathogenese der Umdrehung der Uterustuben. Moskov. med. Z. **7**, Nr 3, 48—53 (russ.). — GRAEFE, M.: (a) Über Schwangerschaft nach Interpositio uteri. Zbl. Gynäk. **1916**, Nr 47. (b) Über Prolapsgefühl ohne Prolaps als Kriegserscheinung. Zbl. Gynäk. **1919**, Nr 11. — GRAF, R.: Über den kongenitalen Prolaps. Ein Beitrag zur Ätiologie der weiblichen Genitalprolapse. Mschr. Geburtsh. **3**, H. 6 (1911). — GRAFF: Die Prolapsbildung als Maß der Konstitution. Z. konstit. Path. **11**, 170 (1925). — GRAFF, E.: Ein seltener Fall von Stieldrehung der Adnexe. Geburtsh.-gynäk. Ges. Wien, 12. Dez. 1922. Ber. Zbl. Gynäk. **1923**, 440. (b) Zur Ätiologie des Prolapses. Kongr. dtsch. Ges. Gynäk. Heidelberg 1923. Ber. Arch. Gynäk. **120** (1923). — GRANT, W.: Hernia femoralis des Ovariums. J. amer. med. Assoc., 31. Juli **1920**. Ref. Zbl. Gynäk. **1921**, 1158. — GRAPOW: Ber. Sitzg Ges. Geburtsh. Hamburg. Zbl. Gynäk. **1891**, 929. — GRASER, ERNST: (a) Die Unterleibsbrüche. Wiesbaden: J. F. Bergmann 1891. (b) Handbuch der praktischen Chirurgie von BERGMANN und von BRUNS, 3. Aufl., Bd. 3, S. 521. 1907. — GRAUL: Beitrag zur Inversio uteri durch Geschwülste. Inaug.-Diss. Jena 1904. Ref. Zbl. Gynäk. **1905**, 1513. — GRAY: Das Problem der großen Beckenhernie beim Weibe. Amer. J. Obstetr., Febr. **1914**. Ref. Zbl. Gynäk. **1914**, 857. — GRENSER: Retroflexio uteri bei Nulliparae. Arch. Gynäk. **11** (1877). — GROSSMANN: Ein Beitrag zur Mechanik der Tubenstieldrehung. Zbl. Gynäk. **1925**, Nr 18. — GROTENFELT: Über Stieldrehung der Ovarialtumoren. Engströms Mitt. **9** (1911). — GRUNERT: (a) Über Herniotomie im Kindesalter. Dtsch. Z. Chir. **68**, 518 (1903). (b) Stieldrehung des Uterus durch subseröses Myom. Ges. Geburtsh. Berlin, 23. Mai 1913. Ber. Z. Geburtsh. **74**, Nr 13, 1013. — GUGGISBERG: (a) Über Komplikationen der Retroflexio uteri und deren Einfluß auf die operative Therapie. Inaug.-Diss. Bern. Ref. Zbl. Gynäk. **1907**, 1253. (b) Über einen Fall von Prolaps uteri inversi. Zbl. Gynäk. **1909**, Nr 3. (c) Intraperitoneale Verkürzung der Ligamenta rotunda. Mschr. Geburtsh. **50** (1919). (d) Komplikationen von Schwangerschaft, Geburt und Wochenbett durch Regelwidrigkeiten der Genitalien (Weichteilschwierigkeiten). HALBAN-SEITZ' Biologie und Pathologie des Weibes, Bd. 2, S. 7. 1927. — GUILDAL: Et Tilfaelde of Strangulation of Tuba. Uyeskr. Luly (dän.) **1917**. — GUIGARAY, JOSÉ: Eingeklemmte Cruralhernie der rechtsseitigen Adnexe. Rev. espan. Obstetr. **13** (1928). Ref. Ber. Geburtsh. **16**, 767 (1929).

HAGER: Die Brüche und Vorfälle, S. 308. Wien 1836. — HALBAN, J.: (a) Prolaps bei einer Virgo. Geburtsh.-gynäk. Ges. Wien, 12. Nov. 1912. Ber. Zbl. Gynäk. **1913**, 858. (b) Zur Prolapsfrage. Geburtsh.-gynäk. Ges. Wien, 12. März 1918. Ber. Zbl. Gynäk. **1918**, 356. — HALBAN u. TANDLER: Genitalprolapse beim Weibe. Wien 1907. — HALTER: Zur Statistik der Prolaps- u. Retroflexionsoperation. Zbl. Gynäk. **1926**, Nr 17, 1141. — HAMMERSCHLAG: (a) Die Lage des Eierstocks. Z. Geburtsh. **37** (1897). (b) Tubenstieldrehung. Z. Geburtsh. **97** (1930). — HANNAH, CALVIN, R.: Anatomy of the female pelvis and perineum in relation to labor. Amer. J. Obstetr. **19** (1930). Ref. Ber. Geburtsh. **18**, 4/5 (1930). — HANNES: (a) Die Asthenie des Weibes. Erg. Med. **6**. (b) Einiges über weibliche Konstutionstypen. Med. Klin. **1925**, 1793. — HANSEMANN, v.: Deszendenz und Pathologie. Berlin 1909. — HARRASS, P.: Genitalprolaps und Hernienbildung infolge einer alten Beckenringverletzung. Münch. med. Wschr. **1910**, Nr 51. — HART: Konstitution und Disposition. Erg. Path. **20**, 1 (1922). — HARTMANN: Et Tilfaelde of torqueret Hydrosalpinx. Ugeotrift for Lacyer 1917. — HARTMANN, GEORG: Ein neuer Fall von Hernia labialis posterior. Inaug.-Diss. München 1891. — HEATH: (a) Tumor of the groin and labium containing omentum, removal, recovery. Lancet **1866** II, 438. (b) On cases of large labial hernia and their treatment. Lancet **1873** II, 767. — HEEGAARD: Über Ovarialhernien. Arch. klin. Chir. **75**, 425 (1905). — HEGAR, A.: (a) Tuberkulose und Bildungsfehler. Münch. med. Wschr. **1899**, Nr 38. (b) Entwicklungsstörungen, Fetalismus und Infantilismus. Münch. med. Wschr. **1905**, Nr 16, 737. — HEGAR, K.: (a) Über Infantilismus und Hypoplasie. Beitr. Geburtsh. **10**, H. 2, 250. (b) Beitrag zur Kenntnis des infantilen Uterus usw. Beitr. Geburtsh. **12**. (c) Anatomische Untersuchungen an nulliparen Uteris usw. Beitr. Geburtsh. **13**. (d) Beitrag zur Anatomie und Ätiologie des Hyperanteflexio uterina congenitales. Beitr. Geburtsh.

14. — Heidler, H.: Haematoma ovarii interstitiale. Mschr. Gynäk. **63**, 25 (1923). — Heil, K.: Ein Fall von Stieldrehung der Tube bei virginellem Genitaltraktus. Zbl. Gynäk. **1921**, 498. — Heineck, A. P.: (a) Über Hernien des Ovariums, der Fallopischen Tube und des Ovariums samt Fallopischer Tube. Surg etc. **15**, Nr 1. Ref. Zbl. Gynäk. **1913**, 78. (b) Tuboovarialhernien. Surg. etc. **15** (s. bei O. Frankl im 1. Teil dieses Bandes). — Heinen: Über Stieldrehung normaler Adnexe. Inaug.-Diss. Heidelberg 1925. — Helma, T. O.: Intraligam. bladder. J. Obstetr. **12**, 447 (1907). — Henkel, M.: (a) Inversion eines Horns, eines Uterus bicornis unicollis. Ges. Geburtsh. Berlin, 14. April 1905. Zbl. Gynäk. **1905**, 751. (b) Etwas über Dammrisse und ihre Beziehungen zum Prolaps. Dtsch. med. Wschr. **1926**, Nr 17. (c) Die Retroflexio uteri. Fortschr. Ther. **4**, 69—75. — Hennig: (a) Die Krankheiten der Eileiter und die Tubenschwangerschaft. Stuttgart 1876. (b) Tubennekrose. Zbl. Gynäk. **1893**, 729. — Hermann, E.: Bau und Wesen der hypoplastischen Ovarien. Wien. med. Wschr. **1899**, Nr 38. — Hermanns: Über die Brucheinklemmung von Adnexen im frühen Kindesalter. Inaug.-Diss. Kiel 1899. — Herter: Intestinaler Infantilismus. Leipzig u. Wien 1909. — Hess: Stieldrehung normaler Adnexe. Inaug.-Diss. Göttingen 1925. — Hewitt: Hernia of the femal internal genitalie through inguinal canal. Amer. J. Obstetr. **5**, 530 (1923). Ref. Ber. Gynäk. **1**, 478 (1923). — Heynemann, Th.: Zur Ätiologie des Prolapses. Zbl. Gynäk. **1924**, Nr 3. — Hilgenreiner: (a) Beitrag zur Kenntnis der Hernia uteri inguinalis. Berl. klin. Wschr. **1906**, Nr 11, 319. (b) Seltene und bemerkenswerte Hernien. Beitr. klin. Chir. **69**, 333 (1911). — Hillmann, H.: Über Inversio uteri. Mschr. Geburtsh. **59**, H. 1/2 (1922). — Hinselmann: Normales und pathologisches Verhalten der Plazenta usw. Biologie und Pathologie des Weibes von Halban und Seitz, Bd. 6, 1. Teil. 1925. — Hirsch, H.: (a) Leitfaden der Berufskrankheiten der Frau usw. Stuttgart 1919. (b) Über einen Fall von Spontanabtrennung der rechten Adnexe. Gynäk. Ges. Breslau 1923. Ref. Zbl. Gynäk. **1924**, 549. (c) Prolapsinversion des Uterus. Zbl. Gynäk. **1925**, Nr 30. — Hirsch, M.: (a) Zur Fixatio ligamentum rotundum retrouterina. Zbl. Gynäk. **1910**, Nr 2. (b) Über intraperitoneale Verkürzung der Ligamentae rotunda. Mschr. Geburtsh. **31**, H. 2. — Hochenbichler, A.: Zur Ätiologie der Retroflexio uteri. Mschr. Geburtsh. **70**, 56 (1925). — Hoehne: (a) Die ektopische Schwangerschaft. Biologie und Pathologie des Weibes von Halban und Seitz, Bd. 7, Teil 2. (b) Nordwestdtsch. Ges. Gynäk., Sitzg 8. Nov. 1913. Ref. Mschr. Geburtsh. **39**, 355, 356 (1914). (c) Die Ätiologie der Graviditas extrauterina. Arch. Gynäk. **107** (1917). (d) Über echte intraligamentäre und parametrane Tubenschwangerschaft. Zbl. Gynäk. **1923**, Nr 2, 51—59. (e) Über die weiter und weitest vorgeschrittene Tubenschwangerschaft. Zbl. Gynäk. **1923**, Nr 4, 145—157. Hoeven, van der, P. C. T.: Die Asthenio und die Lageanomalien der weiblichen Genitalien. Jena: Verlag Gustav Fischer 1909. — Hofmann, H.: Isolierte Stieldrehung der Tube im 8. Schwangerschaftsmonat. Zbl. Gynäk. **1921**, Nr 33. — Hofmeier, M.: (a) Erfahrungen mit der Ventrofixation des Uterus. Fränk. Ges. Geburtsh. u. Gynäk., 28. Mai 1905. Ref. Zbl. Gynäk. **1906**, 186. (b) Zur Frage der Prolapsoperation. Zbl. Gynäk. **1916**, Nr 45. (c) Handbuch der Frauenkrankheiten, 17. Aufl. Leipzig 1921. (d) Zur operativen Behandlung der Rückwärtslagerung der Gebärmutter. Z. Geburtsh. **86**, H. 3, 509 (1923). (e) Zur operativen Behandlung der Verlagerungen des Uterus. Bayr. Ges. Geburtsh. u. Frauenheilk., Nürnberg 26. Nov. 1922. Ber. Mschr. Geburtsh. **63**, 295 (1923. — Holmer, A. J. M.: Fehlens des Adnexes einer Seite. Nederl. Tijdschr. Verloskde **33**, 106—112. — Holzbach: (a) Die Hemmungsbildungen der Müllerschen Gänge im Lichte der vergleichenden Anatomie und Entwicklungsgeschichte. Beitr. Geburtsh. **14**, 3—57 (1909). (b) Mschr. Geburtsh. **1910**. — Horsch, K.: Kasuistischer Beitrag zur isolierten Tubentorsion. Zbl. Gynäk. **1926**, Nr 31. — Hueck: Über das Mesenchym. Die Bedeutung seiner Entwicklung und seines Baues für die Pathologie. Beitr. path. Anat. **66**. — Hüssy, Paul: (a) Die Kiellandsche Prolapsoperation. Zbl. Gynäk. **1928**, 2870—2875. (b) Die Therapie des weiblichen Genitalprolapses. Schweiz. med. Wschr. **1930** II, 633—639, 655—664. Ref. Ber. Gynäk. **18**, 668 (1930). — Hulke: Hernia inguinalis labialis duplex. Lancet **1882**, 1088.

Ivanov, P.: Fall von Extrauterinschwangerschaft von 7 Monaten. Ž. Akuš. (russ.) **39**, 86—91 (1928).

Jacobson: Über den Mittelfleischbruch. Graefe u. Walthers J. Chir. **9**, 393 (1826). — Jahier, M.: A propos d'un cas d'inversion utérine complete survenue au troisième jour des suites de couches. (Uterusinversion am 3. Tage des Wochenbetts.) Rev. franç. Gynéc. **25**, 426—429 (1930). Ref. Ber. Gynäk. **18**, 533 (1930). — v. Jaschke, Rud. Th.: (a) Zur Prolapsbehandlung. Zbl. Gynäk. **1911**, Nr 40. (b) Klinisch-anatomische Beiträge zur Ätiologie des Genitalprolaps. Z. Geburtsh. **74** (1913). (c) Die Anatomie, Ätiologie und Therapie des Prolaps. Zbl. Gynäk. **1** (1913). (d) Zur Wertung und Behandlung der Retroflexio uteri und ihrer häufigsten Komplikationen. Wien. klin. Wschr. **1913**, Nr 38. (e) Prinzipielles zur Behandlung des Retroversio flexio uteri. Zbl. Gynäk. **1922**, Nr 24. (f) Der Genitalprolaps im Lichte der Konstitutionspathologie (Kongreßberichte). Arch. Gynäk. **120** (1923). (g) Lageveränderungen des Uterus in der Schwangerschaft und unter der

Geburt. Jkurse ärztl. Fortbildg, Juli 1914. München: J. F. Lehmann. (h) Zur Symptomatologie der Retroversio-flexio uteri. Münch. med. Wschr. 1924, Nr 21, 667. (i) Zur Deutung und Bewertung der Allgemeinsymptome bei Retroflexio uteri. Zbl. Gynäk. 1925. (j) Konstitutionelle Grundlagen hartnäckiger Obstipation. Z. Konstit.lehre 1925. (k) Lage- und Bewegungsanomalien des weiblichen Genitalapparates im Handbuch der Gynäkologie von VEIT-STOECKEL, Bd. 5, 1. Hälfte. 1929. — v. JASCHKE, RUD. TH. u. PANKOW: Lehrbuch der Gynäkologie, 3. u. 4. Aufl. Berlin 1923. — JAWORSKY: (a) Bauchbrüche, den graviden Uterus enthaltend. Gaz. lek. 1910, 31. Ref. Zbl. Gynäk. 1911, 1255. (b) Uterus descensus und Prolaps, Scheideninversion und unwillkürliches Harnträufeln als Folgen mangelhafter Ernährung. Gaz. lek. 1917, Nr 18. Ref. Zbl. Gynäk. 1919, 618. — JEFFERSON, J. C.: Torsion der Tube. Brit. med. J. Nr 3393. Zit. nach O. FRANKL im 1. Teil dieses Bandes. — JOACHIMOVITS: Zur Pathologie der Placenta adhaerens und aecreta. Arch. Gynäk. 139 (1930). JOHNSON: Omental hernia of the left labium majus. Boston med. J. 138, 612 (1898). — JUBAS, CORNEL: Uterusprolapse bei einer Nullipara. Cluj med. rum. 11, 21—22 u. deutsche Zusammenfassung, 1930. S. 24. Ref. Ber. Gynäk. 1930, H. 1/2, 69. — JUNG, A.: MARTINS Handbuch der Krankheiten der weiblichen Adnexorgane, Bd. 3, S. 50. Berlin 1906. — JUVILLE: Des Bandages herniaires. Paris 1786.

KAISER, L.: (a) Über intraabdominalen Druck. Arch. Gynäk. 96, H. 2. (b) Kurzer Rückblick auf die Geschichte des Krankheitsbildes der Asthenie-Enteroptose. Zbl. Gynäk. 1914, Nr 41. — KAISER, R.: Inaug.-Diss. Marburg 1929. — KASSOGLEDOV, V.: Ein Fall von rezidivierendem Uterusprolaps bei einem Mädchen. Ž. Akuš. (russ.) 38, H. 2, 211—216. KEHRER, E.: (a) Das Nebenhorn des doppelten Uterus. Inaug.-Diss. Heidelberg 1899. (b) Die Entwicklungsstörungen beim weiblichen Geschlecht. Beitr. Geburtsh. 15, H. 1. (c) Ursachen und Behandlung der Unfruchtbarkeit nach. modernen Gesichtspunkten. Dresden 1922. (d) Die Vulva und ihre Erkrankungen. VEIT-STOECKELs Handbuch der Gynäkologie, Bd. 5, Teil 1. 1929. — KEITLER: Über Collifixura uteri nach BUMM. Zbl. Gynäk. 1923, Nr 42, 1627. — KERMAUNER: (a) Zur Entstehung der Schräg- und Querlagen. Zbl. Gynäk. 1905, 1049. (b) Fehlen beider Keimdrüsen. Beitr. path. Anat. 54 (1912). (c) Das sog. Dekubitalgeschwür beim Prolaps. Mschr. Geburtsh. 27, H. 5. (d) Fehlbildungen der weiblichen Geschlechtsorgane, des Harnapparates usw. HALBAN-SEITZ, Biologie und Pathologie des Weibes, Bd. 3, S. 281. (e) Zur Deutung und Wertung der Krankheitserscheinungen bei der Rückwärtsverlagerung der Gebärmutter. Z. Konstit.lehre 11, H. 2/5, 244—459. (f) Die Mißbildungen der weiblichen Geschlechtsorgane. E. SCHWALBE, Die Morphologie der Mißbildungen des Menschen und der Tiere, Bd. 3, Lief. 2, S. 284, 304, 306, 307. — KLAFTEN: Beitrag zur Lehre von der Placenta accreta. Arch. Gynäk. 135 (1929). — KLEMENZ: (a) Beiträge zur Kasuistik der Geschwülste des runden Mutterbandes. Bruns' Beitr. 67, 293 (1910). (b) Beitrag zur Kasuistik des weiblichen Wasserbruches. Bruns' Beitr. 67, 307 (1910). — KLOB: Die pathologische Anatomie der weiblichen Sexualorgane. Wien 1864. — KLUGE, FRIEDRICH-ERNST: Sind bei Frauen mit Descensu vaginae et uteri bzw. bei Frauen, die dem Symptomkomplex der Asthenie STILLERS angehören, Insuffizienzen des peripheren Bindegewebes mit dem Elastometer nachweisbar? Diss. Kiel 1927. — KÖHLER, H.: (a) Über die KIELLANDsche Prolapsoperation. Zbl. Gynäk. 1927, Nr 34. (b) Torsion des Uterus während der Entbindung. Zbl. Gynäk. 1927, Nr 38. — KÖHLER, M.: Torsion normaler Adnexe bei Enteroptose. Geburtsh. Gynäk. Ges. Zbl. Gynäk. 1927, 2813; Wien. klin. Wschr. 1921, 1387. — KÖNIG, F.: Lehrbuch der Chirurgie, Bd. 2, S. 201. 1877. — KOUCHTALOFF, N. J.: Méthode de fixation du parametrium par un lambeau aponévrotique dans le prolapsus utérin. Bull. Soc. Obstétr. Paris 17, 146—149. — KRAUL, L.: Hämorrhagische Infarzierung des rechten Ovars durch isolierte Torsion desselben. Demonstration geburtsh. u. gynäk. Ges. Wien, 9. Mai 1922. Ref. Zbl. Gynäk. 1922, 1787. — KREBS: Stielgedrehte Saktosalpinx. Gynäk. Ges. Breslau. Zbl. Gynäk. 1930, 2584. — KRETSCHMER: Körperbau und Charakter, 5. u. 6. Aufl. Berlin 1926. — KRÖNIG, B.: Bemerkungen zur Prolapsoperation. Arch. Gynäk. 92, H. 1. — KRYMOV: Eine kolossale gemischte Hernie (russ.). Ref. Jber. Chir. 1900, 676. — KÜSTNER, O.: (a) Das Gesetzmäßige in der Torsionsspirale torquierter Ovarialtumorstiele. Zbl. Gynäk. 1891, 209. (b) Die Entstehungsbedingungen der Retroversioflexio und des Prolapses. Z. Geburtsh. 11, 273; VEITS Handbuch der Gynäkologie, Bd. 1, S. 121. 1897. (c) Hernia uteri, Hysterocele. J. VEITS Handbuch der Gynäkologie, Bd. 1, S. 407. 1907. (d) Lage- und Bewegungsanomalien des Uterus und seiner Nachbarorgane. VEITS Handbuch der Gynäkologie, Bd. 1, S. 57. 1907. (e) Über Grenzgebiete der orthopädischen und operativen Therapie in der Gynäkologie. Med. Klin. 1908, Nr 15. (f) Welche Profixur- (Antefixations-) Methode ist bei fixierter Retroversioflexio am zweckmäßigsten? Zbl. Gynäk. 1909, Nr 2. (g) Operation großer Prolapse. Gynäk. Ges. Breslau, 15. März 1910. Ber. Zbl. Gynäk. 1910, 1027. (h) Die individualisierende Operation der inveterierten Scheiden-Damm-Mastdarmrisse. Jena: Gustav Fischer 1909. Ref. Zbl. Gynäk. 1910, 663. (i) Abdominale Totalexstirpation des Uterus, Ventrifixur des Scheidengewölbes, Kolporraphien; Verfahren bei großen Prolapsen. Mschr. Geburtsh. 32, H. 1. (j) Zur Therapie der Retroversio-flexio. Mschr. Geburtsh.

50, H. 4 (1919). (k) Über die Entstehungsmechanik der tokogenetischen Inversion des Uterus. Arch. Gynäk. 118, 203 (1923). (l) Anteversio-flexio uteri gravidi et puerperalis. Retroversio und Retroflexio uteris gravidis. Schwangerschaft, Geburt und Wochenbett bei Vorfall des Uterus und der Vagina, Torsion und Achsendrehung des graviden Uterus. Schwangerschaft und Geburt nach profixierenden Operationen. Hernia uteri gravidi. Sämtlich in Döderleins Handbuch der Geburtshilfe, 2. Aufl. München 1924 (daselbst weiteres Schriftum). — Kuhlmann, Jaques: Complikation rare d'un prolapsus utérin. (Hernie vaginale avec rupture de la paroi vaginale et procidence des anses grêles.) Strasbourg méd. 85, No 12, 181—182. — Kusnezov, F.: Über Austragung von Extrauterin-gravidität. Ž. Akuš. (russ.) 39, 73—81 (1928). — Kussmaul: Von dem Mangel, der Verkümmerung und Verdoppelung der Gebärmutter. Würzburg 1859. — Kûstalov, N.: Befestigung des Parametriums vermittels eines gestielten Faszienlappens bei Uterusprolaps. Ginek. (russ.) 7, 174—183 u. deutsche Zusammenfassung, S. 183.

Lack, V.: Retroversio uteri im frühen Wochenbett. Lancet 1926, Nr 12, 592. — Laemmle, K.: Ein weiterer Beitrag zur Frage der Eileiterdrehung. Zbl. Gynäk. 1923, Nr 11. Landau, Th.: Demonstration einer Kranken mit ungewöhnlich großer Tumorbildung an der Vulva. Berl. klin. Wschr. 1902, Nr 21, 505. — Langemark: Über Brucheinklemmung von Adnexen im Säuglingsalter. Dtsch. Z. Chir. 109, H. 1/2. Ref. Zbl. Gynäk. 1911, 1256. — Langreuter, G.: Zur Ätiologie des Uterusprolapses. Inaug.-Diss. Gießen 1919. Ref. Zbl. Gynäk. 1920, 147. — Lankford: Untersuchungen an 300 Privatpatientinnen 6 Wochen oder länger nach der Geburt in bezug auf den Zustand des Beckenbodens, der Zervix und den Fundus. Amer. J. Obstetr. 7, 275 (1924). Ref. Zbl. Gynäk. 1924, 2326. — Lapeyre: Prolaps des Uterus bei Virgines und Nulliparen usw. Arch. prov. Chir. 1907. Ref. Zbl. Gynäk. 1908, 1407. — Laquière: Ein Fall von angeborener Achsendrehung der Tube mit Tuboovarialzyste. Bull. Soc. Anat. 1923, Nr 8/9. Ref. Zbl. Gynäk. 1924, 2320. — Laségue: Angef. nach Peritz in Kraus und Brugsch. l. c., Bd. 1, S. 681. — Latteri: L'ernia inguinale dell'utero. Arch. ital. Chir. 7, 39 (1923). Ref. Zbl. Gynäk. 1, 478 (1923). — Latzko u. Schiffmann: Erkrankungen des weiblichen Harnapparates. Biologie und Pathologie des Weibes von Halban und Seitz, Bd. 5, Teil 4, S. 1077. 1928. — Laurentie: Traitement du prolapsus génital chez les femmes âgees. La suppression du vagin est une opération souvent excessive et non indispensable. Gynéc. et Obstétr. 15, No 5, 379—381. — Legueu u. H. Rais: Inguinalhernien des Uterus und der Adnexe. Gynéc. et Obstétr. 1908, No 4/5. Ref. Zbl. Gynäk. 1909, 396. — Lehmann, F.: Zum Kapitel der Retroflexio uteri. Arch. Gynäk. 94, H. 3 (1911). — Lehne, H.: Prolapsus uteri während der Schwangerschaft und Geburt. Inaug.-Diss. Göttingen 1922. Ref. Zbl. Gynäk. 1925, 1583. — Lenormant, Ch.: Torsion d'une trompe saine. Bull. Soc. nat. de Chir. 53, 624 (1927). — Leopold, G.: Rudimentäre Entwicklung der Müllerschen Gänge. Inguinalhernie des linken Uterushorns. Arch. Gynäk. 14, 378 (1879). — Levisohn: Über die Tuberkulose des Bruchsackes. Mitt. Grenzgeb. Med. u. Chir. 11, H. 5. — Lichtenstein, F.: Basiotrope Plazentation als Hauptvorbedingung dafür, daß Tuben- und Ovarialschwangerschaften bis in die zweite Hälfte oder bis zum Ende ausgetragen werden. Zbl. Gynäk. 1926, Nr 25, 657—673; Verh. dtsch. Ges. Gynäk. 16 II, 143—145; Zbl. Gynäk. 1920, Nr 50, 1439—1441. — Lichtenstein u. Hermann: Zur Pathologie des runden Mutterbandes. Mschr. Geburtsh. 15, Erg.-H. (1902). — Liegner, R.: Die Bedeutung von Bauchdruck und Bauchdecken für die Gynäkologie. Mschr. Geburtsh. 65, 77. — Liepmann, W.: (a) Eine neue Methode der Ventrifixur. Zbl. Gynäk. 1907, Nr 6. (b) Das Trigonum urogenitale in seiner klinisch-operativen Bedeutung. Berl. klin. Wschr. 1912, Nr 37. (c) Der gynäkologische Operations-kurs, 2. Aufl. Berlin: August Hirschwald 1912. (d) Atlas der Operationsanatomie und Operationspathologie des weiblichen Sexualorgane, 2. Aufl. Berlin: August Hirschwald 1924. — Lihotzky: 2 Fälle von Prolaps bei virginellem Genitale. Ges. Geburtsh. Wien, 14. Jan. 1913. Ber. Zbl. Gynäk. 1913, 1194. — Linhart: Vorlesungen über Unterleibs-hernien. Würzburg 1866. — Linkenheld: Beiträge zur Brucheinklemmung der Appendices epiploica. Dtsch. Z. Chir. 92 (1908). — Litten, L.: Beitrag zur Frage der Achsen-drehung des hochschwangeren Uterus. Zbl. Gynäk. 1930, 2009—2014. — Löffler, A.: Über die Stieldrehung der Eileiter. Inaug.-Diss. München 1925. — Lönne: Ist der Ganital-prolaps eine Folge der späten Erstgeburt? Zbl. Gynäk. 1928, 360—369. — Louis, Victor Constant: De la grossesse ectopique à terme et de la rétention du foetus mort. Diss. Paris 1928. — Lugones, G.: Neue Betrachtungen über angeborene Hernien von Tuben und Ovarien. Rev. méd. lat.-amer. 12, No 142, 1536—1549 u. französische Zusammenfassung, S. 1548.

Maass: Ovarialhernie mit Stieldrehung. Berl. klin. Wschr. 1898, Nr 35, 776. — Mackenrodt: (a) Diskussion zu Bumm und Martin über Prolaps. Ges. Geburtsh. Berlin, 14. Jan. 1910. Ber. Zbl. Gynäk. 1910, 1138. (b) Zur Lehre von der Pathologie und Therapie der Verlagerungen. Ges. Geburtsh. Berlin, 28. Okt. 1910. Ber. Z. Geburtsh. 68, 205. (c) Zur Lehre von der Pathologie und Therapie der Verlagerungen. Ges. Geburtsh. Berlin, 11. Nov. 1910. Ber. Zbl. Gynäk. 1911, 679. — Macready: Treatise on ruptures. London

1893. — Macrez: Der Tonus des Uterus und des Beckenbindegewebes und die Rückwärtslagerung des Uterus. Gynéc. et Obstétr. **1909**, No 1. Ref. Zbl. Gynäk. **1909**, 1440. — Macry: Beitrag zur Kenntnis der Befestigungs- und Bewegungsorgane des Uterus. Arch. Gynäk. **88**, H. 3. — Magid, M.: Hungersnot und Uterusprolaps. Zbl. Gynäk. **51**, Nr 49, 3111—3114. — Makkas: Hernia uteri inguinalis bilateralis. Dtsch. Z. Chir. **106**, 410 (1910); Zbl. Gynäk. **1911**, Nr 35, 1257. — Malgaigne: Leçons cliniques sur les hernies, 1841. — Mandelstamm, Alexander: Zwei Fälle von isolierter Stieldrehung gravider Tuben. Zbl. Gynäk. **1928**, 1009—1013. — v. Manitius, A.: Über den Prolapsus virginalis und die Dauerfolge seiner operativen Behandlung. Inaug.-Diss. Breslau 1910. Ref. Zbl. Gynäk. **1910**, 1197. — Marconi, Albert: Inkarzerierter Gleitbruch des Ovariums. Wien. klin. Wschr. **40**, Nr 12, 389—390. — Marcus, P.: Über die Ätiologie der Prolapse und ihre Dauerheilung durch die Interpositio uteri vesico-vaginalis. Inaug.-Diss. Heidelberg 1912. Ref. Zbl. Gynäk. **1912**, 1135. — Martin, A.: (a) Zur Pathologie des Ligamentum rotundum. Z. Geburtsh. **22**, 2 (1891). (b) Lage und Bandapparat des Eierstocks. Festschrift für Carl Ruge. Berlin 1896. (c) Zur Topographie der Keimdrüse. Z. Geburtsh. **35**, 498 (1899). (d) Die Krankheiten der Eierstöcke. Leipzig 1899. (e) Die Krankheiten des Beckenbindegewebes. A. Martins Handbuch der Krankheiten der weiblichen Adnexorgane, Bd. 3. Berlin 1906. — Martin, Ed.: (a) Zur Technik und Anatomie der Levatornaht. Ges. Geburtsh. Berlin, 4. Dez. 1911. Ber. Zbl. Gynäk. **1912**, 858; Z. Geburtsh. **70**, 711 (1912). (b) Der Haftapparat der weiblichen Ganitalien. 1. Teil: Beckenbindegewebe, Faszien und Muskelapparat. Berlin: S. Karger 1911. II. Teil: Der Prolaps. Berlin: S. Karger 1912. (c) Zur Anatomie und Technik der Levatorfasziennaht. Arch. Gynäk. **97**, H. 2 (1912). (d) Prolaps und Unfall. Ärztl. Sachverst.ztg **1913**, Nr 6. Ref. Zbl. Gynäk. **1913**, 1459. (e) Der Genitalprolaps. Mschr. Geburtsh. **39**, H. 1. (f) Die Anatomie und klinische Bedeutung der Fascia vaginae. Zbl. Gynäk. **1918**, Nr 33. (g) Die Erkrankungen des Beckenbindegewebes. In Halban und Seitz' Biologie und Pathologie des Weibes, Bd. 5, Teil 1. 1926. — Maslov, I.: Ausgetragene Extrauterinschwangerschaft. Ž. Akuš. (russ.) **39**, 245—249; **15**, 607 (1928). — Masson, James C. and Harold E. Simon: Vaginal hernia. Surg. etc. **47**, Nr 1 (1928). Ref. Ber. Geburtsh. **15** (1929). — Mathes: (a) Beckenbodenplastik beim Prolaps. Mitt. Ärzte Steiermark **1910**, Nr 8. Ref. Zbl. Gynäk. **1911**, 1444. (b) Über Enteroptose usw. Arch. Gynäk. **77**, 357. (c) Der Infantilismus, die Asthenie und deren Beziehungen zum Nervensystem. Berlin 1912. (d) Der Infantilismus, die Asthenie und deren Beziehungen zum Nervensystem. Berlin: S. Karger 1912. (e) Operative und orthopädische Behandlung beim Prolaps. Wien. klin. Wschr. **1915**, Nr 50. (f) Über Prolapsgefühl ohne Prolaps als Kriegserscheinung. Zbl. Gynäk. **1919**, Nr 24. (g) Prolaps und Retroflexionsfragen. Zbl. Gynäk. **1921**, Nr 40. (h) Die Bedeutung der Sexualkonstitution für die Gynäkologie. Arch. Frauenkde u. Eugenetik. **9**, 96 (1923). (i) Die Konstitutionstypen des Weibes. HalbanSeitz' Biologie und Pathologie des Weibes, Bd. 3. 1924. — Mauclaire: A propos de la torsion de la trompe utérine. Bull. Soc. nat. Chir. **53**, No 14, 583. — Mayer, A.: (a) Orthostatische Albuminurie und Sterilität bei Infantilismus. Med. Klin. **1907**, Nr 46. (b) Zur Klinik der Retroflexio. Dtsch. med. Wschr. **1908**, Nr 49. (c) Zum klinischen Bilde des Infantilismus und der Hypoplasie. Münch. med. Wschr. **1910**, Nr 10. (d) Zur Behandlung der Retroflexio uteri. Zbl. Gynäk. **32** (1914). (e) Die Bedeutung des Infantilismus in Geburtshilfe und Gynäkologie. Gynäk. Rdsch. **7**, Nr 14 (1913). (f) Die Unfallerkrankungen in Geburtshilfe und Gynäkologie. Stuttgart 1917. (g) Über die operative Behandlung der Rektumprolapse bei gleichzeitigem Genitalprolaps. Zbl. Gynäk. **1918**, Nr 14. (h) Über Vorfall des divertikelartig erweiterten Ureters durch die Harnröhre. Zbl. Gynäk. **1919**, Nr 52. (i) Ein Beitrag zur Lehre von der Hypoplasie der Genitalien und vom Infantilimus auf Grund von klinischen Beobachtungen. Beitr. Geburtsh. **12**. (j) Entstehung, Behandlung und Verhütung von Gebärmuttervorfällen. Z. ärztl. Fortbildg **1922**, Nr 7/8. (k) Über die Beziehungen der Geburtshilfe und Gynäkologie zum Krieg und zu den Kriegsverhältnissen. 10. Krieg und gynäkologische Leiden. Med. Klin. **1922**, H. 26, 821. (l) Über Konstitution und Genitaltuberkulose. Die extrapulmonale Tuberkulose, 1925. H. 4. (m) Genitaltuberkulose des Weibes und Konstitution. Beitr. Klin. Tbk. **63**, H. 6. (n) Klinik der Ovarialtumoren. Halban-Seitz' Biologie und Pathologie des Weibes, Bd. 5. Berlin-Wien 1926. (o) Die Bedeutung der Konstitution für die Frauenheilkunde. Handbuch der Gynäkologie von Veit-Stoeckel, Bd. 3. 1927. — Mayol: Die Lehre von den Unterleibsbrüchen. Wien 1898. — Menge: Bildungsfehler der weiblichen Genitalien in Veit, Handbuch der Gynäkologie. Wiesbaden: J. F. Bergmann 1910. — Menge u. Kj. v. Oettingen: „Bildungsfehler der weiblichen Genitalien“. Handbuch der Gynäkologie von Veit-Stoeckel, Bd. 1, 1. Hälfte. 1930. — Menge, C. u. Opitz: Handbuch der Frauenheilkunde, 2/3. Aufl. Wiesbaden 1920. — Meyer, Robert: (a) Zur Entstehung des doppelten Uterus. Z. Geburtsh. **38** (1898). (b) Placenta accreta. Z. Geburtsh. **70** (1912). (c) Zur Begriffsbestimmung und Namengebung in der Lehre von den Uterusversionen. Zbl. Gynäk. **1919**, Nr 38. (d) Über Einbettung und Durchbruch von Tubarplazenten. Verh. Ges. Geburtsh. Berlin, Sitzg 24. Juni **1921**. Ref. Zbl. Gynäk. **1921**, Nr 45, 1640, 1641. Ausführliches Referat Z.

Geburtsh. **85**, 434—440 (1923). (e) Die pathologische Anatomie der Gebärmutter. Handbuch der speziellen Pathologie und pathologischen Histologie von Henke u. Lubarsch, Bd. 7, Teil 1. — Meyer-Ruegg: (a) Wie entsteht ein Genitalprolaps. Schweiz. med. Wschr. **1922**, Nr 8. Ref. Münch. med. Wschr. **1922**, Nr 14, 523. Ref. Klin. Wschr. **1922**, Nr 16, 803. Ref. Zbl. Gynäk. **1922**, 2021. (b) Zur Retroflexionsfrage. Schweiz. med. Wschr. **1923**, Nr 2. — Michailow: Die Bedeutung der Allgemeinkonstitution des Organismus in der Ätiologie des Vorfalls der inneren Geschlechtsorgane der Frau. 6. Kongr. russ. Gynäk. Moskau. Ref. Zbl. Gynäk. **1925**, 2107. — Michalikora: Die Stieltorsion der normalen Eierstöcke. Ginek. polska **5**, H. 7/9 (1926). Ref. Zbl. Gynäk. **1929**, 2883. — Michel, B. Isolierte torquierte normale Tube. Zbl. Gynäk. **1922**, 905. — Michel, J.: Eine Beobachtung doppelseitiger Torsion beider Tuben. Ann. Gynéc. et Obstétr., April **1907**. Ref. Zbl. Gynäk. **1909**, 863. — Michon, Louis: Le volvulus des annexes saines. (A propos de 5 cas personnels.) (Volvulus der gesunden Adnexe auf Grund von 5 eigenen Fällen.) Gynéc. et Obstétr. **21**, 103—119 (1930). Ref. Ber. Gynäk. **18**, 318 (1930). — Mikulicz-Radecki, v.: Ausgetragene Extrauteringravidität, operiert unter der Diagnose: Placenta praevia. Z. Geburtsh. **94**, 533—540 (1928). — Miller, J. W.: Die normale Anatomie und Physiologie des Eierstocks. Veit-Stoeckels Handbuch der Gynäkologie, Bd. 1. 1930. — Mönch: Achsendrehung des fibromyomatösen Uterus und gestielter Uterusfibromyome. Gynäk. Rdschr. **1916**, H. 1. — La Monica, Ugo: Il tono del legamento rotondo nella genesi e cura delle retrodeviazioni dell'utero. Riv. Obstetr. **1929**, No 9, 11—22. Ref. Ber. Gynäk. **17**, H. 2 (1930). — Monod: Hernie inguinale chez une femme. Gaz. Hôp. **1843**. — Monteunis: Hernie de la grande lèvre. J. Sci. méd. Lille **2**, 36 (1889). — Montgomery, E. E.: (a) Eine neue Operationsmethode der Retroflexio uteri. Surg. etc. **1905**, 1. Ref. Zbl. Gynäk. **1906**, 1111. (b) Betrachtung der modernen Methoden zur Behandlung des Uterusprolapses mit ihren Vor- und Nachteilen. 37. Jverslg amer. gynec. Soc. Amer. J. Obstetr. Juli bis Okt. **1912**. Ref. Zbl. Gynäk. **1913**, 78. — Moots: Ungewöhnlicher Inhalt eines Inguinalbruches (Niere). Amer. Assoc. Obstetr., Nov. **1915**. Ref. J. amer. med. Assoc. **1915**. — Morgantini, Hugo: Zu Ende gehende Tubenschwangerschaft. (Catedra de Clin. Obstétr., Univ. Rosario.) Rev. méd. del Rosario **19**, 255—264, 353—366 (1929). Ref. Ber. Gynäk. **18**, 850 (1930). — Moschcovitz, A. V.: (a) Die Pathogenese, Anatomie und Behandlung des Prolapsus recti. Surg. etc. **15**, Nr 1. Ref. Zbl. Gynäk. **1912**, 1636. (b) Die Pathogenese und Behandlung der Hernia linea albae. Surg. etc. **18**, Nr 4. Ref. Zbl. Gynäk. **1914**, 1264. — Motiloff: (a) Inaug.-Diss. Berlin 1929 (s. Schrifttumverzeichnis bei Robert Meyer S. 549 im 1. Teil dieses Bandes, dort weitere Schrifttumangaben). (b) Über Uterushernien bei der Frau und bei den Individuen mit heterosexuellen Geschlechtsmerkmalen. Z. Geburtsh. **99** (1931). Moulonquet, P.: Prolapsus intravaginal de la trompe après colpotomie. Bull. Soc. Obstétr. Paris **17**, 131—132. — Mühsam: Einklemmung des Wurmfortsatzes in einem Nabelbruch. Zbl. Chir. **1907**, Nr 14, 403. — Müller, P.: Der Weltkrieg und sein Einfluß auf den weiblichen Organismus. Bern 1918. Ref. Zbl. Gynäk. **1919**, 661.

Naegeli, O.: Allgemeine Konstitutionslehre. Berlin 1927. — Nagel, W.: (a) Beitrag zur Anatomie der weiblichen Beckenorgane. Arch. Gynäk. **53** (1897). (b) Drehung eines Tubensackes. Ges. Geburtsh. Berlin, 26. April 1918. — Natansson u. Zinner: Zur Anatomie der intraligamentären Harnblase. Mschr. Geburtsh. **22**, 615. — Naujoks: (a) Totalinversionen des frisch puerperalen Uterus. Mittelrhein. Ges. Geburtsh., 11. Dez. 1927. Mschr. Geburtsh. **78** (1928). (b) Untersuchungen an Frauen mit genitaler Hypoplasie. Arch. Gynäk. **135** (1929). (c) Seltenere Ursachen schwerer Geburtsblutungen. Mschr. Geburtsh. **148** (1932). — Nebesky, O.: Die Ätiologie des utero-vaginalen Prolapses. Arch. Gynäk. **87**, H. 3. — Neu: Prolaps der Tube. Z. Geburtsh. **62**, H. 3. — Neumann, Hans Otto: (a) Ergebnisse der vaginalen Operationen bei mobiler und fixierter Retroversioflexia. Z. Geburtsh. **86** (1923). (b) Zur Pathologie und Klinik der Plazentaverwachsung bei Placenta praevia. Arch. Gynäk. **119** (1923). (c) Eine angeborene kystomartige Bildung des rechten Eierstocks. Mschr. Geburtsh. **75** (1926). (d) Die Pathologie und Klinik der benignen Ovarialblastome. Ber. Gynäk. **10**, H. 12/13; **11**, 1926 (1927). (e) Die Bedeutung des mütterlichen Haftbodens für das pathologische Tiefenwachstum der Chorionzotten. Dtsch. med. Wschr. **1927**, Nr 43. (f) Aplasie einer Niere mit gleichzeitiger Mißbildung der inneren Genitalien. Zbl. Gynäk. **1927**, Nr 14. (g) Über Blut- und Lymphgefäßwucherungen in der Uterusmuskulatur und in den Uterusmyomen. Arch. Gynäk. **139** (1929). — Nürnberger, L.: Zur pathologischen Physiologie der Spontanheilung von Tubargraviditäten. Arch. Gynäk. **121**, 8—27 (1923). — Nyström, G.: Beobachtungen über das Vorkommen eines rudimentären Uterus im inguinalen Bruchsack. Mitt. gynäk. Klin. Engström Helsingfors **7**, H. 2. Ref. Zbl. Gynäk. **1908**, 47. — Nyullassy, A. J.: Die Stützen des Uterus. Surg. etc. Juli **1921**.

Oesson, K.: Ein Fall von chronischer Uterustorsion. Acta gynec. scand. (Stockh.) **3**, 286 (1925). Ogorek, M.: (a) Spontanabtrennungen der weiblichen Adnexe. Arch. Gynäk. **102**, H. 2. (b) Ein merkwürdiger Fall von Spontantrennung der Tube und Verlagerung der Adnexe. Arch. Gynäk. **103**, H. 2 (1914). — Olow, J.: Zwei Fälle von Achsendrehung des Uterus. Mschr. Geburtsh. **32**, H. 1. — Ohlshausen, R.: (a) Die Krankheiten der

Ovarien. Stuttgart 1886. (b) Zur Ventrifixur. Zbl. Gynäk. **1907**, Nr 41. (c) Zur Ätiologie der Retroflexio puerperal. Zbl. Gynäk. **1908**, Nr 1. — OPITZ, E.: (a) Über Entstehung und Behandlung der Genitalprolapse. Erg. Med. 4. (b) Über Ursachen und Behandlung der Prolapse. Oberrhein. Ges. Geburtsh., 16. Okt. 1921. Ber. Zbl. Gynäk. **1922**, 185. — OSTROWSKI, S.: Ein Fall von Inversio uteri puerperalis. Ginek. polska **2**, H. 9/12 (1923). — OTTE: Doppelseitige Herniacruralis ovarialis incarcerata. Operation. Heilung. Berl. klin. Wschr. **1887**, Nr 24, 435. — OWEN: Angef. bei KERMAUNER. HALBAN und SEITZ, Bd. 3, S. 309. 1924.

PANKOW, O.: (a) Der Einfluß der Geburt auf den Levatorspalt. Zbl. Gynäk. **1909**, Nr 29. (b) Die Behandlung der Retroversio-flexio uteri durch Verdoppelung der Ligamentae rotundum. Zbl. Gynäk. **1912**, Nr 39. (c) Die Bedeutung des Mutterbodens für die Wahl des Implantationsortes und die Implantationsart des menschlichen Eies. Zbl. Gynäk. **50** (1926). (d) Die Placenta praevia in Biologie und Pathologie des Weibes von HALBAN und SEITZ, Bd. 8, Teil 1. 1927. (e) Die Extrauteringravidität. Erg. Med. **6**. — PAPE: Epistola ad Hallerum. De stupenda hernia dorsali. Disp. chir. Halleri **2**, 313 (1750). — PARISSE, E.: Die Ätiologie der Retrodevikationen bei den Jungfrauen und Nulliparen. Gynéc. et Obstétr., Mai **1913**. Ref. Zbl. Gynäk. **1913**, 1460. — PARKER: Inguinal hernia of uterus, heriotomy with radical cure etc. Brit. med. J. **1908**; Zbl. Chir. **1909**, Nr 26, 942. — PARRAY, A.: Beziehungen zwischen Sport und den Ganitalorganen der Frau. Amer. J. Obstetr., Sept. **1912**. Ref. Zbl. Gynäk. **1913**, 202. — PARTSCH: Hernia praevesicalis. Berl. klin. Wschr. **1911**. — PAYR: (a) Über die Ursachen der Stieldrehung intraperitoneal gelegener Organe. Arch. klin. Chir. **68** (1902). (b) Experimentelle und klinische Beiträge zur Frage der Stieldrehung intraperitonealer Organe und Geschwülste. Dtsch. Z. Chir. **85**, 392 (1906). — PEINE, H.: Über Stieltorsion entzündeter Eileiter. Zbl. Gynäk. **1919**, Nr 26. — PENKERT, M.: Leistenbruch mit eingeklemmter Nebentube. Zbl. Gynäk. **1919**, Nr 4. — PÉREZ, MANUEL LUIS: Genitalprolapse. Operation von SCHAUTA-WERTHEIM. Spätere Schwangerschaft. Semana méd. **1928** II, 229—231. — PERITZ: Akromegalie und Gigantismus. Spezielle Pathologie und Therapie innerer Krankheiten von FRIEDR. KRAUS und THEOD. BRUGSCH, S. 627. Wien u. Berlin: Urban & Schwarzenberg 1919. — PERONDI: Ein Fall von Hernie des rudimentären Uterus. Clin. moderna 1902. Ref. Zbl. Gynäk. **1903**, Nr 23, 720. — PEUS: Ein neuer Fall von Hernia labialis posterior. Gynäk. Rdsch. **7**, 281 (1913). — PFANNENSTIEL: Die Erkrankungen der Eierstöcke. VEITS Handbuch der Gynäkologie, Bd. 4. Wiesbaden 1908. — PHANEUF, L. E.: Uterusprolaps, Cystocele, Rektocele. An Analysis of 63 consecutiv cases operated upon by the vaginal rout. Amer. J. Obstetr. **8**, Nr 3 (1924). Ref. Zbl. Gynäk. **1926**, 3305. — PINCUS, L.: Zur Ätiologie der Retroflexio uteri puerperalis. Zbl. Gynäk. **1908**, Nr 8. — v. PIOTROWSKI, K.: Ein Fall von totaler Abschnürung eines normalen Ovariums und der Tube. Gynäk. Rdsch. **1917**. — PITHA, W.: Beitrag zur Ätiologie und Therapie der angeborenen Retroversionen des Uterus. Med. Bl. **1909**, Nr 38. Ref. Zbl. Gynäk. **1910**, 622. — POLLAERT, R.: Les ligaments utéro-sacrés dans la statique utérine. Gynéc. et Obstétr. **9**, No 2 (1924). — PORGES, HANS u. EDUARD ZIMMER: Die operative Behandlung des Genitalprolapses. Arch. Gynäk. **136**, 528—549 (1929). — POTH, H.: (a) Stieldrehung des Uterus bei Stieldrehung eines subserösen Myoms. Ges. Geburtsh. Berlin, 23. Mai 1913. Ber. Z. Geburtsh. **74**, 1010; Zbl. Gynäk. **1913**, 1756. (b) Kasuistischer Beitrag zur Achsendrehung des myomatösen Uterus. Zbl. Gynäk. **1913**, Nr 31. — PRIBRAM: (a) Klinische Erfahrungen zur Therapie der Prolapse des weiblichen Genitales. Arch. Gynäk. **115** (1922). (b) Konstitutionspathologie und Prolapsfrage. Klin. Wschr. **1923**, Nr 24. (c) Konstitutionspathologie und Prolapsfrage. Klin. Wschr. **1923**, 1115. (d) Sterilität und Konstitutionspathologie. Z. Konstit.forsch. **11**, H. 2/5 (1925). — PUECH: (a) Des ovaires et de leur anomalies, p. 42. Paris: Savy 1873. (b) Nouvelles recherches sur les hernies de l'ovaire. Ann. Gynéc. et Obstétr. 1878. (c) Des hernies de l'ovaire. Gaz. obstétr. Paris 1905.

QUADFLIEG: Zur Kasuistik der Hernia labialis-inguinalis. Münch. med. Wschr. **1901**, Nr 20, 791.

RADWANSKA, V.: (a) Der angeborene gänzliche Prolapsus uteri bei einem mit Spina bifida behafteten Neugeborenen. Gynäk. Rdsch. **1913**. (b) Angeborener totaler Gebärmuttervorfall bei einem Neugeborenen mit Spina bifida. Przegl. lek. (poln.) **1916**, Nr 2. Ref. Zbl. Gynäk. **1919**, 619. — RAWLS, REGINALD M.: Prolapsus, Its anatomical repair. N. Y. State J. Med. **29** (1929). Ref. Ber. Gynäk. **17**, H. 1 (1930). — RECLUS: Prolaps des Uterus bei Nulliparen. Gaz. Hôp. **1908**, No 30. Ref. Zbl. Gynäk. **1909**, 752. — REED, CH. A. L.: Die Beziehungen von Magen-Darmverlagerungen zu gewissen Veränderungen im weiblichen Becken. Amer. Ges. Geburtsh. Amer. J. Obstetr., Jan. **1912**. Ref. Zbl. Gynäk. **1912**, 554. — REIFFERSCHEID: Lage und Gestaltsveränderungen der weiblichen Genitalorgane. HALBAN-SEITZ, Bd. 2. 1924. — REIFFERSCHEID u. KERBOTH: Über die Lageveränderungen der weiblichen Genitalien. Beih. Med. Klin. **1925**, H. 5. — RENNY: Die linke Tube als Inhalt einer Femoralhernie. Lancet **1916**. — RICHTER, J.: Diskussion zu SCHIFFMANNs Vermehrung der Prolapse als Kriegsschädigung der Frauen. Geburtsh.-

gynäk. Ges. Wien, 11. Juni 1918. Ber. Zbl. Gynäk. 1918, 544. — Rieder: Stieldrehung der Tube bei normalem virginellem Genitaltraktus. Nordwestdtsch. Ges. Gynäk. Ber. Zbl. Gynäk. 1921, 45. — Rosanoff: Leistenbruch des schwangeren Uterus. Arch. klin. Chir. 49, 918 (1895). — Rosenberg: Drei Fälle von Genitalhernien bei Frauen. Russ. Chir. 1913, Nr 196. Ref. Mschr. Geburtsh. 41, 349 (1915). — Rosenthal, Th.: Zur Ätiologie des virginellen Prolapses. Berl. klin. Wschr. 1911, Nr 25. — Rosner, A.: (a) Ein Fall von Hernia abdominalis uteri gravid. Zbl. Gynäk. 1904, Nr 48. (b) Der Prolaps nulliparer Frauen und der muskulöse Beckenboden. Gynäk. Rdsch. 1916, H. 21. (c) Zur Ätiologie der weiblichen Genitalprolapse und die gynäkologische Untersuchung. Przegl. lek. (poln.) 1916, Nr 7. Ref. Zbl. Gynäk. 1919, 619. — Rost, W.: Torsion des Ovarienstiels als Ursache der Gangrän eines normalen Ovariums unter dem Anschein einer akuten Appendizitis. Arch. of Pediatr. 40, Nr 11, 787 (1923). — v. Rosthorn: Die Mißbildungen der weiblichen Geschlechtsorgane, in Chrobak und Rosthorn: Die Erkrankungen der weiblichen Geschlechtsorgane, 2. Teil. — Roth, H.: Hémorrhagies abdominales d'origine ovarienne. Gynéc. u. Obstétr. 16, 464 (1927). — Rowley: Report of a case of inguinal hernia complicated by hernia of the ovaries and tubes. Amer. J. Obstetr. 10, 709 (1925). Ref. Ber. Gynäk. 9, 821 (1926). — Ruben, M.: Lageanomalien der weiblichen Genitalorgane vor dem Unfallgesetz. Gynäk. Rdsch. 1915, H. 4. — Ruge: Berl. klin. Wschr. 1875. — Runge, H.: Untersuchungen über Ovarialhämatome. Arch. Gynäk. 116 (1923). — Rydygier: Ungewöhnlicher Bruchinhalt einer Labialhernie. Przegl. lek. (poln.) 1904. Ref. Zbl. Gynäk. 1905, Nr 12, 384.

Sachs, E.: Über die sog. intraligamentäre Blase. Mschr. Geburtsh. 60, 88 (1922, Okt.). — Sänger: Ein bestimmtes Zeichen für angeborene Rückwärtslage des Uterus. Festschr. zur Feier des 50jährigen Jubiläums der Berliner Gesellschaft für Gynäkologie, S. 161. Wien 1894. — Säntti: Ein Fall von ausgetragener Eierstocksschwangerschaft. Acta obstetr. scand. (Stockh.) 7 (1928). — Saitz: Zur Ätiologie der spontanen Tubentorsion. Zbl. Gynäk. 1931, Nr 4. — Salin: Angef. nach v. Jaschke. Veit-Stoeckels Handbuch für Gynäkologie, Bd. 5. 1929. — Sarnoff, Jakob: Hernia of the uterus and tubes through the inguinal canal (salpinto-hysterocele), with case report. Amer. J. Obstetr. 15, 704—707. — Schauta: Diskussionsbemerkung zu Bauer: Ein Fall von Douglashernie. Zbl. Gynäk. 1913, 854. — Scheid, F.: Weiterer Beitrag zur Stieldrehung der Adnexe im kindlichen Alter. Zbl. Gynäk. 1922, 1485. — Schiffmann, J.: (a) Die Zunahme der Prolapse als Kriegsschädigung der Frauen. Zbl. Gynäk. 1917, Nr 22, Nr 32 (1918). (b) Angef. nach Latzko und Schiffmann. — Schindler, K.: (a) Über frei und inkarzerierte Hernien und deren Inhalt. Wien. med. Presse 1904, Nr 10/11. (b) Herniologische Beitr. Münch. gynäk. Ges., 16. März 1911. Ber. Zbl. Gynäk. 1912, 50. (c) Beitrag zur Achsendrehung des graviden Uterus. Mschr. Geburtsh. 50, H. 6 (1919). — Schmid: Angef. nach Bauer (Frage der Douglashernie). Zbl. Gynäk. 1913, 854. — Schmidt, H. H.: Pathologie und Therapie der Nachgeburtsperiode. Biologie und Pathologie des Weibes von Halban und Seitz, Bd. 8, 1. Teil. 1927. — Schnitzler: Torquierte Ovarialhernie. Wien. klin. Wschr. 1903. — Schönmeier, A.: Über Ovarialhernie. Bruns' Beitr. 128, 451 (1923). — Schopf, F.: Hernia obturatoria tubae et ovarii sin. Wien. klin. Wschr. 1903, Nr 8. — Schreger: Horns Arch. med. Erfahrgn 1, 80 (1810). — Schreiner, Rudolf: Ein Beitrag zur Frage der Tubenstieldrehung. Zbl. Gynäk. 1928, 1139—1141. — Schröder, Robert: (a) Lehrbuch der Gynäkologie. Leipzig 1922. (b) Normale und pathologische Statik der weiblichen Genitalien. Med. germ.-hisp.-amer. 1925. (c) Rückenschmerzen. Zbl. Gynäk. 1926. — Schubert, E.: Topographie der Harnblase in Schwangerschaft, Geburt und Wochenbett. Zbl. Gynäk. 1929. — Schultz: Beckenboden und Prolaps. Mschr. Geburtsh. 38, H. 6. — Schultze, B. S.: Die Achsendrehung des myomatösen Uterus. Slg klin. Vortr., N. F. Nr 410. Ref. Zbl. Gynäk. 1906, 549. — Schwarzmüller, G.: 2 Fälle isolierter Stieldrehung der Tube. Zbl. Gynäk. 1924, Nr 42. — Schweitzer, B.: (a) Isolierte Torsion der normalen Tube. Zbl. Gynäk. 1918, Nr 2. (b) Ein Fall von einseitiger Selbstamputation der Adnexe. Zbl. Gynäk. 1920, Nr 19. — Schweitzer, R.: Über die Torsion von Adnextumoren lateral vom Ovarium. Schweiz. med. Wschr. 1922, Nr 43. — Scipiades: (a) Die normale Gleichgewichtslage der Kleinbeckenorgane mit besonderer Berücksichtigung der Entstehungsweise der Gebärmutterlageveränderungen. Zbl. Gynäk. 1927, Nr 20. (b) Über die Lageveränderungen der Gebärmutter. Arch. Gynäk. 133, 345—414. (c) Neue Operationen zur Heilung des Gebärmuttervorfalls. Orv. Hetil. (ung.) 1928 I, 261—267. (d) Neuere Erfahrungen bei durch meine Operation geheilten Senkungen und Vorfällen der Gebärmutter. Orv. Hetil. (ung.) 1928 II, 933—934; Zbl. Gynäk. 1928, 2838—2842. — Sébiau, H.: Des hernies de la trompe et de l'ovaire. Thèse des Paris 1904. Ref. Zbl. Gynäk. 1905, 1088. — Sellheim, H.: (a) Die geburtshilflich-gynäkologische Untersuchung. Leitfaden für Studierende und Ärzte, 3. Aufl. Freiburg u. Leipzig: Speyer u. Kaerner 1910. (b) Einige Bilder und Bemerkungen zur Erkennung der Beckenverschlußmittel vor und während der Prolapsoperation. Mschr. Geburtsh. 36, H. 3. (c) Einiges über den Gewinn für die gewöhnliche Plastik aus der modernen Gestaltung der Prolapsoperationen. Zbl. Gynäk. 1910, Nr 45.

(d) Obligate und fakultative Befestigungsmittel der Eingeweide im Bauche. Gynäk. Rdsch. **1912**, Nr 20. (e) Die Befestigung der Eingeweide im Bauche überhaupt, sowie bei Mann und Frau im besonderen. Z. Geburtsh. **80**, 257 (1918). (f) Erklärung der Achsendrehung innerer Organe usw. Dtsch. med. Wschr. **1922**, Nr 34. (g) Erklärung der Achsendrehung von Eierstockszysten usw. Zbl. Gynäk. **1922**, Nr 30. (h) Erklärung der Stieltorsion bei Eierstockszysten. Arch. Gynäk. **117**, 27 (1922). (i) Weiterstellung des Bauches, Faszien-dehnung und Dehnungsstreifen der Haut. Mschr. Geburtsh. **63**, 185 (1923). (j) Die Mechanik der Achsendrehung innerer Organe sowie der Nabelschnurumschlingung und Verknotung der Nabelschnur. Arch. Gynäk. **118** (1923). (k) Über normale und unvollkommene Damm-bildung. Beitr. Geburtsh. **5**, 161. (l) Unvollkommener Descensus ovariorum. Beitr. Ge-burtsh. **5**, 177. (m) Anatomische Grundlage und Technik der Beckenbodenplastik. Mittel-dtsch. Ges. Geburtsh. Halle, 20. Jan. 1924. Ber. Zbl. Gynäk. **1924**, Nr 26, 868; Nr 16; Arch. Gynäk. **123**, 88 (1924). (n) Übertragungen von Körperbewegungen auf beweglichen Inhalt. Z. Geburtsh. **87**, 13 (1924). (o) Beschränkung der Indikation zur Operation bei Retroflexio, Erweiterung bei Prolaps. Münch. med. Wschr. **1924**, Nr 4. (p) Die Physio-logie der weiblichen Genitalien. NAGELs Handbuch der Physiologie des Menschen, Bd. 2, 1. Hälfte, S. 124. (q) „Schwebende Pein", ein typisches gynäkologisches Krankheitsbild. Mschr. Geburtsh. **75**, H. 4/5, 368—381. (r) Mangel an physiologischem Fettschwund im Becken als Ursache eines unüberwindlichen Geburtshindernisses. Z. Geburtsh. **96** (1929). — SICHEL, M.: Über einen Totalprolaps aus seltener Ursache bei einer Nullipara. Zbl. Gynäk. **1922**, Nr 38. — SIEDENTOPF, HEINZ: Zur operativen Behandlung der Scheiden- und Gebär-muttersenkung und des Prolapses. Z. Geburtsh. **95** (1929). — SIGWART: Prolapsus bei doppeltem Uterus. Ges. Geburtsh. Berlin, 13. März 1914. Ber. Z. Geburtsh. **76**, 602. — SIPPEL, A.: (a) Die klinische Bedeutung der Rückwärtslagerung des Gebärmutterkörpers. Mschr. Geburtsh. **26**, H. 4. (b) Zur Ätiologie der operativen Behandlung des Uterospro-lapses. Mschr. Geburtsh. **33**, H. 5. — SMELLIE: Cases in Midwifery. London 1754, Collect XI case IV, 144. — SOHNS: Zur Leistenbruchoperation der Frau. Zbl. Chir. **1925**, Nr 22, 1173. — SOLMS: (a) Die plastische Verwertung der Gebärmutterbänder. Zbl. Gynäk. **1919**, Nr 3. (b) Die Anatomie der Fascia und ihre Bedeutung für die Prolaps- und Kollumkarzi-nomoperation. Zbl. Gynäk. **1928**, Nr 8. — SPIEGEL: Über den Einfluß sozialer Faktoren auf die Entstehung der Genitalsenkungen und Prolapse bei Frauen. Arch. Gynäk. **124**, 823 (1925). — STADLER: Mißbildung. Inaug.-Diss. Halle 1909. — STAEMMLER, M.: De-struierende Plazenta. (Städt. Path.-Hyg. Inst., Chemnitz). Beitr. path. Anat. **84**, 460—472 (1930). — STEIN, IRVING: Torsion of the utcine adnexa. Surg. Clin. N. Amer. **7**, Nr 3. — STEINREICH: Beiträge zur operativen Behandlung der Bauchhernien. Inaug.-Diss. Gießen 1909. — STEPHAN, S.: Inversio uteri bei Prolaps. Z. Geburtsh. **78**, H. 1 (1915). — STERN-BERG, C.: Geschwülste des Eierstocks. HALBAN-SEITZ' Handbuch der Biologie und Patho-logie des Weibes, Bd. 5, Teil 2, S. 6755. Berlin 1926. — STIEDA, ALFRED: Cruralhernie im Labium majus. Dtsch. Z. Chir. **56**, 219 (1900). — STILLER: (a) Die asthenische Konstitu-tionskrankheit. Stuttgart: Ferdinand Enke 1907. (b) Die asthenische Konstitution. Z. angew. Anat. **6**. (c) Grundzüge der Asthenie. Stuttgart 1916. — STOECKEL, W.: (a) Wann und wie soll der praktische Arzt die Retroflexio uteri behandeln? Berl. klin. Wschr. **1905**, Nr 48/49. (b) Über die WERTHEIM-SCHAUTAsche Prolapsoperation. Arch. Gynäk. **91**, H. 3; Z. Geburtsh. **71**, H. 1/2. (c) Einwanderung eines Tupfers in die Blase nach SCHAUTA-WERTHEIMscher Prolapsoperation. Z. gynäk. Urol. **4**, H. 1. (d) Harnorgane in der Schwanger-schaft. Handbuch der Geburtshilfe von A. DOEDERLEIN, Bd. 3. München 1920. (e) Über Promontorifixur. Nordwestdtsch. Ges. Gynäk., 12. Nov. 1921. Ber. Zbl. Gynäk. **1922**, 207. (f) Über Operationserfolge bei Lageveränderungen der Genitalien. Ges. Geburtsh. Leipzig, 18. Nov. 1923. Ber. Zbl. Gynäk. **1924**, Nr 10. (g) Demonstration eines sehr großen Totalprolapses mit ausgedehntem Portiokarzinom. Med. Ges. Leipzig, 30. Okt. 1923. Ber. dtsch. med. Wschr. **1923**, Nr 49, 1506. (h) Beitrag zur operativen Behandlung der Lageveränderung des Uterus und der Scheide. Zbl. Gynäk. **1924**, Nr 26. (i) Beitrag zur operativen Behandlung der Lageveränderungen von Uterus und Scheide. Zbl. Gynäk. **1924**, 1409. (j) Lehrbuch der Gynäkologie. Leipzig 1930. — STOECKEL u. REIFFERSCHEID: Lehrbuch der Gynäkologie. Leipzig 1919. — STOLTZ: Mémoires sur la hernie vagino labialis. Gaz. Méd. Straßburg **1**, 390 (1845); J. Chir. **3**, 369; **4**, 11 (1846). Paris: Malgaigne. — STORK, F.: Über die Achsendrehung des Uterus intra partum. Zbl. Gynäk. **1925**, Nr 12. — STRAATMANN: Über den Perinealbruch. Verlag Kunike 1867. — STRASSMANN, P.: (a) Eier-stocksblutungen. Ges. Geburtsh. Berlin, 27. April 1918. Zbl. Gynäk. **1918**, Nr 35. b) Uterus unicornis und Nierendefekt. Verh. dtsch. Ges. Urologie. Berlin, 26.—29. Sept. 1928. — STRATZ: (a) Über Prolapsoperationen. Niederl. gynäk. Ges. Amsterdam, 14. Nov. 1909. Ber. Zbl. Gynäk. **1919**, 415. (b) Lageveränderungen der Ovarien. Z. Geburtsh. **65**, H. 2. — STRAUSS: Über den Habitus asthenicus und seine klinische Bedeutung. Berl. klin. Wschr. **1910**, Nr 5, 207. — v. STUBENRAUCH: Münch. gynäk. Ges., März 1911. Ref. Zbl. Gynäk. **1912**, Nr 2, 51. — STÜBLER u. BRANDESS: Zur Pathologie und Klinik der Ovarialtumoren. Würzburg. Abh. **21** (1924). — STURMDORF, A.: (a) Prinzipien und Ausführung der

Perineorraphie. Amer. J. Obstetr., Sept. 1912. Ref. Zbl. Gynäk. 1912, 1751. (b) Konge-nitale und erworbene Retroflexio uteri, ihre Unterscheidung und relative Wertigkeit. Amer. J. Obstetr. 74 (1916). Ref. Zbl. Gynäk. 1917, 418. — Sultan, G.: Atlas und Grundriß der Unterleibsbrüche. Lehmanns med. Handatlanten 25, 211 (1901). — Sutter, H.: (a) Zur Ventrofixation des Uterus. Zbl. Gynäk. 1906, Nr 16. (b) Totaler Uterusprolaps im 16. Lebensjahr. Mschr. Geburtsh. 24, H. 4.

Tandler, I.: (a) Über Infantilismus. Wien. klin. Presse 1909, Nr 15. (b) Anatomie und topographische Anatomie der weiblichen Genitalien. Veit-Stoeckels Handbuch der Gynäkologie, Bd. 1. 1930. — Tandler-Halban: (a) Zur Topographie des weiblichen Ureters. Wien u. Leipzig 1901. (b) Anatomie und Ätiologie der Genitalprolapse beim Weibe. Wien 1907. (c) Zur Therapie des Genitalprolapses. Myoplastische Bildung des Beckenbodens mit Hilfe des Levator ani und des Musculus glut. max. Mschr. Geburtsh. 30, H. 1 (1910). Taufffer: (a) Über Prolapsoperationen. Gynäk. Sekt. ung. Ärzte Buda-pest, 17. Mai 1904. Zbl. Gynäk. 1905, 559. (b) Die Pathologie und Therapie der patho-logischen Anteflexion und Retroflexion. Orvosképzés (ung.) 1911, Nr 5. Ref. Zbl. Gynäk. 1912, 875. — Temesváry, N.: Über die konstitutionelle Anomalie als gemeinsamen Faktor des Gebärmuttervorfalls und der Hernien. Gyógyászat (ung.) 1926, Nr 26. Ref. Zbl. Gynäk. 1927, 2627, 2642. — Tenckhoff, B. D.: (a) Entstehungsursachen der Achsendrehung innerer Organe und die Erklärung des Küstnerschen Gesetzes. Dtsch. med. Wschr. 1923, Nr 34. (b) Von den Stieldrehungen. Ein Vorschlag zur Klarstellung der Ätiologie. Zbl. Gynäk. 1925, Nr 50. — Teplitz, W.: Die Hernien der weiblichen Genitalorgane (russ.). Ber. Gynäk. 10, 141 (1926). — Terruhn, E.: Zur Genese der Hämatosalpinx unter beson-derer Berücksichtigung der Torsion. Z. Geburtsh. 92 (1928) (Schriftumzusammenstellung).— Thaler, H.: (a) Prolaps bei jugendlichen Nullipara mit Spina bifida occulta. Geburtsh.-gynäk. Ges. Wien, 16. Mai 1919. Ber. Zbl. Gynäk. 1916, 492. (b) Myom des Beckenbinde-gewebes durch den Leistenkanal deszendiert. Geburtsh.-gynäk. Ges. Wien, 16. Mai 1919. Ber. Zbl. Gynäk. 1916, 495. — Toldy, Léránt: Vollständige Gebärmuttererschlaffung. Orv. Hetil. (ung.) 71, Nr 3, 70—72. — Tongeren, F. C. van: Die gefüllte Blase während der Geburt. Nederl. Tijdschr. Geneesk. 62, 230; Ber. Gynäk. 2, 302. — Trolle: Hernia uteri. Bibl. Laeg. (dän.) 1906, Nr 7, 8. Ref. Jber. Chir. 1907, 979.

Ullrich, Otto: Ein Fall von einer enormen Labialhernie. Zbl. Gynäk. 1900, Nr 32, 1077. — Unterberger, F.: Zur Ätiologie der Hernia inguinalis. Zbl. Gynäk. 1917, Nr 22, 521. — Uter, Wolfgang: Tubenabschnürung. Mschr. Geburtsh. 1923.

Veit, G.: Handbuch der speziellen Pathologie und Therapie, S. 571. 1867. — Veit, J.: Die Extrauteringravidität. Döderleins Handbuch der Geburtshilfe, 1916, II. — Vogt, E.: (a) Die klinische Bedeutung der extrem peritonealen Harnblase. Z. Geburtsh. 85 (1921). (b) Grundzüge der heutigen Auffassung und Behandlung der Retroflexio uteri gravidi. Klin. Wschr. 1923, Nr 10. (c) Vorfalloperation und Gebärfähigkeit. Z. Geburtsh. 89, 118 (1925). — Voigt: Ein Fall von teilweise intraligamentärer Blase mit interessanter Ver-schiebung des Peritoneums nach Sectio alta. Z. Urol. 1910.

Wachtel, Michael: Die Stieldrehung normaler Adnexe. Zbl. Gynäk. 1928, 1453—1459. Wackeley, Cecil P. G.: Hernia of the ovary and fallopian tube. A recort of twentyfive cases (Hernie des Ovariums und der Tube. Ein Rekord von 25 Fällen). King's Coll. Hosp. a. Belgrave Hosp. f. Children London. Surg. etc. 51, 256—258 (1930). Ref. Ber. Gynäk. 18, 824 (1930). — Walawelski, H.: Zur Kasuistik stielgedrehter Tuben. Zbl. Gynäk. 1930, 861—867. — Waldeyer: (a) Hernia retroperitonealis nebst Bemerkungen zur Ana-tomie des Peritoneums. Virchows Arch. 60 (1874). (b) Die Lage der inneren weiblichen Beckenorgane bei Nulliparen. Anat. Anz. 1 (1886). (c) Beiträge zur Kenntnis der Lage der weiblichen Beckenorgane. Bonn 1892. (d) Topographical sketch of the lateral wall of the pelvic cavity, with special reference to the ovarian groove. J. Anat. a. Physiol. 32 (1898). (e) Einiges über Hernien. Gedenkschrift für Rudolf v. Leuthold. Berlin: Schuhmacher 1906. — Weedy: Ursache und Behandlung des Uterusvorfalles. J. Obstetr., März 1912. Ref. Zbl. Gynäk. 1912, 549. — Weidenreich, F.: Rasse und Körperbau. Berlin 1927. — Wein, A.: Ein Fall von Inversio uteri. Orv. Hetil. (ung.) 1911, 496. Ref. Zbl. Gynäk. 1912, 876. — Weinberg, B.: Über die Achsendrehung gestielter Myome und myomatöser Uteri. Inaug.-Diss. Leipzig 1904. Ref. Zbl. Gynäk. 1906, 222. — Welpener, E.: Zur Statistik der Inversio uteri puerperalis. Zbl. Gynäk. 1918, Nr 19. — Werner: Erfah-rungen auf dem Gebiet der Hernien. Med. Korresp.bl. Württemberg. ärztl. Ver. 38, Nr 24 (1868). — Werth: Die Extrauterinschwangerschaft. v. Winkels Handbuch der Geburts-hilfe, 1904, II. — White, Lawrence F.: Incomplete inversion of uterus with subsequent pregnancy. Report of a case. (Unvollkommene Inversion des Uterus mit nachfolgender Schwangerschaft.) California Med. 32, 254—255 (1930). Ref. Ber. Geburtsh. 18, 533 (1930).— Wiart: Double hernie congénitale des trompes sans hernie de l'ovaire. Ann. Gynéc. 1, 50, 474 (1898). — Willerding: Über die Varietäten des Schenkelbruches, insbesondere Hernia femoro-labialis und femoro-properitonealis. Zbl. Chir. 1924, Nr 31, 1677. — William, Ph. E.: Die Ursachen der Retroflexio uteri. Amer. J. Sci. Nr 521, 915. Ref. Zbl. Gynäk.

1916, 5734. — WINKEL, V.: Pathologie der weiblichen Sexualorgane, S. 282. (b) Das Hervortreten von Darmschlingen am Boden des weiblichen Beckens. Slg klin. Vortr. Nr 397; Gynäk. Rdsch. Nr 146. — WOLFF, C. H.: Über Perinealhernien. Inaug.-Diss. Straßburg 1880. — WOLF, B.: Zur Kenntnis der Mißgeburten mit Erweiterung der fetalen Harnblase. Arch. Gynäk. **65**, 299. — WULLSTEIN u. WILMS: Lehrbuch der Chirurgie. Jena 1918. — ZANGENMEISTER: (a) Gebärmutter- und Scheidenvorfall nach schwerem Unfall. Mschr. Unfallheilk. **1910**. (b) Inversio uteri puerperalis. Handbuch der Geburtshilfe von A. DÖDERLEIN. Wiesbaden 1917. — ZARATE, E.: (a) Achsendrehung des graviden Uterus. Semana méd. **30**, No 22 (1923). (b) Akute Drehung des schwangeren Uterus. Siglo méd. **72**, No 3632 (1923). — ZIEGENSPECK, R.: (a) Die Hysteropexia paravesicalis. 77. Verslg dtsch. Naturforsch. Meran. Ber. Zbl. Gynäk. **1905**, 1277. (b) Über Pessarien. Dtsch. Ärzteztg **1907**, Nr 4. Ref. Zbl. Gynäk. **1908**, 1264. (c) Zur Ätiologie der Retroflexio uteri puerperal. Zbl. Gynäk. **1908**, Nr 23. (d) Über normale und pathologische Anhaftungen der Gebärmutter und ihre Beziehungen zu den wichtigsten Lageveränderungen. Arch. Gynäk. **31**, 1. — ZUCKERKANDL: (a) Atlas der topographischen Anatomie. Wien 1904. (b) Dtsch. Z. Chir. **31**. (c) Angef. nach BAUER (Frage der Douglashernie). Zbl. Gynäk. **1913**, 854. — ZURHELLE, E.: Zur Kasuistik der Hernia ovarica inguinalis. Zbl. Gynäk. **1906**, Nr 19.

(Siehe weiteres Schriftum auch im Schriftumabschnitt zu Abschnitt B und C.)

D III und IV. Verletzungen und Fremdkörper des Bandapparates und des Beckenbindegewebes. — Gefäßerkrankungen.

ABRAHAM, E.: (a) Über einen Fall von Dammzerreißung durch Koitus. Ref. Mschr. Geburtsh. **11** (1900). (b) Zur Frage der spontanen Uterusruptur. Mschr. Geburtsh. **79**, 393—404 (1928). — AHLFELD: Verblutung aus Vulvavarix. Lehrbuch der Geburtshilfe. 1898. S. 266. — AHLSTRÖM, E.: Beitrag zur Kenntnis der Hämatome in der Vulva, Vagina und dem subserösen Bindegewebe bei Schwangerschaft, Entbindung und Puerperium. Nord. med. Arch. Chir. (schwed.) **11** (1911); 3. F., Festschrift für JOHNBERI. — ALBERS, I. F. H.: Die Blutgeschwülste in den Eierstöcken und in den Fledermausflügeln. Dtsch. Klin. **1853**, 252—254. — ALBRECHT, HANS: Klinik des Myoma uteri. Biologie und Pathologie des Weibes von HALBAN-SEITZ, Bd. 4. 1928. — ANGELI: Ematocele extraperitoneale da rottura del plesso venoso utero ovarico. Rass. internaz. Clin. **6**, 590 (1925). Ref. Ber. Geburtsh. **9**, 891. — ANISIMOV, A.: Zur Kasuistik der Ruptur von Scheidengewölben und Gebärmutterhals unter der Geburt. Ž. Akuš. (russ.) **38**, H. 3, 345—351 (1925). — ASCHER, L.: Ein Fall von hochgradiger Blutung nach dem ersten Koitus. Prag. med. Wschr. **1889**, Nr 3. Ref. Zbl. Gynäk. **1889**, Nr 26, 463. — ASCHOFF, L.: (a) Zysten. Erg. Path. **2** (1895). (b) Lehrbuch der pathologischen Anatomie. Jena 1919. — ASCHOFF, DE LA CAMP, v. BECK, KRÖNIG: (a) Thrombose und Sandbankbildungen. Beitr. path. Anat. **52** (1911). (b) Thrombose und Embolie. Verh. Ges. dtsch. Naturforsch. **1911**. (c) Beiträge zur Thrombosefrage. Leipzig 1912. — AUVARD: Plaies vulvaires. In his: Travaill. d'Obst., Tome 2, p. 527. Paris 1888. — AUVRAY, M.: Beckenvarikozele. Gaz. Hôp. **97**, 481 (1924). Ref. Ber. Geburtsh. **6**, 190.

BABESCH u. CIOC: Neue Betrachtungen zur Ätiologie der Perinealrupturen. Spital (rum.) **1912**, Nr 8. Ref. Münch. med. Wschr. **1913**, Nr 1, 43; Zbl. Gynäk. **1913**, Nr 18, 672. — BAICALLI: Lesioni traumatiche dell' imene, della vulvae della vaginae (ital.) Ref. Zbl. Hautkrkh. **4**, 96 (1922). — BAISCH, KARL: Die Erkrankungen des Peritoneums. HALBAN-SEITZ' Biologie und Pathologie des Weibes, Bd. 5, Teil 2. 1926. — BAKSCHT, G.: Zur Kasuistik der Genitalverletzungen sub coitu. Zbl. Gynäk. **51**, Nr 21, 1333—1334 (1927). — BALDY: Amer. J. Obstetr. **1897**. Angef. nach O. FRANKL. — BALIN: Über das Verhalten der Blutgefäße im Uterus nach stattgehabter Geburt. Arch. Gynäk. **15**, 156 (1880). — BARDELEBEN, v.: Streptokokkus und Thrombose. Arch. Gynäk. **1905**, Nr 46, 1423. — BARTEL: 6 Fälle von Verletzungen der Scheide nicht bei der Geburt. Wratsch (russ.) **1885**. Ref. Zbl. Gynäk. **1885**, Nr 44, 703. — BAUER: Verletzungen der weiblichen Genitalien außerhalb des Puerperiums. Dtsch. med. Wschr. **1881**, Nr 12, 157. — BAUER, JULIUS: Die konstitutionelle Disposition zu inneren Krankheiten. Berlin 1921. — BAUMGÄRTNER: Angef. nach O. FRANKL. Dtsch. med. Wschr. **1882**. — BAUMGARTEN, P.: Entzündung, Thrombose, Embolie und Metastase. München: J. F. Lehmann 1925. — BAUMM, HANS: Über inkomplette Uterusrupturen. Mschr. Geburtsh. **77** (1927). — BEAUGEARD: Die Schwierigkeit der Diagnose bei Notzuchtverbrechen an kleinen Mädchen. Thèse de Paris 1902. Ref. Zbl. Gynäk. **1903**, Nr 44, 1310. — BECK: Über Ligamenthämatome. Ber. gynäk. Ges. Zbl. Gynäk. **34**, 963 (1910). — BECKER: Gestieltes parametranes Hämatom nach Torsion der Adnexe. Zbl. Gynäk. **1922**, 2019. — BECKMANN: Über parametrane und subperitoneale Hämatome bei der Geburt. Z. Geburtsh. **83**, 603 (1921). — BEIGEL: Haematocele alae vespertilionis. Arch. Gynäk. **11** (1887). — BENDA, C.: (a) Venen. HENKE-LUBARSCH' Handbuch, Bd. 2. 1924. (b) Die Gefäße. ASCHOFFS Lehrbuch der pathologischen Anatomie, 7. Aufl., Bd. 2, S. 63. Jena 1928. — BENEDIKT: Rekto-Vaginalperforation. Philad.

Med. news. 1892. — Beneke, R.: Die Thrombose. Marchand-Krehls Handbuch der allgemeinen Pathologie, Bd. 2, Abt. 2. Virchows Arch. 191 (1908). — Bengsch: Zur Kasuistik der Pfählungsverletzungen. Beitr. klin. Chir. 92, 729. — Berger, Johannes: Violente Uterusperforationen 1921—1925 Diss. Leipzig 1926. — Bergeret et P. Monlonguet: Primäres Chorionepitheliom des Ligamentum latum. Gynéc. et Obstétr. 8, 528 (1923). Ref. Ber. Gynäk. 5, 453. — Berthod: Tödliche Blutung aus einem Varix an der Klitoris. Gaz. méd. 1886, No 33. — Bessel-Hayens: Über Hämatome in der Unterbauchgegend und an den äußeren Geschlechtsteilen des Weibes und über spontane Perforation des Hamatokolpos bei Atresia vaginae hymenalis. Arch. klin. Chir. 38, 277. — Bidenkap, J. H.: Spontane Berstung des linken Labium minus während des Durchschneidens des Kindskopfes. Norsk Mag. Laegevidensk. 76, 1436 (1917). Ref. Zbl. Gynäk. 1918, Nr 49, 893. — Billroth, Th.: Die allgemeine chirurgische Pathologie und Therapie. Handbuch für Studierende und Ärzte. Berlin 1869. — Binder: Hämatom der äußeren Genitalien. Zbl. Gynäk. 1897, 34. — Binz, F.: Zur Kasuistik der Pfählungsverletzungen. Inaug.-Diss. München 1913. — Bochenski: Über sub partis entstehende Hämatome des parametranen Bindegewebes. Tygodn. Lek. 1911. Ref. Gynäk. Rdsch. 1912, H. 23, 879. — Böshagen, R.: Über die verschiedenen Formen der Rückbildungsprodukte der Eierstocksfollikel und ihre Beziehung zu Gefäßveränderungen des Ovariums. Z. Geburtsh. 52, 323 (1907). — Bollag, Karl: Abortus arteficialis cum perforatione uteri. Münch. med. Wschr. 1928 II, 1170. — Braun-Fernwald, v.: Thrombus s. Haematoma vulvae et vaginae. v. Winkels Handbuch der Geburtshilfe, Bd. 3, II. 1906. — Bride: Operativ entfernte Feder aus einem Abszeß im linken Labium majus eines 13jährigen Mädchens. Glasgow. geburtsh.-gynäk. Ges. Scott. med. J., Febr. 1904. — Briggs: Fibroid tissue formed around a needle and removed from the left labium majus. Trans. obstetr. Soc. Lond. 3 (1907). — Brithon: Angef. nach Neugebauer. — Broers: Die puerperale Involution der Uterusmuskulatur. Virchows Arch. 141 (1895). — Brôsz: Fremdkörper im Parametrium. Gynäk. Rdsch. 7, 45 (1913); Zbl. Gynäk. 1912, Nr 31, 1033. — Brouardel: Gaz. Hôp. 1887, Nr 116, 957. — Brücke, E.: Über die Ursache der Gerinnung des Blutes. Virchows Arch. 12, 81 (1857). — Bubličenko, L.: Symphysenruptur unter der Geburt. Ginek. (russ.) 7, 709—714 und deutsche Zusammenfassung, S. 714. — Bucura: Ein Fall von Uterus rudimentarius cum vagina rudimentaria solida mit akzessorischem Vorhofafter. Wien. klin. Wschr. 1906, Nr 33, 1007. — Budin, P.: (a) Thèse de Paris 1880. Angef. nach O. Frankl. (b) De la perforation des petites lèvres; son mode de production. Progrès méd. Paris, II s. 6, 331 (1887). (c) Description d'un cas dans lequel l'accouchement n'a determiné chez une Ip. de légères fissures de l'orifice hymenal. Progrès méd. 15, 48 (1887). — Büttner: Die Gestationsveränderungen der Uterusgefäße. Arch. Gynäk. 99, 1 (1911). — Bumm, E.: Grundriß zum Studium der Geburtshilfe, 1. Aufl. Wiesbaden 1917. — Burianek: Inkarzeration einer Dünndarmschlinge zwischen den Blättern des Ligamentum latum. Zbl. Gynäk. 1914, 1199.

Cabellero u. Pellira: Ein in das Spatium praevesicale ausgewanderter Fremdkörper. Ref. Zbl. Gynäk. 47 (1923). — Caffier, Paul: Zentrale Zervixrupturen bei Aborten, ihre Voraussetzungen und Folgen. Zbl. Gynäk. 1928, 1206—1213. — Calais, H. Pierre: Über Varizen im Ligamentum latum. Diss. Freiburg i. Br. 1896. — Calsavers, D.: (a) Tuberkulöse Infektion in einem Fibromyom des Uterus und in einem Tubenadenomyom und des runden Mutterbandes. Knochenbildung im runden Mutterbande. Arch. ital. Chir. 9, 1 (1929). Ref. Ber. Geburtsh. 5, 257. (b) Ein Fall von Knochenbildung im runden Mutterbande. Zbl. Gynäk. 48, 579 (1929). — Camuset, Victor: Contribution à l'étude du variococèle tuboovarien. Diss. Lyon 1909. — Carlini, P.: Il variococele pelvico. Clin. ostetr. 29, 85 (1927). Ref. Ber. Geburtsh. 12, 777. — Casper-Limann: Handbuch der gerichtlichen Medizin, Bd. 1, S. 350/351. Berlin: August Hirschwald 1881. — Cassidy, L.: (a) Eleven cases of vesico-vaginal fistulae occurring during labour. Ir. J. med. Sci. 1910, Nr 32, 553—558. (b) Torsion of the left broad ligament and fallopion tube in a child. Lancet 1911. — Castaño, C. O.: (a) Beckenvariokozele, neue Operation. Rev. españ. Obstetr. 8, Nr 88, 165 (1923). Ref. Ber. Geburtsh. 4, 258. (b) Pelvic variococele. Surg. etc. 40, 237 (1925). Ref. Ber. Geburtsh. 8, 413. (c) Beckenvariokozele, Diagnose und Behandlung. Bol. Inst. Clin. quir. Univ. Buenos Aires 1, 44 (1925). Ref. Ber. Geburtsh. 12, 705. — Cazeaux: Angef. nach E. Kehrer. Veit-Stoeckels Handbuch der Gynäkologie, Bd. 5. 1929. — Cealâc: Durchbohrung der recto-vaginalen Wand mit Riß des Perineum, infolge eines brutalen Koitus. Rev. de Chir. 1904, No 6. Ref. Mschr. Geburtsh. 22, 404 (1905). — Chaleix: Schwere Blutung bei der Defloration. Lyon méd. 1896. Ref. Zbl. Gynäk. 1897, Nr 35, 1072. — Chase: Blutung aus dem eingerissenen Hymen. Geburtsh. Ges. Brooklyn, 5. Mai. Amer. J. Obstetr., Sept. 1916, 14. — Chum: Ein Fall von traumatischer Hämatozele (Thrombus) der Vulva bei einer Nullipara, angef. nach Stolz. — Cistrier, E.: Wunden der Vulvaregion nach der Geburt bei Primiparen. Thèse de Paris 1902. Ref. Zbl. Gynäk. 1903, Nr 29, 911. — Clark, John G.: Phleboliths of ovarian veins simulating ureteral stones. Amer. J. Obstetr. 45, 537—539 (1902). — Cleland, J. Burton, N. Wigg: Blasenmole des breiten Mutterbandes. Med. J. Austral. 1, 636 (1924). Ref. Ber. Geburtsh. 6, 215. — COE, H. C.: Case of sloughing wound of the labia complicated with typhoid fever. Amer. J. Obstetr. 20, 167 (1887). Ref. Jber. Gynäk. 1, 418 (1888). — COHEN, WALTHER: Uterusruptur durch den CRÉDÉschen Handgriff. Z. Geburtsh. 93, 764—770 (1928). — COHNHEIM, J.: Vorlesung über allgemeine Pathologie, 2. Aufl., Bd. 1: Kapitel über Thrombose und Embolie. Berlin: August Hirschwald 1882. — COLMERS: Das Aneurysma der Arteria obturatoria infolge Schußverletzung und seine Bedeutung. Zbl. Chir. 1917, Nr 50. — COLOMBAT: Traité de maladies des femmes, Tome 2. Angef. nach SCHÜLEIN. — CORNIL et RANVIER: Manuel d'histol. pathol. Paris 1873. — COTTE, G. et D. JEDITSCH: Beitrag zum Studium der Beckenvariokozele. Gynéc. et Obstétr. 7, 205 (1923). Ref. Ber. Gynäk. 2, 211. — COULACOFF, M.: Déchirureset perforations des petites lèvres dans les accouchements. Thèse de Paris 1889, No 41. — COURANT: (a) Variocèle parovarialis superior. Sitzg med. pharm. Bezirksver. Bern, 14. Juni 1904. Mschr. Geburtsh. 20, 1302 (1904). (b) Zbl. Gynäk. 1905, Nr 46, 1423. — COURTY, L.: Le variococèle pelvien. Arch. franco-belg. Chir. 28, 666 (1925). Ref. Ber. Gynäk. 10, 151. — CRAMER, H.: Variococele graviditalis. Mschr. Geburtsh. 32 (1910). — CRUVEILHIER: Apoplexia uteri. Angef. nach v. KAHLDEN.

DANISCH, F.: Hämorrhagische Infarzierung des Uterus und der Adnexe durch Thrombose der Aorta abdominalis und der Beckenarterien. Zbl. Gynäk. 50, 1234 (1926). — DANNREUTHER, W.: Dextroversion des Uterus mit angeborenem Fehlen der linken Tube, Ligamentum latum, Ligamentum rotundum, Niere und Ureter. Amer. J. Obstetr. 6, 51 (1923). Ref. Ber. Gynäk. 2, 362. — DEPAUL: Diskussion zu PÉNARD. Bull. Soc. Anat. Paris 1847, 15. — DEVALZ: Du variocèle pelvien, et de son influence sur le développement de l'hématocèle rétro-utérine. Diss. Paris 1858. — DIBOBES, I.: Zur Kasuistik und Ätiologie der totalen Scheidenrisse im vorderen Scheidengewölbe unter der Geburt. (Colp.) Ž. Akuš. (russ.) 39, 443—447. — DICKS, J. F.: Die Ligamenta recto-uterina und ihre Beziehung zum Deszensus des Uterus. New Orleans med. J. 76, 330 (1924). Ref. Ber. Gynäk. 5, 125. — DIETRICH: Die Störungen des Kreislaufes in ASCHOFFs Lehrbuch, 7. Aufl., 1928. — DIMITRIJEW, A.: Zur Lehre von der Entstehung der Hämatome der Geburtswege. Moskov. med. Ž. 5, 36 (1925). Ref. Ber. Gynäk. 10, 191. — DOERFFER, CARL: Zur Spontanruptur des Uterus. Mschr. Geburtsh. 77, H. 2, 84—92. — DUDLEY A. PALMER: Variocele in the female; What is its influence upon the ovary? N. Y. med. J. 48, 147—149, 174—177 (1888). Diskussion S. 183 f. — DÜNTZER, EMILIE: Symphysenrupturen unter der Geburt. Arch. Gynäk. 133, 159—168. — DUFFEK, E.: Untersuchungen über septische Thrombosen. Arch. Gynäk. 96, H. 2 (1921).

EBERT u. SCHIMMELBUSCH: Die Thrombose nach Versuchen und Leichenbefunden. Stuttgart: Ferdinand Enke 1888. — EDEN: Zur Entstehung, Verhütung und Behandlung der postoperativen Pneumonie. Münch. med. Wschr. 1924, Nr 24. — EHRENDORFER: Mitteilung über einen Fall von Haematoma vulvae im Verlauf der Schwangerschaft. Arch. Gynäk. 34, H. 1 (1889). — EMGE, L. A.: (a) The surgical treatment of varicose venis of the female pelvis. J. amer. med. Assoc. 85, 1690 (1925). Ref. Ber. Gynäk. 9, 824. (b) The symptomatology and diagnostic of varicose venis of the female pelvis. Surg. Clin. N. Amer. 6, 437 (1926). Ref. Ber. Gynäk. 11, 54. — EMMERICH, P.: Beitrag zur experimentellen Thrombenbildung. Arch. klin. Chir. 147, H. 3, 499 (1927). — ENGELMANN, F.: (a) Die Varikozele des Ligamentum latum und ihre klinische Bedeutung. Zbl. Gynäk. 1922, Nr 9. (b) Varikozele des Ligamentum latum oder Varicocele pelvica. Zbl. Gynäk. 1922, Nr 34. (c) Die Varikozele des Ligamentum latum und ihre klinische Bedeutung. Zbl. Gynäk. 1922, Nr 46, 329.

FAHR: (a) Die pathologisch-anatomischen Veränderungen der Niere und Leber bei der Eklampsie. Die Eklampsie von HANS HINSELMANN. Bonn 1924. (b) Über neuerdings beobachtete Häufung von Todesfällen an Thrombose und Lungenembolie. Klin. Wschr. 1927, Nr 46. — FAIDHERBE: Rupture de varice de la grande lèvre. Vaste hématome. Hémorrhagie externe. J. Sci. méd. Lille 1900. Angef. Jber. Geburtsh. 14, 528 (1901). — FALK, OTTO: (a) Über eine teleangiektatische Veränderung fast der ganzen Cervix uteri. Mschr. Geburtsh. 8 (1898). (b) Bericht über einen Fall eines außerhalb der Schwangerschaft ohne Trauma entstandenen Haematoma vulvae. Zbl. Gynäk. 1905, Nr 4; Sitzgsber. geburtsh. Ges. Hamburg, 20. Dez. 1904. (c) Demonstration thrombosierter Venen mit fast taubeneigroßen Thromben. Geburtsh. Ges. Hamburg, 20. Dez. 1904. Ref. Zbl. Gynäk. 1905, Nr 14, 434. (d) Über Phlebektasien im Bereich der weiblichen Genitalien. Ärztl. Ver. Hamburg, Mai 1906. Ref. Münch. med. Wschr. 1906. (e) Über die Bedeutung der Phlebektasien und ihrer Folgezustände für den Frauenarzt. Arch. Gynäk. 82, 302—332 (1907). — FEHLING: (a) Thrombose, Embolie und Prophylaxe. Zbl. Gynäk. 1920, Nr 1. (b) Thrombose und Embolie nach chirurgischen Operationen. Stuttgart 1921. — FELLNER, O.: Herz und Schwangerschaft. Mschr. Geburtsh. 14 (1901). — FERGE, A.: Über den Aufbau und die Entstehung des autochthonen Thrombus. Med. Naturwiss. Arch. 2, H. 2 (1909). — FINK, K.: Über die Entstehung und Bedeutung des Ligamentum recto-vesicale. Mschr. Geburtsh. 69, 263 (1923). — FISCHER, B.: Die Pathogenese der Phlebektasie. Arch. f.

Dermat. **70** (1904). — Fischer, E.: Eine schwere Kohabitationsverletzung. Perforation des hinteren Scheidengewölbes mit Vorfall einer Dünndarmschlinge. Zbl. Gynäk. **1828**, 2754. — Fisher, W. H.: Varicocele of the broad ligament. Amer. J. Obstetr. **12**, 253 (1926). Ref. Ber. Gynäk. **11**, 448. — Fitzgerald: Angef. nach O. Frankl. J. Obstetr. **1905**. — Fleischmann, Gottfried: Leichenöffnungen. Erlangen: Palm & Enke 1815. — Fornero: Blutzyste des Ligamentum latum nach Follikelsprung bei intraligamentär entwickeltem Eierstock. (Ist. Obstetr.-Ginecol. Univ. Cagliari; Monit. obstetr.-ginec. **1** (1929). Ref. Ber. Gynäk. **17**, 543 (1930). — Fort, J.: Bericht eines Falles von Varizen an der Labia und am Vaginalrand während der Schwangerschaft. Texas Cour. Rec. Dallas, 1888/89, p. 94. Jber. Geburtsh. **2**, 498 (1889). — Francesco, Seb. di: Su un caso di ematoma traumatico extrapuerperale del cellulare pelvico. Ann. Ostetr. **50**, 183 (1928). Ref. Ber. Gynäk. **14**, 493. — Fränkel, Alex.: Über postoperative Thrombose und Embolie. Münch. med. Wschr. **1908**, 989. — Fraenkel, E.: Über den Uterus senilis, insbesondere das Verhalten der Arterien in demselben. Arch. Gynäk. **83**, 640 (1907). — Franken: Ein Beitrag zur Lehre der Blutgerinnung im lebenden Organismus. Inaug.-Diss. Dorpat 1870. — Frankl, O.: Pathologische Anatomie und Histologie der weiblichen Genitalorgane. Handbuch der gesamten Frauenheilkunde von W. Liepmann, Bd. 2. Leipzig 1914. — Frankl u. Stolper: Über den Gefäßverschluß post partum. Arch. Gynäk. **90** (1910). — Franqué, v.: (a) Angef. nach Veit, Thrombus vulvae. Veits Handbuch der Gynäkologie, Bd. 3, Teil 1, S. 235. (b) Über üble Folgen der hohen Zange (Uterusruptur, Luftembolie, Beckensprengung, Blasenzerreißung und deren Vermeidung). Med. Klin. **1928** I, 401—406. — Freund, H.: (a) Indiziert eine Uterusruptur den Kaiserschnitt bei wieder eintretender Schwangerschaft? Zbl. Gynäk. **1903**, Nr 8. (b) Geburtsstörungen durch Verletzung der Gebärmutter. Winkels Handbuch der Geburtshilfe, Bd. 2, Teil 3, S. 2116. Wiesbaden 1905. (c) Über die Haematoma ligamentum lati im Wochenbett. Sitzg oberrhein. Ges. Geburtsh. Ref. Beitr. Geburtsh. **13**, 489 (1909). (d) Beziehungen der Geschlechtsorgane zu anderen Organen. Erg. Path. II **3**. (e) Perforation des Uterus und des Ligamentum latum mit der Kürette. Zbl. Gynäk. **1919**, 72. (f) Erkrankungen der Bauchdecken, der Bänder, Blutgefäße und Nerven. Biologie und Pathologie des Weibes von Halban u. Seitz, Bd. 5, Teil 1. 1926. — Freund, R.: (a) Die Krankheiten des Beckenbindegewebes. Handbuch der Gynäkologie von Veit, 2. Aufl., Bd. 5. 1910. (b) Verletzungen des Beckenbindegewebes. Veits Handbuch der Gynäkologie, 2. Aufl., Bd. 5, S. 401. 1910. (c) Uterusruptur. Biologie und Pathologie des Weibes von Halban u. Seitz, Bd. 8, 1. 1927. — Freund, W. A.: Zur Anatomie und Pathologie der Dehiszenz des graviden Uterus. Beitr. Geburtsh. **4**, 1 (1901). — Freund u. Rosthorn: Modelle von vier Beckenschnitten zur Darstellung der normalen topographischen Verhältnisse des Beckenbindegewebes. Zbl. Gynäk. **1906**, 345. — Fruitnight: Thrombus vulvae. Amer. J. Obstetr. **1884**, 737. — Füth: (a) Stichwunde im hinteren Scheidengewölbe, Vereiterung, Peritonitis, sekundärer Abort, Tod. Ges. Geburtsh. Leipzig. Ref. Zbl. Gynäk. **1905**, 205. (b) Zbl. Gynäk. **1903**, Nr 9; **1905**, 875; Arch. Gynäk. **119**, 102 (1923). (c) Uterus puerperalis, Zervixriß usw. Arch. Gynäk. **120** (1923). (d) Verletzungen und Fremdkörper. Biologie und Pathologie des Weibes von Halban u. Seitz, Bd. 5, 2. 1926. — Furniss: (a) Two cases of broad ligament varicocele. Amer. J. Obstetr. **1915**. (b) Pelvic varicocele. Amer. J. Obstetr. **1917**, Nr 1.

Gala, Cyril: Kopfgroßes Haematoma vulvae nach Spontangeburt. Rozhl. Chir. a Gynaek. (tschech.) **6**, H. 6, 270 (1927). Ref. Ber. Gynäk. **15** (1929). — Gamble, Thomas O.: Colporrhexis, or rupture of the vault of the vagina, with the report of a case. Amer. J. Obstetr. **14**, Nr 6, 766—773. — Gebhard, C.: Pathologische Anatomie der weiblichen Sexualorgane. Leipzig: S. Hirzel 1899. — Geipel: (a) Zur Kenntnis des dezidualen Gewebes in den Beckenlymphdrüsen. Arch. Gynäk. **109** (1917). (b) Weiterer Beitrag zur Kenntnis des dezidualen Gewebes. Arch. Gynäk. **131** (1927). — Goodall: The involution of the puerperal uterus and more particulary the involution of its circulations system vitreo hypertrophy and vitreo degeneration of elastic tissue. Stud. R. Victoria Hospital, Montreal, **2** (1920). — Gottfried: Vulvovaginale Variekositäten. Prag. med. Wschr. **8** (1883). — Gottschalk: Haematoma ligamentum rotundum uteri. Zbl. Gynäk. **11** (1887). — Grandin: Puerperal haematoma of the vagina. Amer. J. Obstetr. **24** (1891). — Guadagnini, Angel: Wunden des graviden Uterus. Rev. méd. lat.-amer. **15**, 1091—97 u. französische Zusammenfassung, 1930, S. 1097. Ref. Ber. Gynäk. **18**, 697 (1930). — Guerdjikoff: Über die Ruptur der Vulvavarizen während der Schwangerschaft und Geburt. Rev. méd. Suisse rom. **26**, No 4, 222 (1906). Ref. Zbl. Gynäk. **1908**, Nr 47, 1544. — Guggisberg, H.: Komplikation von Schwangerschaft, Geburt und Wochenbett durch Regelwidrigkeit der Genitalien (Weichteilschwierigkeiten). Handbuch der Biologie und Pathologie des Weibes von Halban u. Seitz, Bd. 7, Teil 2, S. 335. 1928. — Guicciardi, G.: Gravidanza al IV mese erosione della parete uterina. (Gravidität im 4. Monat mit Uterusruptur.) Div. Obstetr.-Ginecol., Scuola Obstetr. Univ. Venezia. Ann. Obstetr. **52**, 543—558 (1930). Ref. Ber. Gynäk. **18**, 532 (1930). — Guyot et J. Villar: Perforation utérina avec pelvi-péritonite; hystérectomie Mikulicz; iléostomie secondaire; guérison. Bull. Soc. Obstétr. Paris **17**, 847—849.

HAGGARD: Amer. J. Obstetr. **27**. Angef. nach O. FRANKL. — HAHN, O.: Die Kriegs-
verletzungen der Blutgefäße. Bruns' Beitr. **124**, H. 2. — HALBAN: (a) Über Phlebektasien
des graviden Uterus und ihre klinische Bedeutung. Mschr. Geburtsh. **20** (1904). (b) Hystero-
adenosis metastatica. Die lymphogene Genese der sog. Adenofibromatosis heterotopica.
Arch. Gynäk. **124** (1925). — HAMMAR, E. u. H. OLTMANNS: Über Thrombose, Embolie
und Fettsucht. Nederl. Tijdschr. Geneesk. **68**, Nr 17, H. 2 (1924). — HAMMERSCHLAG:
(a) Entstehung von extraperitonealen Blutergüssen im kleinen Becken infolge eines Un-
falles. Mschr. Unfallheilk. **1901**, 263. (b) Traumen und Operationen in der Schwangerschaft. Biologie und Pathologie des Weibes von HALBAN u. SEITZ, Bd. 8, Teil 1. 1927. —
HANNES, WALTHER: Nebenverletzungen in der Geburtshilfe, ihre Verhütung und Behandlung. Dtsch. med. Wschr. **53**, Nr 45, 1903—1905; Nr 48, 2030—2032; Nr 50, 2118—2119;
Nr 52, 2199—2201. — HANSEN: Tubentorsion mit Hämatombildung und ihre Ätiologie.
Zbl. Gynäk. **1922**, 707. — HARRAR: Bull. Lying. in Hosp. N. Y. 1913. — HARRY C. COE:
So called „varicocele" in the female. Sitzg Obstetr. Soc. New York, 2. Jan. 1889. Amer.
J. Obstetr. **22**, 504—521 (1889). — HEGAR, A. u. R. KALTENBACH: Die operative Gynäko-
logie mit Einschluß der gynäkologischen Untersuchungslehre, 2. Aufl. Stuttgart: Ferdinand
Enke 1881. — HEGLER: Häufung von Thrombosen und Embolien. Hamburg. ärztl. Ver.,
14. Juni 1927. Ref. Dtsch. med. Wschr. **1927**, Nr 41, 1755. — HENKE: Multipler, zystischer,
lymphangiomähnlicher Tumor in der Bauchhöhle. Verh. path. Ges. **2** (1899). — HERFF, O. v.:
Varicocele ligamenti lati. M. SÄNGER, O. v. HERFFs Enzyklopädie der Geburtshilfe und
Gynäkologie, S. 436. Leipzig: F. C. W. Vogel 1900. — HESS: Stieldrehung normaler
Adnexe. Inaug.-Diss. Göttingen 1922. — HEUSSER, H.: Postoperative Blutveränderungen
und ihre Bedeutung für die Entstehung der Thrombosen. Dtsch. Z. Chir. **120**, H. 1/4 (1928).—
HEWITT: Trans. Obstetr. Soc. Lond. **9**, 296 (1867). — HEYNEMANN, TH.: Fehlgeburt und
Frühgeburt. Biologie und Pathologie des Weibes von HALBAN u. SEITZ, Bd. 7, Teil 1.
1927. — HILDEBRANDT: Blutung durch Berstung eines Varix während der Schwangerschaft.
Angef. nach ZWEIFEL, Handbuch der Frauenkrankheiten, Bd. 3, S. 227. — HIMMELFARB:
Zur Kasuistik des Haematoma vulvae außerhalb des Puerperiums. Zbl. Gynäk. **1888**,
Nr 9, 129. — HIMMELHEBER: Zur Kenntnis seltener zystischer Bildungen in der Bauch-
höhle. Arch. Gynäk. **87** (1909). — HIPSLEY, P. L.: Puerperal haematoma. Med. J. Austral.
1, 110 (1925). Ref. Ber. Gynäk. **8**, 432. — HIRSCH, M.: Frauenarbeit und Frauenkrankheiten. Biologie und Pathologie des Weibes von HALBAN u. SEITZ, Bd. 1. 1924. — HIRST:
Phil. med. Nows 1890. Angef. nach O. FRANKL. — HOFFMANN: Ein 4½ Jahre nach der
Schußverletzung in die Erscheinung tretendes Aneurysma der Arteria und Vena femoralis
im Adduktorenkanal. Dtsch. med. Wschr. **1918**, 1079. — HOFFMANN, E. v.: Lehrbuch
der gerichtlichen Medizin, 9. Aufl. Berlin u. Wien 1903. — HOFFNER, KARL: Über
Schwangerschaftsveränderungen außerhalb der Genitalsphäre. Inaug.-Diss. Heidelberg
1901; Beitr. Geburtsh. **4**, 466 (1901). — HOLDEN: Angef. nach ZWEIFEL. Handbuch der
Frauenkrankheiten, Bd. 3, S. 227. — HOLZBACH, ERNST: Über spontane Symphysenruptur
unter der Geburt. Zbl. Gynäk. **49**, 460 (1927). — HOEHNE, O.: Die ektopische Schwangerschaft. Handbuch der Biologie und Pathologie des Weibes von HALBAN u. SEITZ, Bd. 7,
Teil 2, S. 651. 1928. — HÖRING: Über die Zunahme der tödlichen Lungenembolien und
ihre Ursachen. Dtsch. Z. Chir. **1926**, H. 5/6, 1927.

INDENBAUM, S.: Ein Fall von Symphysenruptur bei spontaner Geburt. Ginek. (russ.)
7, 433—436 und deutsche Zusammenfassung 436.

JAGIČ, N.: Erkrankungen des Zirkulationsapparates in Beziehung zur Biologie und
Pathologie des Weibes. Biologie und Pathologie des Weibes von HALBAN u. SEITZ, Bd. 5,
Teil 3, S. 357. 1927. — JAHREISS, R.: (a) Zur Varikozele des Ligamentum latum. Zbl.
Gynäk. **46**, Nr 22, 795 (1922). (b) Schädigung der Harnblase durch die Geburt. Zbl. Gynäk.
1928, 501—502. — JANES, ROBERT: Two cases of intestinal obstruction duo to strangulation
of a loap of small intestine in an opening of the left broad ligament. Brit. J. Surg. **17** (1929).
Ref. Ber. Gynäk. **17**, H. 3 (1930). — JANNI: Die feinen Veränderungen der Venenhäute
bei Varizen. Arch. klin. Chir. **31**, 12 (1900). — JAROSCHKA, KARL: Seltene Geburtsver-
letzung (Kolpaporrhexis). Zbl. Gynäk. **1930**. — JASCKHE, v.: (a) Die Prognose von
Schwangerschaft, Geburt und Wochenbett bei Herzfehlern. Arch. Gynäk. **92**, 466 (1910).
(b) Venenerkrankungen und weibliche Genitale. Zbl. Grenzgeb. Med. u. Chir. **17**. (c) Kreuzschmerzen als Quelle diagnostischer und therapeutischer Irrtümer in der Gynäkologie.
Dtsch. med. Wschr. **1921**. (d) Lageveränderungen des weiblichen Genitalapparates. VEIT-
STOECKELs Handbuch der Gynäkologie, Bd. 5, Teil 1. 1929. — JEW, E. W.: Pelvirectal
and vaginal haematoma report of a case. J. amer. med. Assoc. **84**, 1915 (1925). Ref. Ber.
Gynäk. **9**, 231. — JORES: (a) Arteriosklerose. Wiesbaden 1903. (b) Arterien. Handbuch
von HENKE-LUBARSCH, Bd. 2. 1924. — JOY, W. MAXEY: Varicocele of the broad ligaments.
Nat. eclect. med. Assoc. Quart. **20** (1929). Ref. Ber. Gynäk. **16**, 392 (1929).

KAHLDEN, v.: Apoplexia uteri. Jena 1889. — KAKUSKIN, N.: Über Stauungserscheinungen im Becken der Frau. Ginek. (russ.) **5**, 390 (1926). Ref. Ber. Gynäk. **12**, 643. —
KANTHER, H.: Zur Genese der Adenomyome des Ligamentum rotundum. Mschr. Geburtsh.

63, 325 (1923). — KARLIN, M.: (a) Ein seltener Fall einer Geburt auf dem Wege einer zentralen Dammrißlücke. .Ž. Akuš. (russ.) **39,** 755—757. (b) Ein Fall von zentralem Dammriß mit Geburt eines ausgetragenen Kindes durch denselben. Zbl. Gynäk. **51,** Nr 49, 3120—3122. — KAUFMANN, E.: (a) Über Phlebektasien des Uterus und seiner Adnexe. Z. Geburtsh. **37** (1897). (b) Lehrbuch der speziellen pathologischen Anatomie. Berlin-Leipzig 1922. — KAYSER, K.: Kohabitationsverletzung des hinteren Scheidengewölbes im Puerperium. Mschr. Geburtsh. **54,** H. 13. — KEHRER, E.: (a) Eine sehr seltene Form von Ruptur des muskulösen Beckenbodens und des Perineum. Zbl. Gynäk. **25,** 1001 (1901). (b) Physiologie der Schwangerschaft. Handbuch der Biologie und Pathologie des Weibes von HALBAN u. SEITZ, Bd. 6, Teil 2, S. 721. (c) Ursachen und Behandlung der Unfruchtbarkeit nach modernen Gesichtspunkten. Dresden u. Leipzig: Theodor Steinkopff 1922. (d) Über Uterusruptur. Vortr. Ges. Geburtsh. Leipzig. Ref. Zbl. Gynäk. **48,** 2091 (1924). (e) Diskussion zu den Vorträgen von WINTER und HIRSCH (Kaiserschnittsfrage). Verh. dtsch. Ges. Gynäk. Leipzig **1929;** Arch. Gynäk. **137, 855.** (f) Verletzungen der Vulva. Handbuch der Gynäkologie von VEIT-STOECKEL, Bd. 5, Teil 1. 1929. — KEHRER, F. A.: (a) Über Veränderungen der Pulskurve im Puerperium. Festschr. naturhistor. med. Ver. Heidelberg, 1886. SÄNGER-V. HERFFs Enzyklopädie der Geburtshilfe und Gynäkologie, Bd. 2. 1900. (b) Angef. nach H. FREUND. Biologie und Pathologie des Weibes von HALBAN u. SEITZ, Bd. 5, Teil 1. 1926. — KENGYEL, H.: Über eine bedeutsame Komplikation bei parametranen Lymphangiektasien mit Uterusmyom. Virchows Arch. **270,** 86—99. — KERMAUNER: In die Blase eingewanderter Gazetupfer. Beitr. Geburtsh. **12,** 112 (1908). — KISS, FRANZ: Anatomisch-histologische Untersuchungen über die Erektion. Z. Anat. **61,** 455 (1921). — KLAUS: Über ein sub partu entstandenes Hämatom des breiten Gebärmutterbandes. Rozhl. Chir. a Gynaek. (tschech.) **7,** 199 (1928). Ref. Ber. Gynäk. **17,** 112. — KLAUTSCH: Haematoma vulvae et vaginae post partum. Münch. med. Wschr. **1896,** Nr 4. — KLENITZKY, JACOB: Isolierte Scheidengewölbeverletzungen sub coitu. Mschr. Geburtsh. **84,** 401—405 (1930). — KLOB, JULIUS M.: Pathologische Anatomie der weiblichen Sexualorgane. Wien: Wilhelm Braumüller 1864. — KNAUER, E.: (a) Verletzungen, Fremdkörper und deren Folgen (Fisteln), ausschließlich Verlagerungen. Handbuch der Frauenheilkunde von MENGE-OPITZ. München-Wiesbaden: J. F. Bergmann 1920. (b) Der plötzliche Tod in Schwangerschaft, Geburt und Wochenbett. Biologie und Pathologie des Weibes von HALBAN-SEITZ, Bd. 8, Teil 1. 1927. — KOCH: Über spontane zirkuläre Abstoßung der Portio vaginalis. Zbl. Gynäk. **1925,** Nr 16. — KÖHLER, A.: Über Thrombose und Transfusion, Eiter und septische Infektion und deren Beziehung zum Fibrinferment. Inaug.-Diss. Dorpat 1877. — KÖRÖSSY, LÁSZLÓ: Geburt durch zentralen Dammriß hindurch. Orv. Hetil. (ung.) **71,** Nr 20, 549—551. — KOSMAK: Beckenhämatom. Gynäk. Rdsch. **1915,** 297. — KOWNATZKI: Die Venen des weiblichen Beckens. Wiesbaden 1907. — KRAUS, H.: (a) Beitrag zur Ätiologie der Vulva- und Vaginalhämatome. Zbl. Gynäk. **49,** 2965 (1925). (b) Zerreißung des Symphysenknorpels bei hoher Zange und engem Becken. Münch. med. Wschr. **1928 II** (1926). — KRETSCHMAR, K. u. BULIUS: Angiodystrophia ovarii. Stuttgart: Ferdinand Enke 1895. — KRETZ, H.: Thrombose und Infektion. Med. Klin. **5,** 41 (1909). — KRÜGER-FRANKE, M.: Über Uterusrupturen. Münch. med. Wschr. **1928 I,** 132—133. — KRUSEN: Über Varizen der Vulva bei Schwangerschaft. Geburtsh. Ges. Philadelphia, Oktober 1900. Mschr. Geburtsh. **12,** 773 (1900). — KÜSTERMANN: Systematische histologische Untersuchungen über die Venen des Uterus. Z. mikrosk.-anat. Forsch. **20,** 417—432 (1930). — KÜSTNER, O.: (a) Dtsch. med. Wschr. **1890,** Nr 1. (b) Das Aneurysma der Arteria uterina. Mschr. Geburtsh. **45,** 8 (1917). — KUHN: Über Blutergüsse in die breiten Mutterbänder und in das den Uterus umgebende Gewebe. Inaug.-Diss. Zürich 1874. — KUHN, J. K.: Die Bewegung der Thrombosen und Embolien in den Nachkriegsjahren und ihre Ursachen. Mitt. Grenzgeb. Med. u. Chir. **41** (1929). — KUPFERBERG, H.: Zur Uterusruptur. Zbl. Gynäk. **51,** Nr 12, 757—763 (1927). — KUSAMA: Die toxische Thrombose. Beitr. path. Anat. **55,** 459.

LAIDLAW: Wunden der Scham. Ruptur der Gefäße der Bulbi vestibulares. Chicago med. Times **24,** 306 (1892). Angef. Jber. Geburtsh. **6,** 386 (1893). — LANG, GOTTFR.: Die Thrombosen im Wochenbett nach gynäkologischen Operationen. Inaug.-Diss. Bonn 1910. — LARKIN, CHARLES L.: Sacral backache cause by sclerosed arteries supplying the female genital organs. Med. J. a. Rec. **127,** 33—35. — LARSEN, M.: Aneurysma of the internal iliaca. Ann. Surg. **1913.** Ref. Zbl. Chir. **40,** 1726. — LAWSON, HURON W.: Amer. J. Obstetr. **1912.** — LAWSON, TEIT: Lecture on ectopie pregnancy and pelvic haematocele Birmingham 1888. Diseases of woman and abd. surg. Leicester 1889. — LECLERC, S.: Epanchement sanguin déterminé par l'ulcération d'un vaisseau utérin et suivi de la mort dans l'espace de trois heures. Arch. gén. Méd. **18,** 281 (1928). — LEFRANC: Hématome de la vulve et du vagin consécutif a un accouchement normal. L'abeille méd. **1896,** No 21. Ref. Zbl. Gynäk. **1896,** Nr 37, 852. — LEOPOLD: Über Zerreißung eines parametranen Gefäßes während der Geburt mit tödlichem Ausgang. Ber. gynäk. Ges. Dresden. Zbl. Gynäk. **25,** 1426 (1901); Mschr. Geburtsh. **17** (1902). — LESNOI, S.: Zur Behandlung des durch Uterusperforation entstandenen Hämatoms im Ligamentum latum. Ginek. (russ.) **6**, Nr 4, 332—338 u. deutsche Zusammenfassung, S. 338. — LEXER, KARL: Pfählungsverletzungen. Münch. med. Wschr. **1914**, 659. — LICHTENSTERN, E. u. E. HERMANN: Zur Pathologie des runden Mutterbandes. Mschr. Geburtsh. **15**, 414 (1902). — LIEPMANN, W.: (a) Über das Haematoma vulvae als Geburtshindernis. Berl. klin. Wschr. **1909**, 489. (b) Die Abtreibung. Wien u. Berlin: Urban & Schwarzenberg 1927. (c) Das gynäkologische Seminar. Wien u. Berlin: Urban & Schwarzenberg 1931. — LIGTERINK: Zwei Fälle von Haematoma vulvae. Nederl. Tijdschr. Geneesk. **1889**, Nr 14. — LINHARD, V.: Zbl. Chir. **1926**, Nr 46. — LOEWE: Die postoperativen Embolien. Münch. med. Wschr. **1928**, Nr 27/28. — LÖWENTHAL, KARL: Zur pathologischen Anatomie des septischen Abortes. Dtsch. Z. gerichtl. Med. **15**, 265—278 (1930). — LUBARSCH: (a) Über die alimentäre Schlagaderverkalkung. Münch. med. Wschr. **1910**, 1577. (b) Thrombose und Infektion. Berl. klin. Wschr. **1918**, Nr 10, 225. — LWOFF: Über die Blutgeschwülste der äußeren Geschlechtsorgane und der Scheide. Z. Geburtsh. **13**, H. 1, 135 (1886).

MACKENRODT: Bleistift, der zur Einleitung des Abortus in das Parametrium eingeführt worden war, aus der Bauchhöhle entfernt. Z. Gynäk. **1920**, 468. — MALINS: Amer. J. med. Sci. **1889**. Angef. nach O. FRANKL. — MANDELSTAMM, ALEXANDER: Zur Entstehung zentraler Dammrisse. Zbl. Gynäk. **1928**, 3272—3275. — MARS: Przleg. lek. (poln.) **1891**, 601. — MARTA, A.: Zystische Hydrozele oder zystische Geschwulst des runden Mutterbandes. Riforma med. **40**, No 5, 104 (1924). Ref. Ber. Gynäk. **4**, 349. — MARTIN, AUG.: (a) Über extraperitoneales Hämatom. 54. Verslg dtsch. Naturforsch. Salzburg 1881. Ref. Arch. Gynäk. **18**, 463 (1881). (b) Über extraperitoneale periuterine Hämatome. Z. Geburtsh. **8**, 2 (1882). (c) Zur Pathologie des Ligamentum rotundum. Verh. Ges. Geburtsh. Berlin. Ref. Z. Geburtsh. **22**, 44 (1891). — MARTIN, ED.: (a) Frauenarzt und Reichsversicherung. Mschr. Geburtsh. **44** (1917). (b) Erkrankungen des Beckenbindegewebes. Biologie und Pathologie des Weibes von HALBAN u. SEITZ, Bd. 5, 1. 1926. (c) Die Levatorschenkel in der Geburt. Mschr. Geburtsh. **76**, H. 6, 400—404 (1927). (d) Dammschutz und Dammschnitt. Mschr. Geburtsh. **80**, 412—421 (1928). — MASSON, P.: Varicocèle tubo-ovarien. Ann. d'Anat. path. **2**, 445. Ref. Ber. Gynäk. **9**, 373. — MATTI: Die Schußverletzungen der Gefäße. Dtsch. med. Wschr. **1916**, 541. — MAYER, A.: (a) Die Unfallerkrankungen in der Geburtshilfe und Gynäkologie. Stuttgart 1917. (b) Die Bedeutung der Konstitution für die Frauenheilkunde. Handbuch der Gynäkologie von VEIT-STOECKEL, Bd. 3. München 1927. — MEKERTTSCHIANTZ: Haematoma vulvae post coitum primum et post partum. Mschr. Geburtsh. **9**, 341. — MELLIN, KARL-HEINZ: Über violente Uterusverletzungen. Diss. Breslau 1926 (1927). — MERKEL: Über Hämatome der Vulva usw. Angef. nach Frommels Jber. Geburtsh. **1904**, 546. — MESTRON, U.: Ein Fall von vulvärem Fibromyoma pendulum des runden Mutterbandes. Ann. Ostetr. **45**, 221 (1923). Ref. Ber. Gynäk. **2**, 145. — MILLER, J. W.: Über die Varikozele des Ligamentum latum. Zbl. Gynäk. **1922**. Nr 34. — MORVAY, E.: Zur Ätiologie der Uterusrupturen. Med. Klin. **23**, Nr 6, 206—277. — MÜLLER: Gynäk. Ges. München 1897. Angef. nach O. FRANKL. — MÜLLER, P.: Die Krankheiten des weiblichen Körpers in ihren Wechselbeziehungen zu den Geschlechtsfunktionen. Stuttgart: Ferdinand Enke 1888. — MÜLLERHEIM: Über Arteriosklerose der weiblichen Genitalorgane. Z. Geburtsh. **36**, 353 (1897). — MULLER, G.: Périnéorraphie immédiate primitive et secondaire. Gynéc. et Obstétr. **17**, 544—552. — MUNDÉ, P. F.: Med. Rec. **1898**, 601.

NAGEL, W.: Beitrag zur Anatomie der weiblichen Beckenorgane. Arch. Gynäk. **53**, 557 (1897). — NAUJOKS: Kaiserschnitt wegen schwerer Schwangerschaftsblutung infolge Varicosis cervicis. Zbl. Gynäk. **1929**, 605 (Literaturangaben). — NEMES, ALEXANDRU: Ruptur und Auseinanderweichen der Symphyse. Rev. Obstetr. (rum.) **8**, 131—146. — NEUGEBAUER, F.: (a) Die Fremdkörper des Uterus. Arch. Gynäk. **43**, 373 (1893). (b) Venus cruenta violens interdum occidens. Mschr. Geburtsh. **9**, 221. — NEUMANN, HANS OTTO: (a) Ist der positive Ausfall der Probepunktion bei Verdacht auf Extrauteringravidität in jedem Falle als eindeutig zu betrachten? Zbl. Gynäk. **1924**, Nr 43. (b) Plötzliche Todesfälle im Wochenbett. Zbl. Gynäk. **1925**, Nr 22. — NIEBERGALL: Fall von Blutung ins Ligamentum latum nach spontaner Geburt. Beitr. Geburtsh. **13**, 490. — NIEDEN: 51. Tagg dtsch. Ges. Chir. 1927. — NIESSING, G.: Schwere Koitusverletzung. Zbl. Gynäk. **1930**, 2712. — NILSEN, J. R.: Varicosity of the pampiniform plexus as a cause of ovarian pain. Sitzg Obstetr. Soc. New York, 20. Nov. 1888. Amer. J. Obstetr. **12**, 156—158, (1889). — NORDMANN: Vortrag in der Berliner Gesellschaft für Chirurgie. Ref. Zbl. Chir. **1927**, Nr 30. — NÜRNBERGER, L.: (a) Fehlgeburt und Frühgeburt. In Biologie und Pathologie des Weibes von HALBAN und SEITZ, Bd. 7, Teil 1. 1927. (b) Verletzungen der Scheide. Handbuch der Gynäkologie von VEIT-STOECKEL, Bd. 5, Teil 2. 1930.

OBERNDORFER: (a) Ausgedehnte Phlebolithenbildung in beiden Parametrien, Demonstration in der Sitzung der Münchener Gynäkologen-Gesellschaft vom 24. Oktober 1907. Mschr. Geburtsh. **27**, 162 (1908). (b) Die Zunahme der Lungenembolien. Münch. med. Wschr. **1928**, Nr 16. — OBERST: Über Schußverletzungen des retroperitonealen Spaltraumes. Münch. med. Wschr. 1916, Nr 11. — Oehler: Die Häufung der postoperativen tödlichen Lungenembolien. Münch. med. Wschr. 1927, Nr 39. — Oing, Margarethe: Lebensbedrohliche Blutung aus dem Corpus luteum. Zbl. Gynäk. 1927, 2273. — Oliveira Motta, A. R. de: Zangengeburt mit Verletzungen der Weichteile in kleinen Becken. Rev. Gynec. (port.) 22, 4—18. — Olshausen: (a) Über Metastasenbildung bei gutartigen Ovarialtumoren. Z. Geburtsh. 11. (b) Angef. nach W. Sigwart. — Opitz: Zur Bewertung des Schmerzes bei Frauenleiden. Z. Geburtsh. 82. — Orth, J.: Lehrbuch der speziellen pathologischen Anatomie. Berlin 1887. — Ott, v.: Über innere Blutung bei Tubarabort und deren Behandlung. Dtsch. med. Ztg 1902, 867. — Ottow, B.: Ureterverletzungen bei Abortausräumungen und Schwangerschaftsunterbrechungen. Zbl. Gynäk. 1928, 3072—3075.

Pankow, O.: (a) Die Extrauteringravidität. Erg. Med. 6, 146. (b) Graviditäts-, Menstruations- und Ovulationssklerose der Uterus- und Ovarialgefäße. Arch. Gynäk. 80, 271 (1906). — Pausot: Rev. prat. Obstétr. 26, angef. nach O. Frankl. — Pazourek, Josef: Gebärmutterperforation. Čas. lék. česk. 1928 I, 1—8, 56—62. — Peham: (a) Narbenrisse beim zervikalen Kaiserschnitt. Zbl. Gynäk. 1902, Nr 4. (b) Die zirkuläre Abreißung der Zervix usw. Dtsch. Z. gerichtl. Med. 1922 I, H. 10/11, 657. — Petit: Variococèle de l'ovaire. Congr. période. internat. Gynéc. et Obstétr. Brüssel 1892 I, p. 458f. — Petrén, G.: Studien über obturierende Lungenembolie als postoperative Todesursache. Beitr. klin. Chir. 84, H. 3. — Pettersson: Vollständige zirkuläre Abreißung der Portio usw. Mschr. Geburtsh. 63, 315. — Peyser, F.: Seltene Lokalisation eines sub partu entstandenen Hämatoms des Beckenbindegewebes. Zbl. Gynäk. 47, 1774 (1923). — Pick, L.: Über das elastische Gewebe in der normalen und pathologisch veränderten Gebärmutter. Volkmann 1900. — Pike, H.: Pelvic varicosities. Med. J. a. Rec. 124, 418 (1926). Ref. Ber. Gynäk. 11, 670. — Pinkham: Pelvic varicocele. Amer. J. Obstetr. 72, Nr 8 (1915). — Polichetti, E.: Considerazioni a rilievi sub varicocele pelvico idiopatico. Riv. Obstetr. 10, 137 (1928). Ref. Ber. Gynäk. 14, 493. — Pollack: Prag. med. Wschr. 1895, 31. — Popandopulo, I.: Über Abriß der Scheidengewölbe unter der Geburt. Ginek. (russ.) 7, 211—215 und französische Zusammenfassung, S. 215. — Puech, Alb.: (a) De l'hématocèle rétrouterine. C. r. Acad. Sci. Paris 46, 405f. (1858). (b) Mémoire sur la rupture du plexus utéro-ovarien et le thrombus intra-pelvien, qui en est la suite. C. r. Acad. Sci. Paris 46, 1269f. (1858). — Pulvermacher: Angef. nach H. Füth. Handbuch der Biologie und Pathologie des Weibes von Halban-Seitz, Bd. 5, Teil 2, 1033.

Queirel: Thrombus pédicule du vagine. Ann. Gynéc. et Obstétr. 43, 224—229. Paris 1895.

Rahm, Ilmari: Über die Verletzung der Geburtsteile sub coitu. Acta obstetr. scand. (Stockh.) 6, 28 (1927). Ref. Zbl. Hautkrkh. 24, 447 (1927). — Ranck, Artur: Beitrag zum Kapitel der Uterusspontanrupturen. Diss. Leipzig 1927. — Regnier: Beitrag zur Kenntnis der Beckenblutgeschwülste. Zbl. Gynäk. 17, 849 (1893). — Reinhardt: Nierenlagerblutung durch Perforation eines Aneurysma der Arteria ovarica dextra. Münch. med. Wschr. 1918, 223. — Reuter, F.: (a) Frauenleiden und Unfall. Biologie und Pathologie des Weibes von Halban und Seitz, Bd. 8, 3. 1929. (b) Verletzungen der inneren Geschlechtsteile beim kriminellen Abort. Biologie und Pathologie des Weibes von Halban und Seitz, Bd. 8, 3. 1929. — Reverdin: Varicocele ovarien; hypertrophie pariétale des vaisseaux utérins; calcul biliaire. Bull. Soc. Anat. Paris 1868, 156. — Reye: Hamburg. ärztl. Ver., 18. Okt. 1927. Ref. Dtsch. med. Wschr. 1927, Nr 50. — Reymond: Bull. Soc. Anat. Paris 1908, 113. — Ribbert, H.: (a) Über die Thrombose. Dtsch. med. Wschr. 1912, Nr 34. (b) Über den Aufbau der Thromben. Dtsch. med. Wschr. 1912, Nr 48. (c) Die Histologie der Blutungen und die extra- und intravaskuläre Thrombose. Virchows Arch. 220, 133 (1915). — Richet, M. A.: Traité pratique d'anatomie médico-chirurgicale, p. 735f. Paris: Chamerot 1857. — Riotte, A.: Développement particulier de caduque dans des vaisseaux du ligament large en un cas de grossesse tubaire rompue. Bull. Soc. Obstétr. Gynéc. 16, 240 (1927). Ref. Ber. Gynäk. 13, 171. — Ritter, A.: Über die Bedeutung des Endothels für die Entstehung der Venenthrombose, zugleich ein Beitrag zur Lehre von der Funktion des Endothelapparates. Jena: Gustav Fischer 1926. — Rokitansky, C.: Pathologische Anatomie, Bd. 2. 1856. — Rosenstein, Walter: Über Zervixrisse bei spontanen Geburten. Mschr. Geburtsh. 76, H. 4/5, 265—273 (1927). — Rosenzweig, G.: Über eine schwere Blasenzerreißung nach Uterusperforation bei einer Schwangerschaftsunterbrechung. Zbl. Gynäk. 1928, 3092—3094. — Rosthorn, v.: (a) Die Krankheiten des Beckenbindegewebes. Veits Handbuch der Gynäkologie, Bd. 3, 2. Hälfte. Wiesbaden: J. F. Bergmann 1899. (b) Anatomische Veränderungen des Organismus in der Schwangerschaft von Winkel 1903, Teil 1, 1. Hälfte, S. 264. — Rotfuchs: Über das Hämatom der Vulva post partum. Inaug.-Diss. Marburg 1900. — Rother: Ruptur eines Varix des Ligamentum latum. Gynäk. Rdsch. 1910, 504. — Rotlauf: Über Hämatomae vulva. Z. Geburtsh. 6, 174 (1881). — Roussan, Georges: Observations pouvant servir à l'étude du varicocèle pelvien. Diss. Paris 1892.

SACHS, HEINZ: Über Uterusrupturen in der Geburt. (Univ.-Frauenklinik Königsberg i. Pr.) Zbl. Gynäk. **1930**, 1180—1189. — SAENGER: Perforation des graviden Uterus, penetrierende Verletzung des Colon sigmoideum, Resektion, Heilung. Arch. Gynäk. **132**, Kongreßber., 357—359 (1927). — SAGRECKIJ, S.: Ein Fall von Zerreißung des Rektovaginalseptums unter der Geburt. Ginek. (russ.) **9**, 133—136 und deutsche Zusammenfassung, 1930, 136. Ref. Ber. Gynäk. 18, 352 (1930). — SCANZONI, F. W. v.: Lehrbuch der Krankheiten der weiblichen Sexualorgane, 4. Aufl., Bd. 2. Wien: Wilhelm Braumüller 1867. — SCHAMBACHER: Angef. nach H. FÜTH. Handbuch der Biologie und Pathologie des Weibes, von HALBAN-SEITZ, Bd. 5, Teil 2, S. 1033. — SCHENK u. AUSTERLITZ: Weitere Untersuchungen über das elastische Gewebe der weiblichen Genitalorgane. Z. Heilk., N. F. **1903**. — SCHLÄFLI, AD.: 700 Hebosteotomien. Z. Geburtsh. **64**, 85 (1909). — SCHRAMM: Ein neuer Fall von Haematoma ligamentum rotundum uteri. Zbl. Gynäk. **20**, 1139 (1896). — SCHRÖDER, CARL: Handbuch der Krankheiten der weiblichen Geschlechtsorgane, 4. Aufl., S. 444. Leipzig: F. C. W. Vogel 1879. — SCHUBERT, GOTTHARD: Die Bedeutung der Varikozele der Frau. Zbl. Gynäk. **1922**, Nr 41. — SCHULTZ, A.: Über die Chromotropie des Gefäßbindegewebes in ihrer physiologischen und pathologischen Bedeutung, insbesondere ihre Beziehungen zur Arteriosklerose. Virchows Arch. **239**, 415 (1922). — SCHWARZE: Gynäkologische Unfallfolgen. Ärztl. Sachverst.ztg **1898**, 73. — SCHWARZKOPF: Abriß der Muttermundlippe. Zbl. Gynäk. **1924**, 270. — SCHWOERER, B.: Spontane Uterusruptur im Wochenbett bei verhaltener Plazenta. Zbl. Gynäk. **1928**, 1340 bis 1345. — SEEMEN, H. v. u. H. BINSWANGER: Über Allgemeinveränderungen, besonders des Blutes, nach chirurgischen Eingriffen und ihre Bedeutung. Dtsch. Z. Chir. **209**, H. 3/4. — SEITZ, L.: (a) Die Erkrankungen des Herzens und des Gefäßsystems in ihren Beziehungen zu den Gestationsvorgängen. DÖDERLEINs Handbuch der Geburtshilfe, Bd. 2, S. 283. Wiesbaden 1916. (b) Pathologie der Schwangerschaft (Trauma und Schwangerschaft). Handbuch der Geburtshilfe von A. DÖDERLEIN, Teil 2. Wiesbaden 1916. (c) Die Schwangerschaftstoxikosen (Gestosen) und -dyskrasien. Biologie und Pathologie des Weibes von HALBAN und SEITZ, Bd. 7, Teil 1. 1927. — SÉJOURNET, P.: Gynéc. et Obstétr. Rev. mens. **1920** III, No 5. — SHAW: Perineales Hämatom während der Entbindung. J. Obstétr. **31**, Nr 4 (1924). — SHOBER, JOHN B.: Varicocele of the broad ligament. Amer. J. Obstetr. **43**, 664—669 (1901). — SICH: Über Lymphangiome. Virchows Arch. **172** (1903). — SIEDENTOPF: Uteruskarzinom und Herzkreislaufunktion. Münch. med. Wschr. **1928**, Nr 21. — SIGWART, W.: Die Pathologie des Wochenbettes. Biologie und Pathologie des Weibes von HALBAN und SEITZ, Bd. 8, Teil 1. 1927. — SOHMA: Über die Histologie der Ovarialgefäße in den verschiedenen Lebensaltern mit besonderer Berücksichtigung der Menstruations- und Ovulationssklerose. Arch. Gynäk. **84**, 377 (1908). — SPÄTH: Angef. nach E. KEHRER. VEIT-STOECKELs Handbuch der Gynäkologie, Bd. 5. 1929. — SPERLING, WERA: Thrombose und Embolie nach Geburten und gynäkologischen Operationen. Diss. Königsberg 1927. — SPIEGELBERG: Angef. nach E. KEHRER. VEIT-STOECKELs Handbuch der Gynäkologie, Bd. 5. 1929. — SSERDJUHOFF, M. G.: Zur Physiologie und Pathologie der runden Mutterbänder. Arch. Gynäk. **122**, 88 (1924). — SSOLOWJEW: Über die Zwischensubstanz der Blutgefäßwand. Virchows Arch. **251**, 1 (1923); **250**, 359 (1924). — STADTFELD: Angef. nach R. FREUND: Die Krankheiten des Beckenbindegewebes in Handbuch der Gynäkologie von VEIT, Bd. 5. Wiesbaden 1910. — STAMBERGER: Abreißen des größten Teils der Portio usw. Gyógyászat (ung.) **1925**, Nr 10, 154. — STAPPENBECK: Über Pfählungsverletzungen. Inaug.-Diss. Berlin 1919. — STARLINGER, W. u. S. SAMETNIK: Über die Entstehungsbedingungen der spontanen Venenthrombose. Klin. Wschr. **1927**, Nr 27. — STAUDE: Mschr. Geburtsh. **23**, 414 (1906). — STEINTHAL: Aneurysmen der Beckenarterien. Handbuch der praktischen Chirurgie von BERGMANN, v. BRUNS u. MIKULICZ, 2. Aufl., II, S. 886. — STERNBERG: Die Erkrankungen der Lymphdrüsen. Handbuch von HENKE u. LUBARSCH, Bd. 1. 1926. — STIASSNY: Über Pfählungsverletzungen. Bruns' Beitr. **28**, 351. — STICKEL: Vor- und Nachbehandlung gynäkologischer Operationen. Biologie und Pathologie des Weibes von HALBAN und SEITZ, Bd. 2. 1924. — STIEVE, H.: Muskulatur und Bindegewebe in der Wand der menschlichen Gebärmutter außerhalb und während der Geburt und des Wochenbettes. Z. mikrosk.-anat. Forschg. **17**, 371 (1929). — STOECKEL, W.: Zwei Fälle von Bauchdeckenhämatom in der Schwangerschaft. Zbl. Gynäk. **1901**, Nr 10. — STOLZ: Über das Haematoma vulvae et vaginae extra partum. Gynäk. Rdsch. **1908**, 213. — STRASSMANN, P.: Eierstocksblutungen. Ges. Geburtsh. Berlin, 27. April 1918. Zbl. Gynäk. **1918**, 600. — STUMPF: Die gerichtliche Geburtshilfe. v. WINCKELs Handbuch der Geburtshilfe, Bd. 3, 3. Wiesbaden 1907. — SZARZ SCHWARZ: Recherches sur les altérations seniles des vaisseaux sanguins. Rev. Gynéc. **1903**, 593.

TELLER: Über Hämatombildung im Ligamentum latum bei spontaner Geburt und Durchbruch des Hämatoms in die Bauchhöhle. Zbl. Gynäk. **34**, 184 (1910). — TENCONI, C.: Ematoma puerperale con localizzazione poco comune nel. cellulare pelvico. Riv. Obstetr. **9**, 254 (1927). Ref. Ber. Gynäk. **13**, 511. — TER-GRIGARIANTZ: Puerperales Hämatom unter der DOUGLASschen Falte. Zbl. Gynäk. **1891**, 754. — TERRUHN, E.: Zur Genese der

Hämatosalpinx unter besonderer Berücksichtigung der Torsion. Z. Geburtsh. **92**, 446 (1928). — Thiem: Handbuch der Unfallerkrankungen, 2. Aufl., II, 2. S. 656. — Tholen: Behandlung postoperativer und puerperaler Thrombose und Embolie. Nederl. Tijdschr. Geneesk. **1928** I, 302—309. — Thomä, Fr.: Über spontane Uterusruptur während der Schwangerschaft. Zbl. Gynäk. **51**, Nr 10, 614—625 (1927). — Thorn: Angef. nach O. Frankl. Slg klin. Vortr. Nr 119. — Tongeren, F. C. van: Ein retroperitoneales Hämatom eine extrauterine Gravidität vortäuschend. Zbl. Gynäk. **50**, 2141 (1926). — Torre, le: Vom innerlichen Vorgang der Uterusblutstillung post partum. Gynäk. Rdsch. **1** (1907). — Traugott: Zur Methodik der inneren Untersuchung. Zbl. Gynäk. **1922**, Nr 41.

Uhma, Czeslaw: Verletzungen der Scheide und ihre Entstehung. Polska Gaz. lek. **1930** I, 424—428. Ref. Ber. Gynäk. **18**, 406 (1930).

Vaquez, H.: De la thrombose cachectique. Paris: Steinheil 1890. Clin. méd. Charité Paris **1894**. — Vasilio, Th. u. Alex Dornescu: Tod nach Scheidenruptur während der Austreibung (Zwillingsschwangerschaft). Rev. Obstetr. (rum.) **9**, 32—36 (1929). Ref. Ber. Gynäk. **18**, 352 (1930). — Veit: (a) Thrombus vulvae. Veits Handbuch der Gynäkologie, 2. Aufl., Bd. 4, 2. (b) Extrauteringravidität. Döderleins Handbuch der Geburtshilfe, Bd. 2, S. 327. 1916. (c) Handbuch der Gynäkologie, 2. Aufl., Bd. 3, S. 270. 1908. (d) Naturforschertag Köln 1908. — Vignes, H.: Über gewisse Umstände, die die Entwicklung der Varizen bei der Frau in der Schwangerschaft begleiten. Progrès méd. **1924**, No 42. — Vinay: (a) Hämatom der Vulva während der Schwangerschaft. Province méd. **1897**, No 23; Zbl. Gynäk. **1898**, 198. (b) Thrombus der Vulva im 6. Monat der Schwangerschaft. Lyon méd., 26. Sept. 1897; Zbl. Gynäk. **1898**, 673. — Virchow, R.: (a) Gesammelte Abhandlungen zur wissenschaftlichen Medizin. Frankfurt a. M. 1855. II. Über den Faserstoff. IV. Thrombose und Embolie. Veränderungen des Thrombus, S. 323. (b) Über die Chlorose und die damit zusammenhängenden Anomalien im Gefäßapparat, insbesondere über Endocarditis puerperalis. — Völcker: Verh. dtsch. Ges. Chir. **1914** I, 206. — Vogelsänger: Ein Fall von Aneurysma spurium der Arteria uterina. Beitr. Geburtsh. **12** (1908). — Vogler: Über eine beträchtliche Geschwulst der äußeren Genitalien, die während der Geburt entstand. Schmidts Jb. **39**, 58. — Vogt: (a) Über ein unter der Geburt entstandenes Bauchdeckenhämatom. Zbl. Gynäk. **1913**, 493. (b) Über die Bedeutung des Aneurysmas der Uteringefäße nach der Beobachtung eines Aneurysma arteriovenosum der Arteria und Vena uterina infolge Fliegerbombenverletzung. Arch. Gynäk. **116**, 129 (1923). (c) Isolierter Abriß des ganzen Ringes des inneren Muttermundes infolge Rigidität nach Metreuryse. Arch. Gynäk. **132**, Kongreßber., 360—361 (1927). — Voigt: Ovarialgravidität. Z. Gynäk. **63** (1908). — Voisin, A.: Die Haematocele retrouterina und die freien Blutextravasate in der Beckenhöhle. Ins Deutsche übersetzt von W. Langenbeck, S. 51—54. Göttingen: Vandenhoeck & Ruprecht 1862.

Wachtel: Die Stieldrehung normaler Adnexe. Zbl. Gynäk. **1928**, Nr 23, 1453. — Wahrer: Ein ungewöhnliches Hämatom nach der Geburt. Surg. etc. **1915**, Nr 4. — Walther: Über das Haematoma vulvae et vaginae. Zbl. Gynäk. **1905**, Nr 29, 919. — Warszawski: Haematoma vulvae et vaginae, Morbus Werlhofii. Zbl. Gynäk. **1893**, 182. — Watson, B. P.: Postpartum pelvic infections. Amer. J. Obstetr. **16**, 536—546. — Weber, M.: Diss. Halle 1909, angef. nach H. Füth. — Weckbecker-Sternefeld, v.: Thrombus der äußeren weiblichen Genitalien. Diss. München 1879. — Wegscheider: Verh. Ges. Geburtsh. Berlin 18, **5**, 53. — Weinberger: Erkrankungen der Atmungsorgane und die weiblichen Generationsorgane in Biologie und Pathologie des Weibes von Halban und Seitz, Bd. 5, Teil 4. 1928. — Wermbter, F.: Über den Umbau der Uterusgefäße in verschiedenen Monaten der Schwangerschaft erst- und mehrgebärender Frauen, unter Berücksichtigung des Verhaltens der Zwischensubstanz der Arterienwände. Virchows Arch. **257**, 249 (1925). — Wertenstein: Ein Fall von puerperalem Hämatom. Przegl. chir. i ginek. (poln.) **1**, H. 3 (1910). — Werth, v.: (a) Pseudomyxoma peritonei. Arch. Gynäk. **24**, H. 1 (1884). (b) Die Extrauterinschwangerschaft. v. Winkels Handbuch der Geburtshilfe 1904, Teil 2, S. 391. — Wertheim: Ber. Sitzg gynäk. Ges. Wien. Zbl. Gynäk. **18**, 983 (1894). Westphalen: Über Intima der Arteria uterina. Virchows Arch. **106** (1886). — Whitmarsh: Brit. med. J. **1867**, 117. — Widal: Etude sur l'infection puerpérale. Thèse de Paris **1889**. — Wiegand, R.: (a) Systematische histologische Untersuchungen über die Arterien des Uterus. Inaug.-Diss. Leipzig 1930. (b) Systematische histologische Untersuchungen über die Arterien des Uterus. Z. mikrosk.-anat. Forsch. **20**, 433—459 (1930). — Wieloch: Verblutungstod aus einer Varix der Zervix. Arch. Gynäk. **124** (1925). — Wiemann: Zirkulärer Abriß des äußeren Muttermundes durch Metreuryse. Zbl. Gynäk. **1925**, 1335. — Wiener: Ärztl. Sachverst.ztg **1906**, 432. — Wilcox, E. A.: Varicocele of the broad ligaments. South. med. J. **18**, 361 (1925). Ref. Ber. Gynäk. **8**, 801. — Williams, J. W.: Subperitoneales Hämatom nach der Geburt ohne Verletzung des Uterus. Trans. amer. Soc. **1904**. Ref. Zbl. Gynäk. **1906**, 130. — Wimpfheimer: Zur Ätiologie des Haematoma vulvae et vaginae. Arch. Gynäk. **92**, 279 (1910). — Winckel, v.: (a) Pathologie und Therapie des Wochenbettes. Berlin: August Hirschwald 1866. (b) Lehrbuch der Frauenkrankheiten.

2. Aufl. Leipzig: S. Hirzel 1890. — WINKLER: Lymphgefäße. Handbuch von HENKE-LUBARSCH, Bd. 2. 1924. — WINTER: (a) Die operative Geburtshilfe. Handbuch der Biologie und Pathologie des Weibes von HALBAN-SEITZ, Bd. 8, Teil 2, S. 166. 1927. (b) Über Abortverletzungen. Dtsch. med. Wschr. **53**, Nr 46/47. — WOLTHE: Beiträge zur Kenntnis des elastischen Gewebes in der Gebärmutter und im Eierstock. Beitr. path. Anat. **27** (1900). — WORTMANN, K.: Über Haematoma vulvae. Inaug.-Diss. Bonn 1905. — WRIGHT: Haematoma of the vulva and vagina. Ann. Gynec. a. Pediatr. **1900**, Nr 11, 731.

ZAHN, W.: (a) Untersuchungen über Thrombose. Virchows Arch. **62** (1875). (b) Rippenbildung an der Oberfläche der Thromben. Internat. Beiträge zur wissenschaftlichen Medizin. Festschrift für VIRCHOW, Bd. 2. Berlin 1891. — ZANELA, SRECKO: Ruptura perinei centralis. Liječn. Vjesn. (serbokroat.) **49**, Nr 10, 493—497 und deutsche Zusammenfassung, S. 497 bis 498. — ZIMMERLING, JA.: Fall von Spontanruptur der seitlichen Zervixwand. Ž. Akuš. (russ.) **38**, H. 1, 96—97. — ZIMMERMANN: Haematoma vulvae et vaginae. Inaug.-Diss. Göttingen 1912. — ZUBRCZYCKI, V.: Eine während der Geburt entstandene Blutgeschwulst der Vulva. Zbl. Gynäk. **1913**, Nr 8, 274. — ZURHELLE: (a) Thrombose und Embolie nach gynäkologischen Operationen. Arch. Gynäk. **84** (1908). (b) Experimentelle Untersuchungen über die Thrombenbildung. Beitr. path. Anat. **47** (1910). — ZWEIFEL: Die Krankheiten der äußeren weiblichen Genitalien. BILLROTH-LÜCKEs Handbuch der Frauenkrankheiten, Bd. 3.

D. V. Die entzündlichen Erkrankungen des Beckenbindegewebes und der Ligamente.

AHLFELD: (a) Beiträge zur Lehre vom Resorptionsfieber in der Geburt und im Wochenbette und von der Selbstinfektion. Z. Geburtsh. **27**, 466 (1893). (b) Die Lehre von der puerperalen Selbstinfektion und vom Selbsttouchieren in forensischer Beziehung. Z. Med. beamte **1897**, 733. (c) Klinische Beiträge zur Frage der Entstehung der fieberhaften Wochenbettserkrankungen. Z. Geburtsh. **40**, 390 (1899). (d) Lehrbuch der Geburtshilfe, 3. Aufl. Leipzig 1903. (e) Inwieweit hat bisher die Einführung der Asepsis die puerperale Infektionsmortalität ganzer Länder beeinflußt? Slg klin. Vortr., N. F. (Gynäk. 240), **1911—15**, Nr 652. Bericht über die medizinische Statistik des Hamburger Staates. Hamburg: Leopold Voß. — AHLSTRÖM, E.: Ein Fall von chronischer Bauchfellentzündung und Beckenbindegewebsentzündung nach einer Bauchoperation. Verh. obstetr.-gynäk. Sekt. Ges. schwed. Ärzte **1916/17**. — AICHEL: Parametritis und Ischuria paradoxa. Mschr. Geburtsh. **4**, 597. — APEL, R.: (a) Über die Reinheitsgrade der Scheidenflora am Ende der Gravidität. Arch. Gynäk. **119**, 115 (1923). (b) Relation der Scheidenflora zu dem Bakteriengehalt der Lochien. Arch. Gynäk. **122**, H. 3, 663 (1924). — ARMITAGE: Pelvic inflammation. N. Y. med. J. **104**, Nr 16, 730 (1917). — ARNOLD: Altes und Neues über Wanderzellen, insbesondere deren Herkunft und Umwandlung. Virchows Arch. **132**. — ARONSON: Über Anaphylatoxin und Bakteriengift. Berl. klin. Wschr. **1912**, Nr 5/6. — ASCHOFF: (a) Salpingitis post abortum, ein Beitrag zur Frage der Selbstinfektion. Med. Klin. **1911**, Nr 1, 11. (b) Über puerperale Selbstinfektion. Dtsch. med. Wschr. **1911**, Nr 11. (c) Über Spontaninfektion. Zbl. Gynäk. **1911**, Nr 29. — AVERSENQ: Péricystite. J. d'Urol. **4** (1913). 17. franz. Urologenkongr. Frommels Jber. **1913**, 413.

BAAKE, FR.: (a) Beitrag zur Virulenzprüfung der Streptokokken nach RUGE-PHILIPP. Arch. Gynäk. **128**, H. 1/2, 230 (1925). (b) Beitrag zur Virulenz der Streptokokken. Zbl. Gynäk. **1926**, Nr 24, 156. — BAECHER u. LAUB: Wien. klin. Wschr. **1908**, Nr 44. — BAECKER: Eine neue Methode der Virulenzsteigerung und Virulenzprüfung. Wien. klin. Wschr. **1915**, Nr 43. — BAISCH, K.: (a) Ursache, Verhütung und Behandlung des Kindbettfiebers. Beihefte zu Med. Klin. **1907**, H. 10, 267. (b) Zur Bakteriologie des Puerperalfiebers. Verh. 13. Kongr. dtsch. Ges. Gynäk. Straßburg **1909**. (c) Zur Frage der endogenen Infektion im Wochenbett. Mschr. Geburtsh. **35**, H. 4 (1912). — BANDL: Wien. med. Bl. **1889**. — BARDELEBEN, V.: Streptokokkus und Thrombose. Experimentelle Untersuchungen über die Entstehungsbedingungen der Streptokokken-Venenthrombose. Arch. Gynäk. **83**, H. 1. — BARTELS: Das Lymphgefäßsystem. Handbuch der Anatomie des Menschen von BARDELEBEN, Bd. 3, Teil 4. Jena 1909. — BARTH: Die prognostische Bedeutung bakteriologischer Untersuchungen bei abdomineller Uterusexstirpation wegen Karzinom. Arch. Gynäk. **87**. — BARTHÉLEMY: Les péritonites fibreuses pelviennes. Bull. Soc. Obstétr. Paris **16**, No 8, 531—533. — BASSO: Über die bakteriologische Differenzierung der virulenten hämolytischen Streptokokken. Ginecologia **1909**. — BAUMGÄRTNER: Die Operationen der parametritischen Abszesse. Berl. klin. Wschr. **1889**, Nr 34. — BEHNE, K.: Über eine seltene Form von Puerperalerkrankung. Zbl. Gynäk. **1921**, Nr 36, 1297. — BEITZKE u. ROSENTHAL: Zur Unterscheidung der Streptokokken mittels Blutnährböden. Arb. path. Inst. Berlin **1906**. — BEITZMANN, M.: Zur Frage der Streptokokkendifferenzierung nach SIGWART. Dtsch. med. Wschr. **1920**, Nr 44. — BELL W. BLAIR: Puerperale Thrombophlebitis mit Abszessen der Uteruswand. J. Obstetr. **31**, Nr 4, 647 (1924). — BENDA:

(a) Die Venen. Handbuch von Henke und Lubarsch, Bd. 2. 1924. (b) Die Gefäße. Aschoffs Lehrbuch der pathologischen Anatomie, 7. Aufl. Jena 1928. — Bender: (a) Sur un cas de phlegmon du ligament large. Soc. de Gynéc. Paris. Ref. Mschr. Geburtsh. 36, 386 (1912). (b) Sur un phlegmon du ligement large. Arch. mens. Obstétr. 3, 513 (1913). — Beneke, R.: Die Thrombose. Marchand-Krehls Handbuch der allgemeinen Pathologie. Bd. 2, Abt. 2. Virchows Arch. 191 (1908). — Bennet: Angef. nach v. Rosthorn und R. Freund. Veits Handbuch der Gynäkologie, 1. u. 2. Aufl. — Bensis: Recherches sur la flore vulvaire et vaginale chez la femme enceinte. Thèse de Paris 1900. — Benthin: (a) Die Hämolyse der Streptokokken eine Schwangerschaftsreaktion? Zbl. Gynäk. 1914, Nr 24, 865. (b) Über Selbstinfektion. Zbl. Gynäk. 1915, Nr 34, 587. (c) Über eine folgenschwere Hausinfektion mit hämolytischen Streptokokken. Zbl. Gynäk. 1916, 193. (d) Die Diagnose der Beckenbindegewebserkrankungen. Med. Klin. 1929 II, 17, 544. — Beranger, R. u. J. Viole: Ätiologie und Pathologie der Beckeninfektionen. Prensa med. argent. 10, 87 (1923). — Bergholm: Über Mikroorganismen des Vaginalsekretes Schwangerer. Arch. Gynäk. 66, 497 (1902). — Bergmann: Das putride Gift und die putride Intoxikation. Dorpat 1868. — Bergmann u. Schmiedeberg: Über das schwefelsaure Sepsin. Zbl. med. Wiss. 1868. — Besredka: (a) De l'hemolysine streptococcique. Ann. Inst. Pasteur 15, 880 (1901). (b) Existe-t-il un ou plusieurs Streptococques? Bull. Inst. Pasteur 1904 II, Nr 16/17. — Beyer, Fr.: Vorläufige Mitteilung über das Wachstum hämolytischer Streptokokken auf eigenem Blutagar. Zbl. Gynäk. 1911, Nr 2, 67. — Bichat: Allgemeine Anatomie, angewandt auf die Physiologie und Arzneiwissenschaft. Leipzig 1802. — Birat, A.: Des phlegmons de la région pubienne au cours de la puerpéralité. Thèse de Lyon 1910. — Birnbaum: Über Beckenexsudate. Wien. med. Bl. 17, 147—151 (1894). — Bischoff: Zur Ätiologie der Parametritis posterior. Mschr. Geburtsh. 61 (1923). — Le Blanc: Zur Artenfrage der Streptokokken. Zbl. Bakter. I, 61, H. 1/2. — Böttcher: (a) Experimentelle Untersuchungen über die Entstehung der Eiterkörperchen bei der traumatischen Keratitis. Virchows Arch. 58. (b) Über die zirkumskripte Keratitis. Virchows Arch. 62. (c) Berichtigung. Virchows Arch. 64. — Bondy: (a) Die hämolytischen Streptokokken und die Prognose des Puerperalfiebers. Mschr. Geburtsh. 29, H. 5 (1909). (b) Über saprisches und septisches Wochenbettfieber nebst Bemerkungen zu dem Frommeschen Verfahren zur Differenzierung der saprophytären und pathogenen Streptokokken. Zbl. Gynäk. 1911, Nr 8. (c) Über puerperale Infektion durch anaerobe Streptokokken. Mschr. Geburtsh. 34, H. 5 (1911). (d) Über Vorkommen und klinische Wertigkeit der Streptokokken beim Abort. Münch. med. Wschr. 1911, Nr 38, 2010. (e) Über saprische und septische Wochenbettfieber. Zbl. Gynäk. 1911, Nr 8. (f) Die Bedeutung der Pneumokokken für die puerperale Infektion. Zbl. Gynäk. 72 (Literatur!). (g) Zur Anaerobenzüchtung in der Geburtshilfe. Zbl. Gynäk. 1911, Nr 10, 385. (h) Zum Problem der Selbstinfektion. Zbl. Gynäk. 1911, Nr 48. (i) Über die pathogene Bedeutung anhämolytischer Streptokokken. Zbl. Gynäk. 1912, Nr 41, 1368. (j) Scheidenkeime und endogene Infektion. Zbl. Gynäk. 73, 604 (1913). — Bordet: Contribution a l'étude du serum antistreptococcique. Ann. Inst. Pasteur 11, 117 (1897). — Boris, de: Erkrankung der Adnexe und Lymphangitis des Ligamentum latum. Semaine méd. 1912, No 50. — Borodkin: Typhöse Parametritis. Wratsch (russ.) 1911, Nr 32. — Bottaro, Osvaldo L. u. Enrique A. Votta: Das CaCL$_2$ bei akuten entzündlichen Adnexerkrankungen. Rev. argent. Obstetr. 11, No 1, 7—13. — Breisky: Parametritis posterior. Allg. Wien. med. Ztg 1883, Nr 3. Ref. Zbl. Gynäk. 1883, Nr 15, 242. — Brettauer, J.: Gonorrhoische Infektion im Becken. Amer. J. Obstetr. a. Dis. Childr., Sept. 1911. — Brewitt, Fr. R.: Darmabschluß durch Beckenexsudat und gynäkologischer Operation. Zbl. Gynäk. 1920, 627. — Brichetau: Des abscès dans le tissu cellulaire susperitonéal. Arch. Gynéc. 1839. — Brieger: Angef. nach Walter Sigwart. Halban und Seitz, Bd. 8, Teil 1, S. 518. 1927. — Bröse, N.: (a) Zur Pathologie und Therapie der Parametritis post. Z. Geburtsh. 46, 1 (1901); Zbl. Gynäk. 1901, Nr 26, 767. (b) Schwere Hysterie infolge von Parametritis atrophicans. Z. Geburtsh. 48, 180 (1902). (c) Zur Pathologie und Therapie der Parametritis posterior. Zbl. Gynäk. 1923, Nr 7, 258. — Broisch, H. v.: Die Bedeutung der Reinheitsgrade für den Ablauf des Wochenbetts. Mschr. Geburtsh. 72, H. 3/4, 199 (1926). — Brosz, J.: Idegen test a parametriumban. Orv. Hetil. (ung.) 1912, Nr 4. — Brouha, M.: Conception actuelle Infection puerperale Etiologie, anatomie-pathologique, prophylaxie. Gynéc. et Obstétr. 8, No 1, 11 (1923). — Brown, G.: Pelvic infektions. J. Michigan State med. Soc. 13, 233 (1914). — Bruck, Franz: Semmelweis, der Begründer der Anti- und Aseptik. Münch. med. Wschr. 1920, Nr 26, 755. Berlin 1922. — Brunn, v.: Semmelweis und Lister. Münch. med. Wschr. 1923, 22. — Brunner, Konrad: Die Entwicklungsphasen und Entwicklungstendenzen der Wundbehandlung in den letzten 50 Jahren. Zbl. Gynäk. 1924, Nr 1. — Bublitschenko: (a) Zur Frage über die Virulenzbestimmung der Bakterien bei Puerperalkrankheiten. Zbl. Gynäk. 1926, Nr 3, 155. (b) Zur Differentialdiagnose der Parametritis puerperalis. Ginek. (russ.) 8, 474—477. Ref. Ber. Gynäk. 17, H. 9 (1930). — Bühmann, H.: Über puerperale parametrane Exsudate. Inaug.-Diss. Göttingen 1911. — Büngner, von: Über die Einheilung von Fremdkörpern unter

Einwirkung chemischer und mikroparasitärer Schädlichkeiten. Beitr. path. Anat. 19. — BÜRGERS, L.: Über Virulenzbestimmung der Streptokokken. Zbl. Gynäk. 1910, Nr 18, 602; Verh. 39. Chir.kongr. 1910, 259. — BUMM, E.: (a) Über puerperale Wundinfektion. Zbl. Bakter. II 1887, 343. (b) Über die Aufgaben weiterer Forschungen auf dem Gebiete puerperaler Wundinfektion. Arch. Gynäk. 34, 353 (1890). (c) Über Diphtherie und Kindbettfieber. Z. Geburtsh. 33 (1895). (d) Zur Kenntnis des Eintagsfiebers. Zbl. Gynäk. 1897, Nr 45. (e) Grundriß zum Studium der Geburtshilfe, 11. Aufl. Wiesbaden 1917. (f) Die gonorrhoischen Erkrankungen der weiblichen Harn- und Geschlechtsorgane. VEITS Handbuch der Gynäkologie, 2. Aufl., Bd. 2, S. 190. — BUMM u. SIGWART: (a) Untersuchungen über die Beziehungen des Streptokokkus zum Puerperalfieber. Beitr. Geburtsh. 8, H. 3. (b) Zur Frage der Selbstinfektion. Arch. Gynäk. 97, H. 3. — BURCH, LUCIUS E.: The tratment of pelvic inflammation. J. amer. med. Assoc. 90, 166—168, 171—172. — BURGUBURU: Zur Bakteriologie des Vaginalsekretes Schwangerer. Arch. f. exper. Path. 30, 463. — BURKHARDT, O.: Über dem Keimgehalt der Uterushöhle bei normalen Wöchnerinnen. Zbl. Gynäk. 1898, 686; Verh. dtsch. Naturforsch. München 2, 210; Beitr. Geburtsh. 2. — BUSCH: Geschlechtsleben des Weibes, Bd. 1 u. Bd. 4. — BUSCHBECK u. ETTINGER: Die operative Behandlung der para- und perimetrischen Exsudate. Arch. Gynäk. 1896, 322. — BUSSE: (a) Parametritis in A. MARTINS Handbuch der Krankheiten der weiblichen Adnexorgane, Bd. 3. (b) Histologische Untersuchungen über die Parametritis. Msch. Geburtsh. 18 (1903). (c) Perivaginitis phlegmonosa dissecans. Ost- u. westpreuß. Ges. Gynäk., 14. März 1908. Ref. Mschr. Geburtsh. 27, 629. (d) Zur pathologischen Anatomie der Grippe. Münch. med. Wschr. 1919, Nr 5.

CHAUVEAU: Sur la Sépicémie puerpérale experimentale. Lyon. méd. 1882. — CHOCHLOW, A. W.: Zur Pathologie der Beckenphlegmone. Zbl. Gynäk. 48, 2017 (1924). — CHROBACK: Diskussionsbemerkungen zu den Vorträgen über Puerperalfieber. Verh. dtsch. Ges. Geburtsh. 10, 582. — CHURCHIL: On inflamm. and abscess of ut. appendayes. Dublin J. Med. 1843. — COHNHEIM: (a) Über Entzündung und Eiterung. Virchows Arch. 40. (b) Über das Verhalten der fixen Bindegewebskörperchen bei der Entzündung. Virchows Arch. 45. (c) Neue Untersuchungen über die Entzündung. Berlin 1873. (d) Noch einmal die Keratitis. Virchows Arch. 61. — CONDAMIN, R.: (a) Dyspareunie et frigidité dans leurs rapports avec la douglassite. Lyon. méd. 138, No 45, 523 (1926). Ref. Ber. Gynäk. 11, 807 (1927). Etudes sur la douglassite. De la stérilité dans l'antéflexion utérine. Essai de pathogénie et de traitement. Lyon méd. 140, No 43, 417—428. (c) Introduction àl'étude de la Douglassite. Douglas et para Douglas chez la femme. Lyon méd. 140, No 45, 481—492. (d) Le complexe douglassopathique et les syndromes hypogastriques du Douglas. Lyon méd. 1928 II, 385—394. (e) Paramétrite postérieure et douglassite. Analogies et différences. Diagnostic différentiel. Lyon méd. 1928 II, 479—484. (f) Essai de systématisation des lésions et des syndromes de la douglassite. Rev. franc. Gynéc. 23, 417—427. (g) Rôle de la douglassite dans les cystalgies et fausses cystites. Lyon méd. 1929 II. Ref. Ber. Gynäk. 17, 239 (1929). (h) Etude analytique des lésions et symptômes de la douglassite. Lyon méd. 1930 I. Ref. Ber. Gynäk. 18, H. 4/5 (1930). (i) La Fibro-conjonctivite et les Processus sclérogènes du Tissu conjonctif du bassin chez la femme. Paris 1931. — CONSOLI, C. e G. ADDHESSI: L'infezione puerperale nel reparto isolamento della clinica ostetrica di Roma nel quinquennio 1923—1928. (Das Puerperalfieber in der Isolierabteilung der geburtshilflichen Klinik Rom im Quinquennium 1923—1928). 27. Congr. ann. Roma, 19.—22. Dez. 1928. Atti Soc. ital. Ostetr. 27, 728—731 (1929). Ref. Ber. Gynäk. 18, 161 (1930). — COTTE, G.: A porpos de la section des ligaments utéro-sacrés. Douglassite et paramétrite postérieure. Lyon méd. 1930 I. Ref. Ber. Gynäk. 18, H. 4/5 (1930). — COUVELAIRE: Esquisse de l'histoire de la fièvre puerpérale. Gynéc. et Obstétr. 8, No 1, 1 (1923). — COVA: Richerche sul potere emolitico degli streptococchi. Ann. di Ostetr. 1909. — COZE et FELTZ: Recherches expérimentales sur la présence des infusoires et l'état du sang dans les maladies infectieuses. Gaz. des Strasbourg 1869, 29. — CRUVEILHIER: Anatomie pathologique du corps humain. Paris 1832—1842. — CULLUNGWORTH: Puerperal Fever. J. Obstetr. 8, 389 (1905). — CURTIS, ARTHUR H.: Surgical indications in the treatment of gonorrhoeal lesions of the uterine adnexa. J. Obstetr. 34, Nr 2 199—205, 360 389. — CZEMELOBKA: Angef. nach ROBERT MEYER, I. Teil dieses Bandes, S. 155. — CZERNIEWSKI: Zur Frage der puerperalen Erkrankungen. Arch. Gynäk. 33, 73 (1888).

DELFOURD: Appendicite et annexite droite. Bull. Soc. Obstétr. Paris 16, No 6, 415—416. DICK, G. F.: Angef. nach W. SIGWART. HALBAN-SEITZ, Bd. 8. 1927. — DICK, G. H.: Angef. nach WALTER SIGWART. HALBAN-SEITZ, Bd. 8, Teil 1, S. 518. 1927. — DIRKS, M.: Gasphlegmone nach kriminellem Abort. Mschr. Geburtsh. 90, 376 (1914); Zbl. Gynäk. 1919, 1314. — DOCHEZ: Angef. nach WALTER SIGWART. HALBAN-SEITZ, Bd. 8, Teil 1, 518. 1927. — DÖDERLEIN, A.: (a) Das Scheidensekret und seine Bedeutung für das Puerperalfieber. Leipzig 1892. (b) Die Scheidensekretuntersuchungen. Zbl. Gynäk. 1894, Nr 1. (c) Über Entstehung und Verhütung des Puerperalfiebers. Münch. med. Wschr. 1910, Nr 33. (d) Die akute und chronische Metritis. VEITS Handbuch der Gynäkologie, 2. Aufl.,

S. 180. — Döderlein u. Winternitz: Die Bakteriologie des puerperalen Sekrets. Beitr. Geburtsh. 3, 161 (1900). — Doherty: On chronic inflammation of ut. append. ocuring after parturition. Dublin J. med. Soc. 1843. — Dohrn: Zbl. Gynäk. 1891, 433. — Dold: Das Bakterienanaphylatoxin und seine Bedeutung für die Infektion. Jena 1912. — Donald Mc.: Angef. nach Robert Meyer, I. Teil dieses Bandes, S. 155. — Dretshe, L.: Acute pelvic problems. J. Michigan State med. Soc. 22, 272 (1923). — Dreyer, H.: Über das Ruge-Philippsche Verfahren zur Bestimmung der Streptokokkenvirulenz. Zbl. Gynäk. 1924, Nr 31, 1710. — Duffek, E.: Untersuchungen über septische Thrombosen. Arch. Gynäk. 96, H. 2 (1912). — Duncan: (a) A practical treatise on perimetritis a parametritis. Edinburgh 1869. Med. Tim. 1879. (b) Haemorrhagic Parametritis Lancet 1887. Foetide parametrische und perimetrische Abszesse. Edinburgh med. J., Mai 1882. (c) A case of progressive suppurative parametritis. St. Barth. Hosp. Rep. London 1888. — Dupuytren: Clinique chirurgicale et Leçons orales. Paris 1839. — Durand, P. et P. Sédallian: Streptococques et infections puerpérales. C. r. Soc. Biol. Paris 88, No 11, 791 (1923).

Eberth: Über Kern- und Zellteilung. Virchows Arch. 67. — Eichenberg: Die gynäkologische Bedeutung des Douglasabszesses. Inaug.-Diss. Marburg 1930. — Esch: Die Vorgänge bei der puerperalen Infektion mit besonderer Berücksichtigung der Infektion mit endogenen Keimen. Zbl. ärztl. Fortbildg 9, Nr 2 (1912). — Ewald: Über Parametritis posterior. N. Y. med. Mschr., Ref. Zbl. Gynäk. 1903, Nr 5, 160.

Fabre u. Bowret: Einige Beobachtungen über die Streptokokken im Wochenbett. Obst., Aug. 1910. — Falgowsky: (a) Zur operativen Behandlung chronisch entzündlicher Infiltrate, mit besonderer Berücksichtigung der Parametritis posterior. Kongreß in Halle. Ref. Dtsch. med. Wschr. 1913, Nr 27, 1343. (b) Über entzündliche Adnexerkrankungen, einschließlich der Parametritis und Perimetritis. Gynäk. Rdsch. 7, 251 (1913); 8, 525, 548 (1914). (Sammelreferat.) — Fasbender: Geschichte der Geburtshilfe. Jena 1906. — Faust: Über das Fäulnisgift Sepsin. Arch. f. exper. Path. 51 (1904). — Fehleisen: Die Ätiologie des Erysipels. Berlin 1883. — Fehling: (a) Über die Frage der Selbstinfektion. Ref. 3. Kongr. dtsch. Ges. Gynäk. Freiburg 1889. (b) Über Selbstinfektion. Verh. dtsch. Ges. Gynäk. 1889, 47. (c) Physiologie und Pathologie des Wochenbettes, 1897. (d) Über die Berechtigung der Selbstinfektionslehre in der Geburtshilfe. Münch. med. Wschr. 1900, Nr 48/49. (e) Über den Begriff der Selbstinfektion. Zbl. Gynäk. 1911, Nr 24. — Ferraciu, D.: Über die Pathogenität der Streptokokken. Riv. ital. Ginec., 2, H. 1, 89, Nov. u. Dez. 1923. — Findley, Palmer: Puerperale Thrombophlebitis. J. Obstetr. a. Dis. Childr., Dez. 1912. Finger: Erfahrungen mit der Virulenzprobe nach Ruge. Zbl. Gynäk. 1924, Nr 48, 2629. — Fiolle, Jean et Paul Fiolle: Les fibroses péri-métrrorectales. J. de Chir. 12, 575 (1914). Ref. Zbl. Gynäk. 5, 623 (1914). — Fischer: (a) Semmelweis' Lehre. Verh. Ges. Ärzte Wien, 13. März 1918. (b) Von Semmelweis zur modernen Asepsis. Wien. med. Wschr. 1918, Nr 26. — Fischer, B.: Jauchige Phlebitis und Paraphlebitis der Vena spermatica interna sinistra. Münch. med. Wschr. 1910, 1613. — Fornet u. Heubner: Versuche über die Entstehung der Sepsis. Arch. f. exper. Path. 1908, 1911. — Foster, George S.: Septic phlebitis of the broad Ligaments. Amer. J. Surg. 7 (1929). Ref. Ber. Gynäk. 17, H. 9 (1930). — Fränkel, C.: Sitzgsber. 25. Nov. 1908 Ver. Ärzte Halle. Münch. med. Wschr. 1909, Nr 6. — Fränkel, L.: (a) Anatomische und klinische Beiträge der Parametritis posterior. Dtsch. med. Wschr. 1909, Nr 50, 2204. (b) Beiträge zur Ätiologie, Diagnose und Therapie der Parametritis posterior chronica. 81. Verslg dtsch. Naturforsch. Salzburg 1909. Ref. Zbl. Gynäk. 1909, Nr 42, 1455. (c) Anatomische und klinische Beiträge zur Parametritis posterior. Dtsch. med. Wschr. 1909, Nr 50, 2204, Diskussionsbemerkung zum Vortrag von Dienst. Zbl. Gynäk. 1925, Nr 27, 1502. (d) Zur Entwicklung und Behandlung der chronischen Parametritis. Mschr. Geburtsh. 45, 493 (1917). — Framm: Zur Virulenzprüfung nach Wundkeimen, insbesondere von Streptokokken. Münch. med. Wschr. 1925, Nr 10, 388. — Franke, C.: Parametritischer Abszeß mit Durchbruch beiderseits durch das Foramen ischiadicum in die Regio glutaea. Berl. klin. Wschr. 1912, Nr 10, 457. — Frankl: Semmelweis zum 100. Geburtstag. Mschr. Geburtsh. 48, H. 1, 1 (1918). — Frankl, O.: Pathologische Anatomie und Histologie der weiblichen Genitalorgane. Liepmanns Handbuch der Frauenheilkunde, Bd. 2. Leipzig 1914. — Frankl u. Hüssy: Zur Hämolyse der Streptokokken. Gynäk. Rdsch. 1910, H. 18. — Franqué, v.: (a) Bakteriologische Untersuchungen bei normalem und fieberhaftem Wochenbett. Z. Geburtsh. 25, 277 (1893). (b) Extraperitonealer tuberkulöser Tumor im kleinen Becken. Prag. med. Wschr. 1903, Nr 50. — Franz, C.: Zur Bakteriologie des Lochialsekretes fieberfreier Wöchnerinnen. Beitr. Geburtsh. 6, 332 (1902). — Freund, H.: Erkrankungen der Bauchdecken, der Bänder, Blutgefäße und Nerven usw. Handbuch der Biologie und Pathologie des Weibes von Halban-Seitz, Bd. 5, Teil 1. 1926. — Freund, H. W.: Über die feineren Veränderungen der Nervenapparate bei einfacher parametritischer Atrophie. Verh. gynäk. Sekt. 58. Verslg Naturforsch. Straßburg. Ref. Zbl. Gynäk. 1885, Nr 41, 644. — Freund, R.: Über experimentelle Umwandlung des Streptococcus viridans in den hämolytischen Zustand unter dem Einfluß des Rivanols. Dtsch. med. Wschr. 1923, Nr 35. —

FREUND, R. u. v. ROSTHORN: Die Krankheiten des Beckenbindegewebes. VEITS Handbuch der Gynäkologie, 2. Aufl., Bd. 5. Wiesbaden: J. F. Bergmann 1910. — FREUND, W. A.: (a) Das Bindegewebe des weiblichen Beckens. Gynäkologische Klinik Straßburg 1885, S. 239, 243. (b) Gynäkologische Klinik Straßburg 1885. (c) Zur Anatomie und Physiologie der Douglastasche. 70. Verslg Naturforsch. Düsseldorf 1898. Ref. Zbl. Gynäk. 1898, Nr 41, 1107. Beitr. Geburtsh. 2, 323 (1899). (d) Zur pathologischen Anatomie der Parametritis chronica atrophicans, ein Beitrag zur Lehre von den nervösen Störungen, speziell der Hysterie. Verh. Ges. dtsch. Naturforsch. 2 II. Leipzig 1903. — FRIEDBERGER: Beziehungen zwischen Überempfindlichkeit und Infektion. Berl. klin. Wschr. 1911, Nr 42. — FRIEDRICH: Zur Kenntnis der Saprämie und Bakteriämie bei fieberhaften Aborten. Arch. Gynäk. 25, 571 (1912). — FRISCH, v.: Ileus bei parametranem Exsudat. Wien. klin. Wschr. 1914, 163. — FROMME, FR.: (a) Über die Unterscheidung der hämolytischen virulenten und den hämolytischen nichtvirulenten Streptokokken. Zbl. Gynäk. 1908, Nr 37. (b) Klinische und bakteriologische Studien zum Puerperalfieber. Arch. Gynäk. 85, 154 (1908). (c) Neue Untersuchungen über die Differenzierung der hämolytischen Streptokokken. Zbl. Gynäk. 1909, Nr 35, 1217. (d) Neue Ergebnisse der Streptokokkenforschung des Puerperalfiebers. Verh. 13. Kongr. dtsch. Ges. Gynäk. Straßburg 1909. (e) Die Streptokokken in den Genitalsekreten von Schwangeren und Wöchnerinnen. Münch. med. Wschr. 1909, Nr 10. (f) Bemerkungen zu der Differenzierung der hämolytischen Streptokokken mittels Züchtung in Lezithinbouillon. Zbl. Gynäk. 1910, Nr 12, 401. (g) Physiologie und Pathologie des Wochenbettes, S. 73. Berlin: S. Karger 1910. (h) Die Ätiologie der puerperalen Infektion. Beitr. Klin. Inf.krkh. 1912 I, H. 1, 101. — FROMME u. HEYNEMANN: Über die Hämolyse der Streptokokken. Berl. klin. Wschr. 1908, Nr 19. — FROMME u. E. KONRAD: Beiträge zur Differentialdiagnose der Streptokokken der Scheide von Schwangeren und Wöchnerinnen. Orv. Hetil. (ung.) 1908, Nr 2. — FUSS, E. M.: Die Virulenzprobe in der Gynäkologie und Geburtshilfe. Zbl. Gynäk. 1926, Nr 3, 140.

GAMBETTI: Dtsch. med. Wschr. 1924, Nr 18, 571. — GASPARD: Mémoires sur les maladies purulentes et putrides. J. de Physiol. 1822 II; angef. nach P. ZWEIFEL. — GELLER, CHR. u. TH. PAUS: Zur Beurteilung der menstruellen Symptome bei Adnexentzündung. Klin. Wschr. 1928 II, 1737—1739. — GHON u. MUCHA: Beiträge zur Kenntnis der anaeroben Bakterien. Zbl. Bakter. I 49. — GHON u. SACHS: Beiträge zur Kenntnis der anaeroben Bakterien. Zbl. Bakter. I 34, 35, 36. — GIGLIO: Ann. Ostetr. 1891. Angef. nach O. FRANKL. GOECKE: Die experimentelle Entzündung der Hornhäute bei Frosch und Taube. Beitr. path. Anat. 125. — GÖNNER: (a) Über Mikroorganismen im Sekret der weiblichen Genitalien. Zbl. Gynäk. 1887, Nr 28. (b) Sind Fäulniskeime im normalen Scheidensekret Schwangerer? Zbl. Gynäk. 1897, Nr 24, 723. — GOLDSCHMIDT: (a) Die geeignetsten Methoden zur Untersuchung des Lochialsekretes auf aerobe und anaerobe Streptokokken, ihre Resultate und klinische Bewertung. Arch. Gynäk. 93, H. 2 (1911). (b) Anatomische Befunde bei der Influenzaepidemie im Sommer 1918. Münch. med. Wschr. 1918, Nr 40, 1097. — GONNET: Streptococque et Infection puerpérale. Obstétr. Paris 38, 12 (1907). — GOTTSCHALK: Angef. nach E. KEHRER 1929. — GRÄFE: Parametritis posterior und ihre Behandlung. GRÄFEs Slg Abh. 7, H. 8 (1909). — GRAGERT: Zur Biologie der Vagina des Menschen. Arch. Gynäk. 114, 77 (1925). (Gekürzte Habilitationsschrift.) — GRAWITZ: (a) Atlas der pathologischen Gewebslehre, 1893; dortselbst genaueres Schrifttum über die Arbeiten seiner Schüler. (b) Über Entzündung der Cornea. Dtsch. med. Wschr. 1896, Nr 26. (c) Über Leben und Tod. Rektoratsrede Greifswald 1896. (d) Über die Wandlungen der Entzündungslehre. Dtsch. med. Wschr. 1898, Nr 44. (e) Über die schlummernden Zellen des Bindegewebes und ihr Verhalten bei progressiven Ernährungsstörungen. Virchows Arch. 125. (f) Über die Entzündung der Hornhaut. Virchows Arch. 144. (g) Entgegnung auf das an mich gerichtete Wort des Herrn MARCHAND. Virchows Arch. 149. (h) Über die Wanderzellenbildung in der Hornhaut. Virchows Arch. 158. (i) Die Lösung der Keratisfrage unter Anwendung der Plasmakultur. Halle 1919. — GREY, W.: Clinical observations on the treatment of acute pelvic inflammations. Amer. J. Obstetr. 1915, Nr 6. — GRISOLLE: Hist. de tum. phlegmoneuses des fosses iliaque. Arch. gén. Méd. 1839. — GRÖNING, FRITZ: Über Erkrankungen im perivesikalen Raum (Cavum Retzii). Inaug.-Diss. Berlin 1911. — GUBAREV, A.: Behandlung der Entzündung der Uterusadnexe. Vestn. Chir. (russ.) 10, H. 29, 15 (1923). — GUIBAL, J. et BARACHON: Périsigmoidite et annexite. Bull. Soc. Obstétr. Paris 16, No 6, 396—397. — GUYOT et JEAN VILLAR: Annexite et vaccinothérapie. Bull. Soc. Obstétr. Paris 16, No 7, 455—457. — GYÖRY, v.: SEMMELWEIS, Gesammelte Werke. Jena: Gustav Fischer 1905.

HALBAN u. KÖHLER: Die pathologische Anatomie des Puerperalprozesses und ihre Beziehungen zur Klinik und Therapie. Wien u. Leipzig. — HAMM: (a) Über die Notwendigkeit des anaeroben Kulturverfahrens in Geburtshilfe und Gynäkologie. Zbl. Gynäk. 1910, No 52, 1673. (b) Bemerkungen zu FROMMEs Differenzierungsverfahren der Streptokokken mittels Lezithinbouillon. Zbl. Gynäk. 1910, Nr 8, 278. (c) Puerperale Wundinfektion, S. 46 f. Berlin: Julius Springer 1912. — HAMM u. JACQUIN: Über die Artenunterscheidung hämolytischer Streptokokken mittels Lezithinbouillon. Arch. Gynäk. **91**, H. 3. — Hammerl: Über die beim Kaltblüter in Fremdkörper eingewanderten Zellformen und deren weitere Schicksale. Beitr. path. Anat. **19**. — Hannes, W.: Paraurethraler Abszeß, geheilt durch Leukofermantininjektion. Z. gynäk. Urol. **2**, H. 4 (1910). — Hanow: Kritische Betrachtungen der Studien zur Virulenzprüfung der Streptokokken von Karl Ruge II. Arch. Gynäk. **123**, H. 1, 279—282 (1924). — Hartmann, Heinz: Der Einfluß entzündlicher Adnexerkrankungen auf den Ablauf des mensuellen Zyklus. Mschr. Geburtsh. **76**, H. 6, 419—429. — Hebra: Höchst wichtige Erfahrungen über die in Gebäranstalten epidemischen Puerperalfieber. Z. Ges. Ärzte Wien Dez.-H. **1847**. (Erste literarische Notiz über die Entdeckung von Semmelweis). — Hecker, v.: Beiträge zur Bewertung der bakteriologischen Scheidensekret- und Blutuntersuchung für die Diagnose und Prognose puerperaler Infektionen. Inaug.-Diss. Straßburg 1913. — Hecker-Buhl: Angef. nach R. Freund. Veits Handbuch der Gynäkologie, 2. Aufl. — Hegar: Eröffnung extraperitonealer Ergüsse. Hegar-Kaltenbachs operative Gynäkologie. Stuttgart 1897. — Heller: Experimentelle Untersuchungen über die Rolle des Bacterium coli commune bei der entzündlichen Venenthrombose. Beitr. klin. Chir. **65**, H. 1. — Hellier, J. B.: A clinical lecture on pelvic cellulitis. Clin. J. **92**, 91 (1913). — Henkel, M.: (a) Ein Beitrag zur Lehre vom Puerperalfieber und zur Behandlung des fieberhaften Abortes. Virchows Arch. **216**, H. 3. (b) Zur Ätiologie der puerperalen Wundinfektion. Z. Geburtsh. **63**, 76 (1908). (c) Prognose und Behandlung der puerperalen Infektion. Dtsch. med. Wschr. **1908**, Nr 43/45. — Herff, v.: Das Kindbettfieber. v. Winckels Handbuch der Geburtshilfe, Bd. 3. Wiesbaden 1906. — Herrmann u. Lichtenstein: Zur Pathologie des runden Mutterbandes. Mschr. Geburtsh. **15** (1902). — Heynemann: (a) Die Bedeutung des hämolytischen Streptokokkus für die puerperale Infektion. Arch. Gynäk. **86**, 61 (1908). (b) Opsoninbestimmungen bei puerperaler Infektion. Z. Geburtsh. **63**, H. 2 (1909). — Heynemann u. Barth: Bakteriologische und klinische Untersuchungen über die Wirksamkeit der Antistreptokokkensera. Arch. Gynäk. **88** (1919). — Hocke: Zur Geschichte der Antiseptik. Prag. med. Wschr. **1909**, Nr 1. — Hoehne: Trichomonas vaginalis als häufiger Erreger einer typischen Colpitis purulenta. Zbl. Gynäk. **1916**, Nr 1. — Hoffmann: (a) Über Eiterbildung in der Cornea. Virchows Arch. **42**. (b) Zur Frage von der Beteiligung der fixen Bindegewebskörper an der Eiterbildung. Virchows Arch. **54**. — Hofmeier: Handbuch der Frauenkrankheiten. Leipzig 1921. — Holmes, Oliver Mendel: Angef. nach v. Herff und O. Zweifel. — Holz, S.: Die Heilung der Parametritis posterior chronica durch automatische Kolpeuryntermassage und Fixation der Ligamenta rotundae. Zbl. Gynäk. **1915**, Nr 26, 441. — Hornung, R.: Zur Frage der primären genitalen Pneumokokkeninfektion. Zbl. Gynäk. **1920**, Nr 31, 841. — Hüssy: (a) Zur Variation der Hämolyse der Streptokokken. Gynäk. Rdsch. **5**, H. 2 (1911). (b) Sechs Puerperalfieberfälle mit interessantem bakteriologischem Befund. Zbl. Gynäk. **1912**, Nr 12, 358. (c) Die Bedeutung der anaeroben Bakterien für die Puerperalinfektion. Msch. Geburtsh. **41**, H. 4. (d) Virulenzbestimmung und Virulenzbekämpfung. Mschr. Geburtsh. **43**, H. 2 (1916); Gynäk. Rdsch. **1911**. — Hunter, William: Angef. nach R. Freund. Veits Handbuch, 2. Aufl., 1910.

Inglima, Giuseppe: Considerazioni sopra un caso di perforazione dell'arteria uterina in una sacca prulenta parametrale. (Betrachtungen über einen Fall von Ruptur der Arteria uterina in einer parametranen Eiterhöhle.) Piclinico, sez. prat., **1930 I**, 983—985. Ref. Ber. Gynäk. **18**, 630 (1930).

Jacobi, A.: Kreuzschmerz und Parametritis posterior. Med. Rec. N. Y. **86**, Nr 13 (1914). — Jaquin: Über den Wert der Frommeschen Lezithinmethode für die Diagnose und Prognose des Puerperalfiebers. Inaug.-Diss. Straßburg 1910. — Jaschke, v.: (a) Zur Prognose und Therapie des Puerperalfiebers. Z. Geburtsh. **66**, H. 2 (1910). (b) Der gegenwärtige Stand der Puerperalfieberfrage. Jkurse ärztl. Fortbildg **12**, H. 7, 1 (1921). (c) Die Prognosenstellung beim Puerperalfieber. Klin. Wschr. **2**, Nr 28, 1320 (1923). (d) Die normale und pathologische Genitalflora und das Fluorproblem. Halban u. Seitz, Bd. 3, 1924. — Jaschke, v. u. Pankow: (a) Lehrbuch der Gynäkologie. Berlin 1923. (b) Lehrbuch der Geburtshilfe Berlin, 3. Aufl., 1923. — Jauch: Zur Ätiologie der Parametritis. Inaug.-Diss. Würzburg 1889. — Jochmann: (a) Die septischen Erkrankungen. Mohr und Staehlins Handbuch der inneren Medizin. Berlin: Julius Springer 1911. (b) Über Endocarditis septica (maligne Endokarditis). Beitr. Klin. Inf.krkh. **4**, H. 1. (c) Über Endocarditis septica. Berl. klin. Wschr. **1912**, Nr 10, 436. — Jötten, K. W.: (a) Über die Bedeutung der Streptokokkenbefunde im Vaginalsekret Kreißender. Zbl. Gynäk. **1912**, Nr 46. (b) Vergleiche zwischen dem Vaginalbazillus Döderleins und dem Bacillus acidophilus des Säuglingsdarms. Arch. f. Hyg. **91**, H. 3/4 (1922). — Joseph u. Sachs: Klin. Wschr. **1924**, Nr 33, 1493. — Jürgens: Berlin. klin. Wschr. **1908**, Nr 13. — Jung: Erfahrungen bei der Behandlung eitriger Affektionen der Adnexe und des Beckenbindegewebes. Arch. Gynäk. **69** (1903).

Kaboth: Symphyseneiterung in der Schwangerschaft. Zbl. Gynäk. **1921**, 1367. — Kaufmann, E.: Lehrbuch der speziellen pathologischen Anatomie. Berlin-Leipzig 1922. —

Kehrer, E.: (a) Beiträge zur Behandlung chronischer Beckenexsudate. Zbl. Gynäk. 1901, Nr 52, 1409. (b) Bakteriologische Untersuchungen über den Vaginalinhalt bei Schwangeren. Verh. dtsch. Ges. Gynäk. Straßburg 1909. (c) Wert der Rektaluntersuchung bei der Geburtsleitung. Münch. med. Wschr. 1921. (d) Über Ursachen und Behandlung der Unfruchtbarkeit des Weibes nach modernen Gesichtspunkten. Dresden 1922. (e) Zur Reform der gynäkologischen operativen und konservativen Indikationen. Arch. Gynäk. 117, 37 (1922). (f) Verh. dtsch. Ges. Gynäk. Innsbruck 1922; Arch. Gynäk. 117, 341 (1922). (g) Zur sog. Endometritis deziduae tuberosa. Arch. Gynäk. 119 (1923). (h) Zur Würdigung der Parametritis posterior chronica. Münch. med. Wschr. 1929, 1. (i) Diskussionsbemerkungen zu Vortrag Uffenorde, 1929. — Keller: Aussprache zum Vortrag Broese. Ref. Zbl. Gynäk. 1901, Nr 26, 769. — Keller: Aussprache zum Vortrag Broese. Ref. Zbl. Gynäk. 1901, Nr 26, 769. — Keller, R.: Paramétritis suppurées à évolution particulière. Gynéc. et Obstétr. 26, No 7, 387—399. — Kengyel, H.: Über eine bedeutsame Komplikation bei parametranen Lymphangiektasien mit Uterusmyom. Virchows Arch. 270 (1928). — King, W. W.: Throat infections as an etiological factor in puerperal fever. With a report of twentyfour cases. (Halsinfektionen als ätiologischer Faktor für das Puerperalfieber. Mit einem Bericht über 24 Fälle.) Brit. med. J. 1930, Nr 3611, 533—537. Ref. Ber. Gynäk. 18, 353 (1930). — Kischke, J.: Gasabszeß im kleinen Becken. Dtsch. med. Wschr. 1918, Nr 9. — Kirstein: (a) Die Behandlung parametritischer Exsudate mit Injektionen physiologischer Kochsalzlösung. Zbl. Gynäk. 1909, Nr 52, 1753. (b) Über die prognostische Bedeutung der Keimhämolyse bei Kreißenden und Wöchnerinnen. Arch. Gynäk. 115, H. 2, 313 (1921). — Kneeland: De la contagiosité de la fièvre puerpérale. Amer. J. med. Soc. 1846, 45. — Knorr: Experimentelle Untersuchungen über den Streptococcus longus. Z. Hyg. 13, 427 (1893). — Koch, Kurt: (a) Autogene oder ektogene Infektion? Mschr. Geburtsh. 33, H. 3. (b) Ein hämoglobinophiles Stäbchen als Fiebererreger im Wochenbett. Z. Geburtsh. 69, H. 3 (1912). — Koch, Robert: Untersuchungen über die Ätiologie der Wundinfektionskrankheiten. Leipzig 1878. — Kohl, Arno: Über puerperale Gasbacilleninfektion. Zbl. Gynäk. 1928, 1324—1331. — Kottmann: Beitrag zur Bakteriologie der Vagina. Arch. Gynäk. 55, 616 (1898). — Krebs: Zur Operation der Parametritis posterior. Mschr. Geburtsh. 69, 130 (1925). — Krömer: Über die Bedeutung der Streptokokken und die Behandlung des fieberhaften Abortes. Ther. Gegenw. 1911. — Krönig: (a) Über das bakterienfeindliche Verhalten des Scheidensekretes Schwangerer. Dtsch. med. Wschr. 1894, 819. (b) Bakteriologie des weiblichen Genitalkanales, Teil 2. Leipzig: Artur Georgi 1897. — Krönig u. Menge: Bakteriologie des weiblichen Genitalkanals. Leipzig 1897. — Krönig u. Pankow: Zur bakteriologischen Diagnose des Puerperalfiebers. Zbl. Gynäk. 1909, Nr 5. — Krupenikoff: Von den Bahnen der Verbreitung puerperaler Parametritis. Zbl. Gynäk. 1925, Nr 14, 765. — Küstner, H.: Zur Frage der Virulenz der Streptokokken und die Behandlung des fieberhaften Abortes. Zbl. Gynäk. 1926, Nr 3, 129. — Küstner, O.: (a) Veits Handbuch der Gynäkologie, Bd. 1, S. 81. 1907. (b) Lehrbuch der Gynäkologie. Jena 1919.

Lamers: (a) Über die Hämolyse der Streptokokken im Scheidensekret Schwangerer und Wöchnerinnen. Arch. Gynäk. 95, 74 (1911). (b) Die Frage der Pathogenitätsbestimmung der Streptokokken im Lochialsekret. Der klinische Wert der bisherigen Virulenzproben. Prakt. Erg. Geburtsh. 5, H. 1 (1912); Arch. Gynäk. 95. — Leber: Die Entstehung der Entzündung und die Wirkung der entzündungserregenden Schädlichkeiten. Leipzig 1891. — Leguen: Association française d'urologie 1909. Ref. Z. Urol. 1910, 136. — Lehmann, W.: (a) Zur Frage der diagnostischen Verwertbarkeit des Vaginalabstriches. Zbl. Gynäk. 1921, Nr 18. (b) Die Bedeutung der Virulenzbestimmung von Blutkeimen für die Prognose septischer Erkrankungen. Klin. Wschr. 1924, Nr 40, 1806. (c) Die Grenzen klinischer Auswertung von Virulenzprüfungen bei puerperalen Erkrankungen. Münch. med. Wschr. 1925, Nr 11, 414. — Lenhartz, H.: Die septischen Erkrankungen in Nothnagels Pathologie und Therapie, Bd. 3, Teil 2, S. 86. Wien 1904. — Leopold: Beckeneiterungen. Zbl. Gynäk. 1894, 378. — Leopold u. Lomer: Subperitoneale Abszesse. Z. Geburtsh. 1882, 524. — Levin: Über Streptokolyse. Nord. med. Ark. (schwed.) 1903 II, H. 3, Nr 15. — Levy, R.: Differentialdiagnostische Studien über Pneumokokken und Streptokokken. Virchows Arch. 187, 327 (1907). — Lévy-Solal et Louvel: Sur un nouveau procédé de traitement des infections périutérines. Bull. Soc. Obstétr. Paris 16, No 10, 712—716. — Littauer: Diskussionsbemerkung zum Vortrag „Gräfe". Ref. Zbl. Gynäk. 5, 182 (1909). — Lob: Abscès froid kystique du ligament large etc. Gaz. Hôp. 94, No 74, 1178 (1921). — Locke: Rectal ulcers as a complication of parametritis posterior. N. Y. med. J. 57, 355 (1893). — Locke: Rectal ulcers as a complication of parametritis posterior. N. Y. med. J. 57, 355 (1893). — Löhninger, K.: Angina und Sepsis. Inaug.-Diss. München 1913. — Loeser: (a) Metastatische Parametritis. Zbl. Gynäk. 1918, 221. (b) Die latente Infektion der Geburtswege. Arch. Gynäk. 108, H. 1. — (c) Konstitution und latente Infektion (Mikrobismus) mit besonderer Berücksichtigung der Scheidenflora und des Puerperalfiebers. Zbl. Gynäk. 1920, Nr 2, 44, 1245. (d) Der latente Mikrobismus der Scheide und seine

Wandlungen bei Genital- und Allgemeinerkrankungen. Zbl. Gynäk. **1920**, 46. (e) Der Fluor, seine Entstehung und seine neue kausale Therapie mittels des Bakterienpräparates „Bacillosan". Zbl. Gynäk. **1920**, Nr 17; Z. Geburtsh. 82. — Lork, Erich C.: Über puerperale Gangrän. Mschr. Geburtsh. 80, 17—19. — Lott: Beckeninfektion nach Abort. Amer. J. Obstetr. **1916**, 830. — Louros, N.: (a) Biologische Studien zur Virulenz der Vaginalkeime. Arch. Gynäk. **128** (1926). (b) Zur operativen Behandlung der sog. Parametritis posterior. Zbl. Gynäk. **51**, Nr 49, 3109—3111. — Lubarsch: Entzündung. Pathologische Anatomie von L. Aschoff, 4. Aufl. Jena 1919. — Lubesmeyer: Über Therapie und Prognose bei Parametritis chronica atrophicans. Straßburg 1893. — Lüdke-Polano: Über Hämolyse der Streptokokken. Münch. med. Wschr. **1909**, Nr 1.

Machourier, R.: Seltene Komplikationen von Parametritis post partum et abortum. Inaug.-Diss. Halle 1925. — Mandelbaum: Zur Streptokokkenfrage. Z. Hyg. 58, 26 (1907). — Mansfeld: Verh. dtsch. Ges. Gynäk. Innsbruck **1922**; Arch. Gynäk. **117**, 341 (1922). — Manu af Heurlin: (a) Bakteriologische Untersuchungen des Keimgehaltes im Genitalkanal der Wöchnerinnen. Berlin 1914. (b) Bakteriologische Untersuchungen fiebernder Wöchnerinnen. Berlin 1914. — Marchal: Des abcès phlegmoneux intrapelviens. Thèse de Paris 1844. — Marchand: (a) Untersuchungen über die Einheilung von Fremdkörpern. Beitr. path. Anat. 4. (b) Zur Kenntnis der fibrinösen Exsudation bei Entzündungen. Virchows Arch. **145**. (c) Ein letztes Wort zur Erwiderung an Herrn Prof. Grawitz und seine Schüler. Virchows Arch. **149**. (d) Über die pathologisch-anatomischen Befunde bei der diesjährigen Influenzaepidermie. Münch. med. Wschr. **1919**, Nr 5. — Markus: Sektionspräparate eines kriminellen Abortus mit Parametritis thrombophlebitica. Mschr. Geburtsh. **33** (1911). — Marmorek: Die Arteinheit der für den Menschen pathogenen Streptokokken. Berl. klin. Wschr. **1902**, 230. — Martin, A.: (a) Fall von parametrischem Exsudat mit Beteiligung des Psoas und Lordose. Münch. med. Wschr. **1905**. (b) Parametritis in A. Martins Handbuch der Krankheiten der weiblichen Adnexorgane. Berlin 1906. — Martin, Ed.: (a) Bedeutung der Opsonine bei der puerperalen Streptokokkeninfektion. Verh. dtsch. Ges. Gynäk. **13** (1909). (b) Die Krankheiten des Beckenbindegewebes. Biologie und Pathologie des Weibes von Halban u. Seitz, Bd. 5, Teil 1. 1926. — Mau: siehe Schottmüller u. Mau. — Mauriceau: Traité des maladies des femmes grosses et de celles qui sont accouchées. Paris 1740. — Mayer, A.: (a) Über seltene Besonderheiten der Pelveozellulitis. Beitr. Geburtsh. **13**, H. 2 (1908). (b) Septische Erkrankungen. Die Erkrankungen des weiblichen Genitales in Beziehung zur inneren Medizin. Nothnagel, 2. Aufl., Suppl. Wien: Alfred Hölder 1913. (c) Über metastatische Puerperalerkrankung insbesondere nach Grippe. Arch. Gynäk. **122**, 168 (1924). (d) Über Parametritis und Paravaginitis posterior mit heterotoper Epithelwucherung. (Adenomyositis uteri et recti). Mschr. Geburtsh. **42**, 403 (1925). — Menge: (a) Über ein bakterienfeindliches Verhalten der Scheidensekrete Nichtschwangerer. Dtsch. med. Wschr. **1894**, 867. (b) Über den Fluor genitalis des Weibes. Ref. 19. Verslg dtsch. Ges. Gynäk. Wien. Arch. Gynäk. **125**, 283 (1925). — Menge u. Krönig: siehe Krönig u. Menge. — Menge u. Opitz: Handbuch der Frauenheilkunde. München 1920. — Meniere: Angef. nach R. Freund. Veits Handbuch, 2. Aufl., 1910. — Menzer: Das Antistreptokokkenserum und seine Anwendung beim Menschen. Münch. med. Wschr. **1903**, 1057. — Merkel, H.: Ein Fall von Angina am Ende der Gravidität mit tödlicher Streptokokkensepsis im darauffolgenden Wochenbett. Münch. med. Wschr. **1907**, Nr 26. — Metzger: Der hämolytische Streptokokkus beim Puerperalfieber. Presse méd. **1911**, No 30. — Meyer: Zur Einheit der Streptokokken. Berl. klin. Wschr. **1902**, 936. — Meyer, A. W.: Ausgedehntes parametrales Infiltrat als Folge des appendizitischen Douglasabszesses. II. Chir. Abt. städt. Krankenh. Charlottenburg-Westend. Zbl. Chir. **1930**, 643—644. — Meyer, Fritz u. Joseph: Streptokokkeninfektion und Antistreptokokkenserum. Med. Klin. **1923**. — Meyer, Rob.: Parametritis und Paravaginitis posterior mit heterotoper Epithelwucherung. Ges. Geburtsh. Berlin, Mai 1909. Ref. Zbl. Gynäk. **1909**, Nr 46, 1599 u. Orig. Zbl Gynäk. **1909**, Nr 26, 907. — Michalkowicz u. Rosenthal: Mschr. Geburtsh. **38**, Erg.-H. — Minneci, Lorenzo: Contributo allo studio della tubercolosi degli annessi. Riv. Obstetr. **9**, No 5, 192—206. — Molfino, Aquiles H.: Appendikuläre Form einer tuberkulösen Adnexitis. Semana méd. **34**, No 25, 1534—1536. — Molin et Fr. Condamin: Résultats éloignés des opérations conservatrices pour salpingitis. Considérations sur la cause et le traitement des insuccès. Gynéc. et Obstétr. **17**, 171—195. — Moore, J. E.: Die Infektion der retroperitonealen Lymphdrüsen. Surg. etc. **15** (1913). — Morgan, Samuel P.: Pelvic infection in the female. J. Indiana State med. Assoc. **16**, 392; **22**, 102—104. — Morgenroth u. Schnitzer: Chemotherapeutische Antisepsis und Zustandsänderungen der Streptokokken. Z. Hyg. **97**, H. 1/2, 78; H. 3, 16. — Morrow, F. M.: Einige chronisch-entzündliche Beckenerkrankungen. Amer. med. Assoc. **1913**, 966. — Motte, de la: Angef. nach R. Freund. Veits Handbuch, 2. Aufl., 1910. — Much: Nachwort zu der Arbeit von Zöppritz: Über Streptokokkenversuche. Med. Klin. **1909**, Nr 31, 1116. — Müller, A.: (a) Parametritis posterior eine Darmerkrankung. Zbl. Gynäk. **1902**, Nr 9, 233. (b) Über den Hartspann der Beckenhöhle. Bemerkungen zu der Abhandlung von E. KEHRER: Zur Würdigung der Parametritis chronica in Nr. 20 und 21 der Münch. med. Wschr. Münch. med. Wschr. **1929 II**, 1214—1215. — MURPHY, J. B.: Infektion des Beckenbindegewebes post partum. N. Y. med. J. **97**, 1366 (1913). — MURRAY, E. FARQUHAR: Puerperal sepsis. An investigation regarding contagion and throat carriers of the streptococcus haemolyticus. (Puerperalsepsis. Eine Untersuchung über die Übertragungsmöglichkeit, die Infektion durch hämolytische Streptokokken durch Bazillenträger (Rachen). Brit. med. J. **1930**, Nr 3617, 814—816. Ref. Ber. Gynäk. **18**, 535 (1930).

NATVIG, H.: Bakteriologische Verhältnisse in weiblichen Genitalsekreten. Arch. Gynäk. **76**, H. 3 (1905). — NEU: Die Bedeutung des SIGWARTschen Zeichens als Maßstab für die Angriffskraft der Streptokokken. Zbl. Gynäk. **1920**, Nr 20, 508. — NEUBURGER, M.: Zum 100. Geburtstag IGNAZ PHILIPP SEMMELWEIS. Wien. med. Wschr. **1918**, Nr 26. — NEUER, B.: Virulenzprüfung der Streptokokken nach SIGWARTs Methode. Zbl. Gynäk. **1922**, Nr 6, 229. — NEUFELD u. DOLD: Über die Entstehung und Bedeutung des Bakterienanaphylatoxins. Berl. klin. Wschr. **1911**, Nr 24, 1069. — NEUMANN, HANS OTTO: (a) Experimentelle Untersuchungen über Zelleinwanderungen in toto Hornhäute. Virchows Arch. **236** (1922). (b) Die Reinheitsgrade des Scheideninhalts am Ende der Schwangerschaft und ihre prognostische Bedeutung für die Morbidität im Wochenbett. Z. Geburtsh. **89**, H. 2 (1925). (c) Salpingitis isthmica nodosa und Adenomyosis tubae. Arch. Gynäk. **139** (1930). (d) Zur Frage des lymphatischen Apparates in der Gebärmutterwand. Arch. Gynäk. **141** (1930). — NEUMANN, J.: Über die Beckenzellgewebsexsudate. Wien. med. Wschr. **75**, 1351 (1925). — NIEBERDING: Über die Parametritis posterior und ihre Folgezustände. Verh. gynäk. Sekt. 28. Verslg dtsch. Naturforsch. Straßburg. Ref. Zbl. Gynäk. **1885**, Nr 41, 643. — NICOLINI, MARIONO: Sopra un caso de ascesso del cavo del Douglas per ferita perineale. (Ein Fall von Douglasabszeß nach Dammverletzung.) Policlinico, sez. prat. **1930 I**, 583—585. Ref. Ber. Gynäk. **18**, 629 (1930). — NICULESCU, M.: Hohlphlegmone des Ligamentum latum. Rev. Obstetr. (rum.) **5**, 29 (1925). — NOEGERRATH: Die latente Gonorrhöe im weiblichen Geschlecht, 1872. — NÜRNBERGER: (a) Zur Kenntnis der septischen extragenitalen Infektion im Wochenbett. Zbl. Gynäk. **1912**, Nr 10, 289. (b) Erlebnisse der Münchener Frauenklinik mit der Spanischen Krankheit. Mschr. Geburtsh. **48**, 233 (1918). — NÜRNBERGER u. KALLIWODA: Über die differential-diagnostische Abgrenzung von Grippe und Kindbettfieber auf Grund bakteriologischer und hämatologischer Untersuchungen. Münch. med. Wschr. **1919**, Nr 11, 291. — NÜSSENFELD: Puerperale Parametritis. Ref. Gynäk. Rdsch. **1912**, H. 4, 166.

OKINTSCHITZ: Parametritis nach Diskussion des Muttermundes beobachtet. Zbl. Gynäk. **1910**, 1358. — OLSHAUSEN: (a) Über puerperale Para- und Perimetritis. Slg klin. Vortr. Nr 28, alte Serie. (b) Über Begriff und Krankheitsbild der Phlegmasia dolens puerperarum. Verh. Ges. Geburtsh. Berlin **1908**, 375; Z. Geburtsh. **54**, 201. (c) Zur Kenntnis des Fiebers bei puerperaler Pyämie. Verh. Ges. Geburtsh. Berlin, Sitzg 24. Juli **1910**. Z. Geburtsh. **1910**. — OPITZ, ERICH: (a) Zur Bewertung des Schmerzes bei Frauenleiden. Z. Geburtsh. **82**, 9 (1920). (b) Die Übererregbarkeit der glatten Muskulatur der weiblichen Geschlechtsorgane. Zbl. Gynäk. **1922**, 1594. — ORTH: (a) Lehrbuch der pathologischen Anatomie. (b) Untersuchungen über Puerperalfieber. Virchows Arch. **58**, 441 (1873). (c) Antwort auf die Berichtigung des Herrn BÖTTCHER. Virchows Arch. **65**. — OSIANDER: Denkwürdigkeiten für die Heilkunde und Geburtshilfe, Bd. 1. Göttingen 1794. — OTTOW, B.: Durchbruch einer parametranen Eiterung durch das Foramen obturatorium mit nachfolgender tiefer Schenkelphlegmone. Zbl. Gynäk. **1929**, 2843—2848; **17**, 543.

PANKOW, O.: (a) Lochienuntersuchungen bei fieberhaften und nichtfiebernden Wöchnerinnen. Verh. 13. Kongr. dtsch. Ges. Gynäk. Straßburg **1909**. (b) Über die Schnelligkeit der Keimverbreitung bei der puerperal-septischen Endometritis. Z. Geburtsh. **66**, H. 1 (1910). — PASTEUR: Sur la fièvre puerpérale. Bull. Acad. Méd. Paris **1879**, 260; **9**, 435 (1880). — PAYNE, A. G.: Acute pelvic infections in the female. (Akute Entzündungen im Becken der Frau.) New Orleans med. J. **82** (1929). Ref. Ber. Gynäk. **17**, H. 9 (1930). — PERAZZI, P.: (a) Azione batteriolitica dei lochi nei puerperi normali e febbrili. Ann. Ostetr. **43**, No 8, 555 (1921). (b) Note citologiche sui lochi nei Rass. Ostetr. **30**, No 1—3, 15 (1921). (c) Studio di alcune propietà dei lochi nei puerperi normali e febbrili. Ann. Ostetr. **43**, No 8, 572 (1921). (d) Über die Bedeutung der anaeroben Keime in der Puerperalinfektion. Fol. gynaec. (Genova) **15**, H. 2 (1922). (e) Die Blutkultur und die biologische Probe in den Wochenbettinfektionen. Fol. gynaec. (Genova) **18**, H. 1 (1923). — PERMAR: An analysis of the vaginal flora in late pregnanci. Amer. J. Obstetr. a. Dis. Childr. **75**, 652 (1917). — PÉRY, J., J. MANGÉ et R. BOURSIER: Phlébite utéro-pelvienne du post-partum ligature veineuse. Bull. Soc. Obstétr. Paris **17**, 858—860. — PFALZ, G. J.: Vergleichende Untersuchungen zur Ermittlung der Streptokokken und Staphylokokkenvirulenz. Mschr. Geburtsh. **22**, H. 5/6, 298 (1926). — PFEIFFER: Über Bakterienendotoxine. Jber. Immun.forsch. **1911**. — PHILIPP: Virulenzbestimmung von Blutkeimen. Münch. med. Wschr. **1923**, 493; **1924**, 1571; Arch. Gynäk. **121** (1924). — POLANO, O.: Die Behandlung der Entzündungen der Adnexe und des Beckenbindegewebes. Zbl. Gynäk. **5**, 673 (1914). —

Poulain, J.: Sigmoiditis et infection des organs génitaux internes de la femme. Arch. gén. Chir. **1911**, No 1/2. — Pozzi: Périmétro-salpingite et phlegmon du ligement large. Rev. mens. Gynéc., Obstétr. et Pédiatr. **1913**, No 4. — Pribram, E.: Zur kulturellen Virulenzprüfung von Zervix- und Scheidenkeimen und ihre Bedeutung für die postoperative Morbidität und Mortalität. Zbl. Gynäk. **1926**, Nr 3, 137. — Puppel, E.: Die Appendizitis, ihre Beziehungen zur Gynäkologie und Geburtshilfe. Gynäk. Rdsch. **1912**, H. 5, 180. — Puzos: Traité des accouchements Paris, 176.

Radice: Zur Frage der Streptokokkenvirulenz. Dtsch. med. Klin. **1923**, Nr 41, 1296. — Rafferty, H. N.: Pelvic inflammations. Illinois med. J. **37**, 24 (1920). — Raisz, Dezsö: (a) Adrenalin-Empfindlichkeits-Untersuchungen bei Parametritis posterior. Orv. Hetil. (ung.) **16**, 393, 301—303 (1929). (b) Über die Parametritis. Orvosképzés (ung.) **20**, 82—91 (1930). Ref. Ber. Gynäk. **18**, 629 (1930). — Ramond, Louis: Phlébite pelvienne puerpérale. (Puerperale Phlebitis der Beckenvenen). Presse méd. **1929 II**, 1367—1368. Ref. Ber. Gynäk. **18**, 161 (1930). — Recklinghausen, v.: (a) Über Eiter und Bindegewebskörperchen. Virchows Arch. **28**. (b) Sitzgsber. Würzburg. med. Ges., Juni 1871. — Reibmayr: Beitrag zur Bewertung der bakteriellen Lochien und Blutuntersuchung für die Diagnose und Prognose puerperaler Wundinfektion. Arch. Gynäk. **92**, 743. — Reist: Zur Frage der Virulenzsteigerung von Mikroorganismen. Zbl. Gynäk. **1925**, Nr 37, 2050. — Rendu, A.: Puerperaler Beckenabszeß. Ref. Zbl. Gynäk. **1912**, Nr 16, 525. — Rieke: Beitrag zur Frage der Arteinheit der Streptokokken. Zbl. Bakter. **36**, 321. — Ritgen: Angef. nach R. Freund. Veits Handbuch, 2. Aufl., 1910. — Robbers: Beitrag zur Bakteriotherapie des Puerperalfiebers. Verh. dtsch. Ges. Gynäk. **13** (1909). — Rokitansky: Handbuch der speziellen pathologischen Anatomie, Bd. 2, Abt. I. 1844. — Rolly: Über den diagnostischen Wert der Opsoninbestimmung bei den Infektionskrankheiten des Menschen. Münch. med. Wschr. **1908**, Nr 26, 1410. — Rosenbach: Mikroorganismen der Wundinfektion, 1884. — Rosengart: Neue Beiträge zur Ätiologie des Puerperalfiebers. Diss. Zürich 1916. — Rosowsky: Über das Vorkommen der anaeroben Streptokokken in der Vagina gesunder Frauen und Kinder. Zbl. Gynäk. **1912**, Nr 1, 4. — Rosthorn, v.: (a) Die Erkrankungen des Beckenbindegewebes. Veits Handbuch der Gynäkologie, 1. Aufl., Bd. 3. Wiesbaden 1899. (b) Wahre Phlegmone des Ligamentum latum. Mschr. Geburtsh. **23**, 239 (1906). — Rother, W.: Die Beeinflussung des hämolytischen und grünen Wachstums der Streptokokken auf Blutagar durch den Zuckergehalt des Nährbodens. Dtsch. med. Wschr. **1925**, Nr 2. — Rubeska: Zur Frage der Parametritis posterior spatica. Zbl. Gynäk. **1925**, Nr 2, 104. — Ruge II: Studien der Virulenzprüfung der Streptokokken. Arch. Gynäk. **121**, 363 (1924). (Habilitationsschrift.) — Runge, H.: Alkalinekrose des Uterus und der Adnexe, ein bisher niemals beschriebenes Krankheitsbild. Zbl. Gynäk. **51**, Nr 25, 1562—1569.

Saathoff: Die praktische Verwertbarkeit des opsonischen Index. Münch. med. Wschr. **1908**, Nr 15, 779. — Sachs, E.: (a) Bakteriologische Untersuchungen beim Fieber während der Geburt. Z. Geburtsh. **70**, 222. (b) Bakteriologische Untersuchungen beim Kindbettfieber. Z. Geburtsh. **65**, H. 1 (1909). Verh. dtsch. Ges. Gynäk. Straßburg **1909**, 391. (c) Über Streptokokkenhämolyse. Z. Inf.krkh. **63**. (d) Zur Streptokokkenfrage. Zbl. Gynäk. **1910**, Nr 18. (e) Über die Bedeutung des Lezithins für die Unterscheidung verschiedener Arten unter den hämolytischen Streptokokken. Mschr. Geburtsh. **31** (1910). (f) Über die Bedeutung des Streptokokkenbefundes im Vaginalsekret Kreißender. Anmerkung zu der gleichnamigen Arbeit Jöttens. Zbl. Gynäk. **1912**, Nr 46; **1913**, Nr 17, 607. (g) Zur Differentialdiagnose der Blinddarm- und Eierstocksentzündung. (Bauchdeckenschmerz und Parametritis posterior). Ther. Gegenw. **66**, 353 (1925). Ref. Ber. Gynäk. **8**, 897 (1925). — Sackenreiter: Die Erreger der putriden Endometritis. Beitr. Geburtsh. **17** (1912). — Sänger, M.: (a) Die Behandlung der Beckeneiterung. Zbl. Gynäk. **1906**, 957. (b) Köliotomie bei Beckenabszeß. Zbl. Gynäk. **1892**, 665. (c) Beckeneiterungen. Zbl. Gynäk. **1892**, 837. — Sahler, J.: Wochenbettfieber mit zahlreichen Muskelabszessen. Zbl. Gynäk. **1926**, Nr 33, 2131. — Salomon u. Bieringer: Beiträge zur Prophylaxe des Wochenbettfiebers. Klin. Wschr. **1924**, Nr 38, 1716. — Sarnin, A.: Über die Tuberkulose der Gebärmutteranhänge. Sibir. Arch. Med. **2**, H. 8/10, 736—743. — Satis: Angef. nach v. Rosthorn u. R. Freund. Veits Handbuch der Gynäkologie, 1. u. 2. Aufl. — Sauerbruch, F.: Wundinfektion, Wundheilung und Ernährungsart. Münch. med. Wschr. **1924**, Nr 38, 1299. — Scanzoni: Angef. nach E. Kehrer 1929. — Schäfer, P.: Zur Frage der Selbstinfektion. Arch. Gynäk. **106**, H. 3. — Schaeffer: Aussprache zum Vortrag Freund über Hysterie. Ref. Zbl. Gynäk. **1903**, Nr 5, 149. — Schauenstein: Zur Bakteriologie des puerperalen Uterussekrets. Beitr. Geburtsh. **5**, H. 3, 448 (1901). — Schauta: Über Phlebitis und Phlebothrombose im Wochenbett und nach Operationen. Wien. med. Wschr. **1911**, Nr 18. — Scheer: Bedeutung der vaginalen Untersuchung bzw. operative Eingriffe bei der Geburt für den Verlauf des Wochenbetts unter spezieller Berücksichtigung des bakteriologischen Befundes. Inaug.-Diss. Straßburg 1913. — Scheib: Über intrauterine Erysipelinfektion der Neugeborenen, gleichzeitig ein Beitrag zur Pathogenität peptonisierender Streptokokken. Z. Geburtsh. **1906**, 258. — Schenk u. Scheib: Neuere Untersuchungen über Vorkommen, Art und Herkunft der Keime im Lochialsekret normaler Wöchnerinnen. Z. Heilk. **27**, H. 3 (1908). — SCHEUNEMANN: Großes linksseitiges parametranes Exsudat. Berl. klin. Wschr. **1910**. — SCHIFFMANN-KOHN: Zur Kenntnis der Opsonine beim Puerperalfieber. Wien. klin. Wschr. **1909**. — SCHIL, LOUIS: Quelques cas de paramétrite. (Einige bemerkenswerte Fälle von Parametritis.) Paris méd. **1929 II**. Ref. Ber. Gynäk. **17**, H. 9 (1930). — SCHLESINGER: Experimentelle Untersuchungen über das Hämolysin der Streptokokken. Z. Hyg. **44**, 428 (1903). — SCHMID, A. L. u. H. KAMNIKER: Trichomonas vaginalis. Ihre klinische Bedeutung, Morphologie und Therapie. Arch. Gynäk. **127**, H. 2/3, 293 (1926). — SCHMIDLECHNER: Über den Wert der bakteriologischen Untersuchungen bei Puerperalfieber. Orv. Hetil. (ung.) **1912**, Nr 3. — SCHMIDT, A.: Zur Frage der Selbstinfektion. Arch. Gynäk. **89**, H. 1, 118 (1909). — SCHMITT, W.: Beiträge zur Kenntnis der Bakterienflora des Scheidensekretes. Zbl. Gynäk. **1919**, Nr 51, 1017. — SCHNEIDER, G. H.: Zur Pathologie des Puerperalfiebers seltener Lokalisation als Intrauterinabszeß. Z. Geburtsh. **92**, 487—492. — SCHNITZ u. PULVERMACHER: Über Zustandsänderungen der Streptokokken. Zugleich ein Beitrag zur Kenntnis des Streptococcus viridans der Endocarditis lenta. Münch. med. Wschr. **1923**, Nr 27, 366. — SCHNITZER u. MÜNTER: Über Zustandsänderungen der Streptokokken im Tierkörper. Z. Hyg. **99**, H. 4. — SCHOTTMÜLLER: (a) Die Artunterscheidung der für den Menschen pathogenen Streptokokken durch Blutagar. Münch. med. Wschr. **1903**, Nr 20/21. (b) Endocarditis lenta. Zugleich ein Beitrag zur Artunterscheidung der pathogenen Streptokokken. Münch. med. Wschr. **1910**, Nr 12, 617. (c) Die Pathogenese des septischen Aborts. Münch. med. Wschr. **1910**, Nr 35. (d) Über bakteriologische Untersuchungen und ihre Methoden bei Febris puerperalis. Verh. freie Verigg mitteldtsch. Gynäk. Halle a. d. S. 22. Jan. **1911**; Ber. Zbl. Gynäk. **1911**, Nr 17, 649; Med. Wschr. **1911**, Nr 5. (e) Zur Ätiologie der Febris puerperalis und Febris in puerperio. Münch. med. Wschr. **1911**, Nr 11/15. (f) Über die Artverschiedenheit der Streptokokken. Münch. med. Wschr. **1924**, Nr 30, 1009. — SCHOTTMÜLLER, MAU.: Die Diagnose des Puerperalfiebers auf Grund bakteriologischer Scheidenuntersuchungen. Münch. med. Wschr. **1905**, 434. — SCHOTTMÜLLER u. BARFÜRTH: Die Bakterizidie des Menschenblutes Streptokokken gegenüber als Gradmesser ihrer Virulenz. Beitr. Klin. Inf.krkh. **3**. Würzburg 1915. — SCHOTTMÜLLER u. MÜCK: Die Opsonine als Differenzierungs-Identifizierungsmittel pathogener Bakterienarten. Münch. med. Wschr. **1908**, Nr 9, 433. — SCHRÖDER, R.: (a) Zur Pathogenese und Klinik des vaginalen Fluors. Zbl. Gynäk. **1921**, Nr 38/39. (b) Lehrbuch der Gynäkologie. Leipzig 1922. — SCHRÖDER, ROBERT u. LOESER: Die Trichomonadenkolpitis. Mschr. Geburtsh. **49** (1919). — SCHULTZE, B. S.: Über die pathologische Anteflexion der Gebärmutter und die Parametritis posterior. Arch. Gynäk. **8** (1876). — SCHUMACHER: Salpingitis und Parametritis gonorrhoica im Wochenbett. Inaug.-Diss. Halle 1896. — SCHWARZ, G.: Zur Differenzierung der hämolytischen Streptokokken und Biologie ihrer malignen Form. Zbl. Gynäk. **1924**, 1623. — SCHWARZKOPF, E.: Über Vaginalspülung am Ende der Gravidität. Zbl. Gynäk. **1926**, Nr 9, 533. — SCHWEITZER, BERNHARD (a): Zur Prophylaxe des Puerperalfiebers, zugleich ein Beitrag zur Bakteriologie der Scheide Schwangerer. Leipzig 1913. (b) Über die Entstehung der Genitalflora. Zbl. Gynäk. **1919**, Nr 32. (c) Zur Frage der biologischen chemischen Fluortherapie. Zbl. Gynäk. **1922**, Nr 50. — SEEGERT: Verlauf und Ausbreitung der Infektion bei septischem Abort. Z. Geburtsh. **57**, H. 3 (1906). — SEELIGMANN: Thrombosis of pelvic veins following septic abortion. Surg. etc., Nov. **1910**. — SEITZ, A.: Sepsinvergiftung und anaphylaktische Vergiftung. Zbl. Bakter. **1**, 67. — SEITZ, E.: Über die Retroperitonealphlegmone. Münch. med. Wschr. **1916**, 651. — SELIGMANN: Zur Ätiologie der endogenen Puerperalinfektion. Inaug.-Diss. Z. Geburtsh. **75**. — SELLHEIM: (a) Beckeneiterung und ihre Behandlung. Enzyklopädie von SÄNGER-V. HERFF. (b) Topographischer Atlas zur normalen und pathologischen Anatomie des weiblichen Beckens. Leipzig 1900. — SEMMELWEIS, PH.: Die Ätiologie, der Begriff und die Prophylaxis des Kindbettfiebers. Pest, Wien und Leipzig. Offener Brief an Dr. J. SPAETH. Pest 1861. (b) Der Meinungsunterschied zwischen mir und den englischen Ärzten über das Kindbettfieber, 1860. — SEMON: Bakteriologische Untersuchungen bei Puerperalfieber. Mschr. Geburtsh. **33**, H. 2 (1911). — SENFTLEBEN: Beiträge zur Lehre der Entzündung und den dabei auftretenden korpuskulären Elementen. Virchows Arch. **72**. — SHOEMAKER: Beckenabszeß durch Pneumokokkus. Amer. J. Obstetr. **1916**, 692. — SIEBOLD, v.: Handbuch zur Erkenntnis und Heilung der Frauenzimmer-Krankheiten. Wien 1831. — SIGWART, WALTER: (a) Verh. Ges. Geburtsh. Berlin, 26. Juni **1908**. — (b) Untersuchungen über die Hämolyse der Streptokokken in der Schwangerschaft und im Wochenbett. Arch. Gynäk. **87**, H. 2. (c) Zur prognostischen Bedeutung der Hämolyse der Streptokokken. Münch. med. Wschr. **1909**, Nr 22. (d) Zur Unterscheidung virulenter hämolytischer Streptokokken von avirulenten hämolytischen Streptokokken. Charité-Ann. **33**. (e) Zur Untersuchung pathogener und nicht pathogener Streptokokken. Zbl. Gynäk. **1919**. (f) Die Pathologie des Wochenbettes in Biologie und Pathologie des Weibes von HALBAN u. SEITZ, Bd. 8, Teil 1. 1927. — SKUTSCH: Diskussionsbemerkung zum Vortrag LITTAUER. Ref. Zbl. Gynäk. **1909**, Nr 5, 183. — SMITH, J. T.:

The prognostic value of the leucocyte count in pelvic suppurative conditions. Surg. etc. 16, 403 (1913). — Sommer, Kurt: (a) Die puerperale Sepsis. Z. Geburtsh. 94, 481—532. (b) Über pureperale Sepsis und Pyämie, ihre Differentialdiagnose und die Indikationsstellung zu ihrer Behandlung durch Venenunterbindung. Zbl. Gynäk. 1930, 843—849. — Speicher: Über einen Fall von retroperitonealem Tumor. Inaug.-Diss. Bonn 1916. — Speiser, Max: Puerperale Uterusgangrän. Zbl. Gynäk. 1928, 2458—2466. — Speyer: Karies der Symphyse und des Schambeins. Arch. Gynäk. 113 (1920). — Sprengel: Klinische Beiträge zu den diffusen entzündlichen Erkrankungen des Retroperitoneums und ihre Stellung zur Peritonitis. Arch. klin. Chir. 100, H. 2, 382 (1912). — Stach von Goltzheim: Über das Vorkommen der hämolitischen Streptokokken in der Außenwelt und deren Bedeutung für das Puerperalfieber. Inaug.-Diss. Straßburg 1910. — Stähler u. Winkler: Untersuchungen über den Bakteriengehalt des puerperalen Uterus. Mschr. Geburtsh. 11, 1027 (1900); Mschr. Geburtsh. 9, 737 (1899). — Stanca, Constantin: Neue Untersuchungen über den Fernschmerz bei weiblichen Adnexerkrankungen. Rev. Obst. etc. (rum.) 7, Nr 2, 107—113. — Steffeck: Über Desinfektion des weiblichen Genitalkanals. Z. Geburtsh. 15. — Steffen: Zur Thrombose der Vena spermatica bei puerperaler Pyämie. Verh. gynäk. Ges. Dresden. Ref. Zbl. Gynäk. 1908, 892. — Stephan: Zbl. Gynäk. 1921, 1666, 1922. — Sternberg: (a) Ein Beitrag zum Wesen der Saprophyten des weiblichen Genitalkanals. Z. Geburtsh. 84, H. 2, 465 (1921). (b) Lymphknoten. Handbuch der speziellen pathologischen Anatomie und Histologie. Henke u. Lubarsch, Bd. 1, Teil I. 1926. — Sticker, G.: Semmelweis. Z. Geburtsh. 87, H. 2 (Festschrift für Hofmeier). — Stoeckel: (a) Lehrbuch der Geburtshilfe. Jena 1930. (b) Lehrbuch der Gynäkologie. Leipzig 1930. — Stoeckel-Reifferscheid: Lehrbuch der Gynäkologie. Leipzig 1924. — Stolz, K.: Studien zur Bakteriologie des Genitalkanals in der Schwangerschaft und im Wochenbett. Graz 1903. — Stolz, M.: Großer Beckenabszeß, pararektale Freilegung und Eröffnung. Zbl. Gynäk. 1916, 951. — Strassmann, P.: Operierte Symphyseneiterung. Zbl. Gynäk. 1920, 966. — Stratz: (a) Ein Fall von eigentümlicher Parametritis. Ref. Gynäk. Rdsch. 1910, 620. (b) Zur Behandlung der Beckeneiterungen. Zbl. Gynäk. 1915, 811. — Strauss, H.: Die chronische, fieberhafte, ulzeröse Proktosigmoiditis. Berl. klin. Wschr. 1910. — Stromberg, Hch.: (a) Zur Anatomie des retroperitonealen Bindegewebes und zur Frage der retroperitonealen Eiterungen. Fol. urol. (Lpz.) 4, Jan. u. Febr.-H. (1910). (b) Kasuistischer Beitrag zur Frage der retroperitonealen Eiterungen. Fol. urol. (Lpz.) 5, Nr 2 (1910). — Swieten, van: Aphorismen, Tome 4. — Szili: Differentialdiagnose der intrapelvinen Eiterungen bei Frauen. Zit. Wien. med. Wschr. 1912, 680.

Tandler, J.: Literatur siehe Abschnitt Anatomie. — Tarnier: Asepsis et Antisepsis obstétrique, p. 6f. — Thaler: (a) Über die neueren Verfahren behufs bakteriologischer Differenzierung der puerperalen Streptomykose. Wien. klin. Wschr. 12, Nr 13 (1916). (b) Über eine genitale Infektion mit influenzaartigen Bazillen als Ursache eines Fiebers nach der Geburt. Zbl. Gynäk. 1917, Nr 1, 147. (c) Verh. dtsch. Ges. Gynäk. Innsbruck 1922; Arch. Gynäk. 117, 341 (1922). — Thaler u. Zuckermann: Zur Prophylaxe endogener Wochenbettfieber mittels 5%iger Milchsäurespülungen während der Schwangerschaft. Mschr. Geburtsh. 42, H. 1 (1915). — Thomen: Bakteriologische Untersuchungen normaler Lochien aus der Vagina und Cervix Schwangerer. Arch. Gynäk. 35. — Traugott: (a) Zur Differenzierung von Streptokokkenstämmen durch Frommes Lezithinverfahren. Z. Geburtsh. 66 (1910). (b) Zur Frage der Bakteriologie und der lokalen Behandlung des fieberhaften Abortes. Z. Geburtsh. 68 (1911). (c) Nichthämolytische Streptokokken und ihre Bedeutung für die puerperalen Wunderkrankungen. Z. Geburtsh. 71, H. 3 (1912). (d) Zur Technik und Bedeutung der bakteriologischen Untersuchung des Uterussekretes in der Praxis. Münch. med. Wschr. 1912, Nr 4. (e) Über die Ätiologie und Prophylaxe der endogenen puerperalen Infektion. Zbl. Gynäk. 1913, Nr 52. — Traugott u. Marg. Goldstrom: (a) Über die bakteriologische Untersuchung des Vaginalsekrets und seine prognostische Bedeutung für den Verlauf des Wochenbetts. Zbl. Gynäk. 1913, Nr 7. (b) Über die Bedeutung des Nachweises von Streptokokken im Vaginalsekret Kreißender. Z. Geburtsh. 73, 737. — Traugott u. Küster: Über den Wert des Ausstrichpräparates für die Untersuchung der Genitalsekrete. Mschr. Geburtsh. 35, H. 6, 739 (1912).

Uffenorde: Die Angina und ihre septischen Folgezustände. Berlin 1929. (Marburger Sitzungsberichte.)

Vahle: Über das Vorkommen von Streptokokken in der Scheide Gebärender. Z. Geburtsh. 35, H. 2, 199. — Veit, J.: (a) Die Anzeigepflicht beim Kindbettfieber. Universitätsprogramm Halle 1908. (b) Zur Diagnose des Puerperalfiebers. Gynäk. Rdsch. 3, H. 1 (1909). (c) Zur Diagnose des Puerperalfiebers. Gynäk. Rdsch. 3, Nr 1 (1909). (d) Zur Diagnostik und Therapie des Puerperalfiebers. Prakt. Erg. Geburtsh. 2, 1 (1910). (e) Weitere Beiträge zur Pathologie und Therapie des Puerperalfiebers. Prakt. Erg. Geburtsh. 2, 223 (1910). (f) Weitere Untersuchungen über die Entstehung puerperaler Infektion. Prakt. Erg. Geburtsh. 4, H. 1 (1911). — Vignes, H.: (a) Phlegmasia alba dolens. J. f. part. 35, Nr 38, 609—612 (1921). (b) Le phlegmon juxtauterin dans les suites de couches. J.

des Prat. **35**, No 46, 497 (1921). — VIKULO, A.: Zur Frage der chirurgischen Behandlung der Parametritis mittels extraperitonealen Leibschnittes. Ginek. (russ.) **7**, 422—427 u. deutsche Zusammenfassung, S. 427. — VILLARD, E.: La paramétrite douloureuse d'origine cervicale. Rev. franç. Gynéc. **25** (1930). Ref. Ber. Geburtsh. **18**, H. 4/5 (1930). — VINAY: Du tétanos puerpéral. Lyon méd. **1891**. — VIOLET: Über einige Fälle von septikämischer Beckenzellgewebsentzündung nach WERTHEIMscher Operation. Lyon méd. **1912**, No 47/48. — VIRCHOW, R.: Virchows Arch. **23** (1862). — VITAL, QUA: Parametritis posterior. Rev. españ. Obstetr. **8**, No 94, 933 (1923). Ref. Ber. Gynäk. **45**, 258. — VOIGT, JULIUS: Rechtsseitige Nierentuberkulose mit rechtsseitiger Parametritis. Z. Urol. **5** (1910). — VYSTAVEL: Die Hämolyse der Streptokokken als variable Eigenschaft. Wien. klin. Wschr. **1912**, Nr 4.

WAGNER, G. H.: (a) Zur Behandlung des Kreuzschmerzes. Verh. dtsch. Ges. Gynäk. Innsbruck **1922**; Arch. Gynäk. **117**, 339 (1922). (b) Gonorrhöe des weiblichen Geschlechtsapparates. Biologie und Pathologie des Weibes von HALBAN-SEITZ, Bd. 5, Teil 1, S. 440. Wien u. Berlin: Urban & Schwarzenberg 1926. — WAGNER-HOHENLOBBESE: Die Bedeutung der Muskel und Zellgewebserkrankung für die abdominale, speziell gynäkologische Diagnostik und Therapie. Münch. med. Wschr. **1910**, Nr 16, 876. — WALDEYER: Über das Vorkommen von Bakterien bei der diphtherischen Form des Puerperalfiebers. Arch. Gynäk. **3**, 295 (1872). — WALTER, O.: Beiträge zur Anatomie und Klinik parametraner Exsudate unter besonderer Berücksichtigung der Beugestellung des Oberschenkels nach Psoabszeß. Arch. Gynäk. **114**, 557 (1921). — WALTHARD: (a) Bakteriologische Untersuchungen des weiblichen Genitalsekrets in graviditate und in puerperio. Arch. Gynäk. **38**, 201 (1895). (b) Das pathologische Wochenbett. STÖCKELs Lehrbuch der Geburtshilfe, S. 770. (c) Spezielle Bakteriologie der puerperalen Wunderkrankungen. v. WINCKELs Handbuch der Geburtshilfe, Bd. 3, Teil 3. Wiesbaden 1906. — WALTON u. MEDALIA: Der hämolytische Streptokokkus und die puerperale Septikämie. Surg. etc. **15**, Nr 6. — WARD, GEORG GRAY: Klinische Beobachtungen über die Behandlung akuter Beckenentzündungen. Amer. J. Obstetr. **71**, Nr 6 (1915). — WARNEKROS, K.: (a) Über drei bemerkenswerte Fälle von puerperaler Pyämie. Arch. Gynäk. **97**. (b) Bakteriologische Untersuchungen bei Fieber und Wochenbett bei Aborten und während der Geburt. Zbl. Gynäk. **1911**, Nr 28. (c) Plazentare Bakteriämie. Arch. Gynäk. **100**, 173 (1913). (d) Zur Prognose der puerperalen Fiebersteigerung auf Grund bakteriologischer und histologischer Untersuchungen. Arch. f. Gynäk. **104**, 301 (1915). — WARNER: (a) Parametritis und Nierenleiden. Dtsch. Z. Chir. **206**, H. 4/5 (1927). (b) Zur Differentialdiagnose zwischen entzündlichen Adnextumoren und Ureterempyem. Berl. urol. Ges., Sitzg 27. Nov. 1928; Z. Urol. **23** (1929). — WATHINS: Pelvine Entzündung der Frau. J. amer. med. Assoc. **1916**, 2031. — WATSON, B. P.: Postpartum pelvic infections. Amer. J. Obstetr. **16**, 536—546. — WEGELIUS: Bakteriologische Untersuchungen der weiblichen Genitalsekrete während der Entbindung und des Wochenbetts, mit besonderer Berücksichtigung der Frage der Selbstinfektion. Arch. Gynäk. **88**, H. 2. — WEGNER: Durchbruch eines parametrischen Exsudats durch das Foramen ischiadicum. Ges. Charité-Ärzte Berlin 1901. Dtsch. med. Wschr. **1901**, Nr 8. — WEGSCHEIDER: SEMMELWEIS und LISTER. Z. Geburtsh. **87**, 661 (1924). — WEISHAUPT: Grippe und Peritonitis. Zbl. Gynäk. **1919**, Nr 27, 537. — WERTHEIM: Die aszendierende Gonorrhöe beim Weibe. Arch. Gynäk. **41** (1892). — WETZELE: Über einen Fall von Peritonitis pneumococcica extragenitalen Ursprungs bei einer Puerpera. Münch. med. Wschr. **1915**, Nr 4. — WHITEHOUSE, BECKWITH: The ecpectant treatment of pelvic inflammation. J. Obstetr. **34**, Nr 2, 190—198, 360—389. — WIDAL: Étude sur l'infection puerpérale. Thèse de Paris **1889**, 10. — WIESBADER, HANS: Die Bedeutung der Ligamenta sacro-uterina in der Gynäkologie. Mschr. Geburtsh. **79**, H. 3 (1928). — WILDBOLZ: Der Gonokokkus. v. WINCKELs Handbuch der Geburtshilfe, Bd. 3, Teil 2. Wiesbaden 1906. — WILLIAMS: (a) The bacteria of the vagina and their practical significance. Amer. J. Obstetr. **2** (1898). (b) The cause of the conflicting statements concerning the bacteriae contents of the vaginal sekretion of the pregnant women. Amer. J. Obstetr. **2**, 807 (1898). — WINAWER: Parametritis posterior und ihre Behandlung durch THURC-BRANDTs-Methode. (Massage). Warszaw. Czas. lek. **9**, 318 (1889). — WINCKEL, v.: Behandlung der von weiblichen Genitalen ausgehenden Entzündungen usw. PETZOLD-STINTZINGs Handbuch der speziellen Therapie der inneren Krankheiten. Pathologie und Therapie des Wochenbettes, 1896. S. 188. — WINKLER, KARL: Lymphgefäße. Handbuch der speziellen pathologischen Anatomie und Histologie von HENKE-LUBARSCH, Bd. 2. 1924. — WINTER: (a) Die Mikroorganismen im Genitalkanal der gesunden Frau. Z. Geburtsh. **14** (1888). (b) Über Selbstinfektion. Zbl. Gynäk. **1911**, 1495. Der neue Gesichtspunkt in der Selbstinfektion. Zbl. Gynäk. **1912**, Nr 2, 47. — WINTERNITZ: Die diagnostische und therapeutische Nutzanwendung der bakteriologischen Untersuchung der Uterushöhle bei Fieber im Wochenbett. Verh. dtsch. Ges. Gynäk. **9**, 591 (1901). — WOLFF, PAUL: Über retroperitoneale Abszesse nach Appendizitis. Inaug.-Diss. Heidelberg, Febr. 1910. — WONG, AMOS I. H.: A case of infection with B. Welchii during labour. [Ein Fall von Infektion mit Gasbrandbacillus

(Bacillus Welchii) während der Geburt]. China med. J. **44**, 46—49 (1930). Ref. Ber. Gynäk. **18**, 163 (1930). — Wormser: Zur Frage nach dem Keimgehalt des Uterus in den späteren Tagen des normalen Wochenbettes. Beitr. **14**, H. 1. — Worrel, R.: Treatment of pelvic suppuration. Surg. etc. **40**, 174 (1925).

Zangemeister: (a) Der heutige Stand der Streptokokkenfrage insbesondere für die Geburtshilfe. Münch. med. Wschr. **1907**, Nr 21. (b) Streptokokkus und Wochenbett. Verh. 13. Kongr. dtsch. Ges. Gynäk. **1909**. (c) Bakteriologische Untersuchung des Lochial-sekretes. Verh. 13. Kongr. dtsch. Ges. Gynäk. Straßburg **1909**. (d) Über die Verbreitung der Streptokokken im Hinblick auf ihre Infektiosität und ihre hämolytische Eigenschaft. Münch. med. Wschr. **1910**, 1268. (e) Die bakteriologische Untersuchung im Dienste der Diagnostik und Prognostik der puerperalen Infektion, S. 28. Berlin: S. Karger 1910. (f) Über puerperale Selbstinfektion. Münch. med. Wschr. **1911**, Nr 33; Arch. Gynäk. **92**, H. 1 (1911). (g) Zur Frage der Wundinfektion. Münch. med. Wschr. **1912**, Nr 1. (h) Tempe-raturempfindlichkeit der Streptokokken und Fiebertherapie. Mschr. Geburtsh. **61** (1923). (i) Lehrbuch der Geburtshilfe. Leipzig 1927. — Zangemeister-Kirstein: Zur Frage der Selbstinfektion. Arch. Gynäk. **104**, 1. — Zangemeister u. Pforte: Streptokokkus und Wochenbett. Verh. 13. Kongr. dtsch. Ges. Gynäk. Straßburg **1909**, 204. — Zaskin: Über die hämolytischen Streptokokken in der Pathologie des Puerperiums (russ.) J. Geburtsh. **1913**, 377. — Ziegenspeck: (a) Über normale und pathologische Anhaftung der Gebär-mutter und ihre Beziehungen zu deren wichtigsten Lageveränderung. Arch. Gynäk. **31**, 1 (1887). (b) Verh. dtsch. Ges. Gynäk. Gießen 1901, Bd. 9, S. 601. (c) Parametritis chronica und Lageveränderung des Uterus. Gynäk. Kongr. Halle 1913. Ref. Zbl. Gynäk. **2**, 284 (1913). (d) Parametritis chronica und Lageveränderungen des Uterus. Zbl. Gynäk. **2**, 284 (1913). — Zöppritz: (a) Über Streptokokkenversuche. Med. Klin. **1909**, Nr 30, 1112. (b) Über Hämolyse der Streptokokken. Verh. 13. Kongr. dtsch. Ges. Gynäk. Straßburg **1909**, 289. (c) Über bakterizide Eigenschaften des Vaginalsekretes und des Urins Schwan-gerer. Mschr. Geburtsh. **33**, 287 (1911). — Zweifel, E.: Versuche zur Beeinflussung des Bakteriengehaltes der Scheide Schwangerer durch medikamentöse Spülungen. Mschr. Geburtsh. **39**, H. 4, 459 (1914). — Zweifel, P.: (a) Vortrag über Semmelweis. Eröffnungs-rede der 7. Tagg Ges. Gynäk. Leipzig 1897, S. 5 der Verhandlungen. (b) Der Scheiden-inhalt Schwangerer. Secretio vaginalis gravidarum chemisch untersucht. Arch. Gynäk. **86** (1908). (c) Das Kindbettfieber. Döderleins Handbuch der Geburtshilfe, Bd. 3, S. 254. München u. Wiesbaden: J. F. Bergmann. (d) Ing. Phil. Semmelweis Ätiologie, Begriff und Prophylaxe des Kindbettfiebers (1861). Klassiker der Medizin, herausgeg. von K. Sudhoff. Leipzig: Joh. Ambros. Barth 1912. (e) Die Verhütung des durch Spontan-infektion verursachten Wochenbettfiebers. Zbl. Gynäk. **1913**, 39, 1443.

D. VI, VII und VIII. Aktinomykose, Echinokokken und andere parasitäre Erkrankungen (Ascaris lumbricoides, Oxyuris vermicularis).

Ahlström, Erik: Ein Fall von Aktinomykose in den Adnexen der weiblichen Genitalien. Acta obstetr. scand. (Stockh.) **9**, 1—29 (1930). Ber. Gynäk. **18**, 227 (1930). — Albrecht: Kasuistische Beiträge zur Differentialdiagnose zwischen Genital- und den Abdominal-tumoren des Weibes. Inaug.-Diss. Gießen 1904. — Alglave: Vulomineux kyste hydatique de la ligament large gauche. Bull. Soc. Chir. Paris **39**, 1018 (1913).

Barré: Bull. Soc. Anat. Paris **1928**. Angef. nach Schatz 1885 und Nürnberger 1926. — Barth, Hermann: Über Parametritis actinomycotica und ihre Entstehung. Arch. Gynäk. **134**, H. 2 (1928). — Bax: Aktinomykose und Abortus provactus. Nederl. Tijdschr. Verloskde **32**, H. 1, 54—60 (1927). Ref. Ber. Gynäk. **12**, 655. — Beauvais: Bull. Soc. Anat. Paris **1845**. Angef. nach Schatz 1885 und Nürnberger 1926. — Bertino: Ann. Obstetr. **33** (1911). — Birnbaum: Mschr. Geburtsh. u. Frauenkrkh. **24** (1864). — Blacker: A case of hydatid cyste complicating pregnancy. The J. Obstetr., Nov. **1908**. — Bloch: Über einen Fall von ausgedehnter Aktinomykose des weiblichen Genitale, der Lungen und der Pleura. Arch. Gynäk. **145** (1931). — Blot: C. r. Soc. Biol. Paris **1859**. Angef. nach Franta 1902 und Nürnberger 1926. — Bogajewski: Ein Fall von Ovarienechino-kokkus. Ref. Zbl. Gynäk. **1903**, 318. — Bonamy, M. R.: Cyste hydatique du cul de sac posterieur. Soc. Chir. Paris, 29. Nov. 1912. — Bongartz: Dtsch. med. Wschr. **1902**, Ver.-Beil., 308. — Bondy: Parametritis actino-mycotica. Zbl. Gynäk. **1910**, Nr 38. — Bonnaire et Metzger: Echinokokkus und Gravidität. Soc. Obstétr. et Pédiatr. Paris. Ref. Zbl. Gynäk. **1910**, 1058. — Bonorden: Ein Fall von Strangulation des ausgetragenen Kindes, Tymponia uteri und Entleerung eines Echinokokkus. Mschr. Geburtsh. **6**, 513 (1897). — Borisova, N. u. A. Osjakina: Zwei Fälle von Primärechinokokkus des kleinen Beckens. Ž. Akuš. (russ.) **38**, H. 1 (1927). Ref. Ber. Gynäk. **15**, H. 2 (1929). — Boström: Unter-suchung über Aktinomykose des Menschen. Beitr. path. Anat. **9** (1891). — Branden-stein: Über Bauchaktinomykose. Dtsch. med. Wschr. **1920**, 603. — Brickner: Pelvic actinomycosis. Ann. Surg. **81**, 343 (1925). — Bride, J. Webster: Hydatic cysts (Taenia

Echinokokkus) in the broad ligament. J. Obstetr. 37 (1930). Ref. Ber. Gynäk. 18, H. 4/5 (1930). — BRIL: Ein Geburtsfall, kompliziert mit Echinokokkensäcken in den Uteruswänden und DOUGLASSchen Raum. Ref. Zbl. Gynäk. 1882, 399. — BURG, ETE: Fall von aktinomykotischer Erkrankung des Eierstockes. Gyógyászat (ung.) 1930 II, 942—943. CAPKIN: Zur Frage über den Weg des operativen Eingriffes beim Echinokokkus des kleinen Beckens. Ginek. (russ.) 6 (1927). — CASALIS: J. Obstetr., Aug. 1907. — CHAMPNEYS: J. Obstetr. 1907. — CHARCOT: Mém. Soc. Biol. 1852. Angef. nach SCHATZ 1885 und NÜRNBERGER 1926. — CHIARI: Prag. med. Wschr. 1902, 19. — CHIARI, H.: Über das Vorkommen von Oxyuren im menschlichen Eileiter. Virchows Arch. 269 (1928). — CHRISTELLER: Aktinomykose der Portio uteri. Mschr. Geburtsh. 68 (1925). — CHROBAK: Echinokokkus des Beckenbindegewebes und der Leber. Zbl. Gynäk. 1899, 713. — CHUECO: Bauchdeckenechinokokkus bei der Frau. Serv. de Ginecol. Hosp. J. A. FERNÁNDEZ, Buenos Aires. Semana méd. 1930 II.

DASCHKEWITSCH, L. L.: Ein Fall von Echinokokkus im hinteren Douglas und in der Tuba Fallopii. Ref. Zbl. Gynäk. 1910, Nr 51, 1663. — DELACOURT: De la dystocie par Kystes hydatiques du bassin. Thèse de Paris 1901. — DIALTI: Echinococco primitivo del ligamento largo. Accademia des fisiocritici Siena, 28. Febr. 1909. — DOCTOR: Echinokokkus im Becken. Orv. Hetil. (ung.) 1901. — DOMBROWSKI: Echinokokkus der Leber, des Darmgekröses und des hinteren Douglas. Ž. Akuš. (russ.) 1902. Ref. Zbl. Gynäk. 1903, 1516. — DRAPER and STUDDIFORD: Report of a case of actinomycosis of the tubes and ovaries. Amer. J. Obstetr. 11, 603 (1926).

EBERLE: Ein Fall von Echinokokkus des Femur, des Hüftgelenks und der Beckenknochen. Vrač. Gaz. 1912, Nr 48. — ECKENSTEIN, KERMETH: Die Diagnose des Echinokokkus durch Komplementfixation. Lancet, 6. Aug. 1910. — ELDRIDGE: Echinokokkus in der Blase usw. Amer. J. Obstetr. 1881. Ref. Zbl. Gynäk. 1881, 376.

FALKENBURG: Übermannskopfgroßer Echinokokkus des Beckens. Dtsch. med. Wschr. 1918, 560. — FÁTYOL: Die Aktinomykose des Eierstockes. Orv. Hetil. (ung.) 1930 II, 839—841. — FEHMERS: Nederl. Tijdschr. Geneesk. 1901, Reihe 37. — FEKETE: Fall eines Beckenechinokokkus. Zbl. Gynäk. 1913, 1039. — FINSTERER: Echinokokkus in der hinteren Rektusscheide und im Douglas. Wien. klin. Wschr. 1912, Nr 49, 1950. — FISCHER: Ein Fall von Aktinomykose. Demonstration. Ref. Zbl. Gynäk. 1927, 2556. — FOTHERGILL, W. E.: Notes on two cases of hydatid cysts in the broad ligament. J. Obstetr. 33, 729 (1926) FRANKL, O.: Pathologische Anatomie und Histologie der weiblichen Genitalorgane. LIEPMANNs Handbuch, Bd. 2. 1914. — FRONTA: Ann. Gynéc. et Obstétr. 1902. — FREUND, R.: Die Krankheiten des Beckenbindegewebes. Handbuch der Gynäkologie von VEIT, 2. Aufl., Bd. 5. Wiesbaden 1910. — FREUND, W. A.: Gynäkologische Klinik. Straßburg 1885. Arch. Gynäk. 15 (1879). — FREUND, W. A. and CHADWICK: Amer. J. Obstetr. 4. Angef. nach W. A. FREUND: Gynäkologische Klinik. — FRIES: Beckenechinokokkus bei Schwangerschaft im myomatösen Uterus. Dtsch. med. Wschr. 1912, Nr 12, 58; Zbl. Gynäk. 1912, 1209. — FÜTH, H.: Biologie und Pathologie des Weibes von HALBAN u. SEITZ, Bd. 5, Teil 2. Wien u. Berlin: Urban & Schwarzenberg 1926.

GAILLET: Arch. gén. Méd. 13, 1869). Angef. nach NÜRNBERGER 1926. — GASBARRINI: Un cas de kyste à échinocoque de l'espace de RETZIUS. Riforma med., 23. Aug. 1909. — GAU: Des kystes hydatiques du ligament large. Ref. Zbl. Gynäk. 1905, 735. — GELDNER: Aktinomykose der Organe. Mschr. Geburtsh. 18 (1903). — GERSCHONOWITSCH: Vier Fälle von Echinokokken der inneren weiblichen Genitalien. Inaug.-Diss. Breslau 1908. — GINZBURG: Angef. nach NÜRNBERGER 1926. — GRAINGER, STEWART and MUIR: Edinburgh Hosp. Reports I. Ref. Mschr. Geburtsh. 1 (1895). — GROSSDOV: Zur Frage über den Echinokokkus bei Frauen. Ginek. (russ.) 7 (1928). — GIORDANO: La clinica moderna, 30. Juni 1905, angef. nach NÜRNBERGER 1926. Riforma med. 1898, angef. nach BLOCH 1931. — GUICCIARDI: Ginecologia, 1907, angef. nach R. FREUND: VEITs Handbuch der Gynäkologie, 2. Aufl., 1910. — GUSSAKOW: Echinococcus retro cervicalis extra peritonealis als Hindernis der Spontangeburt. Zbl. Gynäk. 1912, Nr 28, 924.

HABEL: Virchows Arch. 146 (1896). — HAMANT: Contribution à l'étude de l'echinococce secondaire abdominale pelvicune et son traitement. Thèse de Nancy 1913. — HAMM: Straßburg. med. Ztg 1906. — HAMM u. KELLER: Beitrag zur Kenntnis der Aktinomykose der weiblichen Geschlechtsorgane. Beitr. Geburtsh. 14, 239 (1909). — HART, BERRY: J. Obstetr. 1902 II. — HASELHORST: Aktinomykose der weiblichen Genitalorgane als Abtreibungsfolge. Arch. Gynäk. 134, 561 (1928). — HAUPT: Drei Fälle von Echinokokkengeschwulst im weiblichen Becken. Inaug.-Diss. Halle 1902. — HEDINGER: Aktinomykose der Tuba fallopiae. Demonstr. Med. Ges. Basel, 23. Jan. 1913. Ref. Dtsch. med. Wschr. 1913, 488. — HEGAR: Diskussionen zu W. A. FREUND. Arch. Gynäk. 15 (1879). — HEIM, K.: Geschlossene Aktinomykose des Eierstocks. Zbl. Gynäk. 1932, 1266. — HELWIG: Actinomycosis of the Ovary and tube. Surg. etc. 40, 502 (1925). — HENDRICK: Askarisreste unter dem Bilde subseröser Uterusmyome. Zbl. Gyn. 1926, 3274. — HENKEL: Beckenknochen eines Falles von Echinococcus pelvis. Münch. med. Wschr. 1910, Nr 27, 1472. —

Henriot: De l'actinomycose des organes génitaux. Thèse de Lyon 1902. — Hill: Lancet 1863. Angef. nach Schatz 1885 und Nürnberger 1926. — Hofstätter: Ein weiterer Fall von Ascaris lumbricoides in einem Eileiter. Wien. klin. Wschr. 40 (1927). — Horalek: Aktinomykose des Genitales, speziell Ovariums. Čas. lék. česk. 64, 1411 (1925). Ref. Zbl. Gynäk. 1926, 1487. — Horn: Ges. Geburtsh. Köln, Sitzg 10. April 1907. Mschr. Geburtsh. 26 (1907). — Hüffer: Über Aktinomykose der weiblichen Genitalien, speziell des Uterus. Mschr. Geburtsh. 58 (1922).

Illich: Beitrag zur Klinik der Aktinomykose. Wien 1892. — Illyes: Seltene Lagerung eines Echinokokkus. Ref. Wien. klin. Wschr. 1911, Nr 31. — Isbruch, E.: Ein seltener Fall von Echinokokkus im weiblichen Becken. Inaug.-Diss. Jena 1917. — J. Israel: Klinische Beiträge zur Kenntnis der Aktinomykose des Menschen. A. Hirschfeld 1885.

Jemtel: Bull. Soc. Anat. Paris 1905. — Jonassen: Echinokoksygdommen belyst red. Island. Laeg. Erfaring 1882. Angef. nach Nürnberger 1926.

Kaufmann, Eduard: Lehrbuch der speziellen pathologischen Anatomie, 1922. S. 672. — Klob: Zbl. Bakter. 31 (1904). — Knauer, F.: Über einen Fall von Echinokokkus im weiblichen Becken. Inaug.-Diss. Leipzig 1913. — Kohler, B.: Aktinomykose des Bauchfelles. Frankf. Z. Path. 15, 146 (1914). — Kreurich, J.: Von der Beckenhöhle ausgehender Echinokokkussack. Gynäk. Rdsch. 1913, 174. — Kroph, v.: Echinokokkus des weiblichen Genitales. Zbl. Gynäk. 1912, Nr 52, 1763. — Kröner, M.: Beitrag zur Lehre von der Echinokokkuskrankheit. Inaug.-Diss. Erlangen 1913. — Küstner: (a) Zbl. Gynäk. 1912, 116. Mschr. Geburtsh. 26, 606 (1907). (b) Kurzes Lehrbuch der Gynäkologie. Jena 1922. — Kuschnir: Echinokokkenzyste im kleinen Becken. Vrač. Gaz. 1911, Nr 10. — Kusmin: Über Echinokokkus der weiblichen Genitalspaltsphäre. Nachr. Kaiser-Nikolai-Univ. 9 (1913).

Leith: Lancet 1909. — Leudet: C. r. Soc. Biol. Paris 1856, angef. nach W. A. Freund: Gynäkologische Klinik. — Lexer: Allgemeine Chirurgie, 14. Aufl. Stuttgart: Ferdinand Enke 1922. — Lieblein: Beitr. klin. Chir. 27 (1900). — Litten: Dtsch. med. Wschr. 1900, Ver.beil., Nr 3. — Louros: Echinokokkenzyste im Douglas als Geburtshindernis. Zbl. Gynäk. 1922, 178. — Lüer, Martin: Zwei Fälle von vereitertem, retroperitoneal gelegenem Echinokokkus. Inaug.-Diss. Greifswald 1911.

Maiss: Echinokokkus der Bauchhöhle und des Beckenbindegewebes. Mschr. Geburtsh. 35 (1911). — Maluschew: Über Echinokokkeninfektion des weiblichen Beckens. Mschr. Geburtsh. 81 (1929). — Martin, A.: Handbuch der Krankheiten der weiblichen Adnexorgane, Bd. 3. Berlin 1906. — Martin, H.: Über einen Fall von Echinococcus alveolaris als Geburtshindernis. Inaug.-Diss. Jena 1911. — Martini: Breslau. ärztl. Ztg 1879, angef. nach Nürnberger 1926. — Martius: Über weibliche Genitalaktinomykose. Münch. med. Wschr. 1930 I, 392. — Masljukov, M.: Zur Diagnostik des Echinokokkus in der weiblichen Beckenhöhle. Sibir. Arch. Med. 3, H. 3, 185—192 (1928). — Matschan, W. J.: Zur Kasuistik der Echinokokkenzysten am breiten Gebärmutterbande. Arch. Gynäk. 131, 588—599 (1928). — Mayer, Aug.: Echinokokkus im Beckenbindegewebe. Inaug.-Diss. Gießen 1900. — Mayer, K.: Zur Serodiagnostik der Echinokokkenerkrankung. Berl. klin. Wschr. 28 (1910). Middeldorpf: Dtsch. med. Wschr. 1884. — Minervini, Raffaele: Cisti da echinococco ligamento largo dell' utero. Ginec. internaz. Sci. med. 1, 15. Genua 1911. — Mirto: Ann. Ostetr. 29 II. Angef. nach Nürnberger 1926. — Mitra: Über Aktinomykose der weiblichen Geschlechtsorgane, besonders der Portio. Inaug.-Diss. Berlin 1924. — Moosbrugger: Bruns' Beitr. 2 (1886). — Morrow: A case of actinomycosis of the pelvis. N. Y. med. J. 88, 406 (1908). — Moser: Retroperitonealer Echinokokkus. Berl. klin. Wschr. 1913, 800.

Neuhäuser: Über Aktinomykose der weiblichen Genitalien. Dtsch. med. Wschr. 1907. — Newman: Trans. obstetr. Soc. Lond. 1862, 1875, angef. nach Nürnberger 1926. — Noesske: Die Strahlenpilzkrankheit des Menschen. Dtsch. Chir. Lief. 10a. Stuttgart: Ferdinand Enke 1922. — Nürnberger: Aktinomykose, Echinokokkus usw. Handbuch der Biologie und Pathologie des Weibes von Halban u. Seitz, Bd. 5, Teil 1. 1926. Zbl. Gynäk. 1924. — Nyulasy: Brit. med. J., 15. Juli 1911.

Oliver: Multilokulärer Echinokokkus im linken Ligamentum latum. Schwangerschaft. Lancet 1912 I. — Orbe: Trans. path. Soc. Lond. 1854, angef. nach Nürnberger 1926. — Orlow: Über Echinokokkus der Beckenhöhle. Russk. Vrač. 1905, Nr 3. Ref. Zbl. Gynäk. 1906, 832. — Ottow: Zur Kenntnis der Echinokokkenzysten des Cavum retrouterinum im Kindesalter. Zbl. Gynäk. 1918, 681.

Park: Med.-chir. Trans. 1817, angef. nach Nürnberger 1926. — Pauls: Preuß. Med.ztg 1861, angef. nach Nürnberger 1926. — Polosson u. Murard: Multiple Hydatidenzysten im Abdomen und Beckenraum. Lyon méd. 1912, No 3. Ref. Zbl. Gynäk. 1913, 250. — Poncet-Tédénant: Gaz. Hôp. 1906, No 79. — Porak: Gaz. hebd. 1884, angef. nach Nürnberger 1926. — Psaltoff: Vereiterter anteuteriner Echinokokkus. Rev. de Chir. 1911, No 11.

Redtenbacher: Wien. klin. Wschr. 1893. — Regnier: Z. Heilk. 15 (1894). — Reifferscheid: Angef. nach Nürnberger 1926. — Richter: Diskussion zu Fischer. Ref. Zbl.

Gynäk. **1927**, 2556. — RODRIGUER u. YUNQUERA: Zwei Fälle von Echinokokkus des weiblichen Genitalapparates. Rev. españ. Obstetr. **11** (1926). — ROHDE: Arch. Heilk. **1876**. — ROSENSTEIN: Über die Aktinomykose der weiblichen Adnexe, in BAUMGARTENs Arbeiten aus dem Pathologischen Institut zu Tübingen, Bd. 4, S. 284. 1904. — ROSENSTEIN, PAUL: Die Aktinomykose der menschlichen Harnorgane. Berl. klin. Wschr. **1918**, Nr 5. — ROSTHORN, v.: Die Krankheiten des Beckenbindegewebes. VEITs Handbuch der Gynäkologie, 1. Aufl., Bd. 3, 2, S. 1025. 1899. — ROUTIER: Angef. nach NÜRNBERGER 1926. — ROUX: Clin. Hôp. et Ville Paris, 5. April **1828**. Angef. nach SCHATZ 1885. — RUSSEL: J. Obstetr. Nov. **1908**.

SABADINI: Ver lumbricoide dans un phlegmon du ligament large des suites de couches. Bull. Soc. Obstetr. Paris 2, 787 (1913). — SAMTER: Arch. klin. Chir. **43**, 257 (1892). — SAVARIAND: Rev. Gynéc. et Chir. abdom. **1903**. — SCHATZ: (a) Echinokokkus im Ligamentum latum. Arch. Gynäk. **9** (1874). (b) Beiträge mecklenburgischer Ärzte zur Lehre von der Echinokokkenkrankheit. Stuttgart 1885. — SCHAUTA, F.: Echinokokkus als Geburtshindernis. Gynäk. Rdsch. **1915**, 359. — SCHILLER: Aktinomykose der Ovarien. Zbl. Gynäk. **1913**, 1360. — SCHLAGENHAUFER: Virchows Arch. **184**. — SCHLEGEL: Handbuch der pathogenen Mikroorganismen, Bd. 5, Lief. 7. KOLLE u. WASSERMANN 1927. — SCHMIDT: Beiträge zur Genitalaktinomykose. Zbl. Gynäk. **1924**. — SCHRÖDER, K.: Angef. nach W. A. FREUND: Gynäkologische Klinik. — SCHRÖDER, ROBERT: (a) Die Echinokokkenerkrankung in der Gynäkologie und Geburtshilfe. Mschr. Geburtsh. **47**, 509 (1918). (b) Aktinomykose des Ovariums. Zbl. Gynäk. **1922**. (c) Lehrbuch der Gynäkologie, 2. Aufl., 1926. — SCHUGT: (a) Parametritis actinomycotica. Mschr. Geburtsh. **69**, 192 (1925). (b) Zur Klinik der Genitalaktinomykose. Münch. med. Wschr. **1930** I. — SEERIG: Schmidts Jb. **1834**. Angef. nach SCHATZ 1885. — SEITZ: Zahlreiche Echinokokkusblasen, entstammend einem Fall von Echinokokkus des Beckenbindegewebes. Münch. med. Wschr. **1912**, Nr 1, 53. — SHATTOCK: Angef. nach ILLICH 1892, NÜRNBERGER 1926. — SIBILLE: Acad. de Chir., Febr. **1755**. Angef. nach SCHATZ 1885. — SILLER: Multipler Echinokokkus des Peritoneums und des Beckenbindegewebes. Zbl. Gynäk. **1901**, 1305. — SPRENGELL: Ein Beitrag zur Kenntnis der doppelseitigen aktinomykotischen Erkrankung der Tuben. Med. Klin. **1930** II, 1040—1042. — STARZEW, N.: Ein Fall von primärem Echinokokkus im Cavum Douglasie. Ref. Ber. Geburtsh. **15**, 731 (1929). — STEIN: Aktinomykosis des Ovariums und der Fallopischen Tube. Mschr. Geburtsh. **78**, 200 (1928). — STRADA: Arch. Sci. med. **31** (1907). — STRASSMANN, P.: Vaginale Radikaloperation bei Echinokokkus im Becken und Omentum. Zbl. Gynäk. **1910**, 193.

TAYLOR u. FISCHER: Lancet **1909**. — THOMPSON: Brit. med. J., 27. April **1907**. — TIETZE: Sieben Fälle schwerster Schädigung durch Intrauterinpessare (ein Fall von isolierter Genitalaktinomykose). Dtsch. med. Wschr. **1930** II, 1307—1309. — TÖNNIES: Ein Fall von primärer Ovarialaktinomykose. Inaug.-Diss. Straßburg 1911. — TRAPL: Aktinomykosis vulvae. Ref. Zbl. Gynäk. **1913**, 1898. — TSCHAMER: Über Vorkommen lebender Oxyuren in der Tube. Zbl. Gynäk. **1919**, 989.

VEROCAY: Verh. dtsch. path. Ges. **1905**. Ref. Pathologie und pathologische Anatomie, 1905.

WÄTJEN: Beitrag zur Histologie des Pyovariums. Beitr. Geburtsh. **16**, 316 (1911). — WAGNER: Surg. etc., Febr. **1910**. — WEBER, F. K.: Zur Frage über vielfältigen Echonokokkus der Bauchhöhle. Ref. Mschr. Geburtsh. **34**. — WERTHEMANN: Virchows Arch. **255** (1925). — WIELAND: Angef. nach NÜRNBERGER 1926. — WIENER: Über Echinokokkengeschwülste des Beckens als Geburtshindernis. Arch. Gynäk. **11**, 576 (1877). — WUNDERLICH: Arch. physiol. Heilk. **1858**. Angef. nach NÜRNBERGER 1926. — WUNSCHIK: Über Ovarialaktinomykose mit einem Beitrag zur Kasuistik derselben. Inaug.-Diss. Leipzig 1913.

ZEMANN: Wien. med. Jb. **1883**. — ZWINTZ: Wien. med. Presse **1905**, Nr 10.

D. X, D. XI a. 1 und 2. Adenomyosis, Adenofibrosis, Adenomyom sowie die Blastome des Beckenbindegewebes und der Ligamente.

Die primären Neubildungen. 1. und 2. Bindesubstanzgeschwülste.

ABOTT: Bilateral and multiple myofibromata springing from the mesovarium. Northwest Lancet **1891**. — AICHEL: Rhabdomyom des Ligamentum rotundum. Mschr. Geburtsh. **35** (1911). — ALFIERI, E.: Fibromiomi de ligamento largo. Ginecologia **10**, 65 (1913). — AMANN: (a) Die Neubildungen des Beckenbindegewebes in A. MARTIN: Krankheiten der Adnexe. Berlin 1906. (b) Mschr. Geburtsh. **14**. (c) Mschr. Geburtsh. **19**. (d) Mschr. Geburtsh. **23**. (e) Fibrosarkom des Beckenbindegewebes. Mschr. Geburtsh. **28** (1908). (f) Zerfallenes Beckenbindegewebsfibrom. Münch. gynäk. Ges., 10. März 1910. Mschr. Geburtsh. **32** (1910). (g) Drei Fälle von Adenomyositis retrouterina. Zbl. Gynäk. **1912**, 1224. (h) Myosarkom des Ligamentum latum bei Gravidität. Zbl. Gynäk. **1914**, 1076. (i) Stieltorquiertes Fibrom des Ligamentum latum mit außerordentlicher ödematöser Durchtränkung des Tumors sowie papilläres Fibrom des Septum urethro-vaginale. Münch.

gynäk. Ges., Sitzg 20. Mai 1915. Zbl. Gynäk. **1915**, 527. — ASCHHEIM: (a) Retroperitoneales gemischtzelliges Sarkom. Ges. Charité-Ärzte Berlin, 5. Dez. 1912. (b) Demonstration eines retroperitonealen Sarkoms. Berl. klin. Wschr. **1913**, 181.

BABES: Pathologisch-anatomische Studie über die zystischen Myome des Ligamentum latum. Gynéc. et Obstétr. 1 (1922). — BALEWSKY: Ein Fall von Sarkom im Beckenbinde-gewebe. Inaug.-Diss. Berlin 1912. — BERLASCHOFF: Lipom des breiten Mutterbandes. Festschrift für POBSDINSKY, Moskau. Frommels Jber. **1914**, 96; Zbl. Gynäk. **5**, 466 (1914). — BAUEREISEN: Über mannskopfgroßes Myosarkom. Mschr. Geburtsh. **35** (1911). — BECK: Fibromyom, vom Beckenbindegewebe ausgehend. Zbl. Gynäk. **1913**, 738. — BEGOUIN: (a) Fibrome du ligament large. Soc. Obstétr. et Gynéc Bordeaux, 8. Febr. 1921. Gynécologie **20** (1921). (b) Chordome du lig. large en voie de necrobiose. Bull. Soc. Obstétr. Paris **14** (1925). — BEGOUIN und MASSÉ: Tumeur des lig. large. Bull. Soc. Obstétr. Paris **15**, No 1 (1926). — BENDER, K.: Fibrome du ligament large avec un fibrome de l'uterus. Rev. Gynéc. **22**, 435 (1914). — BENEKE: 1. Tagg dtsch. path. Ges. 1898. — BERBLINGER: Neuroma amyelinicum des Nervus ischiadicus. Münch. med. Wschr. **1918**, 1091. — BLUHM: Zur Pathologie des Ligamentum rotundum. Arch. Gynäk. **55**, 647 (1898). — BOHNEN, P.: Ein paravaginal entwickeltes Rankenneurom. Mschr. Geburtsh. **71**, 51 (1925). — BONI: Ann. Ostetr. **1910**. Angef. nach O. FRANKL 1914. — BORRMANN: Ein Fall von Lipom des Ligamentum latum. Virchows Arch. **189** (1907). — BORST: Lehre von den Geschwülsten. Wiesbaden 1902. Echte Geschwülste im Lehrbuch der pathologischen Anatomie von ASCHOFF. Jena 1919. — BOVIN, E.: Fall von Adenomyom, des Ligamentum rotundum. Verh. obstetr.-gynec. Sekt. Ges. schwed. Ärzte. Hygiea (Stockh.) **1912**, Nr 4. — BREITUNG, G.: Ein doppeltes Ganglionneuroma sympaticum an der Vorderfläche des Os coccyzis als Geburtshindernis. Inaug.-Diss. Berlin 1914. — BRIN, H.: Volumineux myxome sous-péritonéal du ligament large avec prolongements fessier et vaginal. Rev. Gynéc., Oct. **1910**, 305. — BROSSOK, GEORG: Über das Neuroma ganglio-cellulare benignum et malignum. Beitr. klin. Chir. **74** (1911). — BRUHN: Inaug.-Diss. Jena 1887.

CALMANN: Hufeisenartig geformtes Myom des Beckenbindegewebes. Zbl. Gynäk. **1917**, Nr 3. — CALZAVARA: Ein Fall von Knochenbildung im runden Mutterbande. Zbl. Gynäk. **48**, 579 (1924). — CAMERON: Angef. nach O. FRANKL in LIEPMANNs Handbuch, 1914. — CHAMBES, G. u. R. DURAND: Großes Fibrosarkom des Ligamentum latum mit zentraler Nekrose. Bull. Soc. Anat. Paris **1919**. — CHATILLON: (a) Intern vereitertes Myom des Ligamentum rotundum. Gynäk. Helvet. **1916**. (b) Großes vereitertes Myom des rechten Ligamentum latum. Gynäk. Helvet. **16**. Ref. Mschr. Geburtsh. **52** (1920). — CHÉMIEUX: Cysto-sarcoma ligamenti lati sinistri. (6 kg). Arch. Tocol. et Mal. Femmes, Juli **1886**. — CHIARI: Naturforscherversammlung Düsseldorf 1898. — CHOMJAKOWA, A. P.: Zur Kasuistik der primären Fibromyome des Ligamentum latum. Ref. Zbl. Gynäk. **1911**, 1679. — COMMANDEUR: Fibrome du ligament large supposé au cours d'une infektion puerpérale. Angef. Mschr. Geburtsh. **34**, 402 (1913). — COVA, E.: Contributo allo studio dei sarcomi del connettivo pelvico e dell ovario. Fol. gynaec. (Genova) **16/17**, 1 (1923). — CRIPPS and WILLIAMSON: Brit. med. J. **1899**, 10. — CULLEN: Adenomyoma Ligamentum rotundum und Incarceratio omenti herniae ing. als einheitliche Geschwulst. Med. Rec. **1916**, 526. — CULLINGWARTH: Pedunculated fibro-myom of the broad ligament with twisted pedicle. Trans. Obstetr. Soc. Lond. **38** (1895).

DAM, J. M. van: Fibromyxoom van het bekkenbinde. frd. Nederl. Tijdschr. Geneesk. **1915** II, 2348. — DAVIDSON, L. K.: Zur Kasuistik der Tumoren der runden Mutterbänder. Ref. Zbl. Gynäk. **33**, 1094 (1912). — DEMOULIN: Lipom rétro-péritoneal. Ref. Rev. Gynéc. et Chir. abdom. **14**, No 4, 412 (1900). — DENTU, LE: Angef. nach O. FRANKL in LIEPMANNs Handbuch, 1914. — DESCSENDRES, F.: Des Myomes du rektum. Rev. Gynéc. **1910**. — DORAN, ALBAN: Lancet **1887**, **1907**; Brit. med. J. **1889**. — DORMEN: Large intraligamentous and cystic fibroid with cystic ovaries. Amer. J. Obstetr. **67**, 363 (1913). — DREW: Edinburgh med. J. **1905**. — DUCUING: Symmetrische kongenitale Lipome der Ligamentum rotundum. Gynéc. et Obstétr. **1920**, Nr 1. Ref. Zbl. Gynäk. **1920**, Nr 41, 1170.

EINAUDI, MARIO: Contributo allo studio dei tumori del legamento rotando. Arch. ital. Chir. **25** (1930). Ref. Ber. Geburtsh. **18**, H. 4/5 (1930). — EMANUEL: Über Tumoren des Ligamentum rotundum uteri. Z. Geburtsh. **48** (1903). — ENDERLEN: Myxom der Bauch-höhle. Münch. med. Wschr. **1914**, 2075. — ENGSTRÖM, O.: (a) Ein Fall von retroperitonealem Lipom. Verh. finn. Ärzteges. **1910**. (b) Mitt. Gynäk. Klin. **1902**. Ref. Gynäk. Rdsch. **1911**, 814.

FELS: Unreifes Ganglionneurom des kleinen Beckens. Zbl. Gynäk. **1933**, 24. — FLATAU: (a) Malignes Myom der Leistengegend. Münch. med. Wschr. **1910**, 2021. (b) Faustgroßes, fast vollkommen verkalktes, intraligamentäres Myom. Münch. med. Wschr. **1910**, Nr 42, 2212. (c) Mehr als 30 Pfund schweres intraligamentäres Myom. Münch. med. Wschr. **1916**, 1267. (d) 2 retroperitoneale Sarkome. Münch. med. Wschr. **1919**, 1011. — FRANK, ROBERT: Hemangioma of the pelvic connective tissue. Amer. J. Obstetr. **20**, 81—84 (1930). — FRANKL, O.: (a) Adenomyoma lig. ovarii propr. Wien. gynäk. Ges.,

Sitzg 13. Dez. 1910. Zbl. Gynäk. **1911**, 550. (b) Adenomyoma ligamenti ovarii. Arch. Gynäk. **93** (1911). (c) Adenomyoma ligamenti rotundi bei Uterus bicornis unicollis myomatosus. Ref. Gynäk. Rdsch. **1912**, H. 14, 541. (d) Pathologische Anatomie und Histologie der weiblichen Genitalorgane. Handbuch der gesamten Frauenheilkunde von W. LIEPMANN, Bd. 2. Leipzig 1914. — FRANQUÉ, OTTO V.: (a) Über Myome sarcomatode parametride. Festschrift für RINDFLEISCH 1907. (b) Mesodermale Mischgeschwulst im DOUGLASschen Raum. Z. Geburtsh. **81**, 285 (1919). — FREUND, H.: Erkrankungen der Bauchdecken, der Bänder, Blutgefäße und Nerven. Handbuch der Biologie und Pathologie des Weibes von HALBAN u. SEITZ, Bd. 5, Teil 1. 1926. — FREUND, R.: (a) Die Krankheiten des Beckenbindegewebes. Handbuch der Gynäkologie von VEIT, 2. Aufl., Bd. 5. 1910. (b) Zystisches Myom des Ligamentum rotundum dextrum zum Teil in einem Leistenbruch. Z. Geburtsh. **93**, 487—488. — FRIEDMANN, ERNST: Ein Fall von retroperitonealem Myxolipom. Inaug.-Diss. München 1911. — FRIEDRICH: Demonstration einiger interessanter Myome. Mschr. Geburtsh. **38**, 115 (1913). — FRIESE: Ein Fall von Lipom des Ligamentum latum. Inaug.-Diss. Berlin 1907. — FRIZYEN: Fibrosarkoma ligamentum roduntum. Zbl. Geburtsh. **1902**, Nr 31. — FORSSNER, HJELMAR: (a) Fall von retroperitoneal sitzendem Kolossaltumor. Hygiea (Stockh.) **1912**, 224. (b) Fall von primär im Ligamentum latum entstandenem Myom. Hygiea (Stockh.) **1912**, 460. — FÜRST: Angef. nach O. FRANKL in LIEPMANNs Handbuch, 1914. — FÜTH: Über ein partielle operative und radiologische Behandlung eines Fibromyoma ligamentum lati. Arch. Gynäk. **107** (1918).

GEORGESCU u. GEORGESCU: Fibromyom des Ligamentum latum. Spital. (rum.) **41**, Nr 6 (1921). — GLOCKNER: Angef. nach STOECKEL: Zbl. Gynäk. **1923**, 34. — GODART: Fibromes multiples du ligament large et fibrome de la trompe. Ref. Presse méd. **1910**. — GOLDSCHMIDT, SIEGFRIED: Zur Kasuistik seltener Neubildungen der Gebärmutterbänder. Zbl. Gynäk. **1929**, 2093—2094. — GORDON jr., A. ONSLOW: Sarcoma of the rectovaginal septum. Amer. J. Obstetr. **14**, Nr 3, 382—385. — GRAEFE: (a) Retroperitonealer Tumor. Münch. med. Wschr. **1916**, Nr 7. (b) Retroperitonealer Tumor (Lipom bzw. Spindelzellensarkom). Münch. med. Wschr. **1916**, Nr 7, 242. — GRAEVE: Ein Fall von retroperitonealem Lipom des kleinen Beckens. Hygiea (Stockh.) **1917/18**. — GRIFFON: Fibro-myome oborigène du ligemant large. Ann. Gynéc. et Obstétr. März **1900**. — GUILLEMIN: Fibrome isolés du ligament large. Bull. Soc. Obstétr. Paris **14** (1925). — GUTIÉRREZ, ALBERTO: Fibrom des rechten Ligamentum roduntum. Rev. Cir. **8**, 478—480 (1929). Ref. Ber. Geburtsh. **18**, 234 (1930).

HALBAN: Demonstration von atypischen Myomen. Gynäk. Rdsch. **1914**, 1027. — HEIM, KONRAD: (a) Die Frage nach dem Ursprung der endometroiden Heterotopien beim geschlechtsreifen Weibe. Berlin 1929. (b) Endometriosis. Ber. Gynäk. **17**, H. 11 (1930). Hier gesamtes Schrifttum über Adenomyome der runden Mutterbänder usw. — HELLER, J.: Über Tumoren des Ligamentum rotundum uteri. Inaug.-Diss. Berlin 1913. — HELLMANN: Fibroid des Ligamentum ovaricum. Ref. Zbl. Gynäk. **1916**, Nr 25, 509. — HINSELMANN: Zur klinischen Diagnose der Adenofibrosis vaginalis fornicalis. Z. Geburtsh. **91**, H. 3, 498—503. — HOFMEIER: Angef. nach O. FRANKL 1914, sowie Lehrbuch der Gynäkologie. — HOLLAENDER: Zur Kasuistik der retroperitonealen Lipome. Berl. klin. Wschr. **1917**, Nr 1. — HOUSSAY, B. A. et L. CARBONE: Retroperitoneales Lipom. Rev. Asoc. méd. argent. **1913**.

IRAETA, D.: Diffuses Endometrium von Rectum und Vagina. Prensa méd. argent. **14**, 896—899 (1928). Ref. Ber. Geburtsh. **15**, 586 (1929).

JACUB, J.: Fibrosarcome ligamenti lati. Zbl. Gynäk. **1913**, 931. — JAKUB: Myosarkome des breiten Mutterbandes. Vrac. Gaz. **1913**, Nr 17. — JOACHIMOVITS: Paraganglienzellen und Neurome im Eierstockshilus bei Mensch und Affe. Zbl. Gynäk. **1931**, 2697. — JOCKEL, CH.: Über ein Neuroepitheliom der Sakralgegend. Inaug.-Diss. Gießen 1912. — JOSEPHSON, C. D.: Ein Fall von Fibrom im Canalis inguinalis. Ref. Gynäk. Rdsch. **1910**, 538. — JUBAS, CORNEL: Riesiges Fibrolipom in der Kreuzbeinhöhle als Geburtshindernis. Zbl. Gynäk. **1929**, 2677.

KAMANN: Kleinapfelgroßes Fibrom des Ligamentum latum. Zbl. Gynäk. **1912**, 954. — KINDT, FR.: Ein Fall von retroperitonealem Sarkom bei einem 1¹/₂jährigen Kind. Inaug.-Diss. Kiel 1912. — KIWISCH: Vorträge über spezielle Pathologie und Therapie der Krankheiten des weiblichen Geschlechts, 1849. — KLEFF, GUSTAV: Über ein Fibromyom des Ligamentun rotundum mit allgemeinen Erörterungen über die primären Tumoren dieses Ligamentes. Zbl. Gynäk. **1929**, 795—797. — KLEIN: Dtsch. Ges. Gynäk., Sitzg 1909. — KLEIN, G.: Myom im Septum urethrovaginale. Zbl. Gynäk. **1914**, 1221. — KLEMENS, PETER PAUL: Beitrag zur Kasuistik der Geschwülste des runden Mutterbandes. Beitr. klin. Chir. **67** (1910). — KLEYBÖCKER: Über gutartige desmoide Geschwülste des weiblichen Beckenbindegewebes, besonders der Ligamentae ovarii proprium. Inaug.-Diss. Rostock 1923. — KLOB: Pathologische Anatomie der weiblichen Sexualorgane 1864. — KOBER, C.: Zur Lehre der glomatösen Neuroepitheliome der Steißgegend. Inaug.-Diss. Straßburg 1913. — KÖHLER, H.: Über retroperitoneale Lipome. Mschr. Geburtsh. **45**, 40 (1917). —

Kolb, Karl: Ein Beitrag zur Ätiologie der Fibromyome des Ligamentum rotundum. Gynäk. Rdsch. **1910**, 782. — Kouwer: Kleines Fibrom des Ligamentum ovarii proprium. Gynäk. Rdsch. 8, 385 (1914). — Krekels: Die primären Fibrome der breiten Mutterbänder. Inaug.-Diss. Straßburg 1896. — Kreusen: Report of two cases Myosarkoma of the rond lig. Amer. J. Obstetr. Dis. Childr., Mai 1908. — Kreuther, H.: Zur Genese der Adenomyome des Ligamentum rotundum. Mschr. Geburtsh. **63**, 325 (1923). — Kubinyi, v.: Fibromyoma ligamentum latum. Ž. Akuš. (russ.) **36** (1925). — Küster: (a) Mesenterialzyste. Gynäk. Ges. Breslau, 6. Nov. 1917. Ref. Zbl. Gynäk. **14**, 245. (b) Myoma lymphangiectaticum im Cavum Retzii. Zbl. Gynäk. **1919**, Nr 20, 385. (c) Myom des Ligamentum latum. Zbl. Gynäk. **1919**, Nr 20, 385.

Langley, Francais, H.: A large cystic myoma in the broad ligament and almost completely separated from the uterus (großes zystisches Myom im linken Ligamentum latum fast vollständig vom Uterus getrennt). Surg. etc. **49**, 831—833 (1929). Ref. Ber. Gynäk. **17**, H. 9 (1930). — Lauwers, Em.: Sarkome à métastases du ligement large associé à un fibrome utérin. Presse méd. **1913**, No 21. — Law: Surg. etc. **1913**. — Lecèm: Adenomyom des Ligamentum rotundum. Ann. Gynéc. et Obstétr., II. s. **6**, 36 (1909). — Lecuwen, G. A. van: Over een seer groot retroperitoneal gelegen cystomyolipo-sacrofibroma. Nederl. Tijdschr. Geneesk. **1919**, H. 1, Nr 6. — Lév: Lipom sous péritonéal pariétel. Presse méd. **1914**, 259. — Lerda, G.: Leiomyoma repti urethro-vaginalis. Z. Geburtsh. **74**, 846 (1913). — Leuret: Fibrom du ligament large, bilobé. Presse méd. **1914**, 259. — Liebmann, Istvan: Desmoidgeschwülste des Ligamentum latum. Orv. Hetil. (ung.) **71**, Nr 14, 375—377 (1927). — Lion: Ein Fall von Lymphzyste des Ligamentum latum. Virchows Arch. **144** (1896). — Lovick: Angef. nach O. Frankl. Liepmanns Handbuch, 1914. — Lubanetz-Liaschenko, H.: Über drei Tumoren des Ligamentum rotundum. Zürich 1910. — Lugue: Osteom des Ligamentum latum. Rev. spañ. Obstetr. 8, 117 (1923).

Maly: Angef. nach O. Frankl. Liepmanns Handbuch, 1914. — Mantelli: Ein Fall von Fibromyom des Ligamentum rotundum. Ref. Zbl. Gynäk. **1910**, 432. — Martin: Die Erkrankungen des Beckenbindegewebes. Halban-Seitz, Bd. 5, Teil 1. 1926. — Mattina, Antonio: Endometrioma del Douglas. (Contributo anatomopatologico e clinico.) Ann. Ostetr. **51**, 182—211, 16, 153. — Meigs, Joe Vincent: Adenomyoma of the rectovaginal septum. A report of three cases treated by three different methods and their results. Boston med. J. **196**, Nr 15, 601—606. — Mestron, U.: Ein Fall von vulvärem Fibromyoma pendulum des runden Mutterbandes. Ann. Ostetr. **45**, 221 (1923). Ref. Ber. Geburtsh. **2**, 145. — Meyer, J.: Ein Lymphangiofibroendothelioma cysticum retroperitoneale. Inaug.-Diss. Jena 1914. — Meyer, R.: Entzündliches Adenofibrom der Leistengegend. Inaug.-Diss. Freiburg 1919. — Meyer, Robert: (a) Über epitheliale Gebilde im Myometrium des fetalen und kindlichen Uterus einschließlich des Gartnerschen Ganges. Berlin 1899. (b) Eine unbekannte Art von Adenomyom des Uterus usw. Z. Geburtsh. **49** (1903). (c) Adenomyosis, Adenofibrosis und Adenomyom. Handbuch der speziellen Pathologie von Henke und Lubarsch, Bd. 7, Teil 1. 1930. (d) Über gewebliche Anomalien und ihre Beziehung zu einigen Geschwülsten der Ovarien. Arch. Gynäk. **145** (1931). — Michon, Louis et Henri Comte: Les endométriomes ou adénomyomes du ligament rond. J. de Chir. **31**, 182—204. — Mönch: Ein Sarkom des Ligamentum rotundum. Dtsch. med. Wschr. **1918**, Nr 37. — Morse, Arthur, H. and Isabella H. Perry: Diffuse pelvic endometrioma constricting the ureters. Amer. J. Obstetr. **16**, 38—43 (1928). Ref. Ber. Geburtsh. **15** (1929). — Müller, A.: Beitrag zur Lehre der desmoiden Geschwülste des Beckenbindegewebes. Inaug.-Diss. Würzburg 1901. — Mühlen, Friedrich v. Zur: Ein Fibromyom des Ligamentum rotundum uteri. Zbl. Gynäk. **1910**, Nr 26, 877.

Nagel: Zystisch degeneriertes intraligamentäres Myom mit etwa 8 Liter blutig serösen Inhaltes. Zbl. Gynäk. **1918**, Nr 47, 849. — Neumann, Hans Otto: (a) Ganglionneurofibrom des Ligamentum latum. Arch. Gynäk. **132**, Kongreßber., 344—345. (b) Beiträge zur Kenntnis seltener Blastome im Bereich der weiblichen Beckenorgane. Arch. Gynäk. **131** (1928). (c) Über Blut- und Lymphgefäßwucherungen in die Uterusmuskulatur und in Uterusmyomen. Arch. Gynäk. **139** (1929). (d) Experimentelle Untersuchungen über Uterusschleimhautverpflanzungen. Virchows Arch. **272** (1929). (e) Zur Klinik und Pathologie der Adenomyosis. Arch. Gynäk. **153** (1933). — Nietzsche: Tumor des Ligamentum latum. Münch. med. Wschr. **1910**, Nr 40, 2114. — Nisot, Wayts: Fibrome du ligament tuboovarien. Bull. Soc. belge Gynec. Tonie **21** (1911).

Oldehop: Ein Fall von rechtsseitigem, intraligamentärem, lymphangiektatischem Riesenmyom. J. ok. i schand bolem. **1913**.

Panitzer, H. O.: Angiom des uterus der Blase und des Ligamentum latum. Ref. Zbl. Gynäk. **1912**, Nr 7, 211. — Pascalis: Fibrome cystique et cyste séreux du ligament large. Presse méd. **13** (1911). — Paucet: Fibrome du lig. large à pédicule uterus. Bull. Soc. Obstétr. Paris **14** (1925). — Péan: Medullarsarkom des rechten Ligamentum latum. Angef. nach R. Freund. — Pernice-Midelschulte: Ein Beitrag zu den primären desmoiden

Geschwülsten des breiten Mutterbandes. Inaug.-Diss. Greifswald 1884. — PETERS, H.: (a) Über Ganglionneurose. Wien. klin. Wschr. 1913, 200. (b) Zur Kenntnis der Ganglion- neurome. Frankf. Z. Path. 13, H. 1 (1913). — PETZHOLD: Ein retroperitoneales Lipom als Ursache einer akuten Leistenbrucheinklemmung. Inaug.-Diss. Halle 1918. — PICK, L.: (a) Das Ganglioma embryonale sympathicum. Berl. klin. Wschr. 1912, Nr 1/2, 16, 67. (b) Ein seltener Beckentumor als Geburtshindernis (Neurofibromatosis, RECKLINGHAUSEN, mannsfaustgroßer Tumor des Nervus ischiadicus). Gynäk. Rdsch. 1916, H. 7. — POCK: Gynäk. Rdsch. 1914, H. 7/8. — PRINCETAU: Fibrome de la elvoison recto-vaginale. J. Méd. Bordeaux 1913.

RADOMSKI: Zur Kasuistik von gigantischen intraligamentären Fibromyomen. Gynäk. Rdsch. 8, 339 (1914). — RAWLS: Lipoma of the broad ligament, with the report of a case. Amer. J. Obstetr. 11, Nr 3 (1926). — REICHENFELD: Primäres Sarkom des Beckenbinde- gewebes. Zbl. Gynäk. 1901. — REINHARDT: Großes Fibromyxoma retroperitoneale. Münch. med. Wschr. 1918, 223. — RICHTER: Ein Fall von Lipom im rechten Parametrium, ausgehend vom Foramen ischiadicum. Zbl. Gynäk. 1911, Nr 24. — RIEDEMATTER: Inaug.-Diss. Tübingen 1909. — RÖDLER-ZIPKIN, R.: Über ein malignes, destruierendes Leiomyom der Leistengegend. Münch. med. Wschr. 1910, Nr 38, 2021. — ROESSLE: Rhabdomyom des Ligamentum rotundum. Münch. med. Wschr. 1911, Nr 30. — ROFFO, LUIGI: Contributo allo studio dei tumori del legamento largo. Arch. Obstetr. 16 (1929). Ref. Ber. Geburtsh. 17, 239. — ROPP, L.: Fall von retroperitonealem Ganglionneurom. Beitr. klin. Chir. 87 (1913). — ROSENFELD: Spindelzellensarkom des linken Ligamentum latum. Mschr. Geburtsh. 37, 855 (1913). — ROSENSTEIN: Ein Fibromyom der Douglasfalte. Mschr. Geburtsh. 14 (1901). — ROSTHORN, v.: Die Krankheiten des Beckenbindegewebes. Hand- buch der Gynäkologie von VEIT, 1. Aufl., Bd. 3. 1899. — ROUSTAN: Tumeurs du lig. rond. Montpellier méd. 1884. — ROY, J.: Fibroma oedémateux du ligament large avec proche liquide un pyosalpinx. Ann. Gynéc. et Obstétr., II. s. 11. — RUBESKA: Fibrom des sept. recto-vaginale als Geburtshindernis. Čas. lék. česk. 1905. Ref. Dtsch. med. Wschr. 1905, 239.

SÄNGER, M.: (a) Über primäre desmoide Geschwülste der Ligamenta lata. Arch. Gynäk. 16 (1880). (b) Weitere Beiträge zur Lehre von den primären desmoiden Geschwülsten der Gebärmutterbänder besonders der Ligamentae rotunda. Arch. Gynäk. 21 (1883). (c) Fibro-myo-sarcoma ligamenti rotundi dextri. Arch. Gynäk. 21 (1833). — SATO, S.: Über einen Fall von retroperitonealem Ganglienneurom (Neuroma verum myelinicum nervi sympathici). Arch. klin. Chir. 1912. — SCANZONI: Lehrbuch der Krankheiten der weiblichen Sexualorgane, 1863. — SCHÄFER: Über paravaginale Myome. Inaug.-Diss. Marburg 1933 (dort Schrifttum). — SCHAEFFER, O.: Ligamentöse Geschwülste der Leistengegend des Weibes. Ref. Gynäk. Rdsch. 1912, H. 22, 848. — SCHEDDING: Über ein großes retro- peritoneales Liposarkom. Inaug.-Diss. Bonn 1916. — SCHERER: Retroperitonealer Tumor. Zbl. Gynäk. 1913, 1204. — SCHETELIG: Beiträge zur Diagnostik der chronischen Unter- leibsgeschwülste. Arch. Gynäk. 1 (1870). — SCHIFFMANN: Myom des Ligamentum latum. Mschr. Geburtsh. 45 (1917). — SCHILLING: Myom der Vagina. Mschr. Mschr. Geburtsh. 89. — SCHKLOWSKY, E. B.: Fibromyom des Ligamentum teres. Ref. Mschr. Geburtsh. 34 (1911). — SCHLANK, J.: Intraperitoneales Fibrom des runden Mutterbandes. Ref. Dtsch. med. Wschr. 1912, Nr 29, 1390. — SCHMID, H. H.: Retroperitoneale Tumoren. Arch. Gynäk. 117 (1922). Angef. nach STOECKEL. — SCHMIDT: Fibrosarkoma ligamenti lati dextri (Gewicht 8 kg). Prag. med. Wschr. 1878, Nr 35, 260. — SCHNALL: Über retroperitoneale Lipome. Inaug.- Diss. Erlangen 1917. — SCHRÖDER: Sitzg Berl. Ges. Geburtsh. Berl. klin. Wschr. 1881, Nr 8. — SCHRÖDER, ROBERT: Myoma ligamenti ovarii propr. Zbl. Gynäk. 1922, 196. — SCHROTH, P. G.: Ein Fall von primärem Fibromyom des rechten Ligamentum latum. Inaug.-Diss. Jena 1911. — SEITZ: Myom des Ligamentum rotundum. Münch. med. Wschr. 1912, Nr 1, 53. — SEITZ, L.: Über Genese, Klinik und Therapie der Endometrionis. Arch. Gynäk. 149 (1932). — SIEH: Über Lymphangioma. Virchows Arch. 172 (1903). — SILVA, C.: Contributo alla diagnostica dei fibromiomi del legamento rotondo. (Beitrag auf Diagnostik der Fibromyome des Ligamentum rotundum.) Clin. Obstetr. Ginecol. „Lugi Mangiagalli", Univ. Milano. Ann. Ostetr. 52, 211—223 (1930). Ref. Ber. Gynäk. 18, 630 (1930). — SIPPEL: Das Neurofibrom als Geburtshindernis. Zbl. Gynäk. 1923. 840. — SITZENFREY: Drei seltene Geschwülste. Z. Geburtsh. 67, H. 1 (1910). — SOLI: Un caso de fibromioma della prozione extra abdominale del legamento rotundo. Ginec. med. 5, No 4 (1911). — SPECHT: Über Geschwulstbildungen im hinteren Parametrium. Zbl. Gynäk. 1917, 227. — STAUDINGER, L.: Die Lipome des kleinen Beckens und ihre Beziehungen zum Ligamen- tum rotundum. Inaug.-Diss. München 1912. — STEIDL: Zur Kasuistik der primären dermoiden Tumoren des Ligamentum rotundum. Z. Geburtsh. 74 (1913). — STEMMELEN: Ein Adenomyom im Septum rectovaginale. Inaug.-Diss. Straßburg 1913. — STERN: Bei- trag zur Kenntnis der extraperitonealen Beckentumoren. Diss. Berlin 1876. — STILLING: Versuche über Transplantation. Beitr. path. Anat. 47, 499. — STOECKEL: (a) Intra- ligamentäres Ganglionneurom. Zbl. Gynäk. 47, 33 (1923). (b) Ringförmiges, das Darmlumen verengendes Adenomyoma recti. Zbl. Gynäk. **47**, 1496 (1923). — STONE, J.: Paravaginal adenofibroma of the pelvic fascia oo of MÜLLERS duct rescenbling a greatly enlavged vulvovaginal gland. Trans. Washington Obstetr. Soc., 12. Dez. **1911**. — STRJA-TINA: Ein seltener Fall von Riesenganglionneurom des retroperitonealen Zellgewebes. Ž. Akuš. (russ.), März **1912**. — STROHEKER: Les Fibromes du ligament large. Thèse de Paris **1902**. — STÜBLER: (a) Die Bedeutung der Adenofibrosis und Adenomyosis des weib-lichen Genitalapparates für die Chirurgie. Zbl. Chir. **25**, 7375 (1924). (b) Zur heterotopen Epithelwucherung im Genitalapparat besonders im Ovarium. Dtsch. med. Wschr. **1924**, Nr 27, 908. — STÜBLER u. HAEUBER: Die heterotope endometroide Epithelwucherung am weiblichen Genitalapparat, insbesondere im Ovarium. Arch. Gynäk. **1924**, Nr 124, 305. — SZATHMÁRY, ZOLTÁN: Seltene Geschwülste der weiblichen Genitalien. Orv. Hetil. (ung.) **72**, H. 25 (1928). (2170 g schweres Ligamentum rotundum Fibrom.) Ref. Ber. Geburtsh. **15**, 109 (1929).

TATF, CL. E. and H. G. JEROIS: Retroperitoneal sarcoma with recovery. Amer. J. Surg. **1913**, 271. — TAUSSIG, F. J.: Über das Sarkom des Ligamentum rotundum uteri. Surg. etc. **19** (1914). — THALER: Myom des Beckenbindegewebes durch den Leistenkanal deszendiert. Zbl. Gynäk. **1916**, Nr 24. — TIXIER et JALIFIER: Enormes fibromes rous sereux m. pseudoflactuaus avec pseudohysk. Lyon méd. **1912**, 444. — TURCO: Fibromiomi del legemento largo. Ann. Ostétr. **44** (1922).

VASSMER: Zur Pathologie des Ligamentum rotundum und des Processus vaginalis peritonei. Arch. Gynäk. **67** (1902). — VEGESACK, HERBERT v.: Über retroperitoneale Lipome. Beitr. klin. Chir. **69**, H. 3, 578 (1911). — VEMES, E.: Tumor des Ligamentum rotundum. Gynäk. Rdsch. 1911. — VERCESI: Su una rara forma di tumore del cellulare pelvico (Genova). Fol. gynaec. **15** (1922). — VIENNE: Etude des tumeurs du ligament rond. Paris 1927. — VINCENT et FERRARI: Obstacle praevia du à un fibrome du ligament large. Mschr. Geburtsh. **35**, H. 6, 776 (1912).

WALLART: Arch. Gynäk. **138** (1929). — WALTHER: Fibromyxom des Ligamentum rotundum. Rev. Gynec. et Obstétr. Febr. **1919**. Ref. Zbl. Gynäk. **1920**, Nr 41, 1170. — WEBER: Über Tumoren des Ligamentum rotundum. Mschr. Geburtsh. **11** (1899). — WEISHAUPT, E.: Ein Fall von extraperitonealem Adenomyom und zwei Fälle von intra-peritonealen Myomen des Ligamentum rotundum. Arch. Gynäk. **99** (1913). — WERNER, E.: 2 Fälle von Myom im Septum vesico- bzw. urethrovaginale. Zbl. Gynäk. **1916**, 698. — WIENER: Zwei große Beckenbindegewebsfibrome. Münch. med. Wschr. **1911**, Nr 12. — WITTE: Fibrolipom des linken Ligamentum rotundum. Zbl. Gynäk. **1894**, 823.

ZIKMUND: Desmoidgeschwülste der Mutterbänder. Čas. lék. česk. **1917**, Nr 52. Ref. Zbl. Gynäk. **1919**, Nr 41, 855. — ZWEIFEL, E.: Die bösartigen Geschwülste der Ligamentae rotundum uterii. R. ZWEIFEL u. E. POYRS: Klinik der bösartigen Geschwülste, Bd. 3. Leipzig 1927.

D. XIa. 3, 4 und 5. Die Blastome des Beckenbindegewebes und der Ligamente. — Die primären Neubildungen. 3. Die epithelialen Geschwülste,
4. die Epidermoidzysten, Teratome (Dermoidkystome). Teratoblastome,
5. Chorionepithelioma malignum.

ABEL: Demonstration einer Dermoidzyste vom rechten Ligamentum latum. Berl. klin. Wschr. **1893**. — ALAMARTINE u. MAURIZOT: Die genitalen Hypernephrome der Frau. Ref. Zbl. Gynäk. **1912**, Nr 46, 1559. Rev. Gynéc. et Chir. abdom. 8 (1912). — AMANN: (a) Mschr. Geburtsh. 8, 195 (1898). (b) Das polypöse Kystom des Ovariums. Mschr. Ge-burtsh. **14** (1901). (c) Dermoid im Ligamentum latum (Demonstration). Zbl. Gynäk. **1905**, 1541. — ANITSCHKOW: Über teratoide Geschwülste der Kreuzbeingegend. Russk. Wratsch. **1911**, Nr 15. — ARZT, L.: Zur Kenntnis der Dermoide des Beckenbindegewebes. Dtsch. Z. Chir. **109** (1911). — ASCHOFF: (a) Zystisches Adenofibrom der Leistengegend. Mschr. Geburtsh. **9**, 25 (1899). (b) Über das Paraophoron. Verh. dtsch. path. Ges. München **1899**. (c) Über das Vorkommen chromaffiner Körper in der Paradidymis und in dem Paroophoron Neugeborener usw. Festschrift für ORTH. Berlin 1903.

BANDLER: Zur Entstehung der Dermoidzysten. Berl. klin. Wschr. **1900**, 150. — BARAK, ANNA: Ein intraligamentär gelegenes ektopisches Chorionepitheliom mit sehr langer Latenz-zeit. Inaug.-Diss. Gießen 1911. — BAUER, A.: (a) Über mesenteriale und retroperitoneale Zysten. Beitr. klin. Chir. **70**, H. 2/3 (1910). (b) Teratom der Kreuzsteißbeingegend und der Bauchhöhle. Beitr. klin. Chir. **75** (1911). — BAYER: Vorlesung über allgemeine Geburts-hilfe. Straßburg 1903. — BEIGEL: Wien. med. Wschr. **1877**, 12 und Pathologie der Un-fruchtbarkeit. Braunschweig 1878. — BENNECKE: Beiträge zur Kenntnis der Parovarial-kystome. Inaug.-Diss. Göttingen 1902. — BERGERET et P. MOULONGUET: Primäres Chorion-epitheliom des Ligamentum latum. Gynéc. et Obstétr. 8, 528 (1923). Ref. Ber. Gynäk. **5**, 453. — BEYEA: Trans. sect. gynec. Colleg. Physiol. **6**, 13. Philadelphia 1900. Amer. J. Obstetr. **12**, Nr 4 (1900, April). — v. BIERNACKI: Eine retrorektale Dermoidzyste als

Geburtshindernis. Inaug.-Diss. Berlin 1887. — BODE: Zbl. Gynäk. **1896,** 45 (Demonstration). BONNET: Zur Ätiologie der Embryone. Mschr. Geburtsh. **13** (1901). — BORST: Die Lehre von den Geschwülsten. Wiesbaden 1902. — BRUNET: Ein Fall von Adenomyom des Epoophoron. Z. Geburtsh. **53,** 509 (1904). — BRUNNER: Retroperitoneale, über kopfgroße Dermoidzyste. Wien. klin. Wschr. **1910,** Nr 31, 1160.

CEDERBAUM, LEO: Zur Ätiologie und Klinik der Dermoide und kongenitalen Epidermoide. Beitr. klin. Chir. **88,** 92 (1914). — CHIARI: Zur Kenntnis der akzessorischen Nebennieren des Menschen. Prag. Z. Heilk. **5** (1884). — CLELAND and WIGG: Hydatidiform mole of the broad ligament. Med. J. Austral. **1** (1924). — COENEN: Geschwülste. KIRSCHNER-NORDMANNS Chirurgie, Bd. 2, Teil 1. 1928. — COLE: The MÜLLERian origin of some broad ligament cysts. J. Obstetr. **1912,** Nr 5. — COLOMBET: Sur une variété de Kyste dermoide intraligamentaire. Progress méd. **1927,** No 5. — COLONNA: Un caso di cisti dermoide retrorettale. Gaz. med. Torino **1896,** 200. — CRYZEWICS: Ein nicht täglicher Parovarialtumor. Zbl. Gynäk. **1907,** 1583. — CUSHIER: Fibrosarkome du parovaire. Med. Rec., Jan. **1887.** Ref. Zbl. Gynäk. **1887,** 632. — CUSHING: Pac. med. J. **1887.**

DAHLGREN, LARS: Ein Fall von traubenförmigem Ovarialkystom mit extraovarialem Ausgangspunkt. Acta obstetr. scand. (Stockh.) **10,** 311—324 (1930). — DEAHNA: Retrorektale Adermoidzyste. Arch. Gynäk. **7** (1875). — DELORE: Presse méd., 28. Aug. **1912;** Frommels Jber. **1912,** 318. — DELORE et ALAMARTINE: Tumor des Ligamentum latum aus abgesprengtem suprarenalem Gewebe. Lyon méd. **1909.** Ref. Zbl. Gynäk. **1910,** 1097. — DERERA, V.: Ein Fall von vollkommener Inkarzeration der Flexura Sigmoidea mit sekundärer Perforationsperitonitis verursacht durch den torquierten Stiel einer Parovarialzyste. Zbl. Gynäk. **1906,** 487. — DONALD: Zyste des Ligamentum latum. Gynäk. Rdsch. **1910,** 544. — DONK, VAN DER: Kyste du ligament large. Presse méd. **1913,** 38. — DOWD: Ann. Surg. **32** (1900). Angef. nach NÜRNBERGER 1926. — DUBAR: Bull. méd. du Nord. Lille **1890.** — DUBS: Über retroperitoneale Zystenbildung. Arch. klin. Chir. **111,** 860 (1919). — DÜNNWALD: Inaug.-Diss. München 1901.

EHLER: Zur Kenntnis der retroperitonealen Dermoidzysten. Arch. klin. Chir. **92** (1900). — EMMET: Amer. J. Obstetr. **1884,** 852.

FELIX: Die Entwicklung der Harn- und Geschlechtsorgane des Menschen. Handbuch der Entwicklung von KEIBEL und MALL. Leipzig 1911. — FINK: Theoretisches und Praktisches vom Steißteratom. Mschr. Geburtsh. **69** (1923). — FISCHEL: (a) Beiträge zur pathologischen Histologie der weiblichen Genitalien. Arch. Gynäk. **24** (1884). (b) Über den gegenwärtigen Stand der experimentellen Teratologie. Verh. dtsch. path. Ges. Karlsbad **1902.** — FISCHER: Fibrom und Dermoidzyste des Ligamentum rotundum. Mschr. Geburtsh. **5** (1897). — FORSSNER: Acta obstetr. scand. (Stockh.) **1.** Uppsala 1921. — FRANGENHEIM: Über stielgedrehte Ovarialtumoren. Inaug.-Diss. Erlangen 1903. — FRANKL, O.: (a) Ovarium disjunctum. Zbl. Gynäk. **1912,** 604. (b) Ovarium. Pathologische Anatomie und Histologie der weiblichen Genitalorgane. Leipzig 1914. (c) Parovarium. Pathologische Anatomie und Histologie der weiblichen Genitalorgane von O. FRANKL. LIEPMANNS Handbuch der gesamten Frauenheilkunde, Bd. 2. Leipzig 1914. (d) Über stielgedrehte Genitaltumoren. Gynäk. Rdsch. **11,** 7 (1917). (e) Cystitis parovarii papillaris. Zbl. Gynäk. **1918,** 307. — FRANQUÉ, V.: Über Urnierenreste im Ovarium, zugleich ein Beitrag zur Genese der zystoiden Gebilde in der Umgebung der Tube. Z. Geburtsh. **39,** 499 (1898). — FRANTZ: Angef. nach FUNKE, 1900. S. 111. — FREUND, H.: Erkrankungen der Bauchdecken, der Bänder, Blutgefäße und Nerven des weiblichen Genitalapparates. Biologie und Pathologie des Weibes von HALBAN u. SEITZ, Bd. 5, Teil 1. 1926. — FREUND, R.: Die Krankheiten des Beckenbindegewebes. VEITS Handbuch der Gynäkologie, 2. Aufl., Bd. 5. Wiesbaden 1910. — FUNK, V. A.: Dermoidzysten der Regio sacrococcygea. Interstate Med. J. **22,** Nr 1 (1915). — FUNKE, A.: Die Dermoide der Bauch- und Beckenhöhle. Beitr. Geburtsh. **3** (1900).

GALLETLY: Presacral tumours of congenital origin. J. Obstetr. **31** (1924). — GEBHARD: Pathologische Anatomie der weiblichen Sexualorgane. Leipzig 1899. Zbl. Gynäk. 701, 909; Z. Geburtsh. **31.** — GENAN: Étude des kystes dermoides presacro coccygieus. Thèse de Nancy 1911. — GERSTENBERG: Polypöses traubiges Polykystom. Zbl. Gynäk. **1906,** 580. — GEYL: Slg klin. Vortr. 1897, Nr 190. — GOLDSCHMIDT: Spindelzellensarkom in der Wand einer papillären Parovarialzyste. Mschr. Geburtsh. **34,** 687 (1911). — GRASMÜCK: Ein Fall von polypösem Eierstockskystom. Zbl. Gynäk. **1908,** 1467. — GRAUPNER: Beitr. path. Anat. **24** (1898). — GSELL: Über ein intraligamentär entwickeltes Teratom der weiblichen Genitalapparate. Arch. Gynäk. **51** (1896). — GÜTTLER: Wien. med. Wschr. **1908.** — GUNKEL: Über einen Fall von Pseudo-Hermaphroditismus feminus. Inaug.-Diss. Marburg 1887. — GUSSEROW: Über Zysten des breiten Mutterbandes. Arch. Gynäk. **10,** 134 (1876).

HÄFNER: Dermoid des Parovariums. Zbl. Gynäk. **1921,** 85. — HÄGGSTRÖM: Acta obstetr. scand. (Stockh.) **1923** II. — HALBAN: Tumoren und Geschlechtscharakter. Z. Konstit.lehre **11** (1925). — HANSEMANN, V.: Bösartige Geschwülste. Berlin 1902. — HARTZ: Ein kystöser Tumor an der hinteren Bauchwand entstanden aus Resten des WOLFFschen

Körpers. Mschr. Geburtsh. **11**, 813 (1899). — Heil: Angef. nach Pfannenstiel. Veits Handbuch für Gynäkologie, 2. Aufl., Bd. 4. 1908. — Henle: Handbuch der systematischen Anatomie des Menschen, 1866. — Hildebrand: Über den Bau gewisser Nierentumoren usw. Arch. klin. Chir. **47** (1894). — Hirschenhauser: Über das traubige Ovarialkystom. Mschr. Geburtsh. **56** (1921). — Höfer: Über Dermoidzysten des Beckenbindegewebes. Inaug.-Diss. Halle 1896. — Hörrmann: Seltene klinische Erscheinungen einer Beckenbindegewebszyste. Zbl. Gynäk. **1913**, 290; Mschr. Geburtsh. **36** (1912). — Hornung, R.: Dermoidkystom im Ligamentum rotundum. Münch. med. Wschr. **1924**, 402.

Isyrsoeff: Über Hypernephroma. Russk. Wratsch. **1910**, Nr 46.

Kaufmann, E.: Spezielle pathologische Anatomie, 7. u. 8. Aufl., 1922. — Kehrer, E.: Ges. Geburtsh. Leipzig, 20. Okt. 1913. Diskussion zu Skutsch. Zbl. Gynäk. **1914**, 131. — Kelly: Operative Gynäkologie II. Angef. nach Thye. — Kermauner: Fehlbildungen der weiblichen Geschlechtsorgane des Harnapparates und der Kloake. Biologie und Pathologie des Weibes von Halban, Bd. 3. 1924. — Killian: Zur Anatomie der Parovarialzysten. Arch. Gynäk. **26**, 460 (1885). — Klein, G.: (a) Zyste des rechten Wolffschen Ganges. Z. Geburtsh. **18** (1890). (b) Zur normalen und pathologischen Anatomie des Gartnerschen Ganges. Mschr. Geburtsh. **1897**, Nr 6, 118. — Kleinwächter: (a) Ein Beitrag zu den Vaginalzysten. Z. Geburtsh. **16** (1899). (b) Zum Kapitel Parovarialzysten. Z. Geburtsh. **41**, 396 (1899). — Koblenz: Zur Genese und Entwicklung von Kystomen im Bereich der inneren weiblichen Sexualorganen. Virchows Arch. **84** (1881). — Koch, L.: Dermoide des Beckenbindegewebes. Inaug.-Diss. Greifswald 1914. — Kölliker: Handbuch der Gewebelehre des Menschen, 1867. — Komocki, Witold: Ein Fall von beiderseitigem Angio-Hypernephroid des Ovariums. Virchows Arch. **269**, 70, 75 (1928). — Kossmann: (a) Akzessorische Tuben und Tubenostien. Z. Geburtsh. **29** (1894). (b) Zbl. Gynäk. **1894**, 685, 809, 1249. (c) Zur Pathologie der Urnierenreste des Weibes. Mschr. Geburtsh. **1**, 97 (1895). (d) Gartnersche Gänge. Z. Geburtsh. **31** (1895). (e) Anatomie und Pathologie des Nebeneierstockes. A. Martin: Die Krankheiten der Eierstöcke und Nebeneierstöcke. Leipzig 1899. (f) Mangel, Unvollkommenheit usw. der Eierstöcke. Martins Handbuch der Krankheiten der weiblichen Adnexe. Leipzig 1899. — Kreutzmann, H. J.: A case of extraperitoneal, intraligamentous dermoidcyst and pregnancy. California State J. Med. **12**, 194 (1914). — Krönig: Ein retroperitoneal gelegenes voluminöses Polykystom entstanden aus Resten des Wolffschen Körpers. Beitr. Geburtsh. **4**, 61 (1901). — Krogius: Kasuistischer Beitrag zur Kenntnis der Dermoidzysten des Beckenbindegewebes. Arch. klin. Chir. **60** (1900). — Kümmel: Ärztl. Ver. Hamburg, 22. Mai 1894. Ref. Münch. med. Wschr. **1894**, 444.

Lawson, Tait: Die pathologische Bedeutung der Ligamenta lata. Edinburgh med. J. **1889**. Ref. Zbl. Gynäk. **1891**, 64. — Lecène, P.: Un cas exceptionnel de chorioépithéliome maligne primitif du ligament large. Ann. Gynéc. et Obstétr. **1911**. — Legrand: Kyste Dermoide rétrorectal. Presse méd. **1913**, 504. — Lennander: Ett Fall of Dermoidcyste i bäckenbindväfnen. Hygiea (Stockh.) **61**. — Lewers: Zystischer Tumor des rechten Ligamentum latum. Ref. Gynäk. Rdsch. **1911**, H. 6. — Loening: Beitr. path. Anat. **44** (1908). — Luksch: Beiträge zur Kenntnis der Dermoide des Beckenbindegewebes. Wien. klin. Wschr. **1899**.

Mannel: Über die Tumoren des Douglasschen Raumes. Habil.schr. Marburg 1864. — Marchand: (a) Dermoidzyste bei neugeborenem Mädchen. Oberhess. Ges. Natur- u. Heilk. **22** (1882). (b) Über akzessorische Nebennieren im Ligamentum latum. Virchows Arch. **92** (1883). (c) Beiträge zur Kenntnis der normalen und pathologischen Anatomie der Glandula carotica und der Nebennieren. Internat. Beitr. wiss. Med. Festschrift für Rudolf Virchow **1** (1891). (c) Über die Bezeichnungen der pathologischen Anatomie zur Entwicklung besonders der Keimblattlehre. Verh. 2. Tagg dtsch. path. Ges. **1899**. — Martin, A.: Die Krankheiten der Eierstöcke und Nebeneierstöcke. Leipzig 1899. — Matti: Dtsch. Z. Chir. **99** (1909). — Meyer, Robert: (a) Über epitheliale Gebilde im Myometrium des fetalen und kindlichen Uterus einschließlich des Gartnerschen Ganges. Berlin 1899. (b) Zur Bedeutung der akzessorischen Nebennieren im Ligamentum latum. Ges. Geburtsh. Berlin, Sitzg 24. Mai 1901. (c) Über Drüsen der Vagina und Vulva bei Feten und Neugeborenen. Z. Geburtsh. **46** (1901). (d) Über Ektoderm- (Dermoid-) Zysten im Ligamentum latum, am Samenstrang und Nebenhoden bei Fetus und Neugeborenen. Virchows Arch. **168** (1902). (e) Einmündung des linken Ureters in eine Uterovaginalzyste des Wolffschen Ganges. Z. Geburtsh. **47** (1902). (f) Die subserösen Epithelknötchen an Tuben, Ligamentum latum, Hoden usw. Virchows Arch. **171** (1903). (g) Über Adenom- und Karzinombildung an der Ampulle des Gartnerschen Ganges. Virchows Arch. **174** (1903). (h) Über einige Abnormitäten am Schwanzende menschlicher Feten. Virchows Arch. **180** (1905). (i) Über embryonale Gewebseinschlüsse in den weiblichen Genitalien und ihre Bedeutung für die Pathologie dieser Organe. Erg. Path. II **9** (1903). Wiesbaden 1905. (k) Beiträge zur Pathologie dieser Organe. Erg. Path. II **9** (1903). Wiesbaden 1905. (j) Beitrag zur Kenntnis des GARTNERschen Ganges. Z. Geburtsh. **59** (1907). (k) Beiträge zur Kenntnis des GARTNER-schen Ganges beim Menschen. Z. Geburtsh. **59**, 234 (1907). (l) Abnormitäten am GARTNER-schen Gang. Verh. Gynäk. Ges. Berlin, 3. April **1908**. Z. Geburtsh. **62**, 636 (1908). (m) Akzessorische Nebennierenrinde am Genitale. Verh. gynäk. Ges. Berlin. Z. Geburtsh. **62**, 3. April 1908. (n) Über embryonale Gewebseinschlüsse und ihre pathologische Bedeutung im allgemeinen und solche des männlichen Genitalapparates im besonderen. Erg. Path. I **15** (1911). Wiesbaden 1911. (o) Zur Kenntnis der normalen und abnormen embryonalen Gewebseinschlüsse und ihre pathologische Bedeutung. Z. Geburtsh. **71** (1912). — MOSCH-COWITZ: Ein Fall von Chorionepithelioms des breiten Mutterbandes. Ref. Zbl. Gynäk. **1912**, Nr 13, 412. — MOUCHET: Kyste dermoide de la région sacro-coccygienne d'un volume considérable chez une enfant opérée avec succès six jours après la naissance. Ann. Gynéc. et Obstétr. **7**, 487 (1910). — MOURET: Arch. Gynéc. et Tox. **23** (1896); Frommels Jber. **1896.**

NAGEL: Z. Geburtsh. **52**, 505 (1904). — NEBESKY: Über einen Fall von polypösem Kystom. Zbl. Gynäk. **1905**, 1052. — NEU, M.: Zur Klinik und pathologischen Anatomie der malignen Hypernephrome. Z. Gynäk. Urol. **2** (1911). — NEUMANN, HANS OTTO: (a) Das tubuläre Adenom des Ovariums und seine Beziehungen zum Hermaphroditismus verus. Arch. Gynäk. **126** (1925). (b) Die Pathologie und Klinik der benignen Ovarialblastome. Ber. Gynäk. **10** (1926). (c) Beiträge zur Kenntnis seltener Blastome im Bereich der weiblichen Beckenorgane. Arch. Gynäk. **131** (1928). — NEUMANN, SIEGFRIED: Dermoidzyste eines überzähligen Eierstockes usw. Arch. Gynäk. **58** (1899). — NIOSI: Die Mesenterialzysten embryonalen Ursprungs usw. Virchows Arch. **190**, 217 (1907). — NÜRNBERGER: Die Erkrankungen des Nebeneierstockes und des übrigen mesonephritischen Systems. Handbuch der Biologie und Pathologie des Weibes von HALBAN u. SEITZ, Bd. 5, Teil 1. 1926.

OLSHAUSEN: Die Krankheiten der Eierstöcke, 1886. Z. Geburtsh. **11**, Sitzg Berl. Ges. Gynäk. 1909. Dtsch. med. Wschr. **1902.**

PAGE: Large extraperitoneal Dermoidcyste etc. Brit. med. J. **1891**, 406. — PARIN, W.: Beitrag zur Kenntnis der angeborenen präsakral sitzenden Geschwülste. Dtsch. Z. Chir. **23**, 589 (1913). — PAYER: Ein Fall von auffallend langer Tube bei einer stielgedrehten Parovarialzyste. Mschr. Geburtsh. **14**, 745 (1901). — PAYR: Ver. Ärzte Steiermark, 27. Febr. 1905. Wien. klin. Wschr. **1905.** — PETIT, RAYMOND: Tissu surrénal dans de ligament large. Gynécol. **28** (1929). Ref. Ber. Geburtsh. **16**, 765 (1929). — PFANNENSTIEL: (a) Über die papillären Geschwülste des Eierstocks. Arch. Gynäk. **48** (1895). (b) Die Erkrankungen des Eierstocks und des Nebeneierstocks. Handbuch der Gynäkologie von VEIT, 2. Aufl., Bd. 4, 1. Hälfte. Wiesbaden 1908. — PICK: (a) Ein neuer Typus des voluminösen Adenomyoms. Arch. Gynäk. **54** (1897). (b) Die Adenomyome der Leistengegend usw. Arch. Gynäk. **57** (1899). (c) Über Adenomyome des Epoophoron und Paroophoron. Virchows Arch. **156**, 507 (1899). (d) Ist das Vorhandensein der Adenomyome des Epoophorons erwiesen? Zbl. Gynäk. **1900**, 389. (e) Über die epithelialen Keime der Adenomyome. Arch. Gynäk. **60** (1900). (f) Die MARCHANDschen Nebennieren und ihre Neoplasmen usw. Arch. Gynäk. **64** (1901).

QUERVAIN, DE: Über die Dermoide des Beckenbindegewebes. Arch. klin. Chir. **57** (1898).

RECKLINGHAUSEN, v.: Die Adenome und Zystadenome. Berlin 1896. — REINECKE: Über Dermoide des Beckenbindegewebes. Zbl. Geburtsh. **1906**, 904. — RENDU: Ann. Gynéc. et Obstétr. 1896. — RIBBERT: Epithelzysten zwischen Steißbein und Rektum. Virchows Arch. **178** (1904). — RIELÄNDER: Das Paroophoron. Habil.schr. Marburg 1904. — ROTTO: Die Kenntnis der Geschwülste der Ligamentae latum. Arch. Ostetr. **16** (1929). Ref. Ber. Gynäk. **17**, 239. — ROSTHORN, v.: Mißbildungen der weiblichen Geschlechtsorgane. NOTHNAGELs spezielle Pathologie und Therapie, Bd. 20, Teil 2. 1908. — RUGE, H.: Über einen Fall von mächtiger retroperitonealer Dermoidzyste beim Mann. Inaug.-Diss. Erlangen 1903.

SÄNGER, M.: (a) Ovarium succenturiatum. Zbl. Gynäk. **1883**, Nr 50, 804. (b) Über Dermoidzysten des Beckenbindegewebes. Arch. Gynäk. **37** (1890). — SCHAUTA: Lehrbuch der gesamten Gynäkologie. Wien 1896. — SCHICKELE: Über die Herkunft der Zysten der weiblichen Adnexe. Virchows Arch. **169**, 44 (1902). — SCHIFFMANN-SZAMEK: Ein hypernephroides Sarkom im kleinen Becken. Arch. Gynäk. **127** (1926). — SCHMIDT, HELMUT: Das suprarenal-genitale Syndrom (KRAUS). Virchows Arch. **251**. — SCHOTTLAENDER: (a) Über eine seltene Geschwulst des Nebeneierstockes. Mschr. Geburtsh. **22**, 575 (1905). (b) Ovarium disjunctum. Mschr. Geburtsh. **25**. — SCHRIDDE: Die ortsfremden Epithelgewebe usw. Jena 1909. — SCHULZE: Retrorektale Dermoidzysten. Dtsch. med. Wschr. **1895**, 352. — SCHWEITZER, B.: Über hochsitzende retroperitoneale Kystome. Mschr. Geburtsh. **52** (1920). — SEITZ, L.: Stieldrehung von Parovarialzysten. Beitr. Geburtsh. **11**, 190 (1907). — SELLHEIM: Vermännlichung und Wiederverweiblichung. Z. mikrosk.-anat. Forsch. **5** (1925). — SICKMANN, ST.: Dermoidgeschwülste des breiten Mutterbandes. Orv. Hetil. (ung.) **1927**, Nr 14. — SIEGEL, P. W.: Epidermoidzyste des Beckenbindegewebes.

Beitr. path. Anat. **69**, 389—394 (1921). — Silhol, J. et Bourde: Les kystes wolffiens. Arch. franco-belg. Chir. **27**, 337 (1924). — Sinety, de: Traite pratique de Gyn. et des Maladies des Femmes. Paris 1884. — Sinety, de et Siredey: Anal. Gynéc. et Obstétr. **5**, 130 (1876). — Sippel: Drei Ovarien, Dermoiddegeneration der beiden rechts gelegenen. Ältere Stieldrehung des einen Dermoid. Zbl. Gynäk. **1889**, 305. — Sitzenfrey (Bostroem): Drei seltene Geschwülste (Epidermoid des antezervikalen Bindegewebes). Z. Geburtsh. **67** (1910). — Skutsch: (a) Über die Dermoidzysten des Beckenbindegewebes. Z. Geburtsh. **40** (1899). (b) Dermoidzyste im Beckenbindegewebe. Zbl. Gynäk. **13** (1914). — Sivekung: Dtsch. Z. Chir. **1893**. — Solowjew: Ein Fall von Atheromzyste hinter dem Rektum. Zbl. Chir. **1884**, 96. — Spanton: J. Obstetr. **11** (1907). — Spee, v.: Beobachtungen an einer menschlichen Keimscheibe mit offener Medullarrinne und Canalis neurentericus. Arch. Anat. **1889**. — Spiegelberg: Exstirpation einer mannskopfgroßen Zyste des linken Ligamentum latum. Arch. Gynäk. **1**, 482 (1870). — Sternberg (Lihotzky): Malignes Hypernephrom des Ovariums. Zbl. Gynäk. **1906**, 732. — Stolz: Ein Beitrag zu den Geschwülsten des überzähligen Eierstockes. Beitr. Geburtsh. **3** (1900). — Stubenrauch, v.: Embryonales Teratom im Mesosigmoideum. Münch. med. Wschr. **1911**, Nr 19. — Switalski: Über ein zwischen den Blättern des breiten Mutterbandes bei einem neugeborenen Mädchen gefundenes Ektodermalgebilde. Mschr. Geburtsh. **9** (1899).

Talmey: Med. Rec. **1900**. Angef. nach Pfannenstiel. — Tédenant: Grands kystes du ligament tubo. ovarien. Gynécologie **21** (1922). — Thaler: Atypische Verhältnisse in der Steißgegend menschlicher Feten und einer Neugeborenen. Dtsch. Z. Chir. **79** (1905). — Thye: Über einen Fall von Cystoma parovarii mit Tuberkulose. Inaug.-Diss. Marburg 1915. — Tourneux: J. Anat. et Physiol. **24**, 169. — Tourneux, J. P. et Fabre: Kyste dermoide parovarien dégénéré. Arch. méd. Toulouse **21**, 83 (1914). — Trzebicky: Ein Beitrag zur Lokalisation der Dermoidzyste. Wien. med. Wschr. **1885**, Nr 13/14.

Veit, G.: Handbuch der Krankheiten der weiblichen Geschlechtsorgane, 1867. — Verebély: Deckendermoid. Ref. Wien. Wschr. **1912**, Nr 19, 1974.

Wahl, F. A.: Atypisches hypernephroides Blastom mit Metastasenbildung im Bereich des weiblichen Genitalapparates. Arch. Gynäk. **141** (1930). — Waldeyer: Eierstock und Ei. Leipzig 1870. — Eierstock und Nebeneierstock. Strikkers Handbuch der Gewebelehre, 1871. — Wall: Stieltorsion von Parovarialzysten. Zbl. Gynäk. **1914**, 205. — Wendel: Ektopische Nebennierengeschwulst aus dem rechten Ligamentum latum. Münch. med. Wschr. **1911**, Nr 17. — Weiss: Zur Kenntnis der von versprengten Nebennierenkeimen ausgehenden Geschwülste. Beitr. path. Anat. **24** (1898). — Werth: Münch. med. Wschr. **1895**, 765. — Whittingham, Hilda: J. Obstetr. **16** 27 (1909). — Wichmann: (a) Zur Kenntnis der Parovarialzysten. Akad. Abtl. Berlin 11. Anat. H. **45** (1911). (b) Arch. Gynäk. **102**, 70. (c) Das Époophoron. Helsingfors 1916. — Wilms: (a) Beitr. path. Anat. **19**. (b) Martins Handbuch der Krankheiten des Eierstockes. (c) Über Dermoide und Teratome. Arch. klin. Chir. **55** (1899). — Woskresenski: Vrač. Gaz. (russ.) **1909**, angef. nach O. Frankl 1914.

Zacharias: Ein kindskopfgroßes Dermoid des rechten Parovariums. Zbl. Gynäk. **1910**, 1222. — Zweifel, E.: Die bösartigen Geschwülste der Ligamentae rotunda uterii. P. Zweifel u. E. Payrs Klinik der bösartigen Geschwülste, Bd. 3. Leipzig 1927.

Namenverzeichnis.

Die *kursiv* gedruckten Ziffern weisen auf das Literaturverzeichnis hin.

MENNENGA, M. 142, *202*.
MENNITI, M. *386*.
MENZER *604*.
MERCIER *182*.
MERK, L. 126, *200*.
MERKEL 58, 234, *363*, 399, 408, 424, 427, 444, 450, 488, 502, *558*, 567, *593*, *604*.
— F. *190*.
— H. *360*.
MERKEL-HENLE *558*.
MERKOW 281, 346, *386*.
MERMET 82, *198*.
MERRIT *200*.
MERZ, C. P. *386*.
MESTRON, U. *593*, *616*.
MESTSCHANSKI, J. *386*.
METHORST *386*.
METZGER 336, *387*, 524, *604*, *610*.
METZNER *182*.
MEYER 126, *200*, 218, 298, *604*.
— A. W. *604*.
— FRITZ 499, *604*.
— H. *369*, *387*.
— J. *604*, *616*.
— P. *360*.
— ROB. 11, 18, 118, *182*, *198*, 213, 237, 240, 336, 353, *362*, *387*, *396*, 399, 400, 401, 402, 405, 406, 433, 435, 436, 437, 438, 439, 447, 453, 456, 459, 461, 468, 470, 475, 476, 479, 481, 494, 497, 525, 528, 530, 531, 537, 538, 542, 543, 544, 545, 546, 547, 548, 550, 551, 552, 553, 554, 555, *558*, 567, 568, *581*, *604*, *616*, *620*.
MEYER-RUEGG *582*.
MEYERDING, H. *387*.
MEYERHOFF 132, 133, 135, *202*.
MIANI, A. *374*.
MICHAELIS 19, 20, *182*.
MICHAILOW 205, *582*.
MICHAILKOWICZ 498, *604*.
MICHALIKORA *582*.
MICHEL 471.
— B. *582*.
— J. *582*.
MICHELI *203*.
MICHON, LOUIS *582*, *616*.
MIDDELDORPF 522, *612*.
MIHALCOVICZ, G. v. *567*.
MIHALKOWICZ 401, *558*.
MIGLIAVACCA 443, *567*.
MIJSBERG, W. A. 405, *558*.
MIKULICZ-RADECKI, v. *567*, *582*.
MILEFF, S. 169, *207*.
MILIAN 82, *195*, *387*.
MILIECKI 334.
MILLER 267, *387*.

MILLER, E. M. *387*.
— J. W. 456, 470, 472, 485, 542, 548, 552, *582*, *593*.
MILLIGAN, W. A. *387*.
MILLIS, P. *387*.
MILLS, G. P. *387*.
MINERVINI, RAFFAELE 524, *612*.
MINNECI, LORENZO *604*.
MINTZ *184*, *198*, *387*.
MITCHELL, HENRY 174, *208*.
MITRA 522, *612*.
MITRO 524, *612*.
MITRU 522.
MITTERSTILLER 223, *362*, *365*.
MOEHLIG, R. C. *372*.
MÖLLENDORF, v. *567*.
MOELLER *190*.
MÖLLER *387*.
MOENCH, G. L. 17, *179*.
MÖNCH 532, *582*, *616*.
MOFFAT, H. A. *387*.
MOIR, P. J. 124, *200*.
MOIREAU 330.
MOIROND, P. *369*.
MOLFESE *206*.
MOLFINO, AQUILES H. *604*.
MOLIN 365, *604*.
MOLINARI, J. *387*.
MOLL 404.
MONASCHKIN 68, *193*.
MONICA, UGO LA *582*.
MONLONGUET, P. *588*.
MONOD 51, *187*, 233, 239, *582*.
— CH. *365*.
— R. *387*.
MONSARRAT, K. W. *387*.
MONSERRAT, J. L. 212, *380*.
MONSKI *198*.
— H. *365*, *369*.
MONSKY 214.
MONTEILS 46, 47, *186*.
MONTET 174, *208*.
MONTEUNIS *582*.
MONTGOMERY 17, *567*, *582*.
MONTIGEL, E. *398*.
MONTPELLIER, J. *387*.
MONT REID 358, *398*.
MOORE 227, *365*.
— J. E. *604*.
— J. W. *363*.
MOORO *377*.
MOOSBRUGGER *612*.
MOOTS *582*.
MORALLER 113, *568*.
— F. *198*.
MORALLER-HOEHL 433.
MORALLER-HOEHL-ROB. MEYER 438.
MORAN 345, *387*.
MOREAU, N. J. B. *369*.
MORELLI, M. *387*.
MORESTIN 128, *187*, *190*, *200*, 205, 218.
— H. *387*.
MORGAGNI 225, 438, *568*.

MORGAN *193*.
— DE 266.
— SAMUEL P. *604*.
MORGANTINI, HUGO *582*.
MORGENROTH 498, *604*.
MORI 334.
MORICHAU-BEAUCHANT, R. 219, 221, *361*.
MORIMOTO, S. *396*.
MORISSON-LACOMBE *199*, 239, *363*, *365*.
MORNAND *365*, *369*.
MORONE *190*.
MORPURGO 108, 117, 214, 233, 261, 264, 350, 355, *371*, *372*, *377*.
— B. *198*, *369*, *387*.
— C. *360*.
MORRIS *387*.
MORROW 522, *604*, *612*.
MORSE 308, 309.
— ARTHUR H. *616*.
— ST. *379*.
MORTON 232, 235, 238, 247, *379*.
— C. *387*.
— CH. A. *365*.
— CH. G. *369*.
— J. J. *387*.
MORVAY, E. *593*.
MOSCHKOWITZ, A. V. 289, *387*, *582*, *621*.
MOSCIČKY 71, *193*.
MOSER *612*.
MOSETTIG, E. 222, *361*.
MOSKOVICZ 251, 261, 262, 264, 265.
MOSKOWICZ 272, 347.
MOSKOWITZ 243.
MOSZKOWICZ 13, 15, 16, 17, 25, 64, 65, 66, 67, 69, 71, 72, 74, 76, 83, 105, 106, 108, *180*, *200*.
— L. *179*, *185*, *193*, *198*, *369*, *387*.
MOTILOFF 470, *582*.
MOTTE, DE LA 495, *604*.
MOUCHET *188*, *621*.
MOUILLN 92.
MOULONGUET *200*, 286, 298, *387*.
— P. *359*, *369*, *582*, *618*.
MOURE 231, 233, 237, 238, 239, 288, 358, *384*.
— P. *364*, *365*, *387*, *398*.
MOURET 543, *621*.
MOUSE 233.
MOUSSEAUX 337, 339, *387*.
— A. *387*.
MOUTIER 358.
MUCCI *206*.
MUCH 498, *604*.
MUCHA *601*.
MUCHANOFF 214, *360*.
MUCK *607*.
MUELLER, ARTHUR *568*.
MÜHLEN, FR. v. ZUR 527, *616*.

Sachverzeichnis.

VERLAG VON JULIUS SPRINGER / BERLIN UND WIEN

Die Hormone des Ovariums und des Hypophysenvorderlappens. Untersuchungen zur Biologie und Klinik der weiblichen Genitalfunktion. Von Dr. **Bernhard Zondek,** a. o. Professor für Geburtshilfe und Gynäkologie an der Universität Berlin. Mit einem Anhang: Die hormonale Schwangerschaftsreaktion aus dem Harn bei Mensch und Tier. Mit 121 zum Teil farbigen Abbildungen. X, 343 Seiten. 1931. RM 38.—*

Die weiblichen Sexualhormone in ihren Beziehungen zum Genitalzyklus und zum Hypophysenvorderlappen. Von Dr. **C. Clauberg,** Privatdozent an der Universitäts-Frauenklinik Königsberg i. Pr. Mit 103 Abbildungen. VI, 191 Seiten. 1933. RM 22.—, gebunden RM 24.80

Der Stoffaustausch zwischen Mutter und Frucht durch die Placenta. Von **H. Schloßmann,** Privatdozent am Pharmakologischen Institut der Medizinischen Akademie Düsseldorf. Erweiterte Sonderausgabe des gleichnamigen Beitrages in „Ergebnisse der Physiologie", Band 34. Mit 8 Abbildungen. IV, 72 Seiten. 1933. RM 6.60

Die Konstitution der Frau und ihre Beziehungen zur Geburtshilfe und Gynäkologie. Von Dr. **Bernhard Aschner,** Privatdozent an der Universität Wien. („Deutsche Frauenheilkunde", Band IV.) Erster Teil: Allgemeine Konstitutionslehre. Zweiter Teil: Spezielle Konstitutionslehre. XIX, 887 Seiten. 1924. RM 45.—, gebunden RM 48.—*

W **Die Krebskrankheit.** Ein Zyklus von Vorträgen. Herausgegeben von der Österreichischen Gesellschaft zur Erforschung und Bekämpfung der Krebskrankheiten. Mit 84, darunter 11 farbigen Abbildungen im Text. IV, 356 Seiten. 1925. RM 18.—

Über den Stoffwechsel der Tumoren. Arbeiten aus dem Kaiser Wilhelm-Institut für Biologie, Berlin-Dahlem. Herausgegeben von **Otto Warburg.** Mit 42 Abbildungen. IV, 264 Seiten. 1926. RM 16.50*

Über die katalytischen Wirkungen der lebendigen Substanz. Arbeiten aus dem Kaiser Wilhelm-Institut für Biologie, Berlin-Dahlem. Herausgegeben von **Otto Warburg.** Mit 83 Abbildungen. VI, 528 Seiten. 1928. RM 36.—*

Die Gasbehandlung bösartiger Geschwülste. Von Dr. **Bernhard Fischer-Wasels,** o. ö. Professor der Allgemeinen Pathologie und Pathologischen Anatomie an der Universität, Direktor des Senckenbergischen Pathologischen Instituts zu Frankfurt am Main. Unter Mitwirkung von Priv.-Doz. Dr. W. Büngeler, Dr. J. Heeren, Dr. S. Heinsheimer, Dr. G. Joos. (Sonderausgabe der „Frankfurter Zeitschrift für Pathologie", herausgegeben von Bernhard Fischer-Wasels, 39. Bd.) Mit 82 zum Teil farbigen Abbildungen im Text und zahlreichen Tabellen. VIII, 472 Seiten. 1930. RM 66.—*

---

* Auf die Preise der vor dem 1. Juli 1931 erschienenen Bücher des Verlages Julius Springer, Berlin, wird ein Notnachlaß von 10% gewährt. W Verlag von Julius Springer, Wien.

VERLAG VON J. F. BERGMANN / MÜNCHEN

Handbuch der Gynäkologie.

Dritte, völlig neubearbeitete und erweiterte Auflage des Handbuches der Gynäkologie von J. Veit. Herausgegeben von Dr. **W. Stoeckel,** Geh. Med.-Rat, o. ö. Professor an der Universität Berlin, Direktor der Universitäts-Frauenklinik. In 10 Bänden.

Die Bände sind einzeln käuflich; jedoch verpflichtet die Abnahme eines Teilbandes zur Abnahme des ganzen Bandes.

Bisher erschienen:

Erster Band:

Erste Hälfte: **Anatomie und topographische Anatomie, Entwicklungsgeschichte und Bildungsfehler der weiblichen Genitalien.** Bearbeitet von K. Menge-Heidelberg, J. W. Miller-Barmen, Kj. von Oettingen-Heidelberg, A. Spuler-Erlangen, J. Tandler-Wien. Mit 239 zum Teil farbigen Abbildungen im Text. XII, 723 Seiten. 1930. RM 98.—, gebunden RM 106.80 *

Zweite Hälfte: **Der mensuelle Genitalzyklus des Weibes und seine Störungen.** Bearbeitet von R. Schröder-Kiel. Mit 193 teils farbigen Abbildungen im Text. XII, 551 Seiten. 1928. RM 62.50, gebunden RM 69.50 *

Zweiter Band: **Hygiene und Diätetik der Frau.** Von H. Sellheim-Leipzig. **Die Grundlagen der Vererbungslehre.** Von J. Meisenheimer-Leipzig. Mit 265 Abbildungen im Text. VII, 487 Seiten. 1926. RM 39.—, gebunden RM 45.—*

Dritter Band: **Sterilität und Sterilisation. Bedeutung der Konstitution für die Frauenheilkunde.** Bearbeitet von F. Engelmann-Dortmund und A. Mayer-Tübingen. Mit 302 teils farbigen Abbildungen im Text. XII, 879 Seiten. 1927. RM 75.—, gebunden RM 82.50 *

Vierter Band:

Erste Hälfte: **Die physikalische Therapie in der Gynäkologie.** Bearbeitet von A. Laqueur-Berlin, W. Rump-Erlangen, H. Wintz-Erlangen. Mit 272 Abbildungen im Text. X, 476 Seiten. 1930. RM 69.—, gebunden RM 77.—*

Fünfter Band:

Erste Hälfte: **Die Vulva und ihre Erkrankungen, Lage- und Bewegungsanomalien des weiblichen Genitalapparates.** Bearbeitet von E. Kehrer-Marburg und Rud. Th. von Jaschke-Gießen. Mit 469 zum Teil farbigen Abbildungen im Text. XII, 1041 Seiten. 1929. RM 138.—, gebunden RM 146.—*

Zweite Hälfte: **Die Erkrankungen der Scheide.** Bearbeitet von L. Nürnberger-Halle a. S. Mit 271 zum Teil farbigen Abbildungen im Text. XII, 788 Seiten. 1930. RM 118.—, gebunden RM 127.—*

Sechster Band:

Erste Hälfte: **Anatomie und Diagnostik der Carcinome, der Bindegewebsgeschwülste und Mischgeschwülste des Uterus, der Blasenmole und des Chorionepithelioma malignum.** Bearbeitet von O. von Franqué-Bonn, H. Hinselmann-Altona, R. Meyer-Berlin. Mit 698 zum Teil farbigen Abbildungen im Text. XVI, 1167 Seiten. 1930. RM 168.—, gebunden RM 176.80 *

Zweite Hälfte: **Die Klinik der Uterus-Tumoren.** Bearbeitet von P. Esch-Münster i. W., H. Martius-Göttingen, O. Pankow-Freiburg i. Br., H. v. Peham†-Wien, L. Schönholz-Köln. Mit 160 zum Teil farbigen Abbildungen im Text. X, 838 Seiten. 1931. RM 139.—, gebunden RM 148.—

Siebenter Band: **Die Erkrankungen der Eierstöcke und Nebeneierstöcke und die Geschwülste der Eileiter.** Bearbeitet von F. Kermauner†-Wien und L. Nürnberger-Halle a. S. Mit 472 zum Teil farbigen Abbildungen im Text. XI, 1014 Seiten. 1932. RM 180.—, gebunden RM 189.—

Handbuch der Frauenheilkunde für Ärzte und Studierende.

Herausgegeben von **E. Opitz†.** Fünfte, umgearbeitete und erweiterte Auflage. In zwei Bänden. Mit 588 zum Teil farbigen Abbildungen und 1 farbigen Tafel. XX, 1127 Seiten. 1927. RM 96.—, gebunden RM 100.—*

* Auf die Preise der vor dem 1. Juli 1931 erschienenen Bücher wird ein Notnachlaß von 10 % gewährt.